# Wichtiger Hinweis zu den „Allgemeinen Monographien"

Das Europäische Arzneibuch enthält eine Anzahl Allgemeiner Monographien, die Gruppen von Produkten umfassen. Diese „Allgemeinen Monographien" beinhalten Anforderungen, die auf alle Produkte der entsprechenden Gruppe anwendbar sind oder in einigen Fällen für jedes Produkt der jeweiligen Gruppe, für das eine Einzelmonographie im Arzneibuch enthalten ist (siehe „Allgemeine Vorschriften, Allgemeine Monographien"). Falls in der Einleitung keine Einschränkung des Anwendungsbereichs der Allgemeinen Monographie angegeben ist, gilt diese für alle Produkte der definierten Gruppe, unabhängig davon, ob ein bestimmtes Produkt in einer Einzelmonographie im Arzneibuch beschrieben ist.

Wann immer eine Monographie angewendet wird, muss unbedingt abgeklärt werden, ob eine Allgemeine Monographie auf das jeweilige Produkt anwendbar ist. Die nachstehend aufgelisteten Texte werden unter „Allgemeine Monographien" abgedruckt, wenn nichts anderes angegeben ist. Die nachfolgende Liste wird wann immer nötig auf den neuesten Stand gebracht und in jedem Nachtrag abgedruckt.

- Ätherische Öle
- Allergenzubereitungen
- Darreichungsformen (siehe gesondertes Kapitel „Monographien zu Darreichungsformen")
- DNA-rekombinationstechnisch hergestellte Produkte
- Extrakte
- Fermentationsprodukte
- Homöopathische Zubereitungen (abgedruckt im Kapitel „Homöopathische Zubereitungen und Einzelmonographien zu Stoffen für homöopathische Zubereitungen")
- Immunsera von Tieren zur Anwendung am Menschen
- Immunsera für Tiere
- Impfstoffe für Menschen
- Impfstoffe für Tiere
- Monoklonale Antikörper für Menschen
- Pflanzliche Drogen
- Zubereitungen aus pflanzlichen Drogen
- Pflanzliche Drogen für homöopathische Zubereitungen (abgedruckt im Kapitel „Homöopathische Zubereitungen und Einzelmonographien zu Stoffen für homöopathische Zubereitungen")
- Pflanzliche Drogen zur Teebereitung
- Pflanzliche fette Öle
- Produkte mit dem Risiko der Übertragung von Erregern der spongiformen Enzephalopathie tierischen Ursprungs
- Radioaktive Arzneimittel
- Substanzen zur pharmazeutischen Verwendung
- Urtinkturen für homöopathische Zubereitungen (abgedruckt im Kapitel „Homöopathische Zubereitungen und Einzelmonographien zu Stoffen für homöopathische Zubereitungen")
- Vorschriften zur Herstellung homöopathischer konzentrierter Zubereitungen und zur Potenzierung (abgedruckt im Kapitel „Homöopathische Zubereitungen und Einzelmonographien zu Stoffen für homöopathische Zubereitungen")

# Europäisches Arzneibuch
## 6. Ausgabe
## 3. Nachtrag

# Europäisches Arzneibuch

## 6. Ausgabe
## 3. Nachtrag

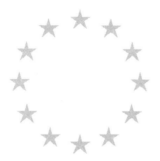

Amtliche deutsche Ausgabe

Deutscher Apotheker Verlag Stuttgart
Govi-Verlag - Pharmazeutischer Verlag GmbH Eschborn

**Wichtige Adressen**

**Bundesinstitut für Arzneimittel und Medizinprodukte**
FG Arzneibuch, Standardzulassung
Kurt-Georg-Kiesinger-Allee 3
D-53175 Bonn

**Europäisches Direktorat für die Qualität von Arzneimitteln (EDQM) des Europarats**
7 allée Kastner
CS 30026
F-67081 Strasbourg, France

Tel.: 00 33-388-41 30 30
Fax: 00 33-388-41 27 71
Internet: http://www.edqm.eu

**Vertragsstaaten, die das Übereinkommen über die Ausarbeitung eines Europäischen Arzneibuchs unterzeichnet haben und Mitglied der Europäischen Arzneibuch-Kommission sind (Stand: Januar 2009)**

| | |
|---|---|
| Belgien | Niederlande |
| Bosnien-Herzegowina | Norwegen |
| Bulgarien | Österreich |
| Dänemark | Polen |
| Deutschland | Portugal |
| Estland | Rumänien |
| Finnland | Schweden |
| Frankreich | Schweiz |
| Griechenland | Serbien |
| Irland | Slowakische Republik |
| Island | Slowenien |
| Italien | Spanien |
| Kroatien | Tschechische Republik |
| Lettland | Türkei |
| Litauen | Ungarn |
| Großherzogtum Luxemburg | Vereinigtes Königreich |
| Malta | Zypern |
| Ex-jugoslawische Republik Mazedonien | Europäische Union |
| Montenegro | |

Europäisches Arzneibuch 6. Ausgabe, 3. Nachtrag
ISBN 978-3-7692-4766-4

© Printed in Germany
Satz: Satz-Rechen-Zentrum Hartmann + Heenemann, Berlin
Druck: C. H. Beck, Nördlingen
Einbandgestaltung: Atelier Schäfer, Esslingen

# BEKANNTMACHUNG ZUM EUROPÄISCHEN ARZNEIBUCH

## 6. Ausgabe, 3. Nachtrag,
### Amtliche deutsche Ausgabe*⁾

**Vom 22. Mai 2009**
**(Bundesanzeiger Seite 2049)**

1. Im Rahmen des Übereinkommens über die Ausarbeitung eines Europäischen Arzneibuchs vom 22. Juli 1964, revidiert durch das Protokoll vom 16. November 1989 (BGBl. 1993 II S. 15), erfolgt beim Europarat die Ausarbeitung des Europäischen Arzneibuchs. Die Bundesrepublik Deutschland ist diesem Übereinkommen beigetreten (Gesetz vom 4. Juli 1973, BGBl. 1973 II S. 701) und hat sich damit verpflichtet, die Monographien und anderen Texte des Europäischen Arzneibuchs in geltende Normen zu überführen.

2. Der Gesundheitsausschuss (Teilabkommen) des Europarats hat auf Empfehlung der Europäischen Arzneibuch-Kommission am 21. März 2007 mit der Resolution AP-CSP (07) 5, den 1. Januar 2009 als Termin für die Übernahme des 3. Nachtrags zur 6. Ausgabe des Europäischen Arzneibuchs durch die Vertragsstaaten des Übereinkommens über die Ausarbeitung eines Europäischen Arzneibuchs festgelegt. In der Bundesrepublik Deutschland erfolgte diese Übernahme mit der Bekanntmachung des Bundesministeriums für Gesundheit zum Europäischen Arzneibuch, 6. Ausgabe, 3. Nachtrag, vom 6. November 2008 (BAnz. S. 4335), mit der die Vorschriften des 3. Nachtrags zur 6. Ausgabe vorläufig anwendbar gemacht wurden.

3. Der 3. Nachtrag zur 6. Ausgabe des Europäischen Arzneibuchs umfasst neben korrigierten Monographien neue und revidierte Monographien sowie neue und revidierte andere Texte, die von der Europäischen Arzneibuch-Kommission auf deren Sitzung vom 20. bis 22. November 2007 beschlossen wurden.

4. Der 3. Nachtrag zur 6. Ausgabe des Europäischen Arzneibuchs wird vom Europarat in englischer („European Pharmacopoeia, Supplement 6.3") und französischer Sprache („Pharmacopée Européenne, Supplément 6.3"), den Amtssprachen des Europarats, herausgegeben. Er wurde unter Beteiligung der zuständigen Behörden Deutschlands, Österreichs und der Schweiz in die deutsche Sprache übersetzt.

5. Die übersetzten Monographien und anderen Texte des 3. Nachtrags zur 6. Ausgabe des Europäischen Arzneibuchs werden hiermit nach § 55 Absatz 7 des Arzneimittelgesetzes als „Europäisches Arzneibuch, 6. Ausgabe, 3. Nachtrag, Amtliche deutsche Ausgabe" bekannt gemacht.

6. Das geltende Europäische Arzneibuch, Amtliche deutsche Ausgabe, umfasst nunmehr die amtlichen deutschen Ausgaben des Europäischen Arzneibuchs, 6. Ausgabe, und des Europäischen Arzneibuchs, 6. Ausgabe, 1., 2. und 3. Nachtrag.

7. Das Europäische Arzneibuch, 6. Ausgabe, 3. Nachtrag, Amtliche deutsche Ausgabe, kann beim Deutschen Apotheker Verlag, Stuttgart, bezogen werden.

8. Mit Beginn der Geltung des Europäischen Arzneibuchs, 6. Ausgabe, 3. Nachtrag, Amtliche deutsche Ausgabe, wird die Bekanntmachung zum Europäischen Arzneibuch, 6. Ausgabe, 3. Nachtrag, vom 6. November 2008 (BAnz. S. 4335), aufgehoben.

9. Das Europäische Arzneibuch, 6. Ausgabe, 3. Nachtrag, Amtliche deutsche Ausgabe, gilt ab dem 1. September 2009.

10. Für Arzneimittel, die sich am 1. September 2009 in Verkehr befinden und die die Anforderungen der Monographien sowie die Anforderungen der anderen Texte des Europäischen Arzneibuchs, 6. Ausgabe, 3. Nachtrag, nicht erfüllen oder nicht nach deren Vorschriften hergestellt, geprüft oder bezeichnet worden sind, aber den am 31. August 2009 geltenden Vorschriften entsprechen, findet diese Bekanntmachung erst ab dem 1. März 2010 Anwendung.

Bonn, den 22. Mai 2009
114-40823-01

Bundesministerium für Gesundheit

Im Auftrag
Dr. Dagmar Krüger

---

*⁾ Diese Bekanntmachung ergeht im Anschluss an folgende Bekanntmachungen des Bundesministeriums für Gesundheit:
– Bekanntmachung zum Europäischen Arzneibuch, 6. Ausgabe, 3. Nachtrag, vom 6. November 2008 (BAnz. S. 4335)
– Bekanntmachung zum Europäischen Arzneibuch, 6. Ausgabe, 2. Nachtrag, Amtliche deutsche Ausgabe, vom 2. Februar 2009 (BAnz. S. 564)

# INHALTSVERZEICHNIS

| | |
|---|---|
| Erläuterungen zu Monographien | A |
| Wichtiger Hinweis zu den „Allgemeinen Monographien" | B |
| Wichtige Adressen | IV |
| Bekanntmachung zum Europäischen Arzneibuch | V |
| Inhaltsverzeichnis | VII |

## Übersichten

| | |
|---|---|
| 1. Änderungen gegenüber der 6. Ausgabe, 2. Nachtrag | IX |
| – Neue Texte | IX |
| – Revidierte Texte | IX |
| – Berichtigte Texte | XI |
| – Gestrichene Texte | XII |
| – Wieder aufgenommener Text | XII |
| – Titeländerungen | XII |
| 2. Verzeichnis aller Texte der 6. Ausgabe | XIII |

## Allgemeiner Teil

| | |
|---|---|
| 2 Allgemeine Methoden | 5195 |
| 3 Material zur Herstellung von Behältnissen; Behältnisse | 5247 |
| 4 Reagenzien | 5255 |
| 5 Allgemeine Texte | 5261 |

## Monographiegruppen

| | |
|---|---|
| Allgemeine Monographien | 5275 |
| Monographien zu Darreichungsformen | 5285 |
| Einzelmonographien zu Impfstoffen für Menschen | 5295 |
| Einzelmonographien zu Radioaktiven Arzneimitteln | 5317 |

## Monographien A–Z  5331

## Gesamtregister  5757

Die „Allgemeinen Vorschriften" gelten für alle Monographien und sonstigen Texte

# ÜBERSICHTEN

## 1. Änderungen seit der 6. Ausgabe, 2. Nachtrag

In der deutschen Übersetzung des 3. Nachtrags zur 6. Ausgabe der Ph. Eur. werden Änderungen gegenüber dem Grundwerk beziehungsweise dem 1. Nachtrag und 2. Nachtrag zur 6. Ausgabe durch Markierung der entsprechenden Textstellen gekennzeichnet. Eine vertikale Linie am Textrand zeigt Textpassagen an, die inhaltlich revidiert oder korrigiert wurden; eine horizontale Linie markiert Abschnitte, die gestrichen wurden. Redaktionelle Änderungen sind in der Regel nicht gekennzeichnet.

Wie in der englischen und französischen Originalausgabe sind diese Markierungen nicht notwendigerweise vollständig. Sie dienen dem Anwender zur Information und sind nicht Bestandteil des amtlichen Texts, der als Übersetzung allein maßgebend ist.

### Neue Texte

#### Allgemeiner Teil

5.1.9   Hinweise zur Anwendung der Prüfung auf Sterilität

#### Monographiegruppen

**Einzelmonographien zu Impfstoffen für Menschen**
Gürtelrose(Herpes-Zoster)-Lebend-Impfstoff

**Einzelmonographien zu Radioaktiven Arzneimitteln**
Natriumcalcium-Pentetat zur Herstellung von radioaktiven Arzneimitteln
[$^{99m}$Tc]Technetium-Mebrofenin-Injektionslösung
Tetra-$O$-acetylmannosetriflat für radioaktive Arzneimittel

#### Monographien A–Z

Aluminium-Natrium-Silicat
Artischockenblättertrockenextrakt
Benazeprilhydrochlorid
Calciumgluconat, Wasserfreies
Citalopramhydrobromid
Citalopramhydrochlorid
Dydrogesteron
Erbsenstärke
Esomeprazol-Magnesium-Trihydrat
Filgrastim-Lösung, Konzentrierte
Interferon-beta-1a-Lösung, Konzentrierte
Lamotrigin
Lauromacrogol 400
Lebertran vom Kabeljau (aus Aufzucht)
Malvenblätter
Meloxicam
Methylphenidathydrochlorid
Omeprazol-Magnesium
Saquinavirmesilat
Schisandrafrüchte
Sevofluran
Teicoplanin

### Revidierte Texte

#### Allgemeiner Teil

2.2.33  Kernresonanzspektroskopie
2.2.42  Dichte von Feststoffen
2.5.24  Kohlendioxid in Gasen
2.5.25  Kohlenmonoxid in Gasen
2.5.27  Sauerstoff in Gasen
2.6.1   Prüfung auf Sterilität
2.6.12  Mikrobiologische Prüfung nicht steriler Produkte: Zählung der vermehrungsfähigen Mikroorganismen
2.6.13  Mikrobiologische Prüfung nicht steriler Produkte: Nachweis spezifizierter Mikroorganismen

Die „Allgemeinen Vorschriften" gelten für alle Monographien und sonstigen Texte

2.7.2 Mikrobiologische Wertbestimmung von Antibiotika
2.9.1 Zerfallszeit von Tabletten und Kapseln
2.9.33 Charakterisierung kristalliner und teilweise kristalliner Feststoffe durch Röntgenpulverdiffraktometrie
4 Reagenzien
5.1.4 Mikrobiologische Qualität von nicht sterilen pharmazeutischen Zubereitungen und Substanzen zur pharmazeutischen Verwendung
5.1.5 Anwendung des $F_0$-Konzepts auf die Dampfsterilisation von wässrigen Zubereitungen
5.2.3 Zellkulturen für die Herstellung von Impfstoffen für Menschen

## Monographiegruppen

**Allgemeine Monographien**
Impfstoffe für Menschen
Substanzen zur pharmazeutischen Verwendung

**Monographien zu Darreichungsformen**
Halbfeste Zubereitungen zur kutanen Anwendung
Pulver zur kutanen Anwendung

**Einzelmonographien zu Impfstoffen für Menschen**
BCG zur Immuntherapie
Diphtherie-Tetanus-Pertussis(azellulär, aus Komponenten)-Poliomyelitis(inaktiviert)-Haemophilus-Typ-B(konjugiert)-Adsorbat-Impfstoff
Haemophilus-Typ-B-Impfstoff (konjugiert)
Poliomyelitis-Impfstoff (inaktiviert)
Varizellen-Lebend-Impfstoff

**Einzelmonographien zu Radioaktiven Arzneimitteln**
[$^{99m}$Tc]Technetium-Macrosalb-Injektionslösung
[$^{99m}$Tc]Technetium-Mikrosphären-Injektionslösung
[$^{99m}$Tc]Technetium-Rheniumsulfid-Kolloid-Injektionslösung
[$^{99m}$Tc]Technetium-Zinndiphosphat-Injektionslösung

## Monographien A–Z

N-Acetyltryptophan
Adenosin
Agar
Alginsäure
Almagat
Aluminium-Magnesium-Silicat
Aluminiumoxid, Wasserhaltiges/Algeldrat
Aluminiumphosphat-Gel
Amphotericin B
Aprotinin
Aprotinin-Lösung, Konzentrierte
Ascorbinsäure
Beclometasondipropionat, Wasserfreies
Beclometasondipropionat-Monohydrat
Belladonnablättertrockenextrakt, Eingestellter
Bentonit
Betamethasonvalerat
Bitterorangenblüten
Bitterorangenschale
Calciumfolinat
Calciumgluconat
Calciumgluconat zur Herstellung von Parenteralia
Calciumstearat
Cellulose, Mikrokristalline
Celluloseacetat
Celluloseacetatphthalat
Cellulosepulver
Chondroitinsulfat-Natrium
Cisplatin

Croscarmellose-Natrium
Crospovidon
Dextran 1 zur Herstellung von Parenteralia
Dextran 40 zur Herstellung von Parenteralia
Dextran 60 zur Herstellung von Parenteralia
Dextran 70 zur Herstellung von Parenteralia
Eisen(II)-gluconat
Erythritol
Faulbaumrindentrockenextrakt, Eingestellter*
Galactose
Gelatine
Glucose-Sirup, Sprühgetrockneter
Guar
Guargalactomannan
Gummi, Arabisches
Gummi, Sprühgetrocknetes Arabisches
Hartfett
Hydroxypropylbetadex
Immunglobulin vom Menschen zur intravenösen Anwendung
Kaliumcitrat
Kartoffelstärke
Kohle, Medizinische
Lactitol-Monohydrat
Lactose, Wasserfreie
Lactose-Monohydrat
Lactulose
Lactulose-Sirup
Lebertran (Typ A)

Lebertran (Typ B)
Levodropropizin
Luft zur medizinischen Anwendung
Lynestrenol
Magnesiumcarbonat, Leichtes, basisches
Magnesiumoxid, Leichtes
Magnesiumoxid, Schweres
Magnesiumstearat
Maisstärke
Maltitol
Maltodextrin
Mannitol
Mefenaminsäure
Methacrylsäure-Ethylacrylat-Copolymer-(1:1)-Dispersion 30 %
Methotrexat
Mianserinhydrochlorid
Naphazolinhydrochlorid
Natriumalginat
Natriumascorbat
Natriumglycerophosphat, Wasserhaltiges
Natriumhyaluronat
Natriumpolystyrolsulfonat
Natriumstearat
Nicotin
Nicotinresinat
Ölbaumblätter
Omega-3-Säurenethylester 60
Omega-3-Säurenethylester 90
Omega-3-Säuren-Triglyceride
Oxaliplatin
Oxymetazolinhydrochlorid
Paclitaxel
Pankreas-Pulver
Pepsin
Perphenazin
Plasma vom Menschen (gepoolt, virusinaktiviert)
Polyacrylat-Dispersion 30 %
Poly(vinylacetat)-Dispersion 30 %
Pravastatin-Natrium
Reisstärke
Saccharose
Sennesblättertrockenextrakt, Eingestellter
Sorbitol
Sorbitol, Lösung von partiell dehydratisiertem
Stärke, Vorverkleisterte
Sumatriptansuccinat
Talkum
Tetracosactid
Ton, Weißer
Tragant
Tributylacetylcitrat
Trypsin
Tryptophan
Wasser, Gereinigtes
Wasser, Hochgereinigtes
Wasser für Injektionszwecke
Wasser zum Verdünnen konzentrierter Hämodialyselösungen
Weizenstärke
Xanthangummi
Xylitol
Zucker-Stärke-Pellets

Bei dem mit * gekennzeichneten Text wird die Korrektur aus dem „Supplement 6.5" (Englisch) und dem „Supplément 6.5" (Französisch) bereits in der deutschen Fassung der Ph. Eur., 6. Ausgabe, 3. Nachtrag berücksichtigt.

# Berichtigte Texte

## Allgemeiner Teil

3.1.3 Polyolefine**

## Monographiegruppen

**Monographien zu Darreichungsformen**
Zubereitungen zur intrauterinen Anwendung für Tiere

## Monographien A–Z

Acemetacin
Amiodaronhydrochlorid
Amitriptylinhydrochlorid
Ammoniumbituminosulfonat
Arnikablüten
Arnikatinktur
Atropin
Atropinsulfat
Azithromycin
Bufexamac**
Buserelin
Carprofen für Tiere
Clonidinhydrochlorid
Codergocrinmesilat
Ethacridinlactat-Monohydrat
Fluvoxaminmaleat
Ginkgotrockenextrakt, Quantifizierter, raffinierter**
Granisetronhydrochlorid
Griseofulvin**
Hypromellose
Hypromellosephthalat
Johanniskrauttrockenextrakt, Quantifizierter
Macrogol-40-sorbitolheptaoleat
Magaldrat

XII    1. Änderungen seit der 6. Ausgabe, 2. Nachtrag

Methylcellulose
Moxidectin für Tiere
Natriumdihydrogenphosphat-Dihydrat**
Natriummolybdat-Dihydrat
Natriumpicosulfat**
Phenol
Pholcodin
Pilocarpinhydrochlorid
Pilocarpinnitrat
Polysorbat 20
Polysorbat 40
Polysorbat 60
Polysorbat 80
Racecadotril
Sesamöl, Raffiniertes
Siliciumdioxid zur dentalen Anwendung**
Stammzellen vom Menschen, Hämatopoetische
Sultamicillintosilat-Dihydrat
Telmisartan
Thymianöl**
Tormentilltinktur**
Triamteren
Zimtrinde**

Bei den mit ** gekennzeichneten Texten handelt es sich um nur im deutschsprachigen Nachtrag 6.3 berichtigte Texte.

*Hinweis:* Die folgenden, im „Supplement 6.3" (Englisch) und/oder im „Supplément 6.3" (Französisch) enthaltenen Monographien sind in der vorliegenden deutschen Fassung des Nachtrags 6.3 der Ph. Eur. nicht enthalten, da es sich bei den Texten im „Supplement 6.3" und/oder im „Supplément 6.3" lediglich um rein redaktionelle Korrekturen handelt, die in der deutschen Fassung der Ph. Eur., 6. Ausgabe, Grundwerk 2008 oder der Ph. Eur., 6. Ausgabe, 1. oder 2. Nachtrag bereits berücksichtigt wurden:

- *Clostridium-chauvoei*-Impfstoff für Tiere
- Colecalciferol, Ölige Lösungen von
- Colecalciferol-Konzentrat, Wasserdispergierbares
- Colecalciferol-Trockenkonzentrat
- Dexamethasonacetat
- Ergocalciferol
- Glucose, Wasserfreie
- Glucose-Monohydrat
- Glycerolmonooleat
- Kaliumdihydrogenphosphat
- Methyltestosteron
- Natriumalendronat
- Natriummonohydrogenphosphat, Wasserfreies
- Sertralinhydrochlorid
- Zitronenverbenenblätter

## Gestrichene Texte

*Die folgenden Texte wurden mit Resolution AP-CSP (07) 2 zum 1. 1. 2008 gestrichen:*

2.9.24 Bruchfestigkeit von Suppositorien und Vaginalzäpfchen
2.9.28 Prüfung der entnehmbaren Masse oder des entnehmbaren Volumens bei halbfesten und flüssigen Zubereitungen
Acriflaviniummonochlorid

*Der folgende Text wurde mit Resolution AP-CSP (07) 6 zum 1. 4. 2008 gestrichen:*

Pertussis-Impfstoff

## Wieder aufgenommener Text

*Der folgende Text wurde mit Resolution AP-CSP (07) 6 gestrichen, jedoch unverändert wieder in die Ph. Eur., 6. Ausgabe, 3. Nachtrag aufgenommen:*

Stanozolol

## Titeländerungen

### Allgemeiner Teil

2.6.12 Mikrobiologische Prüfung nicht steriler Produkte: Zählung der gesamten vermehrungsfähigen Keime *wird zu:*
**2.6.12 Mikrobiologische Prüfung nicht steriler Produkte: Zählung der vermehrungsfähigen Mikroorganismen**

5.1.4 Mikrobiologische Qualität pharmazeutischer Zubereitungen *wird zu:*
**5.1.4 Mikrobiologische Qualität von nicht sterilen pharmazeutischen Zubereitungen und Substanzen zur pharmazeutischen Verwendung**

# 2. Verzeichnis aller Texte der 6. Ausgabe

## Allgemeiner Teil

### 1 Allgemeine Vorschriften **Stand**

| | | |
|---|---|---|
| 1.1 | Allgemeines | 6.1 |
| 1.2 | Begriffe in Allgemeinen Kapiteln und Monographien sowie Erläuterungen | 6.1 |
| 1.3 | Allgemeine Kapitel | 6.1 |
| 1.4 | Monographien | 6.1 |
| 1.5 | Allgemeine Abkürzungen und Symbole | 6.1 |
| 1.6 | Internationales Einheitensystem und andere Einheiten | 6.1 |

### 2 Allgemeine Methoden

#### 2.1 Geräte

| | | |
|---|---|---|
| 2.1.1 | Normaltropfenzähler | 6.0 |
| 2.1.2 | Vergleichstabelle der Porosität von Glassintertiegeln | 6.0 |
| 2.1.3 | UV-Analysenlampen | 6.0 |
| 2.1.4 | Siebe | 6.0 |
| 2.1.5 | Neßler-Zylinder | 6.0 |
| 2.1.6 | Gasprüfröhrchen | 6.0 |

#### 2.2 Methoden der Physik und der physikalischen Chemie

| | | |
|---|---|---|
| 2.2.1 | Klarheit und Opaleszenz von Flüssigkeiten | 6.0 |
| 2.2.2 | Färbung von Flüssigkeiten | 6.0 |
| 2.2.3 | pH-Wert – Potentiometrische Methode | 6.0 |
| 2.2.4 | pH-Wert – Indikatormethode | 6.0 |
| 2.2.5 | Relative Dichte | 6.0 |
| 2.2.6 | Brechungsindex | 6.0 |
| 2.2.7 | Optische Drehung | 6.0 |
| 2.2.8 | Viskosität | 6.0 |
| 2.2.9 | Kapillarviskosimeter | 6.0 |
| 2.2.10 | Viskosität – Rotationsviskosimetrie | 6.0 |
| 2.2.11 | Destillationsbereich | 6.0 |
| 2.2.12 | Siedetemperatur | 6.0 |
| 2.2.13 | Bestimmung von Wasser durch Destillation | 6.0 |
| 2.2.14 | Schmelztemperatur – Kapillarmethode | 6.0 |
| 2.2.15 | Steigschmelzpunkt – Methode mit offener Kapillare | 6.0 |
| 2.2.16 | Sofortschmelzpunkt | 6.0 |
| 2.2.17 | Tropfpunkt | 6.0 |
| 2.2.18 | Erstarrungstemperatur | 6.0 |
| 2.2.19 | Amperometrie | 6.0 |
| 2.2.20 | Potentiometrie | 6.0 |
| 2.2.21 | Fluorimetrie | 6.0 |
| 2.2.22 | Atomemissionsspektrometrie (einschließlich Flammenphotometrie) | 6.0 |
| 2.2.23 | Atomabsorptionsspektrometrie | 6.0 |
| 2.2.24 | IR-Spektroskopie | 6.0 |
| 2.2.25 | UV-Vis-Spektroskopie | 6.0 |
| 2.2.26 | Papierchromatographie | 6.0 |
| 2.2.27 | Dünnschichtchromatographie | 6.0 |
| 2.2.28 | Gaschromatographie | 6.0 |
| 2.2.29 | Flüssigchromatographie | 6.0 |
| 2.2.30 | Ausschlusschromatographie | 6.0 |
| 2.2.31 | Elektrophorese | 6.0 |
| 2.2.32 | Trocknungsverlust | 6.0 |
| 2.2.33 | Kernresonanzspektroskopie | 6.3 |
| 2.2.34 | Thermoanalyse | 6.1 |
| 2.2.35 | Osmolalität | 6.0 |
| 2.2.36 | Bestimmung der Ionenkonzentration unter Verwendung ionenselektiver Elektroden | 6.0 |
| 2.2.37 | Röntgenfluoreszenzspektroskopie | X.0 |
| 2.2.38 | Leitfähigkeit | 6.0 |
| 2.2.39 | Molekülmassenverteilung in Dextranen | 6.0 |
| 2.2.40 | NIR-Spektroskopie | 6.0 |

Die „Allgemeinen Vorschriften" gelten für alle Monographien und sonstigen Texte

|  | | Stand |
|---|---|---|
| 2.2.41 | Zirkulardichroismus | 6.0 |
| 2.2.42 | Dichte von Feststoffen | 6.3 |
| 2.2.43 | Massenspektrometrie | 6.0 |
| 2.2.44 | Gesamter organischer Kohlenstoff in Wasser zum pharmazeutischen Gebrauch | 6.0 |
| 2.2.45 | Flüssigchromatographie mit superkritischen Phasen | 6.0 |
| 2.2.46 | Chromatographische Trennmethoden | 6.0 |
| 2.2.47 | Kapillarelektrophorese | 6.0 |
| 2.2.48 | Raman-Spektroskopie | 6.0 |
| 2.2.49 | Kugelfall-Viskosimeter-Methode | 6.0 |
| 2.2.54 | Isoelektrische Fokussierung | 6.0 |
| 2.2.55 | Peptidmustercharakterisierung | 6.0 |
| 2.2.56 | Aminosäurenanalyse | 6.0 |
| 2.2.57 | Atomemissionsspektrometrie mit induktiv gekoppeltem Plasma | 6.0 |
| 2.2.58 | Massenspektrometrie mit induktiv gekoppeltem Plasma | 6.0 |
| 2.2.60 | Schmelztemperatur – Instrumentelle Methode | 6.1 |

**2.3  Identitätsreaktionen**

| 2.3.1 | Identitätsreaktionen auf Ionen und funktionelle Gruppen | 6.0 |
|---|---|---|
| 2.3.2 | Identifizierung fetter Öle durch Dünnschichtchromatographie | 6.0 |
| 2.3.3 | Identifizierung von Phenothiazinen durch Dünnschichtchromatographie | 6.0 |
| 2.3.4 | Geruch | 6.0 |

**2.4  Grenzprüfungen**

| 2.4.1 | Ammonium | 6.0 |
|---|---|---|
| 2.4.2 | Arsen | 6.0 |
| 2.4.3 | Calcium | 6.0 |
| 2.4.4 | Chlorid | 6.0 |
| 2.4.5 | Fluorid | 6.0 |
| 2.4.6 | Magnesium | 6.0 |
| 2.4.7 | Magnesium, Erdalkalimetalle | 6.0 |
| 2.4.8 | Schwermetalle | 6.0 |
| 2.4.9 | Eisen | 6.0 |
| 2.4.10 | Blei in Zuckern | 6.0 |
| 2.4.11 | Phosphat | 6.0 |
| 2.4.12 | Kalium | 6.0 |
| 2.4.13 | Sulfat | 6.0 |
| 2.4.14 | Sulfatasche | 6.0 |
| 2.4.15 | Nickel in Polyolen | 6.0 |
| 2.4.16 | Asche | 6.0 |
| 2.4.17 | Aluminium | 6.0 |
| 2.4.18 | Freier Formaldehyd | 6.0 |
| 2.4.19 | Alkalisch reagierende Substanzen in fetten Ölen | 6.0 |
| 2.4.21 | Prüfung fetter Öle auf fremde Öle durch Dünnschichtchromatographie | 6.0 |
| 2.4.22 | Prüfung der Fettsäurenzusammensetzung durch Gaschromatographie | 6.0 |
| 2.4.23 | Sterole in fetten Ölen | 6.0 |
| 2.4.24 | Identifizierung und Bestimmung von Lösungsmittel-Rückständen | 6.0 |
| 2.4.25 | Ethylenoxid und Dioxan | 6.0 |
| 2.4.26 | *N,N*-Dimethylanilin | 6.0 |
| 2.4.27 | Schwermetalle in pflanzlichen Drogen und fetten Ölen | 6.0 |
| 2.4.28 | 2-Ethylhexansäure | 6.0 |
| 2.4.29 | Bestimmung der Fettsäurenzusammensetzung von Omega-3-Säuren-reichen Ölen | 6.2 |
| 2.4.30 | Ethylenglycol und Diethylenglycol in ethoxylierten Substanzen | 6.0 |
| 2.4.31 | Nickel in hydrierten pflanzlichen Ölen | 6.0 |
| 2.4.32 | Gesamtcholesterol in Omega-3-Säuren-reichen Ölen | 6.0 |

**2.5  Gehaltsbestimmungsmethoden**

| 2.5.1 | Säurezahl | 6.0 |
|---|---|---|
| 2.5.2 | Esterzahl | 6.0 |
| 2.5.3 | Hydroxylzahl | 6.0 |
| 2.5.4 | Iodzahl | 6.0 |
| 2.5.5 | Peroxidzahl | 6.0 |
| 2.5.6 | Verseifungszahl | 6.0 |
| 2.5.7 | Unverseifbare Anteile | 6.0 |
| 2.5.8 | Stickstoff in primären aromatischen Aminen | 6.0 |

**Stand**

| | | |
|---|---|---|
| 2.5.9 | Kjeldahl-Bestimmung, Halbmikro-Methode | 6.0 |
| 2.5.10 | Schöniger-Methode | 6.0 |
| 2.5.11 | Komplexometrische Titrationen | 6.0 |
| 2.5.12 | Halbmikrobestimmung von Wasser – Karl-Fischer-Methode | 6.0 |
| 2.5.13 | Aluminium in Adsorbat-Impfstoffen | 6.0 |
| 2.5.14 | Calcium in Adsorbat-Impfstoffen | 6.0 |
| 2.5.15 | Phenol in Sera und Impfstoffen | 6.0 |
| 2.5.16 | Protein in Polysaccharid-Impfstoffen | 6.0 |
| 2.5.17 | Nukleinsäuren in Polysaccharid-Impfstoffen | 6.0 |
| 2.5.18 | Phosphor in Polysaccharid-Impfstoffen | 6.0 |
| 2.5.19 | *O*-Acetyl-Gruppen in Polysaccharid-Impfstoffen | 6.0 |
| 2.5.20 | Hexosamine in Polysaccharid-Impfstoffen | 6.0 |
| 2.5.21 | Methylpentosen in Polysaccharid-Impfstoffen | 6.0 |
| 2.5.22 | Uronsäuren in Polysaccharid-Impfstoffen | 6.0 |
| 2.5.23 | Sialinsäure in Polysaccharid-Impfstoffen | 6.0 |
| 2.5.24 | Kohlendioxid in Gasen | 6.3 |
| 2.5.25 | Kohlenmonoxid in Gasen | 6.3 |
| 2.5.26 | Stickstoffmonoxid und Stickstoffdioxid in Gasen | 6.0 |
| 2.5.27 | Sauerstoff in Gasen | 6.3 |
| 2.5.28 | Wasser in Gasen | 6.0 |
| 2.5.29 | Schwefeldioxid | 6.0 |
| 2.5.30 | Oxidierende Substanzen | 6.0 |
| 2.5.31 | Ribose in Polysaccharid-Impfstoffen | 6.0 |
| 2.5.32 | Mikrobestimmung von Wasser – Coulometrische Titration | 6.0 |
| 2.5.33 | Gesamtprotein | 6.0 |
| 2.5.34 | Essigsäure in synthetischen Peptiden | 6.0 |
| 2.5.35 | Distickstoffmonoxid in Gasen | 6.0 |
| 2.5.36 | Anisidinzahl | 6.0 |

**2.6 Methoden der Biologie**

| | | |
|---|---|---|
| 2.6.1 | Prüfung auf Sterilität | 6.3 |
| 2.6.2 | Prüfung auf Mykobakterien | 6.0 |
| 2.6.7 | Prüfung auf Mykoplasmen | 6.1 |
| 2.6.8 | Prüfung auf Pyrogene | 6.0 |
| 2.6.9 | Prüfung auf anomale Toxizität | 6.0 |
| 2.6.10 | Prüfung auf Histamin | 6.0 |
| 2.6.11 | Prüfung auf blutdrucksenkende Substanzen | 6.0 |
| 2.6.12 | Mikrobiologische Prüfung nicht steriler Produkte: Zählung der vermehrungsfähigen Mikroorganismen | 6.3 |
| 2.6.13 | Mikrobiologische Prüfung nicht steriler Produkte: Nachweis spezifizierter Mikroorganismen | 6.3 |
| 2.6.14 | Prüfung auf Bakterien-Endotoxine | 6.0 |
| 2.6.15 | Präkallikrein-Aktivator | 6.0 |
| 2.6.16 | Prüfung auf fremde Agenzien in Virus-Lebend-Impfstoffen für Menschen | 6.0 |
| 2.6.17 | Bestimmung der antikomplementären Aktivität von Immunglobulin | 6.0 |
| 2.6.18 | Prüfung auf Neurovirulenz von Virus-Lebend-Impfstoffen | 6.0 |
| 2.6.19 | Prüfung auf Neurovirulenz von Poliomyelitis-Impfstoff (oral) | 6.0 |
| 2.6.20 | Anti-A- und Anti-B-Hämagglutinine (indirekte Methode) | 6.0 |
| 2.6.21 | Verfahren zur Amplifikation von Nukleinsäuren | 6.0 |
| 2.6.22 | Aktivierte Blutgerinnungsfaktoren | 6.0 |
| 2.6.24 | Aviäre Virusimpfstoffe: Prüfungen auf fremde Agenzien in Saatgut | 6.0 |
| 2.6.25 | Aviäre Virus-Lebend-Impfstoffe: Prüfungen auf fremde Agenzien in Chargen von Fertigprodukten | 6.0 |
| 2.6.26 | Prüfung auf Anti-D-Antikörper in Immunglobulin vom Menschen zur intravenösen Anwendung | 6.2 |
| 2.6.27 | Mikrobiologische Kontrolle zellulärer Produkte | 6.0 |

**2.7 Biologische Wertbestimmungsmethoden**

| | | |
|---|---|---|
| 2.7.1 | Immunchemische Methoden | 6.0 |
| 2.7.2 | Mikrobiologische Wertbestimmung von Antibiotika | 6.3 |
| 2.7.4 | Wertbestimmung von Blutgerinnungsfaktor VIII vom Menschen | 6.0 |
| 2.7.5 | Wertbestimmung von Heparin | 6.0 |
| 2.7.6 | Bestimmung der Wirksamkeit von Diphtherie-Adsorbat-Impfstoff | 6.0 |
| 2.7.7 | Bestimmung der Wirksamkeit von Pertussis-Impfstoff | 6.0 |
| 2.7.8 | Bestimmung der Wirksamkeit von Tetanus-Adsorbat-Impfstoff | 6.0 |
| 2.7.9 | Fc-Funktion von Immunglobulin | 6.0 |

XVI    2. Verzeichnis aller Texte der 6. Ausgabe

**Stand**

| | | |
|---|---|---|
| 2.7.10 | Wertbestimmung von Blutgerinnungsfaktor VII vom Menschen | 6.0 |
| 2.7.11 | Wertbestimmung von Blutgerinnungsfaktor IX vom Menschen | 6.0 |
| 2.7.12 | Wertbestimmung von Heparin in Blutgerinnungsfaktoren | 6.0 |
| 2.7.13 | Bestimmung der Wirksamkeit von Anti-D-Immunglobulin vom Menschen | 6.0 |
| 2.7.14 | Bestimmung der Wirksamkeit von Hepatitis-A-Impfstoff | 6.0 |
| 2.7.15 | Bestimmung der Wirksamkeit von Hepatitis-B-Impfstoff (rDNA) | 6.0 |
| 2.7.16 | Bestimmung der Wirksamkeit von Pertussis-Impfstoff (azellulär) | 6.0 |
| 2.7.17 | Wertbestimmung von Antithrombin III vom Menschen | 6.0 |
| 2.7.18 | Wertbestimmung von Blutgerinnungsfaktor II vom Menschen | 6.0 |
| 2.7.19 | Wertbestimmung von Blutgerinnungsfaktor X vom Menschen | 6.0 |
| 2.7.20 | In-vivo-Bestimmung der Wirksamkeit von Poliomyelitis-Impfstoff (inaktiviert) | 6.0 |
| 2.7.21 | Wertbestimmung von Von-Willebrand-Faktor vom Menschen | 6.0 |
| 2.7.22 | Wertbestimmung von Blutgerinnungsfaktor XI vom Menschen | 6.0 |
| 2.7.23 | Zählung der CD34/CD45$^+$-Zellen in hämatopoetischen Produkten | 6.0 |
| 2.7.24 | Durchflusszytometrie | 6.0 |
| 2.7.25 | Wertbestimmung von Plasmin-Inhibitor vom Menschen | 6.2 |
| 2.7.27 | Flockungswert (Lf) von Diphtherie- und Tetanus-Toxin und -Toxoid (Ramon-Bestimmung) | 6.0 |
| 2.7.28 | Bestimmung der koloniebildenden hämatopoetischen Vorläuferzellen vom Menschen | 6.0 |
| 2.7.29 | Zellzählung und Vitalität von kernhaltigen Zellen | 6.0 |
| 2.7.30 | Wertbestimmung von Protein C vom Menschen | 6.2 |
| 2.7.31 | Wertbestimmung von Protein S vom Menschen | 6.2 |
| 2.7.32 | Wertbestimmung von α-1-Proteinase-Inhibitor vom Menschen | 6.2 |
| **2.8** | **Methoden der Pharmakognosie** | |
| 2.8.1 | Salzsäureunlösliche Asche | 6.0 |
| 2.8.2 | Fremde Bestandteile | 6.0 |
| 2.8.3 | Spaltöffnungen und Spaltöffnungsindex | 6.0 |
| 2.8.4 | Quellungszahl | 6.0 |
| 2.8.5 | Wasser in ätherischen Ölen | 6.0 |
| 2.8.6 | Fremde Ester in ätherischen Ölen | 6.0 |
| 2.8.7 | Fette Öle, verharzte ätherische Öle in ätherischen Ölen | 6.0 |
| 2.8.8 | Geruch und Geschmack von ätherischen Ölen | 6.0 |
| 2.8.9 | Verdampfungsrückstand von ätherischen Ölen | 6.0 |
| 2.8.10 | Löslichkeit von ätherischen Ölen in Ethanol | 6.0 |
| 2.8.11 | Gehaltsbestimmung von 1,8-Cineol in ätherischen Ölen | 6.0 |
| 2.8.12 | Gehaltsbestimmung des ätherischen Öls in Drogen | 6.0 |
| 2.8.13 | Pestizid-Rückstände | 6.2 |
| 2.8.14 | Bestimmung des Gerbstoffgehalts pflanzlicher Drogen | 6.0 |
| 2.8.15 | Bitterwert | 6.0 |
| 2.8.16 | Trockenrückstand von Extrakten | 6.0 |
| 2.8.17 | Trocknungsverlust von Extrakten | 6.0 |
| 2.8.18 | Bestimmung von Aflatoxin $B_1$ in pflanzlichen Drogen | 6.0 |
| 2.8.20 | Pflanzliche Drogen: Probennahme und Probenvorbereitung | 6.0 |
| **2.9** | **Methoden der pharmazeutischen Technologie** | |
| 2.9.1 | Zerfallszeit von Tabletten und Kapseln | 6.3 |
| 2.9.2 | Zerfallszeit von Suppositorien und Vaginalzäpfchen | 6.0 |
| 2.9.3 | Wirkstofffreisetzung aus festen Arzneiformen | 6.2 |
| 2.9.4 | Wirkstofffreisetzung aus Transdermalen Pflastern | 6.0 |
| 2.9.5 | Gleichförmigkeit der Masse einzeldosierter Arzneiformen | 6.0 |
| 2.9.6 | Gleichförmigkeit des Gehalts einzeldosierter Arzneiformen | 6.0 |
| 2.9.7 | Friabilität von nicht überzogenen Tabletten | 6.0 |
| 2.9.8 | Bruchfestigkeit von Tabletten | 6.0 |
| 2.9.9 | Prüfung der Konsistenz durch Penetrometrie | 6.2 |
| 2.9.10 | Ethanolgehalt und Ethanolgehaltstabelle | 6.0 |
| 2.9.11 | Prüfung auf Methanol und 2-Propanol | 6.0 |
| 2.9.12 | Siebanalyse | 6.0 |
| 2.9.14 | Bestimmung der spezifischen Oberfläche durch Luftpermeabilität | 6.0 |
| 2.9.15 | Schütt- und Stampfvolumen | 6.0 |
| 2.9.16 | Fließverhalten | 6.0 |
| 2.9.17 | Bestimmung des entnehmbaren Volumens von Parenteralia | 6.0 |
| 2.9.18 | Zubereitungen zur Inhalation: Aerodynamische Beurteilung feiner Teilchen | 6.0 |
| 2.9.19 | Partikelkontamination – Nicht sichtbare Partikeln | 6.0 |

**Beachten Sie den Hinweis auf „Allgemeine Monographien" zu Anfang des Bands auf Seite B**

**Stand**

| | | |
|---|---|---|
| 2.9.20 | Partikelkontamination – Sichtbare Partikeln | 6.0 |
| 2.9.22 | Erweichungszeit von lipophilen Suppositorien | 6.0 |
| 2.9.23 | Bestimmung der Dichte von Feststoffen mit Hilfe von Gaspyknometern | 6.2 |
| 2.9.25 | Wirkstofffreisetzung aus wirkstoffhaltigen Kaugummis | 6.0 |
| 2.9.26 | Bestimmung der spezifischen Oberfläche durch Gasadsorption | 6.0 |
| 2.9.27 | Gleichförmigkeit der Masse der abgegebenen Dosen aus Mehrdosenbehältnissen | 6.0 |
| 2.9.29 | Intrinsische Lösungsgeschwindigkeit | 6.0 |
| 2.9.31 | Bestimmung der Partikelgröße durch Laserdiffraktometrie | 6.0 |
| 2.9.32 | Bestimmung der Porosität und Porengrößenverteilung von Feststoffen durch Quecksilberporosimetrie | 6.2 |
| 2.9.33 | Charakterisierung kristalliner und teilweise kristalliner Feststoffe durch Röntgenpulverdiffraktometrie | 6.3 |
| 2.9.34 | Schütt- und Stampfdichte von Pulvern | 6.2 |
| 2.9.35 | Feinheit von Pulvern | 6.2 |
| 2.9.36 | Fließverhalten von Pulvern | 6.0 |
| 2.9.37 | Optische Mikroskopie | 6.0 |
| 2.9.38 | Bestimmung der Partikelgrößenverteilung durch analytisches Sieben | 6.2 |
| 2.9.40 | Gleichförmigkeit einzeldosierter Arzneiformen | 6.1 |
| 2.9.41 | Friabilität von Granulaten und Pellets | 6.0 |
| 2.9.42 | Wirkstofffreisetzung aus lipophilen festen Arzneiformen | 6.0 |
| 2.9.43 | Scheinbare Lösungsgeschwindigkeit | 6.1 |

**3 Material zur Herstellung von Behältnissen; Behältnisse**

| | | |
|---|---|---|
| **3.1** | **Material zur Herstellung von Behältnissen** | 6.0 |
| 3.1.1 | Material für Behältnisse zur Aufnahme von Blut und Blutprodukten vom Menschen | 6.0 |
| 3.1.1.1 | Kunststoffe auf Polyvinylchlorid-Basis (weichmacherhaltig) für Behältnisse zur Aufnahme von Blut und Blutprodukten vom Menschen | 6.0 |
| 3.1.1.2 | Kunststoffe auf Polyvinylchlorid-Basis (weichmacherhaltig) für Schläuche in Transfusionsbestecken für Blut und Blutprodukte | 6.0 |
| 3.1.3 | Polyolefine | 6.3 |
| 3.1.4 | Polyethylen ohne Zusatzstoffe für Behältnisse zur Aufnahme parenteraler und ophthalmologischer Zubereitungen | 6.0 |
| 3.1.5 | Polyethylen mit Zusatzstoffen für Behältnisse zur Aufnahme parenteraler und ophthalmologischer Zubereitungen | 6.0 |
| 3.1.6 | Polypropylen für Behältnisse und Verschlüsse zur Aufnahme parenteraler und ophthalmologischer Zubereitungen | 6.0 |
| 3.1.7 | Poly(ethylen-vinylacetat) für Behältnisse und Schläuche für Infusionslösungen zur totalen parenteralen Ernährung | 6.0 |
| 3.1.8 | Siliconöl zur Verwendung als Gleitmittel | 6.0 |
| 3.1.9 | Silicon-Elastomer für Verschlüsse und Schläuche | 6.0 |
| 3.1.10 | Kunststoffe auf Polyvinylchlorid-Basis (weichmacherfrei) für Behältnisse zur Aufnahme nicht injizierbarer, wässriger Lösungen | 6.0 |
| 3.1.11 | Kunststoffe auf Polyvinylchlorid-Basis (weichmacherfrei) für Behältnisse zur Aufnahme trockener Darreichungsformen zur oralen Anwendung | 6.0 |
| 3.1.13 | Kunststoffadditive | 6.2 |
| 3.1.14 | Kunststoffe auf Polyvinylchlorid-Basis (weichmacherhaltig) für Behältnisse zur Aufnahme wässriger Lösungen zur intravenösen Infusion | 6.0 |
| 3.1.15 | Polyethylenterephthalat für Behältnisse zur Aufnahme von Zubereitungen, die nicht zur parenteralen Anwendung bestimmt sind | 6.0 |
| **3.2** | **Behältnisse** | 6.0 |
| 3.2.1 | Glasbehältnisse zur pharmazeutischen Verwendung | 6.0 |
| 3.2.2 | Kunststoffbehältnisse und -verschlüsse für pharmazeutische Zwecke | 6.0 |
| 3.2.2.1 | Kunststoffbehältnisse zur Aufnahme wässriger Infusionszubereitungen | 6.0 |
| 3.2.3 | Sterile Kunststoffbehältnisse für Blut und Blutprodukte vom Menschen | 6.0 |
| 3.2.4 | Sterile PVC-Behältnisse für Blut und Blutprodukte vom Menschen | 6.0 |
| 3.2.5 | Sterile PVC-Behältnisse mit Stabilisatorlösung für Blut vom Menschen | 6.0 |
| 3.2.6 | Transfusionsbestecke für Blut und Blutprodukte | 6.0 |
| 3.2.8 | Sterile Einmalspritzen aus Kunststoff | 6.0 |
| 3.2.9 | Gummistopfen für Behältnisse zur Aufnahme wässriger Zubereitungen zur parenteralen Anwendung, von Pulvern und von gefriergetrockneten Pulvern | 6.0 |

**Die „Allgemeinen Vorschriften" gelten für alle Monographien und sonstigen Texte**

| | | Stand |
|---|---|---|
| **4 Reagenzien** | | |
| Reagenzien-Verzeichnis | | |
| **4.1 Reagenzien, Referenzlösungen und Pufferlösungen** | | |
| 4.1.1 | Reagenzien | 6.3 |
| 4.1.2 | Referenzlösungen für Grenzprüfungen | 6.3 |
| 4.1.3 | Pufferlösungen | 6.3 |
| **4.2 Volumetrie** | | |
| 4.2.1 | Urtitersubstanzen für Maßlösungen | 6.0 |
| 4.2.2 | Maßlösungen | 6.3 |
| **4.3 Chemische Referenzsubstanzen (*CRS*), Biologische Referenzsubstanzen (*BRS*), Referenzspektren** | | 6.3 |
| **5 Allgemeine Texte** | | |
| **5.1 Allgemeine Texte zur Sterilität und mikrobiologischen Qualität** | | |
| 5.1.1 | Methoden zur Herstellung steriler Zubereitungen | 6.0 |
| 5.1.2 | Bioindikatoren zur Überprüfung der Sterilisationsmethoden | 6.0 |
| 5.1.3 | Prüfung auf ausreichende Konservierung | 6.0 |
| 5.1.4 | Mikrobiologische Qualität von nicht sterilen pharmazeutischen Zubereitungen und Substanzen zur pharmazeutischen Verwendung | 6.3 |
| 5.1.5 | Anwendung des $F_0$-Konzepts auf die Dampfsterilisation von wässrigen Zubereitungen | 6.3 |
| 5.1.6 | Alternative Methoden zur Kontrolle der mikrobiologischen Qualität | 6.0 |
| 5.1.7 | Virussicherheit | 6.0 |
| 5.1.9 | Hinweise zur Anwendung der Prüfung auf Sterilität | 6.3 |
| **5.2 Allgemeine Texte zu Impfstoffen und anderen biologischen Produkten** | | |
| 5.2.1 | Terminologie in Monographien zu Impfstoffen und anderen biologischen Produkten | 6.0 |
| 5.2.2 | SPF-Hühnerherden für die Herstellung und Qualitätskontrolle von Impfstoffen | 6.0 |
| 5.2.3 | Zellkulturen für die Herstellung von Impfstoffen für Menschen | 6.3 |
| 5.2.4 | Zellkulturen für die Herstellung von Impfstoffen für Tiere | 6.0 |
| 5.2.5 | Substanzen tierischen Ursprungs für die Herstellung von Impfstoffen für Tiere | 6.0 |
| 5.2.6 | Bewertung der Unschädlichkeit von Impfstoffen und Immunsera für Tiere | 6.0 |
| 5.2.7 | Bewertung der Wirksamkeit von Impfstoffen und Immunsera für Tiere | 6.1 |
| 5.2.8 | Minimierung des Risikos der Übertragung von Erregern der spongiformen Enzephalopathie tierischen Ursprungs durch Human- und Tierarzneimittel | 6.0 |
| 5.2.9 | Bewertung der Unschädlichkeit jeder Charge von Impfstoffen und Immunsera für Tiere | 6.0 |
| **5.3 Statistische Auswertung der Ergebnisse biologischer Wertbestimmungen und Reinheitsprüfungen** | | |
| 1. | Einleitung | 6.0 |
| 2. | Zufälligkeit und Unabhängigkeit einzelner Behandlungen | 6.0 |
| 3. | Von quantitativen Werten abhängige Wertbestimmungen | 6.0 |
| 4. | Wertbestimmungen auf der Basis von Alternativwirkungen | 6.0 |
| 5. | Beispiele | 6.0 |
| 6. | Zusammenfassung von Versuchsergebnissen | 6.0 |
| 7. | Über dieses Kapitel hinaus | 6.0 |
| 8. | Tabellen und Verfahren zur Werteerzeugung | 6.0 |
| 9. | Verzeichnis der Symbole | 6.0 |
| 10. | Literatur | 6.0 |
| **5.4 Lösungsmittel-Rückstände** | | 6.0 |
| **5.5 Ethanoltabelle** | | 6.0 |
| **5.6 Bestimmung der Aktivität von Interferonen** | | 6.0 |
| **5.7 Tabelle mit physikalischen Eigenschaften der im Arzneibuch erwähnten Radionuklide** | | 6.0 |
| **5.8 Harmonisierung der Arzneibücher** | | 6.0 |
| **5.9 Polymorphie** | | 6.0 |
| **5.10 Kontrolle von Verunreinigungen in Substanzen zur pharmazeutischen Verwendung** | | 6.0 |
| **5.11 Zum Abschnitt „Eigenschaften" in Monographien** | | 6.0 |
| **5.12 Referenzstandards** | | 6.0 |
| **5.14 Gentransfer-Arzneimittel für Menschen** | | 6.0 |
| **5.15 Funktionalitätsbezogene Eigenschaften von Hilfsstoffen** | | 6.1 |

2. Verzeichnis aller Texte der 6. Ausgabe      XIX

**Stand**

## Monographiegruppen

### Allgemeine Monographien
Ätherische Öle ....................................................................... 6.0
Allergenzubereitungen ............................................................... 6.0
DNA-rekombinationstechnisch hergestellte Produkte .................................... 6.0
Extrakte ............................................................................ 6.1
Fermentationsprodukte ............................................................... 6.0
Immunsera von Tieren zur Anwendung am Menschen ...................................... 6.0
Immunsera für Tiere ................................................................. 6.0
Impfstoffe für Menschen ............................................................. 6.3
Impfstoffe für Tiere ................................................................ 6.0
Monoklonale Antikörper für Menschen ................................................. 6.0
Pflanzliche Drogen .................................................................. 6.0
Pflanzlichen Drogen, Zubereitungen aus .............................................. 6.0
Pflanzliche Drogen zur Teebereitung ................................................. 6.0
Pflanzliche fette Öle ............................................................... 6.0
Produkte mit dem Risiko der Übertragung von Erregern der spongiformen Enzephalopathie tierischen
   Ursprungs ........................................................................ 6.0
Radioaktive Arzneimittel ............................................................ 6.0
Substanzen zur pharmazeutischen Verwendung .......................................... 6.3

### Monographien zu Darreichungsformen
Glossar ............................................................................. 6.0
Arzneimittel-Vormischungen zur veterinärmedizinischen Anwendung ..................... 6.0
Flüssige Zubereitungen zum Einnehmen ................................................ 6.0
Flüssige Zubereitungen zur kutanen Anwendung ........................................ 6.0
Flüssige Zubereitungen zur kutanen Anwendung am Tier ................................ 6.0
Granulate ........................................................................... 6.0
Halbfeste Zubereitungen zur kutanen Anwendung ....................................... 6.3
Intraruminale Systeme ............................................................... 6.0
Kapseln ............................................................................. 6.0
Kaugummis, Wirkstoffhaltige ......................................................... 6.0
Parenteralia ........................................................................ 6.0
Pulver zum Einnehmen ................................................................ 6.0
Pulver zur kutanen Anwendung ........................................................ 6.3
Schäume, Wirkstoffhaltige ........................................................... 6.0
Stifte und Stäbchen ................................................................. 6.0
Tabletten ........................................................................... 6.0
Tampons, Wirkstoffhaltige ........................................................... 6.0
Transdermale Pflaster ............................................................... 6.0
Zubereitungen in Druckbehältnissen .................................................. 6.0
Zubereitungen zum Spülen ............................................................ 6.0
Zubereitungen zur Anwendung am Auge ................................................. 6.0
Zubereitungen zur Anwendung am Ohr .................................................. 6.0
Zubereitungen zur Anwendung in der Mundhöhle ........................................ 6.0
Zubereitungen zur Inhalation ........................................................ 6.0
Zubereitungen zur intramammären Anwendung für Tiere ................................. 6.0
Zubereitungen zur intrauterinen Anwendung für Tiere ................................. 6.3
Zubereitungen zur nasalen Anwendung ................................................. 6.0
Zubereitungen zur rektalen Anwendung ................................................ 6.0
Zubereitungen zur vaginalen Anwendung ............................................... 6.0

### Einzelmonographien zu Impfstoffen für Menschen
BCG-Impfstoff (gefriergetrocknet) ................................................... 6.0
BCG zur Immuntherapie ............................................................... 6.3
Cholera-Impfstoff ................................................................... 6.0
Cholera-Impfstoff (gefriergetrocknet) ............................................... 6.0
Cholera-Impfstoff (inaktiviert, oral) ............................................... 6.0
Diphtherie-Adsorbat-Impfstoff ....................................................... 6.0
Diphtherie-Adsorbat-Impfstoff (reduzierter Antigengehalt) ........................... 6.0
Diphtherie-Tetanus-Adsorbat-Impfstoff ............................................... 6.0
Diphtherie-Tetanus-Adsorbat-Impfstoff (reduzierter Antigengehalt) ................... 6.0

**Die „Allgemeinen Vorschriften" gelten für alle Monographien und sonstigen Texte**

XX  2. Verzeichnis aller Texte der 6. Ausgabe

**Stand**

| | |
|---|---|
| Diphtherie-Tetanus-Hepatitis-B(rDNA)-Adsorbat-Impfstoff | 6.0 |
| Diphtherie-Tetanus-Pertussis-Adsorbat-Impfstoff | 6.0 |
| Diphtherie-Tetanus-Pertussis(azellulär, aus Komponenten)-Adsorbat-Impfstoff | 6.0 |
| Diphtherie-Tetanus-Pertussis(azellulär, aus Komponenten)-Haemophilus-Typ-B-Adsorbat-Impfstoff | 6.0 |
| Diphtherie-Tetanus-Pertussis(azellulär, aus Komponenten)-Hepatitis-B(rDNA)-Adsorbat-Impfstoff | 6.0 |
| Diphtherie-Tetanus-Pertussis(azellulär, aus Komponenten)-Hepatitis-B(rDNA)-Poliomyelitis(inaktiviert)-Haemophilus-Typ-B(konjugiert)-Adsorbat-Impfstoff | 6.0 |
| Diphtherie-Tetanus-Pertussis(azellulär, aus Komponenten)-Poliomyelitis(inaktiviert)-Adsorbat-Impfstoff | 6.0 |
| Diphtherie-Tetanus-Pertussis(azellulär, aus Komponenten)-Poliomyelitis(inaktiviert)-Adsorbat-Impfstoff (reduzierter Antigengehalt) | 6.0 |
| Diphtherie-Tetanus-Pertussis(azellulär, aus Komponenten)-Poliomyelitis(inaktiviert)-Haemophilus-Typ-B(konjugiert)-Adsorbat-Impfstoff | 6.3 |
| Diphtherie-Tetanus-Pertussis-Poliomyelitis(inaktiviert)-Adsorbat-Impfstoff | 6.0 |
| Diphtherie-Tetanus-Pertussis-Poliomyelitis(inaktiviert)-Haemophilus-Typ-B(konjugiert)-Adsorbat-Impfstoff | 6.0 |
| Diphtherie-Tetanus-Poliomyelitis(inaktiviert)-Adsorbat-Impfstoff (reduzierter Antigengehalt) | 6.0 |
| FSME-Impfstoff (inaktiviert) | 6.0 |
| Gelbfieber-Lebend-Impfstoff | 6.1 |
| Gürtelrose(Herpes-Zoster)-Lebend-Impfstoff | 6.3 |
| Haemophilus-Typ-B-Impfstoff (konjugiert) | 6.3 |
| Hepatitis-A-Adsorbat-Impfstoff (inaktiviert) | 6.0 |
| Hepatitis-A-Impfstoff (inaktiviert, Virosom) | 6.0 |
| Hepatitis-A(inaktiviert)-Hepatitis-B(rDNA)-Adsorbat-Impfstoff | 6.0 |
| Hepatitis-B-Impfstoff (rDNA) | 6.0 |
| Influenza-Impfstoff (inaktiviert) | 6.0 |
| Influenza-Impfstoff (inaktiviert, aus Zellkulturen) | 6.0 |
| Influenza-Spaltimpfstoff (inaktiviert) | 6.0 |
| Influenza-Spaltimpfstoff aus Oberflächenantigen (inaktiviert) | 6.0 |
| Influenza-Spaltimpfstoff aus Oberflächenantigen (inaktiviert, aus Zellkulturen) | 6.0 |
| Influenza-Spaltimpfstoff aus Oberflächenantigen (inaktiviert, Virosom) | 6.0 |
| Masern-Lebend-Impfstoff | 6.1 |
| Masern-Mumps-Röteln-Lebend-Impfstoff | 6.1 |
| Meningokokken-Gruppe-C-Impfstoff (konjugiert) | 6.0 |
| Meningokokken-Polysaccharid-Impfstoff | 6.0 |
| Milzbrand-Adsorbat-Impfstoff (aus Zellkulturfiltraten) für Menschen | 6.0 |
| Mumps-Lebend-Impfstoff | 6.1 |
| Pertussis-Adsorbat-Impfstoff | 6.0 |
| Pertussis-Adsorbat-Impfstoff (azellulär, aus Komponenten) | 6.0 |
| Pertussis-Adsorbat-Impfstoff (azellulär, co-gereinigt) | 6.0 |
| Pneumokokken-Polysaccharid-Adsorbat-Impfstoff (konjugiert) | 6.0 |
| Pneumokokken-Polysaccharid-Impfstoff | 6.0 |
| Pocken-Lebend-Impfstoff | 6.1 |
| Poliomyelitis-Impfstoff (inaktiviert) | 6.3 |
| Poliomyelitis-Impfstoff (oral) | 6.1 |
| Röteln-Lebend-Impfstoff | 6.1 |
| Tetanus-Adsorbat-Impfstoff | 6.0 |
| Tollwut-Impfstoff aus Zellkulturen für Menschen | 6.1 |
| Typhus-Impfstoff | 6.0 |
| Typhus-Impfstoff (gefriergetrocknet) | 6.0 |
| Typhus-Lebend-Impfstoff, oral (Stamm Ty 21a) | 6.0 |
| Typhus-Polysaccharid-Impfstoff | 6.0 |
| Varizellen-Lebend-Impfstoff | 6.3 |

**Einzelmonographien zu Impfstoffen für Tiere**

| | |
|---|---|
| Adenovirose-Impfstoff (inaktiviert) für Hunde | 6.0 |
| Adenovirose-Lebend-Impfstoff für Hunde | 6.0 |
| Aktinobazillose-Impfstoff (inaktiviert) für Schweine | 6.0 |
| Anämie-Lebend-Impfstoff für Hühner, Infektiöse- | 6.0 |
| Aujeszky'sche-Krankheit-Impfstoff (inaktiviert) für Schweine | 6.0 |
| Aujeszky'sche-Krankheit-Lebend-Impfstoff zur parenteralen Anwendung für Schweine | 6.0 |
| Aviäre-Encephalomyelitis-Lebend-Impfstoff, Infektiöse- | 6.0 |
| Aviäre-Laryngotracheitis-Lebend-Impfstoff, Infektiöse- | 6.0 |
| Aviäres-Paramyxovirus-3-Impfstoff (inaktiviert) | 6.0 |
| Botulismus-Impfstoff für Tiere | 6.0 |

Beachten Sie den Hinweis auf „Allgemeine Monographien" zu Anfang des Bands auf Seite B

## 2. Verzeichnis aller Texte der 6. Ausgabe

**Stand**

| | |
|---|---|
| Bovine-Rhinotracheitis-Lebend-Impfstoff für Rinder, Infektiöse- | 6.0 |
| Bronchitis-Impfstoff (inaktiviert) für Geflügel, Infektiöse- | 6.0 |
| Bronchitis-Lebend-Impfstoff für Geflügel, Infektiöse- | 6.1 |
| Brucellose-Lebend-Impfstoff für Tiere | 6.0 |
| Bursitis-Impfstoff (inaktiviert) für Geflügel, Infektiöse- | 6.0 |
| Bursitis-Lebend-Impfstoff für Geflügel, Infektiöse- | 6.0 |
| Calicivirosis-Impfstoff (inaktiviert) für Katzen | 6.0 |
| Calicivirosis-Lebend-Impfstoff für Katzen | 6.0 |
| Cholera-Impfstoff (inaktiviert) für Geflügel | 6.0 |
| Chlamydien-Impfstoff (inaktiviert) für Katzen | 6.0 |
| *Clostridium-chauvoei*-Impfstoff für Tiere | 6.0 |
| *Clostridium-novyi*-(Typ B)-Impfstoff für Tiere | 6.0 |
| *Clostridium-perfringens*-Impfstoff für Tiere | 6.0 |
| *Clostridium-septicum*-Impfstoff für Tiere | 6.0 |
| Colibacillosis-Impfstoff (inaktiviert) für neugeborene Ferkel | 6.0 |
| Colibacillosis-Impfstoff (inaktiviert) für neugeborene Wiederkäuer | 6.0 |
| Coronavirusdiarrhö-Impfstoff (inaktiviert) für Kälber | 6.0 |
| Egg-Drop-Syndrom-'76-Impfstoff (inaktiviert) | 6.0 |
| Entenpest-Lebend-Impfstoff | 6.0 |
| Furunkulose-Impfstoff (inaktiviert, injizierbar, mit öligem Adjuvans) für Salmoniden | 6.2 |
| Geflügelpocken-Lebend-Impfstoff | 6.0 |
| Hämorrhagische-Krankheit-Impfstoff (inaktiviert) für Kaninchen | 6.0 |
| Hepatitis-Typ-I-Lebend-Impfstoff für Enten | 6.0 |
| Herpes-Impfstoff (inaktiviert) für Pferde | 6.0 |
| Influenza-Impfstoff (inaktiviert) für Pferde | 6.0 |
| Influenza-Impfstoff (inaktiviert) für Schweine | 6.0 |
| Kokzidiose-Lebend-Impfstoff für Hühner | 6.2 |
| Leptospirose-Impfstoff (inaktiviert) für Hunde | 6.0 |
| Leptospirose-Impfstoff (inaktiviert) für Rinder | 6.0 |
| Leukose-Impfstoff (inaktiviert) für Katzen | 6.0 |
| Mannheimia-Impfstoff (inaktiviert) für Rinder | 6.0 |
| Mannheimia-Impfstoff (inaktiviert) für Schafe | 6.0 |
| Marek'sche-Krankheit-Lebend-Impfstoff | 6.0 |
| Maul-und-Klauenseuche-Impfstoff (inaktiviert) für Wiederkäuer | 6.0 |
| Milzbrandsporen-Lebend-Impfstoff für Tiere | 6.0 |
| *Mycoplasma-gallisepticum*-Impfstoff (inaktiviert) | 6.0 |
| Myxomatose-Lebend-Impfstoff für Kaninchen | 6.0 |
| Newcastle-Krankheit-Impfstoff (inaktiviert) | 6.0 |
| Newcastle-Krankheit-Lebend-Impfstoff | 6.0 |
| Panleukopenie-Impfstoff (inaktiviert) für Katzen | 6.0 |
| Panleukopenie-Lebend-Impfstoff für Katzen | 6.0 |
| Parainfluenza-Virus-Lebend-Impfstoff für Hunde | 6.0 |
| Parainfluenza-Virus-Lebend-Impfstoff für Rinder | 6.0 |
| Parvovirose-Impfstoff (inaktiviert) für Hunde | 6.0 |
| Parvovirose-Impfstoff (inaktiviert) für Schweine | 6.0 |
| Parvovirose-Lebend-Impfstoff für Hunde | 6.0 |
| Pasteurella-Impfstoff (inaktiviert) für Schafe | 6.0 |
| Respiratorisches-Syncytial-Virus-Lebend-Impfstoff für Rinder | 6.0 |
| Rhinitis-atrophicans-Impfstoff (inaktiviert) für Schweine, Progressive- | 6.0 |
| Rhinotracheitis-Virus-Impfstoff (inaktiviert) für Katzen | 6.0 |
| Rhinotracheitis-Virus-Lebend-Impfstoff für Katzen | 6.0 |
| Rotavirusdiarrhö-Impfstoff (inaktiviert) für Kälber | 6.0 |
| Salmonella-Enteritidis-Impfstoff (inaktiviert) für Hühner | 6.0 |
| Salmonella-Typhimurium-Impfstoff (inaktiviert) für Hühner | 6.0 |
| Schweinepest-Lebend-Impfstoff (aus Zellkulturen), Klassische- | 6.2 |
| Schweinerotlauf-Impfstoff (inaktiviert) | 6.0 |
| Staupe-Lebend-Impfstoff für Frettchen und Nerze | 6.0 |
| Staupe-Lebend-Impfstoff für Hunde | 6.0 |
| Tenosynovitis-Virus-Lebend-Impfstoff für Geflügel | X.X |
| Tetanus-Impfstoff für Tiere | 6.0 |
| Tollwut-Impfstoff (inaktiviert) für Tiere | 6.1 |
| Tollwut-Lebend-Impfstoff (oral) für Füchse | 6.0 |

XXII  2. Verzeichnis aller Texte der 6. Ausgabe

**Stand**

| | |
|---|---|
| Vibriose-Impfstoff (inaktiviert) für Salmoniden | 6.2 |
| Vibriose-Impfstoff (inaktiviert) für Salmoniden, Kaltwasser- | 6.2 |
| Virusdiarrhö-Impfstoff (inaktiviert) für Rinder | 6.0 |

**Einzelmonographien zu Immunsera für Menschen**

| | |
|---|---|
| Botulismus-Antitoxin | 6.0 |
| Diphtherie-Antitoxin | 6.0 |
| Gasbrand-Antitoxin *(Clostridium novyi)* | 6.0 |
| Gasbrand-Antitoxin *(Clostridium perfringens)* | 6.0 |
| Gasbrand-Antitoxin *(Clostridium septicum)* | 6.0 |
| Gasbrand-Antitoxin (polyvalent) | 6.0 |
| Schlangengift-Immunserum (Europa) | 6.0 |
| Tetanus-Antitoxin | 6.0 |

**Einzelmonographien zu Immunsera für Tiere**

| | |
|---|---|
| *Clostridium-novyi*-Alpha-Antitoxin für Tiere | 6.0 |
| *Clostridium-perfringens*-Beta-Antitoxin für Tiere | 6.0 |
| *Clostridium-perfringens*-Epsilon-Antitoxin für Tiere | 6.0 |
| Tetanus-Antitoxin für Tiere | 6.0 |

**Einzelmonographien zu Radioaktiven Arzneimitteln**

| | |
|---|---|
| [$^{125}$I]Albumin-Injektionslösung vom Menschen | 6.0 |
| [$^{13}$N]Ammoniak-Injektionslösung | 6.0 |
| [$^{51}$Cr]Chromedetat-Injektionslösung | 6.2 |
| [$^{57}$Co]Cyanocobalamin-Kapseln | 6.0 |
| [$^{57}$Co]Cyanocobalamin-Lösung | 6.0 |
| [$^{58}$Co]Cyanocobalamin-Kapseln | 6.0 |
| [$^{58}$Co]Cyanocobalamin-Lösung | 6.0 |
| [$^{18}$F]Fludesoxyglucose-Injektionslösung | 6.2 |
| [$^{18}$F]Fluorodopa-Injektionslösung (hergestellt durch elektrophile Substitution) | 6.0 |
| [$^{67}$Ga]Galliumcitrat-Injektionslösung | 6.0 |
| [$^{111}$In]Indium(III)-chlorid-Lösung | 6.0 |
| [$^{111}$In]Indiumoxinat-Lösung | 6.0 |
| [$^{111}$In]Indium-Pentetat-Injektionslösung | 6.0 |
| [$^{123}$I]Iobenguan-Injektionslösung | 6.0 |
| [$^{131}$I]Iobenguan-Injektionslösung für diagnostische Zwecke | 6.0 |
| [$^{131}$I]Iobenguan-Injektionslösung für therapeutische Zwecke | 6.0 |
| Iobenguansulfat zur Herstellung von radioaktiven Arzneimitteln | 6.1 |
| [$^{131}$I]Iodmethylnorcholesterol-Injektionslösung | 6.0 |
| [$^{15}$O]Kohlenmonoxid | 6.0 |
| [$^{81m}$Kr]Krypton zur Inhalation | 6.0 |
| (5-Methyl[$^{11}$C])Flumazenil-Injektionslösung | 6.0 |
| L-([$^{11}$C]Methyl)Methionin-Injektionslösung | 6.0 |
| Natrium[1-$^{11}$C]acetat-Injektionslösung | 6.0 |
| Natriumcalcium-Pentetat zur Herstellung von radioaktiven Arzneimitteln | 6.3 |
| Natrium[$^{51}$Cr]chromat-Lösung, Sterile | 6.0 |
| Natrium[$^{18}$F]fluorid-Injektionslösung | 6.0 |
| Natrium[$^{123}$I]iodhippurat-Injektionslösung | 6.0 |
| Natrium[$^{131}$I]iodhippurat-Injektionslösung | 6.0 |
| Natrium[$^{123}$I]iodid-Injektionslösung | 6.0 |
| Natrium[$^{131}$I]iodid-Kapseln für diagnostische Zwecke | 6.0 |
| Natrium[$^{131}$I]iodid-Kapseln für therapeutische Zwecke | 6.0 |
| Natrium[$^{131}$I]iodid-Lösung | 6.0 |
| Natrium[$^{123}$I]iodid-Lösung zur Radiomarkierung | 6.0 |
| Natrium[$^{131}$I]iodid-Lösung zur Radiomarkierung | 6.0 |
| Natrium[$^{99}$Mo]molybdat-Lösung aus Kernspaltprodukten | 6.0 |
| Natrium[$^{99m}$Tc]pertechnetat-Injektionslösung aus Kernspaltprodukten | 6.0 |
| Natrium[$^{99m}$Tc]pertechnetat-Injektionslösung nicht aus Kernspaltprodukten | 6.0 |
| Natrium[$^{32}$P]phosphat-Injektionslösung | 6.0 |
| Raclopird([$^{11}$C]methoxy)-Injektionslösung | 6.0 |
| [$^{15}$O]Sauerstoff | 6.0 |
| [$^{89}$Sr]Strontiumchlorid-Injektionslösung | 6.0 |
| [$^{99m}$Tc]Technetium-Albumin-Injektionslösung | 6.0 |
| [$^{99m}$Tc]Technetium-Bicisat-Injektionslösung | 6.0 |

|  | Stand |
|---|---|
| [$^{99m}$Tc]Technetium-Etifenin-Injektionslösung | 6.0 |
| [$^{99m}$Tc]Technetium-Exametazim-Injektionslösung | 6.0 |
| [$^{99m}$Tc]Technetium-Gluconat-Injektionslösung | 6.0 |
| [$^{99m}$Tc]Technetium-Macrosalb-Injektionslösung | 6.3 |
| [$^{99m}$Tc]Technetium-Mebrofenin-Injektionslösung | 6.3 |
| [$^{99m}$Tc]Technetium-Medronat-Injektionslösung | 6.0 |
| [$^{99m}$Tc]Technetium-Mertiatid-Injektionslösung | 6.0 |
| [$^{99m}$Tc]Technetium-Mikrosphären-Injektionslösung | 6.3 |
| [$^{99m}$Tc]Technetium-Pentetat-Injektionslösung | 6.0 |
| [$^{99m}$Tc]Technetium-Rheniumsulfid-Kolloid-Injektionslösung | 6.3 |
| [$^{99m}$Tc]Technetium-Schwefel-Kolloid-Injektionslösung | 6.0 |
| [$^{99m}$Tc]Technetium-Sestamibi-Injektionslösung | 6.0 |
| [$^{99m}$Tc]Technetium-Succimer-Injektionslösung | 6.0 |
| [$^{99m}$Tc]Technetium-Zinndiphosphat-Injektionslösung | 6.3 |
| [$^{99m}$Tc]Technetium-Zinn-Kolloid-Injektionslösung | 6.0 |
| Tetra-*O*-acetylmannosetriflat für radioaktive Arzneimittel | 6.3 |
| [$^{201}$Tl]Thalliumchlorid-Injektionslösung | 6.0 |
| [$^{15}$O]Wasser-Injektionslösung | 6.0 |
| [$^{3}$H]Wasser-Injektionslösung, Tritiiertes- | 6.0 |
| [$^{133}$Xe]Xenon-Injektionslösung | 6.0 |

### Einzelmonographien zu Nahtmaterial für Menschen

| | |
|---|---|
| Einleitung | 6.0 |
| Catgut, Steriles | 6.0 |
| Fäden, Sterile, nicht resorbierbare | 6.0 |
| Fäden, Sterile, resorbierbare, synthetische, geflochtene | 6.0 |
| Fäden, Sterile, resorbierbare, synthetische, monofile | 6.0 |

### Einzelmonographien zu Nahtmaterial für Tiere

| | |
|---|---|
| Catgut im Fadenspender für Tiere, Steriles, resorbierbares | 6.0 |
| Fäden im Fadenspender für Tiere, Sterile, nicht resorbierbare | 6.0 |
| Leinenfaden im Fadenspender für Tiere, Steriler | 6.0 |
| Polyamid-6-Faden im Fadenspender für Tiere, Steriler | 6.0 |
| Polyamid-6/6-Faden im Fadenspender für Tiere, Steriler | 6.0 |
| Polyesterfaden im Fadenspender für Tiere, Steriler | 6.0 |
| Seidenfaden im Fadenspender für Tiere, Steriler, geflochtener | 6.0 |

### Homöopathische Zubereitungen und Einzelmonographien zu Stoffen für homöopathische Zubereitungen

| | |
|---|---|
| Einleitung | 6.0 |
| Homöopathische Zubereitungen | 6.0 |
| Pflanzliche Drogen für homöopathische Zubereitungen | 6.0 |
| Urtinkturen für homöopathische Zubereitungen | 6.0 |
| Vorschriften zur Herstellung homöopathischer konzentrierter Zubereitungen und zur Potenzierung | 6.0 |
| Arsen(III)-oxid für homöopathische Zubereitungen | 6.0 |
| Bariumchlorid-Dihydrat für homöopathische Zubereitungen | 6.0 |
| Bilsenkraut für homöopathische Zubereitungen | 6.0 |
| Brennnessel für homöopathische Zubereitungen | 6.0 |
| Cadmiumsulfat-Hydrat für homöopathische Zubereitungen | 6.0 |
| Calciumiodid-Tetrahydrat für homöopathische Zubereitungen | 6.0 |
| Crocus für homöopathische Zubereitungen | 6.0 |
| Efeu für homöopathische Zubereitungen | 6.0 |
| Eisen für homöopathische Zubereitungen | 6.0 |
| Honigbiene für homöopathische Zubereitungen | 6.0 |
| Johanniskraut für homöopathische Zubereitungen | 6.0 |
| Knoblauch für homöopathische Zubereitungen | 6.0 |
| Kupfer für homöopathische Zubereitungen | 6.0 |
| Kupferacetat-Monohydrat für homöopathische Zubereitungen | 6.0 |
| Ostindischer-Tintenbaum-Früchte für homöopathische Zubereitungen | 6.0 |

## Monographien A–Z

### A

| | Stand | | Stand |
|---|---|---|---|
| Acamprosat-Calcium | 6.0 | Amiloridhydrochlorid | 6.0 |
| Acarbose | 6.0 | 4-Aminobenzoesäure | 6.0 |
| Acebutololhydrochlorid | 6.0 | Aminocapronsäure | 6.0 |
| Aceclofenac | 6.2 | Aminoglutethimid | 6.0 |
| Acemetacin | 6.3 | Amiodaronhydrochlorid | 6.3 |
| Acesulfam-Kalium | 6.0 | Amisulprid | 6.0 |
| Acetazolamid | 6.0 | Amitriptylinhydrochlorid | 6.3 |
| Aceton | 6.0 | Amlodipinbesilat | 6.0 |
| Acetylcholinchlorid | 6.0 | Ammoniak-Lösung, Konzentrierte | 6.0 |
| Acetylcystein | 6.0 | Ammoniumbituminosulfonat | 6.3 |
| β-Acetyldigoxin | 6.0 | Ammoniumbromid | 6.0 |
| Acetylsalicylsäure | 6.0 | Ammoniumchlorid | 6.0 |
| N-Acetyltryptophan | 6.3 | Ammoniumglycyrrhizat | 6.0 |
| N-Acetyltyrosin | 6.0 | Ammoniumhydrogencarbonat | 6.0 |
| Aciclovir | 6.0 | Ammoniummethacrylat-Copolymer (Typ A) | 6.0 |
| Acitretin | 6.0 | Ammoniummethacrylat-Copolymer (Typ B) | 6.0 |
| Adenin | 6.0 | Amobarbital | 6.0 |
| Adenosin | 6.3 | Amobarbital-Natrium | 6.0 |
| Adipinsäure | 6.0 | Amoxicillin-Trihydrat | 6.0 |
| Äpfelsäure | 6.0 | Amoxicillin-Natrium | 6.0 |
| Agar | 6.3 | Amphotericin B | 6.3 |
| Alanin | 6.0 | Ampicillin, Wasserfreies | 6.0 |
| Albendazol | 6.0 | Ampicillin-Trihydrat | 6.0 |
| Albuminlösung vom Menschen | 6.0 | Ampicillin-Natrium | 6.0 |
| Alcuroniumchlorid | 6.0 | Andornkraut | 6.0 |
| Alfacalcidol | 6.0 | Angelikawurzel | 6.0 |
| Alfadex | 6.0 | Anis | 6.0 |
| Alfentanilhydrochlorid | 6.0 | Anisöl | 6.0 |
| Alfuzosinhydrochlorid | 6.1 | Antazolinhydrochlorid | 6.0 |
| Alginsäure | 6.3 | Anti-D-Immunglobulin vom Menschen | 6.2 |
| Allantoin | 6.0 | Anti-D-Immunglobulin vom Menschen zur intravenösen Anwendung | 6.0 |
| Allopurinol | 6.0 | Antithrombin-III-Konzentrat vom Menschen | 6.0 |
| Almagat | 6.3 | Anti-T-Lymphozyten-Immunglobulin vom Tier zur Anwendung am Menschen | 6.0 |
| Aloe, Curaçao- | 6.0 | | |
| Aloe, Kap- | 6.0 | | |
| Aloetrockenextrakt, Eingestellter | 6.2 | Apomorphinhydrochlorid | 6.0 |
| Alprazolam | 6.0 | Aprotinin | 6.3 |
| Alprenololhydrochlorid | 6.0 | Aprotinin-Lösung, Konzentrierte | 6.3 |
| Alprostadil | 6.0 | Arginin | 6.0 |
| Alteplase zur Injektion | 6.0 | Argininaspartat | 6.0 |
| Altizid | 6.2 | Argininhydrochlorid | 6.0 |
| Alttuberkulin zur Anwendung am Menschen | 6.0 | Arnikablüten | 6.3 |
| Aluminiumchlorid-Hexahydrat | 6.0 | Arnikatinktur | 6.3 |
| Aluminiumhydroxid zur Adsorption, Wasserhaltiges | 6.1 | Articainhydrochlorid | 6.0 |
| | | Artischockenblätter | 6.0 |
| Aluminiumkaliumsulfat | 6.0 | Artischockenblättertrockenextrakt | 6.3 |
| Aluminium-Magnesium-Silicat | 6.3 | Ascorbinsäure | 6.3 |
| Aluminium-Natrium-Silicat | 6.3 | Asparagin-Monohydrat | 6.0 |
| Aluminiumoxid, Wasserhaltiges/Algeldrat | 6.3 | Aspartam | 6.0 |
| Aluminiumphosphat, Wasserhaltiges | 6.0 | Aspartinsäure | 6.0 |
| Aluminiumphosphat-Gel | 6.3 | Astemizol | 6.0 |
| Aluminiumsulfat | 6.0 | Atenolol | 6.0 |
| Alverincitrat | 6.0 | Atracuriumbesilat | 6.0 |
| Amantadinhydrochlorid | 6.0 | Atropin | 6.3 |
| Ambroxolhydrochlorid | 6.0 | Atropinsulfat | 6.3 |
| Amfetaminsulfat | 6.0 | Azaperon für Tiere | 6.0 |
| Amidotrizoesäure-Dihydrat | 6.0 | Azathioprin | 6.0 |
| Amikacin | 6.1 | Azelastinhydrochlorid | 6.0 |
| Amikacinsulfat | 6.1 | Azithromycin | 6.3 |

Beachten Sie den Hinweis auf „Allgemeine Monographien" zu Anfang des Bands auf Seite B

## B

| | Stand |
|---|---|
| Bacampicillinhydrochlorid | 6.1 |
| Bacitracin | 6.0 |
| Bacitracin-Zink | 6.0 |
| Baclofen | 6.0 |
| Bärentraubenblätter | 6.1 |
| Baldriantinktur | 6.0 |
| Baldriantrockenextrakt, Mit wässrig-alkoholischen Mischungen hergestellter | 6.0 |
| Baldrianwurzel | 6.0 |
| Bambuterolhydrochlorid | 6.0 |
| Barbital | 6.0 |
| Bariumsulfat | 6.0 |
| Baumwollsamenöl, Hydriertes | 6.2 |
| Beclometasondipropionat, Wasserfreies | 6.3 |
| Beclometasondipropionat-Monohydrat | 6.3 |
| Belladonnablätter | 6.0 |
| Belladonnablättertrockenextrakt, Eingestellter | 6.3 |
| Belladonnapulver, Eingestelltes | 6.2 |
| Belladonnatinktur, Eingestellte | 6.0 |
| Benazeprilhydrochlorid | 6.3 |
| Bendroflumethiazid | 6.0 |
| Benfluorexhydrochlorid | 6.0 |
| Benperidol | 6.0 |
| Benserazidhydrochlorid | 6.0 |
| Bentonit | 6.3 |
| Benzalkoniumchlorid | 6.0 |
| Benzalkoniumchlorid-Lösung | 6.0 |
| Benzbromaron | 6.0 |
| Benzethoniumchlorid | 6.0 |
| Benzocain | 6.0 |
| Benzoe, Siam- | 6.0 |
| Benzoe, Sumatra- | 6.0 |
| Benzoesäure | 6.0 |
| Benzoe-Tinktur, Siam- | 6.0 |
| Benzoe-Tinktur, Sumatra- | 6.0 |
| Benzoylperoxid, Wasserhaltiges | 6.0 |
| Benzylalkohol | 6.0 |
| Benzylbenzoat | 6.0 |
| Benzylpenicillin-Benzathin | 6.0 |
| Benzylpenicillin-Kalium | 6.0 |
| Benzylpenicillin-Natrium | 6.0 |
| Benzylpenicillin-Procain | 6.0 |
| Betacarotin | 6.0 |
| Betadex | 6.0 |
| Betahistindihydrochlorid | 6.0 |
| Betahistindimesilat | 6.0 |
| Betamethason | 6.0 |
| Betamethasonacetat | 6.0 |
| Betamethasondihydrogenphosphat-Dinatrium | 6.0 |
| Betamethasondipropionat | 6.0 |
| Betamethasonvalerat | 6.3 |
| Betaxololhydrochlorid | 6.0 |
| Bezafibrat | 6.0 |

| | Stand |
|---|---|
| Bifonazol | 6.0 |
| Biotin | 6.0 |
| Biperidenhydrochlorid | 6.0 |
| Birkenblätter | 6.2 |
| Bisacodyl | 6.0 |
| Bismutcarbonat, Basisches | 6.0 |
| Bismutgallat, Basisches | 6.0 |
| Bismutnitrat, Schweres, basisches | 6.0 |
| Bismutsalicylat, Basisches | 6.0 |
| Bisoprololfumarat | 6.1 |
| Bitterfenchelöl | 6.0 |
| Bitterkleeblätter | 6.0 |
| Bitterorangenblüten | 6.3 |
| Bitterorangenschale | 6.3 |
| Bitterorangenschalentinktur | 6.0 |
| Bleomycinsulfat | 6.0 |
| Blutgerinnungsfaktor VII vom Menschen | 6.0 |
| Blutgerinnungsfaktor VIII vom Menschen | 6.0 |
| Blutgerinnungsfaktor VIII (rDNA) vom Menschen | 6.0 |
| Blutgerinnungsfaktor IX vom Menschen | 6.0 |
| Blutgerinnungsfaktor XI vom Menschen | 6.0 |
| Blutweiderichkraut | 6.0 |
| Bockshornsamen | 6.0 |
| Boldoblätter | 6.0 |
| Boldoblättertrockenextrakt | 6.1 |
| Borretschöl, Raffiniertes | 6.0 |
| Borsäure | 6.0 |
| Botulinum-Toxin (Typ A) zur Injektion | 6.0 |
| Brennnesselblätter | 6.0 |
| Bromazepam | 6.0 |
| Bromhexinhydrochlorid | 6.0 |
| Bromocriptinmesilat | 6.0 |
| Bromperidol | 6.0 |
| Bromperidoldecanoat | 6.0 |
| Brompheniraminmaleat | 6.0 |
| Brotizolam | 6.0 |
| Buchweizenkraut | 6.0 |
| Budesonid | 6.0 |
| Bufexamac | 6.3 |
| Buflomedilhydrochlorid | 6.0 |
| Bumetanid | 6.0 |
| Bupivacainhydrochlorid | 6.0 |
| Buprenorphin | 6.0 |
| Buprenorphinhydrochlorid | 6.0 |
| Buserelin | 6.3 |
| Buspironhydrochlorid | 6.0 |
| Busulfan | 6.0 |
| Butylhydroxyanisol | 6.0 |
| Butyl-4-hydroxybenzoat | 6.0 |
| Butylhydroxytoluol | 6.0 |
| Butylmethacrylat-Copolymer, Basisches | 6.0 |
| Butylscopolaminiumbromid | 6.0 |

## C

| | |
|---|---|
| Cabergolin | 6.0 |
| Calcifediol | 6.0 |
| Calcipotriol, Wasserfreies | 6.0 |
| Calcipotriol-Monohydrat | 6.0 |

| | |
|---|---|
| Calcitonin (Lachs) | 6.0 |
| Calcitriol | 6.0 |
| Calciumacetat | 6.0 |
| Calciumascorbat | 6.0 |

| | Stand | | Stand |
|---|---|---|---|
| Calciumcarbonat | 6.2 | Cefixim | 6.0 |
| Calciumchlorid-Dihydrat | 6.0 | Cefoperazon-Natrium | 6.0 |
| Calciumchlorid-Hexahydrat | 6.0 | Cefotaxim-Natrium | 6.0 |
| Calciumdobesilat-Monohydrat | 6.2 | Cefoxitin-Natrium | 6.0 |
| Calciumfolinat | 6.3 | Cefradin | 6.0 |
| Calciumglucoheptonat | 6.0 | Ceftazidim | 6.0 |
| Calciumgluconat | 6.3 | Ceftriaxon-Dinatrium | 6.0 |
| Calciumgluconat, Wasserfreies | 6.3 | Cefuroximaxetil | 6.0 |
| Calciumgluconat zur Herstellung von Parenteralia | 6.3 | Cefuroxim-Natrium | 6.0 |
| Calciumglycerophosphat | 6.0 | Celiprololhydrochlorid | 6.0 |
| Calciumhydrogenphosphat, Wasserfreies | 6.0 | Cellulose, Mikrokristalline | 6.3 |
| Calciumhydrogenphosphat-Dihydrat | 6.0 | Cellulose, Mikrokristalline und Carmellose-Natrium | 6.0 |
| Calciumhydroxid | 6.0 | Celluloseacetat | 6.3 |
| Calciumlactat, Wasserfreies | 6.0 | Celluloseacetatbutyrat | 6.0 |
| Calciumlactat-Monohydrat | 6.0 | Celluloseacetatphthalat | 6.3 |
| Calciumlactat-Trihydrat | 6.0 | Cellulosepulver | 6.3 |
| Calciumlactat-Pentahydrat | 6.0 | Cetirizindihydrochlorid | 6.2 |
| Calciumlävulinat-Dihydrat | 6.0 | Cetrimid | 6.0 |
| Calciumlevofolinat-Pentahydrat | 6.0 | Cetylalkohol | 6.0 |
| Calciumpantothenat | 6.0 | Cetylpalmitat | 6.0 |
| Calciumstearat | 6.3 | Cetylpyridiniumchlorid | 6.0 |
| Calciumsulfat-Dihydrat | 6.0 | Cetylstearylalkohol | 6.0 |
| D-Campher | 6.0 | Cetylstearylalkohol (Typ A), Emulgierender | 6.0 |
| Campher, Racemischer | 6.0 | Cetylstearylalkohol (Typ B), Emulgierender | 6.2 |
| Caprylsäure | 6.0 | Cetylstearylisononanoat | 6.0 |
| Captopril | 6.0 | Chenodesoxycholsäure | 6.0 |
| Carbachol | 6.0 | Chinarinde | 6.2 |
| Carbamazepin | 6.0 | Chinarindenfluidextrakt, Eingestellter | 6.0 |
| Carbasalat-Calcium | 6.0 | Chinidinsulfat | 6.0 |
| Carbidopa-Monohydrat | 6.0 | Chininhydrochlorid | 6.0 |
| Carbimazol | 6.0 | Chininsulfat | 6.0 |
| Carbocistein | 6.0 | Chitosanhydrochlorid | 6.0 |
| Carbomere | 6.1 | Chloralhydrat | 6.0 |
| Carboplatin | 6.0 | Chlorambucil | 6.0 |
| Carboprost-Trometamol | 6.0 | Chloramphenicol | 6.0 |
| Carboxymethylstärke-Natrium (Typ A) | 6.0 | Chloramphenicolhydrogensuccinat-Natrium | 6.0 |
| Carboxymethylstärke-Natrium (Typ B) | 6.0 | Chloramphenicolpalmitat | 6.0 |
| Carboxymethylstärke-Natrium (Typ C) | 6.0 | Chlorcyclizinhydrochlorid | 6.0 |
| Carisoprodol | 6.0 | Chlordiazepoxid | 6.0 |
| Carmellose-Calcium | 6.0 | Chlordiazepoxidhydrochlorid | 6.0 |
| Carmellose-Natrium | 6.0 | Chlorhexidindiacetat | 6.0 |
| Carmellose-Natrium, Niedrig substituiertes | 6.0 | Chlorhexidindigluconat-Lösung | 6.0 |
| Carmustin | 6.0 | Chlorhexidindihydrochlorid | 6.0 |
| Carnaubawachs | 6.0 | Chlorobutanol, Wasserfreies | 6.0 |
| Carprofen für Tiere | 6.3 | Chlorobutanol-Hemihydrat | 6.0 |
| Carteololhydrochlorid | 6.0 | Chlorocresol | 6.0 |
| Carvedilol | 6.0 | Chloroquinphosphat | 6.0 |
| Cascararinde | 6.0 | Chloroquinsulfat | 6.0 |
| Cascaratrockenextrakt, Eingestellter | 6.0 | Chlorothiazid | 6.0 |
| Cassiaöl | 6.2 | Chlorphenaminmaleat | 6.1 |
| Cayennepfeffer | 6.2 | Chlorpromazinhydrochlorid | 6.0 |
| Cayennepfefferölharz, Quantifiziertes, raffiniertes | 6.0 | Chlorpropamid | 6.0 |
| Cayennepfeffertinktur, Eingestellte | 6.0 | Chlorprothixenhydrochlorid | 6.0 |
| Cefaclor-Monohydrat | 6.0 | Chlortalidon | 6.0 |
| Cefadroxil-Monohydrat | 6.1 | Chlortetracyclinhydrochlorid | 6.0 |
| Cefalexin-Monohydrat | 6.1 | Cholesterol | 6.0 |
| Cefalotin-Natrium | 6.0 | Chondroitinsulfat-Natrium | 6.3 |
| Cefamandolnafat | 6.0 | Choriongonadotropin | 6.0 |
| Cefapirin-Natrium | 6.0 | Chymotrypsin | 6.0 |
| Cefatrizin-Propylenglycol | 6.0 | Ciclopirox | 6.0 |
| Cefazolin-Natrium | 6.0 | Ciclopirox-Olamin | 6.0 |
| Cefepimdihydrochlorid-Monohydrat | 6.0 | | |

**Beachten Sie den Hinweis auf „Allgemeine Monographien" zu Anfang des Bands auf Seite B**

|  | **Stand** |  | **Stand** |
|---|---|---|---|
| Ciclosporin | 6.0 | Clonidinhydrochlorid | 6.3 |
| Cilastatin-Natrium | 6.1 | Clopamid | 6.1 |
| Cilazapril | 6.0 | Closantel-Natrium-Dihydrat für Tiere | 6.0 |
| Cimetidin | 6.0 | Clotrimazol | 6.1 |
| Cimetidinhydrochlorid | 6.0 | Cloxacillin-Natrium | 6.0 |
| Cinchocainhydrochlorid | 6.0 | Clozapin | 6.0 |
| Cineol | 6.0 | Cocainhydrochlorid | 6.0 |
| Cinnarizin | 6.0 | Cocoylcaprylocaprat | 6.0 |
| Ciprofibrat | 6.0 | Codein | 6.1 |
| Ciprofloxacin | 6.0 | Codeinhydrochlorid-Dihydrat | 6.0 |
| Ciprofloxacinhydrochlorid | 6.0 | Codeinphosphat-Hemihydrat | 6.0 |
| Cisaprid-Monohydrat | 6.0 | Codeinphosphat-Sesquihydrat | 6.0 |
| Cisapridtartrat | 6.0 | Codergocrinmesilat | 6.3 |
| Cisplatin | 6.3 | Coffein | 6.1 |
| Citalopramhydrobromid | 6.3 | Coffein-Monohydrat | 6.0 |
| Citalopramhydrochlorid | 6.3 | Colchicin | 6.0 |
| Citronellöl | 6.0 | Colecalciferol | 6.0 |
| Citronenöl | 6.0 | Colecalciferol, Ölige Lösungen von | 6.0 |
| Citronensäure, Wasserfreie | 6.0 | Colecalciferol-Konzentrat, Wasserdispergierbares | 6.0 |
| Citronensäure-Monohydrat | 6.0 | Colecalciferol-Trockenkonzentrat | 6.0 |
| Cladribin | 6.0 | Colestyramin | 6.0 |
| Clarithromycin | 6.0 | Colistimethat-Natrium | 6.0 |
| Clazuril für Tiere | 6.0 | Colistinsulfat | 6.0 |
| Clebopridmalat | 6.0 | Copovidon | 6.0 |
| Clemastinfumarat | 6.1 | Cortisonacetat | 6.0 |
| Clenbuterolhydrochlorid | 6.0 | Croscarmellose-Natrium | 6.3 |
| Clindamycin-2-dihydrogenphosphat | 6.0 | Crospovidon | 6.3 |
| Clindamycinhydrochlorid | 6.0 | Crotamiton | 6.0 |
| Clioquinol | 6.0 | Cyanocobalamin | 6.0 |
| Clobazam | 6.0 | Cyclizinhydrochlorid | 6.2 |
| Clobetasolpropionat | 6.0 | Cyclopentolathydrochlorid | 6.0 |
| Clobetasonbutyrat | 6.0 | Cyclophosphamid | 6.0 |
| Clodronat-Dinatrium-Tetrahydrat | 6.2 | Cyproheptadinhydrochlorid | 6.0 |
| Clofazimin | 6.0 | Cyproteronacetat | 6.0 |
| Clofibrat | 6.0 | Cysteinhydrochlorid-Monohydrat | 6.0 |
| Clomifencitrat | 6.0 | Cystin | 6.0 |
| Clomipraminhydrochlorid | 6.0 | Cytarabin | 6.0 |
| Clonazepam | 6.0 | | |

# D

|  | **Stand** |  | **Stand** |
|---|---|---|---|
| Dacarbazin | 6.0 | Dexamethasonisonicotinat | 6.0 |
| Dalteparin-Natrium | 6.0 | Dexchlorpheniraminmaleat | 6.0 |
| Danaparoid-Natrium | 6.0 | Dexpanthenol | 6.0 |
| Dapson | 6.0 | Dextran 1 zur Herstellung von Parenteralia | 6.3 |
| Daunorubicinhydrochlorid | 6.0 | Dextran 40 zur Herstellung von Parenteralia | 6.3 |
| Decyloleat | 6.0 | Dextran 60 zur Herstellung von Parenteralia | 6.3 |
| Deferoxaminmesilat | 6.0 | Dextran 70 zur Herstellung von Parenteralia | 6.3 |
| Dembrexinhydrochlorid-Monohydrat für Tiere | 6.0 | Dextranomer | 6.0 |
| Demeclocyclinhydrochlorid | 6.0 | Dextrin | 6.0 |
| Deptropincitrat | 6.0 | Dextromethorphanhydrobromid | 6.0 |
| Dequaliniumchlorid | 6.0 | Dextromoramidhydrogentartrat | 6.0 |
| Desfluran | 6.1 | Dextropropoxyphenhydrochlorid | 6.0 |
| Desipraminhydrochlorid | 6.0 | Diazepam | 6.0 |
| Deslanosid | 6.0 | Diazoxid | 6.0 |
| Desmopressin | 6.0 | Dibrompropamidindiisetionat | 6.0 |
| Desogestrel | 6.0 | Dibutylphthalat | 6.0 |
| Desoxycortonacetat | 6.0 | Dichlormethan | 6.0 |
| Detomidinhydrochlorid für Tiere | 6.0 | Diclazuril für Tiere | 6.0 |
| Dexamethason | 6.0 | Diclofenac-Kalium | 6.0 |
| Dexamethasonacetat | 6.0 | Diclofenac-Natrium | 6.0 |
| Dexamethasondihydrogenphosphat-Dinatrium | 6.0 | Dicloxacillin-Natrium | 6.0 |

XXVIII  2. Verzeichnis aller Texte der 6. Ausgabe

| | Stand | | Stand |
|---|---|---|---|
| Dicycloverinhydrochlorid | 6.0 | Diphenhydraminhydrochlorid | 6.0 |
| Didanosin | 6.0 | Diphenoxylathydrochlorid | 6.0 |
| Dienestrol | 6.0 | Dipivefrinhydrochlorid | 6.0 |
| Diethylcarbamazindihydrogencitrat | 6.0 | Diprophyllin | 6.0 |
| Diethylenglycolmonoethylether | 6.0 | Dipyridamol | 6.0 |
| Diethylenglycolpalmitostearat | 6.0 | Dirithromycin | 6.1 |
| Diethylphthalat | 6.1 | Disopyramid | 6.0 |
| Diethylstilbestrol | 6.0 | Disopyramidphosphat | 6.0 |
| Diflunisal | 6.0 | Distickstoffmonoxid | 6.0 |
| Digitalis-purpurea-Blätter | 6.0 | Disulfiram | 6.0 |
| Digitoxin | 6.0 | Dithranol | 6.0 |
| Digoxin | 6.0 | Dobutaminhydrochlorid | 6.0 |
| Dihydralazinsulfat, Wasserhaltiges | 6.1 | Docusat-Natrium | 6.0 |
| Dihydrocodein[(R,R)-tartrat] | 6.0 | Dodecylgallat | 6.0 |
| Dihydroergocristinmesilat | 6.0 | Domperidon | 6.0 |
| Dihydroergotaminmesilat | 6.1 | Domperidonmaleat | 6.0 |
| Dihydroergotamintartrat | 6.0 | Dopaminhydrochlorid | 6.2 |
| Dihydrostreptomycinsulfat für Tiere | 6.2 | Dopexamindihydrochlorid | 6.0 |
| Dihydrotachysterol | 6.0 | Dorzolamidhydrochlorid | 6.0 |
| Dikaliumclorazepat | 6.0 | Dostenkraut | 6.0 |
| Diltiazemhydrochlorid | 6.1 | Dosulepinhydrochlorid | 6.0 |
| Dimenhydrinat | 6.0 | Doxapramhydrochlorid | 6.0 |
| Dimercaprol | 6.0 | Doxazosinmesilat | 6.0 |
| Dimethylacetamid | 6.0 | Doxepinhydrochlorid | 6.1 |
| Dimethylsulfoxid | 6.0 | Doxorubicinhydrochlorid | 6.0 |
| Dimeticon | 6.2 | Doxycyclin-Monohydrat | 6.0 |
| Dimetindenmaleat | 6.0 | Doxycyclinhyclat | 6.0 |
| Dinoproston | 6.0 | Doxylaminhydrogensuccinat | 6.1 |
| Dinoprost-Trometamol | 6.0 | Droperidol | 6.0 |
| Diosmin | 6.0 | Dydrogesteron | 6.3 |

# E

| | Stand | | Stand |
|---|---|---|---|
| Ebastin | 6.0 | Epinephrin/Adrenalin | 6.2 |
| Econazol | 6.0 | Epinephrinhydrogentartrat/ | |
| Econazolnitrat | 6.0 | Adrenalinhydrogentartrat | 6.0 |
| Edetinsäure | 6.0 | Epirubicinhydrochlorid | 6.0 |
| Edrophoniumchlorid | 6.0 | Erbsenstärke | 6.3 |
| Efeublätter | 6.0 | Erdnussöl, Hydriertes | 6.2 |
| Eibischblätter | 6.0 | Erdnussöl, Raffiniertes | 6.0 |
| Eibischwurzel | 6.0 | Erdrauchkraut | 6.0 |
| Eichenrinde | 6.0 | Ergocalciferol | 6.0 |
| Eisen(II)-fumarat | 6.0 | Ergometrinmaleat | 6.0 |
| Eisen(II)-gluconat | 6.3 | Ergotamintartrat | 6.0 |
| Eisenkraut | 6.2 | Erythritol | 6.3 |
| Eisen(II)-sulfat, Getrocknetes | 6.0 | Erythromycin | 6.0 |
| Eisen(II)-sulfat-Heptahydrat | 6.2 | Erythromycinestolat | 6.0 |
| Eisen(III)-chlorid-Hexahydrat | 6.0 | Erythromycinethylsuccinat | 6.0 |
| Emedastindifumarat | 6.0 | Erythromycinlactobionat | 6.0 |
| Emetindihydrochlorid-Pentahydrat | 6.0 | Erythromycinstearat | 6.0 |
| Emetindihydrochlorid-Heptahydrat | 6.0 | Erythropoetin-Lösung, Konzentrierte | 6.0 |
| Enalaprilat-Dihydrat | 6.0 | Eschenblätter | 6.0 |
| Enalaprilmaleat | 6.0 | Esketaminhydrochlorid | 6.0 |
| Enilconazol für Tiere | 6.0 | Esomeprazol-Magnesium-Trihydrat | 6.3 |
| Enoxaparin-Natrium | 6.0 | Essigsäure 99 % | 6.0 |
| Enoxolon | 6.0 | Estradiolbenzoat | 6.1 |
| Enziantinktur | 6.0 | Estradiol-Hemihydrat | 6.0 |
| Enzianwurzel | 6.0 | Estradiolvalerat | 6.0 |
| Ephedrin, Wasserfreies | 6.0 | Estriol | 6.0 |
| Ephedrin-Hemihydrat | 6.0 | Estrogene, Konjugierte | 6.0 |
| Ephedrinhydrochlorid | 6.0 | Etacrynsäure | 6.0 |
| Ephedrinhydrochlorid, Racemisches | 6.0 | Etamsylat | 6.2 |

**Beachten Sie den Hinweis auf „Allgemeine Monographien" zu Anfang des Bands auf Seite B**

Ph. Eur. 6. Ausgabe, 3. Nachtrag

| | Stand | | Stand |
|---|---|---|---|
| Ethacridinlactat-Monohydrat | 6.3 | Ethyl-4-hydroxybenzoat | 6.0 |
| Ethambutoldihydrochlorid | 6.1 | Ethylmorphinhydrochlorid | 6.0 |
| Ethanol, Wasserfreies | 6.0 | Ethyloleat | 6.0 |
| Ethanol 96 % | 6.0 | Etidronat-Dinatrium | 6.0 |
| Ether | 6.0 | Etilefrinhydrochlorid | 6.0 |
| Ether zur Narkose | 6.0 | Etodolac | 6.0 |
| Ethinylestradiol | 6.0 | Etofenamat | 6.0 |
| Ethionamid | 6.0 | Etofyllin | 6.0 |
| Ethosuximid | 6.0 | Etomidat | 6.0 |
| Ethylacetat | 6.0 | Etoposid | 6.0 |
| Ethylcellulose | 6.0 | Eucalyptusblätter | 6.0 |
| Ethylendiamin | 6.0 | Eucalyptusöl | 6.2 |
| Ethylenglycolmonopalmitostearat | 6.0 | Eugenol | 6.0 |

## F

| | Stand | | Stand |
|---|---|---|---|
| Färberdistelblüten | 6.0 | Flumazenil | 6.0 |
| Färberdistelöl, Raffiniertes | 6.0 | Flumequin | 6.0 |
| Famotidin | 6.0 | Flumetasonpivalat | 6.0 |
| Faulbaumrinde | 6.0 | Flunarizindihydrochlorid | 6.0 |
| Faulbaumrindentrockenextrakt, Eingestellter | 6.3 | Flunitrazepam | 6.0 |
| Febantel für Tiere | 6.0 | Flunixinmeglumin für Tiere | 6.0 |
| Felbinac | 6.0 | Fluocinolonacetonid | 6.0 |
| Felodipin | 6.0 | Fluocortolonpivalat | 6.0 |
| Felypressin | 6.0 | Fluorescein | 6.0 |
| Fenbendazol für Tiere | 6.0 | Fluorescein-Natrium | 6.0 |
| Fenbufen | 6.0 | Fluorouracil | 6.0 |
| Fenchel, Bitterer | 6.0 | Fluoxetinhydrochlorid | 6.0 |
| Fenchel, Süßer | 6.0 | Flupentixoldihydrochlorid | 6.0 |
| Fenofibrat | 6.0 | Fluphenazindecanoat | 6.0 |
| Fenoterolhydrobromid | 6.0 | Fluphenazindihydrochlorid | 6.0 |
| Fentanyl | 6.0 | Fluphenazinenantat | 6.0 |
| Fentanylcitrat | 6.0 | Flurazepamhydrochlorid | 6.0 |
| Fenticonazolnitrat | 6.0 | Flurbiprofen | 6.0 |
| Fexofenadinhydrochlorid | 6.0 | Fluspirilen | 6.0 |
| Fibrin-Kleber | 6.0 | Flutamid | 6.0 |
| Fibrinogen vom Menschen | 6.0 | Fluticasonpropionat | 6.0 |
| Filgrastim-Lösung, Konzentrierte | 6.3 | Flutrimazol | 6.0 |
| Finasterid | 6.0 | Fluvoxaminmaleat | 6.3 |
| Flavoxathydrochlorid | 6.0 | Folsäure | 6.0 |
| Flecainidacetat | 6.0 | Formaldehyd-Lösung 35 % | 6.0 |
| Flohsamen | 6.0 | Formoterolfumarat-Dihydrat | 6.0 |
| Flohsamen, Indische | 6.0 | Foscarnet-Natrium-Hexahydrat | 6.0 |
| Flohsamenschalen, Indische | 6.0 | Fosfomycin-Calcium | 6.0 |
| Flubendazol | 6.0 | Fosfomycin-Natrium | 6.0 |
| Flucloxacillin-Magnesium-Octahydrat | 6.2 | Fosfomycin-Trometamol | 6.0 |
| Flucloxacillin-Natrium | 6.0 | Framycetinsulfat | 6.0 |
| Fluconazol | 6.0 | Frauenmantelkraut | 6.0 |
| Flucytosin | 6.0 | Fructose | 6.0 |
| Fludarabinphosphat | 6.0 | Furosemid | 6.0 |
| Fludrocortisonacetat | 6.0 | Fusidinsäure | 6.0 |

## G

| | Stand | | Stand |
|---|---|---|---|
| Galactose | 6.3 | Gewürznelken | 6.0 |
| Gallamintriethiodid | 6.0 | Ginkgoblätter | 6.0 |
| Gelatine | 6.3 | Ginkgotrockenextrakt, Quantifizierter, raffinierter | 6.3 |
| Gelbwurz, Javanische | 6.0 | | |
| Gelbwurz, Kanadische | 6.1 | Ginsengwurzel | 6.0 |
| Gemcitabinhydrochlorid | 6.0 | Glibenclamid | 6.0 |
| Gemfibrozil | 6.0 | Gliclazid | 6.0 |
| Gentamicinsulfat | 6.0 | Glimepirid | 6.0 |

XXX  2. Verzeichnis aller Texte der 6. Ausgabe

| | Stand | | Stand |
|---|---|---|---|
| Glipizid | 6.0 | Glyceroltrinitrat-Lösung | 6.1 |
| Glucagon human | 6.0 | Glycin | 6.0 |
| Glucose, Wasserfreie | 6.0 | Goldrutenkraut | 6.0 |
| Glucose-Monohydrat | 6.0 | Goldrutenkraut, Echtes | 6.0 |
| Glucose-Sirup | 6.2 | Gonadorelinacetat | 6.0 |
| Glucose-Sirup, Sprühgetrockneter | 6.3 | Goserelin | 6.0 |
| Glutaminsäure | 6.0 | Gramicidin | 6.0 |
| Glutathion | 6.1 | Granisetronhydrochlorid | 6.3 |
| Glycerol | 6.0 | Griseofulvin | 6.3 |
| Glycerol 85 % | 6.0 | Guaifenesin | 6.0 |
| Glyceroldibehenat | 6.0 | Guajacol | 6.0 |
| Glyceroldistearat | 6.0 | Guanethidinmonosulfat | 6.0 |
| Glycerolmonocaprylat | 6.0 | Guar | 6.3 |
| Glycerolmonocaprylocaprat | 6.0 | Guargalactomannan | 6.3 |
| Glycerolmonolinoleat | 6.0 | Gummi, Arabisches | 6.3 |
| Glycerolmonooleat | 6.0 | Gummi, Sprühgetrocknetes Arabisches | 6.3 |
| Glycerolmonostearat 40–55 | 6.0 | | |

# H

| | Stand | | Stand |
|---|---|---|---|
| Hämodialyselösungen | 6.0 | Histamindihydrochlorid | 6.0 |
| Hämofiltrations- und Hämodiafiltrationslösungen | 6.0 | Histaminphosphat | 6.0 |
| Hagebuttenschalen | 6.0 | Histidin | 6.0 |
| Halofantrinhydrochlorid | 6.0 | Histidinhydrochlorid-Monohydrat | 6.0 |
| Haloperidol | 6.0 | Holunderblüten | 6.0 |
| Haloperidoldecanoat | 6.0 | Homatropinhydrobromid | 6.0 |
| Halothan | 6.0 | Homatropinmethylbromid | 6.0 |
| Hamamelisblätter | 6.1 | Honig | 6.0 |
| Harnstoff | 6.0 | Hopfenzapfen | 6.1 |
| Hartfett | 6.3 | Hyaluronidase | 6.0 |
| Hartparaffin | 6.0 | Hydralazinhydrochlorid | 6.0 |
| Hauhechelwurzel | 6.0 | Hydrochlorothiazid | 6.0 |
| Heidelbeeren, Eingestellter, gereinigter Trockenextrakt aus frischen | 6.2 | Hydrocodonhydrogentartrat-2,5-Hydrat | 6.0 |
| | | Hydrocortison | 6.0 |
| Heidelbeeren, Frische | 6.1 | Hydrocortisonacetat | 6.0 |
| Heidelbeeren, Getrocknete | 6.0 | Hydrocortisonhydrogensuccinat | 6.0 |
| Helium | 6.0 | Hydromorphonhydrochlorid | 6.0 |
| Heparin-Calcium | 6.1 | Hydroxocobalaminacetat | 6.0 |
| Heparin-Natrium | 6.1 | Hydroxocobalaminhydrochlorid | 6.0 |
| Heparine, Niedermolekulare | 6.0 | Hydroxocobalaminsulfat | 6.0 |
| Hepatitis-A-Immunglobulin vom Menschen | 6.0 | Hydroxycarbamid | 6.0 |
| Hepatitis-B-Immunglobulin vom Menschen | 6.0 | Hydroxyethylcellulose | 6.0 |
| Hepatitis-B-Immunglobulin vom Menschen zur intravenösen Anwendung | 6.0 | Hydroxyethylsalicylat | 6.0 |
| | | Hydroxypropylbetadex | 6.3 |
| Heptaminolhydrochlorid | 6.0 | Hydroxypropylcellulose | 6.0 |
| Herzgespannkraut | 6.0 | Hydroxyzindihydrochlorid | 6.0 |
| Hexamidindiisetionat | 6.0 | Hymecromon | 6.0 |
| Hexetidin | 6.0 | Hyoscyaminsulfat | 6.2 |
| Hexobarbital | 6.0 | Hypromellose | 6.3 |
| Hexylresorcin | 6.0 | Hypromellosephthalat | 6.3 |
| Hibiscusblüten | 6.1 | | |

# I

| | Stand | | Stand |
|---|---|---|---|
| Ibuprofen | 6.1 | Indapamid | 6.0 |
| Idoxuridin | 6.0 | Indinavirsulfat | 6.0 |
| Ifosfamid | 6.0 | Indometacin | 6.0 |
| Imipenem | 6.0 | Ingwerwurzelstock | 6.2 |
| Imipraminhydrochlorid | 6.2 | *myo*-Inositol | 6.0 |
| Immunglobulin vom Menschen | 6.2 | Insulin als Injektionslösung, Lösliches | 6.0 |
| Immunglobulin vom Menschen zur intravenösen Anwendung | 6.3 | Insulin human | 6.0 |
| | | Insulin vom Rind | 6.0 |

**Beachten Sie den Hinweis auf „Allgemeine Monographien" zu Anfang des Bands auf Seite B**

Ph. Eur. 6. Ausgabe, 3. Nachtrag

|  | Stand |  | Stand |
|---|---|---|---|
| Insulin vom Schwein | 6.0 | Ipratropiumbromid | 6.2 |
| Insulin aspart | 6.0 | Isländisches Moos/Isländische Flechte | 6.0 |
| Insulin lispro | 6.0 | Isoconazol | 6.0 |
| Insulin-Suspension zur Injektion, Biphasische | 6.0 | Isoconazolnitrat | 6.0 |
| Insulin-Zink-Kristallsuspension zur Injektion | 6.0 | Isofluran | 6.0 |
| Insulin-Zink-Suspension zur Injektion | 6.0 | Isoleucin | 6.0 |
| Insulin-Zink-Suspension zur Injektion, Amorphe | 6.0 | Isomalt | 6.0 |
| Insulinzubereitungen zur Injektion | 6.0 | Isoniazid | 6.0 |
| Interferon-alfa-2-Lösung, Konzentrierte | 6.0 | Isophan-Insulin-Suspension zur Injektion | 6.0 |
| Interferon-beta-1a-Lösung, Konzentrierte | 6.3 | Isophan-Insulin-Suspension zur Injektion, Biphasische | 6.0 |
| Interferon-gamma-1b-Lösung, Konzentrierte | 6.0 | Isoprenalinhydrochlorid | 6.0 |
| Iod | 6.0 | Isoprenalinsulfat | 6.0 |
| Iohexol | 6.0 | Isopropylmyristat | 6.0 |
| Iopamidol | 6.0 | Isopropylpalmitat | 6.0 |
| Iopansäure | 6.0 | Isosorbiddinitrat, Verdünntes | 6.0 |
| Iotalaminsäure | 6.0 | Isosorbidmononitrat, Verdünntes | 6.0 |
| Iotrolan | 6.0 | Isotretinoin | 6.0 |
| Ioxaglinsäure | 6.0 | Isoxsuprinhydrochlorid | 6.0 |
| Ipecacuanhafluidextrakt, Eingestellter | 6.0 | Isradipin | 6.0 |
| Ipecacuanhapulver, Eingestelltes | 6.2 | Itraconazol | 6.0 |
| Ipecacuanhatinktur, Eingestellte | 6.0 | Ivermectin | 6.0 |
| Ipecacuanhawurzel | 6.0 | | |

## J

| Johanniskraut | 6.2 | Josamycin | 6.0 |
|---|---|---|---|
| Johanniskrauttrockenextrakt, Quantifizierter | 6.3 | Josamycinpropionat | 6.0 |

## K

| Kaliumacetat | 6.0 | Kanamycinmonosulfat | 6.0 |
|---|---|---|---|
| Kaliumbromid | 6.0 | Kanamycinsulfat, Saures | 6.0 |
| Kaliumcarbonat | 6.0 | Kartoffelstärke | 6.3 |
| Kaliumchlorid | 6.2 | Ketaminhydrochlorid | 6.0 |
| Kaliumcitrat | 6.3 | Ketobemidonhydrochlorid | 6.0 |
| Kaliumclavulanat | 6.0 | Ketoconazol | 6.0 |
| Kaliumclavulanat, Verdünntes | 6.0 | Ketoprofen | 6.0 |
| Kaliumdihydrogenphosphat | 6.0 | Ketorolac-Trometamol | 6.0 |
| Kaliumhydrogenaspartat-Hemihydrat | 6.0 | Ketotifenhydrogenfumarat | 6.0 |
| Kaliumhydrogencarbonat | 6.0 | Kiefernnadelöl | 6.0 |
| Kaliumhydrogentartrat | 6.0 | Klatschmohnblüten | 6.0 |
| Kaliumhydroxid | 6.0 | Knoblauchpulver | 6.0 |
| Kaliumiodid | 6.0 | Königskerzenblüten/Wollblumen | 6.0 |
| Kaliummetabisulfit | 6.0 | Kohle, Medizinische | 6.3 |
| Kaliummonohydrogenphosphat | 6.0 | Kohlendioxid | 6.0 |
| Kaliumnatriumtartrat-Tetrahydrat | 6.0 | Kokosfett, Raffiniertes | 6.2 |
| Kaliumnitrat | 6.0 | Kolasamen | 6.0 |
| Kaliumperchlorat | 6.0 | Kolophonium | 6.0 |
| Kaliumpermanganat | 6.0 | Koriander | 6.0 |
| Kaliumsorbat | 6.0 | Korianderöl | 6.0 |
| Kaliumsulfat | 6.0 | Kümmel | 6.0 |
| Kamille, Römische | 6.0 | Kümmelöl | 6.0 |
| Kamillenblüten | 6.0 | Kupfer(II)-sulfat, Wasserfreies | 6.0 |
| Kamillenfluidextrakt | 6.2 | Kupfer(II)-sulfat-Pentahydrat | 6.0 |
| Kamillenöl | 6.0 | | |

## L

| Labetalolhydrochlorid | 6.0 | Lactobionsäure | 6.0 |
|---|---|---|---|
| Lachsöl vom Zuchtlachs | 6.0 | Lactose, Wasserfreie | 6.3 |
| Lactitol-Monohydrat | 6.3 | Lactose-Monohydrat | 6.3 |

**Die „Allgemeinen Vorschriften" gelten für alle Monographien und sonstigen Texte**

XXXII   2. Verzeichnis aller Texte der 6. Ausgabe

| | Stand | | Stand |
|---|---|---|---|
| Lactulose | 6.3 | Levonorgestrel | 6.0 |
| Lactulose-Sirup | 6.3 | Levothyroxin-Natrium | 6.0 |
| Lamivudin | 6.0 | Lidocain | 6.1 |
| Lamotrigin | 6.3 | Lidocainhydrochlorid | 6.0 |
| Lansoprazol | 6.0 | Liebstöckelwurzel | 6.0 |
| Latschenkiefernöl | 6.0 | Lincomycinhydrochlorid-Monohydrat | 6.0 |
| Lauromacrogol 400 | 6.3 | Lindan | 6.0 |
| Lavendelblüten | 6.0 | Lindenblüten | 6.0 |
| Lavendelöl | 6.0 | Liothyronin-Natrium | 6.1 |
| Lebertran (Typ A) | 6.3 | Lisinopril-Dihydrat | 6.0 |
| Lebertran (Typ B) | 6.3 | Lithiumcarbonat | 6.0 |
| Lebertran vom Kabeljau (aus Aufzucht) | 6.3 | Lithiumcitrat | 6.0 |
| Leflunomid | 6.0 | Lobelinhydrochlorid | 6.0 |
| Leinöl, Natives | 6.0 | Lösungen zur Aufbewahrung von Organen | 6.0 |
| Leinsamen | 6.0 | Lomustin | 6.0 |
| Letrozol | 6.0 | Loperamidhydrochlorid | 6.0 |
| Leucin | 6.0 | Loperamidoxid-Monohydrat | 6.0 |
| Leuprorelin | 6.0 | Loratadin | 6.0 |
| Levamisol für Tiere | 6.0 | Lorazepam | 6.0 |
| Levamisolhydrochlorid | 6.0 | Lovastatin | 6.0 |
| Levocabastinhydrochlorid | 6.0 | Luft zur medizinischen Anwendung | 6.3 |
| Levocarnitin | 6.0 | Luft zur medizinischen Anwendung, Künstliche | 6.0 |
| Levodopa | 6.0 | | |
| Levodropropizin | 6.3 | Lymecyclin | 6.1 |
| Levomepromazinhydrochlorid | 6.0 | Lynestrenol | 6.3 |
| Levomepromazinmaleat | 6.0 | Lysinacetat | 6.0 |
| Levomethadonhydrochlorid | 6.0 | Lysinhydrochlorid | 6.0 |

# M

| | Stand | | Stand |
|---|---|---|---|
| Macrogolcetylstearylether | 6.0 | Magnesiumlactat-Dihydrat | 6.0 |
| Macrogole | 6.0 | Magnesiumoxid, Leichtes | 6.3 |
| Macrogol-6-glycerolcaprylocaprat | 6.0 | Magnesiumoxid, Schweres | 6.3 |
| Macrogolglycerolcaprylocaprate | 6.0 | Magnesiumperoxid | 6.0 |
| Macrogolglycerolcocoate | 6.0 | Magnesiumpidolat | 6.0 |
| Macrogolglycerolhydroxystearat | 6.0 | Magnesiumstearat | 6.3 |
| Macrogolglycerollaurate | 6.0 | Magnesiumsulfat-Heptahydrat | 6.0 |
| Macrogolglycerollinoleate | 6.0 | Magnesiumtrisilicat | 6.0 |
| Macrogol-20-glycerolmonostearat | 6.0 | Maisöl, Raffiniertes | 6.2 |
| Macrogolglycerololeate | 6.0 | Maisstärke | 6.3 |
| Macrogolglycerolricinoleat | 6.0 | Malathion | 6.0 |
| Macrogolglycerolstearate | 6.0 | Maleinsäure | 6.0 |
| Macrogol-15-hydroxystearat | 6.0 | Maltitol | 6.3 |
| Macrogollaurylether | 6.0 | Maltitol-Lösung | 6.0 |
| Macrogololeat | 6.0 | Maltodextrin | 6.3 |
| Macrogololeylether | 6.0 | Malvenblätter | 6.3 |
| Macrogol-40-sorbitolheptaoleat | 6.3 | Malvenblüten | 6.0 |
| Macrogolstearate | 6.0 | Mandarinenschalenöl | 6.0 |
| Macrogolstearylether | 6.0 | Mandelöl, Natives | 6.0 |
| Mädesüßkraut | 6.0 | Mandelöl, Raffiniertes | 6.0 |
| Mäusedornwurzelstock | 6.1 | Mangangluconat | 6.1 |
| Magaldrat | 6.3 | Manganglycerophosphat, Wasserhaltiges | 6.0 |
| Magnesiumacetat-Tetrahydrat | 6.0 | Mangansulfat-Monohydrat | 6.0 |
| Magnesiumaspartat-Dihydrat | 6.0 | Mannitol | 6.3 |
| Magnesiumcarbonat, Leichtes, basisches | 6.3 | Maprotilinhydrochlorid | 6.0 |
| Magnesiumcarbonat, Schweres, basisches | 6.2 | Marbofloxacin für Tiere | 6.1 |
| Magnesiumchlorid-4,5-Hydrat | 6.0 | Mariendistelfrüchte | 6.0 |
| Magnesiumchlorid-Hexahydrat | 6.0 | Mariendistelfrüchtetrockenextrakt, Eingestellter gereinigter | 6.0 |
| Magnesiumcitrat, Wasserfreies | 6.0 | | |
| Magnesiumgluconat | 6.1 | Masern-Immunglobulin vom Menschen | 6.0 |
| Magnesiumglycerophosphat | 6.0 | Mastix | 6.0 |
| Magnesiumhydroxid | 6.0 | Mebendazol | 6.0 |

**Beachten Sie den Hinweis auf „Allgemeine Monographien" zu Anfang des Bands auf Seite B**

Ph. Eur. 6. Ausgabe, 3. Nachtrag

|  | Stand |
|---|---|
| Meclozindihydrochlorid | 6.0 |
| Medroxyprogesteronacetat | 6.0 |
| Mefenaminsäure | 6.3 |
| Mefloquinhydrochlorid | 6.0 |
| Megestrolacetat | 6.0 |
| Meglumin | 6.0 |
| Melissenblätter | 6.0 |
| Meloxicam | 6.3 |
| Menadion | 6.0 |
| Menthol | 6.0 |
| Menthol, Racemisches | 6.0 |
| Mepivacainhydrochlorid | 6.0 |
| Meprobamat | 6.0 |
| Mepyraminmaleat | 6.0 |
| Mercaptopurin | 6.0 |
| Mesalazin | 6.0 |
| Mesna | 6.0 |
| Mesterolon | 6.0 |
| Mestranol | 6.0 |
| Metacresol | 6.0 |
| Metamizol-Natrium | 6.0 |
| Metforminhydrochlorid | 6.0 |
| Methacrylsäure-Ethylacrylat-Copolymer (1:1) | 6.0 |
| Methacrylsäure-Ethylacrylat-Copolymer-(1:1)-Dispersion 30 % | 6.3 |
| Methacrylsäure-Methylmethacrylat-Copolymer (1:1) | 6.0 |
| Methacrylsäure-Methylmethacrylat-Copolymer (1:2) | 6.0 |
| Methadonhydrochlorid | 6.0 |
| Methanol | 6.0 |
| Methaqualon | 6.0 |
| Methenamin | 6.0 |
| Methionin | 6.0 |
| Methionin, Racemisches | 6.0 |
| Methotrexat | 6.3 |
| Methylatropiniumbromid | 6.0 |
| Methylatropiniumnitrat | 6.0 |
| Methylcellulose | 6.3 |
| Methyldopa | 6.0 |
| Methylergometrinmaleat | 6.0 |
| Methyl-4-hydroxybenzoat | 6.0 |
| Methylhydroxyethylcellulose | 6.0 |
| Methylnicotinat | 6.0 |
| Methylphenidathydrochlorid | 6.3 |
| Methylphenobarbital | 6.0 |
| Methylprednisolon | 6.0 |
| Methylprednisolonacetat | 6.0 |

|  | Stand |
|---|---|
| Methylprednisolonhydrogensuccinat | 6.0 |
| N-Methylpyrrolidon | 6.0 |
| Methylrosaniliniumchlorid | 6.0 |
| Methylsalicylat | 6.0 |
| Methyltestosteron | 6.2 |
| Methylthioniniumchlorid | 6.0 |
| Metixenhydrochlorid | 6.0 |
| Metoclopramid | 6.2 |
| Metoclopramidhydrochlorid | 6.0 |
| Metolazon | 6.0 |
| Metoprololsuccinat | 6.0 |
| Metoprololtartrat | 6.0 |
| Metrifonat | 6.0 |
| Metronidazol | 6.0 |
| Metronidazolbenzoat | 6.0 |
| Mexiletinhydrochlorid | 6.0 |
| Mianserinhydrochlorid | 6.3 |
| Miconazol | 6.0 |
| Miconazolnitrat | 6.0 |
| Midazolam | 6.0 |
| Milchsäure | 6.0 |
| (S)-Milchsäure | 6.0 |
| Minocyclinhydrochlorid-Dihydrat | 6.0 |
| Minoxidil | 6.0 |
| Minzöl | 6.0 |
| Mirtazapin | 6.0 |
| Misoprostol | 6.0 |
| Mitomycin | 6.0 |
| Mitoxantronhydrochlorid | 6.0 |
| Modafinil | 6.0 |
| Mönchspfefferfrüchte | 6.2 |
| Molgramostim-Lösung, Konzentrierte | 6.0 |
| Molsidomin | 6.1 |
| Mometasonfuroat | 6.0 |
| Morantelhydrogentartrat für Tiere | 6.0 |
| Morphinhydrochlorid | 6.1 |
| Morphinsulfat | 6.2 |
| Moxidectin für Tiere | 6.3 |
| Moxifloxacinhydrochlorid | 6.2 |
| Moxonidin | 6.0 |
| Mupirocin | 6.0 |
| Mupirocin-Calcium | 6.0 |
| Muskatellersalbeiöl | 6.0 |
| Muskatöl | 6.2 |
| Mutterkraut | 6.0 |
| Mycophenolatmofetil | 6.0 |
| Myrrhe | 6.0 |
| Myrrhentinktur | 6.0 |

# N

| | |
|---|---|
| Nabumeton | 6.0 |
| Nachtkerzenöl, Raffiniertes | 6.0 |
| Nadolol | 6.0 |
| Nadroparin-Calcium | 6.0 |
| Naftidrofurylhydrogenoxalat | 6.0 |
| Nalidixinsäure | 6.0 |
| Naloxonhydrochlorid-Dihydrat | 6.0 |
| Naltrexonhydrochlorid | 6.0 |
| Nandrolondecanoat | 6.0 |
| Naphazolinhydrochlorid | 6.3 |
| Naphazolinnitrat | 6.0 |

| | |
|---|---|
| Naproxen | 6.2 |
| Naproxen-Natrium | 6.1 |
| Natriumacetat-Trihydrat | 6.0 |
| Natriumalendronat | 6.0 |
| Natriumalginat | 6.3 |
| Natriumamidotrizoat | 6.0 |
| Natriumaminosalicylat-Dihydrat | 6.0 |
| Natriumascorbat | 6.3 |
| Natriumaurothiomalat | 6.0 |
| Natriumbenzoat | 6.0 |
| Natriumbromid | 6.0 |

## 2. Verzeichnis aller Texte der 6. Ausgabe

| | Stand | | Stand |
|---|---|---|---|
| Natriumcalciumedetat | 6.0 | Natriumthiosulfat | 6.0 |
| Natriumcaprylat | 6.0 | Natriumvalproat | 6.0 |
| Natriumcarbonat, Wasserfreies | 6.0 | Nelkenöl | 6.0 |
| Natriumcarbonat-Monohydrat | 6.0 | Neohesperidindihydrochalcon | 6.0 |
| Natriumcarbonat-Decahydrat | 6.0 | Neomycinsulfat | 6.0 |
| Natriumcetylstearylsulfat | 6.0 | Neostigminbromid | 6.0 |
| Natriumchlorid | 6.0 | Neostigminmetilsulfat | 6.0 |
| Natriumcitrat | 6.0 | Neroliöl/Bitterorangenblütenöl | 6.0 |
| Natriumcromoglicat | 6.0 | Netilmicinsulfat | 6.0 |
| Natriumcyclamat | 6.0 | Nevirapin, Wasserfreies | 6.0 |
| Natriumdihydrogenphosphat-Dihydrat | 6.3 | Nicergolin | 6.0 |
| Natriumdodecylsulfat | 6.0 | Nicethamid | 6.0 |
| Natriumedetat | 6.0 | Niclosamid, Wasserfreies | 6.0 |
| Natriumethyl-4-hydroxybenzoat | 6.0 | Niclosamid-Monohydrat | 6.0 |
| Natriumfluorid | 6.0 | Nicotin | 6.3 |
| Natriumfusidat | 6.0 | Nicotinamid | 6.0 |
| Natriumglycerophosphat, Wasserhaltiges | 6.3 | Nicotinresinat | 6.3 |
| Natriumhyaluronat | 6.3 | Nicotinsäure | 6.0 |
| Natriumhydrogencarbonat | 6.0 | Nifedipin | 6.0 |
| Natriumhydroxid | 6.0 | Nifluminsäure | 6.1 |
| Natriumiodid | 6.0 | Nifuroxazid | 6.1 |
| Natriumlactat-Lösung | 6.0 | Nilutamid | 6.2 |
| Natrium-(S)-lactat-Lösung | 6.0 | Nimesulid | 6.0 |
| Natriummetabisulfit | 6.0 | Nimodipin | 6.0 |
| Natriummethyl-4-hydroxybenzoat | 6.0 | Nitrazepam | 6.0 |
| Natriummolybdat-Dihydrat | 6.3 | Nitrendipin | 6.0 |
| Natriummonohydrogenphosphat, Wasserfreies | 6.0 | Nitrofural | 6.0 |
| Natriummonohydrogenphosphat-Dihydrat | 6.0 | Nitrofurantoin | 6.0 |
| Natriummonohydrogenphosphat-Dodecahydrat | 6.1 | Nitroprussidnatrium | 6.0 |
| Natriumnitrit | 6.0 | Nizatidin | 6.0 |
| Natriumperborat, Wasserhaltiges | 6.0 | Nomegestrolacetat | 6.0 |
| Natriumphenylbutyrat | 6.1 | Nonoxinol 9 | 6.0 |
| Natriumpicosulfat | 6.3 | Norepinephrinhydrochlorid/ Noradrenalinhydrochlorid | 6.0 |
| Natriumpolystyrolsulfonat | 6.3 | Norepinephrintartrat/Noradrenalintartrat | 6.0 |
| Natriumpropionat | 6.0 | Norethisteron | 6.0 |
| Natriumpropyl-4-hydroxybenzoat | 6.0 | Norethisteronacetat | 6.0 |
| Natriumsalicylat | 6.0 | Norfloxacin | 6.2 |
| Natriumselenit-Pentahydrat | 6.0 | Norgestimat | 6.0 |
| Natriumstearat | 6.3 | Norgestrel | 6.0 |
| Natriumstearylfumarat | 6.0 | Nortriptylinhydrochlorid | 6.0 |
| Natriumsulfat, Wasserfreies | 6.0 | Noscapin | 6.0 |
| Natriumsulfat-Decahydrat | 6.0 | Noscapinhydrochlorid-Monohydrat | 6.0 |
| Natriumsulfit, Wasserfreies | 6.0 | Notoginsengwurzel | 6.0 |
| Natriumsulfit-Heptahydrat | 6.0 | Nystatin | 6.0 |
| Natriumtetraborat | 6.0 | | |

## O

| | Stand | | Stand |
|---|---|---|---|
| Octoxinol 10 | 6.0 | Omega-3-Säuren-Triglyceride | 6.3 |
| Octyldodecanol | 6.0 | Omeprazol | 6.0 |
| Octylgallat | 6.0 | Omeprazol-Magnesium | 6.3 |
| Odermennigkraut | 6.0 | Omeprazol-Natrium | 6.0 |
| Ölbaumblätter | 6.3 | Ondansetronhydrochlorid-Dihydrat | 6.0 |
| Ölsäure | 6.0 | Opium | 6.0 |
| Ofloxacin | 6.2 | Opiumpulver, Eingestelltes | 6.0 |
| Oleylalkohol | 6.0 | Opiumtinktur, Eingestellte | 6.0 |
| Olivenöl, Natives | 6.2 | Opiumtrockenextrakt, Eingestellter | 6.0 |
| Olivenöl, Raffiniertes | 6.2 | Orciprenalinsulfat | 6.2 |
| Olsalazin-Natrium | 6.0 | Orphenadrincitrat | 6.0 |
| Omega-3-Säurenethylester 60 | 6.3 | Orphenadrinhydrochlorid | 6.0 |
| Omega-3-Säurenethylester 90 | 6.3 | Orthosiphonblätter | 6.0 |
| Omega-3-Säuren-reiches Fischöl | 6.0 | Ouabain | 6.0 |

**Beachten Sie den Hinweis auf „Allgemeine Monographien" zu Anfang des Bands auf Seite B**

Ph. Eur. 6. Ausgabe, 3. Nachtrag

|  | Stand |
|---|---|
| Oxacillin-Natrium-Monohydrat | 6.2 |
| Oxaliplatin | 6.3 |
| Oxazepam | 6.0 |
| Oxeladinhydrogencitrat | 6.0 |
| Oxfendazol für Tiere | 6.2 |
| Oxitropiumbromid | 6.0 |
| Oxolinsäure | 6.0 |
| Oxprenololhydrochlorid | 6.0 |
| Oxybuprocainhydrochlorid | 6.0 |
| Oxybutyninhydrochlorid | 6.0 |
| Oxycodonhydrochlorid | 6.0 |
| Oxymetazolinhydrochlorid | 6.3 |
| Oxytetracyclin-Dihydrat | 6.0 |
| Oxytetracyclinhydrochlorid | 6.0 |
| Oxytocin | 6.0 |
| Oxytocin-Lösung, Konzentrierte | 6.0 |

## P

|  | Stand |
|---|---|
| Paclitaxel | 6.3 |
| Palmitinsäure | 6.0 |
| Palmitoylascorbinsäure | 6.0 |
| Pamidronat-Dinatrium-Pentahydrat | 6.0 |
| Pancuroniumbromid | 6.0 |
| Pankreas-Pulver | 6.3 |
| Pantoprazol-Natrium-Sesquihydrat | 6.1 |
| Papaverinhydrochlorid | 6.0 |
| Paracetamol | 6.0 |
| Paraffin, Dickflüssiges | 6.0 |
| Paraffin, Dünnflüssiges | 6.0 |
| Paraldehyd | 6.0 |
| Parnaparin-Natrium | 6.0 |
| Paroxetinhydrochlorid, Wasserfreies | 6.0 |
| Paroxetinhydrochlorid-Hemihydrat | 6.0 |
| Passionsblumenkraut | 6.0 |
| Passionsblumenkrauttrockenextrakt | 6.0 |
| Pefloxacinmesilat-Dihydrat | 6.0 |
| Pelargoniumwurzel | 6.0 |
| Penbutololsulfat | 6.0 |
| Penicillamin | 6.0 |
| Pentaerythrityltetranitrat-Verreibung | 6.0 |
| Pentamidindiisetionat | 6.0 |
| Pentazocin | 6.0 |
| Pentazocinhydrochlorid | 6.0 |
| Pentazocinlactat | 6.0 |
| Pentobarbital | 6.0 |
| Pentobarbital-Natrium | 6.0 |
| Pentoxifyllin | 6.0 |
| Pentoxyverincitrat | 6.0 |
| Pepsin | 6.3 |
| Pergolidmesilat | 6.0 |
| Perindopril-*tert*-butylamin | 6.0 |
| Peritonealdialyselösungen | 6.0 |
| Perphenazin | 6.3 |
| Perubalsam | 6.2 |
| Pethidinhydrochlorid | 6.0 |
| Pfefferminzblätter | 6.0 |
| Pfefferminzöl | 6.0 |
| Pferdeserum-Gonadotropin für Tiere | 6.0 |
| Pflaumenbaumrinde, Afrikanische | 6.0 |
| Phenazon | 6.0 |
| Pheniraminmaleat | 6.0 |
| Phenobarbital | 6.0 |
| Phenobarbital-Natrium | 6.0 |
| Phenol | 6.3 |
| Phenolphthalein | 6.0 |
| Phenolsulfonphthalein | 6.0 |
| Phenoxyethanol | 6.0 |
| Phenoxymethylpenicillin | 6.1 |
| Phenoxymethylpenicillin-Kalium | 6.1 |
| Phentolaminmesilat | 6.0 |
| Phenylalanin | 6.0 |
| Phenylbutazon | 6.0 |
| Phenylephrin | 6.0 |
| Phenylephrinhydrochlorid | 6.0 |
| Phenylmercuriborat | 6.0 |
| Phenylmercurinitrat | 6.0 |
| Phenylpropanolaminhydrochlorid | 6.0 |
| Phenylquecksilber(II)-acetat | 6.0 |
| Phenytoin | 6.0 |
| Phenytoin-Natrium | 6.0 |
| Phloroglucin, Wasserfreies | 6.0 |
| Phloroglucin-Dihydrat | 6.0 |
| Pholcodin | 6.3 |
| Phosphorsäure 85 % | 6.0 |
| Phosphorsäure 10 % | 6.0 |
| Phthalylsulfathiazol | 6.0 |
| Physostigminsalicylat | 6.0 |
| Physostigminsulfat | 6.0 |
| Phytomenadion | 6.0 |
| Phytosterol | 6.0 |
| Picotamid-Monohydrat | 6.0 |
| Pilocarpinhydrochlorid | 6.3 |
| Pilocarpinnitrat | 6.3 |
| Pimobendan | 6.0 |
| Pimozid | 6.0 |
| Pindolol | 6.0 |
| Pipemidinsäure-Trihydrat | 6.0 |
| Piperacillin | 6.0 |
| Piperacillin-Natrium | 6.0 |
| Piperazinadipat | 6.0 |
| Piperazincitrat | 6.0 |
| Piperazin-Hexahydrat | 6.0 |
| Piracetam | 6.0 |
| Pirenzepindihydrochlorid-Monohydrat | 6.0 |
| Piretanid | 6.0 |
| Piroxicam | 6.0 |
| Pivampicillin | 6.0 |
| Pivmecillinamhydrochlorid | 6.0 |
| Plasma vom Menschen (gepoolt, virusinaktiviert) | 6.3 |
| Plasma vom Menschen (Humanplasma) zur Fraktionierung | 6.2 |
| Poloxamere | 6.0 |
| Polyacrylat-Dispersion 30 % | 6.3 |
| Polymyxin-B-sulfat | 6.0 |
| Polysorbat 20 | 6.3 |
| Polysorbat 40 | 6.3 |
| Polysorbat 60 | 6.3 |
| Polysorbat 80 | 6.3 |
| Poly(vinylacetat) | 6.0 |
| Poly(vinylacetat)-Dispersion 30 % | 6.3 |

2. Verzeichnis aller Texte der 6. Ausgabe

| | Stand | | Stand |
|---|---|---|---|
| Poly(vinylalkohol) | 6.0 | Propafenonhydrochlorid | 6.0 |
| Povidon | 6.1 | 1-Propanol | 6.0 |
| Povidon-Iod | 6.0 | 2-Propanol | 6.0 |
| Pravastatin-Natrium | 6.3 | Propanthelinbromid | 6.0 |
| Prazepam | 6.0 | Propofol | 6.0 |
| Praziquantel | 6.0 | Propranololhydrochlorid | 6.0 |
| Prazosinhydrochlorid | 6.0 | Propylenglycol | 6.0 |
| Prednicarbat | 6.0 | Propylenglycoldicaprylocaprat | 6.0 |
| Prednisolon | 6.0 | Propylenglycoldilaurat | 6.0 |
| Prednisolonacetat | 6.0 | Propylenglycolmonolaurat | 6.0 |
| Prednisolondihydrogenphosphat-Dinatrium | 6.0 | Propylenglycolmonopalmitostearat | 6.0 |
| Prednisolonpivalat | 6.0 | Propylgallat | 6.0 |
| Prednison | 6.0 | Propyl-4-hydroxybenzoat | 6.0 |
| Prilocain | 6.0 | Propylthiouracil | 6.0 |
| Prilocainhydrochlorid | 6.0 | Propyphenazon | 6.0 |
| Primaquinbisdihydrogenphosphat | 6.0 | Protaminhydrochlorid | 6.0 |
| Primelwurzel | 6.0 | Protaminsulfat | 6.0 |
| Primidon | 6.0 | α-1-Proteinase-Inhibitor vom Menschen | 6.2 |
| Probenecid | 6.0 | Prothrombinkomplex vom Menschen | 6.0 |
| Procainamidhydrochlorid | 6.0 | Protirelin | 6.0 |
| Procainhydrochlorid | 6.0 | Proxyphyllin | 6.0 |
| Prochlorperazinhydrogenmaleat | 6.0 | Pseudoephedrinhydrochlorid | 6.2 |
| Progesteron | 6.0 | Pyrantelembonat | 6.0 |
| Proguanilhydrochlorid | 6.0 | Pyrazinamid | 6.0 |
| Prolin | 6.0 | Pyridostigminbromid | 6.0 |
| Promazinhydrochlorid | 6.0 | Pyridoxinhydrochlorid | 6.0 |
| Promethazinhydrochlorid | 6.0 | Pyrimethamin | 6.0 |
| Propacetamolhydrochlorid | 6.0 | Pyrrolidon | 6.0 |

## Q

| | Stand | | Stand |
|---|---|---|---|
| Queckenwurzelstock | 6.0 | Quendelkraut | 6.0 |
| Quecksilber(II)-chlorid | 6.0 | | |

## R

| | Stand | | Stand |
|---|---|---|---|
| Racecadotril | 6.3 | Rilmenidindihydrogenphosphat | 6.0 |
| Ramipril | 6.2 | Rinderserum | 6.0 |
| Ranitidinhydrochlorid | 6.0 | Ringelblumenblüten | 6.0 |
| Rapsöl, Raffiniertes | 6.2 | Risperidon | 6.0 |
| Ratanhiatinktur | 6.0 | Ritonavir | 6.0 |
| Ratanhiawurzel | 6.0 | Rizinusöl, Hydriertes | 6.0 |
| Reisstärke | 6.3 | Rizinusöl, Natives | 6.0 |
| Repaglinid | 6.0 | Rizinusöl, Raffiniertes | 6.0 |
| Reserpin | 6.0 | Rocuroniumbromid | 6.0 |
| Resorcin | 6.0 | Röteln-Immunglobulin vom Menschen | 6.0 |
| Rhabarberwurzel | 6.0 | Rohcresol | 6.0 |
| Ribavirin | 6.0 | Ropivacainhydrochlorid-Monohydrat | 6.0 |
| Riboflavin | 6.0 | Rosmarinblätter | 6.0 |
| Riboflavinphosphat-Natrium | 6.0 | Rosmarinöl | 6.0 |
| Rifabutin | 6.0 | Roxithromycin | 6.0 |
| Rifampicin | 6.0 | Rutosid-Trihydrat | 6.0 |
| Rifamycin-Natrium | 6.0 | | |

## S

| | Stand | | Stand |
|---|---|---|---|
| Saccharin | 6.0 | Saccharosestearat | 6.1 |
| Saccharin-Natrium | 6.0 | Sägepalmenfrüchte | 6.0 |
| Saccharose | 6.3 | Salbei, Dreilappiger | 6.0 |
| Saccharosemonopalmitat | 6.1 | Salbeiblätter | 6.0 |

**Beachten Sie den Hinweis auf „Allgemeine Monographien" zu Anfang des Bands auf Seite B**

Ph. Eur. 6. Ausgabe, 3. Nachtrag

## 2. Verzeichnis aller Texte der 6. Ausgabe

| | Stand |
|---|---|
| Salbeiöl, Spanisches | 6.2 |
| Salbeitinktur | 6.0 |
| Salbutamol | 6.0 |
| Salbutamolsulfat | 6.0 |
| Salicylsäure | 6.0 |
| Salmeterolxinafoat | 6.0 |
| Salpetersäure | 6.0 |
| Salzsäure 36 % | 6.0 |
| Salzsäure 10 % | 6.0 |
| Saquinavirmesilat | 6.3 |
| Sauerstoff | 6.2 |
| Schachtelhalmkraut | 6.0 |
| Schafgarbenkraut | 6.0 |
| Schellack | 6.2 |
| Schisandrafrüchte | 6.3 |
| Schlangenwiesenknöterichwurzelstock | 6.0 |
| Schöllkraut | 6.0 |
| Schwarznesselkraut | 6.0 |
| Schwefel zum äußerlichen Gebrauch | 6.0 |
| Schwefelsäure | 6.0 |
| Scopolamin | 6.0 |
| Scopolaminhydrobromid | 6.0 |
| Selamectin für Tiere | 6.1 |
| Selegilinhydrochlorid | 6.0 |
| Selendisulfid | 6.0 |
| Senegawurzel | 6.0 |
| Sennesblätter | 6.0 |
| Sennesblättertrockenextrakt, Eingestellter | 6.3 |
| Sennesfrüchte, Alexandriner- | 6.0 |
| Sennesfrüchte, Tinnevelly- | 6.0 |
| Serin | 6.0 |
| Sertaconazolnitrat | 6.1 |
| Sertralinhydrochlorid | 6.1 |
| Sesamöl, Raffiniertes | 6.3 |
| Sevofluran | 6.3 |
| Silber zum äußerlichen Gebrauch, Kolloidales | 6.0 |
| Silbernitrat | 6.0 |
| Siliciumdioxid, Hochdisperses | 6.0 |
| Siliciumdioxid, Hochdisperses, hydrophobes | 6.0 |
| Siliciumdioxid zur dentalen Anwendung | 6.3 |
| Siliciumdioxid-Hydrat | 6.0 |
| Simeticon | 6.0 |
| Simvastatin | 6.0 |
| Sojaöl, Hydriertes | 6.2 |
| Sojaöl, Raffiniertes | 6.2 |
| Somatostatin | 6.0 |
| Somatropin | 6.0 |
| Somatropin zur Injektion | 6.0 |
| Somatropin-Lösung, Konzentrierte | 6.0 |
| Sonnenblumenöl, Raffiniertes | 6.2 |
| Sonnenhut-Kraut, Purpur- | 6.0 |
| Sonnenhut-Wurzel, Blasser- | 6.0 |
| Sonnenhut-Wurzel, Purpur- | 6.0 |
| Sonnenhut-Wurzel, Schmalblättriger- | 6.0 |
| Sorbinsäure | 6.0 |
| Sorbitanmonolaurat | 6.0 |
| Sorbitanmonooleat | 6.0 |
| Sorbitanmonopalmitat | 6.0 |
| Sorbitanmonostearat | 6.0 |
| Sorbitansesquioleat | 6.0 |
| Sorbitantrioleat | 6.0 |
| Sorbitol | 6.3 |

| | Stand |
|---|---|
| Sorbitol-Lösung 70 % (kristallisierend) | 6.0 |
| Sorbitol-Lösung 70 % (nicht kristallisierend) | 6.0 |
| Sorbitol, Lösung von partiell dehydratisiertem | 6.3 |
| Sotalolhydrochlorid | 6.0 |
| Spectinomycindihydrochlorid-Pentahydrat | 6.0 |
| Spectinomycinsulfat-Tetrahydrat für Tiere | 6.0 |
| Spiramycin | 6.1 |
| Spiraprilhydrochlorid-Monohydrat | 6.0 |
| Spironolacton | 6.0 |
| Spitzwegerichblätter | 6.0 |
| Squalan | 6.0 |
| Stabilisatorlösung für Blutkonserven | 6.0 |
| Stärke, Vorverkleisterte | 6.3 |
| Stammzellen vom Menschen, Hämatopoetische | 6.3 |
| Stanozolol | 6.3 |
| Stavudin | 6.0 |
| Stearinsäure | 6.0 |
| Stearylalkohol | 6.0 |
| Steinkleekraut | 6.0 |
| Sternanis | 6.0 |
| Sternanisöl | 6.0 |
| Stickstoff | 6.2 |
| Stickstoff, Sauerstoffarmer | 6.0 |
| Stickstoffmonoxid | 6.2 |
| Stiefmütterchen mit Blüten, Wildes | 6.0 |
| Stramoniumblätter | 6.0 |
| Stramoniumpulver, Eingestelltes | 6.2 |
| Streptokinase-Lösung, Konzentrierte | 6.2 |
| Streptomycinsulfat | 6.0 |
| Succinylsulfathiazol | 6.0 |
| Süßholzwurzel | 6.0 |
| Süßholzwurzelfluidextrakt, Eingestellter, ethanolischer | 6.2 |
| Süßholzwurzeltrockenextrakt als Geschmackskorrigens | 6.1 |
| Süßorangenschalenöl | 6.0 |
| Sufentanil | 6.0 |
| Sufentanilcitrat | 6.0 |
| Sulbactam-Natrium | 6.2 |
| Sulfacetamid-Natrium | 6.2 |
| Sulfadiazin | 6.0 |
| Sulfadimidin | 6.0 |
| Sulfadoxin | 6.0 |
| Sulfafurazol | 6.0 |
| Sulfaguanidin | 6.0 |
| Sulfamerazin | 6.0 |
| Sulfamethizol | 6.0 |
| Sulfamethoxazol | 6.0 |
| Sulfamethoxypyridazin für Tiere | 6.0 |
| Sulfanilamid | 6.0 |
| Sulfasalazin | 6.0 |
| Sulfathiazol | 6.0 |
| Sulfinpyrazon | 6.0 |
| Sulfisomidin | 6.0 |
| Sulindac | 6.0 |
| Sulpirid | 6.0 |
| Sultamicillin | 6.1 |
| Sultamicillintosilat-Dihydrat | 6.3 |
| Sumatriptansuccinat | 6.3 |
| Suxamethoniumchlorid | 6.0 |
| Suxibuzon | 6.0 |

**Die „Allgemeinen Vorschriften" gelten für alle Monographien und sonstigen Texte**

## T

| | Stand | | Stand |
|---|---|---|---|
| Taigawurzel | 6.0 | Timololmaleat | 6.0 |
| Talkum | 6.3 | Tinidazol | 6.2 |
| Tamoxifencitrat | 6.0 | Tinzaparin-Natrium | 6.0 |
| Tamsulosinhydrochlorid | 6.0 | Tioconazol | 6.0 |
| Tang | 6.0 | Titandioxid | 6.0 |
| Tannin | 6.0 | Tobramycin | 6.2 |
| Tausendgüldenkraut | 6.0 | all-*rac*-α-Tocopherol | 6.0 |
| Teebaumöl | 6.0 | *RRR*-α-Tocopherol | 6.0 |
| Teicoplanin | 6.3 | all-*rac*-α-Tocopherolacetat | 6.0 |
| Telmisartan | 6.3 | *RRR*-α-Tocopherolacetat | 6.0 |
| Temazepam | 6.0 | α-Tocopherolacetat-Trockenkonzentrat | 6.0 |
| Tenoxicam | 6.0 | DL-α-Tocopherolhydrogensuccinat | 6.0 |
| Terazosinhydrochlorid-Dihydrat | 6.0 | *RRR*-α-Tocopherolhydrogensuccinat | 6.0 |
| Terbinafinhydrochlorid | 6.0 | Tolbutamid | 6.0 |
| Terbutalinsulfat | 6.0 | Tolfenaminsäure | 6.0 |
| Terconazol | 6.1 | Tollwut-Immunglobulin vom Menschen | 6.0 |
| Terfenadin | 6.1 | Tolnaftat | 6.0 |
| Terpentinöl vom Strandkiefer-Typ | 6.0 | Tolubalsam | 6.0 |
| Testosteron | 6.0 | Ton, Weißer | 6.3 |
| Testosterondecanoat | 6.0 | Torasemid, Wasserfreies | 6.0 |
| Testosteronenantat | 6.0 | Tormentilltinktur | 6.3 |
| Testosteronisocaproat | 6.0 | Tormentillwurzelstock | 6.0 |
| Testosteronpropionat | 6.0 | Tosylchloramid-Natrium | 6.0 |
| Tetanus-Immunglobulin vom Menschen | 6.0 | Tragant | 6.3 |
| Tetracainhydrochlorid | 6.1 | Tramadolhydrochlorid | 6.0 |
| Tetracosactid | 6.3 | Tramazolinhydrochlorid-Monohydrat | 6.0 |
| Tetracyclin | 6.0 | Trandolapril | 6.0 |
| Tetracyclinhydrochlorid | 6.0 | Tranexamsäure | 6.0 |
| Tetrazepam | 6.0 | Trapidil | 6.0 |
| Tetryzolinhydrochlorid | 6.0 | Tretinoin | 6.0 |
| Teufelskrallenwurzel | 6.2 | Triacetin | 6.0 |
| Teufelskrallenwurzeltrockenextrakt | 6.0 | Triamcinolon | 6.0 |
| Theobromin | 6.0 | Triamcinolonacetonid | 6.0 |
| Theophyllin | 6.0 | Triamcinolonhexacetonid | 6.0 |
| Theophyllin-Ethylendiamin | 6.0 | Triamteren | 6.3 |
| Theophyllin-Ethylendiamin-Hydrat | 6.0 | Tribenosid | 6.0 |
| Theophyllin-Monohydrat | 6.0 | Tributylacetylcitrat | 6.3 |
| Thiamazol | 6.0 | Tri-*n*-butylphosphat | 6.0 |
| Thiaminchloridhydrochlorid | 6.0 | Tricalciumphosphat | 6.0 |
| Thiaminnitrat | 6.0 | Trichloressigsäure | 6.0 |
| Thiamphenicol | 6.0 | Triethylcitrat | 6.0 |
| Thioctsäure | 6.0 | Trifluoperazindihydrochlorid | 6.0 |
| Thiomersal | 6.0 | Triflusal | 6.0 |
| Thiopental-Natrium | 6.0 | Triglyceride, Mittelkettige | 6.0 |
| Thioridazin | 6.0 | Triglyceroldiisostearat | 6.1 |
| Thioridazinhydrochlorid | 6.0 | Trihexyphenidylhydrochlorid | 6.0 |
| Threonin | 6.0 | Trimetazidindihydrochlorid | 6.0 |
| Thymian | 6.0 | Trimethadion | 6.0 |
| Thymianöl | 6.3 | Trimethoprim | 6.0 |
| Thymol | 6.0 | Trimipraminmaleat | 6.0 |
| Tiabendazol | 6.0 | Trolamin | 6.0 |
| Tiamulin für Tiere | 6.0 | Trometamol | 6.0 |
| Tiamulinhydrogenfumarat für Tiere | 6.0 | Tropicamid | 6.0 |
| Tianeptin-Natrium | 6.0 | Tropisetronhydrochlorid | 6.0 |
| Tiapridhydrochlorid | 6.0 | Trospiumchlorid | 6.0 |
| Tiaprofensäure | 6.0 | Troxerutin | 6.0 |
| Tibolon | 6.0 | Trypsin | 6.3 |
| Ticarcillin-Natrium | 6.0 | Tryptophan | 6.3 |
| Ticlopidinhydrochlorid | 6.0 | Tuberkulin aus *Mycobacterium avium*, Gereinigtes | 6.0 |
| Tilidinhydrochlorid-Hemihydrat | 6.0 | | |

**Beachten Sie den Hinweis auf „Allgemeine Monographien" zu Anfang des Bands auf Seite B**

| | Stand | | Stand |
|---|---|---|---|
| Tuberkulin aus *Mycobacterium bovis*, Gereinigtes | 6.0 | Tylosin für Tiere | 6.0 |
| Tuberkulin zur Anwendung am Menschen, Gereinigtes | 6.0 | Tylosinphosphat-Lösung als Bulk für Tiere | 6.0 |
| | | Tylosintartrat für Tiere | 6.0 |
| Tubocurarinchlorid | 6.0 | Tyrosin | 6.0 |
| | | Tyrothricin | 6.0 |

## U

| | Stand | | Stand |
|---|---|---|---|
| Ubidecarenon | 6.0 | Urokinase | 6.0 |
| Undecylensäure | 6.0 | Ursodesoxycholsäure | 6.0 |
| Urofollitropin | 6.0 | | |

## V

| | Stand | | Stand |
|---|---|---|---|
| Valin | 6.0 | Verbandwatte aus Baumwolle | 6.0 |
| Valnemulinhydrochlorid für Tiere | 6.0 | Verbandwatte aus Viskose | 6.0 |
| Valproinsäure | 6.0 | Vinblastinsulfat | 6.0 |
| Vancomycinhydrochlorid | 6.0 | Vincristinsulfat | 6.0 |
| Vanillin | 6.0 | Vindesinsulfat | 6.0 |
| Varizellen-Immunglobulin vom Menschen | 6.0 | Vinorelbintartrat | 6.0 |
| Varizellen-Immunglobulin vom Menschen zur intravenösen Anwendung | 6.0 | Vinpocetin | 6.0 |
| | | Vitamin A | 6.0 |
| Vaselin, Gelbes | 6.2 | Vitamin A, Ölige Lösung von synthetischem | 6.0 |
| Vaselin, Weißes | 6.2 | Vitamin-A(synthetisch)-Pulver | 6.0 |
| Vecuroniumbromid | 6.0 | Vitamin A, Wasserdispergierbares, synthetisches | 6.0 |
| Venlafaxinhydrochlorid | 6.0 | Vogelknöterichkraut | 6.0 |
| Verapamilhydrochlorid | 6.0 | Von-Willebrand-Faktor vom Menschen | 6.0 |

## W

| | Stand | | Stand |
|---|---|---|---|
| Wacholderbeeren | 6.0 | Weihrauch, Indischer | 6.0 |
| Wacholderöl | 6.0 | Weinsäure | 6.0 |
| Wachs, Gebleichtes | 6.0 | Weißdornblätter mit Blüten | 6.0 |
| Wachs, Gelbes | 6.0 | Weißdornblätter-mit-Blüten-Fluidextrakt, Quantifizierter | 6.0 |
| Warfarin-Natrium | 6.0 | | |
| Warfarin-Natrium-Clathrat | 6.0 | Weißdornblätter-mit-Blüten-Trockenextrakt | 6.0 |
| Wasser, Gereinigtes | 6.3 | Weißdornfrüchte | 6.0 |
| Wasser, Hochgereinigtes | 6.3 | Weizenkeimöl, Natives | 6.0 |
| Wasser für Injektionszwecke | 6.3 | Weizenkeimöl, Raffiniertes | 6.0 |
| Wasser zum Verdünnen konzentrierter Hämodialyselösungen | 6.3 | Weizenstärke | 6.3 |
| | | Wermutkraut | 6.0 |
| Wassernabelkraut, Asiatisches | 6.0 | Wiesenknopf-Wurzel, Großer- | 6.1 |
| Wasserstoffperoxid-Lösung 30 % | 6.0 | Wollwachs | 6.0 |
| Wasserstoffperoxid-Lösung 3 % | 6.0 | Wollwachs, Hydriertes | 6.0 |
| Weidenrinde | 6.1 | Wollwachs, Wasserhaltiges | 6.0 |
| Weidenrindentrockenextrakt | 6.1 | Wollwachsalkohole | 6.0 |

## X

| | Stand | | Stand |
|---|---|---|---|
| Xanthangummi | 6.3 | Xylometazolinhydrochlorid | 6.0 |
| Xylazinhydrochlorid für Tiere | 6.0 | Xylose | 6.0 |
| Xylitol | 6.3 | | |

## Y

| | Stand |
|---|---|
| Yohimbinhydrochlorid | 6.0 |

**Die „Allgemeinen Vorschriften" gelten für alle Monographien und sonstigen Texte**

**Stand**      **Stand**

## Z

| | |
|---|---|
| Zidovudin | 6.0 |
| Zimtblätteröl | 6.0 |
| Zimtöl | 6.2 |
| Zimtrinde | 6.3 |
| Zimtrindentinktur | 6.0 |
| Zinkacetat-Dihydrat | 6.0 |
| Zinkacexamat | 6.0 |
| Zinkchlorid | 6.0 |
| Zinkoxid | 6.0 |
| Zinkstearat | 6.0 |
| Zinksulfat-Monohydrat | 6.0 |
| Zinksulfat-Hexahydrat | 6.0 |
| Zinksulfat-Heptahydrat | 6.0 |
| Zinkundecylenat | 6.0 |
| Zinn(II)-chlorid-Dihydrat | 6.0 |
| Zitronenverbenenblätter | 6.0 |
| Zolpidemtartrat | 6.0 |
| Zopiclon | 6.0 |
| Zucker-Stärke-Pellets | 6.3 |
| Zuclopenthixoldecanoat | 6.0 |

# Allgemeiner Teil

# 2.2 Methoden der Physik und der physikalischen Chemie

2.2.33 Kernresonanzspektroskopie .......... 5197

2.2.42 Dichte von Feststoffen ............. 5201

**6.3/2.02.33.00**

# 2.2.33 Kernresonanzspektroskopie

## Einleitung

Die Kernresonanzspektroskopie (Nuclear Magnetic Resonance(NMR)-Spektroskopie) ist eine analytische Methode, die insbesondere für die Aufklärung der chemischen Struktur von organischen Molekülen geeignet ist, wobei Kernresonanzspektren, die auf die Resonanz von $^1$H-Atomkernen oder anderen (X)-Atomkernen wie $^{13}$C, $^{19}$F, $^{15}$N oder $^{31}$P zurückzuführen sind, interpretiert werden. Die Spektren können für qualitative und quantitative Analysen genutzt werden.

Unter geeigneten experimentellen Bedingungen sind die durch Integration erhaltenen Intensitäten der Signale direkt proportional zur Anzahl der Kernspins der für das Signal verantwortlichen Atomgruppe. Diese Integrale können für quantitative Analysen genutzt werden.

## Allgemeine Grundlagen

Wenn eine Anordnung von Kernen mit einem magnetischen Moment und einem Moment für die Winkelorientierung in ein statisches Magnetfeld ($B_0$) eingebracht wird, ordnen sich die Kerne in unterschiedlichen quantenmechanisch definierten Orientierungen (Eigenzustände) in Bezug auf die Achse des Magnetfelds an. Diese Orientierungen entsprechen unterschiedlichen Energieniveaus. Ein oszillierendes Hochfrequenzmagnetfeld ($B_1$), das senkrecht zu $B_0$ ausgerichtet ist, verursacht Übergänge zwischen den Eigenzuständen mit einer Nettoenergieabsorption. Je nach Resonanzbedingung $\omega_0 = \gamma B_0$ ($\gamma$ = gyromagnetisches Verhältnis, $\omega_0$ = Larmorfrequenz) kann entweder das Magnetfeld $B_0$ oder die Frequenz $\omega_1$ des Magnetfeldes $B_1$ geändert werden, um ein Spektrum (Continous-Wave(CW)-Verfahren) zu erhalten. Bei den derzeit gebräuchlichen Spektrometern wird die Strahlung $B_1$ durch die Anwendung eines Radiofrequenzimpulses (RF-Impuls) erzeugt (Fourier-Transformationsmethode, FT-Methode). Die kohärente Strahlung, die während der Rückkehr in den Ursprungszustand emittiert wird, wird in Form einer abklingenden Kurve aufgezeichnet, die mit FID (Free Induction Decay) bezeichnet wird. Eine nachfolgende Fourier-Transformation liefert das frequenzabhängige Spektrum, das die Informationen über die molekulare Struktur enthält. Zusätzliche Radiofrequenzfelder können während der Aufnahme des FID-Signals eingestrahlt werden, um skalare Wechselwirkungen (über Bindungen) zwischen Kernen zu unterdrücken (Entkopplung). Ein- und mehrdimensionale Techniken können für qualitative und quantitative Analysen angewendet werden, wobei die Proben im flüssigen oder festen Zustand vorliegen können.

Wichtige Strukturinformationen können von den folgenden spektroskopischen Merkmalen abgeleitet werden:

| | |
|---|---|
| Resonanzfrequenz | Art des Atomkerns |
| Anzahl der Resonanzsignale (Singulett, Multiplett) | Anzahl von chemisch unterschiedlichen Gruppen von Atomkernen |
| Chemische Verschiebung $\delta$ (ppm) | chemische Struktur und Umgebung der untersuchten Gruppe, die in Resonanz tritt |
| Intensität der Resonanzsignale | Relative Anzahl der in Resonanz tretenden Atomkerne je chemische Gruppe |
| Multiplizität des Resonanzsignals bei einer Kopplung | Anzahl der Kerne, die skalar mit den in Resonanz tretenden Atomkernen koppeln |
| Kopplungskonstante $^nJ$ (Hz) | Anzahl und Geometrie der Bindungen, die an der Kopplungsleitung beteiligt sind |

Die Korrelation der unterschiedlichen spektralen Parameter (zum Beispiel Chemische Verschiebung und Kopplungskonstante oder Chemische Verschiebung von unterschiedlichen Kernen innerhalb eines molekularen Systems) kann mit Hilfe von homo- und heteronuklearen, zwei- oder höherdimensionalen Methoden erfolgen. Die Information über Relaxationszeiten $T_1$ und $T_2$, Kern-Overhauser-Effekte (Nuclear Overhauser Effects, NOE) und die Kinetik zeitabhängiger Prozesse ist ebenfalls durch geeignete Experimente zugänglich.

## Apparatur

Ein hochauflösendes Kernresonanzspektrometer weist folgende Mindestausstattung auf:
- einen Magneten, der ein konstantes Magnetfeld $B_0$ erzeugt
- eine Messonde mit Temperaturkontrolle, in der sich die Probe befindet; die Messonde liefert den Radiofrequenzimpuls und detektiert die durch die Probe emittierte Strahlung.
- eine elektronische Einheit, die die Hochleistungsradiofrequenzimpulse erzeugt sowie das FID-Signal empfängt und digitalisiert; diese Einheit gewährleistet außerdem die Stabilität der Messelektronik des Instruments.
- eine Einheit für die Erfassung und Verarbeitung der Daten (Computer).

Zusätzlich kann vorhanden sein:
- eine kontinuierlich arbeitende Durchflusszelle im Rahmen einer Flüssigchromatographie-NMR-Kopplung oder eine Vorrichtung zur Fließinjektions-NMR-Analyse
- ein System für eine Puls-Feld-Gradient-NMR.

Das starke Magnetfeld wird durch eine supraleitende Spule in einem Isoliergefäß (Dewar-Gefäß), das mit flüssigem Helium gefüllt ist, erzeugt. In der Regel enthält die Messonde die Probe in einem NMR-Röhrchen mit einem Außendurchmesser von 5 mm oder in einer Durchflusszelle. Die Messonde ist mit der elektronischen Einheit durch die RF-Kabel verbunden, welche die Lock-(Stabilisierungs-) und die $^1$H-Frequenz sowie die weiteren Frequenzen für die X-Kerne übertragen. Zusätzliche

Einheiten zum Abstimmen und Anpassen der elektronischen Schaltkreise sind notwendig. Außerdem wird häufig die Temperatur der Probe kontrolliert.

Die einwandfreie Funktion des Kernresonanzspektrometers ist sicherzustellen. Geeignete Prüfungen zu diesem Zweck sind in der Regel die Bestimmung der Peakbreite in halber Höhe von definierten Peaks unter festgelegten Aufnahmebedingungen, die Bestimmung der Signal-Rausch-Verhältnisse (Signal-to-Noise, S/N) bei der Messung von Referenzmischungen, die Impulsstärke (bestimmt als Dauer des 90°-Impulses) und die Impulswiederholbarkeit. Die Gerätehersteller stellen Spezifikationen und Messprotokolle für diese Parameter zur Verfügung, wenn eine bestimmte Instrument-Messsonden-Anordnung zur Anwendung kommt. Die Übereinstimmung mit diesen Gerätespezifikationen ist sicherzustellen.

## Fourier-Transformation-NMR (FT-NMR)

Die derzeit eingesetzten Spektrometer arbeiten in der Regel nach dem Prinzip der Fourier-Transformation (FT). Nach Anregung der Probe mit einem Radiofrequenzimpuls von geeigneter Frequenz ($v$), geeigneter Amplitude ($B_1$) und angemessener Dauer ($\tau_p$) sowie nach einer kurzen Totzeit ($t_d$) (um die Elektronik zu stabilisieren) wird das verstärkte, analoge FID-Signal während der Aufnahmezeit ($t_{ac}$) aufgezeichnet und mit Hilfe eines Analog-Digital-Wandlers digitalisiert. Die Ergebnisse werden im Spektrometer gespeichert. Das Ausgangssignal des Empfängers wird vor der Digitalisierung verstärkt, um die Empfindlichkeit ohne eine Sättigung des Analog-Digital-Wandlers zu maximieren. Im Falle der Messung von X-Kernen wird bei einer üblichen Spektrenaufnahme, falls erforderlich, eine $^1$H-Breitbandentkopplung durch die Einstrahlung aller Protonenresonanzfrequenzen während der Spektrenaufnahme durchgeführt. Um das Signal-Rausch-Verhältnis zu vergrößern, können mehrere FID-Signale kohärent akkumuliert und summiert werden. Die Fourier-Transformation dieser zeitabhängigen Daten ergibt das frequenzabhängige Spektrum.

## Parameter

Die folgenden Aufnahmeparameter beeinflussen das Ergebnis eines NMR-FT-Experiments und müssen eingestellt und kontrolliert werden.

**Impulsbreite ($\tau_p$):** Der Anregungsimpuls wird entlang der x-Achse des sogenannten Rotationsrahmens ausgerichtet. Seine Dauer (oder seine „Breite" $\tau_p$) bestimmt den Flip-Winkel ($\theta$) und deshalb die Intensität ($I$) des Resonanzsignals:

$$\theta = \gamma' \cdot B_1 \cdot \tau_p \quad (1)$$

$$M_y = M_0 \cdot \sin\theta \quad (2)$$

Die beobachtete Magnetisierung $M_y$ ist bei $\theta = 90°$ maximal. Eine kurze Impulsdauer sollte gewählt werden, so dass alle Signale, die im spektralen Bereich (Spectral Width, SW) liegen, im ähnlichen Ausmaß angeregt werden. Die Magnetisierung klingt auf Grund der Relaxationsprozesse ab.

**Totzeit ($t_d$):** Die Totzeit ist die Zeit, die zwischen dem Ende des Impulses und dem Beginn der Datenaufnahme liegt. Diese Totzeit ist aus technischen Gründen notwendig und sollte beachtet werden, weil sie die Signalintensitäten und die Phase der Peaks beeinflusst. Schnell abklingende Signale, die zu breiten Peaks führen, werden in ihrer Intensität stärker reduziert als langsam abklingende Signale, die zu schmalen Peaks führen.

**Aufnahmezeit ($t_{ac}$):** Der spektrale Bereich (gesamter Messbereich) sowie die Anzahl der digitalen Datenpunkte (DP), die während der Signalaufnahme gesammelt werden, hängen mit der Aufnahmezeit ($t_{ac}$) zusammen:

$$t_{ac} = \frac{DP}{2\,SW} \quad (3)$$

Die maximale Signalintensität und das maximale Signal-Rausch-Verhältnis werden erhalten, falls $t_{ac} \sim 1{,}2/(\pi v_{1/2})$ ist, wobei $v_{1/2}$ der Peakbreite in halber Peakhöhe entspricht. Die Aufnahmezeit sollte jedoch größer als $5/(\pi v_{1/2})$ gewählt werden, um eine Signalverzerrung zu minimieren.

**Repetitionszeit – Zeit vor einer wiederholten Aufnahme ($t_r$):** Die Spin-Gitter-Relaxation ($T_1$) bestimmt die Zeit, die das Spinsystem benötigt, um nach einem Anregungsimpuls in den Gleichgewichtszustand zurückzukehren. Die Relaxationszeit kann durch den Einsatz bestimmter Reagenzien reduziert werden. Bei quantitativen Bestimmungen sollte die angewendete Repetitionszeit im Verhältnis zu $T_1$ und zu $\theta$ eingestellt werden, um Sättigungseffekte zu vermeiden.

**Empfangsverstärkung:** Vor der Digitalisierung und der Speicherung wird das analoge Signal, welches durch die Messsonde empfangen wurde, verstärkt. Die Verstärkung (Empfangsverstärkung) sollte entweder automatisch oder von Hand eingestellt werden, so dass das Signal nicht den Analog-Digital-Wandler übersättigt. Dies würde eine Signalverzerrung bewirken, durch die das zufällig in der Messsonde erzeugte Signalrauschen digitalisiert würde (Signalrauschen nicht gleich null).

## Optimierung der Signalaufnahme- und Verarbeitungsparameter bei einer quantitativen Bestimmung

Zusätzlich zu den Aufnahmeparametern wird die Signalintensität auch von unterschiedlichen Signalverarbeitungsparametern beeinflusst. Nach Akkumulieren einer ausreichenden Anzahl von Scans wird der erhaltene FID einer Fourier-Transformation unterzogen. Für verlässliche quantitative Bestimmungen müssen die nachfolgend genannten Parameter optimiert werden.

**Digitale Auflösung:** Unter der digitalen Auflösung wird die Trennung von Datenpunkten entsprechend den Frequenzunterschieden verstanden. Ein verarbeitetes Signal sollte mindestens 5 digitale Punkte über der halben Höhe des zur Integration vorgesehenen Signals liegen. Um die digitale Auflösung zu verbessern, können zusätzliche Datenpunkte mit einer Intensität Null am Ende der experimentellen FID vor einer Transformation hinzugefügt werden („zero filling").

**Signal-Rausch-Verhältnis (S/N):** Unter dem Signal-Rausch-Verhältnis wird das Verhältnis zwischen den Intensitäten (ausgedrückt als Peakhöhe) eines bestimmten Signals im Kernresonanzspektrum und der zufälligen Schwankung dieses Signals verstanden. Die zufällige Schwankung wird in der Regel in einem Bereich des Spektrums gemessen, der kein Signal des Analyten enthält. Ein kleiner Wert für das Signal-Rausch-Verhältnis begrenzt die Richtigkeit der Integration von Peaks und der quantitativen Analysen. Ein Signal-Rausch-Verhältnis, welches mindestens 150:1 beträgt, ermöglicht eine Integration von Peaks mit einer Standardabweichung von weniger als 1 Prozent. Gebräuchliche Spektrometer besitzen Software-Algorithmen, mit denen das Signal-Rausch-Verhältnis geeigneter Peaks angegeben werden kann. Ein ausreichend großes Signal-Rausch-Verhältnis kann möglicherweise nur schwer erreicht werden, wenn verdünnte Lösungen analysiert oder insbesondere wenn andere Atomkerne als $^1$H detektiert werden.

Die nachfolgend aufgeführten Maßnahmen verbessern das Signal-Rausch-Verhältnis:
- Die Anzahl der zu akkumulierenden Scans ($n$) wird erhöht, da das Signal-Rausch-Verhältnis mit $\sqrt{n}$ zunimmt.
- eine exponentielle Multiplikation, die bei dem FID-Signal vor der Fourier-Transformation angewendet wird; der exponentielle Faktor sollte in der Größenordnung liegen, die der Peakbreite in halber Peakhöhe entspricht.
- der Einsatz von Spektrometern mit einer magnetischen Feldstärke höherer Intensität $B_0$, da das Signal-Rausch-Verhältnis proportional $B_0^{3/2}$ ist
- der Einsatz eines digitalen Filters, um das Rauschen zu reduzieren
- der Einsatz von Messsonden, die den Sättigungsfaktor maximieren
- der Einsatz von Kryo-NMR-Sonden, die das thermische Rauschen reduzieren.

**Integrationsbereich:** Die Intensität der NMR-Signale wird durch die quasianaloge Signalintegration entweder durch eine Stufenliniendarstellung oder präziser durch eine separate Peakintegration mit einer digitalen Datenausgabe erhalten. NMR-Signale von flüssigen Proben weisen die Form einer Lorentz-Verteilung auf. Falls nichts anderes in der Monographie vorgeschrieben ist oder wenn eine Peaküberlagerung vorliegt, sollte der gleiche Integrationsbereich, ausgedrückt als Vielfaches der Peakbreite in halber Höhe, für den bei der Probe zu bestimmenden Peak und den Referenzpeak benutzt werden.

**Dynamischer Bereich:** Der dynamische Bereich eines Analog-Digital-Wandlers bestimmt die minimale Peakintensität, die beobachtet oder quantifiziert werden kann, wenn 2 Signale mit gleicher Peakbreite in einem Spektrum integriert werden sollen. Ein 16-bit-Analog-Digital-Wandler ermöglicht die Identifizierung von Signalen mit einer relativen Intensität von 0,003 Prozent, bezogen auf ein starkes Signal, das den dynamischen Bereich des Analog-Digital-Wandlers vollständig sättigt.

## *Kernresonanzspektren gelöster Proben*

Die meisten Kernresonanzspektren werden mit verdünnten Lösungen (etwa 1 Prozent) des Analyten in einem geeigneten Lösungsmittel aufgenommen, wobei die Lösung mit einem geeigneten Standard versetzt werden kann, um die Chemische Verschiebung zu kalibrieren.

**Lösungsmittel:** Das Lösungsmittel sollte in der Lage sein, den Analyten ohne weitere Wechselwirkung, falls diese nicht ausdrücklich beabsichtigt ist, aufzulösen. Um die starken Lösungsmittelsignale zu minimieren, sollten vollständig deuterierte Lösungsmittel wie $(D_2)$Wasser $R$, (D)Chloroform $R$, $(D_6)$Dimethylsulfoxid $R$, $(D_6)$Aceton $R$ und $(D_4)$Methanol $R$ eingesetzt werden. Die Atome der Lösungsmittel ergeben Peaks, die leicht durch ihre Chemische Verschiebung identifiziert werden können. Außerdem können sie zur Kalibrierung der Chemischen Verschiebung eingesetzt werden (sekundäre Referenzsubstanz).

**Referenzwert der Chemischen Verschiebung:** Die spektrale Information, die am stärksten von der chemischen Umgebung des Atoms in einem Molekül abhängt, ist die Chemische Verschiebung, die mit $\delta$ bezeichnet und in ppm ausgedrückt wird. Die Chemische Verschiebung zwischen der Resonanzfrequenz eines bestimmten NMR-aktiven Atomkerns X ($\delta_{X, Probe}$) wird in ppm angegeben. Zur Berechnung dieser Chemischen Verschiebung wird die Differenz zwischen der Resonanzfrequenz des Atomkerns ($v_{X, Probe}$) und der Resonanzfrequenz eines Internen Standards zur Messung der Verschiebung ($v_{X, Standard}$), beides bestimmt in Hz, verwendet. Diese Differenz wird anschließend durch die Arbeitsfrequenz ($v_{X, Standard}$) (angegeben in MHz) des Spektrometers bei einer definierten Magnetfeldstärke $B_0$ dividiert:

$$\delta_{X, Probe} = \frac{(v_{X, Probe} - v_{X, Standard})}{v_{X, Standard}} \quad (4)$$

Durch Konvention wurde die Chemische Verschiebung der $^1$H-Resonanzfrequenz von Tetramethylsilan $R$ (TMS) als Standard mit $\delta_{TMS} = 0$ ppm festgelegt. Nachdem die Skala der Chemischen Verschiebung in Bezug auf die Protonenresonanz von TMS etabliert wurde, kann die exakte Frequenz jeder anderen Kernresonanz (X-Resonanz) berechnet und die Skala deren Chemischer Verschiebung kalibriert werden. Die Frequenz eines Sekundärstandards bei $\delta_X = 0$ ppm ($v_{X, Standard}$) wird aus der $^1$H-Frequenz von TMS ($v_{H,TMS}$) und einem tabellierten Wert für das Verhältnis ($\Xi_{X, Standard}$) der isotopenspezifischen Frequenz in Relation zu der von $^1$H in TMS berechnet:

$$v_{X, Standard} = v_{H,TMS} \cdot \Xi_{X, Standard} \quad (5)$$

Die Internen Standards mit einer Chemischen Verschiebung von $\delta_X = 0$ ppm und die korrespondierenden

$\Xi_{X, Standard}$-Werte sind in der nachfolgenden Tabelle angegeben:

| Atomkern | Wasser[a] | $\Xi_{X, Standard}$ | Weitere Lösungsmittel | $\Xi_{X, Standard}$ |
|---|---|---|---|---|
| $^1$H | DSS[b] | 1,00000000 | TMS | 1,00000000 |
| $^{13}$C | DSS[b] | 0,25144953 | TMS | 0,25145020 |
| $^{15}$N | NH$_3$ | 0,10132912 | CH$_3$NO$_2$ | 0,10136767 |
| $^{19}$F | CF$_3$COOH | Keine Angabe | CCl$_3$F | 0,94094011 |
| $^{31}$P | H$_3$PO$_4$ (85 Prozent) | 0,40480742 | (CH$_3$O)$_3$PO | 0,40480864 |

[a] Die Chemische Verschiebung hängt vom pH-Wert ab.
[b] DSS = Natrium(2,2-dimethyl-2-silylpentan-5-sulfonat)

Die Chemischen Verschiebungen bestimmter Atomkerne X werden in der Praxis direkt auf einen geeigneten Standard bezogen. In der $^1$H- und der $^{13}$C-NMR werden zumeist Interne Standards eingesetzt, wobei der Interne Standard direkt der zu analysierenden Probe zugesetzt wird. In der $^{15}$N-, $^{19}$F- und $^{31}$P-NMR wird häufig ein Externer Standard als geeignet angesehen, wobei die Probe und der Standard getrennt in koaxial angeordneten zylindrischen NMR-Röhrchen enthalten sind.

**Lock:** Um das Driften des Spektrums während der Messzeit zu verhindern, wird eine Stabilisierung vorgenommen, die als Lock der Feldfrequenz bezeichnet wird. Falls nichts anderes in der Monographie vorgeschrieben ist, wird das $^2$H(Deuterium)-Signal, das von deuterierten Lösungsmitteln stammt, zu diesem Zweck verwendet.

## Qualitative Analyse

Bei der qualitativen Analyse werden Kernresonanzspektren hauptsächlich zur Identifizierung eingesetzt. Hierbei wird das $^1$H- oder $^{13}$C-Spektrum einer Probe mit dem Spektrum einer Referenzsubstanz verglichen. Weniger üblich ist der Vergleich mit einem publizierten Referenzspektrum. Die Spektren der Probe und der Referenzsubstanz sollten mit Hilfe des gleichen Verfahrens und unter den gleichen Arbeitsbedingungen aufgenommen werden. Die Peaks in den beiden Spektren oder die charakteristischen Regionen der Spektren sollten in Bezug auf Lage, Intensität und Multiplizität einander entsprechen. Unter geeigneten Voraussetzungen kann ein mathematischer Vergleich, wie die Berechnung eines Korrelationskoeffizienten, hilfreich sein. Wenn keine Referenzsubstanz zur Verfügung steht, kann eine In-house-Referenzsubstanz eingesetzt werden, deren Identität durch alternative Methoden nachgewiesen wurde. Alternativ kann gezeigt werden, dass das Kernresonanzspektrum widerspruchsfrei mit der angegebenen Struktur des Probenmaterials übereinstimmt.

## Quantitative Analyse

Die Signalintensität in einem normalen NMR-Experiment ist die integrierte Fläche unter der Kurve der aufgezeichneten Signale. Nur wenn 2 Signale die gleichen Peakbreiten in halber Peakhöhe haben und die gleiche Multiplizität aufweisen, darf die Signalhöhe als ein Maß für die Intensität dienen. Unter den Bedingungen einer nahezu vollständigen Relaxation zwischen den Scans ist die Signalintensität ($I_A$) das tatsächliche Maß für die Anzahl ($N_A$) der Atomkerne, die für das betreffende Signal verantwortlich sind:

$$I_A = K_S \cdot N_A \quad (6)$$

Die Konstante $K_S$ umfasst mehrere grundlegende Konstanten und Eigenschaften der Probe sowie bestimmte Parameter des Empfängers. Sie kann vernachlässigt werden, wenn Signalintensitäten verglichen werden, die ein unmittelbares Verhältnis zwischen der Anzahl der Atomkerne in 2 zu vergleichenden Struktureinheiten A und B wiedergeben:

$$\frac{I_A}{I_B} = \frac{N_A}{N_B} \quad (7)$$

Die Anzahl der Atomkerne ($N_i$), die zu unterschiedlichen Struktureinheiten desselben Moleküls gehören, entspricht kleinen ganzen Zahlen. Die gemessenen Werte sind auf die nächste ganze Zahl zu runden. Unabhängig davon wird die einwandfreie Arbeitsweise des Spektrometers bei der Spektrenaufnahme und -verarbeitung in einfacher Weise durch den Vergleich der genauen Intensitäten innerhalb eines Spektrums, welches von einer geeigneten organischen Substanz mit bekannter Struktur erhalten wurde, überprüft.

Neben der Messung der Signalintensitäten, die von jeder einzelnen Komponente einer Mischung herrühren und sich als kleine ganze Zahlen auf jede Komponente beziehen, kann das Verhältnis der molaren Mengen dieser Komponenten durch Vergleich der normalisierten Intensitäten ihrer Resonanzsignale bestimmt werden. Das molare Verhältnis zweier Komponenten einer Mischung wird gemäß der nachstehenden Gleichung berechnet:

$$\frac{n_A}{n_B} = \frac{I_A}{I_B} \cdot \frac{N_B}{N_A} \quad (8)$$

Die Bestimmung ist nur gültig, wenn die Struktur der Moleküle, für die $I_A$ und $I_B$ bestimmt werden, bekannt ist (oder zumindest die Werte von $N$ der Strukturgruppen, deren Signale ausgewertet werden). Die Bestimmungen werden entweder mit Hilfe der Interner-Standard-Methode oder der Peak-Normalisierungsmethode durchgeführt.

**Interner-Standard-Methode:** Die Masse ($m_A$) eines Analyten (A) kann bestimmt werden, wenn eine bekannte Masse ($m_B$) der Substanz (B) mit einem bekannten Prozentgehalt ($P_B$) als Intensitätsstandard der Lösung zugesetzt wird. Gleichung (8) kann in diesem Fall in Gleichung (9) umgewandelt werden:

$$m_A = \frac{I_A}{I_B} \cdot \frac{N_B}{N_A} \cdot \frac{M_A}{M_B} \cdot m_B \cdot \frac{P_B}{100} \quad (9)$$

In dieser Gleichung werden die relativen Molekülmassen mit $M_i$ bezeichnet.

Der Intensitätsstandard muss sorgfältig ausgewählt werden; er muss vollständig in dem Lösungsmittel, das für den Analyten eingesetzt wird, löslich sein und sollte nur wenige Signale erzeugen, wobei die Signale der Gruppe des Intensitätsstandards in einem Bereich liegen müssen, der nicht belegt ist. Eine Substanz mit hoher

Reinheit und einer verhältnismäßig großen relativen Molekülmasse ist für diesen Zweck empfehlenswert.

**Normalisierungsmethode:** Die relativen Verhältnisse der Komponenten in einer Mischung, der Substitutionsgrad in einem in der Struktur veränderten Polymer oder der Gehalt an einer Kontaminante können bestimmt werden, indem die relativen Intensitäten der betreffenden Resonanzsignale verglichen werden.

Die experimentell angewendete Methode sollte validiert werden, damit gewährleistet ist, dass keine Überlappung der relevanten Signale vorliegt. Falls die Kontaminante in ihrer Struktur nur teilweise bekannt ist, oder die relative Molekülmasse (wie im Fall eines Emulgators) nicht genau definiert werden kann, kann durch Zusatz von definierten Mengen dieser Substanzen in das NMR-Röhrchen eine Kalibrierkurve erstellt werden.

## Durchführung

**Probenvorbereitung:** Entsprechend den Angaben in der Einzelmonographie wird die Probe in dem Lösungsmittel, das die entsprechende Referenzsubstanz für die Kalibrierung der Chemischen Verschiebung enthält, gelöst. Im Falle einer quantitativen Analyse müssen die Lösungen frei von festen Partikeln sein. Quantitative Analysen können den Zusatz eines Internen Standards erfordern, so dass die Werte der integrierten Resonanzsignale der Probe und der Referenzsubstanz verglichen werden können. Entsprechende Referenzsubstanzen und die Konzentrationen werden in der Einzelmonographie angegeben. Bei bestimmten quantitativen Analysen wird das Ergebnis erhalten, indem die relativen Intensitäten von 2 oder allen Resonanzsignalen, die von der Probe stammen, verglichen werden. Das NMR-Röhrchen wird mit der Probe befüllt, verschlossen und in den Magneten des Kernresonanzspektrometers eingebracht. Die experimentellen Parameter werden eingestellt und das Experiment wird durchgeführt. Die für die Durchführung wesentlichen Parameter werden in der Einzelmonographie angegeben.

**Messverfahren:** Die Probe wird im NMR-Röhrchen äquilibriert. Die Spektrometereinstellungen werden optimiert, um die bestmöglichen Resonanzbedingungen und das maximale Signal-Rausch-Verhältnis zu erhalten, wobei eine Signalabstimmung für die Probe erfolgt. Die Einstellungen werden so gewählt, dass das Magnetfeld bezogen auf die gesamte Probe maximale Homogenität aufweist (der Vorgang wird als „shimming" bezeichnet). Die Einstellungsparameter werden protokolliert oder in einem Computer gespeichert. Ein Experiment kann aus einer Vielzahl von Impuls-, Aufnahme- und Relaxationssequenzen zusammengesetzt sein, wobei die einzelnen FID-Signale in dem Speicher eines Computers erfasst und akkumuliert werden. Hierbei wird das zufallsbedingte Rauschen durch Mittelung kompensiert. Wenn das geeignete Signal-Rausch-Verhältnis erreicht wurde, werden die FID-Signale gespeichert und das frequenzabhängige Spektrum durch Fourier-Transformation der akkumulierten Signale erzeugt.

## Festkörper-NMR

Substanzen im festen Zustand können mit Hilfe von Kernresonanzspektrometern analysiert werden, die speziell für diesen Zweck ausgestattet sind. Bestimmte technische Verfahren erlauben einzelne Linien für spezielle Atomgruppen zu erkennen, wodurch eine bedeutende Erweiterung der Kernresonanzspektroskopie auf anorganische Materialien erreicht wird. Eine der anwendbaren Techniken ist die schnelle Rotation (4 bis 30 kHz) der Pulverprobe in einem Rotor (etwa 4 mm Außendurchmesser), der in einem Winkel von 54,7° („magischer Winkel") zur Achse des Magnetfeldes ($B_0$) ausgerichtet ist. Diese Technik wird als Rotation beim magischen Winkel (MAS, Magic Angle Spinning) bezeichnet. Eine weitere erfolgreich angewendete Technik ist die Hochleistungsentkopplung. Darüber hinaus wird der Transfer der Polarisation von leicht anregbaren Atomkernen auf weniger leicht polarisierbare Atomkerne (Kreuzpolarisation – cross polarisation, CP) eingesetzt. Die Kombination dieser Techniken führt zu hochaufgelösten Spektren, die ein hohes Maß an Information zu chemischen und strukturellen Eigenschaften von festen glasartigen, amorphen oder kristallinen Substanzen (zum Beispiel Substanzen in keramischen Stoffen, Polymeren oder Mineralien) enthalten.

Falls die Kernresonanzspektroskopie an einer festen Substanz angewendet wird, muss das Verfahren in der Einzelmonographie vollständig beschrieben sein.

6.3/2.02.42.00
## 2.2.42 Dichte von Feststoffen

Die Dichte von Feststoffen entspricht ihrer durchschnittlichen Masse je Volumeneinheit und wird üblicherweise in Gramm je Kubikzentimeter ($g \cdot cm^{-3}$) ausgedrückt, obwohl die Internationale Einheit als Kilogramm je Kubikmeter festgelegt ist (1 $g \cdot cm^{-3}$ = 1000 $kg \cdot m^{-3}$).

Im Unterschied zu Gasen und Flüssigkeiten, deren Dichte lediglich von Temperatur und Druck abhängt, ist die Dichte von festen Teilchen auch von der Molekülanordnung abhängig und ändert sich daher mit der Kristallstruktur und dem Grad der Kristallinität.

Wenn ein Feststoff amorph oder teilweise amorph ist, kann seine Dichte außerdem von der Art der Herstellung und Behandlung abhängen.

Daher kann, im Unterschied zu Flüssigkeiten, die Dichte von 2 chemisch äquivalenten Feststoffen unterschiedlich sein. Dieser Unterschied widerspiegelt eine unterschiedliche Feststoffstruktur. Die Dichte der partikulären Bestandteile ist eine wichtige physikalische Charakteristik von pharmazeutischen Pulvern.

Die Dichte fester Teilchen kann in Abhängigkeit von der verwendeten Methode zum Messen des Teilchenvolumens unterschiedliche Werte annehmen. Es ist zweckmäßig, 3 Arten von Dichteangaben zu unterscheiden:
– die **Kristalldichte**, die ausschließlich die festen Anteile des Materials umfasst; sie wird auch als *wahre Dichte* bezeichnet

- die **Partikeldichte**, die auch das Volumen der Poren innerhalb der Partikeln umfasst
- die **Schüttdichte**, die außerdem das im Pulverbett gebildete Leervolumen zwischen den Teilchen umfasst; sie wird auch als *scheinbare Dichte* bezeichnet.

## Kristalldichte

Die Kristalldichte einer Substanz ist die durchschnittliche Masse je Volumeneinheit, mit Ausnahme aller Hohlräume, die nicht strukturbedingter Bestandteil der molekularen Anordnung sind. Sie ist eine intrinsische Eigenschaft der Substanz und normalerweise unabhängig von der Bestimmungsmethode. Die Kristalldichte kann entweder durch Berechnung oder durch einfache Messung bestimmt werden.

A. Die *berechnete Kristalldichte* wird mit Hilfe kristallographischer Daten (Größe und Struktur einer Elementarzelle) eines idealen Kristalls, zum Beispiel durch Röntgendiffraktometrie, und der relativen Molekülmasse der Substanz erhalten.

B. Die *gemessene Kristalldichte* ist das Verhältnis von Masse zu Volumen nach dem Bestimmen der Masse und des Volumens eines Einkristalls.

## Partikeldichte

Die Partikeldichte berücksichtigt sowohl die Kristalldichte als auch die Porosität innerhalb der Teilchen (geschlossene und/oder offene Poren). Somit hängt die Partikeldichte vom Wert des ermittelten Volumens ab, das wiederum von der Bestimmungsmethode abhängig ist. Die Partikeldichte kann mit einer der beiden folgenden Methoden bestimmt werden.

A. Die *pyknometrisch ermittelte Dichte* wird durch Messen des Volumens bestimmt, das von einer bekannten Masse eines Pulvers eingenommen wird und das dem durch das Pulver verdrängten Gasvolumen entspricht. Die Bestimmung erfolgt mit Hilfe der Gasverdrängungsmethode (2.9.23). Bei der pyknometrischen Dichtebestimmung wird auch das von den offenen Poren eingenommene Volumen mitberücksichtigt; das von den geschlossenen Poren oder das von den für das Gas nicht zugänglichen Poren eingenommene Volumen wird jedoch nicht erfasst.

Auf Grund der großen Diffusionsfähigkeit des Heliums, das bevorzugt als Gas gewählt wird, sind die meisten offenen Poren für das Gas zugänglich. Daher unterscheiden sich die pyknometrisch ermittelte Dichte eines fein gemahlenen Pulvers und die Kristalldichte im Allgemeinen nur geringfügig.

B. Die mit Hilfe von *Quecksilber-Porosimetern ermittelte Dichte* wird auch als *Korndichte* bezeichnet. Bei dieser Methode umfasst das ermittelte Volumen den Anteil der geschlossenen Poren ebenfalls nicht; eingeschlossen ist jedoch das Volumen der offenen Poren mit einer Größe, die über einem bestimmten Grenzwert liegt. Dieser Grenzwert der Porengröße oder kleinste durchgängige Durchmesser ist von dem größten, während der Messung angewendeten Druck abhängig, mit dem das Quecksilber eingebracht wird. Unter normalen Versuchsdrücken dringt das Quecksilber nicht in die feinsten Poren ein, die für Helium noch zugänglich sind. Für dieselbe Probe können unterschiedliche Korndichten erhalten werden, da für jeden angewendeten Druck, der zum Einbringen des Quecksilbers verwendet wird, eine Dichte bestimmt werden kann, die dem Grenzwert der Porengröße bei diesem Druck entspricht.

## Schütt- und Stampfdichte

Die Schüttdichte eines Pulvers umfasst auch den Anteil des Leervolumens zwischen den Teilchen. Daher ist die Schüttdichte sowohl von der Dichte der Pulverteilchen als auch von der räumlichen Anordnung der Teilchen im Pulverbett abhängig.

Die Schüttdichte eines Pulvers ist häufig sehr schwer zu bestimmen, da die geringfügigste Störung des Betts eine neue Dichte ergeben kann. Daher ist es erforderlich, bei der Angabe der Schüttdichte die Durchführung der Bestimmung zu spezifizieren.

A. Die *Schüttdichte* wird durch Messen des Volumens einer bekannten Pulvermasse bestimmt, die durch ein Sieb in einen Messzylinder gegeben wurde (2.9.34).

B. Die *Stampfdichte* wird nach mechanischem Stampfen einer Pulverprobe in einem Messzylinder bestimmt: Nach dem Ablesen des Anfangsvolumens wird die Pulverprobe im Zylinder mechanisch gestampft und das Ablesen des Volumens so lange fortgesetzt, bis nur geringfügige weitere Volumenänderungen beobachtet werden (2.9.34).

# 2.5 Gehaltsbestimmungsmethoden

2.5.24 Kohlendioxid in Gasen .............. 5205
2.5.25 Kohlenmonoxid in Gasen ............ 5205

2.5.27 Sauerstoff in Gasen ................ 5206

## 2.5.24 Kohlendioxid in Gasen

6.3/2.05.24.00

Gase absorbieren Licht bei einzelnen, definierten Wellenlängen. Diese Eigenschaft wird häufig zur hochselektiven Bestimmung der Gaskonzentration genutzt.

**Beschreibung und Prinzip der Bestimmung:** Die Konzentration von Kohlendioxid in anderen Gasen kann mit einem Infrarot-Analysator bestimmt werden.

Der Infrarot-Analysator besteht im Allgemeinen aus einer Lichtquelle, die Breitband-Infrarotstrahlung emittiert, einem optischen System, einer Messzelle und einem Detektor. Die optischen Elemente können entweder vor oder hinter der Messzelle angeordnet sein und bestehen aus einem oder mehreren optischen Filtern, durch die Breitband-Strahlung geleitet wird. Das optische System ist bei dieser Bestimmung selektiv für Kohlendioxid ausgelegt. Der für die Messung gewählte Lichtstrahl wird durch die Messzelle geleitet und kann zusätzlich durch eine Referenzzelle geleitet werden, falls das Messgerät über eine solche verfügt. Bestimmte Messgeräte verwenden ein elektronisches System an Stelle einer Referenzzelle.

Falls Kohlendioxid in der Messzelle vorhanden ist, erfolgt eine Energieabsorption des Messstrahls gemäß dem Lambert-Beer'schen Gesetz. Daraus resultiert eine Änderung des Detektorsignals. Im Vergleich mit einem Referenzsignal ergibt sich die Konzentration von Kohlendioxid in der Messzelle. Aus der linearisierten Darstellung der erzeugten Signale lässt sich die Kohlendioxid-Konzentration ablesen. Um zu verhindern, dass Partikeln, welche Streulichtphänomene verursachen können, in die Sensoren gelangen, wird die Apparatur mit einem geeigneten Filter ausgestattet.

**Erforderliche technische Spezifikationen:** Falls eine Grenzprüfung durchgeführt wird, muss der Infrarot-Analysator folgende technische Spezifikationen aufweisen:
- *Nachweisgrenze* (im Allgemeinen definiert als Signal-Rausch-Verhältnis von 2): höchstens 20 Prozent der maximal zulässigen Konzentration
- *Wiederholpräzision:* höchstens 10 Prozent relative Standardabweichung für die maximal zulässige Konzentration, mit 6 Messungen bestimmt
- *Linearität:* höchstens 10 Prozent der maximal zulässigen Konzentration

Die Anforderungen der technischen Spezifikationen müssen in Gegenwart von weiteren gasförmigen Verunreinigungen der Probe eingehalten werden.

## 2.5.25 Kohlenmonoxid in Gasen

6.3/2.05.25.00

### Methode I

*Apparatur:* Sie besteht aus folgenden Teilen (siehe Abb. 2.5.25-1), die hintereinandergeschaltet sind:
- ein U-Rohr ($U_1$), das mit Chrom(VI)-oxid $R$ imprägniertes wasserfreies Silicagel $R$ enthält
- eine Waschflasche ($F_1$), die mit 100 ml einer Lösung von Kaliumhydroxid $R$ (400 g · l$^{-1}$) gefüllt ist
- ein U-Rohr ($U_2$), das mit Kaliumhydroxid $R$ in Form von Plätzchen gefüllt ist
- ein U-Rohr ($U_3$), das Phosphor(V)-oxid $R$, auf granuliertem und geglühtem Bimsstein verteilt, enthält
- ein U-Rohr ($U_4$), das 30 g gekörntes Iod(V)-oxid $R$, zuvor im Ofen bei 200 °C getrocknet, enthält und während der Bestimmung bei 120 °C (T) gehalten wird; das Rohr wird abwechselnd mit Iod(V)-oxid $R$ und Glaswolle von jeweils 1 cm Schichtdicke so gefüllt, dass die Iod(V)-oxid-Schichten insgesamt 5 cm betragen.
- ein Reaktionsgefäß ($F_2$), das 2,0 ml Kaliumiodid-Lösung $R$ und 0,15 ml Stärke-Lösung $R$ enthält.

*Ausführung:* Die Apparatur wird mit 5,0 l Argon $R$ gespült. Falls erforderlich wird eine in der Kaliumiodid-Stärke-Lösung auftretende Blaufärbung durch Zusatz der eben notwendigen Menge frisch hergestellter Natriumthiosulfat-Lösung (0,002 mol · l$^{-1}$) entfärbt. Das Durchspülen der Apparatur wird so lange fortgesetzt, bis nach Durchleiten von 5,0 l Argon $R$ höchstens 0,045 ml Natriumthiosulfat-Lösung (0,002 mol · l$^{-1}$) zur Entfärbung verbraucht werden.

Das angegebene Volumen des zu prüfenden Gases wird mit der angegebenen Durchflussrate durch die Apparatur geleitet. Die letzten Spuren des ausgeschiedenen Iods werden im Reaktionskolben aufgefangen, indem durch die Apparatur 1,0 l Argon $R$ geleitet wird. Das ausgeschiedene Iod wird mit Natriumthiosulfat-Lösung (0,002 mol · l$^{-1}$) titriert. Mit dem vorgeschriebenen Volumen Argon $R$ wird eine Blindtitration durchgeführt.

Die Differenz zwischen den beiden Volumen der Natriumthiosulfat-Lösung (0,002 mol · l$^{-1}$), die bei beiden Titrationen verbraucht wurden, darf nicht größer sein als der angegebene Grenzwert.

### Methode II

Gase absorbieren Licht bei einzelnen, definierten Wellenlängen. Diese Eigenschaft wird häufig zur hochselektiven Bestimmung der Gaskonzentration genutzt.

**Beschreibung und Prinzip der Bestimmung:** Die Konzentration von Kohlenmonoxid in anderen Gasen kann mit einem Infrarot-Analysator bestimmt werden.

Der Infrarot-Analysator besteht im Allgemeinen aus einer Lichtquelle, die Breitband-Infrarotstrahlung emit-

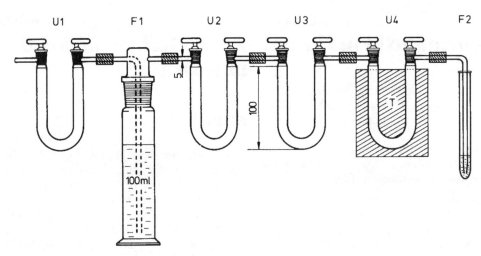

**Abb. 2.5.25-1: Apparatur zur Bestimmung von Kohlenmonoxid in Gasen**
*Längenangaben in Millimetern*

tiert, einem optischen System, einer Messzelle und einem Detektor. Die optischen Elemente können entweder vor oder hinter der Messzelle angeordnet sein und bestehen aus einem oder mehreren optischen Filtern, durch die Breitband-Strahlung geleitet wird. Das optische System ist bei dieser Bestimmung selektiv für Kohlenmonoxid ausgelegt. Der für die Messung gewählte Lichtstrahl wird durch die Messzelle geleitet und kann zusätzlich durch eine Referenzzelle geleitet werden, falls das Messgerät über eine solche verfügt. Bestimmte Messgeräte verwenden ein elektronisches System an Stelle einer Referenzzelle.

Falls Kohlenmonoxid in der Messzelle vorhanden ist, erfolgt eine Energieabsorption des Messstrahls gemäß dem Lambert-Beer'schen Gesetz. Daraus resultiert eine Änderung des Detektorsignals. Im Vergleich mit einem Referenzsignal ergibt sich die Konzentration von Kohlenmonoxid in der Messzelle. Aus der linearisierten Darstellung der erzeugten Signale lässt sich die Kohlenmonoxid-Konzentration ablesen. Um zu verhindern, dass Partikeln, welche Streulichtphänomene verursachen können, in die Sensoren gelangen, wird die Apparatur mit einem geeigneten Filter ausgestattet.

**Erforderliche technische Spezifikationen:** Falls eine Grenzprüfung durchgeführt wird, muss der Infrarot-Analysator folgende technische Spezifikationen aufweisen:

– *Nachweisgrenze* (im Allgemeinen definiert als Signal-Rausch-Verhältnis von 2): höchstens 20 Prozent der maximal zulässigen Konzentration
– *Wiederholpräzision:* höchstens 10 Prozent relative Standardabweichung für die maximal zulässige Konzentration, mit 6 Messungen bestimmt
– *Linearität:* höchstens 10 Prozent der maximal zulässigen Konzentration

Die Anforderungen der technischen Spezifikationen müssen in Gegenwart von weiteren gasförmigen Verunreinigungen der Probe eingehalten werden.

**6.3/2.05.27.00**

## 2.5.27 Sauerstoff in Gasen

Sauerstoff in Gasen wird mit Hilfe eines Geräts zur Messung des paramagnetischen Effekts bestimmt.

Das Prinzip der Methode basiert auf der hohen paramagnetischen Empfindlichkeit der Sauerstoffmoleküle. Sauerstoff übt eine starke Wirkung auf magnetische Felder aus, die elektronisch gemessen, verstärkt und umgewandelt wird, um die Sauerstoffkonzentration ablesen zu können. Die Messung der Sauerstoffkonzentration ist abhängig vom Druck und von der Temperatur. Falls der Analysator nicht automatisch Temperatur- und Druckveränderungen kompensiert, muss das Gerät vor der Messung kalibriert werden. Vorausgesetzt der paramagnetische Effekt des Sauerstoffs ist linear, muss das Gerät einen geeigneten Messbereich aufweisen, mit dem sich Veränderungen von weniger als 0,1 Prozent bestimmen lassen.

### Kalibrierung des Geräts

– Der Nullpunkt wird eingestellt, indem Stickstoff *R* 1 bis zur konstanten Ablesung durch das Gerät geleitet wird.
– Der Messbereich bis 100 Prozent wird eingestellt, indem Sauerstoff *R* mit der gleichen Durchflussrate wie die von Stickstoff *R* 1 bis zur konstanten Ablesung durch das Gerät geleitet wird.

### Gehaltsbestimmung

Das zu bestimmende Gas wird mit einer konstanten Durchflussrate bis zur konstanten Ablesung durch das Gerät geleitet. Die Sauerstoffkonzentration im Gas wird aufgezeichnet.

# 2.6 Methoden der Biologie

2.6.1 Prüfung auf Sterilität .............. 5209
2.6.12 Mikrobiologische Prüfung nicht steriler Produkte: Zählung der vermehrungsfähigen Mikroorganismen .......... 5214
2.6.13 Mikrobiologische Prüfung nicht steriler Produkte: Nachweis spezifizierter Mikroorganismen ...... 5219

## 6.3/2.06.01.00
# 2.6.1 Prüfung auf Sterilität

*Diese Prüfung ist bei Substanzen, Zubereitungen oder Produkten durchzuführen, für die Sterilität vorgeschrieben ist. Ein den Vorschriften entsprechendes Ergebnis beweist jedoch nur, dass unter den Prüfbedingungen keine verunreinigenden Mikroorganismen in der Probe nachweisbar waren.*

## Vorkehrungen gegen eine mikrobielle Kontamination

Die Prüfung auf Sterilität ist unter aseptischen Bedingungen durchzuführen. Um solche Bedingungen zu schaffen, muss das Umfeld für die Prüfung auf Sterilität an die Art und Weise, wie die Prüfung durchgeführt wird, angepasst werden. Alle zur Vermeidung einer Kontamination ergriffenen Maßnahmen dürfen jedoch keinesfalls jene Mikroorganismen schädigen, die mit der Prüfung erfasst werden sollen. Die bei der Durchführung der Prüfung gegebenen Arbeitsbedingungen sind durch entsprechende Bestimmungen der Keimzahl des Arbeitsbereichs sowie durch geeignete Kontrollprüfungen regelmäßig zu überwachen.

## Nährmedien und Bebrütungstemperaturen

*Nährmedien können wie nachfolgend beschrieben hergestellt werden. Gleichwertige, im Handel erhältliche Nährmedien können ebenfalls verwendet werden, vorausgesetzt dass sie der „Prüfung auf Eignung des Mediums für aerobe und anaerobe Bakterien sowie Pilze" entsprechen.*

Für die Prüfung auf Sterilität eignen sich die nachfolgend aufgeführten Nährmedien. Das flüssige Thioglycolat-Medium wird in erster Linie zum Nachweis von anaeroben Bakterien eingesetzt, jedoch lassen sich auch aerobe Bakterien damit erfassen. Das Sojapepton-Caseinpepton-Medium ist sowohl für den Nachweis von aeroben Bakterien als auch von Pilzen geeignet.

### *Flüssiges Thioglycolat-Medium*

| | |
|---|---|
| L-Cystin | 0,5 g |
| Agar | 0,75 g |
| Natriumchlorid | 2,5 g |
| Glucose-Monohydrat/Wasserfreie Glucose | 5,5 g/5,0 g |
| Hefeextrakt (wasserlöslich) | 5,0 g |
| Caseinpepton (Pankreashydrolysat) | 15,0 g |
| Natriumthioglycolat oder | 0,5 g |
| Thioglycolsäure | 0,3 ml |
| Resazurin-Natrium-Lösung (Resazurin-Natrium (1 g · l$^{-1}$)), frisch hergestellt | 1,0 ml |
| Wasser R | 1000 ml |
| pH-Wert nach Sterilisation: | 7,1 ± 0,2 |

L-Cystin, Agar, Natriumchlorid, Glucose, der wasserlösliche Hefeextrakt und das Caseinpepton werden mit Wasser R gemischt und bis zur Lösung erhitzt. Natriumthioglycolat oder Thioglycolsäure wird der Lösung zugesetzt und der pH-Wert, falls erforderlich, mit Natriumhydroxid-Lösung (1 mol · l$^{-1}$) so eingestellt, dass er nach der Sterilisation bei 7,1 ± 0,2 liegt. Ist eine Filtration erforderlich, so muss die Lösung, ohne dass sie siedet, erneut erhitzt und noch heiß durch ein feuchtes Filter filtriert werden. Die Resazurin-Natrium-Lösung wird zugesetzt, das Nährmedium gut durchgemischt und in geeignete Kulturgefäße abgefüllt, bei denen das Verhältnis von Oberfläche zu Füllhöhe gewährleistet, dass nach Ablauf der Inkubationszeit höchstens die obere Hälfte des Nährmediums durch Sauerstoffaufnahme einen Farbumschlag zeigt. Das Nährmedium wird mit Hilfe eines validierten Verfahrens sterilisiert. Wird das Nährmedium aufbewahrt, erfolgt die Lagerung bei einer Temperatur von 2 bis 25 °C in einem sterilen, dicht verschlossenen Behältnis. Wenn mehr als das obere Drittel des Mediums rosa gefärbt ist, kann das Nährmedium einmal regeneriert werden, indem die Kulturgefäße im Wasserbad oder im frei strömenden Wasserdampf bis zum Verschwinden der Rosafärbung erhitzt und anschließend rasch abgekühlt werden. Dabei muss das Eindringen nicht steriler Luft in die Kulturgefäße verhindert werden. Das Nährmedium muss vor Ablauf der Lagerungsdauer, die validiert wurde, verwendet werden.

Flüssiges Thioglycolat-Medium muss zwischen 30 und 35 °C inkubiert werden.

Wenn Produkte, die ein Konservierungsmittel mit Quecksilber enthalten, nicht mit der Membranfilter-Methode geprüft werden können, kann flüssiges Thioglycolat-Medium, das bei 20 bis 25 °C inkubiert wird, an Stelle des Sojapepton-Caseinpepton-Mediums verwendet werden, vorausgesetzt, das Nährmedium wurde wie unter „Prüfung auf Eignung des Mediums" beschrieben validiert.

Falls vorgeschrieben oder in begründeten und zugelassenen Fällen kann das nachfolgend beschriebene, alternative Thioglycolat-Medium verwendet werden. Eine Mischung mit der gleichen Zusammensetzung wie die des flüssigen Thioglycolat-Mediums, aber ohne Zusatz von Agar und Resazurin-Natrium-Lösung, wird hergestellt und wie vorstehend angegeben sterilisiert. Nach der Sterilisation liegt der pH-Wert bei 7,1 ± 0,2. Das Nährmedium wird vor der Verwendung im Wasserbad erhitzt und unter anaeroben Bedingungen bei 30 bis 35 °C inkubiert.

### *Sojapepton-Caseinpepton-Medium*

| | |
|---|---|
| Caseinpepton (Pankreashydrolysat) | 17,0 g |
| Sojapepton (Papainhydrolysat) | 3,0 g |
| Natriumchlorid | 5,0 g |
| Kaliummonohydrogenphosphat | 2,5 g |
| Glucose-Monohydrat/Wasserfreie Glucose | 2,5 g/2,3 g |
| Wasser R | 1000 ml |
| pH-Wert nach Sterilisation: | 7,3 ± 0,2 |

Die festen Bestandteile werden unter Erwärmen in Wasser R gelöst. Die Lösung wird auf Raumtemperatur abgekühlt. Falls erforderlich wird der pH-Wert des Nährmediums mit Natriumhydroxid-Lösung (1 mol · l$^{-1}$) so eingestellt, dass er nach Sterilisation bei 7,3 ± 0,2 liegt. Falls erforderlich wird das Nährmedium filtriert, in geeignete Kulturgefäße abgefüllt und mit Hilfe eines validierten Verfahrens sterilisiert. Die Lagerung erfolgt bei einer Temperatur von 2 bis 25 °C in einem sterilen, gut verschlossenen Kulturgefäß, falls das Nährmedium nicht zur sofortigen Verwendung bestimmt ist.

Das Nährmedium muss vor Ablauf der Lagerungsdauer, die validiert wurde, verwendet werden.

Sojapepton-Caseinpepton-Medium muss zwischen 20 und 25 °C inkubiert werden.

Die verwendeten Nährmedien müssen den nachfolgend aufgeführten Prüfungen entsprechen, wobei diese vor oder gleichzeitig mit der Prüfung des zu prüfenden Produkts durchgeführt werden können.

**Sterilität:** Proben der Nährmedien werden 14 Tage lang inkubiert. Ein mikrobielles Wachstum darf nicht feststellbar sein.

**Prüfung auf Eignung des Mediums für aerobe und anaerobe Bakterien sowie Pilze:** Jede Charge eines gebrauchsfertigen Kulturmediums und jede aus Trockenmedium oder einzelnen Bestandteilen hergestellte Charge wird geprüft. Geeignete Stämme von Mikroorganismen sind in Tab. 2.6.1-1 angegeben.

**Tab. 2.6.1-1: Stämme von Mikroorganismen, die für die Prüfung auf Eignung des Nährmediums und für die Eignungsprüfung der Methode geeignet sind**

| Spezies | Geeigneter Stamm |
| --- | --- |
| **Aerobe Bakterien** | |
| *Staphylococcus aureus* | ATCC 6538 |
| | CIP 4.83 |
| | NCTC 10788 |
| | NCIMB 9518 |
| | NBRC 13276 |
| *Bacillus subtilis* | ATCC 6633 |
| | CIP 52.62 |
| | NCIMB 8054 |
| | NBRC 3134 |
| *Pseudomonas aeruginosa* | ATCC 9027 |
| | NCIMB 8626 |
| | CIP 82.118 |
| | NBRC 13275 |
| **Anaerobe Bakterien** | |
| *Clostridium sporogenes* | ATCC 19404 |
| | CIP 79.3 |
| | NCTC 532 |
| | ATCC 11437 |
| | NBRC 14293 |
| **Pilze** | |
| *Candida albicans* | ATCC 10231 |
| | IP 48.72 |
| | NCPF 3179 |
| | NBRC 1594 |
| *Aspergillus niger* | ATCC 16404 |
| | IP 1431.83 |
| | IMI 149007 |
| | NBRC 9455 |

Proben von flüssigem Thioglycolat-Medium werden mit einer kleinen Anzahl (höchstens 100 koloniebildenden Einheiten, KBE) folgender Mikroorganismen inokuliert: *Clostridium sporogenes, Pseudomonas aeruginosa, Staphylococcus aureus*. Für jede Spezies dieser Mikroorganismen wird je eine Probe Kulturmedium verwendet. Proben von Sojapepton-Caseinpepton-Medium werden mit einer kleinen Anzahl (höchstens 100 KBE) folgender Mikroorganismen inokuliert: *Aspergillus niger, Bacillus subtilis, Candida albicans*. Für jede Spezies dieser Mikroorganismen wird je eine Probe Kulturmedium verwendet. Bei Bakterien wird höchstens 3 Tage lang, bei Pilzen höchstens 5 Tage lang inkubiert.

Geeignete Techniken, die die Saatkulturen (Inokula) unverändert beibehalten (Saatgutsystem), werden angewendet, so dass die für die Inokulation verwendeten, vermehrungsfähigen Mikroorganismen sich höchstens um 5 Passagen von dem ursprünglichen Mastersaatgut unterscheiden.

Die Nährmedien eignen sich, wenn ein deutlich sichtbares Wachstum der verwendeten Mikroorganismen erkennbar ist.

## Eignungsprüfung der Methode

Die Prüfung erfolgt wie unter „Durchführung der Prüfung auf Sterilität" angegeben, mit Ausnahme der folgenden Abweichungen.

**Membranfilter-Methode:** Nachdem der Inhalt des zu prüfenden Behältnisses beziehungsweise der zu prüfenden Behältnisse auf die Membran übertragen wurde, wird der letzten Portion der sterilen Verdünnungsflüssigkeit zum Spülen des Filters eine kleine Menge vermehrungsfähiger Mikroorganismen (höchstens 100 KBE) zugesetzt.

**Direktbeschickungsmethode:** Nachdem der Inhalt des zu prüfenden Behältnisses beziehungsweise der zu prüfenden Behältnisse (bei Catgut und anderem chirurgischem Nahtmaterial im Fadenspender für Tiere werden Fäden verwendet) in das Nährmedium übertragen wurde, wird diesem eine kleine Menge vermehrungsfähiger Mikroorganismen (höchstens 100 KBE) zugesetzt.

In beiden Fällen werden die gleichen Mikroorganismen wie bei der „Prüfung auf Eignung des Mediums für aerobe und anaerobe Bakterien sowie Pilze" verwendet. Eine Prüfung auf Eignung des Mediums wird als Positivkontrolle durchgeführt. Alle Kulturgefäße werden höchstens 5 Tage lang inkubiert.

Wenn nach der Inkubation im Kulturgefäß mit Produkt ein deutlich sichtbares Wachstum auftritt, das – visuell geprüft – mit dem im Kulturgefäß ohne Produkt (Positivkontrolle) vergleichbar ist, besitzt das Produkt entweder keine antimikrobiellen Eigenschaften unter den Prüfbedingungen oder diese Eigenschaften wurden zufriedenstellend beseitigt. In diesem Fall kann die Sterilitätsprüfung ohne weitere Änderungen durchgeführt werden.

Wenn nach der Inkubation im Kulturgefäß mit Produkt kein deutlich sichtbares Wachstum auftritt, das – visuell geprüft – mit dem im Kulturgefäß ohne Produkt (Positivkontrolle) vergleichbar ist, besitzt das Produkt eine antimikrobielle Aktivität, die unter den Prüfbedingungen nicht ausreichend beseitigt werden konnte. Zur Beseitigung der antimikrobiellen Eigenschaften muss die Eignungsprüfung unter geänderten Bedingungen wiederholt werden.

Diese Eignungsprüfung wird durchgeführt,
- wenn die Sterilitätsprüfung mit einem neuen Produkt durchgeführt wird
- wenn eine Änderung der Prüfbedingungen vorliegt.

Die Eignungsprüfung kann gleichzeitig mit der Sterilitätsprüfung des zu prüfenden Produkts durchgeführt werden.

## Durchführung der Prüfung auf Sterilität

Die Prüfung kann unter Verwendung der Membranfilter-Methode oder durch Direktbeschickung der verwendeten Nährmedien mit dem zu prüfenden Produkt vorgenommen werden. Entsprechende negative Kontrollen sind einzubeziehen. Wenn das zu prüfende Produkt dies erlaubt, wird die Membranfilter-Methode angewendet, so bei filtrierbaren, wässrigen Zubereitungen, bei ethanolischen oder öligen Zubereitungen und bei Produkten, die in wasserhaltigen oder öligen Lösungsmitteln löslich beziehungsweise damit mischbar sind, vorausgesetzt, dass diese Lösungsmittel unter den Bedingungen der Prüfung keine antimikrobielle Wirkung besitzen.

**Membranfilter-Methode:** Hierfür sind Membranfilter mit einer nominalen Porengröße von höchstens 0,45 µm, deren Rückhaltevermögen für Mikroorganismen geprüft wurde, geeignet. Für wässrige und ölige Lösungen sowie für Lösungen mit geringem Ethanolgehalt sollten beispielsweise Cellulosenitratfilter und für Lösungen mit hohem Ethanolgehalt Celluloseacetatfilter verwendet werden. Für bestimmte Produkte, zum Beispiel Antibiotika, können speziell aufbereitete Filter notwendig sein.

Das nachfolgend beschriebene Verfahren basiert auf der Verwendung von Filterscheiben mit einem Durchmesser von etwa 50 mm. Werden Filter mit einem davon abweichenden Durchmesser benutzt, so ist das Volumen der Verdünnungsflüssigkeit und der Waschflüssigkeit entsprechend zu ändern. Das Filtriergerät und die Filtermembran sind auf geeignete Weise zu sterilisieren. Weiterhin ist dafür zu sorgen, dass die zu prüfende Lösung unter aseptischen Bedingungen eingebracht und filtriert werden kann. Das gilt auch für die Übertragung der Filtermembran in das entsprechende Kulturgefäß beziehungsweise die Übertragung des Nährmediums direkt in das Filtriergerät für die Inkubation.

*Wässrige Lösungen:* Falls erforderlich wird eine geringe Menge einer geeigneten, sterilen Verdünnungsflüssigkeit, wie eine neutrale Lösung (pH-Wert 7,1 ± 0,2) von Fleisch- oder Caseinpepton (1 g · l$^{-1}$), auf die eingelegte Filtermembran gebracht und filtriert. Die Verdünnungsflüssigkeit kann eine geeignete neutralisierende Substanz und/oder – beispielsweise im Falle von Antibiotika – eine geeignete inaktivierende Substanz enthalten.

Anschließend wird der Gesamtinhalt eines Behältnisses oder der Behältnisse des zu prüfenden Produkts auf eine Membran oder mehrere Membranen überführt. Falls erforderlich wird zuvor mit der ausgewählten, sterilen Verdünnungsflüssigkeit zu dem in der Eignungsprüfung verwendeten Volumen verdünnt, wobei in jedem Fall mindestens die in Tab. 2.6.1-2 vorgeschriebenen Probenmengen zu verwenden sind. Die Flüssigkeit wird sofort filtriert. Falls das zu prüfende Produkt selbst eine antimikrobielle Wirkung besitzt, wird die Filtermembran mindestens 3-mal jeweils mit dem gleichen Volumen der

**Tab. 2.6.1-2: Mindestprobenmengen für jedes Nährmedium**

| Füllmenge je Behältnis | Benötigte Mindestprobenmenge des zu prüfenden Produkts für jedes Nährmedium, außer in begründeten und zugelassenen Fällen |
|---|---|
| *Flüssigkeiten* | |
| < 1 ml | Gesamtinhalt eines Behältnisses |
| 1 bis 40 ml | die Hälfte des Inhalts eines Behältnisses, jedoch mindestens 1 ml |
| > 40 ml, jedoch ≤ 100 ml | 20 ml |
| > 100 ml | 10 Prozent des Inhalts eines Behältnisses, jedoch mindestens 20 ml |
| *Flüssige Zubereitungen, die Antibiotika enthalten* | 1 ml |
| *Unlösliche Zubereitungen, Cremes und Salben, die suspendiert oder emulgiert werden müssen* | Gesamtinhalt eines Behältnisses mit mindestens 200 mg entnehmbarer Masse |
| *Feste Stoffe* | |
| < 50 mg | Gesamtinhalt eines Behältnisses |
| ≥ 50 mg, jedoch < 300 mg | die Hälfte des Inhalts eines Behältnisses, jedoch mindestens 50 mg |
| ≥ 300 mg, jedoch ≤ 5 g | 150 mg |
| > 5 g | 500 mg |
| *Catgut und anderes chirurgisches Nahtmaterial für Tiere* | 3 Proben eines Fadens, jeweils 30 cm lang |

ausgewählten sterilen Verdünnungsflüssigkeit gewaschen, das für die Eignungsprüfung verwendet wird.

Der Waschvorgang darf nicht mehr als 5-mal mit höchstens 100 ml je Filter durchgeführt werden, selbst wenn während der Eignungsprüfung mit diesem Vorgang die antimikrobielle Aktivität nachweislich nicht vollständig beseitigt wurde.

Die Filtermembran wird anschließend als Ganzes in das Nährmedium überführt oder unter aseptischen Bedingungen in 2 gleiche Teile geschnitten und jede Hälfte in eines von 2 geeigneten Nährmedien gebracht. Dabei werden die gleichen Volumen jedes Nährmediums verwendet, die auch bei der Eignungsprüfung verwendet wurden. Alternativ kann auch die Membran in dem Filtriergerät mit dem Nährmedium überschichtet werden. Die Nährmedien werden mindestens 14 Tage lang inkubiert.

*Lösliche Pulver:* Für jedes Nährmedium sind je Kulturgefäß mindestens die in Tab. 2.6.1-2 vorgeschriebenen Mengen des Produkts einzusetzen. Diese werden in einem geeigneten Lösungsmittel, wie dem mit der Zubereitung mitgelieferten Lösungsmittel, mit Wasser zur Injektion, Salzlösung oder einer neutralen Lösung von Fleisch- oder Caseinpepton ($1 \text{ g} \cdot \text{l}^{-1}$), gelöst. Die Prüfung erfolgt nach der unter „Wässrige Lösungen" beschriebenen Methode unter Verwendung einer für das gewählte Lösungsmittel geeigneten Filtermembran.

*Öle und ölige Lösungen:* Für jedes Nährmedium sind je Kulturgefäß mindestens die in Tab. 2.6.1-2 vorgeschriebenen Mengen des Produkts einzusetzen. Öle oder ölige Lösungen mit einer ausreichend geringen Viskosität lassen sich ohne vorherige Verdünnung durch eine trockene Membran filtrieren. Viskose Öle können, falls erforderlich, mit einem geeigneten sterilen Verdünnungsmittel, wie Isopropylmyristat, verdünnt werden, wenn der Nachweis erbracht wurde, dass das Verdünnungsmittel unter den Bedingungen der Prüfung keine antimikrobielle Wirkung besitzt. Hierbei sollte das Öl erst in die Filtermembran eindringen, bevor mit der Filtration durch allmähliches Erhöhen des Drucks oder Vakuums begonnen wird. Die Filtermembran wird anschließend mindestens 3-mal mit je etwa 100 ml einer geeigneten sterilen Flüssigkeit gewaschen, zum Beispiel unter Verwendung einer neutralen Lösung von Fleisch- oder Caseinpepton ($1 \text{ g} \cdot \text{l}^{-1}$). Die sterile Waschflüssigkeit enthält einen geeigneten Emulgator in einer, wie die Eignungsprüfung gezeigt hat, geeigneten Konzentration (zum Beispiel Polysorbat 80 ($10 \text{ g} \cdot \text{l}^{-1}$)). Nach Einlegen der Filtermembran in das Nährmedium oder Überschichten der Membran mit dem Nährmedium im Filtriergerät, wie unter „Wässrige Lösungen" beschrieben, wird bei den gleichen dort genannten Temperaturen und Zeiten inkubiert.

*Salben und Cremes:* Für jedes Nährmedium sind mindestens die in Tab. 2.6.1-2 vorgeschriebenen Mengen des Produkts zu verwenden. Salben auf Fettbasis und Emulsionen des Wasser-in-Öl-Typs lassen sich, wie zuvor beschrieben, mit Isopropylmyristat zu einer 1-prozentigen Lösung verdünnen, falls erforderlich durch Erwärmen auf höchstens 40 °C. In Ausnahmefällen kann die Notwendigkeit bestehen, kurzfristig auf maximal 44 °C zu erwärmen. Nach einer möglichst schnellen Filtration erfolgt das weitere Vorgehen wie unter „Öle und ölige Lösungen" beschrieben.

**Direktbeschickungsmethode:** Von der zu prüfenden Zubereitung werden die in Tab. 2.6.1-2 vorgeschriebenen Mengen direkt in das Nährmedium übertragen, wobei das Volumen der Zubereitung, falls nicht anders vorgeschrieben, höchstens 10 Prozent des Volumens des Nährmediums betragen soll.

Hat das zu prüfende Produkt antimikrobielle Eigenschaften, so ist eine Neutralisation durch Zusatz eines geeigneten Mittels oder durch Verdünnung in einer ausreichenden Menge an Nährmedium vorzunehmen. Muss eine große Menge des zu prüfenden Produkts zugesetzt werden, ist zu empfehlen, mit einem konzentrierten Nährmedium zu arbeiten, wobei die nachfolgende Verdünnung zu berücksichtigen ist. Unter Umständen kann das konzentrierte Nährmedium dem zu prüfenden Produkt in dessen Endbehältnis direkt zugesetzt werden.

Bei *öligen Flüssigkeiten* werden Nährmedien verwendet, denen ein geeigneter Emulgator in einer, wie die Eignungsprüfung gezeigt hat, geeigneten Konzentration zugesetzt wird (zum Beispiel Polysorbat 80 ($10 \text{ g} \cdot \text{l}^{-1}$)).

*Salben und Cremes* werden vorher mit Hilfe des gewählten Emulgators und eines geeigneten sterilen Verdünnungsmittels, wie einer neutralen Lösung von Fleisch- oder Caseinpepton ($1 \text{ g} \cdot \text{l}^{-1}$), auf etwa 1:10 verdünnt. Diese Emulsion wird anschließend in ein emulgatorfreies Nährmedium übertragen.

Die direkt beschickten Nährmedien werden mindestens 14 Tage lang inkubiert. Die Kulturen werden während der Inkubationszeit mehrere Male kontrolliert. Gefäße mit öligen Produkten werden täglich vorsichtig geschüttelt. Bei flüssigem Thioglycolat-Medium zum Nachweis von anaeroben Keimen ist das Schütteln oder Durchmischen auf ein Minimum zu beschränken, um anaerobe Bedingungen aufrechtzuerhalten.

*Catgut und anderes chirurgisches Nahtmaterial im Fadenspender für Tiere:* Für jedes Medium sind mindestens die in Tab. 2.6.1-2 vorgeschriebenen Mengen zu verwenden. Eine noch verschlossene Packung wird unter aseptischen Bedingungen geöffnet und für jedes Nährmedium werden 3 Proben entnommen. Die Prüfung wird an 3 jeweils 30 cm langen Proben durchgeführt, die am Anfang, in der Mitte und am Ende des Fadens entnommen werden. Ganze Fäden aus frisch geöffneten Packungen werden verwendet. Jede Probe wird in das ausgewählte Medium so eingelegt, dass die zu prüfenden Fäden ausreichend mit Nährmedium bedeckt sind (20 bis 150 ml).

## Auswertung

Mehrfach während und nach Abschluss der Inkubationszeit werden die Kulturen auf makroskopisch sichtbares Wachstum von Mikroorganismen überprüft. Falls das zu prüfende Material das Nährmedium trübt, so dass das Vorhandensein oder Nichtvorhandensein eines mikrobiellen Wachstums 14 Tage nach Beginn der Inkubationszeit visuell nur schwer zu bestimmen ist, werden Volumen von mindestens 1 ml Nährmedium in frische Gefäße mit dem gleichen Nährmedium übertragen. Das ursprüngliche Gefäß und das Gefäß mit dem übertragenen Nährmedium werden mindestens 4 Tage lang inkubiert.

Wird kein Wachstum festgestellt, so entspricht das zu prüfende Produkt der Prüfung auf Sterilität. Ist jedoch Wachstum von Mikroorganismen nachweisbar, so genügt das Produkt den Anforderungen nicht, mit der Ausnahme, dass die Ungültigkeit der Prüfung aus Gründen, die nicht mit dem Produkt selbst in Zusammenhang stehen, nachgewiesen wird. Nur wenn eine oder mehrere der folgenden Bedingungen erfüllt sind, kann die Prüfung als ungültig angesehen werden:

a) Die Ergebnisse der mikrobiologischen Überwachung der Sterilitätsprüfungsanlage weisen Fehler nach.
b) Eine Kontrolle der Verfahrensweise der betreffenden Prüfung weist einen Fehler nach.
c) In den Negativkontrollen wird mikrobielles Wachstum nachgewiesen.
d) Nach der Identifizierung der in der Prüfung isolierten Keime wird das Wachstum dieses Keims oder dieser Keime eindeutig Fehlern des bei der Durchführung der Sterilitätsprüfung verwendeten Materials und/oder der angewandten Technik zugeschrieben.

Wenn die Prüfung als ungültig erklärt wurde, wird sie mit derselben Probenanzahl wie bei der ursprünglichen Prüfung wiederholt.

Wird bei der Wiederholungsprüfung kein Wachstum von Mikroorganismen festgestellt, so entspricht das zu prüfende Produkt der Prüfung auf Sterilität. Tritt jedoch bei der Wiederholungsprüfung Wachstum auf, so entspricht das Produkt nicht der Prüfung auf Sterilität.

## Prüfung von Parenteralia, Zubereitungen zur Anwendung am Auge und anderen nicht zur Injektion bestimmten sterilen Zubereitungen

Wird bei der Prüfung mit der Membranfilter-Methode gearbeitet, so ist wenn immer möglich der gesamte Inhalt der Probebehältnisse, jedoch nie weniger als die in Tab. 2.6.1-2 angegebene Menge zu verwenden. Dabei wird die Probemenge, falls erforderlich, mit einer geeigneten, sterilen Verdünnungsflüssigkeit, wie einer neutralen Lösung von Fleisch- oder Caseinpepton ($1 g \cdot l^{-1}$), zu etwa 100 ml verdünnt.

Bei Verwendung der Direktbeschickungsmethode ist, außer in begründeten und zugelassenen Fällen, mit den in Tab. 2.6.1-2 angegebenen Mengen zu arbeiten. Die Prüfungen zum Nachweis einer Bakterien- sowie Pilzkontamination sind unter Verwendung derselben Probe des zu prüfenden Produkts durchzuführen. Reicht die Füllmenge einer einzelnen Probe nicht für diese Prüfungen aus, so sind 2 oder mehr Probebehältnisse für die Beschickung der verschiedenen Nährmedien zu verwenden.

**Tab. 2.6.1-3: Mindestanzahl zu prüfender Einheiten**

| Anzahl der Behältnisse je Charge[*] | Mindestanzahl zu prüfender Einheiten je Nährmedium, außer in begründeten und zugelassenen Fällen[**] |
|---|---|
| *Parenteralia* | |
| ≤ 100 | 10 Prozent der Behältnisse, jedoch mindestens 4 Behältnisse; stets die größere Anzahl |
| > 100, jedoch ≤ 500 | 10 Behältnisse |
| > 500 | 2 Prozent der Behältnisse, jedoch höchstens 20 Behältnisse (bei großvolumigen Parenteralia 10 Behältnisse); stets die kleinere Anzahl |
| *Zubereitungen zur Anwendung am Auge und andere nicht zur Injektion bestimmte Zubereitungen* | |
| ≤ 200 | 5 Prozent der Behältnisse, jedoch mindestens 2 Behältnisse; stets die größere Anzahl |
| > 200 Behältnisse | 10 Behältnisse |
| Wenn das Produkt in Einzeldosisbehältnissen in den Handel gebracht wird, so ist nach dem für Parenteralia angegebenen Schema zu verfahren | |
| *Catgut und anderes chirurgisches Nahtmaterial im Fadenspender für Tiere* | 2 Prozent der Charge, jedoch mindestens 5 Packungen; stets die größere Anzahl, jedoch höchstens 20 Packungen |
| *Feste Stoffe als Bulkprodukte* | |
| ≤ 4 | jedes Behältnis |
| > 4, jedoch ≤ 50 | 20 Prozent der Behältnisse, jedoch mindestens 4 Behältnisse; stets die größere Anzahl |
| > 50 | 2 Prozent der Behältnisse, jedoch mindestens 10 Behältnisse; stets die größere Anzahl |

[*] Falls die Chargengröße nicht bekannt ist, wird die maximale Anzahl Einheiten, die vorgeschrieben ist, verwendet.
[**] Falls der Inhalt eines Behältnisses für die Inokulation beider Nährmedien ausreicht, gibt diese Spalte die benötigte Anzahl Behältnisse für beide Nährmedien gemeinsam an.

## Mindestanzahl zu prüfender Einheiten

Die Mindestanzahl der zu prüfenden Einheiten in Abhängigkeit von der Größe der Charge ist in Tab. 2.6.1-3 angegeben.

*Angaben zur Anwendung der Prüfung auf Sterilität werden im Allgemeinen Kapitel 5.1.9 gegeben.*

6.3/2.06.12.00

# 2.6.12 Mikrobiologische Prüfung nicht steriler Produkte: Zählung der vermehrungsfähigen Mikroorganismen

## 1. Einleitung

Die nachfolgend beschriebenen Prüfungen ermöglichen das quantitative Auszählen mesophiler Bakterien und Pilze, die unter aeroben Bedingungen wachsen.

Die Prüfungen sind in erster Linie dazu bestimmt, festzustellen, ob eine Substanz oder eine Zubereitung hinsichtlich ihrer mikrobiologischen Qualität einer festgelegten Spezifikation entspricht. Zu diesem Zweck sind die nachfolgend aufgeführten Vorschriften einschließlich der einzusetzenden Probenanzahl einzuhalten und die Ergebnisse sind wie nachstehend angegeben auszuwerten.

Die beschriebenen Methoden sind bei Produkten, die lebende Mikroorganismen als wirksame Komponenten enthalten, nicht anwendbar.

Andere mikrobiologische Methoden, insbesondere automatisierte Methoden, können angewendet werden, falls ihre Äquivalenz mit der Arzneibuchmethode nachgewiesen wurde.

## 2. Allgemeine Vorsichtsmaßnahmen

Das Auszählen der gesamten vermehrungsfähigen Keime ist unter Bedingungen durchzuführen, die eine mikrobielle Kontamination des zu prüfenden Produkts durch äußere Einflüsse vermeiden. Die Vorsichtsmaßnahmen, die zu diesem Zweck getroffen werden, dürfen jedoch keinen Einfluss auf die nachzuweisenden Mikroorganismen haben.

Wenn das zu prüfende Produkt antimikrobielle Aktivität aufweist, muss diese so weitgehend wie möglich entfernt oder neutralisiert werden. Falls dafür inaktivierende Substanzen verwendet werden, sind deren Wirksamkeit und Nichttoxizität für die infrage kommenden Mikroorganismen nachzuweisen.

Werden für die Herstellung der Proben oberflächenaktive Substanzen verwendet, müssen deren Nichttoxizität gegenüber den betreffenden Mikroorganismen und deren Kompatibilität mit den inaktivierenden Substanzen nachgewiesen werden.

## 3. Keimzählmethoden

Die Bestimmung der gesamten vermehrungsfähigen, aeroben Keime erfolgt entweder mit der Membranfilter-Methode oder durch Auszählen auf Agarplatten entsprechend der vorgeschriebenen Methode. Die Bestimmung durch Zählen mit Hilfe von Verdünnungsreihen (MPN-Methode) ist im Allgemeinen weniger exakt als die anderen mikrobiellen Zählmethoden, eignet sich jedoch besonders gut für bestimmte Produktgruppen mit einer sehr geringen mikrobiellen Ausgangsbelastung.

Die Methodenauswahl hängt von Faktoren wie der Art des Produkts und der für die Anzahl an Mikroorganismen festgelegten Grenzwerte ab. Mit der gewählten Methode muss die Prüfung an einer Probe ausreichender Größe durchgeführt werden können, damit die Konformität mit den Spezifikationen bewertet werden kann. Die Eignung der gewählten Methode muss nachgewiesen werden.

## 4. Wachstumsfördernde Eigenschaften der Nährmedien und Eignung der Keimzählmethode

### 4-1 Allgemeines

Die Eignung der Prüfung für den Nachweis von Mikroorganismen in Gegenwart des Produkts muss nachgewiesen werden.

Die Anwendbarkeit der Prüfmethode muss jedes Mal neu bestätigt werden, wenn bei der Durchführung der Prüfung oder beim Produkt eine Änderung vorgenommen wird, die sich auf das Ergebnis der Prüfung auswirken kann.

### 4-2 Gewinnung von Referenzstämmen

Eingestellte, stabile Suspensionen von Referenzstämmen werden verwendet oder Suspensionen werden wie nachfolgend angegeben hergestellt. Die Kulturen werden nach einem Saatgutsystem angelegt, wobei vermehrungsfähige Mikroorganismen zur Inokulation nicht mehr als 5 Passagen vom ursprünglichen Mastersaatgut entfernt sein dürfen. Wie in Tab. 2.6.12-1 angegeben, wird jeder Bakterien- und jeder Pilzreferenzstamm getrennt in Kulturen vermehrt.

Natriumchlorid-Pepton-Pufferlösung pH 7,0 oder Phosphat-Pufferlösung pH 7,2 wird zur Herstellung der Referenzsuspensionen von Mikroorganismen verwendet. Um Sporen von *A. niger* zu suspendieren, kann die Pufferlösung mit 0,05 Prozent Polysorbat 80 versetzt werden. Die Suspensionen werden innerhalb von 2 h oder, wenn sie bei 2 bis 8 °C aufbewahrt werden, innerhalb von 24 h verwendet.

Anstatt mit vegetativen Zellen von *A. niger* oder von *B. subtilis* eine frische Suspension herzustellen und anschließend zu verdünnen, kann auch eine stabile Sporen-

2.6.12 Mikrobiol. Prüfung nicht steriler Produkte: Zählung der vermehrungsf. Mikroorganismen

Tab. 2.6.12-1: Zubereitung und Verwendung von Testmikroorganismen

| Mikroorganismus | Zubereitung des Teststamms | Wirksamkeit der Nährmedien | | Anwendbarkeit der Zählmethode in Gegenwart des Produkts | |
|---|---|---|---|---|---|
| | | Gesamtanzahl aerober Keime | Gesamtanzahl an Hefen und Schimmelpilzen | Gesamtanzahl aerober Keime | Gesamtanzahl an Hefen und Schimmelpilzen |
| *Staphylococcus aureus,* zum Beispiel: ATCC 6538 NCIMB 9518 CIP 4.83 NBRC 13276 | Agarmedium mit Casein- und Sojapepton oder flüssiges Nährmedium mit Casein- und Sojapepton 30 bis 35 °C 18 bis 24 h | Agarmedium mit Casein- und Sojapepton oder flüssiges Nährmedium mit Casein- und Sojapepton ≤ 100 KBE 30 bis 35 °C ≤ 3 Tage | | Agarmedium mit Casein- und Sojapepton/MPN: flüssiges Nährmedium mit Casein- und Sojapepton ≤ 100 KBE 30 bis 35 °C ≤ 3 Tage | |
| *Pseudomonas aeruginosa,* zum Beispiel: ATCC 9027 NCIMB 8626 CIP 82.118 NBRC 13275 | Agarmedium mit Casein- und Sojapepton oder flüssiges Nährmedium mit Casein- und Sojapepton 30 bis 35 °C 18 bis 24 h | Agarmedium mit Casein- und Sojapepton oder flüssiges Nährmedium mit Casein- und Sojapepton ≤ 100 KBE 30 bis 35 °C ≤ 3 Tage | | Agarmedium mit Casein- und Sojapepton/MPN: flüssiges Nährmedium mit Casein- und Sojapepton ≤ 100 KBE 30 bis 35 °C ≤ 3 Tage | |
| *Bacillus subtilis,* zum Beispiel: ATCC 6633 NCIMB 8054 CIP 52.62 NBRC 3134 | Agarmedium mit Casein-und Sojapepton oder flüssiges Nährmedium mit Casein- und Sojapepton 30 bis 35 °C 18 bis 24 h | Agarmedium mit Casein- und Sojapepton oder flüssiges Nährmedium mit Casein- und Sojapepton ≤ 100 KBE 30 bis 35 °C ≤ 3 Tage | | Agarmedium mit Casein- und Sojapepton/MPN: flüssiges Nährmedium mit Casein- und Sojapepton ≤ 100 KBE 30 bis 35 °C ≤ 3 Tage | |
| *Candida albicans,* zum Beispiel: ATCC 10231 NCPF 3179 IP 48.72 NBRC 1594 | Sabouraud-Glucose-Agarmedium oder flüssiges Sabouraud-Glucose-Nährmedium 20 bis 25 °C 2 bis 3 Tage | Agarmedium mit Casein- und Sojapepton ≤ 100 KBE 30 bis 35 °C ≤ 5 Tage | Sabouraud-Glucose-Agarmedium ≤ 100 KBE 20 bis 25 °C ≤ 5 Tage | Agarmedium mit Casein- und Sojapepton ≤ 100 KBE 30 bis 35 °C ≤ 5 Tage MPN: nicht anwendbar | Sabouraud-Glucose-Agarmedium ≤ 100 KBE 20 bis 25 °C ≤ 5 Tage |
| *Aspergillus niger,* zum Beispiel: ATCC 16404 IMI 149007 IP 1431.83 NBRC 9455 | Sabouraud-Glucose-Agarmedium oder Agarmedium mit Glucose und Kartoffeln 20 bis 25 °C 5 bis 7 Tage bis zur ausreichenden Sporenbildung | Agarmedium mit Casein- und Sojapepton ≤ 100 KBE 30 bis 35 °C ≤ 5 Tage | Sabouraud-Glucose-Agarmedium ≤ 100 KBE 20 bis 25 °C ≤ 5 Tage | Agarmedium mit Casein- und Sojapepton ≤ 100 KBE 30 bis 35 °C ≤ 5 Tage MPN: nicht anwendbar | Sabouraud-Glucose-Agarmedium ≤ 100 KBE 20 bis 25 °C ≤ 5 Tage |

suspension hergestellt und davon ein geeignetes Volumen zur Inokulation verwendet werden. Diese Sporensuspension kann während einer validierten Zeitspanne zwischen 2 und 8 °C aufbewahrt werden.

## 4-3 Negativkontrollen

Um die Prüfbedingungen zu verifizieren, wird eine Prüfung an einer negativen Kontrolle durchgeführt, bei deren Herstellung die zu prüfende Zubereitung durch das gewählte Verdünnungsmittel ersetzt wurde. Mikrobielles Wachstum darf nicht nachweisbar sein.

## 4-4 Prüfung auf Eignung des Nährmediums

Diese Kontrolle wird bei jeder Charge eines Nährmediums durchgeführt, das in gebrauchsfertiger Form im

Handel erhältlich ist oder aus einem getrockneten Nährmedium beziehungsweise aus den angegebenen Bestandteilen hergestellt wird.

Kleine Mengen des Mediums oder Petrischalen mit einem flüssigen Nährmedium mit Casein- und Sojapepton oder einem Agarmedium mit Casein- und Sojapepton werden mit einer kleinen Anzahl Mikroorganismen (höchstens 100 KBE), die in Tab. 2.6.12-1 aufgeführt sind, inokuliert. Für jeden Mikroorganismus wird jeweils ein eigener Anteil an Nährmedium oder eine Petrischale mit Nährmedium verwendet. In gleicher Weise wird jeweils eine Petrischale mit Sabouraud-Glucose-Agarmedium mit einer geringen Anzahl (höchstens 100 KBE) jedes der in Tab. 2.6.12-1 aufgeführten Mikroorganismen inokuliert. Die Inkubation wird unter den in Tab. 2.6.12-1 spezifizierten Bedingungen durchgeführt.

Für feste Nährmedien darf das Wachstum der Mikroorganismen höchstens um den Faktor 2 von dem für ein Referenzinokulum berechneten Wert abweichen. Für frisch hergestellte Inokula muss das Wachstum der Mikroorganismen mit dem Wachstum auf einem Nährmedium einer zuvor geprüften und zugelassenen Charge vergleichbar sein. Die flüssigen Nährmedien sind geeignet, wenn ein deutlich sichtbares Wachstum von Mikroorganismen zu beobachten ist, das mit dem Wachstum in einem Nährmedium einer zuvor geprüften und zugelassenen Charge vergleichbar ist.

## 4-5 Anwendbarkeit der Keimzählmethode in Gegenwart des Produkts

**4-5-1 Probenvorbereitung:** Die Probenvorbereitung hängt von den physikalischen Eigenschaften des zu prüfenden Produkts ab. Falls sich keine der nachfolgend beschriebenen Vorgehensweisen als zufriedenstellend erweist, muss ein anderes Verfahren entwickelt werden.

*Wasserlösliche Produkte:* Das zu prüfende Produkt wird in Natriumchlorid-Pepton-Pufferlösung pH 7,0, in Phosphat-Pufferlösung pH 7,2 oder in flüssigem Nährmedium mit Casein- und Sojapepton gelöst oder mit diesen Flüssigkeiten verdünnt. Üblicherweise wird eine 1:10-Verdünnung hergestellt. Die Lösung wird, falls erforderlich, auf einen pH-Wert zwischen 6 und 8 eingestellt. Gegebenenfalls werden weitere Verdünnungen mit dem gleichen Verdünnungsmittel hergestellt.

*Nicht fettartige, wasserunlösliche Produkte:* Das zu prüfende Produkt wird in Natriumchlorid-Pepton-Pufferlösung pH 7,0, in Phosphat-Pufferlösung pH 7,2 oder in flüssigem Nährmedium mit Casein- und Sojapepton suspendiert. Üblicherweise wird eine 1:10-Verdünnung der Suspension hergestellt. Eine geeignete, oberflächenaktive Substanz wie Polysorbat 80 (1 g · l$^{-1}$) kann zugesetzt werden, um schwer benetzbare Substanzen leichter suspendieren zu können. Die Suspension wird, falls erforderlich, auf einen pH-Wert zwischen 6 und 8 eingestellt. Gegebenenfalls werden weitere Verdünnungen mit dem gleichen Verdünnungsmittel hergestellt.

*Fettartige Produkte:* Das zu prüfende Produkt wird in sterilfiltriertem Isopropylmyristat gelöst oder mit der eben erforderlichen Menge an sterilem Polysorbat 80 oder einer anderen sterilen, nicht wachstumshemmenden, oberflächenaktiven Substanz gemischt. Die Mischung wird, falls erforderlich, auf höchstens 40 °C, in Ausnahmefällen auf höchstens 45 °C erwärmt. Nach sorgfältigem Mischen wird die Mischung, falls erforderlich, in einem Wasserbad bei der gewünschten Temperatur gehalten. Die erforderliche Menge des ausgewählten, zuvor erwärmten Verdünnungsmittels wird zugesetzt, so dass eine 1:10-Verdünnung des Ausgangsprodukts erhalten wird. Nach sorgfältigem Mischen wird die Mischung gerade so lange bei gleichbleibender Temperatur gehalten, bis sich eine Emulsion gebildet hat. Die nachfolgenden Verdünnungen im Verhältnis 1:10 können mit dem gewählten Verdünnungsmittel, das eine geeignete Menge an sterilem Polysorbat 80 oder einer anderen sterilen, nicht wachstumshemmenden, oberflächenaktiven Substanz enthält, hergestellt werden.

*Flüssige und feste Produkte in Form von Aerosolen:* Das Produkt wird für die nachfolgende Probenahme unter aseptischen Bedingungen in eine Membranfiltereinheit oder in ein steriles Gefäß überführt. Für jedes zu prüfende Behältnis wird der gesamte Inhalt oder bei Dosieraerosolen eine festgelegte Anzahl an Sprühstößen verwendet.

*Transdermale Pflaster:* Die Schutzfolien von Transdermalen Pflastern werden entfernt und die Pflaster mit der Haftschicht nach oben in sterile Petrischalen aus Glas oder Kunststoff gebracht. Die Haftschicht wird mit einem porösen, sterilen Material wie steriler Gaze bedeckt, um zu verhindern, dass die Transdermalen Pflaster aneinander kleben. Die Pflaster werden in ein geeignetes Volumen eines ausgewählten Verdünnungsmittels überführt, das inaktivierende Substanzen wie Polysorbat 80 und/oder Lecithin enthält. Die Pflaster werden mit dem Lösungsmittel mindestens 30 min lang kräftig geschüttelt.

**4-5-2 Inokulation und Verdünnung:** Die wie in Abschnitt 4-5-1 beschrieben vorbereitete Probe und eine Referenzprobe ohne Produkt werden mit einem ausreichenden Volumen der Suspension von Mikroorganismen versetzt, so dass ein Inokulum von höchstens 100 KBE erhalten wird. Das benötigte Volumen der Suspension darf höchstens 1 Volumenprozent, bezogen auf das verdünnte Produkt, betragen.

Um zu zeigen, dass die Wiederfindung an Mikroorganismen annehmbar ist, muss die Prüfung an der Probe durchgeführt werden, die mit dem kleinstmöglichen Verdünnungsfaktor hergestellt wurde. Wenn dies wegen der antimikrobiellen Aktivität oder geringen Löslichkeit des Produkts nicht durchführbar ist, muss ein spezifisches Prüfprotokoll entwickelt werden. Wenn eine durch die Probe verursachte Wachstumshemmung nicht anders verhindert werden kann, muss die Probe vor dem Zusatz der Suspension von Mikroorganismen neutralisiert, verdünnt oder filtriert werden.

**4-5-3 Neutralisation/Elimination der antimikrobiellen Aktivität:** Die Wiederfindung der Mikroorganismen in Gegenwart der aufbereiteten Probe, die wie unter Abschnitt 4-5-2 beschrieben verdünnt und wie unter Abschnitt 4-5-4 beschrieben inkubiert wurde, wird mit der Wiederfindung der Mikroorganismen aus der Referenzzubereitung verglichen.

Im Fall einer Wachstumshemmung (Wiederfindung um mehr als den Faktor 2 vermindert) wird das nachfolgende Keimzählverfahren so modifiziert, dass die Gültigkeit der Ergebnisse sichergestellt ist. Diese Modifikationen können beispielsweise sein:
- ein größeres Volumen an Lösungsmittel oder Nährmedium
- ein Zusatz spezifisch oder allgemein neutralisierender Agenzien zum Verdünnungsmittel
- eine Membranfiltration oder
- eine Kombination der 3 aufgeführten Modifikationen.

*Neutralisierende Agenzien:* Agenzien können verwendet werden, um die Aktivität antimikrobieller Substanzen, welche die Prüfung beeinträchtigen, zu neutralisieren (Tab. 2.6.12-2). Sie können dem gewählten Verdünnungsmittel oder dem Nährmedium vorzugsweise vor der Sterilisation zugesetzt werden. Die Wirksamkeit der zum Neutralisieren verwendeten Agenzien und deren Nichttoxizität gegenüber den Mikroorganismen müssen mit einer Blindprobe, die das neutralisierende Agens, jedoch kein Produkt enthält, nachgewiesen werden.

**Tab. 2.6.12-2: Übliche Agenzien zum Neutralisieren interferierender antimikrobieller Substanzen**

| Interferierende Substanz | Methode zum Neutralisieren |
| --- | --- |
| Glutaraldehyd, Quecksilberverbindungen | Natriumhydrogensulfit (Natriumdisulfit) |
| Phenole, Ethanol, Aldehyde, Sorbat | Verdünnung |
| Aldehyde | Glycin |
| Quaternäre Ammoniumsalze, Parahydroxybenzoate (Parabene), Bis-biguanide | Lecithin |
| Quaternäre Ammoniumsalze, Iod, Parabene | Polysorbat |
| Quecksilberverbindungen | Thioglycolat |
| Quecksilberverbindungen, Halogene, Aldehyde | Thiosulfat |
| EDTA (Edetat) | $Mg^{2+}$- oder $Ca^{2+}$-Ionen |

Wenn keine geeignete Methode zum Neutralisieren gefunden werden kann, ist anzunehmen, dass nach dem Inokulieren keine Mikroorganismen isoliert werden können, weil das Produkt eine mikrobizide Aktivität besitzt. Diese Information zeigt, dass das Produkt durch die betreffende Spezies von Mikroorganismen nicht kontaminiert werden kann. Jedoch ist auch möglich, dass das Produkt nur bestimmte spezifizierte Mikroorganismen hemmt, während andere Mikroorganismen, die nicht zu den Referenzstämmen zählen oder für welche die Referenzstämme nicht repräsentativ sind, nicht gehemmt werden. Die Prüfung sollte deshalb mit der größtmöglichen Verdünnung durchgeführt werden, die noch mikrobielles Wachstum und das Einhalten des spezifischen Akzeptanzkriteriums zulässt.

**4-5-4 Wiederfindung von Mikroorganismen in Gegenwart des Produkts:** Für jeden in der Tabelle genannten Mikroorganismus werden getrennte Prüfungen durchgeführt. Nur die Mikroorganismen des zur Inokulation verwendeten Stamms werden ausgezählt.

*4-5-4-1 Membranfiltration:* Membranfilter mit einer nominalen Porengröße von höchstens 0,45 µm werden verwendet. Das Material des Membranfilters muss so gewählt werden, dass das Rückhaltevermögen für Bakterien nicht durch Bestandteile der Probe beeinträchtigt wird. Für jeden in der Tabelle genannten Mikroorganismus wird ein Membranfilter verwendet.

Auf das Membranfilter wird eine geeignete Menge der gemäß den Abschnitten 4-5-1 bis 4-5-3 aufbereiteten Probe aufgebracht, vorzugsweise eine 1 g entsprechende Menge des Produkts oder eine geringere Menge, wenn angenommen werden kann, dass die Anzahl KBE erhöht sein wird. Die Probe wird sofort filtriert und das Filter mit einem geeigneten Volumen des Verdünnungsmittels nachgewaschen.

Für das Auszählen der Gesamtanzahl aerober Mikroorganismen (TAMC, total aerobic microbial count) wird das Membranfilter auf Agarmedium mit Casein- und Sojapepton überführt. Für das Auszählen der Gesamtanzahl an Hefen und Schimmelpilzen (TYMC, total combined yeasts/moulds count) wird das Membranfilter auf Sabouraud-Glucose-Agarmedium überführt. Die Petrischalen werden, wie in Tab. 2.6.12-1 angegeben, inkubiert und die Kolonien ausgezählt.

*4-5-4-2 Auszählen auf Agarplatten:* Für jedes Nährmedium erfolgt das Auszählen auf Agarplatten im doppelten Ansatz. Der Mittelwert der beiden Ergebnisse wird für die Berechnung verwendet.

*4-5-4-2-1 Plattengussverfahren:* In Petrischalen von 9 cm Durchmesser werden zu jeweils 1 ml der Probe, die wie unter 4-5-1 bis 4-5-3 beschrieben vorbereitet wurde, jeweils 15 bis 20 ml Agarmedium mit Casein- und Sojapepton oder Sabouraud-Glucose-Agarmedium von höchstens 45 °C zugesetzt. In größere Petrischalen wird ein entsprechend größeres Volumen an Agarmedium gegeben. Für jeden Mikroorganismus, der in der Tab. 2.6.12-1 aufgeführt ist, werden mindestens 2 Petrischalen verwendet und wie in Tab. 2.6.12-1 angegeben inkubiert. Mit dem arithmetischen Mittel der je Nährmedium erhaltenen Anzahl Kolonien auf Agarmedium wird die im ursprünglichen Inokulum vorhandene Anzahl KBE berechnet.

*4-5-4-2-2 Ausstrichverfahren:* In Petrischalen von 9 cm Durchmesser werden jeweils 15 bis 20 ml Agarmedium mit Casein- und Sojapepton oder Sabouraud-Glucose-Agarmedium von höchstens 45 °C gegeben. In größere Petrischalen wird ein entsprechend größeres Volumen an Agarmedium gegeben. Nachdem sich der Agar verfestigt hat, werden die Platten in einer Laminarflow-Bank oder in einem Inkubator getrocknet. Für jeden Mikroorganismus, der in der Tab. 2.6.12-1 aufgeführt ist, werden mindestens 2 Petrischalen verwendet. Ein abgemessenes Volumen von mindestens 0,1 ml der wie unter 4-5-1 bis 4-5-3 beschrieben vorbereiteten Probe wird auf der Oberfläche des Agars ausgestrichen. Anschließend werden die Platten inkubiert und wie unter 4-5-4-2-1 angegeben ausgezählt.

*4-5-4-3 Zählung mit Hilfe von Verdünnungsreihen (MPN-Methode):* Die Zählung mit Hilfe von Verdünnungsreihen hat eine geringere Präzision und Richtigkeit als die Membranfilter-Methode oder das Auszählen auf Agarplatten. Insbesondere für das quantitative Bestimmen von Schimmelpilzen ist sie kaum geeignet. Sie ist deshalb dem Auszählen der gesamten aeroben Keime vorbehalten, sofern keine anderen Methoden verfügbar sind. Wenn die Anwendung der Methode gerechtfertigt ist, wird wie folgt vorgegangen: Mindestens eine Reihe von 3 Verdünnungen des Produkts mit dem Faktor 10 wird wie unter 4-5-1 bis 4-5-3 beschrieben angelegt. Von jeder Verdünnungsstufe wird 3-mal je 1 g oder 1 ml in ein Kulturröhrchen mit 9 bis 10 ml flüssigem Medium mit Casein- und Sojapepton gegeben, das, falls erforderlich, eine oberflächenaktive Substanz wie Polysorbat 80 oder ein Agens enthält, das die antimikrobielle Aktivität neutralisiert. Für eine Reihe von 3 Verdünnungen müssen folglich 9 Kulturröhrchen inokuliert werden.

**Tab. 2.6.12-3: Wahrscheinliche Anzahl (MPN) an Mikroorganismen**

| Anzahl Kulturröhrchen, die in jeder Verdünnungsreihe Wachstum aufweisen | | | MPN je Gramm oder Milliliter Produkt | 95%-Vertrauensgrenzen |
|---|---|---|---|---|
| Anzahl Gramm oder Milliliter Produkt je Kulturröhrchen | | | | |
| 0,1 | 0,01 | 0,001 | | |
| 0 | 0 | 0 | < 3 | 0–9,4 |
| 0 | 0 | 1 | 3 | 0,1–9,5 |
| 0 | 1 | 0 | 3 | 0,1–10 |
| 0 | 1 | 1 | 6,1 | 1,2–17 |
| 0 | 2 | 0 | 6,2 | 1,2–17 |
| 0 | 3 | 0 | 9,4 | 3,5–35 |
| 1 | 0 | 0 | 3,6 | 0,2–17 |
| 1 | 0 | 1 | 7,2 | 1,2–17 |
| 1 | 0 | 2 | 11 | 4–35 |
| 1 | 1 | 0 | 7,4 | 1,3–20 |
| 1 | 1 | 1 | 11 | 4–35 |
| 1 | 2 | 0 | 11 | 4–35 |
| 1 | 2 | 1 | 15 | 5–38 |
| 1 | 3 | 0 | 16 | 5–38 |
| 2 | 0 | 0 | 9,2 | 1,5–35 |
| 2 | 0 | 1 | 14 | 4–35 |
| 2 | 0 | 2 | 20 | 5–38 |
| 2 | 1 | 0 | 15 | 4–38 |
| 2 | 1 | 1 | 20 | 5–38 |
| 2 | 1 | 2 | 27 | 9–94 |
| 2 | 2 | 0 | 21 | 5–40 |
| 2 | 2 | 1 | 28 | 9–94 |
| 2 | 2 | 2 | 35 | 9–94 |
| 2 | 3 | 0 | 29 | 9–94 |
| 2 | 3 | 1 | 36 | 9–94 |
| 3 | 0 | 0 | 23 | 5–94 |
| 3 | 0 | 1 | 38 | 9–104 |
| 3 | 0 | 2 | 64 | 16–181 |
| 3 | 1 | 0 | 43 | 9–181 |
| 3 | 1 | 1 | 75 | 17–199 |
| 3 | 1 | 2 | 120 | 30–360 |
| 3 | 1 | 3 | 160 | 30–380 |
| 3 | 2 | 0 | 93 | 18–360 |
| 3 | 2 | 1 | 150 | 30–380 |
| 3 | 2 | 2 | 210 | 30–400 |
| 3 | 2 | 3 | 290 | 90–990 |
| 3 | 3 | 0 | 240 | 40–990 |
| 3 | 3 | 1 | 460 | 90–1980 |
| 3 | 3 | 2 | 1100 | 200–4000 |
| 3 | 3 | 3 | > 1100 | |

Alle Kulturröhrchen werden höchstens 3 Tage lang bei 30 bis 35 °C inkubiert. Wenn sich die Ergebnisse nur mit Schwierigkeiten auswerten lassen oder nicht schlüssig sind, wird eine Subkultur im gleichen flüssigen Medium oder auf Agarmedium mit Casein- und Sojapepton angelegt. Diese Kulturröhrchen werden 1 bis 2 Tage lang bei derselben Temperatur inkubiert und die auf diese Weise erhaltenen Ergebnisse für die Berechnung verwendet. Die wahrscheinlichste Anzahl an Mikroorganismen je Gramm oder Milliliter des zu prüfenden Produkts wird mit Hilfe der Tab. 2.6.12-3 bestimmt.

## 4-6 Ergebnisse und Auswertung

Wird die Anwendbarkeit der Membranfilter-Methode oder das Auszählen auf Agarplatten überprüft, darf die mittlere Anzahl für jeden Referenzmikroorganismus um höchstens den Faktor 2 von dem Wert abweichen, der für eine Referenzlösung ohne Produkt gemäß 4-5-2 erhalten wurde. Bei der Überprüfung der Anwendbarkeit der MPN-Methode muss der auf der Basis des Inokulums berechnete Wert innerhalb der 95%-Vertrauensgrenzen der mit der Referenzlösung erhaltenen Werte liegen.

Wenn diese Kriterien für einen Mikroorganismus oder mehrere Mikroorganismen mit einer der beschriebenen Methoden nicht erfüllt werden können, erfolgt die Prüfung des Produkts mit einer Methode und unter Bedingungen, die zu Ergebnissen führen, die diesen Kriterien am nächsten kommen.

## 5. Kontrolle der Produkte

### 5-1 Probenahme

Falls nichts anderes vorgeschrieben ist, werden 10 g oder 10 ml des zu prüfenden Produkts unter den zuvor angegebenen Vorsichtsmaßnahmen entnommen. Für die Probenahme von festen oder flüssigen Aerosolen werden 10 Behältnisse verwendet. Bei Transdermalen Pflastern werden Proben von 10 Pflastern genommen.

Die Probemenge kann für Wirkstoffe, die unter den nachfolgend aufgeführten Bedingungen in einer Darreichungsform vorliegen, reduziert werden: Wenn die Menge Wirkstoff je Einheit wie Kapsel, Tablette oder Injektionszubereitung höchstens 1 mg beträgt oder wenn bei Zubereitungen in Mehrdosenbehältnissen die Menge je Gramm oder Milliliter weniger als 1 mg beträgt, muss die Probe mindestens einer Menge, die in 10 Einheiten, 10 g beziehungsweise 10 ml des Produkts enthalten ist, entsprechen.

Ist das Produkt ein Wirkstoff, für den die Probemenge begrenzt oder die Chargengröße extrem klein (weniger als 1000 g oder 1000 ml) ist, muss die Menge der Probe mindestens 1 Prozent der Charge betragen, außer wenn eine geringere Menge vorgeschrieben oder begründet und zugelassen ist.

Im Falle von Produkten, bei denen eine Charge aus insgesamt weniger als 200 Einheiten besteht (zum Beispiel Proben für klinische Prüfungen), darf die Probe 2 Einheiten, wenn eine Charge aus weniger als 100 Einheiten besteht, darf die Probe lediglich noch 1 Einheit umfassen.

Die Probenahme erfolgt nach dem Zufallsprinzip vom Produkt als Bulk oder aus den Behältnissen, in die die Zubereitung abgefüllt wird. Um die für eine Probe erforderliche Menge zu erhalten, wird der Inhalt einer genügenden Anzahl an Behältnissen gemischt.

## 5-2 Prüfung des Produkts

**5-2-1 Membranfilter-Methode:** Ein Filtrationsgerät wird verwendet, bei dem das Membranfilter auf das Nährmedium übertragen werden kann. Die Probe wird nach einem Verfahren aufbereitet, dessen Anwendbarkeit wie unter Abschnitt 4 beschrieben nachgewiesen wurde. Die geeignete Menge der Probe wird auf jeweils 2 Membranfilter aufgebracht und sofort filtriert. Die Filter werden nach dem Vorgang gewaschen, der sich als geeignet erwiesen hat.

Ein Membranfilter wird für das Auszählen der Gesamtanzahl aerober Mikroorganismen (TAMC) auf Agarmedium mit Casein- und Sojapepton, das andere Membranfilter für das Auszählen der Gesamtanzahl an Hefen und Schimmelpilzen (TYMC) auf Sabouraud-Glucose-Agarmedium übertragen. Die Petrischale, die Agarmedium mit Casein- und Sojapepton enthält, wird 3 bis 5 Tage lang bei 30 bis 35 °C, die andere Petrischale, die Sabouraud-Glucose-Agarmedium enthält, 5 bis 7 Tage lang bei 20 bis 25 °C inkubiert. Die Anzahl KBE je Gramm oder Milliliter des Produkts wird berechnet.

Bei der Prüfung von Transdermalen Pflastern werden jeweils 10 Prozent des Volumens der unter 4-5-1 beschriebenen Zubereitung auf 2 sterile Membranen aufgebracht und filtriert. Ein Membranfilter wird für das Auszählen der TAMC auf Agarmedium mit Casein- und Sojapepton, das andere Membranfilter für das Auszählen der TYMC auf Sabouraud-Glucose-Agarmedium aufgebracht.

**5-2-2 Auszählen auf Agarplatten**
*5-2-2-1 Plattengussverfahren:* Die Probe wird nach einem Verfahren aufbereitet, dessen Anwendbarkeit wie unter Abschnitt 4 beschrieben nachgewiesen wurde. Je Nährmedium und Verdünnungsstufe werden mindestens 2 Petrischalen verwendet. Die Petrischalen, die Agarmedium mit Casein- und Sojapepton enthalten, werden 3 bis 5 Tage lang bei 30 bis 35 °C, die anderen Petrischalen, die Sabouraud-Glucose-Agarmedium enthalten, 5 bis 7 Tage lang bei 20 bis 25 °C inkubiert. Die Petrischalen, die einer bestimmten Verdünnung und der größten Anzahl an Kolonien unterhalb von 250 entsprechen, werden zum Auszählen der TAMC ausgewählt. Zum Auszählen der TYMC werden die Petrischalen verwendet, die einer bestimmten Verdünnung und der größten Anzahl an Kolonien unterhalb von 50 entsprechen. Das arithmetische Mittel der je Nährmedium gezählten Kolonien wird gebildet und die Anzahl KBE je Gramm oder Milliliter des Produkts berechnet.

*5-2-2-2 Ausstrichverfahren:* Die Probe wird nach einem Verfahren aufbereitet, dessen Anwendbarkeit wie unter Abschnitt 4 beschrieben nachgewiesen wurde. Je Nährmedium und Verdünnungsstufe werden mindestens 2 Petrischalen verwendet. Die Inkubation und die Berechnung der Anzahl an KBE erfolgen wie für das Plattengussverfahren beschrieben.

**5-2-3 Zählung mit Hilfe von Verdünnungsreihen (MPN-Methode):** Die Probe wird nach einem Verfahren, dessen Anwendbarkeit wie unter Abschnitt 4 beschrieben nachgewiesen wurde, aufbereitet und danach verdünnt. Alle Kulturröhrchen werden 3 bis 5 Tage lang bei 30 bis 35 °C inkubiert. Falls erforderlich wird eine Subkultur nach einem Verfahren angelegt, das sich als geeignet erwiesen hat. Für jede Verdünnungsstufe wird die Anzahl der Kulturröhrchen, die mikrobielles Wachstum zeigen, dokumentiert. Die wahrscheinlichste Anzahl an Mikroorganismen je Gramm oder Milliliter des zu prüfenden Produkts nach der MPN-Methode wird mit Hilfe der Tab. 2.6.12-3 bestimmt.

## 5-3 Auswertung der Ergebnisse

Die TAMC wird der Anzahl der KBE gleichgesetzt, die auf einem Agarmedium mit Casein- und Sojapepton erhalten wird. Wenn Pilzkolonien auf diesem Medium nachgewiesen werden, werden sie beim Auszählen der TAMC mitgezählt. Die TYMC wird der Anzahl der KBE gleichgesetzt, die auf einem Sabouraud-Glucose-Agarmedium erhalten werden. Wenn Bakterienkolonien auf diesem Medium nachgewiesen werden, werden sie beim Auszählen der TYMC mitgezählt. Wenn erwartet werden kann, dass die TYMC auf Grund des Bakterienwachstums das Akzeptanzkriterium überschreitet, darf ein Sabouraud-Glucose-Agarmedium mit Antibiotikazusatz verwendet werden. Beim Auszählen nach der MPN-Methode wird der berechnete Wert der TAMC gleichgesetzt.

Wenn ein Akzeptanzkriterium für mikrobiologische Qualität vorgeschrieben wird, muss dies wie folgt interpretiert werden:
- $10^1$ KBE: maximale annehmbare Anzahl = 20
- $10^2$ KBE: maximale annehmbare Anzahl = 200
- $10^3$ KBE: maximale annehmbare Anzahl = 2000

und so weiter

Die empfohlenen Lösungen und Nährmedien werden im Allgemeinen Kapitel 2.6.13 beschrieben.

6.3/2.06.13.00

# 2.6.13 Mikrobiologische Prüfung nicht steriler Produkte: Nachweis spezifizierter Mikroorganismen

## 1. Einleitung

Mit den nachfolgend beschriebenen Prüfungen kann unter vorgegebenen Bedingungen nachgewiesen werden, ob spezifizierte Mikroorganismen nicht oder nur in beschränkter Anzahl vorhanden sind.

Die Prüfungen sind in erster Linie dazu bestimmt, festzustellen, ob eine Substanz oder eine Zubereitung in Bezug auf die mikrobiologische Qualität einer festgelegten Spezifikation entspricht. Zu diesem Zweck sind die nachfolgend aufgeführten Vorschriften einschließlich der Anzahl zu entnehmender Proben einzuhalten und die Ergebnisse sind wie nachfolgend angegeben zu interpretieren.

Andere mikrobiologische Methoden, insbesondere automatisierte Methoden, können angewendet werden, falls ihre Äquivalenz mit der Arzneibuchmethode nachgewiesen wurde.

## 2. Allgemeine Vorkehrungen

Die Proben werden wie in Kapitel 2.6.12 angegeben vorbereitet.

Wenn das zu prüfende Produkt antimikrobielle Aktivität aufweist, muss diese, wie in Kapitel 2.6.12 angegeben, so weitgehend wie möglich entfernt oder neutralisiert werden.

Werden für die Vorbereitung der Proben oberflächenaktive Substanzen verwendet, muss deren Nichttoxizität gegenüber den betreffenden Mikroorganismen und deren Kompatibilität mit den neutralisierenden Substanzen, wie in Kapitel 2.6.12 angegeben, nachgewiesen werden.

## 3. Wachstumsfördernde und wachstumshemmende Eigenschaften der Nährmedien, Eignung der Prüfmethode

Die Eignung der Prüfung für den Nachweis von Mikroorganismen in Gegenwart des Produkts muss nachgewiesen werden. Die Anwendbarkeit der Prüfmethode muss jedes Mal neu bestätigt werden, wenn bei der Durchführung der Prüfung oder beim Produkt eine Änderung vorgenommen wird, die sich auf das Ergebnis der Prüfung auswirken kann.

### 3-1 Gewinnung von Referenzstämmen

Eingestellte, stabile Suspensionen von Referenzstämmen werden verwendet oder Suspensionen werden wie nachfolgend angegeben hergestellt. Die Kulturen werden nach einem Saatgutsystem angelegt, wobei vermehrungsfähige Mikroorganismen zur Inokulation nicht mehr als 5 Passagen vom ursprünglichen Mastersaatgut entfernt sein dürfen.

**3-1-1 Aerobe Mikroorganismen:** Jeder der Referenzbakterienstämme wird einzeln in flüssigem Medium mit Casein- und Sojapepton oder auf Agarmedium mit Casein- und Sojapepton 18 bis 24 h lang bei 30 bis 35 °C vermehrt. Der Referenzstamm von *Candida albicans* wird 2 bis 3 Tage lang auf Sabouraud-Glucose-Agarmedium oder in flüssigem Sabouraud-Glucose-Medium bei 20 bis 25 °C vermehrt.

| | |
|---|---|
| *Staphylococcus aureus* | zum Beispiel ATCC 6538, NCIMB 9518, CIP 4.83, NBRC 13276 |
| *Pseudomonas aeruginosa* | zum Beispiel ATCC 9027, NCIMB 8626, CIP 82.118, NBRC 13275 |
| *Escherichia coli* | zum Beispiel ATCC 8739, NCIMB 8545, CIP 53.126, NBRC 3972 |
| *Salmonella enterica* ssp. *enterica*, Serotyp typhimurium oder | zum Beispiel ATCC 14028 |
| *Salmonella enterica* ssp. *enterica*, Serotyp abony | zum Beispiel NBRC 100797, NCTC 6017, CIP 80.39 |
| *Candida albicans* | zum Beispiel ATCC 10231, NCPF 3179, IP 48.72, NBRC 1594 |

Die Referenzsuspensionen werden mit Natriumchlorid-Pepton-Pufferlösung pH 7,0 oder mit Phosphat-Pufferlösung pH 7,2 hergestellt und innerhalb von 2 h oder, wenn sie zwischen 2 und 8 °C aufbewahrt werden, innerhalb von 24 h verwendet.

**3-1-2 Clostridien:** Ein Stamm von *Clostridium sporogenes,* zum Beispiel ATCC 11437 (NBRC 14293, NCIMB 12343, CIP 100651) oder ATCC 19404 (NCTC 532 oder CIP 79.03) oder NBRC 14293 wird verwendet. Der Clostridienreferenzstamm wird unter anaeroben Bedingungen in Anreicherungsmedium für Clostridien 24 bis 48 h lang bei 30 bis 35 °C vermehrt. Anstatt mit vegetativen Zellen von *C. sporogenes* eine Suspension frisch herzustellen und diese zu verdünnen, kann zur Inokulation auch eine stabile Sporensuspension verwendet werden. Diese Sporensuspension kann während einer validierten Zeitspanne bei 2 bis 8 °C aufbewahrt werden.

### 3-2 Negativkontrolle

Um die Prüfbedingungen zu verifizieren, wird eine Prüfung mit einer negativen Kontrolle durchgeführt, bei deren Herstellung die zu prüfende Zubereitung durch das gewählte Verdünnungsmittel ersetzt wird. Mikrobielles Wachstum darf nicht nachweisbar sein.

### 3-3 Wachstumsfördernde und wachstumshemmende Eigenschaften von Nährmedien

Diese Kontrolle wird bei jeder Charge des Nährmediums durchgeführt, das in verwendungsfertiger Form im Handel erhältlich ist oder aus einem getrockneten Nährmedium beziehungsweise aus den angegebenen Bestandteilen hergestellt wird.

Die erwünschten Eigenschaften (Tab. 2.6.13-1) der relevanten Nährmedien sind zu überprüfen.

## 2.6.13 Mikrobiol. Prüfung nicht steriler Produkte: Nachweis spezifizierter Mikroorganismen

*Überprüfung der wachstumsfördernde Eigenschaften von flüssigen Nährmedien:* Eine Probe des geeigneten Nährmediums wird mit einer kleinen Anzahl (höchstens 100 KBE) des geeigneten Mikroorganismus inokuliert und bei der spezifizierten Temperatur nicht länger als die spezifizierte Mindestdauer inkubiert. Ein deutlich sichtbares Wachstum von Mikroorganismen ist mit dem Wachstum in einer zuvor geprüften und zugelassenen Charge des Nährmediums vergleichbar.

*Überprüfung der wachstumsfördernden Eigenschaften von festen Nährmedien:* Mit dem Ausstrichverfahren wird jede Platte mit einer kleinen Anzahl (höchstens 100 KBE) des geeigneten Mikroorganismus inokuliert und bei der spezifizierten Temperatur und nicht länger als die spezifizierte Mindestdauer inkubiert. Ein deutlich sichtbares Wachstum von Mikroorganismen ist mit dem Wachstum in einer zuvor geprüften und zugelassenen Charge des Nährmediums vergleichbar.

*Überprüfung der wachstumshemmenden Eigenschaften von flüssigen und/oder festen Nährmedien:* Das geeignete Nährmedium wird mit mindestens 100 KBE des geeigneten Mikroorganismus inokuliert und bei der spezifizierten Temperatur und mindestens so lange wie für die Prüfung spezifiziert inkubiert. Mikrobielles Wachstum darf nicht nachweisbar sein.

*Überprüfen der Indikator-Eigenschaften:* Mit dem Ausstrichverfahren wird jede Platte mit einer kleinen Anzahl (höchstens 100 KBE) des geeigneten Mikroorganismus inokuliert und bei der spezifizierten Temperatur und innerhalb einer für die Prüfung spezifizierten Zeitspanne inkubiert. Die Kolonien sind in Bezug auf Aussehen und beobachtete Indikator-Reaktionen mit denen einer zuvor geprüften und zugelassenen Charge des Nährmediums vergleichbar.

### 3-4 Eignung der Prüfmethode

Für jedes zu prüfende Produkt werden die Proben wie im zutreffenden Absatz von Abschnitt 4 beschrieben vorbereitet. Jeder Referenzstamm wird dem vorgeschriebenen Nährmedium unmittelbar beim Mischen zugesetzt. Die Prüfung wird einzeln mit jedem Referenzstamm durchgeführt, wobei eine Anzahl Mikroorganismen, die höchstens 100 KBE in der Zubereitung entspricht, zur Anzucht verwendet wird.

Die Prüfung wird wie im zutreffenden Absatz von Abschnitt 4 beschrieben durchgeführt. Die Inkubation erfolgt während der vorgeschriebenen Mindestdauer.

Das Vorhandensein spezifizierter Mikroorganismen muss mit den in Abschnitt 4 beschriebenen Methoden nachgewiesen werden.

**Tab. 2.6.13-1: Wachstumsfördernde, wachstumshemmende und Bakterien indizierende Eigenschaften von Nährmedien**

| | Medium | Eigenschaften | Referenzmikroorganismen |
|---|---|---|---|
| Nachweis von Gallensalze tolerierenden, gramnegativen Bakterien | Anreicherungsmedium für Enterobakterien nach Mossel | Wachstumsförderung | *E. coli, P. aeruginosa* |
| | | Wachstumshemmung | *S. aureus* |
| | Agarmedium violett-rot mit Galle und Glucose | Wachstumsförderung und Indikator für | *E. coli, P. aeruginosa* |
| Nachweis von *Escherichia coli* | Flüssiges Medium nach MacConkey | Wachstumsförderung | *E. coli* |
| | | Wachstumshemmung | *S. aureus* |
| | Agarmedium nach MacConkey | Wachstumsförderung und Indikator für | *E. coli* |
| Nachweis von Salmonellen | Anreichungsmedium für Salmonellen nach Rappaport-Vassiliadis | Wachstumsförderung | *Salmonella enterica* ssp. *enterica* Serotyp typhimurium oder *Salmonella enterica* ssp. *enterica* Serotyp abony |
| | | Wachstumshemmung | *S. aureus* |
| | Agarmedium mit Xylose, Lysin und Desoxycholat | Wachstumsförderung und Indikator für | *Salmonella enterica* ssp. *enterica* Serotyp typhimurium oder *Salmonella enterica* ssp. *enterica* Serotyp abony |
| | | Indikator für | *E. coli* |
| Nachweis von *Pseudomonas aeruginosa* | Agarmedium mit Cetrimid | Wachstumsförderung | *P. aeruginosa* |
| | | Wachstumshemmung | *E. coli* |
| Nachweis von *Staphylococcus aureus* | Agarmedium mit Mannitol und Salz | Wachstumsförderung und Indikator für | *S. aureus* |
| | | Wachstumshemmung | *E. coli* |
| Nachweis von Clostridien | Anreicherungsmedium für Clostridien | Wachstumsförderung | *C. sporogenes* |
| | Columbia-Agar | Wachstumsförderung | *C. sporogenes* |
| Nachweis von *Candida albicans* | Flüssiges Sabouraud-Glucose-Medium | Wachstumsförderung | *C. albicans* |
| | Sabouraud-Glucose-Agarmedium | Wachstumsförderung und Indikator für | *C. albicans* |

Wenn das Produkt eine antimikrobielle Aktivität aufweist, muss die Prüfung wie in Kapitel 2.6.12 (Abschnitt 4-5-3) angegeben modifiziert werden.

Wenn es unmöglich ist, die antimikrobielle Aktivität eines bestimmten Produkts auf einen zu prüfenden Mikroorganismus zu neutralisieren, darf angenommen werden, dass dieser Mikroorganismus im Produkt nicht mehr vorhanden ist.

## 4. Produktkontrolle

### 4-1 Gallensalze tolerierende, gramnegative Bakterien

**4-1-1 Probenvorbereitung und Vorinkubation:** Wie in Kapitel 2.6.12 beschrieben wird eine Probe vorbereitet, indem mindestens 1 g des zu prüfenden Produkts mit flüssigem Medium mit Casein- und Sojapepton 1:10 verdünnt und gemischt wird. Die Mischung wird ausreichend lange bei 20 bis 25 °C inkubiert, bis die Bakterien wieder voll stoffwechselaktiv sind, jedoch nicht so lange, dass sie sich vermehren (im Allgemeinen 2 h lang, jedoch nicht länger als 5 h).

**4-1-2 Prüfung auf Abwesenheit dieser Bakterien:** Wenn nichts anderes angegeben ist, wird das Anreicherungsmedium für Enterobakterien nach Mossel mit einem Volumen, das 1 g des wie unter Abschnitt 4-1-1 angegeben vorbereiteten Produkts entspricht, gemischt. Die Inkubation erfolgt 24 bis 48 h lang bei 30 bis 35 °C. Eine Subkultur wird auf „Agarmedium violett-rot mit Galle und Glucose" angelegt und die Platte 18 bis 24 h lang bei 30 bis 35 °C inkubiert.

Das Produkt entspricht der Prüfung, wenn kein Wachstum nachgewiesen wird.

**4-1-3 Quantitative Prüfung**

*4-1-3-1 Selektive Anreicherung und Subkultur:* Geeignete Mengen des Anreicherungsmediums für Enterobakterien nach Mossel werden mit der unter Abschnitt 4-1-1 beschriebenen Zubereitung und/oder mit Verdünnungen dieser Zubereitung, die 0,1 g, 0,01 g beziehungsweise 0,001 g (oder 0,1 ml, 0,01 ml beziehungsweise 0,001 ml) des zu prüfenden Produkts enthalten, versetzt. Die Inkubation erfolgt 24 bis 48 h lang bei 30 bis 35 °C.

Subkulturen werden auf „Agarmedium violett-rot mit Galle und Glucose" angelegt und die Platte wird 18 bis 24 h lang bei 30 bis 35 °C inkubiert.

*4-1-3-2 Auswertung:* Wachstum von Kolonien ist als positives Ergebnis zu werten. Die kleinste Menge an Produkt, die ein positives Ergebnis aufweist, und die größte Menge an Produkt, die ein negatives Ergebnis aufweist, werden protokolliert. Die wahrscheinliche Anzahl an Bakterien wird mit Hilfe der Tab. 2.6.13-2 bestimmt.

### 4-2 Escherichia coli

**4-2-1 Probenvorbereitung und Vorinkubation:** Wie in Kapitel 2.6.12 beschrieben wird eine Probe vorbereitet, indem mindestens 1 g des zu prüfenden Produkts 1:10 verdünnt und gemischt wird.

Eine geeignete Menge des flüssigen Mediums mit Casein- und Sojapepton, wie unter Abschnitt 3-4 beschrieben bestimmt, wird mit 10 ml der Probe oder der Menge, die 1 g oder 1 ml des Produkts entspricht, versetzt und gemischt. Die Inkubation erfolgt 18 bis 24 h lang bei 30 bis 35 °C.

**4-2-2 Selektive Anreicherung und Subkultur:** Das Gefäß wird geschüttelt, dann 1 ml des flüssigen Mediums mit Casein- und Sojapepton in 100 ml flüssiges Medium nach MacConkey überführt und 24 bis 48 h lang bei 42 bis 44 °C inkubiert. Eine Subkultur auf Agarmedium nach MacConkey wird angelegt und die Platte wird 18 bis 72 h lang bei 30 bis 35 °C inkubiert.

**4-2-3 Auswertung:** Das Wachstum von Kolonien zeigt das mögliche Vorhandensein von *E. coli* an, das durch Identitätsprüfungen bestätigt werden muss.

Das Produkt entspricht der Prüfung, wenn keine Kolonie zu erkennen ist oder wenn die Prüfungen zur Bestätigung der Identität negativ ausfallen.

### 4-3 Salmonellen

**4-3-1 Probenvorbereitung und Vorinkubation:** Wie in Kapitel 2.6.12 beschrieben wird das zu prüfende Produkt vorbereitet. Eine geeignete Menge des flüssigen Mediums mit Casein- und Sojapepton, bestimmt wie unter Abschnitt 3-4 beschrieben, wird mit einer Menge, die mindestens 10 g oder 10 ml des Produkts entspricht, gemischt. Die Inkubation erfolgt 18 bis 24 h lang bei 30 bis 35 °C.

**4-3-2 Selektive Anreicherung und Subkultur:** 0,1 ml des flüssigen Mediums mit Casein- und Sojapepton werden in 10 ml Anreicherungsmedium für Salmonellen nach Rappaport-Vassiliadis überführt und 18 bis 24 h lang bei 30 bis 35 °C inkubiert. Eine Subkultur auf Agarmedium mit Xylose, Lysin und Desoxycholat wird angelegt und die Platte 18 bis 48 h lang bei 30 bis 35 °C inkubiert.

**Tab. 2.6.13-2: Auswertung der Ergebnisse**

| Ergebnisse mit Produktmengen von | | | Wahrscheinliche Anzahl an Bakterien je Gramm oder Milliliter des Produkts |
|---|---|---|---|
| 0,1 g oder 0,1 ml | 0,01 g oder 0,01 ml | 0,001 g oder 0,001 ml | |
| + | + | + | mehr als $10^3$ |
| + | + | − | weniger als $10^3$ und mehr als $10^2$ |
| + | − | − | weniger als $10^2$ und mehr als 10 |
| − | − | − | weniger als 10 |

## 2.6.13 Mikrobiol. Prüfung nicht steriler Produkte: Nachweis spezifizierter Mikroorganismen

**4-3-3 Auswertung:** Das Wachstum von roten, gut entwickelten Kolonien mit oder ohne schwarzes Zentrum zeigt das mögliche Vorhandensein von Salmonellen an, das durch Identitätsprüfungen bestätigt werden muss.

Das Produkt entspricht der Prüfung, wenn keine Kolonie des zuvor beschriebenen Typs zu erkennen ist oder wenn die Prüfungen zur Bestätigung der Identität negativ ausfallen.

### 4-4 Pseudomonas aeruginosa

**4-4-1 Probenvorbereitung und Vorinkubation:** Wie in Kapitel 2.6.12 beschrieben wird eine Probe vorbereitet, indem mindestens 1 g des zu prüfenden Produkts 1:10 verdünnt und gemischt wird. Eine geeignete Menge des flüssigen Mediums mit Casein- und Sojapepton, bestimmt wie unter Abschnitt 3-4 beschrieben, wird mit 10 ml der Probe oder der Menge, die 1 g oder 1 ml des Produkts entspricht, versetzt und gemischt. Bei der Prüfung von Transdermalen Pflastern wird die Probe wie in Kapitel 2.6.12 (Abschnitt 4-5-1) beschrieben vorbereitet. Das Volumen der Probe, das einem Pflaster entspricht, wird über eine sterile Membran filtriert. Anschließend wird die Membran in 100 ml flüssiges Medium mit Casein- und Sojapepton überführt. Die Inkubation erfolgt 18 bis 24 h lang bei 30 bis 35 °C.

**4-4-2 Selektive Anreicherung und Subkultur:** Eine Subkultur wird auf Agarmedium mit Cetrimid angelegt und die Platte 18 bis 72 h lang bei 30 bis 35 °C inkubiert.

**4-4-3 Auswertung:** Das Wachstum von Kolonien zeigt das mögliche Vorhandensein von *P. aeruginosa* an, das durch Identitätsprüfungen bestätigt werden muss.

Das Produkt entspricht der Prüfung, wenn keine Kolonie zu erkennen ist oder wenn die Prüfungen zur Bestätigung der Identität negativ ausfallen.

### 4-5 Staphylococcus aureus

**4-5-1 Probenvorbereitung und Vorinkubation:** Wie in Kapitel 2.6.12 beschrieben wird eine Probe vorbereitet, indem mindestens 1 g des zu prüfenden Produkts 1:10 verdünnt und gemischt wird. Eine geeignete Menge des flüssigen Mediums mit Casein- und Sojapepton, bestimmt wie unter Abschnitt 3-4 beschrieben, wird mit 10 ml der Probe oder der Menge, die 1 g oder 1 ml des Produkts entspricht, versetzt und gemischt. Bei der Prüfung von Transdermalen Pflastern wird die Probe wie in Kapitel 2.6.12 (Abschnitt 4-5-1) beschrieben vorbereitet. Das Volumen der Probe, das einem Pflaster entspricht, wird über eine sterile Membran filtriert. Anschließend wird die Membran in 100 ml flüssiges Medium mit Casein- und Sojapepton überführt. Die Inkubation erfolgt 18 bis 24 h lang bei 30 bis 35 °C.

**4-5-2 Selektive Anreicherung und Subkultur:** Eine Subkultur wird auf Agarmedium mit Mannitol und Salz angelegt und die Platte 18 bis 72 h lang bei 30 bis 35 °C inkubiert.

**4-5-3 Auswertung:** Das Wachstum von gelben oder weißen Kolonien, die von einer gelben Zone umgeben sind, zeigt das mögliche Vorhandensein von *S. aureus* an, das durch Identitätsprüfungen bestätigt werden muss.

Das Produkt entspricht der Prüfung, wenn keine Kolonie des zuvor beschriebenen Typs zu erkennen ist oder wenn die Prüfungen zur Bestätigung der Identität negativ ausfallen.

### 4-6 Clostridien

**4-6-1 Probenvorbereitung und Hitzebehandlung:** Wie in Kapitel 2.6.12 beschrieben wird eine Probe vorbereitet. 2 gleiche Anteile der Probe, die mindestens je 1 g oder 1 ml des Produkts entsprechen, werden entnommen. Ein Anteil wird 10 min lang bei 80 °C erhitzt und anschließend rasch abgekühlt. Der andere Anteil wird nicht erhitzt.

**4-6-2 Selektive Anreicherung und Subkultur:** 10 ml jedes homogenisierten Anteils werden in je ein Gefäß von 38 × 200 mm oder in andere geeignete Gefäße überführt, die 100 ml Anreicherungsmedium für Clostridien enthalten. Die Inkubation erfolgt unter anaeroben Bedingungen 48 h lang bei 30 bis 35 °C. Nach der Inkubation wird je eine Subkultur auf Columbia-Agar angelegt. Die Inkubation erfolgt unter anaeroben Bedingungen 48 h lang bei 30 bis 35 °C.

**4-6-3 Auswertung:** Das anaerobe Wachstum von Stäbchen (mit oder ohne Endosporen), bei denen die Katalasereaktion negativ ausfällt, zeigt das Vorhandensein von Clostridien an.

Das Produkt entspricht der Prüfung, wenn unter anaeroben Bedingungen auf Columbia-Agar kein mikrobielles Wachstum nachweisbar ist oder wenn die Katalasereaktion positiv ausfällt.

### 4-7 Candida albicans

**4-7-1 Probenvorbereitung und Vorinkubation:** Wie in Kapitel 2.6.12 beschrieben wird eine Probe vorbereitet. 100 ml flüssiges Sabouraud-Glucose-Medium werden mit 10 ml Probe oder der Menge, die 1 g oder 1 ml des Produkts entspricht, gemischt. Nach dem Mischen erfolgt die Inkubation 3 bis 5 Tage lang bei 30 bis 35 °C.

**4-7-2 Selektive Anreicherung und Subkultur:** Eine Subkultur wird auf Sabouraud-Glucose-Agarmedium angelegt und 24 bis 48 h lang bei 30 bis 35 °C inkubiert.

**4-7-3 Auswertung:** Das Wachstum von weißen Kolonien zeigt das mögliche Vorhandensein von *C. albicans* an, das durch Identitätsprüfungen bestätigt werden muss.

Das Produkt entspricht der Prüfung, wenn eine Kolonie des zuvor beschriebenen Typs nicht nachweisbar ist oder wenn die Prüfungen zur Bestätigung der Identität negativ ausfallen.

*Der folgende Text dient zur Information.*

## 5. Empfohlene Lösungen und Nährmedien

Folgende flüssige und feste Nährmedien sind als zufriedenstellend beurteilt worden, um die im Arzneibuch vorgeschriebenen Grenzprüfungen auf mikrobielle Verunreinigung durchzuführen. Andere Nährmedien können verwendet werden, wenn sie sowohl gleichwertige wachstumsfördernde als auch wachstumshemmende Eigenschaften aufweisen.

*Puffer-Stammlösung:* 34 g Kaliumdihydrogenphosphat werden in einem 1000-ml-Messkolben in 500 ml gereinigtem Wasser gelöst. Die Lösung wird mit Natriumhydroxid-Lösung auf einen pH-Wert von 7,2 ± 0,2 eingestellt, mit gereinigtem Wasser zu 1000,0 ml verdünnt und gemischt. Diese Lösung wird in Behältnisse verteilt, sterilisiert und bei 2 bis 8 °C aufbewahrt.

*Phosphat-Pufferlösung pH 7,2:* Ein Volumteil Puffer-Stammlösung und 800 Volumteile gereinigtes Wasser werden gemischt und sterilisiert.

### Natriumchlorid-Pepton-Pufferlösung pH 7,0

| | | |
|---|---|---|
| Kaliumdihydrogenphosphat | 3,6 g | [1] |
| Natriummonohydrogenphosphat-Dihydrat | 7,2 g | [1] |
| Natriumchlorid | 4,3 g | |
| Fleisch- oder Caseinpepton | 1,0 g | |
| Gereinigtes Wasser | 1000 ml | |

[1] entspricht 0,067 mol · l$^{-1}$ Gesamt-Phosphat

Die Lösung wird nach einem validierten Verfahren im Autoklaven sterilisiert.

### Flüssiges Medium mit Casein- und Sojapepton

| | |
|---|---|
| Caseinpepton (Pankreashydrolysat) | 17,0 g |
| Sojapepton (Papainhydrolysat) | 3,0 g |
| Natriumchlorid | 5,0 g |
| Kaliummonohydrogenphosphat | 2,5 g |
| Glucose-Monohydrat | 2,5 g |
| Gereinigtes Wasser | 1000 ml |

Der pH-Wert wird so eingestellt, dass er nach der Sterilisation im Autoklaven 7,3 ± 0,2 bei 25 °C beträgt. Die Lösung wird nach einem validierten Verfahren sterilisiert.

### Agarmedium mit Casein- und Sojapepton

| | |
|---|---|
| Caseinpepton (Pankreashydrolysat) | 15,0 g |
| Sojapepton (Papainhydrolysat) | 5,0 g |
| Natriumchlorid | 5,0 g |
| Agar | 15,0 g |
| Gereinigtes Wasser | 1000 ml |

Der pH-Wert wird so eingestellt, dass er nach der Sterilisation im Autoklaven 7,3 ± 0,2 bei 25 °C beträgt. Die Lösung wird nach einem validierten Verfahren sterilisiert.

### Sabouraud-Glucose-Agarmedium

| | |
|---|---|
| Glucose | 40,0 g |
| Mischung von Caseinpepton (Pankreashydrolysat) und Fleischpepton (Pepsinhydrolysat) (1:1) | 10,0 g |
| Agar | 15,0 g |
| Gereinigtes Wasser | 1000 ml |

Der pH-Wert wird so eingestellt, dass er nach der Sterilisation im Autoklaven 5,6 ± 0,2 bei 25 °C beträgt. Die Lösung wird nach einem validierten Verfahren sterilisiert.

### Agarmedium mit Glucose und Kartoffeln

| | |
|---|---|
| Kartoffelinfus | 200 g |
| Glucose | 20,0 g |
| Agar | 15,0 g |
| Gereinigtes Wasser | 1000 ml |

Der pH-Wert wird so eingestellt, dass er nach der Sterilisation im Autoklaven 5,6 ± 0,2 bei 25 °C beträgt. Die Lösung wird nach einem validierten Verfahren sterilisiert.

### Flüssiges Sabouraud-Glucose-Medium

| | |
|---|---|
| Glucose | 20,0 g |
| Mischung von Caseinpepton (Pankreashydrolysat) und Fleischpepton (Pepsinhydrolysat) (1:1) | 10,0 g |
| Gereinigtes Wasser | 1000 ml |

Der pH-Wert wird so eingestellt, dass er nach der Sterilisation im Autoklaven 5,6 ± 0,2 bei 25 °C beträgt. Die Lösung wird nach einem validierten Verfahren sterilisiert.

### Anreicherungsmedium für Enterobakterien nach Mossel

| | |
|---|---|
| Pankreashydrolysat aus Gelatine | 10,0 g |
| Glucose-Monohydrat | 5,0 g |
| Entwässerte Rindergalle | 20,0 g |
| Kaliumdihydrogenphosphat | 2,0 g |
| Natriummonohydrogenphosphat-Dihydrat | 8,0 g |
| Brillantgrün | 15 mg |
| Gereinigtes Wasser | 1000 ml |

Der pH-Wert wird so eingestellt, dass er nach dem Erhitzen 7,2 ± 0,2 bei 25 °C beträgt. Die Lösung wird 30 min lang bei 100 °C erhitzt und sofort abgekühlt.

## Agarmedium violett-rot mit Galle und Glucose

| | | |
|---|---:|---|
| Hefeextrakt | 3,0 | g |
| Pankreashydrolysat aus Gelatine | 7,0 | g |
| Cholate | 1,5 | g |
| Natriumchlorid | 5,0 | g |
| Glucose-Monohydrat | 10,0 | g |
| Agar | 15,0 | g |
| Neutralrot | 30 | mg |
| Kristallviolett | 2 | mg |
| Gereinigtes Wasser | 1000 | ml |

Der pH-Wert wird so eingestellt, dass er nach dem Erhitzen 7,4 ± 0,2 bei 25 °C beträgt. Die Lösung wird bis zum Sieden erhitzt. Das Erhitzen darf nicht im Autoklaven erfolgen.

## Flüssiges Medium nach MacConkey

| | | |
|---|---:|---|
| Pankreashydrolysat aus Gelatine | 20,0 | g |
| Lactose-Monohydrat | 10,0 | g |
| Entwässerte Rindergalle | 5,0 | g |
| Bromcresolpurpur | 10 | mg |
| Gereinigtes Wasser | 1000 | ml |

Der pH-Wert wird so eingestellt, dass er nach der Sterilisation im Autoklaven 7,3 ± 0,2 bei 25 °C beträgt. Die Lösung wird nach einem validierten Verfahren sterilisiert.

## Agarmedium nach MacConkey

| | | |
|---|---:|---|
| Pankreashydrolysat aus Gelatine | 17,0 | g |
| Fleisch- und Caseinpepton | 3,0 | g |
| Lactose-Monohydrat | 10,0 | g |
| Natriumchlorid | 5,0 | g |
| Cholate | 1,5 | g |
| Agar | 13,5 | g |
| Neutralrot | 30,0 | mg |
| Kristallviolett | 1 | mg |
| Gereinigtes Wasser | 1000 | ml |

Der pH-Wert wird so eingestellt, dass er nach der Sterilisation im Autoklaven 7,1 ± 0,2 bei 25 °C beträgt. Die Lösung wird unter ständigem Umschwenken 1 min lang zum Sieden erhitzt und anschließend nach einem validierten Verfahren im Autoklaven sterilisiert.

## Anreicherungsmedium für Salmonellen nach Rappaport-Vassiliadis

| | | |
|---|---:|---|
| Sojapepton | 4,5 | g |
| Magnesiumchlorid-Hexahydrat | 29,0 | g |
| Natriumchlorid | 8,0 | g |
| Kaliummonohydrogenphosphat | 0,4 | g |
| Kaliumdihydrogenphosphat | 0,6 | g |
| Malachitgrün | 0,036 | g |
| Gereinigtes Wasser | 1000 | ml |

Die Bestandteile des Mediums werden unter Erwärmen gelöst. Die Lösung wird anschließend nach einem validierten Verfahren im Autoklaven bei höchstens 115 °C sterilisiert. Nach dem Erwärmen und der Sterilisation muss der pH-Wert 5,2 ± 0,2 bei 25 °C betragen.

## Agarmedium mit Xylose, Lysin und Desoxycholat

| | | |
|---|---:|---|
| Xylose | 3,5 | g |
| L-Lysin | 5,0 | g |
| Lactose-Monohydrat | 7,5 | g |
| Saccharose | 7,5 | g |
| Natriumchlorid | 5,0 | g |
| Hefeextrakt | 3,0 | g |
| Phenolrot | 80 | mg |
| Agar | 13,5 | g |
| Natriumdesoxycholat | 2,5 | g |
| Natriumthiosulfat | 6,8 | g |
| Ammoniumeisen(III)-citrat | 0,8 | g |
| Gereinigtes Wasser | 1000 | ml |

Der pH-Wert wird so eingestellt, dass er nach dem Erhitzen 7,4 ± 0,2 bei 25 °C beträgt. Die Lösung wird bis zum Sieden erhitzt und nach dem Abkühlen auf 50 °C in Petrischalen verteilt. Sie darf nicht im Autoklaven erhitzt werden.

## Agarmedium mit Cetrimid

| | | |
|---|---:|---|
| Pankreashydrolysat aus Gelatine | 20,0 | g |
| Magnesiumchlorid | 1,4 | g |
| Kaliumsulfat | 10,0 | g |
| Cetrimid | 0,3 | g |
| Agar | 13,6 | g |
| Gereinigtes Wasser | 1000 | ml |
| Glycerol | 10,0 | ml |

Die Mischung wird unter Umschütteln 1 min lang zum Sieden erhitzt. Der pH-Wert wird so eingestellt, dass er nach der Sterilisation im Autoklaven 7,2 ± 0,2 bei 25 °C beträgt. Die Lösung wird nach einem validierten Verfahren sterilisiert.

## Agarmedium mit Mannitol und Salz

| | | |
|---|---:|---|
| Caseinpepton aus Pankreas | 5,0 | g |
| Pepsinpepton aus Tiergewebe | 5,0 | g |
| Rindfleischextrakt | 1,0 | g |
| D-Mannitol | 10,0 | g |
| Natriumchlorid | 75,0 | g |
| Agar | 15,0 | g |
| Phenolrot | 0,025 | g |
| Gereinigtes Wasser | 1000 | ml |

Die Mischung wird unter Umschütteln 1 min lang zum Sieden erhitzt. Der pH-Wert wird so eingestellt, dass er nach der Sterilisation im Autoklaven 7,4 ± 0,2 bei 25 °C beträgt. Die Lösung wird nach einem validierten Verfahren sterilisiert.

## Anreicherungsmedium für Clostridien

| | |
|---|---:|
| Rindfleischextrakt | 10,0 g |
| Pepton | 10,0 g |
| Hefeextrakt | 3,0 g |
| Lösliche Stärke | 1,0 g |
| Glucose-Monohydrat | 5,0 g |
| Cysteinhydrochlorid | 0,5 g |
| Natriumchlorid | 5,0 g |
| Natriumacetat | 3,0 g |
| Agar | 0,5 g |
| Gereinigtes Wasser | 1000 ml |

Der Agar wird quellen gelassen und unter ständigem Rühren und Erhitzen zum Sieden gelöst. Falls erforderlich wird der pH-Wert so eingestellt, dass er nach der Sterilisation im Autoklaven 6,8 ± 0,2 bei 25 °C beträgt. Die Lösung wird nach einem validierten Verfahren sterilisiert.

## Columbia-Agar

| | |
|---|---:|
| Caseinpepton (Pankreashydrolysat) | 10,0 g |
| Fleischpepton (Pepsinhydrolysat) | 5,0 g |
| Herzpepton (Pankreashydrolysat) | 3,0 g |
| Hefeextrakt | 5,0 g |
| Maisstärke | 1,0 g |
| Natriumchlorid | 5,0 g |
| Agar, je nach Gelierfähigkeit | 10,0 bis 15,0 g |
| Gereinigtes Wasser | 1000 ml |

Der Agar wird quellen gelassen und unter ständigem Rühren und Erhitzen zum Sieden gelöst. Falls erforderlich wird der pH-Wert so eingestellt, dass er nach der Sterilisation im Autoklaven 7,3 ± 0,2 bei 25 °C beträgt. Die Lösung wird nach einem validierten Verfahren sterilisiert. Nach dem Erkalten auf 45 bis 50 °C wird falls erforderlich Gentamicinsulfat entsprechend einer Menge von 20 mg Gentamicin-Base zugesetzt und das Agarmedium in Petrischalen verteilt.

# 2.7 Biologische Wertbestimmungsmethoden

2.7.2　Mikrobiologische Wertbestimmung
　　　　von Antibiotika .................... 5229

**6.3/2.07.02.00**

# 2.7.2 Mikrobiologische Wertbestimmung von Antibiotika

Die mikrobiologische Wertbestimmung von Antibiotika beruht auf einem Vergleich der Wachstumshemmung bei empfindlichen Mikroorganismen durch bestimmte Konzentrationen des Antibiotikums mit derjenigen, die durch bekannte Konzentrationen einer Standardsubstanz hervorgerufen wird.

Die bei solchen Wertbestimmungen verwendeten Standardsubstanzen sind Substanzen mit genau festgelegter Aktivität, bestimmt mit dem entsprechenden Internationalen Standard oder der Internationalen Standardzubereitung.

Die Wertbestimmung muss so angelegt sein, dass sie eine Überprüfung der Gültigkeit des mathematischen Modells erlaubt, auf dem der Aktivitätsvergleich beruht. Wird das Parallelenmodell gewählt, so müssen sich die Beziehungen zwischen dem Logarithmus der Dosis und der Wirkung im Bereich der für die Berechnung zu Grunde gelegten Dosen durch eine Gerade darstellen lassen (linear). Weiterhin müssen die beiden Geraden für die log(Dosis)-Wirkung (oder transformierte Wirkung) für die Substanz und die Standardsubstanz parallel verlaufen. Diese Bedingungen müssen durch Gültigkeitsprüfungen für eine gegebene Wahrscheinlichkeit, gewöhnlich $P = 0,05$, sichergestellt werden. Andere mathematische Modelle, wie das Steigungsverhältnismodell, können verwendet werden, wenn der entsprechende Gültigkeitsbeweis erbracht wurde.

Falls in der Monographie nichts anderes angegeben ist, betragen die Vertrauensgrenzen ($P = 0,95$) der Wertbestimmung mindestens 95 und höchstens 105 Prozent der ermittelten Wirksamkeit.

Die Wertbestimmung kann nach der Methode A oder B durchgeführt werden.

## A. Diffusionsmethode

Ein für die Bestimmung geeignetes Nährmedium wird verflüssigt und bei einer für vegetative Formen von Bakterien günstigen Temperatur, wie 48 bis 50 °C, mit einer bestimmten Menge der Suspension eines gegen das Antibiotikum empfindlichen Mikroorganismus so inokuliert, dass bei den für das jeweilige Antibiotikum verwendeten Konzentrationen klar umrissene Hemmzonen mit einem geeigneten Durchmesser auftreten. Das beimpfte Medium wird sofort in der erforderlichen Menge in Petrischalen oder große rechteckige Schalen ausgegossen, so dass eine gleichmäßig dicke Schicht zwischen 2 und 5 mm erhalten wird. Alternativ kann das Medium auch aus 2 Schichten bestehen, wobei jedoch lediglich die obere Schicht inokuliert ist.

Die fertigen Schalen sind so aufzubewahren, dass vor der weiteren Beschickung weder ein signifikantes Wachstum noch eine Abtötung der verwendeten Mikroorganismen erfolgt und die Geloberfläche trocken bleibt.

Unter Verwendung des in der Tab. 2.7.2-1 angegebenen Lösungsmittels und der Pufferlösung werden von der Standardsubstanz genau definierte Verdünnungen sowie von dem Antibiotikum entsprechende, also nach der angenommenen Aktivität etwa in dem gleichen Konzentrationsbereich liegende Verdünnungen hergestellt. Diese Lösungen werden zum Beispiel unter Benutzung geeigneter steriler Zylinder aus Porzellan, rostfreiem Stahl oder einem anderen hierfür geeigneten Material oder unter Verwendung von in das Nährmedium eingestanzten Löchern in die Schalen eingefüllt. Jeder Zylinder oder jedes Loch ist mit demselben Volumen Referenz- oder Prüflösung zu beschicken. Alternativ können auch geeignete sterile, saugfähige Papierblättchen benutzt werden, die nach Imprägnieren mit der Referenz- oder Prüflösung des Antibiotikums auf die Oberfläche des Nährmediums aufgelegt werden.

Um die Gültigkeit der Wertbestimmung überprüfen zu können, werden mindestens 3 verschiedene Konzentrationen der Standardsubstanz sowie 3 der voraussichtlich entsprechenden Konzentrationen der Substanz benutzt. Die Dosen sollten so gewählt werden, dass sie einer geometrischen Reihe folgen. Bei Routineprüfungen kann eine Zweipunktmethode als ausreichend angesehen werden, wenn die Linearität des Systems in einer angemessenen Anzahl von Prüfungen mit der Dreipunktmethode verglichen wurde und die zuständige Behörde dem zustimmt. In allen Zweifelsfällen ist jedoch die beschriebene Dreipunktmethode anzuwenden. Bei Verwendung von großen Petrischalen oder rechteckigen Schalen sind die Lösungen nach einer statistisch günstigen Anordnung auf jeder Schale zu verteilen. Werden kleine Petrischalen benutzt, auf denen höchstens 6 Lösungen aufgetragen werden können, so sollten die Prüflösungen und Referenzlösungen alternierend verteilt werden, so dass sich die Lösungen mit hohen Konzentrationen nicht beeinträchtigen.

Die Schalen werden bei einer geeigneten Temperatur etwa 18 h lang inkubiert. Um die Zeitdifferenz bei der Beschickung der Schalen mit den einzelnen Prüflösungen weitgehend auszuschalten und um die Steigung der Regressionsgeraden gut bestimmen zu können, kann eine Vordiffusionszeit von gewöhnlich 1 bis 4 h bei Raumtemperatur oder bei 4 °C eingeschoben werden.

Die Hemmzonendurchmesser sind mit einer Genauigkeit von mindestens 0,1 mm zu erfassen. Bei Ermittlung der Hemmzonenfläche ist eine entsprechende Genauigkeit erforderlich. Die Auswertung erfolgt unter Anwendung üblicher statistischer Methoden.

Die Anzahl der je Dosis bei jeder Wertbestimmung durchgeführten Messungen muss ausreichend sein, um die vorgeschriebene Genauigkeit zu erzielen. Gegebenenfalls kann die Bestimmung wiederholt werden, um durch statistische Kombination der Ergebnisse die geforderte Genauigkeit zu erreichen und sicherzustellen, dass die Wirksamkeit des Antibiotikums der geforderten Mindestwirksamkeit entspricht.

2.7.2 Mikrobiologische Wertbestimmung von Antibiotika

**Tab. 2.7.2-1: Diffusionsmethode**

| Antibiotikum | Standard-substanz | Lösungsmittel (Stammlösung) | pH-Wert der Puffer-lösung | Mikroorganismen | Medium und pH-Endwert (± 0,1 Einheiten) | Bebrü-tungs-tempera-tur (°C) |
|---|---|---|---|---|---|---|
| Amphotericin B | Amphotericin B CRS | Dimethyl-sulfoxid R | pH 10,5 (0,2 mol·l$^{-1}$) | Saccharomyces cerevisiae ATCC 9763   IP 1432-83 | F – pH 6,1 | 35 – 37 |
| Bacitracin-Zink | Bacitracin-Zink CRS | Salzsäure (0,01 mol·l$^{-1}$) | pH 7,0 (0,05 mol·l$^{-1}$) | Micrococcus luteus NCTC 7743   CIP 53.160 ATCC 10240 | A – pH 7,0 | 35 – 39 |
| Bleomycinsulfat | Bleomycinsulfat CRS | Wasser R | pH 6,8 (0,1 mol·l$^{-1}$) | Mycobacterium smegmatis ATCC 607 | G – pH 7,0 | 35 – 37 |
| Colistimethat-Natrium | Colistimethat-Natrium CRS | Wasser R | pH 6,0 (0,05 mol·l$^{-1}$) | Bordetella bronchiseptica NCTC 8344   CIP 53.157 ATCC 4617 Escherichia coli NCIMB 8879   CIP 54.127 ATCC 10536 | B – pH 7,3 | 35 – 39 |
| Framycetinsulfat | Framycetinsulfat CRS | Wasser R | pH 8,0 (0,05 mol·l$^{-1}$) | Bacillus subtilis NCTC 10400   CIP 52.62 ATCC 6633 | E – pH 7,9 | 30 – 37 |
| | | | | Bacillus pumilus NCTC 8241   CIP 76.18 | E – pH 7,9 | 30 – 37 |
| Gentamicinsulfat | Gentamicinsulfat CRS | Wasser R | pH 8,0 (0,05 mol·l$^{-1}$) | Bacillus pumilus NCTC 8241   CIP 76.18 | A – pH 7,9 | 35 – 39 |
| | | | | Staphylococcus epidermidis NCIMB 8853   CIP 68.21 ATCC 12228 | A – pH 7,9 | 35 – 39 |
| Josamycin Josamycin-propionat | Josamycin CRS Josamycin-propionat CRS | Methanol R (siehe Monographien) | pH 5,6 | Bacillus subtilis NCTC 10400   CIP 52.62 ATCC 6633 | A – pH 6,6 | 35 – 37 |
| Kanamycin-monosulfat Saures Kana-mycinsulfat | Kanamycin-monosulfat CRS | Wasser R | pH 8,0 (0,05 mol·l$^{-1}$) | Bacillus subtilis NCTC 10400   CIP 52.62 ATCC 6633 | A – pH 7,9 | 30 – 37 |
| | | | | Staphylococcus aureus NCTC 7447   CIP 53.156 ATCC 6538 P | A – pH 7,9 | 35 – 39 |
| Neomycinsulfat | Neomycinsulfat zur mikrobio-logischen Wert-bestimmung CRS | Wasser R | pH 8,0 (0,05 mol·l$^{-1}$) | Bacillus pumilus NCTC 8241   CIP 76.18 | E – pH 7,9 | 30 – 37 |
| | | | | Bacillus subtilis NCTC 10400   CIP 52.62 ATCC 6633 | E – pH 7,9 | 30 – 37 |
| Netilmicinsulfat | Netilmicinsulfat CRS | Wasser R | pH 8,0 ± 0,1 | Staphylococcus aureus ATCC 6538 P CIP 53.156 | A – pH 7,9 | 32 – 35 |
| Nystatin | Nystatin CRS | Dimethylform-amid R | pH 6,0 (0,05 mol·l$^{-1}$) enthält 5% (V/V) Dimethyl-formamid R | Candida tropicalis NCYC 1393 CIP 1433-83 | F – pH 6,0 | 30 – 37 |
| | | | | Saccharomyces cerevisiae NCYC 87   CIP 1432-83 ATCC 9763 | F – pH 6,0 | 30 – 32 |
| Rifamycin-Natrium | Rifamycin-Natrium CRS | Methanol R | pH 7,0 (0,05 mol·l$^{-1}$) | Micrococcus luteus NCTC 8340   CIP 53.45 ATCC 9341 | A – pH 6,6 | 35 – 39 |

Beachten Sie den Hinweis auf „Allgemeine Monographien" zu Anfang des Bands auf Seite B

Ph. Eur. 6. Ausgabe, 3. Nachtrag

**Fortsetzung Tab. 2.7.2-1: Diffusionsmethode**

| Antibiotikum | Standard-substanz | Lösungsmittel (Stammlösung) | pH-Wert der Puffer-lösung | Mikroorganismen | Medium und pH-Endwert (± 0,1 Einheiten) | Bebrü-tungs-temperatur (°C) |
|---|---|---|---|---|---|---|
| Spiramycin | Spiramycin CRS | Methanol R | pH 8,0 (0,05 mol·l$^{-1}$) | Bacillus subtilis NCTC 10400  CIP 52.62 ATCC 6633 | A – pH 7,9 | 30 – 32 |
| Streptomycin-sulfat | Streptomycin-sulfat CRS | Wasser R | pH 8,0 (0,05 mol·l$^{-1}$) | Bacillus subtilis NCTC 8236  CIP 1.83<br>Bacillus subtilis NCTC 10400  CIP 52.62 ATCC 6633 | A – pH 7,9<br>A – pH 7,9 | 30 – 37<br>30 – 37 |
| Teicoplanin | Teicoplanin CRS | pH 6,0 (0,05 mol·l$^{-1}$) | pH 6,0 (0,05 mol·l$^{-1}$) | Bacillus subtilis NCTC 10400  CIP 5262 ATCC 6633 | H – pH 7,8 bis 8,0 | 35 – 37 |
| Tylosin für Tiere<br><br>Tylosintartrat für Tiere | Tylosin CRS | 2,5-prozentige Lösung (V/V) von Methanol R in Phosphat-Pufferlösung pH 7,0 (0,1 mol·l$^{-1}$) R | eine Mischung von 40 Volumteilen Methanol R und 60 Volumteilen Phosphat-Pufferlösung pH 8,0 (0,1 mol·l$^{-1}$) R | Micrococcus luteus NCTC 8340  CIP 53.45 ATCC 9341 | A – pH 8,0 | 32 – 35 |
| Vancomycin-hydrochlorid | Vancomycin-hydrochlorid CRS | Wasser R | pH 8,0 | Bacillus subtilis NCTC 8236  CIP 52.62 ATCC 6633 | A – pH 8,0 | 37 – 39 |

# B. Turbidimetrische Methode

Ein geeignetes Nährmedium ist mit der Suspension eines gegen das Antibiotikum empfindlichen Mikroorganismus so zu inokulieren, dass unter den Prüfbedingungen eine ausreichende Wachstumshemmung erfolgt. Die Suspension sollte so eingestellt werden, dass nach Zusatz einer bestimmten Menge zum Nährmedium eine gut messbare Trübung bereits nach etwa 4 h Inkubationszeit auftritt.

Das inokulierte Nährmedium muss sofort nach der Herstellung verwendet werden.

Unter Verwendung des in Tab. 2.7.2-2 angegebenen Lösungsmittels und der Pufferlösung werden von der Standardsubstanz genau definierte Verdünnungen sowie von dem Antibiotikum entsprechende, also nach der angenommenen Aktivität etwa in dem gleichen Konzentrationsbereich liegende Verdünnungen hergestellt.

Um die Gültigkeit der Wertbestimmung überprüfen zu können, werden mindestens 3 verschiedene Konzentrationen der Standardsubstanz sowie 3 der voraussichtlich entsprechenden Konzentrationen des zu prüfenden Antibiotikums benutzt. Die Dosen sollten so gewählt werden, dass sie einer geometrischen Reihe folgen. Um die erforderliche Linearität zu erreichen, kann es erforderlich sein, von einer großen Anzahl 3 aufeinanderfolgende Dosen auszuwählen, wobei für die Standardsubstanz und das Antibiotikum entsprechende Dosen zu verwenden sind.

Von jeder der Lösungen wird ein gleich großes Volumen in gleich große Prüfröhrchen gegeben und danach jedes Röhrchen mit der gleichen Menge des inokulierten Nährmediums beschickt (zum Beispiel 1 ml Lösung und 9 ml Nährmedium). Bei der Wertbestimmung von Tyrothricin werden 9,9 ml beimpftes Nährmedium mit 0,1 ml Lösung versetzt.

Gleichzeitig werden 2 Kontrollröhrchen ohne Zusatz des Antibiotikums angesetzt, die beide das inokulierte Nährmedium enthalten. Eines davon wird sofort mit 0,5 ml Formaldehyd-Lösung R versetzt. Diese Röhrchen dienen zur Einstellung des Geräts für die Trübungsmessung.

Alle Prüfröhrchen werden randomisiert, nach dem Lateinischen Quadrat oder der Anordnung randomisierter Blöcke verteilt, in einem Wasserbad oder einer anderen geeigneten Apparatur so untergebracht, dass sie in kürzester Zeit auf die erforderliche Inkubationstemperatur gebracht und bei dieser Temperatur 3 bis 4 h lang gehalten werden. Gleichförmigkeit der Temperatur und identische Inkubationszeiten müssen gewährleistet werden.

Nach der Inkubation wird das Wachstum der Mikroorganismen zum Beispiel durch Zusatz von 0,5 ml Formaldehyd-Lösung R zu jedem Prüfröhrchen oder durch Hitzebehandlung gestoppt und die Trübung mit einem geeigneten Messgerät auf 3 Stellen genau ermittelt. Auch andere Methoden, mit deren Hilfe nach der gleichen Inkubationszeit die Trübung in jedem Röhrchen gemessen werden kann, können verwendet werden.

Die Auswertung erfolgt unter Anwendung üblicher statistischer Methoden.

Eine Linearität der Dosis-Wirkungskurve, transformiert oder untransformiert, lässt sich oft nur in einem sehr eng begrenzten Konzentrationsbereich erzielen. Dieser Bereich muss für die Berechnung der Aktivität herangezogen werden und soll sich über mindestens 3 aufeinanderfolgende Konzentrationen erstrecken, um auf diese Weise die Forderung der Linearität zu halten. Bei Routineprüfungen kann eine Zweipunktmethode als ausreichend angesehen werden, wenn die Linearität des Systems in einer angemessenen Anzahl von Prüfungen mit

**Tab. 2.7.2-2: Turbidimetrische Methode**

| Antibiotikum | Standard-substanz | Lösungsmittel (Stammlösung) | pH-Wert der Puffer-lösung | Mikroorganismen | Medium und pH-Endwert (± 0,1 Einheiten) | Bebrü-tungs-tempera-tur (°C) |
|---|---|---|---|---|---|---|
| Colistimethat-Natrium | Colistimethat-Natrium CRS | Wasser R | pH 7,0 | Escherichia coli NCIMB 8666  CIP 2.83 ATCC 9637 | C – pH 7,0 | 35 – 37 |
| Framycetinsulfat | Framycetinsulfat CRS | Wasser R | pH 8,0 | Staphylococcus aureus NCTC 7447  CIP 53.156 ATCC 6538 P | C – pH 7,0 | 35 – 37 |
| Gentamicinsulfat | Gentamicinsulfat CRS | Wasser R | pH 7,0 | Staphylococcus aureus NCTC 7447  CIP 53.156 ATCC 6538 P | C – pH 7,0 | 35 – 37 |
| Gramicidin | Gramicidin CRS | Methanol R | pH 7,0[*] | Enterococcus hirae ATCC 10541  CIP 58.55 Staphylococcus aureus ATCC 6538 P | C – pH 7,0 | 35 – 37 |
| Josamycin Josamycin-propionat | Josamycin CRS Josamycin-propionat CRS | Methanol R (siehe Monographien) | pH 5,6 | Staphylococcus aureus NCTC 7447  CIP 53.156 ATCC 6538 P | C – pH 8,0 | 35 – 37 |
| Kanamycin-monosulfat Saures Kana-mycinsulfat | Kanamycin-monosulfat CRS | Wasser R | pH 8,0 | Staphylococcus aureus NCTC 7447  CIP 53.156 ATCC 6538 P | C – pH 7,0 | 35 – 37 |
| Neomycinsulfat | Neomycinsulfat zur mikrobio-logischen Wert-bestimmung CRS | Wasser R | pH 8,0 | Staphylococcus aureus NCTC 7447  CIP 53.156 ATCC 6538 P | C – pH 7,0 | 35 – 37 |
| Rifamycin-Natrium | Rifamycin-Natrium CRS | Methanol R | pH 7,0 | Escherichia coli NCIMB 8879  CIP 54.127 ATCC 10536 | C – pH 7,0 | 35 – 37 |
| Spiramycin | Spiramycin CRS | Methanol R | pH 7,0 | Staphylococcus aureus NCTC 7447  CIP 53.156 ATCC 6538 P | C – pH 7,0 | 35 – 37 |
| Streptomycin-sulfat | Streptomycin-sulfat CRS | Wasser R | pH 8,0 | Klebsiella pneumoniae NCTC 7427  CIP 53.153 ATCC 10031 | C – pH 7,0 | 35 – 37 |
| Tylosin für Tiere Tylosintartrat für Tiere | Tylosin CRS | 2,5-prozentige Lösung (V/V) von Methanol R in Phosphat-Puf-ferlösung pH 7,0 (0,1 mol · l$^{-1}$) R | pH 7,0 | Staphylococcus aureus NCTC 6571  CIP 53.154 ATCC 9144 | C – pH 7,0 | 37 |
| Tyrothricin | Gramicidin CRS | Ethanol 96 % R | Ethanol 96 % R | Enterococcus hirae ATCC 10541 | C – pH 7,0 | 37 |
| Vancomycin-hydrochlorid | Vancomycin-hydrochlorid CRS | Wasser R | pH 8,0 | Staphylococcus aureus CIP 53.156 ATCC 6538 P | C – pH 7,0 | 37 – 39 |

[*] Der Zusatz von Detergenzien, wie Polysorbat 80 R in einer Konzentration von 0,1 mg · ml$^{-1}$, kann erforderlich sein, um Verluste durch Adsorption während der Verdünnungsschritte zu vermeiden.

**Beachten Sie den Hinweis auf „Allgemeine Monographien" zu Anfang des Bands auf Seite B**

der Dreipunktmethode nachgewiesen wurde und die zuständige Behörde dem zustimmt. In allen Zweifelsfällen ist jedoch die beschriebene Dreipunktmethode anzuwenden.

Die Anzahl der je Dosis bei jeder Wertbestimmung durchgeführten Messungen muss ausreichend sein, um die vorgeschriebene Genauigkeit zu erzielen. Gegebenenfalls kann die Bestimmung wiederholt werden, um durch statistische Kombination der Ergebnisse die geforderte Genauigkeit zu erreichen und sicherzustellen, dass die Wirksamkeit des Antibiotikums der geforderten Mindestwirksamkeit entspricht.

*Der folgende Text dient zur Information.*

# Empfehlungen zur Herstellung der Impfkultur

Der folgende Text führt die empfohlenen Mikroorganismen und die Arbeitsbedingungen im Einzelnen auf. Andere Mikroorganismen können verwendet werden unter der Bedingung, dass die Empfindlichkeit gegen das zu prüfende Antibiotikum genauso groß ist und geeignete Nährmedien und Bedingungen wie Temperatur und pH-Wert angewandt werden. Die Konzentration der Lösungen sollte so gewählt werden, dass eine Linearität zwischen dem Logarithmus der Dosis und der Wirkung unter den Bedingungen der Prüfung besteht.

**Vorbereitung der Inokula:** *Bacillus cereus* var. *mycoides; B. subtilis; B. pumilus*

Die als Impfkultur benutzte Sporensuspension der genannten Mikroorganismen wird wie folgt hergestellt:

Die Mikroorganismen werden an der Oberfläche eines geeigneten Mediums, dem 1 mg $\cdot$ l$^{-1}$ Mangan(II)-sulfat *R* zugesetzt wurde, 7 Tage lang bei 35 bis 37 °C kultiviert. Der hauptsächlich aus Sporen bestehende Bakterienrasen wird mit sterilem Wasser *R* abgeschwemmt, diese Suspension anschließend 30 min lang bei 70 °C erhitzt und so verdünnt, dass sie eine geeignete Menge Sporen enthält, im Allgemeinen $10 \cdot 10^6$ bis $100 \cdot 10^6$ Sporen je Milliliter. Diese Sporensuspension ist über längere Zeit bei einer 4 °C nicht übersteigenden Temperatur haltbar.

Alternativ hierzu kann die Kultivierung der zur Sporensuspension benötigten Organismen auch 4 bis 6 Tage lang auf dem Medium C bei 26 °C erfolgen, wobei nach anschließendem Zusatz von 1 mg $\cdot$ l$^{-1}$ Mangan(II)-sulfat *R* unter aseptischen Bedingungen nochmals 48 h lang inkubiert wird. Die Suspension wird unter dem Mikroskop kontrolliert, um sicherzustellen, dass genügend Sporen gebildet wurden (etwa 80 Prozent), und dann zentrifugiert. Das Sediment wird in sterilem Wasser *R* suspendiert und verdünnt, so dass sich etwa $10 \cdot 10^6$ bis $100 \cdot 10^6$ Sporen je Milliliter in der Suspension befinden, und anschließend 30 min lang bei 70 °C erhitzt. Die Lagerungstemperatur für diese Suspension darf 4 °C nicht übersteigen.

*Bordetella bronchiseptica*
Die Mikroorganismen werden 16 bis 18 h lang bei 35 bis 37 °C auf dem Medium B kultiviert, danach mit sterilem Wasser *R* abgeschwemmt. Die Suspension wird bis zu einer geeigneten Lichtdurchlässigkeit verdünnt.

*Staphylococcus aureus; Klebsiella pneumoniae; Escherichia coli; Micrococcus luteus; Staphylococcus epidermidis*
Die Kultivierung erfolgt wie für *B. bronchiseptica* beschrieben, jedoch unter Benutzung von Medium A und Einstellen der Lichtdurchlässigkeit auf einen Wert, der bei der turbidimetrischen Methode zu einer zufriedenstellenden Dosis-Wirkungskurve oder bei der Diffusionsmethode zu klar umrissenen Hemmzonen mit genügend großem Durchmesser führt.

*Saccharomyces cerevisiae; Candida tropicalis*
Die Mikroorganismen werden 24 h lang bei 30 bis 37 °C auf dem Medium F kultiviert, danach mit einer sterilen Lösung von Natriumchlorid *R* (9 g $\cdot$ l$^{-1}$) abgeschwemmt. Die Suspension wird mit der gleichen Lösung bis zu einer geeigneten Lichtdurchlässigkeit verdünnt.

**Pufferlösungen:** Pufferlösungen mit einem pH-Wert zwischen 5,8 und 8,0 werden hergestellt, indem 50,0 ml Kaliumdihydrogenphosphat-Lösung (0,2 mol $\cdot$ l$^{-1}$) mit dem in der Tab. 2.7.2-3 angegebenen Volumen Natriumhydroxid-Lösung (0,2 mol $\cdot$ l$^{-1}$) gemischt und mit frisch destilliertem Wasser *R* zu 200,0 ml verdünnt werden.

**Tabelle 2.7.2-3**

| pH-Wert | Natriumhydroxid-Lösung (0,2 mol $\cdot$ l$^{-1}$) (ml) |
|---|---|
| 5,8 | 3,72 |
| 6,0 | 5,70 |
| 6,2 | 8,60 |
| 6,4 | 12,60 |
| 6,6 | 17,80 |
| 6,8 | 23,65 |
| 7,0 | 29,63 |
| 7,2 | 35,00 |
| 7,4 | 39,50 |
| 7,6 | 42,80 |
| 7,8 | 45,20 |
| 8,0 | 46,80 |

Diese Pufferlösungen werden für alle in der Tab. 2.7.2-1 aufgeführten mikrobiologischen Wertbestimmungen benutzt, mit Ausnahme derjenigen für Bleomycinsulfat und Amphotericin B.

Für Bleomycinsulfat wird die Pufferlösung pH 6,8 wie folgt hergestellt: 6,4 g Kaliumdihydrogenphosphat *R* und 18,9 g Natriummonohydrogenphosphat *R* werden in Wasser *R* zu 1000 ml gelöst.

Für Amphotericin B wird die Phosphat-Pufferlösung pH 10,5 (0,2 mol $\cdot$ l$^{-1}$) wie folgt hergestellt: 35 g Kaliummonohydrogenphosphat *R* werden in 900 ml Wasser *R* gelöst; die Lösung wird mit 20 ml Natriumhydroxid-Lösung (1 mol $\cdot$ l$^{-1}$) versetzt und anschließend mit Wasser *R* zu 1000,0 ml verdünnt.

**Nährmedien:** Die nachfolgend aufgeführten oder entsprechende Medien können benutzt werden.

## 2.7.2 Mikrobiologische Wertbestimmung von Antibiotika

Medium A
| | | |
|---|---|---|
| Pepton | 6 | g |
| Caseinpepton (Pankreashydrolysat) | 4 | g |
| Rindfleischextrakt | 1,5 | g |
| Hefeextrakt | 3 | g |
| Glucose-Monohydrat | 1 | g |
| Agar | 15 | g |
| Wasser | zu 1000 | ml |

Medium B
| | | |
|---|---|---|
| Caseinpepton (Pankreashydrolysat) | 17 | g |
| Sojapepton (Papainhydrolysat) | 3 | g |
| Natriumchlorid | 5 | g |
| Kaliummonohydrogenphosphat | 2,5 | g |
| Glucose-Monohydrat | 2,5 | g |
| Agar | 15 | g |
| Polysorbat 80 | 10 | g |
| Wasser | zu 1000 | ml |

Polysorbat 80 wird zu der nach dem Sieden noch heißen und alle anderen Substanzen enthaltenden Lösung, kurz vor dem Auffüllen auf das Endvolumen, zugesetzt.

Medium C
| | | |
|---|---|---|
| Pepton | 6 | g |
| Rindfleischextrakt | 1,5 | g |
| Hefeextrakt | 3 | g |
| Natriumchlorid | 3,5 | g |
| Glucose-Monohydrat | 1 | g |
| Kaliummonohydrogenphosphat | 3,68 | g |
| Kaliumdihydrogenphosphat | 1,32 | g |
| Wasser | zu 1000 | ml |

Medium D
| | | |
|---|---|---|
| Herzextrakt | 1,5 | g |
| Hefeextrakt | 1,5 | g |
| Caseinpepton | 5 | g |
| Glucose-Monohydrat | 1 | g |
| Natriumchlorid | 3,5 | g |
| Kaliummonohydrogenphosphat | 3,68 | g |
| Kaliumdihydrogenphosphat | 1,32 | g |
| Kaliumnitrat | 2 | g |
| Wasser | zu 1000 | ml |

Medium E
| | | |
|---|---|---|
| Pepton | 5 | g |
| Fleischextrakt | 3 | g |
| Natriummonohydrogenphosphat · 12 $H_2O$ | 26,9 | g |
| Agar | 10 | g |
| Wasser | zu 1000 | ml |

Das Natriummonohydrogenphosphat wird als sterile Lösung nach Sterilisation des übrigen Mediums zugesetzt.

Medium F
| | | |
|---|---|---|
| Pepton | 9,4 | g |
| Hefeextrakt | 4,7 | g |
| Rindfleischextrakt | 2,4 | g |
| Natriumchlorid | 10,0 | g |
| Glucose-Monohydrat | 10,0 | g |
| Agar | 23,5 | g |
| Wasser | zu 1000 | ml |

Medium G
| | | |
|---|---|---|
| Glycerol | 10 | g |
| Pepton | 10 | g |
| Fleischextrakt | 10 | g |
| Natriumchlorid | 3 | g |
| Agar | 15 | g |
| Wasser | zu 1000 | ml |

(nach der Sterilisation pH 7,0 ± 0,1)

Medium H
| | | |
|---|---|---|
| Pepton | 5,0 | g |
| Agar | 15,0 | g |
| Rindfleischextraktpulver | 3,0 | g |
| Wasser | zu 1000 | ml |

(pH 7,8 bis 8,0, eingestellt mit Natriumhydroxid-Lösung (0,1 mol · $l^{-1}$))

# 2.9 Methoden der pharmazeutischen Technologie

2.9.1 Zerfallszeit von Tabletten und Kapseln . 5237

2.9.33 Charakterisierung kristalliner und teilweise kristalliner Feststoffe durch Röntgenpulverdiffraktometrie . . . . . . . . 5239

**6.3/2.09.01.00**

# 2.9.1 Zerfallszeit von Tabletten und Kapseln

Diese Prüfung dient dazu, festzustellen, ob Tabletten oder Kapseln in einem flüssigen Medium in der vorgeschriebenen Zeit unter den nachfolgend aufgeführten Bedingungen zerfallen.

Im Rahmen dieser Prüfung bedeutet „Zerfall" nicht die vollständige Auflösung der zu prüfenden Einheit oder gar ihres Wirkstoffanteils. Definitionsgemäß ist der vollständige Zerfall erreicht, wenn ein etwaiger Rückstand der Einheit, mit Ausnahme von Bruchstücken eines unlöslichen Überzugs oder der Kapselhülle, der auf dem Siebboden der Prüfapparatur verbleibt oder an der Unterseite der Scheiben klebt, falls solche verwendet werden, höchstens aus einer weichen Masse besteht, die keinen fühlbar festen Kern enthält.

Für Tabletten und Kapseln, die nicht größer als 18 mm sind, wird Apparatur A, für größere Tabletten und Kapseln wird Apparatur B verwendet.

## Prüfung A: Tabletten und Kapseln normaler Größe

**Apparatur:** Die Apparatur besteht aus einem starren Gestell mit Siebboden, einem niedrigen 1-Liter-Becherglas von 149 ± 11 mm Höhe und einem inneren Durchmesser von 106 ± 9 mm zur Aufnahme der Eintauchflüssigkeit, einer Vorrichtung mit Thermostat zum Erwärmen der Flüssigkeit auf und Halten bei 35 bis 39 °C und einem Gerät zum gleichmäßigen Auf- und Abbewegen des Gestells in der Eintauchflüssigkeit zwischen 29- und 32-mal je Minute über eine Strecke von 55 ± 2 mm. Das Gefäß enthält so viel Flüssigkeit, dass sich das Drahtnetz am obersten Punkt der Aufwärtsbewegung noch mindestens 15 mm unterhalb der Flüssigkeitsoberfläche befindet und am untersten Punkt der Abwärtsbewegung mindestens 25 mm vom Gefäßboden entfernt ist. Zu keinem Zeitpunkt darf das obere Teil des starren Gestells mit Siebboden untergetaucht sein. Die für die Aufwärtsbewegung benötigte Zeit entspricht der Zeit für die Abwärtsbewegung. Die Änderungen in der Bewegungsrichtung erfolgen eher als gleichmäßiger Übergang denn als abrupte Umkehrung der Bewegung. Das starre Gestell mit Siebboden bewegt sich senkrecht entlang seiner Achse. Eine nennenswerte horizontale Bewegung beziehungsweise Auslenkung von der vertikalen Achse tritt nicht auf.

**Starres Gestell mit Siebboden:** Das starre Gestell mit Siebboden besteht aus 6 beidseitig offenen, durchsichtigen Prüfröhrchen. Jedes Prüfröhrchen hat eine Länge von 77,5 ± 2,5 mm, einen inneren Durchmesser von 21,85 ± 1,15 mm und eine Wandstärke von 1,9 ± 0,9 mm; die Prüfröhrchen werden durch 2 Platten in senkrechter Lage gehalten. Jede Platte hat einen Durchmesser von 90 ± 2 mm und eine Dicke von 6,75 ± 1,75 mm. Die Platten haben 6 Bohrungen von je 24 ± 2 mm Durchmesser. Alle Bohrungen haben einen gleichen Abstand vom Mittelpunkt der Platte und auch der Abstand untereinander ist gleich. An der Unterseite der unteren Platte befindet sich ein einfaches Drahtgewebe aus rostfreiem Stahl mit quadratischen Maschen von 2,0 ± 0,2 mm Maschenweite und einem Drahtdurchmesser von 0,615 ± 0,045 mm. Die Teile der Apparatur werden durch 3 Stäbe, die durch die beiden Platten gehen, in einem festen Abstand zusammengehalten. Eine geeignete Vorrichtung ermöglicht, das starre Gestell mit Siebboden über der Achse zentriert an der Antriebseinheit aufzuhängen.

Die Konstruktion des starren Gestells mit Siebboden darf geändert werden, vorausgesetzt, dass die Spezifikationen zu den Abmessungen der Prüfröhrchen aus Glas und zur Maschenweite des Siebbodens mit der vorstehend angegebenen Beschreibung übereinstimmen. Das starre Gestell mit Siebboden entspricht den in Abb. 2.9.1-1 aufgeführten Längenangaben.

**Scheiben:** Scheiben dürfen nur falls vorgeschrieben oder zugelassen verwendet werden. In dem Fall wird jedes Prüfröhrchen mit einer zylindrischen Scheibe versehen, deren Dicke 9,5 ± 0,15 mm und deren Durchmesser 20,7 ± 0,15 mm beträgt. Die Scheibe besteht aus einem geeigneten durchsichtigen Kunststoffmaterial, dessen relative Dichte zwischen 1,18 und 1,20 liegt. Jede Scheibe ist von 5 parallel geführten Röhren von 2 ± 0,1 mm Durchmesser durchbrochen. Eine davon ist auf der Mittelachse der Scheibe zentriert, die anderen sind in gleichem Abstand voneinander auf einem imaginären Kreis von 6 ± 0,2 mm Radius senkrecht um die Mittelachse und parallel zueinander angeordnet. 4 identische trapezförmige Einkerbungen befinden sich in der seitlichen Wand der Scheibe und sind nahezu rechtwinklig zu den 2 Endflächen (Kopf- und Bodenfläche) der zylindrischen Scheibe angeordnet. Die Trapezform ist symmetrisch. Ihre parallelen Seiten fallen mit der Kopf- beziehungsweise Bodenfläche der zylindrischen Scheibe zusammen und liegen parallel zu einer imaginären Linie, die die Mittelpunkte von jeweils 2 benachbarten Löchern (der 6 mm von der Mittelachse der Scheibe entfernt angeordneten Löcher) verbindet. Die parallele Seite des Trapezes am Boden der zylindrischen Scheibe hat eine Länge von 1,6 ± 0,1 mm und ihre innere Kante am Boden hat eine Tiefe von 1,5 bis 1,8 mm, vom Zylinderumfang aus gemessen. Die parallele Seite des Trapezes am Kopf der zylindrischen Scheibe hat eine Länge von 9,4 ± 0,2 mm und im Zentrum eine Tiefe von 2,6 ± 0,1 mm, vom Zylinderumfang aus gemessen. Alle Oberflächen der Scheibe sind glatt.

Falls die Verwendung von Scheiben vorgeschrieben ist, wird eine Scheibe in jedes Prüfröhrchen gelegt und die Apparatur wie unter „Ausführung" vorgeschrieben betrieben. Die Scheiben entsprechen den in Abb. 2.9.1-1 aufgeführten Längenangaben.

Die Verwendung modifizierter Scheiben ist bei der automatischen Detektion erlaubt, falls die Verwendung von Scheiben festgelegt ist oder zugelassen wurde. Solche Scheiben müssen den Anforderungen an Dichte und Abmessungen in dieser allgemeinen Methode entsprechen.

**Ausführung:** Eine einzeldosierte Arzneiform wird in jedes der 6 Prüfröhrchen des Gestells mit Siebboden gege-

## 2.9.1 Zerfallszeit von Tabletten und Kapseln

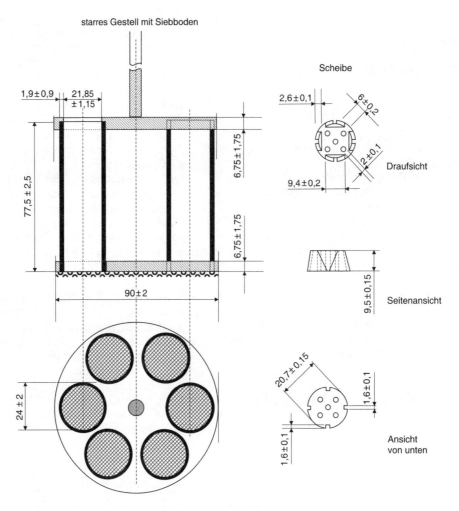

**Abb. 2.9.1-1: Apparatur A zur Bestimmung der Zerfallszeit von Tabletten und Kapseln normaler Größe**
*Längenangaben in Millimetern*

ben und darauf, falls vorgeschrieben, eine Scheibe gelegt. Das Gerät wird mit der als Medium vorgeschriebenen Eintauchflüssigkeit, deren Temperatur bei 37 ± 2 °C gehalten wird, betrieben. Am Ende der vorgeschriebenen Zeit wird das Gestell aus der Flüssigkeit genommen und die einzeldosierten Arzneiformen werden untersucht: jede einzeldosierte Arzneiform muss vollständig zerfallen sein. Wenn 1 oder 2 einzeldosierte Arzneiformen nicht zerfallen sind, wird die Prüfung mit 12 zusätzlichen einzeldosierten Arzneiformen wiederholt. Die Anforderungen der Prüfung sind erfüllt, wenn mindestens 16 der 18 geprüften einzeldosierten Arzneiformen zerfallen sind.

## Prüfung B: Größere Tabletten und größere Kapseln

**Apparatur:** Der Hauptteil der Apparatur (siehe Abb. 2.9.1-2) besteht aus einem starren Gestell mit Siebboden, das 3 zylindrische, durchsichtige Prüfröhrchen hält. Jedes Röhrchen hat eine Länge von 77,5 ± 2,5 mm und einen inneren Durchmesser von 33,0 ± 0,5 mm. Die Wandstärke beträgt 2,5 ± 0,5 mm. Jedes Röhrchen ist mit einer zylindrischen Scheibe aus durchsichtigem Kunststoffmaterial versehen, dessen relative Dichte zwischen 1,18 und 1,20 liegt. Der Durchmesser der Scheiben beträgt 31,4 ± 0,13 mm, ihre Dicke 15,3 ± 0,15 mm. Jede Scheibe hat 7 Löcher von 3,15 ± 0,1 mm Durchmesser, ein Loch in der Mitte, die 6 anderen im gleichen Abstand voneinander auf einem imaginären Kreis von 4,2 mm Radius um den Mittelpunkt der Scheibe angeordnet. Die Prüfröhrchen werden durch eine obere und eine untere starre Platte aus Kunststoffmaterial, die einen Durchmesser von 97 mm haben und 9 mm dick sind, senkrecht gehalten. Die Platten haben 3 Bohrungen. Alle Bohrungen haben den gleichen Abstand vom Mittelpunkt und voneinander. An der Unterseite der unteren Platte befindet sich ein Netz aus rostfreiem Stahldraht. Der Stahldraht hat eine Dicke von 0,63 ± 0,03 mm und das Netz eine Maschenweite von 2,0 ± 0,2 mm. Die Platten sind voneinander durch senkrechte Metallstäbe an der Außenseite in einem festen Abstand von 77,5 mm gehalten. Ein Metallstab ist in der Mitte der oberen Platte so angebracht, dass das Gerät durch einen Motor gleichmäßig 29- bis 32-mal je Minute über eine Strecke von 55 ± 2 mm auf und ab bewegt werden kann.

Das Gerät wird in ein geeignetes Gefäß, vorzugsweise in ein 1-Liter-Becherglas, gehängt, das die vorgeschriebene Flüssigkeit enthält. Das Gefäß enthält so viel Flüssigkeit, dass sich das Drahtnetz am obersten Punkt seines Wegs noch mindestens 15 mm unterhalb der Flüssig-

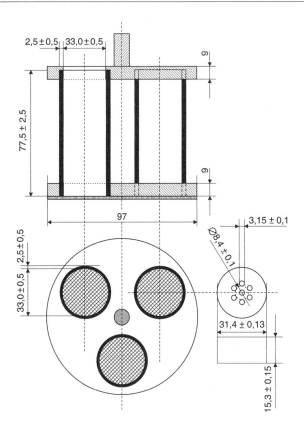

**Abb. 2.9.1-2: Apparatur B zur Bestimmung der Zerfallszeit von größeren Tabletten und größeren Kapseln**
*Längenangaben in Millimetern*

keitsoberfläche befindet und am untersten Punkt mindestens 25 mm vom Gefäßboden entfernt ist und die oberen Öffnungen der Röhrchen über der Flüssigkeitsoberfläche bleiben. Mit Hilfe einer geeigneten Vorrichtung wird die Flüssigkeit bei einer Temperatur zwischen 35 und 39 °C gehalten.

Die Konstruktion des starren Gestells mit Siebboden darf geändert werden, vorausgesetzt, dass die Angaben über die Prüfröhrchen und die Maschenweite des Siebbodens mit der vorstehend angegebenen Beschreibung übereinstimmen.

**Ausführung:** 6 Tabletten oder Kapseln werden geprüft, indem entweder 2 starre Gestelle mit Siebboden parallel verwendet werden oder die Prüfung wiederholt wird. In jedes der 3 Röhrchen wird eine Tablette oder eine Kapsel und darauf, falls vorgeschrieben, eine Scheibe gelegt. Das Gestell wird in das Becherglas mit der vorgeschriebenen Flüssigkeit gehängt und während der vorgeschriebenen Zeit auf und ab bewegt. Anschließend wird das Gestell herausgenommen und der Zustand der Tabletten oder Kapseln geprüft. Die Anforderungen der Prüfung sind erfüllt, wenn alle 6 Tabletten oder Kapseln zerfallen sind.

# 2.9.33 Charakterisierung kristalliner und teilweise kristalliner Feststoffe durch Röntgenpulverdiffraktometrie

Jede kristalline Phase einer bestimmten Substanz ergibt ein charakteristisches Röntgendiffraktogramm.

Die Diffraktogramme können von zufällig orientierten kristallinen Pulverpartikeln erhalten werden, die sich aus Kristalliten oder kristallinen Teilbereichen von begrenzter Größe zusammensetzen. Im Wesentlichen können 3 Arten von Informationen aus einem Pulverdiffraktogramm erhalten werden:
– der Beugungswinkel (abhängig von der Geometrie und den Abmessungen der Einheitszelle)
– die Intensitäten der Beugungslinien (hauptsächlich abhängig von der Art der Atome und deren Anordnung sowie der Orientierung der Partikeln in der Probe) und
– das Profil der Beugungslinien (abhängig von der Auflösung des Messinstruments, der Kristallitgröße, der Gitterformation und der Probenschichtdicke).

Prüfungen, bei denen der Beugungswinkel und die Intensität der Linien ausgewertet werden, werden unter anderem für die qualitative Phasenanalyse (zum Beispiel für die Identifizierung kristalliner Phasen) oder für die quantitative Phasenanalyse kristalliner Proben herangezogen. Eine Abschätzung der amorphen und der kristallinen Fraktion[1] ist ebenfalls möglich.

Die Röntgenpulverdiffraktometrie (X-Ray Powder Diffraction, XRPD) hat gegenüber anderen Analysenmethoden den Vorteil, dass sie im Allgemeinen eine nicht zerstörende Methode ist (die Proben werden in der Regel lediglich verrieben, um eine zufällige Orientierung der Pulverpartikeln zu gewährleisten). Darüber hinaus können die Prüfungen mit Hilfe dieser Methode unter In-situ-Bedingungen durchgeführt werden, wobei die Proben nicht den Umgebungsbedingungen (wie niedrige und hohe Temperaturen sowie geringe und hohe Luftfeuchte) ausgesetzt werden.

## Grundlagen

Die Beugung der Röntgenstrahlen resultiert aus der Wechselwirkung zwischen den Röntgenstrahlen und den Elektronenwolken der Atome. In Abhängigkeit von der Anordnung der Atome ergeben sich Interferenzen der gebeugten Strahlung. Bei einer Verstärkung auf Grund

---

[1] Zusätzlich sind eine Reihe von Anwendungen der Röntgenpulverdiffraktometrie bekannt, die zur Prüfung von pharmazeutisch verwendeten kristallinen Substanzen dienen können, wie Kristallstrukturanalyse, Strukturverfeinerung, Bestimmung der kristallographischen Reinheit kristalliner Phasen und Charakterisierung der kristallographischen Textur. Diese Anwendungen werden in dieser Methode nicht beschrieben.

der Interferenz beträgt der Gangunterschied zwischen 2 gebeugten Strahlen ein ganzzahliges Vielfaches der Wellenlänge. Diese Auswahlbedingung wird durch die Bragg'sche Beziehung (Bragg'sches Gesetz) beschrieben (siehe Abb. 2.9.33-1):

$$2d_{hkl} \sin \theta_{hkl} = n\lambda$$

Die Wellenlänge $\lambda$ der Röntgenstrahlen liegt in der gleichen Größenordnung wie der Abstand zwischen den aufeinanderfolgenden Kristallgitterebenen ($d_{hkl}$ – auch Netzebenenabstand genannt). $\theta_{hkl}$ ist der Winkel zwischen dem einfallenden Strahl und dem Satz der parallelen Netzebenen. $\sin \theta_{hkl}$ ist umgekehrt proportional zum Abstand der aufeinanderfolgenden Netzebenen (Netzebenenabstand).

Die Ausrichtung und die Abstände der Netzebenen mit Bezug auf die Achsen der Einheitszelle werden durch die Miller'schen Indizes $\{hkl\}$ definiert. Die Indizes sind die Kehrwerte – erweitert auf die nächsten ganzen Zahlen – der Achsenabschnitte, welche eine Ebene mit den Achsen der Einheitszelle hat. Die Abmessungen der Einheitszelle werden mit den Abständen $a$, $b$ und $c$ auf den Achsen sowie den von ihnen gebildeten Winkeln ($\alpha$, $\beta$, $\gamma$) angegeben.

Der Netzebenenabstand in einem Satz paralleler $hkl$-Ebenen wird mit $d_{hkl}$ bezeichnet. Jeder dieser Sätze an parallelen Ebenen kann höhere Ordnungen der Beugung bewirken. Dabei werden die $d$-Werte für die verwandten Sätze der Ebenen n$h$, n$k$, n$l$ verkleinert, wobei der Faktor 1/n angewendet wird (n ist eine natürliche Zahl: 2, 3, 4, ...).

Jeder Satz von Netzebenen in einem Kristall hat einen zugehörigen Bragg'schen Beugungswinkel $\theta_{hkl}$ (bei einer bestimmten Wellenlänge $\lambda$).

Von einer Pulverprobe wird angenommen, dass sie polykristallin ist, wobei bei jedem Winkel $\theta_{hkl}$ immer Kristallite in einer Orientierung vorhanden sind, die die Beugung gemäß der Bragg'schen Beziehung[1] ermöglichen. Bei einer bestimmten Wellenlänge der Röntgenstrahlen

– ist die Lage der Beugungspeaks (auch als Linien, Reflexe oder Bragg'sche Reflexe bezeichnet) charakteristisch für das Kristallgitter (Netzebenenabstände $d$)
– hängen die theoretischen Intensitäten von der Zusammensetzung der Einheitszelle (Art und Position der Atome) und
– hängen die Linienprofile von der Vollkommenheit und der Ausdehnung des Kristallgitters ab.

Unter diesen Bedingungen zeigt der Beugungspeak eine bestimmte Intensität, die von der atomaren Anordnung, der Art der Atome, der thermischen Bewegung und der Unvollkommenheit der Kristallstruktur sowie von der Charakteristik des Messinstruments abhängt.

Die Intensität ist von einer Reihe von Faktoren abhängig, wie dem Strukturfaktor, dem Temperaturfaktor, der Kristallinität, dem Polarisationsfaktor, der Multiplizität und dem Lorentz-Faktor.

Die wichtigsten Charakteristika eines Röntgendiffraktogramms sind die 2$\theta$-Lagen, die Peakhöhen, die Peakflächen und die Peakformen (beschrieben beispielsweise durch die Peakbreite oder -asymmetrie, die Bedeutung für die analytische Aussage, das erfahrungsgemäße Auftreten). Pulverdiffraktogramme, welche für 5 verschiedene feste Phasen einer Substanz erhalten wurden, werden als Beispiel in Abb. 2.9.33-2 gezeigt.

Zusätzlich zu den Beugungspeaks tritt bei der Röntgenpulverdiffraktometrie auch ein mehr oder weniger

---

[1] Ein „ideales" Pulver für die Röntgenpulverdiffraktometrie besteht aus einer großen Anzahl kleiner, zufällig orientierter, sphärisch geformter Kristallite (kohärent beugende Kristallbereiche). Falls deren Anzahl ausreichend groß ist, sind immer genügend Kristallite in jeder Orientierung vorhanden, um reproduzierbare Diffraktogramme zu erhalten.

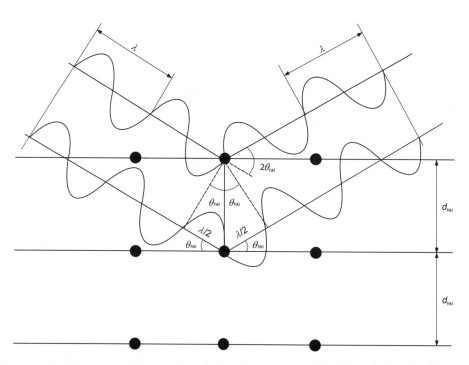

**Abb. 2.9.33-1:** Beugung der Röntgenstrahlen an einem Kristall entsprechend der Bragg'schen Beziehung

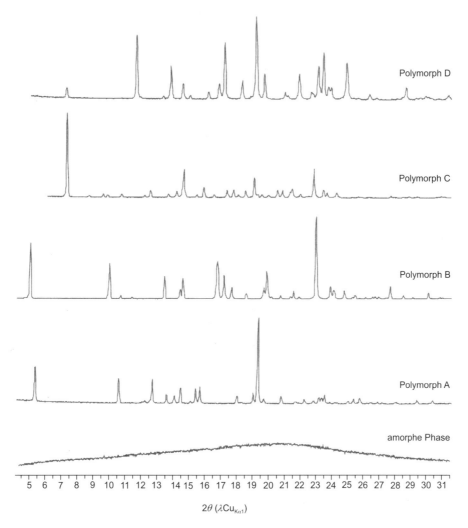

**Abb. 2.9.33-2: Röntgenpulverdiffraktogramme von 5 verschiedenen festen Phasen einer Substanz (normalisierte Intensitäten)**

einheitliches Untergrundrauschen auf, auf das die Peaks aufgesetzt sind. Neben der Probenvorbereitung können andere Faktoren zu diesem Rauschen beitragen, wie der Probenträger, eine diffuse Streuung durch die Luft und das Gerät, weitere instrumentelle Parameter, wie das Detektorrauschen oder die allgemeine Strahlung durch die Röntgenröhre. Das Signal-Rausch-Verhältnis kann verbessert werden, indem die Untergrundstrahlung so weit wie möglich verringert wird und indem verlängerte Aufnahmezeiten gewählt werden.

## Apparatur

**Aufbau des Messgeräts:** Prüfungen mit Hilfe der Röntgendiffraktometrie werden in der Regel mit Pulverdiffraktometern oder Pulverkameras durchgeführt.

Ein Pulverdiffraktometer besteht im Allgemeinen aus 5 wesentlichen Teilen: einem Röntgengenerator; einer Optik für die einfallende Strahlung, die als Monochromator, als Filter, als Kollimator und/oder zum Fokussieren dienen kann; einem Goniometer; einer Optik für die gebeugten Strahlen, die als Monochromator, als Filter, als Kollimator und/oder zum Fokussieren oder Parallelisieren der Strahlen dienen kann; sowie einem Detektor. Systeme für die Datenerfassung und Datenverarbeitung werden ebenfalls benötigt und sind in der Regel Bestandteil der heute üblichen Ausstattung eines Röntgendiffraktometers.

Je nach Art der Prüfung (wie Phasenidentifizierung, quantitative Analyse, Bestimmung der Gitterparameter) werden unterschiedliche Anordnungen und unterschiedliche Leistungsmerkmale eines Röntgendiffraktometers benötigt. Die einfachsten Geräte zur Aufnahme von Pulverdiffraktogrammen sind Pulverkameras. Der Ersatz des photographischen Films durch Zählrohre zur Detektion hat zur Entwicklung von Diffraktometern geführt, in welchen die geometrische Anordnung der Optik nicht mehr wirklich fokussiert, sondern parafokussiert, wie zum Beispiel bei der geometrischen Anordnung nach Bragg-Brentano. Diese Anordnung ist zurzeit die gebräuchlichste und wird deshalb nachfolgend zusammenfassend beschrieben.

Ein Messgerät kann eine horizontale oder eine vertikale $\theta/2\theta$-Geometrie, in anderen Fällen eine vertikale $\theta/\theta$-Geometrie als Anordnung der Bauteile aufweisen. Bei beiden geometrischen Anordnungen bildet die einfallende Strahlung einen Winkel $\theta$ mit der flachen Oberfläche der Probe. Die gebeugte Strahlung bildet hingegen einen

Winkel $2\theta$ zur Richtung der einfallenden Strahlung (einen Winkel $\theta$ mit der flachen Oberfläche der Probe). Die grundlegende geometrische Anordnung ist in Abb. 2.9.33-3 wiedergegeben. Die divergierende Strahlung der Röntgenröhre (die sogenannte Primärstrahlung) passiert die parallel angeordneten Platten des Kollimators sowie die Divergenzblende und bestrahlt dann die flache Oberfläche der Probe. Die Strahlen, die durch in geeigneter Orientierung vorhandene Kristallite der Probe in einem Winkel von $2\theta$ gebeugt werden, konvergieren zu einer Linie in der Eintrittsblende. Ein 2. Satz paralleler Kollimatorplatten mit einer Blende für die Streustrahlung kann vor oder hinter der Eintrittsblende angeordnet sein. Die Linienfokussierung und die Eintrittsblende sind gleich weit von der Goniometerachse entfernt. Die Strahlungsquanten werden durch einen Strahlungsdetektor, in der Regel ein Szintillationszählrohr, einen geschlossenen Gas-Proportionalzähler oder einen positionssensitiven Festkörperdetektor, wie einen CCD-Detektor oder eine bildgebende Platte, gezählt. Die Eintrittsblende und der Detektor sind gekoppelt und bewegen sich tangential entlang des Fokussierkreises. Bei einem $\theta/2\theta$-Scan bewegt das Goniometer die Probe um die gleiche Achse, um die sich auch der Detektor bewegt, jedoch mit der halben Winkelgeschwindigkeit in einer $\theta/2\theta$-Bewegung. Die Oberfläche der Probe bleibt deshalb tangential zum Fokussierkreis. Die parallelen Platten des Kollimators begrenzen die axiale Divergenz der Strahlung und kontrollieren deshalb teilweise die Form des Linienprofils.

Ein Diffraktometer kann auch im Transmissionsmodus eingesetzt werden. Der Vorteil dieser Messtechnik liegt darin, dass die Auswirkungen, die durch die bevorzugte Ausrichtung der Kristallite entstehen, verringert werden. Darüber hinaus kann bei wenig Probenmaterial eine Kapillare mit einem Durchmesser von etwa 0,5 bis 2 mm eingesetzt werden.

**Röntgenstrahlung:** Bei Prüfungen im Laboratorium wird die Röntgenstrahlung durch den Beschuss einer metallischen Anode mit Elektronen erzeugt. Durch den thermoionischen Effekt emittierte Elektronen werden in einem mit einem Hochspannungsgenerator erzeugten starken elektrischen Feld in Richtung Anode beschleunigt. Der größte Teil der kinetischen Energie der Elektronen geht als Wärmestrahlung verloren; dies bewirkt, dass die Leistung der Röntgenröhren begrenzt ist und die Anode ausreichend gekühlt werden muss. Eine 20- bis 30fache Steigerung der Strahlungsintensität kann durch Verwendung rotierender Anoden und einer Röntgenoptik erzielt werden. Alternativ kann die Röntgenstrahlung in einer Großanlage (Synchrotron) erzeugt werden.

Das Spektrum, welches von einer Röntgenröhre, die bei ausreichender Spannung betrieben wird, emittiert wird, setzt sich aus einer kontinuierlichen Untergrundstrahlung (Bremsstrahlung, polychromatische Strahlung) und zusätzlich aus der charakteristischen Strahlung, die von der Art des Anodenmaterials abhängt, zusammen. Lediglich diese charakteristische Strahlung wird für die Prüfungen mit Hilfe der Röntgendiffraktometrie eingesetzt. Die in der Regel bei der Röntgenbeugung eingesetzten Strahlungsquellen sind Vakuumröhren, die mit Kupfer-, Molybdän-, Eisen-, Kobalt- oder

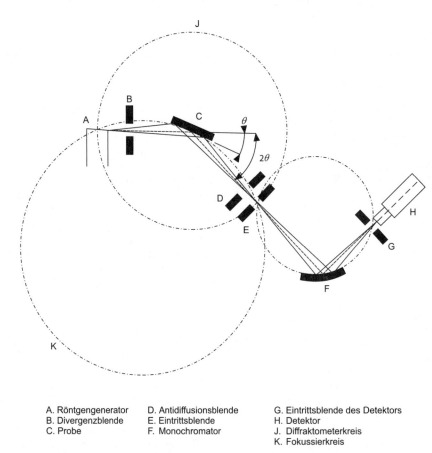

A. Röntgengenerator
B. Divergenzblende
C. Probe
D. Antidiffusionsblende
E. Eintrittsblende
F. Monochromator
G. Eintrittsblende des Detektors
H. Detektor
J. Diffraktometerkreis
K. Fokussierkreis

**Abb. 2.9.33-3: Parafokussierende Geometrie bei einer Anordnung nach Bragg-Brentano**

Chromanoden ausgestattet sind. Üblicherweise wird die Kupfer-, Molybdän- oder Kobaltröntgenstrahlung bei der Prüfung von organischen Substanzen eingesetzt. (Der Einsatz einer Kobaltanode wird bevorzugt, um bestimmte Beugungslinien besser zu trennen.) Die Auswahl der Strahlung hängt ab von den Absorptionseigenschaften der Probe sowie von einer möglichen Fluoreszenz der Atome, die in der Probe vorhanden sind. Die Wellenlängen, die bei der Prüfung mit der Röntgenbeugung eingesetzt werden, entsprechen in der Regel der $K_\alpha$-Strahlung der Anode. Folglich ist es vorteilhaft, die Röntgenstrahlung „monochromatisch" zu verwenden, wobei alle anderen Bestandteile des Emissionsspektrums eliminiert werden. Dies wird teilweise durch die Verwendung von $K_\beta$-Filtern erreicht, wobei metallische Filter eingesetzt werden, die eine Absorptionskante zwischen der von der Anode emittierten $K_\alpha$- und $K_\beta$-Wellenlänge aufweisen.

Derartige Filter werden in der Regel zwischen der Röntgenröhre und der Probe platziert. Immer häufiger werden große Monochromatorkristalle (üblicherweise als „Monochromator" bezeichnet) verwendet, um die monochromatische Röntgenstrahlung zu erzeugen. Dieser Kristall ist entweder vor oder hinter der Probe positioniert und beugt die charakteristische Röntgenstrahlung (wie $K_\alpha$- und $K_\beta$-Strahlung) in unterschiedlichen Winkeln, so dass nur eine davon zur Detektion ausgewählt werden kann. Darüber hinaus können durch den Einsatz von spezifischen Monochromatortypen die $K_{\alpha 1}$- und die $K_{\alpha 2}$-Strahlung getrennt werden. Die Verwendung einer monochromatischen Strahlung unter Einsatz eines Filters oder Monochromators hat jedoch den Nachteil, dass Strahlungsintensität verloren geht. Durch den Einsatz von gekrümmten Röntgenspiegeln können gleichfalls die $K_\alpha$- und die $K_\beta$-Strahlung getrennt werden, wobei diese Spiegel simultan als Monochromator für die Röntgenstrahlen wirken und sie fokussieren oder gegebenenfalls parallelisieren können.

## Strahlenschutz

*Wird der menschliche Körper Röntgenstrahlung ausgesetzt, kann dies die Gesundheit schädigen. Daher müssen geeignete Schutzmaßnahmen getroffen werden, um den Anwender und jede andere Person in der Umgebung zu schützen, wenn ein Röntgengerät betrieben wird. Durch nationale Regelungen werden die Empfehlungen zur Durchführung des Strahlenschutzes und zur Begrenzung der Strahlenexposition festgelegt. Falls in einem Staat keine offiziellen nationalen Regelungen oder Empfehlungen existieren, sollten die neuesten Empfehlungen der „International Commission on Radiological Protection" befolgt werden.*

## Vorbereitung und Einbringen der Probe

Die Vorbereitung der Pulverproben und das Einbringen der Proben in einen geeigneten Probenträger sind bei vielen analytischen Methoden kritische Vorgänge. Dies gilt insbesondere für die Röntgenpulverdiffraktometrie. Diese beiden genannten Vorgänge können in besonderem Maße die Qualität der aufgezeichneten Messdaten beeinflussen[1]. Die Hauptfehlerquellen bei der Probenvorbereitung und beim Einbringen der Probe in den Träger werden nachfolgend für Messgeräte, die mit Hilfe der Bragg-Brentano-Anordnung parafokussieren, diskutiert.

### *Probenvorbereitung*

In der Regel ergibt sich auf Grund der Morphologie vieler kristalliner Partikeln eine Probe, die ein gewisses Maß an bevorzugter Orientierung der Partikeln im Probenträger aufweist. Dies zeigt sich insbesondere, wenn nadelartige oder schuppenartige Kristalle bei einer Zerkleinerung feinere Nadeln oder feinere Schuppen ergeben. Eine bevorzugte Ausrichtung der Partikeln in der Probe beeinflusst die Intensitäten verschiedener Reflexe. Dadurch sind bestimmte Reflexe intensiver, andere weniger intensiv im Vergleich zu einem Diffraktogramm, welches von einer Probe mit rein zufällig orientierten Partikeln erwartet würde. Unterschiedliche Techniken können angewendet werden, um den Zufallscharakter der Orientierung der Kristallite zu erhöhen und somit eine bevorzugte Orientierung zu minimieren. Eine weitere Reduktion der Teilchengröße ist jedoch häufig die beste und einfachste Technik. Die optimale Anzahl an Kristalliten hängt von der geometrischen Anordnung des Diffraktometers, der geforderten Auflösung und der Abschwächung des Röntgenstrahls durch die Probe ab. In einigen Fällen ergeben Partikelgrößen von bis zu 50 µm zufriedenstellende Ergebnisse in der qualitativen Analyse, um Phasen zu identifizieren. Jedoch kann ein zu weit gehender Mahlvorgang (Kristallitgrößen kleiner als etwa 0,5 µm) eine Linienverbreiterung und außerdem bedeutende Veränderungen der Probe hervorrufen, beispielsweise kann

- die Probe durch Partikelabrieb von den Mahlwerkzeugen (wie Mörser, Pistill, Kugeln) kontaminiert werden
- die Probe einen verringerten Anteil an kristalliner Phase aufweisen
- in der Probe durch eine Festphasenumwandlung ein anderer Polymorph entstehen
- die Probe einer chemischen Zersetzung unterliegen
- die Probe in einen metastabilen Zustand überführt werden
- die Probe eine Reaktion in der festen Phase erfahren.

Daher sollte das Diffraktogramm der nicht gemahlenen Probe mit dem einer Probe mit kleinerer Partikelgröße (wie einer gemahlenen Probe) verglichen werden. Falls das erhaltene Röntgenpulverdiffraktogramm in Bezug auf die beabsichtigte Verwendung als geeignet angesehen werden kann, kann auf eine Zerkleinerung der Partikeln verzichtet werden.

Falls eine Probe mehr als eine Phase enthält, muss berücksichtigt werden, dass durch Sieben zum Abtrennen von Partikeln mit einer bestimmten Größe die ursprüngliche Zusammensetzung verändert werden kann.

---

[1] In ähnlicher Weise können während der Aufnahme der Messdaten Veränderungen in der Probe auftreten, falls sich die Probe bezüglich Temperatur und relativer Feuchte nicht im Gleichgewichtszustand befindet.

## Einbringen der Probe

**Auswirkung einer fehlerhaften Probenjustierung:**
Eine Probenoberfläche, die mit einer Abweichung von $D$ in Bezug auf die Diffraktometerrotationsachse eingebracht wird, bewirkt einen systematischen Fehler, der nur schwer vollständig vermieden werden kann; bei einer Prüfung im Reflexionsmodus treten Verschiebungen[1] ($D \cdot \cos \theta$) in den $2\theta$-Werten auf (typisch in der Größenordnung von 0,01° bei kleinen Winkeln [$\cos \theta \simeq 1$] und einer Abweichung von $D = 15$ µm). Zusätzlich tritt eine asymmetrische Verbreiterung des Linienprofils bei kleiner werdenden $2\theta$-Werten auf. Die Verwendung eines geeigneten Internen Standards ermöglicht das Erkennen und die Korrektur dieses Fehlers, wobei gleichzeitig ein Fehler durch eine mögliche Probentransparenz erkannt und korrigiert werden kann. Bei Verwendung gut justierter Diffraktometer ist dies bei der Datenerfassung die weitaus bedeutendste Fehlerquelle.

**Auswirkungen der Schichtdicke und der Transparenz der Probe:** Falls die Röntgenpulverdiffraktometrie im Reflexionsmodus angewendet wird, ist das Arbeiten mit Proben mit „unendlicher" Schichtdicke vorteilhaft. Um einen Transparenzeffekt zu minimieren, ist vorzugsweise ein Träger aus einem nicht beugenden Material (ohne Untergrundbeugung), wie eine Scheibe aus einem Siliciumeinkristall, die parallel zu den Netzebenen[2] 510 geschnitten wurde, einzusetzen. Ein Vorteil der Transmissionsmessung ist, dass Probleme mit der Schichtdicke und der Probentransparenz von geringerer Bedeutung sind.

Die Verwendung eines geeigneten Internen Standards ermöglicht gleichzeitig das Erkennen und die Korrektur des zuvor genannten Effekts. Zusätzlich kann eine fehlerhafte Probenjustierung erkannt und korrigiert werden.

## Kontrolle der Leistungsfähigkeit des Diffraktometers

Goniometer und die dazugehörige Optik für die einfallende und die gebeugte Röntgenstrahlung beinhalten eine Reihe von mechanischen Teilen, die justiert werden müssen. Das Ausmaß einer inkorrekten Justierung beeinflusst direkt die Qualität der Messergebnisse einer Prüfung mit Hilfe der Röntgenpulverdiffraktometrie. Daher müssen die unterschiedlichen Komponenten eines Diffraktometers (optische und mechanische Systeme) sorgfältig justiert werden, um systematische Fehler zu vermeiden.

Gleichzeitig wird die Intensität der vom Detektor empfangenen Strahlung optimiert. Die Suche nach maximaler Intensität und die nach größtmöglicher Auflösung sind jeweils sich entgegensetzt beeinflussende Vorgänge. Daher wird nach dem besten Kompromiss gesucht, während die Justierung durchgeführt wird. Auf Grund der unterschiedlichen Konfigurationen erfordert die Geräteausstattung ein gerätespezifisches Justierverfahren.

Die Leistungsfähigkeit des gesamten Diffraktometers muss regelmäßig überprüft und aufgezeichnet werden, wobei geeignete zertifizierte Referenzmaterialien eingesetzt werden. Abhängig von der Art der Prüfung können auch andere gut definierte Referenzmaterialien verwendet werden, obwohl vorzugsweise zertifizierte Referenzmaterialien eingesetzt werden sollten.

## Qualitative Phasenanalyse (Identifizierung von Phasen)

Die Identifizierung bestimmter Phasen in einer unbekannten, zusammengesetzten Probe mit Hilfe der Röntgenpulverdiffraktometrie wird in der Regel durch einen visuellen oder computergestützten Vergleich eines Teils des Beugungsmusters mit dem gemessenen oder berechneten Beugungsmuster eines Referenzmaterials durchgeführt. Idealerweise stammen solche Referenzdiffraktogramme von gut charakterisierten Proben, die aus einer einzigen Phase bestehen. In den meisten Fällen ermöglicht diese Vorgehensweise, kristalline Substanzen durch ihre Beugungswinkel $2\theta$ oder ihre Netzebenenabstände $d$ und ihre relativen Linienintensitäten zu identifizieren. Der computergestützte Vergleich von Diffraktogrammen einer unbekannten Probe mit den Vergleichswerten kann auf einem mehr oder weniger großen Teilbereich der $2\theta$-Werte aus dem Gesamtdiffraktogramm oder auf einem Satz von reduzierten Daten, die aus dem Diffraktogramm abgeleitet wurden, basieren. Beispielsweise ist die Tabelle der Netzebenenabstände $d$ und ihrer normalisierten Intensitäten $I_{norm}$, auch als ($d$, $I_{norm}$)-Tabelle bezeichnet, welche aus dem Diffraktogramm abgeleitet wurde, ein kristallographischer Fingerabdruck des Probenmaterials. Diese Tabelle kann mit der ($d$, $I_{norm}$)-Tabelle von Proben, die aus einer einzigen Phase bestehen und in einer Datenbank erfasst sind, verglichen werden.

Bei den meisten organischen Kristallen wird das Diffraktogramm in einem geeigneten $2\theta$-Bereich von möglichst nahe bei 0° bis mindestens 40° aufgezeichnet, wenn CuK$_\alpha$-Strahlung angewendet wird. Die Übereinstimmung der Beugungswinkel $2\theta$ zwischen Probe und Referenzmaterial liegt bei der gleichen Kristallform innerhalb von 0,2°, wohingegen die relativen Intensitäten zwischen Probe und Referenzmaterial beträchtlich variieren können. Ursache ist eine bevorzugte Orientierung.

Auf Grund der Substanzeigenschaften können unterschiedliche Hydrate oder Solvate erkannt werden, welche unterschiedliche Dimensionen der Einheitszelle und daher eine Verschiebung der Peakpositionen in den aufgezeichneten Röntgendiffraktogrammen zeigen. In diesen besonderen Fällen kann eine Verschiebung in der $2\theta$-Position von mehr als 0,2° auftreten. Daher ist bei diesen Materialien der Grenzwert von maximal 0,2° für die Peakpositionsverschiebung nicht anwendbar. Bei ande-

---

[1] Eine fehlerhafte Goniometer-Justierung (Verschiebung) bei 0° würde sich als eine konstante Verschiebung bei allen gemessenen $2\theta$-Linien auswirken, somit wäre in diesem Fall eine Verschiebung von Z° im gesamten Messbereich $2\theta$ feststellbar.

[2] Im Falle einer geringen Schichtdicke der Probe mit geringer Abschwächung können exakte Messungen der Linienpositionen mit Hilfe einer fokussierenden Anordnung des Diffraktometers sowohl in der Transmissions- als auch in der Reflexionsgeometrie erfolgen. Exakte Messungen der Linienpositionen einer Probe mit geringer Abschwächung werden vorzugsweise mit Hilfe von Diffraktometern mit einem parallelen Strahlengang vorgenommen. Dies ermöglicht, die Auswirkungen einer geringen Schichtdicke der Probe zu reduzieren.

ren Proben (wie anorganischen Salzen) ergibt sich die Notwendigkeit, den $2\theta$-Bereich weit über 40° auszudehnen. In der Regel reicht ein Bereich aus, der die 10 intensivsten Reflexe umfasst, die in einer Datenbank mit Diffraktogrammen von Substanzen, die aus einer einzigen Phase bestehen, aufgeführt sind.

In bestimmten Fällen wird die Identifizierung der Phasen problematisch, oder sie ist gar unmöglich, wenn
- nicht kristalline oder amorphe Substanzen vorliegen
- die Komponenten, die identifiziert werden sollen, als geringer Masseanteil im Analyten vorliegen (in der Regel weniger als 10 Prozent ($m/m$))
- eine ausgeprägte bevorzugte Orientierung vorliegt
- die zu identifizierende Phase nicht in der benutzten Datenbank enthalten ist
- die Bildung einer festen Lösung vorliegt
- ungeordnete Strukturen vorliegen, die die Einheitszelle verändern
- die Probe zu viele Phasen enthält
- Kristallgitterdeformationen auftreten
- Strukturähnlichkeiten unterschiedlicher Phasen vorhanden sind.

## Quantitative Phasenanalyse

Falls die zu untersuchende Probe eine Mischung von 2 oder mehreren bekannten Phasen ist, von denen höchstens eine amorph ist, kann in vielen Fällen der Prozentsatz (($V/V$) oder ($m/m$)) jeder kristallinen Phase sowie der der amorphen Phase bestimmt werden. Eine quantitative Phasenanalyse kann auf den integrierten Intensitäten, auf den Peakhöhen mehrerer bestimmter Beugungslinien[1] oder auf dem ganzen Diffraktogramm beruhen. Diese integrierten Peakintensitäten, die Peakhöhen oder die Datenpunkte des ganzen Diffraktogramms werden mit den entsprechenden Werten eines Referenzmaterials verglichen. Dieses Referenzmaterial sollte aus einer einzigen Phase oder einer Mischung bekannter Phasen bestehen. Die Schwierigkeiten, die bei einer quantitativen Analyse auftreten, sind auf die Probenvorbereitung (die Richtigkeit und die Präzision der Ergebnisse erfordern insbesondere die Homogenität aller Phasen und eine geeignete Partikelgrößenverteilung in jeder Phase) und auf Matrixeffekte zurückzuführen.

In günstigen Fällen kann in einer festen Matrix eine kleine Menge einer kristallinen Phase von 10 Prozent bestimmt werden.

### Polymorphe Proben

Bei einer Probe, die aus 2 Polymorphen $a$ und $b$ zusammengesetzt ist, kann folgende Gleichung für die Bestimmung der Fraktion $F_a$ der Phase $a$ benutzt werden:

$$F_a = \frac{1}{1 + K(I_b/I_a)}$$

Die Fraktion wird durch die Messung des Intensitätsverhältnisses zwischen den 2 Polymorphen bestimmt, wobei der Wert der Konstanten $K$ bekannt sein muss.

$K$ ist das Verhältnis der absoluten Intensitäten der 2 reinen Polymorphe $I_{oa}/I_{ob}$. Sein Wert kann durch die Messung von Referenzproben bestimmt werden.

### Bestimmung mit Hilfe eines Standards

Die am häufigsten eingesetzten Verfahren der quantitativen Analyse sind
- das Verfahren mit Externem Standard
- das Verfahren mit Internem Standard
- das Standard-Additionsverfahren („Spiken").

Das Verfahren mit Externem Standard ist das üblicherweise angewendete Verfahren. Dabei werden ein Röntgendiffraktogramm oder die betreffenden Linienintensitäten einer Mischung mit den entsprechenden Werten einer Referenzmischung oder mit den theoretischen Intensitäten eines Strukturmodells verglichen, das vollständig bekannt ist.

Um die Fehler durch Matrixeffekte zu begrenzen, kann ein als Interner Standard zugesetztes Referenzmaterial – Kristallitgröße und Absorptionskoeffizienten sollen vergleichbar mit den Probenbestandteilen sein – mit einem Diffraktogramm, das nicht mit dem der Probe überlappt, benutzt werden. Eine bekannte Menge dieses Referenzmaterials wird der Probe und jeder Referenzmischung zugesetzt. Unter diesen Bedingungen ergibt sich eine lineare Beziehung zwischen der Linienintensität und der Konzentration. Dieses Verfahren, welches das Verfahren mit Internem Standard genannt wird, erfordert eine präzise Messung der Beugungsintensitäten.

Beim Standard-Additionsverfahren werden bestimmte Mengen der reinen Phase $a$ der ursprünglichen Probe, die eine unbekannte Konzentration der Phase $a$ enthält, zugemischt. Mehrere Zusätze unterschiedlicher Konzentration werden vorgenommen, um ein Intensität-Konzentrationsdiagramm zu erstellen. Dabei ist der Schnittpunkt der Geraden mit der x-Achse (Betrag des negativen Werts) gleich der Konzentration der Phase $a$ in der Probe.

## Abschätzung amorpher und kristalliner Fraktionen

In einer Mischung von kristallinen und amorphen Phasen können die Fraktionen auf unterschiedliche Art abgeschätzt werden. Die Wahl des Verfahrens hängt von der Art der Probe ab:
- Falls die Probe aus kristallinen Fraktionen und einer amorphen Fraktion von unterschiedlicher chemischer Zusammensetzung besteht, können die Mengen der einzelnen kristallinen Phasen mit Hilfe geeigneter Referenzsubstanzen, wie bereits beschrieben, abgeschätzt werden. Die amorphe Fraktion wird indirekt durch Subtraktion bestimmt.
- Falls die Probe aus einer amorphen und einer kristallinen Fraktion besteht, entweder als eine Phase oder als

---

[1] Falls die Kristallstrukturen sämtlicher Komponenten bekannt sind, kann die Rietveld-Methode angewendet werden, um die Komponenten mit hinreichender Richtigkeit zu bestimmen. Falls die Kristallstrukturen der Komponenten nicht bekannt sind, kann die Pawley-Methode oder eine Methode der kleinsten Fehlerquadrate angewendet werden.

Mischung zweier Phasen mit der gleichen stöchiometrischen Zusammensetzung, kann die kristalline Fraktion (der Kristallinitätsgrad) durch Messung von 3 bestimmten Flächen des Diffraktogramms abgeschätzt werden:

- $A$ = Gesamtfläche der Peaks, die sich aus der Beugung der kristallinen Fraktion der Probe ergeben
- $B$ = Gesamtfläche unterhalb der Fläche $A$
- $C$ = Fläche entsprechend dem Untergrundrauschen (das unter anderem durch die Streuung in der Luft, durch Fluoreszenz oder die Geräteausstattung hervorgerufen wird)

Wenn diese Flächen gemessen wurden, kann der Kristallinitätsgrad nach folgender Gleichung grob abgeschätzt werden:

$$\text{Kristallinitätsgrad (\%)} = \frac{100A}{A + B - C}$$

Angemerkt sei, dass dieses Verfahren keine absoluten Werte für den Grad der Kristallinität liefert und somit in der Regel nur für vergleichende Untersuchungen geeignet ist.

Weiterentwickelte Verfahren wie die Ruland-Methode sind ebenfalls anwendbar.

## Einkristallstrukturanalyse

In der Regel wird die Kristallstrukturanalyse mit Hilfe von Röntgendiffraktionsdaten durchgeführt, die von Einkristallen erhalten wurden. Die Kristallstrukturanalyse organischer Kristalle ist eine anspruchsvolle Aufgabe, weil die Gitterparameter vergleichsweise groß ausfallen und die Symmetrie und die Streueigenschaften üblicherweise sehr gering sind.

Falls eine definierte kristalline Form einer Substanz vorliegt, kann mit Hilfe der Kristallstruktur das zugehörige Röntgenpulverdiffraktogramm vorausberechnet werden. Hierbei wird ein Referenzdiffraktogramm „einer Probe ohne bevorzugte Orientierung" erhalten, das zur Phasenidentifizierung eingesetzt werden kann.

# 3.1 Material zur Herstellung von Behältnissen

3.1.3  Polyolefine . . . . . . . . . . . . . . . . . . . . . .  5249

**6.3/3.01.03.00**

# 3.1.3 Polyolefine

## Definition

Polyolefine werden durch Polymerisation von Ethylen oder Propylen oder durch Copolymerisation dieser Substanzen mit höchstens 25 Prozent höheren Homologen ($C_4$ bis $C_{10}$), Carbonsäuren oder Estern hergestellt. Bestimmte Materialien können Mischungen von Polyolefinen sein.

## Herstellung

Zur Optimierung ihrer chemischen, physikalischen und mechanischen Eigenschaften sowie zum Anpassen an die vorgesehene Verwendung wird den Polymeren eine bestimmte Anzahl von Zusatzstoffen zugesetzt. Diese Zusatzstoffe werden aus der folgenden Liste ausgewählt, in der für jeden Zusatzstoff der maximal zulässige Gehalt spezifiziert ist.

Die Polyolefine dürfen höchstens 3 Antioxidanzien, ein oder mehrere Gleitmittel oder Antiblockieragenzien sowie Titandioxid als Trübungszusatz für Material, das einen Lichtschutz gewährleisten muss, enthalten.

- Butylhydroxytoluol (Kunststoffadditiv 07) — höchstens 0,125 Prozent
- Pentaerythrityltetrakis[3-(3,5-di-*tert*-butyl-4-hydroxyphenyl)propionat] (Kunststoffadditiv 09) — höchstens 0,3 Prozent
- 1,3,5-Tris(3,5-di-*tert*-butyl-4-hydroxybenzyl)-*s*-triazin-2,4,6=(1*H*,3*H*,5*H*)-trion (Kunststoffadditiv 13) — höchstens 0,3 Prozent
- Octadecyl[3-(3,5-di-*tert*-butyl-4-hydroxyphenyl)propionat] (Kunststoffadditiv 11) — höchstens 0,3 Prozent
- Ethylenbis[3,3-bis[3-(1,1-dimethylethyl)-4-hydroxyphenyl]butanoat] (Kunststoffadditiv 08) — höchstens 0,3 Prozent
- Dioctadecyldisulfid (Kunststoffadditiv 15) — höchstens 0,3 Prozent
- 4,4′,4″-[(2,4,6-Trimethylbenzol-1,3,5-triyl)tris(methylen)]tris=[2,6-bis(1,1-dimethylethyl)phenol] (Kunststoffadditiv 10) — höchstens 0,3 Prozent
- 2,2′-Bis(octadecyloxy)-5,5′-spirobi[1,3,2-dioxaphosphinan] (Kunststoffadditiv 14) — höchstens 0,3 Prozent
- Didodecyl(3,3′-thiodipropionat) (Kunststoffadditiv 16) — höchstens 0,3 Prozent
- Dioctadecyl(3,3′-thiodipropionat) (Kunststoffadditiv 17) — höchstens 0,3 Prozent
- Tris[2,4-bis(1,1-dimethylethyl)=phenyl]phosphit (Kunststoffadditiv 12) — höchstens 0,3 Prozent
- Kunststoffadditiv 18 — höchstens 0,1 Prozent
- Copolymerisat von Dimethylsuccinat und (4-Hydroxy-2,2,6,6-tetramethyl=piperidin-1-yl)ethanol (Kunststoffadditiv 22) — höchstens 0,3 Prozent

Der Gesamtgehalt der oben aufgeführten Antioxidanzien darf höchstens 0,3 Prozent betragen.

- Hydrotalcit — höchstens 0,5 Prozent
- Alkanamide — höchstens 0,5 Prozent
- Alkenamide — höchstens 0,5 Prozent
- Natriumaluminiumsilicat — höchstens 0,5 Prozent
- Siliciumdioxid — höchstens 0,5 Prozent
- Natriumbenzoat — höchstens 0,5 Prozent
- Fettsäureester oder -salze — höchstens 0,5 Prozent
- Trinatriumphosphat — höchstens 0,5 Prozent
- Dickflüssiges Paraffin — höchstens 0,5 Prozent
- Zinkoxid — höchstens 0,5 Prozent
- Talkum — höchstens 0,5 Prozent
- Magnesiumoxid — höchstens 0,2 Prozent
- Calcium- oder Zinkstearat oder eine Mischung von beiden — höchstens 0,5 Prozent
- Titandioxid — höchstens 4 Prozent

Der Lieferant des Materials muss nachweisen können, dass die qualitative und quantitative Zusammensetzung jeder Produktionscharge dem Typmuster entspricht.

## Eigenschaften

Pulver, Kügelchen, Körner oder – nach dem Verformen – Folien unterschiedlicher Dicke oder Behältnisse; praktisch unlöslich in Wasser, löslich in heißen aromatischen Kohlenwasserstoffen, praktisch unlöslich in wasserfreiem Ethanol, Hexan und Methanol

Die Substanz erweicht zwischen 65 und 165 °C. Sie brennt mit blauer Flamme.

## Prüfung auf Identität

*Falls erforderlich wird die Substanz in Stücke von höchstens 1 cm Seitenlänge geschnitten.*

A. 0,25 g Substanz werden mit 10 ml Toluol *R* versetzt. Die Mischung wird etwa 15 min lang zum Rückfluss erhitzt. Einige Tropfen der Lösung werden auf ein Natriumchlorid-Plättchen aufgebracht. Das Lösungsmittel wird im Trockenschrank bei 80 °C abgedampft. Die Prüfung erfolgt mit Hilfe der IR-Spektroskopie (2.2.24). Das IR-Spektrum der Substanz zeigt Maxima insbesondere bei einigen der folgenden Wellen-

# 3.1.3 Polyolefine

zahlen: 2920, 2850, 1475, 1465, 1380, 1170, 735, 720 cm$^{-1}$; das Spektrum ist mit dem der als Typmuster ausgewählten Substanz identisch. Liegt die Substanz als Folie vor, kann die Prüfung auf Identität direkt mit einem entsprechend zugeschnittenen Stück durchgeführt werden.

B. Die Substanz entspricht den unter „Zusätzliche Prüfungen" (siehe „Prüfung auf Reinheit") aufgeführten Prüfungen auf die enthaltenen Zusatzstoffe.

C. In einem Platintiegel werden etwa 20 mg Substanz mit 1 g Kaliumhydrogensulfat *R* gemischt und bis zum vollständigen Schmelzen erhitzt. Nach dem Erkalten wird die Mischung mit 20 ml verdünnter Schwefelsäure *R* versetzt und vorsichtig erhitzt. Die erhaltene Lösung wird filtriert. Das Filtrat wird mit 1 ml Phosphorsäure 85 % *R* und 1 ml Wasserstoffperoxid-Lösung 30 % *R* versetzt. Falls die Substanz Titandioxid als Trübungszusatz enthält, entsteht eine orangegelbe Färbung.

## Prüfung auf Reinheit

*Falls erforderlich wird die Substanz in Stücke von höchstens 1 cm Seitenlänge geschnitten.*

**Prüflösung I:** *Die Prüflösung I muss innerhalb von 4 h verwendet werden.*

25 g Substanz werden in einem Rundkolben aus Borosilicatglas mit Schliff mit 500 ml Wasser für Injektionszwecke *R* versetzt. Die Mischung wird 5 h lang zum Rückfluss erhitzt. Nach dem Erkalten wird die überstehende Lösung dekantiert. Ein Teil der Lösung wird für die Prüfung „Aussehen der Prüflösung I" verwendet, der Rest wird durch einen Glassintertiegel (16) (2.1.2) filtriert.

**Prüflösung II:** 2,0 g Substanz werden in einem Erlenmeyerkolben aus Borosilicatglas mit Schliff mit 80 ml Toluol *R* versetzt. Die Mischung wird 90 min lang unter gleichmäßigem Rühren zum Rückfluss erhitzt. Nach dem Erkalten auf 60 °C werden unter fortgesetztem Rühren 120 ml Methanol *R* zugesetzt. Die Lösung wird durch einen Glassintertiegel (16) (2.1.2) filtriert. Kolben und Tiegel werden mit 25 ml einer Mischung von 40 ml Toluol *R* und 60 ml Methanol *R* gespült und die Spülflüssigkeit wird dem Filtrat zugesetzt. Das Filtrat wird mit der gleichen Lösungsmittelmischung zu 250 ml verdünnt. Eine Blindlösung wird hergestellt.

**Prüflösung III:** 100 g Substanz werden in einem Erlenmeyerkolben aus Borosilicatglas mit Schliff mit 250 ml Salzsäure (0,1 mol · l$^{-1}$) versetzt. Die Mischung wird unter gleichmäßigem Rühren 1 h lang zum Rückfluss erhitzt. Nach dem Erkalten wird die überstehende Lösung dekantiert.

**Aussehen der Prüflösung I:** Die Prüflösung I muss klar (2.2.1) und farblos (2.2.2, Methode II) sein.

**Sauer oder alkalisch reagierende Substanzen:** 100 ml Prüflösung I werden mit 0,15 ml BMP-Mischindikator-Lösung *R* versetzt. Bis zum Farbumschlag nach Blau dürfen höchstens 1,5 ml Natriumhydroxid-Lösung (0,01 mol · l$^{-1}$) verbraucht werden. 100 ml Prüflösung I werden mit 0,2 ml Methylorange-Lösung *R* versetzt. Bis zum Beginn des Farbumschlags von Gelb nach Orange darf höchstens 1 ml Salzsäure (0,01 mol · l$^{-1}$) verbraucht werden.

**Absorption** (2.2.25): Die Absorption der Prüflösung I, zwischen 220 und 340 nm gemessen, darf höchstens 0,2 betragen.

**Reduzierende Substanzen:** 20 ml Prüflösung I werden mit 1 ml verdünnter Schwefelsäure *R* und 20 ml Kaliumpermanganat-Lösung (0,002 mol · l$^{-1}$) versetzt. Diese Lösung wird 3 min lang zum Rückfluss erhitzt und sofort abgekühlt. Nach Zusatz von 1 g Kaliumiodid *R* und 0,25 ml Stärke-Lösung *R* wird die Lösung unverzüglich mit Natriumthiosulfat-Lösung (0,01 mol · l$^{-1}$) titriert. Eine Blindtitration wird durchgeführt. Die Differenz zwischen den bei den beiden Titrationen verbrauchten Volumen darf höchstens 3,0 ml betragen.

**Hexanlösliche Substanzen:** 10 g Substanz werden in einem 250-ml-Erlenmeyerkolben aus Borosilicatglas mit Schliff mit 100 ml Hexan *R* versetzt. Die Mischung wird 4 h lang unter gleichmäßigem Rühren zum Rückfluss erhitzt, anschließend in einer Eis-Wasser-Mischung abgekühlt und sofort durch einen Glassintertiegel (16) (2.1.2) filtriert, wobei die Temperatur der Lösung bei 0 °C gehalten wird und die Filtrationszeit 5 min nicht überschreiten darf. Falls erforderlich wird die Filtration durch Anwendung von Überdruck beschleunigt. 20 ml Filtrat werden in einer zuvor gewogenen Kristallisierschale aus Borosilicatglas auf dem Wasserbad zur Trockne eingedampft. Der Rückstand wird 1 h lang im Trockenschrank bei 100 bis 105 °C getrocknet. Die Masse des Rückstands darf höchstens um 10 Prozent von der Masse des mit dem Typmuster erhaltenen Rückstands abweichen und darf höchstens 5 Prozent betragen.

**Extrahierbares Aluminium:** höchstens 1,0 ppm extrahierbares Al

Der Gehalt an Aluminium wird mit Hilfe der Atomemissionsspektrometrie (2.2.22, Methode I) in einem Argonplasma bestimmt.

*Untersuchungslösung:* Prüflösung III

*Referenzlösungen:* Die Referenzlösungen werden aus der Aluminium-Lösung (200 ppm Al) *R* durch Verdünnen mit Salzsäure (0,1 mol · l$^{-1}$) hergestellt.

Die Bestimmung erfolgt durch Messung der Emission des Aluminiums bei 396,15 nm. Die Untergrundstrahlung liegt bei 396,25 nm.

Die Abwesenheit von Aluminium in der verwendeten Salzsäure muss sichergestellt sein.

**Extrahierbares Titan:** höchstens 1,0 ppm extrahierbares Ti

Der Gehalt an Titan wird mit Hilfe der Atomemissionsspektrometrie (2.2.22, Methode I) in einem Argonplasma bestimmt.

*Untersuchungslösung:* Prüflösung III

*Referenzlösungen:* Die Referenzlösungen werden aus der Titan-Lösung (100 ppm Ti) *R* durch Verdünnen mit Salzsäure (0,1 mol · l$^{-1}$) hergestellt.

Die Bestimmung erfolgt durch Messung der Emission des Titans bei 336,12 nm. Die Untergrundstrahlung liegt bei 336,16 nm.

Die Abwesenheit von Titan in der verwendeten Salzsäure muss sichergestellt sein.

**Extrahierbares Zink:** höchstens 1,0 ppm extrahierbares Zn

Der Gehalt an Zink wird mit Hilfe der Atomabsorptionsspektrometrie (2.2.23, Methode I) bestimmt.

*Untersuchungslösung:* Prüflösung III

*Referenzlösungen:* Die Referenzlösungen werden aus der Zink-Lösung (10 ppm Zn) *R* durch Verdünnen mit Salzsäure (0,1 mol · l$^{-1}$) hergestellt.

Die Absorption wird bei 213,9 nm unter Verwendung einer Zink-Hohlkathodenlampe als Strahlungsquelle und einer Luft-Acetylen-Flamme bestimmt.

Die Abwesenheit von Zink in der verwendeten Salzsäure muss sichergestellt sein.

**Extrahierbare Schwermetalle** (2.4.8): 50 ml Prüflösung III werden im Wasserbad auf ein Volumen von etwa 5 ml eingedampft und mit Wasser *R* zu 20,0 ml verdünnt. 12 ml dieser Lösung müssen der Grenzprüfung A entsprechen (2,5 ppm). Zur Herstellung der Referenzlösung werden 2,5 ml Blei-Lösung (10 ppm Pb) *R* verwendet.

**Sulfatasche** (2.4.14): höchstens 1,0 Prozent, mit 5,0 g Substanz bestimmt

Dieser Grenzwert gilt nicht für eine Substanz, die Titandioxid als Trübungszusatz enthält.

# Zusätzliche Prüfungen

*Diese Prüfungen sind ganz oder teilweise durchzuführen, je nach Zusammensetzung oder Verwendung der Substanz.*

**Phenolische Antioxidanzien:** Die Prüfung erfolgt mit Hilfe der Flüssigchromatographie (2.2.29).

Die Chromatographie kann durchgeführt werden mit
– einer Säule aus rostfreiem Stahl von 0,25 m Länge und 4,6 mm innerem Durchmesser, gepackt mit octadecylsilyliertem Kieselgel zur Chromatographie *R* (5 μm)
– einer der folgenden 4 Mischungen als mobile Phase
  *Mobile Phase 1* bei einer Durchflussrate von 2 ml je Minute: 30 Volumteile Wasser *R*, 70 Volumteile Acetonitril *R*
  *Mobile Phase 2* bei einer Durchflussrate von 1,5 ml je Minute: 10 Volumteile Wasser *R*, 30 Volumteile Tetrahydrofuran *R*, 60 Volumteile Acetonitril *R*
  *Mobile Phase 3* bei einer Durchflussrate von 1,5 ml je Minute: 5 Volumteile Wasser *R*, 45 Volumteile 2-Propanol *R*, 50 Volumteile Methanol *R*
  *Mobile Phase 4* bei einer Durchflussrate von 1,5 ml je Minute: 20 Volumteile Tetrahydrofuran *R*, 80 Volumteile Acetonitril *R*
– einem Spektrometer als Detektor bei einer Wellenlänge von 280 nm für die mobilen Phasen 1 bis 3
– einem Spektrometer als Detektor bei einer Wellenlänge von 270 nm für die mobile Phase 4.

Die Prüfung darf nur ausgewertet werden, wenn
– die Auflösung zwischen den Peaks von Kunststoffadditiv 07 und Kunststoffadditiv 08 mit mobiler Phase 1 mindestens 8,0
– die Auflösung zwischen den Peaks von Kunststoffadditiv 09 und Kunststoffadditiv 10 mit mobiler Phase 2 mindestens 2,0
– die Auflösung zwischen den Peaks von Kunststoffadditiv 11 und Kunststoffadditiv 12 mit mobiler Phase 3 mindestens 2,0
– die Auflösung zwischen den beiden Hauptpeaks (Retentionszeiten etwa 3,5 und 5,8) im Chromatogramm des Kunststoffadditivs 18 mit mobiler Phase 4 mindestens 6,0

beträgt.

*Untersuchungslösung 21:* 50 ml Prüflösung II werden unter vermindertem Druck bei 45 °C zur Trockne eingedampft. Der Rückstand wird in 5,0 ml einer Mischung gleicher Volumteile Acetonitril *R* und Tetrahydrofuran *R* gelöst. Eine Blindlösung wird aus der unter „Prüflösung II" aufgeführten Blindlösung hergestellt.

*Untersuchungslösung 22:* 50 ml Prüflösung II werden unter vermindertem Druck bei 45 °C zur Trockne eingedampft. Der Rückstand wird in 5,0 ml Dichlormethan *R* gelöst. Eine Blindlösung wird aus der unter „Prüflösung II" aufgeführten Blindlösung hergestellt.

*Untersuchungslösung 23:* 50 ml Prüflösung II werden unter vermindertem Druck bei 45 °C zur Trockne eingedampft. Der Rückstand wird in 5,0 ml einer Mischung gleicher Volumteile Acetonitril *R* und einer Lösung von *tert*-Butylhydroperoxid *R* (10 g · l$^{-1}$) in Tetrahydrofuran *R* gelöst. Der Kolben wird verschlossen und 1 h lang stehen gelassen. Eine Blindlösung wird aus der unter „Prüflösung II" aufgeführten Blindlösung hergestellt.

*Von den folgenden Referenzlösungen werden nur diejenigen hergestellt, die zur Prüfung der phenolischen Antioxidanzien auf Grund der angegebenen Zusammensetzung der Substanz erforderlich sind.*

*Referenzlösung a:* 25,0 mg Butylhydroxytoluol *CRS* (Kunststoffadditiv 07 *CRS*) und 60,0 mg Kunststoffadditiv 08 *CRS* werden in 10,0 ml einer Mischung gleicher Volumteile Acetonitril *R* und Tetrahydrofuran *R* gelöst. 2,0 ml Lösung werden mit der gleichen Lösungsmittelmischung zu 50,0 ml verdünnt.

*Referenzlösung b:* 60,0 mg Kunststoffadditiv 09 *CRS* und 60,0 mg Kunststoffadditiv 10 *CRS* werden in 10,0 ml einer Mischung gleicher Volumteile Acetonitril *R* und Tetrahydrofuran *R* gelöst. 2,0 ml Lösung werden mit der gleichen Lösungsmittelmischung zu 50,0 ml verdünnt.

*Referenzlösung c:* 60,0 mg Kunststoffadditiv 11 *CRS* und 60,0 mg Kunststoffadditiv 12 *CRS* werden in 10,0 ml Dichlormethan *R* gelöst. 2,0 ml Lösung werden mit Dichlormethan *R* zu 50,0 ml verdünnt.

*Referenzlösung d:* 25,0 mg Kunststoffadditiv 07 *CRS* werden in 10,0 ml einer Mischung gleicher Volumteile Acetonitril *R* und Tetrahydrofuran *R* gelöst. 2,0 ml Lösung werden mit der gleichen Lösungsmittelmischung zu 50,0 ml verdünnt.

*Referenzlösung e:* 60,0 mg Kunststoffadditiv 08 *CRS* werden in 10,0 ml einer Mischung gleicher Volumteile Acetonitril *R* und Tetrahydrofuran *R* gelöst. 2,0 ml Lösung werden mit der gleichen Lösungsmittelmischung zu 50,0 ml verdünnt.

*Referenzlösung f:* 60,0 mg Kunststoffadditiv 13 *CRS* werden in 10,0 ml einer Mischung gleicher Volumteile Acetonitril *R* und Tetrahydrofuran *R* gelöst. 2,0 ml Lösung werden mit der gleichen Lösungsmittelmischung zu 50,0 ml verdünnt.

*Referenzlösung g:* 60,0 mg Kunststoffadditiv 09 *CRS* werden in 10,0 ml einer Mischung gleicher Volumteile Acetonitril *R* und Tetrahydrofuran *R* gelöst. 2,0 ml Lösung werden mit der gleichen Lösungsmittelmischung zu 50,0 ml verdünnt.

*Referenzlösung h:* 60,0 mg Kunststoffadditiv 10 *CRS* werden in 10,0 ml einer Mischung gleicher Volumteile Acetonitril *R* und Tetrahydrofuran *R* gelöst. 2,0 ml Lösung werden mit der gleichen Lösungsmittelmischung zu 50,0 ml verdünnt.

*Referenzlösung i:* 60,0 mg Kunststoffadditiv 11 *CRS* werden in 10,0 ml Dichlormethan *R* gelöst. 2,0 ml Lösung werden mit Dichlormethan *R* zu 50,0 ml verdünnt.

*Referenzlösung j:* 60,0 mg Kunststoffadditiv 12 *CRS* werden in 10,0 ml Dichlormethan *R* gelöst. 2,0 ml Lösung werden mit Dichlormethan *R* zu 50,0 ml verdünnt.

*Referenzlösung k:* 20,0 mg Kunststoffadditiv 18 *CRS* werden in 10,0 ml einer Mischung gleicher Volumteile Acetonitril *R* und einer Lösung von *tert*-Butylhydroperoxid *R* (10 g · l$^{-1}$) in Tetrahydrofuran *R* gelöst. Die Lösung wird in einem verschlossenen Kolben 1 h lang stehen gelassen. 2,0 ml Lösung werden mit einer Mischung gleicher Volumteile Acetonitril *R* und Tetrahydrofuran *R* zu 50,0 ml verdünnt.

Falls die Substanz Kunststoffadditiv 07 und/oder Kunststoffadditiv 08 enthält, wird die mobile Phase 1 verwendet. Je 20 µl Untersuchungslösung 21, der entsprechenden Blindlösung sowie der Referenzlösungen
– a und d
  oder
– a und e
  oder
– d und e
werden eingespritzt.

Falls die Substanz eines oder mehrere der Kunststoffadditive 09 bis 13 als Antioxidanzien enthält, wird die mobile Phase 2 verwendet. Je 20 µl Untersuchungslösung 21, der entsprechenden Blindlösung, der Referenzlösung b und der Referenzlösungen, die die in der Zusammensetzung der Substanz genannten Antioxidanzien aus der zuvor genannten Aufzählung enthalten, werden eingespritzt.

Falls die Substanz Kunststoffadditiv 11 und/oder Kunststoffadditiv 12 enthält, wird die mobile Phase 3 verwendet. Je 20 µl Untersuchungslösung 22, der entsprechenden Blindlösung sowie der Referenzlösungen
– c und i
  oder
– c und j
  oder
– i und j
werden eingespritzt.

Falls die Substanz Kunststoffadditiv 18 enthält, wird die mobile Phase 4 verwendet. Je 20 µl Untersuchungslösung 23, der entsprechenden Blindlösung und der Referenzlösung k werden eingespritzt.

In allen Fällen wird das Chromatogramm 30 min lang aufgezeichnet. Die Chromatogramme der Untersuchungslösungen 21, 22 und 23 dürfen nur die Peaks der in der Zusammensetzung genannten Antioxidanzien und kleinere Peaks, die auch in den Chromatogrammen der Blindlösungen sichtbar sind, zeigen. Die Peakflächen in den Chromatogrammen der Untersuchungslösungen 21, 22 und 23 müssen kleiner sein als die entsprechenden Peakflächen in den Chromatogrammen der Referenzlösungen d bis k.

**Nicht phenolische Antioxidanzien:** Die Prüfung erfolgt mit Hilfe der Dünnschichtchromatographie (2.2.27) unter Verwendung einer DC-Platte mit Kieselgel GF$_{254}$ *R*.

*Untersuchungslösung 24:* 100 ml Prüflösung II werden unter vermindertem Druck bei 45 °C zur Trockne eingedampft. Der Rückstand wird in 2 ml Dichlormethan *R* 1 gelöst.

*Referenzlösung l:* 60 mg Kunststoffadditiv 14 *CRS* werden in 10 ml Dichlormethan *R* gelöst. 2 ml Lösung werden mit Dichlormethan *R* 1 zu 10 ml verdünnt.

*Referenzlösung m:* 60 mg Kunststoffadditiv 15 *CRS* werden in 10 ml Dichlormethan *R* gelöst. 2 ml Lösung werden mit Dichlormethan *R* 1 zu 10 ml verdünnt.

*Referenzlösung n:* 60 mg Kunststoffadditiv 16 *CRS* werden in 10 ml Dichlormethan *R* gelöst. 2 ml Lösung werden mit Dichlormethan *R* 1 zu 10 ml verdünnt.

*Referenzlösung o:* 60 mg Kunststoffadditiv 17 *CRS* werden in 10 ml Dichlormethan *R* gelöst. 2 ml Lösung werden mit Dichlormethan *R* 1 zu 10 ml verdünnt.

*Referenzlösung p:* 60 mg Kunststoffadditiv 16 *CRS* und 60 mg Kunststoffadditiv 17 *CRS* werden in 10 ml Dichlormethan *R* gelöst. 2 ml Lösung werden mit Dichlormethan *R* 1 zu 10 ml verdünnt.

Auf die Platte werden je 20 µl Untersuchungslösung 24, Referenzlösung p und der Referenzlösungen, die die in der Typzusammensetzung der Substanz genannten phenolischen und nicht phenolischen Antioxidanzien enthalten, aufgetragen. Die Chromatographie erfolgt mit Hexan *R* über eine Laufstrecke von 18 cm. Die Platte wird trocknen gelassen. Die Chromatographie erfolgt ein zweites Mal mit Dichlormethan *R* über eine Laufstrecke von 17 cm. Die Platte wird erneut trocknen gelassen und im ultravioletten Licht bei 254 nm ausgewertet. Die Platte wird mit ethanolischer Iod-Lösung *R* besprüht und im ultravioletten Licht bei 254 nm nach 10 bis 15 min ausgewertet. Kein Fleck im Chromatogramm der Untersuchungslösung 24 darf größer oder intensiver sein als der entsprechende Fleck in den Chromatogrammen der Referenzlösungen. Die Prüfung darf nur ausgewertet werden, wenn das Chromatogramm der Referenzlösung p deutlich voneinander getrennt 2 Flecke zeigt.

**Kunststoffadditiv 22:** Die Prüfung erfolgt mit Hilfe der Flüssigchromatographie (2.2.29).

*Untersuchungslösung:* 25 ml Prüflösung II werden unter vermindertem Druck bei 45 °C zur Trockne eingedampft. Der Rückstand wird in 10 ml Toluol *R* und einer Lösung von Tetrabutylammoniumhydroxid *R* (10 g · l$^{-1}$) in einer Mischung von 35 Volumteilen Toluol *R* und 65 Volumteilen wasserfreiem Ethanol *R* gelöst. Die Mischung wird 3 h lang zum Rückfluss erhitzt, erkalten gelassen und falls erforderlich filtriert.

*Referenzlösung:* 30 mg Kunststoffadditiv 22 *CRS* werden in 50 ml Toluol *R* gelöst. 1 ml Lösung wird 25 ml der unter „Prüflösung II" aufgeführten Blindlösung zugesetzt. Die Mischung wird unter vermindertem Druck bei 45 °C zur Trockne eingedampft. Der Rückstand wird in 10 ml Toluol *R* und 10 ml einer Lösung von Tetrabutylammoniumhydroxid *R* (10 g · l$^{-1}$) in einer Mischung von 35 Volumteilen Toluol *R* und 65 Volumteilen wasserfreiem Ethanol *R* gelöst. Die Mischung wird 3 h lang zum Rückfluss erhitzt, erkalten gelassen und falls erforderlich filtriert.

Die Chromatographie kann durchgeführt werden mit
– einer Säule aus rostfreiem Stahl von 0,25 m Länge und 4,6 mm innerem Durchmesser, gepackt mit aminopropylsilyliertem Kieselgel zur Chromatographie *R* (5 µm)
– einer Mischung von 11 Volumteilen wasserfreiem Ethanol *R* und 89 Volumteilen Hexan *R* als mobile Phase bei einer Durchflussrate von 2 ml je Minute
– einem Spektrometer als Detektor bei einer Wellenlänge von 227 nm.

20 µl jeder Lösung werden eingespritzt. Die Chromatographie erfolgt über eine Dauer von 10 min. Werden die Chromatogramme unter den vorgeschriebenen Bedingungen aufgezeichnet, muss die Auflösung zwischen dem „Diol"-Peak und dem Peak des Verdünnungsmittels der Referenzlösung mindestens 7 betragen.

Im Chromatogramm der Untersuchungslösung muss die Peakfläche der „Diol"-Komponente des Kunststoffadditivs 22 kleiner sein als die entsprechende Peakfläche im Chromatogramm der Referenzlösung.

**Amide, Stearate:** Die Prüfung erfolgt mit Hilfe der Dünnschichtchromatographie (2.2.27) unter Verwendung von 2 DC-Platten mit Kieselgel GF$_{254}$ *R*.

*Untersuchungslösung:* Untersuchungslösung 24 (siehe „Nicht phenolische Antioxidanzien").

*Referenzlösung q:* 20 mg Stearinsäure *CRS* (Kunststoffadditiv 19 *CRS*) werden in 10 ml Dichlormethan *R* gelöst.

*Referenzlösung r:* 40 mg Oleamid *CRS* (Kunststoffadditiv 20 *CRS*) werden in 20 ml Dichlormethan *R* gelöst.

*Referenzlösung s:* 40 mg Erucamid *CRS* (Kunststoffadditiv 21 *CRS*) werden in 20 ml Dichlormethan *R* gelöst.

Auf jede der beiden Platten werden 10 µl Untersuchungslösung 24 aufgetragen. 10 µl Referenzlösung q werden auf die erste und je 10 µl Referenzlösung r und s auf die zweite Platte aufgetragen.

Die Chromatographie der ersten Platte erfolgt mit einer Mischung von 25 Volumteilen wasserfreiem Ethanol *R* und 75 Volumteilen Trimethylpentan *R* über eine Laufstrecke von 10 cm. Die Platte wird an der Luft trocknen gelassen, mit einer Lösung von Dichlorphenolindophenol *R* (2 g · l$^{-1}$) in wasserfreiem Ethanol *R* besprüht und einige Minuten lang im Trockenschrank bei 120 °C erhitzt, um die Flecke stärker zu färben. Ein dem Kunststoffadditiv 19 entsprechender Fleck im Chromatogramm der Untersuchungslösung 24 entspricht in Bezug auf Lage ($R_F$ etwa 0,5) dem entsprechenden Fleck im Chromatogramm der Referenzlösung q, darf aber nicht größer oder stärker gefärbt sein als dieser.

Die Chromatographie der zweiten Platte erfolgt mit Hexan *R* über eine Laufstrecke von 13 cm. Die Platte wird an der Luft trocknen gelassen. Die Chromatographie erfolgt ein zweites Mal mit einer Mischung von 5 Volumteilen Methanol *R* und 95 Volumteilen Dichlormethan *R* über eine Laufstrecke von 10 cm. Die Platte wird trocknen gelassen, mit einer Lösung von Molybdatophosphorsäure *R* (40 g · l$^{-1}$) in wasserfreiem Ethanol *R* besprüht und im Trockenschrank bei 120 °C erhitzt, bis Flecke sichtbar werden. Die den Kunststoffadditiven 20 und/oder 21 entsprechenden Flecke im Chromatogramm der Untersuchungslösung 24 entsprechen in Bezug auf ihre Lage ($R_F$ etwa 0,2) den entsprechenden Flecken in den Chromatogrammen der Referenzlösungen r und s, dürfen aber nicht größer oder stärker gefärbt sein als diese.

# 4 Reagenzien

## 4.1.1 Reagenzien

($D_3$)Acetonitril *R*
Adenin *R*
Aescin *R*
Cadmium *R*
Chrom(III)-acetylacetonat *R*
Coomassie-Färbelösung *R* 1
Endoprotease LysC *R*
Formamid *R*
Glutamyl-Endopeptidase zur Peptidmuster-
 charakterisierung *R*
Laurylalkohol *R*

Lithiumtrifluormethansulfonat *R*
Methylal *R*
Natriumcalciumedetat *R*
3-Pentanon *R*
β-Pinen *R*
Poly[cyanopropylphenyl(14)methyl(86)]siloxan *R*
Schisandrin *R*
γ-Schisandrin *R*
1,3,4,6-Tetra-*O*-acetyl-β-D-mannopyranose *R*
Tetrazoliumsalz *R*
Wasser, destilliertes, deionisiertes *R*

## 4.1.2 Referenzlösungen für Grenzprüfungen

Ammonium-Lösung (3 ppm $NH_4$) *R*

Magnesium-Lösung (1000 ppm Mg) *R*

## 4.1.3 Pufferlösungen

Trometamol-Pufferlösung pH 9,0 (0,05 mol · l$^{-1}$) *R*

## 4.2.2 Maßlösungen

Lanthannitrat-Lösung (0,1 mol · l$^{-1}$)

## 4.3 Chemische Referenzsubstanzen (*CRS*), Biologische Referenzsubstanzen (*BRS*), Referenzspektren

Siehe dort

# 4.1.1 Reagenzien

**(D₃)Acetonitril** *R* 1173100

$$D_3C-CN$$

$C_2D_3N$ $M_r$ 44,1
CAS Nr. 2206-26-0
(²H₃)-Acetonitril

Klare, farblose Flüssigkeit; mischbar mit Wasser, Aceton und Methanol

$d_{20}^{20}$: etwa 0,78

$n_D^{20}$: etwa 1,344

*Deuterierungsgrad:* mindestens 99,8 Prozent

**Adenin** *R* 1172800

CAS Nr. 73-24-5

Muss der Monographie **Adenin (Adeninum)** entsprechen

**Aescin** *R* 1001700

CAS Nr. 6805-41-0

Gemisch verwandter Saponine aus den Samen von *Aesculus hippocastanum* L.

Feines, fast weißes bis schwach rötliches oder gelbliches, amorphes Pulver

*Chromatographie:* Wird die Substanz unter den Bedingungen und in der Konzentration, wie in der Monographie **Senegawurzel (Polygalae radix)** angegeben, geprüft, zeigt das Chromatogramm von 20 µl Lösung nach Besprühen mit Anisaldehyd-Reagenz *R* und Erhitzen eine Hauptzone mit einem $R_F$-Wert von etwa 0,4.

**Cadmium** *R* 1014100

Cd $A_r$ 112,4
CAS Nr. 7440-43-9

Silberweißes, glänzendes Metall; praktisch unlöslich in Wasser, leicht löslich in Salpetersäure und heißer Salzsäure

**Chrom(III)-acetylacetonat** *R* 1172900

$C_{15}H_{21}CrO_6$ $M_r$ 349,3
CAS Nr. 21679-31-2
(*OC*-6-11)-Tris(2,4-pentandionato-κ*O*,κ*O'*)chrom

**Coomassie-Färbelösung** *R* 1 1173000

0,275 g Säureblau 83 *R* werden in 200 ml Methanol *R* bis zum vollständigen Lösen der Kristalle (etwa 2 h lang) gerührt. Die Lösung wird mit 750 ml Wasser *R* und 50 ml Essigsäure 99 % *R* versetzt und über Nacht (mindestens 16 h lang) gerührt.

Die Lösung wird filtriert.

**Endoprotease LysC** *R* 1173200

Mikrobielles, extrazelluläres, proteolytisches Enzym, das von *Achromobacter lyticus* gebildet wird

Gefriergetrocknetes Pulver, frei von Salzen

**Formamid** *R* 1039200

$CH_3NO$ $M_r$ 45,0
CAS Nr. 75-12-7

Klare, farblose, hygroskopische, ölige Flüssigkeit; mischbar mit Wasser und Ethanol 96 %

Formamid wird durch Wasser hydrolysiert.

$d_{20}^{20}$: etwa 1,134

Sdp: etwa 210 °C

*Gehalt:* mindestens 99,5 Prozent

*Lagerung:* dicht verschlossen

**Glutamyl-Endopeptidase zur Peptidmustercharakterisierung** *R* 1173300

CAS Nr. 137010-42-5

Endoproteinase Glu-C sehr hoher Reinheit, die aus dem *Staphylococcus aureus*-Stamm V8 gewonnen wird

(EC 3.4.21.19)

**Laurylalkohol** *R* 1119900

$C_{12}H_{26}O$ $M_r$ 186,3
CAS Nr. 112-53-8
Dodecan-1-ol

$d_{20}^{20}$: etwa 0,820

Smp: 24 bis 27 °C

*Gehalt:* mindestens 98,0 Prozent $C_{12}H_{26}O$, mit Hilfe der Gaschromatographie bestimmt

### Lithiumtrifluormethansulfonat R    1173400

$CF_3LiO_3S$    $M_r$ 156,0
CAS Nr. 33454-82-9

### Methylal R    1173500

$C_3H_8O_2$    $M_r$ 76,1
CAS Nr. 109-87-5
Dimethoxymethan; Dioxapentan;
Formaldehyddimethylacetal; Methylendimethylether

Klare, farblose, flüchtige, entflammbare Flüssigkeit; löslich in Wasser und mischbar mit Ethanol 96 %

$d_{20}^{20}$:    etwa 0,860

$n_D^{20}$:    etwa 1,354

Sdp:    etwa 41 °C

*Wird die Substanz in der Gaschromatographie verwendet, muss sie zusätzlich folgender Anforderung entsprechen:*

*Gehalt:* mindestens 99,5 Prozent, mit Hilfe der Gaschromatographie bestimmt

### Natriumcalciumedetat R    1174000

CAS Nr. 62-33-9

Muss der Monographie **Natriumcalciumedetat (Natrii calcii edetas)** entsprechen

### 3-Pentanon R    1173600

$C_5H_{10}O$    $M_r$ 86,13
CAS Nr. 96-22-0
Diethylketon

### β-Pinen R    1109000

$C_{10}H_{16}$    $M_r$ 136,2
CAS Nr. 127-91-3
6,6-Dimethyl-2-methylidenbicyclo[3.1.1]heptan

Farblose, ölige Flüssigkeit mit terpenähnlichem Geruch; praktisch unlöslich in Wasser, mischbar mit Ethanol 96 %

*Wird die Substanz in der Gaschromatographie verwendet, muss sie zusätzlich folgender Anforderung entsprechen:*

*Gehaltsbestimmung:* Die Bestimmung erfolgt mit Hilfe der Gaschromatographie (2.2.28) wie in der Monographie **Neroliöl/Bitterorangenblütenöl (Neroli aetheroleum)** beschrieben.

*Untersuchungslösung:* die Substanz

*Gehalt:* mindestens 99,0 Prozent

### Poly[cyanopropylphenyl(14)methyl(86)]siloxan R    1173700

Stationäre Phase für die Gaschromatographie

Enthält 14 Prozent Cyanopropylphenyl-Gruppen und 86 Prozent Methyl-Gruppen

### Schisandrin R    1173800

$C_{24}H_{32}O_7$    $M_r$ 432,5
CAS Nr. 7432-28-2
Schisandrol A; Wuweizichun A;
(6*S*,7*S*,12a*R*$_a$)-5,6,7,8-Tetrahydro-1,2,3,10,11,12-hexa=
methoxy-6,7-dimethyldibenzo[*a,c*]cycloocten-6-ol

Weißes bis fast weißes, kristallines Pulver

*Wird die Substanz zur Gehaltsbestimmung wie in der Monographie* **Schisandrafrüchte** *(Schisandrae chinensis fructus) beschrieben verwendet, muss sie zusätzlich folgenden Anforderungen entsprechen:*

*Gehaltsbestimmung:* Die Bestimmung erfolgt mit Hilfe der Flüssigchromatographie (2.2.29) wie in der Monographie **Schisandrafrüchte** beschrieben.

*Gehalt:* mindestens 95 Prozent, mit Hilfe des Verfahrens „Normalisierung" berechnet

*Lagerung:* dicht verschlossen, bei –20 °C oder einer tieferen Temperatur

### γ-Schisandrin R    1173900

$C_{23}H_{28}O_6$    $M_r$ 400,5
CAS Nr. 61281-37-6
Schisandrin B; Wuweizisu B;
*rac*-(6*R*,7*S*,13a*R*$_a$)-1,2,3,13-Tetramethoxy-6,7-dime=
thyl-5,6,7,8-tetrahydrobenzo[3,4]cycloocta[1,2-*f*]=
[1,3]benzodioxol

---

**Beachten Sie den Hinweis auf „Allgemeine Monographien" zu Anfang des Bands auf Seite B**

Weißes bis fast weißes, kristallines Pulver

*Lagerung:* dicht verschlossen, bei –20 °C oder einer tieferen Temperatur

**1,3,4,6-Tetra-*O*-acetyl-β-D-mannopyranose *R***  
1174100

$C_{14}H_{20}O_{10}$  $M_r$ 348,3  
CAS Nr. 18968-05-3

Pulver oder Kristalle, farblos bis weiß

Smp: 160 bis 161 °C

$[a]_D^{20}$: –68, an einer Lösung der Substanz (7 g · l$^{-1}$) in Dichlormethan *R* bestimmt

**Tetrazoliumsalz *R*** 1174200

$C_{20}H_{17}N_5O_6S_2$  $M_r$ 487,5  
CAS Nr. 138169-43-4

5-(3-Carboxymethoxyphenyl)-3-(4,5-dimethylthiazol-2-yl)-2-(4-sulfophenyl)-2*H*-tetrazolium, inneres Salz; MTS

**Wasser, destilliertes, deionisiertes *R*** 1095508

Durch Destillation erhaltenes deionisiertes Wasser *R* mit einem Widerstand von mindestens 0,18 MΩ · m

## 4.1.2 Referenzlösungen für Grenzprüfungen

**Ammonium-Lösung (3 ppm NH$_4$) *R*** 5006100

Ammoniumchlorid *R*, entsprechend 0,889 g NH$_4$Cl, wird in Wasser *R* zu 1000,0 ml gelöst.

Unmittelbar vor Gebrauch wird die Lösung 1:100 verdünnt.

**Magnesium-Lösung (1000 ppm Mg) *R*** 5006200

5,275 g Magnesiumnitrat *R* werden in 16 ml verdünnter Salpetersäure *R* gelöst. Die Lösung wird mit Wasser *R* zu 500,0 ml verdünnt.

*Einstellung:* Die Bestimmung erfolgt wie unter „Komplexometrische Titrationen" (2.5.11) angegeben.

## 4.1.3 Pufferlösungen

**Trometamol-Pufferlösung pH 9,0 (0,05 mol · l$^{-1}$) *R***  
4013500

0,605 g Trometamol *R* werden in Wasser *R* gelöst. Der pH-Wert (2.2.3) wird mit Salzsäure (1 mol · l$^{-1}$) eingestellt und die Lösung mit Wasser *R* zu 100,0 ml verdünnt.

## 4.2.2 Maßlösungen

**Lanthannitrat-Lösung (0,1 mol · l⁻¹)**  3010100

43,30 g Lanthannitrat R werden in Wasser R zu 1000,0 ml gelöst.

*Einstellung:* 20 ml der Lanthannitrat-Lösung werden mit 15 ml Wasser R und 25 ml Natriumedetat-Lösung (0,1 mol · l⁻¹) und anschließend mit etwa 50 mg Xylenolorange-Verreibung R und etwa 2 g Methenamin R versetzt.

Die Lösung wird mit Zinksulfat-Lösung (0,1 mol · l⁻¹) bis zum Farbumschlag von Gelb nach Violettrosa titriert.

1 ml Natriumedetat-Lösung (0,1 mol · l⁻¹) entspricht 43,30 mg La(NO$_3$)$_3$ · 6 H$_2$O.

# 4.3 Chemische Referenzsubstanzen (*CRS*), Biologische Referenzsubstanzen (*BRS*), Referenzspektren

Die chemischen oder biologischen Referenzsubstanzen und die Referenzspektren sind direkt zu beziehen beim:

Council of Europe
European Directorate for the Quality of Medicines and Health Care (EDQM)
Sales Section
7, allée Kastner
CS 30026
F-67081 Strasbourg
France
E-Mail: orders@edqm.eu
Fax: 0033-388-41 27 71
Internet: http://www.edqm.eu/site/EDQM_Reference_Standards-649.html

Die Liste der Chemischen Referenzsubstanzen (*CRS*), Biologischen Referenzsubstanzen (*BRS*) und Referenzspektren der Ph. Eur. wird dreimal jährlich durch das EDQM aktualisiert. Der aktuelle Katalog kann beim EDQM bezogen oder direkt von der Internetseite des EDQM heruntergeladen werden.

# 5.1 Allgemeine Texte zur Sterilität und mikrobiologischen Qualität

5.1.4 Mikrobiologische Qualität von nicht sterilen pharmazeutischen Zubereitungen und Substanzen zur pharmazeutischen Verwendung .................... 5263

5.1.5 Anwendung des $F_0$-Konzepts auf die Dampfsterilisation von wässrigen Zubereitungen ................... 5265

5.1.9 Hinweise zur Anwendung der Prüfung auf Sterilität .................... 5265

**6.3/5.01.04.00**

# 5.1.4 Mikrobiologische Qualität von nicht sterilen pharmazeutischen Zubereitungen und Substanzen zur pharmazeutischen Verwendung

Die Anwesenheit bestimmter Mikroorganismen in nicht sterilen Zubereitungen kann zur Abschwächung oder sogar Inaktivierung der therapeutischen Aktivität des Produkts führen und kann die Gesundheit von Patienten gefährden. Die Hersteller müssen daher durch das Anwenden der bestehenden GMP-Leitlinien bei der Herstellung, Lagerung und dem Inverkehrbringen von pharmazeutischen Zubereitungen eine niedrige Ausgangsbelastung für fertiggestellte Darreichungsformen sichern.

Die mikrobiologische Prüfung nicht steriler Produkte wird entsprechend den in den Allgemeinen Kapiteln 2.6.12 und 2.6.13 angegebenen Methoden durchgeführt. Die Akzeptanzkriterien für nicht sterile pharmazeutische Produkte basieren auf der Gesamtanzahl aerober Mikroorganismen (TAMC, total aerobic microbial count) und auf der Gesamtanzahl an Hefen und Schimmelpilzen (TYMC, total combined yeasts/moulds count) und sind in den Tab. 5.1.4-1 und 5.1.4-2 angegeben. Die Akzeptanzkriterien basieren auf Einzelergebnissen oder auf dem Mittelwert von wiederholten Zählungen, wenn solche durchgeführt werden (zum Beispiel Direktbeschickungsmethoden auf Agarplatten).

Wenn ein Akzeptanzkriterium für mikrobiologische Qualität vorgeschrieben wird, muss dies wie folgt interpretiert werden:

- $10^1$ KBE: maximale annehmbare Anzahl = 20
- $10^2$ KBE: maximale annehmbare Anzahl = 200
- $10^3$ KBE: maximale annehmbare Anzahl = 2000 und so weiter

Tab. 5.1.4-1 enthält eine Liste mit spezifizierten Mikroorganismen, für die Akzeptanzkriterien festgelegt wurden. Die Liste ist nicht notwendigerweise umfassend; für bestimmte Zubereitungen kann das Prüfen auf andere Mikroorganismen in Abhängigkeit von der Art des Ausgangsmaterials und vom Herstellungsverfahren erforderlich sein.

Wenn gezeigt werden konnte, dass keine der vorgeschriebenen Prüfungen eine gültige Auszählung von Mikroorganismen auf dem vorgeschriebenen Niveau ermöglicht, wird eine validierte Methode mit einer Nachweisgrenze, die so nahe wie möglich an dem angegebenen Akzeptanzkriterium liegt, angewendet.

Zusätzlich zu den in Tabelle 5.1.4-1 aufgelisteten Mikroorganismen wird die Bedeutung, die der Anwesenheit anderer nachgewiesener Mikroorganismen beigemessen wird, nach folgenden Gesichtspunkten beurteilt:

- Verwendung des Produkts: Das Risiko ändert sich je nach Applikationsort (Auge, Nase, Respirationstrakt).
- Art des Produkts: dessen Eigenschaft, mikrobielles Wachstum zu fördern; angemessene antimikrobielle Eigenschaften
- Art der Verabreichung
- vorgesehene Empfängergruppe: Das Risiko für Neugeborene, Kleinkinder und Geschwächte kann unterschiedlich sein.
- Anwendung von Immunsuppressiva, Kortikosteroiden
- Vorliegen von Krankheiten, Wunden, Organschäden.

Falls begründet, findet unter Abwägung des Risikos eine Bewertung der in Frage kommenden Faktoren statt. Diese Bewertung muss von Personal durchgeführt werden, das über eine entsprechende Qualifikation für mikrobiologische Analytik und die Auswertung mikrobiologischer Daten verfügt. Für Ausgangsstoffe werden bei der Bewertung die Behandlung, der das Produkt unterworfen wird, die gegenwärtigen Kontrolltechniken und die Verfügbarkeit der Materialien in der gewünschten Qualität berücksichtigt.

**Tab. 5.1.4-2:** Akzeptanzkriterien für die mikrobiologische Qualität nicht steriler Substanzen zur pharmazeutischen Verwendung

|  | TAMC (KBE · $g^{-1}$ oder KBE · $ml^{-1}$) | TYMC (KBE · $g^{-1}$ oder KBE · $ml^{-1}$) |
|---|---|---|
| Substanzen zur pharmazeutischen Verwendung | $10^3$ | $10^2$ |

## Anhang: Spezielle Vorschrift der Ph. Eur. für pflanzliche Arzneimittel, die ausschließlich aus einer oder mehreren pflanzlichen Droge/n bestehen (ganz, zerkleinert oder pulverisiert): Quantitative Bestimmung von *E. coli*

Folgendes Protokoll wird verwendet.

**Probenvorbereitung und Vorinkubation:** Wie im Allgemeinen Kapitel 2.6.12 beschrieben wird eine Probe vorbereitet, indem mindestens 1 g des zu prüfenden Produkts 10fach (1:10) verdünnt wird. Die 0,1, 0,01 beziehungsweise 0,001 g (oder 0,1, 0,01 und 0,001 ml) entsprechende Menge wird in eine geeignete Menge (wie unter Abschnitt 3-4 im Allgemeinen Kapitel 2.6.13 beschrieben bestimmt) flüssiges Medium mit Casein- und Sojapepton inokuliert, gemischt und 18 bis 24 h lang bei 30 bis 35 °C inkubiert.

**Auswahl und Subkultur:** Das Gefäß wird geschüttelt, anschließend wird 1 ml des flüssigen Mediums mit Casein- und Sojapepton in 100 ml flüssiges Medium nach MacConkey überführt und 24 bis 48 h lang bei 42 bis 44 °C inkubiert. Eine Subkultur wird auf einer Platte mit Agarmedium nach MacConkey angelegt und 18 bis 72 h lang bei 30 bis 35 °C inkubiert.

**Tab. 5.1.4-1: Akzeptanzkriterien für die mikrobiologische Qualität nicht steriler Darreichungsformen**

| Anwendung der Darreichungsform | TAMC (KBE · g$^{-1}$ oder KBE · ml$^{-1}$) | TYMC (KBE · g$^{-1}$ oder KBE · ml$^{-1}$) | Spezifizierte Mikroorganismen |
|---|---|---|---|
| Nicht wässrige Zubereitungen zum Einnehmen | 10$^3$ | 10$^2$ | Abwesenheit von *Escherichia coli* (1 g oder 1 ml) |
| Wässrige Zubereitungen zum Einnehmen | 10$^2$ | 10$^1$ | Abwesenheit von *Escherichia coli* (1 g oder 1 ml) |
| Rektale Anwendung | 10$^3$ | 10$^2$ | |
| Anwendung in der Mundhöhle Anwendung am Zahnfleisch Kutane Anwendung Anwendung in der Nase Anwendung am Ohr | 10$^2$ | 10$^1$ | Abwesenheit von *Staphylococcus aureus* (1 g oder 1 ml) Abwesenheit von *Pseudomonas aeruginosa* (1 g oder 1 ml) |
| Vaginale Anwendung | 10$^2$ | 10$^1$ | Abwesenheit von *Pseudomonas aeruginosa* (1 g oder 1 ml) Abwesenheit von *Staphylococcus aureus* (1 g oder 1 ml) Abwesenheit von *Candida albicans* (1 g oder 1 ml) |
| Transdermale Pflaster (Grenzwerte für 1 Pflaster einschließlich der Haft- und Trägerschicht) | 10$^2$ | 10$^1$ | Abwesenheit von *Staphylococcus aureus* (1 Pflaster) Abwesenheit von *Pseudomonas aeruginosa* (1 Pflaster) |
| Anwendung durch Inhalation (spezielle Anforderungen für flüssige Zubereitungen zur Zerstäubung) | 10$^2$ | 10$^1$ | Abwesenheit von *Staphylococcus aureus* (1 g oder 1 ml) Abwesenheit von *Pseudomonas aeruginosa* (1 g oder 1 ml) Abwesenheit von Gallensalze tolerierenden, gramnegativen Bakterien (1 g oder 1 ml) |
| Spezielle Kriterien der Ph. Eur. für Darreichungsformen zum Einnehmen, die Ausgangsstoffe natürlicher Herkunft (tierisch, pflanzlich oder mineralisch) enthalten, für die eine antimikrobielle Vorbehandlung nicht möglich ist und für deren Ausgangsstoff die zuständige Behörde einen TAMC-Wert von mehr als 10$^3$ KBE je Gramm oder Milliliter akzeptiert | 10$^4$ | 10$^2$ | höchstens 10$^2$ KBE Gallensalze tolerierender, gramnegativer Bakterien (1 g oder 1 ml) Abwesenheit von Salmonellen (10 g oder 10 ml) Abwesenheit von *Escherichia coli* (1 g oder 1 ml) Abwesenheit von *Staphylococcus aureus* (1 g oder 1 ml) |
| Spezielle Kriterien der Ph. Eur. für pflanzliche Arzneimittel, die ausschließlich aus einer oder mehreren pflanzlichen Droge/n bestehen (ganz, zerkleinert oder pulverisiert): – pflanzliche Arzneimittel, denen vor der Anwendung siedendes Wasser zugesetzt wird | 10$^7$ | 10$^5$ | höchstens 10$^2$ KBE *Escherichia coli* (siehe Anhang) (1 g oder 1 ml) |
| – pflanzliche Arzneimittel, denen vor der Anwendung kein siedendes Wasser zugesetzt wird | 10$^5$ | 10$^4$ | höchstens 10$^3$ KBE Gallensalze tolerierender, gramnegativer Bakterien (1 g oder 1 ml) Abwesenheit von *Escherichia coli* (1 g oder 1 ml) Abwesenheit von Salmonellen (10 g oder 10 ml) |

**Auswertung:** Das Wachstum von Kolonien zeigt das mögliche Vorhandensein von *E. coli* an, das durch Identitätsprüfungen bestätigt werden muss.

Die kleinste Menge an Produkt, die ein positives Ergebnis zeigt, und die größte Menge an Produkt, die ein negatives Ergebnis zeigt, werden protokolliert.

Die wahrscheinliche Anzahl an Bakterien wird nach folgender Tabelle bestimmt.

| Ergebnisse mit Produktmengen von | | | Wahrscheinliche Anzahl an Bakterien je Gramm oder Milliliter des Produkts |
|---|---|---|---|
| 0,1 g oder 0,1 ml | 0,01 g oder 0,01 ml | 0,001 g oder 0,001 ml | |
| + | + | + | mehr als $10^3$ |
| + | + | − | weniger als $10^3$ und mehr als $10^2$ |
| + | − | − | weniger als $10^2$ und mehr als 10 |
| − | − | − | weniger als 10 |

6.3/5.01.05.00

# 5.1.5 Anwendung des $F_0$-Konzepts auf die Dampfsterilisation von wässrigen Zubereitungen

*Der folgende Text dient zur Information.*

Der $F_0$-Wert eines Sterilisationsverfahrens mit gesättigtem gespanntem Wasserdampf ist die Letalität bezogen auf Mikroorganismen, die einen theoretischen Z-Wert von 10 besitzen, bei einer Temperatur von 121 °C, der die Zubereitung in ihrem Endbehältnis durch das Verfahren während einer festgelegten Zeit in Minuten ausgesetzt ist.

Der $F_0$-Gesamt-Wert eines Verfahrens berücksichtigt die Anheiz- und die Abkühlphase des Zyklus. Der Wert kann durch Integration der Letalitätsraten unter Berücksichtigung der Zeit von getrennten Temperaturintervallen berechnet werden.

Falls eine Dampfsterilisation auf der Basis des $F_0$-Konzepts angewendet wird, muss sichergestellt werden, dass ein angemessener Sterilitätssicherheitswert fortlaufend erzielt wird. Zusätzlich zur Validierung des Verfahrens kann eine kontinuierliche strenge mikrobiologische Überwachung während der Routineproduktion erforderlich sein. Damit soll nachgewiesen werden, dass die mikrobiologischen Parameter innerhalb der festgelegten Toleranzen liegen, um einen SAL-Wert (Sterility Assurance Level; 5.1.1) von $10^{-6}$ oder kleiner zu erhalten.

Im Zusammenhang mit einer Dampfsterilisation setzt der Z-Wert die Hitzeresistenz eines Mikroorganismus mit der Temperaturänderung in Beziehung. Der Z-Wert ist die Temperaturänderung, die notwendig ist, um den D-Wert um den Faktor 10 zu ändern.

Der D-Wert (oder dezimaler Reduktionswert) ist der Wert eines Sterilisationsparameters (Dauer oder absorbierte Dosis), der erforderlich ist, um die Anzahl der vermehrungsfähigen Einheiten auf 10 Prozent des Ausgangswerts zu reduzieren. Der Wert ist nur unter genau festgelegten experimentellen Bedingungen von Bedeutung.

Die folgenden mathematischen Beziehungen gelten:

$$F_0 = D_{121}(\log N_0 - \log N) = D_{121} \log IF$$

$D_{121}$ = D-Wert von Referenzsporen (5.1.2) bei 121 °C
$N_0$ = Ausgangszahl der vermehrungsfähigen Einheiten
$N$ = Endzahl der vermehrungsfähigen Einheiten
$IF$ = Inaktivierungsfaktor;

$$Z = \frac{T_2 - T_1}{\log D_1 - \log D_2}$$

$D_1$ = D-Wert der Mikroorganismen bei der Temperatur $T_1$
$D_2$ = D-Wert der Mikroorganismen bei der Temperatur $T_2$;

$$IF = \frac{N_0}{N} = 10^{t/D}$$

$t$ = Zeit der Exposition
$D$ = D-Wert der Mikroorganismen unter den Expositionsbedingungen

6.3/5.01.09.00

# 5.1.9 Hinweise zur Anwendung der Prüfung auf Sterilität

Der Zweck der Prüfung auf Sterilität (2.6.1), wie aller Arzneibuchprüfungen, ist, dass durch eine unabhängige Analyse festgestellt werden kann, ob ein bestimmtes Material die Anforderungen des Arzneibuchs erfüllt. Ein Hersteller ist weder verpflichtet, diese Prüfung durchzuführen, noch ist ihm untersagt, Änderungen oder Alternativen zur angegebenen Methode anzuwenden, vorausgesetzt, dass das mit der offiziellen Methode geprüfte Material den Anforderungen des Arzneibuchs entspricht.

**Vorkehrungen gegen eine mikrobielle Kontamination:** Um die Prüfung auf Sterilität durchzuführen, können die erforderlichen aseptischen Bedingungen geschaffen werden, indem zum Beispiel eine Werkbank der Klasse A mit turbulenzarmer Verdrängungsströmung (Laminarflow-Bank) in einem Reinraum der Klasse B oder eine Sterilbox (Isolator) verwendet wird.

**Hinweise für die Hersteller:** Das Maß der Sicherheit, das aus einem zufriedenstellenden Ergebnis einer Prüfung auf Sterilität (die Abwesenheit kontaminierter Einheiten in der Probe) für die Qualität einer gesamten Charge abgeleitet werden kann, ist abhängig von der Gleichförmigkeit der Charge, den Herstellungsbedingungen und der Eignung des festgelegten Probenahmeplans. Daher wird im Sinne dieses Texts eine Charge als homogene Anzahl von verschlossenen Behältnissen angesehen, die so hergestellt oder behandelt wurde, dass für jedes darin enthaltene Einzelbehältnis das Kontaminationsrisiko gleich groß ist.

Im Falle endsterilisierter Produkte verleihen biologisch fundierte und automatisch aufgezeichnete physikalische Kontrollen, durch die eine fehlerfreie Behandlung der gesamten Charge während der Sterilisation nachgewiesen wird, eine größere Sicherheit als die Prüfung auf Sterilität. Die Bedingungen, unter denen eine parametrische Freigabe in Betracht gezogen werden kann, sind im Kapitel „5.1.1 Methoden zur Herstellung steriler Zubereitungen" beschrieben. Durch Probeläufe der Abfüllung unter Verwendung von Nährmedien kann das aseptische Herstellungsverfahren beurteilt werden. Abgesehen davon ist die Prüfung auf Sterilität das einzige verfügbare Analysenverfahren für unter aseptischen Bedingungen hergestellte Produkte und stellt darüber hinaus in jedem Fall auch das einzige Analysenverfahren dar, das den Behörden für die Prüfung auf Sterilität von Proben eines Produkts zur Verfügung steht.

Die Wahrscheinlichkeit, Mikroorganismen mit Hilfe der Prüfung auf Sterilität nachzuweisen, steigt mit deren Anzahl in der zu prüfenden Probe und schwankt entsprechend der Vermehrungsfähigkeit der vorhandenen Mikroorganismen. Dabei ist die Wahrscheinlichkeit, einen sehr geringen Kontaminationsgrad nachzuweisen, auch dann sehr gering, wenn die gesamte Charge gleichmäßig kontaminiert ist. Die Beurteilung der Ergebnisse einer Prüfung auf Sterilität basiert auf der Annahme, dass der Inhalt aller Behältnisse einer Charge, würde dieser geprüft, dasselbe Resultat ergeben hätte. Da jedoch tatsächlich nicht jedes Behältnis geprüft werden kann, sollte ein geeigneter Probenahmeplan herangezogen werden. Im Falle eines aseptischen Herstellungsverfahrens wird empfohlen, Proben zu Beginn und gegen Ende der Abfüllung einer Charge sowie nach signifikanten Eingriffen in das Verfahren zu prüfen.

**Bewertung und Interpretation der Ergebnisse:** Herkömmliche mikrobiologische und/oder biochemische Techniken genügen in der Regel, um die bei der Prüfung auf Sterilität isolierten Mikroorganismen zu identifizieren. Beruft sich allerdings ein Hersteller auf Bedingung d (2.6.1) als das einzige Kriterium, um die Prüfung auf Sterilität für ungültig zu erklären, kann ein Nachweis mit empfindlichen Typisierungstechniken erforderlich sein, um zu zeigen, dass ein bei der Prüfung des Produkts isolierter Mikroorganismus identisch ist mit einem Mikroorganismus, der vom Prüfungsmaterial und/oder von dem Prüfungsumfeld stammt. Während mit mikrobiologischen und/oder biochemischen Routinetechniken nachgewiesen werden kann, dass 2 Isolate nicht identisch sind, können diese Methoden zu wenig empfindlich und nicht verlässlich genug sein, um eindeutig zu zeigen, dass 2 Isolate von der gleichen Quelle stammen. Empfindlichere Methoden wie Typisierung auf der molekularen Ebene durch Nachweis von RNA/DNA-Homologien können erforderlich sein, um zu bestimmen, ob Mikroorganismen verwandt sind und einen gemeinsamen klonalen Ursprung haben.

# 5.2 Allgemeine Texte zu Impfstoffen und anderen biologischen Produkten

5.2.3 Zellkulturen für die Herstellung von
Impfstoffen für Menschen .......... 5269

# 5.2.3 Zellkulturen für die Herstellung von Impfstoffen für Menschen

**6.3/5.02.03.00**

Dieses Allgemeine Kapitel beschreibt die zur Herstellung von Impfstoffen für Menschen verwendeten diploiden Zelllinien und kontinuierlichen Zelllinien. Spezifische Angaben zu Impfstoffen, die durch DNA-Rekombinationstechnik hergestellt werden, befinden sich in der Monographie **DNA-rekombinationstechnisch hergestellte Produkte (Producta ab arte ADN recombinandorum)**. Tab. 5.2.3-1 zeigt die auf verschiedenen Stufen (Saatzellgut, Masterzellbank, Arbeitszellbank, Zellen mit mindestens der in der Herstellung erfolgten maximalen Anzahl der Populationsverdopplungen) durchzuführenden Prüfungen. Nachfolgend sind allgemeine Bedingungen für die Verwendung von Zelllinien und Anwendung von Prüfmethoden aufgeführt.

Werden primäre Zellen oder Zellen, die aus einer geringen Anzahl von Passagen ohne die Bildung einer Zellbank hervorgegangen sind, für die Impfstoffherstellung verwendet, gelten die Anforderungen der einzelnen Impfstoff-Monographien.

**Diploide Zelllinien:** Eine diploide Zelllinie hat eine hohe, aber begrenzte Fähigkeit zur In-vitro-Zellvermehrung.

**Kontinuierliche Zelllinien:** Eine kontinuierliche Zelllinie hat die Fähigkeit zur unbegrenzten In-vitro-Vermehrung. Die Zellen zeigen im Vergleich zu den Ausgangszellen oft Unterschiede im Karyotyp. Sie werden sowohl von gesundem Gewebe als auch von Tumorgewebe erhalten.

Falls nicht anders vorgeschrieben, ist der Reinigungsprozess von in kontinuierlichen Zelllinien hergestellten

**Tab. 5.2.3-1: Prüfung der Zelllinien**

| Prüfung | Saatzellgut | Masterzellbank (MZB) | Arbeitszellbank (AZB) | Zellen mit mindestens der in der Herstellung erfolgten maximalen Anzahl der Populationsverdopplungen |
|---|---|---|---|---|
| **1. Identifikation und Reinheit** | | | | |
| Morphologie | + | + | + | + |
| Nukleinsäure-Fingerprinting und eine relevante Auswahl der folgenden Prüfungen: biochemisch (wie Isoenzyme), immunologisch (wie Histokompatibilität), zytogenetische Marker | + | + | + | + |
| Karyotyp (diploide Zelllinien) | + | + | +*) | +*) |
| Lebenserwartung (diploide Zelllinien) | – | + | + | – |
| **2. Fremde Agenzien** | | | | |
| Bakterien, Pilze | – | + | + | – |
| Mykoplasmen | – | + | + | – |
| Prüfung in Zellkulturen | – | – | + | – |
| Co-Kultur | – | – | +**) | +**) |
| Prüfungen in Tieren und Eiern | – | – | +**) | +**) |
| Spezifische Prüfungen auf mögliche Verunreinigungen, abhängig von der Herkunft der Zellen (siehe unter „Infektiöse fremde Agenzien") | – | – | +**) | +**) |
| Retroviren | – | +***) | – | +***) |
| **3. Tumorigenität** | | | | |
| Tumorigenität | +*****) | – | – | +****) |

*) Der diploide Charakter für jede Arbeitszellbank wird durch die Verwendung von Zellen mit mindestens der in der Herstellung erfolgten maximalen Anzahl der Populationsverdopplungen nachgewiesen.
**) Prüfungen für jede Arbeitszellbank werden unter Verwendung von Zellen mit mindestens der in der Herstellung erfolgten maximalen Anzahl der Populationsverdopplungen durchgeführt.
***) Prüfungen für die Masterzellbank werden unter Verwendung von Zellen mit mindestens der in der Herstellung erfolgten maximalen Anzahl der Populationsverdopplungen durchgeführt.
****) Die MRC-5-, die WI-38- und die FRhL-2-Zelllinien sind als nicht tumorigen erkannt worden und müssen nicht auf Tumorigenität geprüft werden. Prüfungen an Zelllinien, von denen vermutet wird oder von denen bekannt ist, dass sie tumorigen sind, werden nicht durchgeführt.
*****) Prüfungen am Saatzellgut werden unter Verwendung von Zellen mit mindestens der in der Herstellung erfolgten maximalen Anzahl der Populationsverdopplungen durchgeführt.

injizierbaren Impfstoffen validiert, um zu belegen, dass die Wirtszell-DNA so weit entfernt wird, dass in einer Einzeldosis für den Menschen eine höchstens 10 ng entsprechende Menge Wirtszell-DNA enthalten ist.

**Zellbanksystem:** Die Herstellung von Impfstoffen in diploiden oder kontinuierlichen Zelllinien beruht auf einem Zellbanksystem. Das In-vitro-Alter der Zellen wird von der Masterzellbank abgeleitet. Jede Arbeitszellbank wird ausgehend von einem Behältnis oder mehreren Behältnissen aus der Masterzellbank hergestellt. Verwendung, Identität und Bestand der Behältnisse werden sorgfältig protokolliert.

**Medien und Substanzen tierischen oder menschlichen Ursprungs:** Die Zusammensetzung der für die Isolierung und alle nachfolgenden Kulturen verwendeten Medien wird sorgfältig protokolliert. Substanzen tierischen oder menschlichen Ursprungs müssen frei von fremden Agenzien sein.

Falls Albumin vom Menschen verwendet wird, muss dieses der Monographie **Albuminlösung vom Menschen (Albumini humani solutio)** entsprechen.

Das für die Präparation und Herstellung von Zellkulturen verwendete Rinderserum wird mit geeigneten Methoden geprüft und muss nachweislich steril und frei von Mykoplasmen und Rinderviren sein, insbesondere frei von Rinderdiarrhö-Virus.

Für die Präparation von Zellkulturen verwendetes Trypsin wird mit geeigneten Methoden geprüft und muss nachweislich steril und frei von Mykoplasmen und Viren sein, insbesondere frei von Pestiviren und Parvoviren.

**Saatzellgut:** Wenn verfügbar, enthalten die Daten, die verwendet werden, um das Saatzellgut als geeignet einzuschätzen, Informationen über Herkunft, Entwicklung und Charakterisierung.

*Herkunft:* Für Zelllinien vom Menschen werden die folgenden Informationen über den Spender aufgezeichnet: ethnische und geographische Herkunft, Alter, Geschlecht, allgemeiner physiologischer Zustand, verwendete Gewebe oder Organe, Ergebnisse aller durchgeführten Prüfungen auf Pathogene.

Für Zelllinien tierischen Ursprungs werden die folgenden Informationen über die Herkunft der Zellen aufgezeichnet: Art, Stamm, Zuchtbedingungen, geographische Herkunft, Alter, Geschlecht, allgemeiner physiologischer Zustand, verwendete Gewebe oder Organe, Ergebnisse aller durchgeführten Prüfungen auf Pathogene.

Zellen neuraler Herkunft wie Neuroblastom- oder P12-Zelllinien können Substanzen enthalten, die Erreger der spongiformen Enzephalopathien anreichern; solche Zellen dürfen nicht für die Herstellung von Impfstoffen verwendet werden.

*Entwicklung:* Die folgenden Informationen werden aufgezeichnet: die zur Isolierung des Saatzellguts verwendete Methode, Kulturmethoden und alle anderen verwendeten Verfahren zur Etablierung der Masterzellbank, insbesondere alle, die für die Zellen das Risiko des Kontakts mit fremden Agenzien beinhalten.

Sind Informationen über die in der Vergangenheit zur Kultivierung von Zellen verwendeten Bestandteile von Nährmedien nicht verfügbar, wie über die Herkunft von Substanzen, die von Tieren stammen, können in begründeten und zugelassenen Fällen bereits mit solchen Nährmedien etablierte Zellbanken für die Herstellung von Impfstoffen verwendet werden.

*Charakterisierung:* Die Zellen werden wie folgt charakterisiert:
1. Identität der Zellen (wie Isoenzyme, Serologie, Nukleinsäure-Fingerprinting)
2. Wachstumscharakteristika der Zellen und ihre morphologischen Eigenschaften (Licht- und Elektronenmikroskopie)
3. für diploide Zelllinien die Karyotypen
4. für diploide Zelllinien die Lebenserwartung in vitro, angegeben als Anzahl der Populationsverdopplungen

**Stabilität des Zellsubstrats:** Eine angemessene Lebensfähigkeit der Zelllinie unter den vorgegebenen Lagerungsbedingungen muss nachgewiesen werden. Für ein bestimmtes Produkt, das in der Zelllinie hergestellt werden soll, muss nachgewiesen werden, dass die Herstellung mit Zellen, deren Passagenniveau am Anfang und am Ende der vorgegebenen Verwendungsdauer liegt, gleichförmig ist.

**Infektiöse fremde Agenzien:** Zelllinien, die zur Herstellung von Impfstoffen verwendet werden, müssen frei von infektiösen fremden Agenzien sein. Prüfungen auf fremde Agenzien werden wie in Tab. 5.2.3-1 angegeben durchgeführt.

Abhängig von der Herkunft und Entwicklung der Zelllinie können Prüfungen auf mögliche spezifische Verunreinigungen notwendig sein, insbesondere auf solche, von denen bekannt ist, dass sie latent die Herkunftsspezies infizieren, wie Simianes-Virus 40 in Rhesusaffen. Für Zelllinien von Nagetieren werden Spezies-spezifische Viren über eine Antikörper-Bildung in Mäusen, Ratten und Hamstern nachgewiesen.

Zelllinien werden, wie nachfolgend beschrieben, auf die Anwesenheit von Retroviren geprüft. Zelllinien, in denen vermehrungsfähige Retroviren nachweisbar sind, dürfen für die Herstellung von Impfstoffen nicht verwendet werden.

**Tumorigenität:** Für die Herstellung von Lebend-Impfstoffen muss die Zelllinie in allen hierfür verwendeten Populationsverdopplungen frei von Tumorigenität sein. Wenn eine tumorigene Zelllinie für die Herstellung von anderen Impfstoffarten verwendet wird, muss, falls nicht anders vorgeschrieben, das Reinigungsverfahren validiert sein, um zu belegen, dass die Wirtszell-DNA so weit entfernt wird, dass in einer Einzeldosis für den Menschen eine höchstens 10 ng entsprechende Menge Wirtszell-DNA enthalten ist und der Gehalt an Wirtszell-Protein auf ein annehmbares Niveau reduziert ist.

Eine für ihr tumorigenes Potential bekannte Zelllinie wird nicht weiter auf Tumorigenität geprüft. Eine Zelllinie von unbekanntem tumorigenem Potential ist entweder als tumorigen anzusehen oder eine In-vitro-Prüfung auf Tumorigenität wird wie nachfolgend beschrieben durchgeführt. Wenn die Ergebnisse der In-vitro-Prüfung negativ oder nicht eindeutig positiv sind, muss wie nachfolgend beschrieben eine In-vivo-Prüfung durchgeführt werden. Die Prüfung wird mit Zellen mit mindestens der

## 5.2.3 Zellkulturen für die Herstellung von Impfstoffen für Menschen

in der Herstellung erfolgten maximalen Anzahl der Populationsverdopplungen durchgeführt.

Die diploiden MRC-5-, WI-38- und die FRhL-2-Zelllinien werden als nicht tumorigen angesehen, so dass eine diesbezügliche Prüfung nicht erforderlich ist.

**Chromosomale Charakterisierung:** Zellen diploider Zelllinien müssen nachweislich diploid sein. Eine umfangreichere Charakterisierung einer diploiden Zelllinie durch eine Karyotyp-Analyse ist erforderlich, wenn die Entfernung von intakten Zellen während des Verfahrens nach der Ernte nicht validiert wurde. Proben von 4 gleichmäßig über die Lebensdauer der Zelllinie verteilten Generationszyklen werden geprüft. Mindestens 200 Zellen in Metaphase werden auf die genaue Anzahl an Chromosomen und die Häufigkeit von Hyperploidie, Hypoploidie, Polyploidie, Chromosomenbrüchen und strukturellen Anomalien geprüft.

Die MRC-5-, die WI-38- und die FRhL-2-Zelllinie gelten als diploid und sind ausreichend charakterisiert. Eine weitergehende Charakterisierung ist nicht notwendig, wenn sie nicht genetisch modifiziert wurden.

## Prüfmethoden für Zellkulturen

**Identität:** Die Nukleinsäure-Fingerprinting-Analyse und eine relevante Auswahl der nachfolgend genannten Prüfungen werden zur Feststellung der Identität der Zellen verwendet:
(1) biochemische Merkmale (Isoenzym-Analyse)
(2) immunologische Merkmale (Histokompatibilitätsantigene)
(3) zytogenetische Marker.

**Kontaminierende Zellen:** Die Abwesenheit von kontaminierenden Zellen wird ebenfalls durch die unter „Identität" durchgeführte Nukleinsäure-Fingerprinting-Analyse nachgewiesen.

**Bakterien, Pilze:** Die Masterzellbank und jede Arbeitszellbank müssen der „Prüfung auf Sterilität" (2.6.1) entsprechen. Die Prüfung erfolgt für jedes Nährmedium mit 10 ml Überstand der Zellkulturen. Die Prüfung wird mit 1 Prozent der Behältnisse, jedoch mit mindestens 2 Behältnissen durchgeführt.

**Mykoplasmen** (2.6.7): Die Masterzellbank und jede Arbeitszellbank müssen der Prüfung entsprechen. Die Prüfung erfolgt durch die Kulturmethode und den Nachweis mit Fluoreszenzfarbstoff in Zellkulturen unter Verwendung eines Behältnisses oder mehrerer Behältnisse.

**Fremde Agenzien in Zellkulturen:** Die Zellen müssen der Prüfung auf hämadsorbierende Viren und den Prüfungen auf fremde Agenzien in Zellkulturen, wie in der Methode 2.6.16 unter „Herstellungszellkultur: Kontrollzellen" angegeben, entsprechen. Wenn die Zellen von Affen stammen, werden sie auch in Kaninchennieren-Zellkulturen inokuliert, um Herpes-Virus B (Cercopithecus-Herpesvirus 1) nachzuweisen.

**Co-Kultur:** Intakte und zerstörte Zellen werden getrennt mit anderen Zellsystemen einschließlich Zellen vom Menschen und Zellen vom Affen co-kultiviert. Untersuchungen zur Erkennung von möglichen morphologischen Veränderungen werden durchgeführt. Die Zellkulturflüssigkeiten werden untersucht, um hämagglutinierende Viren zu erkennen. Die Zellen entsprechen der Prüfung, wenn kein Hinweis auf fremde Agenzien gefunden wird.

**Retroviren:** Retroviren werden nachgewiesen mit
(1) Produktgestützte-Reverse-Transkriptase-Bestimmung (PERT, product-enhanced reverse-transcriptase) (2.6.21) für die Zellbanküberstände unter Verwendung von Zellen, die mindestens die in der Herstellung verwendete maximale Anzahl der Populationsverdopplungen durchlaufen haben
(2) Transmissionselektronenmikroskopie
Wenn bei den Prüfungen (1) und/oder (2) positive Ergebnisse erzielt werden, wird Prüfung (3) durchgeführt.
(3) Prüfungen auf Infektiosität an Zellen vom Menschen mit einer PERT-Endpunktbestimmung mit dem Überstand
Da die Empfindlichkeit der PERT-Bestimmung sehr hoch ist, kann die Interpretation eines positiven Signals zweifelhaft sein. Eine Entscheidung über die Akzeptanz eines Zellsubstrats muss auf allen verfügbaren Daten beruhen.

**Prüfungen an Tieren:** Jeder der folgenden Tiergruppen werden $10^7$ lebensfähige Zellen, die gleichmäßig unter den Tieren jeder Gruppe aufgeteilt werden, intramuskulär (oder bei saugenden Mäusen subkutan) injiziert:
(1) 2 Würfe von mindestens 10 saugenden Mäusen im Alter von höchstens 24 Stunden
(2) 10 erwachsene Tiere.

Jeder der 10 erwachsenen Mäuse werden außerdem $10^6$ lebensfähige Zellen intrazerebral injiziert, um mögliches lymphozytäres Choriomeningitis-Virus nachzuweisen.

Die Tiere werden mindestens 4 Wochen lang beobachtet. Bei Tieren, die krank werden oder eine Anomalie aufweisen, muss der Ursache der Erkrankung nachgegangen werden. Die Zellen entsprechen der Prüfung, wenn keine Anzeichen von fremden Agenzien festgestellt werden. Die Prüfung ist nur gültig, wenn mindestens 80 Prozent der Tiere in jeder Gruppe gesund bleiben und bis zum Ende des Beobachtungszeitraums überleben.

Für Zellen aus Nagetieren, wie CHO-Zellen oder BHK-Zellen, werden an Tieren, die Injektionen mit diesen Zellen erhalten haben, Prüfungen auf Antikörper gegen mögliche virale Verunreinigungen durchgeführt, die für die Zellen der Spezies in Frage kommen.

**Prüfungen an Eiern:** Mindestens $10^6$ lebensfähige Zellen werden in die Allantoishöhle von je 10 Bruteiern von Hühnern aus SPF-Herden (5.2.2) im Alter von 9 bis 11 Tagen und in den Dottersack von 10 Bruteiern von Hühnern aus SPF-Herden im Alter von 5 bis 6 Tagen inokuliert. Die Bruteier werden mindestens 5 Tage lang bebrütet. Die Allantoisflüssigkeit wird unter Verwendung von Erythrozyten von Säugetieren und aviären Erythrozyten auf die Gegenwart von Hämagglutininen geprüft. Die Prüfung wird bei 5 ± 3 °C und bei 20 bis 25 °C durchgeführt, die Ergebnisse werden nach 30 bis 60 min abgelesen. Die Zellen entsprechen der Prüfung, wenn kein Anzeichen fremder Agenzien nachweisbar ist. Die Prüfung ist nur gültig, wenn mindestens 80 Prozent der Embryonen gesund bleiben und bis zum Ende des Beobachtungszeitraums überleben.

**Prüfungen auf Tumorigenität in vitro:** Die folgenden Prüfsysteme können angewendet werden:
(1) Kolonienbildung in Soft-Agar-Gel
(2) Auftreten von invasivem Zellwachstum nach Inokulation in Organkulturen
(3) Untersuchen der Transformationsaktivität, zum Beispiel mit dem 3T3-Bestimmungssystem für aktive Onkogene.

**Prüfungen auf Tumorigenität in vivo:** Die Prüfung besteht darin, einen Vergleich zwischen der kontinuierlichen Zelllinie und einer geeigneten Positivkontrolle (wie HeLa- oder Hep2-Zellen) herzustellen.

Folgende Tiersysteme haben sich als geeignet erwiesen:
(1) athymische Mäuse (Nu/Nu-Genotyp)
(2) neugeborene Mäuse, Ratten oder Hamster, die mit antithymozytischem Serum oder Globulin behandelt wurden
(3) thymektomierte und bestrahlte Mäuse, die mit Knochenmark von gesunden Mäusen rekonstituiert ($T^-$, $B^+$) wurden.

Bei jedem ausgewählten Tiersystem werden die Zelllinie und die Referenzzellen Tieren einzelner Gruppen von jeweils 10 Tieren injiziert. In beiden Fällen werden jedem Tier $10^7$ Zellen, suspendiert in einem Volumen von 0,2 ml, entweder intramuskulär oder subkutan injiziert. Neugeborene Tiere werden mit 0,1 ml antithymozytischem Serum oder Globulin an den Tagen 0, 2, 7 und 14 nach der Geburt behandelt. Ein Serum oder Globulin ist wirksam, wenn es den Immunmechanismus von Tieren im Wachstum so weit unterdrückt, dass bei einer erneuten Inokulation mit $10^7$ positiven Referenzzellen regelmäßig Tumoren und Metastasen auftreten. Schwer erkrankte Tiere, die ein offensichtlich progressives Tumorwachstum aufweisen, werden vor Prüfungsende schmerzlos getötet, um unnötiges Leiden zu vermeiden.

Am Ende der Beobachtungszeit werden alle Tiere (einschließlich die der Kontrollgruppe(n)) schmerzlos getötet und auf makroskopische und mikroskopische Anzeichen von Proliferation inokulierter Zellen an der Injektionsstelle und in Organen wie Lymphknoten, Lunge, Nieren und Leber geprüft.

In allen Prüfsystemen werden die Tiere in regelmäßigen Abständen beobachtet und auf Knötchenbildung an der Injektionsstelle abgetastet. Jedes sich bildende Knötchen wird in 2 im rechten Winkel zueinander stehenden Richtungen gemessen. Die Messungen werden regelmäßig aufgezeichnet, um ein möglicherweise progressives Wachstum der Knötchen zu erkennen. Tiere mit Knötchen, die sich während der Beobachtungszeit zurückbilden, werden schmerzlos getötet, bevor die Knötchen nicht mehr getastet werden können, und histologisch untersucht. Tiere mit progressiv wachsenden Knötchen werden 1 bis 2 Wochen lang beobachtet. Die eine Hälfte der Tiere ohne Knötchen wird 3 Wochen lang und die andere Hälfte 12 Wochen lang beobachtet, bevor sie schmerzlos getötet und histologisch untersucht werden. Eine Autopsie wird an jedem Tier durchgeführt und beinhaltet die Prüfung auf makroskopische Hinweise auf Tumorwachstum an der Injektionsstelle und in Organen wie Lymphknoten, Lunge, Gehirn, Milz, Nieren und Leber. Alle tumorverdächtigen Läsionen und die Injektionsstelle werden histologisch untersucht. Außerdem werden alle erkennbaren regionalen Lymphknoten und die Lungen aller Tiere histologisch untersucht, da bei manchen Zelllinien Metastasen ohne einen Hinweis auf lokales Tumorwachstum auftreten können.

Die Prüfung ist nur gültig, wenn mindestens 9 von 10 Tieren, denen positive Referenzzellen injiziert wurden, ein progressives Tumorwachstum zeigen.

# Monographiegruppen

# Allgemeine Monographien

Impfstoffe für Menschen .................. 5277      Substanzen zur pharmazeutischen Verwendung   5281

# 6.3/0153
# Impfstoffe für Menschen
# Vaccina ad usum humanum
—

## Definition

Impfstoffe für Menschen sind Zubereitungen, die Antigene enthalten, die eine spezifische, aktive Immunität beim Menschen gegen das infizierende Agens oder das von ihm gebildete Toxin oder Antigen induzieren. Immunantworten umfassen die Induktion der angeborenen und der adaptiven (zellulär, humoral) Teile des Immunsystems. Für die nach dem vorgesehenen Impfschema verabreichten Impfstoffe müssen ausreichende immunogene Eigenschaften und Unschädlichkeit beim Menschen nachgewiesen sein.

Impfstoffe für Menschen können enthalten: ganze Mikroorganismen (Bakterien, Viren oder Parasiten), die durch chemische oder physikalische Methoden so inaktiviert wurden, dass ausreichende immunogene Eigenschaften erhalten bleiben; vermehrungsfähige ganze Mikroorganismen, die natürlich avirulent sind oder in geeigneter Weise zur Abschwächung ihrer Virulenz behandelt wurden, wobei ausreichende immunogene Eigenschaften erhalten bleiben; Antigene, die aus Mikroorganismen extrahiert, von ihnen abgegeben oder durch DNA-Rekombinationstechnik oder chemische Synthese hergestellt werden. Die Antigene können in ihrer nativen Form verwendet werden oder mit chemischen oder physikalischen Methoden entgiftet oder in anderer Weise modifiziert sein. Sie können zur Steigerung ihrer Immunogenität aggregiert, polymerisiert oder an einen Träger konjugiert sein. Die Impfstoffe können Adjuvanzien enthalten. Wenn das Antigen an ein mineralisches Adjuvans adsorbiert ist, wird der Impfstoff als Adsorbat-Impfstoff bezeichnet.

Die in Monographien für Impfstoffe für Menschen verwendete Terminologie ist in Kapitel 5.2.1 festgelegt.

*Bakterielle Impfstoffe, die Ganzzellen enthalten,* sind Suspensionen unterschiedlicher Trübung in farblosen bis fast farblosen Flüssigkeiten oder sie können gefriergetrocknet sein. Die Impfstoffe können adsorbiert sein. Die Konzentration der vermehrungsfähigen oder inaktivierten Bakterien wird in Internationalen Trübungseinheiten ausgedrückt oder soweit möglich durch direkte Zellzählung oder bei vermehrungsfähigen Bakterien durch Auszählen der vermehrungsfähigen Einheiten bestimmt.

*Bakterielle Impfstoffe, die bakterielle Komponenten enthalten,* sind Suspensionen oder gefriergetrocknete Zubereitungen. Die Impfstoffe können adsorbiert sein. Der Antigengehalt wird mit einer geeigneten validierten Methode bestimmt.

*Bakterielle Toxoide* werden aus Toxinen hergestellt; dabei wird deren Toxizität durch physikalische oder chemische Verfahren auf ein annehmbares Niveau verringert oder vollständig beseitigt, während ausreichende immunogene Eigenschaften erhalten bleiben. Die Toxine werden von ausgewählten Stämmen von Mikroorganismen gewonnen. Das Herstellungsverfahren gewährleistet, dass sich das Toxoid nicht zum Toxin zurückbildet. Die Toxoide sind gereinigt. Der Reinigungsschritt kann vor und/oder nach der Entgiftung durchgeführt werden. Die Toxoide können adsorbiert sein.

*Virusimpfstoffe* werden aus Viren hergestellt, die in Tieren, Bruteiern von Hühnern, geeigneten Zellkulturen, geeigneten Geweben oder in Kulturen von gentechnisch veränderten Zellen vermehrt werden. Virusimpfstoffe sind Flüssigkeiten, die je nach Art der Herstellung unterschiedlich stark getrübt sein können, oder sie liegen in gefriergetrockneter Form vor. Virusimpfstoffe können adsorbiert sein. Flüssige oder rekonstituierte, gefriergetrocknete Zubereitungen können gefärbt sein, wenn im Kulturmedium ein pH-Indikator wie Phenolrot enthalten ist.

*Impfstoffe, die synthetische Antigene enthalten,* sind im Allgemeinen klare oder farblose Flüssigkeiten. Die Konzentration der Komponenten wird gewöhnlich als spezifischer Antigengehalt ausgedrückt.

*Kombinationsimpfstoffe* sind Zubereitungen aus mehreren Komponenten, die so zusammengesetzt sind, dass verschiedene Antigene gleichzeitig verabreicht werden. Die verschiedenen Antigenkomponenten sollen gegen verschiedene Stämme oder Typen eines Organismus und/oder gegen verschiedene Organismen schützen. Ein Kombinationsimpfstoff wird vom Hersteller entweder als eine einzige flüssige oder gefriergetrocknete Zubereitung geliefert oder in Form mehrerer Bestandteile mit Anweisungen für das Zumischen vor dem Gebrauch. Wenn für eine bestimmte Kombination keine Monographie vorhanden ist, muss der Impfstoff den jeweiligen Monographien jeder einzelnen Komponente, einschließlich aller erforderlichen und von der zuständigen Behörde genehmigten Abweichungen entsprechen.

*Adsorbierte Impfstoffe* sind Suspensionen; sie können in dem Behältnis einen Bodensatz bilden.

## Herstellung

**Allgemeine Vorkehrungen:** Das Herstellungsverfahren für eine bestimmte Zubereitung muss nachweislich konstant Chargen ergeben, die einer Charge entsprechen, deren klinische Wirksamkeit, Immunogenität und Unschädlichkeit für den Menschen nachgewiesen wurde. Produktspezifikationen, einschließlich In-Prozess-Kontrollen, müssen festgelegt werden. Spezifische Anforderungen an die Herstellung, einschließlich der In-Prozess-Kontrollen, sind in den Einzelmonographien enthalten. In begründeten und zugelassenen Fällen können bestimmte Prüfungen entfallen, wenn nachgewiesen ist, etwa durch Validierungsstudien, dass das Herstellungsverfahren konstant die Einhaltung der Prüfkriterien gewährleistet.

Abgesehen von begründeten und zugelassenen Fällen beruht die Herstellung von Impfstoffen auf einem Saatgutsystem. Das Herstellungsverfahren stellt sicher, dass ausreichende immunogene Eigenschaften erhalten bleiben, die Zubereitung unschädlich ist und die Verunreinigung mit fremden Agenzien verhindert wird.

Wenn für die Herstellung von Impfstoffen für Menschen Materialien menschlichen oder tierischen Ursprungs verwendet werden, gelten die Anforderungen des Allgemeinen Texts „5.1.7 Virussicherheit" in Verbindung mit den spezifischeren Anforderungen an die Virussicherheit in dieser Monographie, in den Allgemeinen Texten „5.2.2 SPF-Hühnerherden für die Herstellung und Qualitätskontrolle von Impfstoffen", „5.2.3 Zellkulturen für die Herstellung von Impfstoffen für Menschen" und in der Allgemeinen Methode „2.6.16 Prüfung auf fremde Agenzien in Virus-Lebend-Impfstoffen für Menschen" sowie in den Einzelmonographien.

Abgesehen von begründeten und zugelassenen Fällen darf bei der Herstellung einer Fertigzubereitung die Anzahl der Passagen einer Viruskultur oder die Anzahl der Subkulturen bei Bakterien, ausgehend vom Mastersaatgut, nicht größer sein als die, die für die Herstellung eines Impfstoffs durchlaufen wurde, der sich in klinischen Prüfungen hinsichtlich Unschädlichkeit und Wirksamkeit oder Immunogenität als zufriedenstellend erwiesen hat.

Impfstoffe sind so weit wie möglich frei von Bestandteilen, die bekanntermaßen toxische, allergische oder andere unerwünschte Reaktionen beim Menschen verursachen. Geeignete Hilfsstoffe einschließlich Stabilisatoren und Adjuvanzien können zugesetzt werden. Penicillin und Streptomycin dürfen in keinem Stadium der Herstellung verwendet oder der Fertigzubereitung zugesetzt werden; jedoch darf ein Mastersaatgut, das mit Medien hergestellt wurde, die Penicillin oder Streptomycin enthielten, in begründeten und zugelassenen Fällen für die Herstellung verwendet werden.

Die Gleichförmigkeit des Herstellungsverfahrens ist ein wichtiges Merkmal der Impfstoffherstellung. Monographien zu Impfstoffen für Menschen geben Grenzwerte für verschiedene Prüfungen, die während der Impfstoffherstellung und an der Fertigzubereitung durchgeführt werden, an. Diese Grenzwerte können als Höchstgehalt, Mindestgehalt oder zulässige maximale Abweichungen vom ermittelten Wert nach oben oder unten angegeben sein. Auch wenn das Einhalten dieser Grenzwerte gefordert wird, ist es nicht notwendigerweise ausreichend, um die Gleichförmigkeit des Herstellungsverfahrens für einen bestimmten Impfstoff sicherzustellen. Der Hersteller muss daher für relevante Prüfungen unter Bezug auf die ermittelten Werte aus klinisch geprüften Chargen und Chargen, die zum Nachweis der Gleichförmigkeit des Herstellungsverfahrens verwendet wurden, für jedes Produkt einen geeigneten Aktions- und Freigabegrenzwert oder geeignete -grenzwerte definieren. Diese Grenzwerte können zu einem späteren Zeitpunkt auf statistischer Basis im Hinblick auf die Produktionsdaten neu definiert werden.

**Substrate für die Vermehrung:** Substrate für die Vermehrung erfüllen die entsprechenden Anforderungen des Arzneibuchs (wie 5.2.2, 5.2.3) oder, falls es solche nicht gibt, die Anforderungen der zuständigen Behörde. Die gesamte Behandlung der Zellbank und der folgenden Zellkulturen erfolgt unter aseptischen Bedingungen in einem Bereich, in dem mit keinen anderen Zellen gearbeitet wird. Bei der Herstellung von Zellsuspensionen sowie von Zellkulturmedien müssen Serum und Trypsin nachweislich frei von fremden Agenzien sein.

**Saatgut/Zellbank:** Das Mastersaatgut oder die Zellbank wird anhand von Unterlagen identifiziert, welche die Herkunft und die nachfolgenden Behandlungen belegen müssen. Mit geeigneten Maßnahmen ist sicherzustellen, dass das Master- oder Arbeitssaatgut beziehungsweise die Zellbank keine fremden Agenzien oder unerwünschten Substanzen enthält.

**Kulturmedien:** Kulturmedien sind so weit wie möglich frei von Bestandteilen, die bekanntermaßen toxische, allergische oder andere unerwünschte Reaktionen beim Menschen verursachen. Falls die Verwendung solcher Bestandteile während der Herstellung erforderlich ist, muss nachgewiesen werden, dass die in der Fertigzubereitung verbleibende Menge so weit reduziert ist, dass das Produkt unschädlich ist. Zugelassenes Serum von Tieren (Serum vom Menschen darf nicht verwendet werden) kann in den Zellkulturmedien verwendet werden. Das Nährmedium für die Erhaltung des Zellwachstums während der Virusvermehrung darf jedoch kein Serum enthalten. Falls Serum erforderlich ist, muss dies angegeben sein. Dem Nährmedium für die Zellkultur können ein pH-Indikator wie Phenolrot sowie zugelassene Antibiotika in der eben noch wirksamen Konzentration zugesetzt werden. Wann immer möglich ist ein antibiotikumfreies Herstellungsmedium vorzuziehen.

**Vermehrung und Ernte:** Die Saatkulturen werden unter definierten Bedingungen vermehrt und geerntet. Die Reinheit der Ernte wird auf geeignete Weise, wie in der Einzelmonographie festgelegt, geprüft.

**Kontrollzellen:** Für Impfstoffe, die in Zellkulturen hergestellt werden, müssen Kontrollzellen gemäß den Anforderungen in der Einzelmonographie gehalten und geprüft werden. Die Kontrolle ist nur gültig, wenn diese Zellen im Wesentlichen unter vergleichbaren Bedingungen wie die Herstellungszellkulturen gehalten werden. Dies schließt die Verwendung derselben Mediencharge und die gleichen Medienwechsel ein.

**Kontrolleier:** Für Lebend-Impfstoffe, die in Eiern hergestellt werden, sind Kontrolleier wie in der Einzelmonographie vorgeschrieben zu inkubieren und zu prüfen.

**Reinigung:** Falls zutreffend können validierte Reinigungsverfahren angewendet werden.

**Inaktivierung:** Inaktivierte Impfstoffe werden einem validierten Inaktivierungsverfahren unterzogen, dessen Wirksamkeit und Gleichförmigkeit nachgewiesen sind. Bei bekannten möglichen Verunreinigungen einer Ernte, wie bei Impfstoffen, die in Eiern gesunder Hühner hergestellt werden, die aber nicht die SPF-Bedingungen erfüllen, muss das Inaktivierungsverfahren auch für eine Reihe von fremden Agenzien, die als repräsentatives Modell für die möglichen Verunreinigungen anzusehen sind, validiert sein. Eine Prüfung auf Wirksamkeit des Inaktivierungsverfahrens wird unmittelbar nach der Inaktivierung durchgeführt.

**Fertiger Impfstoff als Bulk:** Der fertige Impfstoff als Bulk wird durch Mischen der Bestandteile des Impfstoffs unter aseptischen Bedingungen hergestellt. Für Impfstoffe, die nicht flüssig sind und nicht parenteral verabreicht werden, wird der fertige Impfstoff als Bulk durch Mischen der Bestandteile des Impfstoffs unter geeigneten Bedingungen hergestellt.

*Adjuvanzien:* Ein Adjuvans kann oder mehrere Adjuvanzien können bei der Herstellung eines Impfstoffs zur Verstärkung und/oder Anpassung der Immunantwort an das Antigen beziehungsweise die Antigene verwendet werden. Adjuvanzien können bei der Herstellung der Fertigzubereitung zugesetzt oder separat abgefüllt angeboten werden. Eine geeignete Charakterisierung und Kontrolle der Qualität des Adjuvans beziehungsweise der Adjuvanzien, einzeln und in Kombination mit dem Antigen beziehungsweise den Antigenen, ist für eine gleichförmige Herstellung wichtig. Qualitätsspezifikationen werden für jedes Adjuvans, einzeln oder in Kombination mit dem Antigen beziehungsweise den Antigenen, etabliert.

*Adsorbenzien als Adjuvanzien:* Die Impfstoffe können an Aluminiumhydroxid, Aluminiumphosphat, Calciumphosphat oder andere geeignete Adsorbenzien adsorbiert sein. Die Adsorbenzien werden unter besonderen Bedingungen hergestellt, die ihnen die geeignete physikalische Form und geeignete adsorptive Eigenschaften verleihen.

Wenn ein Adsorbens als Adjuvans verwendet und während der Herstellung des Impfstoffs in situ generiert wird, werden für jeden im Impfstoff enthaltenen Bestandteil und für das im Impfstoff enthaltene generierte Adsorbens Qualitätsspezifikationen etabliert. Qualitätsspezifikationen sind vorgesehen, um insbesondere
– die qualitative und quantitative chemische Zusammensetzung
– die physikalische Form und, falls zutreffend, assoziierte adsorptive Eigenschaften, insbesondere wenn das Adjuvans als Adsorbens zugesetzt wird,
– die Interaktion zwischen Adjuvans und Antigen
– die Reinheit, einschließlich des Gehalts an Bakterien-Endotoxinen und die mikrobiologische Qualität,
– alle anderen Parameter, die für die Funktionalität wesentlich sind,
zu kontrollieren.

Die Stabilität jedes im Impfstoff enthaltenen Adjuvans, einzeln oder in Kombination mit dem Antigen beziehungsweise den Antigenen, insbesondere für kritische Parameter, wird während der Entwicklungsstudien etabliert.

*Konservierungsmittel:* Konservierungsmittel werden verwendet, um den Verderb der Zubereitung oder unerwünschte Wirkungen, die durch mikrobielle Verunreinigung beim Gebrauch eines Impfstoffs verursacht werden, zu verhindern. Konservierungsmittel werden gefriergetrockneten Produkten nicht zugesetzt. Bei flüssigen Zubereitungen in Einzeldosisbehältnissen ist der Zusatz von Konservierungsmitteln in der Regel nicht zulässig. Bei flüssigen Zubereitungen in Mehrdosenbehältnissen richtet sich die Notwendigkeit einer wirksamen Konservierung danach, ob während des Gebrauchs und der längsten empfohlenen Dauer der Verwendbarkeit nach Anbruch des Behältnisses eine Verunreinigung möglich ist. Falls ein Konservierungsmittel zugesetzt ist, muss nachgewiesen werden, dass die Unschädlichkeit des Impfstoffs erhalten bleibt und seine Wirksamkeit nicht beeinträchtigt wird. Der Zusatz von Antibiotika als Konservierungsmittel ist in der Regel nicht zulässig.

Während der Entwicklung muss die Wirksamkeit des Konservierungsmittels für die Dauer der Verwendbarkeit zur Zufriedenheit der zuständigen Behörde nachgewiesen werden.

Die Wirksamkeit des Konservierungsmittels wird wie unter 5.1.3 beschrieben bestimmt. Wenn weder die A- noch die B-Kriterien erfüllt werden, können die folgenden Kriterien in begründeten Fällen auf Impfstoffe für Menschen angewendet werden: für Bakterien keine Zunahme nach 24 h und 7 Tagen, Abnahme um 3 log-Stufen nach 14 Tagen, keine Zunahme nach 28 Tagen; für Pilze keine Zunahme nach 14 und 28 Tagen.

**Stabilität von Zwischenprodukten:** Während der Herstellung von Impfstoffen werden in verschiedenen Stadien Zwischenprodukte erhalten, die teilweise über lange Zeiträume gelagert werden. Solche Zwischenprodukte umfassen
– Saatgut und Zellbanken
– vermehrungsfähige oder inaktivierte Ernten aus Bakterien- oder Viruskulturen
– gereinigte Ernten, die aus Toxinen, Toxoiden, Polysacchariden, Bakterien- oder Virussuspensionen bestehen können
– gereinigte Antigene
– adsorbierte Antigene
– konjugierte Polysaccharide
– fertigen Impfstoff als Bulk
– Impfstoff im verschlossenen Endbehältnis, der bei einer Temperatur unterhalb der in Stabilitätsprüfungen für die Fertigzubereitung verwendeten aufbewahrt wird und zur Freigabe ohne erneute Bestimmung der Wirksamkeit vorgesehen ist.

Stabilitätsstudien werden an den Zwischenprodukten, außer wenn diese innerhalb eines kurzen Zeitraums verwendet werden, unter den vorgesehenen Lagerungsbedingungen durchgeführt, um das Ausmaß der Zersetzung festzustellen. Für den fertigen Impfstoff als Bulk können Stabilitätsprüfungen an repräsentativen Proben unter den Bedingungen durchgeführt werden, die den vorgesehenen Lagerungsbedingungen entsprechen. Für jedes Zwischenprodukt (mit Ausnahme von Saatgut und Zellbanken) wird eine Dauer der Verwendbarkeit unter den vorgesehenen Lagerungsbedingungen anhand der Ergebnisse der Stabilitätsstudien festgelegt.

**Fertigzubereitung:** Die Fertigzubereitung wird aus dem fertigen Impfstoff als Bulk unter aseptischen Bedingungen in sterile Behältnisse mit Originalitätsverschluss abgefüllt, die, falls zutreffend nach Gefriertrocknung, so verschlossen werden, dass eine Verunreinigung ausgeschlossen ist. Für Impfstoffe, die nicht flüssig sind und nicht parenteral verabreicht werden, erfolgt die Abfüllung des fertigen Impfstoffs als Bulk unter geeigneten Bedingungen in sterile Behältnisse mit Originalitätsverschluss. In begründeten und zugelassenen Fällen können bestimmte, für die Fertigzubereitung vorgeschriebene Prüfungen am fertigen Impfstoff als Bulk durchgeführt werden, wenn nachfolgende Herstellungsschritte die Erfüllung der Prüfung nachweislich nicht beeinflussen.

**Aussehen:** Abgesehen von begründeten und zugelassenen Fällen wird jedes Behältnis (Durchstechflasche, Fertigspritze oder Ampulle) mit Fertigzubereitung visuell oder automatisiert auf ein annehmbares Aussehen geprüft.

*Adsorptionsgrad:* Für einen adsorbierten Impfstoff wird, abgesehen von begründeten und zugelassenen Fällen, ein Freigabekriterium für den Adsorptionsgrad auf Grund der Ergebnisse von klinisch geprüften Chargen festgelegt. Die Stabilitätsdaten des Impfstoffs müssen belegen, dass der Grad der Adsorption für die Dauer der Verwendbarkeit nicht geringer ist als der der klinisch geprüften Chargen.

*Stabilität:* Während der Entwicklungsstudien muss die Wirksamkeit der Fertigzubereitung für die Dauer der Verwendbarkeit nachgewiesen werden. Der Abfall der Wirksamkeit unter den empfohlenen Lagerungsbedingungen wird ermittelt, wobei ein starker Abfall der Wirksamkeit, auch innerhalb der zugelassenen Wirksamkeitsgrenzen, darauf hinweisen kann, dass der Impfstoff nicht geeignet ist.

*Dauer der Verwendbarkeit:* Falls nichts anderes vorgeschrieben ist, wird die Dauer der Verwendbarkeit vom Beginn der Bestimmung der Wirksamkeit oder bei Kombinationsimpfstoffen vom Beginn der ersten Bestimmung der Wirksamkeit an berechnet. Für Impfstoffe, die unterhalb der in Stabilitätsprüfungen verwendeten Temperatur gelagert werden und zur Freigabe ohne erneute Bestimmung der Wirksamkeit vorgesehen sind, wird die Dauer der Verwendbarkeit vom Zeitpunkt der Entnahme aus dieser Kühllagerung an berechnet. Wenn für einen Impfstoff keine Bestimmung der Wirksamkeit durchgeführt wird, wird die Dauer der Verwendbarkeit der Fertigzubereitung von dem Zeitpunkt an berechnet, an dem eine stabilitätsindizierende Prüfung bestanden wurde oder, wenn eine solche Prüfung nicht durchgeführt wurde, vom Zeitpunkt des Gefriertrocknens oder des Abfüllens in das Endbehältnis an. Für Kombinationsimpfstoffe mit Komponenten in getrennten Behältnissen endet die Dauer der Verwendbarkeit mit dem Verfallsdatum derjenigen Komponente, die als erste verfällt.

Die Dauer der Verwendbarkeit gilt für Impfstoffe, die unter den vorgeschriebenen Bedingungen gelagert werden.

**Prüfungen an Tieren:** Gemäß den Bestimmungen der Europäischen Konvention zum Schutz von Wirbeltieren, die für experimentelle und andere wissenschaftliche Zwecke verwendet werden, müssen Prüfungen so durchgeführt werden, dass die Anzahl der verwendeten Tiere möglichst gering ist und Schmerz, Leiden, Stress oder bleibende Schäden so gering wie möglich gehalten werden. Kriterien zur Bewertung von Prüfungen in Monographien müssen vor diesem Hintergrund aufgestellt werden. Falls beispielsweise angegeben ist, dass ein Tier als positiv beziehungsweise infiziert zu bewerten ist, wenn typische klinische Anzeichen oder Tod eintreten, dann muss, sobald ausreichende Hinweise auf ein positives Ergebnis erhalten werden, das betroffene Tier entweder schmerzlos getötet oder in geeigneter Weise behandelt werden, um unnötiges Leiden zu vermeiden. In Übereinstimmung mit den Allgemeinen Vorschriften können alternative Prüfverfahren angewendet werden, um den Anforderungen der Monographie zu entsprechen, und die Anwendung solcher Verfahren soll insbesondere dann unterstützt werden, wenn dadurch die Verwendung von Tieren überflüssig oder verringert oder ihr Leiden reduziert wird.

## Prüfung auf Reinheit

Impfstoffe müssen den in den Einzelmonographien vorgeschriebenen Prüfungen auf Reinheit entsprechen. Falls zutreffend gelten insbesondere die nachfolgend beschriebenen Prüfungen:

**pH-Wert** (2.2.3): Flüssige Impfstoffe, falls zutreffend nach Rekonstitution, müssen den für die bestimmte Zubereitung festgelegten Grenzen entsprechen.

**Adjuvans:** Wenn der Impfstoff ein Adjuvans enthält, wird dessen Gehalt bestimmt. Der Gehalt muss nachweislich innerhalb der annehmbaren Grenzen liegen, wobei der zu erwartende Gehalt (siehe auch nachfolgend beschrieben unter „Aluminium" und „Calcium") zu Grunde gelegt wird.

**Aluminium** (2.5.13): Bei Verwendung eines aluminiumhaltigen Adsorbens darf die Zubereitung höchstens 1,25 mg Aluminium (Al) je Einzeldosis für den Menschen enthalten, falls nichts anderes vorgeschrieben ist.

**Calcium** (2.5.14): Bei Verwendung eines calciumhaltigen Adsorbens darf die Zubereitung höchstens 1,3 mg Calcium (Ca) je Einzeldosis für den Menschen enthalten, falls nichts anderes vorgeschrieben ist.

**Freier Formaldehyd** (2.4.18): Wenn Formaldehyd bei der Herstellung des Impfstoffs verwendet wurde, darf die Konzentration an freiem Formaldehyd im Impfstoff höchstens $0{,}2 \text{ g} \cdot \text{l}^{-1}$ betragen, falls nichts anderes vorgeschrieben ist.

**Phenol** (2.5.15): Wenn Phenol bei der Herstellung des Impfstoffs verwendet wurde, darf seine Konzentration im Impfstoff höchstens $2{,}5 \text{ g} \cdot \text{l}^{-1}$ betragen, falls nichts anderes vorgeschrieben ist.

**Wasser** (2.5.12): Bei gefriergetrockneten Impfstoffen darf der Wassergehalt des Impfstoffs höchstens 3,0 Prozent (*m/m*) betragen, falls nichts anderes vorgeschrieben ist.

**Entnehmbares Volumen** (2.9.17): Abgesehen von begründeten und zugelassenen Fällen muss der Impfstoff den Anforderungen entsprechen.

**Bakterien-Endotoxine:** Eine Prüfung muss, abgesehen von begründeten und zugelassenen Fällen, an der Fertigzubereitung durchgeführt werden. Wenn in der Einzelmonographie kein Grenzwert festgelegt ist, muss der mit einer geeigneten Methode (2.6.14) bestimmte Gehalt an Bakterien-Endotoxinen geringer als der für das bestimmte Produkt festgelegte Grenzwert sein.

## Lagerung

Vor Licht geschützt

Falls nichts anderes vorgeschrieben ist, müssen Impfstoffe bei 5 ± 3 °C gelagert werden. Flüssige Adsorbat-Impfstoffe dürfen nicht gefrieren.

## Beschriftung

Die Beschriftung gibt an,
- Bezeichnung der Zubereitung
- Chargennummer oder andere Hinweise zur Identifikation
- empfohlene Dosis für den Menschen und empfohlene Art der Anwendung
- Lagerungsbedingungen
- Dauer der Verwendbarkeit
- Name und Konzentration jedes Konservierungsmittels
- Name jedes Antibiotikums, Adjuvans, Geschmackskorrigens oder Stabilisators, die dem Impfstoff zugesetzt wurden
- falls zutreffend, dass der Impfstoff adsorbiert ist
- Name jedes Bestandteils, der möglicherweise nachteilige Reaktionen hervorrufen kann, sowie jede Kontraindikation für die Verwendung des Impfstoffs
- für gefriergetrocknete Impfstoffe:
  - Name oder Zusammensetzung und Volumen der zum Rekonstituieren zuzusetzenden Flüssigkeit
  - Dauer der Verwendbarkeit des Impfstoffs nach dem Rekonstituieren.

6.3/2034

# Substanzen zur pharmazeutischen Verwendung

# Corpora ad usum pharmaceuticum

## Definition

Substanzen zur pharmazeutischen Verwendung sind alle organischen und anorganischen Substanzen, die als Wirk- oder Hilfsstoffe zur Herstellung von Arzneimitteln zur Anwendung am Menschen und/oder am Tier verwendet werden. Sie können natürlichen Ursprungs sein oder durch Extraktion von Rohmaterialien, durch Fermentation oder Synthese hergestellt werden.

Die Anforderungen dieser Allgemeinen Monographie gelten nicht für pflanzliche Drogen, pflanzliche Drogen für homöopathische Zubereitungen, Zubereitungen aus pflanzlichen Drogen, Extrakte oder Urtinkturen für homöopathische Zubereitungen, da diese in gesonderten Allgemeinen Monographien beschrieben werden (**Pflanzliche Drogen (Plantae medicinales), Pflanzliche Drogen für homöopathische Zubereitungen (Plantae medicinales ad praeparationes homoeopathicas), Zubereitungen aus pflanzlichen Drogen (Plantae medicinales praeparatae), Extrakte (Extracta), Urtinkturen für homöopathische Zubereitungen (Tincturae maternae ad praeparationes homoeopathicas))**. Die Anforderungen dieser Allgemeinen Monographie gelten nicht für Rohmaterialien für homöopathische Zubereitungen, ausgenommen Fälle, in denen für die entsprechende Substanz im nicht homöopathischen Teil des Europäischen Arzneibuchs eine Einzelmonographie existiert.

Wird zur Herstellung eines auf besondere Bedürfnisse einzelner Patienten zugeschnittenen Arzneimittels eine nicht in einer Einzelmonographie des Europäischen Arzneibuchs beschriebene Substanz zur pharmazeutischen Verwendung eingesetzt, wird die Notwendigkeit zur Übereinstimmung mit vorliegender Allgemeiner Monographie im Rahmen einer Risikobewertung beurteilt, die die zur Verfügung stehende Qualität der Substanz und ihre beabsichtigte Verwendung berücksichtigt.

Wenn für die Herstellung von Arzneimitteln Substanzen zur pharmazeutischen Verwendung menschlichen oder tierischen Ursprungs verwendet werden, gelten auch die Anforderungen des Allgemeinen Texts „5.1.7 Virussicherheit".

Substanzen zur pharmazeutischen Verwendung können als solche oder als Ausgangsmaterialien für nachfolgende Formulierungen zur Herstellung von Arzneimitteln verwendet werden. In Abhängigkeit von der Formulierung können bestimmte Substanzen entweder als Wirkstoffe oder als Hilfsstoffe eingesetzt werden. Feste Substanzen können kompaktiert, überzogen, granuliert, zu einem bestimmten Feinheitsgrad pulverisiert oder auf andere Weise bearbeitet werden. Eine Monographie ist auf eine mit Hilfsstoffen bearbeitete Substanz nur dann anwendbar, wenn eine solche Bearbeitung im Abschnitt „Definition" dieser Monographie angegeben ist.

*Besondere Qualitäten einer Substanz zur pharmazeutischen Verwendung:* Wenn in der Einzelmonographie nichts anderes angegeben ist oder etwas ausdrücklich eingeschränkt wird, ist eine Substanz zur pharmazeutischen Verwendung sowohl zur Anwendung am Menschen als auch am Tier bestimmt und muss eine geeignete Qualität zur Herstellung aller Darreichungsformen, für die sie verwendet werden kann, aufweisen.

*Polymorphie:* In Einzelmonographien werden im Allgemeinen keine kristallinen oder amorphen Formen spezifiziert, außer wenn die Bioverfügbarkeit der Substanz beeinflusst wird. Wenn nichts anderes angegeben ist, müssen alle Formen einer Substanz zur pharmazeutischen Verwendung den Anforderungen der betreffenden Monographie entsprechen.

## Herstellung

Substanzen zur pharmazeutischen Verwendung werden nach Verfahren hergestellt, die nachweislich eine gleich bleibende Qualität sicherstellen und den Anforderungen der Einzelmonographien oder zugelassenen Spezifikationen entsprechen.

Die Ausführungen im Allgemeinen Kapitel 5.10 müssen bei der Kontrolle von Verunreinigungen in Substanzen zur pharmazeutischen Verwendung beachtet werden.

Unabhängig davon, ob in der Einzelmonographie spezifisch festgelegt ist, dass die Substanz zur pharmazeutischen Verwendung

- ein rekombinantes Protein oder eine andere Substanz ist, die als direktes, auf einer genetischen Veränderung basierendes Genprodukt gewonnen wird, muss die Substanz, falls anwendbar, außerdem den Anforderungen der Allgemeinen Monographie **DNA-rekombinationstechnisch hergestellte Produkte (Producta ab arte ADN recombinandorum)** entsprechen;

- von Tieren gewonnen wird, die ohne experimentelle Belastung für übertragbare spongiforme Enzephalopathien empfänglich sind, muss die Substanz, falls anwendbar, außerdem den Anforderungen der Allgemeinen Monographie **Produkte mit dem Risiko der Übertragung von Erregern der spongiformen Enzephalopathie tierischen Ursprungs (Producta cum possibili transmissione vectorium enkephalopathiarum spongiformium animalium)** entsprechen;

- eine Substanz ist, die durch ein Fermentationsverfahren gewonnen wird, und unabhängig davon, ob die einbezogenen Mikroorganismen nach herkömmlichen Verfahren oder durch DNA-Rekombinationstechniken (rDNA-Techniken) verändert worden sind, muss die Substanz, falls anwendbar, außerdem den Anforderungen der Allgemeinen Monographie **Fermentationsprodukte (Producta ab fermentatione)** entsprechen.

Während der Herstellung verwendete Lösungsmittel müssen von geeigneter Qualität sein. Außerdem müssen ihre Toxizität und ihr Restgehalt (5.4) in Betracht gezogen werden. Das während der Herstellung verwendete Wasser muss von geeigneter Qualität sein.

Wenn Substanzen hergestellt oder bearbeitet werden, um bestimmte Formen oder Qualitäten zu ergeben, so müssen diese spezifischen Substanzformen oder Qualitäten den Anforderungen der Monographie entsprechen. Bestimmte Prüfungen können zur Kontrolle solcher funktionalitätsbezogenen Eigenschaften beschrieben sein, die die Eignung der Substanz und nachfolgend die Eigenschaften der aus ihr hergestellten Darreichungsformen beeinflussen können.

*Pulverisierte Substanzen* können bearbeitet werden, um einen bestimmten Feinheitsgrad (2.9.35) zu erreichen.

*Kompaktierte Substanzen* werden bearbeitet, um die Partikelgröße zu erhöhen oder um Partikeln einer spezifischen Form und/oder um eine Substanz mit einer höheren Bulkdichte zu erhalten.

*Überzogene Wirkstoffe* bestehen aus Wirkstoffpartikeln, die mit einem oder mehreren geeigneten Hilfsstoff(en) überzogen sind.

*Granulierte Wirkstoffe* sind Partikeln einer spezifizierten Größe und/oder Form, die aus den Wirkstoffen durch direkte Granulierung oder durch Granulierung mit einem oder mehreren geeigneten Hilfsstoff(en) hergestellt werden.

Werden Substanzen unter Zusatz von Hilfsstoffen bearbeitet, müssen diese den Anforderungen der Hilfsstoffmonographie oder, wenn solch eine Monographie nicht existiert, der zugelassenen Spezifikation entsprechen.

Wenn Wirkstoffe zusammen mit Hilfsstoffen bearbeitet werden, um zum Beispiel überzogene oder granulierte Substanzen herzustellen, erfolgt diese Bearbeitung unter den Bedingungen guter Herstellungspraxis und die bearbeiteten Substanzen werden als Zwischenprodukte in der Herstellung eines Arzneimittels betrachtet.

## Eigenschaften

Die Angaben im Abschnitt „Eigenschaften" (zum Beispiel Angaben zur Löslichkeit oder zur Zersetzungstemperatur) sind nicht im strengen Sinn zu interpretieren und stellen keine Anforderungen dar. Sie dienen zur Information.

Wenn eine Substanz Polymorphie zeigt, kann dies im Abschnitt „Eigenschaften" angegeben sein, um den Benutzer darauf aufmerksam zu machen, dass er diese Eigenschaft bei der Formulierung einer Zubereitung gegebenenfalls berücksichtigen sollte.

## Prüfung auf Identität

Werden im Abschnitt „Prüfung auf Identität" einer Einzelmonographie eine 1. und eine 2. Identifikationsreihe angegeben, die mit „1:" und „2:" und den Buchstaben der zugehörigen Identitätsprüfungen bezeichnet sind, dann kann die Prüfung oder können die Prüfungen der 1. Reihe in jedem Fall durchgeführt werden. Die Prüfung oder die Prüfungen der 2. Reihe dürfen zur Prüfung der Identität durchgeführt werden, wenn sichergestellt ist, dass die Substanz eindeutig einer zertifizierten Charge entstammt, die sämtlichen weiteren Anforderungen der Monographie entspricht.

## Prüfung auf Reinheit

**Polymorphie** (5.9): Falls die Eigenschaft einer kristallinen oder amorphen Form zu Einschränkungen bei ihrer Verwendung in Zubereitungen führt, muss diese spezifische Eigenschaft der kristallinen oder amorphen Form identifiziert, ihre Morphologie in geeigneter Weise geprüft und ihre Identität in der Beschriftung angegeben sein.

**Verwandte Substanzen:** Falls nichts anderes vorgeschrieben ist oder abgesehen von begründeten und zugelassenen Fällen, müssen organische Verunreinigungen in

Wirkstoffen entsprechend den Angaben in Tab. 2034-1 berichtet (deklariert), qualifiziert und wenn möglich identifiziert werden.

Spezifische Grenzwerte können für Verunreinigungen festgelegt werden, die für ungewöhnlich starke Wirkungen bekannt sind oder toxische oder unerwartete pharmakologische Effekte hervorrufen.

Ist in einer Einzelmonographie keine geeignete Prüfung für eine neue Verunreinigung angegeben, muss eine geeignete Prüfung entwickelt und den Spezifikationen der Substanz hinzugefügt werden.

Die vorstehend genannten Anforderungen gelten nicht für biologische und biotechnologisch hergestellte Produkte, Peptide, Oligonukleotide, radioaktive Arzneimittel, Fermentationsprodukte und von ihnen abgeleitete halbsynthetische Produkte und nicht für Rohprodukte tierischer oder pflanzlicher Herkunft oder pflanzliche Produkte.

**Lösungsmittel-Rückstände** werden nach den im Allgemeinen Kapitel 5.4 festgelegten Prinzipien unter Verwendung der Allgemeinen Methode 2.4.24 oder einer anderen geeigneten Methode begrenzt. Wenn eine quantitative Bestimmung der Lösungsmittel-Rückstände durchgeführt wird und keine Prüfung des Trocknungsverlusts erfolgt, muss der Gehalt an Lösungsmittel-Rückständen bei der Berechnung des Gehalts, der spezifischen Drehung und der spezifischen Absorption der Substanz berücksichtigt werden.

**Mikrobiologische Qualität:** In den Einzelmonographien werden Akzeptanzkriterien zur mikrobiologischen Qualität angegeben, wenn eine solche Kontrolle erforderlich ist. In Tab. 5.1.4-2: Akzeptanzkriterien für die mikrobiologische Qualität nicht steriler Substanzen zur pharmazeutischen Verwendung im Allgemeinen Text „5.1.4 Mikrobiologische Qualität von nicht sterilen pharmazeutischen Zubereitungen und Substanzen zur pharmazeutischen Verwendung" werden Empfehlungen zur mikrobiologischen Qualität gegeben, die von allgemeiner Bedeutung für Substanzen sind, welche von mikrobieller Kontamination betroffen sein können. Abhängig von der Art der Substanz und der vorgesehenen Verwendung können verschiedene Akzeptanzkriterien begründet sein.

**Sterilität** (2.6.1): Substanzen zur pharmazeutischen Verwendung, die zur Herstellung steriler Darreichungsformen bestimmt sind und dabei keinem weiteren geeigneten Sterilisationsverfahren unterworfen werden oder die als „steril" deklariert werden, müssen der Prüfung auf Sterilität entsprechen.

**Bakterien-Endotoxine** (2.6.14): Wenn Substanzen zur pharmazeutischen Verwendung als „frei von Bakterien-Endotoxinen" deklariert werden, müssen sie der Prüfung auf Bakterien-Endotoxine entsprechen. Grenzwert und Prüfverfahren (falls es sich nicht um die Gelbildungsmethode A handelt) sind in der Einzelmonographie angegeben. Der Grenzwert wird nach den „Empfehlungen zur Durchführung der Prüfung auf Bakterien-Endotoxine" (2.6.14) berechnet, sofern kein niedrigerer Grenzwert auf der Basis von Ergebnissen aus Produktionschargen gerechtfertigt ist oder von der zuständigen Behörde gefordert wird. Ist eine Prüfung auf Bakterien-Endotoxine vorgeschrieben, ist die Prüfung auf Pyrogene nicht erforderlich.

**Pyrogene** (2.6.8): Wenn die Prüfung auf Pyrogene eher gerechtfertigt ist als die Prüfung auf Bakterien-Endotoxine und wenn Substanzen als „pyrogenfrei" deklariert werden, müssen diese Substanzen der Prüfung auf Pyrogene entsprechen. Der Grenzwert und das Prüfverfahren werden in der Einzelmonographie angegeben oder von der zuständigen Behörde zugelassen. Auf der Grundlage einer geeigneten Validierung beider Prüfungen kann die Prüfung auf Bakterien-Endotoxine die Prüfung auf Pyrogene ersetzen.

**Weitere Eigenschaften:** Die Kontrolle weiterer Eigenschaften (zum Beispiel physikalische oder funktionalitätsbezogene Eigenschaften) kann für einzelne Herstellungsverfahren oder Formulierungen erforderlich sein. Besondere Qualitäten einer Substanz (wie steril, frei von Bakterien-Endotoxinen, pyrogenfrei) können mit der Absicht hergestellt werden, sie zu Parenteralia oder anderen Darreichungsformen zu verarbeiten. Dazu können geeignete Anforderungen in einer Einzelmonographie spezifiziert werden.

Tab. 2034-1: Berichten, Identifizieren und Qualifizieren von organischen Verunreinigungen in Wirkstoffen

| Anwendung | Maximale tägliche Dosis | Berichtsgrenzwert für eine Verunreinigung | Grenzwert für Identifizierung | Grenzwert für Qualifizierung |
| --- | --- | --- | --- | --- |
| Anwendung am Menschen oder am Menschen und am Tier | ≤ 2 g je Tag | > 0,05 % | > 0,10 % oder tägliche Aufnahme von > 1,0 mg (stets der niedrigere Wert) | > 0,15 % oder tägliche Aufnahme von > 1,0 mg (stets der niedrigere Wert) |
| Anwendung am Menschen oder am Menschen und am Tier | > 2 g je Tag | > 0,03 % | > 0,05 % | > 0,05 % |
| Ausschließliche Anwendung am Tier | nicht anwendbar | > 0,1 % | > 0,2 % | > 0,5 % |

## Gehaltsbestimmung

Außer in begründeten und zugelassenen Fällen muss der Gehalt von Substanzen zur pharmazeutischen Verwendung mit geeigneten Methoden bestimmt werden.

## Beschriftung

Im Allgemeinen unterliegt die Beschriftung internationalen Abkommen sowie übernationalen und nationalen Vorschriften. Angaben im Abschnitt „Beschriftung" sind demzufolge nicht umfassend. Für Arzneibuchzwecke sind Angaben nur verbindlich, wenn sie zur Feststellung der Übereinstimmung oder Nicht-Übereinstimmung der Substanz mit der Monographie erforderlich sind. Alle sonstigen Angaben zur Beschriftung sind als Empfehlungen aufzufassen. Der im Arzneibuch verwendete Begriff „Beschriftung" umfasst Angaben auf dem Behältnis, der Verpackung, der Packungsbeilage oder dem beigelegten Analysenzertifikat, je nach den Vorschriften der zuständigen Behörde.

Falls zutreffend enthält die Beschriftung Angaben, dass die Substanz
- für eine spezifische Anwendung bestimmt ist
- eine bestimmte Kristallform besitzt
- einen spezifischen Feinheitsgrad aufweist
- kompaktiert ist
- überzogen ist
- granuliert ist
- steril ist
- frei von Bakterien-Endotoxinen ist
- pyrogenfrei ist
- Gleitmittel enthält.

Falls zutreffend gibt die Beschriftung an
- Hydratationsgrad
- Name und Konzentration jedes zugesetzten Stoffs (wie Konservierungsmittel oder Antioxidans).

Wenn Wirkstoffe unter Zusatz von Hilfsstoffen bearbeitet werden, gibt die Beschriftung die verwendeten Hilfsstoffe und den Gehalt an Wirkstoff und an Hilfsstoffen an.

# Monographien zu Darreichungsformen

Halbfeste Zubereitungen zur kutanen Anwendung 5287
Pulver zur kutanen Anwendung ............ 5289

Zubereitungen zur intrauterinen
    Anwendung für Tiere ................ 5290

# 6.3/0132
# Halbfeste Zubereitungen zur kutanen Anwendung

## Praeparationes molles ad usum dermicum

*Die Anforderungen dieser Monographie beziehen sich auf alle halbfesten Zubereitungen zur kutanen Anwendung. Zusätzliche Anforderungen für halbfeste Zubereitungen, die auf bestimmten Körperoberflächen oder Schleimhäuten angewendet werden, sind, falls zutreffend, in anderen Monographien über Darreichungsformen aufgeführt, zum Beispiel in **Zubereitungen zur Anwendung am Auge (Ophthalmica)**, **Zubereitungen zur Anwendung am Ohr (Auricularia)**, **Zubereitungen zur nasalen Anwendung (Nasalia)**, **Zubereitungen zur rektalen Anwendung (Rectalia)** und **Zubereitungen zur vaginalen Anwendung (Vaginalia)**.*

## Definition

Halbfeste Zubereitungen zur kutanen Anwendung sind zur lokalen oder transdermalen Wirkstofffreisetzung bestimmt. Sie können eine erweichende oder schützende Wirkung auf die Haut ausüben. Die Zubereitungen haben ein homogenes Aussehen.

Halbfeste Zubereitungen zur kutanen Anwendung bestehen aus einer einfachen oder zusammengesetzten Grundlage, in der in der Regel ein Wirkstoff oder mehrere Wirkstoffe gelöst oder dispergiert sind. Je nach Zusammensetzung kann die Grundlage die Wirkung der Zubereitung beeinflussen.

Die Grundlagen können aus natürlichen oder synthetischen Substanzen bestehen. Sie können Ein- oder Mehrphasensysteme sein. Je nach Art der Grundlage können die Zubereitungen hydrophile oder hydrophobe Eigenschaften aufweisen. Die Zubereitungen können geeignete Hilfsstoffe wie Konservierungsmittel, Antioxidanzien, Stabilisatoren, Emulgatoren, Verdickungsmittel und Penetrationsbeschleuniger enthalten.

Halbfeste Zubereitungen, die zur Anwendung auf schwer geschädigter Haut bestimmt sind, müssen steril sein.

Falls zutreffend, entsprechen Behältnisse für halbfeste Zubereitungen zur kutanen Anwendung den Anforderungen unter „Material zur Herstellung von Behältnissen" (3.1 und Unterabschnitte) sowie den Anforderungen unter „Behältnisse" (3.2 und Unterabschnitte).

Halbfeste Zubereitungen zur kutanen Anwendung werden unterschieden in
– Salben
– Cremes
– Gele
– Pasten
– Umschlagpasten
– wirkstoffhaltige Pflaster.

Je nach Struktur sind Salben, Cremes und Gele im Allgemeinen viskoelastisch und zeigen nicht-Newton'sches Fließverhalten. So fließen plastische, pseudoplastische oder thixotrope Typen bei hohen Schergefällen. Pasten verhalten sich häufig dilatant.

## Herstellung

Im Laufe der pharmazeutischen Entwicklung müssen bei halbfesten Zubereitungen zur kutanen Anwendung, die Konservierungsmittel enthalten, die Notwendigkeit des gewählten Konservierungsmittels und die ausreichende Konservierung im Hinblick auf die Anforderungen der zuständigen Behörde dokumentiert werden. Eine geeignete Methode zur Prüfung und Kriterien zur Beurteilung der konservierenden Eigenschaften der Zubereitung werden unter „Prüfung auf ausreichende Konservierung" (5.1.3) aufgeführt.

Bei der Herstellung, Verpackung, Lagerung und dem Inverkehrbringen von halbfesten Zubereitungen zur kutanen Anwendung sind geeignete Maßnahmen zu ergreifen, um ihre mikrobiologische Qualität zu gewährleisten. Empfehlungen dazu werden unter „Mikrobiologische Qualität von nicht sterilen pharmazeutischen Zubereitungen und Substanzen zur pharmazeutischen Verwendung" (5.1.4) gegeben.

Bei der Herstellung von sterilen, halbfesten Zubereitungen zur kutanen Anwendung werden Materialien und Methoden eingesetzt, die dazu bestimmt sind, Sterilität zu gewährleisten und die Kontamination mit sowie das Wachstum von Mikroorganismen zu vermeiden. Empfehlungen dazu werden unter „Methoden zur Herstellung steriler Zubereitungen" (5.1.1) gegeben.

Im Laufe der Entwicklung von halbfesten Zubereitungen zur kutanen Anwendung in Einzeldosisbehältnissen muss nachgewiesen werden, dass das Nennvolumen aus dem Behältnis entnommen werden kann.

Bei der Herstellung von halbfesten Zubereitungen zur kutanen Anwendung muss durch geeignete Maßnahmen sichergestellt sein, dass die festgelegten rheologischen Eigenschaften erzielt werden. Falls erforderlich können die folgenden, nicht verpflichtenden Prüfungen durchgeführt werden: Prüfung der Konsistenz durch Penetrometrie (2.9.9), (scheinbare) Viskosität (2.2.10) und eine geeignete Prüfung zum Nachweis der gewünschten Freisetzung des Wirkstoffs/der Wirkstoffe.

Bei der Herstellung halbfester Zubereitungen zur kutanen Anwendung, die einen Wirkstoff oder mehrere Wirkstoffe enthalten, der/die sich nicht in der Grundlage löst/lösen (zum Beispiel Emulsionen oder Suspensionen), muss sichergestellt sein, dass eine angemessene Homogenität der Zubereitung hinsichtlich der Anwendung gewährleistet ist.

Bei der Herstellung von halbfesten Zubereitungen zur kutanen Anwendung, die dispergierte Teilchen enthalten, muss sichergestellt sein, dass die Teilchengröße im Hinblick auf die beabsichtigte Anwendung kontrolliert und geeignet ist.

## Prüfung auf Reinheit

**Gleichförmigkeit einzeldosierter Arzneiformen:**
Halbfeste Zubereitungen, die in Einzeldosisbehältnissen mit einer Dosis des Arzneimittels angeboten werden und zur transdermalen Freisetzung des Wirkstoffs/der Wirkstoffe mit systemischer Wirkung vorgesehen sind, müssen der Prüfung „Gleichförmigkeit einzeldosierter Arzneiformen" (2.9.40) entsprechen. Halbfeste Zubereitungen, in denen der Wirkstoff/die Wirkstoffe gelöst vorliegt/vorliegen, müssen der Prüfung „Gleichförmigkeit der Masse" entsprechen. Halbfeste Zubereitungen, in denen der Wirkstoff/die Wirkstoffe dispergiert vorliegt/vorliegen, müssen der Prüfung „Gleichförmigkeit des Gehalts" entsprechen. Dabei wird die unter „Flüssige Arzneiformen" angegebene Methode angewendet. Für in der Arzneiform enthaltene pflanzliche Drogen oder Zubereitungen aus pflanzlichen Drogen finden die vorstehenden Angaben dieses Absatzes keine Anwendung.

**Sterilität** (2.6.1): Wenn in der Beschriftung angegeben ist, dass die Zubereitung steril ist, muss sie der Prüfung entsprechen.

## Lagerung

Dicht verschlossen, falls die Zubereitung Wasser oder andere flüchtige Stoffe enthält

Falls die Zubereitung steril ist, im sterilen, dicht verschlossenen Behältnis mit Originalitätsverschluss

## Beschriftung

Die Beschriftung gibt an,
- Name jedes zugesetzten Konservierungsmittels
- falls zutreffend, dass die Zubereitung steril ist.

## Salben

### Definition

Salben bestehen aus einer einphasigen Grundlage, in der feste oder flüssige Substanzen dispergiert sein können.

### Hydrophobe Salben

Hydrophobe Salben können nur kleine Mengen Wasser aufnehmen. Typische Grundlagen für die Herstellung dieser Salben sind Hartparaffin, dickflüssiges und dünnflüssiges Paraffin, pflanzliche Öle, tierische Fette, synthetische Glyceride, Wachse und flüssige Polyalkylsiloxane.

### Wasser aufnehmende Salben

Wasser aufnehmende Salben können größere Mengen Wasser aufnehmen und damit in Abhängigkeit von der Art des Emulgators nach Homogenisieren Emulsionen vom Wasser-in-Öl-Typ oder vom Öl-in-Wasser-Typ bilden. Zu diesem Zweck können Emulgatoren vom Wasser-in-Öl-Typ, wie Wollwachsalkohole, Sorbitanester, Monoglyceride und Fettalkohole, oder vom Öl-in-Wasser-Typ, wie sulfatierte Fettalkohole, Polysorbate, Macrogolcetostearylether oder Ester von Fettsäuren mit Macrogolen, verwendet werden. Grundlagen der Wasser aufnehmenden Salben sind diejenigen der hydrophoben Salben.

### Hydrophile Salben

Hydrophile Salben sind Zubereitungen, deren Grundlagen mit Wasser mischbar sind. Diese Salbengrundlagen bestehen üblicherweise aus Mischungen von flüssigen und festen Macrogolen (Polyethylenglycolen). Sie können Wasser in geeigneten Mengen enthalten.

## Cremes

### Definition

Cremes sind mehrphasige Zubereitungen, die aus einer lipophilen und einer wässrigen Phase bestehen.

### Lipophile Cremes

In lipophilen Cremes ist die äußere Phase lipophil. Sie enthalten üblicherweise Emulgatoren vom Wasser-in-Öl-Typ wie Wollwachsalkohole, Sorbitanester und Monoglyceride.

### Hydrophile Cremes

In hydrophilen Cremes ist die äußere Phase die wässrige Phase. Die Zubereitungen enthalten Emulgatoren vom Öl-in-Wasser-Typ, wie Natrium- oder Trolaminseifen, sulfatierte Fettalkohole, Polysorbate oder Ester von Polyethoxyfettsäuren und den entsprechenden Polyethoxyalkoholen, falls erforderlich in Mischung mit Emulgatoren vom Wasser-in-Öl-Typ.

## Gele

### Definition

Gele bestehen aus gelierten Flüssigkeiten. Die Gele werden mit Hilfe geeigneter Quellmittel hergestellt.

### Lipophile Gele

Lipophile Gele (Oleogele) sind Zubereitungen, deren Grundlagen üblicherweise aus dickflüssigem Paraffin mit Zusatz von Polyethylen oder aus fetten Ölen, die durch Zusatz von hochdispersem Siliciumdioxid, Aluminium- oder Zinkseifen geliert werden, bestehen.

### Hydrophile Gele

Hydrophile Gele (Hydrogele) sind Zubereitungen, deren Grundlagen üblicherweise aus Wasser, Glycerol oder Propylenglycol bestehen, die mit geeigneten Quellstoffen, wie Poloxameren, Stärke, Cellulosederivaten, Carbomeren oder Magnesium-Aluminium-Silicaten, geliert werden.

## Pasten

### Definition

Pasten sind halbfeste Zubereitungen zur kutanen Anwendung und enthalten in der Grundlage große Anteile von fein dispergierten Pulvern.

### Umschlagpasten

### Definition

Umschlagpasten bestehen aus einer hydrophilen, Wärme speichernden Grundlage, in der feste oder flüssige Wirkstoffe dispergiert sind. Sie werden üblicherweise in dicker Schicht auf ein geeignetes Tuch aufgestrichen und vor Auflegen auf die Haut erwärmt.

## Wirkstoffhaltige Pflaster

### Definition

Wirkstoffhaltige Pflaster sind flexible Zubereitungen, die einen Wirkstoff oder mehrere Wirkstoffe enthalten und zur Anwendung auf der Haut bestimmt sind. Sie sind geeignet, den Wirkstoff oder die Wirkstoffe in engem Kontakt zur Haut zu halten, so dass diese langsam absorbiert werden können, oder sie haben schützende oder keratolytische Wirkung.

Wirkstoffhaltige Pflaster bestehen aus einer klebstoffhaltigen Grundlage, die gefärbt sein und einen Wirkstoff oder mehrere Wirkstoffe enthalten kann. Sie ist als gleichmäßige Schicht auf einen geeigneten Träger aus natürlichem oder synthetischem Material aufgetragen. Die Grundlage darf die Haut nicht reizen oder sensibilisieren. Die Klebstoffschicht ist mit einer geeigneten Schutzfolie bedeckt, die vor der Anwendung auf der Haut entfernt wird. Beim Entfernen der Schutzfolie darf diese die Zubereitung nicht von der äußeren Trägerschicht ablösen.

Wirkstoffhaltige Pflaster stehen in Größen für die unmittelbare Anwendung zur Verfügung oder sind als größere Stücke erhältlich, die vor der Anwendung zu zerschneiden sind. Wirkstoffhaltige Pflaster kleben fest auf der Haut, wenn beim Aufbringen ein schwacher Druck angewendet wird. Sie können abgezogen werden, ohne die Haut nennenswert zu verletzen oder die Zubereitung von der äußeren Trägerschicht abzulösen.

### Prüfung auf Reinheit

**Wirkstofffreisetzung:** Eine geeignete Prüfung, wie eine der Prüfungen, die unter „Wirkstofffreisetzung aus Transdermalen Pflastern" (2.9.4) aufgeführt sind, kann durchgeführt werden, um die erforderliche Freisetzung des Wirkstoffs oder der Wirkstoffe nachzuweisen.

6.3/1166

# Pulver zur kutanen Anwendung

# Pulveres ad usum dermicum

*In begründeten und zugelassenen Fällen sind die Anforderungen dieser Monographie nicht auf Tierarzneimittel anwendbar.*

## Definition

Pulver zur kutanen Anwendung sind Zubereitungen, die aus festen, losen, trockenen, mehr oder weniger feinen Teilchen bestehen. Die Pulver enthalten einen Wirkstoff oder mehrere Wirkstoffe mit Hilfsstoffen oder ohne Hilfsstoffe und, falls erforderlich, zugelassene Farbmittel.

Pulver zur kutanen Anwendung liegen als Pulver in Einzeldosisbehältnissen oder als Pulver in Mehrdosenbehältnissen vor. Sie sind frei von tastbaren Teilchen. Zubereitungen, die zur Anwendung auf großen, offenen Wunden oder auf schwer geschädigter Haut bestimmt sind, müssen steril sein.

Pulver in Mehrdosenbehältnissen können in Streudosen, in Behältnissen mit einer mechanischen Sprühvorrichtung oder in Druckbehältnissen in Verkehr gebracht werden.

Zubereitungen in Druckbehältnissen müssen den Anforderungen der Monographie **Zubereitungen in Druckbehältnissen (Praeparationes pharmaceuticae in vasis cum pressu)** entsprechen.

Falls zutreffend entsprechen Behältnisse für Pulver zur kutanen Anwendung den Anforderungen an „Material zur Herstellung von Behältnissen" (3.1 und Unterabschnitte) sowie den Anforderungen an „Behältnisse" (3.2 und Unterabschnitte).

## Herstellung

Bei der Herstellung von Pulvern zur kutanen Anwendung muss sichergestellt sein, dass die Teilchengröße im Hinblick auf die beabsichtigte Art der Anwendung geeignet ist.

Bei der Herstellung, Verpackung, Lagerung und dem In-Verkehr-Bringen der Zubereitungen sind geeignete Maßnahmen zu ergreifen, um ihre mikrobiologische Qualität zu gewährleisten. Empfehlungen dazu werden unter „Mikrobiologische Qualität von nicht sterilen pharmazeutischen Zubereitungen und Substanzen zur pharmazeutischen Verwendung" (5.1.4) angegeben.

Bei der Herstellung von sterilen Zubereitungen werden Materialien und Methoden eingesetzt, die dazu bestimmt sind, Sterilität zu gewährleisten und die Kontamination mit sowie das Wachstum von Mikroorganismen zu vermeiden. Empfehlungen dazu werden unter „Methoden zur Herstellung steriler Zubereitungen" (5.1.1) angegeben.

## Prüfung auf Reinheit

**Teilchengröße:** Wenn die Teilchengröße eines Pulvers vorgeschrieben ist, wird sie mit Hilfe der Methode „Feinheit von Pulvern" (2.9.35) oder mit einem anderen geeigneten Verfahren bestimmt.

**Gleichförmigkeit einzeldosierter Arzneiformen:** Pulver zur kutanen Anwendung in Einzeldosisbehältnissen müssen der Prüfung „Gleichförmigkeit einzeldosierter Arzneiformen" (2.9.40) entsprechen oder, in begründeten und zugelassenen Fällen, der Prüfung „Gleichförmigkeit des Gehalts" und/oder der Prüfung „Gleichförmigkeit der Masse", wie nachfolgend angeführt. Für in der Darreichungsform enthaltene pflanzliche Drogen oder Zubereitungen aus pflanzlichen Drogen finden die vorstehenden Angaben dieses Absatzes keine Anwendung.

**Gleichförmigkeit des Gehalts** (2.9.6): Falls nicht anders vorgeschrieben oder abgesehen von begründeten und zugelassenen Fällen müssen Zubereitungen in Einzeldosisbehältnissen mit weniger als 2 mg oder weniger als 2 Prozent Wirkstoff, bezogen auf die Gesamtmasse, der Prüfung B entsprechen. Enthält die Zubereitung mehrere Wirkstoffe, bezieht sich die Prüfung nur auf solche Wirkstoffe, die den vorstehend angeführten Bedingungen entsprechen.

**Gleichförmigkeit der Masse** (2.9.5): Zubereitungen in Einzeldosisbehältnissen müssen der Prüfung entsprechen. Wenn die Prüfung „Gleichförmigkeit des Gehalts" für alle Wirkstoffe vorgeschrieben ist, wird die Prüfung „Gleichförmigkeit der Masse" nicht verlangt.

**Sterilität** (2.6.1): Wenn in der Beschriftung angegeben ist, dass die Zubereitung steril ist, muss sie der Prüfung entsprechen.

## Beschriftung

Die Beschriftung gibt an,
- dass die Zubereitung zur äußerlichen Anwendung bestimmt ist
- falls zutreffend, dass die Zubereitung steril ist.

6.3/1806

# Zubereitungen zur intrauterinen Anwendung für Tiere

# Praeparationes intra-uterinae ad usum veterinarium

## Definition

Zubereitungen zur intrauterinen Anwendung für Tiere sind flüssige, halbfeste oder feste Zubereitungen, die zur direkten Anwendung in der Gebärmutter (Gebärmutterhals, Gebärmutterhöhle oder Fundus) bestimmt sind, um dort in der Regel eine lokale Wirkung zu erzielen. Sie enthalten einen Wirkstoff oder mehrere Wirkstoffe in einer geeigneten Grundlage.

Falls zutreffend entsprechen Behältnisse für Zubereitungen zur intrauterinen Anwendung den Anforderungen an „Material zur Herstellung von Behältnissen" (3.1 und Unterabschnitte) sowie den Anforderungen an „Behältnisse" (3.2 und Unterabschnitte).

Zubereitungen zur intrauterinen Anwendung für Tiere werden unterschieden in:
- Tabletten zur intrauterinen Anwendung
- Kapseln zur intrauterinen Anwendung
- Lösungen, Emulsionen, Suspensionen, Konzentrate zur Herstellung von Lösungen zur intrauterinen Anwendung
- Tabletten zur Herstellung von Lösungen und Suspensionen zur intrauterinen Anwendung
- Halbfeste Zubereitungen zur intrauterinen Anwendung
- Schäume zur intrauterinen Anwendung
- Stifte und Stäbchen zur intrauterinen Anwendung.

## Herstellung

Im Rahmen der pharmazeutischen Entwicklung muss bei Zubereitungen zur intrauterinen Anwendung für Tiere die ausreichende Konservierung jedes zugesetzten Konservierungsmittels im Hinblick auf die Anforderungen der zuständigen Behörde dokumentiert werden. Eine geeignete Methode zur Prüfung und Kriterien zur Beurteilung der konservierenden Eigenschaften der Zubereitung werden unter „Prüfung auf ausreichende Konservierung" (5.1.3) aufgeführt.

Bei der Herstellung, Verpackung, Lagerung und dem Inverkehrbringen von Zubereitungen zur intrauterinen Anwendung für Tiere sind geeignete Maßnahmen zu ergreifen, um ihre mikrobiologische Qualität zu gewährleisten. Empfehlungen dazu werden unter „Mikrobiologische Qualität von nicht sterilen pharmazeutischen

Zubereitungen zur intrauterinen Anwendung für Tiere 5291

Zubereitungen und Substanzen zur pharmazeutischen Verwendung" (5.1.4), Tab. 5.1.4-1 – Kutane Anwendung, gegeben.

Bei der Herstellung von sterilen Zubereitungen zur intrauterinen Anwendung für Tiere werden Materialien und Methoden eingesetzt, die dazu bestimmt sind, Sterilität zu gewährleisten und die Kontamination mit sowie das Wachstum von Mikroorganismen zu vermeiden. Empfehlungen dazu werden unter „Methoden zur Herstellung steriler Zubereitungen" (5.1.1) gegeben.

Im Laufe der Entwicklung von flüssigen und halbfesten Zubereitungen zur intrauterinen Anwendung für Tiere in Einzeldosisbehältnissen muss nachgewiesen werden, dass das Nennvolumen aus dem Behältnis entnommen werden kann.

## Prüfung auf Reinheit

**Gleichförmigkeit einzeldosierter Arzneiformen:** Zubereitungen zur intrauterinen Anwendung für Tiere in Einzeldosisbehältnissen müssen der Prüfung „Gleichförmigkeit einzeldosierter Arzneiformen" (2.9.40) entsprechen oder, in begründeten und zugelassenen Fällen, der Prüfung „Gleichförmigkeit des Gehalts" und/oder der Prüfung „Gleichförmigkeit der Masse", wie nachfolgend angeführt. Für in der Darreichungsform enthaltene pflanzliche Drogen oder Zubereitungen aus pflanzlichen Drogen finden die vorstehenden Angaben dieses Absatzes keine Anwendung.

**Gleichförmigkeit des Gehalts** (2.9.6): Falls nichts anderes vorgeschrieben ist oder abgesehen von begründeten und zugelassenen Fällen, müssen feste Zubereitungen zur intrauterinen Anwendung für Tiere in Einzeldosisbehältnissen mit weniger als 2 mg oder weniger als 2 Prozent Wirkstoff, bezogen auf die Gesamtmasse, der Prüfung A (Tabletten zur intrauterinen Anwendung) oder Prüfung B (Kapseln zur intrauterinen Anwendung) entsprechen. Enthält die Zubereitung mehrere Wirkstoffe, bezieht sich die Prüfung nur auf solche Wirkstoffe, die den vorstehend angeführten Bedingungen entsprechen.

**Gleichförmigkeit der Masse** (2.9.5): Feste Zubereitungen zur intrauterinen Anwendung für Tiere in Einzeldosisbehältnissen müssen der Prüfung entsprechen. Wenn die Prüfung „Gleichförmigkeit des Gehalts" für alle Wirkstoffe vorgeschrieben oder begründet und zugelassen ist, wird die Prüfung „Gleichförmigkeit der Masse" nicht verlangt.

**Wirkstofffreisetzung:** Eine geeignete Prüfung, wie eine der Prüfungen, die unter „Wirkstofffreisetzung aus festen Arzneiformen" (2.9.3) aufgeführt sind, kann durchgeführt werden, um die erforderliche Freisetzung des Wirkstoffs oder der Wirkstoffe aus der festen Zubereitung in Einzeldosisbehältnissen nachzuweisen.

Wenn die Prüfung „Wirkstofffreisetzung" vorgeschrieben ist, wird die Prüfung „Zerfallszeit" nicht verlangt.

**Sterilität** (2.6.1): Sterile Zubereitungen zur intrauterinen Anwendung für Tiere müssen der Prüfung entsprechen. Mit der Zubereitung mitgelieferte Applikatoren müssen dieser Prüfung ebenfalls entsprechen. Der Applikator wird unter aseptischen Bedingungen aus seiner Verpackung herausgenommen und vollständig in ein Kulturröhrchen mit Nährlösung eingetaucht. Nach Inkubieren werden die Ergebnisse entsprechend den Angaben unter „Prüfung auf Sterilität" ausgewertet.

## Beschriftung

Die Beschriftung gibt an,
- Name jedes zugesetzten Konservierungsmittels
- falls zutreffend, dass die Zubereitung steril ist.

## Tabletten zur intrauterinen Anwendung

## Definition

Tabletten zur intrauterinen Anwendung sind feste, einzeldosierte Zubereitungen mit einem Wirkstoff oder mehreren Wirkstoffen. Im Allgemeinen entsprechen sie der Definition von Tabletten (siehe **Tabletten (Compressi)**).

Zur Applikation von Tabletten zur intrauterinen Anwendung in die Gebärmutter kann ein geeigneter Applikator verwendet werden.

## Prüfung auf Reinheit

**Zerfallszeit:** Tabletten zur intrauterinen Anwendung müssen der Prüfung „Zerfallszeit von Suppositorien und Vaginalzäpfchen" (2.9.2) entsprechen, sofern sie nicht für eine verlängerte lokale Wirkung bestimmt sind. Abgesehen von begründeten und zugelassenen Fällen wird der Zustand der Tabletten nach 30 min geprüft.

## Kapseln zur intrauterinen Anwendung

## Definition

Kapseln zur intrauterinen Anwendung sind feste, einzeldosierte Zubereitungen. Sie entsprechen im Allgemeinen in ihren Eigenschaften Weichkapseln, von denen sie sich nur durch ihre Form und Größe unterscheiden. Kapseln zur intrauterinen Anwendung haben unterschiedliche Formen. Sie sind in der Regel eiförmig, glatt und haben ein gleichmäßiges Aussehen.

Zur Applikation von Kapseln zur intrauterinen Anwendung in die Gebärmutter kann ein geeigneter Applikator verwendet werden.

## Prüfung auf Reinheit

**Zerfallszeit:** Kapseln zur intrauterinen Anwendung müssen der Prüfung „Zerfallszeit von Suppositorien und Vaginalzäpfchen" (2.9.2) entsprechen, sofern sie nicht für eine verlängerte lokale Wirkung bestimmt sind. Abgesehen von begründeten und zugelassenen Fällen wird der Zustand der Kapseln nach 30 min geprüft.

## Lösungen, Suspensionen und Emulsionen zur intrauterinen Anwendung sowie Konzentrate zur Herstellung von Lösungen zur intrauterinen Anwendung

### Definition

Lösungen, Emulsionen und Suspensionen zur intrauterinen Anwendung sind flüssige Zubereitungen. Konzentrate zur Herstellung von Lösungen zur intrauterinen Anwendung sind zur Verabreichung nach dem Verdünnen bestimmt.

Die Zubereitungen können Hilfsstoffe enthalten, die zum Beispiel die Viskosität der Zubereitung verbessern, den pH-Wert einstellen oder stabilisieren, die Löslichkeit des Wirkstoffs oder der Wirkstoffe erhöhen oder die Zubereitung haltbar machen. Diese Hilfsstoffe dürfen weder die erwünschte pharmakologische Wirkung beeinträchtigen noch in der verwendeten Konzentration eine deutliche lokale Reizung hervorrufen.

Emulsionen zur intrauterinen Anwendung können Anzeichen einer Phasentrennung zeigen, die durch Schütteln leicht wieder aufgehoben werden kann. Suspensionen zur intrauterinen Anwendung können ein Sediment zeigen, das durch Schütteln leicht dispergierbar ist. Die aufgeschüttelte Suspension muss genügend lange stabil bleiben, um die Entnahme der genauen Dosis aus dem Behältnis zu gewährleisten.

Die Zubereitungen können in Einzeldosisbehältnissen in Verkehr gebracht werden. Das Behältnis ist so beschaffen, dass die Zubereitung in die Gebärmutter eingebracht werden kann, oder ein geeigneter Applikator wird mitgeliefert.

### Herstellung

Bei der Herstellung von Suspensionen zur intrauterinen Anwendung muss sichergestellt sein, dass die Teilchengröße im Hinblick auf die beabsichtigte Anwendung der Zubereitung geeignet und kontrolliert ist.

## Tabletten zur Herstellung von Lösungen und Suspensionen zur intrauterinen Anwendung

### Definition

Tabletten zur Herstellung von Lösungen und Suspensionen zur intrauterinen Anwendung sind einzeldosierte Zubereitungen, die unmittelbar vor der Anwendung in Wasser gelöst oder dispergiert werden. Die Zubereitungen können Hilfsstoffe enthalten, um das Lösen oder Dispergieren zu erleichtern oder die Aggregation der Partikeln zu verhindern.

Tabletten zur Herstellung von Lösungen und Suspensionen zur intrauterinen Anwendung müssen den Anforderungen der Monographie **Tabletten** entsprechen.

Nach dem Lösen oder Suspendieren entsprechen die Zubereitungen den Anforderungen an Lösungen beziehungsweise Suspensionen zur intrauterinen Anwendung.

### Prüfung auf Reinheit

**Zerfallszeit:** Tabletten zur Herstellung von Lösungen oder Suspensionen zur intrauterinen Anwendung müssen innerhalb von 3 min zerfallen, wenn die Prüfung „Zerfallszeit von Tabletten und Kapseln" (2.9.1) durchgeführt wird. Als Flüssigkeit wird Wasser $R$ von 15 bis 25 °C verwendet.

### Beschriftung

Die Beschriftung gibt an
- Vorschrift für die Herstellung der Lösung oder Suspension zur intrauterinen Anwendung
- Bedingungen und Dauer der Lagerung nach Herstellung der Lösung oder Suspension.

## Halbfeste Zubereitungen zur intrauterinen Anwendung

### Definition

Halbfeste Zubereitungen zur intrauterinen Anwendung sind Salben, Cremes oder Gele.

Halbfeste Zubereitungen zur intrauterinen Anwendung müssen den Anforderungen der Monographie **Halbfeste Zubereitungen zur kutanen Anwendung (Praeparationes molles ad usum dermicum)** entsprechen.

Die Zubereitungen werden häufig in Einzeldosisbehältnissen in Verkehr gebracht. Das Behältnis ist so beschaffen, dass die Zubereitung in die Gebärmutter eingebracht werden kann, oder ein geeigneter Applikator wird mitgeliefert.

## Schäume zur intrauterinen Anwendung

### Definition

Schäume zur intrauterinen Anwendung müssen den Anforderungen der Monographie **Wirkstoffhaltige Schäume (Musci medicati)** entsprechen.

Die Zubereitungen werden in Mehrdosenbehältnissen in Verkehr gebracht. Das Behältnis ist so beschaffen, dass die Zubereitung in die Gebärmutter eingebracht werden kann, oder ein geeigneter Applikator wird mitgeliefert.

# Stifte und Stäbchen zur intrauterinen Anwendung

## Definition

Stifte und Stäbchen zur intrauterinen Anwendung müssen den Anforderungen der Monographie **Stifte und Stäbchen (Styli)** entsprechen. Stifte und Stäbchen zur intrauterinen Anwendung bilden häufig einen Schaum, wenn sie mit physiologischen Flüssigkeiten in Kontakt kommen.

# Einzelmonographien zu Impfstoffen für Menschen

BCG zur Immuntherapie .................. 5297
Diphtherie-Tetanus-Pertussis(azellulär, aus Komponenten)-Poliomyelitis(inaktiviert)-Haemophilus-Typ-B(konjugiert)-Adsorbat-Impfstoff ........................... 5299
Gürtelrose(Herpes-Zoster)-Lebend-Impfstoff . 5303
Haemophilus-Typ-B-Impfstoff (konjugiert) ... 5305
Poliomyelitis-Impfstoff (inaktiviert) ......... 5309
Varizellen-Lebend-Impfstoff............... 5314

## 6.3/1929
# BCG zur Immuntherapie
# BCG ad immunocurationem

## Definition

BCG zur Immuntherapie ist eine gefriergetrocknete Zubereitung aus lebenden Bakterien, die aus einer Kultur des Bacillus Calmette-Guérin (*Mycobacterium bovis* BCG) gewonnen wird, der nachweislich zur Behandlung geeignet ist.

Das Produkt entspricht den Anforderungen der Monographie **Impfstoffe für Menschen (Vaccina ad usum humanum)**.

## Herstellung

### Allgemeine Vorkehrungen

BCG zur Immuntherapie wird von gesunden Personen hergestellt, die nicht mit anderen infektiösen Agenzien arbeiten, insbesondere nicht mit den virulenten Stämmen von *Mycobacterium tuberculosis*. Auch dürfen sie keinem bekannten Risiko einer Tuberkulose-Infektion ausgesetzt sein. Diese Personen werden in regelmäßigen Abständen auf Tuberkulose untersucht. BCG zur Immuntherapie ist empfindlich gegen Sonnenlicht: Bei der Herstellung müssen alle Produkte in jeder Phase der Herstellung, Prüfung und Lagerung vor direkter Sonneneinstrahlung und vor ultraviolettem Licht geschützt werden.

Die Herstellung des Produkts beruht auf einem Saatgutsystem. Das Herstellungsverfahren muss nachweislich konstant BCG-Produkte ergeben, die zur Behandlung von oberflächlichem Harnblasenkrebs verwendet werden können und unschädlich sind. Das Produkt wird aus Kulturen hergestellt, die vom Mastersaatgut möglichst wenige und in jedem Fall höchstens 8 Subkulturen entfernt sind; dabei darf die Zubereitung höchstens einmal gefriergetrocknet werden.

Wenn an Stelle des Auszählens der vermehrungsfähigen Einheiten eine Biolumineszenzprüfung oder eine andere biochemische Methode durchgeführt wird, muss die Methode für jede Stufe der Herstellung, in der sie angewendet wurde, gegen die Lebendkeimzählung validiert sein.

### Saatgut

Der Stamm für die Herstellung des Mastersaatguts wird so ausgewählt und gehalten, dass seine Eigenschaften, seine Fähigkeit zur Behandlung und Prophylaxe von oberflächlichem Harnblasenkrebs und seine relative Apathogenität für den Menschen und für Laboratoriumstiere erhalten bleiben. Für die Identifizierung des verwendeten Stamms müssen Unterlagen vorliegen, die Informationen über seine Herkunft und nachfolgende Behandlungen enthalten.

Aus dem ersten Arbeitssaatgut wird eine geeignete Charge hergestellt und zur Verwendung als Referenzzubereitung zurückbehalten. Wenn ein neues Arbeitssaatgut hergestellt wird, muss eine geeignete Prüfung auf Überempfindlichkeit vom Spättyp beim Meerschweinchen an einer Produktcharge durchgeführt werden, die aus dem neuen Arbeitssaatgut hergestellt wurde. Das Produkt darf sich in Bezug auf seine Aktivität nachweislich nicht signifikant von der Referenzzubereitung unterscheiden.

Wenn ein neues Arbeitssaatgut hergestellt wird, müssen Empfindlichkeitsprüfungen auf antimikrobielle Stoffe durchgeführt werden.

Nur ein Arbeitssaatgut, das den nachfolgend aufgeführten Anforderungen entspricht, darf für die Vermehrung verwendet werden.

**Identität:** Die Bakterien im Arbeitssaatgut müssen mit mikrobiologischen Techniken, die durch molekularbiologische Techniken (zum Beispiel Nukleinsäureamplifikation oder Restriktionsfragmentlängen-Polymorphismus) ergänzt werden können, als *Mycobacterium bovis* BCG identifiziert werden.

**Bakterien, Pilze:** Die „Prüfung auf Sterilität" (2.6.1) wird mit 10 ml Arbeitssaatgut für jedes Nährmedium durchgeführt. Das Arbeitssaatgut muss der „Prüfung auf Sterilität" mit Ausnahme der Anwesenheit von Mykobakterien entsprechen.

**Virulente Mykobakterien:** Das Arbeitssaatgut muss, wie unter „Prüfung auf Reinheit" beschrieben, der Prüfung unter Verwendung von 10 Meerschweinchen entsprechen.

### Vermehrung und Ernte

Die Bakterien werden auf oder in einem geeigneten Medium höchstens 21 Tage lang in einer Oberflächen- oder Submerskultur vermehrt. Das Nährmedium darf keine Substanzen enthalten, die nachweislich zu toxischen oder allergischen Reaktionen beim Menschen führen oder die bewirken, dass die Bakterien für Meerschweinchen virulent werden. Die Kultur wird geerntet und in einem sterilen, flüssigen Medium suspendiert, das die Lebensfähigkeit der Bakterien erhält, was durch eine geeignete Methode der Lebendkeimzählung nachgewiesen wird.

### Fertiges Produkt als Bulk

Das fertige Produkt als Bulk wird aus einer einzelnen Ernte oder durch Poolen mehrerer einzelner Ernten hergestellt. Ein Stabilisator kann zugesetzt werden. Wenn der Stabilisator die Bestimmung der Bakterienkonzentration im fertigen Produkt als Bulk behindert, wird diese Bestimmung vor dem Zusatz des Stabilisators durchgeführt.

Nur ein fertiges Produkt als Bulk, das den nachfolgend aufgeführten Anforderungen entspricht, darf für die Herstellung der Fertigzubereitung verwendet werden.

**Bakterien, Pilze:** Die „Prüfung auf Sterilität" (2.6.1) wird mit 10 ml fertigem Produkt als Bulk für jedes Nährmedium durchgeführt. Das fertige Produkt als Bulk muss der „Prüfung auf Sterilität" mit Ausnahme der Anwesenheit von Mykobakterien entsprechen.

**Vermehrungsfähige Einheiten:** Die Anzahl der vermehrungsfähigen Einheiten je Milliliter wird durch Auszählen der Kolonien auf einem festen Nährmedium mit einer für das zu prüfende Produkt geeigneten Methode oder einer geeigneten biochemischen Methode bestimmt. Die Prüfung wird parallel dazu an einer Referenzzubereitung desselben Stamms durchgeführt.

**Bakterienkonzentration:** Die gesamte Bakterienkonzentration wird mit einer geeigneten Methode bestimmt, entweder direkt durch Bestimmung der Masse der Mikroorganismen oder indirekt durch eine Messung der Trübung, die mit der Masse der Mikroorganismen korreliert. Wenn die Bakterienkonzentration vor dem Zusatz eines Stabilisators bestimmt wird, wird die Konzentration im fertigen Produkt als Bulk durch Berechnung ermittelt. Die Gesamtkonzentration an Bakterien muss innerhalb der für das bestimmte Produkt zugelassenen Grenzen liegen.

Das Verhältnis zwischen der Anzahl der vermehrungsfähigen Einheiten und der gesamten Bakterienkonzentration darf nicht geringer sein als das für das bestimmte Produkt zugelassene Verhältnis.

## *Fertigzubereitung*

Fertiges Produkt als Bulk wird unter aseptischen Bedingungen in sterile Behältnisse abgefüllt und bis zu einer Restfeuchte gefriergetrocknet, die nachweislich für die Stabilität des Produkts günstig ist. Die Behältnisse werden unter Vakuum oder Inertgas verschlossen.

Außer bei einer Lagerungstemperatur der gefüllten und verschlossenen Behältnisse von −20 °C oder darunter liegt das Verfallsdatum höchstens 4 Jahre nach dem Datum der Ernte.

Nur eine Fertigzubereitung, die der Prüfung „Vermehrungsfähige Einheiten" und den Anforderungen der nachfolgend beschriebenen „Prüfung auf Identität", „Prüfung auf Reinheit" und „Bestimmung der Wirksamkeit" entspricht, darf zur Verwendung freigegeben werden. Wenn die Prüfung „Virulente Mykobakterien" am fertigen Produkt als Bulk mit zufriedenstellenden Ergebnissen durchgeführt wurde, kann sie bei der Fertigzubereitung entfallen.

**Vermehrungsfähige Einheiten:** Das Produkt wird rekonstituiert und die Anzahl vermehrungsfähiger Einheiten je Milliliter wird durch Auszählen der Kolonien auf einem festen Nährmedium mit einer für das Produkt geeigneten Methode oder mit einer geeigneten biochemischen Methode bestimmt. Das Verhältnis der Anzahl vermehrungsfähiger Einheiten nach der Gefriertrocknung zur Anzahl vermehrungsfähiger Einheiten vor der Gefriertrocknung darf nicht geringer sein als das für das bestimmte Produkt zugelassene Verhältnis.

## Prüfung auf Identität

BCG zur Immuntherapie wird durch mikroskopische Untersuchung der Bakterien in gefärbten Ausstrichen, die deren Säurefestigkeit zeigen, und durch das typische Aussehen der Kolonien auf festem Nährmedium identifiziert. Wahlweise können molekularbiologische Techniken (zum Beispiel Nukleinsäureamplifikation) angewendet werden.

## Prüfung auf Reinheit

**Virulente Mykobakterien:** 6 Meerschweinchen von je 250 bis 400 g Körpermasse, die keine die Prüfung möglicherweise störende Behandlung erhalten haben, wird jeweils eine Menge des Produkts, die mindestens 1/25 einer für den Menschen vorgesehenen Dosis entspricht, subkutan oder intramuskulär injiziert. Die Tiere werden mindestens 42 Tage lang beobachtet. Nach diesem Zeitraum werden die Tiere schmerzlos getötet und durch Sektion auf Anzeichen einer Tuberkulose-Infektion untersucht, wobei geringfügige Reaktionen an der Injektionsstelle unberücksichtigt bleiben. Tiere, die während des Beobachtungszeitraums sterben, werden ebenfalls auf Anzeichen einer Tuberkulose-Infektion untersucht. Das Produkt entspricht der Prüfung, wenn kein Meerschweinchen Anzeichen einer Tuberkulose-Infektion aufweist und höchstens ein Tier während des Beobachtungszeitraums stirbt. Wenn 2 Tiere während dieser Zeit sterben und die Sektion keine Anzeichen einer Tuberkulose-Infektion ergibt, wird die Prüfung an 6 weiteren Meerschweinchen wiederholt. Das Produkt entspricht der Prüfung, wenn höchstens ein Tier in den 42 auf die Injektion folgenden Tagen stirbt und die Sektion kein Anzeichen einer Tuberkulose-Infektion ergibt.

**Bakterien, Pilze:** Das rekonstituierte Produkt muss der „Prüfung auf Sterilität" (2.6.1) mit Ausnahme der Anwesenheit von Mykobakterien entsprechen.

**Wasser:** nicht mehr als der für das bestimmte Produkt festgelegte Gehalt, mit einer geeigneten Methode bestimmt

## Bestimmung der Wirksamkeit

Die Anzahl der vermehrungsfähigen Einheiten im rekonstituierten Produkt wird durch Auszählen der Kolonien auf festem Nährmedium mit einer für das zu bestimmende Produkt geeigneten Methode oder einer geeigneten, validierten biochemischen Methode bestimmt. Die Anzahl muss innerhalb der in der Beschriftung angegebenen Grenzen liegen. Parallel dazu wird die Anzahl der vermehrungsfähigen Einheiten in einer Referenzzubereitung bestimmt.

## Beschriftung

Die Beschriftung gibt an,
- Mindest- und Höchstanzahl vermehrungsfähiger Einheiten je Dosis für den Menschen des rekonstituierten Produkts
- dass das Produkt vor direkter Sonneneinstrahlung geschützt werden muss.

6.3/2065

# Diphtherie-Tetanus-Pertussis(azellulär, aus Komponenten)-Poliomyelitis(inaktiviert)-Haemophilus-Typ-B(konjugiert)-Adsorbat-Impfstoff

**Vaccinum diphtheriae, tetani, pertussis sine cellulis ex elementis praeparatum, poliomyelitidis inactivatum et haemophili stirpe b coniugatum adsorbatum**

## Definition

Diphtherie-Tetanus-Pertussis(azellulär, aus Komponenten)-Poliomyelitis(inaktiviert)-Haemophilus-Typ-B(konjugiert)-Adsorbat-Impfstoff ist ein Kombinationsimpfstoff aus Diphtherie-Formoltoxoid, Tetanus-Formoltoxoid, einzeln gereinigten Antigenkomponenten von *Bordetella pertussis*, geeigneten Stämmen des humanen Polio-Virus Typ 1, 2 und 3, in geeigneten Zellkulturen vermehrt und inaktiviert durch ein validiertes Verfahren, Polyribosylribitolphosphat (PRP), das kovalent an ein Trägerprotein gebunden ist, und einem mineralischen Adsorbens wie Aluminiumhydroxid oder hydratisiertes Aluminiumphosphat. Das Produkt wird entweder als pentavalente Flüssigzubereitung in einem Behältnis oder als tetravalente Flüssigzubereitung mit der gefriergetrockneten Haemophilus-Komponente in einem separaten Behältnis, die unmittelbar vor der Verwendung mit den anderen Komponenten gemischt werden muss, angeboten.

Die Formoltoxoide werden aus den Toxinen gewonnen, die beim Wachstum von *Corynebacterium diphtheriae* beziehungsweise von *Clostridium tetani* gebildet werden.

Der Impfstoff enthält entweder Pertussis-Toxoid oder ein Pertussis-Toxin-ähnliches Protein, das keine toxischen Eigenschaften besitzt und durch Expression des entsprechenden, gentechnisch veränderten Gens erhalten wurde. Pertussis-Toxoid wird aus Pertussis-Toxin mit einem Verfahren hergestellt, bei dem das Toxin unschädlich gemacht wird, angemessene immunogene Eigenschaften aber erhalten bleiben und eine Reversion zum Toxin vermieden wird. Die azelluläre Pertussis-Komponente kann außerdem filamentöses Hämagglutinin, Pertaktin (ein 69-kDa-Membranprotein) und andere definierte Komponenten von *B. pertussis*, wie Agglutinin-2 und Agglutinin-3, enthalten. Die beiden letztgenannten Antigene können gemeinsam gereinigt werden. Die Zusammensetzung und die Eigenschaften der Antigene beruhen auf dem Nachweis der Schutzwirkung und dem Fehlen von unerwarteten Reaktionen in der Zielgruppe, für die der Impfstoff bestimmt ist.

PRP ist ein lineares Copolymer aus sich wiederholenden Einheiten aus 3-β-D-Ribofuranosyl-(1→1)-ribitol-5-phosphat $[(C_{10}H_{19}O_{12}P)_n]$ mit einer definierten Molekülgröße und wird aus einem geeigneten Stamm von *Haemophilus influenzae* Typ B gewonnen.

Das mit PRP konjugierte Trägerprotein induziert eine T-Lymphozyten-abhängige Immunantwort der B-Lymphozyten gegen das Polysaccharid.

## Herstellung

### Allgemeine Vorkehrungen

Das Herstellungsverfahren muss nachweislich konstant Impfstoffe ergeben, die einem Impfstoff entsprechen, dessen klinische Wirksamkeit und Unschädlichkeit für den Menschen nachgewiesen wurden.

**Spezifische Toxizität der Diphtherie- und Tetanus-Komponente:** Das Herstellungsverfahren wird einer Validierung unterzogen und muss gewährleisten, dass, falls der Impfstoff geprüft wird, die Zubereitung der folgenden Prüfung entspricht: 5 gesunden Meerschweinchen von je 250 bis 350 g Körpermasse, die zuvor keinerlei die Prüfung störende Behandlung erhalten haben, wird jeweils das 5fache der in der Beschriftung angegebenen Einzeldosis für den Menschen subkutan injiziert. Wenn innerhalb von 42 Tagen nach der Injektion ein Tier Symptome einer Vergiftung mit Diphtherie- oder Tetanus-Toxin aufweist oder daran stirbt, entspricht der Impfstoff nicht der Prüfung. Stirbt mehr als ein Tier aus Gründen, die nicht auf den Impfstoff zurückzuführen sind, ist die Prüfung einmal zu wiederholen. Stirbt auch bei der Wiederholungsprüfung mehr als ein Tier, so entspricht der Impfstoff nicht der Prüfung.

**Bakterien-Endotoxine** (2.6.14): Der Gehalt an Bakterien-Endotoxinen in gereinigtem Diphtherie-Toxoid als Bulk, in gereinigtem Tetanus-Toxoid als Bulk, in gereinigten Pertussis-Komponenten als Bulk, in gereinigten, inaktivierten monovalenten Polio-Virusernten und in gereinigtem PRP-Konjugat als Bulk wird bestimmt, um das Reinigungsverfahren zu überwachen und die Menge im fertigen Impfstoff zu begrenzen. Für jede Komponente darf der Gehalt an Bakterien-Endotoxinen nicht größer sein als der für den bestimmten Impfstoff durch die zuständige Behörde zugelassene Grenzwert.

**Entwicklungs- und Gleichförmigkeitsstudien:** Während der Entwicklungsstudien und bei jeder erforderlichen Revalidierung des Herstellungsverfahrens muss durch Prüfungen an Tieren gezeigt werden, dass der Impfstoff eine T-Lymphozyten-abhängige Immunantwort der B-Lymphozyten gegen das PRP induziert.

Als Bestandteil der Prüfung auf Gleichförmigkeit wird, wenn die Haemophilus-Komponente in einem separaten Behältnis abgefüllt ist, die Bestimmung der Wirksamkeit der Diphtherie-, Tetanus-, Pertussis- und Poliomyelitis-Komponenten mit einer ausreichenden Anzahl entsprechend der Gebrauchsanweisung rekonstituierter Impfstoffchargen durchgeführt. Nachfolgende Routinebestimmungen dieser Komponenten können ohne Zusatz der Haemophilus-Komponente durchgeführt werden.

*Referenzimpfstoff(e):* Unter der Voraussetzung, dass gültige Wirksamkeitsbestimmungen durchgeführt werden können, ist die Verwendung von Einzelkomponenten-Referenzimpfstoffen für die Wirksamkeitsbestimmung des Kombinationsimpfstoffs möglich. Wenn das auf Grund von Interaktionen zwischen den Komponenten des Kombinationsimpfstoffs oder auf Grund von Unterschieden in der Zusammensetzung zwischen dem Einzelkomponenten-Referenzimpfstoff und dem zu prüfenden Impfstoff nicht möglich ist, wird eine Charge des Kombinationsimpfstoffs, die sich in klinischen Studien als wirksam erwiesen hat, oder eine davon abgeleitete, repräsentative Charge als Referenzimpfstoff verwendet. Zur Herstellung einer repräsentativen Charge muss das Verfahren, das zur Herstellung der in klinischen Studien geprüften Charge verwendet wurde, streng eingehalten werden. Der Referenzimpfstoff kann mit einer Methode stabilisiert werden, die nachweislich keinen Einfluss auf die „Bestimmung der Wirksamkeit" hat.

## *Herstellung der Komponenten*

Die Herstellung der Komponenten entspricht den Anforderungen der Monographien **Diphtherie-Adsorbat-Impfstoff (Vaccinum diphtheriae adsorbatum), Tetanus-Adsorbat-Impfstoff (Vaccinum tetani adsorbatum), Pertussis-Adsorbat-Impfstoff (azellulär, aus Komponenten) (Vaccinum pertussis sine cellulis ex elementis praeparatum adsorbatum), Poliomyelitis-Impfstoff (inaktiviert) (Vaccinum poliomyelitidis inactivatum)** und **Haemophilus-Typ-B(konjugiert)-Impfstoff (Vaccinum haemophili stirpe b coniugatum).**

## *Fertiger Impfstoff als Bulk*

Der fertige tetravalente Impfstoff als Bulk der Diphtherie-, Tetanus-, Pertussis und Poliomyelitis-Komponenten wird durch Adsorption geeigneter Mengen von gereinigtem Diphtherie-Toxoid als Bulk, gereinigtem Tetanus-Toxoid als Bulk, gereinigten, azellulären Pertussis-Komponenten als Bulk einzeln oder zusammen an einen mineralischen Träger wie Aluminiumhydroxid oder hydratisiertes Aluminiumphosphat hergestellt. Geeignete Mengen von gereinigten, monovalenten Ernten von humanem Polio-Virus Typ 1, 2 und 3 oder einem trivalenten Pool solcher gereinigter, monovalenter Virusernten werden zugesetzt. Geeignete Konservierungsmittel können zugesetzt werden.

Wenn der Impfstoff mit allen 5 Komponenten in einem Behältnis abgefüllt ist, wird der fertige Impfstoff als Bulk so hergestellt, dass dem tetravalenten Impfstoff als Bulk eine geeignete Menge an Haemophilus-Konjugat als Bulk zugesetzt wird. Wenn die Haemophilus-Komponente in einem separaten Behältnis abgefüllt ist, wird der fertige Impfstoff als Bulk durch Verdünnen des Konjugats als Bulk zur Endkonzentration mit zur Gefriertrocknung geeigneten Verdünnungsmitteln hergestellt. Ein Stabilisator kann zugesetzt werden.

Nur fertiger Impfstoff als Bulk, der den nachfolgend beschriebenen Prüfungen entspricht, darf zur Herstellung der Fertigzubereitung verwendet werden.

**Rinderserumalbumin:** Vor dem Zusatz des Adsorbens bei der Herstellung des fertigen Impfstoffs als Bulk beträgt der Gehalt an Rinderserumalbumin so viel, dass in der Fertigzubereitung höchstens 50 ng je Einzeldosis für den Menschen enthalten sein werden, bestimmt mit einer geeigneten immunchemischen Methode (2.7.1) an der Poliomyelitis-Komponente.

**Konservierungsmittel:** Falls vorhanden wird der Gehalt an Konservierungsmittel mit einer geeigneten chemischen Methode bestimmt. Der Gehalt muss mindestens 85 und darf höchstens 115 Prozent des vorgesehenen Gehalts betragen.

**Sterilität** (2.6.1): Die Prüfung wird mit 10 ml Zubereitung je Nährmedium durchgeführt.

## *Fertigzubereitung*

Wenn die Haemophilus-Komponente in einem separaten Behältnis abgefüllt ist, wird der fertige Impfstoff als Bulk der Haemophilus-Komponente gefriergetrocknet.

Nur eine Fertigzubereitung, die der Prüfung „Osmolalität" und allen nachfolgend aufgeführten Anforderungen unter „Prüfung auf Identität", „Prüfung auf Reinheit" und „Bestimmung der Wirksamkeit" entspricht, darf zur Verwendung freigegeben werden.

Wenn die Prüfungen „Abwesenheit von restlichem Pertussis-Toxin und Irreversibilität von Pertussis-Toxoid", „Konservierungsmittel" und die „Bestimmung der Wirksamkeit" beim fertigen Impfstoff als Bulk mit zufriedenstellenden Ergebnissen durchgeführt wurden, können sie bei der Fertigzubereitung entfallen.

Falls der Gehalt an freiem Formaldehyd an gereinigten Antigenen als Bulk und an gereinigten, monovalenten Virusernten oder einem trivalenten Pool von Polio-Viren oder am fertigen Impfstoff als Bulk bestimmt wurde und gezeigt wurde, dass der Gehalt in der Fertigzubereitung höchstens $0{,}2 \text{ g} \cdot \text{l}^{-1}$ betragen wird, kann die Prüfung „Freier Formaldehyd" bei der Fertigzubereitung entfallen.

Falls die „Bestimmung der Wirksamkeit" der Poliomyelitis-Komponente *in vivo* nachweislich mit zufriedenstellenden Ergebnissen am fertigen Impfstoff als Bulk durchgeführt wurde, kann sie bei der Fertigzubereitung entfallen.

Auf die „Bestimmung der Wirksamkeit" der Poliomyelitis-Komponente *in vivo* kann verzichtet werden, wenn für ein bestimmtes Produkt und jeden Polio-Virustyp nachgewiesen wurde, dass die Akzeptanzkriterien für die D-Antigen-Bestimmung das gleiche Ergebnis wie die „Bestimmung der Wirksamkeit" *in vivo* im Hinblick auf Akzeptanz oder Ablehnung einer Charge ergeben. Dieser Nachweis muss die Prüfung von Chargen mit verminderter Wirksamkeit beinhalten, die, falls erforderlich, experimentell hergestellt werden, zum Beispiel durch Wärmebehandlung oder andere Methoden zur Verringerung der immunogenen Aktivität. Bei einer signifikanten Änderung im Herstellungsverfahren der Antigene oder deren Formulierung muss jede Auswirkung auf die „Bestimmung der Wirksamkeit" in vivo und in vitro bewertet und eine Revalidierung in Betracht gezogen werden.

**Osmolalität** (2.2.35): Die Osmolalität des, falls erforderlich rekonstituierten, Impfstoffs muss innerhalb der für die bestimmte Zubereitung zugelassenen Grenzen liegen.

**Freies PRP:** Wenn die Haemophilus-Komponente in der flüssigen Zubereitung enthalten ist, kann die Anwesenheit der anderen Komponenten die Bestimmung der Wirksamkeit beeinflussen und das PRP kann möglicherweise nicht vom Adjuvans abgetrennt werden. Freies PRP kann am Konjugat als Bulk vor Zusatz der anderen Komponenten oder an der nicht adsorbierten Fraktion des fertigen Kombinationsimpfstoffs bestimmt werden.

Wenn die Haemophilus-Komponente in einem separaten Behältnis abgefüllt ist, sind unterschiedliche Methoden, einschließlich Präzipitation, Gelfiltration, Ausschlusschromatographie, Anionenaustauschchromatographie, hydrophobe Chromatographie, Ultrafiltration und Ultrazentrifugation, eingesetzt worden, um freies PRP vom Konjugat abzutrennen. Das freie PRP kann anschließend mit einer Reihe von Techniken, einschließlich Hochleistungs-Anionenaustauschchromatographie mit gepulster amperometrischer Detektion (HPAEC-PAD, high-performance anion-exchange chromatography with pulsed amperometric detection) und Immunassays mit anti-PRP-Antikörpern, quantitativ bestimmt werden.

Der Gehalt an freiem PRP darf nicht größer sein als der für das bestimmte Produkt zugelassene Gehalt.

## Prüfung auf Identität

*Die Prüfungen auf Identität A, B, C und D werden mit dem Inhalt des Behältnisses, das die Diphtherie-, Tetanus-, Pertussis- und Poliomyelitis-Komponenten enthält, durchgeführt. Zur Prüfung auf Identität E wird entweder der Inhalt des Behältnisses mit allen 5 Komponenten oder der Inhalt des Behältnisses mit der Haemophilus-Komponente verwendet.*

A. Diphtherie-Toxoid wird mit einer geeigneten immunchemischen Methode (2.7.1) identifiziert. Die folgende, auf bestimmte Impfstoffe anwendbare Methode ist als Beispiel angegeben. Im zu prüfenden Impfstoff wird so viel Natriumcitrat R gelöst, dass eine Lösung von 100 g · l$^{-1}$ erhalten wird. Diese wird etwa 16 h lang bei 37 °C gehalten und zentrifugiert, bis ein klarer, flüssiger Überstand erhalten wird, der mit einem geeigneten Diphtherie-Antitoxin reagiert und einen Niederschlag bildet.

B. Tetanus-Toxoid wird mit einer geeigneten immunchemischen Methode (2.7.1) identifiziert. Die folgende, auf bestimmte Impfstoffe anwendbare Methode ist als Beispiel angegeben. Der bei der „Prüfung auf Identität, A" erhaltene klare, flüssige Überstand reagiert mit einem geeigneten Tetanus-Antitoxin und bildet einen Niederschlag.

C. Die Pertussis-Komponenten werden mit einer geeigneten immunchemischen Methode (2.7.1) identifiziert. Die folgende, auf bestimmte Impfstoffe anwendbare Methode ist als Beispiel angegeben. Der bei der „Prüfung auf Identität, A" erhaltene klare, flüssige Überstand reagiert mit spezifischen Antisera gegen die Pertussis-Komponenten des Impfstoffs.

D. Der Impfstoff muss unter Anwendung einer geeigneten immunchemischen Methode (2.7.1), wie der Bestimmung von D-Antigen mittels ELISA, nachweislich humane Polio-Viren Typ 1, 2 und 3 enthalten.

E. Die Haemophilus-Komponente wird mit einer für PRP geeigneten immunchemischen Methode (2.7.1) identifiziert.

## Prüfung auf Reinheit

*Wenn die Haemophilus-Komponente in einem separaten Behältnis abgefüllt ist, werden die Prüfungen „Abwesenheit von restlichem Pertussis-Toxin und Irreversibilität von Pertussis-Toxoid", „Aluminium", „Freier Formaldehyd", „Konservierungsmittel" und „Sterilität" mit dem Inhalt des Behältnisses, das Diphtherie-, Tetanus-, Pertussis- und Poliomyelitis-Komponenten enthält, durchgeführt. Für die Prüfungen „PRP", „Wasser", „Sterilität" und „Pyrogene" wird der Inhalt des Behältnisses mit der Haemophilus-Komponente verwendet.*

*Wenn die Haemophilus-Komponente in einem separaten Behältnis abgefüllt ist, werden einige Prüfungen der Haemophilus-Komponente eher am gefriergetrockneten Produkt durchgeführt als am Konjugat als Bulk, da der Gefriertrocknungsprozess die zu prüfende Komponente beeinflussen kann.*

**Abwesenheit von restlichem Pertussis-Toxin und Irreversibilität von Pertussis-Toxoid:** *Diese Prüfung ist nicht erforderlich für Produkte, die durch genetische Modifikation gewonnen wurden.* 3 Gruppen von mindestens 5 histaminsensitiven Mäusen werden gebildet. Den Mäusen der ersten Gruppe wird das 2fache einer Einzeldosis für den Menschen des bei 2 bis 8 °C gelagerten Impfstoffs intraperitoneal injiziert. Den Mäusen der zweiten Gruppe wird das 2fache einer Einzeldosis für den Menschen des 4 Wochen lang bei 37 °C inkubierten Impfstoffs intraperitoneal injiziert. Den Mäusen der dritten Gruppe wird Verdünnungsmittel intraperitoneal injiziert. Nach 5 Tagen werden allen Mäusen 2 mg Histamin-

Base in einem Volumen von höchstens 0,5 ml intraperitoneal injiziert und die Tiere 24 h lang beobachtet.

Die Prüfung ist ungültig, wenn eine Kontrollmaus oder mehrere Kontrollmäuse infolge der Histaminbelastung sterben.

Der Impfstoff entspricht der Prüfung, wenn kein Tier aus den ersten beiden Gruppen infolge der Histaminbelastung stirbt. Wenn eine Maus aus einer dieser beiden Gruppen stirbt, wird die Prüfung mit der gleichen oder einer größeren Anzahl an Tieren wiederholt und die Ergebnisse der gültigen Prüfungen werden zusammengefasst. Der Impfstoff entspricht der Prüfung, wenn nicht mehr als 5 Prozent der Gesamtanzahl an Mäusen aus den beiden Prüfungsgruppen infolge der Histaminbelastung sterben.

Die Histaminsensitivität des verwendeten Mäusestamms wird zu geeigneten Zeitpunkten wie folgt überprüft: 3fach-Verdünnungen einer Pertussis-Toxin-Referenzzubereitung in natriumchloridhaltiger Phosphat-Pufferlösung, die 2 g · l$^{-1}$ Gelatine enthält, werden intravenös injiziert und die Mäuse wie vorstehend beschrieben mit Histamin belastet. Der Stamm ist geeignet, wenn mehr als 50 Prozent der Tiere mit 50 ng Pertussis-Toxin sensibilisiert werden und keines der Kontrolltiere, denen nur das Verdünnungsmittel verabreicht wurde und die danach in gleicher Weise mit Histamin belastet wurden, Symptome einer Sensibilisierung zeigt.

Pertussis-Toxin *BRS* ist zur Verwendung als Referenz-Pertussis-Toxin geeignet.

**PRP:** mindestens 80 Prozent der in der Beschriftung angegebenen PRP-Menge

Der Gehalt an PRP wird entweder mit der Bestimmung der Ribose (2.5.31) oder des Phosphors (2.5.18), mit einer immunchemischen Methode (2.7.1) oder mit Hilfe der Flüssigchromatographie (2.2.29, Anionenaustauschchromatographie mit gepulster, amperometrischer Detektion) ermittelt.

**Aluminium** (2.5.13): höchstens 1,25 mg je Einzeldosis für den Menschen, wenn Aluminiumhydroxid oder hydratisiertes Aluminiumphosphat als Adsorbens verwendet wurde

**Freier Formaldehyd** (2.4.18): höchstens 0,2 g · l$^{-1}$

**Konservierungsmittel:** Falls vorhanden wird der Gehalt an Konservierungsmittel mit einer geeigneten chemischen Methode bestimmt. Der Gehalt muss mindestens dem zuvor bestimmten, gerade noch wirksamen Gehalt entsprechen und darf höchstens 115 Prozent des in der Beschriftung angegebenen Gehalts betragen.

**Wasser** (2.5.12): höchstens 3,0 Prozent in der gefriergetrockneten Haemophilus-Komponente

**Sterilität** (2.6.1): Der Impfstoff muss der Prüfung entsprechen.

**Pyrogene** (2.6.8): Der Impfstoff (die Haemophilus-Komponente) muss der Prüfung entsprechen. Je nach Trägerprotein des Impfstoffs wird einem Kaninchen je Kilogramm Körpermasse eine Impfstoffmenge injiziert, die 1 µg PRP für das Diphtherie-Toxoid oder -Protein CRM 197 oder 0,1 µg PRP für das Tetanus-Toxoid oder 0,025 µg PRP für das OMP entspricht.

## Bestimmung der Wirksamkeit

**Diphtherie-Komponente:** Zur Bestimmung der Wirksamkeit der Diphtherie-Komponente wird eine der unter „Bestimmung der Wirksamkeit von Diphtherie-Adsorbat-Impfstoff" (2.7.6) vorgeschriebenen Methoden durchgeführt.

Abgesehen von begründeten und zugelassenen Fällen muss die untere Vertrauensgrenze ($P = 0{,}95$) der ermittelten Wirksamkeit mindestens 30 I.E. je Einzeldosis für den Menschen betragen.

**Tetanus-Komponente:** Zur Bestimmung der Wirksamkeit der Tetanus-Komponente wird eine der unter „Bestimmung der Wirksamkeit von Tetanus-Adsorbat-Impfstoff" (2.7.8) vorgeschriebenen Methoden durchgeführt.

Die untere Vertrauensgrenze ($P = 0{,}95$) der ermittelten Wirksamkeit muss mindestens 40 I.E. je Einzeldosis für den Menschen betragen.

**Pertussis-Komponente:** Der Impfstoff muss der „Bestimmung der Wirksamkeit von Pertussis-Impfstoff (azellulär)" (2.7.16) entsprechen.

**Poliomyelitis-Komponente**

*D-Antigen-Gehalt:* Als Maß für die Gleichförmigkeit der Herstellung wird der Gehalt an D-Antigen der humanen Polio-Viren Typ 1, 2 und 3 nach der Desorption mit einer geeigneten immunchemischen Methode (2.7.1) bestimmt. Dabei wird eine Standardzubereitung verwendet, die in D-Antigen-Einheiten der Ph. Eur. kalibriert ist. Der ermittelte Gehalt an D-Antigen, bezogen auf den in der Beschriftung angegebenen Gehalt, muss für jeden Typ innerhalb der für das bestimmte Produkt zugelassenen Grenzen liegen.

Poliomyelitis-Impfstoff (inaktiviert) *BRS* ist in Ph.-Eur.-Einheiten kalibriert und zur Verwendung bei der Bestimmung des D-Antigen-Gehalts vorgesehen. Die Ph.-Eur.-Einheiten entsprechen den Internationalen Einheiten.

*Bestimmung der Wirksamkeit in vivo:* Der Impfstoff muss der „In-vivo-Bestimmung der Wirksamkeit von Poliomyelitis-Impfstoff (inaktiviert)" (2.7.20) entsprechen.

## Beschriftung

Die Beschriftung gibt an,
- Mindestanzahl der Internationalen Einheiten von Diphtherie- und Tetanus-Toxoid je Einzeldosis für den Menschen
- Namen und Mengen der Pertussis-Komponenten je Einzeldosis für den Menschen
- die in jeder Einzeldosis für den Menschen nominal enthaltene Menge des Polio-Virus eines jeden Typs (1, 2 und 3), ausgedrückt in Ph.-Eur.-Einheiten an D-Antigen

- zur Herstellung der Poliomyelitis-Komponente verwendeter Zelltyp
- Menge an PRP in Mikrogramm je Einzeldosis für den Menschen
- Typ und nominal enthaltene Menge des Trägerproteins je Einzeldosis für den Menschen
- falls zutreffend, dass der Impfstoff für die Erstimmunisierung von Kindern bestimmt und nicht notwendigerweise für Auffrischimpfungen oder zur Impfung von Erwachsenen geeignet ist
- Name und Menge des Adsorbens
- dass der Impfstoff vor der Verwendung geschüttelt werden muss
- dass der Impfstoff nicht gefrieren darf
- falls zutreffend, dass der Impfstoff ein Pertussis-Toxin-ähnliches Protein enthält, das durch genetische Modifikation erhalten wurde.

# 6.3/2418
# Gürtelrose(Herpes-Zoster)-Lebend-Impfstoff
# Vaccinum zonae vivum

## Definition

Gürtelrose(Herpes-Zoster)-Lebend-Impfstoff ist eine gefriergetrocknete Zubereitung aus einem geeigneten attenuierten Stamm des humanen Herpesvirus 3. Der Impfstoff wird unmittelbar vor der Anwendung entsprechend den Angaben in der Beschriftung rekonstituiert und ist klar bis schwach opaleszierend, eine fast weiße Suspension oder blassgelbe Flüssigkeit, die durch einen enthaltenen pH-Indikator gefärbt sein kann. Der Impfstoff ist zur Verabreichung an Erwachsene bestimmt.

## Herstellung

Die Herstellung des Impfstoffs beruht auf einem Virussaatgut- und einem Zellbanksystem. Das Herstellungsverfahren muss nachweislich konstant Gürtelrose(Herpes-Zoster)-Lebend-Impfstoff von angemessener Immunogenität und Unschädlichkeit für den Menschen ergeben. Das Virus im Fertigimpfstoff darf ausgehend vom ursprünglich isolierten Virus höchstens eine von der zuständigen Behörde genehmigte festgelegte Anzahl von Passagen in Zellkulturen durchlaufen haben.

Die mögliche Neurovirulenz des Impfstoffstamms wird, basierend auf verfügbaren epidemiologischen Daten über Neurovirulenz und Neurotropismus vorwiegend des Wildtyp-Virus, während der präklinischen Entwicklung in Betracht gezogen. Auf dieser Grundlage wird eine Risikoanalyse durchgeführt. Falls erforderlich und verfügbar, wird an dem Impfstoffstamm eine Prüfung mit Hilfe eines Tiermodells, das zwischen Wildtyp-Virus und attenuiertem Virus unterscheidet, durchgeführt. Prüfungen an Stämmen mit einer Attenuierung zwischen Wildtyp-Virus und attenuiertem Virus können ebenfalls erforderlich sein.

Das Herstellungsverfahren wird einer Validierung unterzogen und muss gewährleisten, dass, falls der Impfstoff geprüft wird, die Zubereitung der „Prüfung auf anomale Toxizität, Prüfung von Sera und Impfstoffen für Menschen" (2.6.9) entspricht.

### Substrat für die Virusvermehrung

Das Virus wird in diploiden Zellen vom Menschen vermehrt (5.2.3).

### Virussaatgut

Der Stamm des humanen Herpesvirus 3 wird anhand von Unterlagen identifiziert, welche die Herkunft und die nachfolgende Behandlung belegen müssen. Das Virus darf zu keiner Zeit eine Passage in kontinuierlichen Zelllinien durchlaufen haben. Virussaatgut wird in derselben Zellart hergestellt wie dasjenige, welches für die Herstellung des Fertigimpfstoffs verwendet wird. Virussaatgut wird in großen Mengen hergestellt und, falls gefriergetrocknet, bei Temperaturen unterhalb von −20 °C oder, falls nicht gefriergetrocknet, unterhalb von −60 °C gelagert.

Nur ein Virussaatgut, das den nachfolgend beschriebenen Prüfungen entspricht, darf für die Virusvermehrung verwendet werden.

**Identität:** Master- und Arbeitssaatgut enthalten ein Virus, das als humanes Herpesvirus 3 durch Serumneutralisation in Zellkultur unter Verwendung von spezifischen Antikörpern identifiziert wird.

**Viruskonzentration:** Die Viruskonzentration von Master- und Arbeitssaatgut wird, wie unter „Bestimmung der Wirksamkeit" vorgeschrieben, ermittelt, um die Gleichförmigkeit des Herstellungsverfahrens zu überwachen.

**Fremde Agenzien** (2.6.16): Das Arbeitssaatgut muss der Prüfung entsprechen. Eine Probe von 50 ml wird für die Prüfung in Zellkulturen verwendet.

### Virusvermehrung und -ernte

Die Behandlung der Zellbank und der folgenden Zellkulturen erfolgt unter aseptischen Bedingungen in einem Raum, in dem mit keinen anderen Zellen und/oder Viren umgegangen wird. Zugelassenes Tierserum (Serum vom Menschen darf nicht verwendet werden) kann in den Zellkulturmedien verwendet werden. Bei der Zubereitung von Zellsuspensionen sowie von Zellkulturmedien verwendetes Serum und Trypsin müssen nachweislich frei von fremden Agenzien sein. Das Zellkulturmedium kann einen pH-Indikator wie Phenolrot sowie zugelassene Antibiotika in der geringsten wirksamen Konzentration enthalten. Das Substrat sollte, wenn möglich, während der Herstellung frei von Antibiotika sein. 5 Prozent, jedoch mindestens 50 ml der für die Impfstoffherstellung verwendeten Zellkultur werden als nicht infizierte Zellkultur (Kontrollzellen) aufbewahrt. Die infizierten Zellen einer Einzelernte werden gewaschen, von der Oberfläche des Zellkulturgefäßes abgelöst und gepoolt. Die Zellen in Suspension werden durch Ultraschall zerstört.

Nur eine Virusernte, die den nachfolgend beschriebenen Prüfungen entspricht, darf für die Herstellung von fertigem Impfstoff als Bulk verwendet werden.

**Identität:** Die Virusernte enthält ein Virus, das als humanes Herpesvirus 3 durch Serumneutralisation in Zellkultur unter Verwendung von spezifischen Antikörpern identifiziert wird.

**Viruskonzentration:** Die Konzentration des infektiösen Virus in den Virusernten wird wie unter „Bestimmung der Wirksamkeit" vorgeschrieben ermittelt, um die Gleichförmigkeit der Herstellung zu überwachen und die für den fertigen Impfstoff als Bulk zu verwendende Verdünnung zu bestimmen.

**Fremde Agenzien** (2.6.16): 50 ml Virusernte werden für die Prüfung in Zellkulturen verwendet.

**Kontrollzellen:** Kontrollzellen aus der Herstellungszellkultur, aus der die Einzelernte stammt, müssen einer Identitätsprüfung und den Anforderungen der „Prüfung auf fremde Agenzien" (2.6.16) entsprechen.

## Fertiger Impfstoff als Bulk

Virusernten, die den vorstehend beschriebenen Prüfungen entsprechen, werden gepoolt und geklärt, um Zellen zu entfernen. Ein geeigneter Stabilisator kann zugesetzt werden. Die gepoolten Ernten werden anschließend in geeigneter Weise verdünnt.

Nur ein fertiger Impfstoff als Bulk, der der nachfolgend beschriebenen Prüfung entspricht, darf bei der Herstellung der Fertigzubereitung verwendet werden.

**Bakterien, Pilze:** Die „Prüfung auf Sterilität" (2.6.1) wird unter Verwendung von 10 ml für jedes Nährmedium durchgeführt.

## Fertigzubereitung

Fertiger Impfstoff als Bulk wird unter aseptischen Bedingungen in sterile Behältnisse mit Originalitätsverschluss abgefüllt und bis zu einer Restfeuchte gefriergetrocknet, die nachweislich für die Stabilität des Impfstoffs günstig ist. Dann werden die Behältnisse so verschlossen, dass eine Verunreinigung und ein Eindringen von Feuchtigkeit ausgeschlossen sind.

Nur eine Fertigzubereitung, die der Prüfung „Wasser" und allen nachfolgend aufgeführten Anforderungen unter „Prüfung auf Identität", „Prüfung auf Reinheit" und „Bestimmung der Wirksamkeit" entspricht, darf zur Verwendung freigegeben werden. Vorausgesetzt, dass die Prüfung auf Rinderserumalbumin mit zufriedenstellenden Ergebnissen für den fertigen Impfstoff als Bulk erfolgt ist, kann sie für die Fertigzubereitung entfallen.

**Wasser** (2.5.12): höchstens der von der zuständigen Behörde genehmigte Gehalt, der nachweislich die Stabilität des Impfstoffs sicherstellt, nach der Karl-Fischer-Methode bestimmt

## Prüfung auf Identität

Wenn der entsprechend den Angaben in der Beschriftung rekonstituierte Impfstoff mit spezifischen Antikörpern gegen humanes Herpesvirus 3 gemischt wird, werden empfängliche Zellkulturen nicht mehr infiziert.

## Prüfung auf Reinheit

**Bakterien, Pilze:** Der rekonstituierte Impfstoff muss der „Prüfung auf Sterilität" (2.6.1) entsprechen.

**Rinderserumalbumin:** höchstens 0,65 µg je Dosis für den Menschen, mit Hilfe einer geeigneten immunchemischen Methode (2.7.1) bestimmt

## Bestimmung der Wirksamkeit

Das infektiöse Virus des Impfstoffs aus mindestens 3 Durchstechflaschen wird einzeln titriert. Der Inhalt einer Durchstechflasche mit einer geeigneten Virus-Referenzzubereitung wird 3-mal titriert, um jede Bestimmung zu validieren.

Die Viruskonzentration der Referenzzubereitung wird mit einem Kontrolldiagramm überwacht und der Titer wird auf der Basis historischer Daten durch jedes Laboratorium etabliert. Die individuelle Viruskonzentration des Impfstoffs jeder Durchstechflasche und jedes Ansatzes der Referenzzubereitung sowie die entsprechenden Mittelwerte der Viruskonzentrationen werden mit Hilfe der üblichen statistischen Methoden (zum Beispiel 5.3) berechnet. Der ermittelte Mittelwert der Viruskonzentrationen des Impfstoffs aus den 3 Durchstechflaschen muss mindestens dem in der Beschriftung angegebenen Wert entsprechen.

Die Bestimmung ist ungültig, wenn
- das Vertrauensintervall ($P = 0,95$) der ermittelten Viruskonzentration der Referenzzubereitung für den Mittelwert der 3 Ansätze größer als $\pm 0,3 \log_{10}$ PBE ist
- die Viruskonzentration der Referenzzubereitung um mehr als $0,5 \log_{10}$ PBE von dem etablierten Wert abweicht.

Die Bestimmung muss wiederholt werden, wenn das Vertrauensintervall ($P = 0,95$) des Mittelwerts der Viruskonzentration des Impfstoffs größer als $\pm 0,3 \log_{10}$ PBE ist. Nur Daten von gültigen Bestimmungen werden mit den üblichen statistischen Methoden (zum Beispiel 5.3) kombiniert, um die Viruskonzentration der Probe zu berechnen. Das Vertrauensintervall ($P = 0{,}95$) des Mittelwerts der Viruskonzentrationen darf höchstens $\pm 0{,}3 \log_{10}$ PBE betragen.

In begründeten und zugelassenen Fällen können andere Prüfpläne verwendet werden. Das kann die Anwendung verschiedener Validitäts- und Akzeptanzkriterien zur Folge haben. Der Impfstoff muss jedoch der Bestimmung entsprechen, wenn er wie vorstehend beschrieben geprüft wird.

## Beschriftung

Die Beschriftung gibt an,
- für die Impfstoffherstellung verwendeter Virusstamm
- Art und Herkunft der für die Impfstoffherstellung verwendeten Zellen
- Mindestviruskonzentration
- dass der Kontakt des Impfstoffs mit Desinfektionsmitteln zu vermeiden ist
- dass der Impfstoff nicht an Schwangere verabreicht werden darf.

6.3/1219

# Haemophilus-Typ-B-Impfstoff (konjugiert)

# Vaccinum haemophili stirpe b coniugatum

## Definition

Haemophilus-Typ-B-Impfstoff (konjugiert) ist eine flüssige oder gefriergetrocknete Zubereitung, die aus einem Polysaccharid besteht, das aus einem geeigneten Stamm von *Haemophilus influenzae* Typ B gewonnen wird und kovalent an ein Trägerprotein gebunden ist. Das Polysaccharid ist Polyribosylribitolphosphat (PRP), ein lineares Copolymer aus 3-β-D-Ribofuranosyl-(1→1)-ribitol-5-phosphat $[(C_{10}H_{19}O_{12}P)_n]$, mit definierter Molekülgröße. Das mit dem Polysaccharid konjugierte Trägerprotein induziert eine T-Lymphozyten-abhängige Immunantwort der B-Lymphozyten gegen das Polysaccharid.

## Herstellung

### *Allgemeine Vorkehrungen*

Das Herstellungsverfahren muss nachweislich konstant Haemophilus-Typ-B-Impfstoff (konjugiert) von angemessener Immunogenität und Unschädlichkeit für den Menschen ergeben. Die Herstellung des PRP und des Trägerproteins beruht auf Saatgutsystemen.

Das Herstellungsverfahren wird einer Validierung unterzogen und muss gewährleisten, dass, falls der Impfstoff geprüft wird, die Zubereitung der „Prüfung auf anomale Toxizität, Prüfung von Sera und Impfstoffen für Menschen" (2.6.9) entspricht.

Während der Entwicklungsstudien und, falls erforderlich, bei der Revalidierung des Herstellungsverfahrens wird durch Prüfungen an Tieren gezeigt, dass der Impfstoff regelmäßig eine T-Lymphozyten-abhängige Immunantwort der B-Lymphozyten induziert.

Die Stabilität der Fertigzubereitung und geeigneter Zwischenprodukte wird mit Hilfe einer oder mehrerer Indikator-Prüfung/en bestimmt, wie der Bestimmung der Molekülgröße, des freien PRP im Konjugat, der Immunogenität für die Maus. Mit den Ergebnissen dieser Stabilitätsprüfungen werden Freigabekriterien für diese Indikator-Prüfungen festgelegt, um sicherzustellen, dass der Impfstoff für die angegebene Dauer der Verwendbarkeit den Anforderungen entspricht.

### *Bakterielles Saatgut*

Die Abwesenheit von Verunreinigungen im Saatgut von *H. influenzae* Typ B wird durch Methoden geeigneter Empfindlichkeit nachgewiesen. Diese können das Inokulieren in geeignete Nährmedien, Prüfung der Koloniemorphologie, mikroskopische Prüfung gramgefärbter Ausstriche und Kulturagglutination mit geeigneten spezifischen Antisera umfassen.

Das Schutzmedium, das zur Erhaltung der Lebensfähigkeit des Stamms während der Gefriertrocknung oder Lagerung in gefrorenem Zustand verwendet wird, darf keine komplexen Stoffe tierischen Ursprungs enthalten.

Empfohlen wird, das aus dem Saatgut produzierte PRP mit Hilfe der Kernresonanzspektroskopie (2.2.33) zu charakterisieren.

### *H.-influenzae-Typ-B-Polysaccharid (PRP)*

*H.-influenzae*-Typ-B-Bakterien werden in einem flüssigen Nährmedium vermehrt, welches keine hochmolekularen Polysaccharide enthält; liegen im Nährmedium Blutgruppensubstanzen vor, so muss das Herstellungsverfahren validiert sein, um sicherzustellen, dass diese Substanzen nach dem Reinigungsschritt des Verfahrens nicht mehr nachweisbar sind. Die bakterielle Reinheit der Kultur wird mit Methoden geeigneter Empfindlichkeit nachgewiesen. Diese können das Inokulieren in geeignete Nährmedien, Prüfung der Koloniemorphologie, mikroskopische Prüfung gramgefärbter Ausstriche und Kulturagglutination mit geeigneten spezifischen Antisera umfassen. Die Kultur kann inaktiviert werden. Das PRP wird von der Kulturflüssigkeit abgetrennt und mit einer geeigneten Methode gereinigt. Flüchtige Substanzen im gereinigten Polysaccharid, einschließlich Wasser, werden mit einer geeigneten Methode bestimmt. Das Ergebnis dient dazu, die Ergebnisse der nachfolgend beschriebenen Prüfungen bezogen auf die Trockenmasse der Substanz zu berechnen.

Nur ein PRP, das den nachfolgend beschriebenen Prüfungen entspricht, darf für die Konjugatherstellung verwendet werden.

**Identität:** Die Identität des PRP wird mit einer immunchemischen Methode (2.7.1) oder einer anderen geeigneten Methode bestimmt, wie der $^1$H-Kernresonanzspektroskopie (2.2.33).

**Molekülgrößenverteilung:** Die Bestimmung erfolgt mit Hilfe der Ausschlusschromatographie (2.2.30). Dabei wird der Prozentsatz des PRP, das vor einem bestimmten Wert von $K_0$ oder innerhalb eines bestimmten Intervalls von $K_0$ eluiert wird, bestimmt. Ein zulässiger Grenzwert wird für das bestimmte Produkt festgelegt und jede Charge PRP muss diesem Grenzwert entsprechen. Zur Information sind in Tab. 1219-1 die vorgeschriebenen Grenzwerte zurzeit zugelassener Produkte für die angegebene stationäre Phase aufgeführt. Falls zutreffend kann auch die Molekülgrößenverteilung nach chemischer Modifizierung des Polysaccharids bestimmt werden.

Flüssigchromatographie (2.2.29) mit Mehrfachwinkel-Laserlicht-Streuung kann ebenfalls für die Bestimmung der Molekülgrößenverteilung verwendet werden.

An Stelle der Bestimmung der Verteilung der Molekülgröße kann eine validierte Bestimmung des Polymerisationsgrades oder der mittleren relativen Molekülmasse und deren Verteilung durchgeführt werden.

**Ribose** (2.5.31): innerhalb der von der zuständigen Behörde für das bestimmte Produkt zugelassenen Grenzen, berechnet auf die getrocknete Substanz

**Phosphor** (2.5.18): innerhalb der von der zuständigen Behörde für das bestimmte Produkt zugelassenen Grenzen, berechnet auf die getrocknete Substanz

**Protein** (2.5.16): höchstens 1,0 Prozent, berechnet auf die getrocknete Substanz

Eine ausreichende PRP-Menge muss verwendet werden, um den Nachweis von mindestens 1 Prozent Protein zu ermöglichen.

**Nukleinsäuren** (2.5.17): höchstens 1,0 Prozent, berechnet auf die getrocknete Substanz

**Bakterien-Endotoxine** (2.6.14): weniger als 25 I.E. Bakterien-Endotoxine je Mikrogramm PRP

**Reagenzien-Rückstände:** Falls erforderlich wird geprüft, ob Rückstände der für die Inaktivierung oder Reinigung verwendeten Reagenzien noch nachweisbar sind. Für das bestimmte Produkt wird für jedes Reagenz ein annehmbarer oberer Grenzwert festgelegt; für jede PRP-Charge muss nachgewiesen werden, dass die Reagenzien-Rückstände unterhalb dieser Grenzwerte liegen. Wurde mit Validierungsprüfungen die Entfernung von Reagenzien-Rückständen nachgewiesen, so kann die Prüfung für das entsprechende PRP-Produkt entfallen.

## Trägerprotein

Das Trägerprotein muss so gewählt werden, dass es nach Konjugation mit PRP eine T-Lymphozyten-abhängige Immunantwort der B-Lymphozyten induziert. In Tab. 1219-1 sind die zurzeit zugelassenen Trägerproteine und die Konjugationsverfahren aufgeführt. Die Trägerproteine werden mit Kulturen geeigneter Mikroorganismen hergestellt. Die Kulturen müssen nachweislich frei von bakterieller Verunreinigung sein. Die Kultur kann inaktiviert werden. Das Trägerprotein wird mit Hilfe einer geeigneten Methode gereinigt.

Nur ein Trägerprotein, das den nachfolgend beschriebenen Prüfungen entspricht, darf für die Konjugatherstellung verwendet werden.

**Identität:** Die Identität des Trägerproteins wird mit Hilfe einer geeigneten immunchemischen Methode (2.7.1) bestimmt.

**Sterilität** (2.6.1): Für jedes Nährmedium müssen 10 ml oder eine 100 Dosen entsprechende Menge geprüft werden, jedoch jeweils die kleinere Menge.

**Diphtherie-Toxoid:** Das Diphtherie-Toxoid wird entsprechend der Monographie **Diphtherie-Adsorbat-Impfstoff (Vaccinum diphtheriae adsorbatum)** hergestellt und entspricht den Prüfvorschriften für gereinigtes Toxoid als Bulk.

**Tetanus-Toxoid:** Das Tetanus-Toxoid wird entsprechend der Monographie **Tetanus-Adsorbat-Impfstoff (Vaccinum tetani adsorbatum)** hergestellt und entspricht den Prüfvorschriften für gereinigtes Toxoid als Bulk mit der Ausnahme, dass die antigene Reinheit (2.7.27) mindestens 1500 Lf je Milligramm Proteinstickstoff beträgt.

**Diphtherie-Protein CRM 197:** mindestens 90 Prozent, mit einer geeigneten Methode bestimmt

Für die Validierung oder routinemäßig muss mit geeigneten Methoden nachgewiesen werden, dass das Produkt nicht toxisch ist.

**Proteinkomplex der äußeren Zellmembran (OMP) von *Neisseria meningitidis*, Gruppe B:** OMP (outer membrane protein) muss den Anforderungen der Prüfungen „Lipopolysaccharide" und „Pyrogene" entsprechen:

*Lipopolysaccharide:* höchstens 8 Prozent, mit einer geeigneten Methode bestimmt

*Pyrogene* (2.6.8): Je Kilogramm Körpermasse eines Kaninchens werden 0,25 µg OMP injiziert.

## PRP-Konjugat als Bulk

Für die Konjugationsreaktion muss PRP chemisch modifiziert werden, was im Allgemeinen mit einer teilweisen Depolymerisierung vor oder während der Modifikation verbunden ist. In das Trägerprotein oder das PRP können vor der Konjugation reaktive funktionelle Gruppen oder

Tab. 1219-1: Eigenschaften und Anforderungen an PRP und Trägerprotein in zurzeit zugelassenen Impfstoffen

| Trägerprotein | | | Haemophilus-Polysaccharid | | Konjugation | |
|---|---|---|---|---|---|---|
| Art | Reinheit | Menge je Dosis | Molekülgröße | Menge je Dosis | Bindungsmethode | Verfahren |
| Diphtherie-Toxoid | > 1500 Lf je Milligramm Stickstoff | 18 µg | niedermolekulares PRP $K_0$: 0,6 – 0,7 auf quer vernetzter Agarose zur Chromatographie $R$ | 25 µg | PRP-Aktivierung mit Bromcyan | aktiviertes Diphtherie-Toxoid (D-AH$^+$), mit Bromcyan aktiviertes PRP |
| Tetanus-Toxoid | > 1500 Lf je Milligramm Stickstoff | 20 µg | PRP $\geq$ 50 % $\leq K_0$: 0,30 auf quer vernetzter Agarose zur Chromatographie $R$ | 10 µg | Carbodiimid | mit ADH aktiviertes PRP (PRP-kov.-AH) + Tetanus-Toxoid + EDAC |
| Diphtherie-Protein CRM 197 | > 90 Prozent Diphtherie-Protein | 25 µg | niedermolekulares PRP Dp = 15–35 oder 10–35 | 10 µg | reduktive Aminierung (in einem Schritt) oder Aktivierung mit $N$-Hydroxysuccinimid | direkte Bindung von PRP mit CRM 197 (Aktivierung mit Cyanoborhydrid) |
| Protein der äußeren Zellmembran (OMP) von *N. meningitidis*, Gruppe B | Vesikel der äußeren Proteinmembran: $\leq$ 8 Prozent der Lipopolysaccharide | 125 µg oder 250 µg | niedermolekulares PRP $K_0$ < 0,6 auf quer vernetzter Agarose zur Chromatographie $R$ oder $M_W$ > 50 · 10$^3$ | 7,5 µg oder 15 µg | Thioetherbindung | PRP-Aktivierung mit CDI PRP-IM + BuA2 + BrAc = PRP-BuA2-BrAc + OMP thioaktiviert |

Abkürzungen:
- ADH: Adipinsäure-dihydrazid
- BrAc: Bromacetylchlorid
- BuA2: Butan-1,4-diamid
- CDI: Carbonyldiimidazol
- Dp: Polymerisationsgrad
- EDAC: 1-Ethyl-3-(3-dimethylaminopropyl)carbodiimid
- IM: Imidazol
- $M_W$: mittlere Molekülmasse
- OMP: outer membrane protein (= Proteinkomplex der äußeren Zellmembran)

Moleküleinschübe eingebaut werden. Um die Gleichförmigkeit der Reaktion zu überprüfen, wird der Derivatisierungsgrad bestimmt. Über eine kovalente Bindung entsteht das PRP-Trägerprotein-Konjugat. In einem Reinigungsschritt werden Reagenzien-Rückstände entfernt. Gegebenenfalls werden mit Hilfe von geeigneten Substanzen noch vorhandene freie funktionelle Gruppen inaktiviert.

Für die Herstellung des fertigen Impfstoffs als Bulk darf nur ein Konjugat als Bulk verwendet werden, das den Anforderungen der nachfolgend beschriebenen Prüfungen entspricht. Dabei werden für jede Prüfung und für jedes bestimmte Produkt annehmbare Grenzwerte festgelegt. Jede Charge des Konjugats muss diesen Anforderungen nachweislich entsprechen. Zur Information sind in Tab. 1219-2 die Grenzwerte einiger Prüfungen für zurzeit zugelassene Produkte aufgeführt. Bei gefriergetrockneten Impfstoffen können bestimmte Prüfungen mit der Fertigzubereitung – und nicht mit dem Konjugat als Bulk – durchgeführt werden, wenn der zu prüfende Bestandteil bei der Gefriertrocknung verändert werden könnte.

**PRP:** Der Gehalt an PRP wird durch die Bestimmung des Phosphors (2.5.18), der Ribose (2.5.31) oder mit einer geeigneten immunchemischen Methode (2.7.1) bestimmt.

**Protein:** Der Gehalt an Protein wird mit Hilfe einer geeigneten chemischen Methode bestimmt (zum Beispiel: 2.5.16).

**PRP/Protein-Quotient:** Der Quotient PRP/Protein wird berechnet.

**Molekülgrößenverteilung:** Mit Hilfe der Ausschlusschromatographie (2.2.30) wird die Bestimmung der Molekülgrößen durchgeführt.

**Freies PRP:** Unterschiedliche Methoden, einschließlich Präzipitation, Gelfiltration, Ausschlusschromatographie, Anionenaustauschchromatographie, hydrophobe Chromatographie, Ultrafiltration und Ultrazentrifugation, sind eingesetzt worden, um freies PRP vom Konjugat abzutrennen. Das freie PRP kann anschließend mit einer Reihe von Techniken, einschließlich Hochleistungs-Anionenaustauschchromatographie mit gepulster amperometrischer Detektion (HPAEC-PAD, high-performance anion-exchange chromatography with pulsed amperometric detection) und Immunassays mit anti-PRP-Antikörpern, quantitativ bestimmt werden.

**Freies Trägerprotein:** Der Gehalt an freiem Trägerprotein wird entweder direkt mit einer geeigneten Methode bestimmt oder indirekt rechnerisch mit Hilfe der Ergebnisse anderer Prüfungen ermittelt. Der Gehalt muss innerhalb der für das bestimmte Produkt zugelassenen Grenzen liegen.

**Freie funktionelle Gruppen:** Das Konjugat als Bulk darf keine freien funktionellen Gruppen besitzen; zumindest muss bei der Validierung des Herstellungsverfahrens nachgewiesen sein, dass die im Bulk noch vorhandenen freien funktionellen Gruppen im weiteren Herstellungsprozess ihre Aktivität verlieren (zum Beispiel auf Grund ihrer kurzen Halbwertszeit).

**Reagenzien-Rückstände:** Durch die Validierung des Verfahrens oder mit Hilfe geeigneter Prüfungen muss sichergestellt sein, dass Reagenzien-Rückstände eliminiert sind: Zum Beispiel dürfen Cyanid, EDAC (Ethyldimethylaminopropylcarbodiimid) und Phenol nicht mehr nachweisbar sein.

**Sterilität** (2.6.1): Für jedes Nährmedium müssen 10 ml oder muss eine 100 Dosen entsprechende Menge geprüft werden, jedoch jeweils die kleinere Menge.

## Fertiger Impfstoff als Bulk

Das Konjugat als Bulk wird mit einem geeigneten Verdünnungsmittel auf die Konzentration der Fertigzubereitung gebracht. Vor dem Verdünnen dürfen Adjuvanzien, Konservierungsmittel und Stabilisatoren zugesetzt werden.

Tab. 1219-2: Anforderungen an Konjugat als Bulk zurzeit zugelassener Impfstoffe

| Prüfung | Trägerprotein | | | |
|---|---|---|---|---|
| | Diphtherie-Toxoid | Tetanus-Toxoid | CRM 197 | OMP |
| freies PRP | < 37 % | < 20 % | < 25 % | < 15 % |
| freies Protein | < 4 % | < 1 %; falls zutreffend | < 1 % oder < 2 %; je nach Konjugationsverfahren | nicht zutreffend |
| PRP/Protein-Quotient | 1,25 – 1,8 | 0,30 – 0,55 | 0,3 – 0,7 | 0,05 – 0,1 |
| Molekülgröße ($K_0$):<br>quer vernetzte Agarose zur Chromatographie $R$ | 95 % < 0,75 | 60 % < 0,2 | 50 % 0,3 – 0,6 | 85 % < 0,3 |
| quer vernetzte Agarose zur Chromatographie $R$ 1 | 0,6 – 0,7 | 85 % < 0,5 | | |

Nur ein fertiger Impfstoff als Bulk, der den Anforderungen der nachfolgend beschriebenen Prüfungen entspricht, darf zur Herstellung der Fertigzubereitung verwendet werden.

**Konservierungsmittel:** Falls vorhanden wird der Gehalt an Konservierungsmitteln mit einer geeigneten chemischen oder physikalisch-chemischen Methode bestimmt. Der Gehalt muss mindestens 85 und darf höchstens 115 Prozent des vorgesehenen Gehalts betragen.

**Sterilität** (2.6.1): Der fertige Impfstoff als Bulk muss der Prüfung entsprechen. Die Prüfung wird mit 10 ml Zubereitung je Nährmedium durchgeführt.

## *Fertigzubereitung*

Nur eine Fertigzubereitung, die jeder der nachfolgend aufgeführten Anforderungen und den Anforderungen der „Prüfung auf Identität" und der „Prüfung auf Reinheit" entspricht, darf zur Anwendung freigegeben werden. Vorausgesetzt, dass die Prüfung „Konservierungsmittel" für den fertigen Impfstoff als Bulk erfolgt ist, kann sie für die Fertigzubereitung entfallen.

**pH-Wert** (2.2.3): Der pH-Wert des, falls erforderlich rekonstituierten, Impfstoffs muss innerhalb der für das bestimmte Produkt zugelassenen Grenzen liegen.

**Freies PRP:** Unterschiedliche Methoden, einschließlich Präzipitation, Gelfiltration, Ausschlusschromatographie, Anionenaustauschchromatographie, hydrophobe Chromatographie, Ultrafiltration und Ultrazentrifugation, sind eingesetzt worden, um freies PRP vom Konjugat abzutrennen. Das freie PRP kann anschließend mit einer Reihe von Techniken, einschließlich HPAEC-PAD und Immunassays mit anti-PRP-Antikörpern, quantitativ bestimmt werden. Die Menge an freiem PRP darf nicht größer als die für das bestimmte Produkt zugelassene Menge sein.

## Prüfung auf Identität

Die Identität des Impfstoffs wird mit einer für PRP geeigneten immunchemischen Methode (2.7.1) nachgewiesen.

## Prüfung auf Reinheit

**PRP:** mindestens 80 Prozent der in der Beschriftung angegebenen PRP-Menge

Der Gehalt an PRP wird mit der Bestimmung des Phosphors (2.5.18), der Ribose (2.5.31), mit einer geeigneten immunchemischen Methode (2.7.1) oder mit Hilfe der Flüssigchromatographie (2.2.29, Anionenaustauschchromatographie mit gepulster, amperometrischer Detektion) bestimmt.

**Aluminium** (2.5.13): höchstens 1,25 mg je Einzeldosis für den Menschen, wenn Aluminiumhydroxid oder hydratisiertes Aluminiumphosphat als Adsorbens verwendet wurde

**Konservierungsmittel:** Falls vorhanden wird der Gehalt an Konservierungsmittel mit einer geeigneten chemischen oder physikalisch-chemischen Methode bestimmt. Der Gehalt muss mindestens dem zuvor bestimmten, gerade noch wirksamen Gehalt entsprechen und darf höchstens 115 Prozent des in der Beschriftung angegebenen Gehalts betragen.

**Wasser** (2.5.12): höchstens 3,0 Prozent für den gefriergetrockneten Impfstoff

**Sterilität** (2.6.1): Der Impfstoff muss der Prüfung entsprechen.

**Pyrogene** (2.6.8): Der Impfstoff muss der Prüfung entsprechen. Je nach Trägerprotein des Impfstoffs wird einem Kaninchen je Kilogramm Körpermasse eine Impfstoffmenge injiziert, die 1 µg PRP für das Diphtherie-Toxoid oder -Protein CRM 197 oder 0,1 µg PRP für das Tetanus-Toxoid oder 0,025 µg PRP für das OMP entspricht.

## Beschriftung

Die Beschriftung gibt an
– Menge an PRP in Mikrogramm je Einzeldosis für den Menschen
– Trägerprotein des Impfstoffs und seine Menge je Einzeldosis für den Menschen.

---

6.3/0214

# Poliomyelitis-Impfstoff (inaktiviert)
# Vaccinum poliomyelitidis inactivatum

## Definition

Poliomyelitis-Impfstoff (inaktiviert) ist eine flüssige Zubereitung aus geeigneten Stämmen des humanen Polio-Virus Typ 1, 2 und 3, vermehrt in geeigneten Zellkulturen und inaktiviert durch ein validiertes Verfahren. Der Impfstoff ist eine klare Flüssigkeit, die durch einen enthaltenen pH-Indikator gefärbt sein kann.

## Herstellung

Das Herstellungsverfahren muss nachweislich konstant Impfstoffe von angemessener Immunogenität und Unschädlichkeit für den Menschen ergeben.

Die Herstellung des Impfstoffs beruht auf einem Virussaatgutsystem. Zelllinien werden entsprechend einem Zellbanksystem verwendet. Bei der Verwendung von primären, sekundären oder tertiären Affennierenzellen muss die Herstellung den nachfolgend aufgeführten Anforderungen entsprechen.

Abgesehen von begründeten und zugelassenen Fällen darf das Virus im fertigen Impfstoff nicht mehr Passagen vom Mastersaatgut entfernt sein als das Virus in einem Impfstoff, dessen Unschädlichkeit und Wirksamkeit sich in klinischen Studien als zufriedenstellend erwiesen hat.

Das Herstellungsverfahren wird einer Validierung unterzogen und muss gewährleisten, dass, falls der Impfstoff geprüft wird, die Zubereitung der „Prüfung auf anomale Toxizität, Prüfung von Sera und Impfstoffen für Menschen" (2.6.9) entspricht.

## Substrat für die Virusvermehrung

Das Virus wird in einer diploiden Zelllinie vom Menschen (5.2.3), in einer kontinuierlichen Zelllinie (5.2.3) oder in primären, sekundären oder tertiären Affennierenzellen vermehrt.

**Primäre, sekundäre oder tertiäre Affennierenzellen:** Die nachfolgend aufgeführten besonderen Anforderungen an das Substrat zur Virusvermehrung gelten für primäre, sekundäre oder tertiäre Affennierenzellen.

*Affen für die Zubereitung von Nierenzellkulturen zur Herstellung und Prüfung des Impfstoffs:* Die verwendeten Tiere müssen zu einer von der zuständigen Behörde zugelassenen Art gehören, gesund sein und dürfen, abgesehen von begründeten und zugelassenen Fällen, vorher nicht zu experimentellen Zwecken eingesetzt worden sein. Die zur Herstellung und Prüfung von Impfstoffen eingesetzten Nierenzellen werden von in überwachten, geschlossenen Kolonien lebenden und in Gefangenschaft gezüchteten Affen, nicht von Tieren, die aus der Freiheit gefangen wurden, gewonnen. Ein bisher genehmigtes Virussaatgut, das mit Virus hergestellt wurde, welches in Zellen von aus der Freiheit gefangenen Tieren vermehrt wurde, kann zur Impfstoffherstellung verwendet werden, wenn Unterlagen die Unschädlichkeit belegen und die zuständige Behörde dies genehmigt.

*Überwachte, geschlossene Affenkolonien:* Die Affen werden gruppenweise in Käfigen gehalten. Die Abwesenheit von fremden Agenzien wird gewährleistet durch die Haltung der Affen in geschlossenen Kolonien und die kontinuierliche, systematische tierärztliche und Laboratoriumsüberwachung auf Abwesenheit von infektiösen Agenzien. Der Lieferant der Tiere muss von der zuständigen Behörde zertifiziert sein. Jeder Affe wird während einer auferlegten Quarantänezeit von mindestens 6 Wochen vor Eintritt in die Kolonie und während seines Aufenthalts in der Kolonie in regelmäßigen Abständen serologisch untersucht.

Die Affen müssen nachweislich Tuberkulin-negativ und frei von Antikörpern gegen Simianes-Virus 40 (SV40) und Simianes-Immundefizienz-Virus (SIV) sein. Die für die Prüfung auf Antikörper gegen SV40 verwendeten Blutproben müssen möglichst zeitnah zur Nierenentnahme entnommen werden. Wenn *Macaca* sp. für die Impfstoffherstellung verwendet werden, muss auch nachgewiesen werden, dass die Affen frei von Antikörpern gegen das Herpesvirus B (Cercopithecus-Herpesvirus 1) sind. Auf Grund der Gefahr im Umgang mit Herpesvirus B (Cercopithecus-Herpesvirus 1) wird humanes Herpesvirus 1 als Indikator für die Abwesenheit von Antikörpern gegen das Herpesvirus B verwendet.

Affen, deren Nieren entfernt werden sollen, müssen gründlich untersucht werden, vor allem auf Anzeichen einer Tuberkulose- und einer Herpesvirus-B-Infektion (Cercopithecus-Herpesvirus 1). Wenn ein Affe eine pathologische Läsion aufweist, welche für die Verwendung seiner Nieren bei der Herstellung eines Saatguts oder Impfstoffs relevant ist, darf er nicht verwendet werden. Das gilt auch für die restlichen Affen der betroffenen Gruppe, mit Ausnahme der Fälle, in denen ihre Verwendung die Unschädlichkeit des Produkts nachweislich nicht beeinträchtigt.

Alle in diesem Abschnitt beschriebenen Vorgänge werden außerhalb des Bereichs ausgeführt, in dem der Impfstoff hergestellt wird.

*Zellkulturen aus Affennieren für die Impfstoffherstellung:* Nur Nieren, die keine pathologischen Anzeichen aufweisen, dürfen für die Herstellung der Zellkulturen verwendet werden. Jede Zellkulturgruppe, die von einem einzelnen Affen abgeleitet ist, bildet eine separate Herstellungszellkultur, welche ihrerseits eine separate Einzelernte liefert.

Die Suspension primärer Affennierenzellen muss der „Prüfung auf Mykobakterien" (2.6.2) entsprechen. Die Zellen müssen vor der Durchführung der Prüfung zerstört werden.

Wenn sekundäre oder tertiäre Zellen verwendet werden, muss durch geeignete Validierungsprüfungen belegt werden, dass auch Zellkulturen jenseits des Passageniveaus, das für die Impfstoffherstellung verwendet wird, nicht tumorigen sind.

## Virussaatgut

Jeder der 3 Stämme des Polio-Virus wird anhand von Unterlagen, die Angaben über die Herkunft und anschließende Behandlung des Stamms enthalten, identifiziert.

Nur ein Arbeitssaatgut, das den nachfolgend beschriebenen Prüfungen entspricht, darf für die Virusvermehrung verwendet werden.

**Prüfung auf Identität:** Jedes Arbeitssaatgut wird durch Virusneutralisation in einer Zellkultur mit Hilfe spezifischer Antikörper als humanes Polio-Virus Typ 1, 2 oder 3 identifiziert.

**Viruskonzentration:** Die Viruskonzentration eines jeden Arbeitssaatguts wird bestimmt, um die Menge festlegen zu können, die zur Inokulation der Herstellungszellkultur eingesetzt wird.

**Fremde Agenzien:** Das Arbeitssaatgut entspricht der „Prüfung auf fremde Agenzien in Virus-Lebend-Impfstoffen für Menschen, Saatgut" (2.6.16).

Wenn primäre, sekundäre oder tertiäre Affennierenzellen zur Isolierung des Stamms verwendet wurden, müssen zusätzlich Maßnahmen ergriffen werden, um sicherzustellen, dass der Stamm nicht mit simianen Viren, wie SIV, SV40, Filoviren und Herpesvirus B (Cercopithecus-Herpesvirus 1), kontaminiert ist.

Wird das Arbeitssaatgut in primären, sekundären oder tertiären Affennierenzellen hergestellt, muss es den nachfolgend aufgeführten Anforderungen unter „Virusvermehrung und -ernte" für in solchen Zellen hergestellte Einzelernten entsprechen.

## *Virusvermehrung und -ernte*

Alle Arbeiten mit der Zellbank und den Zellkulturen erfolgen unter aseptischen Bedingungen in einem Bereich, in dem mit keinen anderen Zellen oder Viren gearbeitet wird. Zugelassenes Tierserum (jedoch kein Serum vom Menschen) darf in den Zellkulturmedien verwendet werden. Serum und Trypsin, die zur Herstellung von Zellsuspensionen und Zellkulturmedien verwendet werden, müssen nachweislich frei von fremden Agenzien sein. Das Zellkulturmedium kann einen pH-Indikator wie Phenolrot und zugelassene Antibiotika in der eben noch wirksamen Konzentration enthalten. Mindestens 500 ml der für die Impfstoffherstellung verwendeten Zellkulturen werden als nicht infizierte Zellkulturen (Kontrollzellen) zurückbehalten. Wenn kontinuierliche Zelllinien in einem Fermenter für die Impfstoffherstellung eingesetzt werden, werden $200 \cdot 10^6$ Zellen als Kontrollzellen zurückbehalten. Wenn primäre, sekundäre oder tertiäre Affennierenzellen für die Impfstoffherstellung eingesetzt werden, wird eine Zellprobe von mindestens 500 ml, die der Konzentration entspricht, die zur Impfstoffherstellung vorgesehen ist, als Kontrollzellen zurückbehalten.

Nur eine Einzelernte, die den nachfolgend beschriebenen Prüfungen entspricht, darf für die Herstellung des Impfstoffs verwendet werden. Die Prüfungen „Prüfung auf Identität" und „Bakterien, Pilze" können stattdessen auch an den gereinigten, gepoolten, monovalenten Ernten durchgeführt werden. Wenn die Gleichförmigkeit der Herstellung auf der Stufe der Einzelernten belegt ist, kann die Prüfung „Viruskonzentration" auch an der gereinigten, gepoolten, monovalenten Ernte durchgeführt werden.

**Kontrollzellen:** Die Kontrollzellen der Herstellungszellkultur müssen einer Identitätsprüfung (wenn ein Zellbanksystem zur Herstellung verwendet wird) und der „Prüfung auf fremde Agenzien in Virus-Lebend-Impfstoffen für Menschen" (2.6.16) entsprechen. Wenn primäre, sekundäre und tertiäre Affennierenzellen verwendet werden, werden die Prüfungen wie nachfolgend unter „Prüfung in Kaninchennieren-Zellkulturen" und „Prüfung in Cercopithecusnieren-Zellkulturen" beschrieben durchgeführt.
- *Prüfung in Kaninchennieren-Zellkulturen:* Eine Probe von mindestens 10 ml der gepoolten Überstände der Kontrollzellkulturen wird auf die Abwesenheit von Herpesvirus B (Cercopithecus-Herpesvirus 1) und anderen Viren durch Inokulieren auf Kaninchennieren-Zellkulturen geprüft. Die Verdünnung des Überstands im Nährmedium beträgt nicht mehr als 1:4 und die Fläche des Zellrasens beträgt mindestens 3 cm$^2$ je Milliliter Inokulum. Ein Behältnis oder mehrere Behältnisse von jeder Zellcharge mit dem gleichen Medium werden als nicht inokulierte Kontrollzellen zurückbehalten. Die Kulturen werden bei einer Temperatur von 37 °C inkubiert und mindestens 2 Wochen lang beobachtet. Die Prüfung ist ungültig, wenn mehr als 20 Prozent der Kontrollzellkulturen aus nichtspezifischen, zufälligen Gründen verworfen werden.
- *Prüfung in Cercopithecusnieren-Zellkulturen:* Eine Probe von mindestens 10 ml der gepoolten Überstände der Kontrollzellkulturen wird auf die Abwesenheit von SV40 und anderer fremder Agenzien durch Inokulieren von Zellkulturen, die aus Nieren von *Cercopithecus* sp. hergestellt wurden, oder aus anderen Zellen, die nachweislich mindestens die gleiche Empfindlichkeit für SV40 aufweisen, nach der unter „Prüfung in Kaninchennieren-Zellkulturen" angegebenen Methode geprüft. Die Prüfung ist ungültig, wenn mehr als 20 Prozent der Kontrollzellkulturen aus nichtspezifischen, zufälligen Gründen verworfen werden.

**Prüfung auf Identität:** In jeder Einzelernte wird durch Virusneutralisation in einer Zellkultur mit Hilfe spezifischer Antikörper nachgewiesen, dass sie humanes Polio-Virus Typ 1, 2 oder 3 enthält.

**Viruskonzentration:** Die Viruskonzentration jeder Einzelernte wird durch Titration des infektiösen Virus in Zellkulturen bestimmt.

**Bakterien, Pilze:** Jede Einzelernte muss der „Prüfung auf Sterilität" (2.6.1) entsprechen, wobei 10 ml Zubereitung für jedes Nährmedium eingesetzt werden.

**Mykoplasmen** (2.6.7): Jede Einzelernte muss der Prüfung entsprechen, wobei 10 ml Zubereitung für jedes Nährmedium eingesetzt werden.

**Prüfung in Kaninchennieren-Zellkulturen:** Wenn primäre, sekundäre oder tertiäre Affennierenzellen für die Herstellung verwendet werden, muss eine Probe von mindestens 10 ml der Einzelernte auf die Abwesenheit von Herpesvirus B (Cercopithecus-Herpesvirus 1) und anderen Viren durch Inokulieren auf Kaninchennieren-Zellkulturen, wie zuvor für die Kontrollzellen beschrieben, geprüft werden.

**Prüfung in Cercopithecusnieren-Zellkulturen:** Wenn primäre, sekundäre oder tertiäre Affennierenzellen für die Herstellung verwendet werden, muss eine Probe von mindestens 10 ml der Einzelernte auf die Abwesenheit von SV40 und anderen fremden Agenzien geprüft werden. Die Probe wird durch ein hochtitriges, typspezifisches Poliomyelitis-Antiserum neutralisiert und in primären Cercopithecusnieren-Zellkulturen oder in anderen Zellen, die nachweislich mindestens die gleiche Empfindlichkeit für SV40 aufweisen, geprüft. Die Kulturen werden bei einer Temperatur von 37 °C inkubiert und 14 Tage lang beobachtet. Am Ende dieses Zeitraums wird mindestens eine Subkultur der Flüssigkeit in demselben

Zellkultursystem angelegt. Die primären Kulturen und die Subkulturen werden weitere 14 Tage lang beobachtet.

## Reinigung und gereinigte, monovalente Ernte

Mehrere Einzelernten desselben Typs können gepoolt und konzentriert werden. Die monovalente Virusernte oder die gepoolte, monovalente Virusernte werden mit Hilfe von validierten Methoden gereinigt. Wenn kontinuierliche Zelllinien für die Herstellung verwendet werden, muss nachgewiesen werden, dass das Reinigungsverfahren konstant den Gehalt an Wirtszellen-DNA so weit reduziert, dass 100 pg je Einzeldosis für den Menschen nicht überschritten werden.

Nur eine gereinigte, monovalente Virusernte, die den nachfolgend beschriebenen Prüfungen entspricht, darf zur Herstellung der inaktivierten, monovalenten Virusernte verwendet werden.

**Prüfung auf Identität:** Das Virus wird durch Virusneutralisation in Zellkulturen mit Hilfe spezifischer Antikörper oder durch Bestimmung des D-Antigens identifiziert.

**Viruskonzentration:** Die Viruskonzentration wird durch Titration des infektiösen Virus bestimmt.

**Spezifische Aktivität:** Das Verhältnis von Viruskonzentration oder vom Gehalt an D-Antigen, der mit einer geeigneten immunchemischen Methode (2.7.1) bestimmt wurde, zum Gesamtproteingehalt („spezifische Aktivität") für die gereinigte, monovalente Virusernte muss innerhalb der für das bestimmte Produkt zugelassenen Grenzen liegen.

## Inaktivierung und inaktivierte, monovalente Ernte

Mehrere gereinigte, monovalente Ernten desselben Typs können vor der Inaktivierung gemischt werden. Um ein Misslingen der Inaktivierung auf Grund vorhandener Virusaggregate zu vermeiden, wird vor und während der Inaktivierung eine Filtration durchgeführt. Nach der Filtration wird die Inaktivierung innerhalb eines geeigneten Zeitraums, vorzugsweise innerhalb von 24 h und in jedem Fall innerhalb von höchstens 72 h, begonnen. Die Virussuspension wird mit Hilfe einer validierten Methode inaktiviert, welche nachweislich das Polio-Virus inaktiviert, ohne seine Immunogenität zu zerstören. In Validierungsuntersuchungen wird eine Inaktivierungskurve mit mindestens 4 Zeitpunkten (zum Beispiel die Zeitpunkte 0, 24, 48 und 96 Stunden) aufgenommen, die die Abnahme der Konzentration von vermehrungsfähigem Virus über die Zeit zeigt. Wenn Formaldehyd zur Inaktivierung verwendet wird, muss nach der Inaktivierung ein Überschuss an Formaldehyd nachgewiesen werden. Die nachfolgend unter „Inaktivierungskinetik" beschriebene Prüfung wird an jeder Charge durchgeführt, um die Gleichförmigkeit des Inaktivierungsverfahrens sicherzustellen.

Nur eine inaktivierte, monovalente Virusernte, die den nachfolgend beschriebenen Prüfungen entspricht, darf für die Zubereitung eines trivalenten Pools von inaktivierten, monovalenten Virusernten oder eines fertigen Impfstoffs als Bulk verwendet werden.

**Prüfung auf ausreichende Inaktivierung:** Die Abwesenheit von restlichem vermehrungsfähigem Polio-Virus wird durch Inokulieren von geeigneten Zellkulturen mit 2 Proben einer jeden inaktivierten, monovalenten Virusernte, die mindestens 1500 Einzeldosen für den Menschen entsprechen, geprüft. Falls zutreffend wird überschüssiges Formaldehyd vorher mit Natriumhydrogensulfit neutralisiert. Die für die Prüfung verwendeten Zellen müssen die optimale Empfindlichkeit in Bezug auf restliches infektiöses Polio-Virus, zum Beispiel Nierenzellen von Affenspezies (*Macaca, Cercopithecus* oder *Papio*) oder Hep-2-Zellen, aufweisen. Wenn andere Zellen verwendet werden, müssen sie nachweislich mindestens die gleiche Empfindlichkeit aufweisen wie die vorstehend spezifizierten Zellen. Die eine Probe wird nicht später als nach 3/4 des Inaktivierungszeitraums und die andere Probe am Ende des Inaktivierungszeitraums entnommen. Die Zellkulturen werden mit den Proben in einer Weise inokuliert, dass die Verdünnung des Impfstoffs im Nährmedium höchstens 1:4 und die Fläche des Zellrasens mindestens 3 cm² je Milliliter Inokulum beträgt. Zellen mit dem gleichen Medium werden in einem Gefäß oder mehreren Gefäßen zurückbehalten und dienen als nicht inokulierte Kontrollzellen. Die Kulturen werden mindestens 3 Wochen lang beobachtet. Von jedem Gefäß werden mindestens 2 Passagen durchgeführt, eine am Ende des Beobachtungszeitraums und die andere 1 Woche davor. Für die Passagen wird der Zellkulturüberstand genommen und wie die ursprüngliche Probe inokuliert. Die Subkulturen werden mindestens 2 Wochen lang beobachtet. Die Zellkulturen dürfen keine Anzeichen von vermehrungsfähigen Polio-Viren aufweisen. Am Ende des Beobachtungszeitraums wird die Empfindlichkeit der verwendeten Zellkultur durch Inokulieren mit vermehrungsfähigem Polio-Virus desselben Typs, wie er in der inaktivierten, monovalenten Ernte vorhanden ist, geprüft.

**Inaktivierungskinetik:** Die Inaktivierungskinetik wird etabliert und die Ergebnisse werden von der zuständigen Behörde genehmigt. Angemessene Daten über die Inaktivierungskinetik müssen vorliegen und die Gleichförmigkeit des Inaktivierungsverfahrens wird überwacht.

**Sterilität** (2.6.1): Die inaktivierte, monovalente Virusernte muss der Prüfung entsprechen, wobei 10 ml Zubereitung für jedes Nährmedium eingesetzt werden.

**D-Antigen-Gehalt:** Der Gehalt an D-Antigen, mit einer geeigneten immunchemischen Methode (2.7.1) bestimmt, muss innerhalb der für die bestimmte Zubereitung zugelassenen Grenzen liegen.

## Fertiger Impfstoff als Bulk

Der fertige Impfstoff als Bulk wird direkt aus den inaktivierten, monovalenten Virusernten von humanen Polio-

Viren Typ 1, 2 oder 3 oder aus einem trivalenten Pool von inaktivierten, monovalenten Ernten hergestellt. Ein geeigneter Stabilisator und ein geeignetes Konservierungsmittel können zugesetzt werden.

Nur ein fertiger Impfstoff als Bulk, der den nachfolgend beschriebenen Prüfungen entspricht, darf für die Herstellung der Fertigzubereitung verwendet werden.

**Sterilität** (2.6.1): Der fertige Impfstoff als Bulk muss der Prüfung entsprechen, wobei 10 ml Zubereitung für jedes Nährmedium eingesetzt werden.

**Konservierungsmittel:** Falls vorhanden wird der Gehalt an Konservierungsmittel mit einer geeigneten chemischen oder physikalisch-chemischen Methode bestimmt. Der Gehalt muss mindestens 85 und darf höchstens 115 Prozent des vorgesehenen Gehalts betragen.

## *Fertigzubereitung*

Nur eine Fertigzubereitung, die den nachfolgend aufgeführten Anforderungen unter „Prüfung auf Identität", „Prüfung auf Reinheit" und „Bestimmung der Wirksamkeit" entspricht, darf zur Verwendung freigegeben werden. Vorausgesetzt, die Prüfungen „Freier Formaldehyd" und „Konservierungsmittel" sowie die „Bestimmung der Wirksamkeit" *in vivo* wurden mit zufriedenstellenden Ergebnissen am fertigen Impfstoff als Bulk durchgeführt, kann auf die Durchführung dieser Prüfungen an der Fertigzubereitung verzichtet werden.

Auf die „Bestimmung der Wirksamkeit" der Poliomyelitis-Komponente *in vivo* kann verzichtet werden, wenn für ein bestimmtes Produkt und jeden Polio-Virustyp nachgewiesen wurde, dass die Akzeptanzkriterien für die D-Antigen-Bestimmung das gleiche Ergebnis wie die „Bestimmung der Wirksamkeit" *in vivo* im Hinblick auf Akzeptanz oder Ablehnung einer Charge ergeben. Dieser Nachweis muss die Prüfung von Chargen mit verminderter Wirksamkeit beinhalten, die, falls erforderlich, experimentell hergestellt werden, zum Beispiel durch Wärmebehandlung oder andere Methoden zur Verringerung der immunogenen Aktivität. Bei einer signifikanten Änderung im Herstellungsverfahren der Antigene oder deren Formulierung muss jede Auswirkung auf die „Bestimmung der Wirksamkeit" *in vivo* und *in vitro* bewertet und eine Revalidierung in Betracht gezogen werden.

Vorausgesetzt, die Prüfung „Rinderserumalbumin" wurde mit zufriedenstellenden Ergebnissen am trivalenten Pool von inaktivierten, monovalenten Virusernten oder am fertigen Impfstoff als Bulk durchgeführt, kann auf die Durchführung dieser Prüfung an der Fertigzubereitung verzichtet werden.

## Prüfung auf Identität

Der Impfstoff enthält unter Anwendung einer geeigneten immunchemischen Methode (2.7.1), wie die Bestimmung von D-Antigen mittels ELISA, nachweislich humane Polio-Viren Typ 1, 2 und 3.

## Prüfung auf Reinheit

**Freier Formaldehyd** (2.4.18): höchstens $0,2 \text{ g} \cdot \text{l}^{-1}$

**Konservierungsmittel:** Falls vorhanden wird der Gehalt an Konservierungsmittel mit einer geeigneten chemischen oder physikalisch-chemischen Methode bestimmt. Der Gehalt muss mindestens dem zuvor bestimmten, gerade noch wirksamen Gehalt entsprechen und darf höchstens 115 Prozent des in der Beschriftung angegebenen Gehalts betragen.

**Proteinstickstoffgehalt** (2.5.33, Methode 2): höchstens 10 µg Proteinstickstoff je Einzeldosis für den Menschen

**Rinderserumalbumin:** höchstens 50 ng je Einzeldosis für den Menschen, bestimmt mit einer geeigneten immunchemischen Methode (2.7.1)

**Sterilität** (2.6.1): Der Impfstoff muss der Prüfung entsprechen.

**Bakterien-Endotoxine** (2.6.14): weniger als 5 I.E. Bakterien-Endotoxine je Einzeldosis für den Menschen

## Bestimmung der Wirksamkeit

**D-Antigen-Gehalt:** Als Maß für die Gleichförmigkeit der Herstellung wird der Gehalt an D-Antigen der humanen Polio-Viren Typ 1, 2 und 3 mit einer geeigneten immunchemischen Methode (2.7.1) bestimmt. Dabei wird eine Standardzubereitung verwendet, die in D-Antigen-Einheiten der Ph. Eur. kalibriert ist. Der Gehalt an D-Antigen, bezogen auf den in der Beschriftung angegebenen Gehalt, muss für jeden Typ innerhalb der für das bestimmte Produkt zugelassenen Grenzen liegen.

Poliomyelitis-Impfstoff (inaktiviert) *BRS* ist in Ph.-Eur.-Einheiten kalibriert und zur Verwendung bei der Bestimmung des D-Antigen-Gehalts vorgesehen. Die Ph.-Eur.-Einheiten entsprechen den Internationalen Einheiten.

**Bestimmung der Wirksamkeit** *in vivo***:** Der Impfstoff muss der „In-vivo-Bestimmung der Wirksamkeit von Poliomyelitis-Impfstoff (inaktiviert)" (2.7.20) entsprechen.

## Beschriftung

Die Beschriftung gibt an
- im Impfstoff enthaltene Typen des Polio-Virus
- in jeder Einzeldosis für den Menschen nominal enthaltene Virusmenge eines jeden Typs (1, 2 und 3), ausgedrückt in D-Antigen-Einheiten der Ph. Eur.
- für die Impfstoffherstellung verwendetes Zellsubstrat

# 6.3/0648
# Varizellen-Lebend-Impfstoff
# Vaccinum varicellae vivum

## Definition

Varizellen-Lebend-Impfstoff ist eine gefriergetrocknete Zubereitung aus einem geeigneten attenuierten Stamm des humanen Herpesvirus 3. Der Impfstoff wird unmittelbar vor der Anwendung entsprechend den Angaben in der Beschriftung rekonstituiert und ergibt eine klare Flüssigkeit, die durch einen enthaltenen pH-Indikator gefärbt sein kann.

## Herstellung

Die Herstellung des Impfstoffs beruht auf einem Virussaatgut- und einem Zellbanksystem. Das Herstellungsverfahren muss nachweislich konstant Varizellen-Lebend-Impfstoff von angemessener Immunogenität und Unschädlichkeit für den Menschen ergeben. Das Virus im Fertigimpfstoff darf, ausgehend vom ursprünglich isolierten Virus, in nicht mehr als einer von der zuständigen Behörde zugelassenen Anzahl Zellkulturen passagiert worden sein.

Die mögliche Neurovirulenz des Impfstoffstamms wird, basierend auf verfügbaren epidemiologischen Daten über Neurovirulenz und Neurotropismus vorwiegend des Wildtyp-Virus, während der präklinischen Entwicklung in Betracht gezogen. Auf dieser Grundlage wird eine Risikoanalyse durchgeführt. Falls erforderlich und verfügbar, wird an dem Impfstoffstamm eine Prüfung mit Hilfe eines Tiermodells, das zwischen Wildtyp-Virus und attenuiertem Virus unterscheidet, durchgeführt. Prüfungen an Stämmen mit einer Attenuierung zwischen Wildtyp-Virus und attenuiertem Virus können ebenfalls erforderlich sein.

Das Herstellungsverfahren wird einer Validierung unterzogen und muss gewährleisten, dass, falls der Impfstoff geprüft wird, die Zubereitung der „Prüfung auf anomale Toxizität, Prüfung von Sera und Impfstoffen für Menschen" (2.6.9) entspricht.

### Substrat für die Virusvermehrung

Das Virus wird in diploiden Zellen vom Menschen vermehrt (5.2.3).

### Virussaatgut

Der Stamm des humanen Herpesvirus 3 wird anhand von Unterlagen identifiziert, welche die Eignung, Herkunft und die nachfolgende Behandlung belegen müssen. Das Virus darf zu keiner Zeit eine Passage in kontinuierlichen Zelllinien durchlaufen haben. Virussaatgut wird in derselben Zellart hergestellt wie die, die für die Herstellung des Fertigimpfstoffs verwendet wird. Virussaatgut wird in großen Mengen hergestellt und, falls gefriergetrocknet, bei Temperaturen unterhalb von −20 °C oder, falls nicht gefriergetrocknet, unterhalb von −60 °C gelagert.

Nur ein Virussaatgut, das den nachfolgend beschriebenen Prüfungen entspricht, darf für die Virusvermehrung verwendet werden.

**Identität:** Master- und Arbeitssaatgut enthalten ein Virus, das als humanes Herpesvirus 3 durch Serumneutralisation in Zellkultur, unter Verwendung von spezifischen Antikörpern, identifiziert wird.

**Viruskonzentration:** Die Viruskonzentration von Master- und Arbeitssaatgut wird, wie unter „Bestimmung der Wirksamkeit" vorgeschrieben, ermittelt, um die Gleichförmigkeit der Herstellung zu überwachen.

**Fremde Agenzien** (2.6.16): Das Arbeitssaatgut muss der Prüfung entsprechen. Eine Probe von 50 ml wird für die Prüfung in Zellkulturen verwendet.

### Virusvermehrung und -ernte

Die Behandlung der Zellbank und der folgenden Zellkulturen erfolgt unter aseptischen Bedingungen in einem Raum, in dem mit keinen anderen Zellen oder Viren umgegangen wird. Zugelassenes Tierserum (Serum vom Menschen darf nicht verwendet werden) kann in den Zellkulturmedien verwendet werden. Bei der Herstellung von Zellsuspensionen sowie von Zellkulturmedien verwendetes Serum und Trypsin müssen nachweislich frei von fremden Agenzien sein. Das Zellkulturmedium kann einen pH-Indikator wie Phenolrot sowie zugelassene Antibiotika in der geringsten wirksamen Konzentration enthalten. Das Substrat sollte, wenn möglich, während der Herstellung frei von Antibiotika sein. 5 Prozent, jedoch mindestens 50 ml, der für die Impfstoffherstellung verwendeten Zellkultur werden als nicht infizierte Zellkultur (Kontrollzellen) aufbewahrt. Die infizierten Zellen einer Einzelernte werden gewaschen, von der Oberfläche des Zellkulturgefäßes abgelöst und gepoolt. Die Zellen in Suspension werden durch Ultraschall zerstört.

Nur eine Virusernte, die den nachfolgend beschriebenen Prüfungen entspricht, darf für die Herstellung von fertigem Impfstoff als Bulk verwendet werden.

**Identität:** Die Virusernte enthält ein Virus, das als humanes Herpesvirus 3 durch Serumneutralisation in Zellkultur, unter Verwendung von spezifischen Antikörpern, identifiziert wird.

**Viruskonzentration:** Die Konzentration des infektiösen Virus in den Virusernten wird, wie unter „Bestimmung der Wirksamkeit" vorgeschrieben, ermittelt, um die Gleichförmigkeit der Herstellung zu überwachen und die für den Fertigimpfstoff als Bulk zu verwendende Verdünnung zu bestimmen.

**Fremde Agenzien** (2.6.16): Eine Probe von 50 ml Virusernte wird für die Prüfung in Zellkulturen verwendet.

**Kontrollzellen:** Kontrollzellen aus der Herstellungszellkultur, aus der die Einzelernte stammt, müssen einer Identitätsprüfung und den Anforderungen der Prüfung auf fremde Agenzien (2.6.16) entsprechen.

## *Fertiger Impfstoff als Bulk*

Virusernten, die den vorstehend beschriebenen Prüfungen entsprechen, werden gepoolt und geklärt, um Zellen zu entfernen. Ein geeigneter Stabilisator kann zugesetzt werden. Die gepoolten Ernten werden anschließend in geeigneter Weise verdünnt.

Nur ein fertiger Impfstoff als Bulk, der der nachfolgend beschriebenen Prüfung entspricht, darf bei der Herstellung der Fertigzubereitung verwendet werden.

**Bakterien, Pilze:** Die „Prüfung auf Sterilität" (2.6.1) wird unter Verwendung von 10 ml für jedes Nährmedium durchgeführt.

## *Fertigzubereitung*

Fertiger Impfstoff als Bulk wird unter aseptischen Bedingungen in sterile Behältnisse mit Originalitätsverschluss abgefüllt und bis zu einer Restfeuchte gefriergetrocknet, die nachweislich für die Stabilität des Impfstoffs günstig ist. Dann werden die Behältnisse so verschlossen, dass eine Verunreinigung und ein Eindringen von Feuchtigkeit ausgeschlossen sind.

Nur eine Fertigzubereitung, die der Prüfung „Wasser" und allen nachfolgend aufgeführten Anforderungen unter „Prüfung auf Identität", „Prüfung auf Reinheit" und „Bestimmung der Wirksamkeit" entspricht, darf zur Verwendung freigegeben werden. Vorausgesetzt, dass die Prüfung auf Rinderserumalbumin mit zufriedenstellenden Ergebnissen für den fertigen Impfstoff als Bulk erfolgt ist, kann sie für die Fertigzubereitung entfallen.

**Wasser** (2.5.12): höchstens der von der zuständigen Behörde zugelassene Gehalt, der nachweislich die Stabilität des Impfstoffs sicherstellt, mit der Karl-Fischer-Methode bestimmt

## Prüfung auf Identität

Wenn der entsprechend den Angaben in der Beschriftung rekonstituierte Impfstoff mit spezifischen Antikörpern gegen humanes Herpesvirus 3 gemischt wird, werden empfängliche Zellkulturen nicht mehr infiziert.

## Prüfung auf Reinheit

**Bakterien, Pilze:** Der rekonstituierte Impfstoff muss der „Prüfung auf Sterilität" (2.6.1) entsprechen.

**Rinderserumalbumin:** höchstens 0,5 µg je Dosis für den Menschen, mit Hilfe einer geeigneten immunchemischen Methode (2.7.1) bestimmt

## Bestimmung der Wirksamkeit

Das infektiöse Virus des Impfstoffs aus mindestens 3 verschiedenen Durchstechflaschen wird titriert. Der Inhalt einer Durchstechflasche mit einer geeigneten Virus-Referenzzubereitung wird 3-mal titriert, um jede Bestimmung zu validieren. Die Viruskonzentration der Referenzzubereitung wird mit einem Kontrolldiagramm überwacht und der Titer wird auf der Basis historischer Daten durch jedes Laboratorium etabliert. Die individuelle Viruskonzentration des Impfstoffs jeder Durchstechflasche und jedes Ansatzes der Referenzzubereitung sowie die entsprechenden Mittelwerte der Viruskonzentrationen werden mit Hilfe der üblichen statistischen Methoden (zum Beispiel 5.3) berechnet. Der ermittelte Mittelwert der Viruskonzentrationen des Impfstoffs aus den 3 Durchstechflaschen muss mindestens dem in der Beschriftung angegebenen Wert entsprechen.

Die Bestimmung ist ungültig, wenn
– das Vertrauensintervall ($P = 0,95$) der ermittelten Viruskonzentration der Referenzzubereitung für den Mittelwert der 3 Ansätze größer als $\pm 0,3 \log_{10}$ PBE ist
– die Viruskonzentration der Referenzzubereitung um mehr als $0,5 \log_{10}$ PBE von dem etablierten Wert abweicht.

Die Bestimmung muss wiederholt werden, wenn das Vertrauensintervall ($P = 0,95$) des Mittelwerts der Viruskonzentration des Impfstoffs größer als $\pm 0,3 \log_{10}$ PBE ist. Nur Daten von gültigen Bestimmungen werden mit den üblichen statistischen Methoden (zum Beispiel 5.3) kombiniert, um die Viruskonzentration der Probe zu berechnen. Das Vertrauensintervall ($P = 0,95$) des Mittelwerts der Viruskonzentration darf höchstens $\pm 0,3 \log_{10}$ PBE betragen.

In begründeten und zugelassenen Fällen können andere Prüfpläne verwendet werden. Das kann die Anwendung verschiedener Validitäts- und Akzeptanzkriterien zur Folge haben. Der Impfstoff muss jedoch der Bestimmung entsprechen, wenn er wie vorstehend beschrieben geprüft wird.

## Beschriftung

Die Beschriftung gibt an,
– für die Impfstoffherstellung verwendeter Virusstamm
– Art und Herkunft der für die Impfstoffherstellung verwendeten Zellen
– Mindestviruskonzentration
– dass der Kontakt des Impfstoffs mit Desinfektionsmitteln zu vermeiden ist
– dass der Impfstoff nicht an Schwangere verabreicht werden darf.

# Einzelmonographien zu Radioaktiven Arzneimitteln

Natriumcalcium-Pentetat zur Herstellung von
   radioaktiven Arzneimitteln .............. 5319
[$^{99m}$Tc]Technetium-Macrosalb-Injektionslösung  5320
[$^{99m}$Tc]Technetium-Mebrofenin-Injektionslösung  5322
[$^{99m}$Tc]Technetium-Mikrosphären-Injektions-
   lösung ............................. 5324

[$^{99m}$Tc]Technetium-Rheniumsulfid-Kolloid-
   Injektionslösung ..................... 5326
[$^{99m}$Tc]Technetium-Zinndiphosphat-Injektions-
   lösung ............................. 5327
Tetra-*O*-acetylmannosetriflat für radioaktive
   Arzneimittel ........................ 5329

## 6.3/2353
# Natriumcalcium-Pentetat zur Herstellung von radioaktiven Arzneimitteln

## Natrii calcii pentetas ad radiopharmaceutica

$C_{14}H_{18}CaN_3Na_3O_{10} \cdot x\,H_2O$ $\qquad M_r$ 497,4
(wasserfreie Substanz)

## Definition

Trinatrium[1,1′,1″,1‴[[Carboxylatomethyl)imino]=bis(ethylennitrilo)]tetraacetato]calciat (3⁻)

Die Substanz dient als Ausgangsstoff zur Herstellung von [$^{99m}$Tc]Technetium-Pentetat-Injektionslösung.

*Gehalt:* 98,0 bis 102,0 Prozent (wasserfreie Substanz)

## Eigenschaften

*Aussehen:* Pulver oder Kristalle, weiß bis fast weiß, hygroskopisch

*Löslichkeit:* leicht löslich in Wasser, praktisch unlöslich in Ethanol 96 %

## Prüfung auf Identität

A. IR-Spektroskopie (2.2.24)

  *Vergleich:* Natriumcalciumpentetat *CRS*

B. Die Substanz wird geglüht. Der Rückstand gibt die Identitätsreaktion b auf Calcium (2.3.1).

C. Die Substanz gibt die Identitätsreaktion a auf Natrium (2.3.1).

## Prüfung auf Reinheit

**Prüflösung:** 5,0 g Substanz werden in kohlendioxidfreiem Wasser *R* zu 25,0 ml gelöst.

**Aussehen der Lösung:** Die Prüflösung muss klar (2.2.1) und farblos (2.2.2, Methode II) sein.

**pH-Wert** (2.2.3): 8,0 bis 9,5, an der Prüflösung bestimmt

**Verunreinigung A:** Flüssigchromatographie (2.2.29)

*Die Prüfung ist unter Lichtschutz durchzuführen.*

*Lösungsmittelmischung:* 10 g Eisen(III)-sulfat-Pentahydrat *R* werden in 20 ml Schwefelsäure (0,5 mol · l⁻¹) gelöst. Die Lösung wird mit 780 ml Wasser *R* versetzt. Diese Lösung wird mit Natriumhydroxid-Lösung (1 mol · l⁻¹) auf einen pH-Wert von 2,0 eingestellt und mit Wasser *R* zu 1000 ml verdünnt.

*Untersuchungslösung:* 0,100 g Substanz werden in der Lösungsmittelmischung zu 25,0 ml gelöst.

*Referenzlösung a:* 0,100 g Natriumcalciumedetat *R* werden in der Lösungsmittelmischung zu 25,0 ml gelöst.

*Referenzlösung b:* 40,0 mg Nitrilotriessigsäure *R* (Verunreinigung A) werden in der Lösungsmittelmischung zu 100,0 ml gelöst. 10,0 ml Lösung werden mit 1 ml Referenzlösung a versetzt und mit der Lösungsmittelmischung zu 100,0 ml verdünnt. 1,0 ml dieser Lösung wird mit der Lösungsmittelmischung zu 10,0 ml verdünnt.

*Säule*
- Größe: $l$ = 0,10 m, $\varnothing$ = 4,6 mm
- Stationäre Phase: graphitierter Ruß zur Gaschromatographie *R* 1 (5 µm), sphärisch, mit einer spezifischen Oberfläche von 120 m² · g⁻¹ und einer Porengröße von 25 nm

*Mobile Phase:* 50 mg Eisen(III)-sulfat-Pentahydrat *R* werden in 50 ml Schwefelsäure (0,5 mol · l⁻¹) gelöst. Die Lösung wird mit 750 ml Wasser *R* versetzt. Diese Lösung wird mit Schwefelsäure (0,5 mol · l⁻¹) oder Natriumhydroxid-Lösung (1 mol · l⁻¹) auf einen pH-Wert von 1,5 eingestellt, mit 20 ml Ethylenglycol *R* versetzt und anschließend mit Wasser *R* zu 1000 ml verdünnt.

*Durchflussrate:* 1 ml · min⁻¹

*Detektion:* Spektrometer bei 273 nm

*Einspritzen:* 20 µl Untersuchungslösung; Referenzlösung b

Die Lösungen werden filtriert und sofort eingespritzt.

*Chromatographiedauer:* 4fache Retentionszeit des Eisenkomplexes von Verunreinigung A

*Retentionszeiten*
- Eisenkomplex von Verunreinigung A: etwa 5 min
- Eisenkomplex von Edetinsäure: etwa 10 min
- Eisenkomplex von Pentetsäure, eluiert mit dem Totvolumen

*Eignungsprüfung:* Referenzlösung b
- Auflösung: mindestens 7 zwischen den Peaks des Eisenkomplexes von Verunreinigung A und des Eisenkomplexes von Edetinsäure
- Signal-Rausch-Verhältnis: mindestens 50 für den Peak des Eisenkomplexes von Verunreinigung A

*Grenzwert*
- Verunreinigung A: nicht größer als die Fläche des entsprechenden Peaks im Chromatogramm der Referenzlösung b (0,1 Prozent)

**Verunreinigung B:** höchstens 1,0 Prozent

5,0 g Substanz werden in 250 ml Wasser *R* gelöst. Die Lösung wird mit 10 ml Ammoniumchlorid-Pufferlösung pH 10,0 *R* und 50 mg Eriochromschwarz-T-Verreibung *R* versetzt. Bis zum Farbumschlag nach Violett dürfen höchstens 1,3 ml Magnesiumchlorid-Lösung (0,1 mol · l$^{-1}$) verbraucht werden.

**Chlorid:** höchstens 0,1 Prozent

0,7 g Substanz werden in Wasser *R* zu 20 ml gelöst. Die Lösung wird mit 30 ml verdünnter Salpetersäure *R* versetzt, 30 min lang stehen gelassen und anschließend filtriert. 10 ml Filtrat werden mit Wasser *R* zu 50 ml verdünnt. Diese Lösung dient als Untersuchungslösung. Zur Herstellung der Referenzlösung werden 0,40 ml Salzsäure (0,01 mol · l$^{-1}$) mit 6 ml verdünnter Salpetersäure *R* versetzt und mit Wasser *R* zu 50 ml verdünnt. Falls erforderlich werden die beiden Lösungen filtriert. Die Untersuchungs- und Referenzlösung werden jeweils mit 1 ml Silbernitrat-Lösung *R* 2 versetzt, gemischt und 5 min lang unter Lichtschutz stehen gelassen. Eine in der Untersuchungslösung auftretende Opaleszenz darf nicht stärker sein als die in der Referenzlösung.

**Eisen** (2.4.9): höchstens 20 ppm

2,5 ml Prüflösung werden mit Wasser *R* zu 10 ml verdünnt. Der zu prüfenden Lösung und der Referenzlösung werden 0,25 g Calciumchlorid *R* vor der Thioglycolsäure *R* zugesetzt.

**Schwermetalle** (2.4.8): höchstens 20 ppm

1,0 g Substanz muss der Grenzprüfung F entsprechen, wobei für den Aufschluss Salpetersäure *R* statt Schwefelsäure *R* verwendet wird. Zur Herstellung der Referenzlösung werden 2 ml Blei-Lösung (10 ppm Pb) *R* verwendet.

**Wasser** (2.5.12): höchstens 15,0 Prozent, mit 0,100 g Substanz bestimmt

**Bakterien-Endotoxine** (2.6.14): weniger als 0,1 I.E. Bakterien-Endotoxine je Milligramm Substanz zur Herstellung von Parenteralia, die dabei keinem weiteren geeigneten Verfahren zur Beseitigung von Bakterien-Endotoxinen unterworfen wird

## Gehaltsbestimmung

0,100 g Substanz werden in Wasser *R* zu 50,0 ml gelöst. 25,0 ml Lösung werden mit 80 ml Wasser *R* versetzt und mit verdünnter Salpetersäure *R* auf einen pH-Wert von 2,3 eingestellt. Nach Zusatz von 0,1 ml einer Lösung von Xylenolorange *R* (1 g · l$^{-1}$) wird die Lösung mit Bismutnitrat-Lösung (0,01 mol · l$^{-1}$) bis zum Farbumschlag von Gelb nach Rot titriert.

1 ml Bismutnitrat-Lösung (0,01 mol · l$^{-1}$) entspricht 4,974 mg $C_{14}H_{18}CaN_3Na_3O_{10}$.

## Lagerung

Dicht verschlossen, vor Licht geschützt

## Beschriftung

In der Beschriftung wird empfohlen, die Substanz einer Herstellungsprüfung zu unterziehen, bevor sie zur Herstellung eines radioaktiven Arzneimittels verwendet wird. Auf diese Weise kann sichergestellt werden, dass aus der Substanz unter spezifizierten Herstellungsbedingungen das radioaktive Arzneimittel in der gewünschten Menge und der festgelegten Qualität erhalten werden kann.

## Verunreinigungen

*Spezifizierte Verunreinigungen:*

A, B

A. Nitrilotriessigsäure

B. [[Carboxymethyl)imino]bis(ethylennitrilo)]tetraessig=
säure
(Pentetsäure)

---

6.3/0296

# [$^{99m}$Tc]Technetium-Macrosalb-Injektionslösung

# Technetii[$^{99m}$Tc] macrosalbi suspensio iniectabilis

## Definition

[$^{99m}$Tc]Technetium-Macrosalb-Injektionslösung ist eine sterile Suspension von Humanalbumin in Form unregelmäßiger unlöslicher Aggregate, die durch Denaturierung von Humanalbumin in wässriger Lösung erhalten werden; die Teilchen sind mit Technetium-99m markiert. Die Injektionslösung enthält reduzierende Substanzen, zum Beispiel Zinnsalze, in einer Konzentration von höchstens 3 mg Sn je Milliliter. Die Injektionslösung kann einen geeigneten Puffer, zum Beispiel einen Acetat-, Citrat-

oder Phosphat-Puffer, sowie nicht denaturiertes Humanalbumin und ein Konservierungsmittel, wie Benzylalkohol, enthalten. Das verwendete Humanalbumin muss den Anforderungen der Monographie **Albuminlösung vom Menschen (Albumini humani solutio)** entsprechen. Die Injektionslösung enthält mindestens 90,0 und höchstens 110,0 Prozent der deklarierten Technetium-99m-Radioaktivität zu dem in der Beschriftung angegebenen Zeitpunkt. Mindestens 90 Prozent der Technetium-99m-Radioaktivität muss an die Teilchen der Suspension gebunden sein; dies kann durch Bestimmung der „Radioaktivität der nicht filtrierbaren Teilchen" ermittelt werden. Die Teilchen haben gewöhnlich einen Durchmesser zwischen 10 und 100 µm. Die spezifische Radioaktivität beträgt mindestens 37 MBq Technetium-99m je Milligramm aggregiertes Albumin zum Zeitpunkt der Anwendung.

Die Injektionslösung wird aus **Natrium[$^{99m}$Tc]pertechnetat-Injektionslösung aus Kernspaltprodukten (Natrii pertechnetatis[$^{99m}$Tc] fissione formati solutio iniectabilis)** oder aus **Natrium[$^{99m}$Tc]pertechnetat-Injektionslösung nicht aus Kernspaltprodukten (Natrii pertechnetatis[$^{99m}$Tc] sine fissione formati solutio iniectabilis)** unter Verwendung geeigneter, steriler Substanzen hergestellt. Der Anteil an Radionuklid-Verunreinigungen ist auf den Zeitpunkt der Anwendung zu beziehen.

## Eigenschaften

Weiße Suspension, die sich beim Stehenlassen trennen kann

Technetium-99m hat eine Halbwertszeit von 6,02 h und emittiert Gammastrahlen.

## Prüfung auf Identität

A. Das Spektrum der Gammastrahlen wird mit einem geeigneten Gerät gemessen. Das Spektrum weicht nicht signifikant von dem einer Technetium-99m-Referenzlösung ab, entweder durch direkten Vergleich oder durch Messung mit einem Gerät bestimmt, das mit Hilfe einer solchen Lösung eingestellt wurde. Technetium-99m- und Molybdän-99-Referenzlösungen können von nationalen, autorisierten Laboratorien bezogen werden. Das wichtigste Gammaphoton des Technetium-99m hat eine Energie von 0,140 MeV.

B. Die Prüfungen „Radioaktivität der nicht filtrierbaren Teilchen" und „Teilchengröße" (siehe „Prüfung auf Reinheit") tragen zur Identifizierung der Injektionslösung bei.

C. 1 ml Injektionslösung wird 5 bis 10 min lang in einem Zentrifugenglas bei 2500 g zentrifugiert. Die überstehende Flüssigkeit wird dekantiert und verworfen. Der Rückstand wird mit 5 ml Fehling'scher Lösung R 2 versetzt, gemischt und 10 min lang stehen gelassen. Falls erforderlich wird die Mischung erhitzt, um die Teilchen aufzulösen. Die Lösung wird erkalten gelassen. Werden 0,5 ml verdünntes Molybdat-Wolframat-Reagenz R schnell zugesetzt und wird die Lösung sofort gemischt, entwickelt sich eine blaue Färbung.

## Prüfung auf Reinheit

**pH-Wert** (2.2.3): Der pH-Wert der Injektionslösung muss zwischen 3,8 und 7,5 liegen.

**Radioaktivität der nicht filtrierbaren Teilchen:** Ein Polycarbonat-Membranfilter mit einem Durchmesser von 13 bis 25 mm, 10 µm Dicke und mit runden Poren von 3 µm Durchmesser wird verwendet. Die Membran wird in einem geeigneten Filtriergerät befestigt. 0,2 ml Injektionslösung werden auf die Membran gebracht und unter kontinuierlichem Zusatz von 20 ml einer Lösung von Natriumchlorid R (9 g · l$^{-1}$) filtriert. Die auf der Membran zurückbleibende Radioaktivität muss mindestens 90 Prozent der Gesamtradioaktivität der Injektionslösung betragen.

**Teilchengröße:** Die Prüfung erfolgt unter Verwendung eines Mikroskops. Die Injektionslösung wird, falls erforderlich, so weit verdünnt, dass die Teilchenanzahl gerade gering genug ist, um individuelle Teilchen zu unterscheiden. Unter Verwendung einer Spritze, die mit einer Nadel von mindestens 0,35 mm innerem Durchmesser versehen ist, wird ein geeignetes Volumen in eine geeignete Zählkammer, zum Beispiel eine Hämocytometerzelle, gebracht, wobei darauf zu achten ist, dass die Kammer nicht überfüllt wird. Anschließend wird die Suspension 1 min lang stehen gelassen. Ein Deckglas wird vorsichtig aufgelegt, ohne die Untersuchungsprobe zu zerdrücken. Eine Fläche mit mindestens 5000 Teilchen wird geprüft. Höchstens 10 Teilchen dürfen einen größeren Durchmesser als 100 µm haben. Kein Teilchen darf einen Durchmesser von mehr als 150 µm haben.

**Aggregiertes Albumin**
*Untersuchungslösung:* Ein Teil der Injektionslösung mit etwa 1 mg aggregiertem Albumin wird 5 bis 10 min lang in einem Zentrifugenglas bei etwa 2500 g zentrifugiert. Die überstehende Flüssigkeit wird dekantiert und verworfen. Der Rückstand wird in 2,0 ml einer Lösung von Natriumchlorid R (9 g · l$^{-1}$) suspendiert und 5 bis 10 min lang bei 2500 g zentrifugiert. Die überstehende Flüssigkeit wird dekantiert und verworfen. Der Rückstand wird in 5,0 ml Natriumcarbonat-Lösung R 1 suspendiert. Die Suspension wird in einem Wasserbad von 80 bis 90 °C erhitzt, um die Albuminaggregate aufzulösen. Nach dem Erkalten wird die Lösung in einen Messkolben überführt und mit Natriumcarbonat-Lösung R 1 zu 10,0 ml verdünnt.

*Referenzlösungen:* Eine Reihe von Referenzlösungen wird hergestellt, die 0,05 bis 0,2 mg Humanalbumin je Milliliter Natriumcarbonat-Lösung R 1 enthalten.

3,0 ml jeder Lösung werden getrennt in 25-ml-Kolben gegeben. In jeden Kolben werden 15,0 ml Fehling'sche Lösung R 2 gegeben, gemischt und 10 min lang stehen gelassen. 1,5 ml verdünntes Molybdat-Wolframat-Reagenz R werden schnell zugesetzt. Die Lösung wird sofort gemischt und 30 min lang stehen gelassen. Unter

Verwendung von Natriumcarbonat-Lösung *R* 1 als Kompensationsflüssigkeit wird die Absorption (2.2.25) jeder Lösung bei 750 nm gemessen. Aus den erhaltenen Absorptionen der Referenzlösungen wird eine Kalibrierkurve erstellt und der Gehalt an aggregiertem Albumin in der Injektionslösung berechnet.

**Zinn**

*Untersuchungslösung:* 1,0 ml Injektionslösung wird mit 1,0 ml Salzsäure (2 mol · l$^{-1}$) versetzt. Die Mischung wird 30 min lang im Wasserbad erhitzt, abgekühlt und 10 min lang bei 300 *g* zentrifugiert. 1,0 ml der überstehenden Flüssigkeit wird mit Salzsäure (1 mol · l$^{-1}$) zu 25,0 ml verdünnt.

*Referenzlösung:* 0,115 g Zinn(II)-chlorid *R* werden in Salzsäure (1 mol · l$^{-1}$) zu 1000,0 ml gelöst.

1,0 ml jeder Lösung wird mit 0,4 ml einer Lösung von Natriumdodecylsulfat *R* (20 g · l$^{-1}$), 0,05 ml Thioglycolsäure *R*, 0,1 ml Dithiol-Reagenz *R* und 3,0 ml Salzsäure (0,2 mol · l$^{-1}$) versetzt und gemischt. Unter Verwendung von Salzsäure (0,2 mol · l$^{-1}$) als Kompensationsflüssigkeit wird die Absorption (2.2.25) jeder Lösung bei 540 nm gemessen. Die Absorption der Untersuchungslösung darf nicht größer sein als die der Referenzlösung (3 mg Sn je Milliliter).

**Physiologische Verteilung:** In die Schwanzvene von 3 Ratten mit je einer Körpermasse zwischen 150 und 250 g werden höchstens je 0,2 ml Injektionslösung injiziert. Die Ratten werden 15 min nach der Injektion schmerzlos getötet. Leber, Milz und Lunge werden entnommen. Die Radioaktivität der Organe wird mit einem geeigneten Gerät gemessen. Nach Entfernen des Schwanzes wird die Radioaktivität jedes Restkörpers, einschließlich des Bluts, gemessen.

Der Prozentanteil der Radioaktivität in Leber, Milz und Lunge wird nach folgender Formel berechnet:

$$\frac{A}{B} \cdot 100$$

*A* = Radioaktivität des betreffenden Organs
*B* = Gesamtradioaktivität in Leber, Milz, Lunge und im Restkörper

Bei mindestens 2 der 3 verwendeten Ratten müssen mindestens 80 Prozent der Radioaktivität in der Lunge und dürfen höchstens 5 Prozent in Leber und Milz nachgewiesen werden.

Die Injektionslösung kann vor Abschluss der Prüfung zur Anwendung freigegeben werden.

**Sterilität:** Die Injektionslösung muss der Prüfung „Sterilität" der Monographie **Radioaktive Arzneimittel (Radiopharmaceutica)** entsprechen.

Die Injektionslösung kann vor Abschluss der Prüfung zur Anwendung freigegeben werden.

**Bakterien-Endotoxine** (2.6.14): weniger als 175/*V* I.E. Bakterien-Endotoxine je Milliliter, wobei *V* der in Millilitern angegebenen empfohlenen Maximaldosis entspricht.

## Radioaktivität

Die Radioaktivität wird mit einem geeigneten Gerät durch Vergleich mit einer Technetium-99m-Referenzlösung oder durch Messung mit einem Gerät, das mit Hilfe einer solchen Lösung eingestellt wurde, bestimmt.

## Beschriftung

Die Beschriftung gibt an,
– falls vorhanden, die Konzentration von Zinn in Milligramm je Milliliter
– dass die Injektionslösung vor Anwendung zu schütteln ist
– dass die Injektionslösung nicht verwendet werden darf, wenn die Suspension nach dem Schütteln nicht homogen erscheint.

6.3/2393
# [$^{99m}$Tc]Technetium-Mebrofenin-Injektionslösung

## Technetii[$^{99m}$Tc] mebrofenini solutio iniectabilis

## Definition

[$^{99m}$Tc]Technetium-Mebrofenin-Injektionslösung ist eine sterile Lösung eines Komplexes von Technetium-99m und Mebrofenin. Die Injektionslösung kann Stabilisatoren und inerte Zusatzstoffe enthalten.

*Gehalt:* 90 bis 110 Prozent der deklarierten Technetium-99m-Radioaktivität zu dem in der Beschriftung angegebenen Zeitpunkt

## Herstellung

Die Injektionslösung wird durch Lösen von [[[(3-Brom-2,4,6-trimethylphenyl)carbamoyl]methyl]imino]diessigsäure (Mebrofenin) in Gegenwart eines Reduktionsmittels wie einem Zinnsalz in **Natrium[$^{99m}$Tc]pertechnetat-Injektionslösung aus Kernspaltprodukten (Natrii pertechnetatis[$^{99m}$Tc] fissione formati solutio iniectabilis)** oder **Natrium[$^{99m}$Tc]pertechnetat-Injektionslösung nicht aus Kernspaltprodukten (Natrii pertech-**

netatis[⁹⁹ᵐTc] sine fissione formati solutio iniectabilis) hergestellt.

## Eigenschaften

*Aussehen:* klare, farblose Lösung

*Halbwertszeit und Art der Strahlung von Technetium-99m:* entsprechend „5.7 Tabelle mit physikalischen Eigenschaften der im Arzneibuch erwähnten Radionuklide"

## Prüfung auf Identität

A. Gammaspektrometrie

*Ergebnis:* Das wichtigste Gammaphoton von Technetium-99m hat eine Energie von 0,141 MeV.

B. Die bei der Prüfung „Andere radiochemische Verunreinigungen" (siehe „Prüfung auf Reinheit") erhaltenen Chromatogramme werden ausgewertet.

*Ergebnis:* Der Hauptpeak im Radiochromatogramm der Untersuchungslösung entspricht in Bezug auf die Retentionszeit dem Peak von Technetium-99m-Mebrofenin im Radiochromatogramm der Referenzlösung.

## Prüfung auf Reinheit

**pH-Wert** (2.2.3): 4,0 bis 7,5

**Sterilität:** Die Injektionslösung muss der Prüfung „Sterilität" der Monographie **Radioaktive Arzneimittel (Radiopharmaceutica)** entsprechen.

Die Injektionslösung kann vor Abschluss der Prüfung zur Anwendung freigegeben werden.

**Bakterien-Endotoxine** (2.6.14): weniger als 175/$V$ I.E. Bakterien-Endotoxine je Milliliter, wobei $V$ der in Millilitern angegebenen empfohlenen Maximaldosis entspricht

### Radiochemische Reinheit

**Verunreinigung A:** Dünnschichtchromatographie (2.2.27)

*Untersuchungslösung:* die Injektionslösung

*Referenzlösung a:* 1 ml einer Lösung von Zinnchlorid $R$ (1 g · l⁻¹) in Salzsäure (0,05 mol · l⁻¹) wird in einer verschlossenen Probeflasche mit 2 ml Natrium[⁹⁹ᵐTc]pertechnetat-Injektionslösung aus Kernspaltprodukten oder nicht aus Kernspaltprodukten versetzt. Die Lösung wird innerhalb von 30 min nach der Herstellung verwendet.

*Referenzlösung b:* 40 mg Mebrofenin CRS werden in 2 ml Wasser $R$ gelöst. Die Lösung wird mit einer Lösung von Natriumhydroxid $R$ (40 g · l⁻¹) auf einen pH-Wert von 6,5 eingestellt. Diese Lösung wird mit 25 µl einer Lösung von Zinnchlorid $R$ (20 mg · ml⁻¹) in Salzsäure (0,05 mol · l⁻¹) und 2 ml einer Lösung entsprechend 400 MBq Natrium[⁹⁹ᵐTc]pertechnetat-Injektionslösung aus Kernspaltprodukten oder nicht aus Kernspaltprodukten versetzt. Die Mischung wird 15 min lang stehen gelassen.

*Platte:* DC-Platte mit Kieselgel $R$

Eine Glasfiber-Platte wird verwendet.

*Fließmittel:* Wasser $R$, Acetonitril $R$ (40:60 $V/V$)

*Auftragen:* etwa 5 µl

*Laufstrecke:* unmittelbar nach dem Auftragen über 4/5 der Platte

*Trocknen:* an der Luft

*Detektion:* Die Verteilung der Radioaktivität wird mit Hilfe eines geeigneten Detektors bestimmt.

*Retardationsfaktor*
– Verunreinigung A: 0 bis 0,1

*Eignungsprüfung:* Der Retardationsfaktor des Hauptpeaks im Chromatogramm der Referenzlösung a darf höchstens 0,1 betragen. Der Retardationsfaktor des Hauptpeaks im Chromatogramm der Referenzlösung b muss größer als 0,7 sein.

**Andere radiochemische Verunreinigungen:** Flüssigchromatographie (2.2.29)

*Untersuchungslösung:* die Injektionslösung

*Referenzlösung:* Die bei der Prüfung „Verunreinigung A" hergestellte Referenzlösung b wird verwendet.

*Säule*
– Größe: $l$ = 0,25 m, $\varnothing$ = 4,0 mm
– Stationäre Phase: nachsilanisiertes, octadecylsilyliertes Kieselgel zur Chromatographie mit eingefügten polaren Gruppen $R$ (5 µm)
– Mobile Phase A: eine Lösung von Ammoniumacetat $R$ (3,85 g · l⁻¹)
– Mobile Phase B: Acetonitril $R$

| Zeit (min) | Mobile Phase A (% V/V) | Mobile Phase B (% V/V) |
|---|---|---|
| 0 – 20 | 70 | 30 |
| 20 – 25 | 70 → 0 | 30 → 100 |
| 25 – 30 | 0 | 100 |

*Durchflussrate:* 1,0 ml · min⁻¹

*Detektion:* Radioaktivitätsdetektor

*Einspritzen:* 20 µl

*Relative Retention* (bezogen auf Technetium-99m-Mebrofenin, $t_R$ etwa 20 min)
– Verunreinigung B: etwa 0,17

*Grenzwert*
– Technetium-99m-Mebrofenin: mindestens 94 Prozent der Gesamtradioaktivität

Der prozentuale Anteil der Radioaktivität, die dem Technetium-99m-Mebrofenin entspricht, wird nach folgender Formel berechnet:

$$(100 - A) \cdot T$$

$A$ = Prozentgehalt an Radioaktivität, die der Verunreinigung A entspricht, bestimmt bei der Prüfung „Verunreinigung A"

$T$ = Verhältnis der Radioaktivität, die dem Peak von Technetium-99m-Mebrofenin entspricht, zur Gesamtradioaktivität im Chromatogramm der Untersuchungslösung

## Radioaktivität

Die Radioaktivität der Injektionslösung wird mit einem eingestellten Gerät bestimmt.

## Verunreinigungen

A. Technetium-99m in kolloidaler Form

B. [$^{99m}$Tc]Pertechnetat-Ion

6.3/0570

# [$^{99m}$Tc]Technetium-Mikrosphären-Injektionslösung

# Technetii[$^{99m}$Tc] microsphaerarum suspensio iniectabilis

## Definition

[$^{99m}$Tc]Technetium-Mikrosphären-Injektionslösung ist eine sterile Suspension von Humanalbumin, das unter Bildung kugelförmiger, unlöslicher Teilchen denaturiert wurde; die Teilchen sind mit Technetium-99m markiert. Die Injektionslösung enthält reduzierende Substanzen, zum Beispiel Zinnsalze, in einer Konzentration von höchstens 3 mg Sn je Milliliter; sie kann einen geeigneten Puffer, zum Beispiel Acetat-, Citrat- oder Phosphat-Puffer, und Zusatzstoffe, zum Beispiel Netzmittel, enthalten. Das verwendete Humanalbumin muss den Anforderungen der Monographie **Albuminlösung vom Menschen (Albumini humani solutio)** entsprechen. Die Injektionslösung enthält mindestens 90,0 und höchstens 110,0 Prozent der deklarierten Technetium-99m-Radioaktivität zu dem in der Beschriftung angegebenen Zeitpunkt. Mindestens 95 Prozent der Technetium-99m-Radioaktivität muss an die Teilchen der Suspension gebunden sein; dies kann durch Bestimmung der „Radioaktivität der nicht filtrierbaren Teilchen" ermittelt werden. Die Teilchen haben gewöhnlich einen Durchmesser zwischen 10 und 50 µm. Die Radioaktivität beträgt mindestens 185 MBq Technetium-99m je 1 Million Teilchen, bezogen auf den Zeitpunkt der Anwendung.

Die Injektionslösung wird aus **Natrium[$^{99m}$Tc]pertechnetat-Injektionslösung aus Kernspaltprodukten (Natrii pertechnetatis[$^{99m}$Tc] fissione formati solutio iniectabilis)** oder aus **Natrium[$^{99m}$Tc]pertechnetat-Injektionslösung nicht aus Kernspaltprodukten (Natrii pertechnetatis[$^{99m}$Tc] sine fissione formati solutio iniectabilis)** unter Verwendung geeigneter, steriler Substanzen hergestellt. Der Anteil an Radionuklid-Verunreinigungen ist auf den Zeitpunkt der Anwendung zu beziehen.

## Eigenschaften

Suspension von weißen bis gelben oder künstlich gefärbten Teilchen, die sich beim Stehenlassen trennen kann

Technetium-99m hat eine Halbwertszeit von 6,02 h und emittiert Gammastrahlen.

## Prüfung auf Identität

A. Das Spektrum der Gammastrahlen wird mit einem geeigneten Gerät gemessen. Das Spektrum weicht nicht signifikant von dem einer Technetium-99m-Referenzlösung ab, entweder durch direkten Vergleich oder durch Messung mit einem Gerät bestimmt, das mit Hilfe einer solchen Lösung eingestellt wurde. Technetium-99m- und Molybdän-99-Referenzlösungen können von nationalen, autorisierten Laboratorien bezogen werden. Das wichtigste Gammaphoton von Technetium-99m hat eine Energie von 0,140 MeV.

B. Die Prüfungen „Radioaktivität der nicht filtrierbaren Teilchen" und „Teilchengröße" (siehe „Prüfung auf Reinheit") tragen zur Identifizierung der Injektionslösung bei.

C. 1 ml Injektionslösung wird 5 bis 10 min lang in einem Zentrifugenglas bei 2500 *g* zentrifugiert. Die überstehende Flüssigkeit wird dekantiert und verworfen. Der Rückstand wird mit 5 ml Fehling'scher Lösung *R* 2 versetzt und gemischt. Die Mischung wird 10 min lang stehen gelassen und, falls erforderlich, erhitzt, um die Teilchen aufzulösen. Die Lösung wird erkalten gelassen. Werden 0,5 ml verdünntes Molybdat-Wolframat-Reagenz *R* schnell zugesetzt und wird die Lösung sofort gemischt, entwickelt sich eine blaue Färbung.

## Prüfung auf Reinheit

**pH-Wert** (2.2.3): Der pH-Wert der Injektionslösung muss zwischen 4,0 und 9,0 liegen.

**Radioaktivität der nicht filtrierbaren Teilchen:** Ein Polycarbonat-Membranfilter mit einem Druchmesser von 13 bis 25 mm, 10 µm Dicke und mit runden Poren von 3 µm Durchmesser wird verwendet. Die Membran wird in einem geeigneten Filtriergerät befestigt. 0,2 ml Injektionslösung werden auf die Membran gebracht und unter kontinuierlichem Zusatz von 20 ml einer Lösung von Natriumchlorid $R$ (9 g · l⁻¹) filtriert. Die auf der Membran zurückbleibende Radioaktivität muss mindestens 95 Prozent der Gesamtradioaktivität der Injektionslösung betragen.

**Teilchengröße:** Die Prüfung erfolgt unter Verwendung eines Mikroskops. Die Injektionslösung wird, falls erforderlich, so weit verdünnt, dass die Teilchenanzahl gerade gering genug ist, um individuelle Teilchen zu unterscheiden. Unter Verwendung einer Spritze, die mit einer Nadel von mindestens 0,35 mm innerem Durchmesser versehen ist, wird ein geeignetes Volumen in eine geeignete Zählkammer, zum Beispiel eine Hämocytometerzelle, gebracht, wobei darauf zu achten ist, dass die Kammer nicht überfüllt wird. Anschließend wird die Suspension 1 min lang stehen gelassen. Ein Deckglas wird vorsichtig aufgelegt, ohne die Untersuchungsprobe zu zerdrücken. Eine Fläche mit mindestens 5000 Teilchen wird geprüft. Die Teilchen haben eine gleichartige kugelförmige Gestalt. Höchstens 10 Teilchen haben einen größeren Durchmesser als 75 µm. Keines der vorhandenen Teilchen darf einen Durchmesser von mehr als 100 µm haben.

**Anzahl der Teilchen:** Die Prüfung erfolgt unter Verwendung eines Mikroskops. Eine geeignete Zählkammer, zum Beispiel eine Hämocytometerzelle, wird mit einer geeigneten Verdünnung der Injektionslösung gefüllt, wobei darauf zu achten ist, dass dabei die Teilchen nicht sedimentieren. Die Teilchen in der Kammer werden gezählt. Der gesamte Vorgang wird 2-mal wiederholt und die Anzahl der Teilchen je Milliliter Injektionslösung berechnet.

**Zinn**
*Untersuchungslösung:* 1,0 ml Injektionslösung wird mit 0,5 ml Schwefelsäure $R$ und 1,5 ml Salpetersäure $R$ versetzt. Das Volumen wird durch Erhitzen auf etwa 1 ml eingeengt. Nach Zusatz von 2 ml Wasser $R$ wird das Volumen erneut auf etwa 1 ml eingeengt. Der gesamte Vorgang wird 2-mal wiederholt, danach wird die Lösung abgekühlt und mit Salzsäure (1 mol · l⁻¹) zu 25,0 ml verdünnt.

*Referenzlösung:* 0,115 g Zinn(II)-chlorid $R$ werden in Salzsäure (1 mol · l⁻¹) zu 1000,0 ml gelöst.

1,0 ml jeder Lösung wird mit 0,4 ml einer Lösung von Natriumdodecylsulfat $R$ (20 g · l⁻¹), 0,05 ml Thioglycolsäure $R$, 0,1 ml Dithiol-Reagenz $R$ und 3,0 ml Salzsäure (0,2 mol · l⁻¹) versetzt und gemischt. Unter Verwendung von Salzsäure (0,2 mol · l⁻¹) als Kompensationsflüssigkeit wird die Absorption (2.2.25) jeder Lösung bei 540 nm gemessen. Die Absorption der Untersuchungslösung darf nicht größer sein als die der Referenzlösung (3 mg Sn je Milliliter).

**Physiologische Verteilung:** In die Schwanzvene von 3 Ratten mit je einer Körpermasse zwischen 150 und 250 g werden höchstens je 0,2 ml Injektionslösung injiziert. Die Ratten werden 15 min nach der Injektion schmerzlos getötet. Leber, Milz und Lunge werden entnommen. Die Radioaktivität der Organe wird mit einem geeigneten Gerät gemessen. Nach Entfernen des Schwanzes wird die Radioaktivität jedes Restkörpers, einschließlich des Bluts und des ausgeschiedenen Urins, gemessen.

Der Prozentanteil der Radioaktivität in Leber, Lunge und Milz wird nach folgender Formel berechnet:

$$\frac{A}{B} \cdot 100$$

$A$ = Radioaktivität des betreffenden Organs
$B$ = Gesamtradioaktivität in Leber, Milz, Lunge und im Restkörper, einschließlich des ausgeschiedenen Urins

Bei mindestens 2 der 3 verwendeten Ratten müssen mindestens 80 Prozent der Radioaktivität in der Lunge und dürfen höchstens 5 Prozent in Leber und Milz nachgewiesen werden.

Die Injektionslösung kann vor Abschluss der Prüfung zur Anwendung freigegeben werden.

**Sterilität:** Die Injektionslösung muss der Prüfung „Sterilität" der Monographie **Radioaktive Arzneimittel (Radiopharmaceutica)** entsprechen.

Die Injektionslösung kann vor Abschluss der Prüfung zur Anwendung freigegeben werden.

**Bakterien-Endotoxine** (2.6.14): weniger als 175/$V$ I.E. Bakterien-Endotoxine je Milliliter, wobei $V$ der in Millilitern angegebenen empfohlenen Maximaldosis entspricht

# Radioaktivität

Die Radioaktivität wird mit einem geeigneten Gerät durch Vergleich mit einer Technetium-99m-Referenzlösung oder durch Messung mit einem Gerät, das mit Hilfe einer solchen Lösung eingestellt wurde, bestimmt.

# Beschriftung

Die Beschriftung gibt an,
- falls vorhanden, die Konzentration von Zinn in Milligramm je Milliliter
- dass die Injektionslösung vor Anwendung zu schütteln ist.

# 6.3/0126
# [$^{99m}$Tc]Technetium-Rheniumsulfid-Kolloid-Injektionslösung

# Rhenii sulfidi colloidalis et technetii[$^{99m}$Tc] solutio iniectabilis

## Definition

[$^{99m}$Tc]Technetium-Rheniumsulfid-Kolloid-Injektionslösung ist eine sterile, kolloidale Dispersion von Rheniumsulfidteilchen, die mit Technetium-99m markiert sind. Das Kolloid ist mit Gelatine stabilisiert. Die Injektionslösung enthält mindestens 90,0 und höchstens 110,0 Prozent der deklarierten Technetium-99m-Radioaktivität zu dem in der Beschriftung angegebenen Zeitpunkt. Mindestens 92 Prozent der Radioaktivität entsprechen Technetium-99m in kolloidaler Form. Der pH-Wert der Injektionslösung kann durch Zusatz eines geeigneten Puffers, wie zum Beispiel einer Citrat-Pufferlösung, eingestellt sein. Die Injektionslösung enthält eine unterschiedliche Konzentration von kolloidalem Rheniumsulfid, die, abhängig vom Herstellungsverfahren, höchstens 0,22 mg Rhenium (Re) je Milliliter betragen darf.

Die Injektionslösung wird aus **Natrium[$^{99m}$Tc]pertechnetat-Injektionslösung aus Kernspaltprodukten (Natrii pertechnetatis[$^{99m}$Tc] fissione formati solutio iniectabilis)** oder aus **Natrium[$^{99m}$Tc]pertechnetat-Injektionslösung nicht aus Kernspaltprodukten (Natrii pertechnetatis[$^{99m}$Tc] sine fissione formati solutio iniectabilis)** unter Verwendung geeigneter, steriler Substanzen hergestellt. Der Anteil an Radionuklid-Verunreinigungen ist auf den Zeitpunkt der Anwendung zu beziehen.

## Eigenschaften

Hellbraune Flüssigkeit

Technetium-99m hat eine Halbwertszeit von 6,02 h und emittiert Gammastrahlen.

## Prüfung auf Identität

A. Das Spektrum der Gammastrahlen wird mit einem geeigneten Gerät gemessen. Das Spektrum weicht nicht signifikant von dem einer Technetium-99m-Referenzlösung ab, entweder durch direkten Vergleich oder durch Messung mit einem Gerät bestimmt, das mit einer solchen Lösung eingestellt wurde. Technetium-99m- und Molybdän-99-Referenzlösungen können von nationalen, autorisierten Laboratorien bezogen werden. Das wichtigste Gammaphoton von Technetium-99m hat eine Energie von 0,140 MeV.

B. Das unter Prüfung „Radiochemische Reinheit" (siehe „Prüfung auf Reinheit") erhaltene Chromatogramm wird ausgewertet. Die Verteilung der Radioaktivität trägt zur Identifizierung der Injektionslösung bei.

C. Werden zu 1 ml Injektionslösung 5 ml Salzsäure $R$, 5 ml einer Lösung von Thioharnstoff $R$ (50 g · l$^{-1}$) und 1 ml einer Lösung von Zinn(II)-chlorid $R$ (200 g · l$^{-1}$) in Salzsäure $R$ gegeben, entsteht eine Gelbfärbung.

## Prüfung auf Reinheit

**pH-Wert** (2.2.3): Der pH-Wert der Injektionslösung muss zwischen 4,0 und 7,0 liegen.

**Rhenium**
*Untersuchungslösung:* 1 ml Injektionslösung

*Referenzlösungen:* Eine Lösung, die 100 µg Kaliumperrhenat $R$ (entsprechend 60 ppm Re) und 240 µg Natriumthiosulfat $R$ je Milliliter enthält, wird hergestellt. Von dieser Lösung werden zur Herstellung einer Verdünnungsreihe unterschiedliche Mengen entnommen und durch Verdünnen mit Wasser $R$ auf das gleiche Endvolumen gebracht.

Zur Untersuchungslösung und zu 1 ml jeder Referenzlösung werden 5 ml Salzsäure $R$, 5 ml einer Lösung von Thioharnstoff $R$ (50 g · l$^{-1}$) und 1 ml einer Lösung von Zinn(II)-chlorid $R$ (200 g · l$^{-1}$) in Salzsäure $R$ gegeben und mit Wasser $R$ zu 25,0 ml verdünnt. Die Lösungen werden 40 min lang stehen gelassen und die Absorption (2.2.25) jeder Lösung bei 400 nm gemessen. Als Kompensationsflüssigkeit wird die rheniumfreie Mischung der Reagenzien verwendet. Aus den Absorptionen der Referenzlösungen wird eine Kalibrierkurve erstellt und die Konzentration von Rhenium in der Injektionslösung ermittelt.

**Physiologische Verteilung:** In die Schwanzvene von 3 Mäusen mit je einer Körpermasse zwischen 20 und 25 g werden höchstens je 0,2 ml Injektionslösung injiziert. Die Mäuse werden 20 min nach der Injektion schmerzlos getötet. Leber, Milz und Lunge werden entnommen. Die Radioaktivität der Organe wird mit einem geeigneten Gerät gemessen. Nach Entfernen des Schwanzes wird die Radioaktivität jedes Restkörpers gemessen.

Der Prozentanteil der Radioaktivität in Leber, Milz und Lunge wird nach folgender Formel berechnet:

$$\frac{A}{B} \cdot 100$$

$A$ = Radioaktivität des betreffenden Organs
$B$ = Gesamtradioaktivität in Leber, Milz, Lunge und im Restkörper

Bei jeder der 3 Mäuse müssen mindestens 80 Prozent der Radioaktivität in Leber und Milz und dürfen höchstens 5 Prozent in der Lunge nachgewiesen werden. Wenn die Verteilung der Radioaktivität in einer der 3 Mäuse nicht der vorgeschriebenen Verteilung entspricht, wird die

Prüfung mit 3 weiteren Mäusen wiederholt. Die Injektionslösung entspricht der Prüfung, wenn die vorgeschriebene Verteilung der Radioaktivität in 5 der 6 untersuchten Mäuse nachgewiesen wird.

Die Injektionslösung kann vor Abschluss der Prüfung zur Anwendung freigegeben werden.

**Sterilität:** Die Injektionslösung muss der Prüfung „Sterilität" der Monographie **Radioaktive Arzneimittel (Radiopharmaceutica)** entsprechen.

Die Injektionslösung kann vor Abschluss der Prüfung zur Anwendung freigegeben werden.

**Bakterien-Endotoxine** (2.6.14): weniger als $175/V$ I.E. Bakterien-Endotoxine je Milliliter, wobei $V$ der in Millilitern angegebenen empfohlenen Maximaldosis entspricht

## Radiochemische Reinheit

Die Prüfung erfolgt mit Hilfe der aufsteigenden Papierchromatographie (2.2.26).

Auf das Papier werden 10 µl Injektionslösung aufgetragen. Die Chromatographie erfolgt sofort mit einer Lösung von Natriumchlorid $R$ (9 g · l$^{-1}$) über eine Laufstrecke von 10 bis 15 cm. Nach dem Trocknenlassen des Papiers wird die Verteilung der Radioaktivität mit Hilfe eines geeigneten Detektors ermittelt. Technetium-99m in kolloidaler Form bleibt am Startpunkt zurück, das Pertechnetat-Ion hat einen $R_F$-Wert von etwa 0,6. Andere Verunreinigungen mit $R_F$-Werten zwischen etwa 0,8 und 0,9 können vorhanden sein. Die Radioaktivität des dem Technetium-99m in kolloidaler Form entsprechenden Flecks muss mindestens 92 Prozent der Gesamtradioaktivität des Chromatogramms betragen.

## Radioaktivität

Die Radioaktivität wird mit einem geeigneten Gerät durch Vergleich mit einer Technetium-99m-Referenzlösung oder durch Messung mit einem Gerät, das mit Hilfe einer solchen Lösung eingestellt wurde, bestimmt.

## Beschriftung

Die Beschriftung gibt insbesondere die Konzentration von Rhenium in Milligramm je Milliliter an.

# 6.3/0129

# [$^{99m}$Tc]Technetium-Zinndiphosphat-Injektionslösung

# Stanni pyrophosphatis et technetii[$^{99m}$Tc] solutio iniectabilis

## Definition

[$^{99m}$Tc]Technetium-Zinndiphosphat-Injektionslösung ist eine sterile Lösung, die durch Mischen von Natriumdiphosphat-Lösung und Zinn(II)-chlorid-Lösung mit Natrium[$^{99m}$Tc]pertechnetat-Injektionslösung (aus Kernspaltprodukten oder nicht aus Kernspaltprodukten) hergestellt werden kann. Die Injektionslösung enthält mindestens 90,0 und höchstens 110,0 Prozent der deklarierten Technetium-99m-Radioaktivität zu dem in der Beschriftung angegebenen Zeitpunkt. Mindestens 90 Prozent der Radioaktivität entsprechen dem Technetium-99m-Zinndiphosphat-Komplex.

Die Injektionslösung kann zwischen 1 und 50 mg Natriumdiphosphat (Na$_4$P$_2$O$_7$ · 10 H$_2$O) je Milliliter und eine variable Konzentration bis 3,0 mg Zinn je Milliliter enthalten.

Die Injektionslösung wird aus **Natrium[$^{99m}$Tc]pertechnetat-Injektionslösung aus Kernspaltprodukten (Natrii pertechnetatis[$^{99m}$Tc] fissione formati solutio iniectabilis)** oder aus **Natrium[$^{99m}$Tc]pertechnetat-Injektionslösung nicht aus Kernspaltprodukten (Natrii pertechnetatis[$^{99m}$Tc] sine fissione formati solutio iniectabilis)** unter Verwendung geeigneter, steriler Substanzen hergestellt. Der Anteil an Radionuklid-Verunreinigungen ist auf den Zeitpunkt der Anwendung zu beziehen.

## Eigenschaften

Klare, farblose Lösung

Technetium-99m hat eine Halbwertszeit von 6,02 h und emittiert Gammastrahlen.

## Prüfung auf Identität

A. Das Spektrum der Gammastrahlen wird mit einem geeigneten Gerät gemessen. Das Spektrum weicht nicht signifikant von dem einer Technetium-99m-Referenzlösung ab, entweder durch direkten Vergleich oder durch Messung mit einem Gerät bestimmt, das mit Hilfe einer solchen Lösung eingestellt wurde. Technetium-99m- und Molybdän-99-Referenzlösungen können von nationalen, autorisierten Laboratorien bezogen werden. Das wichtigste Gammaphoton des Technetium-99m hat eine Energie von 0,140 MeV.

B. Die unter Prüfung „Radiochemische Reinheit" (siehe „Prüfung auf Reinheit") erhaltenen Chromatogramme werden ausgewertet. Die Verteilung der Radioaktivität trägt zur Identifizierung der Injektionslösung bei.

C. 1 ml Injektionslösung wird mit 1 ml Essigsäure R versetzt und 1 h lang im Wasserbad erhitzt. Werden nach dem Abkühlen 10 ml Molybdat-Vanadat-Reagenz R zugesetzt, entsteht innerhalb von 30 min eine Gelbfärbung.

D. 1 ml Injektionslösung wird mit 2 ml einer 30-prozentigen Lösung (V/V) von Schwefelsäure R, 1 ml Salzsäure R, 0,05 ml Thioglycolsäure R, 0,4 ml einer Lösung von Natriumdodecylsulfat R (20 g · l$^{-1}$) und 0,1 ml Dithiol-Reagenz R versetzt. Innerhalb von 30 min entsteht eine Rosafärbung.

## Prüfung auf Reinheit

**pH-Wert** (2.2.3): Der pH-Wert der Injektionslösung muss zwischen 6,0 und 7,0 liegen.

### Natriumdiphosphat

*Untersuchungslösung:* 1 ml Injektionslösung oder eine geeignete Verdünnung

*Referenzlösungen:* Natriumdiphosphat R und Zinn(II)-chlorid R werden im gleichen Verhältnis wie bei der Injektionslösung in Wasser R gelöst. Von dieser Lösung werden zur Herstellung einer Verdünnungsreihe unterschiedliche Mengen entnommen und durch Verdünnen mit Wasser R auf das gleiche Endvolumen gebracht.

Die Untersuchungslösung und 1 ml jeder Referenzlösung werden nacheinander mit 10 ml einer Lösung von Natriummonohydrogenphosphat R (1 g · l$^{-1}$), 10 ml Eisen-Lösung (8 ppm Fe) R, 5 ml Essigsäure 99 % R und 5 ml einer Lösung von Hydroxylaminhydrochlorid R (1 g · l$^{-1}$) versetzt. Jede Lösung wird mit Wasser R zu 40 ml verdünnt und im Wasserbad 1 h lang bei 40 °C erwärmt. Jede Lösung wird mit 4 ml einer Lösung von Phenanthrolinhydrochlorid R (1 g · l$^{-1}$) versetzt und mit Wasser R zu 50,0 ml verdünnt. Die Absorption (2.2.25) jeder Lösung wird bei 515 nm gemessen. Als Kompensationsflüssigkeit wird die natriumdiphosphatfreie Mischung der Reagenzien verwendet, die Salzsäure (1,1 g · l$^{-1}$ HCl) an Stelle der Eisen-Lösung (8 ppm Fe) R enthält. Aus den Absorptionen der Referenzlösungen wird eine Kalibrierkurve erstellt und die Konzentration von Natriumdiphosphat in der Injektionslösung ermittelt.

### Zinn

*Untersuchungslösung:* 1 ml Injektionslösung oder eine geeignete Verdünnung

*Referenzlösungen:* Natriumdiphosphat R und Zinn(II)-chlorid R werden im gleichen Verhältnis wie bei der Injektionslösung in Salzsäure (6,2 g · l$^{-1}$ HCl) gelöst. Von dieser Lösung werden zur Herstellung einer Verdünnungsreihe unterschiedliche Mengen entnommen und durch Verdünnen mit Salzsäure (6,2 g · l$^{-1}$ HCl) auf das gleiche Endvolumen gebracht.

Die Untersuchungslösung und 1 ml jeder Referenzlösung werden mit 2 ml einer Lösung von Schwefelsäure R (300 g · l$^{-1}$), 1 ml Salzsäure R, 0,05 ml Thioglycolsäure R, 0,4 ml einer Lösung von Natriumdodecylsulfat R (20 g · l$^{-1}$) und 0,1 ml Dithiol-Reagenz R versetzt und mit Salzsäure (6,2 g · l$^{-1}$ HCl) zu 15 ml verdünnt. Die Lösungen werden 30 min lang stehen gelassen und die Absorption (2.2.25) jeder Lösung wird bei 530 nm gemessen. Als Kompensationsflüssigkeit wird eine zinnfreie Mischung der Reagenzien, die Natriumdiphosphat R in derselben Menge wie die Injektionslösung enthält, verwendet. Aus den Absorptionen der Referenzlösungen wird eine Kalibrierkurve erstellt und die Konzentration von Zinn in der Injektionslösung ermittelt.

**Sterilität:** Die Injektionslösung muss der Prüfung „Sterilität" der Monographie **Radioaktive Arzneimittel (Radiopharmaceutica)** entsprechen.

Die Injektionslösung kann vor Abschluss der Prüfung zur Anwendung freigegeben werden.

**Bakterien-Endotoxine** (2.6.14): weniger als 175/V I.E. Bakterien-Endotoxine je Milliliter, wobei V der in Millilitern angegebenen empfohlenen Maximaldosis entspricht

## Radiochemische Reinheit

a) Die Prüfung erfolgt mit Hilfe der Dünnschichtchromatographie (2.2.27). Als stationäre Phase wird Kieselgel auf einer Glasfiberplatte verwendet. Die Platte wird 10 min lang bei 110 °C erhitzt. Die verwendete Platte ist so beschaffen, dass das Fließmittel in etwa 10 min eine Laufstrecke von 10 bis 15 cm zurücklegt.
Auf die Platte werden 5 bis 10 µl Injektionslösung aufgetragen und in einem Stickstoffstrom getrocknet. Die Chromatographie erfolgt mit Ethylmethylketon R als Fließmittel über eine Laufstrecke von 10 bis 15 cm. Unmittelbar vor der Chromatographie wird durch das Fließmittel in der Chromatographiekammer 10 min lang Stickstoff R geleitet. Nach dem Trocknenlassen der Platte wird die Verteilung der Radioaktivität mit Hilfe eines geeigneten Detektors ermittelt. Der Technetium-99m-Zinndiphosphat-Komplex bleibt am Startpunkt zurück. Das Pertechnetat-Ion hat einen $R_F$-Wert von 0,95 bis 1,0.

b) Die Prüfung erfolgt mit Hilfe der Dünnschichtchromatographie (2.2.27). Als stationäre Phase wird Kieselgel auf einer Glasfiberplatte verwendet. Die Platte wird 10 min lang bei 110 °C erhitzt. Die verwendete Platte ist so beschaffen, dass das Fließmittel in etwa 10 min eine Laufstrecke von 10 bis 15 cm zurücklegt.
Auf die Platte werden 5 bis 10 µl Injektionslösung aufgetragen. Die Chromatographie erfolgt sofort mit einer Lösung von Natriumacetat R (136 g · l$^{-1}$) als Fließmittel über eine Laufstrecke von 10 bis 15 cm.

Nach dem Trocknenlassen der Platte wird die Verteilung der Radioaktivität mit Hilfe eines geeigneten Detektors ermittelt. Verunreinigungen in kolloidaler Form bleiben am Startpunkt zurück. Der Technetium-99m-Zinndiphosphat-Komplex und das Pertechnetat-Ion haben einen $R_F$-Wert von 0,9 bis 1,0.

Die den Verunreinigungen entsprechenden prozentualen Anteile der Radioaktivität, die sich aus der Chromatographie nach a) und b) ergeben, werden addiert. Die Summe darf höchstens 10 Prozent betragen.

## Radioaktivität

Die Radioaktivität wird mit einem geeigneten Gerät durch Vergleich mit einer Technetium-99m-Referenzlösung oder durch Messung mit einem Gerät, das mit Hilfe einer solchen Lösung eingestellt wurde, bestimmt.

## Beschriftung

Die Beschriftung gibt an
- Konzentration von Natriumdiphosphat in Milligramm je Milliliter
- Konzentration von Zinn in Milligramm je Milliliter

6.3/2294

# Tetra-*O*-acetylmannose-triflat für radioaktive Arzneimittel

# Tetra-*O*-acetylmannosi triflas ad radiopharmaceutica

$C_{15}H_{19}F_3O_{12}S$ $\qquad$ $M_r$ 480,4

## Definition

1,3,4,6-Tetra-*O*-acetyl-2-*O*-trifluormethansulfonyl-β-D-mannopyranose

*Gehalt:* 97,0 bis 102,0 Prozent (getrocknete Substanz)

## Eigenschaften

*Aussehen:* weißes bis fast weißes, kristallines, hygroskopisches Pulver

*Löslichkeit:* praktisch unlöslich in Wasser, sehr leicht löslich in Acetonitril, leicht löslich in Dichlormethan, schwer löslich in Ethanol 96 %

## Prüfung auf Identität

IR-Spektroskopie (2.2.24)

*Vergleich:* Tetra-*O*-acetylmannosetriflat CRS

## Prüfung auf Reinheit

**Spezifische Drehung** (2.2.7): –18,0 bis –22,0 (getrocknete Substanz), bestimmt bei 25 °C

40,0 mg Substanz werden in Dichlormethan *R* zu 10,0 ml gelöst.

**Schmelztemperatur** (2.2.14): 117 bis 122 °C

**Verwandte Substanzen:** Flüssigchromatographie (2.2.29)

*Die Lösungen müssen unmittelbar vor Gebrauch hergestellt werden.*

*Untersuchungslösung:* 10,0 mg Substanz werden in Acetonitril *R* zu 5,0 ml gelöst.

*Referenzlösung a:* 10,0 mg Tetra-*O*-acetylmannosetriflat CRS werden in Acetonitril *R* zu 5,0 ml gelöst.

*Referenzlösung b:* 1,0 ml Untersuchungslösung wird mit Acetonitril *R* zu 10,0 ml verdünnt. 1,0 ml dieser Lösung wird mit Acetonitril *R* zu 100,0 ml verdünnt.

*Referenzlösung c:* 10 mg 1,3,4,6-Tetra-*O*-acetyl-β-D-mannopyranose *R* (Verunreinigung A) werden in 5 ml Acetonitril *R* gelöst. 1 ml Lösung wird mit 1 ml Referenzlösung a gemischt.

*Säule*
- Größe: $l$ = 0,25 m, ∅ = 4,0 mm
- Stationäre Phase: octadecylsilyliertes Kieselgel zur Chromatographie *R* (5 μm)
- Temperatur: 25 °C

*Mobile Phase*
- Mobile Phase A: Wasser *R*
- Mobile Phase B: Acetonitril *R* 1

| Zeit (min) | Mobile Phase A (% V/V) | Mobile Phase B (% V/V) |
|---|---|---|
| 0 – 1 | 80 | 20 |
| 1 – 20 | 80 → 55 | 20 → 45 |
| 20 – 35 | 55 | 45 |
| 35 – 45 | 55 → 0 | 45 → 100 |
| 45 – 50 | 0 | 100 |

Die „Allgemeinen Vorschriften" gelten für alle Monographien und sonstigen Texte

*Durchflussrate:* 1 ml · min⁻¹

*Detektion:* Spektrometer bei 220 nm

*Einspritzen:* 20 µl; Untersuchungslösung, Referenzlösungen b und c

*Relative Retention* (bezogen auf Tetra-*O*-acetylmannosetriflat, $t_R$ etwa 29 min)
– Verunreinigung A: etwa 0,2

*Eignungsprüfung:* Referenzlösung c
– Auflösung: mindestens 5,0 zwischen den Peaks von Verunreinigung A und Tetra-*O*-acetylmannosetriflat

*Grenzwerte*
– Verunreinigung A: nicht größer als das 2fache der Fläche des Hauptpeaks im Chromatogramm der Referenzlösung b (0,2 Prozent)
– Jede weitere Verunreinigung: jeweils nicht größer als die Fläche des Hauptpeaks im Chromatogramm der Referenzlösung b (0,1 Prozent)
– Summe aller Verunreinigungen: nicht größer als das 5fache der Fläche des Hauptpeaks im Chromatogramm der Referenzlösung b (0,5 Prozent)
– Ohne Berücksichtigung bleiben: Peaks, deren Fläche kleiner ist als das 0,5fache der Fläche des Hauptpeaks im Chromatogramm der Referenzlösung b (0,05 Prozent)

**Verunreinigung B:** Kernresonanzspektroskopie (2.2.33) mit Hilfe der ¹⁹F-NMR-Spektroskopie

*Die Lösungen müssen unmittelbar vor Gebrauch hergestellt werden.*

*Untersuchungslösung:* 10,0 mg Substanz werden in (D₃)Acetonitril *R* zu 5,0 ml gelöst.

*Referenzlösung a:* 10,0 mg Tetra-*O*-acetylmannosetriflat *CRS* werden in (D₃)Acetonitril *R* zu 5,0 ml gelöst.

*Referenzlösung b:* 2,0 mg Lithiumtrifluormethansulfonat *R* (Lithiumsalz der Verunreinigung B) werden in (D₃)Acetonitril *R* zu 5,0 ml gelöst.

*Referenzlösung c:* 1,0 ml Referenzlösung a und 10 µl Referenzlösung b werden gemischt.

*Grenzwert*
– Die Peakfläche im Spektrum der Untersuchungslösung bei –78 ppm ist kleiner als die Peakfläche im Spektrum der Referenzlösung c bei der gleichen Chemischen Verschiebung (0,2 Prozent).

**Trocknungsverlust:** höchstens 0,6 Prozent, mit 25 mg Substanz mit Hilfe der Thermogravimetrie (2.2.34) bestimmt

Die Substanz wird mit einer Aufheizrate von 2,5 °C je Minute auf 80 °C erhitzt.

## Gehaltsbestimmung

Flüssigchromatographie (2.2.29) wie unter „Verwandte Substanzen" beschrieben, mit folgender Änderung:

*Einspritzen:* Untersuchungslösung, Referenzlösung a

Der Prozentgehalt an $C_{15}H_{19}F_3O_{12}S$ wird unter Berücksichtigung des angegebenen Gehalts für Tetra-*O*-acetylmannosetriflat *CRS* berechnet.

## Lagerung

Dicht verschlossen, vor Licht geschützt, zwischen 2 und 8 °C

## Beschriftung

In der Beschriftung wird empfohlen, die Substanz einer Herstellungsprüfung zu unterziehen, bevor sie zur Herstellung eines radioaktiven Arzneimittels verwendet wird. Auf diese Weise kann sichergestellt werden, dass aus der Substanz unter spezifizierten Herstellungsbedingungen das radioaktive Arzneimittel in der gewünschten Menge und der gewünschten festgelegten Qualität erhalten wird.

## Verunreinigungen

*Spezifizierte Verunreinigungen:*

A, B

A. 1,3,4,6-Tetra-*O*-acetyl-β-D-mannopyranose

B. Trifluormethansulfonsäure

# Monographien A–Z

# A

Acemetacin .......................... 5335
N-Acetyltryptophan ................... 5337
Adenosin ............................ 5339
Agar ................................ 5341
Alginsäure .......................... 5342
Almagat ............................. 5343
Aluminium-Magnesium-Silicat ......... 5345
Aluminium-Natrium-Silicat ........... 5347
Wasserhaltiges Aluminiumoxid/Algeldrat .... 5348
Aluminiumphosphat-Gel ............... 5349
Amiodaronhydrochlorid ............... 5350
Amitriptylinhydrochlorid ............ 5353

Ammoniumbituminosulfonat ............ 5354
Amphotericin B ...................... 5356
Aprotinin ........................... 5358
Konzentrierte Aprotinin-Lösung ...... 5362
Arnikablüten ........................ 5365
Arnikatinktur ....................... 5368
Artischockenblättertrockenextrakt ... 5369
Ascorbinsäure ....................... 5371
Atropin ............................. 5373
Atropinsulfat ....................... 5375
Azithromycin ........................ 5377

# Acemetacin

# Acemetacinum

6.3/1686

$C_{21}H_{18}ClNO_6$   $M_r$ 415,8
CAS-Nr. 53164-05-9

## Definition

[[[1-(4-Chlorbenzoyl)-5-methoxy-2-methyl-1*H*-indol-3-yl]acetyl]oxy]essigsäure

*Gehalt:* 99,0 bis 101,0 Prozent (getrocknete Substanz)

## Eigenschaften

*Aussehen:* gelbes bis grünlich gelbes, kristallines Pulver

*Löslichkeit:* praktisch unlöslich in Wasser, löslich in Aceton, schwer löslich in wasserfreiem Ethanol

Die Substanz zeigt Polymorphie (5.9).

## Prüfung auf Identität

IR-Spektroskopie (2.2.24)

*Vergleich:* Acemetacin CRS

Wenn die Spektren bei der Prüfung in fester Form unterschiedlich sind, werden Substanz und Referenzsubstanz getrennt in Aceton R gelöst. Nach dem Eindampfen der Lösungen zur Trockne werden mit den Rückständen erneut Spektren aufgenommen.

## Prüfung auf Reinheit

**Verwandte Substanzen:** Flüssigchromatographie (2.2.29)

*Untersuchungslösung:* 0,100 g Substanz werden in Acetonitril zur Chromatographie R zu 20,0 ml gelöst.

*Referenzlösung a:* 5,0 ml Untersuchungslösung werden mit Acetonitril zur Chromatographie R zu 50,0 ml verdünnt. 1,0 ml dieser Lösung wird mit Acetonitril zur Chromatographie R zu 100,0 ml verdünnt.

*Referenzlösung b:* 5,0 mg Acemetacin-Verunreinigung A CRS und 10,0 mg Indometacin CRS (Verunreinigung B) werden in Acetonitril zur Chromatographie R zu 50,0 ml gelöst.

*Referenzlösung c:* 1,0 ml Referenzlösung b wird mit Acetonitril zur Chromatographie R zu 20,0 ml verdünnt.

*Referenzlösung d:* 1 ml Referenzlösung b wird mit 10 ml Untersuchungslösung versetzt. Diese Lösung wird mit Acetonitril zur Chromatographie R zu 20 ml verdünnt.

*Referenzlösung e:* Der Inhalt einer Durchstechflasche mit Acemetacin-Verunreinigungsmischung CRS (mit den Verunreinigungen C, D, E und F) wird in 1,0 ml Untersuchungslösung gelöst.

*Säule*
- Größe: $l$ = 0,25 m, $\varnothing$ = 4 mm
- Stationäre Phase: nachsilanisiertes, octadecylsilyliertes Kieselgel zur Chromatographie R (5 µm), sphärisch
- Temperatur: 40 °C

*Mobile Phase*
- Mobile Phase A: 1,0 g Kaliumdihydrogenphosphat R wird in 900 ml Wasser R gelöst. Die Lösung wird mit Natriumhydroxid-Lösung (1 mol · l$^{-1}$) auf einen pH-Wert von 6,5 eingestellt und mit Wasser R zu 1000 ml verdünnt.
- Mobile Phase B: Acetonitril zur Chromatographie R

| Zeit (min) | Mobile Phase A (% V/V) | Mobile Phase B (% V/V) |
|---|---|---|
| 0 – 5 | 95 | 5 |
| 5 – 9 | 95 → 65 | 5 → 35 |
| 9 – 16 | 65 | 35 |
| 16 – 28 | 65 → 20 | 35 → 80 |
| 28 – 34 | 20 | 80 |

*Durchflussrate:* 1,0 ml · min$^{-1}$

*Detektion:* Spektrometer bei 235 nm

*Einspritzen:* 20 µl

*Identifizierung von Verunreinigungen*
- Zur Identifizierung der Peaks der Verunreinigungen C, D, E und F werden das mitgelieferte Chromatogramm von Acemetacin-Verunreinigungsmischung CRS und das mit der Referenzlösung e erhaltene Chromatogramm verwendet.
- Zur Identifizierung des Peaks der Verunreinigung B wird das mit der Referenzlösung b erhaltene Chromatogramm verwendet.

*Relative Retention* (bezogen auf Acemetacin, $t_R$ etwa 15 min)
- Verunreinigung A: etwa 0,7
- Verunreinigung B: etwa 0,9
- Verunreinigung F: etwa 1,2
- Verunreinigung C: etwa 1,3
- Verunreinigung D: etwa 1,5
- Verunreinigung E: etwa 2,2

*Eignungsprüfung:* Referenzlösung d
- Peak-Tal-Verhältnis: mindestens 15, wobei $H_p$ die Höhe des Peaks der Verunreinigung B über der Basislinie und $H_v$ die Höhe des niedrigsten Punkts der Kurve über der Basislinie zwischen den Peaks von Verunreinigung B und Acemetacin darstellen

*Grenzwerte*
- Korrekturfaktoren: Für die Berechnung der Gehalte werden die Flächen der folgenden Verunreinigungen mit dem entsprechenden Korrekturfaktor multipliziert:
  - Verunreinigung C: 1,3
  - Verunreinigung D: 1,4
  - Verunreinigung F: 1,3
- Verunreinigung E: nicht größer als das 3fache der Fläche des Hauptpeaks im Chromatogramm der Referenzlösung a (0,3 Prozent)
- Verunreinigung B: nicht größer als die Fläche des entsprechenden Peaks im Chromatogramm der Referenzlösung c (0,2 Prozent)
- Verunreinigung A: nicht größer als die Fläche des entsprechenden Peaks im Chromatogramm der Referenzlösung c (0,1 Prozent)
- Verunreinigungen C, D, F: jeweils nicht größer als die Fläche des Hauptpeaks im Chromatogramm der Referenzlösung a (0,1 Prozent)
- Nicht spezifizierte Verunreinigungen: jeweils nicht größer als die Fläche des Hauptpeaks im Chromatogramm der Referenzlösung a (0,10 Prozent)
- Summe aller Verunreinigungen: nicht größer als das 4fache der Fläche des Hauptpeaks im Chromatogramm der Referenzlösung a (0,4 Prozent)
- Ohne Berücksichtigung bleiben: Peaks, deren Fläche kleiner ist als das 0,5fache der Fläche des Hauptpeaks im Chromatogramm der Referenzlösung a (0,05 Prozent)

**Schwermetalle:** höchstens 20 ppm

*Lösungsmittelmischung:* Methanol R, Aceton R (10:90 V/V)

*Untersuchungslösung:* 0,250 g Substanz werden in 20 ml Lösungsmittelmischung gelöst.

*Referenzlösung:* 0,5 ml Blei-Lösung (10 ppm Pb) R werden mit der Lösungsmittelmischung zu 20 ml verdünnt.

*Blindlösung:* 20 ml Lösungsmittelmischung

*Kontrolllösung:* 0,250 g Substanz werden in 0,5 ml Blei-Lösung (10 ppm Pb) R gelöst. Die Lösung wird mit der Lösungsmittelmischung zu 20 ml verdünnt.

Jede Lösung wird mit 2 ml Pufferlösung pH 3,5 R versetzt und gemischt. Diese Lösungen werden jeweils zu 1,2 ml Thioacetamid-Reagenz R zugesetzt und sofort gemischt. Die Lösungen werden jeweils durch ein Membranfilter (Porengröße 0,45 µm) (2.4.8) filtriert. Die mit den verschiedenen Lösungen erhaltenen Flecke auf den Filtern werden miteinander verglichen.

Die Prüfung darf nur ausgewertet werden, wenn die Referenzlösung im Vergleich zur Blindlösung eine schwache Braunfärbung aufweist.

Die Substanz entspricht der Prüfung, wenn die Braunfärbung des mit der Untersuchungslösung erhaltenen Flecks nicht stärker ist als der mit der Referenzlösung erhaltene Fleck.

**Trocknungsverlust** (2.2.32): höchstens 0,5 Prozent, mit 1,000 g Substanz durch Trocknen im Trockenschrank bei 105 °C bestimmt

**Sulfatasche** (2.4.14): höchstens 0,1 Prozent, mit 1,0 g Substanz bestimmt

## Gehaltsbestimmung

0,350 g Substanz, in 20 ml Aceton R gelöst, werden nach Zusatz von 10 ml Wasser R mit Natriumhydroxid-Lösung (0,1 mol · l$^{-1}$) titriert. Der Endpunkt wird mit Hilfe der Potentiometrie (2.2.20) bestimmt.

1 ml Natriumhydroxid-Lösung (0,1 mol · l$^{-1}$) entspricht 41,58 mg $C_{21}H_{18}ClNO_6$.

## Lagerung

Vor Licht geschützt

## Verunreinigungen

*Spezifizierte Verunreinigungen:*

A, B, C, D, E, F

A. 4-Chlorbenzoesäure

B. R1 = R2 = R3 = H:
Indometacin

C. R1 = Cl, R2 = H, R3 = CH$_2$–CO$_2$H:
[[[1-(3,4-Dichlorbenzoyl)-5-methoxy-2-methyl-1H-indol-3-yl]acetyl]oxy]essigsäure

D. R1 = H, R2 = C(CH$_3$)$_3$, R3 = CH$_2$–CO$_2$H:
[[[1-(4-Chlorbenzoyl)-6-(1,1-dimethylethyl)-5-methoxy-2-methyl-1H-indol-3-yl]acetyl]oxy]essigsäure

E. R1 = R2 = H, R3 = CH$_2$–CO–O–C(CH$_3$)$_3$:
1,1-Dimethylethyl[[[[1-(4-chlorbenzoyl)-5-methoxy-2-methyl-1H-indol-3-yl]acetyl]oxy]acetat]

F. R1 = R2 = H, R3 = CH$_2$–CO–O–CH$_2$–CO$_2$H:
[[[[[1-(4-Chlorbenzoyl)-5-methoxy-2-methyl-1H-indol-3-yl]acetyl]oxy]acetyl]oxy]essigsäure

## 6.3/1383
# *N*-Acetyltryptophan
# *N*-Acetyltryptophanum

$C_{13}H_{14}N_2O_3$      $M_r$ 246,3
CAS Nr. 87-32-1

## Definition

(*RS*)-2-Acetylamino-3-(1*H*-indol-3-yl)propansäure

*Gehalt:* 99,0 bis 101,0 Prozent (getrocknete Substanz)

## Herstellung

Tryptophan zur Herstellung von *N*-Acetyltryptophan muss der Prüfung „Verunreinigung A, andere verwandte Substanzen" der Monographie **Tryptophan (Tryptophanum)** entsprechen.

## Eigenschaften

*Aussehen:* weißes bis fast weißes, kristallines Pulver oder farblose Kristalle

*Löslichkeit:* schwer löslich in Wasser, sehr leicht löslich in Ethanol 96 %

Die Substanz löst sich in verdünnten Alkalihydroxid-Lösungen.

*Schmelztemperatur:* etwa 205 °C

## Prüfung auf Identität

1: A, B
2: A, C, D, E

A. Die Substanz entspricht der Prüfung „Optische Drehung" (siehe „Prüfung auf Reinheit").

B. IR-Spektroskopie (2.2.24)

   *Vergleich:* *N*-Acetyltryptophan CRS

C. Dünnschichtchromatographie (2.2.27)

   *Untersuchungslösung:* 50 mg Substanz werden in 0,2 ml konzentrierter Ammoniak-Lösung *R* gelöst. Die Lösung wird mit Wasser *R* zu 10 ml verdünnt.

   *Referenzlösung a:* 50 mg *N*-Acetyltryptophan CRS werden in 0,2 ml konzentrierter Ammoniak-Lösung *R* gelöst. Die Lösung wird mit Wasser *R* zu 10 ml verdünnt.

   *Referenzlösung b:* 10 mg Tryptophan *R* werden in der Untersuchungslösung zu 2 ml gelöst.

   *Platte:* DC-Platte mit Kieselgel $F_{254}$ *R*

   *Fließmittel:* Essigsäure 99 % *R*, Wasser *R*, 1-Butanol *R* (25:25:40 *V/V/V*)

   *Auftragen:* 2 μl

   *Laufstrecke:* 10 cm

   *Trocknen:* 15 min im Trockenschrank bei 100 bis 105 °C

   *Detektion:* Auswertung im ultravioletten Licht bei 254 nm

   *Eignungsprüfung:* Referenzlösung b
   – Das Chromatogramm muss deutlich voneinander getrennt 2 Flecke zeigen.

   *Ergebnis:* Der Hauptfleck im Chromatogramm der Untersuchungslösung entspricht in Bezug auf Lage und Größe dem Hauptfleck im Chromatogramm der Referenzlösung a.

D. Etwa 2 mg Substanz werden in 2 ml Wasser *R* gelöst. Wird die Lösung nach Zusatz von 2 ml Dimethylaminobenzaldehyd-Lösung *R* 6 im Wasserbad erhitzt, entsteht eine blaue bis grünlich blaue Färbung.

E. Die Substanz gibt die Identitätsreaktion auf Acetyl (2.3.1). Die Reaktion wird wie für schwer hydrolysierbare Acetylderivate beschrieben durchgeführt.

## Prüfung auf Reinheit

**Aussehen der Lösung:** Die Lösung muss klar (2.2.1) und darf nicht stärker gefärbt sein als die Farbvergleichslösung $G_7$ oder $GG_7$ (2.2.2, Methode II).

1,0 g Substanz wird in einer Lösung von Natriumhydroxid *R* (40 g · l$^{-1}$) zu 100 ml gelöst.

**Optische Drehung** (2.2.7): −0,1 bis +0,1°

2,50 g Substanz werden in einer Lösung von Natriumhydroxid *R* (40 g · l$^{-1}$) zu 25,0 ml gelöst.

**Verwandte Substanzen:** Flüssigchromatographie (2.2.29)

*Die Untersuchungslösung und die Referenzlösungen müssen unmittelbar vor Gebrauch hergestellt werden.*

*Pufferlösung pH 2,3:* 3,90 g Natriumdihydrogenphosphat *R* werden in 1000 ml Wasser *R* gelöst. Nach Zusatz von etwa 700 ml einer Lösung von Phosphorsäure 85 % *R* (2,9 g · l$^{-1}$) wird der pH-Wert der Lösung mit der gleichen Phosphorsäure-Lösung auf 2,3 eingestellt.

*Lösungsmittelmischung:* Acetonitril *R*, Wasser *R* (10:90 *V/V*)

*Untersuchungslösung:* 0,10 g Substanz werden in einer Mischung von 50 Volumteilen Acetonitril *R* und 50 Volumteilen Wasser *R* zu 20,0 ml gelöst.

*Referenzlösung a:* 1,0 ml Untersuchungslösung wird mit der Lösungsmittelmischung zu 100,0 ml verdünnt.

*Referenzlösung b:* 4,0 ml Referenzlösung a werden mit der Lösungsmittelmischung zu 100,0 ml verdünnt.

*Referenzlösung c:* Der Inhalt einer Durchstechflasche mit 1,1'-Ethylidenbistryptophan *CRS* wird in 1 ml Referenzlösung b gelöst.

*Säule*
- Größe: $l = 0{,}25$ m, $\emptyset = 4{,}6$ mm
- Stationäre Phase: octadecylsilyliertes Kieselgel zur Chromatographie *R* (5 µm)
- Temperatur: 40 °C

*Mobile Phase*
- Mobile Phase A: Acetonitril *R*, Pufferlösung pH 2,3 (115:885 *V/V*)
- Mobile Phase B: Acetonitril *R*, Pufferlösung pH 2,3 (350:650 *V/V*)

| Zeit (min) | Mobile Phase A (% V/V) | Mobile Phase B (% V/V) |
|---|---|---|
| 0 – 10 | 100 | 0 |
| 10 – 45 | 100 → 0 | 0 → 100 |
| 45 – 65 | 0 | 100 |
| 65 – 66 | 0 → 100 | 100 → 0 |
| 66 – 80 | 100 | 0 |

*Durchflussrate:* 0,7 ml · min$^{-1}$

*Detektion:* Spektrometer bei 220 nm

*Einspritzen:* 20 µl; Untersuchungslösung, Referenzlösungen a und c

*Retentionszeiten*
- *N*-Acetyltryptophan: etwa 29 min
- 1,1'-Ethylidenbistryptophan: etwa 34 min

*Eignungsprüfung:* Referenzlösung c
- Auflösung: mindestens 8,0 zwischen den Peaks von *N*-Acetyltryptophan und 1,1'-Ethylidenbistryptophan Falls erforderlich wird das Zeitprogramm der Gradientenelution verändert. Eine Verlängerung der Elutionsdauer mit der mobilen Phase A ergibt längere Retentionszeiten und eine bessere Auflösung.
- Symmetriefaktor: höchstens 3,5 für den 1,1'-Ethylidenbistryptophan-Peak im Chromatogramm der Referenzlösung c

*Grenzwerte*
- Verunreinigungen A, B, C, D, E, F, G, H, I, J, K, L: jeweils nicht größer als das 0,25fache der Fläche des Hauptpeaks im Chromatogramm der Referenzlösung a (0,25 Prozent)
- Summe aller Verunreinigungen: nicht größer als das 0,5fache der Fläche des Hauptpeaks im Chromatogramm der Referenzlösung a (0,5 Prozent)
- Ohne Berücksichtigung bleiben: Peaks, deren Fläche kleiner ist als das 0,01fache der Fläche des Hauptpeaks im Chromatogramm der Referenzlösung a (0,01 Prozent)

**Ammonium** (2.4.1, Methode B): höchstens 200 ppm, mit 0,10 g Substanz bestimmt

Zur Herstellung der Referenzmischung werden 0,2 ml Ammonium-Lösung (100 ppm NH$_4$) *R* verwendet.

**Eisen** (2.4.9): höchstens 10 ppm

1,0 g Substanz wird in 50 ml Salzsäure *R* 1 unter Erwärmen auf 50 °C gelöst. Nach dem Erkalten wird die Lösung in einem Scheidetrichter 3-mal je 3 min lang mit je 10 ml Isobutylmethylketon *R* 1 ausgeschüttelt. Die vereinigten organischen Phasen werden 3 min lang mit 10 ml Wasser *R* ausgeschüttelt. Die wässrige Phase wird untersucht.

**Schwermetalle** (2.4.8): höchstens 10 ppm

2,0 g Substanz müssen der Grenzprüfung C entsprechen. Zur Herstellung der Referenzlösung werden 2 ml Blei-Lösung (10 ppm Pb) *R* verwendet.

**Trocknungsverlust** (2.2.32): höchstens 0,5 Prozent, mit 1,000 g Substanz durch Trocknen im Trockenschrank bei 105 °C bestimmt

**Sulfatasche** (2.4.14): höchstens 0,1 Prozent, mit 1,0 g Substanz bestimmt

# Gehaltsbestimmung

0,200 g Substanz, in 5 ml Methanol *R* gelöst und mit 50 ml wasserfreiem Ethanol *R* versetzt, werden mit Natriumhydroxid-Lösung (0,1 mol · l$^{-1}$) titriert. Der Endpunkt wird mit Hilfe der Potentiometrie (2.2.20) bestimmt.

1 ml Natriumhydroxid-Lösung (0,1 mol · l$^{-1}$) entspricht 24,63 mg $C_{13}H_{14}N_2O_3$.

# Lagerung

Vor Licht geschützt

# Verunreinigungen

*Spezifizierte Verunreinigungen:*

A, B, C, D, E, F, G, H, I, J, K, L

A. Tryptophan

B. (*S*)-2-Amino-3-[(3*RS*)-3-hydroxy-2-oxo-2,3-dihydro-1*H*-indol-3-yl]propansäure (Dioxyindolylalanin)

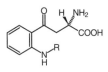

C. R = H:
(*S*)-2-Amino-4-(2-aminophenyl)-4-oxobutansäure
(Kynurenin)

E. R = CHO:
(*S*)-2-Amino-4-[2-(formylamino)phenyl]-4-oxobu=
tansäure
(*N*-Formylkynurenin)

D. (*S*)-2-Amino-3-(5-hydroxy-1*H*-indol-3-yl)propan=
säure
(5-Hydroxytryptophan)

F. (*S*)-2-Amino-3-(phenylamino)propansäure
(3-Phenylaminoalanin)

G. (*S*)-2-Amino-3-(2-hydroxy-1*H*-indol-3-yl)propan=
säure
(2-Hydroxytryptophan)

H. R = H:
(3*RS*)-1,2,3,4-Tetrahydro-9*H*-β-carbolin-3-carbon=
säure

I. R = CH₃:
1-Methyl-1,2,3,4-tetrahydro-9*H*-β-carbolin-3-car=
bonsäure

J. R = CHOH–CH₂–OH:
(*S*)-2-Amino-3-[2-[2,3-dihydroxy-1-(1*H*-indol-
3-yl)propyl]-1*H*-indol-3-yl]propansäure

K. R = H:
(*S*)-2-Amino-3-[2-(1*H*-indol-3-ylmethyl)-1*H*-indol-
3-yl]propansäure

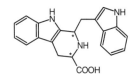

L. 1-(1*H*-Indol-3-ylmethyl)-1,2,3,4-tetrahydro-
9*H*-β-carbolin-3-carbonsäure

6.3/1486

# Adenosin

# Adenosinum

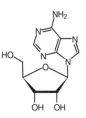

$C_{10}H_{13}N_5O_4$  $M_r$ 267,2

CAS Nr. 58-61-7

## Definition

9-β-D-Ribofuranosyl-9*H*-purin-6-amin

*Gehalt:* 99,0 bis 101,0 Prozent (getrocknete Substanz)

## Eigenschaften

*Aussehen:* weißes bis fast weißes, kristallines Pulver

*Löslichkeit:* schwer löslich in Wasser, löslich in heißem Wasser, praktisch unlöslich in Dichlormethan und Ethanol 96 %

Die Substanz löst sich in verdünnten Mineralsäuren.

*Schmelztemperatur:* etwa 234 °C

## Prüfung auf Identität

IR-Spektroskopie (2.2.24)

*Vergleich:* Adenosin CRS

## Prüfung auf Reinheit

**Prüflösung:** 5,0 g Substanz werden in 100 ml destilliertem Wasser *R* suspendiert. Die Suspension wird zum Sieden erhitzt und nach dem Erkalten unter Vakuum filtriert. Das Filtrat wird mit destilliertem Wasser *R* zu 100 ml verdünnt.

5340 Adenosin

**Aussehen der Lösung:** Die Prüflösung muss farblos (2.2.2, Methode II) sein.

**Sauer oder alkalisch reagierende Substanzen:** 10 ml Prüflösung werden mit 0,1 ml Bromcresolpurpur-Lösung $R$ und 0,1 ml Salzsäure (0,01 mol · l$^{-1}$) versetzt. Die Lösung muss gelb gefärbt sein. Nach Zusatz von 0,4 ml Natriumhydroxid-Lösung (0,01 mol · l$^{-1}$) muss die Lösung violettblau gefärbt sein.

**Spezifische Drehung** (2.2.7): –45 bis –49 (getrocknete Substanz)

1,25 g Substanz werden in Salzsäure (1 mol · l$^{-1}$) zu 50,0 ml gelöst. Die spezifische Drehung wird innerhalb von 10 min bestimmt.

**Verwandte Substanzen**

Flüssigchromatographie (2.2.29)

*Lösungsmittelmischung:* 6,8 g Kaliumhydrogensulfat $R$ und 3,4 g Tetrabutylammoniumhydrogensulfat $R$ werden in Wasser $R$ gelöst. Die Lösung wird mit einer Lösung von Kaliumhydroxid $R$ (60 g · l$^{-1}$) auf einen pH-Wert von 6,5 eingestellt und mit Wasser $R$ zu 1000 ml verdünnt. Die Lösungsmittelmischung muss unmittelbar vor Gebrauch hergestellt werden.

*Untersuchungslösung:* 20 mg Substanz werden in der mobilen Phase zu 20 ml gelöst.

*Referenzlösung a:* 1,0 ml Untersuchungslösung wird mit der mobilen Phase zu 100,0 ml verdünnt. 1,0 ml dieser Lösung wird mit der mobilen Phase zu 10,0 ml verdünnt.

*Referenzlösung b:* 5 mg Adenin $R$ (Verunreinigung A) und 5 mg Inosin $R$ (Verunreinigung G) werden in der mobilen Phase zu 50 ml gelöst. 4 ml Lösung werden mit der mobilen Phase zu 100 ml verdünnt.

*Säule*
- Größe: $l = 0,25$ m, $\varnothing = 4,6$ mm
- Stationäre Phase: nachsilanisiertes, octadecylsilyliertes Kieselgel zur Chromatographie $R$ (5 μm)

*Mobile Phase:* Wasser $R$, Lösungsmittelmischung (40:60 V/V)

*Durchflussrate:* 1,5 ml · min$^{-1}$

*Detektion:* Spektrometer bei 254 nm

*Einspritzen:* 20 μl

*Chromatographiedauer:* 1,5fache Retentionszeit von Adenosin

*Relative Retention* (bezogen auf Adenosin, $t_R$ etwa 13 min)
- Verunreinigung A: etwa 0,3
- Verunreinigung G: etwa 0,4

*Eignungsprüfung:* Referenzlösung b
- Auflösung: mindestens 1,5 zwischen den Peaks der Verunreinigungen A und G

*Grenzwerte*
- Korrekturfaktoren: Für die Berechnung der Gehalte werden die Peakflächen folgender Verunreinigungen mit dem entsprechenden Korrekturfaktor multipliziert:
  - Verunreinigung A: 0,6
  - Verunreinigung G: 1,4
- Verunreinigung A: nicht größer als das 2fache der Fläche des Hauptpeaks im Chromatogramm der Referenzlösung a (0,2 Prozent)
- Verunreinigung G: nicht größer als die Fläche des Hauptpeaks im Chromatogramm der Referenzlösung a (0,1 Prozent)
- Nicht spezifizierte Verunreinigungen: jeweils nicht größer als die Fläche des Hauptpeaks im Chromatogramm der Referenzlösung a (0,10 Prozent)
- Summe aller Verunreinigungen: nicht größer als das 5fache der Fläche des Hauptpeaks im Chromatogramm der Referenzlösung a (0,5 Prozent)
- Ohne Berücksichtigung bleiben: Peaks, deren Fläche kleiner ist als das 0,5fache der Fläche des Hauptpeaks im Chromatogramm der Referenzlösung a (0,05 Prozent)

**Chlorid** (2.4.4): höchstens 100 ppm

10 ml Prüflösung werden mit Wasser $R$ zu 15 ml verdünnt.

**Sulfat** (2.4.13): höchstens 200 ppm, mit der Prüflösung bestimmt

**Ammonium** (2.4.1, Methode B): höchstens 10 ppm, mit 0,5 g Substanz bestimmt

Zur Herstellung der Referenzlösung werden 5 ml Ammonium-Lösung (1 ppm NH$_4$) $R$ verwendet.

**Trocknungsverlust** (2.2.32): höchstens 0,5 Prozent, mit 1,000 g Substanz durch Trocknen im Trockenschrank bei 105 °C bestimmt

**Sulfatasche** (2.4.14): höchstens 0,1 Prozent, mit 1,0 g Substanz bestimmt

# Gehaltsbestimmung

0,200 g Substanz werden in einer Mischung von 20 ml Acetanhydrid $R$ und 30 ml wasserfreier Essigsäure $R$, falls erforderlich unter Erwärmen, gelöst und mit Perchlorsäure (0,1 mol · l$^{-1}$) titriert. Der Endpunkt wird mit Hilfe der Potentiometrie (2.2.20) bestimmt.

1 ml Perchlorsäure (0,1 mol · l$^{-1}$) entspricht 26,72 mg $C_{10}H_{13}N_5O_4$.

# Verunreinigungen

*Spezifizierte Verunreinigungen:*

A, G

*Andere bestimmbare Verunreinigungen*
(Die folgenden Substanzen werden, falls in einer bestimmten Menge vorhanden, durch eine Prüfmethode oder mehrere Prüfmethoden in der Monographie erfasst.

Sie werden begrenzt durch das allgemeine Akzeptanzkriterium für weitere Verunreinigungen/nicht spezifizierte Verunreinigungen und/oder durch die Anforderungen der Allgemeinen Monographie **Substanzen zur pharmazeutischen Verwendung (Corpora ad usum pharmaceuticum)**. Diese Verunreinigungen müssen daher nicht identifiziert werden, um die Konformität der Substanz zu zeigen. Siehe auch „5.10 Kontrolle von Verunreinigungen in Substanzen zur pharmazeutischen Verwendung"):

F, H

—

A. Adenin

—

F. 1-β-D-Ribofuranosylpyrimidin-2,4(1$H$,3$H$)-dion (Uridin)

G. R = H:
9-β-D-Ribofuranosyl-1,9-dihydro-6$H$-purin-6-on (Inosin)

H. R = NH$_2$:
2-Amino-9-β-D-ribofuranosyl-1,9-dihydro-6$H$-purin-6-on (Guanosin)

6.3/0310

# Agar

# Agar

## Definition

Agar besteht aus den Polysacchariden verschiedener Rhodophyceen-Arten, hauptsächlich *Gelidium*-Arten, und wird durch Extraktion der Algen mit siedendem Wasser gewonnen. Der Extrakt wird heiß filtriert, konzentriert und getrocknet.

## Eigenschaften

*Aussehen:* Pulver oder 2 bis 5 mm breite, zerknitterte Bänder, manchmal Flocken, farblos bis blassgelb, durchscheinend, etwas zäh und schwierig zu brechen, nach Trocknen brüchiger

Die Droge hat einen schleimartigen Geschmack.

## Prüfung auf Identität

A. Die Prüfung erfolgt unter dem Mikroskop. In Iod-Lösung (0,005 mol · l$^{-1}$) betrachtet, sind die Bänder oder Flocken teilweise braunviolett gefärbt. Unter 100facher Vergrößerung weisen sie folgende Identifikationsmerkmale auf: zahlreiche kleine, farblose, eiförmige oder rundliche Körner auf amorphem Untergrund; vereinzelt können runde oder eiförmige, bis zu 60 µm große braune Sporen mit netzartiger Oberfläche vorhanden sein.
Falls erforderlich wird die Droge pulverisiert. Das Pulver ist gelblich weiß. Die weitere Prüfung erfolgt unter dem Mikroskop unter Verwendung von Iod-Lösung (0,005 mol · l$^{-1}$). Das Pulver weist eckige Fragmente mit zahlreichen Körnern auf, ähnlich denen, die bei den Bändern und Flocken zu beobachten sind. Einige Fragmente sind braunviolett gefärbt.

B. 0,1 g Droge werden unter Erwärmen in 50 ml Wasser *R* gelöst. Die Lösung wird abgekühlt. 1 ml des Schleims wird vorsichtig so mit 3 ml Wasser *R* versetzt, dass 2 Schichten entstehen. Nach Zusatz von 0,1 ml Iod-Lösung (0,05 mol · l$^{-1}$) entsteht an der Berührungszone eine dunkle, braunviolette Färbung. Nach dem Durchmischen wird die Flüssigkeit blassgelb.

C. 5 ml des unter „Prüfung auf Identität, B" erhaltenen Schleims werden 30 min lang im Wasserbad mit 0,5 ml Salzsäure *R* erhitzt. Nach Zusatz von 1 ml Bariumchlorid-Lösung *R* 1 entsteht innerhalb von 30 min eine weiße Trübung.

D. 0,5 g Droge werden im Wasserbad mit 50 ml Wasser *R* bis zur Lösung erhitzt. Nur wenige Teilchen bleiben ungelöst. Beim Abkühlen erstarrt die Lösung zwischen 35 und 30 °C zu einem Gel, das sich beim Erhitzen im Wasserbad erst über 80 °C verflüssigt.

## Prüfung auf Reinheit

**Quellungszahl** (2.8.4): mindestens 10, mit der pulverisierten Droge (355) (2.9.12) bestimmt

Sie darf um höchstens 10 Prozent von dem in der Beschriftung angegebenen Wert abweichen.

**Unlösliche Substanzen:** höchstens 1,0 Prozent

5,00 g pulverisierte Droge (355) (2.9.12) werden mit 100 ml Wasser *R* und 14 ml verdünnter Salzsäure *R* versetzt und unter häufigem Umrühren 15 min lang zum schwachen Sieden erhitzt. Die heiße Lösung wird durch einen vorher gewogenen Glasintertiegel (160) (2.1.2)

filtriert. Der Rückstand, mit heißem Wasser R gewaschen und bei 100 bis 105 °C getrocknet, darf höchstens 50 mg wiegen.

**Gelatine:** 1,00 g Droge wird im Wasserbad mit 100 ml Wasser R bis zur Lösung erhitzt. Nach dem Erkalten auf 50 °C werden 5 ml Lösung mit 5 ml Pikrinsäure-Lösung R versetzt; innerhalb von 10 min darf keine Trübung auftreten.

**Trocknungsverlust** (2.2.32): höchstens 20,0 Prozent, mit 1,000 g pulverisierter Droge (355) (2.9.12) durch Trocknen im Trockenschrank bei 105 °C bestimmt

**Asche** (2.4.16): höchstens 5,0 Prozent

### Mikrobielle Verunreinigung

TAMC: Akzeptanzkriterium $10^3$ KBE je Gramm (2.6.12)

TYMC: Akzeptanzkriterium $10^2$ KBE je Gramm (2.6.12)

Abwesenheit von *Escherichia coli* (2.6.13)

Abwesenheit von Salmonellen (2.6.13)

## Beschriftung

Die Beschriftung gibt die Quellungszahl an.

6.3/0591

# Alginsäure

# Acidum alginicum

## Definition

Gemisch von Polyuronsäuren [$(C_6H_8O_6)_n$] aus unterschiedlichen Anteilen β-(1→4)-D-Mannuronsäure und α-(1→4)-L-Guluronsäure, hauptsächlich aus Algen der Familie der Phaeophyceae gewonnen

Ein kleiner Anteil der Carboxyl-Gruppen kann neutralisiert sein.

*Gehalt:* 19,0 bis 25,0 Prozent Carboxyl-Gruppen (–COOH) (getrocknete Substanz)

## Eigenschaften

*Aussehen:* weißes bis blass-gelblich-braunes, kristallines oder amorphes Pulver

*Löslichkeit:* sehr schwer bis praktisch unlöslich in Ethanol 96 %, praktisch unlöslich in organischen Lösungsmitteln

Die Substanz quillt in Wasser, ohne sich zu lösen; sie löst sich in Alkalihydroxid-Lösungen.

## Prüfung auf Identität

A. 0,2 g Substanz werden mit 20 ml Wasser R und 0,5 ml Natriumcarbonat-Lösung R versetzt. Anschließend wird die Mischung geschüttelt und filtriert. Werden 5 ml Filtrat mit 1 ml Calciumchlorid-Lösung R versetzt, entsteht eine voluminöse, gallertartige Masse.

B. Werden 5 ml des unter „Prüfung auf Identität, A" erhaltenen Filtrats mit 0,5 ml einer Lösung von Magnesiumsulfat R (123 g · $l^{-1}$) versetzt, entsteht kein voluminöser, gallertartiger Niederschlag.

C. 5 mg Substanz werden mit 5 ml Wasser R, 1 ml einer frisch hergestellten Lösung von 1,3-Dihydroxynaphthalin R (10 g · $l^{-1}$) in Ethanol 96 % R und 5 ml Salzsäure R versetzt. Die Mischung wird 3 min lang im schwachen Sieden gehalten, anschließend abgekühlt, mit 5 ml Wasser R versetzt und mit 15 ml Diisopropylether R geschüttelt. Eine Blindlösung wird hergestellt. Die mit der Substanz erhaltene obere Phase ist intensiver bläulich rot gefärbt als die der Blindlösung.

## Prüfung auf Reinheit

**Chlorid:** höchstens 1,0 Prozent

2,50 g Substanz werden mit 50 ml verdünnter Salpetersäure R versetzt. Die Mischung wird 1 h lang geschüttelt, mit verdünnter Salpetersäure R zu 100,0 ml verdünnt und anschließend filtriert. 50,0 ml Filtrat werden mit 10,0 ml Silbernitrat-Lösung (0,1 mol · $l^{-1}$) und 5 ml Toluol R versetzt. Die Mischung wird nach Zusatz von 2 ml Ammoniumeisen(III)-sulfat-Lösung R 2 mit Ammoniumthiocyanat-Lösung (0,1 mol · $l^{-1}$) titriert; in der Nähe des Umschlagpunkts wird die Mischung kräftig geschüttelt.

1 ml Silbernitrat-Lösung (0,1 mol · $l^{-1}$) entspricht 3,545 mg Cl.

**Schwermetalle** (2.4.8): höchstens 20 ppm

1,0 g Substanz muss der Grenzprüfung F entsprechen. Zur Herstellung der Referenzlösung werden 2 ml Blei-Lösung (10 ppm Pb) R verwendet.

**Trocknungsverlust** (2.2.32): höchstens 15,0 Prozent, mit 0,1000 g Substanz durch 4 h langes Trocknen im Trockenschrank bei 105 °C bestimmt

**Sulfatasche** (2.4.14): höchstens 8,0 Prozent (getrocknete Substanz), mit 0,100 g Substanz bestimmt

### Mikrobielle Verunreinigung

TAMC: Akzeptanzkriterium $10^2$ KBE je Gramm (2.6.12)

Abwesenheit von *Escherichia coli* (2.6.13)

Abwesenheit von Salmonellen (2.6.13)

## Gehaltsbestimmung

0,2500 g Substanz werden nach Zusatz von 25 ml Wasser $R$, 25,0 ml Natriumhydroxid-Lösung (0,1 mol · l$^{-1}$) und 0,2 ml Phenolphthalein-Lösung $R$ mit Salzsäure (0,1 mol · l$^{-1}$) titriert.

1 ml Natriumhydroxid-Lösung (0,1 mol · l$^{-1}$) entspricht 4,502 mg Carboxyl-Gruppen (–COOH).

## Funktionalitätsbezogene Eigenschaften

*Dieser Abschnitt liefert Informationen zu Eigenschaften, die sich als relevante Prüfparameter für eine Funktion oder mehrere Funktionen der Substanz erwiesen haben, wenn diese als Hilfsstoff (siehe 5.15) verwendet wird. Dieser Abschnitt ist ein nicht verbindlicher Teil der Monographie und diese Eigenschaften müssen nicht notwendigerweise verifiziert werden, um die Übereinstimmung mit den Anforderungen der Monographie zu zeigen. Die Kontrolle dieser Eigenschaften kann jedoch zur Qualität eines Arzneimittels beitragen, indem die Gleichförmigkeit des Herstellungsverfahrens und die Funktionalität des Arzneimittels bei der Anwendung verbessert werden. Wenn Prüfmethoden angegeben sind, haben sie sich für den jeweiligen Zweck als geeignet erwiesen, jedoch können andere Methoden ebenfalls angewendet werden. Werden für eine bestimmte Eigenschaft Ergebnisse vorgelegt, muss die Prüfmethode angegeben sein.*

*Die folgenden Eigenschaften können für Alginsäure, welche als Sprengmittel und/oder Bindemittel benutzt wird, relevant sein.*

**Partikelgrößenverteilung** (2.9.31 oder 2.9.38)

**Sedimentationsvolumen:** In einem 100-ml-Messzylinder werden 75 ml Wasser $R$ mit 1,5 g Substanz in 0,5-g-Portionen versetzt, wobei nach jedem Zusatz kräftig geschüttelt wird. Die Mischung wird mit Wasser $R$ zu 100,0 ml verdünnt und so lange geschüttelt, bis sich die Substanz gleichmäßig verteilt hat. Nach 4 h langem Stehenlassen wird das Sedimentationsvolumen bestimmt.

*Die folgende Eigenschaft kann für Alginsäure, welche als Geliermittel oder viskositätserhöhendes Mittel verwendet wird, relevant sein.*

**Scheinbare Viskosität:** Die dynamische Viskosität wird unter Verwendung eines Rotationsviskosimeters (2.2.10) bestimmt.

Eine Suspension aus Alginsäure (getrocknete Substanz) (20 g · l$^{-1}$) wird hergestellt und so lange mit Natriumhydroxid-Lösung (0,1 mol · l$^{-1}$) versetzt, bis eine Lösung entsteht.

## 6.3/2010

# Almagat
# Almagatum

$Al_2Mg_6C_2O_{20}H_{14}$ · 4 $H_2O$  $M_r$ 630

CAS Nr. 66827-12-1

## Definition

Hydratisiertes Aluminium-Magnesium-Hydroxycarbonat

*Gehalt*
- Aluminium: 15,0 bis 17,0 Prozent, berechnet als $Al_2O_3$
- Magnesium: 36,0 bis 40,0 Prozent, berechnet als MgO
- Kohlensäure: 12,5 bis 14,5 Prozent, berechnet als $CO_2$

## Eigenschaften

*Aussehen:* weißes bis fast weißes, feines, kristallines Pulver

*Löslichkeit:* praktisch unlöslich in Wasser, Dichlormethan und Ethanol 96 %

Die Substanz löst sich unter Gasentwicklung und Erwärmen in verdünnten Mineralsäuren.

## Prüfung auf Identität

A. IR-Spektroskopie (2.2.24)

*Vergleich:* Almagat-Referenzspektrum der Ph. Eur.

B. 0,15 g Substanz werden in verdünnter Salzsäure $R$ zu 20 ml gelöst. 2 ml Lösung geben die Identitätsreaktion auf Aluminium (2.3.1).

C. 2 ml der unter „Prüfung auf Identität, B" erhaltenen Lösung geben die Identitätsreaktion auf Magnesium (2.3.1).

## Prüfung auf Reinheit

**pH-Wert** (2.2.3): 9,1 bis 9,7

4,0 g Substanz werden in 100 ml kohlendioxidfreiem Wasser $R$ suspendiert. Die Suspension wird 2 min lang gerührt und anschließend filtriert.

**Neutralisationsvermögen:** *Die Prüfung wird bei 37 °C durchgeführt.*

0,5 g Substanz werden in 100 ml Wasser $R$ suspendiert. Die Suspension wird erwärmt und unter ständigem Rühren mit 100,0 ml zuvor erwärmter Salzsäure (0,1 mol · l$^{-1}$) versetzt. Der pH-Wert (2.2.3) der Lösung, innerhalb eines Zeitraums von 5 bis 20 min nach Herstellung gemessen, muss mindestens 3,0 und darf höchstens 4,5 betragen. Nach Zusatz von 10,0 ml zuvor erwärmter Salzsäure (0,5 mol · l$^{-1}$) wird die Lösung 1 h lang ununterbrochen gerührt und mit Natriumhydroxid-Lösung (0,1 mol · l$^{-1}$) bis zu einem pH-Wert von 3,5 titriert, wobei höchstens 20,0 ml Natriumhydroxid-Lösung (0,1 mol · l$^{-1}$) verbraucht werden dürfen.

**Chlorid** (2.4.4): höchstens 0,1 Prozent

0,33 g Substanz werden in 5 ml verdünnter Salpetersäure $R$ gelöst. Die Lösung wird mit Wasser $R$ zu 100 ml verdünnt. 15 ml dieser Lösung müssen der Grenzprüfung auf Chlorid entsprechen. Gleichzeitig werden zur Herstellung der Referenzlösung 0,7 ml verdünnte Salpetersäure $R$ mit Wasser $R$ zu 5 ml verdünnt. Diese Lösung wird mit 10 ml Chlorid-Lösung (5 ppm Cl) $R$ versetzt.

**Sulfat** (2.4.13): höchstens 0,4 Prozent

0,25 g Substanz werden in 5 ml verdünnter Salzsäure $R$ gelöst. Die Lösung wird mit destilliertem Wasser $R$ zu 100 ml verdünnt. 15 ml dieser Lösung müssen der Grenzprüfung auf Sulfat entsprechen. Gleichzeitig werden zur Herstellung der Referenzlösung 15 ml Sulfat-Lösung (10 ppm SO$_4$) $R$ mit 0,8 ml verdünnter Salzsäure $R$ versetzt.

**Natrium:** höchstens $1{,}50 \cdot 10^2$ ppm

Atomabsorptionsspektrometrie (2.2.23, Methode I)

*Untersuchungslösung:* 0,25 g Substanz werden in 50 ml einer Lösung von Salzsäure $R$ (103 g · l$^{-1}$) gelöst.

*Referenzlösungen:* Die Referenzlösungen werden aus der Natrium-Lösung (200 ppm Na) $R$ durch Verdünnen mit der erforderlichen Menge einer Lösung von Salzsäure $R$ (103 g · l$^{-1}$) hergestellt.

**Schwermetalle** (2.4.8): höchstens 20 ppm

1,0 g Substanz wird in verdünnter Salzsäure $R$ zu 20,0 ml gelöst. 12 ml Lösung müssen der Grenzprüfung A entsprechen. Zur Herstellung der Referenzlösung wird die Blei-Lösung (1 ppm Pb) $R$ verwendet.

**Glühverlust:** 43,0 bis 49,0 Prozent, mit 1,000 g Substanz durch Glühen bei 900 ± 50 °C bestimmt

### Mikrobielle Verunreinigung

TAMC: Akzeptanzkriterium 10$^3$ KBE je Gramm (2.6.12)

TYMC: Akzeptanzkriterium 10$^2$ KBE je Gramm (2.6.12)

Abwesenheit von *Escherichia coli* (2.6.13)

Abwesenheit von *Pseudomonas aeruginosa* (2.6.13)

## Gehaltsbestimmung

**Aluminium:** 1,000 g Substanz wird in 5 ml Salzsäure $R$, falls erforderlich unter Erwärmen, gelöst. Nach dem Erkalten auf Raumtemperatur wird die Lösung mit Wasser $R$ zu 100,0 ml verdünnt (Lösung A). 10,0 ml Lösung A werden in einen 250-ml-Erlenmeyerkolben gegeben und mit 25,0 ml Natriumedetat-Lösung (0,05 mol · l$^{-1}$), 20 ml Pufferlösung pH 3,5 $R$, 40 ml wasserfreiem Ethanol $R$ und 2 ml einer frisch hergestellten Lösung von Dithizon $R$ (0,25 g · l$^{-1}$) in wasserfreiem Ethanol $R$ versetzt. Der Überschuss an Natriumedetat wird mit Zinksulfat-Lösung (0,05 mol · l$^{-1}$) bis zum Farbumschlag von Grünlich-Violett nach Rosa titriert.

1 ml Natriumedetat-Lösung (0,05 mol · l$^{-1}$) entspricht 2,549 mg Al$_2$O$_3$.

**Magnesium:** 10,0 ml der für die Gehaltsbestimmung von Aluminium hergestellten Lösung A werden in einen 500-ml-Erlenmeyerkolben gegeben und mit 200 ml Wasser $R$, unter Schwenken 20 ml Triethanolamin $R$, 10 ml Ammoniumchlorid-Pufferlösung pH 10,0 $R$ und 50 mg Eriochromschwarz-T-Verreibung $R$ versetzt. Diese Lösung wird mit Natriumedetat-Lösung (0,05 mol · l$^{-1}$) bis zum Farbumschlag von Violett nach reinem Blau titriert.

1 ml Natriumedetat-Lösung (0,05 mol · l$^{-1}$) entspricht 2,015 mg MgO.

**Kohlensäure:** 12,5 bis 14,5 Prozent

*Untersuchungsprobe:* 7,00 mg Substanz werden in eine Zinnkapsel gegeben. Die Zinnkapsel wird verschlossen und versiegelt.

*Referenzprobe:* 7,00 mg Almagat CRS werden in eine Zinnkapsel gegeben. Die Zinnkapsel wird verschlossen und versiegelt.

Die Untersuchungsprobe und die Referenzprobe werden getrennt in die Verbrennungskammer eines CHN-Analysators, die zuvor mit Helium zur Chromatographie $R$ gespült wurde und bei einer Temperatur von 1020 °C gehalten wird, gegeben. Gleichzeitig wird Sauerstoff $R$ mit einem Druck von 40 kPa und einer Durchflussrate von 20 ml · min$^{-1}$ bis zur vollständigen Verbrennung der Proben der Kammer zugeführt. Die Verbrennungsgase werden durch einen Reduktionsreaktor geleitet. Die so erhaltenen Gase werden durch Gaschromatographie (2.2.28) voneinander getrennt.

*Säule*
- Größe: $l = 2$ m, $\varnothing = 4$ mm
- Stationäre Phase: Ethylvinylbenzol-Divinylbenzol-Copolymer $R$ 1

*Trägergas:* Helium zur Chromatographie $R$

*Durchflussrate:* 100 ml · min$^{-1}$

*Temperatur*
- Säule: 65 °C
- Detektor: 190 °C

*Detektion:* thermische Leitfähigkeit

*Chromatographiedauer:* 16 min

*Eignungsprüfung:* Der durchschnittliche Prozentgehalt an Kohlenstoff in 5 Referenzproben darf höchstens um ± 0,2 Prozent von dem für die *CRS* angegebenen Wert abweichen. In diesen Proben muss die Differenz zwischen dem höchsten und dem niedrigsten Wert für den Prozentgehalt an Kohlenstoff weniger als 0,2 Prozent betragen.

Der Prozentgehalt an Kohlensäure in der Untersuchungsprobe wird nach folgender Formel berechnet:

$$C \cdot K \cdot \frac{A}{m}$$

C = Prozentgehalt an Kohlensäure in der Referenzprobe

K = Mittelwert für das Verhältnis von Masse in Milligramm zur Fläche des Kohlensäure-Peaks für die 5 Referenzproben

A = Fläche des Kohlensäure-Peaks im Chromatogramm der Untersuchungsprobe

m = Masse der Substanz in Milligramm in der Untersuchungsprobe

## Lagerung

Dicht verschlossen

6.3/1388

# Aluminium-Magnesium-Silicat

# Aluminii magnesii silicas

## Definition

Gemisch von Partikeln kolloidaler Größe von Montmorillonit und Saponit, frei von Klümpchen und nicht quellungsfähigem Mineral

*Gehalt*
- Aluminium (Al, $A_r$ 26,98): 95,0 bis 105,0 Prozent des in der Beschriftung angegebenen Werts
- Magnesium (Mg, $A_r$ 24,30): 95,0 bis 105,0 Prozent des in der Beschriftung angegebenen Werts

## Eigenschaften

*Aussehen:* Pulver, Körner oder Plättchen, fast weiß

*Löslichkeit:* praktisch unlöslich in Wasser und organischen Lösungsmitteln

Die Substanz quillt in Wasser und bildet eine kolloidale Dispersion.

## Prüfung auf Identität

A. 1 g Substanz wird mit 2 g wasserfreiem Natriumcarbonat *R* geschmolzen. Der Rückstand wird mit Wasser *R* erhitzt und abfiltriert. Das Filtrat wird mit Salzsäure *R* angesäuert und im Wasserbad zur Trockne eingedampft. 0,25 g dieses Rückstands geben die Identitätsreaktion auf Silicat (2.3.1).

B. Der Rest des unter „Prüfung auf Identität, A" erhaltenen Rückstands wird in einer Mischung von 5 ml verdünnter Salzsäure *R* und 10 ml Wasser *R* gelöst. Nach dem Filtrieren und Zusetzen von Ammoniumchlorid-Pufferlösung pH 10,0 *R* bildet sich ein weißer, gelatinöser Niederschlag. Die Mischung wird zentrifugiert, wobei die überstehende Flüssigkeit für „Prüfung auf Identität, C" verwendet wird. Der Niederschlag, in verdünnter Salzsäure *R* gelöst, gibt die Identitätsreaktion auf Aluminium (2.3.1).

C. Die nach dem Zentrifugieren unter „Prüfung auf Identität, B" erhaltene überstehende Flüssigkeit gibt die Identitätsreaktion auf Magnesium (2.3.1).

## Prüfung auf Reinheit

**pH-Wert** (2.2.3): 9,0 bis 10,0

5,0 g Substanz werden in 100 ml kohlendioxidfreiem Wasser *R* dispergiert.

**Arsen** (2.4.2, Methode A): höchstens 3 ppm

In ein 250-ml-Becherglas mit 100 ml verdünnter Salzsäure *R* werden 16,6 g Substanz gegeben. Nach dem Mischen wird das Becherglas mit einem Uhrglas bedeckt. Die Mischung wird 15 min lang bei gelegentlichem Rühren vorsichtig zum Sieden erhitzt. Nach dem Absetzenlassen der unlöslichen Bestandteile wird die überstehende Flüssigkeit durch ein Schnellfilter in einen 250-ml-Messkolben filtriert, wobei das Sediment möglichst vollständig im Becherglas zurückbleiben sollte. Der Rückstand im Becherglas wird mit 25 ml heißer verdünnter Salzsäure *R* versetzt. Nach Schütteln, Erhitzen zum Sieden und Absetzenlassen der unlöslichen Bestandteile wird die überstehende Flüssigkeit in den Messkolben filtriert. Der Vorgang wird 4-mal mit je 25 ml heißer verdünnter Salzsäure *R* und Filtrieren der überstehenden Flüssigkeit in den Messkolben wiederholt. Beim letzten Extrahieren wird der unlösliche Rückstand möglichst vollständig auf das Filter gebracht. Die vereinigten Filtrate werden auf Raumtemperatur erkalten gelassen und mit verdünnter Salzsäure *R* zu 250,0 ml verdünnt. 5,0 ml Lösung werden mit verdünnter Salzsäure *R* zu 25,0 ml verdünnt.

**Blei:** höchstens 15,0 ppm

Atomabsorptionsspektrometrie (2.2.23, Methode I)

*Untersuchungslösung:* In ein 250-ml-Becherglas mit 100 ml verdünnter Salzsäure *R* werden 10,0 g Substanz gegeben. Nach dem Mischen wird das Becherglas mit einem Uhrglas bedeckt. Die Mischung wird 15 min lang zum Sieden erhitzt. Nach dem Erkalten auf Raumtemperatur und Absetzenlassen der unlöslichen Bestandteile wird die überstehende Flüssigkeit durch ein Schnellfilter in ein 400-ml-Becherglas filtriert. Nach Zusatz von 25 ml heißem Wasser *R* zum unlöslichen Rückstand im 250-ml-Becherglas wird die Mischung geschüttelt und nach dem Absetzenlassen der unlöslichen Bestandteile die überstehende Flüssigkeit in das 400-ml-Becherglas filtriert. Der Vorgang wird 2-mal mit je 25 ml Wasser *R* wiederholt, wobei jedes Mal die überstehende Flüssigkeit in das 400-ml-Becherglas filtriert wird. Das Filter wird mit 25 ml heißem Wasser *R* gewaschen. Filtrat und Waschflüssigkeit werden im 400-ml-Becherglas gesammelt und durch Erhitzen auf etwa 20 ml eingeengt. Falls sich ein Niederschlag bildet, wird die Mischung nach Zusatz von etwa 0,1 ml Salpetersäure *R* zum Sieden erhitzt und anschließend auf Raumtemperatur erkalten gelassen. Die konzentrierten Extrakte werden durch ein Papierschnellfilter in einen 50-ml-Messkolben filtriert. Der restliche Inhalt des 400-ml-Becherglases wird mit Wasser *R* durch das Filter in den Messkolben gespült und der Inhalt mit Wasser *R* zu 50,0 ml verdünnt.

*Referenzlösungen:* Die Referenzlösungen werden aus der Blei-Lösung (10 ppm Pb) *R*, falls erforderlich durch Verdünnen mit Wasser *R*, hergestellt.

*Strahlungsquelle:* Blei-Hohlkathodenlampe

*Wellenlänge:* 217 nm

*Atomisierung:* oxidierende Luft-Acetylen-Flamme

**Trocknungsverlust** (2.2.32): höchstens 8,0 Prozent, mit 1,000 g Substanz durch Trocknen im Trockenschrank bei 105 °C bestimmt

**Mikrobielle Verunreinigung**

TAMC: Akzeptanzkriterium $10^3$ KBE je Gramm (2.6.12)

TYMC: Akzeptanzkriterium $10^2$ KBE je Gramm (2.6.12)

Abwesenheit von *Escherichia coli* (2.6.13)

# Gehaltsbestimmung

**Aluminium:** Atomabsorptionsspektrometrie (2.2.23, Methode I)

*Untersuchungslösung:* 0,200 g Substanz werden in einem Platintiegel mit 1,0 g Lithiummetaborat *R* gemischt. Zunächst wird die Mischung langsam erhitzt, dann 15 min lang bei 1000 bis 1200 °C geglüht. Nach dem Erkalten wird der Tiegel in ein 100-ml-Becherglas mit 25 ml verdünnter Salpetersäure *R* gebracht. 50 ml verdünnte Salpetersäure *R* werden zugesetzt, um den Tiegel zu füllen und untertauchen zu lassen. Ein mit Polytetrafluorethylen (Teflon) überzogener Magnetrührer wird eingesetzt. Der Ansatz wird bis zum vollständigen Lösen vorsichtig gerührt. Der Inhalt wird in ein 250-ml-Becherglas überführt. Der Tiegel wird entfernt, die Lösung erhitzt und durch ein Papierschnellfilter in einen 250-ml-Messkolben filtriert. Filter und Becherglas werden mit Wasser *R* gewaschen. Filtrat und Waschflüssigkeit werden vereinigt und mit Wasser *R* zu 250,0 ml verdünnt (Lösung A). 20,0 ml Lösung A werden entnommen, mit 20 ml einer Lösung von Natriumchlorid *R* (10 g · $l^{-1}$) versetzt und mit Wasser *R* zu 100,0 ml verdünnt.

*Referenzlösungen:* 1,000 g Aluminium *R* wird in einer Mischung von 10 ml Salzsäure *R* und 10 ml Wasser *R* durch Erwärmen gelöst. Nach dem Erkalten wird die Lösung mit Wasser *R* zu 1000,0 ml verdünnt (1 mg Aluminium je Milliliter). In 3 identische Messkolben, die je 0,20 g Natriumchlorid *R* enthalten, werden 2,0 ml, 5,0 ml beziehungsweise 10,0 ml Lösung gegeben und mit Wasser *R* zu je 100,0 ml verdünnt.

*Strahlungsquelle:* Aluminium-Hohlkathodenlampe

*Wellenlänge:* 309 nm

*Atomisierung:* oxidierende Acetylen-Stickstoffmonoxid-Flamme

**Magnesium:** Atomabsorptionsspektrometrie (2.2.23, Methode I)

*Untersuchungslösung:* 25,0 ml Lösung A aus der Gehaltsbestimmung von Aluminium werden mit Wasser *R* zu 50,0 ml verdünnt. 5,0 ml dieser Lösung werden mit 20,0 ml Lanthannitrat-Lösung *R* versetzt und mit Wasser *R* zu 100,0 ml verdünnt.

*Referenzlösungen:* 1,000 g Magnesium *R* wird in ein 250-ml-Becherglas mit 20 ml Wasser *R* gebracht. 20 ml Salzsäure *R* werden vorsichtig zugesetzt. Die Mischung wird, falls erforderlich, bis zum Lösen erwärmt. Die Lösung wird in einen Messkolben gegeben und mit Wasser *R* zu 1000,0 ml verdünnt (1 mg Magnesium je Milliliter). 5,0 ml dieser Lösung werden mit Wasser *R* zu 250,0 ml verdünnt. In 4 identische Messkolben werden 5,0 ml, 10,0 ml, 15,0 ml beziehungsweise 20,0 ml Lösung gegeben. Nach Zusatz von je 20,0 ml Lanthannitrat-Lösung *R* wird jeder Ansatz mit Wasser *R* zu je 100,0 ml verdünnt.

*Strahlungsquelle:* Magnesium-Hohlkathodenlampe

*Wellenlänge:* 285 nm

*Atomisierung:* reduzierende Luft-Acetylen-Flamme

# Beschriftung

Die Beschriftung gibt den Gehalt an Aluminium und Magnesium an.

## 6.3/1676
# Aluminium-Natrium-Silicat
# Aluminii natrii silicas

## Definition

Synthetisches Aluminium-Natrium-Salz der Siliciumsäure (Kieselsäure)

*Gehalt*
- Aluminium (Al; $M_r$ 26,98): 2,7 bis 7,9 Prozent (getrocknete Substanz)
- Natrium (Na; $M_r$ 22,99): 3,7 bis 6,3 Prozent (getrocknete Substanz)

## Eigenschaften

*Aussehen:* weißes bis fast weißes, feines, leichtes, amorphes Pulver

*Löslichkeit:* praktisch unlöslich in Wasser und organischen Lösungsmitteln

## Prüfung auf Identität

A. In einem 100-ml-Becherglas wird 1,0 g Substanz mit 10 ml verdünnter Salzsäure R versetzt und gemischt. Das Becherglas wird mit einem Uhrglas bedeckt. Die Mischung wird 15 min lang zum Sieden erhitzt, auf Raumtemperatur erkalten gelassen und nochmals gemischt. Nach dem Zentrifugieren geben 2 ml der überstehenden Flüssigkeit die Identitätsreaktion auf Aluminium (2.3.1).

B. 2 ml der bei der „Prüfung auf Identität, A" erhaltenen überstehenden Flüssigkeit geben die Identitätsreaktion a auf Natrium (2.3.1).

C. 0,2 g Substanz geben die Identitätsreaktion auf Silicat (2.3.1).

## Prüfung auf Reinheit

**pH-Wert** (2.2.3): 9,5 bis 11,5

5,0 g Substanz werden in 100 ml kohlendioxidfreiem Wasser R dispergiert.

**Arsen** (2.4.2, Methode A): höchstens 3 ppm

In einem 250-ml-Becherglas werden 8,3 g Substanz mit 50 ml verdünnter Salzsäure R gemischt. Das Becherglas wird mit einem Uhrglas bedeckt und die Mischung 15 min lang unter gelegentlichem Umrühren zum schwachen Sieden erhitzt. Nach dem Zentrifugieren wird die überstehende Flüssigkeit durch ein Papierschnellfilter in einen 250-ml-Messkolben dekantiert und filtriert. Der Rückstand im Becherglas wird mit 25 ml heißer, verdünnter Salzsäure R versetzt, die Mischung wird gerührt und zentrifugiert. Die überstehende Flüssigkeit wird durch dasselbe Filter in den Messkolben dekantiert und filtriert. Die Extraktion wird weitere 3-mal mit jeweils 25 ml heißer, verdünnter Salzsäure R wiederholt, wobei die überstehende Flüssigkeit jeweils durch dasselbe Filter in den Messkolben dekantiert und filtriert wird. Die vereinigten Filtrate werden auf Raumtemperatur erkalten gelassen und mit verdünnter Salzsäure R zu 250,0 ml verdünnt. 10,0 ml Lösung werden mit Wasser R zu 25,0 ml verdünnt.

**Blei:** höchstens 5,0 ppm

Atomabsorptionsspektrometrie (2.2.23, Methode I)

*Untersuchungslösung:* In einem 250-ml-Becherglas werden 5,0 g Substanz mit 50 ml verdünnter Salzsäure R gemischt. Das Becherglas wird mit einem Uhrglas bedeckt und die Mischung 15 min lang zum Sieden erhitzt. Nach dem Erkalten auf Raumtemperatur wird die Mischung zentrifugiert und die überstehende Flüssigkeit durch ein Papierschnellfilter in ein 250-ml-Becherglas dekantiert und filtriert. Der Rückstand im Becherglas wird mit 25 ml heißem Wasser R versetzt. Die Mischung wird kräftig gerührt, zentrifugiert und die überstehende Flüssigkeit durch dasselbe Filter in das Becherglas dekantiert und filtriert. Die Extraktion wird weitere 2-mal mit jeweils 25 ml heißem Wasser R wiederholt, wobei die überstehende Flüssigkeit jeweils durch dasselbe Filter in das Becherglas dekantiert und filtriert wird. Das Filter wird mit 25 ml heißem Wasser R gewaschen und das Filtrat im Becherglas gesammelt. Die vereinigten Filtrate werden durch vorsichtiges Erhitzen zum Sieden auf etwa 15 ml eingeengt. Die eingeengte Lösung wird mit etwa 0,05 ml schwermetallfreier Salpetersäure R versetzt, zum Sieden erhitzt und auf Raumtemperatur erkalten gelassen. Die konzentrierten Extrakte werden durch ein Papierschnellfilter in einen 25-ml-Messkolben filtriert. Die im Becherglas verbleibenden Rückstände werden mit Wasser R durch das Filterpapier in den Messkolben filtriert und mit Wasser R zu 25,0 ml verdünnt.

*Referenzlösungen:* In 4 separate 100-ml-Messkolben werden 3,0 ml, 5,0 ml, 10,0 ml beziehungsweise 15,0 ml Blei-Lösung (10 ppm Pb) R gegeben. Die Lösungen werden jeweils mit 0,20 ml schwermetallfreier Salpetersäure R versetzt und mit Wasser R zu 100,0 ml verdünnt.

*Strahlungsquelle:* Blei-Hohlkathodenlampe

*Wellenlänge:* 217,0 nm

*Atomisierung:* Luft-Acetylen-Flamme

**Trocknungsverlust** (2.2.32): höchstens 8,0 Prozent, mit 1,000 g Substanz durch 4 h langes Trocknen im Trockenschrank bei 105 °C bestimmt

**Glühverlust:** 5,0 bis 11,0 Prozent (getrocknete Substanz), mit 1,000 g Substanz im Platintiegel durch Glühen bei 1000 ± 25 °C bis zur Massekonstanz bestimmt

## Mikrobielle Verunreinigung

TAMC: Akzeptanzkriterium $10^3$ KBE je Gramm (2.6.12)

TYMC: Akzeptanzkriterium 10² KBE je Gramm (2.6.12)

Abwesenheit von *Escherichia coli* (2.6.13)

## Gehaltsbestimmung

**Aluminium:** Atomabsorptionsspektrometrie (2.2.23, Methode I)

*Säuremischung:* In einer Mischung von 500 ml Wasser *R* und 50 ml Salpetersäure *R* werden 17 g Weinsäure *R* gelöst. Die Lösung wird mit Wasser *R* zu 1000 ml verdünnt.

*Blindlösung:* 1,4 g wasserfreies Lithiummetaborat *R* werden in 60 ml der Säuremischung gelöst. Die Lösung wird mit Wasser *R* zu 200 ml verdünnt.

*Untersuchungslösung:* In einem Platintiegel werden 0,200 g Substanz mit 1,4 g wasserfreiem Lithiummetaborat *R* gemischt. Die Mischung wird zunächst langsam erhitzt und anschließend 15 min lang bei 1100 ± 25 °C geglüht. Nach dem Erkalten wird der Tiegel in ein 100-ml-Becherglas, das 60 ml der Säuremischung enthält, gegeben. In den Tiegel wird ein mit Polytetrafluorethylen überzogener Magnetrührer gegeben und der Ansatz 16 h lang vorsichtig mit einem Magnetrührwerk gerührt. Der Inhalt des Tiegels und des Becherglases wird in einen 200-ml-Messkolben überführt. Tiegel, Magnetrührer und Becherglas werden mit Wasser *R* gespült, wobei das Spülwasser ebenfalls in den Messkolben gelangt. Die vereinigten Lösungen werden mit Wasser *R* zu 200,0 ml verdünnt (Lösung A). 10,0 ml dieser Lösung werden mit 1,0 ml Lanthan(III)-chlorid-Lösung *R* versetzt und mit Wasser *R* zu 50,0 ml verdünnt.

*Referenzlösungen:* In 5 separate 50-ml-Messkolben werden 1,0 ml, 2,5 ml, 5,0 ml, 7,5 ml beziehungsweise 10,0 ml Aluminium-Lösung (100 ppm Al) *R* gegeben. Die Lösungen werden jeweils mit 1 ml Lanthan(III)-chlorid-Lösung *R* und 10 ml Blindlösung versetzt sowie mit Wasser *R* zu 50,0 ml verdünnt.

*Strahlungsquelle:* Aluminium-Hohlkathodenlampe

*Wellenlänge:* 309,3 nm

*Atomisierung:* Acetylen-Distickstoffmonoxid-Flamme

**Natrium:** Atomemissionsspektrometrie (2.2.22, Methode I)

*Untersuchungslösung:* 2,0 ml der Lösung A aus der Gehaltsbestimmung „Aluminium" werden mit 1 ml einer Lösung von Caesiumchlorid *R* (12,5 g · l⁻¹) versetzt und mit Wasser *R* zu 20,0 ml verdünnt.

*Referenzlösungen:* In 5 separate 200-ml-Messkolben, die jeweils 10 ml einer Lösung von Caesiumchlorid *R* (12,5 g · l⁻¹) enthalten, werden 1,0 ml, 2,0 ml, 4,0 ml, 6,0 ml beziehungsweise 10,0 ml Natrium-Lösung (200 ppm Na) *R* gegeben. Diese Lösungen werden jeweils mit Wasser *R* zu 200,0 ml verdünnt.

*Wellenlänge:* 589,0 nm

# 6.3/0311
# Wasserhaltiges Aluminiumoxid
# Algeldrat
# Aluminii oxidum hydricum

## Definition

*Gehalt:* 47,0 bis 60,0 Prozent $Al_2O_3$ ($M_r$ 102,0)

## Eigenschaften

*Aussehen:* weißes bis fast weißes, amorphes Pulver

*Löslichkeit:* praktisch unlöslich in Wasser

Die Substanz löst sich in verdünnten Mineralsäuren und in Alkalihydroxid-Lösungen.

## Prüfung auf Identität

Die Prüflösung (siehe „Prüfung auf Reinheit") gibt die Identitätsreaktion auf Aluminium (2.3.1).

## Prüfung auf Reinheit

**Prüflösung:** 2,5 g Substanz werden unter Erhitzen im Wasserbad in 15 ml Salzsäure *R* gelöst. Die Lösung wird mit destilliertem Wasser *R* zu 100 ml verdünnt.

**Aussehen der Lösung:** Die Prüflösung darf nicht stärker opaleszieren als die Referenzsuspension II (2.2.1) und nicht stärker gefärbt sein als die Farbvergleichslösung $GG_6$ (2.2.2, Methode II).

**Alkalisch reagierende Substanzen:** 1,0 g Substanz wird 1 min lang mit 20 ml kohlendioxidfreiem Wasser *R* geschüttelt und anschließend abfiltriert. Werden 10 ml Filtrat mit 0,1 ml Phenolphthalein-Lösung *R* versetzt, muss eine auftretende Rosafärbung nach Zusatz von 0,3 ml Salzsäure (0,1 mol · l⁻¹) verschwunden sein.

**Säurebindungsvermögen:** *Die Prüfung wird bei 37 °C durchgeführt.*

0,5 g Substanz werden in 100 ml Wasser *R* dispergiert. Die Mischung wird erwärmt. Nach Zusatz von 100,0 ml vorher erwärmter Salzsäure (0,1 mol · l⁻¹) wird die Suspension ohne Unterbrechung gerührt. Der pH-Wert (2.2.3) der Suspension, nach 10, 15 und 20 min gemessen, darf nicht kleiner als 1,8, 2,3 beziehungsweise 3,0 und nie größer als 4,5 sein. Nach Zusatz von 10,0 ml vorher erwärmter Salzsäure (0,5 mol · l⁻¹) wird 1 h lang ohne Unterbrechung gerührt und anschließend mit Natriumhydroxid-Lösung (0,1 mol · l⁻¹) bis zu einem pH-Wert von 3,5 titriert. Höchstens 35,0 ml Natriumhydroxid-Lösung (0,1 mol · l⁻¹) dürfen verbraucht werden.

**Chlorid** (2.4.4): höchstens 1 Prozent

0,1 g Substanz werden unter Erwärmen in 10 ml verdünnter Salpetersäure *R* gelöst. Die Lösung wird mit Wasser *R* zu 100 ml verdünnt. 5 ml dieser Lösung werden mit Wasser *R* zu 15 ml verdünnt.

**Sulfat** (2.4.13): höchstens 1 Prozent

4 ml Prüflösung werden mit destilliertem Wasser *R* zu 100 ml verdünnt.

**Arsen** (2.4.2, Methode A): höchstens 4 ppm, mit 10 ml Prüflösung bestimmt

**Schwermetalle** (2.4.8): höchstens 60 ppm

20 ml Prüflösung werden mit konzentrierter Ammoniak-Lösung *R* unter Verwendung von Metanilgelb-Lösung *R* als externem Indikator neutralisiert. Falls erforderlich wird die Lösung filtriert und das Filtrat mit Wasser *R* zu 30 ml verdünnt. 12 ml dieser Lösung müssen der Grenzprüfung A entsprechen. Zur Herstellung der Referenzlösung werden 10 ml Blei-Lösung (1 ppm Pb) *R* verwendet.

**Mikrobielle Verunreinigung**

TAMC: Akzeptanzkriterium $10^3$ KBE je Gramm (2.6.12)

TYMC: Akzeptanzkriterium $10^2$ KBE je Gramm (2.6.12)

Abwesenheit von Gallensalze tolerierenden, gramnegativen Bakterien (2.6.13)

Abwesenheit von *Escherichia coli* (2.6.13)

## Gehaltsbestimmung

0,800 g Substanz werden in 10 ml Salzsäure *R* 1 unter Erhitzen im Wasserbad gelöst. Nach dem Abkühlen wird die Lösung mit Wasser *R* zu 50,0 ml verdünnt. 10,0 ml dieser Lösung werden mit verdünnter Ammoniak-Lösung *R* 1 bis zum Beginn einer Niederschlagsbildung versetzt. Zum Lösen des Niederschlags wird die Mischung mit der eben notwendigen Menge verdünnter Salzsäure *R* versetzt und mit Wasser *R* zu 20 ml verdünnt. Das Aluminium wird nach „Komplexometrische Titrationen" (2.5.11) bestimmt.

1 ml Natriumedetat-Lösung (0,1 mol · l⁻¹) entspricht 5,098 mg $Al_2O_3$.

## Lagerung

Dicht verschlossen, bei höchstens 30 °C

# 6.3/2166
# Aluminiumphosphat-Gel
# Aluminii phosphatis liquamen

## Definition

Hydratisiertes $AlPO_4$ in Gelform

*Gehalt:* 19,0 bis 21,0 Prozent $AlPO_4$

## Eigenschaften

*Aussehen:* Gel

*Löslichkeit:* praktisch unlöslich in Wasser, Dichlormethan und Ethanol 96 %

Die Substanz löst sich in verdünnten Mineralsäuren.

## Prüfung auf Identität

A. Die Prüflösung (siehe „Prüfung auf Reinheit") gibt die Identitätsreaktion b auf Phosphat (2.3.1).

B. Die Prüflösung gibt die Identitätsreaktion auf Aluminium (2.3.1).

C. Die Substanz entspricht den Anforderungen an den Gehalt.

## Prüfung auf Reinheit

**Prüflösung:** 2,00 g Substanz werden in verdünnter Salzsäure *R* zu 100 ml gelöst.

**pH-Wert** (2.2.3): 6,0 bis 8,0

**Peroxide:** höchstens 150 ppm, berechnet als Wasserstoffperoxid

*Untersuchungslösung:* 1,0 g Substanz wird unter Erwärmen in 5 ml verdünnter Salzsäure *R* gelöst. Anschließend wird die Lösung mit 5 ml Wasser *R* und 2 ml Vanadin-Schwefelsäure *R* versetzt.

*Referenzlösung:* 1,0 ml Wasserstoffperoxid-Lösung 3 % *R* wird mit Wasser *R* zu 200,0 ml verdünnt. 1 ml dieser Lösung wird mit 9 ml Wasser *R* und 2 ml Vanadin-Schwefelsäure *R* versetzt.

Die Untersuchungslösung darf nicht stärker gefärbt sein als die Referenzlösung.

5350 Aluminiumphosphat-Gel

**Chlorid** (2.4.4): höchstens 500 ppm

1,3 g Substanz werden in 5 ml verdünnter Salpetersäure *R* gelöst. Die Lösung wird mit Wasser *R* zu 200 ml verdünnt.

**Lösliche Phosphate:** höchstens 0,5 Prozent, berechnet als $PO_4$

*Untersuchungslösung:* 10,0 g Substanz werden zentrifugiert, bis eine klare überstehende Flüssigkeit erhalten wird. 2,00 ml der überstehenden Flüssigkeit werden nach Zusatz von 20,0 ml einer Lösung von Salzsäure *R* (10,3 g · $l^{-1}$) mit Wasser *R* zu 100,0 ml verdünnt. 10,0 ml dieser Lösung werden mit 10,0 ml Molybdat-Vanadat-Reagenz *R* 2 versetzt und mit Wasser *R* zu 50,0 ml verdünnt. Die Lösung wird vor Licht geschützt 15 min lang stehen gelassen.

*Referenzlösung:* 10,0 ml einer Lösung von Kaliumdihydrogenphosphat *R* (143 mg · $l^{-1}$) werden mit 10,0 ml Molybdat-Vanadat-Reagenz *R* 2 versetzt und mit Wasser *R* zu 50,0 ml verdünnt. Diese Lösung wird vor Licht geschützt 15 min lang stehen gelassen.

Die Absorption (2.2.25) jeder Lösung wird bei 400 nm gemessen. Die Absorption der Untersuchungslösung darf nicht größer sein als die der Referenzlösung.

**Sulfat** (2.4.13): höchstens 0,2 Prozent

25 ml Prüflösung werden mit destilliertem Wasser *R* zu 100 ml verdünnt.

**Lösliches Aluminium:** höchstens 50 ppm

16,0 g Substanz werden mit 50 ml Wasser *R* versetzt. Die Mischung wird 5 min lang zum Sieden erhitzt, abgekühlt und zentrifugiert. Die überstehende Flüssigkeit wird abgetrennt, der Rückstand mit 20 ml Wasser *R* gewaschen und nochmals zentrifugiert. Die überstehende Flüssigkeit wird abgetrennt und der ersten überstehenden Flüssigkeit zugesetzt. Die vereinigten überstehenden Flüssigkeiten werden mit 5 ml Salzsäure *R* und 20 ml Wasser *R* versetzt. Diese Lösung wird vollständig in einen 500-ml-Erlenmeyerkolben überführt und das Aluminium nach „Komplexometrische Titrationen" (2.5.11) mit Natriumedetat-Lösung (0,01 mol · $l^{-1}$) bestimmt.

**Arsen** (2.4.2, Methode A): höchstens 1 ppm, mit 1,0 g Substanz bestimmt

**Schwermetalle** (2.4.8): höchstens 10 ppm

4,0 g Substanz werden in verdünnter Salzsäure *R* zu 20 ml gelöst. 12 ml Lösung müssen der Grenzprüfung A entsprechen. Zur Herstellung der Referenzlösung wird die Blei-Lösung (2 ppm Pb) *R* verwendet.

**Säureneutralisationsvermögen:** 30 ml auf 37 °C erwärmte Salzsäure (0,1 mol · $l^{-1}$) werden mit 2,0 g Substanz versetzt. Die Mischung wird unter Schütteln bei 37 °C gehalten. Nach 15 min muss der pH-Wert (2.2.3) der Mischung zwischen 2,0 und 2,5 liegen.

**Glührückstand:** 19,0 bis 23,0 Prozent

0,500 g Substanz werden 5 h lang bei 50 °C erhitzt und anschließend bei 500 ± 50 °C bis zur Massekonstanz geglüht.

**Mikrobielle Verunreinigungen**

TAMC: Akzeptanzkriterium $10^3$ KBE je Gramm (2.6.12)

TYMC: Akzeptanzkriterium $10^2$ KBE je Gramm (2.6.12)

Abwesenheit von Gallensalze tolerierenden, gramnegativen Bakterien (2.6.13)

Abwesenheit von *Escherichia coli* (2.6.13)

## Gehaltsbestimmung

0,300 g Substanz werden unter Erwärmen in 5 ml verdünnter Salzsäure *R* gelöst. Die Lösung wird mit 45 ml Wasser *R*, 10,0 ml Natriumedetat-Lösung (0,1 mol · $l^{-1}$) und 30 ml einer Mischung gleicher Volumteile Ammoniumacetat-Lösung *R* und verdünnter Essigsäure *R* versetzt. Diese Lösung wird 3 min lang im Sieden gehalten, nach dem Abkühlen mit 25 ml Ethanol 96 % *R* versetzt und mit Zinksulfat-Lösung (0,1 mol · $l^{-1}$) titriert. Der Endpunkt wird mit Hilfe der Potentiometrie (2.2.20) bestimmt.

1 ml Zinksulfat-Lösung (0,1 mol · $l^{-1}$) entspricht 12,2 mg $AlPO_4$.

## Lagerung

Dicht verschlossen

6.3/0803

# Amiodaronhydrochlorid

# Amiodaroni hydrochloridum

$C_{25}H_{30}ClI_2NO_3$      $M_r$ 682

CAS Nr. 19774-82-4

## Definition

(2-Butylbenzofuran-3-yl)[4-[2-(diethylamino)ethoxy]-3,5-diiodphenyl]methanon-hydrochlorid

*Gehalt:* 98,5 bis 101,0 Prozent (getrocknete Substanz)

# Eigenschaften

*Aussehen:* weißes bis fast weißes, feines, kristallines Pulver

*Löslichkeit:* sehr schwer löslich in Wasser, leicht löslich in Dichlormethan, löslich in Methanol, wenig löslich in Ethanol 96 %

# Prüfung auf Identität

A. IR-Spektroskopie (2.2.24)

*Vergleich:* Amiodaronhydrochlorid *CRS*

B. Die Substanz gibt die Identitätsreaktion b auf Chlorid (2.3.1).

# Prüfung auf Reinheit

**Aussehen der Lösung:** Die Lösung muss klar (2.2.1) und darf nicht stärker gefärbt sein als die Farbvergleichslösung $GG_5$ oder $BG_5$ (2.2.2, Methode II).

1,0 g Substanz wird in Methanol *R* zu 20 ml gelöst.

**pH-Wert** (2.2.3): 3,2 bis 3,8

1,0 g Substanz wird unter Erhitzen auf 80 °C in kohlendioxidfreiem Wasser *R* gelöst. Nach dem Abkühlen wird die Lösung mit kohlendioxidfreiem Wasser *R* zu 20 ml verdünnt.

**Verunreinigung H:** Dünnschichtchromatographie (2.2.27)

*Die Lösungen müssen unmittelbar vor Gebrauch hergestellt und unter Ausschluss direkter Lichteinwirkung aufbewahrt werden.*

*Untersuchungslösung:* 0,500 g Substanz werden in Dichlormethan *R* zu 5,0 ml gelöst.

*Referenzlösung a:* 10,0 mg Chlortriethylaminhydrochlorid *R* (Verunreinigung H) werden in Dichlormethan *R* zu 50,0 ml gelöst. 2,0 ml Lösung werden mit Dichlormethan *R* zu 20,0 ml verdünnt.

*Referenzlösung b:* 2,0 ml Untersuchungslösung und 2,0 ml Referenzlösung a werden gemischt.

*Platte:* DC-Platte mit Kieselgel $F_{254}$ *R*

*Fließmittel:* wasserfreie Ameisensäure *R*, Methanol *R*, Dichlormethan *R* (5:10:85 *V/V/V*)

*Auftragen:* jeweils 50 µl Untersuchungslösung und Referenzlösung a; 100 µl Referenzlösung b

*Laufstrecke:* 2/3 der Platte

*Trocknen:* im Kaltluftstrom

*Detektion:* Die Platte wird mit Dragendorffs Reagenz *R* 1 und anschließend mit Wasserstoffperoxid-Lösung 3 % *R* besprüht. Die Auswertung erfolgt sofort im Tageslicht.

*Eignungsprüfung:* Referenzlösung b
– Ein der Verunreinigung H entsprechender Fleck muss deutlich sichtbar sein.

*Grenzwert*
– Verunreinigung H: Ein im Chromatogramm der Untersuchungslösung auftretender Fleck mit demselben $R_F$-Wert wie ein der Verunreinigung H entsprechender Fleck im Chromatogramm der Referenzlösung b darf nicht größer oder stärker gefärbt sein als der Fleck im Chromatogramm der Referenzlösung a (0,02 Prozent).

**Verwandte Substanzen:** Flüssigchromatographie (2.2.29)

*Pufferlösung pH 4,9:* 800 ml Wasser *R* werden mit 3,0 ml Essigsäure 99 % *R* versetzt, mit verdünnter Ammoniak-Lösung *R* 1 auf einen pH-Wert von 4,9 eingestellt und mit Wasser *R* zu 1000 ml verdünnt.

*Untersuchungslösung:* 0,125 g Substanz werden in einer Mischung gleicher Volumteile Acetonitril *R* und Wasser *R* zu 25,0 ml gelöst.

*Referenzlösung:* 5 mg Amiodaron-Verunreinigung D *CRS*, 5 mg Amiodaron-Verunreinigung E *CRS* und 5,0 mg Amiodaronhydrochlorid *CRS* werden in Methanol *R* zu 25,0 ml gelöst. 1,0 ml Lösung wird mit einer Mischung gleicher Volumteile Acetonitril *R* und Wasser *R* zu 20,0 ml verdünnt.

*Säule*
– Größe: $l = 0,15$ m, $\varnothing = 4,6$ mm
– Stationäre Phase: octadecylsilyliertes Kieselgel zur Chromatographie *R* (5 µm)
– Temperatur: 30 °C

*Mobile Phase:* Pufferlösung pH 4,9, Methanol *R*, Acetonitril *R* (30:30:40 *V/V/V*)

*Durchflussrate:* 1 ml · min$^{-1}$

*Detektion:* Spektrometer bei 240 nm

*Einspritzen:* 10 µl

*Chromatographiedauer:* 2fache Retentionszeit von Amiodaron

*Relative Retention* (bezogen auf Amiodaron, $t_R$ etwa 24 min)
– Verunreinigung A: etwa 0,26
– Verunreinigung D: etwa 0,29
– Verunreinigung E: etwa 0,37
– Verunreinigung B: etwa 0,49
– Verunreinigung C: etwa 0,55
– Verunreinigung G: etwa 0,62
– Verunreinigung F: etwa 0,69

*Eignungsprüfung:* Referenzlösung
– Auflösung: mindestens 3,5 zwischen den Peaks der Verunreinigungen D und E

*Grenzwerte*
– Verunreinigungen A, B, C, D, E, F, G: jeweils nicht größer als die Fläche des Amiodaron-Peaks im Chromatogramm der Referenzlösung (0,2 Prozent)
– Nicht spezifizierte Verunreinigungen: jeweils nicht größer als das 0,5fache der Fläche des Amiodaron-

Peaks im Chromatogramm der Referenzlösung (0,10 Prozent)
– Summe aller Verunreinigungen: nicht größer als das 2,5fache der Fläche des Amiodaron-Peaks im Chromatogramm der Referenzlösung (0,5 Prozent)
– Ohne Berücksichtigung bleiben: Peaks, deren Fläche kleiner ist als das 0,25fache der Fläche des Amiodaron-Peaks im Chromatogramm der Referenzlösung (0,05 Prozent)

**Iodid:** höchstens 150 ppm

*Die Untersuchungslösung und die Referenzlösung werden gleichzeitig hergestellt.*

*Lösung a:* 1,50 g Substanz werden in 40 ml Wasser *R* von 80 °C bis zur vollständigen Lösung geschüttelt. Nach dem Abkühlen wird die Lösung mit Wasser *R* zu 50,0 ml verdünnt.

*Untersuchungslösung:* 15,0 ml Lösung a werden mit 1,0 ml Salzsäure (0,1 mol · l$^{-1}$) und 1,0 ml Kaliumiodat-Lösung (0,05 mol · l$^{-1}$) versetzt und mit Wasser *R* zu 20,0 ml verdünnt. Die Mischung wird 4 h lang unter Lichtschutz stehen gelassen.

*Referenzlösung:* 15,0 ml Lösung a werden mit 1,0 ml Salzsäure (0,1 mol · l$^{-1}$), 1,0 ml einer Lösung von Kaliumiodid *R* (88,2 mg · l$^{-1}$) und 1,0 ml Kaliumiodat-Lösung (0,05 mol · l$^{-1}$) versetzt und mit Wasser *R* zu 20,0 ml verdünnt. Die Mischung wird 4 h lang unter Lichtschutz stehen gelassen.

Die Absorptionen (2.2.25) der Lösungen werden bei 420 nm gemessen. Als Kompensationsflüssigkeit wird eine Mischung von 15,0 ml Lösung a und 1,0 ml Salzsäure (0,1 mol · l$^{-1}$), mit Wasser *R* zu 20,0 ml verdünnt, verwendet. Die Absorption der Untersuchungslösung darf nicht größer sein als das 0,5fache der Absorption der Referenzlösung.

**Schwermetalle** (2.4.8): höchstens 20 ppm

1,0 g Substanz muss der Grenzprüfung C entsprechen. Zur Herstellung der Referenzlösung werden 2 ml Blei-Lösung (10 ppm Pb) *R* verwendet.

**Trocknungsverlust** (2.2.32): höchstens 0,5 Prozent, mit 1,000 g Substanz durch 4 h langes Trocknen bei 50 °C und höchstens 0,3 kPa bestimmt

**Sulfatasche** (2.4.14): höchstens 0,1 Prozent, mit 1,0 g Substanz bestimmt

# Gehaltsbestimmung

0,600 g Substanz, in einer Mischung von 5,0 ml Salzsäure (0,01 mol · l$^{-1}$) und 75 ml Ethanol 96 % *R* gelöst, werden mit Natriumhydroxid-Lösung (0,1 mol · l$^{-1}$) titriert. Das zwischen den beiden mit Hilfe der Potentiometrie (2.2.20) bestimmten Wendepunkten zugesetzte Volumen wird abgelesen.

1 ml Natriumhydroxid-Lösung (0,1 mol · l$^{-1}$) entspricht 68,18 mg $C_{25}H_{30}ClI_2NO_3$.

# Lagerung

Vor Licht geschützt, bei höchstens 30 °C

# Verunreinigungen

*Spezifizierte Verunreinigungen:*

A, B, C, D, E, F, G, H

A. R1 = R2 = R4 = H, R3 = $C_2H_5$:
(2-Butylbenzofuran-3-yl)[4-[2-(diethylamino)eth= oxy]phenyl]methanon

B. R1 = R2 = I, R3 = R4 = H:
(2-Butylbenzofuran-3-yl)[4-[2-(ethylamino)ethoxy]- 3,5-diiodphenyl]methanon

C. R1 = I, R2 = R4 = H, R3 = $C_2H_5$:
(2-Butylbenzofuran-3-yl)[4-[2-(diethylamino)eth= oxy]-3-iodphenyl]methanon

G. R1 = R2 = I, R3 = $C_2H_5$, R4 = $OCH_3$:
[2-[(1*RS*)-1-Methoxybutyl]benzofuran-3-yl]= [4-[2-(diethylamino)ethoxy]-3,5-diiodphenyl]= methanon

D. R1 = R2 = I:
(2-Butylbenzofuran-3-yl)(4-hydroxy-3,5-diiodphe= nyl)methanon

E. R1 = R2 = H:
(2-Butylbenzofuran-3-yl)(4-hydroxyphenyl)metha= non

F. R1 = I, R2 = H:
(2-Butylbenzofuran-3-yl)(4-hydroxy-3-iodphenyl)= methanon

H. 2-Chlor-*N,N*-diethylethanamin
(2-Chlortriethylamin, (2-Chlorethyl)diethylamin)

## 6.3/0464
# Amitriptylinhydrochlorid

## Amitriptylini hydrochloridum

$C_{20}H_{24}ClN$      $M_r$ 313,9

CAS Nr. 549-18-8

## Definition

3-(10,11-Dihydro-5$H$-dibenzo[$a,d$][7]annulen-5-yl=
iden)-$N,N$-dimethylpropan-1-amin-hydrochlorid

*Gehalt:* 99,0 bis 101,0 Prozent (getrocknete Substanz)

## Eigenschaften

*Aussehen:* weißes bis fast weißes Pulver oder farblose Kristalle

*Löslichkeit:* leicht löslich in Wasser, Dichlormethan und Ethanol 96 %

## Prüfung auf Identität

A. IR-Spektroskopie (2.2.24)

   *Vergleich:* Amitriptylinhydrochlorid *CRS*

B. 20 mg Substanz geben die Identitätsreaktion a auf Chlorid (2.3.1).

## Prüfung auf Reinheit

**Aussehen der Lösung:** Die Lösung muss klar (2.2.1) und darf nicht stärker gefärbt sein als die Farbvergleichslösung $B_7$ (2.2.2, Methode II).

1,25 g Substanz werden in Wasser *R* zu 25 ml gelöst.

**Sauer oder alkalisch reagierende Substanzen:** 0,20 g Substanz werden in kohlendioxidfreiem Wasser *R* zu 10 ml gelöst. Nach Zusatz von 0,1 ml Methylrot-Lösung *R* und 0,2 ml Natriumhydroxid-Lösung (0,01 mol · l$^{-1}$) muss die Lösung gelb und nach Zusatz von 0,4 ml Salzsäure (0,01 mol · l$^{-1}$) rot gefärbt sein.

**Verwandte Substanzen:** Flüssigchromatographie (2.2.29)

*Untersuchungslösung:* 50,0 mg Substanz werden in der mobilen Phase zu 50,0 ml gelöst.

*Referenzlösung a:* 5,0 mg Dibenzosuberon *CRS* (Verunreinigung A) und 5,0 mg Cyclobenzaprinhydrochlorid *CRS* (Verunreinigung B) werden in 5,0 ml Untersuchungslösung gelöst. Die Lösung wird mit der mobilen Phase zu 100,0 ml verdünnt.

*Referenzlösung b:* 1,0 ml Referenzlösung a wird mit der mobilen Phase zu 50,0 ml verdünnt.

*Säule*
- Größe: $l$ = 0,15 m, $\emptyset$ = 4,6 mm
- Stationäre Phase: nachsilanisiertes, octadecylsilyliertes, amorphes, siliciumorganisches Polymer mit eingefügten polaren Gruppen *R* (5 µm)
- Temperatur: 40 °C

*Mobile Phase:* 35 Volumteilen Acetonitril *R* und 65 Volumteilen einer Lösung von Kaliummonohydrogenphosphat *R* (5,23 g · l$^{-1}$), die zuvor mit Phosphorsäure 85% *R* auf einen pH-Wert von 7,0 eingestellt wurde, werden gemischt.

*Durchflussrate:* 1,2 ml · min$^{-1}$

*Detektion:* Spektrometer bei 220 nm

*Einspritzen:* 10 µl

*Chromatographiedauer:* 3fache Retentionszeit von Amitriptylin

*Relative Retention* (bezogen auf Amitriptylin, $t_R$ etwa 14 min)
- Verunreinigung B: etwa 0,9
- Verunreinigung A: etwa 2,2

*Eignungsprüfung:* Referenzlösung a
- Auflösung: mindestens 2,0 zwischen den Peaks von Verunreinigung B und Amitriptylin

*Grenzwerte*
- Verunreinigung B: nicht größer als die Fläche des entsprechenden Peaks im Chromatogramm der Referenzlösung b (0,1 Prozent)
- Verunreinigung A: nicht größer als das 0,5fache der Fläche des entsprechenden Peaks im Chromatogramm der Referenzlösung b (0,05 Prozent)
- Nicht spezifizierte Verunreinigungen: jeweils nicht größer als die Fläche des Amitriptylin-Peaks im Chromatogramm der Referenzlösung b (0,10 Prozent)
- Summe aller Verunreinigungen: nicht größer als das 3fache der Fläche des Amitriptylin-Peaks im Chromatogramm der Referenzlösung b (0,3 Prozent)
- Ohne Berücksichtigung bleiben: Peaks, deren Fläche kleiner ist als das 0,5fache der Fläche des Amitriptylin-Peaks im Chromatogramm der Referenzlösung b (0,05 Prozent)

**Schwermetalle** (2.4.8): höchstens 20 ppm

1,0 g Substanz muss der Grenzprüfung F entsprechen. Zur Herstellung der Referenzlösung werden 2 ml Blei-Lösung (10 ppm Pb) *R* verwendet.

**Trocknungsverlust** (2.2.32): höchstens 0,5 Prozent, mit 1,000 g Substanz durch 2 h langes Trocknen im Trockenschrank bei 105 °C bestimmt

**Sulfatasche** (2.4.14): höchstens 0,1 Prozent, mit 1,0 g Substanz bestimmt

## Gehaltsbestimmung

0,250 g Substanz, in 30 ml Ethanol 96 % R gelöst, werden mit Natriumhydroxid-Lösung (0,1 mol · l⁻¹) titriert. Der Endpunkt wird mit Hilfe der Potentiometrie (2.2.20) bestimmt.

1 ml Natriumhydroxid-Lösung (0,1 mol · l⁻¹) entspricht 31,39 mg $C_{20}H_{24}ClN$.

## Lagerung

Vor Licht geschützt

## Verunreinigungen

*Spezifizierte Verunreinigungen:*

A, B

*Andere bestimmbare Verunreinigungen*
(Die folgenden Substanzen werden, falls in einer bestimmten Menge vorhanden, durch eine Prüfmethode oder mehrere Prüfmethoden in der Monographie erfasst. Sie werden begrenzt durch das allgemeine Akzeptanzkriterium für weitere Verunreinigungen/nicht spezifizierte Verunreinigungen und/oder durch die Anforderungen der Allgemeinen Monographie **Substanzen zur pharmazeutischen Verwendung (Corpora ad usum pharmaceuticum)**. Diese Verunreinigungen müssen daher nicht identifiziert werden, um die Konformität der Substanz zu zeigen. Siehe auch „5.10 Kontrolle von Verunreinigungen in Substanzen zur pharmazeutischen Verwendung"):

C, D, E, F, G

A. 10,11-Dihydro-5H-dibenzo[a,d][7]annulen-5-on (Dibenzosuberon)

B. 3-(5H-Dibenzo[a,d][7]annulen-5-yliden)-N,N-dimethylpropan-1-amin (Cyclobenzaprin)

C. 3-(10,11-Dihydro-5H-dibenzo[a,d][7]annulen-5-yliden)-N-methylpropan-1-amin (Nortriptylin)

D. R = CH₂–CH₂–CH₂–N(CH₃)₂:
5-[3-(Dimethylamino)propyl]-10,11-dihydro-5H-dibenzo[a,d][7]annulen-5-ol

G. R = H:
10,11-Dihydro-5H-dibenzo[a,d][7]annulen-5-ol (Dibenzosuberol)

E. 3-(1,2,3,4,4a,10,11,11a-Octahydro-5H-dibenzo[a,d][7]annulen-5-yliden)-N,N-dimethylpropan-1-amin

und deren Enantiomere

F. (5EZ,10RS)-5-[3-(Dimethylamino)propyliden]-10,11-dihydro-5H-dibenzo[a,d][7]annulen-10-ol

6.3/0917

# Ammoniumbituminosulfonat

# Ichthammolum

## Definition

Ammoniumbituminosulfonat wird durch Destillation aus bestimmten bitumenhaltigen Schiefern, Sulfonierung des Destillats und Neutralisierung des Produkts mit Ammoniak gewonnen.

*Gehalt*
- Trockenrückstand: 50,0 bis 56,0 Prozent (*m/m*)
- Gesamtammoniak (NH$_3$; $M_r$ 17,03): 4,5 bis 7,0 Prozent (*m/m*) (getrocknete Substanz)
- Organisch gebundener Schwefel: mindestens 10,5 Prozent (*m/m*) (getrocknete Substanz)
- Sulfatschwefel: höchstens 20,0 Prozent (*m/m*) des Gesamtschwefels

## Eigenschaften

*Aussehen:* zähe, schwarzbraune Flüssigkeit

*Löslichkeit:* mischbar mit Wasser und Glycerol, schwer löslich in Ethanol 96 %, fetten Ölen und flüssigem Paraffin

Die Flüssigkeit bildet homogene Mischungen mit Wollwachs und Vaselin.

## Prüfung auf Identität

A. 1,5 g Substanz werden in 15 ml Wasser *R* gelöst (Lösung a). Werden 2 ml Lösung a mit 2 ml Salzsäure *R* versetzt, bildet sich ein harzartiger Niederschlag. Die überstehende Flüssigkeit wird abgegossen. Der Niederschlag ist teilweise löslich in Ether *R*.

B. 2 ml Lösung a (siehe „Prüfung auf Identität, A") geben die Identitätsreaktion auf Ammoniumsalze und Salze flüchtiger Basen (2.3.1).

C. Die bei der „Prüfung auf Identität, B" erhaltene Mischung von Lösung a und verdünnter Natriumhydroxid-Lösung *R* wird eingedampft und geglüht. Der Rückstand wird mit 5 ml verdünnter Salzsäure *R* aufgenommen. Das sich entwickelnde Gas färbt Blei(II)-acetat-Papier *R* braun bis schwarz. Die Lösung wird filtriert. Das Filtrat gibt die Identitätsreaktion a auf Sulfat (2.3.1).

## Prüfung auf Reinheit

**Sauer oder alkalisch reagierende Substanzen:** 10,0 ml des bei der Bestimmung „Gesamtammoniak" (siehe „Gehaltsbestimmung") erhaltenen klaren Filtrats werden mit 0,05 ml Methylrot-Lösung *R* versetzt. Bis zum Farbumschlag dürfen höchstens 0,2 ml Salzsäure (0,02 mol · l$^{-1}$) oder Natriumhydroxid-Lösung (0,02 mol · l$^{-1}$) verbraucht werden.

**Relative Dichte** (2.2.5): 1,040 bis 1,085, mit einer Mischung gleicher Volumteile der Substanz und Wasser *R* bestimmt

**Sulfatasche** (2.4.14): höchstens 0,3 Prozent, mit 1,00 g Substanz bestimmt

## Gehaltsbestimmung

**Trockenrückstand:** In ein zuvor gewogenes Gefäß, das zusammen mit 2 g Sand *R* und einem kleinen Glasstab bei 100 bis 105 °C bis zur Massekonstanz getrocknet wurde, wird 1,000 g Substanz eingewogen. Die Substanz wird 2 h lang im Wasserbad unter häufigem Rühren erhitzt und im Trockenschrank bei 100 bis 105 °C getrocknet, bis 2 aufeinanderfolgende Wägungen höchstens um 2,0 mg voneinander abweichen. Die zweite Wägung erfolgt nach erneutem, 1 h langem Trocknen.

**Gesamtammoniak:** 2,50 g Substanz werden in 25 ml warmem Wasser *R* gelöst. Die Lösung wird in einen 250-ml-Messkolben überführt und nach Zusatz von 200 ml Natriumchlorid-Lösung *R* mit Wasser *R* zu 250,0 ml verdünnt. Diese Lösung wird filtriert und die ersten 20 ml Filtrat werden verworfen. 100,0 ml des klaren Filtrats werden mit 25 ml Formaldehyd-Lösung *R* versetzt, die zuvor gegen Phenolphthalein-Lösung *R* 1 neutralisiert wurden. Die Mischung wird mit Natriumhydroxid-Lösung (0,1 mol · l$^{-1}$) titriert, bis eine schwache Rosafärbung auftritt.

1 ml Natriumhydroxid-Lösung (0,1 mol · l$^{-1}$) entspricht 1,703 mg NH$_3$.

**Organisch gebundener Schwefel:** In einem 50-ml-Porzellantiegel werden 0,500 g Substanz mit 4 g wasserfreiem Natriumcarbonat *R* und 3 ml Dichlormethan *R* gemischt, erwärmt und gerührt, bis das gesamte Dichlormethan verdampft ist. Nach Zusatz von 10 g grob pulverisiertem Kupfer(II)-nitrat *R* wird gründlich gemischt und die Mischung sehr vorsichtig über einer kleinen Flamme erhitzt. Nachdem die anfängliche Reaktion abgeklungen ist, wird die Temperatur leicht erhöht, bis der größte Teil der Substanz geschwärzt ist. Der Tiegel wird erkalten gelassen und in ein großes Becherglas gestellt. In den Tiegel werden 20 ml Salzsäure *R* gegeben. Nach Beendigung der Reaktion werden 100 ml Wasser *R* zugesetzt und die Mischung wird zum Sieden erhitzt, bis sich das gesamte Kupferoxid gelöst hat. Die Lösung wird filtriert, mit 400 ml Wasser *R* verdünnt, zum Sieden erhitzt und mit 20 ml Bariumchlorid-Lösung *R* 1 versetzt. Die Mischung wird 2 h lang stehen gelassen und filtriert. Der Niederschlag wird mit Wasser *R* gewaschen, getrocknet und bei etwa 600 ± 50 °C geglüht, bis 2 aufeinanderfolgende Wägungen der Masse des Rückstands höchstens um 0,2 Prozent voneinander abweichen.

1 g Rückstand entspricht 0,1374 g Gesamtschwefel.

Der Prozentgehalt des Gesamtschwefels wird berechnet und der Prozentgehalt des Sulfatschwefels subtrahiert.

**Sulfatschwefel:** 2,000 g Substanz werden in 100 ml Wasser *R* gelöst. Die Lösung wird mit einer Lösung von 2 g Kupfer(II)-chlorid *R* in 80 ml Wasser *R* versetzt, mit Wasser *R* zu 200,0 ml verdünnt, geschüttelt und filtriert. 100,0 ml Filtrat werden bis nahe an den Siedepunkt erhitzt. 1 ml Salzsäure *R* und 5 ml Bariumchlorid-Lösung *R* 1 werden tropfenweise zugesetzt. Die Mischung wird im Wasserbad erhitzt und filtriert. Der Niederschlag wird mit Wasser *R* gewaschen, getrocknet und bei etwa 600 ± 50 °C geglüht, bis 2 aufeinanderfolgende Wägungen höchstens um 0,2 Prozent der Masse des Rückstands differieren.

1 g Rückstand entspricht 0,1374 g Sulfatschwefel.

Der Prozentgehalt des Sulfatschwefels wird berechnet.

6.3/1292
# Amphotericin B

# Amphotericinum B

$C_{47}H_{73}NO_{17}$  $M_r$ 924

CAS Nr. 1397-89-3

## Definition

Amphotericin B ist eine Mischung von antimykotisch wirkenden Polyenen, die aus bestimmten Stämmen von *Streptomyces nodosus* gewonnen oder durch andere Verfahren hergestellt werden. Die Substanz besteht hauptsächlich aus (1$R$,3$S$,5$R$,6$R$,9$R$,11$R$,15$S$,16$R$,17$R$,18$S$, 19$E$,21$E$,23$E$,25$E$,27$E$,29$E$,31$E$,33$R$,35$S$,36$R$,37$S$)-33-[(3-Amino-3,6-didesoxy-β-D-mannopyranosyl)oxy]-1,3,5,6,9,11,17,37-octahydroxy-15,16,18-trimethyl-13-oxo-14,39-dioxabicyclo[33.3.1]nonatriaconta-19,21,23, 25,27,29,31-heptaen-36-carbonsäure (Amphotericin B).

*Gehalt:* mindestens 750 I.E. · mg$^{-1}$ (getrocknete Substanz)

## Eigenschaften

*Aussehen:* gelbes bis orangefarbenes, hygroskopisches Pulver

*Löslichkeit:* praktisch unlöslich in Wasser, löslich in Dimethylsulfoxid und Propylenglycol, schwer löslich in Dimethylformamid, sehr schwer löslich in Methanol, praktisch unlöslich in Ethanol 96 %

Die Substanz ist in verdünnten Lösungen lichtempfindlich.

## Prüfung auf Identität

1: B, D
2: A, C

A. UV-Vis-Spektroskopie (2.2.25)

*Untersuchungslösung:* 25 mg Substanz werden in 5 ml Dimetylsulfoxid $R$ gelöst. Die Lösung wird mit Methanol $R$ zu 50 ml verdünnt. 2 ml dieser Lösung werden mit Methanol $R$ zu 200 ml verdünnt.

*Spektralbereich:* 300 bis 450 nm

*Absorptionsmaxima:* bei 362, 381 und 405 nm

*Absorptionsverhältnisse*
– $A_{362}/A_{381}$: 0,57 bis 0,61
– $A_{381}/A_{405}$: 0,87 bis 0,93

B. IR-Spektroskopie (2.2.24)

*Vergleich:* Amphotericin B *CRS*

Falls die erhaltenen Spektren unterschiedlich sind, werden Substanz sowie Referenzsubstanz 1 h lang bei 60 °C und höchstens 0,7 kPa getrocknet und die Spektren erneut aufgenommen.

C. 1 ml einer Lösung der Substanz (0,5 g · l$^{-1}$) in Dimethylsulfoxid $R$ wird mit 5 ml Phosphorsäure 85 % $R$ unterschichtet, wobei das Mischen der 2 Flüssigkeiten zu vermeiden ist. Dabei bilden sich 2 Schichten, an deren Berührungsfläche sofort ein blauer Ring entsteht. Nach dem Mischen entsteht eine intensive blaue Färbung. Nach Zusatz von 15 ml Wasser $R$ und Mischen ist die Lösung schwach gelb gefärbt.

D. Die bei der Prüfung „Verwandte Substanzen" erhaltenen Chromatogramme werden ausgewertet.

*Ergebnis:* Der Hauptpeak im Chromatogramm der Untersuchungslösung bei 383 nm entspricht in Bezug auf die Retentionszeit dem Hauptpeak im Chromatogramm der Referenzlösung a.

## Prüfung auf Reinheit

**Verwandte Substanzen:** Flüssigchromatographie (2.2.29)

*Die Lösungen müssen vor Licht geschützt und innerhalb von 24 h nach Herstellung verwendet werden, mit Ausnahme von Referenzlösung c, die unmittelbar nach Herstellung eingespritzt werden muss.*

*Lösungsmittelmischung:* Lösung von Ammoniumacetat $R$ (10 g · l$^{-1}$), $N$-Methylpyrrolidon $R$, Methanol $R$ (1:1:2 $V/V/V$).

*Untersuchungslösung:* 20,0 mg Substanz werden in 15 ml $N$-Methylpyrrolidon $R$ gelöst. Die Lösung wird innerhalb von 2 h mit der Lösungsmittelmischung zu 50,0 ml verdünnt. 5,0 ml dieser Lösung werden mit der Lösungsmittelmischung zu 25,0 ml verdünnt.

*Referenzlösung a:* 20,0 mg Amphotericin B *CRS* werden in 15 ml $N$-Methylpyrrolidon $R$ gelöst. Die Lösung wird innerhalb von 2 h mit der Lösungsmittelmischung zu

50,0 ml verdünnt. 5,0 ml dieser Lösung werden mit der Lösungsmittelmischung zu 25,0 ml verdünnt.

*Referenzlösung b:* 1,0 ml Referenzlösung a wird mit der Lösungsmittelmischung zu 100,0 ml verdünnt.

*Referenzlösung c:* 20,0 mg Nystatin *CRS* werden in 15 ml *N*-Methylpyrrolidon *R* gelöst. Die Lösung wird innerhalb von 2 h mit der Lösungsmittelmischung zu 50,0 ml verdünnt. 5,0 ml dieser Lösung werden mit Referenzlösung a zu 25,0 ml verdünnt. 2,0 ml dieser Lösung werden mit der Lösungsmittelmischung zu 100,0 ml verdünnt.

*Referenzlösung d:* Um die Verunreinigungen B und C herzustellen, werden 10 mg Substanz in 5 ml *N*-Methylpyrrolidon *R* gelöst. Die Lösung wird innerhalb von 2 h mit 35 ml einer Mischung von 1 Volumteil Methanol *R* und 4 Volumteilen wasserfreiem Ethanol *R* versetzt. Nach Zusatz von 0,10 ml verdünnter Salzsäure *R* wird die Lösung gemischt, 2,5 h lang bei 25 °C gehalten und mit 10 ml einer Lösung von Ammoniumacetat *R* (10 g·l$^{-1}$) gemischt.

*Referenzlösung e:* 4 mg Amphotericin B zur Peak-Identifizierung *CRS* (mit den Verunreinigungen A und B) werden in 5 ml *N*-Methylpyrrolidon *R* gelöst. Die Lösung wird innerhalb von 2 h mit der Lösungsmittelmischung zu 50 ml verdünnt.

*Blindlösung:* die Lösungsmittelmischung

*Säule*
- Größe: $l$ = 0,15 m, $\varnothing$ = 4,6 mm
- Stationäre Phase: desaktiviertes, nachsilanisiertes, octadecylsilyliertes Kieselgel zur Chromatographie *R* (3 μm)
- Temperatur: 20 °C

*Mobile Phase*
- Mobile Phase A: 1 Volumteil Methanol *R*, 3 Volumteile Acetonitril *R* und 6 Volumteile einer Lösung von Citronensäure *R* (4,2 g·l$^{-1}$), die zuvor mit konzentrierter Ammoniak-Lösung *R* auf einen pH-Wert von 4,7 eingestellt wurde, werden gemischt.
- Mobile Phase B: 12 Volumteile Methanol *R*, 20 Volumteile einer Lösung von Citronensäure *R* (4,2 g·l$^{-1}$), die zuvor mit konzentrierter Ammoniak-Lösung *R* auf einen pH-Wert von 3,9 eingestellt wurde, und 68 Volumteile Acetonitril *R* werden gemischt.

| Zeit (min) | Mobile Phase A (% V/V) | Mobile Phase B (% V/V) |
| --- | --- | --- |
| 0 – 3 | 100 | 0 |
| 3 – 23 | 100 → 70 | 0 → 30 |
| 23 – 33 | 70 → 0 | 30 → 100 |
| 33 – 40 | 0 | 100 |

*Durchflussrate:* 0,8 ml·min$^{-1}$

*Detektion:* Spektrometer
- bei 303 nm: Detektion von Tetraenen
- bei 383 nm: Detektion von Heptaenen

*Einspritzen:* 20 μl; Untersuchungslösung, Referenzlösungen b, c, d und e

*Identifizierung von Verunreinigungen:* Zur Identifizierung der Peaks der Verunreinigungen A und B werden das mitgelieferte Chromatogramm von Amphotericin B zur Peak-Identifizierung *CRS* und das mit der Referenzlösung e erhaltene Chromatogramm verwendet.

*Relative Retention* (bezogen auf Amphotericin B, $t_R$ etwa 16 min)
- Verunreinigung B: etwa 0,75
- Verunreinigung A: etwa 0,8
- Nystatin: etwa 0,85

*Eignungsprüfung bei 383 nm:* Referenzlösung d
- Auflösung: mindestens 1,5 zwischen den 2 Peaks, die mit einer relativen Retention von etwa 0,7 erscheinen

*Grenzwerte*
- Verunreinigung A bei 303 nm: nicht größer als das 2,5fache der Fläche des Hauptpeaks im Chromatogramm der Referenzlösung c (5,0 Prozent); falls die Substanz zur Herstellung von Parenteralia bestimmt ist: nicht größer als die Fläche des Hauptpeaks im Chromatogramm der Referenzlösung c (2,0 Prozent)
- Jede weitere Verunreinigung bei 303 nm: jeweils nicht größer als das 0,5fache der Fläche des Hauptpeaks im Chromatogramm der Referenzlösung c (1,0 Prozent)
- Verunreinigung B bei 383 nm: nicht größer als das 4fache der Fläche des Hauptpeaks im Chromatogramm der Referenzlösung b (4,0 Prozent)
- Jede weitere Verunreinigung bei 383 nm: jeweils nicht größer als das 2fache der Fläche des Hauptpeaks im Chromatogramm der Referenzlösung b (2,0 Prozent)
- Summe aller Verunreinigungen bei 303 und 383 nm: höchstens 15,0 Prozent
- Ohne Berücksichtigung bleiben
  - bei 303 nm: Peaks, deren Fläche kleiner ist als das 0,05fache der Fläche des Hauptpeaks im Chromatogramm der Referenzlösung c (0,1 Prozent)
  - bei 383 nm: Peaks, deren Fläche kleiner ist als das 0,1fache der Fläche des Hauptpeaks im Chromatogramm der Referenzlösung b (0,1 Prozent)

**Trocknungsverlust** (2.2.32): höchstens 5,0 Prozent, mit 1,000 g Substanz durch Trocknen im Trockenschrank bei 60 °C und höchstens 0,7 kPa bestimmt

**Sulfatasche** (2.4.14): höchstens 3,0 Prozent, mit 1,0 g Substanz bestimmt

Falls die Substanz zur Herstellung von Parenteralia bestimmt ist, höchstens 0,5 Prozent

**Bakterien-Endotoxine** (2.6.14): weniger als 1,0 I.E. Bakterien-Endotoxine je Milligramm Amphotericin B zur Herstellung von Parenteralia, das dabei keinem weiteren geeigneten Verfahren zur Beseitigung von Bakterien-Endotoxinen unterworfen wird

## Wertbestimmung

*Alle Lösungen müssen während der gesamten Wertbestimmung vor Licht geschützt werden.*

25,0 mg Substanz werden in Dimethylsulfoxid *R* unter Schütteln zu 25,0 ml gelöst. Die Stammlösung wird ständig gerührt. Aus dieser Stammlösung werden durch Verdünnen mit Dimethylsulfoxid *R* Lösungen geeigneter

# 5358 Amphotericin B

Konzentrationen hergestellt (die folgenden Konzentrationen haben sich als geeignet erwiesen: 44,4, 66,7 und 100 I.E. Substanz je Milliliter Lösung). Diese Lösungen werden mit Phosphat-Pufferlösung pH 10,5 (0,2 mol·l⁻¹) im Verhältnis 1:20 verdünnt, so dass alle fertigen Untersuchungslösungen 5 Prozent (V/V) Dimethylsulfoxid R enthalten. Die Referenz- und Untersuchungslösungen werden gleichzeitig hergestellt. Die Ausführung erfolgt nach „Mikrobiologische Wertbestimmung von Antibiotika" (2.7.2).

## Lagerung

Dicht verschlossen, vor Licht geschützt, zwischen 2 und 8 °C

Falls die Substanz steril ist, im sterilen, dicht verschlossenem Behältnis mit Originalitätsverschluss

## Beschriftung

Die Beschriftung gibt, falls zutreffend, an, dass die Substanz zur Herstellung von Parenteralia geeignet ist.

## Verunreinigungen

*Spezifizierte Verunreinigungen:*

A, B

*Andere bestimmbare Verunreinigungen*

(Die folgenden Substanzen werden, falls in einer bestimmten Menge vorhanden, durch eine Prüfmethode oder mehrere Prüfmethoden in der Monographie erfasst. Sie werden begrenzt durch das allgemeine Akzeptanzkriterium für weitere Verunreinigungen/nicht spezifizierte Verunreinigungen und/oder durch die Anforderungen der Allgemeinen Monographie **Substanzen zur pharmazeutischen Verwendung (Corpora ad usum pharmaceuticum)**. Diese Verunreinigungen müssen daher nicht identifiziert werden, um die Konformität der Substanz zu zeigen. Siehe auch „5.10 Kontrolle von Verunreinigungen in Substanzen zur pharmazeutischen Verwendung"):

C

A. Amphotericin A
(28,29-Dihydroamphotericin B)

B. Amphotericin X1
(13-O-Methylamphotericin B)

C. Amphotericin X2
(13-O-Ethylamphotericin B)

---

6.3/0580

# Aprotinin

# Aprotininum

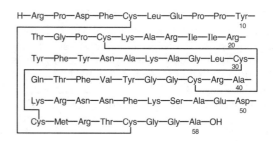

$C_{284}H_{432}N_{84}O_{79}S_7$      $M_r$ 6511

## Definition

Aprotinin ist ein lineares Polypeptid aus 58 Aminosäuren, das die Aktivität einiger proteolytisch wirksamer Enzyme wie Chymotrypsin, Kallikrein, Plasmin und Trypsin stöchiometrisch hemmt. Die Substanz enthält mindestens 3,0 Ph. Eur. E. Aprotinin-Aktivität je Milligramm, berechnet auf die getrocknete Substanz.

## Herstellung

Die Tiere, von denen Aprotinin gewonnen wird, müssen den lebensmittelrechtlichen, von der zuständigen Behörde überwachten Gesundheitsanforderungen an Tiere, die für den menschlichen Verzehr bestimmt sind, entsprechen.

Das Herstellungsverfahren wird einer Validierung unterzogen und muss gewährleisten, dass, falls die Substanz geprüft wird, sie folgenden Prüfungen entspricht:

**Anomale Toxizität** (2.6.9): Je Maus wird eine 2 Ph. Eur. E. entsprechende Menge Aprotinin, die in Wasser für Injektionszwecke $R$ zu 0,5 ml gelöst ist, injiziert.

**Histamin** (2.6.10): höchstens 0,2 µg Histaminbase je 3 Ph. Eur. E. Aprotinin

## Eigenschaften

*Aussehen:* fast weißes, hygroskopisches Pulver

*Löslichkeit:* löslich in Wasser und isotonen Lösungen, praktisch unlöslich in organischen Lösungsmitteln

## Prüfung auf Identität

A. Dünnschichtchromatographie (2.2.27)

*Untersuchungslösung:* Prüflösung (siehe „Prüfung auf Reinheit")

*Referenzlösung:* Aprotinin-Lösung *BRS* wird mit Wasser $R$ verdünnt, so dass eine Konzentration von 15 Ph. Eur. E. Aprotinin je Milliliter erhalten wird.

*Platte:* DC-Platte mit Kieselgel G $R$

*Fließmittel:* Wasser $R$, Essigsäure 99 % $R$ (80:100 $V/V$)

Die Mischung enthält Natriumacetat $R$ (100 g · l$^{-1}$).

*Auftragen:* 10 µl

*Laufstrecke:* 12 cm

*Trocknen:* an der Luft

*Detektion:* Die Platte wird mit einer Lösung von 0,1 g Ninhydrin $R$ in einer Mischung von 6 ml einer Lösung von Kupfer(II)-chlorid $R$ (10 g · l$^{-1}$), 21 ml Essigsäure 99 % $R$ und 70 ml wasserfreiem Ethanol $R$ besprüht. Anschließend wird die Platte bei 60 °C getrocknet.

*Ergebnis:* Der Hauptfleck im Chromatogramm der Untersuchungslösung entspricht in Bezug auf Lage, Farbe und Größe dem Hauptfleck im Chromatogramm der Referenzlösung.

B. Das Vermögen der Substanz, die Aktivität von Trypsin zu hemmen, wird nach folgender Methode geprüft:

*Untersuchungslösung:* 1 ml Prüflösung (siehe „Prüfung auf Reinheit") wird mit Pufferlösung pH 7,2 $R$ zu 50 ml verdünnt.

*Trypsin-Lösung:* 10 mg Trypsin *BRS* werden in Salzsäure (0,002 mol · l$^{-1}$) zu 100 ml gelöst.

*Casein-Lösung:* 0,2 g Casein $R$ werden in Pufferlösung pH 7,2 $R$ zu 100 ml gelöst.

*Fällungslösung:* Essigsäure 99 % $R$, Wasser $R$, wasserfreies Ethanol $R$ (1:49:50 $V/V/V$)

1 ml Untersuchungslösung wird mit 1 ml Trypsin-Lösung gemischt. Die Mischung wird 10 min lang stehen gelassen, mit 1 ml Casein-Lösung versetzt und 30 min lang bei 35 °C inkubiert. Nach dem Abkühlen in einer Eis-Wasser-Mischung werden 0,5 ml Fällungslösung zugesetzt. Der Ansatz wird geschüttelt. Nach 15 min langem Stehenlassen bei Raumtemperatur ist die Lösung trüb. Wird ein Blindversuch unter den gleichen Bedingungen mit Pufferlösung pH 7,2 $R$ an Stelle der Untersuchungslösung durchgeführt, tritt keine Trübung auf.

## Prüfung auf Reinheit

**Prüflösung:** Eine Lösung der Substanz, die 15 Ph. Eur. E. Aprotinin je Milliliter enthält, wird unter Berücksichtigung der in der Beschriftung angegebenen Aktivität hergestellt.

**Aussehen der Lösung:** Die Prüflösung muss klar (2.2.1) sein.

**Absorption** (2.2.25): höchstens 0,80, im Maximum bei 277 nm gemessen

Eine Lösung der Substanz, die 3,0 Ph. Eur. E. Aprotinin je Milliliter enthält, wird hergestellt.

**Des-Ala-Aprotinin, Des-Ala-des-Gly-Aprotinin:** Kapillarzonenelektrophorese (2.2.47) mit Hilfe des Verfahrens „Normalisierung"

*Untersuchungslösung:* Eine Lösung von Aprotinin in Wasser $R$, die mindestens 1 Ph. Eur. E. Aprotinin je Milliliter enthält, wird hergestellt.

*Referenzlösung:* Aprotinin-Lösung *BRS* wird mit Wasser $R$ verdünnt, so dass dieselbe Konzentration wie die der Untersuchungslösung erhalten wird.

*Trennkapillare*
– Material: unbeschichtetes Quarzglas
– Größe: $l$ (effektive Länge) = 45 bis 60 cm, $\varnothing$ = 75 µm

*Temperatur:* 25 °C

*Pufferlösung für Kapillarzonenelektrophorese:* 8,21 g Kaliumdihydrogenphosphat $R$ werden in 400 ml Wasser $R$ gelöst. Die Lösung wird mit Phosphorsäure 85 % $R$ auf einen pH-Wert von 3,0 eingestellt, mit Wasser $R$ zu 500,0 ml verdünnt und durch ein Membranfilter (nominelle Porengröße 0,45 µm) filtriert.

*Detektion:* Spektrometer bei 214 nm

*Zwischenspülen:* Die Kapillare wird mindestens 1 min lang mit Natriumhydroxid-Lösung (0,1 mol · l$^{-1}$), die zuvor durch ein Membranfilter (nominelle Porengröße 0,45 μm) filtriert wurde, und 2 min lang mit Pufferlösung für Kapillarzonenelektrophorese gespült.

*Einspritzen:* unter Druck oder Vakuum (zum Beispiel 3 s lang bei einem Differenzialdruck von 3,5 kPa)

*Migration:* Ein elektrisches Feld mit einer Stärke von 0,2 kV · cm$^{-1}$ wird angelegt, wobei Pufferlösung für Kapillarzonenelektrophorese als Elektrolytlösung in beiden Puffer-Vorratsbehältnissen verwendet wird.

*Laufzeit:* 30 min

*Identifizierung von Verunreinigungen:* Zur Identifizierung der Peaks der Verunreinigungen A und B werden das mitgelieferte Elektropherogramm von Aprotinin-Lösung *BRS* und das mit der Referenzlösung erhaltene Elektropherogramm verwendet.

*Relative Migration* (bezogen auf Aprotinin, Migrationszeit etwa 22 min)
– Verunreinigung A: etwa 0,98
– Verunreinigung B: etwa 0,99

*Eignungsprüfung:* Referenzlösung nach mindestens 6 Einspritzungen
– Migrationszeit: Aprotinin 19,0 bis 25,0 min
– Auflösung: mindestens 0,8 zwischen den Peaks der Verunreinigungen A und B und mindestens 0,5 zwischen den Peaks von Verunreinigung B und Aprotinin
– Peak-Verteilung: Das erhaltene Elektropherogramm entspricht qualitativ und quantitativ der Verteilung der Peaks im mitgelieferten Elektropherogramm von Aprotinin-Lösung *BRS*.
– Höhe des Hauptpeaks: mindestens das 1000fache der Höhe des Grundrauschens
  Falls erforderlich wird das Einspritzvolumen erhöht, um genügend hohe Peaks zu erreichen.

*Grenzwerte*
– Verunreinigung A: höchstens 8,0 Prozent
– Verunreinigung B: höchstens 7,5 Prozent

**Pyroglutamyl-Aprotinin, verwandte Substanzen:** Flüssigchromatographie (2.2.29) mit Hilfe des Verfahrens „Normalisierung"

*Untersuchungslösung:* Eine Lösung von Aprotinin in der mobilen Phase A, die etwa 5 Ph. Eur. E. Aprotinin je Milliliter enthält, wird hergestellt.

*Referenzlösung:* Der Inhalt einer Durchstechflasche mit Aprotinin zur Eignungsprüfung *CRS* wird in der mobilen Phase A gelöst, so dass eine Lösung derselben Konzentration wie die der Untersuchungslösung erhalten wird.

*Säule*
– Größe: $l$ = 0,075 m, ∅ = 7,5 mm
– Stationäre Phase: stark saurer Kieselgel-Kationenaustauscher zur Chromatographie *R* (10 μm)
– Temperatur: 40 °C

*Mobile Phase*
– Mobile Phase A: 3,52 g Kaliumdihydrogenphosphat *R* und 7,26 g Natriummonohydrogenphosphat-Dihydrat *R* werden in 1000 ml Wasser *R* gelöst. Die Lösung wird filtriert und entgast.
– Mobile Phase B: 3,52 g Kaliumdihydrogenphosphat *R*, 7,26 g Natriummonohydrogenphosphat-Dihydrat *R* und 66,07 g Ammoniumsulfat *R* werden in 1000 ml Wasser *R* gelöst. Die Lösung wird filtriert und entgast.

| Zeit (min) | Mobile Phase A (% V/V) | Mobile Phase B (% V/V) |
|---|---|---|
| 0 – 21 | 92 → 64 | 8 → 36 |
| 21 – 30 | 64 → 0 | 36 → 100 |
| 30 – 31 | 0 → 92 | 100 → 8 |
| 31 – 40 | 92 | 8 |

*Durchflussrate:* 1,0 ml · min$^{-1}$

*Detektion:* Spektrometer bei 210 nm

*Einspritzen:* 40 μl

*Relative Retention* (bezogen auf Aprotinin, $t_R$ 17,0 bis 20,0 min)
– Verunreinigung C: etwa 0,9

*Eignungsprüfung:* Referenzlösung
– Auflösung: mindestens 1,5 zwischen den Peaks von Verunreinigung C und Aprotinin
– Symmetriefaktor: höchstens 1,3 für den Peak von Aprotinin

*Grenzwerte*
– Verunreinigung C: höchstens 1,0 Prozent
– Jede weitere Verunreinigung: höchstens 0,5 Prozent
– Summe aller Verunreinigungen ohne Verunreinigung C: höchstens 1,0 Prozent

**Aprotinin-Oligomere:** Ausschlusschromatographie (2.2.30) mit Hilfe des Verfahrens „Normalisierung"

*Untersuchungslösung:* Eine Lösung von Aprotinin in Wasser *R*, die etwa 5 Ph. Eur. E. Aprotinin je Milliliter enthält, wird hergestellt.

*Referenzlösung:* Aprotinin wird so behandelt, dass etwa 2 Prozent Aprotinin-Oligomere entstehen. Zum Beispiel wird gefriergetrocknetes Aprotinin 4 h lang bei 110 °C erhitzt. Anschließend wird die Substanz in Wasser *R* gelöst, so dass eine Konzentration von etwa 5 Ph. Eur. E. Aprotinin je Milliliter erhalten wird.

*Säule:* 3 Säulen, in Serie geschaltet
– Größe: $l$ = 0,30 m, ∅ = 7,8 mm
– Stationäre Phase: hydrophiles Kieselgel zur Chromatographie *R* geeigneter Qualität zur Fraktionierung globulärer Proteine mit einer relativen Molekülmasse zwischen 20 000 und 10 000 000 (8 μm)

*Mobile Phase:* Acetonitril *R*, Essigsäure 99 % *R*, Wasser *R* (2:2:6 *V/V/V*); filtriert und entgast

*Durchflussrate:* 1,0 ml · min$^{-1}$

*Detektion:* Spektrometer bei 277 nm

*Einspritzen:* 100 μl

*Laufzeit:* 40 min

*Relative Retention* (bezogen auf Aprotinin-Monomer, $t_R$ 24,5 bis 25,5 min)
– Aprotinin-Dimer: etwa 0,9

*Eignungsprüfung:* Referenzlösung
– Auflösung: mindestens 1,3 zwischen den Peaks von Aprotinin-Dimer und Aprotinin-Monomer
– Symmetriefaktor: höchstens 2,5 für den Peak von Aprotinin-Monomer

*Grenzwert*
– Summe aller Verunreinigungen: höchstens 1,0 Prozent

**Trocknungsverlust** (2.2.32): höchstens 6,0 Prozent, mit 0,100 g Substanz durch Trocknen im Vakuum bestimmt

**Bakterien-Endotoxine** (2.6.14): weniger als 0,14 I.E. Bakterien-Endotoxine je Ph.-Eur.-Einheit Aprotinin für Aprotinin zur Herstellung von Parenteralia, das dabei keinem weiteren geeigneten Verfahren zur Beseitigung von Bakterien-Endotoxinen unterworfen wird

# Wertbestimmung

Die Aktivität der Substanz wird durch die Messung der hemmenden Wirkung auf eine Lösung von Trypsin bekannter Aktivität bestimmt. Die hemmende Aktivität des Aprotinins wird aus der Differenz zwischen Anfangsaktivität und Restaktivität von Trypsin berechnet.

Die hemmende Aktivität des Aprotinins wird in Ph.-Eur.-Einheiten ausgedrückt. 1 Ph. Eur. E. Aprotinin hemmt 50 Prozent der enzymatischen Aktivität von 2 Mikrokatal Trypsin.

Ein Reaktionsgefäß mit einem Fassungsvermögen von etwa 30 ml wird verwendet, das ausgestattet ist mit
– einer Vorrichtung, mit der eine Temperatur von $25 \pm 0,1$ °C eingehalten werden kann
– einer Rührvorrichtung, wie einem Magnetrührer
– einem Deckel mit 5 Öffnungen zum Anbringen der Elektroden, der Bürettenspitze, eines Einleitrohrs für Stickstoff sowie für den Zusatz der Reagenzien.

Eine automatische oder manuell zu bedienende Titrierapparatur kann verwendet werden. Im letzteren Fall muss die Bürette eine Einteilung in 0,05 ml aufweisen und das pH-Meter mit einer gedehnten Skala sowie Glas-Kalomel- oder Glas-Silber/Silberchlorid-Elektroden versehen sein.

*Untersuchungslösung:* eine Lösung der Substanz in Borat-Pufferlösung pH 8,0 (0,0015 mol · l$^{-1}$) $R$, die 1,67 Ph. Eur. E. Aprotinin je Milliliter enthält, entsprechend etwa 0,6 mg ($m$ mg) Substanz je Milliliter

*Trypsin-Lösung:* Eine Lösung von Trypsin BRS in Salzsäure (0,001 mol · l$^{-1}$), die etwa 0,8 Mikrokatal je Milliliter enthält, entsprechend etwa 1 mg Trypsin je Milliliter, wird frisch hergestellt und in einer Eis-Wasser-Mischung aufbewahrt.

*Trypsin-Aprotinin-Lösung:* 4,0 ml Trypsin-Lösung werden mit 1,0 ml Untersuchungslösung versetzt. Diese Lösung wird sofort mit Borat-Pufferlösung pH 8,0 (0,0015 mol · l$^{-1}$) $R$ zu 40,0 ml verdünnt, 10 min lang bei Raumtemperatur stehen gelassen und in einer Eis-Wasser-Mischung aufbewahrt. Die Lösung ist innerhalb von 6 h nach Herstellung zu verwenden.

*Verdünnte Trypsin-Lösung:* 0,5 ml Trypsin-Lösung werden mit Borat-Pufferlösung pH 8,0 (0,0015 mol · l$^{-1}$) $R$ zu 10,0 ml verdünnt, 10 min lang bei Raumtemperatur stehen gelassen und in einer Eis-Wasser-Mischung aufbewahrt.

In das Reaktionsgefäß wird während der Bestimmung Stickstoff eingeleitet. Unter ständigem Rühren werden 9,0 ml einer Borat-Pufferlösung pH 8,0 (0,0015 mol · l$^{-1}$) $R$ und 1,0 ml einer frisch hergestellten Lösung von Benzoylargininethylesterhydrochlorid $R$ (6,9 g · l$^{-1}$) eingebracht. Die Mischung wird mit Natriumhydroxid-Lösung (0,1 mol · l$^{-1}$) auf einen pH-Wert von 8,0 eingestellt. Wenn die Temperatur $25 \pm 0,1$ °C erreicht hat, wird 1,0 ml Trypsin-Aprotinin-Lösung zugesetzt und die Zeitmessung mit einer Stoppuhr begonnen. Durch Zusatz von Natriumhydroxid-Lösung (0,1 mol · l$^{-1}$) wird der pH-Wert bei 8,0 gehalten, wobei jeweils nach 30 s das zugesetzte Volumen notiert wird. Die Reaktion wird 6 min lang durchgeführt. Die Anzahl Milliliter Natriumhydroxid-Lösung (0,1 mol · l$^{-1}$), die je Sekunde verbraucht wird, wird berechnet ($n_1$ ml). In gleicher Weise wird eine Titration mit 1,0 ml verdünnter Trypsin-Lösung durchgeführt. Die Anzahl Milliliter Natriumhydroxid-Lösung (0,1 mol · l$^{-1}$), die je Sekunde verbraucht wird, wird berechnet ($n_2$ ml).

Die Aprotinin-Aktivität in Ph.-Eur.-Einheiten je Milligramm wird nach folgender Formel berechnet:

$$\frac{4000 \cdot (2n_2 - n_1)}{m}$$

Die ermittelte Aktivität muss mindestens 90 und darf höchstens 110 Prozent der in der Beschriftung angegebenen Aktivität betragen.

# Lagerung

Dicht verschlossen, vor Licht geschützt, im Behältnis mit Originalitätsverschluss

# Beschriftung

Die Beschriftung gibt an,
– Anzahl der Ph.-Eur.-Einheiten Aprotininaktivität je Milligramm
– falls zutreffend, dass die Substanz zur Herstellung von Parenteralia geeignet ist.

## Verunreinigungen

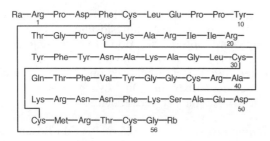

A. Ra = H, Rb = OH:
Aprotinin-(1–56)-Peptid

B. Ra = H, Rb = Gly–OH:
Aprotinin-(1–57)-Peptid

C. Ra = Glp, Rb = Gly–Ala–OH:
(5-Oxoprolyl)-Aprotinin
(Pyroglutamylaprotinin)

---

6.3/0579

# Konzentrierte Aprotinin-Lösung

# Aprotinini solutio concentrata

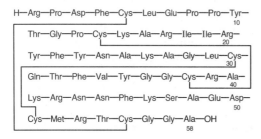

$C_{284}H_{432}N_{84}O_{79}S_7$ $\quad M_r$ 6511

## Definition

Konzentrierte Aprotinin-Lösung ist eine Lösung von Aprotinin, einem linearen Polypeptid aus 58 Aminosäuren, das die Aktivität einiger proteolytisch wirksamer Enzyme wie Chymotrypsin, Kallikrein, Plasmin und Trypsin stöchiometrisch hemmt. Die Lösung enthält mindestens 15,0 Ph. Eur. E. Aprotinin-Aktivität je Milliliter.

## Herstellung

Die Tiere, von denen Aprotinin gewonnen wird, müssen den lebensmittelrechtlichen, von der zuständigen Behörde überwachten Gesundheitsanforderungen an Tiere, die für den menschlichen Verzehr bestimmt sind, entsprechen.

Das Herstellungsverfahren wird einer Validierung unterzogen und muss gewährleisten, dass, falls die Substanz geprüft wird, sie folgenden Prüfungen entspricht:

**Anomale Toxizität** (2.6.9): Je Maus wird eine 2 Ph. Eur. E. enthaltende Menge Lösung, die mit Wasser für Injektionszwecke R zu 0,5 ml verdünnt ist, injiziert.

**Histamin** (2.6.10): höchstens 0,2 µg Histaminbase je 3 Ph. Eur. E. Aprotinin

## Eigenschaften

*Aussehen:* klare, farblose Lösung

## Prüfung auf Identität

A. Dünnschichtchromatographie (2.2.27)

*Untersuchungslösung:* Prüflösung (siehe „Prüfung auf Reinheit")

*Referenzlösung:* Aprotinin-Lösung BRS wird mit Wasser R verdünnt, so dass eine Konzentration von 15 Ph. Eur. E. Aprotinin je Milliliter erhalten wird.

*Platte:* DC-Platte mit Kieselgel G R

*Fließmittel:* Wasser R, Essigsäure 99 % R (80:100 V/V)

Die Mischung enthält Natriumacetat R (100 g · l$^{-1}$).

*Auftragen:* 10 µl

*Laufstrecke:* 12 cm

*Trocknen:* an der Luft

*Detektion:* Die Platte wird mit einer Lösung von 0,1 g Ninhydrin R in einer Mischung von 6 ml einer Lösung von Kupfer(II)-chlorid R (10 g · l$^{-1}$), 21 ml Essigsäure 99 % R und 70 ml wasserfreiem Ethanol R besprüht. Anschließend wird die Platte bei 60 °C getrocknet.

*Ergebnis:* Der Hauptfleck im Chromatogramm der Untersuchungslösung entspricht in Bezug auf Lage, Farbe und Größe dem Hauptfleck im Chromatogramm der Referenzlösung.

B. Das Vermögen der Lösung, die Aktivität von Trypsin zu hemmen, wird nach folgender Methode geprüft:

*Untersuchungslösung:* 1 ml Prüflösung (siehe „Prüfung auf Reinheit") wird mit Pufferlösung pH 7,2 R zu 50 ml verdünnt.

*Trypsin-Lösung:* 10 mg Trypsin BRS werden in Salzsäure (0,002 mol · l$^{-1}$) zu 100 ml gelöst.

*Casein-Lösung:* 0,2 g Casein R werden in Pufferlösung pH 7,2 R zu 100 ml gelöst.

*Fällungslösung:* Essigsäure 99 % R, Wasser R, wasserfreies Ethanol R (1:49:50 V/V/V)

1 ml Untersuchungslösung wird mit 1 ml Trypsin-Lösung gemischt. Die Mischung wird 10 min lang stehen gelassen, mit 1 ml Casein-Lösung versetzt und 30 min lang bei 35 °C inkubiert. Nach dem Abkühlen in einer Eis-Wasser-Mischung werden 0,5 ml Fällungslösung zugesetzt. Der Ansatz wird geschüttelt. Nach 15 min langem Stehenlassen bei Raumtemperatur ist die Lösung trüb. Wird ein Blindversuch unter den gleichen Bedingungen mit Pufferlösung pH 7,2 *R* an Stelle der Untersuchungslösung durchgeführt, tritt keine Trübung auf.

## Prüfung auf Reinheit

**Prüflösung:** eine Lösung, die 15 Ph. Eur. E. Aprotinin je Milliliter enthält

Falls erforderlich wird die Lösung unter Berücksichtigung der in der Beschriftung angegebenen Aktivität verdünnt.

**Aussehen der Lösung:** Die Prüflösung muss klar (2.2.1) sein.

**Absorption** (2.2.25): höchstens 0,80, im Maximum bei 277 nm gemessen

Eine Verdünnung der Lösung, die 3,0 Ph. Eur. E. Aprotinin je Milliliter enthält, wird hergestellt.

**Des-Ala-Aprotinin, Des-Ala-des-Gly-Aprotinin:** Kapillarzonenelektrophorese (2.2.47) mit Hilfe des Verfahrens „Normalisierung"

*Untersuchungslösung:* Konzentrierte Aprotinin-Lösung wird mit Wasser *R* verdünnt, so dass eine Konzentration von mindestens 1 Ph. Eur. E. Aprotinin je Milliliter erhalten wird.

*Referenzlösung:* Aprotinin-Lösung *BRS* wird mit Wasser *R* verdünnt, so dass dieselbe Konzentration wie die der Untersuchungslösung erhalten wird.

*Trennkapillare*
– Material: unbeschichtetes Quarzglas
– Größe: *l* (effektive Länge) = 45 bis 60 cm, $\varnothing$ = 75 µm

*Temperatur:* 25 °C

*Pufferlösung für Kapillarzonenelektrophorese:* 8,21 g Kaliumdihydrogenphosphat *R* werden in 400 ml Wasser *R* gelöst. Die Lösung wird mit Phosphorsäure 85 % *R* auf einen pH-Wert von 3,0 eingestellt, mit Wasser *R* zu 500,0 ml verdünnt und durch ein Membranfilter (nominelle Porengröße 0,45 µm) filtriert.

*Detektion:* Spektrometer bei 214 nm

*Zwischenspülen:* Die Kapillare wird mindestens 1 min lang mit Natriumhydroxid-Lösung (0,1 mol · l$^{-1}$), die zuvor durch ein Membranfilter (nominelle Porengröße 0,45 µm) filtriert wurde, und 2 min lang mit Pufferlösung für Kapillarzonenelektrophorese gespült.

*Einspritzen:* unter Druck oder Vakuum (zum Beispiel 3 s lang bei einem Differenzialdruck von 3,5 kPa)

*Migration:* Ein elektrisches Feld mit einer Stärke von 0,2 kV · cm$^{-1}$ wird angelegt, wobei Pufferlösung für Kapillarzonenelektrophorese als Elektrolytlösung in beiden Puffer-Vorratsbehältnissen verwendet wird.

*Laufzeit:* 30 min

*Identifizierung von Verunreinigungen:* Zur Identifizierung der Peaks der Verunreinigungen A und B werden das mitgelieferte Elektropherogramm von Aprotinin-Lösung *BRS* und das mit der Referenzlösung erhaltene Elektropherogramm verwendet.

*Relative Migration* (bezogen auf Aprotinin, Migrationszeit etwa 22 min)
– Verunreinigung A: etwa 0,98
– Verunreinigung B: etwa 0,99

*Eignungsprüfung:* Referenzlösung nach mindestens 6 Einspritzungen
– Migrationszeit: Aprotinin 19,0 bis 25,0 min
– Auflösung: mindestens 0,8 zwischen den Peaks der Verunreinigungen A und B und mindestens 0,5 zwischen den Peaks von Verunreinigung B und Aprotinin
– Peak-Verteilung: Das erhaltene Elektropherogramm entspricht qualitativ und quantitativ der Verteilung der Peaks im mitgelieferten Elektropherogramm von Aprotinin-Lösung *BRS*.
– Höhe des Hauptpeaks: mindestens das 1000fache der Höhe des Grundrauschens
  Falls erforderlich wird das Einspritzvolumen erhöht, um genügend hohe Peaks zu erreichen.

*Grenzwerte*
– Verunreinigung A: höchstens 8,0 Prozent
– Verunreinigung B: höchstens 7,5 Prozent

**Pyroglutamyl-Aprotinin, verwandte Substanzen:** Flüssigchromatographie (2.2.29) mit Hilfe des Verfahrens „Normalisierung"

*Untersuchungslösung:* Konzentrierte Aprotinin-Lösung wird mit der mobilen Phase A verdünnt, so dass eine Konzentration von etwa 5 Ph. Eur. E. Aprotinin je Milliliter erhalten wird.

*Referenzlösung:* Der Inhalt einer Durchstechflasche mit Aprotinin zur Eignungsprüfung *CRS* wird in der mobilen Phase A gelöst, so dass eine Lösung derselben Konzentration wie die der Untersuchungslösung erhalten wird.

*Säule*
– Größe: *l* = 0,075 m, $\varnothing$ = 7,5 mm
– Stationäre Phase: stark saurer Kieselgel-Kationenaustauscher zur Chromatographie *R* (10 µm)
– Temperatur: 40 °C

*Mobile Phase*
– Mobile Phase A: 3,52 g Kaliumdihydrogenphosphat *R* und 7,26 g Natriummonohydrogenphosphat-Dihydrat *R* werden in 1000 ml Wasser *R* gelöst. Die Lösung wird filtriert und entgast.
– Mobile Phase B: 3,52 g Kaliumdihydrogenphosphat *R*, 7,26 g Natriummonohydrogenphosphat-Dihydrat *R*

und 66,07 g Ammoniumsulfat *R* werden in 1000 ml Wasser *R* gelöst. Die Lösung wird filtriert und entgast.

| Zeit (min) | Mobile Phase A (% V/V) | Mobile Phase B (% V/V) |
|---|---|---|
| 0 – 21 | 92 → 64 | 8 → 36 |
| 21 – 30 | 64 → 0 | 36 → 100 |
| 30 – 31 | 0 → 92 | 100 → 8 |
| 31 – 40 | 92 | 8 |

*Durchflussrate:* 1,0 ml · min$^{-1}$

*Detektion:* Spektrometer bei 210 nm

*Einspritzen:* 40 µl

*Relative* Retention (bezogen auf Aprotinin, $t_R$ 17,0 bis 20,0 min)
– Verunreinigung C: etwa 0,9

*Eignungsprüfung:* Referenzlösung
– Auflösung: mindestens 1,5 zwischen den Peaks von Verunreinigung C und Aprotinin
– Symmetriefaktor: höchstens 1,3 für den Peak von Aprotinin

*Grenzwerte*
– Verunreinigung C: höchstens 1,0 Prozent
– Jede weitere Verunreinigung: höchstens 0,5 Prozent
– Summe aller Verunreinigungen ohne Verunreinigung C: höchstens 1,0 Prozent

**Aprotinin-Oligomere:** Ausschlusschromatographie (2.2.30) mit Hilfe des Verfahrens „Normalisierung"

*Untersuchungslösung:* Konzentrierte Aprotinin-Lösung wird mit Wasser *R* verdünnt, so dass eine Konzentration von etwa 5 Ph. Eur. E. Aprotinin je Milliliter erhalten wird.

*Referenzlösung:* Die konzentrierte Aprotinin-Lösung wird so behandelt, dass etwa 2 Prozent Aprotinin-Oligomere entstehen. Zum Beispiel wird gefriergetrocknetes Aprotinin 4 h lang bei 110 °C erhitzt. Anschließend wird die Substanz in Wasser *R* gelöst, so dass eine Konzentration von etwa 5 Ph. Eur. E. Aprotinin je Milliliter erhalten wird.

*Säule:* 3 Säulen, in Serie geschaltet
– Größe: $l$ = 0,30 m, $\varnothing$ = 7,8 mm
– Stationäre Phase: hydrophiles Kieselgel zur Chromatographie *R* geeigneter Qualität zur Fraktionierung globulärer Proteine mit einer relativen Molekülmasse zwischen 20 000 und 10 000 000 (8 µm).

*Mobile Phase:* Acetonitril *R*, Essigsäure 99 % *R*, Wasser *R* (2:2:6 V/V/V); filtriert und entgast

*Durchflussrate:* 1,0 ml · min$^{-1}$

*Detektion:* Spektrometer bei 277 nm

*Einspritzen:* 100 µl

*Laufzeit:* 40 min

*Relative Retention* (bezogen auf Aprotinin-Monomer, $t_R$ 24,5 bis 25,5 min)
– Aprotinin-Dimer: etwa 0,9

*Eignungsprüfung:* Referenzlösung
– Auflösung: mindestens 1,3 zwischen den Peaks von Aprotinin-Dimer und Aprotinin-Monomer
– Symmetriefaktor: höchstens 2,5 für den Peak von Aprotinin-Monomer

*Grenzwert*
– Summe aller Verunreinigungen: höchstens 1,0 Prozent

**Spezifische Aktivität des Trockenrückstands:** mindestens 3,0 Ph. Eur. E. Aprotinin-Aktivität je Milligramm Trockenrückstand

25,0 ml der zu prüfenden Lösung werden im Wasserbad zur Trockne eingedampft. Der Rückstand wird 15 h lang bei 110 °C getrocknet und anschließend gewogen. Aus der Masse des Rückstands und der wie unter „Wertbestimmung" beschrieben bestimmten Aktivität wird die Aktivität je Milligramm Trockenrückstand in Ph.-Eur.-Einheiten Aprotinin berechnet.

**Bakterien-Endotoxine** (2.6.14): weniger als 0,14 I.E. Bakterien-Endotoxine je Ph.-Eur.-Einheit Aprotinin für konzentrierte Aprotinin-Lösung zur Herstellung von Parenteralia, die dabei keinem weiteren geeigneten Verfahren zur Beseitigung von Bakterien-Endotoxinen unterworfen wird

## Wertbestimmung

Die Aprotinin-Aktivität wird durch die Messung der hemmenden Wirkung auf eine Lösung von Trypsin bekannter Aktivität bestimmt. Die hemmende Aktivität des Aprotinins wird aus der Differenz zwischen Anfangsaktivität und Restaktivität von Trypsin berechnet.

Die hemmende Aktivität des Aprotinins wird in Ph.-Eur.-Einheiten ausgedrückt. 1 Ph. Eur. E. Aprotinin hemmt 50 Prozent der enzymatischen Aktivität von 2 Mikrokatal Trypsin.

Ein Reaktionsgefäß mit einem Fassungsvermögen von etwa 30 ml wird verwendet, das ausgestattet ist mit
– einer Vorrichtung, mit der eine Temperatur von 25 ± 0,1 °C eingehalten werden kann
– einer Rührvorrichtung, zum Beispiel einem Magnetrührer
– einem Deckel mit 5 Öffnungen zum Anbringen der Elektroden, der Bürettenspitze, eines Einleitrohrs für Stickstoff sowie für den Zusatz der Reagenzien.

Eine automatische oder manuell zu bedienende Titrierapparatur kann verwendet werden. Im letzteren Fall muss die Bürette eine Einteilung in 0,05 ml aufweisen und das pH-Meter mit einer gedehnten Skala und Glas-Kalomel- oder Glas-Silber/Silberchlorid-Elektroden versehen sein.

*Untersuchungslösung:* Eine geeignete Verdünnung der Lösung in Borat-Pufferlösung pH 8,0 (0,0015 mol · l$^{-1}$) *R*, die 1,67 Ph. Eur. E. Aprotinin je Milliliter enthält, wird unter Berücksichtigung der angegebenen Aktivität hergestellt.

*Trypsin-Lösung:* Eine Lösung von Trypsin BRS in Salzsäure (0,001 mol · l$^{-1}$), die etwa 0,8 Mikrokatal je Milliliter enthält, entsprechend etwa 1 mg Trypsin je Milliliter, wird frisch hergestellt und in einer Eis-Wasser-Mischung aufbewahrt.

*Trypsin-Aprotinin-Lösung:* 4,0 ml Trypsin-Lösung werden mit 1,0 ml Untersuchungslösung versetzt. Diese Lösung wird sofort mit Borat-Pufferlösung pH 8,0 (0,0015 mol · l$^{-1}$) *R* zu 40,0 ml verdünnt, 10 min lang bei Raumtemperatur stehen gelassen und in einer Eis-Wasser-Mischung aufbewahrt. Die Lösung ist innerhalb von 6 h nach Herstellung zu verwenden.

*Verdünnte Trypsin-Lösung:* 0,5 ml Trypsin-Lösung werden mit Borat-Pufferlösung pH 8,0 (0,0015 mol · l$^{-1}$) *R* zu 10,0 ml verdünnt, 10 min lang bei Raumtemperatur stehen gelassen und in einer Eis-Wasser-Mischung aufbewahrt.

In das Reaktionsgefäß wird während der Bestimmung Stickstoff eingeleitet. Unter ständigem Rühren werden 9,0 ml einer Borat-Pufferlösung pH 8,0 (0,0015 mol · l$^{-1}$) *R* und 1,0 ml einer frisch hergestellten Lösung von Benzoylargininethylesterhydrochlorid *R* (6,9 g · l$^{-1}$) eingebracht. Die Mischung wird mit Natriumhydroxid-Lösung (0,1 mol · l$^{-1}$) auf einen pH-Wert von 8,0 eingestellt. Wenn die Temperatur 25 ± 0,1 °C erreicht hat, wird 1,0 ml Trypsin-Aprotinin-Lösung zugesetzt und die Zeitmessung mit einer Stoppuhr begonnen. Durch Zusatz von Natriumhydroxid-Lösung (0,1 mol · l$^{-1}$) wird der pH-Wert bei 8,0 gehalten, wobei jeweils nach 30 s das zugesetzte Volumen notiert wird. Die Reaktion wird 6 min lang durchgeführt. Die Anzahl Milliliter Natriumhydroxid-Lösung (0,1 mol · l$^{-1}$), die je Sekunde verbraucht wird, wird berechnet ($n_1$ ml). In gleicher Weise wird eine Titration mit 1,0 ml verdünnter Trypsin-Lösung durchgeführt. Die Anzahl Milliliter Natriumhydroxid-Lösung (0,1 mol · l$^{-1}$), die je Sekunde verbraucht wird, wird berechnet ($n_2$ ml).

Die Aprotinin-Aktivität in Ph.-Eur.-Einheiten je Milliliter wird nach folgender Formel berechnet:

$$4000 (2n_2 - n_1) \cdot D$$

$D$ = Verdünnungsfaktor, um aus der konzentrierten Lösung die Untersuchungslösung mit 1,67 Ph. Eur. E. Aprotinin je Milliliter zu erhalten

Die ermittelte Aktivität muss mindestens 90 und darf höchstens 110 Prozent der in der Beschriftung angegebenen Aktivität betragen.

## Lagerung

Dicht verschlossen, vor Licht geschützt, im Behältnis mit Originalitätsverschluss

## Beschriftung

Die Beschriftung gibt an,
- Anzahl der Ph.-Eur.-Einheiten Aprotininaktivität je Milligramm
- falls zutreffend, dass die Substanz zur Herstellung von Parenteralia geeignet ist.

## Verunreinigungen

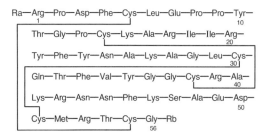

A. Ra = H, Rb = OH:
Aprotinin-(1–56)-Peptid

B. Ra = H, Rb = Gly–OH:
Aprotinin-(1–57)-Peptid

C. Ra = Glp, Rb = Gly–Ala–OH:
(5-Oxoprolyl)-Aprotinin
(Pyroglutamylaprotinin)

6.3/1391

# Arnikablüten

# Arnicae flos

## Definition

Die ganzen oder teilweise zerfallenen, getrockneten Blütenstände von *Arnica montana* L.

*Gehalt:* mindestens 0,40 Prozent (*m/m*) Gesamtsesquiterpenlactone, berechnet als Dihydrohelenalintiglat (getrocknete Droge)

## Eigenschaften

Aromatischer Geruch

Der Blütenstand hat im ausgebreiteten Zustand einen Durchmesser von etwa 20 mm und ist etwa 15 mm tief. Der Stiel des Blütenstands ist 2 bis 3 cm lang. Der Hüllkelch besteht aus 18 bis 24 länglich lanzettlichen, in einer Reihe oder in 2 Reihen angeordneten Hochblättern mit spitz zulaufenden Enden. Unter der Lupe zeigen die grünen, etwa 8 bis 10 mm langen Hochblätter an der Außenseite gelblich grüne Haare. Der gewölbte Blütenstandsboden mit etwa 6 mm Durchmesser ist feingrubig und mit Haaren besetzt. Die etwa 20 randständigen Zungenblüten sind 20 bis 30 mm, die zahlreicheren, auf der Scheibe sitzenden Röhrenblüten etwa 15 mm lang. Der 4 bis 8 mm lange Fruchtknoten trägt an der Spitze einen Pappus mit 4 bis 8 mm langen, borstigen, grauweißen Haaren. Einige braune Achänen, mit oder ohne Pappus, können vorhanden sein.

# Prüfung auf Identität

A. Der Hüllkelch besteht aus länglich eiförmigen Hochblättern mit spitz zulaufenden Enden und bewimpertem Rand. Die Zungenblüten besitzen einen reduzierten Kelch, der von feinen, glänzenden, grauweißen Borsten, die kleine, raue Haare tragen, gekrönt ist. Die orangegelbe Blütenkrone zeigt 7 bis 10 parallel verlaufende Nerven und endet in 3 kleinen Zipfeln. Die Staubblätter, mit freien Antheren, sind unvollständig entwickelt. Der schmale, braune Fruchtknoten trägt eine Narbe, die sich in 2 auswärts gebogene Äste verzweigt. Die Röhrenblüten sind aktinomorph, Fruchtknoten und Kelch sind denen der Zungenblüten ähnlich. Die kurze Blütenkrone hat 5 zurückgebogene, dreieckige Zipfel. Die 5 fertilen Staubblätter sind an den Antheren miteinander verwachsen.

B. Der Blütenstand wird in seine verschiedenen Teile zerlegt. Die Prüfung erfolgt unter dem Mikroskop, wobei Chloralhydrat-Lösung *R* verwendet wird. Die Blütenteile zeigen folgende Merkmale: Die Epidermen der Hüllkelchblätter weisen Spaltöffnungen sowie Haare, die auf der Außenseite (abaxial) reichlicher vorkommen, auf. Verschiedene Haartypen sind feststellbar: einreihige, vielzellige Deckhaare, 50 bis 500 µm lang, besonders zahlreich an den Rändern der Hochblätter; Drüsenhaare mit 1- oder 2-reihigem, vielzelligem Stiel und vielzelligem Drüsenköpfchen, etwa 300 µm lang, überwiegend auf der äußeren Oberfläche (abaxial) der Hochblätter; Drüsenhaare, etwa 80 µm lang, mit einreihigem, vielzelligem Stiel und vielzelligem Drüsenköpfchen, zahlreich auf der inneren Oberfläche (adaxial) der Hochblätter. Die Epidermis der Krone der Zungenblüten besteht aus buchtigen oder länglichen Zellen, wenigen Spaltöffnungen und verschiedenartigen Haaren: Deckhaare mit sehr spitzen Enden, deren Länge mehr als 500 µm betragen kann und die aus 1 bis 3 proximalen Zellen mit verdickten Wänden und 2 bis 4 dünnwandigen distalen Zellen bestehen; Drüsenhaare mit 2-reihigem, vielzelligem Köpfchen sowie Drüsenhaare mit vielzelligem Stiel und vielzelligem Köpfchen. Die Zungenblüten enden mit rundlichen, papillösen Zellen. Die Epidermis des Fruchtknotens ist behaart: Drüsenhaare mit kurzem Stiel und vielzelligem Köpf-

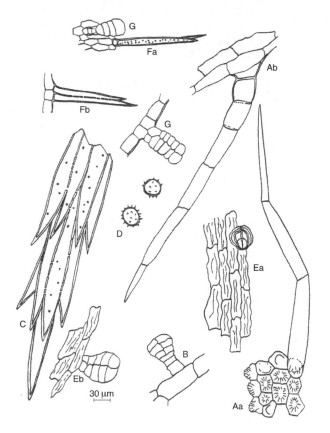

A. Epidermis der Zungenblütenkrone mit Deckhaar in der Aufsicht (Aa) und in Seitenansicht (Ab)
B. Drüsenhaar mit mehrzelligem Köpfchen
C. Pappusborste
D. Pollenkörner
E. Epidermis der Blütenkrone mit gestreifter Kutikula und zweireihigem Drüsenhaar in Aufsicht (Ea) und in Seitenansicht (Eb)
F. Deckhaar des Fruchtknotens in Aufsicht (Fa) und in Seitenansicht (Fb)
G. Drüsenhaar des Fruchtknotens

Abb. 1391-1: Zeichnerische Darstellung zu „Prüfung auf Identität, B" von Arnikablüten

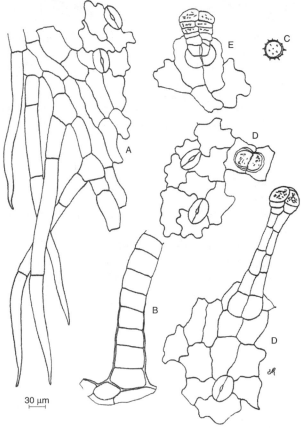

A. Epidermis des Hüllkelchblatts mit Deckhaaren und Spaltöffnungen
B. Deckhaar mit mehrzelligem Stiel
C. Pollenkorn
D. Epidermis des Hüllkelchblatts mit Spaltöffnung und zweireihigem Drüsenhaar
E. Drüsenhaar

Abb. 1391-2: Zeichnerische Darstellung zu „Prüfung auf Identität, B" von Arnikablüten

chen; Zwillingshaare, meistens aus 2 seitlich verwachsenen Zellen, gewöhnlich mit getüpfelter Zwischenwand sowie mit einem spitz zulaufenden und manchmal 2-teiligen Ende. Die Epidermis des Kelchs (Pappus) besteht aus länglichen Zellen, die kurze, einzellige, gegen das obere Ende der Borsten gerichtete Deckhaare tragen. Die Pollenkörner, mit einem Durchmesser von etwa 30 µm, sind rund und besitzen eine stachelige Exine sowie 3 Keimporen.

C. Die bei der Prüfung „*Calendula officinalis* L. – *Heterotheca inuloides* Cass." (siehe „Prüfung auf Reinheit") erhaltenen Chromatogramme werden ausgewertet.

*Ergebnis:* Das Chromatogramm der Untersuchungslösung zeigt in der Mitte eine blau fluoreszierende Zone, die der Chlorogensäure-Zone im Chromatogramm der Referenzlösung entspricht; oberhalb dieser Zone zeigt das Chromatogramm 3 gelblich braun bis orangegelb fluoreszierende Zonen und oberhalb dieser 3 Zonen noch eine grünlich gelb fluoreszierende Zone, die dem Astragalin entspricht. Die unterhalb der Astragalin-Zone liegende Zone entspricht dem Isoquercitrin, die unmittelbar darunter liegende Zone dem Luteolin-7-glucosid. Das Chromatogramm zeigt auch eine grünlich blau fluoreszierende Zone unterhalb der Zone, die der Kaffeesäure im Chromatogramm der Referenzlösung entspricht.

## Prüfung auf Reinheit

**Fremde Bestandteile** (2.8.2): höchstens 5,0 Prozent

***Calendula officinalis* L. – *Heterotheca inuloides* Cass.:**
Dünnschichtchromatographie (2.2.27)

*Untersuchungslösung:* 2,00 g pulverisierte Droge (710) (2.9.12) werden 5 min lang mit 10 ml Methanol *R* im Wasserbad von 60 °C unter Schütteln erhitzt und nach dem Abkühlen abfiltriert.

*Referenzlösung:* 2,0 mg Kaffeesäure *R*, 2,0 mg Chlorogensäure *R* und 5,0 mg Rutosid *R* werden in Methanol *R* zu 30 ml gelöst.

*Platte:* DC-Platte mit Kieselgel *R*

*Fließmittel:* wasserfreie Ameisensäure *R*, Wasser *R*, Ethylmethylketon *R*, Ethylacetat *R*
(10:10:30:50 *V/V/V/V*)

*Auftragen:* 15 µl; bandförmig

*Laufstrecke:* 15 cm

*Trocknen:* wenige Minuten lang an der Luft

*Detektion:* Die Platte wird mit einer Lösung von Diphenylboryloxyethylamin *R* (10 g · l$^{-1}$) in Methanol *R* und anschließend mit einer Lösung von Macrogol 400 *R* (50 g · l$^{-1}$) in Methanol *R* besprüht. Nach 5 min langem Erhitzen bei 100 bis 105 °C wird die Platte an der Luft trocknen gelassen. Die Auswertung erfolgt im ultravioletten Licht bei 365 nm.

*Ergebnis:* Das Chromatogramm der Referenzlösung zeigt im unteren Teil die orangegelb fluoreszierende Zone des Rutosids, im mittleren Teil die blau fluoreszierende Zone der Chlorogensäure und im oberen Teil die hellblau fluoreszierende Zone der Kaffeesäure. Das Chromatogramm der Untersuchungslösung darf weder eine orangegelb fluoreszierende Zone, die dem Rutosid im Chromatogramm der Referenzlösung entspricht, noch eine unterhalb dieser liegende Zone zeigen.

**Trocknungsverlust** (2.2.32): höchstens 10,0 Prozent, mit 1,000 g pulverisierter Droge (355) (2.9.12) durch 2 h langes Trocknen im Trockenschrank bei 105 °C bestimmt

**Asche** (2.4.16): höchstens 10,0 Prozent

## Gehaltsbestimmung

Flüssigchromatographie (2.2.29)

*Interner-Standard-Lösung:* Unmittelbar vor der Verwendung werden 10 mg Santonin *CRS*, genau gewogen, in 10,0 ml Methanol *R* gelöst.

*Untersuchungslösung:* In einem 250-ml-Rundkolben wird 1,00 g pulverisierte Droge (355) (2.9.12) mit 50 ml einer Mischung gleicher Volumteile Methanol *R* und Wasser *R* unter häufigem Schütteln 30 min lang im Wasserbad von 50 bis 60 °C unter Rückflusskühlung erhitzt. Nach dem Erkalten wird die Mischung durch ein Papierfilter filtriert. Das Papierfilter wird in Stücke geschnitten und zum Rückstand im Rundkolben gegeben. Nach erneutem Zusatz von 50 ml einer Mischung gleicher Volumteile Methanol *R* und Wasser *R* wird die Mischung wieder 30 min lang unter häufigem Schütteln im Wasserbad von 50 bis 60 °C unter Rückflusskühlung erhitzt. Der Vorgang wird 2-mal wiederholt. Die vereinigten Filtrate werden mit 3,00 ml Interner-Standard-Lösung versetzt und unter vermindertem Druck auf 18 ml eingeengt. Der Rundkolben wird mit etwas Wasser *R* ausgespült und die eingeengten Filtrate werden mit der Waschflüssigkeit zu 20,0 ml verdünnt. Die Lösung wird auf eine Chromatographiesäule von etwa 0,15 m Länge und etwa 30 mm innerem Durchmesser, gepackt mit 15 g Kieselgur-Filtrierhilfsmittel *R*, aufgetragen, 20 min lang stehen gelassen und mit 200 ml einer Mischung gleicher Volumteile Dichlormethan *R* und Ethylacetat *R* eluiert. Das Eluat wird in einem 250-ml-Rundkolben zur Trockne eingedampft, der Rückstand in 10,0 ml Methanol *R* gelöst und die Lösung mit 10,0 ml Wasser *R* versetzt. Nach Zusatz von 7,0 g neutralem Aluminiumoxid *R* wird die Mischung 120 s lang geschüttelt, 10 min lang bei 5000 *g* zentrifugiert und durch ein Papierfilter filtriert. 10,0 ml Filtrat werden zur Trockne eingedampft. Der Rückstand wird in 3,0 ml einer Mischung gleicher Volumteile Methanol *R* und Wasser *R* gelöst und die Lösung filtriert.

*Säule*
- Größe: $l = 0{,}12$ m, $\varnothing = 4$ mm
- Stationäre Phase: octadecylsilyliertes Kieselgel zur Chromatographie *R* (4 µm)

*Mobile Phase*
- Mobile Phase A: Wasser *R*
- Mobile Phase B: Methanol *R*

| Zeit (min) | Mobile Phase A (% V/V) | Mobile Phase B (% V/V) |
|---|---|---|
| 0 – 3 | 62 | 38 |
| 3 – 20 | 62 → 55 | 38 → 45 |
| 20 – 30 | 55 | 45 |
| 30 – 55 | 55 → 45 | 45 → 55 |
| 55 – 57 | 45 → 0 | 55 → 100 |
| 57 – 70 | 0 | 100 |
| 70 – 90 | 62 | 38 |

*Durchflussrate:* 1,2 ml · min⁻¹

*Detektion:* Spektrometer bei 225 nm

*Einspritzen:* 20-µl-Probenschleife

Der Prozentgehalt an Gesamtsesquiterpenlactonen wird als Prozentgehalt an Dihydrohelenalintiglat nach folgender Formel berechnet:

$$\frac{F_{LS} \cdot C \cdot V \cdot 1{,}187 \cdot 100}{F_S \cdot m \cdot 1000}$$

$F_{LS}$ = Summe der Flächen aller Peaks, die den Sesquiterpenlactonen entsprechen und nach dem Santonin-Peak im Chromatogramm der Untersuchungslösung auftreten

$F_S$ = Fläche des Santonin-Peaks im Chromatogramm der Untersuchungslösung

$m$ = Einwaage der Droge in Gramm

$C$ = Konzentration des Santonins in der Interner-Standard-Lösung, die für die Untersuchungslösung verwendet wurde, in Milligramm je Milliliter

$V$ = Volumen der Interner-Standard-Lösung, die für die Untersuchungslösung verwendet wurde, in Millilitern

1,187 = Korrelationsfaktor zwischen den Peaks von Dihydrohelenalintiglat und Santonin

6.3/1809

# Arnikatinktur
# Arnicae tinctura

## Definition

Die aus **Arnikablüten (Arnicae flos)** hergestellte Tinktur

*Gehalt:* mindestens 0,04 Prozent Sesquiterpenlactone, berechnet als Dihydrohelenalintiglat ($C_{20}H_{26}O_5$; $M_r$ 346,4)

## Herstellung

Die Tinktur wird aus 1 Teil Droge und 10 Teilen Ethanol 60 bis 70 % (*V/V*) durch ein geeignetes Verfahren hergestellt.

## Eigenschaften

*Aussehen:* gelblich braune Flüssigkeit

## Prüfung auf Identität

Die bei der Prüfung „*Calendula officinalis – Heterotheca inuloides*" (siehe „Prüfung auf Reinheit") erhaltenen Chromatogramme werden ausgewertet.

Das Chromatogramm der Untersuchungslösung zeigt
- eine blau fluoreszierende Zone im mittleren Teil, die der Chlorogensäure-Zone im Chromatogramm der Referenzlösung entspricht
- oberhalb dieser Zone 3 gelblich braun bis orangegelb fluoreszierende Zonen und oberhalb dieser 3 Zonen eine grünlich gelb fluoreszierende Zone, die dem Astragalin entspricht; die Zone, die unterhalb der Astragalin-Zone liegt, entspricht Isoquercitrin; die Zone, die direkt unterhalb dieser Zone liegt, entspricht Luteolin-7-glucosid
- eine grünlich blau fluoreszierende Zone unterhalb der Zone, die der Kaffeesäure im Chromatogramm der Referenzlösung entspricht.

## Prüfung auf Reinheit

*Calendula officinalis – Heterotheca inuloides:* Dünnschichtchromatographie (2.2.27)

*Untersuchungslösung:* die Tinktur

*Referenzlösung:* 2,0 mg Kaffeesäure *R*, 2,0 mg Chlorogensäure *R* und 5,0 mg Rutosid *R* werden in Methanol *R* zu 30,0 ml gelöst.

*Platte:* DC-Platte mit Kieselgel *R* (5 bis 40 µm) [oder DC-Platte mit Kieselgel *R* (2 bis 10 µm)]

*Fließmittel:* wasserfreie Ameisensäure *R*, Wasser *R*, Ethylmethylketon *R*, Ethylacetat *R* (10:10:30:50 *V/V/V/V*)

*Auftragen:* 30 µl [oder 8 µl]; bandförmig

*Laufstrecke:* 15 cm [oder 8 cm]

*Trocknen:* bei 80 bis 105 °C

*Detektion:* Die noch heiße Platte wird mit einer Lösung von Diphenylboryloxyethylamin *R* (10 g · l⁻¹) in Methanol *R* und anschließend mit einer Lösung von Macrogol 400 *R* (50 g · l⁻¹) in Methanol *R* besprüht. Nach 5 min langem Erhitzen bei 100 bis 105 °C wird die Platte an der Luft trocknen gelassen. Die Auswertung erfolgt im ultravioletten Licht bei 365 nm.

*Ergebnis:* Das Chromatogramm der Referenzlösung zeigt im unteren Teil die orangegelb fluoreszierende Zone des Rutosids, im mittleren Teil die blau fluoreszierende Zone der Chlorogensäure und im oberen Teil die hellblau fluoreszierende Zone der Kaffeesäure. Das Chromatogramm der Untersuchungslösung darf weder eine orangegelb fluoreszierende, dem Rutosid im Chromatogramm der Referenzlösung entsprechende Zone noch eine Zone zeigen, die unterhalb dieser liegt.

**Ethanol** (2.9.10): Die endgültige Ethanolkonzentration der Tinktur muss mindestens 90 Prozent der Ethanolkonzentration des Lösungsmittels, das zur Extraktion verwendet wurde, betragen.

**Methanol, 2-Propanol** (2.9.11): höchstens 0,05 Prozent (V/V) Methanol und höchstens 0,05 Prozent (V/V) 2-Propanol

**Trockenrückstand** (2.8.16): mindestens 1,7 Prozent

## Gehaltsbestimmung

Flüssigchromatographie (2.2.29)

*Interner-Standard-Lösung:* Unmittelbar vor der Verwendung werden 10 mg Santonin CRS, genau gewogen, und 20 mg Butyl-4-hydroxybenzoat R in 10,0 ml Methanol R gelöst.

*Untersuchungslösung:* In einem Rundkolben werden 5,00 g Tinktur mit 2,00 ml Interner-Standard-Lösung und 3 g wasserfreiem Aluminiumoxid R versetzt. Die Mischung wird 120 s lang geschüttelt und durch ein Papierfilter filtriert. Der Rundkolben und das Filter werden mit 5 ml einer Mischung gleicher Volumteile Methanol R und Wasser R gewaschen. Die Waschflüssigkeit wird filtriert. Die vereinigten Filtrate werden zur Trockne eingedampft. Der Rückstand wird in 2,0 ml einer Mischung von 20 Volumteilen Wasser R und 80 Volumteilen Methanol R gelöst. Die Lösung wird durch ein Membranfilter (durchschnittliche Porengröße: 0,45 µm) filtriert.

*Referenzlösung:* 20 mg Methyl-4-hydroxybenzoat R und 20 mg Ethyl-4-hydroxybenzoat R werden in Methanol R zu 10,0 ml gelöst.

*Säule*
- Größe: $l = 0,12$ m, $\varnothing = 4$ mm
- Stationäre Phase: nachsilanisiertes, octadecylsilyliertes Kieselgel zur Chromatographie R (5 µm)
- Temperatur: 20 °C

*Mobile Phase*
- Mobile Phase A: Wasser R
- Mobile Phase B: Methanol R

| Zeit (min) | Mobile Phase A (% V/V) | Mobile Phase B (% V/V) |
|---|---|---|
| 0 – 3 | 62 | 38 |
| 3 – 20 | 62 → 55 | 38 → 45 |
| 20 – 30 | 55 | 45 |
| 30 – 55 | 55 → 45 | 45 → 55 |

*Durchflussrate:* 1,2 ml · min⁻¹

*Detektion:* Spektrometer bei 225 nm

*Einspritzen:* 20 µl

*Relative Retention* (bezogen auf Santonin, $t_R$ etwa 9,5 min)
- Butyl-4-hydroxybenzoat: etwa 4,6

*Eignungsprüfung:* Referenzlösung
- Auflösung: mindestens 5 zwischen den Peaks von Methyl-4-hydroxybenzoat und Ethyl-4-hydroxybenzoat

Der Prozentgehalt an Sesquiterpenlactonen wird als Prozentgehalt an Dihydrohelenalintiglat nach folgender Formel berechnet:

$$\frac{F_1 \cdot C \cdot V \cdot 1,187}{F_2 \cdot m \cdot 10}$$

$F_1$ = Fläche aller Peaks, die im Chromatogramm der Untersuchungslösung zwischen dem Santonin-Peak und dem Butyl-4-hydroxybenzoat-Peak auftreten

$F_2$ = Fläche des Santonin-Peaks im Chromatogramm der Untersuchungslösung

$m$ = Einwaage der Tinktur in Gramm

$C$ = Konzentration von Santonin in der Interner-Standard-Lösung, die für die Untersuchungslösung verwendet wurde, in Milligramm je Milliliter

$V$ = Volumen der Interner-Standard-Lösung, das für die Untersuchungslösung verwendet wurde, in Millilitern

1,187 = Korrelationsfaktor zwischen den Peaks von Dihydrohelenalintiglat und Santonin

---

6.3/2389

# Artischockenblättertrockenextrakt

# Cynarae folii extractum siccum

## Definition

Aus **Artischockenblättern (Cynarae folium)** hergestellter Trockenextrakt

*Gehalt:* mindestens 0,6 Prozent Chlorogensäure ($C_{16}H_{18}O_9$; $M_r$ 354,3), bezogen auf den getrockneten Extrakt

## Herstellung

Der Trockenextrakt wird aus der pflanzlichen Droge und unter Verwendung von Wasser von mindestens 80 °C durch ein geeignetes Verfahren hergestellt.

## Eigenschaften

*Aussehen:* hellbraunes bis braunes, amorphes Pulver

## Prüfung auf Identität

Dünnschichtchromatographie (2.2.27)

*Untersuchungslösung:* 1,0 g Trockenextrakt wird in 10 ml Ethanol 60 % *R* gelöst. Die Lösung wird 5 min lang mit Ultraschall behandelt und anschließend filtriert.

*Referenzlösung:* 5 mg Luteolin-7-glucosid *R* und 5 mg Chlorogensäure *R* werden in 10 ml Methanol *R* gelöst.

*Platte:* DC-Platte mit Kieselgel *R* (5 bis 40 µm) [oder DC-Platte mit Kieselgel *R* (2 bis 10 µm)]

*Fließmittel:* Essigsäure *R*, wasserfreie Ameisensäure *R*, Wasser *R*, Ethylacetat *R* (11:11:27:100 *V/V/V/V*)

*Auftragen:* 10 µl [oder 2 µl]; bandförmig 10 mm [oder 8 mm]

*Laufstrecke:* 13 cm [oder 6 cm]

*Trocknen:* an der Luft

*Detektion:* Die Platte wird 5 min lang bei 100 °C erhitzt. Die noch heiße Platte wird mit einer Lösung von Diphenylboryloxyethylamin *R* (10 g · l⁻¹) in Methanol *R* und anschließend mit einer Lösung von Macrogol 400 *R* (50 g · l⁻¹) in Methanol *R* besprüht. Die Auswertung erfolgt im ultravioletten Licht bei 365 nm.

*Ergebnis:* Die Folge der fluoreszierenden Zonen in den Chromatogrammen von Referenzlösung und Untersuchungslösung ist aus den nachfolgenden Angaben ersichtlich. Im Chromatogramm der Untersuchungslösung können weitere fluoreszierende Zonen vorhanden sein.

| **Oberer Plattenrand** | |
|---|---|
| | eine hellblau fluoreszierende Zone |
| | |
| Luteolin-7-glucosid: eine gelb bis orange fluoreszierende Zone | eine gelb bis orange fluoreszierende Zone (Luteolin-7-glucosid) |
| Chlorogensäure: eine hellblau fluoreszierende Zone | eine hellblau fluoreszierende Zone (Chlorogensäure) |
| | |
| **Referenzlösung** | **Untersuchungslösung** |

## Prüfung auf Reinheit

**Trocknungsverlust** (2.8.17): höchstens 6,0 Prozent

**Asche** (2.4.16): höchstens 30,0 Prozent

## Gehaltsbestimmung

Flüssigchromatographie (2.2.29)

*Untersuchungslösung:* 30,0 mg Trockenextrakt werden in einer Mischung von 30 Volumteilen Methanol *R* und 70 Volumteilen Wasser *R* zu 25,0 ml gelöst.

*Referenzlösung a:* 5,0 mg Chlorogensäure *CRS* werden in 50,0 ml Methanol *R* gelöst. 5,0 ml Lösung werden in einem Messkolben mit 5 ml Methanol *R* versetzt und mit Wasser *R* zu 20,0 ml verdünnt.

*Referenzlösung b:* 30 mg eingestellter Artischockenblättertrockenextrakt *CRS* werden in einer Mischung von 30 Volumteilen Methanol *R* und 70 Volumteilen Wasser *R* zu 25,0 ml gelöst.

*Säule*
– Größe: $l = 0,250$ m, $\varnothing = 4,6$ mm
– Stationäre Phase: octadecylsilyliertes Kieselgel zur Chromatographie *R* (5 µm)
– Temperatur: 40 °C

*Mobile Phase*
– Mobile Phase A: Phosphorsäure 85 % *R*, Wasser *R* (0,5:99,5 *V/V*)
– Mobile Phase B: Phosphorsäure 85 % *R*, Acetonitril *R* (0,5:99,5 *V/V*)

| Zeit (min) | Mobile Phase A (% V/V) | Mobile Phase B (% V/V) |
|---|---|---|
| 0 – 1 | 92 | 8 |
| 1 – 20 | 92 → 75 | 8 → 25 |
| 20 – 33 | 75 | 25 |
| 33 – 35 | 75 → 0 | 25 → 100 |

*Durchflussrate:* 1,2 ml · min⁻¹

*Detektion:* Spektrometer bei 330 nm

*Einspritzen:* 25 µl

*Eignungsprüfung:* Referenzlösung b
– Peak-Tal-Verhältnis: mindestens 2,5, wobei $H_p$ die Höhe des Peaks, der unmittelbar nach dem Peak der Chlorogensäure auftritt, über der Basislinie und $H_v$ die Höhe des niedrigsten Punkts der Kurve über der Basislinie zwischen dem Peak der Chlorogensäure und diesem Peak darstellen
– Das Chromatogramm der Untersuchungslösung entspricht dem mitgelieferten Chromatogramm von eingestelltem Artischockenblättertrockenextrakt *CRS*.

Der Prozentgehalt an Chlorogensäure wird nach folgender Formel berechnet:

$$\frac{A_1 \cdot m_2 \cdot p \cdot 0{,}125}{A_2 \cdot m_1}$$

$A_1$ = Fläche des Chlorogensäure-Peaks im Chromatogramm der Untersuchungslösung
$A_2$ = Fläche des Chlorogensäure-Peaks im Chromatogramm der Referenzlösung a
$m_1$ = Einwaage des Trockenextrakts zur Herstellung der Untersuchungslösung in Milligramm
$m_2$ = Masse von Chlorogensäure *CRS* zur Herstellung der Referenzlösung a in Milligramm
$p$ = Prozentgehalt an Chlorogensäure in Chlorogensäure *CRS*

# Ascorbinsäure

## Acidum ascorbicum

6.3/0253

$C_6H_8O_6$    $M_r$ 176,1

CAS Nr. 50-81-7

## Definition

(5$R$)-5-[(1$S$)-1,2-Dihydroxyethyl]-3,4-dihydroxyfuran-2(5$H$)-on

*Gehalt:* 99,0 bis 100,5 Prozent

## Eigenschaften

*Aussehen:* farblose Kristalle oder weißes bis fast weißes, kristallines Pulver, verfärbt sich an der Luft und bei Feuchtigkeit

*Löslichkeit:* leicht löslich in Wasser, löslich in Ethanol 96 %

*Schmelztemperatur:* etwa 190 °C, unter Zersetzung

## Prüfung auf Identität

1: B, C
2: A, C, D

A. UV-Vis-Spektroskopie (2.2.25)

*Untersuchungslösung:* 0,10 g Substanz werden in Wasser $R$ zu 100,0 ml gelöst. 10 ml Salzsäure (0,1 mol · l$^{-1}$) werden mit 1,0 ml Lösung versetzt und mit Wasser $R$ zu 100,0 ml verdünnt.

*Absorptionsmaximum:* bei 243 nm, unmittelbar nach dem Lösen der Substanz bestimmt

*Spezifische Absorption im Maximum:* 545 bis 585

B. IR-Spektroskopie (2.2.24)

*Vergleich:* Ascorbinsäure *CRS*

C. pH-Wert (2.2.3): 2,1 bis 2,6, an der Prüflösung (siehe „Prüfung auf Reinheit") bestimmt

D. Wird 1 ml Prüflösung mit 0,2 ml verdünnter Salpetersäure $R$ und 0,2 ml Silbernitrat-Lösung $R$ 2 versetzt, bildet sich ein grauer Niederschlag.

## Prüfung auf Reinheit

**Prüflösung:** 1,0 g Substanz wird in kohlendioxidfreiem Wasser $R$ zu 20 ml gelöst.

**Aussehen der Lösung:** Die Prüflösung muss klar (2.2.1) und darf nicht stärker gefärbt sein als die Farbvergleichslösung BG$_7$ (2.2.2, Methode II).

**Spezifische Drehung** (2.2.7): +20,5 bis +21,5

2,50 g Substanz werden in Wasser $R$ zu 25,0 ml gelöst.

**Verunreinigung F:** höchstens 0,2 Prozent

*Untersuchungslösung:* 0,25 g Substanz werden in 5 ml Wasser $R$ gelöst. Die Lösung wird mit verdünnter Natriumhydroxid-Lösung $R$ gegen rotes Lackmuspapier $R$ neutralisiert und mit 1 ml verdünnter Essigsäure $R$ sowie 0,5 ml Calciumchlorid-Lösung $R$ versetzt.

*Referenzlösung:* 70 mg Oxalsäure $R$ werden in Wasser $R$ zu 500 ml gelöst. 5 ml Lösung werden mit 1 ml verdünnter Essigsäure $R$ und 0,5 ml Calciumchlorid-Lösung $R$ versetzt.

Die Lösungen werden 1 h lang stehen gelassen. Wenn die Untersuchungslösung eine Opaleszenz zeigt, darf diese nicht stärker sein als diejenige der Referenzlösung.

**Verwandte Substanzen:** Flüssigchromatographie (2.2.29)

*Die Lösungen sind unmittelbar vor Gebrauch herzustellen.*

*Phosphat-Pufferlösung:* 6,8 g Kaliumdihydrogenphosphat $R$ werden in Wasser $R$ zu etwa 175 ml gelöst. Die Lösung wird filtriert (Porengröße 0,45 µm) und mit Wasser $R$ zu 1000 ml verdünnt.

*Untersuchungslösung:* 0,500 g Substanz werden in der mobilen Phase zu 10,0 ml gelöst.

*Referenzlösung a:* 10,0 mg Ascorbinsäure-Verunreinigung C *CRS* werden in der mobilen Phase zu 5,0 ml gelöst.

*Referenzlösung b:* 2,5 ml Referenzlösung a werden mit der mobilen Phase zu 100,0 ml verdünnt.

*Referenzlösung c:* 1,0 ml Untersuchungslösung wird mit der mobilen Phase zu 200,0 ml verdünnt. 1,0 ml dieser Lösung wird mit 1,0 ml Referenzlösung a gemischt.

*Säule*
– Größe: $l$ = 0,25 m, $\varnothing$ = 4,6 mm
– Stationäre Phase: aminopropylsilyliertes Kieselgel zur Chromatographie $R$ (5 µm)
– Temperatur: 45 °C

*Mobile Phase:* Phosphat-Pufferlösung, Acetonitril $R$ 1 (30:70 $V/V$)

*Durchflussrate:* 1,0 ml · min$^{-1}$

*Detektion:* Spektrometer bei 210 nm

*Einspritzen:* 20 µl; Untersuchungslösung, Referenzlösungen b und c

*Chromatographiedauer:* 2fache Retentionszeit von Ascorbinsäure

*Relative Retention* (bezogen auf Ascorbinsäure, $t_R$ etwa 8 min)
– Verunreinigung C: etwa 1,4

*Eignungsprüfung:* Referenzlösung c
– Auflösung: mindestens 3,0 zwischen den Peaks von Asorbinsäure und Verunreinigung C

*Grenzwerte*
– Verunreinigung C: nicht größer als die Fläche des entsprechenden Peaks im Chromatogramm der Referenzlösung b (0,1 Prozent)
– Nicht spezifizierte Verunreinigungen: jeweils nicht größer als die Fläche des Peaks von Verunreinigung C im Chromatogramm der Referenzlösung b (0,10 Prozent)
– Summe aller Verunreinigungen: nicht größer als das 2fache der Fläche des Peaks von Verunreinigung C im Chromatogramm der Referenzlösung b (0,2 Prozent)
– Ohne Berücksichtigung bleiben: Peaks, deren Fläche kleiner ist als das 0,5fache der Fläche des Peaks von Verunreinigung C im Chromatogramm der Referenzlösung b (0,05 Prozent)

**Eisen:** höchstens 2,0 ppm Fe

Atomabsorptionsspektrometrie (2.2.23, Methode I)

*Untersuchungslösung:* 5,0 g Substanz werden in Salpetersäure (0,1 mol · l$^{-1}$) zu 25,0 ml gelöst.

*Referenzlösungen:* Die Referenzlösungen, die 0,2 ppm, 0,4 ppm und 0,6 ppm Fe enthalten, werden durch Verdünnen der Eisen-Lösung (20 ppm Fe) R mit Salpetersäure (0,1 mol · l$^{-1}$) hergestellt.

*Strahlungsquelle:* Eisen-Hohlkathodenlampe

*Wellenlänge:* 248,3 nm

*Atomisierung:* Luft-Acetylen-Flamme

Der Nullpunkt wird unter Verwendung von Salpetersäure (0,1 mol · l$^{-1}$) eingestellt.

**Kupfer:** höchstens 5,0 ppm Cu

Atomabsorptionsspektrometrie (2.2.23, Methode I)

*Untersuchungslösung:* 2,0 g Substanz werden in Salpetersäure (0,1 mol · l$^{-1}$) zu 25,0 ml gelöst.

*Referenzlösungen:* Die Referenzlösungen, die 0,2, 0,4 und 0,6 ppm Cu enthalten, werden durch Verdünnen der Kupfer-Lösung (10 ppm Cu) R mit Salpetersäure (0,1 mol · l$^{-1}$) hergestellt.

*Strahlungsquelle:* Kupfer-Hohlkathodenlampe

*Wellenlänge:* 324,8 nm

*Atomisierung:* Luft-Acetylen-Flamme

Der Nullpunkt wird unter Verwendung von Salpetersäure (0,1 mol · l$^{-1}$) eingestellt.

**Schwermetalle** (2.4.8): höchstens 10 ppm

2,0 g Substanz werden in Wasser R zu 20 ml gelöst. 12 ml Lösung müssen der Grenzprüfung A entsprechen.

Zur Herstellung der Referenzlösung wird die Blei-Lösung (1 ppm Pb) R verwendet.

**Sulfatasche** (2.4.14): höchstens 0,1 Prozent, mit 1,0 g Substanz bestimmt

## Gehaltsbestimmung

0,150 g Substanz, in einer Mischung von 10 ml verdünnter Schwefelsäure R und 80 ml kohlendioxidfreiem Wasser R gelöst, werden nach Zusatz von 1 ml Stärke-Lösung R mit Iod-Lösung (0,05 mol · l$^{-1}$) bis zur bleibenden Violettblaufärbung titriert.

1 ml Iod-Lösung (0,05 mol · l$^{-1}$) entspricht 8,81 mg $C_6H_8O_6$.

## Lagerung

Vor Licht geschützt, im nicht metallischen Behältnis

## Verunreinigungen

*Spezifizierte Verunreinigungen:*

C, E

*Andere bestimmbare Verunreinigungen*
(Die folgenden Substanzen werden, falls in einer bestimmten Menge vorhanden, durch eine Prüfmethode oder mehrere Prüfmethoden in der Monographie erfasst. Sie werden begrenzt durch das allgemeine Akzeptanzkriterium für weitere Verunreinigungen/nicht spezifizierte Verunreinigungen und/oder durch die Anforderungen der Allgemeinen Monographie **Substanzen zur pharmazeutischen Verwendung (Corpora ad usum pharmaceuticum)**. Diese Verunreinigungen müssen daher nicht identifiziert werden, um die Konformität der Substanz zu zeigen. Siehe auch „5.10 Kontrolle von Verunreinigungen in Substanzen zur pharmazeutischen Verwendung"):

A, B, D

A. 2-Furaldehyd

B. R = [CH$_2$]$_3$–CH$_3$:
Butyl-D-sorbosonat

C. R = H:
D-Sorbosonsäure

D. R = CH$_3$:
Methyl-D-sorbosonat

E. Oxalsäure

# Atropin

## Atropinum

6.3/2056

$C_{17}H_{23}NO_3$  $M_r$ 289,4

CAS Nr. 51-55-8

## Definition

[(1$R$,3$r$,5$S$)-8-Methyl-8-azabicyclo[3.2.1]oct-3-yl]= [(2$RS$)-3-hydroxy-2-phenylpropanoat]

*Gehalt:* 99,0 bis 101,0 Prozent (getrocknete Substanz)

## Eigenschaften

*Aussehen:* weißes bis fast weißes, kristallines Pulver oder farblose Kristalle

*Löslichkeit:* sehr schwer löslich in Wasser, leicht löslich in Dichlormethan und Ethanol 96 %

## Prüfung auf Identität

1: A, B, E
2: A, C, D, E

A. Schmelztemperatur (2.2.14): 115 bis 119 °C

B. IR-Spektroskopie (2.2.24)

*Vergleich:* Atropin CRS

C. Dünnschichtchromatographie (2.2.27)

*Untersuchungslösung:* 10 mg Substanz werden in Methanol $R$ zu 10 ml gelöst.

*Referenzlösung:* 10 mg Atropin CRS werden in Methanol $R$ zu 10 ml gelöst.

*Platte:* DC-Platte mit Kieselgel $R$

*Fließmittel:* konzentrierte Ammoniak-Lösung $R$, Wasser $R$, Aceton $R$ (3:7:90 $V/V/V$)

*Auftragen:* 10 μl

*Laufstrecke:* 1/2 der Platte

*Trocknen:* 15 min lang bei 100 bis 105 °C

*Detektion:* Nach dem Erkalten wird die Platte mit verdünntem Dragendorffs Reagenz $R$ besprüht.

*Ergebnis:* Der Hauptfleck im Chromatogramm der Untersuchungslösung entspricht in Bezug auf Lage, Farbe und Größe dem Hauptfleck im Chromatogramm der Referenzlösung.

D. Etwa 3 mg Substanz werden in einem Porzellantiegel mit 0,2 ml rauchender Salpetersäure $R$ versetzt. Die Mischung wird auf dem Wasserbad zur Trockne eingedampft. Wird der Rückstand in 0,5 ml einer Lösung von Kaliumhydroxid $R$ (30 g · l$^{-1}$) in Methanol $R$ gelöst, entsteht eine violette Färbung.

E. Die Substanz entspricht der Prüfung „Optische Drehung" (siehe „Prüfung auf Reinheit").

## Prüfung auf Reinheit

**Optische Drehung** (2.2.7): −0,70 bis +0,05° (in einer Schichtdicke von 2 dm gemessen)

1,25 g Substanz werden in Ethanol 96 % $R$ zu 25,0 ml gelöst.

**Verwandte Substanzen:** Flüssigchromatographie (2.2.29)

*Untersuchungslösung:* 24 mg Substanz werden in der mobilen Phase A zu 100,0 ml gelöst.

*Referenzlösung a:* 1,0 ml Untersuchungslösung wird mit der mobilen Phase A zu 100,0 ml verdünnt. 1,0 ml dieser Lösung wird mit der mobilen Phase A zu 10,0 ml verdünnt.

*Referenzlösung b:* 5 mg Atropin-Verunreinigung B CRS werden in der Untersuchungslösung zu 20 ml gelöst. 5 ml Lösung werden mit der mobilen Phase A zu 25 ml verdünnt.

*Referenzlösung c:* Der Inhalt einer Durchstechflasche mit Atropin zur Peak-Identifizierung CRS (mit den Verunreinigungen A, B, D, E, F, G und H) wird in 1 ml mobiler Phase A gelöst.

*Referenzlösung d:* 5 mg Tropasäure $R$ (Verunreinigung C) werden in der mobilen Phase A zu 10 ml gelöst. 1 ml Lösung wird mit der mobilen Phase A zu 100 ml verdünnt. 1 ml dieser Lösung wird mit der mobilen Phase A zu 10 ml verdünnt.

*Säule*
- Größe: $l$ = 0,10 m, ⌀ = 4,6 mm
- Stationäre Phase: octadecylsilyliertes Kieselgel zur Chromatographie $R$ (3 μm)

*Mobile Phase*
- Mobile Phase A: 3,5 g Natriumdodecylsulfat $R$ werden in 606 ml einer Lösung von Kaliumdihydrogenphosphat $R$ (7,0 g · l$^{-1}$), die zuvor mit Phosphorsäure (0,05 mol · l$^{-1}$) auf einen pH-Wert von 3,3 eingestellt

wurde, gelöst. Diese Lösung wird mit 320 ml Acetonitril *R* 1 versetzt.
– Mobile Phase B: Acetonitril *R* 1

| Zeit (min) | Mobile Phase A (% V/V) | Mobile Phase B (% V/V) |
|---|---|---|
| 0 – 2 | 95 | 5 |
| 2 – 20 | 95 → 70 | 5 → 30 |

*Durchflussrate:* 1 ml · min$^{-1}$

*Detektion:* Spektrometer bei 210 nm

*Einspritzen:* 10 µl

*Identifizierung von Verunreinigungen:* Zur Identifizierung der Peaks der Verunreinigungen A, B, D, E, F, G und H werden das mitgelieferte Chromatogramm von Atropin zur Peak-Identifizierung *CRS* und das mit der Referenzlösung c erhaltene Chromatogramm verwendet. Zur Identifizierung des Peaks der Verunreinigung C wird das mit der Referenzlösung d erhaltene Chromatogramm verwendet.

*Relative Retention* (bezogen auf Atropin, $t_R$ etwa 11 min)
– Verunreinigung C: etwa 0,2
– Verunreinigung E: etwa 0,67
– Verunreinigung D: etwa 0,73
– Verunreinigung F: etwa 0,8
– Verunreinigung B: etwa 0,89
– Verunreinigung H: etwa 0,93
– Verunreinigung G: etwa 1,1
– Verunreinigung A: etwa 1,7

*Eignungsprüfung:* Referenzlösung b
– Auflösung: mindestens 2,5 zwischen den Peaks von Verunreinigung B und Atropin

*Grenzwerte*
– Korrekturfaktoren: Für die Berechnung der Gehalte werden die Peakflächen folgender Verunreinigungen mit dem entsprechenden Korrekturfaktor multipliziert:
  – Verunreinigung A: 0,6
  – Verunreinigung C: 0,6
– Verunreinigungen E, H: jeweils nicht größer als das 3fache der Fläche des Hauptpeaks im Chromatogramm der Referenzlösung a (0,3 Prozent)
– Verunreinigungen A, B, C, D, F, G: jeweils nicht größer als das 2fache der Fläche des Hauptpeaks im Chromatogramm der Referenzlösung a (0,2 Prozent)
– Nicht spezifizierte Verunreinigungen: jeweils nicht größer als die Fläche des Hauptpeaks im Chromatogramm der Referenzlösung a (0,10 Prozent)
– Summe aller Verunreinigungen: nicht größer als das 5fache der Fläche des Hauptpeaks im Chromatogramm der Referenzlösung a (0,5 Prozent)
– Ohne Berücksichtigung bleiben: Peaks, deren Fläche kleiner ist als das 0,5fache der Fläche des Hauptpeaks im Chromatogramm der Referenzlösung a (0,05 Prozent)

**Trocknungsverlust** (2.2.32): höchstens 0,2 Prozent, mit 1,000 g Substanz durch 2 h langes Trocknen im Trockenschrank bei 105 °C bestimmt

# Gehaltsbestimmung

0,250 g Substanz, in 40 ml wasserfreier Essigsäure *R*, falls erforderlich unter Erwärmen, gelöst, werden nach dem Erkalten mit Perchlorsäure (0,1 mol · l$^{-1}$) titriert. Der Endpunkt wird mit Hilfe der Potentiometrie (2.2.20) bestimmt.

1 ml Perchlorsäure (0,1 mol · l$^{-1}$) entspricht 28,94 mg $C_{17}H_{23}NO_3$.

# Lagerung

Vor Licht geschützt

# Verunreinigungen

*Spezifizierte Verunreinigungen:*

A, B, C, D, E, F, G, H

A. [(1*R*,3*r*,5*S*)-8-Methyl-8-azabicyclo[3.2.1]oct-3-yl]= (2-phenylpropenoat)
(Apoatropin)

B. [(1*R*,3*r*,5*S*)-8-Azabicyclo[3.2.1]oct-3-yl][(2*RS*)- 3-hydroxy-2-phenylpropanoat]
(Noratropin)

C. (2*RS*)-3-Hydroxy-2-phenylpropansäure
(Tropasäure)

D. [(1*R*,3*S*,5*R*,6*RS*)-6-Hydroxy-8-methyl-8-azabicyclo= [3.2.1]oct-3-yl][(2*S*)-3-hydroxy-2-phenylpropanoat]
(6-Hydroxyhyoscyamin)

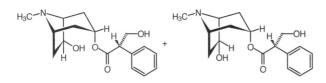

E. [(1*S*,3*R*,5*S*,6*RS*)-6-Hydroxy-8-methyl-8-azabicyclo=
[3.2.1]oct-3-yl][(2*S*)-3-hydroxy-2-phenylpropanoat]
(7-Hydroxyhyoscyamin)

F. Scopolamin
(Hyoscin)

G. [(1*R*,3*r*,5*S*)-8-Methyl-8-azabicyclo[3.2.1]oct-3-yl]=
[(2*RS*)-2-hydroxy-3-phenylpropanoat]
(Littorin)

H. Unbekannte Struktur

**6.3/0068**

# Atropinsulfat

# Atropini sulfas

$C_{34}H_{48}N_2O_{10}S \cdot H_2O$  $\quad M_r$ 695

CAS Nr. 5908-99-6

## Definition

Bis[[(1*R*,3*r*,5*S*)-8-methyl-8-azabicyclo[3.2.1]oct-3-yl]=
[(2*RS*)-3-hydroxy-2-phenylpropanoat]]-sulfat-Mono=
hydrat

*Gehalt:* 99,0 bis 101,0 Prozent (wasserfreie Substanz)

## Eigenschaften

*Aussehen:* weißes bis fast weißes, kristallines Pulver oder farblose Kristalle

*Löslichkeit:* sehr leicht löslich in Wasser, leicht löslich in Ethanol 96 %

## Prüfung auf Identität

1: A, B, E
2: C, D, E, F

A. Die Substanz entspricht der Prüfung „Optische Drehung" (siehe „Prüfung auf Reinheit").

B. IR-Spektroskopie (2.2.24)

*Vergleich:* Atropinsulfat CRS

C. Etwa 50 mg Substanz werden in 5 ml Wasser *R* gelöst. Die Lösung wird mit 5 ml Pikrinsäure-Lösung *R* versetzt. Der mit Wasser *R* gewaschene und 2 h lang bei 100 bis 105 °C getrocknete Niederschlag schmilzt (2.2.14) zwischen 174 und 179 °C.

D. Etwa 1 mg Substanz wird mit 0,2 ml rauchender Salpetersäure *R* im Wasserbad zur Trockne eingedampft. Der Rückstand wird in 2 ml Aceton *R* gelöst. Nach Zusatz von 0,1 ml einer Lösung von Kaliumhydroxid *R* (30 g · l$^{-1}$) in Methanol *R* entsteht eine Violettfärbung.

E. Die Substanz gibt die Identitätsreaktionen auf Sulfat (2.3.1).

F. Die Substanz gibt die Identitätsreaktion auf Alkaloide (2.3.1).

## Prüfung auf Reinheit

**pH-Wert** (2.2.3): 4,5 bis 6,2

0,6 g Substanz werden in kohlendioxidfreiem Wasser *R* zu 30 ml gelöst.

**Optische Drehung** (2.2.7): −0,50 bis +0,05° (in einer Schichtdicke von 2 dm gemessen)

2,50 g Substanz werden in Wasser *R* zu 25,0 ml gelöst.

**Verwandte Substanzen:** Flüssigchromatographie (2.2.29)

*Untersuchungslösung:* 24 mg Substanz werden in der mobilen Phase A zu 100,0 ml gelöst.

*Referenzlösung a:* 1,0 ml Untersuchungslösung wird mit der mobilen Phase A zu 100,0 ml verdünnt. 1,0 ml dieser Lösung wird mit der mobilen Phase A zu 10,0 ml verdünnt.

*Referenzlösung b:* 5 mg Atropin-Verunreinigung B CRS werden in der Untersuchungslösung zu 20 ml gelöst. 5 ml Lösung werden mit der mobilen Phase A zu 25 ml verdünnt.

*Referenzlösung c:* Der Inhalt einer Durchstechflasche mit Atropin zur Peak-Identifizierung *CRS* (mit den Verunreinigungen A, B, D, E, F, G und H) wird in 1 ml mobiler Phase A gelöst.

*Referenzlösung d:* 5 mg Tropasäure *R* (Verunreinigung C) werden in der mobilen Phase A zu 10 ml gelöst. 1 ml Lösung wird mit der mobilen Phase A zu 100 ml verdünnt. 1 ml dieser Lösung wird mit der mobilen Phase A zu 10 ml verdünnt.

*Säule*
- Größe: $l$ = 0,10 m, $\emptyset$ = 4,6 mm
- Stationäre Phase: octadecylsilyliertes Kieselgel zur Chromatographie *R* (3 μm)

*Mobile Phase*
- Mobile Phase A: 3,5 g Natriumdodecylsulfat *R* werden in 606 ml einer Lösung von Kaliumdihydrogenphosphat *R* (7,0 g · l$^{-1}$), die zuvor mit Phosphorsäure (0,05 mol · l$^{-1}$) auf einen pH-Wert von 3,3 eingestellt wurde, gelöst. Diese Lösung wird mit 320 ml Acetonitril *R* 1 versetzt.
- Mobile Phase B: Acetonitril *R* 1

| Zeit (min) | Mobile Phase A (% V/V) | Mobile Phase B (% V/V) |
|---|---|---|
| 0 – 2 | 95 | 5 |
| 2 – 20 | 95 → 70 | 5 → 30 |

*Durchflussrate:* 1 ml · min$^{-1}$

*Detektion:* Spektrometer bei 210 nm

*Einspritzen:* 10 μl

*Identifizierung von Verunreinigungen:* Zur Identifizierung der Peaks der Verunreinigungen A, B, D, E, F, G und H werden das mitgelieferte Chromatogramm von Atropin zur Peak-Identifizierung *CRS* und das mit der Referenzlösung c erhaltene Chromatogramm verwendet. Zur Identifizierung des Peaks der Verunreinigung C wird das mit der Referenzlösung d erhaltene Chromatogramm verwendet.

*Relative Retention* (bezogen auf Atropin, $t_R$ etwa 11 min)
- Verunreinigung C: etwa 0,2
- Verunreinigung E: etwa 0,67
- Verunreinigung D: etwa 0,73
- Verunreinigung F: etwa 0,8
- Verunreinigung B: etwa 0,89
- Verunreinigung H: etwa 0,93
- Verunreinigung G: etwa 1,1
- Verunreinigung A: etwa 1,7

*Eignungsprüfung:* Referenzlösung b
- Auflösung: mindestens 2,5 zwischen den Peaks von Verunreinigung B und Atropin

*Grenzwerte*
- Korrekturfaktoren: Für die Berechnung der Gehalte werden die Peakflächen folgender Verunreinigungen mit dem entsprechenden Korrekturfaktor multipliziert:
  - Verunreinigung A: 0,6
  - Verunreinigung C: 0,6
- Verunreinigungen E, H: jeweils nicht größer als das 3fache der Fläche des Hauptpeaks im Chromatogramm der Referenzlösung a (0,3 Prozent)
- Verunreinigungen A, B, C, D, F, G: jeweils nicht größer als das 2fache der Fläche des Hauptpeaks im Chromatogramm der Referenzlösung a (0,2 Prozent)
- Nicht spezifizierte Verunreinigungen: jeweils nicht größer als die Fläche des Hauptpeaks im Chromatogramm der Referenzlösung a (0,10 Prozent)
- Summe aller Verunreinigungen: nicht größer als das 5fache der Fläche des Hauptpeaks im Chromatogramm der Referenzlösung a (0,5 Prozent)
- Ohne Berücksichtigung bleiben: Peaks, deren Fläche kleiner ist als das 0,5fache der Fläche des Hauptpeaks im Chromatogramm der Referenzlösung a (0,05 Prozent)

**Wasser** (2.5.12): 2,0 bis 4,0 Prozent, mit 0,500 g Substanz bestimmt

**Sulfatasche** (2.4.14): höchstens 0,1 Prozent, mit 1,0 g Substanz bestimmt

## Gehaltsbestimmung

0,500 g Substanz werden, falls erforderlich unter Erwärmen, in 30 ml wasserfreier Essigsäure *R* gelöst. Die Lösung wird abgekühlt und mit Perchlorsäure (0,1 mol · l$^{-1}$) titriert. Der Endpunkt wird mit Hilfe der Potentiometrie (2.2.20) bestimmt.

1 ml Perchlorsäure (0,1 mol · l$^{-1}$) entspricht 67,68 mg $C_{34}H_{48}N_2O_{10}S$.

## Lagerung

Vor Licht geschützt

## Verunreinigungen

*Spezifizierte Verunreinigungen:*

A, B, C, D, E, F, G, H

A. [(1*R*,3*r*,5*S*)-8-Methyl-8-azabicyclo[3.2.1]oct-3-yl]= (2-phenylpropenoat) (Apoatropin)

B. [(1*R*,3*r*,5*S*)-8-Azabicyclo[3.2.1]oct-3-yl][(2*RS*)-3-hydroxy-2-phenylpropanoat] (Noratropin)

C. (2RS)-3-Hydroxy-2-phenylpropansäure
(Tropasäure)

D. [(1R,3S,5R,6RS)-6-Hydroxy-8-methyl-8-azabicyclo=
[3.2.1]oct-3-yl][(2S)-3-hydroxy-2-phenylpropanoat]
(6-Hydroxyhyoscyamin)

E. [(1S,3R,5S,6RS)-6-Hydroxy-8-methyl-8-azabicyclo=
[3.2.1]oct-3-yl][(2S)-3-hydroxy-2-phenylpropanoat]
(7-Hydroxyhyoscyamin)

F. Scopolamin
(Hyoscin)

G. [(1R,3r,5S)-8-Methyl-8-azabicyclo[3.2.1]oct-3-yl]=
[(2RS)-2-hydroxy-3-phenylpropanoat]
(Littorin)

H. Unbekannte Struktur

## 6.3/1649

# Azithromycin

# Azithromycinum

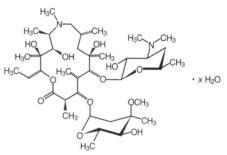

$C_{38}H_{72}N_2O_{12} \cdot x\, H_2O$       $M_r$ 749
mit $x = 1$ oder 2      (wasserfreie Substanz)

CAS Nr. 83905-01-5

## Definition

(2R,3S,4R,5R,8R,10R,11R,12S,13S,14R)-13-[(2,6-Di=
desoxy-3-C-methyl-3-O-methyl-α-L-*ribo*-hexopyrano=
syl)oxy]-2-ethyl-3,4,10-trihydroxy-3,5,6,8,10,12,14-
heptamethyl-11-[[3,4,6-tridesoxy-3-(dimethylamino)-
β-D-*xylo*-hexopyranosyl]oxy]-1-oxa-6-azacyclopenta=
decan-15-on

Der Grad der Hydratisierung ist 1 oder 2.

Halbsynthetische Substanz, hergestellt aus einer durch Fermentation gewonnenen Substanz

*Gehalt:* 96,0 bis 102,0 Prozent (wasserfreie Substanz)

## Eigenschaften

*Aussehen:* weißes bis fast weißes Pulver

*Löslichkeit:* praktisch unlöslich in Wasser, leicht löslich in Dichlormethan und wasserfreiem Ethanol

## Prüfung auf Identität

IR-Spektroskopie (2.2.24)

*Vergleich:* Azithromycin CRS

Wenn die Spektren bei der Prüfung in fester Form unterschiedlich sind, werden Substanz und Referenzsubstanz getrennt in Dichlormethan *R* gelöst (90 g · l⁻¹) und erneut Spektren aufgenommen.

## Prüfung auf Reinheit

**Prüflösung:** 0,500 g Substanz werden in wasserfreiem Ethanol *R* zu 50,0 ml gelöst.

## Azithromycin

**Aussehen der Lösung:** Die Prüflösung muss klar (2.2.1) und farblos (2.2.2, Methode II) sein.

**pH-Wert** (2.2.3): 9,0 bis 11,0

0,100 g Substanz werden in 25,0 ml Methanol *R* gelöst. Die Lösung wird mit kohlendioxidfreiem Wasser *R* zu 50,0 ml verdünnt.

**Spezifische Drehung** (2.2.7): −45 bis −49 (wasserfreie Substanz), mit der Prüflösung bestimmt

**Verwandte Substanzen:** Flüssigchromatographie (2.2.29)

*Lösungsmittelmischung:* Eine Lösung von Ammoniumdihydrogenphosphat *R* (1,73 g · l$^{-1}$), die mit Ammoniak-Lösung *R* auf einen pH-Wert von 10,0 eingestellt wird, wird hergestellt. 350 ml dieser Lösung werden in einem geeigneten Gefäß mit 300 ml Acetonitril *R* 1 und 350 ml Methanol *R* 1 versetzt und gut gemischt.

*Untersuchungslösung:* 0,200 g Substanz werden in der Lösungsmittelmischung zu 25,0 ml gelöst.

*Referenzlösung a:* 1,0 ml Untersuchungslösung wird mit der Lösungsmittelmischung zu 100,0 ml verdünnt.

*Referenzlösung b:* Der Inhalt einer Durchstechflasche mit Azithromycin zur Eignungsprüfung *CRS* (mit den Verunreinigungen F, H und J) wird in 1,0 ml Lösungsmittelmischung gelöst. Die Lösung wird 5 min lang im Ultraschallbad behandelt.

*Referenzlösung c:* 8,0 mg Azithromycin zur Peak-Identifizierung *CRS* (mit den Verunreinigungen A, B, C, E, F, G, I, J, L, M, N, O und P) werden in 1,0 ml Lösungsmittelmischung gelöst.

*Säule*
- Größe: $l$ = 0,25 m, $\varnothing$ = 4,6 mm
- Stationäre Phase: nachsilanisiertes, octadecylsilyliertes, amorphes, siliciumorganisches Polymer zur Massenspektrometrie *R* (5 µm)
- Temperatur: 60 °C

*Mobile Phase*
- Mobile Phase A: eine Lösung von wasserfreiem Natriummonohydrogenphosphat *R* (1,80 g · l$^{-1}$), die mit Phosphorsäure 10 % *R* oder verdünnter Natriumhydroxid-Lösung *R* auf einen pH-Wert von 8,9 eingestellt wurde
- Mobile Phase B: Methanol *R* 1, Acetonitril *R* 1 (250:750 V/V)

| Zeit (min) | Mobile Phase A (% V/V) | Mobile Phase B (% V/V) |
|---|---|---|
| 0 – 25 | 50 → 45 | 50 → 55 |
| 25 – 30 | 45 → 40 | 55 → 60 |
| 30 – 80 | 40 → 25 | 60 → 75 |
| 80 – 81 | 25 → 50 | 75 → 50 |
| 81 – 93 | 50 | 50 |

*Durchflussrate:* 1,0 ml · min$^{-1}$

*Detektion:* Spektrometer bei 210 nm

*Einspritzen:* 50 µl

*Relative Retention* (bezogen auf Azithromycin, $t_R$ etwa 45 bis 50 min)
- Verunreinigung L: etwa 0,29
- Verunreinigung M: etwa 0,37
- Verunreinigung E: etwa 0,43
- Verunreinigung F: etwa 0,51
- Verunreinigung D: etwa 0,54
- Verunreinigung J: etwa 0,54
- Verunreinigung I: etwa 0,61
- Verunreinigung C: etwa 0,73
- Verunreinigung N: etwa 0,76
- Verunreinigung H: etwa 0,79
- Verunreinigung A: etwa 0,83
- Verunreinigung P: etwa 0,92
- Verunreinigung O: etwa 1,23
- Verunreinigung G: etwa 1,26
- Verunreinigung B: etwa 1,31

*Identifizierung von Verunreinigungen:* Zur Identifizierung der Peaks der Verunreinigungen A, B, C, E, F, G, I, J, L, M, N, O und P werden das mitgelieferte Chromatogramm von Azithromycin zur Peak-Identifizierung *CRS* und das mit der Referenzlösung c erhaltene Chromatogramm verwendet. Zur Identifizierung des Peaks der Verunreinigung H wird das mit der Referenzlösung b erhaltene Chromatogramm verwendet.

*Eignungsprüfung:* Referenzlösung b
- Peak-Tal-Verhältnis: mindestens 1,4, wobei $H_p$ die Höhe des Peaks der Verunreinigung J über der Basislinie und $H_v$ die Höhe des niedrigsten Punkts der Kurve über der Basislinie zwischen den Peaks der Verunreinigungen F und J darstellen

*Grenzwerte*
- Korrekturfaktoren: Für die Berechnung der Gehalte werden die Peakflächen folgender Verunreinigungen mit dem entsprechenden Korrekturfaktor multipliziert:
  - Verunreinigung F: 0,3
  - Verunreinigung H: 0,1
  - Verunreinigung L: 2,3
  - Verunreinigung M: 0,6
  - Verunreinigung N: 0,7
- Verunreinigung B: nicht größer als das 2fache der Fläche des Hauptpeaks im Chromatogramm der Referenzlösung a (2,0 Prozent)
- Verunreinigungen A, C, E, F, G, H, I, L, M, N, O, P: jeweils nicht größer als das 0,5fache der Fläche des Hauptpeaks im Chromatogramm der Referenzlösung a (0,5 Prozent)
- Summe der Verunreinigungen D und J: nicht größer als das 0,5fache der Fläche des Hauptpeaks im Chromatogramm der Referenzlösung a (0,5 Prozent)
- Jede weitere Verunreinigung: jeweils nicht größer als das 0,2fache der Fläche des Hauptpeaks im Chromatogramm der Referenzlösung a (0,2 Prozent)
- Summe aller Verunreinigungen: nicht größer als das 3fache der Fläche des Hauptpeaks im Chromatogramm der Referenzlösung a (3,0 Prozent)
- Ohne Berücksichtigung bleiben: Peaks, deren Fläche kleiner ist als das 0,1fache der Fläche des Hauptpeaks im Chromatogramm der Referenzlösung a (0,1 Prozent); Peaks, die vor Verunreinigung L oder nach Verunreinigung B eluiert werden

**Schwermetalle** (2.4.8): höchstens 25 ppm

2,0 g Substanz werden in einer Mischung von 15 Volumteilen Wasser *R* und 85 Volumteilen wasserfreiem Ethanol *R* zu 20 ml gelöst. 12 ml Lösung müssen der Grenzprüfung B entsprechen. Zur Herstellung der Referenzlösung wird eine Blei-Lösung (2,5 ppm Pb) verwendet, die durch Verdünnen der Blei-Lösung (100 ppm Pb) *R* mit einer Mischung von 15 Volumteilen Wasser *R* und 85 Volumteilen wasserfreiem Ethanol *R* erhalten wird.

**Wasser** (2.5.12): 1,8 bis 6,5 Prozent, mit 0,200 g Substanz bestimmt

**Sulfatasche** (2.4.14): höchstens 0,2 Prozent, mit 1,0 g Substanz bestimmt

# Gehaltsbestimmung

Flüssigchromatographie (2.2.29)

*Lösung A:* 40 Volumteile einer Lösung von Kaliummonohydrogenphosphat *R* (6,7 g · l⁻¹), die zuvor mit Phosphorsäure 85 % *R* auf einen pH-Wert von 8,0 eingestellt wurde, und 60 Volumteile Acetonitril *R* 1 werden gemischt.

*Untersuchungslösung:* 53,0 mg Substanz werden in 2 ml Acetonitril *R* 1 gelöst. Die Lösung wird mit Lösung A zu 100,0 ml verdünnt.

*Referenzlösung a:* 53,0 mg Azithromycin *CRS* werden in 2 ml Acetonitril *R* 1 gelöst. Die Lösung wird mit Lösung A zu 100,0 ml verdünnt.

*Referenzlösung b:* 5 mg Substanz und 5 mg Azithromycin-Verunreinigung A *CRS* werden in 0,5 ml Acetonitril *R* 1 gelöst. Die Lösung wird mit Lösung A zu 10 ml verdünnt.

*Säule*
– Größe: $l = 0,25$ m, $\varnothing = 4,6$ mm
– Stationäre Phase: octadecylsilyliertes Vinylpolymer zur Chromatographie *R* (5 µm)
– Temperatur: 40 °C

*Mobile Phase:* 40 Volumteile einer Lösung von Kaliummonohydrogenphosphat *R* (6,7 g · l⁻¹), die zuvor mit einer Lösung von Kaliumhydroxid *R* (560 g · l⁻¹) auf einen pH-Wert von 11,0 eingestellt wurde, und 60 Volumteile Acetonitril *R* 1 werden gemischt.

*Durchflussrate:* 1,0 ml · min⁻¹

*Detektion:* Spektrometer bei 210 nm

*Einspritzen:* 10 µl

*Chromatographiedauer:* 1,5fache Retentionszeit von Azithromycin

*Retentionszeit:* Azithromycin etwa 10 min

*Eignungsprüfung:* Referenzlösung b
– Auflösung: mindestens 3,0 zwischen den Peaks von Verunreinigung A und Azithromycin

Der Prozentgehalt an $C_{38}H_{72}N_2O_{12}$ wird unter Berücksichtigung des angegebenen Gehalts für Azithromycin *CRS* berechnet.

# Lagerung

Dicht verschlossen

# Verunreinigungen

*Spezifizierte Verunreinigungen:*

A, B, C, D, E, F, G, H, I, J, L, M, N, O, P

*Andere bestimmbare Verunreinigungen*
(Die folgenden Substanzen werden, falls in einer bestimmten Menge vorhanden, durch eine Prüfmethode oder mehrere Prüfmethoden in der Monographie erfasst. Sie werden begrenzt durch das allgemeine Akzeptanzkriterium für weitere Verunreinigungen/nicht spezifizierte Verunreinigungen und/oder durch die Anforderungen der Allgemeinen Monographie **Substanzen zur pharmazeutischen Verwendung (Corpora ad usum pharmaceuticum)**. Diese Verunreinigungen müssen daher nicht identifiziert werden, um die Konformität der Substanz zu zeigen. Siehe auch „5.10 Kontrolle von Verunreinigungen in Substanzen zur pharmazeutischen Verwendung"):

K

A. R1 = OH, R2 = R6 = H, R3 = R4 = R5 = CH₃:
6-Demethylazithromycin

B. R1 = R6 = H, R2 = R3 = R4 = R5 = CH₃:
3-Desoxyazithromycin
(Azithromycin B)

C. R1 = OH, R2 = R3 = R5 = CH₃, R4 = R6 = H:
3″-O-Demethylazithromycin
(Azithromycin C)

D. R1 = OH, R2 = R3 = R4 = CH₃, R5 = CH₂OH, R6 = H:
14-Demethyl-14-(hydroxymethyl)azithromycin
(Azithromycin F)

F. R1 = OH, R2 = R4 = R5 = CH₃, R3 = CHO, R6 = H:
3′-*N*-Demethyl-3′-*N*-formylazithromycin

I. R1 = OH, R2 = R4 = R5 = CH₃, R3 = R6 = H:
3′-*N*-Demethylazithromycin

O. R1 = OH, R2 = R3 = R4 = R5 = R6 = CH₃:
2-Desethyl-2-propylazithromycin

—R1 = Cladinosyl  —R2 = [structure]

E. 3′-(N,N-Didemethyl)azithromycin (Aminoazithromycin)

—R1 = Cladinosyl  —R2 = [structure]

G. 3′-N-Demethyl-3′-N-[(4-methylphenyl)sulfonyl]azi=thromycin

—R1 = Cladinosyl  —R2 = [structure]

H. 3′-N-[[4-(Acetylamino)phenyl]sulfonyl]-3′-N-deme=thylazithromycin

—R1 = H  —R2 = [structure]

J. 13-O-Decladinosylazithromycin

—R1 = Cladinosyl  —R2 = [structure]

L. Azithromycin-3′-N-oxid

—R1 = Cladinosyl  —R2 = [structure]

M. 3′-(N,N-Didemethyl)-3′-N-formylazithromycin

—R1 = Cladinosyl  —R2 = [structure]

N. 3′-De(dimethylamino)-3′-oxoazithromycin

K. $C^{14}$,1″-Epoxyazithromycin (Azithromycin E)

P. Unbekannte Struktur

# B

| | |
|---|---|
| Wasserfreies Beclometasondipropionat ....... 5383 | Betamethasonvalerat ..................... 5393 |
| Beclometasondipropionat-Monohydrat ....... 5385 | Bitterorangenblüten ..................... 5395 |
| Eingestellter Belladonnablättertrockenextrakt .. 5388 | Bitterorangenschale ..................... 5397 |
| Benazeprilhydrochlorid .................. 5390 | Bufexamac ........................... 5398 |
| Bentonit ............................. 5392 | Buserelin ............................ 5400 |

# 6.3/0654
# Wasserfreies Beclometasondipropionat
# Beclometasoni dipropionas anhydricus

C$_{28}$H$_{37}$ClO$_7$     $M_r$ 521,0

CAS Nr. 5534-09-8

## Definition

9-Chlor-11β-hydroxy-16β-methyl-3,20-dioxopregna-1,4-dien-17,21-diyldipropanoat

*Gehalt:* 96,0 bis 102,0 Prozent (getrocknete Substanz)

## Eigenschaften

*Aussehen:* weißes bis fast weißes, kristallines Pulver

*Löslichkeit:* praktisch unlöslich in Wasser, leicht löslich in Aceton, wenig löslich in Ethanol 96 %

## Prüfung auf Identität

A. IR-Spektroskopie (2.2.24)

*Vergleich:* wasserfreies Beclometasondipropionat *CRS*

B. 25 mg Substanz werden nach der Schöniger-Methode (2.5.10) verbrannt, wobei eine Mischung von 1 ml Natriumhydroxid-Lösung (1 mol · l⁻¹) und 20 ml Wasser *R* zur Absorption der Verbrennungsprodukte verwendet wird. Die Lösung gibt die Identitätsreaktion a auf Chlorid (2.3.1).

C. Die Substanz entspricht der Prüfung „Trocknungsverlust" (siehe „Prüfung auf Reinheit").

## Prüfung auf Reinheit

**Spezifische Drehung** (2.2.7): +108 bis +115 (getrocknete Substanz)

0,100 g Substanz werden in Ethanol 96 % *R* zu 10,0 ml gelöst.

**Verwandte Substanzen:** Flüssigchromatographie (2.2.29)

*Lösungsmittelmischung:* mobile Phase A, mobile Phase B (45:55 *V/V*)

*Untersuchungslösung a:* 50,0 mg Substanz werden in 28 ml mobiler Phase B gelöst. Die Lösung wird mit der mobilen Phase A zu 50,0 ml verdünnt.

*Untersuchungslösung b:* 1,0 ml Untersuchungslösung a wird mit der Lösungsmittelmischung zu 50,0 ml verdünnt.

*Referenzlösung a:* 5,0 ml Untersuchungslösung b werden mit der Lösungsmittelmischung zu 100,0 ml verdünnt.

*Referenzlösung b:* 5 mg Beclometasondipropionat zur Eignungsprüfung *CRS* (mit Verunreinigung D) werden in 3 ml mobiler Phase B gelöst. Die Lösung wird mit der mobilen Phase A zu 5 ml verdünnt.

*Referenzlösung c:* 5 mg Beclometasondipropionat zur Peak-Identifizierung *CRS* (mit den Verunreinigungen A, B, C, L und M) werden in 3 ml mobiler Phase B gelöst. Die Lösung wird mit der mobilen Phase A zu 5 ml verdünnt. Der Inhalt einer Durchstechflasche mit Beclometasondipropionat-Verunreinigungen F und N *CRS* wird in 1 ml dieser Lösung gelöst.

*Referenzlösung d:* 50,0 mg wasserfreies Beclometasondipropionat *CRS* werden in 28 ml mobiler Phase B gelöst. Die Lösung wird mit der mobilen Phase A zu 50,0 ml verdünnt. 1,0 ml dieser Lösung wird mit der Lösungsmittelmischung zu 50,0 ml verdünnt.

*Säule*
- Größe: $l$ = 0,25 m, ⌀ = 4,6 mm
- Stationäre Phase: nachsilanisiertes, octadecylsilyliertes Kieselgel zur Chromatographie *R* (5 µm), sphärisch, difunktional gebunden
- Temperatur: 50 °C

*Mobile Phase*
- Mobile Phase A: Lösung von Kaliumdihydrogenphosphat *R* (2,72 g · l⁻¹), die mit Phosphorsäure 85 % *R* auf einen pH-Wert von 2,35 eingestellt wurde
- Mobile Phase B: Tetrahydrofuran *R*, Acetonitril *R*, Methanol *R* (5:23:25 *V/V/V*)

| Zeit (min) | Mobile Phase A (% V/V) | Mobile Phase B (% V/V) |
|---|---|---|
| 0 – 4 | 40 | 60 |
| 4 – 12 | 40 → 45 | 60 → 55 |
| 12 – 59 | 45 | 55 |

*Durchflussrate:* 1,4 ml · min⁻¹

*Detektion:* Spektrometer bei 254 nm

*Einspritzen:* 20 µl; Untersuchungslösung a, Referenzlösungen a, b und c

*Identifizierung von Verunreinigungen:* Zur Identifizierung der Peaks der Verunreinigungen A, B, C, F, L, M und N werden das mitgelieferte Chromatogramm von Beclometasondipropionat zur Peak-Identifizierung *CRS* und das mit der Referenzlösung c erhaltene Chromatogramm verwendet; zur Identifizierung des Peaks der Verunreinigung D werden das mitgelieferte Chromatogramm von Beclometasondipropionat zur Eignungsprüfung *CRS* und das mit der Referenzlösung b erhaltene Chromatogramm verwendet.

*Relative Retention* (bezogen auf Beclometasondipropionat, $t_R$ etwa 25 min)
- Verunreinigung A: etwa 0,3
- Verunreinigung B: etwa 0,6
- Verunreinigung D: etwa 1,1
- Verunreinigung M: etwa 1,2
- Verunreinigung L: etwa 1,3
- Verunreinigung C: etwa 1,8
- Verunreinigung N: etwa 2,0
- Verunreinigung F: etwa 2,2

*Eignungsprüfung:* Referenzlösung b
- Peak-Tal-Verhältnis: mindestens 1,5, wobei $H_p$ die Höhe des Peaks der Verunreinigung D über der Basislinie und $H_v$ die Höhe des niedrigsten Punkts der Kurve über der Basislinie zwischen den Peaks von Beclometasondipropionat und Verunreinigung D darstellen

*Grenzwerte*
- Korrekturfaktoren: Für die Berechnung der Gehalte werden die Peakflächen folgender Verunreinigungen mit dem entsprechenden Korrekturfaktor multipliziert:
  - Verunreinigung F: 1,3
  - Verunreinigung M: 2,0
- Verunreinigung L: nicht größer als das 6fache der Fläche des Hauptpeaks im Chromatogramm der Referenzlösung a (0,6 Prozent)
- Verunreinigungen B, F, M: jeweils nicht größer als das 5fache der Fläche des Hauptpeaks im Chromatogramm der Referenzlösung a (0,5 Prozent)
- Verunreinigungen A, D, N: jeweils nicht größer als das 2fache der Fläche des Hauptpeaks im Chromatogramm der Referenzlösung a (0,2 Prozent)
- Verunreinigung C: nicht größer als das 1,5fache der Fläche des Hauptpeaks im Chromatogramm der Referenzlösung a (0,15 Prozent)
- Nicht spezifizierte Verunreinigungen: jeweils nicht größer als die Fläche des Hauptpeaks im Chromatogramm der Referenzlösung a (0,10 Prozent)
- Summe aller Verunreinigungen: nicht größer als das 15fache der Fläche des Hauptpeaks im Chromatogramm der Referenzlösung a (1,5 Prozent)
- Ohne Berücksichtigung bleiben: Peaks, deren Fläche kleiner ist als das 0,5fache der Fläche des Hauptpeaks im Chromatogramm der Referenzlösung a (0,05 Prozent)

**Trocknungsverlust** (2.2.32): höchstens 0,5 Prozent, mit 1,000 g Substanz durch 3 h langes Trocknen im Trockenschrank bei 105 °C bestimmt

## Gehaltsbestimmung

Flüssigchromatographie (2.2.29) wie unter „Verwandte Substanzen" beschrieben, mit folgender Änderung:

*Einspritzen:* Untersuchungslösung b, Referenzlösung d

Der Prozentgehalt an $C_{28}H_{37}ClO_7$ wird unter Berücksichtigung des angegebenen Gehalts für wasserfreies Beclometasondipropionat *CRS* berechnet.

## Verunreinigungen

*Spezifizierte Verunreinigungen:*

A, B, C, D, F, L, M, N

*Andere bestimmbare Verunreinigungen*
(Die folgenden Substanzen werden, falls in einer bestimmten Menge vorhanden, durch eine Prüfmethode oder mehrere Prüfmethoden in der Monographie erfasst. Sie werden begrenzt durch das allgemeine Akzeptanzkriterium für weitere Verunreinigungen/nicht spezifizierte Verunreinigungen und/oder durch die Anforderungen der Allgemeinen Monographie **Substanzen zur pharmazeutischen Verwendung (Corpora ad usum pharmaceuticum)**. Diese Verunreinigungen müssen daher nicht identifiziert werden, um die Konformität der Substanz zu zeigen. Siehe auch „5.10 Kontrolle von Verunreinigungen in Substanzen zur pharmazeutischen Verwendung"):

E, H, I, J, O, Q, R, S, U, V

A. R1 = R3 = H, R2 = Cl, R4 = CO–C₂H₅:
9-Chlor-11β,17-dihydroxy-16β-methyl-3,20-dioxo= pregna-1,4-dien-21-ylpropanoat (Beclometason-21-propionat)

D. R1 = H, R2 = Br, R3 = R4 = CO–C₂H₅:
9-Brom-11β-hydroxy-16β-methyl-3,20-dioxopreg= na-1,4-dien-17,21-diyldipropanoat

E. R1 = R2 = Cl, R3 = R4 = CO–C₂H₅:
6α,9-Dichlor-11β-hydroxy-16β-methyl-3,20-dioxo= pregna-1,4-dien-17,21-diyldipropanoat

H. R1 = R4 = H, R2 = Cl, R3 = CO–C₂H₅:
9-Chlor-11β,21-dihydroxy-16β-methyl-3,20-dioxo= pregna-1,4-dien-17-ylpropanoat (Beclometason-17-propionat)

B. R1 = H, R2 = CO–CH₃:
21-(Acetyloxy)-9-chlor-11β-hydroxy-16β-methyl-3,20-dioxopregna-1,4-dien-17-ylpropanoat (Beclometason-21-acetat-17-propionat)

C. R1 = H, R2 = CO–CH₂–CH₂–CH₃:
9-Chlor-11β-hydroxy-16β-methyl-3,20-dioxo-17-(propanoyloxy)-pregna-1,4-dien-21-ylbutanoat
(Beclometason-21-butyrat-17-propionat)

F. R1 = Br, R2 = CO–C₂H₅:
6α-Brom-9-chlor-11β-hydroxy-16β-methyl-3,20-dioxopregna-1,4-dien-17,21-diyldipropanoat

I. 16β-Methyl-3,20-dioxopregna-1,4,9(11)-trien-17,21-diyldipropanoat

J. R1 = R2 = CO–C₂H₅:
9,11β-Epoxy-16β-methyl-3,20-dioxo-9β-pregna-1,4-dien-17,21-diyldipropanoat

R. R1 = R2 = H:
9,11β-Epoxy-17,21-dihydroxy-16β-methyl-9β-pregna-1,4-dien-3,20-dion

U. R1 = H, R2 = CO–C₂H₅:
9,11β-Epoxy-21-hydroxy-16β-methyl-3,20-dioxo-9β-pregna-1,4-dien-17-ylpropanoat

V. R1 = CO–C₂H₅, R2 = H:
9,11β-Epoxy-17-hydroxy-16β-methyl-3,20-dioxo-9β-pregna-1,4-dien-21-ylpropanoat

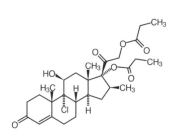

L. 9-Chlor-11β-hydroxy-16β-methyl-3,20-dioxopregn-4-en-17,21-diyldipropanoat

M. 9-Chlor-11β-hydroxy-16β-methyl-3,20-dioxopregna-4,6-dien-17,21-diyldipropanoat

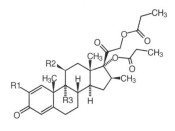

N. R1 = Br, R2 = OH, R3 = Cl:
2-Brom-9-chlor-11β-hydroxy-16β-methyl-3,20-dioxopregna-1,4-dien-17,21-diyldipropanoat

O. R1 = H, R2 = R3 = Cl:
9,11β-Dichlor-16β-methyl-3,20-dioxopregna-1,4-dien-17,21-diyldipropanoat

Q. R1 = R2 = R3 = H:
16β-Methyl-3,20-dioxopregna-1,4-dien-17,21-diyldipropanoat

S. R1 = H, R2 = O–CO–C₂H₅, R3 = Cl:
9-Chlor-16β-methyl-3,20-dioxopregna-1,4-dien-11β,17,21-triyltripropanoat
(Beclometasontripropionat)

# 6.3/1709
# Beclometasondipropionat-Monohydrat
# Beclometasoni dipropionas monohydricus

$C_{28}H_{37}ClO_7 \cdot H_2O$     $M_r$ 539,1

## Definition

9-Chlor-11β-hydroxy-16β-methyl-3,20-dioxopregna-1,4-dien-17,21-diyldipropanoat-Monohydrat

*Gehalt:* 97,0 bis 102,0 Prozent (getrocknete Substanz)

## Eigenschaften

*Aussehen:* weißes bis fast weißes Pulver

*Löslichkeit:* praktisch unlöslich in Wasser, leicht löslich in Aceton, wenig löslich in Ethanol 96 %

## Prüfung auf Identität

A. IR-Spektroskopie (2.2.24)

*Vergleich:* Beclometasondipropionat-Monohydrat CRS

B. 25 mg Substanz werden nach der Schöniger-Methode (2.5.10) verbrannt, wobei eine Mischung von 1 ml Natriumhydroxid-Lösung (1 mol · l$^{-1}$) und 20 ml Wasser R zur Absorption der Verbrennungsprodukte verwendet wird. Die Lösung gibt die Identitätsreaktion a auf Chlorid (2.3.1).

C. Die Substanz entspricht der Prüfung „Trocknungsverlust" (siehe „Prüfung auf Reinheit").

## Prüfung auf Reinheit

**Spezifische Drehung** (2.2.7): +108 bis +115 (getrocknete Substanz)

0,100 g Substanz werden in Ethanol 96 % R zu 10,0 ml gelöst.

**Verwandte Substanzen:** Flüssigchromatographie (2.2.29)

*Lösungsmittelmischung:* mobile Phase A, mobile Phase B (45:55 V/V)

*Untersuchungslösung a:* 50,0 mg Substanz werden in 28 ml mobiler Phase B gelöst. Die Lösung wird mit der mobilen Phase A zu 50,0 ml verdünnt.

*Untersuchungslösung b:* 1,0 ml Untersuchungslösung a wird mit der Lösungsmittelmischung zu 50,0 ml verdünnt.

*Referenzlösung a:* 5,0 ml Untersuchungslösung b werden mit der Lösungsmittelmischung zu 100,0 ml verdünnt.

*Referenzlösung b:* 5 mg Beclometasondipropionat zur Eignungsprüfung CRS (mit Verunreinigung D) werden in 3 ml mobiler Phase B gelöst. Die Lösung wird mit der mobilen Phase A zu 5 ml verdünnt.

*Referenzlösung c:* 5 mg Beclometasondipropionat zur Peak-Identifizierung CRS (mit den Verunreinigungen B, C und L) werden in 3 ml mobiler Phase B gelöst. Die Lösung wird mit der mobilen Phase A zu 5 ml verdünnt. Der Inhalt einer Durchstechflasche mit Beclometasondipropionat-Verunreinigungen F und N CRS wird in 1 ml dieser Lösung gelöst.

*Referenzlösung d:* 50,0 mg wasserfreies Beclometasondipropionat CRS werden in 28 ml mobiler Phase B gelöst. Die Lösung wird mit der mobilen Phase A zu 50,0 ml verdünnt. 1,0 ml dieser Lösung wird mit der Lösungsmittelmischung zu 50,0 ml verdünnt.

*Säule*
- Größe: $l$ = 0,25 m, ∅ = 4,6 mm
- Stationäre Phase: nachsilanisiertes, octadecylsilyliertes Kieselgel zur Chromatographie R (5 µm), sphärisch, difunktional gebunden
- Temperatur: 50 °C

*Mobile Phase*
- Mobile Phase A: Lösung von Kaliumdihydrogenphosphat R (2,72 g · l$^{-1}$), die mit Phosphorsäure 85 % R auf einen pH-Wert von 2,35 eingestellt wurde
- Mobile Phase B: Tetrahydrofuran R, Acetonitril R, Methanol R (5:23:25 V/V/V)

| Zeit (min) | Mobile Phase A (% V/V) | Mobile Phase B (% V/V) |
|---|---|---|
| 0 – 4 | 40 | 60 |
| 4 – 12 | 40 → 45 | 60 → 55 |
| 12 – 59 | 45 | 55 |

*Durchflussrate:* 1,4 ml · min$^{-1}$

*Detektion:* Spektrometer bei 254 nm

*Einspritzen:* 20 µl; Untersuchungslösung a, Referenzlösungen a, b und c

*Identifizierung von Verunreinigungen:* Zur Identifizierung der Peaks der Verunreinigungen B, C, F und L werden das mitgelieferte Chromatogramm von Beclometasondipropionat zur Peak-Identifizierung CRS und das mit der Referenzlösung c erhaltene Chromatogramm verwendet; zur Identifizierung des Peaks der Verunreinigung D werden das mitgelieferte Chromatogramm von Beclometasondipropionat zur Eignungsprüfung CRS und das mit der Referenzlösung b erhaltene Chromatogramm verwendet.

*Relative Retention* (bezogen auf Beclometasondipropionat, $t_R$ etwa 25 min)
- Verunreinigung B : etwa 0,6
- Verunreinigung D: etwa 1,1
- Verunreinigung L: etwa 1,3
- Verunreinigung C: etwa 1,8
- Verunreinigung F: etwa 2,2

*Eignungsprüfung:* Referenzlösung b
- Peak-Tal-Verhältnis: mindestens 1,5, wobei $H_p$ die Höhe des Peaks der Verunreinigung D über der Basislinie und $H_v$ die Höhe des niedrigsten Punkts über der Basislinie zwischen den Peaks von Beclometasondipropionat und Verunreinigung D darstellen

*Grenzwerte*
- Korrekturfaktor: Für die Berechnung des Gehalts wird die Peakfläche von Verunreinigung F mit 1,3 multipliziert.
- Verunreinigung B: nicht größer als das 5fache der Fläche des Hauptpeaks im Chromatogramm der Referenzlösung a (0,5 Prozent)
- Verunreinigungen C, F, L: jeweils nicht größer als das 1,5fache der Fläche des Hauptpeaks im Chromatogramm der Referenzlösung a (0,15 Prozent)
- Nicht spezifizierte Verunreinigungen: jeweils nicht größer als die Fläche des Hauptpeaks im Chromatogramm der Referenzlösung a (0,10 Prozent)
- Summe aller Verunreinigungen: nicht größer als das 10fache der Fläche des Hauptpeaks im Chromatogramm der Referenzlösung a (1,0 Prozent)
- Ohne Berücksichtigung bleiben: Peaks, deren Fläche kleiner ist als das 0,5fache der Fläche des Hauptpeaks im Chromatogramm der Referenzlösung a (0,05 Prozent)

# Beclometasondipropionat-Monohydrat

**Trocknungsverlust** (2.2.32): 2,8 bis 3,8 Prozent, mit 1,000 g Substanz durch 3 h langes Trocknen im Trockenschrank bei 105 °C bestimmt

## Gehaltsbestimmung

Flüssigchromatographie (2.2.29) wie unter „Verwandte Substanzen" beschrieben, mit folgender Änderung:

*Einspritzen:* Untersuchungslösung b, Referenzlösung d

Der Prozentgehalt an $C_{28}H_{37}ClO_7$ wird unter Berücksichtigung des angegebenen Gehalts für wasserfreies Beclometasondipropionat CRS berechnet.

## Verunreinigungen

*Spezifizierte Verunreinigungen:*

B, C, F, L

*Andere bestimmbare Verunreinigungen*
(Die folgenden Substanzen werden, falls in einer bestimmten Menge vorhanden, durch eine Prüfmethode oder mehrere Prüfmethoden in der Monographie erfasst. Sie werden begrenzt durch das allgemeine Akzeptanzkriterium für weitere Verunreinigungen/nicht spezifizierte Verunreinigungen und/oder durch die Anforderungen der Allgemeinen Monographie **Substanzen zur pharmazeutischen Verwendung (Corpora ad usum pharmaceuticum)**. Diese Verunreinigungen müssen daher nicht identifiziert werden, um die Konformität der Substanz zu zeigen. Siehe auch „5.10 Kontrolle von Verunreinigungen in Substanzen zur pharmazeutischen Verwendung"):

A, D, E, H, I, J, M, N, O, Q, R, S, U, V

A. R1 = R3 = H, R2 = Cl, R4 = CO–C₂H₅:
9-Chlor-11β,17-dihydroxy-16β-methyl-3,20-dioxopregna-1,4-dien-21-ylpropanoat
(Beclometason-21-propionat)

D. R1 = H, R2 = Br, R3 = R4 = CO–C₂H₅:
9-Brom-11β-hydroxy-16β-methyl-3,20-dioxopregna-1,4-dien-17,21-diyldipropanoat

E. R1 = R2 = Cl, R3 = R4 = CO–C₂H₅:
6α,9-Dichlor-11β-hydroxy-16β-methyl-3,20-dioxopregna-1,4-dien-17,21-diyldipropanoat

H. R1 = R4 = H, R2 = Cl, R3 = CO–C₂H₅:
9-Chlor-11β,21-dihydroxy-16β-methyl-3,20-dioxopregna-1,4-dien-17-ylpropanoat
(Beclometason-17-propionat)

B. R1 = H, R2 = CO–CH₃:
21-(Acetyloxy)-9-chlor-11β-hydroxy-16β-methyl-3,20-dioxopregna-1,4-dien-17-ylpropanoat
(Beclometason-21-acetat-17-propionat)

C. R1 = H, R2 = CO–CH₂–CH₂–CH₃:
9-Chlor-11β-hydroxy-16β-methyl-3,20-dioxo-17-(propanoyloxy)-pregna-1,4-dien-21-ylbutanoat
(Beclometason-21-butyrat-17-propionat)

F. R1 = Br, R2 = CO–C₂H₅:
6α-Brom-9-chlor-11β-hydroxy-16β-methyl-3,20-dioxopregna-1,4-dien-17,21-diyldipropanoat

I. 16β-Methyl-3,20-dioxopregna-1,4,9(11)-trien-17,21-diyldipropanoat

J. R1 = R2 = CO–C₂H₅:
9,11β-Epoxy-16β-methyl-3,20-dioxo-9β-pregna-1,4-dien-17,21-diyldipropanoat

R. R1 = R2 = H:
9,11β-Epoxy-17,21-dihydroxy-16β-methyl-9β-pregna-1,4-dien-3,20-dion

U. R1 = H, R2 = CO–C₂H₅:
9,11β-Epoxy-21-hydroxy-16β-methyl-3,20-dioxo-9β-pregna-1,4-dien-17-ylpropanoat

V. R1 = CO–C₂H₅, R2 = H:
9,11β-Epoxy-17-hydroxy-16β-methyl-3,20-dioxo-9β-pregna-1,4-dien-21-ylpropanoat

L. 9-Chlor-11β-hydroxy-16β-methyl-3,20-dioxopregn-4-en-17,21-diyldipropanoat

M. 9-Chlor-11β-hydroxy-16β-methyl-3,20-dioxopregna-4,6-dien-17,21-diyldipropanoat

N. R1 = Br, R2 = OH, R3 = Cl:
2-Brom-9-chlor-11β-hydroxy-16β-methyl-3,20-dioxopregna-1,4-dien-17,21-diyldipropanoat

O. R1 = H, R2 = R3 = Cl:
9,11β-Dichlor-16β-methyl-3,20-dioxopregna-1,4-dien-17,21-diyldipropanoat

Q. R1 = R2 = R3 = H:
16β-Methyl-3,20-dioxopregna-1,4-dien-17,21-diyldipropanoat

S. R1 = H, R2 = O–CO–C$_2$H$_5$, R3 = Cl:
9-Chlor-16β-methyl-3,20-dioxopregna-1,4-dien-11β,17,21-triyltripropanoat
(Beclometasontripropionat)

# 6.3/1294
# Eingestellter Belladonnablättertrockenextrakt
# Belladonnae folii extractum siccum normatum

## Definition

Aus **Belladonnablättern (Belladonnae folium)** hergestellter eingestellter Trockenextrakt

*Gehalt:* 0,95 bis 1,05 Prozent Gesamtalkaloide, berechnet als Hyoscyamin (C$_{17}$H$_{23}$NO$_3$; $M_r$ 289,4) und bezogen auf den getrockneten Extrakt

## Herstellung

Der Trockenextrakt wird aus der Droge unter Verwendung von Ethanol 70 % (*V/V*) nach einem geeigneten Verfahren hergestellt.

## Eigenschaften

*Aussehen:* braunes bis grünliches, hygroskopisches Pulver

## Prüfung auf Identität

A. Dünnschichtchromatographie (2.2.27)

*Untersuchungslösung:* 1 g Trockenextrakt wird 2 min lang mit 5,0 ml Methanol *R* geschüttelt und die Mischung anschließend filtriert.

*Referenzlösung:* 1,0 mg Chlorogensäure *R* und 2,5 mg Rutosid *R* werden in 10 ml Methanol *R* gelöst.

*Platte:* DC-Platte mit Kieselgel *R*

*Fließmittel:* wasserfreie Ameisensäure *R*, Wasser *R*, Ethylmethylketon *R*, Ethylacetat *R* (10:10:30:50 *V/V/V/V*)

*Auftragen:* 20 µl; bandförmig

*Laufstrecke:* 15 cm

*Trocknen:* bei 100 bis 105 °C

*Detektion:* Die noch heiße Platte wird mit einer Lösung von Diphenylboryloxyethylamin *R* (10 g · l$^{-1}$) in Methanol *R* und anschließend mit einer Lösung von Macrogol 400 *R* (50 g · l$^{-1}$) in Methanol *R* besprüht und 30 min lang an der Luft trocknen gelassen. Die Auswertung erfolgt im ultravioletten Licht bei 365 nm.

*Ergebnis:* Die Chromatogramme der Referenz- und Untersuchungslösung zeigen im mittleren Bereich die hellblau fluoreszierende Zone der Chlorogensäure und im unteren Bereich die gelblich braun fluoreszierende Rutosid-Zone. Im Chromatogramm der Untersuchungslösung finden sich ferner wenig oberhalb der Startlinie eine gelblich braun fluoreszierende und direkt darüber eine gelb fluoreszierende Zone. Zwischen den Zonen des Rutosids und der Chlorogensäure tritt eine gelb oder gelblich braun fluoreszierende Zone auf. Weitere Zonen können vorhanden sein.

B. Die Chromatogramme der Prüfung „Atropin" (siehe „Prüfung auf Reinheit") werden ausgewertet.

*Ergebnis:* Die Hauptzonen im Chromatogramm der Untersuchungslösung entsprechen in Bezug auf Lage und Farbe den Hauptzonen im Chromatogramm der Referenzlösung.

## Prüfung auf Reinheit

**Atropin:** Dünnschichtchromatographie (2.2.27)

*Untersuchungslösung:* 0,20 g Trockenextrakt werden 2 min lang mit 10,0 ml Schwefelsäure (0,05 mol · l⁻¹) geschüttelt. Anschließend wird die Mischung filtriert. Das Filtrat wird mit 1,0 ml konzentrierter Ammoniak-Lösung *R* versetzt und 2-mal mit je 10 ml peroxidfreiem Ether *R* ausgeschüttelt. Die beiden Phasen werden, falls erforderlich, durch Zentrifugieren getrennt. Die vereinigten Etherauszüge werden über etwa 2 g wasserfreiem Natriumsulfat *R* getrocknet, filtriert und auf dem Wasserbad zur Trockne eingedampft. Der Rückstand wird in 0,5 ml Methanol *R* aufgenommen.

*Referenzlösung:* 50 mg Hyoscyaminsulfat *R* werden in 9 ml Methanol *R* gelöst. 15 mg Scopolaminhydrobromid *R* werden in 10 ml Methanol *R* gelöst. 1,8 ml Scopolaminhydrobromid-Lösung werden mit 8 ml Hyoscyaminsulfat-Lösung gemischt.

*Platte:* DC-Platte mit Kieselgel *R*

*Fließmittel:* konzentrierte Ammoniak-Lösung *R*, Wasser *R*, Aceton *R* (3:7:90 *V/V/V*)

*Auftragen:* 20 µl; bandförmig

*Laufstrecke:* 10 cm

*Trocknen:* 15 min lang bei 100 bis 105 °C, anschließend erkalten lassen

*Detektion A:* Die Platte wird mit Dragendorffs Reagenz *R* 2 besprüht, bis orangefarbene oder braune Zonen auf einem gelben Untergrund auftreten.

*Ergebnis A:* Die Zonen im Chromatogramm der Untersuchungslösung müssen in Bezug auf Lage (Hyoscyamin im unteren Drittel, Scopolamin im oberen Drittel) und Farbe den Zonen im Chromatogramm der Referenzlösung ähnlich sein. Weitere schwache Zonen können im Chromatogramm der Untersuchungslösung vorhanden sein.

*Detektion B:* Die Platte wird mit Natriumnitrit-Lösung *R* bis zur Transparenz der Schicht besprüht. Die Auswertung erfolgt nach 15 min.

*Ergebnis B:* Die Farbe der Hyoscyamin-Zone in den Chromatogrammen der Untersuchungs- und Referenzlösung muss sich von Orange oder Braun nach Rötlich-Braun ändern, darf sich aber nicht nach Graublau (Atropin) ändern.

**Trocknungsverlust** (2.8.17): höchstens 5,0 Prozent

**Mikrobielle Verunreinigung**

TAMC: Akzeptanzkriterium $10^4$ KBE je Gramm (2.6.12)

TYMC: Akzeptanzkriterium $10^2$ KBE je Gramm (2.6.12)

Abwesenheit von *Escherichia coli* (2.6.13)

Abwesenheit von Salmonellen (2.6.13)

## Gehaltsbestimmung

Bei jedem Extraktionsschritt ist zu überprüfen, dass die Alkaloide vollständig extrahiert wurden. Erfolgt die Extraktion aus der wässrigen in die organische Phase, werden dazu wenige Milliliter der zuletzt erhaltenen organischen Phase zur Trockne eingedampft, der Rück-stand wird in Schwefelsäure (0,25 mol · l⁻¹) gelöst und mit Mayers Reagenz *R* auf Abwesenheit von Alkaloiden geprüft. Erfolgt die Extraktion aus der organischen in die saure wässrige Phase, wird die Abwesenheit von Alkaloiden in einigen Millilitern der zuletzt erhaltenen sauren wässrigen Phase mit Hilfe von Mayers Reagenz *R* nachgewiesen.

3,00 g Trockenextrakt werden in einer Mischung von 5 ml Ammoniak-Lösung *R* und 15 ml Wasser *R* dispergiert und mindestens 3-mal mit je 40 ml einer Mischung von 1 Volumteil Dichlormethan *R* und 3 Volumteilen peroxidfreiem Ether *R* ausgeschüttelt, jedenfalls aber so oft, bis die Alkaloide vollständig extrahiert worden sind. Die vereinigten organischen Phasen werden durch Abdestillieren auf dem Wasserbad auf etwa 50 ml eingeengt, in einen Scheidetrichter gebracht, wobei mit peroxidfreiem Ether *R* nachgespült wird. Die erhaltene Flüssigkeit wird mit peroxidfreiem Ether *R* versetzt (mindestens das 2,1fache Volumen der eingeengten Flüssigkeit), so dass eine Lösung erhalten wird, deren Dichte eindeutig kleiner als die von Wasser ist. Um die Alkaloide vollständig daraus zu extrahieren, wird die Lösung mindestens 3-mal mit je 20 ml Schwefelsäure (0,25 mol · l⁻¹) ausgeschüttelt. Falls erforderlich werden die Phasen durch Zentrifugieren getrennt. Die sauren wässrigen Phasen werden in einem zweiten Scheidetrichter vereinigt, mit Ammoniak-Lösung *R* alkalisch gemacht und mindestens 3-mal mit je 30 ml Dichlormethan *R* bis zur vollständigen Extraktion der Alkaloide ausgeschüttelt. Die organischen Phasen werden vereinigt, mit 4 g wasserfreiem Natriumsulfat *R* versetzt und 30 min lang unter gelegentlichem Schütteln stehen gelassen. Die Dichlormethan-Lösung wird abgegossen, das Natriumsulfat 3-mal mit je 10 ml Dichlormethan *R* gewaschen, die organischen Phasen vereinigt und auf dem Wasserbad zur Trockne eingedampft. Der Rückstand wird 15 min lang im Trockenschrank bei 100 bis 105 °C getrocknet, danach in einigen Millilitern Dichlormethan *R* gelöst und auf dem Wasserbad wieder zur Trockne eingedampft. Nach erneutem 15 min langem Erhitzen im Trockenschrank bei 100 bis 105 °C wird der Rückstand in einigen Millilitern Dichlormethan *R* gelöst. Die Lösung wird mit 20,0 ml Schwefelsäure (0,01 mol · l⁻¹) versetzt. Das Dichlormethan wird auf dem Wasserbad verdampft und die überschüssige Säure durch Titration mit Natriumhydroxid-Lösung (0,02 mol · l⁻¹) unter Verwendung von Methylrot-Mischindikator-Lösung *R* bestimmt.

Der Prozentgehalt an Gesamtalkaloiden wird als Prozentgehalt an Hyoscyamin nach folgender Formel berechnet:

$$\frac{57{,}88 \ (20 - n)}{100 \ m}$$

*n* = Natriumhydroxid-Lösung (0,02 mol · l⁻¹) in Millilitern

*m* = Einwaage des Trockenextrakts in Gramm

---

6.3/2388

# Benazeprilhydrochlorid

# Benazeprili hydrochloridum

$C_{24}H_{29}ClN_2O_5$          $M_r$ 461,0

CAS Nr. 86541-74-4

## Definition

[(3*S*)-3-[[(1*S*)-1-(Ethoxycarbonyl)-3-phenylpropyl]amino]-2-oxo-2,3,4,5-tetrahydro-1*H*-1-benzazepin-1-yl]-essigsäure-hydrochlorid

*Gehalt:* 97,5 bis 102,0 Prozent (getrocknete Substanz)

## Eigenschaften

*Aussehen:* weißes bis fast weißes, kristallines Pulver

*Löslichkeit:* schwer löslich in Wasser, leicht löslich in wasserfreiem Ethanol, sehr schwer löslich in Ethylacetat, praktisch unlöslich in Cyclohexan

Die Substanz zeigt Polymorphie (5.9).

## Prüfung auf Identität

Die Prüfungen A, B, D oder B, C, D werden wahlweise durchgeführt.

A. Spezifische Drehung (2.2.7): –136 bis –141 (getrocknete Substanz)

    1,000 g Substanz wird in wasserfreiem Ethanol *R* zu 50,0 ml gelöst.

B. IR-Spektroskopie (2.2.24)

    *Vergleich:* Benazeprilhydrochlorid *CRS*

    Wenn die Spektren bei der Prüfung in fester Form unterschiedlich sind, werden Substanz und Referenzsubstanz getrennt in Methanol *R* gelöst. Nach dem Eindampfen der Lösungen zur Trockne werden mit den Rückständen erneut Spektren aufgenommen.

C. Die Substanz entspricht der Prüfung „Enantiomerenreinheit" (siehe „Prüfung auf Reinheit").

D. Die Substanz gibt die Identitätsreaktion a auf Chlorid (2.3.1).

## Prüfung auf Reinheit

**Verwandte Substanzen:** Flüssigchromatographie (2.2.29)

*Untersuchungslösung a:* 50,0 mg Substanz werden in der mobilen Phase zu 50,0 ml gelöst.

*Untersuchungslösung b:* 10,0 ml Untersuchungslösung a werden mit der mobilen Phase zu 100,0 ml verdünnt.

*Referenzlösung a:* 50,0 mg Benazeprilhydrochlorid *CRS* werden in der mobilen Phase zu 50,0 ml gelöst. 10,0 ml Lösung werden mit der mobilen Phase zu 100,0 ml verdünnt.

*Referenzlösung b:* Der Inhalt einer Durchstechflasche mit Benazepril zur Eignungsprüfung *CRS* (mit den Verunreinigungen B, C, D, E, F und G) wird in 1,0 ml Untersuchungslösung a gelöst.

*Referenzlösung c:* 1,0 ml Referenzlösung a wird mit der mobilen Phase zu 50,0 ml verdünnt.

*Säule*
– Größe: *l* = 0,30 m, ⌀ = 3,9 mm
– Stationäre Phase: nachsilanisiertes, octadecylsilyliertes Kieselgel zur Chromatographie *R* (10 µm)

*Mobile Phase:* 1000 ml einer Mischung von 360 Volumteilen Wasser *R* und 640 Volumteilen Methanol *R* 2 werden mit 0,2 ml Essigsäure 99 % *R* versetzt. Die Mischung wird mit 0,81 g Tetrabutylammoniumbromid *R* versetzt und bis zum vollständigen Lösen gerührt.

*Durchflussrate:* 1,0 ml · min⁻¹

*Detektion:* Spektrometer bei 240 nm

*Einspritzen:* 25 µl; Untersuchungslösung a, Referenzlösungen b und c

*Chromatographiedauer:* 3fache Retentionszeit von Benazepril

*Relative Retention* (bezogen auf Benazepril, $t_R$ etwa 6 min)
- Verunreinigung E: etwa 0,3
- Verunreinigung F: etwa 0,4
- Verunreinigung C: etwa 0,5
- Verunreinigung B: etwa 1,8
- Verunreinigung D: etwa 2,0
- Verunreinigung G: etwa 2,5

*Identifizierung von Verunreinigungen:* Zur Identifizierung der Peaks der Verunreinigungen B, C, D, E, F und G werden das mitgelieferte Chromatogramm von Benazepril zur Eignungsprüfung *CRS* und das mit der Referenzlösung b erhaltene Chromatogramm verwendet.

*Eignungsprüfung:* Referenzlösung b
- Auflösung: mindestens 2,5 zwischen den Peaks von Benazepril und Verunreinigung B und mindestens 1,5 zwischen den Peaks der Verunreinigungen E und F

*Grenzwerte*
- Korrekturfaktoren: Für die Berechnung der Gehalte werden die Peakflächen folgender Verunreinigungen mit dem entsprechenden Korrekturfaktor multipliziert:
  - Verunreinigung E: 0,5
  - Verunreinigung F: 0,7
- Verunreinigung B: nicht größer als das 2,5fache der Fläche des Hauptpeaks im Chromatogramm der Referenzlösung c (0,5 Prozent)
- Verunreinigung C: nicht größer als das 1,5fache der Fläche des Hauptpeaks im Chromatogramm der Referenzlösung c (0,3 Prozent)
- Verunreinigungen D, E, F, G: jeweils nicht größer als die Fläche des Hauptpeaks im Chromatogramm der Referenzlösung c (0,2 Prozent)
- Nicht spezifizierte Verunreinigungen: jeweils nicht größer als das 0,5fache der Fläche des Hauptpeaks im Chromatogramm der Referenzlösung c (0,10 Prozent)
- Summe aller Verunreinigungen: nicht größer als das 10fache der Fläche des Hauptpeaks im Chromatogramm der Referenzlösung c (2,0 Prozent)
- Ohne Berücksichtigung bleiben: Peaks, deren Fläche kleiner ist als das 0,25fache der Fläche des Hauptpeaks im Chromatogramm der Referenzlösung c (0,05 Prozent)

**Enantiomerenreinheit:** Flüssigchromatographie (2.2.29)

*Pufferlösung pH 6,0:* 3,58 g Natriummonohydrogenphosphat *R* und 9,66 g Kaliumdihydrogenphosphat *R* werden in Wasser *R* zu 1000,0 ml gelöst.

*Untersuchungslösung:* 50,0 mg Substanz werden in der mobilen Phase zu 50,0 ml gelöst.

*Referenzlösung a:* 5,0 mg Benazepril-Verunreinigung A *CRS* werden in der mobilen Phase zu 50,0 ml gelöst.

*Referenzlösung b:* 1,0 ml Referenzlösung a wird mit der mobilen Phase zu 100,0 ml verdünnt.

*Referenzlösung c:* 1,0 ml Referenzlösung a wird mit der mobilen Phase zu 10,0 ml verdünnt. 1,0 ml dieser Lösung wird mit der Untersuchungslösung zu 10,0 ml verdünnt.

*Säule*
- Größe: $l = 0,10$ m, $\varnothing = 4,0$ mm
- Stationäre Phase: Kieselgel AGP zur Trennung chiraler Komponenten *R* (5 µm), sphärisch
- Temperatur: 30 °C

*Mobile Phase:* Methanol *R* 2, Pufferlösung pH 6,0 (20:80 *V/V*)

*Durchflussrate:* 0,9 ml · min⁻¹

*Detektion:* Spektrometer bei 240 nm

*Einspritzen:* 50 µl; Untersuchungslösung, Referenzlösungen b und c

*Chromatographiedauer:* 3,5fache Retentionszeit von Benazepril

*Relative Retention* (bezogen auf Benazepril, $t_R$ etwa 6 min)
- Verunreinigung A: etwa 1,9

*Eignungsprüfung:* Referenzlösung c
- Peak-Tal-Verhältnis: mindestens 2,5, wobei $H_p$ die Höhe des Peaks der Verunreinigung A über der Basislinie und $H_v$ die Höhe des niedrigsten Punkts der Kurve über der Basislinie zwischen den Peaks von Benazepril und Verunreinigung A darstellen

*Grenzwert*
- Verunreinigung A: nicht größer als die Fläche des entsprechenden Peaks im Chromatogramm der Referenzlösung b (0,1 Prozent)

**Schwermetalle** (2.4.8): höchstens 20 ppm

1,0 g Substanz muss der Grenzprüfung C entsprechen. Zur Herstellung der Referenzlösung werden 2 ml Blei-Lösung (10 ppm Pb) *R* verwendet.

**Trocknungsverlust** (2.2.32): höchstens 0,50 Prozent, mit 1,000 g Substanz durch 3 h langes Trocknen im Vakuum bei 105 °C bestimmt

**Sulfatasche** (2.4.14): höchstens 0,1 Prozent, mit 1,0 g Substanz bestimmt

# Gehaltsbestimmung

Flüssigchromatographie (2.2.29) wie unter „Verwandte Substanzen" beschrieben, mit folgender Änderung:

*Einspritzen:* Untersuchungslösung b, Referenzlösung a

Der Prozentgehalt an $C_{24}H_{29}ClN_2O_5$ wird unter Berücksichtigung des angegebenen Gehalts für Benazeprilhydrochlorid *CRS* berechnet.

# Lagerung

Vor Licht geschützt

# Benazeprilhydrochlorid

## Verunreinigungen

*Spezifizierte Verunreinigungen:*

A, B, C, D, E, F, G

A. [(3R)-3-[[(1R)-1-(Ethoxycarbonyl)-3-phenylpropyl]=
amino]-2-oxo-2,3,4,5-tetrahydro-1H-1-benzazepin-
1-yl]essigsäure

B. [(3RS)-3-[[(1SR)-1-(Ethoxycarbonyl)-3-phenylpro=
pyl]amino]-2-oxo-2,3,4,5-tetrahydro-1H-1-benzaze=
pin-1-yl]essigsäure

C. R = H:
(2S)-2-[[(3S)-1-(Carboxymethyl)-2-oxo-2,3,4,5-tet=
rahydro-1H-1-benzazepin-3-yl]amino]-4-phenyl=
butansäure

G. R = C₂H₅:
Ethyl[(2S)-2-[[(3S)-1-(2-ethoxy-2-oxoethyl)-2-oxo-
2,3,4,5-tetrahydro-1H-1-benzazepin-3-yl]amino]-
4-phenylbutanoat]

D. [(3S)-3-[[(1S)-3-Cyclohexyl-1-(ethoxycarbonyl)pro=
pyl]amino]-2-oxo-2,3,4,5-tetrahydro-1H-1-benzaze=
pin-1-yl]essigsäure

E. R = H:
[(3S)-3-Amino-2-oxo-2,3,4,5-tetrahydro-1H-1-benz=
azepin-1-yl]essigsäure

F. R = C(CH₃)₃:
1,1-Dimethylethyl[[(3S)-3-amino-2-oxo-2,3,4,5-
tetrahydro-1H-1-benzazepin-1-yl]acetat]

6.3/0467

# Bentonit

# Bentonitum

## Definition

Bentonit ist eine natürliche Tonerde mit einem großen Anteil an Montmorillonit, einem wasserhaltigen Aluminiumsilicat natürlicher Herkunft, in dem bestimmte Aluminium- und Siliciumatome durch andere Atome wie Magnesium und Eisen ersetzt sein können.

## Eigenschaften

*Aussehen:* sehr feines, homogenes, grauweißes, mehr oder weniger gelblich bis rosa getöntes Pulver

*Löslichkeit:* praktisch unlöslich in Wasser und wässrigen Lösungen

In Gegenwart einer kleinen Menge Wasser quillt die Substanz und bildet eine geschmeidige Masse.

## Prüfung auf Identität

A. 0,5 g Substanz werden mit 1 g Kaliumnitrat *R* und 3 g Natriumcarbonat *R* in einem Metalltiegel gemischt und bis zum Schmelzen erhitzt. Die erkaltete Schmelze wird mit 20 ml siedendem Wasser *R* versetzt. Nach Mischen und Filtrieren wird der unlösliche Anteil mit 50 ml Wasser *R* gewaschen und in einer Mischung von 1 ml Salzsäure *R* und 5 ml Wasser *R* aufgenommen. Die Mischung wird filtriert, das Filtrat wird mit 1 ml konzentrierter Natriumhydroxid-Lösung *R* versetzt und erneut filtriert. Wird dieses Filtrat mit 3 ml Ammoniumchlorid-Lösung *R* versetzt, bildet sich ein weißer, gallertartiger Niederschlag.

B. Die Substanz entspricht der Prüfung „Quellfähigkeit in Wasser" (siehe „Prüfung auf Reinheit").

C. 0,25 g Substanz geben die Identitätsreaktion auf Silicat (2.3.1).

## Prüfung auf Reinheit

**Alkalisch reagierende Substanzen:** 2 g Substanz werden 5 min lang mit 100 ml kohlendioxidfreiem Wasser *R* geschüttelt. 5 ml Suspension werden mit 0,1 ml Thymolphthalein-Lösung *R* versetzt. Die Flüssigkeit muss sich bläulich färben. Nach Zusatz von 0,1 ml Salzsäure (0,1 mol · l⁻¹) muss sich die Flüssigkeit innerhalb von 5 min entfärben.

**Größere Teilchen:** höchstens 0,5 Prozent

20 g Substanz werden 15 min lang mit 1000 ml Wasser *R* in einem Homogenisator bei mindestens 5000 U/min gemischt. Die Suspension wird auf ein feuchtes Sieb (75) gegeben. Dieses Sieb wurde zuvor bei 100 bis 105 °C getrocknet und gewogen. Der Siebrückstand wird 3-mal mit je 500 ml Wasser *R* gewaschen, wobei zu beachten ist, dass jedes Agglomerat dispergiert wird. Das Sieb wird bei 100 bis 105 °C getrocknet und gewogen. Die Masse der auf dem Sieb verbleibenden Teilchen darf höchstens 0,1 g betragen.

**Sedimentationsvolumen:** 6,0 g Substanz werden 20 min lang mit 200 ml Wasser *R* in einem Homogenisator bei 10 000 U/min gemischt. 100 ml Suspension werden in einen Messzylinder gegeben und 24 h lang stehen gelassen. Das Volumen der klaren überstehenden Flüssigkeit darf höchstens 2 ml betragen.

**Quellfähigkeit in Wasser:** In einen 100-ml-Messzylinder von etwa 30 mm Durchmesser werden 100 ml einer Lösung von Natriumdodecylsulfat *R* (10 g · l$^{-1}$) gegossen. 2,0 g Substanz werden in 20 Teile geteilt und alle 2 min wird ein Teil auf die Flüssigkeit im Messzylinder gestreut. Vor jedem Zusatz muss der zugesetzte Teil benetzt sein und sich absetzen, bevor der folgende hinzugegeben wird. Nach 2 h langem Stehenlassen muss die gequollene Substanz ein Volumen von mindestens 22 ml einnehmen.

**Schwermetalle** (2.4.8): höchstens 50 ppm

5,0 g Substanz werden 5 min lang in einer Mischung von 7,5 ml verdünnter Salzsäure *R* und 27,5 ml Wasser *R* zum Sieden erhitzt. Die Mischung wird zentrifugiert und die überstehende Lösung filtriert. Der Rückstand der Zentrifugation wird mit Wasser *R* gewaschen und abfiltriert. Die Filtrate werden vereinigt und mit Wasser *R* zu 50,0 ml verdünnt. 5 ml dieser Lösung werden 2 min lang nach Zusatz von 5 ml Wasser *R* und 10 ml Salzsäure *R* mit 25 ml Isobutylmethylketon *R* ausgeschüttelt und zur Phasentrennung stehen gelassen. Die wässrige Phase wird im Wasserbad zur Trockne eingedampft. Der Rückstand wird in 1 ml Essigsäure *R* gelöst. Die Lösung wird mit Wasser *R* zu 25 ml verdünnt und filtriert. 12 ml des Filtrats müssen der Grenzprüfung A entsprechen. Zur Herstellung der Referenzlösung wird die Blei-Lösung (1 ppm Pb) *R* verwendet.

**Trocknungsverlust** (2.2.32): höchstens 15 Prozent, mit 1,000 g Substanz durch Trocknen im Trockenschrank bei 105 °C bestimmt

**Mikrobielle Verunreinigung**

TAMC: Akzeptanzkriterium 10$^3$ KBE je Gramm (2.6.12)

**6.3/0811**

# Betamethasonvalerat
# Betamethasoni valeras

$C_{27}H_{37}FO_6$  $M_r$ 476,6

CAS Nr. 2152-44-5

## Definition

9-Fluor-11β,21-dihydroxy-16β-methyl-3,20-dioxopreg=
na-1,4-dien-17-ylpentanoat

*Gehalt:* 97,0 bis 103,0 Prozent (getrocknete Substanz)

## Eigenschaften

*Aussehen:* weißes bis fast weißes, kristallines Pulver

*Löslichkeit:* praktisch unlöslich in Wasser, leicht löslich in Aceton und Dichlormethan, löslich in Ethanol 96 %

*Schmelztemperatur:* etwa 192 °C, unter Zersetzung

## Prüfung auf Identität

A. IR-Spektroskopie (2.2.24)

*Vergleich:* Betamethason-17-valerat *CRS*

Wenn die Spektren bei der Prüfung in fester Form unterschiedlich sind, werden Substanz und Referenzsubstanz getrennt in der eben notwendigen Menge Dichlormethan *R* gelöst. Nach Eindampfen der Lösungen auf dem Wasserbad zur Trockne werden mit den Rückständen erneut Spektren aufgenommen.

B. Flüssigchromatographie (2.2.29)

Die bei der Prüfung „Verwandte Substanzen" erhaltenen Chromatogramme werden ausgewertet.

*Ergebnis:* Der Hauptpeak im Chromatogramm der Untersuchungslösung entspricht in Bezug auf Retentionszeit und Größe dem Hauptpeak im Chromatogramm der Referenzlösung b.

## Prüfung auf Reinheit

**Spezifische Drehung** (2.2.7): +77 bis +83 (getrocknete Substanz)

0,250 g Substanz werden in wasserfreiem Ethanol *R* zu 25,0 ml gelöst.

**Verwandte Substanzen:** Flüssigchromatographie (2.2.29)

*Die Prüfung ist unter Lichtschutz durchzuführen. Die Lösungen müssen unmittelbar vor Gebrauch hergestellt werden.*

*Lösungsmittelmischung:* Essigsäure 99 % *R*, mobile Phase (1:1000 *V/V*)

*Untersuchungslösung:* 50 mg Substanz werden in der Lösungsmittelmischung zu 20,0 ml gelöst.

*Referenzlösung a:* 1,0 ml Untersuchungslösung wird mit der Lösungsmittelmischung zu 100,0 ml verdünnt. 1,0 ml dieser Lösung wird mit der Lösungsmittelmischung zu 10,0 ml verdünnt.

*Referenzlösung b:* 12,5 mg Betamethason zur Eignungsprüfung *CRS* (mit den Verunreinigungen D und G) werden in 5,0 ml Lösungsmittelmischung gelöst. Der Inhalt einer Durchstechflasche mit Betamethason-Verunreinigungen *CRS* (mit den Verunreinigungen C, H und I) wird in 1,0 ml dieser Lösung gelöst.

*Referenzlösung c:* 6 mg Betamethason *CRS* (Verunreinigung A) und 3 mg Betamethason-21-valerat *CRS* (Verunreinigung E) werden in 30,0 ml Lösungsmittelmischung gelöst. 1,0 ml dieser Lösung wird mit der Lösungsmittelmischung zu 10,0 ml verdünnt.

*Säule*
- Größe: $l = 0{,}25$ m, $\emptyset = 4{,}6$ mm
- Stationäre Phase: nachsilanisiertes, octadecylsilyliertes Kieselgel zur Chromatographie *R* (5 µm)
- Temperatur: 20 °C

*Mobile Phase:* Acetonitril *R*, Wasser *R* (50:50 *V/V*)

*Durchflussrate:* 1 ml · min$^{-1}$

*Detektion:* Spektrometer bei 239 nm

*Einspritzen:* 20 µl

*Chromatographiedauer:* 2,5fache Retentionszeit von Betamethasonvalerat

*Identifizierung von Verunreinigungen:* Zur Identifizierung der Peaks der Verunreinigungen C, D, G, H und I werden das mitgelieferte Chromatogramm von Betamethason zur Eignungsprüfung *CRS* und das mit der Referenzlösung b erhaltene Chromatogramm verwendet. Zur Identifizierung der Peaks der Verunreinigungen A und E wird das mit der Referenzlösung c erhaltene Chromatogramm verwendet.

*Relative Retention* (bezogen auf Betamethasonvalerat, $t_R$ etwa 20 min)
- Verunreinigung A: etwa 0,3
- Verunreinigung I: etwa 0,6
- Verunreinigung C: etwa 0,8
- Verunreinigung H: etwa 1,3
- Verunreinigung D: etwa 1,4
- Verunreinigung E: etwa 1,6
- Verunreinigung G: etwa 2,0

*Eignungsprüfung:* Referenzlösung b
- Auflösung: mindestens 1,7 zwischen den Peaks der Verunreinigungen H und D

*Grenzwerte*
- Verunreinigung A: nicht größer als das 7fache der Fläche des Hauptpeaks im Chromatogramm der Referenzlösung a (0,7 Prozent)
- Verunreinigungen E, G: jeweils nicht größer als das 3fache der Fläche des Hauptpeaks im Chromatogramm der Referenzlösung a (0,3 Prozent)
- Verunreinigungen C, H, I: jeweils nicht größer als das 1,5fache der Fläche des Hauptpeaks im Chromatogramm der Referenzlösung a (0,15 Prozent)
- Nicht spezifizierte Verunreinigungen: jeweils nicht größer als die Fläche des Hauptpeaks im Chromatogramm der Referenzlösung a (0,10 Prozent)
- Summe aller Verunreinigungen: nicht größer als das 15fache der Fläche des Hauptpeaks im Chromatogramm der Referenzlösung a (1,5 Prozent)
- Ohne Berücksichtigung bleiben: Peaks, deren Fläche kleiner ist als das 0,5fache der Fläche des Hauptpeaks im Chromatogramm der Referenzlösung a (0,05 Prozent)

**Trocknungsverlust** (2.2.32): höchstens 0,5 Prozent, mit 1,000 g Substanz durch Trocknen im Trockenschrank bei 105 °C bestimmt

# Gehaltsbestimmung

50,0 mg Substanz werden in Ethanol 96 % *R* zu 100,0 ml gelöst. 2,0 ml Lösung werden mit Ethanol 96 % *R* zu 50,0 ml verdünnt. Die Absorption (2.2.25) wird im Maximum bei 240 nm gemessen.

Der Gehalt an $C_{27}H_{37}FO_6$ wird mit Hilfe der spezifischen Absorption berechnet ($A_{1\,cm}^{1\%} = 325$).

# Lagerung

Vor Licht geschützt

# Verunreinigungen

*Spezifizierte Verunreinigungen:*

A, C, E, G, H, I

*Andere bestimmbare Verunreinigungen*
(Die folgenden Substanzen werden, falls in einer bestimmten Menge vorhanden, durch eine Prüfmethode oder mehrere Prüfmethoden in der Monographie erfasst. Sie werden begrenzt durch das allgemeine Akzeptanzkriterium für weitere Verunreinigungen/nicht spezifizierte Verunreinigungen und/oder durch die Anforderungen der Allgemeinen Monographie **Substanzen zur pharmazeutischen Verwendung (Corpora ad usum pharmaceuticum)**. Diese Verunreinigungen müssen daher

nicht identifiziert werden, um die Konformität der Substanz zu zeigen. Siehe auch „5.10 Kontrolle von Verunreinigungen in Substanzen zur pharmazeutischen Verwendung"):

B, D, F

A. R1 = R3 = R5 = R6 = H, R2 = F, R4 = CH$_3$:
Betamethason

C. R1 = R4 = R6 = H, R2 = F, R3 = CH$_3$,
R5 = CO–[CH$_2$]$_3$–CH$_3$:
9-Fluor-11β,21-dihydroxy-16α-methyl-3,20-dioxo=
pregna-1,4-dien-17-ylpentanoat
(Dexamethason-17-valerat)

E. R1 = R3 = R5 = H, R2 = F, R4 = CH$_3$,
R6 = CO–[CH$_2$]$_3$–CH$_3$:
9-Fluor-11β,17-dihydroxy-16β-methyl-3,20-dioxo=
pregna-1,4-dien-21-ylpentanoat
(Betamethason-21-valerat)

G. R1 = Br, R2 = F, R3 = R6 = H, R4 = CH$_3$,
R5 = CO–[CH$_2$]$_3$–CH$_3$:
6α-Brom-9-fluor-11β,21-dihydroxy-16β-methyl-
3,20-dioxopregna-1,4-dien-17-ylpentanoat
(6α-Brombetamethasonvalerat)

H. R1 = R3 = R6 = H, R2 = Cl, R4 = CH$_3$,
R5 = CO–[CH$_2$]$_3$–CH$_3$:
9-Chlor-11β,21-dihydroxy-16β-methyl-3,20-dioxo=
pregna-1,4-dien-17-ylpentanoat
(Beclomethason-17-valerat)

I. R1 = R3 = R4 = R6 = H, R2 = F,
R5 = CO–[CH$_2$]$_3$–CH$_3$:
9-Fluor-11β,21-dihydroxy-3,20-dioxopregna-
1,4-dien-17-ylpentanoat
(9-Fluorprednisolon-17-valerat)

B. R1 = F, R2 = R3 = H:
9-Fluor-11β,17-dihydroxy-16β-methylpregna-
1,4-dien-3,20-dion
(21-Desoxybetamethason)

D. R1 = Br, R2 = CO–[CH$_2$]$_3$–CH$_3$, R3 = OH:
9-Brom-11β,21-dihydroxy-16β-methyl-3,20-dioxo=
pregna-1,4-dien-17-ylpentanoat
(9-Brombetamethasonvalerat)

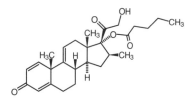

F. 21-Hydroxy-16β-methyl-3,20-dioxopregna-
1,4,9(11)-trien-17-ylpentanoat
(δ-9(11)-Betamethasonvalerat)

# 6.3/1810
# Bitterorangenblüten
# Aurantii amari flos

## Definition

Die ganze, getrocknete, ungeöffnete Blüte von *Citrus aurantium* L. ssp. *aurantium* (*C. aurantium* L. ssp. *amara* Engl.)

*Gehalt:* mindestens 8,0 Prozent Gesamtflavonoide, berechnet als Naringin ($C_{27}H_{32}O_{14}$; $M_r$ 580,5), bezogen auf die getrocknete Droge

## Prüfung auf Identität

A. Die Blütenknospen sind weiß bis gelblich weiß und können bis 25 mm lang sein. Die getrenntblättrige Blütenkrone besteht aus 5 dicken, länglichen, konkaven Blütenblättern, die eine unter der Lupe sichtbare, von Ölbehältern stammende Punktierung zeigen; der kurze, gelblich grüne, ausdauernde, verwachsenblättrige Kelch hat 5 abstehende Kelchblätter, die an der Basis miteinander verwachsen sind, eine sternförmige Gestalt bilden und in den gelblich grünen, etwa 5 bis 10 mm langen Blütenstiel übergehen. Die Blütenknospen enthalten mindestens 20 Staubblätter mit gelben Antheren, die Filamente sind an der Basis zu Gruppen von 4 bis 5 zusammengewachsen; der oberständige, bräunlich schwarze, kugelige Fruchtknoten besteht aus 8 bis 10 Fruchtfächern und ist am Grund von einer ringförmigen, körnigen, hypogynen Scheibe umgeben; der dicke, zylindrische Griffel endet in einer kopfförmigen Narbe.

B. Die Droge wird pulverisiert (355) (2.9.12). Das Pulver ist bräunlich gelb. Die Prüfung erfolgt unter dem Mikroskop, wobei Chloralhydrat-Lösung *R* verwendet wird. Das Pulver zeigt folgende Merkmale: zahlreiche kugelige Pollenkörner mit fein punktierter Exine und 3 bis 5 Keimporen; Bruchstücke der Kelchblattepidermis mit einzelligen Haaren, im darunter liegenden Mesophyll große prismatische Kristalle aus Calciumoxalat; Fragmente der Blütenblattepidermis mit einer deutlich gestreiften Kutikula; Bruchstücke

# Bitterorangenblüten

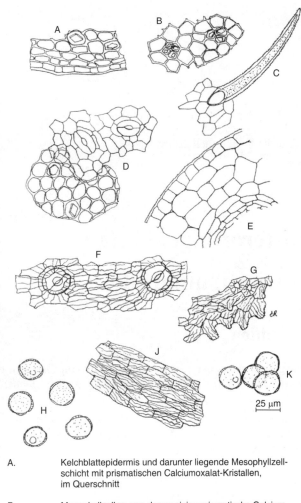

A. Kelchblattepidermis und darunter liegende Mesophyllzellschicht mit prismatischen Calciumoxalat-Kristallen, im Querschnitt

B. Mesophyllzellen, von denen einige prismatische Calciumoxalat-Kristalle enthalten

C. Kelchblattepidermis mit einzelligem Deckhaar

D. Kelchblattepidermis in der Aufsicht mit Spaltöffnungen vom anomocytischen Typ sowie Teile des darunter liegenden Mesophylls mit prismatischen Calciumoxalat-Kristallen

E. Fragment eines großen schizolysigenen Ölbehälters

F., G. und J. Blütenblattepidermis mit gestreifter Kutikula in der Aufsicht

H. und K. Kugelige Pollenkörner mit fein punktierter Exine

**Abb. 1810-1: Zeichnerische Darstellung zu „Prüfung auf Identität, B" von Bitterorangenblüten**

| Oberer Plattenrand | |
|---|---|
| | eine schwache, gelb fluoreszierende Zone |
| | eine schwache, gelb fluoreszierende Zone |
| Hesperidin: eine grünlich gelb fluoreszierende Zone | eine grünlich gelb fluoreszierende Zone (Hesperidin) |
| Naringin: eine gelb fluoreszierende Zone | eine gelb fluoreszierende Zone (Naringin) |
| | eine rot fluoreszierende Zone (Neoeriocitrin) |
| | eine gelb fluoreszierende Zone (Diosmin und Neodiosmin) |
| **Referenzlösung** | **Untersuchungslösung** |

## Prüfung auf Reinheit

**Süßorangenblüten:** Dünnschichtchromatographie (2.2.27)

*Untersuchungslösung:* 0,5 g pulverisierte Droge (355) (2.9.12) werden mit 5 ml Methanol R versetzt. Die Mischung wird 10 min lang unter Rühren bei 40 °C erwärmt und anschließend filtriert.

*Referenzlösung:* 3,0 mg Naringin R und 3,0 mg Hesperidin R werden in 10 ml Methanol R gelöst.

*Platte:* DC-Platte mit Kieselgel R

*Fließmittel:* Wasser R, wasserfreie Ameisensäure R, Ethylacetat R (10:15:75 V/V/V)

*Auftragen:* 10 µl; bandförmig

*Laufstrecke:* 10 cm

*Trocknen:* an der Luft, dann 5 min lang im Trockenschrank bei 110 bis 120 °C

*Detektion:* Die noch heiße Platte wird mit einer Lösung von Diphenylboryloxyethylamin R (10 g · l$^{-1}$) in Methanol R und danach mit einer Lösung von Macrogol 400 R (50 g · l$^{-1}$) in Methanol R besprüht. Nach mindestens 1 h erfolgt die Auswertung im ultravioletten Licht bei 365 nm.

*Ergebnis:* Das Chromatogramm der Untersuchungslösung zeigt eine gelbe Zone, die in Bezug auf ihre Lage der Naringin-Zone im Chromatogramm der Referenzlösung entspricht, und unmittelbar unterhalb dieser Zone eine rote Zone (Neoeriocitrin).

**Trocknungsverlust** (2.2.32): höchstens 11,0 Prozent, mit 1,000 g pulverisierter Droge (355) (2.9.12) durch Trocknen im Trockenschrank bei 105 °C bestimmt

**Asche** (2.4.16): höchstens 10,0 Prozent

großer, schizolysigener Ölbehälter mit einem Durchmesser von bis zu 100 µm sowie zahlreiche Spaltöffnungen vom anomocytischen Typ (2.8.3). Erfolgt die Prüfung unter dem Mikroskop unter Verwendung einer Lösung von Kaliumhydroxid R (20 g · l$^{-1}$), färbt sich das Einbettungsmedium durch Hesperidin in der Droge gelb.

C. Die bei der Prüfung „Süßorangenblüten" (siehe „Prüfung auf Reinheit") erhaltenen Chromatogramme werden ausgewertet.

*Ergebnis:* Die Zonenfolge in den Chromatogrammen von Referenzlösung und Untersuchungslösung ist aus den nachfolgenden Angaben ersichtlich.

## Gehaltsbestimmung

*Stammlösung:* 0,175 g pulverisierte Droge (355) (2.9.12) werden mit 95 ml Ethanol 50 % *R* versetzt. Die Mischung wird 30 min lang im Wasserbad unter Rückflusskühlung erhitzt und nach dem Erkalten durch einen Glassintertiegel (2.1.2) filtriert. Das Filter wird mit 5 ml Ethanol 50 % *R* gewaschen. Filtrat und Waschflüssigkeit werden vereinigt und in einem Messkolben mit Ethanol 50 % *R* zu 100,0 ml verdünnt.

*Untersuchungslösung:* In ein Zentrifugenglas (10 mm × 180 mm) werden 0,150 g pulverisiertes Magnesium *R* (250) (2.9.12), ein Magnetrührstab von 25 mm Länge sowie 2,00 ml Stammlösung gegeben. Das aufrecht zu haltende Zentrifugenglas wird bei 125 g zentrifugiert. Die überstehende Flüssigkeit wird vorsichtig, besonders zu Beginn, tropfenweise mit 2,0 ml Salzsäure *R* und danach mit 6,0 ml Ethanol 50 % *R* versetzt. Das Glas wird verschlossen und der Inhalt durch Umdrehen gemischt.

*Kompensationsflüssigkeit:* In ein zweites Zentrifugenglas werden 2,00 ml Stammlösung und vorsichtig, besonders zu Beginn, tropfenweise 2,0 ml Salzsäure *R* und anschließend 6,0 ml Ethanol 50 % *R* gegeben.

Nach 10 min wird die Absorption (2.2.25) bei 530 nm gemessen.

Der Prozentgehalt an Gesamtflavonoiden wird als Gesamtgehalt an Naringin nach folgender Formel berechnet:

$$\frac{A \cdot 9{,}62}{m}$$

Die spezifische Absorption $A_{1\,cm}^{1\%}$ für das Reaktionsprodukt von Naringin wird mit 52 angenommen.

$A$ = Absorption bei 530 nm
$m$ = Einwaage der Droge in Gramm

---

**6.3/1603**

# Bitterorangenschale

# Aurantii amari epicarpium et mesocarpium

## Definition

Das getrocknete, teilweise vom weißen, schwammigen Gewebe des Mesokarps und Endokarps befreite Epikarp und Mesokarp der reifen Frucht von *Citrus aurantium* L. ssp. *aurantium* (*C. aurantium* L. ssp. *amara* Engl.)

*Gehalt:* mindestens 20 ml · kg$^{-1}$ ätherisches Öl (wasserfreie Droge)

## Eigenschaften

Aromatischer Geruch und würzig-bitterer Geschmack

## Prüfung auf Identität

A. Die Droge besteht aus 5 bis 8 cm langen, 3 bis 5 cm breiten und etwa 3 mm dicken, elliptischen bis unregelmäßig geformten Stücken. Die äußere Oberfläche ist gelblich bis rötlich braun und deutlich punktiert, die innere Oberfläche ist gelblich bis bräunlich weiß.

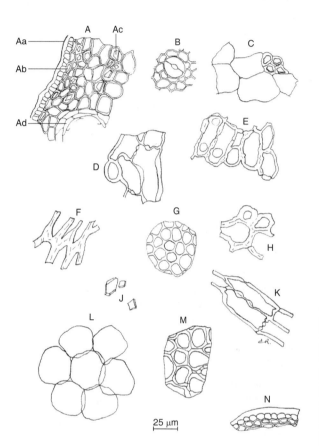

| | |
|---|---|
| A. | Bruchstück im Querschnitt, das Epikarp mit verdickter Kutikula (Aa), kollenchymatöse Hypodermis (Ab) sowie einen Teil des Mesokarpparenchyms mit prismatischen Calciumoxalat-Kristallen (Ac) und Ölbehälterfragment (Ad) zeigt |
| B. | Epikarpfragment mit Spaltöffnung vom anomocytischen Typ, in der Aufsicht |
| C. | Mesokarpzellen, einige mit Calciumoxalat-Kristallen |
| D., E., F., H., K. und M. | Fragmente des Mesokarps |
| G. | Kollenchymatöse Zellen aus der Schicht unterhalb des Epikarps |
| J. | Prismatische Calciumoxalat-Kristalle |
| L. | Parenchymzellen |
| N. | Epikarpfragmente mit verdickter Kutikula und Hypodermis mit Kollenchym, im Querschnitt |

Abb. 1603-1: Zeichnerische Darstellung zu „Prüfung auf Identität, B" von Bitterorangenschale

# 5398 Bitterorangenschale

B. Die Droge wird pulverisiert (355) (2.9.12). Das Pulver ist hellbraun. Die Prüfung erfolgt unter dem Mikroskop, wobei Chloralhydrat-Lösung *R* verwendet wird. Das Pulver zeigt folgende Merkmale: kleine, polygonale Zellen mit leicht verdickten antiklinen Wänden und orangeroten Chromatophoren sowie vereinzelt Spaltöffnungen vom anomocytischen Typ (2.8.3); Hypodermfragmente mit kollenchymatösen Verdickungen; Gruppen von Parenchymzellen, die jede einen prismatischen Kristall aus Calciumoxalat enthalten; Bruchstücke lysigener Ölbehälter; Parenchym mit Hesperidin-Kristallen, die sich in einer Lösung von Kaliumhydroxid *R* (20 g·l$^{-1}$) mit gelber Farbe lösen.

C. Dünnschichtchromatographie (2.2.27)

*Untersuchungslösung:* 1,0 g pulverisierte Droge (710) (2.9.12) wird mit 10 ml Methanol *R* versetzt, 5 min lang unter häufigem Schütteln im Wasserbad von 65 °C erhitzt und nach dem Erkalten abfiltriert.

*Referenzlösung:* 1,0 mg Naringin *R* und 1,0 mg Kaffeesäure *R* werden in 1 ml Methanol *R* gelöst.

*Platte:* DC-Platte mit Kieselgel *R*

*Fließmittel:* Wasser *R*, wasserfreie Ameisensäure *R*, Ethylacetat *R* (10:15:75 *V/V/V*)

*Auftragen:* 20 μl; bandförmig

*Laufstrecke:* 10 cm

*Trocknen:* an der Luft und 5 min lang im Trockenschrank bei 110 bis 120 °C

*Detektion:* Die noch warme Platte wird mit einer Lösung von Diphenylboryloxyethylamin *R* (10 g · l$^{-1}$) in Methanol *R*, danach mit einer Lösung von Macrogol 400 *R* (50 g · l$^{-1}$) in Methanol *R* besprüht. Die Auswertung erfolgt nach mindestens 1 h im ultravioletten Licht bei 365 nm.

*Ergebnis:* Die Zonenfolge in den Chromatogrammen von Referenzlösung und Untersuchungslösung ist aus den nachstehenden Angaben ersichtlich. Im Chromatogramm der Untersuchungslösung sind weitere fluoreszierende Zonen vorhanden.

| Oberer Plattenrand | |
|---|---|
| | eine hellblau fluoreszierende Zone |
| | eine hellblau fluoreszierende Zone |
| Kaffeesäure: eine hellblau fluoreszierende Zone | |
| | eine hellblau fluoreszierende Zone |
| | eine hellblau fluoreszierende Zone |
| Naringin: eine dunkelgrün fluoreszierende Zone | eine dunkelgrün fluoreszierende Zone (Naringin) |
| | eine rot fluoreszierende Zone (Neoeriocitrin) |
| | eine orange fluoreszierende Zone |
| **Referenzlösung** | **Untersuchungslösung** |

## Prüfung auf Reinheit

**Wasser** (2.2.13): höchstens 100 ml · kg$^{-1}$, mit 20,0 g pulverisierter Droge (355) (2.9.12) durch Destillation bestimmt

**Asche** (2.4.16): höchstens 7,0 Prozent

**Extrahierbare Stoffe:** mindestens 6,0 Prozent

2,000 g pulverisierte Droge (250) (2.9.12) werden mit einer Mischung von 3 ml Wasser *R* und 7 ml Ethanol 96 % *R* versetzt und 2 h lang unter häufigem Schütteln extrahiert. Nach dem Abfiltrieren werden 2,000 g Filtrat auf dem Wasserbad zur Trockne eingedampft. Der Rückstand wird 3 h lang im Trockenschrank bei 105 °C getrocknet, im Exsikkator über Phosphor(V)-oxid *R* erkalten gelassen und gewogen. Er muss mindestens 120 mg wiegen.

## Gehaltsbestimmung

Die Bestimmung erfolgt nach „Gehaltsbestimmung des ätherischen Öls in Drogen" (2.8.12) unter Verwendung von 15,0 g unmittelbar vorher pulverisierter Droge (710) (2.9.12), einem 500-ml-Rundkolben, 200 ml Wasser *R* als Destillationsflüssigkeit und 0,5 ml Xylol *R* als Vorlage. Die Destillation erfolgt 90 min lang mit einer Geschwindigkeit von 2 bis 3 ml je Minute.

**6.3/1179**

# Bufexamac
# Bufexamacum

$C_{12}H_{17}NO_3$          $M_r$ 223,3

CAS Nr. 2438-72-4

## Definition

2-(4-Butoxyphenyl)-*N*-hydroxyacetamid

*Gehalt:* 98,5 bis 101,5 Prozent (getrocknete Substanz)

## Eigenschaften

*Aussehen:* weißes bis fast weißes, kristallines Pulver

*Löslichkeit:* praktisch unlöslich in Wasser, löslich in Dimethylformamid, schwer löslich in Ethylacetat und Methanol

## Prüfung auf Identität

1: B
2: A, C

A. UV-Vis-Spektroskopie (2.2.25)

*Untersuchungslösung:* 20 mg Substanz werden in Methanol R zu 20 ml gelöst. 1 ml Lösung wird mit Methanol R zu 50 ml verdünnt.

*Spektralbereich:* 210 bis 360 nm

*Absorptionsmaxima:* bei 228, 277 und 284 nm

B. IR-Spektroskopie (2.2.24)

*Probenvorbereitung:* Presslinge

*Vergleich:* Bufexamac CRS

C. Dünnschichtchromatographie (2.2.27)

*Untersuchungslösung:* 10 mg Substanz werden in Methanol R zu 5 ml gelöst.

*Referenzlösung a:* 20 mg Bufexamac CRS werden in Methanol R zu 10 ml gelöst.

*Referenzlösung b:* 10 mg Salicylsäure R werden in der Referenzlösung a zu 5 ml gelöst.

*Platte:* DC-Platte mit Kieselgel $F_{254}$ R

*Fließmittel:* Essigsäure 99 % R, Dioxan R, Toluol R (4:20:90 V/V/V)

*Auftragen:* 10 µl

*Laufstrecke:* 15 cm

*Trocknen:* im Warmluftstrom

*Detektion:* Auswertung im ultravioletten Licht bei 254 nm

*Eignungsprüfung:* Referenzlösung b
– Das Chromatogramm muss deutlich voneinander getrennt 2 Flecke zeigen.

*Ergebnis:* Der Hauptfleck im Chromatogramm der Untersuchungslösung entspricht in Bezug auf Lage und Größe dem Hauptfleck im Chromatogramm der Referenzlösung a.

## Prüfung auf Reinheit

**Verwandte Substanzen:** Flüssigchromatographie (2.2.29)

*Untersuchungslösung:* 50,0 mg Substanz werden in der mobilen Phase zu 20,0 ml gelöst.

*Referenzlösung a:* 5,0 ml Untersuchungslösung werden mit der mobilen Phase zu 25,0 ml verdünnt. 1,0 ml dieser Lösung wird mit der mobilen Phase zu 100,0 ml verdünnt.

*Referenzlösung b:* 5 mg Bufexamac CRS und 5 mg Salicylsäure R werden in der mobilen Phase zu 10 ml gelöst. 1 ml Lösung wird mit der mobilen Phase zu 10 ml verdünnt.

*Säule*
– Größe: $l = 0{,}25$ m, $\varnothing = 4{,}6$ mm
– Stationäre Phase: octadecylsilyliertes Kieselgel zur Chromatographie R (5 µm) mit einer spezifischen Oberfläche von 350 m² · g⁻¹ und einer Porengröße von 10 nm

*Mobile Phase:* eine Mischung von 30 Volumteilen einer Lösung von Kaliummonohydrogenphosphat R (1,4 g · l⁻¹) und 70 Volumteilen Methanol R, die mit Phosphorsäure 10 % R auf einen pH-Wert von 3,6 eingestellt wurde

*Durchflussrate:* 1 ml · min⁻¹

*Detektion:* Spektrometer bei 275 nm

*Einspritzen:* 20 µl

*Chromatographiedauer:* 4fache Retentionszeit von Bufexamac

*Eignungsprüfung:* Referenzlösung b
– Auflösung: mindestens 2,0 zwischen den Peaks von Salicylsäure und Bufexamac

*Grenzwerte*
– Verunreinigungen A, B, C, D: jeweils nicht größer als die Fläche des Hauptpeaks im Chromatogramm der Referenzlösung a (0,2 Prozent)
– Summe aller Verunreinigungen: nicht größer als das 2,5fache der Fläche des Hauptpeaks im Chromatogramm der Referenzlösung a (0,5 Prozent)
– Ohne Berücksichtigung bleiben: Peaks, deren Fläche kleiner ist als das 0,05fache der Fläche des Hauptpeaks im Chromatogramm der Referenzlösung a (0,01 Prozent)

**Trocknungsverlust** (2.2.32): höchstens 0,5 Prozent, mit 1,000 g Substanz durch 3 h langes Trocknen im Vakuum bei 80 °C bestimmt

**Sulfatasche** (2.4.14): höchstens 0,1 Prozent, mit 1,0 g Substanz bestimmt

## Gehaltsbestimmung

0,200 g Substanz, in 50 ml Dimethylformamid R gelöst, werden mit Lithiummethanolat-Lösung (0,1 mol · l⁻¹) titriert. Der Endpunkt wird mit Hilfe der Potentiometrie (2.2.20) bestimmt.

1 ml Lithiummethanolat-Lösung (0,1 mol · l⁻¹) entspricht 22,33 mg $C_{12}H_{17}NO_3$.

## Lagerung

Vor Licht geschützt

## Verunreinigungen

*Spezifizierte Verunreinigungen:*

A, B, C, D

A. R = OH:
2-(4-Butoxyphenyl)essigsäure

B. R = OCH₃:
Methyl[2-(4-butoxyphenyl)acetat]

C. R = OC₄H₉:
Butyl[2-(4-butoxyphenyl)acetat]

D. R = NH₂:
2-(4-Butoxyphenyl)acetamid

## 6.3/1077
# Buserelin
# Buserelinum

$C_{60}H_{86}N_{16}O_{13}$  $M_r$ 1239

CAS Nr. 57982-77-1

## Definition

5-Oxo-L-prolyl-L-histidyl-L-tryptophyl-L-seryl-L-tyrosyl-*O*-(1,1-dimethylethyl)-D-seryl-L-leucyl-L-arginyl-*N*-ethyl-L-prolinamid

Dem Gonadotropin-Releasing-Hormon (GnRH) vom Menschen analoges, synthetisches Nonapeptid mit agonistischer Aktivität für Gonadorelin

Die Substanz wird durch chemische Synthese hergestellt und liegt als Acetat vor.

*Gehalt:* 95,0 bis 102,0 Prozent (wasser- und essigsäurefreie Substanz)

## Eigenschaften

*Aussehen:* weißes bis schwach gelbliches, hygroskopisches Pulver

*Löslichkeit:* wenig löslich in Wasser und verdünnten Säuren

## Prüfung auf Identität

A. Die unter „Gehaltsbestimmung" erhaltenen Chromatogramme werden ausgewertet.

*Ergebnis:* Der Hauptpeak im Chromatogramm der Untersuchungslösung entspricht in Bezug auf Retentionszeit und Größe dem Hauptpeak im Chromatogramm der Referenzlösung b.

B. Kernresonanzspektroskopie (2.2.33)

*Probenvorbereitung:* eine Lösung der Substanz (4 mg · ml⁻¹) in einer Mischung von 20 Volumteilen (D₄)Essigsäure *R* und 80 Volumteilen (D₂)Wasser *R*

*Vergleich:* eine Lösung von Buserelin *CRS* (4 mg · ml⁻¹) in einer Mischung von 20 Volumteilen (D₄)Essigsäure *R* und 80 Volumteilen (D₂)Wasser *R* (Der Inhalt einer Durchstechflasche mit Buserelin *CRS* wird in der Lösungsmittelmischung gelöst, um die gewünschte Konzentration zu erhalten.)

*Prüfbedingungen:* Spektrometerfrequenz mindestens 300 MHz

*Ergebnis:* Das erhaltene ¹H-Kernresonanzspektrum entspricht qualitativ dem mit Buserelin *CRS* erhaltenen ¹H-Kernresonanzspektrum.

C. Aminosäurenanalyse (2.2.56); Proteinhydrolyse und Analyse erfolgen jeweils nach Methode 1.

Der Anteil jeder Aminosäure wird in Mol ausgedrückt. Die relativen Verhältnisse der Aminosäuren werden unter der Annahme, dass ein Sechstel der Summe der Mole von Glutaminsäure, Histidin, Tyrosin, Leucin, Arginin und Prolin gleich 1 ist, berechnet.

Die Werte liegen innerhalb folgender Grenzen:
| | |
|---|---|
| Serin | 1,4 bis 2,0 |
| Prolin | 0,8 bis 1,2 |
| Glutaminsäure | 0,9 bis 1,1 |
| Leucin | 0,9 bis 1,1 |
| Tyrosin | 0,9 bis 1,1 |
| Histidin | 0,9 bis 1,1 |
| Arginin | 0,9 bis 1,1 |

Mit Ausnahme von Tryptophan sind höchstens Spuren von anderen Aminosäuren vorhanden.

## Prüfung auf Reinheit

**Aussehen der Lösung:** Eine Lösung der Substanz (10 g · l⁻¹) muss klar (2.2.1) und darf nicht stärker gefärbt sein als die Farbvergleichslösung $G_7$ (2.2.2, Methode II).

**Spezifische Drehung** (2.2.7): −49 bis −58 (wasser- und essigsäurefreie Substanz), mit einer Lösung der Substanz (10 g · l⁻¹) bestimmt

**Spezifische Absorption** (2.2.25): 49 bis 56, im Absorptionsmaximum bei 278 nm gemessen (wasser- und essigsäurefreie Substanz)

10,0 mg Substanz werden in 100,0 ml Salzsäure (0,01 mol · l⁻¹) gelöst.

**Verwandte Substanzen:** Flüssigchromatographie (2.2.29)

*Untersuchungslösung:* 5,0 mg Substanz werden in 5,0 ml mobiler Phase gelöst.

*Referenzlösung a:* Der Inhalt einer Durchstechflasche mit D-His-Buserelin *CRS* wird in der mobilen Phase gelöst. Ein geeignetes Volumen der Lösung wird mit der mobilen Phase verdünnt, so dass eine Konzentration von 1 mg · ml$^{-1}$ erhalten wird. 1,0 ml dieser Lösung wird mit 1,0 ml Untersuchungslösung gemischt.

*Referenzlösung b:* Der Inhalt einer Durchstechflasche mit Buserelin *CRS* wird in der mobilen Phase gelöst. Ein geeignetes Volumen der Lösung wird mit der mobilen Phase verdünnt, so dass eine Konzentration von 1,0 mg · ml$^{-1}$ erhalten wird.

*Referenzlösung c:* 1,0 ml Untersuchungslösung wird mit der mobilen Phase zu 100,0 ml verdünnt.

*Säule*
- Größe: $l = 0{,}25$ m, $\varnothing = 4$ mm
- Stationäre Phase: octadecylsilyliertes Kieselgel zur Chromatographie *R* (5 µm)

*Mobile Phase:* 200 ml Acetonitril *R* und 700 ml einer Lösung von Phosphorsäure 85 % *R* (11,2 g · l$^{-1}$), die mit Triethylamin *R* auf einen pH-Wert von 2,5 eingestellt wurde, werden gemischt.

*Durchflussrate:* 0,8 ml · min$^{-1}$

*Detektion:* Spektrometer bei 220 nm

*Einspritzen:* 10 µl; Untersuchungslösung, Referenzlösungen a und c

*Relative Retention* (bezogen auf Buserelin, $t_R$ etwa 36 min)
- Verunreinigung B: etwa 0,76
- Verunreinigung C: etwa 0,83
- Verunreinigung A: etwa 0,90
- Verunreinigung D: etwa 0,94
- Verunreinigung E: etwa 0,94

*Eignungsprüfung:* Referenzlösung a
- Auflösung: mindestens 1,5 zwischen den Peaks von Verunreinigung A und Buserelin

*Grenzwerte*
- Summe der Verunreinigungen D und E: nicht größer als das 3fache der Fläche des Hauptpeaks im Chromatogramm der Referenzlösung c (3 Prozent)
- Jede weitere Verunreinigung: jeweils nicht größer als das 3fache der Fläche des Hauptpeaks im Chromatogramm der Referenzlösung c (3 Prozent)
- Summe aller Verunreinigungen: nicht größer als das 5fache der Fläche des Hauptpeaks im Chromatogramm der Referenzlösung c (5 Prozent)
- Ohne Berücksichtigung bleiben: Peaks, deren Fläche kleiner ist als das 0,1fache der Fläche des Hauptpeaks im Chromatogramm der Referenzlösung c (0,1 Prozent)

**Essigsäure** (2.5.34): 3,0 bis 7,0 Prozent

*Untersuchungslösung:* 20,0 mg Substanz werden in einer Mischung von 5 Volumteilen mobiler Phase B und 95 Volumteilen mobiler Phase A zu 10,0 ml gelöst.

**Wasser** (2.5.12): höchstens 4,0 Prozent, mit 80,0 mg Substanz bestimmt

**Bakterien-Endotoxine** (2.6.14): weniger als 55,5 I.E. Bakterien-Endotoxine je Milligramm Buserelin zur Herstellung von Parenteralia, das dabei keinem weiteren geeigneten Verfahren zur Beseitigung von Bakterien-Endotoxinen unterworfen wird

## Gehaltsbestimmung

Flüssigchromatographie (2.2.29) wie unter „Verwandte Substanzen" beschrieben, mit folgender Änderung:

*Einspritzen:* 10 µl; Untersuchungslösung, Referenzlösung b

Der Gehalt an Buserelin ($C_{60}H_{86}N_{16}O_{13}$) wird aus den Peakflächen in den erhaltenen Chromatogrammen und unter Berücksichtigung des angegebenen Gehalts an $C_{60}H_{86}N_{16}O_{13}$ für Buserelin *CRS* berechnet.

## Lagerung

Dicht verschlossen, vor Licht geschützt, zwischen 2 und 8 °C

Falls die Substanz steril ist, im sterilen, dicht verschlossenen Behältnis mit Originalitätsverschluss

## Beschriftung

Die Beschriftung gibt die Masse an Peptid je Behältnis an.

## Verunreinigungen

*Spezifizierte Verunreinigungen:*

A, B, C, D, E

A. X2 = D-His, X4 = L-Ser, X5 = L-Tyr: [2-D-Histidin]buserelin

B. X2 = L-His, X4 = D-Ser, X5 = L-Tyr: [4-D-Serin]buserelin

D. X2 = L-His, X4 = L-Ser, X5 = D-Tyr: [5-D-Tyrosin]buserelin

C. Buserelin-(3-9)-peptid

E. [1-(5-Oxo-D-prolin)]buserelin

# C

| | |
|---|---|
| Calciumfolinat .......................... 5405 | Cellulosepulver ......................... 5421 |
| Calciumgluconat ........................ 5408 | Chondroitinsulfat-Natrium ................ 5424 |
| Wasserfreies Calciumgluconat ............ 5409 | Cisplatin ............................... 5427 |
| Calciumgluconat zur Herstellung | Citalopramhydrobromid .................. 5430 |
|    von Parenteralia ...................... 5410 | Citalopramhydrochlorid .................. 5432 |
| Calciumstearat ......................... 5412 | Clonidinhydrochlorid .................... 5433 |
| Carprofen für Tiere ..................... 5414 | Codergocrinmesilat ...................... 5435 |
| Mikrokristalline Cellulose ................ 5415 | Croscarmellose-Natrium ................. 5437 |
| Celluloseacetat ......................... 5418 | Crospovidon ............................ 5439 |
| Celluloseacetatphthalat .................. 5420 | |

**Die „Allgemeinen Vorschriften" gelten für alle Monographien und sonstigen Texte**

# Calciumfolinat
# Calcii folinas

6.3/0978

$C_{20}H_{21}CaN_7O_7 \cdot x\ H_2O$   $M_r$ 511,5
(wasserfreie Substanz)

## Definition

Calcium[(2S)-2-[[4-[[[(6RS)-2-amino-5-formyl-4-oxo-1,4,5,6,7,8-hexahydropteridin-6-yl]methyl]amino]ben=zoyl]amino]pentandioat]

*Gehalt*
- Calciumfolinat ($C_{20}H_{21}CaN_7O_7$): 97,0 bis 102,0 Prozent (wasserfreie Substanz)
- Calcium (Ca; $A_r$ 40,08): 7,54 bis 8,14 Prozent (wasserfreie Substanz)

Die Substanz enthält wechselnde Mengen Kristallwasser.

## Eigenschaften

*Aussehen:* weißes bis schwach gelbes, amorphes oder kristallines Pulver

*Löslichkeit:* wenig löslich in Wasser, praktisch unlöslich in Aceton und Ethanol 96 %

Die amorphe Form kann übersättigte wässrige Lösungen ergeben.

## Prüfung auf Identität

1: A, B, D
2: A, C, D

A. Die Substanz entspricht der Prüfung „Spezifische Drehung" (siehe „Prüfung auf Reinheit").

B. IR-Spektroskopie (2.2.24)

*Probenvorbereitung:* Presslinge

*Vergleich:* Calciumfolinat CRS

Wenn die Spektren unterschiedlich sind, werden Substanz und Referenzsubstanz getrennt in der eben notwendigen Menge Wasser R gelöst. Die Lösungen werden tropfenweise mit so viel Aceton R versetzt, bis eine ausreichende Menge Niederschlag entsteht, und nach 15 min langem Stehenlassen zentrifugiert. Die Niederschläge werden 2-mal mit einer geringen Menge Aceton R gewaschen und getrocknet. Mit den Rückständen werden erneut Spektren aufgenommen.

C. Dünnschichtchromatographie (2.2.27)

*Untersuchungslösung:* 15 mg Substanz werden in einer 3-prozentigen Lösung (V/V) von Ammoniak-Lösung R zu 5 ml gelöst.

*Referenzlösung:* 15 mg Calciumfolinat CRS werden in einer 3-prozentigen Lösung (V/V) von Ammoniak-Lösung R zu 5 ml gelöst.

*Platte:* mit Cellulose zur Chromatographie $F_{254}$ R beschichtet

*Fließmittel:* die untere Phase einer Mischung von 1 Volumteil Isoamylalkohol R und 10 Volumteilen einer Lösung von Citronensäure R (50 g · l$^{-1}$), die zuvor mit Ammoniak-Lösung R auf einen pH-Wert von 8 eingestellt wurde

*Auftragen:* 5 µl

*Laufstrecke:* 15 cm

*Trocknen:* an der Luft

*Detektion:* Auswertung im ultravioletten Licht bei 254 nm

*Ergebnis:* Der Hauptfleck im Chromatogramm der Untersuchungslösung entspricht in Bezug auf Lage und Größe dem Hauptfleck im Chromatogramm der Referenzlösung.

D. Die Substanz gibt die Identitätsreaktion b auf Calcium (2.3.1).

*Die Prüfungen auf Reinheit und die Gehaltsbestimmung müssen so schnell wie möglich und unter Ausschluss direkter Lichteinwirkung durchgeführt werden.*

## Prüfung auf Reinheit

**Prüflösung:** 1,25 g Substanz werden in kohlendioxidfreiem Wasser R, falls erforderlich durch Erwärmen auf 40 °C, zu 50,0 ml gelöst.

**Aussehen der Lösung:** Die Prüflösung muss klar (2.2.1) sein. Die Absorption (2.2.25) der Prüflösung bei 420 nm darf höchstens 0,60 betragen. Als Kompensationsflüssigkeit wird Wasser R verwendet.

**pH-Wert** (2.2.3): 6,8 bis 8,0, an der Prüflösung bestimmt

**Spezifische Drehung** (2.2.7): +14,4 bis +18,0 (wasserfreie Substanz), mit der Prüflösung bestimmt

# Calciumfolinat

**Aceton, Ethanol, Methanol:** Gaschromatographie (2.2.28, Statische Head-Space-GC, Standard-Additionsmethode)

*Untersuchungslösung:* 0,25 g Substanz werden in Wasser R zu 10,0 ml gelöst.

*Referenzlösung:* 0,125 g Aceton R, 0,750 g wasserfreies Ethanol R und 0,125 g Methanol R werden mit Wasser R zu 1000,0 ml verdünnt.

*Säule*
- Material: Quarzglas
- Größe: $l = 10$ m, $\emptyset = 0,32$ mm
- Stationäre Phase: Styrol-Divinylbenzol-Copolymer R

*Trägergas:* Stickstoff zur Chromatographie R

*Durchflussrate:* 4 ml · min$^{-1}$

*Geeignete Statische-Head-Space-Bedingungen*
- Äquilibrierungstemperatur: 80 °C
- Äquilibrierungszeit: 20 min
- Druckausgleichszeit: 30 s

*Temperatur*

|  | Zeit (min) | Temperatur (°C) |
|---|---|---|
| Säule | 0 – 6 | 125 → 185 |
|  | 6 – 15 | 185 |
| Probeneinlass |  | 250 |
| Detektor |  | 250 |

*Detektion:* Flammenionisation

*Einspritzen:* mindestens 3-mal

*Grenzwerte*
- Aceton: höchstens 0,5 Prozent
- Ethanol: höchstens 3,0 Prozent
- Methanol: höchstens 0,5 Prozent

**Verwandte Substanzen:** Flüssigchromatographie (2.2.29)

*Untersuchungslösung:* 10,0 mg Substanz werden in Wasser R zu 10,0 ml gelöst.

*Referenzlösung a:* 10,0 mg Calciumfolinat CRS werden in Wasser R zu 10,0 ml gelöst.

*Referenzlösung b:* 1,0 ml Referenzlösung a wird mit Wasser R zu 100,0 ml verdünnt.

*Referenzlösung c:* 10,0 mg Formylfolsäure CRS (Verunreinigung D) werden in der mobilen Phase zu 100,0 ml gelöst. 1,0 ml Lösung wird mit Wasser R zu 10,0 ml verdünnt.

*Referenzlösung d:* 1,0 ml Referenzlösung b wird mit Wasser R zu 10,0 ml verdünnt.

*Referenzlösung e:* 5,0 ml Referenzlösung c werden mit Referenzlösung b zu 10,0 ml verdünnt.

*Säule*
- Größe: $l = 0,25$ m, $\emptyset = 4$ mm
- Stationäre Phase: octadecylsilyliertes Kieselgel zur Chromatographie R (5 µm)
- Temperatur: 40 °C

*Mobile Phase:* 220 Volumteile Methanol R und 780 Volumteile einer Lösung, die 2,0 ml Tetrabutylammoniumhydroxid-Lösung R und 2,2 g Natriummonohydrogenphosphat R enthält und die zuvor mit Phosphorsäure 85 % R auf einen pH-Wert von 7,8 eingestellt wurde, werden gemischt.

*Durchflussrate:* 1 ml · min$^{-1}$

*Detektion:* Spektrometer bei 280 nm

*Einspritzen:* 10 µl; Untersuchungslösung, Referenzlösungen b, c, d und e

*Chromatographiedauer:* 2,5fache Retentionszeit von Folinat

*Eignungsprüfung:* Referenzlösung e
- Auflösung: mindestens 2,2 zwischen den Peaks von Folinat und Verunreinigung D

*Grenzwerte*
- Verunreinigung D: nicht größer als die Fläche des Hauptpeaks im Chromatogramm der Referenzlösung c (1 Prozent)
- Verunreinigungen A, B, C, E, F, G: jeweils nicht größer als Fläche des Hauptpeaks im Chromatogramm der Referenzlösung b (1 Prozent)
- Summe aller Verunreinigungen ohne Verunreinigung D: nicht größer als das 2,5fache der Fläche des Hauptpeaks im Chromatogramm der Referenzlösung b (2,5 Prozent)
- Ohne Berücksichtigung bleiben: Peaks, deren Fläche kleiner ist als die Fläche des Hauptpeaks im Chromatogramm der Referenzlösung d (0,1 Prozent)

**Chlorid:** höchstens 0,5 Prozent

0,300 g Substanz werden, falls erforderlich unter Erwärmen auf 40 °C, in 50 ml Wasser R gelöst. Die Lösung wird mit 10 ml Salpetersäure (2 mol · l$^{-1}$) versetzt und mit Silbernitrat-Lösung (0,005 mol · l$^{-1}$) titriert. Der Endpunkt wird mit Hilfe der Potentiometrie (2.2.20) bestimmt.

1 ml Silbernitrat-Lösung (0,005 mol · l$^{-1}$) entspricht 0,177 mg Cl.

**Schwermetalle** (2.4.8): höchstens 50 ppm

1,0 g Substanz muss der Grenzprüfung F entsprechen. Zur Herstellung der Referenzlösung werden 5 ml Blei-Lösung (10 ppm Pb) R verwendet.

**Platin:** höchstens 20,0 ppm

Atomabsorptionsspektrometrie (2.2.23, Methode II)

*Untersuchungslösung:* 1,00 g Substanz wird in Wasser R zu 100,0 ml gelöst.

*Referenzlösungen:* Die Referenzlösungen werden aus der Platin-Lösung (30 ppm Pt) R durch Verdünnen mit der erforderlichen Menge einer Mischung von 1 Volumteil Salpetersäure R und 99 Volumteilen Wasser R hergestellt.

*Strahlungsquelle:* Platin-Hohlkathodenlampe

*Wellenlänge:* 265,9 nm

**Wasser** (2.5.12): höchstens 17,0 Prozent, mit 0,200 g sehr fein pulverisierter Substanz und einem geeigneten pyridinfreien Titrationsmittel bestimmt

Vor der Titration wird die Substanz im pyridinfreien Lösungsmittel etwa 6 min lang gerührt.

**Bakterien-Endotoxine** (2.6.14): weniger als 0,5 I.E. Bakterien-Endotoxine je Milligramm Calciumfolinat zur Herstellung von Parenteralia, das dabei keinem weiteren geeigneten Verfahren zur Beseitigung von Bakterien-Endotoxinen unterworfen wird

## Gehaltsbestimmung

**Calcium:** 0,400 g Substanz werden in 150 ml Wasser *R* gelöst. Die Lösung wird mit Wasser *R* zu 300 ml verdünnt. Calcium wird nach „Komplexometrische Titrationen" (2.5.11) bestimmt.

1 ml Natriumedetat-Lösung (0,1 mol · l⁻¹) entspricht 4,008 mg Ca.

**Calciumfolinat:** Flüssigchromatographie (2.2.29) wie unter „Verwandte Substanzen" beschrieben, mit folgenden Änderungen:

*Einspritzen:* Untersuchungslösung, Referenzlösung a

*Eignungsprüfung*
– Wiederholpräzision: höchstens 2,0 Prozent relative Standardabweichung nach 6 aufeinanderfolgenden Einspritzungen der Referenzlösung a

Der Prozentgehalt an $C_{20}H_{21}CaN_7O_7$ wird unter Berücksichtigung des angegebenen Gehalts für Calciumfolinat CRS berechnet.

## Lagerung

Dicht verschlossen, vor Licht geschützt

Falls die Substanz steril ist, im sterilen, dicht verschlossenen Behältnis mit Originalitätsverschluss

## Verunreinigungen

*Spezifizierte Verunreinigungen:*

A, B, C, D, E, F, G

A. (2*S*)-2-[(4-Aminobenzoyl)amino]pentandisäure

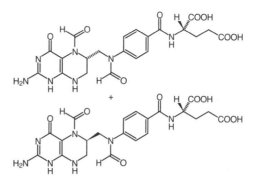

B. (2*S*)-2-[[4-[[[(6*RS*)-2-Amino-5-formyl-4-oxo-1,4,5,6,7,8-hexahydropteridin-6-yl]methyl]formyl=amino]benzoyl]amino]pentandisäure
(5,10-Diformyltetrahydrofolsäure)

C. Folsäure

D. (2*S*)-2-[[4-[[(2-Amino-4-oxo-1,4-dihydropteridin-6-yl)methyl]formylamino]benzoyl]amino]pentandisäure
(10-Formylfolsäure)

E. 4-[[[(6*RS*)-2-Amino-5-formyl-4-oxo-1,4,5,6,7,8-hexahydropteridin-6-yl]methyl]amino]benzoesäure
(5-Formyltetrahydropteroinsäure)

F. R = CHO:
(2*S*)-2-[[4-[[(2-Amino-4-oxo-1,4,7,8-tetrahydropteridin-6-yl)methyl]formylamino]benzoyl]amino]pentandisäure
(10-Formyldihydrofolsäure)

G. R = H:
(2*S*)-2-[[4-[[(2-Amino-4-oxo-1,4,7,8-tetrahydropteridin-6-yl)methyl]amino]benzoyl]amino]pentandisäure
(Dihydrofolsäure)

## 6.3/0172
# Calciumgluconat
# Calcii gluconas

$C_{12}H_{22}CaO_{14} \cdot H_2O$ $\quad M_r$ 448,4

## Definition

Calcium-D-Gluconat-Monohydrat

*Gehalt:* 98,5 bis 102,0 Prozent $C_{12}H_{22}CaO_{14} \cdot H_2O$

## Eigenschaften

*Aussehen:* weißes bis fast weißes, kristallines oder körniges Pulver

*Löslichkeit:* wenig löslich in Wasser, leicht löslich in siedendem Wasser

## Prüfung auf Identität

A. Dünnschichtchromatographie (2.2.27)

*Untersuchungslösung:* 20 mg Substanz werden in 1 ml Wasser *R*, falls erforderlich unter Erhitzen im Wasserbad von 60 °C, gelöst.

*Referenzlösung:* 20 mg Calciumgluconat CRS werden in 1 ml Wasser *R*, falls erforderlich unter Erhitzen im Wasserbad von 60 °C, gelöst.

*Platte:* DC-Platte mit Kieselgel G *R*

*Fließmittel:* konzentrierte Ammoniak-Lösung *R*, Ethylacetat *R*, Wasser *R*, Ethanol 96 % *R* (10:10:30:50 *V/V/V/V*)

*Auftragen:* 5 μl

*Laufstrecke:* 10 cm

*Trocknen:* 20 min lang bei 100 °C, dann erkalten lassen

*Detektion:* Die Platte wird mit einer Lösung von Kaliumdichromat *R* (50 g · l⁻¹) in einer 40-prozentigen Lösung (*m/m*) von Schwefelsäure *R* besprüht.

*Ergebnis:* Nach 5 min entspricht der Hauptfleck im Chromatogramm der Untersuchungslösung in Bezug auf Lage, Farbe und Größe dem Hauptfleck im Chromatogramm der Referenzlösung.

B. Die Prüflösung (siehe „Prüfung auf Reinheit") gibt die Identitätsreaktionen auf Calcium (2.3.1).

## Prüfung auf Reinheit

**Prüflösung:** 1,0 g Substanz wird in Wasser *R* von 60 °C zu 50 ml gelöst.

**Aussehen der Lösung:** Die 60 °C heiße Prüflösung darf nicht stärker gefärbt sein als die Farbvergleichslösung $G_6$ (2.2.2, Methode II). Nach dem Abkühlen darf die Prüflösung nicht stärker opaleszieren als die Referenzsuspension II (2.2.1).

**Organische Substanzen, Borsäure:** In einer mit Schwefelsäure *R* gespülten Porzellanschale werden in einer Eis-Wasser-Mischung 0,5 g Substanz mit 2 ml gekühlter Schwefelsäure *R* gemischt. Weder eine gelbe noch eine braune Färbung darf auftreten. Nach Zusatz von 1 ml Chromotrop-2B-Lösung *R* entwickelt sich eine Violettfärbung, die nicht in Dunkelblau übergehen darf. Diese Lösung darf nicht stärker gefärbt sein als eine Mischung von 1 ml Chromotrop-2B-Lösung *R* und 2 ml gekühlter Schwefelsäure *R*.

**Saccharose, reduzierende Zucker:** 0,5 g Substanz werden in einer Mischung von 2 ml Salzsäure *R* 1 und 10 ml Wasser *R* gelöst. Die Lösung wird 5 min lang im Sieden gehalten, nach dem Erkalten mit 10 ml Natriumcarbonat-Lösung *R* versetzt, 10 min lang stehen gelassen, mit Wasser *R* zu 25 ml verdünnt und filtriert. 5 ml Filtrat werden mit 2 ml Fehling'scher Lösung *R* versetzt und 1 min lang zum Sieden erhitzt. Nach 2 min langem Stehenlassen darf kein roter Niederschlag auftreten.

**Chlorid** (2.4.4): höchstens 200 ppm

12,5 ml Prüflösung werden mit Wasser *R* zu 15 ml verdünnt.

**Sulfat** (2.4.13): höchstens 100 ppm

10,0 g Substanz werden unter Erwärmen in einer Mischung von 10 ml Essigsäure *R* und 90 ml destilliertem Wasser *R* gelöst.

**Magnesium, Alkalimetalle:** höchstens 0,4 Prozent

1,00 g Substanz wird in 100 ml siedendem Wasser *R* gelöst. Die Lösung wird mit 10 ml Ammoniumchlorid-Lösung *R*, 1 ml Ammoniak-Lösung *R* und tropfenweise mit 50 ml heißer Ammoniumoxalat-Lösung *R* versetzt. Diese Lösung wird 4 h lang stehen gelassen, mit Wasser *R* zu 200 ml verdünnt und filtriert. 100 ml des Filtrats werden zur Trockne eingedampft und der Rückstand wird geglüht. Danach darf der Rückstand höchstens 2 mg wiegen.

**Schwermetalle** (2.4.8): höchstens 10 ppm

2,0 g Substanz müssen der Grenzprüfung D entsprechen. Die Substanz wird vorsichtig erhitzt, bis die Masse vollständig weiß geworden ist, und dann geglüht. Zur Herstellung der Referenzlösung werden 2 ml Blei-Lösung (10 ppm Pb) *R* verwendet.

## Mikrobielle Verunreinigung

TAMC: Akzeptanzkriterium $10^3$ KBE je Gramm (2.6.12)

TYMC: Akzeptanzkriterium $10^2$ KBE je Gramm (2.6.12)

## Gehaltsbestimmung

0,8000 g Substanz werden in 20 ml heißem Wasser $R$ gelöst. Nach dem Erkalten wird die Lösung mit Wasser $R$ zu 300 ml verdünnt. Das Calcium wird nach „Komplexometrische Titrationen" (2.5.11) bestimmt.

1 ml Natriumedetat-Lösung (0,1 mol · l$^{-1}$) entspricht 44,84 mg $C_{12}H_{22}CaO_{14} \cdot H_2O$.

---

6.3/2364

# Wasserfreies Calciumgluconat

## Calcii gluconas anhydricus

$C_{12}H_{22}CaO_{14}$  $M_r$ 430,4

## Definition

Wasserfreies Calcium-D-gluconat

*Gehalt:* 98,0 bis 102,0 Prozent (getrocknete Substanz)

## Eigenschaften

*Aussehen:* weißes bis fast weißes, kristallines oder körniges Pulver

*Löslichkeit:* wenig löslich in Wasser, leicht löslich in siedendem Wasser

## Prüfung auf Identität

A. Dünnschichtchromatographie (2.2.27)

*Untersuchungslösung:* 20 mg Substanz werden, falls erforderlich unter Erhitzen im Wasserbad von 60 °C, in 1 ml Wasser $R$ gelöst.

*Referenzlösung:* 20 mg Calciumgluconat CRS werden, falls erforderlich unter Erhitzen im Wasserbad von 60 °C, in 1 ml Wasser $R$ gelöst.

*Platte:* DC-Platte mit Kieselgel $R$ (5 bis 40 μm) [oder DC-Platte mit Kieselgel $R$ (2 bis 10 μm)]

*Fließmittel:* konzentrierte Ammoniak-Lösung $R$, Ethylacetat $R$, Wasser $R$, Ethanol 96 % $R$ (10:10:30:50 V/V/V/V)

*Auftragen:* 1 μl

*Laufstrecke:* 2/3 der Platte

*Trocknen:* 20 min lang bei 100 °C, anschließend erkalten lassen

*Detektion:* Die Platte wird mit einer Lösung, die Ammoniummolybdat $R$ (25 g · l$^{-1}$) und Cer(IV)-sulfat $R$ (10 g · l$^{-1}$) in verdünnter Schwefelsäure $R$ enthält, besprüht und anschließend etwa 10 min lang bei 100 bis 105 °C erhitzt.

*Ergebnis:* Der Hauptfleck im Chromatogramm der Untersuchungslösung entspricht in Bezug auf Lage, Farbe und Größe dem Hauptfleck im Chromatogramm der Referenzlösung.

B. Die Prüflösung (siehe „Prüfung auf Reinheit") gibt die Identitätsreaktionen auf Calcium (2.3.1).

C. Die Substanz entspricht der Prüfung „Trocknungsverlust" (siehe „Prüfung auf Reinheit").

## Prüfung auf Reinheit

**Prüflösung:** 1,0 g Substanz wird in 60 °C heißem Wasser $R$ zu 50 ml gelöst.

**Aussehen der Lösung:** Bei 60 °C darf die Prüflösung nicht stärker gefärbt sein als die Farbvergleichslösung $G_6$ (2.2.2, Methode II) und nach dem Abkühlen darf sie nicht stärker opalesieren als die Referenzsuspension II (2.2.1).

**Organische Verunreinigungen, Borsäure:** 0,5 g Substanz werden in eine Porzellanschale, die zuvor mit Schwefelsäure $R$ gespült wurde, gegeben und in ein Bad mit einer Eis-Wasser-Mischung gestellt. Die Substanz wird mit 2 ml gekühlter Schwefelsäure $R$ versetzt und gemischt. Eine gelbe oder braune Färbung darf sich nicht entwickeln. Nach Zusatz von 1 ml Chromotrop-2B-Lösung $R$ entwickelt sich eine Violettfärbung, die nicht dunkelblau werden darf. Die entstandene Färbung wird mit der einer Mischung von 1 ml Chromotrop-2B-Lösung $R$ und 2 ml gekühlter Schwefelsäure $R$ verglichen.

**Saccharose, reduzierende Zucker:** 0,5 g Substanz werden in einer Mischung von 2 ml Salzsäure $R$ 1 und 10 ml Wasser $R$ gelöst. Die Mischung wird 5 min lang zum Sieden erhitzt, erkalten gelassen und mit 10 ml Natriumcarbonat-Lösung $R$ versetzt. Nach 10 min langem Stehenlassen wird diese Mischung mit Wasser $R$ zu 25 ml verdünnt und filtriert. 5 ml Filtrat werden mit 2 ml Fehling'scher Lösung $R$ versetzt, 1 min lang zum Sieden erhitzt und 2 min lang stehen gelassen. Ein roter Niederschlag darf sich nicht bilden.

**Chlorid** (2.4.4): höchstens 200 ppm

12,5 ml Prüflösung werden mit Wasser $R$ zu 15 ml verdünnt.

**Sulfat** (2.4.13): höchstens 100 ppm

10,0 g Substanz werden unter Erwärmen in einer Mischung von 10 ml Essigsäure $R$ und 90 ml destilliertem Wasser $R$ gelöst.

**Magnesium, Alkalimetalle:** höchstens 0,4 Prozent (berechnet als MgO)

1,00 g Substanz wird in 100 ml siedendem Wasser R gelöst. Die Lösung wird mit 10 ml Ammoniumchlorid-Lösung R, 1 ml Ammoniak-Lösung R und tropfenweise mit 50 ml heißer Ammoniumoxalat-Lösung R versetzt. Die Mischung wird 4 h lang stehen gelassen, mit Wasser R zu 200 ml verdünnt und filtriert. 100 ml Filtrat werden zur Trockne eingedampft und der Rückstand wird geglüht. Danach darf der Rückstand höchstens 2 mg wiegen.

**Schwermetalle** (2.4.8): höchstens 10 ppm

2,0 g Substanz müssen der Grenzprüfung D entsprechen. Die Substanz wird langsam und vorsichtig erhitzt, bis sie sich nahezu vollständig in eine weiße Masse umgewandelt hat, die anschließend geglüht wird. Zur Herstellung der Referenzlösung werden 2 ml Blei-Lösung (10 ppm Pb) R verwendet.

**Trocknungsverlust** (2.2.32): höchstens 2,0 Prozent, mit 1,000 g Substanz durch 16 h langes Trocknen im Trockenschrank bei 105 °C bestimmt

**Mikrobielle Verunreinigung**

TAMC: Akzeptanzkriterium $10^3$ KBE je Gramm (2.6.12)

TYMC: Akzeptanzkriterium $10^2$ KBE je Gramm (2.6.12)

## Gehaltsbestimmung

0,350 g Substanz werden in 20 ml heißem Wasser R gelöst. Nach dem Erkalten wird die Lösung mit Wasser R zu 300 ml verdünnt. Der Gehalt an Calcium wird nach „Komplexometrische Titrationen" (2.5.11) bestimmt.

1 ml Natriumedetat-Lösung (0,1 mol · l$^{-1}$) entspricht 43,04 mg $C_{12}H_{22}CaO_{14}$.

---

6.3/0979

# Calciumgluconat zur Herstellung von Parenteralia

# Calcii gluconas ad iniectabile

$C_{12}H_{22}CaO_{14} \cdot H_2O$ $\qquad$ $M_r$ 448,4

## Definition

Calcium-D-Gluconat-Monohydrat

*Gehalt:* 99,0 bis 101,0 Prozent $C_{12}H_{22}CaO_{14} \cdot H_2O$

## Eigenschaften

*Aussehen:* weißes bis fast weißes, kristallines oder körniges Pulver

*Löslichkeit:* wenig löslich in Wasser, leicht löslich in siedendem Wasser

## Prüfung auf Identität

A. Dünnschichtchromatographie (2.2.27)

*Untersuchungslösung:* 20 mg Substanz werden in 1 ml Wasser R, falls erforderlich unter Erhitzen im Wasserbad von 60 °C, gelöst.

*Referenzlösung:* 20 mg Calciumgluconat CRS werden in 1 ml Wasser R, falls erforderlich unter Erhitzen im Wasserbad von 60 °C, gelöst.

*Platte:* DC-Platte mit Kieselgel G R

*Fließmittel:* konzentrierte Ammoniak-Lösung R, Ethylacetat R, Wasser R, Ethanol 96 % R (10:10:30:50 V/V/V/V)

*Auftragen:* 5 µl

*Laufstrecke:* 10 cm

*Trocknen:* 20 min lang bei 100 °C; anschließend erkalten lassen

*Detektion:* Die Platte wird mit einer Lösung von Kaliumdichromat R (50 g · l$^{-1}$) in einer 40-prozentigen Lösung (m/m) von Schwefelsäure R besprüht.

*Ergebnis:* Nach 5 min entspricht der Hauptfleck im Chromatogramm der Untersuchungslösung in Bezug auf Lage, Farbe und Größe dem Hauptfleck im Chromatogramm der Referenzlösung.

B. Etwa 20 mg Substanz geben die Identitätsreaktion b auf Calcium (2.3.1).

## Prüfung auf Reinheit

**Prüflösung:** 10,0 g Substanz werden mit 90 ml siedendem destilliertem Wasser R übergossen. Die Mischung wird unter Rühren bis zum vollständigen Lösen zum Sieden erhitzt, jedoch höchstens 10 s lang, und mit destilliertem Wasser R zu 100,0 ml verdünnt.

**Aussehen der Lösung:** Bei 60 °C darf die Prüflösung nicht stärker gefärbt sein als die Farbvergleichslösung $B_7$ (2.2.2, Methode II). Nach dem Abkühlen auf 20 °C darf sie nicht stärker opaleszieren als die Referenzsuspension II (2.2.1).

**pH-Wert** (2.2.3): 6,4 bis 8,3

1,0 g Substanz wird in 20 ml kohlendioxidfreiem Wasser R unter Erhitzen im Wasserbad gelöst.

**Organische Substanzen, Borsäure:** In einer mit Schwefelsäure R gespülten Porzellanschale werden in einer Eis-Wasser-Mischung 0,5 g Substanz mit 2 ml gekühlter

Schwefelsäure *R* gemischt. Weder eine gelbe noch eine braune Färbung darf auftreten. Nach Zusatz von 1 ml Chromotrop-2B-Lösung *R* entwickelt sich eine Violettfärbung, die nicht in Dunkelblau übergehen darf. Diese Lösung darf nicht stärker gefärbt sein als eine Mischung von 1 ml Chromotrop-2B-Lösung *R* und 2 ml gekühlter Schwefelsäure *R*.

**Oxalat:** Flüssigchromatographie (2.2.29)

*Untersuchungslösung:* 1,00 g Substanz wird in Wasser zur Chromatographie *R* zu 100,0 ml gelöst.

*Referenzlösung:* 1,00 g Substanz wird in Wasser zur Chromatographie *R* gelöst. Die Lösung wird mit 0,5 ml einer Lösung von Natriumoxalat *R* (0,152 g · l$^{-1}$) in Wasser zur Chromatographie *R* versetzt und mit Wasser zur Chromatographie *R* zu 100,0 ml verdünnt.

*Vorsäule*
- Größe: $l$ = 30 mm, $\varnothing$ = 4 mm
- Stationäre Phase: geeigneter stark basischer Anionenaustauscher (30 bis 50 µm)

*Säulen 1 und 2*
- Größe: $l$ = 0,25 m, $\varnothing$ = 4 mm
- Stationäre Phase: geeigneter stark basischer Anionenaustauscher (30 bis 50 µm)

*Anionenbeseitigungs-Säule:* in Reihe verbunden mit der Vorsäule und den Säulen zur Analyse; ausgestattet mit einer Membran, die die mobile Phase im Gegenstrom von der Regenerationslösung trennt

*Mobile Phase:* 0,212 g wasserfreies Natriumcarbonat *R* und 63 mg Natriumhydrogencarbonat *R* werden in Wasser zur Chromatographie *R* zu 1000,0 ml gelöst.

*Durchflussrate der mobilen Phase:* 2 ml · min$^{-1}$

*Regenerationslösung:* Lösung von Schwefelsäure *R* (1,23 g · l$^{-1}$) in Wasser zur Chromatographie *R*

*Durchflussrate der Regenerationslösung:* 4 ml · min$^{-1}$

*Detektion:* Leitfähigkeitsdetektor

*Einspritzen:* 50 µl

*Eignungsprüfung:* Referenzlösung
- Wiederholpräzision: höchstens 2,0 Prozent relative Standardabweichung für die Fläche des Oxalat-Peaks nach 5 Einspritzungen

Je 50 µl Untersuchungslösung und Referenzlösung werden 3-mal eingespritzt.

Der Gehalt an Oxalat in ppm wird nach folgender Formel berechnet:

$$\frac{S_T \cdot 50}{S_R - S_T}$$

$S_T$ = Fläche des Oxalat-Peaks im Chromatogramm der Untersuchungslösung
$S_R$ = Fläche des Oxalat-Peaks im Chromatogramm der Referenzlösung

*Grenzwert*
- Oxalat: höchstens 1,00 · 10$^2$ ppm

**Saccharose, reduzierende Zucker:** 0,5 g Substanz werden in einer Mischung von 2 ml Salzsäure *R* 1 und 10 ml Wasser *R* gelöst. Die Lösung wird 5 min lang im Sieden gehalten, nach dem Erkalten mit 10 ml Natriumcarbonat-Lösung *R* versetzt und 10 min lang stehen gelassen, mit Wasser *R* zu 25 ml verdünnt und filtriert. 5 ml Filtrat werden mit 2 ml Fehling'scher Lösung *R* versetzt und 1 min lang im Sieden gehalten. Nach 2 min langem Stehenlassen darf sich kein roter Niederschlag gebildet haben.

**Chlorid** (2.4.4): höchstens 50 ppm

10 ml filtrierte Prüflösung werden mit 5 ml Wasser *R* versetzt.

**Phosphat** (2.4.11): höchstens 100 ppm

1 ml Prüflösung wird mit Wasser *R* zu 100 ml verdünnt.

**Sulfat** (2.4.13): höchstens 50 ppm, an der filtrierten Prüflösung bestimmt

Zur Herstellung der Referenzlösung wird eine Mischung von 7,5 ml Sulfat-Lösung (10 ppm SO$_4$) *R* und 7,5 ml destilliertem Wasser *R* verwendet.

**Eisen:** höchstens 5,0 ppm

Atomabsorptionsspektrometrie (2.2.23, Methode I)

*Untersuchungslösung:* 2,0 g Substanz werden in einem 100-ml-Becherglas aus Polytetrafluorethylen mit 5 ml Salpetersäure *R* zum Sieden erhitzt und bis fast zur Trockne eingedampft. 1 ml Wasserstoffperoxid-Lösung 30 % *R* wird zugegeben und die Mischung erneut bis fast zur Trockne eingedampft. Die Behandlung mit Wasserstoffperoxid wird so oft wiederholt, bis eine klare Lösung erhalten wird. Mit 2 ml Salpetersäure *R* wird die Lösung in einen 25-ml-Messkolben gespült und mit verdünnter Salzsäure *R* zu 25,0 ml verdünnt. In gleicher Weise wird eine Kompensationsflüssigkeit hergestellt, die an Stelle der Substanz 0,65 g Calciumchlorid *R* 1 enthält.

*Referenzlösungen:* Die Referenzlösungen werden aus der Eisen-Lösung (20 ppm Fe) *R* durch Verdünnen mit verdünnter Salzsäure *R* hergestellt.

*Strahlungsquelle:* Eisen-Hohlkathodenlampe

*Wellenlänge:* 248,3 nm

*Atomisierung:* Luft-Acetylen-Flamme

Die Messung ist mit Deuterium-Untergrundkompensation durchzuführen.

**Magnesium, Alkalimetalle:** höchstens 0,4 Prozent

0,50 g Substanz werden mit einer Mischung von 1,0 ml verdünnter Essigsäure *R* und 10,0 ml Wasser *R* versetzt und bis zur vollständigen Lösung unter Umschwenken kurz zum Sieden erhitzt. Zur siedend heißen Lösung werden 5,0 ml Ammoniumoxalat-Lösung *R* zugegeben. Die Mischung wird mindestens 6 h lang stehen gelassen und anschließend durch einen Glassintertiegel (1,6) (2.1.2) in einen Porzellantiegel filtriert. Das Filtrat wird vorsichtig zur Trockne eingedampft und der Rückstand geglüht. Der Rückstand darf höchstens 2 mg wiegen.

# Calciumgluconat zur Herstellung von Parenteralia

**Schwermetalle** (2.4.8): höchstens 10 ppm

12 ml Prüflösung müssen der Grenzprüfung A entsprechen. Zur Herstellung der Referenzlösung wird die Blei-Lösung (1 ppm Pb) *R* verwendet.

**Bakterien-Endotoxine** (2.6.14): weniger als 167 I.E. Bakterien-Endotoxine je Gramm Calciumgluconat zur Herstellung von Parenteralia

**Mikrobielle Verunreinigung**

TAMC: Akzeptanzkriterium $10^2$ KBE je Gramm (2.6.12)

## Gehaltsbestimmung

0,350 g Substanz werden in 20 ml heißem Wasser *R* gelöst. Nach dem Erkalten wird die Lösung mit Wasser *R* zu 300 ml verdünnt. Calcium wird nach „Komplexometrische Titrationen" (2.5.11) unter Zusatz von 50 mg Calconcarbonsäure-Verreibung *R* bestimmt.

1 ml Natriumedetat-Lösung (0,1 mol · l$^{-1}$) entspricht 44,84 mg $C_{12}H_{22}CaO_{14}$ · $H_2O$.

---

6.3/0882

# Calciumstearat
# Calcii stearas

## Definition

Gemisch von Calciumsalzen verschiedener Fettsäuren, hauptsächlich Stearinsäure (Octadecansäure) [$(C_{17}H_{35}COO)_2Ca$; $M_r$ 607] und Palmitinsäure (Hexadecansäure) [$(C_{15}H_{31}COO)_2Ca$; $M_r$ 550,9] mit einem geringen Anteil anderer Fettsäuren

*Gehalt*
- Calcium: 6,4 bis 7,4 Prozent ($A_r$ 40,08) (getrocknete Substanz)
- Stearinsäure in der Fettsäurenfraktion: mindestens 40,0 Prozent
- Summe der Stearin- und Palmitinsäure in der Fettsäurenfraktion: mindestens 90,0 Prozent

## Eigenschaften

*Aussehen:* weißes bis fast weißes, feines, kristallines Pulver

*Löslichkeit:* praktisch unlöslich in Wasser und Ethanol 96 %

## Prüfung auf Identität

1: C, D
2: A, B, D

A. Erstarrungstemperatur (2.2.18): mindestens 53 °C für den bei der Herstellung der Prüflösung (siehe „Prüfung auf Reinheit") erhaltenen Rückstand

B. Säurezahl (2.5.1): 195 bis 210

0,200 g des bei der Herstellung der Prüflösung erhaltenen Rückstands werden in 25 ml der vorgeschriebenen Lösungsmittelmischung gelöst.

C. Die bei der Bestimmung „Fettsäurenzusammensetzung" (siehe „Gehaltsbestimmung") erhaltenen Chromatogramme werden ausgewertet.

*Ergebnis:* Die Hauptpeaks im Chromatogramm der Untersuchungslösung entsprechen in Bezug auf ihre Retentionszeiten den Hauptpeaks im Chromatogramm der Referenzlösung.

D. 5 ml Prüflösung werden mit konzentrierter Natriumhydroxid-Lösung *R* gegen rotes Lackmuspapier *R* neutralisiert. Die Lösung gibt die Identitätsreaktion b auf Calcium (2.3.1).

## Prüfung auf Reinheit

**Prüflösung:** 5,0 g Substanz werden mit 50 ml peroxidfreiem Ether *R*, 20 ml verdünnter Salpetersäure *R* und 20 ml destilliertem Wasser *R* versetzt. Die Mischung wird zum Rückfluss erhitzt, bis die Substanz gelöst ist. Nach dem Erkalten wird in einem Scheidetrichter die wässrige Phase abgetrennt. Die Etherphase wird 2-mal mit je 5 ml destilliertem Wasser *R* ausgeschüttelt. Die wässrigen Phasen werden vereinigt, mit 15 ml peroxidfreiem Ether *R* gewaschen und mit destilliertem Wasser *R* zu 50 ml verdünnt (Prüflösung). Die Etherphase wird zur Trockne eingedampft. Der Rückstand wird bei 100 bis 105 °C getrocknet und für die Identitätsprüfungen A und B verwendet.

**Sauer oder alkalisch reagierende Substanzen:** 1,0 g Substanz wird 1 min lang mit 20 ml kohlendioxidfreiem Wasser *R* unter ständigem Schütteln zum Sieden erhitzt. Nach dem Abkühlen wird die Mischung filtriert. 10 ml Filtrat werden mit 0,05 ml Bromthymolblau-Lösung *R* 1 versetzt. Bis zum Farbumschlag dürfen höchstens 0,5 ml Salzsäure (0,01 mol · l$^{-1}$) oder Natriumhydroxid-Lösung (0,01 mol · l$^{-1}$) verbraucht werden.

**Chlorid** (2.4.4): höchstens 0,1 Prozent

0,5 ml Prüflösung werden mit Wasser *R* zu 15 ml verdünnt.

**Sulfat** (2.4.13): höchstens 0,3 Prozent

0,5 ml Prüflösung werden mit destilliertem Wasser *R* zu 15 ml verdünnt.

**Blei:** höchstens 10,0 ppm

Atomabsorptionsspektrometrie (2.2.23, Methode II)

*Untersuchungslösung:* In einem Aufschlussgefäß aus Polytetrafluorethylen werden 50,0 mg Substanz mit 0,5 ml einer Mischung von 1 Volumteil Salzsäure *R* und 5 Volumteilen blei- und cadmiumfreier Salpetersäure *R* versetzt. Bei 170 °C wird die Mischung 5 h lang erhitzt. Nach dem Erkalten wird der Rückstand in Wasser *R* zu 5,0 ml gelöst.

*Referenzlösungen:* Die Referenzlösungen werden aus der Blei-Lösung (10 ppm Pb) *R* durch Verdünnen mit der erforderlichen Menge Wasser *R* hergestellt.

*Strahlungsquelle:* Blei-Hohlkathodenlampe

*Wellenlänge:* 283,3 nm; je nach verwendeter Apparatur 217,0 nm

*Atomisierungseinrichtung:* Graphitofen

**Cadmium:** höchstens 3,0 ppm

Atomabsorptionsspektrometrie (2.2.23, Methode II)

*Untersuchungslösung:* entsprechend der bei der Prüfung „Blei" hergestellten Untersuchungslösung

*Referenzlösungen:* Die Referenzlösungen werden aus der Cadmium-Lösung (10 ppm Cd) *R* durch Verdünnen mit der erforderlichen Menge einer 1-prozentigen Lösung (V/V) von Salzsäure *R* hergestellt.

*Strahlungsquelle:* Cadmium-Hohlkathodenlampe

*Wellenlänge:* 228,8 nm

*Atomisierungseinrichtung:* Graphitofen

**Nickel:** höchstens 5,0 ppm

Atomabsorptionsspektrometrie (2.2.23, Methode II)

*Untersuchungslösung:* entsprechend der bei der Prüfung „Blei" hergestellten Untersuchungslösung

*Referenzlösungen:* Die Referenzlösungen werden aus der Nickel-Lösung (10 ppm Ni) *R* durch Verdünnen mit der erforderlichen Menge Wasser *R* hergestellt.

*Strahlungsquelle:* Nickel-Hohlkathodenlampe

*Wellenlänge:* 232,0 nm

*Atomisierungseinrichtung:* Graphitofen

**Trocknungsverlust** (2.2.32): höchstens 6,0 Prozent, mit 1,000 g Substanz durch Trocknen im Trockenschrank bei 105 °C bestimmt

**Mikrobielle Verunreinigung**

TAMC: Akzeptanzkriterium $10^3$ KBE je Gramm (2.6.12)

TYMC: Akzeptanzkriterium $10^2$ KBE je Gramm (2.6.12)

Abwesenheit von *Escherichia coli* (2.6.13)

Abwesenheit von Salmonellen (2.6.13)

# Gehaltsbestimmung

**Calcium:** In einem 250-ml-Erlenmeyerkolben werden 0,500 g Substanz mit 50 ml einer Mischung gleicher Volumteile 1-Butanol *R* und wasserfreiem Ethanol *R*, 5 ml konzentrierter Ammoniak-Lösung *R*, 3 ml Ammoniumchlorid-Pufferlösung pH 10,0 *R*, 30,0 ml Natriumedetat-Lösung (0,1 mol · l$^{-1}$) und 15 mg Eriochromschwarz-T-Verreibung *R* versetzt. Die Mischung wird bei 45 bis 50 °C erwärmt, bis die Substanz vollständig gelöst ist. Nach dem Abkühlen wird die Lösung mit Zinksulfat-Lösung (0,1 mol · l$^{-1}$) bis zum Farbumschlag von Blau nach Violett titriert. Eine Blindtitration wird durchgeführt.

1 ml Natriumedetat-Lösung (0,1 mol · l$^{-1}$) entspricht 4,008 mg Ca.

**Fettsäurenzusammensetzung:** Gaschromatographie (2.2.28) mit Hilfe des Verfahrens „Normalisierung"

*Untersuchungslösung:* In einem Erlenmeyerkolben mit Rückflusskühler werden 0,10 g Substanz in 5 ml methanolischer Bortrifluorid-Lösung *R* gelöst. Die Lösung wird 10 min lang zum Rückfluss erhitzt. Nach Zusatz von 4 ml Heptan *R* durch den Kühler wird die Mischung erneut 10 min lang zum Rückfluss erhitzt. Nach dem Erkalten werden 20 ml einer gesättigten Lösung von Natriumchlorid *R* zugesetzt. Nach Ausschütteln und Phasentrennung werden etwa 2 ml der organischen Phase entnommen und über 0,2 g wasserfreiem Natriumsulfat *R* getrocknet. 1,0 ml dieser Lösung wird mit Heptan *R* zu 10,0 ml verdünnt.

*Referenzlösung:* Die Referenzlösung wird in gleicher Weise wie die Untersuchungslösung hergestellt, unter Verwendung von 50,0 mg Palmitinsäure *CRS* und 50,0 mg Stearinsäure *CRS* an Stelle der Substanz.

*Säule*
– Material: Quarzglas
– Größe: $l$ = 30 m, ⌀ = 0,32 mm
– Stationäre Phase: Macrogol 20000 *R* (Filmdicke 0,5 µm)

*Trägergas:* Helium zur Chromatographie *R*

*Durchflussrate:* 2,4 ml · min$^{-1}$

*Temperatur*

|  | Zeit (min) | Temperatur (°C) |
|---|---|---|
| Säule | 0 – 2 | 70 |
|  | 2 – 36 | 70 → 240 |
|  | 36 – 41 | 240 |
| Probeneinlass |  | 220 |
| Detektor |  | 260 |

*Detektion:* Flammenionisation

*Einspritzen:* 1 µl

*Relative Retention* (bezogen auf Methylstearat)
– Methylpalmitat: etwa 0,88

*Eignungsprüfung:* Referenzlösung
– Auflösung: mindestens 5,0 zwischen den Peaks von Methylpalmitat und Methylstearat

Der Gehalt an Palmitinsäure und Stearinsäure wird berechnet. Lösungsmittelpeaks werden nicht berücksichtigt.

# 6.3/2201
# Carprofen für Tiere
# Carprofenum ad usum veterinarium

$C_{15}H_{12}ClNO_2$        $M_r$ 273,7

CAS Nr. 53716-49-7

## Definition

(2*RS*)-2-(6-Chlor-9*H*-carbazol-2-yl)propansäure

*Gehalt:* 98,5 bis 101,5 Prozent (getrocknete Substanz)

## Eigenschaften

*Aussehen:* weißes bis fast weißes, kristallines Pulver

*Löslichkeit:* praktisch unlöslich in Wasser, leicht löslich in Aceton, löslich in Methanol, schwer löslich in 2-Propanol

Die Substanz zeigt Polymorphie (5.9).

## Prüfung auf Identität

IR-Spektroskopie (2.2.24)

*Vergleich:* Carprofen CRS

Wenn die Spektren bei der Prüfung in fester Form unterschiedlich sind, werden Substanz und Referenzsubstanz getrennt in Aceton *R* gelöst. Nach dem Eindampfen der Lösungen zur Trockne werden mit den Rückständen erneut Spektren aufgenommen.

## Prüfung auf Reinheit

**Aussehen der Lösung:** Die Lösung muss klar (2.2.1) und darf nicht stärker gefärbt sein als die Farbvergleichslösung $BG_3$ (2.2.2, Methode II).

1,0 g Substanz wird in Methanol *R* zu 25 ml gelöst.

**Verwandte Substanzen:** Flüssigchromatographie (2.2.29)

*Die Prüfung muss vor Licht geschützt durchgeführt werden.*

*Untersuchungslösung:* 50 mg Substanz werden in der mobilen Phase zu 100,0 ml gelöst.

*Referenzlösung a:* 2,5 mg Carprofen zur Eignungsprüfung CRS (mit der Verunreinigung C) werden in der mobilen Phase zu 10,0 ml gelöst.

*Referenzlösung b:* 1,0 ml Untersuchungslösung wird mit der mobilen Phase zu 100,0 ml verdünnt. 1,0 ml dieser Lösung wird mit der mobilen Phase zu 10,0 ml verdünnt.

*Säule*
- Größe: $l = 0,25$ m, $\varnothing = 4,6$ mm
- Stationäre Phase: nachsilanisiertes, octadecylsilyliertes, amorphes, siliciumorganisches Polymer mit eingefügten polaren Gruppen *R* (5 µm)

*Mobile Phase:* 30 Volumteile einer Lösung von Kaliumdihydrogenphosphat *R* (1,36 g · l⁻¹), die mit Phosphorsäure 85 % *R* auf einen pH-Wert von 3,0 eingestellt wurde, und 70 Volumteile Methanol *R* 2 werden gemischt.

*Durchflussrate:* 1,3 ml · min⁻¹

*Detektion:* Spektrometer bei 235 nm

*Einspritzen:* 20 µl

*Chromatographiedauer:* 4fache Retentionszeit von Carprofen

*Retentionszeit*
- Carprofen: etwa 10 min

*Eignungsprüfung:* Referenzlösung a
- Auflösung: mindestens 1,5 zwischen den Peaks von Verunreinigung C und Carprofen

*Grenzwerte*
- Nicht spezifizierte Verunreinigungen: jeweils nicht größer als das 2fache der Fläche des Hauptpeaks im Chromatogramm der Referenzlösung b (0,2 Prozent)
- Summe aller Verunreinigungen: nicht größer als das 5fache der Fläche des Hauptpeaks im Chromatogramm der Referenzlösung b (0,5 Prozent)
- Ohne Berücksichtigung bleiben: Peaks, deren Fläche kleiner ist als die Fläche des Hauptpeaks im Chromatogramm der Referenzlösung b (0,1 Prozent)

**Schwermetalle** (2.4.8): höchstens 20 ppm

1,0 g Substanz wird in Ethanol 96 % *R* zu 20 ml gelöst. 12 ml Lösung müssen der Grenzprüfung B entsprechen. Zur Herstellung der Referenzlösung wird die Blei-Lösung (2 ppm Pb) *R* verwendet.

**Trocknungsverlust** (2.2.32): höchstens 0,5 Prozent, mit 1,000 g Substanz durch 2 h langes Trocknen im Trockenschrank bei 105 °C bestimmt

**Sulfatasche** (2.4.14): höchstens 0,1 Prozent, mit 1,0 g Substanz bestimmt

## Gehaltsbestimmung

0,200 g Substanz, in 50 ml Ethanol 96 % *R* gelöst, werden nach Zusatz von 1,0 ml Salzsäure (0,1 mol · l⁻¹) mit Natriumhydroxid-Lösung (0,1 mol · l⁻¹) titriert. Das zwischen den beiden mit Hilfe der Potentiometrie (2.2.20) bestimmten Wendepunkten zugesetzte Volumen wird abgelesen.

1 ml Natriumhydroxid-Lösung (0,1 mol · l⁻¹) entspricht 27,37 mg $C_{15}H_{12}ClNO_2$.

## Lagerung

Vor Licht geschützt

## Verunreinigungen

*Andere bestimmbare Verunreinigungen*

(Die folgenden Substanzen werden, falls in einer bestimmten Menge vorhanden, durch eine Prüfmethode oder mehrere Prüfmethoden in der Monographie erfasst. Sie werden begrenzt durch das allgemeine Akzeptanzkriterium für weitere Verunreinigungen/nicht spezifizierte Verunreinigungen und/oder durch die Anforderungen der Allgemeinen Monographie **Substanzen zur pharmazeutischen Verwendung (Corpora ad usum pharmaceuticum)**. Diese Verunreinigungen müssen daher nicht identifiziert werden, um die Konformität der Substanz zu zeigen. Siehe auch „5.10 Kontrolle von Verunreinigungen in Substanzen zur pharmazeutischen Verwendung"):

A, B, C, D, E, F, G, H

A. R = H:
2-(6-Chlor-9*H*-carbazol-2-yl)-2-methylpropandisäure

F. R = C₂H₅:
Diethyl[2-(6-chlor-9*H*-carbazol-2-yl)-2-methylpropandioat]

B. R = H, R' = CO₂H:
(2*RS*)-2-(9*H*-Carbazol-2-yl)propansäure

C. R = Cl, R' = OH:
(1*RS*)-1-(6-Chlor-9*H*-carbazol-2-yl)ethanol

G. R = Cl, R' = CO–O–C₂H₅:
Ethyl[(2*RS*)-2-(6-chlor-9*H*-carbazol-2-yl)propanoat]

D. R = CO–CH₃:
1-(6-Chlor-9*H*-carbazol-2-yl)ethanon

E. R = H:
3-Chlor-9*H*-carbazol

H. R = C₂H₅:
6-Chlor-2-ethyl-9*H*-carbazol

# 6.3/0316

# Mikrokristalline Cellulose

# Cellulosum microcristallinum

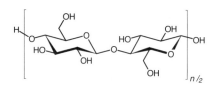

$C_{6n}H_{10n+2}O_{5n+1}$

## Definition

Mikrokristalline Cellulose ist eine gereinigte, teilweise depolymerisierte Cellulose. Sie wird durch Mineralsäurebehandlung von α-Cellulose hergestellt, die aus einem Brei von Pflanzenfasern gewonnen wurde.

## Eigenschaften

*Aussehen:* weißes bis fast weißes, feines oder körniges Pulver

*Löslichkeit:* praktisch unlöslich in Wasser, Aceton, wasserfreiem Ethanol und in Toluol

Die Substanz ist praktisch unlöslich in verdünnten Säuren und einer Natriumhydroxid-Lösung (50 g · l⁻¹).

## Prüfung auf Identität

A. Werden etwa 10 mg Substanz auf einem Uhrglas in 2 ml iodhaltiger Zinkchlorid-Lösung R dispergiert, färbt sich die Substanz blauviolett.

B. Der Polymerisationsgrad beträgt höchstens 350.

In einem 125-ml-Erlenmeyerkolben werden 1,300 g Substanz mit 25,0 ml Wasser R und 25,0 ml Kupfer(II)-Ethylendiaminhydroxid-Lösung R versetzt. In die Mischung wird sofort Stickstoff R eingeleitet und der Kolben verschlossen. Die Mischung wird geschüttelt, bis sich die Substanz vollständig gelöst hat. Ein geeignetes Volumen der Lösung wird in ein geeignetes Kapillarviskosimeter (2.2.9) gegeben. Die Temperatur der Lösung wird mindestens 5 min lang bei 25 ± 0,1 °C gehalten. Die Durchflusszeit $t_1$, die die Lösung braucht, um von einer Markierung zur anderen zu fließen, wird in Sekunden gemessen. Die kinematische Viskosität $v_1$ der Lösung wird nach folgender Formel berechnet:

$$t_1(k_1),$$

wobei $k_1$ die Konstante des Viskosimeters ist.

Ein geeignetes Volumen Kupfer(II)-Ethylendiamin-hydroxid-Lösung R wird mit dem gleichen Volumen Wasser R verdünnt. Mit einem geeigneten Kapillarviskosimeter wird die Durchflusszeit $t_2$ dieser Lösung gemessen.

Die kinematische Viskosität $v_2$ des Lösungsmittels wird nach folgender Formel berechnet:

$$t_2 (k_2),$$

wobei $k_2$ die Konstante des Viskosimeters ist.

Die relative Viskosität $\eta_{rel}$ der Lösung der Substanz wird nach folgender Formel berechnet:

$$v_1/v_2$$

Die Grenzviskositätszahl $[\eta]_c$ wird durch Interpolieren mit Hilfe der Tab. 0316-1 bestimmt.

Der Polymerisationsgrad P wird nach folgender Gleichung berechnet:

$$P = \frac{95[\eta]_c}{m[(100-b) \cdot 10^{-2}]}$$

m = Einwaage der Substanz in Gramm
b = Trocknungsverlust in Prozent (siehe Prüfung „Trocknungsverlust")

## Prüfung auf Reinheit

**Löslichkeit:** 50 mg Substanz müssen sich in 10 ml Kupfer(II)-tetrammin-Reagenz R vollständig lösen.

**pH-Wert** (2.2.3): 5,0 bis 7,5 für die überstehende Flüssigkeit

5 g Substanz werden 20 min lang mit 40 ml kohlendioxidfreiem Wasser R geschüttelt. Die Suspension wird zentrifugiert.

**Leitfähigkeit** (2.2.38): Die Leitfähigkeit der Prüflösung übersteigt die von Wasser um höchstens 75 µS · cm$^{-1}$.

Als Prüflösung dient die überstehende Flüssigkeit, die bei der Prüfung „pH-Wert" erhalten wurde. Nachdem sich ein stabiler Wert eingestellt hat, wird die Leitfähigkeit der Prüflösung bestimmt. Die Leitfähigkeit des Wassers, das zur Herstellung der Prüflösung verwendet wurde, wird bestimmt.

**Etherlösliche Substanzen:** höchstens 0,05 Prozent (5 mg) für die Massendifferenz zwischen dem aus dem Eluat der Substanz erhaltenen Rückstand und dem im Blindversuch erhaltenen Rückstand

10,0 g Substanz werden auf eine Chromatographiesäule von etwa 20 mm innerem Durchmesser gebracht und mit 50 ml peroxidfreiem Ether R eluiert. Das Eluat wird zur Trockne eingedampft. Der Rückstand wird 30 min lang bei 105 °C getrocknet, in Exsikkator erkalten gelassen und gewogen. Ein Blindversuch wird durchgeführt.

**Wasserlösliche Substanzen:** höchstens 0,25 Prozent (12,5 mg) für die Massendifferenz zwischen dem aus der

**Tab. 0316-1: Grenzviskositätszahlen**

Grenzviskositätszahlen $[\eta]_c$ in Abhängigkeit von der relativen Viskosität $\eta_{rel}$

| $\eta_{rel}$ | 0,00 | 0,01 | 0,02 | 0,03 | 0,04 | 0,05 | 0,06 | 0,07 | 0,08 | 0,09 |
|---|---|---|---|---|---|---|---|---|---|---|
| 1,1 | 0,098 | 0,106 | 0,115 | 0,125 | 0,134 | 0,143 | 0,152 | 0,161 | 0,170 | 0,180 |
| 1,2 | 0,189 | 0,198 | 0,207 | 0,216 | 0,225 | 0,233 | 0,242 | 0,250 | 0,259 | 0,268 |
| 1,3 | 0,276 | 0,285 | 0,293 | 0,302 | 0,310 | 0,318 | 0,326 | 0,334 | 0,342 | 0,350 |
| 1,4 | 0,358 | 0,367 | 0,375 | 0,383 | 0,391 | 0,399 | 0,407 | 0,414 | 0,422 | 0,430 |
| 1,5 | 0,437 | 0,445 | 0,453 | 0,460 | 0,468 | 0,476 | 0,484 | 0,491 | 0,499 | 0,507 |
| 1,6 | 0,515 | 0,522 | 0,529 | 0,536 | 0,544 | 0,551 | 0,558 | 0,566 | 0,573 | 0,580 |
| 1,7 | 0,587 | 0,595 | 0,602 | 0,608 | 0,615 | 0,622 | 0,629 | 0,636 | 0,642 | 0,649 |
| 1,8 | 0,656 | 0,663 | 0,670 | 0,677 | 0,683 | 0,690 | 0,697 | 0,704 | 0,710 | 0,717 |
| 1,9 | 0,723 | 0,730 | 0,736 | 0,743 | 0,749 | 0,756 | 0,762 | 0,769 | 0,775 | 0,782 |
| 2,0 | 0,788 | 0,795 | 0,802 | 0,809 | 0,815 | 0,821 | 0,827 | 0,833 | 0,840 | 0,846 |
| 2,1 | 0,852 | 0,858 | 0,864 | 0,870 | 0,876 | 0,882 | 0,888 | 0,894 | 0,900 | 0,906 |
| 2,2 | 0,912 | 0,918 | 0,924 | 0,929 | 0,935 | 0,941 | 0,948 | 0,953 | 0,959 | 0,965 |
| 2,3 | 0,971 | 0,976 | 0,983 | 0,988 | 0,994 | 1,000 | 1,006 | 1,011 | 1,017 | 1,022 |
| 2,4 | 1,028 | 1,033 | 1,039 | 1,044 | 1,050 | 1,056 | 1,061 | 1,067 | 1,072 | 1,078 |
| 2,5 | 1,083 | 1,089 | 1,094 | 1,100 | 1,105 | 1,111 | 1,116 | 1,121 | 1,126 | 1,131 |
| 2,6 | 1,137 | 1,142 | 1,147 | 1,153 | 1,158 | 1,163 | 1,169 | 1,174 | 1,179 | 1,184 |
| 2,7 | 1,190 | 1,195 | 1,200 | 1,205 | 1,210 | 1,215 | 1,220 | 1,225 | 1,230 | 1,235 |
| 2,8 | 1,240 | 1,245 | 1,250 | 1,255 | 1,260 | 1,265 | 1,270 | 1,275 | 1,280 | 1,285 |
| 2,9 | 1,290 | 1,295 | 1,300 | 1,305 | 1,310 | 1,314 | 1,319 | 1,324 | 1,329 | 1,333 |
| 3,0 | 1,338 | 1,343 | 1,348 | 1,352 | 1,357 | 1,362 | 1,367 | 1,371 | 1,376 | 1,381 |
| 3,1 | 1,386 | 1,390 | 1,395 | 1,400 | 1,405 | 1,409 | 1,414 | 1,418 | 1,423 | 1,427 |
| 3,2 | 1,432 | 1,436 | 1,441 | 1,446 | 1,450 | 1,455 | 1,459 | 1,464 | 1,468 | 1,473 |
| 3,3 | 1,477 | 1,482 | 1,486 | 1,491 | 1,496 | 1,500 | 1,504 | 1,508 | 1,513 | 1,517 |
| 3,4 | 1,521 | 1,525 | 1,529 | 1,533 | 1,537 | 1,542 | 1,546 | 1,550 | 1,554 | 1,558 |
| 3,5 | 1,562 | 1,566 | 1,570 | 1,575 | 1,579 | 1,583 | 1,587 | 1,591 | 1,595 | 1,600 |
| 3,6 | 1,604 | 1,608 | 1,612 | 1,617 | 1,621 | 1,625 | 1,629 | 1,633 | 1,637 | 1,642 |
| 3,7 | 1,646 | 1,650 | 1,654 | 1,658 | 1,662 | 1,666 | 1,671 | 1,675 | 1,679 | 1,683 |
| 3,8 | 1,687 | 1,691 | 1,695 | 1,700 | 1,704 | 1,708 | 1,712 | 1,715 | 1,719 | 1,723 |
| 3,9 | 1,727 | 1,731 | 1,735 | 1,739 | 1,742 | 1,746 | 1,750 | 1,754 | 1,758 | 1,762 |

**Tab. 0316-1: Grenzviskositätszahlen** (Fortsetzung)

| $\eta_{rel}$ | 0,00 | 0,01 | 0,02 | 0,03 | 0,04 | 0,05 | 0,06 | 0,07 | 0,08 | 0,09 |
|---|---|---|---|---|---|---|---|---|---|---|
| 4,0 | 2,683 | 2,685 | 2,687 | 2,690 | 2,693 | 2,695 | 2,698 | 2,700 | 2,702 | 2,705 |
| 4,1 | 2,707 | 2,710 | 2,712 | 2,714 | 2,717 | 2,719 | 2,721 | 2,724 | 2,726 | 2,729 |
| 4,2 | 2,731 | 2,733 | 2,736 | 2,738 | 2,740 | 2,743 | 2,745 | 2,748 | 2,750 | 2,752 |
| 4,3 | 2,755 | 2,757 | 2,760 | 2,762 | 2,764 | 2,767 | 2,769 | 2,771 | 2,774 | 2,776 |
| 4,4 | 2,779 | 2,781 | 2,783 | 2,786 | 2,788 | 2,790 | 2,793 | 2,795 | 2,798 | 2,800 |
| 4,5 | 2,802 | 2,805 | 2,807 | 2,809 | 2,812 | 2,814 | 2,816 | 2,819 | 2,821 | 2,823 |
| 4,6 | 2,826 | 2,828 | 2,830 | 2,833 | 2,835 | 2,837 | 2,840 | 2,842 | 2,844 | 2,847 |
| 4,7 | 2,849 | 2,851 | 2,854 | 2,856 | 2,858 | 2,860 | 2,863 | 2,865 | 2,868 | 2,870 |
| 4,8 | 2,873 | 2,875 | 2,877 | 2,879 | 2,881 | 2,884 | 2,887 | 2,889 | 2,891 | 2,893 |
| 4,9 | 2,895 | 2,898 | 2,900 | 2,902 | 2,905 | 2,907 | 2,909 | 2,911 | 2,913 | 2,915 |
| 5,0 | 2,918 | 2,920 | 2,922 | 2,924 | 2,926 | 2,928 | 2,931 | 2,933 | 2,935 | 2,937 |
| 5,1 | 2,939 | 2,942 | 2,944 | 2,946 | 2,948 | 2,950 | 2,952 | 2,955 | 2,957 | 2,959 |
| 5,2 | 2,961 | 2,963 | 2,966 | 2,968 | 2,970 | 2,972 | 2,974 | 2,976 | 2,979 | 2,981 |
| 5,3 | 2,983 | 2,985 | 2,987 | 2,990 | 2,992 | 2,994 | 2,996 | 2,998 | 3,000 | 3,002 |
| 5,4 | 3,004 | 3,006 | 3,008 | 3,010 | 3,012 | 3,015 | 3,017 | 3,019 | 3,021 | 3,023 |
| 5,5 | 3,025 | 3,027 | 3,029 | 3,031 | 3,033 | 3,035 | 3,037 | 3,040 | 3,042 | 3,044 |
| 5,6 | 3,046 | 3,048 | 3,050 | 3,052 | 3,054 | 3,056 | 3,058 | 3,060 | 3,062 | 3,064 |
| 5,7 | 3,067 | 3,069 | 3,071 | 3,073 | 3,075 | 3,077 | 3,079 | 3,081 | 3,083 | 3,085 |
| 5,8 | 3,087 | 3,089 | 3,092 | 3,094 | 3,096 | 3,098 | 3,100 | 3,102 | 3,104 | 3,106 |
| 5,9 | 3,108 | 3,110 | 3,112 | 3,114 | 3,116 | 3,118 | 3,120 | 3,122 | 3,124 | 3,126 |
| 6,0 | 3,128 | 3,130 | 3,132 | 3,134 | 3,136 | 3,138 | 3,140 | 3,142 | 3,144 | 3,146 |
| 6,1 | 3,148 | 3,150 | 3,152 | 3,154 | 3,156 | 3,158 | 3,160 | 3,162 | 3,164 | 3,166 |
| 6,2 | 3,168 | 3,170 | 3,172 | 3,174 | 3,176 | 3,178 | 3,180 | 3,182 | 3,184 | 3,186 |
| 6,3 | 3,188 | 3,190 | 3,192 | 3,194 | 3,196 | 3,198 | 3,200 | 3,202 | 3,204 | 3,206 |
| 6,4 | 3,208 | 3,210 | 3,212 | 3,214 | 3,215 | 3,217 | 3,219 | 3,221 | 3,223 | 3,225 |
| 6,5 | 3,227 | 3,229 | 3,231 | 3,233 | 3,235 | 3,237 | 3,239 | 3,241 | 3,242 | 3,244 |
| 6,6 | 3,246 | 3,248 | 3,250 | 3,252 | 3,254 | 3,256 | 3,258 | 3,260 | 3,262 | 3,264 |
| 6,7 | 3,266 | 3,268 | 3,269 | 3,271 | 3,273 | 3,275 | 3,277 | 3,279 | 3,281 | 3,283 |
| 6,8 | 3,285 | 3,287 | 3,289 | 3,291 | 3,293 | 3,295 | 3,297 | 3,298 | 3,300 | 3,302 |
| 6,9 | 3,304 | 3,305 | 3,307 | 3,309 | 3,311 | 3,313 | 3,316 | 3,318 | 3,320 | 3,321 |
| 7,0 | 2,683 | 2,685 | 2,687 | 2,690 | 2,693 | 2,695 | 2,698 | 2,700 | 2,702 | 2,705 |
| 7,1 | 2,707 | 2,710 | 2,712 | 2,714 | 2,717 | 2,719 | 2,721 | 2,724 | 2,726 | 2,729 |
| 7,2 | 2,731 | 2,733 | 2,736 | 2,738 | 2,740 | 2,743 | 2,745 | 2,748 | 2,750 | 2,752 |
| 7,3 | 2,755 | 2,757 | 2,760 | 2,762 | 2,764 | 2,767 | 2,769 | 2,771 | 2,774 | 2,776 |
| 7,4 | 2,779 | 2,781 | 2,783 | 2,786 | 2,788 | 2,790 | 2,793 | 2,795 | 2,798 | 2,800 |
| 7,5 | 2,802 | 2,805 | 2,807 | 2,809 | 2,812 | 2,814 | 2,816 | 2,819 | 2,821 | 2,823 |
| 7,6 | 2,826 | 2,828 | 2,830 | 2,833 | 2,835 | 2,837 | 2,840 | 2,842 | 2,844 | 2,847 |
| 7,7 | 2,849 | 2,851 | 2,854 | 2,856 | 2,858 | 2,860 | 2,863 | 2,865 | 2,868 | 2,870 |
| 7,8 | 2,873 | 2,875 | 2,877 | 2,879 | 2,881 | 2,884 | 2,887 | 2,889 | 2,891 | 2,893 |
| 7,9 | 2,895 | 2,898 | 2,900 | 2,902 | 2,905 | 2,907 | 2,909 | 2,911 | 2,913 | 2,915 |
| 8,0 | 2,918 | 2,920 | 2,922 | 2,924 | 2,926 | 2,928 | 2,931 | 2,933 | 2,935 | 2,937 |
| 8,1 | 2,939 | 2,942 | 2,944 | 2,946 | 2,948 | 2,950 | 2,952 | 2,955 | 2,957 | 2,959 |
| 8,2 | 2,961 | 2,963 | 2,966 | 2,968 | 2,970 | 2,972 | 2,974 | 2,976 | 2,979 | 2,981 |
| 8,3 | 2,983 | 2,985 | 2,987 | 2,990 | 2,992 | 2,994 | 2,996 | 2,998 | 3,000 | 3,002 |
| 8,4 | 3,004 | 3,006 | 3,008 | 3,010 | 3,012 | 3,015 | 3,017 | 3,019 | 3,021 | 3,023 |
| 8,5 | 3,025 | 3,027 | 3,029 | 3,031 | 3,033 | 3,035 | 3,037 | 3,040 | 3,042 | 3,044 |
| 8,6 | 3,046 | 3,048 | 3,050 | 3,052 | 3,054 | 3,056 | 3,058 | 3,060 | 3,062 | 3,064 |
| 8,7 | 3,067 | 3,069 | 3,071 | 3,073 | 3,075 | 3,077 | 3,079 | 3,081 | 3,083 | 3,085 |
| 8,8 | 3,087 | 3,089 | 3,092 | 3,094 | 3,096 | 3,098 | 3,100 | 3,102 | 3,104 | 3,106 |
| 8,9 | 3,108 | 3,110 | 3,112 | 3,114 | 3,116 | 3,118 | 3,120 | 3,122 | 3,124 | 3,126 |
| 9,0 | 3,128 | 3,130 | 3,132 | 3,134 | 3,136 | 3,138 | 3,140 | 3,142 | 3,144 | 3,146 |
| 9,1 | 3,148 | 3,150 | 3,152 | 3,154 | 3,156 | 3,158 | 3,160 | 3,162 | 3,164 | 3,166 |
| 9,2 | 3,168 | 3,170 | 3,172 | 3,174 | 3,176 | 3,178 | 3,180 | 3,182 | 3,184 | 3,186 |
| 9,3 | 3,188 | 3,190 | 3,192 | 3,194 | 3,196 | 3,198 | 3,200 | 3,202 | 3,204 | 3,206 |
| 9,4 | 3,208 | 3,210 | 3,212 | 3,214 | 3,215 | 3,217 | 3,219 | 3,221 | 3,223 | 3,225 |
| 9,5 | 3,227 | 3,229 | 3,231 | 3,233 | 3,235 | 3,237 | 3,239 | 3,241 | 3,242 | 3,244 |
| 9,6 | 3,246 | 3,248 | 3,250 | 3,252 | 3,254 | 3,256 | 3,258 | 3,260 | 3,262 | 3,264 |
| 9,7 | 3,266 | 3,268 | 3,269 | 3,271 | 3,273 | 3,275 | 3,277 | 3,279 | 3,281 | 3,283 |
| 9,8 | 3,285 | 3,287 | 3,289 | 3,291 | 3,293 | 3,295 | 3,297 | 3,298 | 3,300 | 3,302 |
| 9,9 | 3,304 | 3,305 | 3,307 | 3,309 | 3,311 | 3,313 | 3,316 | 3,318 | 3,320 | 3,321 |

**Tab. 0316-1: Grenzviskositätszahlen** (Fortsetzung)

| $\eta_{rel}$ | 0,0 | 0,1 | 0,2 | 0,3 | 0,4 | 0,5 | 0,6 | 0,7 | 0,8 | 0,9 |
|---|---|---|---|---|---|---|---|---|---|---|
| 10 | 3,32 | 3,34 | 3,36 | 3,37 | 3,39 | 3,41 | 3,43 | 3,45 | 3,46 | 3,48 |
| 11 | 3,50 | 3,52 | 3,53 | 3,55 | 3,56 | 3,58 | 3,60 | 3,61 | 3,63 | 3,64 |
| 12 | 3,66 | 3,68 | 3,69 | 3,71 | 3,72 | 3,74 | 3,76 | 3,77 | 3,79 | 3,80 |
| 13 | 3,80 | 3,83 | 3,85 | 3,86 | 3,88 | 3,89 | 3,90 | 3,92 | 3,93 | 3,95 |
| 14 | 3,96 | 3,97 | 3,99 | 4,00 | 4,02 | 4,03 | 4,04 | 4,06 | 4,07 | 4,09 |
| 15 | 4,10 | 4,11 | 4,13 | 4,14 | 4,15 | 4,17 | 4,18 | 4,19 | 4,20 | 4,22 |
| 16 | 4,23 | 4,24 | 4,25 | 4,27 | 4,28 | 4,29 | 4,30 | 4,31 | 4,33 | 4,34 |
| 17 | 4,35 | 4,36 | 4,37 | 4,38 | 4,39 | 4,41 | 4,42 | 4,43 | 4,44 | 4,45 |
| 18 | 4,46 | 4,47 | 4,48 | 4,49 | 4,50 | 4,52 | 4,53 | 4,54 | 4,55 | 4,56 |
| 19 | 4,57 | 4,58 | 4,59 | 4,60 | 4,61 | 4,62 | 4,63 | 4,64 | 4,65 | 4,66 |

Prüflösung erhaltenen Rückstand und dem im Blindversuch erhaltenen Rückstand

5,0 g Substanz werden 10 min lang mit 80 ml Wasser R geschüttelt. Anschließend wird die Mischung unter Anlegen eines Vakuums durch ein Papierfilter in einen zuvor gewogenen Kolben filtriert und das Filtrat im Wasserbad zur Trockne eingedampft, wobei ein Verkohlen zu vermeiden ist. Der Rückstand wird 1 h lang bei 105 °C getrocknet und gewogen. Ein Blindversuch wird durchgeführt.

**Schwermetalle** (2.4.8): höchstens 10 ppm

2,0 g Substanz müssen der Grenzprüfung C entsprechen. Zur Herstellung der Referenzlösung werden 2 ml Blei-Lösung (10 ppm Pb) R verwendet.

**Trocknungsverlust** (2.2.32): höchstens 7,0 Prozent, mit 1,000 g Substanz durch 3 h langes Trocknen im Trockenschrank bei 105 °C bestimmt

**Sulfatasche** (2.4.14): höchstens 0,1 Prozent, mit 1,0 g Substanz bestimmt

**Mikrobielle Verunreinigung**

TAMC: Akzeptanzkriterium $10^3$ KBE je Gramm (2.6.12)

TYMC: Akzeptanzkriterium $10^2$ KBE je Gramm (2.6.12)

Abwesenheit von *Escherichia coli* (2.6.13)

Abwesenheit von *Pseudomonas aeruginosa* (2.6.13)

Abwesenheit von *Staphylococcus aureus* (2.6.13)

Abwesenheit von Salmonellen (2.6.13)

## Funktionalitätsbezogene Eigenschaften

*Dieser Abschnitt liefert Informationen zu Eigenschaften, die sich als relevante Prüfparameter für eine Funktion oder mehrere Funktionen der Substanz erwiesen haben, wenn diese als Hilfsstoff (siehe 5.15) verwendet wird. Dieser Abschnitt ist ein nicht verbindlicher Teil der Monographie und diese Eigenschaften müssen nicht notwendigerweise verifiziert werden, um die Übereinstimmung mit den Anforderungen der Monographie zu zeigen. Die Kontrolle dieser Eigenschaften kann jedoch zur Qualität eines Arzneimittels beitragen, indem die Gleichförmigkeit des Herstellungsverfahrens und die Funktionalität des Arzneimittels bei der Anwendung verbessert werden. Wenn Prüfmethoden angegeben sind, haben sie sich für den jeweiligen Zweck als geeignet erwiesen, jedoch können andere Methoden ebenfalls angewendet werden. Werden für eine bestimmte Eigenschaft Ergebnisse vorgelegt, muss die Prüfmethode angegeben sein.*

*Die folgenden Eigenschaften können für mikrokristalline Cellulose, die als Bindemittel, Füllmittel oder Sprengmittel verwendet wird, relevant sein.*

**Partikelgrößenverteilung** (2.9.31 oder 2.9.38)

**Fließverhalten von Pulvern** (2.9.36)

6.3/0887

# Celluloseacetat
# Cellulosi acetas

## Definition

Partiell oder vollständig *O*-acetylierte Cellulose

## Eigenschaften

*Aussehen:* Pulver oder Körner, weiß, gelblich weiß bis grauweiß, hygroskopisch

*Löslichkeit:* praktisch unlöslich in Wasser, löslich in Aceton, Ameisensäure und einer Mischung gleicher Volumteile Dichlormethan und Methanol, praktisch unlöslich in Ethanol 96 %

## Prüfung auf Identität

IR-Spektroskopie (2.2.24)

*Vergleich:* Celluloseacetat CRS

*Probenvorbereitung:* Von der zuvor getrockneten Substanz wird eine Lösung (100 g · l⁻¹) in Dioxan R hergestellt. Ein Tropfen der Lösung wird zwischen 2 Natriumchlorid-Plättchen verteilt; die Plättchen werden getrennt voneinander 1 h lang bei 105 °C erhitzt und anschließend wieder zusammengesetzt.

## Prüfung auf Reinheit

**Freie Säure:** höchstens 0,1 Prozent, berechnet als Essigsäure (getrocknete Substanz)

In einem 250-ml-Erlenmeyerkolben werden 5,00 g Substanz mit 150 ml kohlendioxidfreiem Wasser R versetzt. Der Kolben wird verschlossen, die Suspension leicht geschwenkt, 3 h lang stehen gelassen und filtriert. Der Kolben und das Filter werden mit kohlendioxidfreiem Wasser R gewaschen. Filtrat und Waschflüssigkeiten werden vereinigt und mit 0,1 ml Phenolphthalein-Lösung R 1 versetzt. Die Lösung wird mit Natriumhydroxid-Lösung $(0{,}01\ mol \cdot l^{-1})$ bis zur schwachen Rosafärbung titriert.

1 ml Natriumhydroxid-Lösung $(0{,}01\ mol \cdot l^{-1})$ entspricht 0,6005 mg freier Säure, berechnet als Essigsäure.

**Schwermetalle** (2.4.8): höchstens 10 ppm

2,0 g Substanz müssen der Grenzprüfung D entsprechen. Zur Herstellung der Referenzlösung werden 2 ml Blei-Lösung (10 ppm Pb) R verwendet.

**Trocknungsverlust** (2.2.32): höchstens 5,0 Prozent, mit 1,000 g Substanz durch 3 h langes Trocknen im Trockenschrank bei 105 °C bestimmt

**Sulfatasche** (2.4.14): höchstens 0,1 Prozent, mit 1,0 g Substanz bestimmt

### Mikrobielle Verunreinigung

TAMC: Akzeptanzkriterium $10^3$ KBE je Gramm (2.6.12)

TYMC: Akzeptanzkriterium $10^2$ KBE je Gramm (2.6.12)

Abwesenheit von *Escherichia coli* (2.6.13)

Abwesenheit von Salmonellen (2.6.13)

## Lagerung

Dicht verschlossen

## Funktionalitätsbezogene Eigenschaften

*Dieser Abschnitt liefert Informationen zu Eigenschaften, die sich als relevante Prüfparameter für eine Funktion oder mehrere Funktionen der Substanz erwiesen haben, wenn diese als Hilfsstoff (siehe 5.15) verwendet wird. Dieser Abschnitt ist ein nicht verbindlicher Teil der Monographie und diese Eigenschaften müssen nicht notwendigerweise verifiziert werden, um die Übereinstimmung mit den Anforderungen der Monographie zu zeigen. Die Kontrolle dieser Eigenschaften kann jedoch zur Qualität eines Arzneimittels beitragen, indem die Gleichförmigkeit des Herstellungsverfahrens und die Funktionalität des Arzneimittels bei der Anwendung verbessert werden. Wenn Prüfmethoden angegeben sind, haben sie sich für den jeweiligen Zweck als geeignet erwiesen, jedoch können andere Methoden ebenfalls angewendet werden. Werden für eine bestimmte Eigenschaft Ergebnisse vorgelegt, muss die Prüfmethode angegeben sein.*

*Die folgenden Eigenschaften können für Celluloseacetat, das als Filmbildner verwendet wird, relevant sein.*

**Scheinbare Viskosität:** 10 g Substanz werden in einer Mischung von 50 ml Methanol R und 50 ml Dichlormethan R durch Schütteln gelöst. Die Viskosität der Lösung wird bei 20 ± 0,1 °C mit einem Rotationsviskosimeter (2.2.10) bestimmt.

**Acetyl-Gruppen** ($C_2H_3O$): üblicherweise 29,0 bis 44,8 Prozent Acetyl-Gruppen (getrocknete Substanz) und üblicherweise 90,0 bis 110,0 Prozent des nominellen Acetyl-Gehalts (getrocknete Substanz)

A. *Celluloseacetat mit einem Gehalt von höchstens 42,0 Prozent Acetyl-Gruppen*

In einem 500-ml-Erlenmeyerkolben werden 2,000 g Substanz mit 100 ml Aceton R und anschließend mit 10 ml Wasser R versetzt. Der Kolben wird verschlossen und die Substanz mit Hilfe eines Magnetrührers gelöst. Die Lösung wird unter konstantem Rühren mit 30,0 ml Natriumhydroxid-Lösung $(1\ mol \cdot l^{-1})$ versetzt. Ein feinverteilter, klümpchenfreier Niederschlag von regenerierter Cellulose entsteht. Der Kolben wird verschlossen. Nach 30 min langem Rühren mit einem Magnetrührer werden die Wände des Kolbens mit 100 ml Wasser R von 80 °C gespült. Die Lösung wird 2 min lang gerührt, auf Raumtemperatur abgekühlt und nach Zusatz von 0,1 ml Phenolphthalein-Lösung R mit Schwefelsäure $(0{,}5\ mol \cdot l^{-1})$ titriert. Eine Blindtitration wird durchgeführt.

Der Prozentgehalt an Acetyl-Gruppen wird nach folgender Formel berechnet:

$$\frac{4{,}305(n_2 - n_1)}{(100 - d)m} \cdot 100$$

$d$ = Trocknungsverlust in Prozent
$m$ = Masse der Substanz in Gramm
$n_1$ = Verbrauchtes Volumen an Schwefelsäure $(0{,}5\ mol \cdot l^{-1})$ in Millilitern
$n_2$ = Verbrauchtes Volumen an Schwefelsäure $(0{,}5\ mol \cdot l^{-1})$ bei der Blindtitration in Millilitern

B. *Celluloseacetat mit einem Gehalt von mehr als 42,0 Prozent Acetyl-Gruppen*

In einem 500-ml-Erlenmeyerkolben werden 2,000 g Substanz mit 30 ml Dimethylsulfoxid R und 100 ml Aceton R versetzt. Der Kolben wird verschlossen und die Substanz durch 16 h langes Rühren mit einem Magnetrührer gelöst. Die Lösung wird unter konstantem Rühren mit 30,0 ml Natriumhydroxid-Lösung $(1\ mol \cdot l^{-1})$ versetzt. Der Kolben wird verschlossen, die Lösung 6 min lang mit einem Magnetrührer gerührt und 60 min lang ohne zu rühren stehen gelassen. Das Rühren wird erneut aufgenommen und die Wände des Kolbens werden mit 100 ml Wasser R von 80 °C gespült. Die Lösung wird 2 min lang gerührt, auf

Raumtemperatur abgekühlt und nach Zusatz von 0,1 ml Phenolphthalein-Lösung *R* mit Salzsäure (0,5 mol · l⁻¹) titriert. 0,5 ml Salzsäure (0,5 mol · l⁻¹) werden im Überschuss zugesetzt. Die Lösung wird 5 min lang gerührt und dann 30 min lang stehen gelassen. Unter Rühren mit einem Magnetrührer wird die Lösung mit Natriumhydroxid-Lösung (0,5 mol · l⁻¹) bis zur bestehen bleibenden Rosafärbung titriert. Der Verbrauch an Natriumhydroxid in Millimol wird berechnet, wobei der Mittelwert von 2 Blindtitrationen berücksichtigt wird.

Der Prozentgehalt an Acetyl-Gruppen wird nach folgender Formel berechnet:

$$\frac{4{,}305n}{(100-d)m} \cdot 100$$

$d$ = Trocknungsverlust in Prozent
$m$ = Masse der Substanz in Gramm
$n$ = Anzahl verbrauchter Millimol Natriumhydroxid

*Die folgenden Eigenschaften können für Celluloseacetat, das als Grundsubstanz für Tabletten mit verlängerter Wirkstofffreisetzung verwendet wird, relevant sein.*

**Scheinbare Viskosität:** siehe vorstehend beschriebene Prüfung

**Acetyl-Gruppen:** siehe vorstehend beschriebene Prüfung

**Molekülmassenverteilung** (2.2.30)

**Partikelgrößenverteilung** (2.9.31)

**Fließverhalten von Pulvern** (2.9.36)

---

6.3/0314

# Celluloseacetatphthalat
# Cellulosi acetas phthalas

CAS Nr. 9004-38-0

## Definition

Teilweise *O*-acetylierte und *O*-phthalylierte Cellulose

## Eigenschaften

*Aussehen:* weißes bis fast weißes, leicht fließendes Pulver oder farblose Schuppen, hygroskopisch

*Löslichkeit:* praktisch unlöslich in Wasser, leicht löslich in Aceton, löslich in Diethylenglycol, praktisch unlöslich in Dichlormethan und wasserfreiem Ethanol

Die Substanz löst sich in verdünnten Alkalihydroxid-Lösungen.

## Prüfung auf Identität

A. IR-Spektroskopie (2.2.24)

*Vergleich:* Celluloseacetatphthalat *CRS*

## Prüfung auf Reinheit

**Freie Säure:** höchstens 3,0 Prozent, berechnet als Phthalsäure (wasserfreie Substanz)

3,0 g Substanz werden 2 h lang mit 100 ml einer 50-prozentigen Lösung (*V/V*) von Methanol *R* geschüttelt. Die Mischung wird filtriert. Kolben und Filter werden 2-mal mit je 10 ml einer 50-prozentigen Lösung (*V/V*) von Methanol *R* gewaschen. Filtrat und Waschflüssigkeiten werden vereinigt und nach Zusatz von Phenolphthalein-Lösung *R* mit Natriumhydroxid-Lösung (0,1 mol · l⁻¹) bis zur schwachen Rosafärbung titriert. Eine Blindtitration mit 120 ml einer 50-prozentigen Lösung (*V/V*) von Methanol *R* wird durchgeführt.

1 ml Natriumhydroxid-Lösung (0,1 mol · l⁻¹) entspricht 8,3 mg freier Säure, berechnet als Phthalsäure.

**Schwermetalle** (2.4.8): höchstens 10 ppm

2,0 g Substanz müssen der Grenzprüfung C entsprechen. Zur Herstellung der Referenzlösung werden 2 ml Blei-Lösung (10 ppm Pb) *R* verwendet.

**Wasser** (2.5.12): höchstens 5,0 Prozent, mit 0,500 g Substanz bestimmt

Als Lösungsmittel wird eine Mischung von 2 Volumteilen Dichlormethan *R* und 3 Volumteilen wasserfreiem Ethanol *R* verwendet.

**Sulfatasche** (2.4.14): höchstens 0,1 Prozent, mit 1,0 g Substanz bestimmt

## Lagerung

Dicht verschlossen

## Funktionalitätsbezogene Eigenschaften

*Dieser Abschnitt liefert Informationen zu Eigenschaften, die sich als relevante Prüfparameter für eine Funktion oder mehrere Funktionen der Substanz erwiesen haben, wenn diese als Hilfsstoff (siehe 5.15) verwendet wird. Dieser Abschnitt ist ein nicht verbindlicher Teil der Monographie und diese Eigenschaften müssen nicht notwendigerweise verifiziert werden, um die Übereinstimmung mit den Anforderungen der Monographie zu zeigen. Die Kontrolle dieser Eigenschaften kann jedoch zur Qualität eines Arzneimittels beitragen, indem die Gleich-*

*förmigkeit des Herstellungsverfahrens und die Funktionalität des Arzneimittels bei der Anwendung verbessert werden. Wenn die Prüfmethoden angegeben sind, haben sie sich für den jeweiligen Zweck als geeignet erwiesen, jedoch können andere Methoden ebenfalls angewendet werden. Werden für eine bestimmte Eigenschaft Ergebnisse vorgelegt, muss die Prüfmethode angegeben sein.*

*Die folgenden Eigenschaften können für Celluloseacetatphthalat, das als Filmbildner für magensaftresistente Tabletten und Kapseln verwendet wird, relevant sein.*

**Scheinbare Viskosität** (2.2.9): üblicherweise 45 bis 90 mPa · s, bei 25 °C bestimmt

15 g Substanz, berechnet auf die wasserfreie Substanz, werden in 85 g einer Mischung von 1 Teil Wasser $R$ und 249 Teilen Aceton $R$ gelöst.

**Löslichkeit als Film:** Etwa 0,15 g Substanz werden in 1 ml Aceton $R$ gelöst. Wird die Lösung auf eine klare Glasplatte gegossen, bildet sich ein Film. Wird ein Stück des Films in einen Kolben gebracht, der Salzsäure (0,1 mol · l⁻¹) enthält, löst es sich nicht auf. Wird das Stück des Films anschließend in einen Kolben gebracht, der Phosphat-Pufferlösung pH 6,8 enthält, löst es sich auf.

**Phthalyl-Gruppen** ($C_8H_5O_3$; $M_r$ 149,1): üblicherweise 30,0 bis 36,0 Prozent (wasser- und säurefreie Substanz)

1,000 g Substanz, in 50 ml einer Mischung von 2 Volumteilen Aceton $R$ und 3 Volumteilen Ethanol 96 % $R$ gelöst, wird nach Zusatz von 0,1 ml Phenolphthalein-Lösung $R$ mit Natriumhydroxid-Lösung (0,1 mol · l⁻¹) titriert. Eine Blindtitration wird durchgeführt.

Der Prozentgehalt an Phthalyl-Gruppen ($P$) wird nach folgender Formel berechnet:

$$\frac{14910n}{(100-a)(100-S)m} - \frac{179,5S}{(100-S)}$$

$a$ = Prozentgehalt an Wasser
$m$ = Masse der Substanz in Gramm
$n$ = Anzahl verbrauchter Milliliter Natriumhydroxid-Lösung (0,1 mol · l⁻¹)
$S$ = bei der Prüfung „Freie Säure" ermittelter Prozentgehalt

**Acetyl-Gruppen** ($C_2H_3O$; $M_r$ 43,05): üblicherweise 21,5 bis 26,0 Prozent (wasser- und säurefreie Substanz)

0,100 g Substanz werden mit 25,0 ml Natriumhydroxid-Lösung (0,1 mol · l⁻¹) versetzt. Die Lösung wird 30 min lang im Wasserbad zum Rückfluss erhitzt. Nach dem Abkühlen wird die Lösung nach Zusatz von 0,1 ml Phenolphthalein-Lösung $R$ mit Salzsäure (0,1 mol · l⁻¹) titriert. Eine Blindtitration wird durchgeführt.

Der Prozentgehalt an Acetyl-Gruppen wird nach folgender Formel berechnet:

$$\left[\frac{4305(n_2-n_1)}{(100-a)(100-S)m} - \frac{51,8S}{(100-S)}\right] - 0{,}578P$$

$a$ = Prozentgehalt an Wasser
$m$ = Masse der Substanz in Gramm

$n_1$ = Anzahl verbrauchter Milliliter Salzsäure (0,1 mol · l⁻¹) bei der Titration
$n_2$ = Anzahl verbrauchter Milliliter Salzsäure (0,1 mol · l⁻¹) bei der Blindtitration
$P$ = Prozentgehalt an Phthalyl-Gruppen
$S$ = bei der Prüfung „Freie Säure" ermittelter Prozentgehalt

## 6.3/0315

# Cellulosepulver
# Cellulosi pulvis

$C_{6n}H_{10n+2}O_{5n+1}$

## Definition

Gereinigte und mechanisch zerkleinerte Cellulose, erhalten durch Behandlung von α-Cellulose, die aus einem Brei von Pflanzenfasern gewonnen wurde

## Eigenschaften

*Aussehen:* weißes bis fast weißes, feines oder körniges Pulver

*Löslichkeit:* praktisch unlöslich in Wasser, schwer löslich in einer Natriumhydroxid-Lösung (50 g · l⁻¹), praktisch unlöslich in Aceton, wasserfreiem Ethanol, Toluol, in verdünnten Säuren und den meisten organischen Lösungsmitteln

## Prüfung auf Identität

A. Werden etwa 10 mg Substanz auf einem Uhrglas in 2 ml iodhaltiger Zinkchlorid-Lösung $R$ dispergiert, färbt sich die Substanz blauviolett.

B. Der Polymerisationsgrad beträgt mindestens 440.

In einem 125-ml-Erlenmeyerkolben werden 0,250 g Substanz mit 25,0 ml Wasser $R$ und 25,0 ml Kupfer(II)-Ethylendiaminhydroxid-Lösung $R$ versetzt. In die Mischung wird sofort Stickstoff $R$ eingeleitet und der Kolben verschlossen. Die Mischung wird geschüttelt, bis sich die Substanz vollständig gelöst hat. Ein geeignetes Volumen der Lösung wird in ein geeignetes Kapillarviskosimeter (2.2.9) gegeben. Die Temperatur der Lösung wird mindestens 5 min lang bei 25 ± 0,1 °C gehalten. Die Durchflusszeit $t_1$, die die Lösung braucht, um von einer Markierung zur anderen zu fließen, wird in Sekunden gemessen. Die kinematische Viskosität $v_1$ der Lösung wird nach folgender Formel berechnet:

$$t_1 \, (k_1),$$

wobei $k_1$ die Konstante des Viskosimeters ist.

Ein geeignetes Volumen Kupfer(II)-Ethylendiaminhydroxid-Lösung $R$ wird mit dem gleichen Volumen Wasser $R$ verdünnt. Mit einem geeigneten Kapillarviskosimeter wird die Durchflusszeit $t_2$ dieser Lösung gemessen. Die kinematische Viskosität $v_2$ des Lösungsmittels wird nach folgender Formel berechnet:

$$t_2 \, (k_2),$$

wobei $k_2$ die Konstante des Viskosimeters ist.

Die relative Viskosität $\eta_{rel}$ der Lösung der Substanz wird nach folgender Formel berechnet:

$$v_1/v_2$$

Die Grenzviskositätszahl $[\eta]_c$ wird durch Interpolieren mit Hilfe der Tab. 0315-1 bestimmt.

Der Polymerisationsgrad $P$ wird nach folgender Gleichung berechnet:

$$P = \frac{95[\eta]_c}{m[(100-b) \cdot 10^{-2}]}$$

$m$ = Einwaage der Substanz in Gramm
$b$ = Trocknungsverlust in Prozent (siehe Prüfung „Trocknungsverlust")

## Prüfung auf Reinheit

**Löslichkeit:** 50 mg Substanz müssen sich in 10 ml Kupfer(II)-tetrammin-Reagenz $R$ vollständig lösen.

**pH-Wert** (2.2.3): 5,0 bis 7,5 für die überstehende Flüssigkeit

10 g Substanz werden mit 90 ml kohlendioxidfreiem Wasser $R$ versetzt. Die Suspension wird unter gelegentlichem Rühren 1 h lang stehen gelassen.

**Etherlösliche Substanzen:** höchstens 0,15 Prozent (15 mg) für die Massendifferenz zwischen dem aus dem Eluat der Substanz erhaltenen Rückstand und dem im Blindversuch erhaltenen Rückstand

10,0 g Substanz werden auf eine Chromatographiesäule von etwa 20 mm innerem Durchmesser gebracht und mit 50 ml peroxidfreiem Ether $R$ eluiert. Das Eluat wird in einer zuvor getrockneten und gewogenen Abdampfschale im Luftstrom unter dem Abzug zur Trockne eingedampft.

Nach Verdunsten des gesamten Ethers wird der Rückstand 30 min lang bei 105 °C getrocknet, im Exsikkator

**Tab. 0315-1: Grenzviskositätszahlen**

Grenzviskositätszahlen $[\eta]_c$ in Abhängigkeit von der relativen Viskosität $\eta_{rel}$

| $\eta_{rel}$ | 0,00 | 0,01 | 0,02 | 0,03 | 0,04 | 0,05 | 0,06 | 0,07 | 0,08 | 0,09 |
|---|---|---|---|---|---|---|---|---|---|---|
| 1,1 | 0,098 | 0,106 | 0,115 | 0,125 | 0,134 | 0,143 | 0,152 | 0,161 | 0,170 | 0,180 |
| 1,2 | 0,189 | 0,198 | 0,207 | 0,216 | 0,225 | 0,233 | 0,242 | 0,250 | 0,259 | 0,268 |
| 1,3 | 0,276 | 0,285 | 0,293 | 0,302 | 0,310 | 0,318 | 0,326 | 0,334 | 0,342 | 0,350 |
| 1,4 | 0,358 | 0,367 | 0,375 | 0,383 | 0,391 | 0,399 | 0,407 | 0,414 | 0,422 | 0,430 |
| 1,5 | 0,437 | 0,445 | 0,453 | 0,460 | 0,468 | 0,476 | 0,484 | 0,491 | 0,499 | 0,507 |
| 1,6 | 0,515 | 0,522 | 0,529 | 0,536 | 0,544 | 0,551 | 0,558 | 0,566 | 0,573 | 0,580 |
| 1,7 | 0,587 | 0,595 | 0,602 | 0,608 | 0,615 | 0,622 | 0,629 | 0,636 | 0,642 | 0,649 |
| 1,8 | 0,656 | 0,663 | 0,670 | 0,677 | 0,683 | 0,690 | 0,697 | 0,704 | 0,710 | 0,717 |
| 1,9 | 0,723 | 0,730 | 0,736 | 0,743 | 0,749 | 0,756 | 0,762 | 0,769 | 0,775 | 0,782 |
| 2,0 | 0,788 | 0,795 | 0,802 | 0,809 | 0,815 | 0,821 | 0,827 | 0,833 | 0,840 | 0,846 |
| 2,1 | 0,852 | 0,858 | 0,864 | 0,870 | 0,876 | 0,882 | 0,888 | 0,894 | 0,900 | 0,906 |
| 2,2 | 0,912 | 0,918 | 0,924 | 0,929 | 0,935 | 0,941 | 0,948 | 0,953 | 0,959 | 0,965 |
| 2,3 | 0,971 | 0,976 | 0,983 | 0,988 | 0,994 | 1,000 | 1,006 | 1,011 | 1,017 | 1,022 |
| 2,4 | 1,028 | 1,033 | 1,039 | 1,044 | 1,050 | 1,056 | 1,061 | 1,067 | 1,072 | 1,078 |
| 2,5 | 1,083 | 1,089 | 1,094 | 1,100 | 1,105 | 1,111 | 1,116 | 1,121 | 1,126 | 1,131 |
| 2,6 | 1,137 | 1,142 | 1,147 | 1,153 | 1,158 | 1,163 | 1,169 | 1,174 | 1,179 | 1,184 |
| 2,7 | 1,190 | 1,195 | 1,200 | 1,205 | 1,210 | 1,215 | 1,220 | 1,225 | 1,230 | 1,235 |
| 2,8 | 1,240 | 1,245 | 1,250 | 1,255 | 1,260 | 1,265 | 1,270 | 1,275 | 1,280 | 1,285 |
| 2,9 | 1,290 | 1,295 | 1,300 | 1,305 | 1,310 | 1,314 | 1,319 | 1,324 | 1,329 | 1,333 |
| 3,0 | 1,338 | 1,343 | 1,348 | 1,352 | 1,357 | 1,362 | 1,367 | 1,371 | 1,376 | 1,381 |
| 3,1 | 1,386 | 1,390 | 1,395 | 1,400 | 1,405 | 1,409 | 1,414 | 1,418 | 1,423 | 1,427 |
| 3,2 | 1,432 | 1,436 | 1,441 | 1,446 | 1,450 | 1,455 | 1,459 | 1,464 | 1,468 | 1,473 |
| 3,3 | 1,477 | 1,482 | 1,486 | 1,491 | 1,496 | 1,500 | 1,504 | 1,508 | 1,513 | 1,517 |
| 3,4 | 1,521 | 1,525 | 1,529 | 1,533 | 1,537 | 1,542 | 1,546 | 1,550 | 1,554 | 1,558 |
| 3,5 | 1,562 | 1,566 | 1,570 | 1,575 | 1,579 | 1,583 | 1,587 | 1,591 | 1,595 | 1,600 |
| 3,6 | 1,604 | 1,608 | 1,612 | 1,617 | 1,621 | 1,625 | 1,629 | 1,633 | 1,637 | 1,642 |
| 3,7 | 1,646 | 1,650 | 1,654 | 1,658 | 1,662 | 1,666 | 1,671 | 1,675 | 1,679 | 1,683 |
| 3,8 | 1,687 | 1,691 | 1,695 | 1,700 | 1,704 | 1,708 | 1,712 | 1,715 | 1,719 | 1,723 |
| 3,9 | 1,727 | 1,731 | 1,735 | 1,739 | 1,742 | 1,746 | 1,750 | 1,754 | 1,758 | 1,762 |

**Tab. 0315-1: Grenzviskositätszahlen** (Fortsetzung)

| $\eta_{rel}$ | 0,00 | 0,01 | 0,02 | 0,03 | 0,04 | 0,05 | 0,06 | 0,07 | 0,08 | 0,09 |
|---|---|---|---|---|---|---|---|---|---|---|
| 4,0 | 1,765 | 1,769 | 1,773 | 1,777 | 1,781 | 1,785 | 1,789 | 1,792 | 1,796 | 1,800 |
| 4,1 | 1,804 | 1,808 | 1,811 | 1,815 | 1,819 | 1,822 | 1,826 | 1,830 | 1,833 | 1,837 |
| 4,2 | 1,841 | 1,845 | 1,848 | 1,852 | 1,856 | 1,859 | 1,863 | 1,867 | 1,870 | 1,874 |
| 4,3 | 1,878 | 1,882 | 1,885 | 1,889 | 1,893 | 1,896 | 1,900 | 1,904 | 1,907 | 1,911 |
| 4,4 | 1,914 | 1,918 | 1,921 | 1,925 | 1,929 | 1,932 | 1,936 | 1,939 | 1,943 | 1,946 |
| 4,5 | 1,950 | 1,954 | 1,957 | 1,961 | 1,964 | 1,968 | 1,971 | 1,975 | 1,979 | 1,982 |
| 4,6 | 1,986 | 1,989 | 1,993 | 1,996 | 2,000 | 2,003 | 2,007 | 2,010 | 2,013 | 2,017 |
| 4,7 | 2,020 | 2,023 | 2,027 | 2,030 | 2,033 | 2,037 | 2,040 | 2,043 | 2,047 | 2,050 |
| 4,8 | 2,053 | 2,057 | 2,060 | 2,063 | 2,067 | 2,070 | 2,073 | 2,077 | 2,080 | 2,083 |
| 4,9 | 2,087 | 2,090 | 2,093 | 2,097 | 2,100 | 2,103 | 2,107 | 2,110 | 2,113 | 2,116 |
| 5,0 | 2,119 | 2,122 | 2,125 | 2,129 | 2,132 | 2,135 | 2,139 | 2,142 | 2,145 | 2,148 |
| 5,1 | 2,151 | 2,154 | 2,158 | 2,160 | 2,164 | 2,167 | 2,170 | 2,173 | 2,176 | 2,180 |
| 5,2 | 2,183 | 2,186 | 2,190 | 2,192 | 2,195 | 2,197 | 2,200 | 2,203 | 2,206 | 2,209 |
| 5,3 | 2,212 | 2,215 | 2,218 | 2,221 | 2,224 | 2,227 | 2,230 | 2,233 | 2,236 | 2,240 |
| 5,4 | 2,243 | 2,246 | 2,249 | 2,252 | 2,255 | 2,258 | 2,261 | 2,264 | 2,267 | 2,270 |
| 5,5 | 2,273 | 2,276 | 2,279 | 2,282 | 2,285 | 2,288 | 2,291 | 2,294 | 2,297 | 2,300 |
| 5,6 | 2,303 | 2,306 | 2,309 | 2,312 | 2,315 | 2,318 | 2,320 | 2,324 | 2,326 | 2,329 |
| 5,7 | 2,332 | 2,335 | 2,338 | 2,341 | 2,344 | 2,347 | 2,350 | 2,353 | 2,355 | 2,358 |
| 5,8 | 2,361 | 2,364 | 2,367 | 2,370 | 2,373 | 2,376 | 2,379 | 2,382 | 2,384 | 2,387 |
| 5,9 | 2,390 | 2,393 | 2,396 | 2,400 | 2,403 | 2,405 | 2,408 | 2,411 | 2,414 | 2,417 |
| 6,0 | 2,419 | 2,422 | 2,425 | 2,428 | 2,431 | 2,433 | 2,436 | 2,439 | 2,442 | 2,444 |
| 6,1 | 2,447 | 2,450 | 2,453 | 2,456 | 2,458 | 2,461 | 2,464 | 2,467 | 2,470 | 2,472 |
| 6,2 | 2,475 | 2,478 | 2,481 | 2,483 | 2,486 | 2,489 | 2,492 | 2,494 | 2,497 | 2,500 |
| 6,3 | 2,503 | 2,505 | 2,508 | 2,511 | 2,513 | 2,516 | 2,518 | 2,521 | 2,524 | 2,526 |
| 6,4 | 2,529 | 2,532 | 2,534 | 2,537 | 2,540 | 2,542 | 2,545 | 2,547 | 2,550 | 2,553 |
| 6,5 | 2,555 | 2,558 | 2,561 | 2,563 | 2,566 | 2,568 | 2,571 | 2,574 | 2,576 | 2,579 |
| 6,6 | 2,581 | 2,584 | 2,587 | 2,590 | 2,592 | 2,595 | 2,597 | 2,600 | 2,603 | 2,605 |
| 6,7 | 2,608 | 2,610 | 2,613 | 2,615 | 2,618 | 2,620 | 2,623 | 2,625 | 2,627 | 2,630 |
| 6,8 | 2,633 | 2,635 | 2,637 | 2,640 | 2,643 | 2,645 | 2,648 | 2,650 | 2,653 | 2,655 |
| 6,9 | 2,658 | 2,660 | 2,663 | 2,665 | 2,668 | 2,670 | 2,673 | 2,675 | 2,678 | 2,680 |
| 7,0 | 2,683 | 2,685 | 2,687 | 2,690 | 2,693 | 2,695 | 2,698 | 2,700 | 2,702 | 2,705 |
| 7,1 | 2,707 | 2,710 | 2,712 | 2,714 | 2,717 | 2,719 | 2,721 | 2,724 | 2,726 | 2,729 |
| 7,2 | 2,731 | 2,733 | 2,736 | 2,738 | 2,740 | 2,743 | 2,745 | 2,748 | 2,750 | 2,752 |
| 7,3 | 2,755 | 2,757 | 2,760 | 2,762 | 2,764 | 2,767 | 2,769 | 2,771 | 2,774 | 2,776 |
| 7,4 | 2,779 | 2,781 | 2,783 | 2,786 | 2,788 | 2,790 | 2,793 | 2,795 | 2,798 | 2,800 |
| 7,5 | 2,802 | 2,805 | 2,807 | 2,809 | 2,812 | 2,814 | 2,816 | 2,819 | 2,821 | 2,823 |
| 7,6 | 2,826 | 2,828 | 2,830 | 2,833 | 2,835 | 2,837 | 2,840 | 2,842 | 2,844 | 2,847 |
| 7,7 | 2,849 | 2,851 | 2,854 | 2,856 | 2,858 | 2,860 | 2,863 | 2,865 | 2,868 | 2,870 |
| 7,8 | 2,873 | 2,875 | 2,877 | 2,879 | 2,881 | 2,884 | 2,887 | 2,889 | 2,891 | 2,893 |
| 7,9 | 2,895 | 2,898 | 2,900 | 2,902 | 2,905 | 2,907 | 2,909 | 2,911 | 2,913 | 2,915 |
| 8,0 | 2,918 | 2,920 | 2,922 | 2,924 | 2,926 | 2,928 | 2,931 | 2,933 | 2,935 | 2,937 |
| 8,1 | 2,939 | 2,942 | 2,944 | 2,946 | 2,948 | 2,950 | 2,952 | 2,955 | 2,957 | 2,959 |
| 8,2 | 2,961 | 2,963 | 2,966 | 2,968 | 2,970 | 2,972 | 2,974 | 2,976 | 2,979 | 2,981 |
| 8,3 | 2,983 | 2,985 | 2,987 | 2,990 | 2,992 | 2,994 | 2,996 | 2,998 | 3,000 | 3,002 |
| 8,4 | 3,004 | 3,006 | 3,008 | 3,010 | 3,012 | 3,015 | 3,017 | 3,019 | 3,021 | 3,023 |
| 8,5 | 3,025 | 3,027 | 3,029 | 3,031 | 3,033 | 3,035 | 3,037 | 3,040 | 3,042 | 3,044 |
| 8,6 | 3,046 | 3,048 | 3,050 | 3,052 | 3,054 | 3,056 | 3,058 | 3,060 | 3,062 | 3,064 |
| 8,7 | 3,067 | 3,069 | 3,071 | 3,073 | 3,075 | 3,077 | 3,079 | 3,081 | 3,083 | 3,085 |
| 8,8 | 3,087 | 3,089 | 3,092 | 3,094 | 3,096 | 3,098 | 3,100 | 3,102 | 3,104 | 3,106 |
| 8,9 | 3,108 | 3,110 | 3,112 | 3,114 | 3,116 | 3,118 | 3,120 | 3,122 | 3,124 | 3,126 |
| 9,0 | 3,128 | 3,130 | 3,132 | 3,134 | 3,136 | 3,138 | 3,140 | 3,142 | 3,144 | 3,146 |
| 9,1 | 3,148 | 3,150 | 3,152 | 3,154 | 3,156 | 3,158 | 3,160 | 3,162 | 3,164 | 3,166 |
| 9,2 | 3,168 | 3,170 | 3,172 | 3,174 | 3,176 | 3,178 | 3,180 | 3,182 | 3,184 | 3,186 |
| 9,3 | 3,188 | 3,190 | 3,192 | 3,194 | 3,196 | 3,198 | 3,200 | 3,202 | 3,204 | 3,206 |
| 9,4 | 3,208 | 3,210 | 3,212 | 3,214 | 3,215 | 3,217 | 3,219 | 3,221 | 3,223 | 3,225 |
| 9,5 | 3,227 | 3,229 | 3,231 | 3,233 | 3,235 | 3,237 | 3,239 | 3,241 | 3,242 | 3,244 |
| 9,6 | 3,246 | 3,248 | 3,250 | 3,252 | 3,254 | 3,256 | 3,258 | 3,260 | 3,262 | 3,264 |
| 9,7 | 3,266 | 3,268 | 3,269 | 3,271 | 3,273 | 3,275 | 3,277 | 3,279 | 3,281 | 3,283 |
| 9,8 | 3,285 | 3,287 | 3,289 | 3,291 | 3,293 | 3,295 | 3,297 | 3,298 | 3,300 | 3,302 |
| 9,9 | 3,304 | 3,305 | 3,307 | 3,309 | 3,311 | 3,313 | 3,316 | 3,318 | 3,320 | 3,321 |

**Tab. 0315-1: Grenzviskositätszahlen** (Fortsetzung)

| $\eta_{rel}$ | 0,0 | 0,1 | 0,2 | 0,3 | 0,4 | 0,5 | 0,6 | 0,7 | 0,8 | 0,9 |
|---|---|---|---|---|---|---|---|---|---|---|
| 10 | 3,32 | 3,34 | 3,36 | 3,37 | 3,39 | 3,41 | 3,43 | 3,45 | 3,46 | 3,48 |
| 11 | 3,50 | 3,52 | 3,53 | 3,55 | 3,56 | 3,58 | 3,60 | 3,61 | 3,63 | 3,64 |
| 12 | 3,66 | 3,68 | 3,69 | 3,71 | 3,72 | 3,74 | 3,76 | 3,77 | 3,79 | 3,80 |
| 13 | 3,80 | 3,83 | 3,85 | 3,86 | 3,88 | 3,89 | 3,90 | 3,92 | 3,93 | 3,95 |
| 14 | 3,96 | 3,97 | 3,99 | 4,00 | 4,02 | 4,03 | 4,04 | 4,06 | 4,07 | 4,09 |
| 15 | 4,10 | 4,11 | 4,13 | 4,14 | 4,15 | 4,17 | 4,18 | 4,19 | 4,20 | 4,22 |
| 16 | 4,23 | 4,24 | 4,25 | 4,27 | 4,28 | 4,29 | 4,30 | 4,31 | 4,33 | 4,34 |
| 17 | 4,35 | 4,36 | 4,37 | 4,38 | 4,39 | 4,41 | 4,42 | 4,43 | 4,44 | 4,45 |
| 18 | 4,46 | 4,47 | 4,48 | 4,49 | 4,50 | 4,52 | 4,53 | 4,54 | 4,55 | 4,56 |
| 19 | 4,57 | 4,58 | 4,59 | 4,60 | 4,61 | 4,62 | 4,63 | 4,64 | 4,65 | 4,66 |

erkalten gelassen und gewogen. Ein Blindversuch wird durchgeführt.

**Wasserlösliche Substanzen:** höchstens 1,5 Prozent (15,0 mg) für die Massendifferenz zwischen dem aus der Prüflösung erhaltenen Rückstand und dem im Blindversuch erhaltenen Rückstand

6,0 g Substanz werden 10 min lang mit 90 ml kohlendioxidfreiem Wasser R geschüttelt. Unter Vakuum wird die Mischung in einen zuvor gewogenen Kolben filtriert. Die ersten 10 ml des Filtrats werden verworfen. Falls erforderlich wird das Filtrat ein zweites Mal durch dasselbe Filter filtriert, um ein klares Filtrat zu erhalten. 15,0 ml dieses Filtrats werden in einer zuvor getrockneten und gewogenen Abdampfschale zur Trockne eingedampft, wobei ein Verkohlen zu vermeiden ist. Der Rückstand wird 1 h lang bei 105 °C getrocknet, im Exsikkator erkalten gelassen und gewogen. Ein Blindversuch wird durchgeführt.

**Schwermetalle** (2.4.8): höchstens 10 ppm

2,0 g Substanz müssen der Grenzprüfung C entsprechen. Zur Herstellung der Referenzlösung werden 2 ml Blei-Lösung (10 ppm Pb) R verwendet.

**Trocknungsverlust** (2.2.32): höchstens 6,5 Prozent, mit 1,000 g Substanz durch 3 h langes Trocknen im Trockenschrank bei 105 °C bestimmt

**Sulfatasche** (2.4.14): höchstens 0,3 Prozent, mit 1,0 g Substanz bestimmt (getrocknete Substanz)

**Mikrobielle Verunreinigung**

TAMC: Akzeptanzkriterium $10^3$ KBE je Gramm (2.6.12)

TYMC: Akzeptanzkriterium $10^2$ KBE je Gramm (2.6.12)

Abwesenheit von *Escherichia coli* (2.6.13)

Abwesenheit von *Pseudomonas aeruginosa* (2.6.13)

Abwesenheit von *Staphylococcus aureus* (2.6.13)

Abwesenheit von Salmonellen (2.6.13)

## Funktionalitätsbezogene Eigenschaften

*Dieser Abschnitt liefert Informationen zu Eigenschaften, die sich als relevante Prüfparameter für eine Funktion oder mehrere Funktionen der Substanz erwiesen haben, wenn diese als Hilfsstoff (siehe 5.15) verwendet wird. Dieser Abschnitt ist ein nicht verbindlicher Teil der Monographie und diese Eigenschaften müssen nicht notwendigerweise verifiziert werden, um die Übereinstimmung mit den Anforderungen der Monographie zu zeigen. Die Kontrolle dieser Eigenschaften kann jedoch zur Qualität eines Arzneimittels beitragen, indem die Gleichförmigkeit des Herstellungsverfahrens und die Funktionalität des Arzneimittels bei der Anwendung verbessert werden. Wenn Prüfmethoden angegeben sind, haben sie sich für den jeweiligen Zweck als geeignet erwiesen, jedoch können andere Methoden ebenfalls angewendet werden. Werden für eine bestimmte Eigenschaft Ergebnisse vorgelegt, muss die Prüfmethode angegeben sein.*

*Die folgenden Eigenschaften können für Cellulosepulver, das als Füllmittel oder Sprengmittel verwendet wird, relevant sein.*

**Partikelgrößenverteilung** (2.9.31 oder 2.9.38)

**Fließverhalten von Pulvern** (2.9.36)

6.3/2064

# Chondroitinsulfat-Natrium
# Chondroitini natrii sulfas

R = SO₃Na und R' = H oder R = H und R' = SO₃Na

$H(C_{14}H_{19}NNa_2O_{14}S)_nOH$

## Definition

Natürliches Copolymer, hauptsächlich aus folgenden 2 Disacchariden bestehend:
[4)-(β-D-Glucopyranosyluronsäure)-(1→3)-[2-(acetyl=amino)-2-desoxy-β-D-galactopyranosyl-4-sulfat]-(1→]

und [4)-(β-D-Glucopyranosyluronsäure)-(1→3)-[2-(ace=tylamino)-2-desoxy-β-D-galactopyranosyl-6-sulfat]-(1→], Natriumsalz

Bei vollständiger Hydrolyse werden D-Galactosamin, D-Glucuronsäure, Essigsäure und Schwefelsäure freigesetzt. Die Substanz wird aus Knorpel sowohl von Land- als auch von Meerestieren gewonnen. In Abhängigkeit von der Ausgangstierspezies enthält sie unterschiedliche Anteile an 4-Sulfat- und 6-Sulfat-Gruppen.

*Gehalt:* 95 bis 105 Prozent (getrocknete Substanz)

## Herstellung

Die Tiere, von denen Chondroitinsulfat-Natrium gewonnen wird, müssen den lebensmittelrechtlichen Gesundheitsanforderungen an Tiere, die für den menschlichen Verzehr bestimmt sind, entsprechen.

## Eigenschaften

*Aussehen:* weißes bis fast weißes, hygroskopisches Pulver

*Löslichkeit:* leicht löslich in Wasser, praktisch unlöslich in Aceton und Ethanol 96 %

## Prüfung auf Identität

A. IR-Spektroskopie (2.2.24)

*Probenvorbereitung:* Presslinge aus Kaliumbromid *R*

*Vergleich:* Für Chondroitinsulfat-Natrium von Landtieren wird Chondroitinsulfat-Natrium *CRS* und für Chondroitinsulfat-Natrium von Meerestieren wird Chondroitinsulfat-Natrium (mariner Herkunft) *CRS* verwendet.

B. Prüflösung I (siehe „Prüfung auf Reinheit") gibt die Identitätsreaktion b auf Natrium (2.3.1).

C. Die bei der Prüfung „Verwandte Substanzen" (siehe „Prüfung auf Reinheit") erhaltenen Elektropherogramme werden ausgewertet.

*Ergebnis:* Die Hauptbande im Elektropherogramm der Untersuchungslösung entspricht in Bezug auf ihre Lage der Hauptbande im Elektropherogramm der Referenzlösung a.

## Prüfung auf Reinheit

**Prüflösung I:** 2,500 g Substanz werden in 50,0 ml kohlendioxidfreiem Wasser *R* gelöst.

**Prüflösung II:** 1,0 ml Prüflösung I wird mit Wasser *R* zu 10,0 ml verdünnt.

**pH-Wert** (2.2.3): 5,5 bis 7,5, an der Prüflösung I bestimmt

**Spezifische Drehung** (2.2.7): −20 bis −30 (für die Substanz von Landtieren) oder −12 bis −19 (für die Substanz von Meerestieren), jeweils bezogen auf die getrocknete Substanz und mit der Prüflösung I bestimmt

**Intrinsische Viskosität:** 0,01 bis 0,15 m$^3 \cdot$ kg$^{-1}$

*Untersuchungslösung a:* 5,000 g Substanz ($m_{0p}$) werden bei Raumtemperatur mit etwa 80 ml einer Lösung von Natriumchlorid *R* (11,7 g $\cdot$ l$^{-1}$) versetzt und durch 30 min langes Schütteln bei Raumtemperatur gelöst. Die Lösung wird mit einer Lösung von Natriumchlorid *R* (11,7 g $\cdot$ l$^{-1}$) zu 100,0 ml verdünnt. Diese Lösung wird durch ein Membranfilter (0,45 μm) filtriert, wobei die ersten 10 ml Filtrat verworfen werden. Die Konzentration der Untersuchungslösung a ist nur angenommen und muss nach einer ersten Viskositätsmessung dieser Lösung eingestellt werden.

*Untersuchungslösung b:* 15,0 ml Untersuchungslösung a werden mit 5,0 ml einer Lösung von Natriumchlorid *R* (11,7 g $\cdot$ l$^{-1}$) versetzt.

*Untersuchungslösung c:* 10,0 ml Untersuchungslösung a werden mit 10,0 ml einer Lösung von Natriumchlorid *R* (11,7 g $\cdot$ l$^{-1}$) versetzt.

*Untersuchungslösung d:* 5,0 ml Untersuchungslösung a werden mit 15,0 ml einer Lösung von Natriumchlorid *R* (11,7 g $\cdot$ l$^{-1}$) versetzt.

Die Durchflusszeit (2.2.9) einer Lösung von Natriumchlorid *R* (11,7 g $\cdot$ l$^{-1}$) ($t_0$) und die Durchflusszeiten der 4 Untersuchungslösungen ($t_1$, $t_2$, $t_3$ und $t_4$) werden bei 25,00 ± 0,03 °C bestimmt. Ein geeignetes Viskosimeter mit hängendem Kugelniveau und einem trichterförmigen unteren Kapillarende wird verwendet. Das Viskosimeter hat folgende Spezifikationen: Viskosimeterkonstante = etwa 0,005 mm$^2 \cdot$ s$^{-2}$, Messbereich = 1 bis 5 mm$^2 \cdot$ s$^{-1}$, Innendurchmesser der Kapillare *R* = 0,53 mm, Volumen des Gefäßes *C* = 5,6 ml, Innendurchmesser des Rohrs *N* = 2,8 bis 3,2 mm. Für alle Messungen wird dasselbe Viskosimeter verwendet, alle Durchflusszeiten werden 3-mal gemessen.

Die Prüfung darf nur ausgewertet werden, wenn die Ergebnisse um nicht mehr als 0,35 Prozent vom Mittelwert abweichen und wenn die Durchflusszeit $t_1$ nicht weniger als 1,6 $\cdot t_0$ und nicht mehr als 1,8 $\cdot t_0$ beträgt. Wenn dies nicht der Fall ist, muss die Konzentration der Untersuchungslösung a geändert und die Messung wiederholt werden.

*Berechnung der relativen Viskositäten*

Da die Dichte der Chondroitinsulfat-Lösungen und die des Lösungsmittels nahezu gleich sind, können die relativen Viskositäten $\eta_{ri}$ ($\eta_{r1}$, $\eta_{r2}$, $\eta_{r3}$ und $\eta_{r4}$) aus dem Verhältnis der Durchflusszeiten der entsprechenden Lösungen $t_i$ ($t_1$, $t_2$, $t_3$ und $t_4$) zur Durchflusszeit des Lösungsmittels $t_0$ berechnet werden. Dabei muss der Korrekturfaktor für die kinetische Energie der Kapillare ($B$ = 30 800 s$^3$), wie nachstehend angegeben, berücksichtigt werden:

$$\frac{t_i - \dfrac{B}{t_i^2}}{t_0 - \dfrac{B}{t_0^2}}$$

*Berechnung der Konzentrationen*

Die Konzentration $c_1$ (in kg · m$^{-3}$) von Chondroitinsulfat-Natrium in der Untersuchungslösung a wird nach folgender Formel berechnet:

$$m_{0p} \cdot \frac{x}{100} \cdot \frac{100-h}{100} \cdot 10$$

$x$ = Prozentgehalt an Chondroitinsulfat-Natrium, wie unter „Gehaltsbestimmung" beschrieben bestimmt
$h$ = Trocknungsverlust in Prozent

Die Konzentration $c_2$ (in kg · m$^{-3}$) von Chondroitinsulfat-Natrium in der Untersuchungslösung b wird nach folgender Formel berechnet:

$$c_1 \cdot 0{,}75$$

Die Konzentration $c_3$ (in kg · m$^{-3}$) von Chondroitinsulfat-Natrium in der Untersuchungslösung c wird nach folgender Formel berechnet:

$$c_1 \cdot 0{,}50$$

Die Konzentration $c_4$ (in kg · m$^{-3}$) von Chondroitinsulfat-Natrium in der Untersuchungslösung d wird nach folgender Formel berechnet:

$$c_1 \cdot 0{,}25$$

*Berechnung der intrinsischen Viskosität*

Die spezifische Viskosität $\eta_{si}$ der Untersuchungslösungen ($\eta_{s1}$, $\eta_{s2}$, $\eta_{s3}$, $\eta_{s4}$) wird aus den relativen Viskositäten $\eta_{ri}$ ($\eta_{r1}$, $\eta_{r2}$, $\eta_{r3}$, $\eta_{r4}$) nach folgender Formel berechnet:

$$\eta_{ri} - 1$$

Die intrinsische Viskosität $[\eta]$, definiert als

$$[\eta] = \lim_{c \to 0} \left( \frac{\eta_s}{c} \right)$$

wird mit Hilfe der linearen Regressionsanalyse nach folgender Gleichung berechnet:

$$\frac{\eta_{si}}{c_i} = c_i \cdot k_H + [\eta]$$

$c_i$ = Konzentration der Substanz in kg · m$^{-3}$
$k_H$ = Huggins-Konstante

**Verwandte Substanzen:** Elektrophorese (2.2.31)

*Pufferlösung A* (Bariumacetat-Lösung (0,1 mol · l$^{-1}$) pH 5,0): 25,54 g Bariumacetat $R$ werden in 900 ml Wasser $R$ gelöst. Die Lösung wird mit Essigsäure 99 % $R$ auf einen pH-Wert von 5,0 eingestellt und mit Wasser $R$ zu 1000,0 ml verdünnt.

*Pufferlösung B* (Bariumacetat-Lösung (1 mol · l$^{-1}$) pH 5,0): 255,43 g Bariumacetat $R$ werden in 900 ml Wasser $R$ gelöst. Die Lösung wird mit Essigsäure 99 % $R$ auf einen pH-Wert von 5,0 eingestellt und mit Wasser $R$ zu 1000,0 ml verdünnt.

*Färbelösung:* 1,0 g Toluidinblau $R$ und 2,0 g Natriumchlorid $R$ werden in 1000 ml Salzsäure (0,01 mol · l$^{-1}$) gelöst. Die Lösung wird filtriert.

*Untersuchungslösung:* Eine Lösung der Substanz (30 mg · ml$^{-1}$) in Wasser $R$ wird hergestellt.

*Referenzlösung a:* Eine Lösung von Chondroitinsulfat-Natrium CRS (30 mg · ml$^{-1}$) in Wasser $R$ wird hergestellt.

*Referenzlösung b:* 2,0 ml Referenzlösung a werden mit Wasser $R$ zu 100,0 ml verdünnt.

*Referenzlösung c:* Gleiche Volumteile Referenzlösung b und Wasser $R$ werden gemischt.

*Ausführung:* Das Elektrophorese-Trägermaterial und die Platte werden auf 10 °C abgekühlt. Das Agarosegel wird durch 1 min langes Äquilibrieren in der Pufferlösung A vorbehandelt. Nach dem sorgfältigen Dekantieren von überschüssiger Flüssigkeit wird das Gel etwa 5 min lang getrocknet. In jede Elektrodenkammer der Elektrophorese-Apparatur werden 400 ml Pufferlösung B gefüllt. In die Vertiefungen im Agarosegel wird 1 µl jeder Lösung eingetragen. Nachdem einige Milliliter einer 50-prozentigen Lösung (V/V) von Glycerol $R$ auf die gekühlte Platte der Elektrophorese-Apparatur pipettiert wurden, wird das Gel in die Mitte der Keramikplatte gelegt. Auf die anodische und kathodische Seite des Agarosegels wird jeweils ein mit der Pufferlösung B getränkter Verbindungsstreifen gelegt, wobei ein guter Kontakt zwischen dem Elektrophorese-Puffer und dem Agarosegel gewährleistet sein muss. Die Elektrophorese wird 12 min lang unter folgenden Bedingungen durchgeführt: 75 mA je Gel, was einer Spannung von 100 bis 150 V (höchstens 300 bis 400 V) für ein Gel mit den Abmessungen von etwa 12 × 10 cm entspricht. Anschließend wird das Gel 2 min lang in eine Mischung von 10 Volumteilen wasserfreiem Ethanol $R$ und 90 Volumteilen Pufferlösung A gelegt. Die Elektrophorese wird 20 min lang fortgesetzt. Das Gel wird 2 min lang in eine Mischung von 30 Volumteilen wasserfreiem Ethanol $R$ und 70 Volumteilen Pufferlösung A gelegt. Die Elektrophorese wird weitere 20 min lang fortgesetzt. Das Gel wird 10 min lang in der Färbelösung gefärbt und 15 min lang unter fließendem Leitungswasser sowie anschließend 10 bis 15 min lang mit Wasser $R$ entfärbt, bis die Bande im Elektropherogramm der Referenzlösung c sichtbar ist. Das Gel wird trocknen gelassen.

*Eignungsprüfung*
– Das Elektropherogramm der Referenzlösung c muss eine sichtbare Bande zeigen.
– Die Bande im Elektropherogramm der Referenzlösung b muss deutlich sichtbar sein und in Bezug auf ihre Lage der Bande im Elektropherogramm der Referenzlösung a entsprechen.

*Ergebnis:* Jede untergeordnete Bande im Elektropherogramm der Untersuchungslösung darf nicht intensiver sein als die Bande im Elektropherogramm der Referenzlösung b (2 Prozent).

**Protein** (2.5.33, Methode 2): höchstens 3,0 Prozent (getrocknete Substanz)

*Untersuchungslösung:* 1,0 ml Prüflösung I wird mit Natriumhydroxid-Lösung (0,1 mol · l$^{-1}$) zu 50,0 ml verdünnt.

*Referenzlösungen:* Etwa 0,100 g Rinderalbumin $R$ (genau gewogen) werden in Natriumhydroxid-Lösung

(0,1 mol · l⁻¹) zu 50,0 ml gelöst. Alle weiteren Lösungen werden mit Natriumhydroxid-Lösung (0,1 mol · l⁻¹) hergestellt.

**Chlorid** (2.4.4): höchstens 0,5 Prozent

1 ml Prüflösung II wird mit Wasser *R* zu 15 ml verdünnt. Verdünnte Salpetersäure wird nicht zugesetzt. Zur Herstellung der Referenzlösung werden 5 ml Chlorid-Lösung (5 ppm Cl) *R* und 10 ml Wasser *R* verwendet.

**Schwermetalle** (2.4.8): höchstens 20 ppm

1,0 g Substanz muss der Grenzprüfung C entsprechen. Zur Herstellung der Referenzlösung werden 2 ml Blei-Lösung (10 ppm Pb) *R* verwendet.

**Trocknungsverlust** (2.2.32): höchstens 12,0 Prozent, mit 1,000 g Substanz durch 4 h langes Trocknen im Trockenschrank bei 105 °C bestimmt

**Mikrobielle Verunreinigung**

TAMC: Akzeptanzkriterium $10^3$ KBE je Gramm (2.6.12)

TYMC: Akzeptanzkriterium $10^2$ KBE je Gramm (2.6.12)

Abwesenheit von *Staphylococcus aureus* (2.6.13)

Abwesenheit von *Pseudomonas aeruginosa* (2.6.13)

Abwesenheit von *Escherichia coli* (2.6.13)

Abwesenheit von Salmonellen (2.6.13)

Abwesenheit von Gallensalze tolerierenden, gramnegativen Bakterien (2.6.13)

## Gehaltsbestimmung

*Untersuchungslösung a:* 0,100 g Substanz ($m_1$) werden in Wasser *R* zu 100,0 ml gelöst.

*Untersuchungslösung b:* 5,0 ml Untersuchungslösung a werden mit Wasser *R* zu 50,0 ml verdünnt.

*Referenzlösung a:* 0,100 g Chondroitinsulfat-Natrium CRS ($m_0$), zuvor wie unter „Trocknungsverlust" beschrieben getrocknet, werden in Wasser *R* zu 100,0 ml gelöst.

*Referenzlösung b:* 5,0 ml Referenzlösung a werden mit Wasser *R* zu 50,0 ml verdünnt.

*Titrationslösung a:* 4,000 g Cetylpyridiniumchlorid-Monohydrat *R* werden in Wasser *R* zu 1000 ml gelöst.

*Titrationslösung b:* 1,000 g Cetylpyridiniumchlorid-Monohydrat *R* wird in Wasser *R* zu 1000 ml gelöst.

Die visuelle oder photometrische Titration wird wie folgt durchgeführt:

*Titration mit visueller Endpunktbestimmung:* 40,0 ml Referenzlösung a und 40,0 ml Untersuchungslösung a werden jeweils mit der Titrationslösung a titriert. Die Lösungen werden trübe. Am Endpunkt erscheinen die Lösungen klar, mit einem fast weißen Niederschlag in Suspension. Der Niederschlag ist besser sichtbar, wenn vor Beginn der Titration 0,1 ml einer 1-prozentigen Lösung von Methylenblau *R* zugesetzt werden, da die Niederschlagspartikeln gegen den blauen Hintergrund deutlicher erscheinen.

*Titration mit photometrischer Endpunktbestimmung:* 50,0 ml Referenzlösung b und 50,0 ml Untersuchungslösung b werden jeweils mit der Titrationslösung b titriert. Zur Bestimmung des Endpunkts wird ein geeigneter Autotitrator mit einer Photrode bei einer geeigneten Wellenlänge (keine ist kritisch) im sichtbaren Bereich verwendet.

Der Prozentgehalt an Chondroitinsulfat-Natrium wird nach folgender Formel berechnet:

$$\frac{v_1 \cdot m_0}{v_0 \cdot m_1} \cdot \frac{100}{100-h} \cdot Z$$

$v_0$ = verbrauchtes Volumen der jeweiligen Titrationslösung bei der Titration der entsprechenden Referenzlösung in Millilitern

$v_1$ = verbrauchtes Volumen der jeweiligen Titrationslösung bei der Titration der entsprechenden Untersuchungslösung in Millilitern

$h$ = Trocknungsverlust der Substanz in Prozent

$Z$ = Prozentgehalt an $H(C_{14}H_{19}NNa_2O_{14}S)_nOH$ von Chondroitinsulfat-Natrium *CRS*

## Lagerung

Dicht verschlossen, vor Licht geschützt

## Beschriftung

Die Beschriftung gibt die Herkunft der Substanz (Meeres- oder Landtiere) an.

---

**6.3/0599**

# Cisplatin

# Cisplatinum

$PtCl_2(NH_3)_2$        $M_r$ 300,0

CAS Nr. 15663-27-1

## Definition

*cis*-Diammindichloroplatin(II)

*Gehalt:* 97,0 bis 102,0 Prozent

## Eigenschaften

*Aussehen:* gelbes Pulver oder gelbe bis orangegelbe Kristalle

*Löslichkeit:* schwer löslich in Wasser, wenig löslich in Dimethylformamid, praktisch unlöslich in Ethanol 96 %

*Die Prüfung auf Identität B, die Prüfungen auf Reinheit (ausgenommen diejenige auf Silber) und die Gehaltsbestimmung werden unter Lichtschutz durchgeführt.*

## Prüfung auf Identität

1: A, B
2: B, C

A. IR-Spektroskopie (2.2.24)

*Vergleich:* Cisplatin CRS

B. Dünnschichtchromatographie (2.2.27)

*Untersuchungslösung:* 1 ml Prüflösung II (siehe „Prüfung auf Reinheit") wird mit Dimethylformamid R zu 10 ml verdünnt.

*Referenzlösung:* 10 mg Cisplatin CRS werden in 5 ml Dimethylformamid R gelöst.

*Platte:* beschichtet mit Cellulose zur Chromatographie R 1

*Vorbehandlung:* Die Platte wird durch 1 h langes Erhitzen auf 150 °C aktiviert.

*Fließmittel:* Aceton R, Dimethylformamid R (10:90 V/V)

*Auftragen:* 2 μl

*Laufstrecke:* 2/3 der Platte

*Trocknen:* an der Luft

*Detektion:* Die Platte wird mit einer Lösung von Zinn(II)-chlorid R (50 g · l$^{-1}$) in einer Mischung gleicher Volumteile verdünnter Salzsäure R und Wasser R besprüht. Die Auswertung erfolgt nach 1 h.

*Ergebnis:* Der Hauptfleck im Chromatogramm der Untersuchungslösung entspricht in Bezug auf Lage, Farbe und Größe dem Hauptfleck im Chromatogramm der Referenzlösung.

C. 50 mg Substanz werden in einer Glasschale mit 2 ml verdünnter Natriumhydroxid-Lösung R versetzt. Nach dem Eindampfen zur Trockne wird der Rückstand mit einer Mischung von 0,5 ml Salpetersäure R und 1,5 ml Salzsäure R aufgenommen. Bei erneutem Eindampfen zur Trockne entsteht ein orangefarbener Rückstand. Der Rückstand wird in 0,5 ml Wasser R gelöst. Nach Zusatz von 0,5 ml Ammoniumchlorid-Lösung R bildet sich ein gelber, kristalliner Niederschlag.

## Prüfung auf Reinheit

**Prüflösung I:** 25 mg Substanz werden in einer Lösung von Natriumchlorid R (9 g · l$^{-1}$) in kohlendioxidfreiem Wasser R zu 25 ml gelöst.

**Prüflösung II:** 0,20 g Substanz werden in Dimethylformamid R zu 10 ml gelöst.

**Aussehen der Prüflösung I:** Die Prüflösung I muss klar (2.2.1) und darf nicht stärker gefärbt sein als die Farbvergleichslösung GG$_5$ (2.2.2, Methode II).

**Aussehen der Prüflösung II:** Die Prüflösung II muss klar (2.2.1) sein.

**pH-Wert** (2.2.3): 4,5 bis 6,0, an der Prüflösung I unmittelbar nach der Herstellung bestimmt

**Verwandte Substanzen:** Flüssigchromatographie (2.2.29)

*Die Prüfung muss unter Lichtschutz durchgeführt werden. Platin enthaltende Lösungen dürfen weder erhitzt noch mit Ultraschall behandelt werden. Alle Lösungen müssen innerhalb von 4 h verwendet werden.*

*Untersuchungslösung:* 25,0 mg Substanz werden in einer Lösung von Natriumchlorid R (9,0 g · l$^{-1}$) zu 25,0 ml gelöst.

*Referenzlösung a:* 25,0 mg Cisplatin CRS werden in einer Lösung von Natriumchlorid R (9,0 g · l$^{-1}$) zu 25,0 ml gelöst.

*Referenzlösung b:* 5,0 mg Cisplatin-Verunreinigung A CRS werden in einer Lösung von Natriumchlorid R (9,0 g · l$^{-1}$) zu 50,0 ml gelöst.

*Referenzlösung c:* 5,6 mg Cisplatin-Verunreinigung B CRS werden in einer Lösung von Natriumchlorid R (9,0 g · l$^{-1}$) zu 100,0 ml gelöst.

*Referenzlösung d:* 0,05 ml Untersuchungslösung werden mit 5,0 ml Referenzlösung b und 5,0 ml Referenzlösung c gemischt. Die Mischung wird mit einer Lösung von Natriumchlorid R (9,0 g · l$^{-1}$) zu 25,0 ml verdünnt.

*Referenzlösung e:* 5,0 ml Referenzlösung d werden mit einer Lösung von Natriumchlorid R (9,0 g · l$^{-1}$) zu 20,0 ml verdünnt.

*Blindlösung:* eine Lösung von Natriumchlorid R (9,0 g · l$^{-1}$)

*Säule*
– Größe: $l = 0{,}25$ m, $\varnothing = 4{,}0$ mm
– Stationäre Phase: desaktiviertes, octylsilyliertes Kieselgel zur Chromatographie R (4 μm)
– Temperatur: 30 °C

*Mobile Phase:* 1,08 g Natriumoctansulfonat R, 1,70 g Tetrabutylammoniumhydrogensulfat R und 2,72 g Kaliumdihydrogenphosphat R werden in Wasser zur Chromatographie R zu 950 ml gelöst. Die Lösung wird mit Natriumhydroxid-Lösung (1 mol · l$^{-1}$) auf einen pH-Wert von 5,9 eingestellt und mit Wasser zur Chromatographie R zu 1000 ml verdünnt.

*Durchflussrate:* 1,0 ml · min$^{-1}$

*Detektion:* Spektrometer bei 210 nm

*Einspritzen:* 20 µl; Untersuchungslösung, Referenzlösungen d und e, Blindlösung

*Chromatographiedauer:* 3fache Retentionszeit von Cisplatin

Der Verdrängungspeak ist der zuletzt eluierte Peak der Gruppe der Einspritzpeaks im Chromatogramm der Blindlösung.

*Identifizierung des Cisplatin-Wasser-Komplexes:* Zur Identifizierung des Peaks des Cisplatin-Wasser-Komplexes werden das mitgelieferte Chromatogramm von Cisplatin *CRS* und das mit der Referenzlösung a erhaltene Chromatogramm verwendet.

*Relative Retention* (bezogen auf Cisplatin, $t_R$ etwa 3,8 min)
– Verdrängungspeak: etwa 0,5
– Verunreinigung A: etwa 0,6
– Verunreinigung B: etwa 0,7
– Cisplatin-Wasser-Komplex: etwa 1,2

*Eignungsprüfung:* Referenzlösung d
– Auflösung: mindestens 2,5 zwischen den Peaks der Verunreinigungen A und B
  Der Verdrängungspeak und der Peak der Verunreinigung A sind deutlich voneinander getrennt.

*Grenzwerte*
– Verunreinigung A: nicht größer als die Fläche des entsprechenden Peaks im Chromatogramm der Referenzlösung d (2,0 Prozent)
– Verunreinigung B: nicht größer als die Fläche des entsprechenden Peaks im Chromatogramm der Referenzlösung d (1,0 Prozent)
– Nicht spezifizierte Verunreinigungen: jeweils nicht größer als das 0,5fache der Fläche des Cisplatin-Peaks im Chromatogramm der Referenzlösung d (0,10 Prozent)
– Summe aller Verunreinigungen ohne Verunreinigungen A und B: nicht größer als das 2,5fache der Fläche des Cisplatin-Peaks im Chromatogramm der Referenzlösung d (0,5 Prozent)
– Ohne Berücksichtigung bleiben: Peaks, deren Fläche kleiner ist als die Fläche des Cisplatin-Peaks im Chromatogramm der Referenzlösung e (0,05 Prozent); Peak des Cisplatin-Wasser-Komplexes

**Silber:** höchstens 2,50 · 10$^2$ ppm

Atomabsorptionsspektrometrie (2.2.23, Methode I)

*Untersuchungslösung:* 0,100 g Substanz werden unter Erwärmen auf 80 °C in 15 ml Salpetersäure *R* gelöst. Nach dem Abkühlen wird mit Wasser *R* zu 25,0 ml verdünnt.

*Referenzlösungen:* Geeignete Mengen (10 bis 30 ml) Silber-Lösung (5 ppm Ag) *R* werden mit 50 ml Salpetersäure *R* versetzt und mit Wasser *R* zu 100,0 ml verdünnt.

*Strahlungsquelle:* Silber-Hohlkathodenlampe, Transmissionsbande vorzugsweise 0,5 nm

*Wellenlänge:* 328 nm

*Atomisierung:* brenngasarme Luft-Acetylen-Flamme

Ein Blindversuch wird durchgeführt.

## Gehaltsbestimmung

Flüssigchromatographie (2.2.29) wie unter „Verwandte Substanzen" beschrieben, mit folgender Änderung:

*Einspritzen:* 10 µl; Untersuchungslösung, Referenzlösung a

Der Prozentgehalt an $PtCl_2(NH_3)_2$ wird aus der Summe der Peakflächen von Cisplatin und Cisplatin-Wasser-Komplex und unter Berücksichtigung des angegebenen Gehalts für Cisplatin *CRS* berechnet.

## Lagerung

Dicht verschlossen, vor Licht geschützt

## Verunreinigungen

*Spezifizierte Verunreinigungen:*

A, B

*Andere bestimmbare Verunreinigungen*
(Die folgenden Substanzen werden, falls in einer bestimmten Menge vorhanden, durch eine Prüfmethode oder mehrere Prüfmethoden in der Monographie erfasst. Sie werden begrenzt durch das allgemeine Akzeptanzkriterium für weitere Verunreinigungen/nicht spezifizierte Verunreinigungen und/oder durch die Anforderungen der Allgemeinen Monographie **Substanzen zur pharmazeutischen Verwendung (Corpora ad usum pharmaceuticum)**. Diese Verunreinigungen müssen daher nicht identifiziert werden, um die Konformität der Substanz zu zeigen. Siehe auch „5.10 Kontrolle von Verunreinigungen in Substanzen zur pharmazeutischen Verwendung"):

C

A. *trans*-Diammindichloroplatin(II) (Transplatin)

B. Ammintrichloroplatinat(–)

C. Tetrachloroplatinat(2–)

# 6.3/2288
# Citalopramhydrobromid
# Citaloprami hydrobromidum

$C_{20}H_{22}BrFN_2O$          $M_r$ 405,3

CAS Nr. 59729-32-7

## Definition

(1*RS*)-1-[3-(Dimethylamino)propyl]-1-(4-fluorphenyl)-1,3-dihydroisobenzofuran-5-carbonitril-hydrobromid

*Gehalt:* 99,0 bis 101,5 Prozent (getrocknete Substanz)

## Eigenschaften

*Aussehen:* weißes bis fast weißes, kristallines Pulver

*Löslichkeit:* wenig löslich in Wasser und in wasserfreiem Ethanol

## Prüfung auf Identität

A. Die Substanz entspricht der Prüfung „Optische Drehung" (siehe „Prüfung auf Reinheit").

B. IR-Spektroskopie (2.2.24)

   *Vergleich:* Citalopramhydrobromid CRS

C. Die Substanz gibt die Identitätsreaktion a auf Bromid (2.3.1).

## Prüfung auf Reinheit

**Optische Drehung** (2.2.7): −0,10 bis +0,10°

1,0 g Substanz wird in Methanol *R* zu 20 ml gelöst.

**Verwandte Substanzen:** Flüssigchromatographie (2.2.29)

*Untersuchungslösung:* 50 mg Substanz werden in der mobilen Phase A zu 100,0 ml gelöst.

*Referenzlösung a:* 1,0 ml Untersuchungslösung wird mit der mobilen Phase A zu 100,0 ml verdünnt. 1,0 ml dieser Lösung wird mit der mobilen Phase A zu 10,0 ml verdünnt.

*Referenzlösung b:* Der Inhalt einer Durchstechflasche mit Citalopram zur Eignungsprüfung CRS (mit den Verunreinigungen B, D, F und G) wird in 1,0 ml Referenzlösung a gelöst.

*Säule*
- Größe: *l* = 0,25 m, ⌀ = 4,6 mm
- Stationäre Phase: nachsilanisiertes, octadecylsilyliertes Kieselgel zur Chromatographie *R* (4 µm)
- Temperatur: 40 °C

*Mobile Phase*
- Mobile Phase A: 1,58 g Ammoniumformiat *R* werden in 500 ml einer Mischung von 4 Volumteilen Acetonitril *R*, 32 Volumteilen Methanol *R* und 64 Volumteilen Wasser *R* gelöst.
- Mobile Phase B: 1,58 g Ammoniumformiat *R* werden in 500 ml einer Mischung von 32 Volumteilen Wasser *R* und 68 Volumteilen Acetonitril *R* gelöst.

| Zeit (min) | Mobile Phase A (% V/V) | Mobile Phase B (% V/V) |
|---|---|---|
| 0 – 2 | 100 | 0 |
| 2 – 25 | 100 → 40 | 0 → 60 |
| 25 – 30 | 40 | 60 |

*Durchflussrate:* 1,0 ml · min⁻¹

*Detektion:* Spektrometer bei 230 und 254 nm

*Einspritzen:* 20 µl

*Identifizierung von Verunreinigungen:* Zur Identifizierung der Peaks der Verunreinigungen B, D, F und G werden das mitgelieferte Chromatogramm von Citalopram zur Eignungsprüfung CRS und das mit der Referenzlösung b erhaltene Chromatogramm verwendet.

*Relative Retention* (bezogen auf Citalopram, $t_R$ etwa 19 min)
- Verunreinigung G: etwa 0,5
- Verunreinigung B: etwa 0,7
- Verunreinigung D: etwa 0,9
- Verunreinigung F: etwa 1,6

*Eignungsprüfung:* Referenzlösung b
- Auflösung: mindestens 1,5 zwischen den Peaks von Verunreinigung D und Citalopram bei 230 nm

*Grenzwerte*
- Korrekturfaktoren: Für die Berechnung der Gehalte werden die Peakflächen folgender Verunreinigungen mit dem entsprechenden Korrekturfaktor multipliziert:
  - Verunreinigung F: 1,4
  - Verunreinigung G: 0,6
- Verunreinigung D bei 230 nm: nicht größer als das 2fache der Fläche des Hauptpeaks im Chromatogramm der Referenzlösung a (0,2 Prozent)
- Verunreinigungen B, F bei 230 nm: jeweils nicht größer als das 1,5fache der Fläche des Hauptpeaks im Chromatogramm der Referenzlösung a (0,15 Prozent)
- Verunreinigung G bei 254 nm: nicht größer als das 1,5fache der Fläche des Hauptpeaks im Chromatogramm der Referenzlösung a (0,15 Prozent)
- Nicht spezifizierte Verunreinigungen bei 230 und 254 nm: jeweils nicht größer als die Fläche des Haupt-

peaks im Chromatogramm der Referenzlösung a (0,10 Prozent)
– Summe der Verunreinigungen bei 230 nm: nicht größer als das 5fache der Fläche des Hauptpeaks im Chromatogramm der Referenzlösung a (0,5 Prozent)
– Ohne Berücksichtigung bleiben bei 230 nm: Peaks, deren Fläche kleiner ist als das 0,5fache der Fläche des Hauptpeaks im Chromatogramm der Referenzlösung a (0,05 Prozent)

**Schwermetalle** (2.4.8): höchstens 20 ppm

0,5 g Substanz werden in Ethanol 96 % *R* zu 20 ml gelöst. 12 ml Lösung müssen der Grenzprüfung B entsprechen. Zur Herstellung der Referenzlösung wird eine Blei-Lösung (0,5 ppm Pb) verwendet, die durch Verdünnen der Blei-Lösung (100 ppm Pb) *R* mit Ethanol 96 % *R* erhalten wird. Die Lösungen werden durch ein Membranfilter (Porengröße 0,45 µm) filtriert.

**Trocknungsverlust** (2.2.32): höchstens 0,5 Prozent, mit 1,000 g Substanz durch 4 h langes Trocknen im Trockenschrank bei 105 °C bestimmt

**Sulfatasche** (2.4.14): höchstens 0,1 Prozent, mit 1,0 g Substanz in einem Platintiegel bestimmt

# Gehaltsbestimmung

0,300 g Substanz, in 50 ml Ethanol 96 % *R* gelöst, werden nach Zusatz von 0,5 ml Salzsäure (0,1 mol · l⁻¹) mit Natriumhydroxid-Lösung (0,1 mol · l⁻¹) titriert. Das zwischen den beiden mit Hilfe der Potentiometrie (2.2.20) bestimmten Wendepunkten zugesetzte Volumen wird abgelesen.

1 ml Natriumhydroxid-Lösung (0,1 mol · l⁻¹) entspricht 40,53 mg $C_{20}H_{22}BrFN_2O$.

# Verunreinigungen

*Spezifizierte Verunreinigungen:*

B, D, F, G

*Andere bestimmbare Verunreinigungen*
(Die folgenden Substanzen werden, falls in einer bestimmten Menge vorhanden, durch eine Prüfmethode oder mehrere Prüfmethoden in der Monographie erfasst. Sie werden begrenzt durch das allgemeine Akzeptanzkriterium für weitere Verunreinigungen/nicht spezifizierte Verunreinigungen und/oder durch die Anforderungen der Allgemeinen Monographie **Substanzen zur pharmazeutischen Verwendung (Corpora ad usum pharmaceuticum)**. Diese Verunreinigungen müssen daher nicht identifiziert werden, um die Konformität der Substanz zu zeigen. Siehe auch „5.10 Kontrolle von Verunreinigungen in Substanzen zur pharmazeutischen Verwendung"):

A, C, E

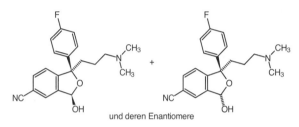

A. R = CO–NH₂, X = H₂:
(1*RS*)-1-[3-(Dimethylamino)propyl]-1-(4-fluorphenyl)-1,3-dihydroisobenzofuran-5-carboxamid

C. R = CN, X = O:
(3*RS*)-6-Cyano-3-[3-(dimethylamino)propyl]-3-(4-fluorphenyl)isobenzofuran-1(3*H*)-on

E. R = Cl, X = H₂:
3-[(1*RS*)-5-Chlor-1-(4-fluorphenyl)-1,3-dihydroisobenzofuran-1-yl]-*N,N*-dimethylpropan-1-amin

B. 1-[3-(Dimethylamino)propyl]-1-(4-fluorphenyl)-3-hydroxy-1,3-dihydroisobenzofuran-5-carbonitril

D. R1 = CN, R2 = H:
(1*RS*)-1-(4-Fluorphenyl)-1-[3-(methylamino)propyl]-1,3-dihydroisobenzofuran-5-carbonitril

F. R1 = Br, R2 = CH₃:
3-[(1*RS*)-5-Brom-1-(4-fluorphenyl)-1,3-dihydroisobenzofuran-1-yl]-*N,N*-dimethylpropan-1-amin

G. R1 = CO–[CH₂]₃–N(CH₃)₂, R2 = CH₃:
4-(Dimethylamino)-1-[(1*RS*)-1-[3-(dimethylamino)propyl]-1-(4-fluorphenyl)-1,3-dihydroisobenzofuran-5-yl]butan-1-on

# 6.3/2203
# Citalopramhydrochlorid
# Citaloprami hydrochloridum

$C_{20}H_{22}ClFN_2O$  $M_r$ 360,9

CAS Nr. 85118-27-0

## Definition

(1$RS$)-1-[3-(Dimethylamino)propyl]-1-(4-fluorphenyl)-1,3-dihydroisobenzofuran-5-carbonitril-hydrochlorid

*Gehalt:* 99,0 bis 101,5 Prozent (getrocknete Substanz)

## Eigenschaften

*Aussehen:* weißes bis fast weißes, kristallines Pulver

*Löslichkeit:* sehr leicht löslich in Wasser, leicht löslich in wasserfreiem Ethanol

## Prüfung auf Identität

A. Die Substanz entspricht der Prüfung „Optische Drehung" (siehe „Prüfung auf Reinheit").

B. IR-Spektroskopie (2.2.24)

   *Vergleich:* Citalopramhydrochlorid CRS

C. Die Substanz gibt die Identitätsreaktion a auf Chlorid (2.3.1).

## Prüfung auf Reinheit

**Prüflösung:** 1,0 g Substanz wird in Methanol R zu 20 ml gelöst.

**Aussehen der Lösung:** Die Prüflösung muss, unmittelbar nach der Herstellung geprüft, klar (2.2.1) und darf nicht stärker gefärbt sein als die Farbvergleichslösung $G_6$ (2.2.2, Methode II).

**Optische Drehung** (2.2.7): −0,10 bis +0,10°, an der Prüflösung bestimmt

**Verwandte Substanzen:** Flüssigchromatographie (2.2.29)

*Untersuchungslösung:* 50 mg Substanz werden in der mobilen Phase A zu 100,0 ml gelöst.

*Referenzlösung a:* 1,0 ml Untersuchungslösung wird mit der mobilen Phase A zu 100,0 ml verdünnt. 1,0 ml dieser Lösung wird mit der mobilen Phase A zu 10,0 ml verdünnt.

*Referenzlösung b:* Der Inhalt einer Durchstechflasche mit Citalopram zur Eignungsprüfung CRS (mit den Verunreinigungen B und D) wird in 1,0 ml Referenzlösung a gelöst.

*Säule*
- Größe: $l$ = 0,25 m, $\varnothing$ = 4,6 mm
- Stationäre Phase: nachsilanisiertes, octadecylsilyliertes Kieselgel zur Chromatographie R (4 µm)
- Temperatur: 40 °C

*Mobile Phase*
- Mobile Phase A: 1,58 g Ammoniumformiat R werden in 500 ml einer Mischung von 4 Volumteilen Acetonitril R, 32 Volumteilen Methanol R und 64 Volumteilen Wasser R gelöst.
- Mobile Phase B: 1,58 g Ammoniumformiat R werden in 500 ml einer Mischung von 32 Volumteilen Wasser R und 68 Volumteilen Acetonitril R gelöst.

| Zeit (min) | Mobile Phase A (% V/V) | Mobile Phase B (% V/V) |
|---|---|---|
| 0 – 2 | 100 | 0 |
| 2 – 25 | 100 → 40 | 0 → 60 |
| 25 – 30 | 40 | 60 |

*Durchflussrate:* 1,0 ml · min⁻¹

*Detektion:* Spektrometer bei 230 nm

*Einspritzen:* 20 µl

*Identifizierung von Verunreinigungen:* Zur Identifizierung der Peaks der Verunreinigungen B und D werden das mitgelieferte Chromatogramm von Citalopram zur Eignungsprüfung CRS und das mit der Referenzlösung b erhaltene Chromatogramm verwendet.

*Relative Retention* (bezogen auf Citalopram, $t_R$ etwa 19 min)
- Verunreinigung B: etwa 0,7
- Verunreinigung D: etwa 0,9

*Eignungsprüfung:* Referenzlösung b
- Auflösung: mindestens 1,5 zwischen den Peaks von Verunreinigung D und Citalopram

*Grenzwerte*
- Verunreinigung B: nicht größer als das 1,5fache der Fläche des Hauptpeaks im Chromatogramm der Referenzlösung a (0,15 Prozent)
- Nicht spezifizierte Verunreinigungen: jeweils nicht größer als die Fläche des Hauptpeaks im Chromatogramm der Referenzlösung a (0,10 Prozent)
- Summe aller Verunreinigungen: nicht größer als das 2fache der Fläche des Hauptpeaks im Chromatogramm der Referenzlösung a (0,2 Prozent)

- Ohne Berücksichtigung bleiben: Peaks, deren Fläche kleiner ist als das 0,5fache der Fläche des Hauptpeaks im Chromatogramm der Referenzlösung a (0,05 Prozent)

**Schwermetalle** (2.4.8): höchstens 20 ppm

1,0 g Substanz wird in 20 ml Wasser R gelöst. 12 ml Lösung müssen der Grenzprüfung A entsprechen. Zur Herstellung der Referenzlösung wird die Blei-Lösung (1 ppm Pb) R verwendet.

**Trocknungsverlust** (2.2.32): höchstens 0,5 Prozent, mit 1,000 g Substanz durch 4 h langes Trocknen im Trockenschrank bei 105 °C bestimmt

**Sulfatasche** (2.4.14): höchstens 0,1 Prozent, mit 1,0 g Substanz in einem Platintiegel bestimmt

## Gehaltsbestimmung

0,250 g Substanz, in 50 ml Ethanol 96 % R gelöst, werden nach Zusatz von 0,5 ml Salzsäure (0,1 mol · l⁻¹) mit Natriumhydroxid-Lösung (0,1 mol · l⁻¹) titriert. Das zwischen den beiden mit Hilfe der Potentiometrie (2.2.20) bestimmten Wendepunkten zugesetzte Volumen wird abgelesen.

1 ml Natriumhydroxid-Lösung (0,1 mol · l⁻¹) entspricht 36,09 mg $C_{20}H_{22}ClFN_2O$.

## Verunreinigungen

*Spezifizierte Verunreinigungen:*

B

*Andere bestimmbare Verunreinigungen*

(Die folgenden Substanzen werden, falls in einer bestimmten Menge vorhanden, durch eine Prüfmethode oder mehrere Prüfmethoden in der Monographie erfasst. Sie werden begrenzt durch das allgemeine Akzeptanzkriterium für weitere Verunreinigungen/nicht spezifizierte Verunreinigungen und/oder durch die Anforderungen der Allgemeinen Monographie **Substanzen zur pharmazeutischen Verwendung (Corpora ad usum pharmaceuticum)**. Diese Verunreinigungen müssen daher nicht identifiziert werden, um die Konformität der Substanz zu zeigen. Siehe auch „5.10 Kontrolle von Verunreinigungen in Substanzen zur pharmazeutischen Verwendung"):

A, C, D, E, F

A. R1 = CO–NH₂, R2 = CH₃, X = H₂:
   (1RS)-1-[3-(Dimethylamino)propyl]-1-(4-fluorphenyl)-1,3-dihydroisobenzofuran-5-carboxamid

C. R1 = CN, R2 = CH₃, X = O:
   (3RS)-6-Cyan-3-[3-(dimethylamino)propyl]-3-(4-fluorphenyl)isobenzofuran-1(3H)-on

D. R1 = CN, R2 = H, X = H₂:
   (1RS)-1-(4-Fluorphenyl)-1-[3-(methylamino)propyl]-1,3-dihydroisobenzofuran-5-carbonitril

E. R1 = Cl, R2 = CH₃, X = H₂:
   3-[(1RS)-5-Chlor-1-(4-fluorphenyl)-1,3-dihydroisobenzofuran-1-yl]-N,N-dimethylpropan-1-amin

F. R1 = Br, R2 = CH₃, X = H₂:
   3-[(1RS)-5-Brom-1-(4-fluorphenyl)-1,3-dihydroisobenzofuran-1-yl]-N,N-dimethylpropan-1-amin

B. 1-[3-(Dimethylamino)propyl]-1-(4-fluorphenyl)-3-hydroxy-1,3-dihydroisobenzofuran-5-carbonitril

# 6.3/0477

# Clonidinhydrochlorid

# Clonidini hydrochloridum

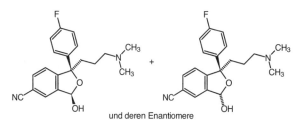

$C_9H_{10}Cl_3N_3$         $M_r$ 266,6

CAS Nr. 4205-91-8

## Definition

2,6-Dichlor-N-(imidazolidin-2-yliden)anilin-hydrochlorid

*Gehalt:* 98,5 bis 101,0 Prozent (getrocknete Substanz)

## Eigenschaften

*Aussehen:* weißes bis fast weißes, kristallines Pulver

*Löslichkeit:* löslich in Wasser und wasserfreiem Ethanol

## Prüfung auf Identität

1: B, D
2: A, C, D

## Clonidinhydrochlorid

A. UV-Vis-Spektroskopie (2.2.25)

*Untersuchungslösung:* 30,0 mg Substanz werden in Salzsäure (0,01 mol · l$^{-1}$) zu 100,0 ml gelöst.

*Spektralbereich:* 245 bis 350 nm

*Absorptionsmaxima:* bei 272 und 279 nm

*Wendepunkt:* bei 265 nm

*Spezifische Absorptionen in den Absorptionsmaxima*
- bei 272 nm: etwa 18
- bei 279 nm: etwa 16

B. IR-Spektroskopie (2.2.24)

*Vergleich:* Clonidinhydrochlorid CRS

C. Dünnschichtchromatographie (2.2.27)

*Untersuchungslösung:* 5 mg Substanz werden in Methanol R zu 5 ml gelöst.

*Referenzlösung:* 5 mg Clonidinhydrochlorid CRS werden in Methanol R zu 5 ml gelöst.

*Platte:* DC-Platte mit Kieselgel G R

*Fließmittel:* Essigsäure 99 % R, 1-Butanol R, Wasser R (10:40:50 V/V/V); nach Phasentrennung wird die obere Phase filtriert und das Filtrat verwendet

*Auftragen:* 10 µl

*Laufstrecke:* 2/3 der Platte

*Trocknen:* an der Luft

*Detektion:* Die Platte wird mit Dragendorffs Reagenz R 2 besprüht und 1 h lang an der Luft trocknen gelassen. Nach erneutem Besprühen mit Dragendorffs Reagenz R 2 wird die Platte sofort mit einer Lösung von Natriumnitrit R (50 g · l$^{-1}$) besprüht.

*Ergebnis:* Der Hauptfleck im Chromatogramm der Untersuchungslösung entspricht in Bezug auf Lage, Farbe und Größe dem Hauptfleck im Chromatogramm der Referenzlösung.

D. Die Substanz gibt die Identitätsreaktion a auf Chlorid (2.3.1).

## Prüfung auf Reinheit

**Prüflösung:** 1,25 g Substanz werden in kohlendioxidfreiem Wasser R zu 25 ml gelöst.

**Aussehen der Lösung:** Die Prüflösung muss klar (2.2.1) und darf nicht stärker gefärbt sein als die Farbvergleichslösung $G_7$ (2.2.2, Methode II).

**pH-Wert** (2.2.3): 4,0 bis 5,0, an der Prüflösung bestimmt

**Verwandte Substanzen:** Flüssigchromatographie (2.2.29)

*Untersuchungslösung:* 50 mg Substanz werden in der mobilen Phase A zu 50 ml gelöst.

*Referenzlösung a:* 1,0 ml Untersuchungslösung wird mit der mobilen Phase A zu 100,0 ml verdünnt. 1,0 ml dieser Lösung wird mit der mobilen Phase A zu 10,0 ml verdünnt.

*Referenzlösung b:* 5 mg Clonidin-Verunreinigung B CRS werden in 2 ml Acetonitril R gelöst. Die Lösung wird mit der mobilen Phase A zu 5 ml verdünnt. 1 ml dieser Lösung wird mit 1 ml Untersuchungslösung versetzt und mit der mobilen Phase A zu 10 ml verdünnt.

*Säule*
- Größe: $l$ = 0,15 m, $\varnothing$ = 3,0 mm
- Stationäre Phase: propylsilyliertes Kieselgel zur Chromatographie R (5 µm)
- Temperatur: 40 °C

*Mobile Phase*
- Mobile Phase A: 4 g Kaliumdihydrogenphosphat R werden in 1000 ml Wasser R gelöst. Die Lösung wird mit Phosphorsäure 85 % R auf einen pH-Wert von 4,0 eingestellt.
- Mobile Phase B: mobile Phase A, Acetonitril R 1 (25:75 V/V)

| Zeit (min) | Mobile Phase A (% V/V) | Mobile Phase B (% V/V) |
|---|---|---|
| 0 | 90 | 10 |
| 0 – 15 | 90 → 30 | 10 → 70 |
| 15 – 15,1 | 30 → 90 | 70 → 10 |
| 15,1 – 20 | 90 | 10 |

*Durchflussrate:* 1,5 ml · min$^{-1}$

*Detektion:* Spektrometer bei 210 nm

*Einspritzen:* 5 µl

*Eignungsprüfung:* Referenzlösung b
- Auflösung: mindestens 5 zwischen den Peaks von Clonidin und Verunreinigung B

*Grenzwerte*
- Nicht spezifizierte Verunreinigungen: jeweils nicht größer als die Fläche des Hauptpeaks im Chromatogramm der Referenzlösung a (0,10 Prozent)
- Summe aller Verunreinigungen: nicht größer als das 2fache der Fläche des Hauptpeaks im Chromatogramm der Referenzlösung a (0,2 Prozent)
- Ohne Berücksichtigung bleiben: Peaks, deren Fläche kleiner ist als das 0,5fache der Fläche des Hauptpeaks im Chromatogramm der Referenzlösung a (0,05 Prozent)

**Trocknungsverlust** (2.2.32): höchstens 0,5 Prozent, mit 1,000 g Substanz durch Trocknen im Trockenschrank bei 105 °C bestimmt

**Sulfatasche** (2.4.14): höchstens 0,1 Prozent, mit 1,0 g Substanz bestimmt

## Gehaltsbestimmung

0,200 g Substanz, in 70 ml Ethanol 96 % R gelöst, werden mit ethanolischer Natriumhydroxid-Lösung (0,1 mol · l$^{-1}$) titriert. Der Endpunkt wird mit Hilfe der Potentiometrie (2.2.20) bestimmt.

1 ml ethanolische Natriumhydroxid-Lösung (0,1 mol·l⁻¹) entspricht 26,66 mg $C_9H_{10}Cl_3N_3$.

## Verunreinigungen

*Andere bestimmbare Verunreinigungen*
(Die folgenden Substanzen werden, falls in einer bestimmten Menge vorhanden, durch eine Prüfmethode oder mehrere Prüfmethoden in der Monographie erfasst. Sie werden begrenzt durch das allgemeine Akzeptanzkriterium für weitere Verunreinigungen/nicht spezifizierte Verunreinigungen und/oder durch die Anforderungen der Allgemeinen Monographie **Substanzen zur pharmazeutischen Verwendung (Corpora ad usum pharmaceuticum)**. Diese Verunreinigungen müssen daher nicht identifiziert werden, um die Konformität der Substanz zu zeigen. Siehe auch „5.10 Kontrolle von Verunreinigungen in Substanzen zur pharmazeutischen Verwendung"):

A, B, C

A. 1-Acetylimidazolidin-2-on

B. 1-Acetyl-2-[(2,6-dichlorphenyl)amino]-4,5-dihydro-1*H*-imidazol

C. 2,6-Dichloranilin

# 6.3/2060

# Codergocrinmesilat
# Codergocrini mesilas

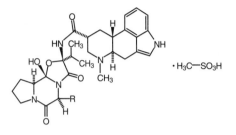

| Name | Summenformel | $M_r$ | —R |
|---|---|---|---|
| Dihydroergocorninmesilat | $C_{32}H_{45}N_5O_8S$ | 660 | —CH(CH₃)₂ |
| Dihydroergocristinmesilat | $C_{36}H_{45}N_5O_8S$ | 708 | —CH₂—C₆H₅ |
| α-Dihydroergocryptinmesilat | $C_{33}H_{47}N_5O_8S$ | 674 | —CH₂—CH(CH₃)₂ |
| β-Dihydroergocryptinmesilat | $C_{33}H_{47}N_5O_8S$ | 674 | —CH(CH₃)—CH₂CH₃ |

## Definition

Gemisch von
- (6a*R*,9*R*,10a*R*)-*N*-[(2*R*,5*S*,10a*S*,10b*S*)-10b-Hydroxy-2,5-bis(1-methylethyl)-3,6-dioxooctahydro-8*H*-oxazolo[3,2-*a*]pyrrolo[2,1-*c*]pyrazin-2-yl]-7-methyl-4,6,6a,7,8,9,10,10a-octahydroindolo[4,3-*fg*]chinolin-9-carboxamid-methansulfonat (Dihydroergocorninmesilat)
- (6a*R*,9*R*,10a*R*)-*N*-[(2*R*,5*S*,10a*S*,10b*S*)-5-Benzyl-10b-hydroxy-2-(1-methylethyl)-3,6-dioxooctahydro-8*H*-oxazolo[3,2-*a*]pyrrolo[2,1-*c*]pyrazin-2-yl]-7-methyl-4,6,6a,7,8,9,10,10a-octahydroindolo[4,3-*fg*]chinolin-9-carboxamid-methansulfonat (Dihydroergocristinmesilat)
- (6a*R*,9*R*,10a*R*)-*N*-[(2*R*,5*S*,10a*S*,10b*S*)-10b-Hydroxy-2-(1-methylethyl)-5-(2-methylpropyl)-3,6-dioxooctahydro-8*H*-oxazolo[3,2-*a*]pyrrolo[2,1-*c*]pyrazin-2-yl]-7-methyl-4,6,6a,7,8,9,10,10a-octahydroindolo[4,3-*fg*]chinolin-9-carboxamid-methansulfonat (α-Dihydroergocryptinmesilat)
- (6a*R*,9*R*,10a*R*)-*N*-[(2*R*,5*S*,10a*S*,10b*S*)-10b-Hydroxy-2-(1-methylethyl)-5-[(1*RS*)-1-methylpropyl]-3,6-dioxooctahydro-8*H*-oxazolo[3,2-*a*]pyrrolo[2,1-*c*]pyrazin-2-yl]-7-methyl-4,6,6a,7,8,9,10,10a-octahydroindolo[4,3-*fg*]chinolin-9-carboxamid-methansulfonat (β-Dihydroergocryptinmesilat oder Epicriptinmesilat)

*Gehalt:* 98,0 bis 102,0 Prozent (getrocknete Substanz)

## Herstellung

Das Herstellungsverfahren muss überprüft werden, um das Vermögen, Alkylmesilate zu bilden, abzuschätzen. Die Bildung von Alkylmesilaten ist besonders wahrscheinlich, wenn niedere Alkohole im Reaktionsmedium vorhanden sind. Falls erforderlich wird das Herstellungsverfahren einer Validierung unterzogen, um sicherzustellen, dass im Endprodukt keine Alkylmesilate nachweisbar sind.

## Eigenschaften

*Aussehen:* weißes bis gelbliches Pulver

*Löslichkeit:* wenig löslich in Wasser, wenig löslich bis löslich in Ethanol 96 %, schwer löslich in Dichlormethan

## Prüfung auf Identität

A. Dünnschichtchromatographie (2.2.27)

*Untersuchungslösung:* 0,20 g Substanz werden in einer Mischung von 1 Volumteil Methanol *R* und 9 Volumteilen Dichlormethan *R* zu 5 ml gelöst.

*Referenzlösung:* 0,20 g Methansulfonsäure *R* werden in einer Mischung von 1 Volumteil Methanol *R* und 9 Volumteilen Dichlormethan *R* zu 5 ml gelöst.

*Platte:* DC-Platte mit Kieselgel *R*

*Fließmittel:* Wasser *R*, konzentrierte Ammoniak-Lösung *R*, 1-Butanol *R*, Aceton *R* (5:10:20:65 *V/V/V/V*)

*Auftragen:* 10 µl

*Laufstrecke:* 2/3 der Platte

*Trocknen:* höchstens 1 min lang im Kaltluftstrom

*Detektion:* Die Platte wird mit einer Lösung von Bromcresolpurpur *R* (1 g · l⁻¹) in Methanol *R*, die mit 0,05 ml verdünnter Ammoniak-Lösung *R* 1 auf eine violettrote Färbung eingestellt wurde, besprüht.

*Trocknen:* im Heißluftstrom bei 100 °C

*Ergebnis:* Der Hauptfleck im Chromatogramm der Untersuchungslösung entspricht in Bezug auf Lage und Farbe dem Hauptfleck im Chromatogramm der Referenzlösung.

B. Die bei der Prüfung „Zusammensetzung" (siehe „Prüfung auf Reinheit") erhaltenen Chromatogramme werden ausgewertet.

*Ergebnis:* Die 4 Hauptpeaks im Chromatogramm der Untersuchungslösung entsprechen in Bezug auf ihre Retentionszeit den 4 Hauptpeaks im Chromatogramm der Referenzlösung.

## Prüfung auf Reinheit

**pH-Wert** (2.2.3): 4,2 bis 5,2

0,10 g Substanz werden in kohlendioxidfreiem Wasser *R* zu 20 ml gelöst.

**Zusammensetzung:** Flüssigchromatographie (2.2.29) mit Hilfe des Verfahrens „Normalisierung"

*Untersuchungslösung:* 20 mg Substanz werden in einer Mischung von 1 Volumteil wasserfreiem Ethanol *R* und 2 Volumteilen einer Lösung von Weinsäure *R* (10 g · l⁻¹) zu 10 ml gelöst.

*Referenzlösung:* 20 mg Codergocrinmesilat *CRS* werden in einer Mischung von 1 Volumteil wasserfreiem Ethanol *R* und 2 Volumteilen einer Lösung von Weinsäure *R* (10 g · l⁻¹) zu 10 ml gelöst.

*Säule*
– Größe: $l$ = 0,15 m, $\varnothing$ = 4,6 mm
– Stationäre Phase: octadecylsilyliertes Kieselgel zur Chromatographie *R* (5 µm)

*Mobile Phase:* Triethylamin *R*, Acetonitril *R*, Wasser *R* (2,5:25:75 *V/V/V*)

*Durchflussrate:* 1,5 ml · min⁻¹

*Detektion:* Spektrometer bei 280 nm

*Einspritzen:* 20 µl

*Chromatographiedauer:* 20 min

*Reihenfolge der Elution:* Dihydroergocornin, α-Dihydroergocryptin, Dihydroergocristin, β-Dihydroergocryptin

*Eignungsprüfung:* Untersuchungslösung
– Auflösung: mindestens 3 zwischen jeweils 2 aufeinanderfolgenden Hauptpeaks

*Zusammensetzung*
– Dihydroergocornin: 30,0 bis 35,0 Prozent
– α-Dihydroergocryptin: 20,0 bis 25,0 Prozent
– Dihydroergocristin: 30,0 bis 35,0 Prozent
– β-Dihydroergocryptin: 10,0 bis 13,0 Prozent
– Ohne Berücksichtigung bleiben: Peaks, deren Fläche kleiner ist als 1,0 Prozent

**Verwandte Substanzen:** Dünnschichtchromatographie (2.2.27)

*Die Prüfung wird so rasch wie möglich und unter Ausschluss direkter Lichteinwirkung durchgeführt. Die Untersuchungslösung muss zuletzt und unmittelbar vor dem Auftragen hergestellt werden.*

*Untersuchungslösung:* 0,40 g Substanz werden in einer Mischung von 1 Volumteil Methanol *R* und 9 Volumteilen Dichlormethan *R* zu 5,0 ml gelöst.

*Referenzlösung a:* 40 mg Dihydroergocristinmesilat *CRS* werden in einer Mischung von 1 Volumteil Methanol *R* und 9 Volumteilen Dichlormethan *R* zu 10,0 ml gelöst. 3,0 ml Lösung werden mit einer Mischung von 1 Volumteil Methanol *R* und 9 Volumteilen Dichlormethan *R* zu 50,0 ml verdünnt.

*Referenzlösung b:* 2,0 ml Referenzlösung a werden mit 1,0 ml einer Mischung von 1 Volumteil Methanol *R* und 9 Volumteilen Dichlormethan *R* versetzt.

*Referenzlösung c:* 1,0 ml Referenzlösung a wird mit 2,0 ml einer Mischung von 1 Volumteil Methanol *R* und 9 Volumteilen Dichlormethan *R* versetzt.

*Referenzlösung d:* 1,0 ml Referenzlösung a wird mit 5,0 ml einer Mischung von 1 Volumteil Methanol *R* und 9 Volumteilen Dichlormethan *R* versetzt.

*Platte:* DC-Platte mit Kieselgel *R*

*Fließmittel:* konzentrierte Ammoniak-Lösung *R*, Methanol *R*, Ethylacetat *R*, Dichlormethan *R* (1:3:50:50 *V/V/V/V*)

*Auftragen:* 10 µl

*Trocknen:* 2 min lang im Dunkeln nach Auftragen der letzten Lösung

*Erste Entwicklung:* 2/3 der Platte; ohne Kammersättigung

*Trocknen:* höchstens 1 min lang im Kaltluftstrom

*Zweite Entwicklung:* 2/3 der Platte, ohne Kammersättigung, mit frisch hergestelltem Fließmittel

*Trocknen:* höchstens 1 min lang im Kaltluftstrom

*Detektion:* Die Platte wird mit Dimethylaminobenzaldehyd-Lösung *R* 7 reichlich besprüht und anschließend so lange im Heißluftstrom getrocknet, bis im Chromatogramm der Referenzlösung d ein deutlich sichtbarer Fleck erscheint.

*Eignungsprüfung:* Untersuchungslösung
– Das Chromatogramm muss mindestens 3 getrennte Nebenflecke zeigen.

*Grenzwerte*
– Jede Verunreinigung: Kein im Chromatogramm der Untersuchungslösung auftretender Nebenfleck darf größer oder stärker gefärbt sein als der Fleck im Chromatogramm der Referenzlösung a (0,3 Prozent). Höchstens 4 Nebenflecke dürfen größer oder stärker gefärbt sein als der Fleck im Chromatogramm der Referenzlösung c (0,1 Prozent) und höchstens 2 dieser Nebenflecke dürfen größer oder stärker gefärbt sein als der Fleck im Chromatogramm der Referenzlösung b (0,2 Prozent).

**Trocknungsverlust** (2.2.32): höchstens 5,0 Prozent, mit 0,500 g Substanz durch Trocknen im Hochvakuum bei 120 °C bestimmt

## Gehaltsbestimmung

0,500 g Substanz, in 60 ml Pyridin *R* gelöst, werden mit Tetrabutylammoniumhydroxid-Lösung (0,1 mol · l$^{-1}$) titriert, während ein Strom von Stickstoff *R* über die Oberfläche der Lösung geleitet wird. Der Endpunkt wird mit Hilfe der Potentiometrie (2.2.20) bestimmt.

1 ml Tetrabutylammoniumhydroxid-Lösung (0,1 mol·l$^{-1}$) entspricht 68,04 mg Codergocrinmesilat (mittlere relative Molekülmasse: 680).

## Lagerung

Vor Licht geschützt

# 6.3/0985

# Croscarmellose-Natrium
# Carmellosum natricum conexum

## Definition

Vernetzte Natriumcarboxymethylcellulose

Natriumsalz einer partiell *O*-carboxymethylierten, vernetzten Cellulose

## Eigenschaften

*Aussehen:* weißes bis grauweißes Pulver

*Löslichkeit:* praktisch unlöslich in Aceton, wasserfreiem Ethanol und in Toluol

## Prüfung auf Identität

A. 1 g Substanz wird mit 100 ml einer Lösung, die 4 ppm Methylenblau *R* enthält, gerührt und stehen gelassen. Die Substanz absorbiert das Methylenblau und setzt sich als blaue faserige Masse ab.

B. 1 g Substanz wird mit 50 ml Wasser *R* geschüttelt. In einem kleinen Reagenzglas wird 1 ml der Mischung mit 1 ml Wasser *R* und 0,05 ml einer frisch hergestellten Lösung von 1-Naphthol *R* (40 g · l$^{-1}$) in Methanol *R* versetzt. Das Reagenzglas wird schräg gehalten und mit 2 ml Schwefelsäure *R* vorsichtig unterschichtet. An der Grenze der beiden Schichten entsteht eine purpurrote Färbung.

C. Die aus der Sulfatasche in der Prüfung „Schwermetalle" (siehe „Prüfung auf Reinheit") erhaltene Lösung gibt die Identitätsreaktion a auf Natrium (2.3.1).

## Prüfung auf Reinheit

**pH-Wert** (2.2.3): 5,0 bis 7,0, an der Suspension bestimmt

1 g Substanz wird 5 min lang mit 100 ml kohlendioxidfreiem Wasser *R* geschüttelt.

**Natriumchlorid, Natriumglycolat:** höchstens 0,5 Prozent (getrocknete Substanz) für die Summe der Prozentgehalte an Natriumchlorid und Natriumglycolat

*Natriumchlorid*
5,00 g Substanz werden in einem 250-ml-Erlenmeyerkolben mit 50 ml Wasser *R* und 5 ml Wasserstoffperoxid-Lösung 30 % *R* versetzt. Die Mischung wird 20 min lang im Wasserbad erhitzt und gelegentlich gerührt, bis die Substanz vollständig hydratisiert ist. Nach dem Abkühlen wird die Mischung mit 100 ml Wasser *R* und 10 ml Salpetersäure *R* versetzt und mit Silbernitrat-Lösung (0,05 mol · l$^{-1}$) titriert. Der Endpunkt wird unter ständi-

gem Rühren mit Hilfe der Potentiometrie (2.2.20) unter Verwendung einer Silberelektrode als Messelektrode und einer 2-poligen Referenzelektrode, die als externe Elektrolytlösung eine Lösung von Kaliumnitrat $R$ (100 g · l$^{-1}$) und als internen Elektrolyten eine Standardelektrolytlösung enthält, bestimmt.

1 ml Silbernitrat-Lösung (0,05 mol · l$^{-1}$) entspricht 2,922 mg NaCl.

*Natriumglycolat*
*Untersuchungslösung:* Eine 0,500 g getrockneter Substanz entsprechende Menge Substanz wird in einem 100-ml-Becherglas mit 5 ml Essigsäure 99 % $R$ und 5 ml Wasser $R$ versetzt und gerührt, bis die Substanz vollständig hydratisiert ist (etwa 15 min lang). Nach Zusatz von 50 ml Aceton $R$ und 1 g Natriumchlorid $R$ wird die Mischung einige Minuten lang bis zur vollständigen Ausfällung der Carboxymethylcellulose gerührt. Anschließend wird die Mischung durch ein mit Aceton $R$ angefeuchtetes Schnellfilter in einen Messkolben filtriert. Becherglas und Filter werden mit 30 ml Aceton $R$ nachgespült. Das mit der Waschflüssigkeit vereinigte Filtrat wird mit Aceton $R$ zu 100,0 ml verdünnt und 24 h lang ohne Schütteln stehen gelassen. Die überstehende, klare Flüssigkeit dient als Untersuchungslösung.

*Referenzlösungen:* 0,100 g Glycolsäure $R$, zuvor im Vakuum über Phosphor(V)-oxid $R$ getrocknet, werden in Wasser $R$ zu 100,0 ml gelöst. Die Lösung muss innerhalb von 30 Tagen verwendet werden. 1,0 ml, 2,0 ml, 3,0 ml und 4,0 ml Lösung werden je in einen Messkolben überführt und mit Wasser $R$ zu je 5,0 ml verdünnt. Nach Zusatz von je 5 ml Essigsäure 99 % $R$ werden diese Lösungen mit Aceton $R$ zu 100,0 ml verdünnt und gemischt.

2,0 ml Untersuchungslösung und 2,0 ml jeder Referenzlösung werden getrennt in 25-ml-Messkolben überführt. Die nicht verschlossenen Kolben werden zur Entfernung des Acetons 20 min lang im Wasserbad erhitzt. Nach dem Erkalten werden die Lösungen jeweils zuerst mit 5,0 ml 2,7-Dihydroxynaphthalin-Lösung $R$ versetzt, gemischt und anschließend mit 15,0 ml 2,7-Dihydroxynaphthalin-Lösung $R$ versetzt und erneut gemischt. Die Messkolben werden mit Aluminiumfolie verschlossen, im Wasserbad 20 min lang erhitzt und nach dem Abkühlen mit Schwefelsäure $R$ bis zur Marke aufgefüllt.

Die Absorption (2.2.25) jeder Lösung wird bei 540 nm gegen 2,0 ml Kompensationsflüssigkeit, die 5 Prozent (V/V) Essigsäure 99 % $R$ und 5 Prozent (V/V) Wasser $R$ in Aceton $R$ enthält, gemessen. Aus den mit den Referenzlösungen gemessenen Absorptionen wird eine Kalibrierkurve erstellt. Aus der Kalibrierkurve und der Absorption der Untersuchungslösung wird die Masse (a) der Glycolsäure in der Substanz in Milligramm bestimmt und der Gehalt an Natriumglycolat nach folgender Formel berechnet:

$$\frac{10 \cdot 1{,}29 \cdot a}{(100-b)\, m}$$

1,29 = Umrechnungsfaktor von Glycolsäure in Natriumglycolat
$b$ = Trocknungsverlust in Prozent
$m$ = Masse der Substanz in Gramm

**Wasserlösliche Substanzen:** höchstens 10,0 Prozent

10,00 g Substanz werden mit 800,0 ml Wasser $R$ versetzt und während 30 min nach jeweils 10 min 1 min lang geschüttelt. Nach 1 h langem Stehenlassen wird die Dispersion, falls erforderlich, zentrifugiert. 200,0 ml überstehende Flüssigkeit werden durch ein Schnellfilter unter Anlegen eines Vakuums filtriert. 150,0 ml Filtrat werden zur Trockne eingedampft. Der Rückstand wird 4 h lang bei 100 bis 105 °C getrocknet.

**Schwermetalle** (2.4.8): höchstens 20 ppm

Der unter „Sulfatasche" erhaltene Rückstand wird mit 1 ml Salzsäure $R$ versetzt. Die Mischung wird auf dem Wasserbad eingedampft. Der Rückstand wird mit 20 ml Wasser $R$ aufgenommen. 12 ml Lösung müssen der Grenzprüfung A entsprechen. Zur Herstellung der Referenzlösung wird die Blei-Lösung (1 ppm Pb) $R$ verwendet.

**Trocknungsverlust** (2.2.32): höchstens 10,0 Prozent, mit 1,000 g Substanz durch 6 h langes Trocknen im Trockenschrank bei 105 °C bestimmt

**Sulfatasche** (2.4.14): 14,0 bis 28,0 Prozent (getrocknete Substanz), mit 1,0 g Substanz in einer Mischung gleicher Volumteile Wasser $R$ und Schwefelsäure $R$ bestimmt

**Mikrobielle Verunreinigung**

TAMC: Akzeptanzkriterium 10$^3$ KBE je Gramm (2.6.12)

TYMC: Akzeptanzkriterium 10$^2$ KBE je Gramm (2.6.12)

Abwesenheit von *Escherichia coli* (2.6.13)

## Funktionalitätsbezogene Eigenschaften

*Dieser Abschnitt liefert Informationen zu Eigenschaften, die sich als relevante Prüfparameter für eine Funktion oder mehrere Funktionen der Substanz erwiesen haben, wenn diese als Hilfsstoff (siehe 5.15) verwendet wird. Dieser Abschnitt ist ein nicht verbindlicher Teil der Monographie und diese Eigenschaften müssen nicht notwendigerweise verifiziert werden, um die Übereinstimmung mit den Anforderungen der Monographie zu zeigen. Die Kontrolle dieser Eigenschaften kann jedoch zur Qualität eines Arzneimittels beitragen, indem die Gleichförmigkeit des Herstellungsverfahrens und die Funktionalität des Arzneimittels bei der Anwendung verbessert werden. Wenn Prüfmethoden angegeben sind, haben sie sich für den jeweiligen Zweck als geeignet erwiesen, jedoch können andere Methoden ebenfalls angewendet werden. Werden für eine bestimmte Eigenschaft Ergebnisse vorgelegt, muss die Prüfmethode angegeben sein.*

*Die folgenden Eigenschaften können für Croscarmellose-Natrium, das als Sprengmittel verwendet wird, relevant sein.*

**Sedimentationsvolumen:** 75 ml Wasser $R$ werden in einem 100-ml-Messzylinder mit 1,5 g Substanz in Portionen von 0,5 g versetzt, wobei nach jedem Zusatz kräftig geschüttelt wird. Die Mischung wird mit Wasser $R$ zu 100,0 ml verdünnt und erneut geschüttelt, bis die Substanz homogen verteilt ist. Die Mischung wird 4 h lang stehen gelassen. Das Sedimentationsvolumen muss zwischen 10,0 und 30,0 ml liegen.

**Substitutionsgrad:** 0,60 bis 0,85 (getrocknete Substanz)

1,000 g Substanz wird in einen 500-ml-Erlenmeyerkolben gebracht und mit 300 ml einer Lösung von Natriumchlorid $R$ (100 g · l$^{-1}$) und 25,0 ml Natriumhydroxid-Lösung $R$ (0,1 mol · l$^{-1}$) versetzt. Der Kolben wird verschlossen und 5 min lang stehen gelassen, wobei gelegentlich geschüttelt wird. Die Mischung wird mit 0,05 ml m-Cresolpurpur-Lösung $R$ und etwa 15 ml Salzsäure (0,1 mol · l$^{-1}$) aus einer Bürette versetzt. Der Kolben wird verschlossen und geschüttelt. Ist die Lösung violett gefärbt, wird Salzsäure (0,1 mol · l$^{-1}$) in Portionen von 1 ml zugesetzt, bis die Färbung nach Gelb umschlägt, wobei nach jedem Säurezusatz geschüttelt wird. Die Lösung wird mit Natriumhydroxid-Lösung (0,1 mol · l$^{-1}$) bis zum Farbumschlag nach Violett titriert.

Die Anzahl an Milliäquivalenten ($M$) Base, die zur Neutralisation einer 1 g getrockneter Substanz entsprechenden Menge erforderlich ist, wird berechnet. Der Grad der Carboxymethylsubstitution ($A$) wird nach folgender Formel berechnet:

$$\frac{1150M}{(7102 - 412M - 80C)}$$

$C$ = Sulfatasche in Prozent

Der Grad der Natrium-Carboxymethylsubstitution ($S$) wird nach folgender Formel berechnet:

$$\frac{(162 + 58A)C}{(7102 - 80C)}$$

Der Substitutionsgrad ist die Summe von $A + S$.

**Partikelgrößenverteilung** (2.9.31 oder 2.9.38)

**Hausner-Faktor** (2.9.36)

---

6.3/0892

# Crospovidon

# Crospovidonum

$(C_6H_9NO)_n$   $M_r$ (111,1)$_n$

CAS Nr. 9003-39-8

## Definition

Vernetztes Homopolymer von 1-Ethenylpyrrolidin-2-on

*Gehalt:* 11,0 bis 12,8 Prozent N ($A_r$ 14,01) (getrocknete Substanz)

## Eigenschaften

*Aussehen:* Pulver oder Blättchen, weiß bis gelblich weiß, hygroskopisch

Abhängig von der Teilchengröße sind 2 Typen von Crospovidon erhältlich: Typ A und Typ B.

*Löslichkeit:* praktisch unlöslich in Wasser, Dichlormethan und Ethanol 96 %

## Prüfung auf Identität

A. IR-Spektroskopie (2.2.24)

   *Vergleich:* Crospovidon CRS

B. 1 g Substanz wird in 10 ml Wasser $R$ suspendiert und mit 0,1 ml Iod-Lösung (0,05 mol · l$^{-1}$) versetzt. Nach 30 s langem Schütteln wird 1 ml Stärke-Lösung $R$ zugesetzt. Nach Umschütteln darf innerhalb von 30 s keine Blaufärbung entstehen.

C. Werden 0,1 g Substanz in 10 ml Wasser $R$ gegeben und geschüttelt, entsteht eine Suspension und innerhalb von 15 min keine klare Lösung.

D. *Die Analysesiebe müssen sauber und trocken sein. Zu diesem Zweck werden die Siebe mit heißem Wasser gewaschen und über Nacht im Trockenschrank bei 105 °C getrocknet.*

20 g Substanz werden in einem 1000-ml-Erlenmeyerkolben mit 500 ml Wasser $R$ versetzt. Die Suspension wird 30 min lang geschüttelt und anschließend durch ein gewogenes Analysesieb (63 µm) gegossen. Das Sieb wird so lange mit Wasser $R$ gewaschen, bis das Filtrat klar ist. Das Sieb mit dem Probenrückstand wird 5 h lang in einem Trockenschrank ohne Umluft bei 105 °C getrocknet, 30 min lang in einem Exsikkator abgekühlt und gewogen.

Der prozentuale Anteil des Siebrückstands (Fraktion der Probenpartikeln mit einem Durchmesser von mehr als 63 µm) wird nach folgender Formel berechnet:

$$\frac{m_1 - m_3}{m_2} \cdot 100$$

$m_1$ = Masse des Siebs und des Probenrückstands nach 5 h langem Trocknen in Gramm
$m_2$ = Masse der Probe in Gramm
$m_3$ = Masse des Siebs in Gramm

Wenn die Fraktion des Siebrückstands mehr als 15 Prozent beträgt, wird die Substanz als Typ A klassifiziert; beträgt die Fraktion des Siebrückstands 15 Prozent oder weniger, wird die Substanz als Typ B klassifiziert.

## Prüfung auf Reinheit

**Peroxide:** Typ A: höchstens 400 ppm, berechnet als $H_2O_2$; Typ B: höchstens 1000 ppm, berechnet als $H_2O_2$

2,0 g Substanz werden in 50 ml Wasser *R* suspendiert. 25 ml Suspension werden mit 2 ml Titan(III)-chlorid-Schwefelsäure-Reagenz *R* versetzt, 30 min lang stehen gelassen und filtriert. Die Absorption (2.2.25) des Filtrats wird bei 405 nm unter Verwendung einer Mischung von 25 ml einer zuvor filtrierten Suspension der Substanz (40 g · l$^{-1}$) und 2 ml einer 13-prozentigen Lösung (*V/V*) von Schwefelsäure *R* als Kompensationsflüssigkeit gemessen. Die Absorption darf höchstens 0,35 betragen.

Für Substanz vom Typ B werden 10 ml Suspension, mit Wasser *R* zu 25 ml verdünnt, verwendet.

**Wasserlösliche Substanzen:** höchstens 1,0 Prozent

25,0 g Substanz werden in einem 400-ml-Becherglas mit 200 ml Wasser *R* versetzt. Die Suspension wird mit einem Magnetrührer 1 h lang gerührt und unter Nachspülen des Becherglases mit Wasser *R* in einen Messkolben überführt und mit Wasser *R* zu 250,0 ml verdünnt. Nach dem Absetzenlassen des unlöslichen Teils werden etwa 100 ml der überstehenden, fast klaren Flüssigkeit durch ein Membranfilter (mittlerer Porendurchmesser 0,45 µm), auf dem ein Membranfilter (mittlerer Porendurchmesser 3 µm) liegt, filtriert. Die Flüssigkeit über dem Membranfilter wird während der ganzen Filtrationsdauer manuell oder maschinell sorgfältig gerührt, ohne die Membran zu beschädigen. 50,0 ml des klaren Filtrats werden in einer gewogenen 100-ml-Schale zur Trockne eingedampft. Der Rückstand darf nach 3 h langem Trocknen bei 105 bis 110 °C höchstens 50 mg wiegen.

**Verunreinigung A:** Flüssigchromatographie (2.2.29)

*Untersuchungslösung:* 1,250 g Substanz werden in 50,0 ml Methanol *R* suspendiert. Die Suspension wird 60 min lang geschüttelt. Nach dem Absetzenlassen des unlöslichen Teils wird die überstehende Flüssigkeit durch ein Membranfilter (nominale Porengröße 0,2 µm) filtriert.

*Referenzlösung a:* 50 mg 1-Vinylpyrrolidin-2-on *R* (Verunreinigung A) werden in Methanol *R* zu 100,0 ml gelöst. 1,0 ml Lösung wird mit Methanol *R* zu 100,0 ml verdünnt. 5,0 ml dieser Lösung werden mit der mobilen Phase zu 100,0 ml verdünnt.

*Referenzlösung b:* 10 mg 1-Vinylpyrrolidin-2-on *R* (Verunreinigung A) und 0,50 g Vinylacetat *R* werden in Methanol *R* zu 100 ml gelöst. 1,0 ml Lösung wird mit der mobilen Phase zu 100,0 ml verdünnt.

*Vorsäule*
- Größe: *l* = 0,025 m, ⌀ = 4 mm
- Stationäre Phase: octadecylsilyliertes Kieselgel zur Chromatographie *R* (5 µm)

*Säule*
- Größe: *l* = 0,25 m, ⌀ = 4 mm
- Stationäre Phase: octadecylsilyliertes Kieselgel zur Chromatographie *R* (5 µm)
- Temperatur: 40 °C

*Mobile Phase:* Acetonitril *R*, Wasser *R* (10:90 *V/V*)

*Durchflussrate:* so eingestellt, dass die Retentionszeit des Peaks der Verunreinigung A etwa 10 min beträgt

*Detektion:* Spektrometer bei 235 nm

*Einspritzen:* 50 µl

Nach jedem Einspritzen der Untersuchungslösung wird die Vorsäule mit der mobilen Phase 30 min lang gewaschen, wobei die Durchflussrichtung bei gleicher Durchflussrate wie bei der Durchführung der Prüfung umgekehrt wird.

*Eignungsprüfung*
- Auflösung: mindestens 2,0 zwischen den Peaks von Verunreinigung A und Vinylacetat im Chromatogramm der Referenzlösung b
- Wiederholpräzision: höchstens 2,0 Prozent relative Standardabweichung nach 5 Einspritzungen der Referenzlösung a

*Grenzwert*
- Verunreinigung A: nicht größer als die Fläche des Hauptpeaks im Chromatogramm der Referenzlösung a (10 ppm)

**Schwermetalle** (2.4.8): höchstens 10 ppm

2,0 g Substanz müssen der Grenzprüfung D entsprechen. Zur Herstellung der Referenzlösung werden 2 ml Blei-Lösung (10 ppm Pb) *R* verwendet.

**Trocknungsverlust** (2.2.32): höchstens 5,0 Prozent, mit 0,500 g Substanz durch Trocknen im Trockenschrank bei 105 °C bestimmt

**Sulfatasche** (2.4.14): höchstens 0,1 Prozent, mit 1,0 g Substanz bestimmt

# Gehaltsbestimmung

100,0 mg Substanz (*m* mg) werden zusammen mit 3 Glasperlen und 5 g einer Mischung von 1 g Kupfer(II)-sulfat *R*, 1 g Titan(IV)-oxid *R* und 33 g Kaliumsulfat *R* in einen Kjeldahl-Kolben gegeben. Mit einer kleinen Menge Wasser *R* werden an der Kolbenwand haftende Substanzreste in den Kolben gespült. 7 ml Schwefelsäure *R* werden so zugesetzt, dass sie an der Wand des Kolbens herunterlaufen. Der Kolbeninhalt wird durch Schwenken gemischt. Um einen übermäßigen Verlust an Schwefelsäure zu vermeiden, wird der Kolben lose verschlossen, zum Beispiel mit einer kurz gestielten Glastulpe. Nach zunächst allmählichem Erhitzen wird die Temperatur so lange erhöht, bis der Kolbeninhalt kräftig siedet und die Schwefelsäuredämpfe am Kolbenhals kondensieren. Dabei müssen jedoch Vorkehrungen getroffen werden, um ein Überhitzen des oberen Teils des Kolbens zu vermeiden. 45 min lang wird weiter erhitzt. Nach dem Abkühlen werden feste Produkte durch vorsichtigen Zusatz von 20 ml Wasser *R* gelöst. Die Lösung wird erneut abgekühlt und in eine Wasserdampf-Destillationsapparatur überführt. Nach Zusatz von 30 ml konzentrierter Natriumhydroxid-Lösung *R* durch einen Trichter wird dieser sorgfältig mit 10 ml Wasser *R* gespült. Anschließend wird die Mischung sofort unter Einleiten von Wasserdampf destilliert. Etwa 80 bis 100 ml Destillat werden in einer Mischung von 30 ml einer Lösung von Borsäure *R* (40 g·l$^{-1}$), 0,05 ml Bromcresolgrün-Methylrot-Mischindikator-Lösung *R* und genügend Wasser *R*, damit das Kühlerende eintaucht, aufgefangen. Gegen Ende der Destillation wird das Auffanggefäß so weit gesenkt, dass sich das Kühlerende über der sauren Flüssigkeit befindet. Das Kühlerende wird mit wenig Wasser R gespült. Das Destillat wird mit Schwefelsäure (0,025 mol · l$^{-1}$) bis zum Farbumschlag von Grün über schwaches Graublau nach schwachem Graurotviolett titriert ($n_1$ ml Schwefelsäure (0,025 mol · l$^{-1}$)).

Mit etwa 100 mg Glucose R an Stelle der Substanz wird ein Blindversuch durchgeführt ($n_2$ ml Schwefelsäure (0,025 mol · l$^{-1}$)).

$$\text{Prozentgehalt Stickstoff} = \frac{0,7004 \cdot (n_1 - n_2)}{m} \cdot 100$$

## Lagerung

Dicht verschlossen

## Beschriftung

Die Beschriftung gibt an, ob die Substanz Typ A oder Typ B entspricht.

## Verunreinigungen

A. 1-Ethenylpyrrolidin-2-on
   (1-Vinylpyrrolidin-2-on)

## Funktionalitätsbezogene Eigenschaften

*Dieser Abschnitt liefert Informationen zu Eigenschaften, die sich als relevante Prüfparameter für eine Funktion oder mehrere Funktionen der Substanz erwiesen haben, wenn diese als Hilfsstoff (siehe 5.15) verwendet wird.*

*Dieser Abschnitt ist ein nicht verbindlicher Teil der Monographie und diese Eigenschaften müssen nicht notwendigerweise verifiziert werden, um die Übereinstimmung mit den Anforderungen der Monographie zu zeigen. Die Kontrolle dieser Eigenschaften kann jedoch zur Qualität eines Arzneimittels beitragen, indem die Gleichförmigkeit des Herstellungsverfahrens und die Funktionalität des Arzneimittels bei der Anwendung verbessert werden. Wenn Prüfmethoden angegeben sind, haben sie sich für den jeweiligen Zweck als geeignet erwiesen, jedoch können andere Methoden ebenfalls angewendet werden. Werden für eine bestimmte Eigenschaft Ergebnisse vorgelegt, muss die Prüfmethode angegeben sein.*

*Die folgenden Eigenschaften können für Crospovidon, das als Sprengmittel verwendet wird, relevant sein.*

**Wasserbindekapazität:** 2,0 g Substanz werden in einem 100-ml-Zentrifugenglas mit 40 ml Wasser R bis zum Entstehen einer Suspension kräftig geschüttelt. Nach 5 und 10 min wird erneut geschüttelt, anschließend 15 min lang bei 750 *g* zentrifugiert. Die überstehende Flüssigkeit wird dekantiert und der Rückstand gewogen. Die Wasserbindekapazität ist das Verhältnis der Masse des Rückstands zur Anfangsmasse der Probe. Üblicherweise liegt sie zwischen 3 und 9.

**Partikelgrößenverteilung** (2.9.31)

**Fließverhalten von Pulvern** (2.9.36)

*Die folgende Eigenschaft kann für Crospovidon, das als Suspensionsstabilisator verwendet wird, relevant sein.*

**Sedimentationsvolumen:** 10 g Substanz werden in einem 100-ml-Messzylinder mit 90 ml Wasser R versetzt. Nach kräftigem Schütteln wird die Mischung mit Wasser R zu 100 ml verdünnt, wobei die Pulverrückstände von der Wandung des Messzylinders abgespült werden. Nach 24 h langem Stehenlassen wird das Volumen des Sediments abgelesen. Es ist üblicherweise größer als 60 ml.

# D

Dextran 1 zur Herstellung von Parenteralia .... 5445
Dextran 40 zur Herstellung von Parenteralia ... 5446
Dextran 60 zur Herstellung von Parenteralia ... 5448

Dextran 70 zur Herstellung von Parenteralia .. 5449
Dydrogesteron ......................... 5450

## 6.3/1506
# Dextran 1 zur Herstellung von Parenteralia
# Dextranum 1 ad iniectabile

## Definition

Fraktion von Dextranen mit kleiner relativer Molekülmasse, bestehend aus einem Gemisch von Isomaltooligosacchariden

*Mittlere relative Molekülmasse:* etwa 1000

## Herstellung

Die Substanz wird durch Hydrolyse und Fraktionierung von Dextranen erhalten. Die Dextrane werden durch Fermentation von Saccharose unter Verwendung des *Leuconostoc-mesenteroides*-Stamms NRRL B-512 = CIP 78.59 oder dessen Unterstämmen (zum Beispiel *L. mesenteroides* B-512F = NCTC 10 817) gewonnen.

Die Substanz wird unter Bedingungen hergestellt, die das Risiko einer mikrobiellen Kontamination auf ein Mindestmaß einschränken.

## Eigenschaften

*Aussehen:* weißes bis fast weißes, hygroskopisches Pulver

*Löslichkeit:* sehr leicht löslich in Wasser, sehr schwer löslich in Ethanol 96 %

## Prüfung auf Identität

A. 3,000 g Substanz werden in Wasser R unter Erhitzen im Wasserbad gelöst. Die Lösung wird mit Wasser R zu 100,0 ml verdünnt. Die spezifische Drehung (2.2.7) liegt zwischen +148 und +164, berechnet auf die getrocknete Substanz. Ein aliquoter Teil der Lösung wird zuerst im Wasserbad eingedampft und dann im Vakuum bei 70 °C zur Massekonstanz getrocknet. Der Gehalt an Dextran wird unter Berücksichtigung des Natriumchloridgehalts berechnet.

B. IR-Spektroskopie (2.2.24)

*Probenvorbereitung:* In einem Achatmörser werden 1 bis 2 mg Substanz 1 bis 2 min lang unter Zusatz von einem oder mehreren Tropfen Wasser R verrieben, nach Zusatz von etwa 300 mg Kaliumbromid R und Vermischen zu einer Paste (nicht verreiben) wird diese 15 min lang im Vakuum bei 40 °C getrocknet. Der Rückstand wird zerstoßen. Falls er nicht trocken ist, wird er weitere 15 min lang getrocknet. Ein Pressling wird unter Verwendung von Kaliumbromid R hergestellt.

*Vergleich:* Dextran 1 CRS wird in gleicher Weise behandelt.

*Blindprobe:* Die IR-Spektren von Substanz und Referenzsubstanz werden gegen einen im Referenzstrahl befindlichen, ausschließlich aus Kaliumbromid R bestehenden Pressling aufgenommen.

C. Die Substanz entspricht der Prüfung „Molekülmassenverteilung" (siehe „Prüfung auf Reinheit").

## Prüfung auf Reinheit

**Prüflösung:** 7,5 g Substanz werden unter Erhitzen im Wasserbad in kohlendioxidfreiem Wasser R gelöst. Die Lösung wird mit kohlendioxidfreiem Wasser R zu 50 ml verdünnt.

**Absorption** (2.2.25): höchstens 0,12, mit der Prüflösung bei 375 nm gemessen

**Sauer oder alkalisch reagierende Substanzen:** 10 ml Prüflösung werden mit 0,1 ml Phenolphthalein-Lösung R versetzt. Die Lösung muss farblos sein. Die Lösung wird mit 0,2 ml Natriumhydroxid-Lösung (0,01 mol · l$^{-1}$) versetzt. Die Lösung muss rosa gefärbt sein. Nach Zusatz von 0,4 ml Salzsäure (0,01 mol · l$^{-1}$) muss die Lösung farblos sein. Nach Zusatz von 0,1 ml Methylrot-Lösung R muss die Lösung rot bis orange gefärbt sein.

**Stickstoffhaltige Substanzen:** höchstens 110 ppm N

Der Stickstoff wird mit Hilfe der Kjeldahl-Bestimmung (2.5.9) unter Verwendung von 0,200 g Substanz und unter 2 h langem Erhitzen bestimmt. Das Destillat wird in einer Mischung von 0,5 ml Bromcresolgrün-Lösung R, 0,5 ml Methylrot-Lösung R und 20 ml Wasser R aufgefangen. Die Lösung wird mit Salzsäure (0,01 mol · l$^{-1}$) titriert. Bis zum Farbumschlag dürfen höchstens 0,15 ml Salzsäure (0,01 mol · l$^{-1}$) verbraucht werden.

**Natriumchlorid:** höchstens 1,5 Prozent

Zwischen 3 und 5 g Substanz (genau gewogen), in 100 ml Wasser R gelöst, werden nach Zusatz von 0,3 ml Kaliumchromat-Lösung R mit Silbernitrat-Lösung (0,1 mol · l$^{-1}$) bis zum Farbumschlag von Gelblich-Weiß nach Rötlich-Braun titriert.

1 ml Silbernitrat-Lösung (0,1 mol · l$^{-1}$) entspricht 5,844 mg NaCl.

**Molekülmassenverteilung:** Ausschlusschromatographie (2.2.30)

*Untersuchungslösung:* Zwischen 6,0 und 6,5 mg Substanz werden in 1,0 ml der mobilen Phase gelöst.

*Referenzlösung a:* Zwischen 6,0 und 6,5 mg Dextran 1 CRS werden in 1,0 ml der mobilen Phase gelöst.

*Referenzlösung b:* Der Inhalt einer Ampulle mit Isomaltooligosaccharid CRS wird in 1 ml der mobilen Phase gelöst. Die Lösung wird gemischt. Die eingesetzte Menge entspricht etwa 45 µg Isomaltotriose (3 Glucose-Einheiten), etwa 45 µg Isomaltononaose (9 Glucose-Einheiten) und etwa 60 µg Natriumchlorid in 100 µl.

*Säule:* 2 Säulen in Serie geschaltet
- Größe: $l = 0{,}30$ m, $\varnothing = 10$ mm
- Stationäre Phase: Dextran, welches kovalent auf hoch quer vernetzter Agarose in Form poröser Kügelchen gebunden ist und eine Trennung von Oligosacchariden im Molekülmassenbereich von 180 bis 3000 ermöglicht
- Temperatur: 20 bis 25 °C

*Mobile Phase:* Lösung von Natriumchlorid $R$ (2,92 g · l⁻¹)

*Durchflussrate:* 0,07 bis 0,08 ml · min⁻¹, im Bereich von ± 1 Prozent konstant gehalten

*Detektion:* Differenzial-Refraktometer

*Einspritzen:* 100 µl

*Peak-Identifizierung:* Das mit der Referenzlösung b erhaltene Chromatogramm wird zur Identifizierung der Peaks von Isomaltotriose, Isomaltononaose und Natriumchlorid verwendet.

Die Peakflächen werden ausgewertet. Ein dem Natriumchlorid entsprechender Peak wird nicht berücksichtigt. Die mittlere relative Molekülmasse ($M_w$) und die Anteile der Fraktion mit weniger als 3 und der Fraktion mit mehr als 9 Glucose-Einheiten in Dextran 1 *CRS* und in der Substanz werden nach folgender Formel berechnet:

$$M_w = \Sigma w_i \cdot m_i$$

$M_w$ = mittlere relative Molekülmasse von Dextran
$m_i$ = Molekülmasse von Oligosaccharid i
$w_i$ = Masseanteil von Oligosaccharid i

Für die Berechnung werden folgende $m_i$-Werte verwendet:

| Oligosaccharide i | $m_i$ |
|---|---|
| Glucose | 180 |
| Isomaltose | 342 |
| Isomaltotriose | 504 |
| Isomaltotetraose | 666 |
| Isomaltopentaose | 828 |
| Isomaltohexaose | 990 |
| Isomaltoheptaose | 1152 |
| Isomaltooctaose | 1314 |
| Isomaltononaose | 1476 |
| Isomaltodecaose | 1638 |
| Isomaltoundecaose | 1800 |
| Isomaltododecaose | 1962 |
| Isomaltotridecaose | 2124 |
| Isomaltotetradecaose | 2286 |
| Isomaltopentadecaose | 2448 |
| Isomaltohexadecaose | 2610 |
| Isomaltoheptadecaose | 2772 |
| Isomaltooctadecaose | 2934 |
| Isomaltononadecaose | 3096 |

*Eignungsprüfung:* Die Werte von Dextran 1 *CRS* müssen innerhalb der in der Beschriftung angegebenen Grenzen liegen.

*Grenzwerte*
- mittlere relative Molekülmasse ($M_w$): 850 bis 1150
- Fraktion mit weniger als 3 Glucose-Einheiten: weniger als 15 Prozent
- Fraktion mit mehr als 9 Glucose-Einheiten: weniger als 20 Prozent

**Schwermetalle** (2.4.8): höchstens 10 ppm

20 ml Prüflösung werden mit Wasser $R$ zu 30 ml verdünnt. 12 ml dieser Lösung müssen der Grenzprüfung A entsprechen. Zur Herstellung der Referenzlösung wird die Blei-Lösung (1 ppm Pb) $R$ verwendet.

**Trocknungsverlust** (2.2.32): höchstens 5,0 Prozent, mit 5,000 g Substanz durch 5 h langes Trocknen im Trockenschrank bei 105 °C bestimmt

**Bakterien-Endotoxine** (2.6.14): weniger als 25 I.E. Bakterien-Endotoxine je Gramm Dextran 1 zur Herstellung von Parenteralia

**Mikrobielle Verunreinigung**

TAMC: Akzeptanzkriterium $10^2$ KBE je Gramm (2.6.12)

6.3/0999

# Dextran 40 zur Herstellung von Parenteralia

# Dextranum 40 ad iniectabile

## Definition

Gemisch von Polysacchariden, vor allem des α-1,6-Glucan-Typs

*Mittlere relative Molekülmasse:* etwa 40 000

## Herstellung

Die Substanz wird durch Hydrolyse und Fraktionierung von Dextranen erhalten. Die Dextrane werden durch Fermentation von Saccharose unter Verwendung des *Leuconostoc-mesenteroides*-Stamms NRRL B-512 = CIP 78.59 oder dessen Unterstämmen (zum Beispiel *L. mesenteroides* B-512F = NCTC 10 817) gewonnen.

Die Substanz wird unter Bedingungen hergestellt, die das Risiko einer mikrobiellen Kontamination auf ein Mindestmaß einschränken.

## Eigenschaften

*Aussehen:* weißes bis fast weißes Pulver

*Löslichkeit:* sehr leicht löslich in Wasser, sehr schwer löslich in Ethanol 96 %

## Prüfung auf Identität

A. Spezifische Drehung (2.2.7): +195 bis +201 (getrocknete Substanz)

1,0 g Substanz wird in Wasser R unter Erhitzen im Wasserbad gelöst. Die Lösung wird mit Wasser R zu 50,0 ml verdünnt.

B. IR-Spektroskopie (2.2.24)

*Vergleich:* Dextran CRS

C. Die Substanz entspricht der Prüfung „Molekülmassenverteilung" (siehe „Prüfung auf Reinheit").

## Prüfung auf Reinheit

**Prüflösung:** 5,0 g Substanz werden in destilliertem Wasser R unter Erhitzen im Wasserbad gelöst. Die Lösung wird mit destilliertem Wasser R zu 50 ml verdünnt.

**Aussehen der Lösung:** Die Prüflösung muss klar (2.2.1) und farblos (2.2.2, Methode II) sein.

**Sauer oder alkalisch reagierende Substanzen:** 10 ml Prüflösung werden mit 0,1 ml Phenolphthalein-Lösung R versetzt. Die Lösung muss farblos sein. 0,2 ml Natriumhydroxid-Lösung (0,01 mol · l$^{-1}$) werden zugesetzt. Die Lösung muss rot gefärbt sein. Nach Zusatz von 0,4 ml Salzsäure (0,01 mol · l$^{-1}$) muss die Lösung farblos sein. Nach Zusatz von 0,1 ml Methylrot-Lösung R muss die Lösung rot bis orange gefärbt sein.

**Stickstoffhaltige Substanzen:** höchstens 110 ppm N

Der Stickstoff wird mit Hilfe der Kjeldahl-Bestimmung (2.5.9) unter Verwendung von 0,200 g Substanz und unter 2 h langem Erhitzen bestimmt. Das Destillat wird in einer Mischung von 0,5 ml Bromcresolgrün-Lösung R, 0,5 ml Methylrot-Lösung R und 20 ml Wasser R aufgefangen. Die Lösung wird mit Salzsäure (0,01 mol · l$^{-1}$) titriert. Bis zum Farbumschlag dürfen höchstens 0,15 ml Salzsäure (0,01 mol · l$^{-1}$) verbraucht werden.

**Lösungsmittel-Rückstände:** Gaschromatographie (2.2.28)

*Interner Standard:* 1-Propanol R

*Untersuchungslösung:* 5 g Substanz werden in 100 ml Wasser R gelöst. Die Lösung wird destilliert. Die ersten 45 ml Destillat werden gesammelt. Nach Zusatz von 1 ml einer Lösung von 1-Propanol R (25 g · l$^{-1}$) wird das Destillat mit Wasser R zu 50 ml verdünnt.

*Referenzlösung:* 0,5 ml einer Lösung von wasserfreiem Ethanol R (25 g · l$^{-1}$), 0,5 ml einer Lösung von 1-Propanol R (25 g · l$^{-1}$) und 0,5 ml einer Lösung von Methanol R (2,5 g · l$^{-1}$) werden gemischt und mit Wasser R zu 25,0 ml verdünnt.

*Säule*
- Material: rostfreier Stahl
- Größe: $l$ = 1,8 m, $\varnothing$ = 2 mm
- Stationäre Phase: Ethylvinylbenzol-Divinylbenzol-Copolymer R (125 bis 150 µm)

*Trägergas:* Stickstoff zur Chromatographie R

*Durchflussrate:* 25 ml · min$^{-1}$

*Temperatur*
- Säule: 190 °C
- Probeneinlass: 240 °C
- Detektor: 210 °C

*Detektion:* Flammenionisation

*Einspritzen:* das ausgewählte Volumen jeder Lösung

*Grenzwerte*
- Ethanol: nicht größer als die Fläche des entsprechenden Peaks im Chromatogramm der Referenzlösung (0,5 Prozent)
- Methanol: nicht größer als die Fläche des entsprechenden Peaks im Chromatogramm der Referenzlösung (0,05 Prozent)
- Summe aller Lösungsmittel ohne Ethanol, Methanol und 1-Propanol: nicht größer als die Fläche des Peaks des Internen Standards (0,5 Prozent, berechnet als 1-Propanol)

**Molekülmassenverteilung** (2.2.39): Die mittlere relative Molekülmasse ($M_w$) muss zwischen 35 000 und 45 000 liegen. Die mittlere relative Molekülmasse der 10-Prozent-hochmolekularen Fraktion darf höchstens 110 000 betragen. Die mittlere relative Molekülmasse der 10-Prozent-niedermolekularen Fraktion muss mindestens 7000 betragen.

**Schwermetalle** (2.4.8): höchstens 10 ppm

12 ml Prüflösung müssen der Grenzprüfung A entsprechen. Zur Herstellung der Referenzlösung wird die Blei-Lösung (1 ppm Pb) R verwendet.

**Trocknungsverlust** (2.2.32): höchstens 7,0 Prozent, mit 0,200 g Substanz durch 5 h langes Trocknen im Trockenschrank bei 105 ± 2 °C bestimmt

**Sulfatasche** (2.4.14): höchstens 0,3 Prozent, mit 0,50 g Substanz bestimmt

**Bakterien-Endotoxine** (2.6.14): weniger als 10 I.E. Bakterien-Endotoxine je Gramm Dextran 40 zur Herstellung von Parenteralia

### Mikrobielle Verunreinigung

TAMC: Akzeptanzkriterium 10$^2$ KBE je Gramm (2.6.12)

## 6.3/1000
# Dextran 60 zur Herstellung von Parenteralia
# Dextranum 60 ad iniectabile

## Definition

Gemisch von Polysacchariden, vor allem des α-1,6-Glucan-Typs

*Mittlere relative Molekülmasse:* etwa 60 000

## Herstellung

Die Substanz wird durch Hydrolyse und Fraktionierung von Dextranen erhalten. Die Dextrane werden durch Fermentation von Saccharose unter Verwendung des *Leuconostoc-mesenteroides*-Stamms NRRL B-512 = CIP 78.59 oder dessen Unterstämmen (zum Beispiel *L. mesenteroides* B-512F = NCTC 10 817) gewonnen.

Die Substanz wird unter Bedingungen hergestellt, die das Risiko einer mikrobiellen Kontamination auf ein Mindestmaß einschränken.

## Eigenschaften

*Aussehen:* weißes bis fast weißes Pulver

*Löslichkeit:* sehr leicht löslich in Wasser, sehr schwer löslich in Ethanol 96 %

## Prüfung auf Identität

A. Spezifische Drehung (2.2.7): +195 bis +201 (getrocknete Substanz)

1,0 g Substanz wird in Wasser *R* unter Erhitzen im Wasserbad gelöst. Die Lösung wird mit Wasser *R* zu 50,0 ml verdünnt.

B. IR-Spektroskopie (2.2.24)

*Vergleich:* Dextran CRS

C. Die Substanz entspricht der Prüfung „Molekülmassenverteilung" (siehe „Prüfung auf Reinheit").

## Prüfung auf Reinheit

**Prüflösung:** 5,0 g Substanz werden in destilliertem Wasser *R* unter Erhitzen im Wasserbad gelöst. Die Lösung wird mit destilliertem Wasser *R* zu 50 ml verdünnt.

**Aussehen der Lösung:** Die Prüflösung muss klar (2.2.1) und farblos (2.2.2, Methode II) sein.

**Sauer oder alkalisch reagierende Substanzen:** 10 ml Prüflösung werden mit 0,1 ml Phenolphthalein-Lösung *R* versetzt. Die Lösung muss farblos sein. 0,2 ml Natriumhydroxid-Lösung (0,01 mol · l$^{-1}$) werden zugesetzt. Die Lösung muss rot gefärbt sein. Nach Zusatz von 0,4 ml Salzsäure (0,01 mol · l$^{-1}$) muss die Lösung farblos sein. Nach Zusatz von 0,1 ml Methylrot-Lösung *R* muss die Lösung rot bis orange gefärbt sein.

**Stickstoffhaltige Substanzen:** höchstens 110 ppm N

Der Stickstoff wird mit Hilfe der Kjeldahl-Bestimmung (2.5.9) unter Verwendung von 0,200 g Substanz und unter 2 h langem Erhitzen bestimmt. Das Destillat wird in einer Mischung von 0,5 ml Bromcresolgrün-Lösung *R*, 0,5 ml Methylrot-Lösung *R* und 20 ml Wasser *R* aufgefangen. Die Lösung wird mit Salzsäure (0,01 mol · l$^{-1}$) titriert. Bis zum Farbumschlag dürfen höchstens 0,15 ml Salzsäure (0,01 mol · l$^{-1}$) verbraucht werden.

**Lösungsmittel-Rückstände:** Gaschromatographie (2.2.28)

*Interner Standard:* 1-Propanol *R*

*Untersuchungslösung:* 5 g Substanz werden in 100 ml Wasser *R* gelöst. Die Lösung wird destilliert. Die ersten 45 ml Destillat werden gesammelt. Nach Zusatz von 1 ml einer Lösung von 1-Propanol *R* (25 g · l$^{-1}$) wird das Destillat mit Wasser *R* zu 50 ml verdünnt.

*Referenzlösung:* 0,5 ml einer Lösung von wasserfreiem Ethanol *R* (25 g · l$^{-1}$), 0,5 ml einer Lösung von 1-Propanol *R* (25 g · l$^{-1}$) und 0,5 ml einer Lösung von Methanol *R* (2,5 g · l$^{-1}$) werden gemischt und mit Wasser *R* zu 25,0 ml verdünnt.

*Säule*
– Material: rostfreier Stahl
– Größe: $l$ = 1,8 m, $\emptyset$ = 2 mm
– Stationäre Phase: Ethylvinylbenzol-Divinylbenzol-Copolymer *R* (125 bis 150 µm)

*Trägergas:* Stickstoff zur Chromatographie *R*

*Durchflussrate:* 25 ml · min$^{-1}$

*Temperatur*
– Säule: 190 °C
– Probeneinlass: 240 °C
– Detektor: 210°C

*Detektion:* Flammenionisation

*Einspritzen:* das ausgewählte Volumen jeder Lösung

*Grenzwerte*
– Ethanol: nicht größer als die Fläche des entsprechenden Peaks im Chromatogramm der Referenzlösung (0,5 Prozent)
– Methanol: nicht größer als die Fläche des entsprechenden Peaks im Chromatogramm der Referenzlösung (0,05 Prozent)
– Summe aller Lösungsmittel ohne Ethanol, Methanol und 1-Propanol: nicht größer als die Fläche des Peaks

des Internen Standards (0,5 Prozent, berechnet als 1-Propanol)

**Molekülmassenverteilung** (2.2.39): Die mittlere relative Molekülmasse ($M_w$) muss zwischen 54 000 und 66 000 liegen. Die mittlere relative Molekülmasse der 10-Prozent-hochmolekularen Fraktion darf höchstens 180 000 betragen. Die mittlere relative Molekülmasse der 10-Prozent-niedermolekularen Fraktion muss mindestens 14 000 betragen.

**Schwermetalle** (2.4.8): höchstens 10 ppm

12 ml Prüflösung müssen der Grenzprüfung A entsprechen. Zur Herstellung der Referenzlösung wird die Blei-Lösung (1 ppm Pb) *R* verwendet.

**Trocknungsverlust** (2.2.32): höchstens 7,0 Prozent, mit 0,200 g Substanz durch 5 h langes Trocknen im Trockenschrank bei 105 ± 2 °C bestimmt

**Sulfatasche** (2.4.14): höchstens 0,3 Prozent, mit 0,50 g Substanz bestimmt

**Bakterien-Endotoxine** (2.6.14): weniger als 16 I.E. Bakterien-Endotoxine je Gramm Dextran 60 zur Herstellung von Parenteralia

**Mikrobielle Verunreinigung**

TAMC: Akzeptanzkriterium $10^2$ KBE je Gramm (2.6.12)

6.3/1001

# Dextran 70 zur Herstellung von Parenteralia

# Dextranum 70 ad iniectabile

## Definition

Gemisch von Polysacchariden, vor allem des α-1,6-Glucan-Typs

*Mittlere relative Molekülmasse:* etwa 70 000

## Herstellung

Die Substanz wird durch Hydrolyse und Fraktionierung von Dextranen erhalten. Die Dextrane werden durch Fermentation von Saccharose unter Verwendung des *Leuconostoc-mesenteroides*-Stamms NRRL B-512 = CIP 78.59 oder dessen Unterstämmen (zum Beispiel *L. mesenteroides* B-512F = NCTC 10 817) gewonnen.

Die Substanz wird unter Bedingungen hergestellt, die das Risiko einer mikrobiellen Kontamination auf ein Mindestmaß einschränken.

## Eigenschaften

*Aussehen:* weißes bis fast weißes Pulver

*Löslichkeit:* sehr leicht löslich in Wasser, sehr schwer löslich in Ethanol 96 %

## Prüfung auf Identität

A. Spezifische Drehung (2.2.7): +195 bis +201 (getrocknete Substanz)

 1,0 g Substanz wird in Wasser *R* unter Erhitzen im Wasserbad gelöst. Die Lösung wird mit Wasser *R* zu 50,0 ml verdünnt.

B. IR-Spektroskopie (2.2.24)

 *Vergleich:* Dextran CRS

C. Die Substanz entspricht der Prüfung „Molekülmassenverteilung" (siehe „Prüfung auf Reinheit").

## Prüfung auf Reinheit

**Prüflösung:** 5,0 g Substanz werden in destilliertem Wasser *R* unter Erhitzen im Wasserbad gelöst. Die Lösung wird mit destilliertem Wasser *R* zu 50 ml verdünnt.

**Aussehen der Lösung:** Die Prüflösung muss klar (2.2.1) und farblos (2.2.2, Methode II) sein.

**Sauer oder alkalisch reagierende Substanzen:** 10 ml Prüflösung werden mit 0,1 ml Phenolphthalein-Lösung *R* versetzt. Die Lösung muss farblos sein. 0,2 ml Natriumhydroxid-Lösung (0,01 mol · l$^{-1}$) werden zugesetzt. Die Lösung muss rot gefärbt sein. Nach Zusatz von 0,4 ml Salzsäure (0,01 mol · l$^{-1}$) muss die Lösung farblos sein. Nach Zusatz von 0,1 ml Methylrot-Lösung *R* muss die Lösung rot bis orange gefärbt sein.

**Stickstoffhaltige Substanzen:** höchstens 110 ppm N

Der Stickstoff wird mit Hilfe der Kjeldahl-Bestimmung (2.5.9) unter Verwendung von 0,200 g Substanz und unter 2 h langem Erhitzen bestimmt. Das Destillat wird in einer Mischung von 0,5 ml Bromcresolgrün-Lösung *R*, 0,5 ml Methylrot-Lösung *R* und 20 ml Wasser *R* aufgefangen. Die Lösung wird mit Salzsäure (0,01 mol · l$^{-1}$) titriert. Bis zum Farbumschlag dürfen höchstens 0,15 ml Salzsäure (0,01 mol · l$^{-1}$) verbraucht werden.

**Lösungsmittel-Rückstände:** Gaschromatographie (2.2.28)

*Interner Standard:* 1-Propanol *R*

*Untersuchungslösung:* 5 g Substanz werden in 100 ml Wasser *R* gelöst. Die Lösung wird destilliert. Die ersten 45 ml Destillat werden gesammelt. Nach Zusatz von 1 ml einer Lösung von 1-Propanol *R* (25 g · l$^{-1}$) wird das Destillat mit Wasser *R* zu 50 ml verdünnt.

*Referenzlösung:* 0,5 ml einer Lösung von wasserfreiem Ethanol *R* (25 g · l$^{-1}$), 0,5 ml einer Lösung von 1-Propanol *R* (25 g · l⁻¹) und 0,5 ml einer Lösung von Methanol *R* (2,5 g · l⁻¹) werden gemischt und mit Wasser *R* zu 25,0 ml verdünnt.

*Säule*
- Material: rostfreier Stahl
- Größe: $l = 1{,}8$ m, $\varnothing = 2$ mm
- Stationäre Phase: Ethylvinylbenzol-Divinylbenzol-Copolymer *R* (125 bis 150 µm)

*Trägergas:* Stickstoff zur Chromatographie *R*

*Durchflussrate:* 25 ml · min⁻¹

*Temperatur*
- Säule: 190 °C
- Probeneinlass: 240 °C
- Detektor: 210 °C

*Detektion:* Flammenionisation

*Einspritzen:* das ausgewählte Volumen jeder Lösung

*Grenzwerte*
- Ethanol: nicht größer als die Fläche des entsprechenden Peaks im Chromatogramm der Referenzlösung (0,5 Prozent)
- Methanol: nicht größer als die Fläche des entsprechenden Peaks im Chromatogramm der Referenzlösung (0,05 Prozent)
- Summe aller Lösungsmittel ohne Ethanol, Methanol und 1-Propanol: nicht größer als die Fläche des Peaks des Internen Standards (0,5 Prozent, berechnet als 1-Propanol)

**Molekülmassenverteilung** (2.2.39): Die mittlere relative Molekülmasse ($M_w$) muss zwischen 64 000 und 76 000 liegen. Die mittlere relative Molekülmasse der 10-Prozent-hochmolekularen Fraktion darf höchstens 185 000 betragen. Die mittlere relative Molekülmasse der 10-Prozent-niedermolekularen Fraktion muss mindestens 15 000 betragen.

**Schwermetalle** (2.4.8): höchstens 10 ppm

12 ml Prüflösung müssen der Grenzprüfung A entsprechen. Zur Herstellung der Referenzlösung wird die Blei-Lösung (1 ppm Pb) *R* verwendet.

**Trocknungsverlust** (2.2.32): höchstens 7,0 Prozent, mit 0,200 g Substanz durch 5 h langes Trocknen im Trockenschrank bei 105 ± 2 °C bestimmt

**Sulfatasche** (2.4.14): höchstens 0,3 Prozent, mit 0,50 g Substanz bestimmt

**Bakterien-Endotoxine** (2.6.14): weniger als 16 I.E. Bakterien-Endotoxine je Gramm Dextran 70 zur Herstellung von Parenteralia

**Mikrobielle Verunreinigung**

TAMC: Akzeptanzkriterium $10^2$ KBE je Gramm (2.6.12)

# 6.3/2357
# Dydrogesteron
# Dydrogesteronum

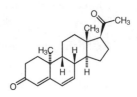

$C_{21}H_{28}O_2$  $M_r$ 312,5
CAS Nr. 152-62-5

## Definition

9β,10α-Pregna-4,6-dien-3,20-dion

*Gehalt:* 98,0 bis 102,0 Prozent (getrocknete Substanz)

## Eigenschaften

*Aussehen:* weißes bis fast weißes, kristallines Pulver

*Löslichkeit:* praktisch unlöslich in Wasser, löslich in Aceton, wenig löslich in Ethanol 96 %

## Prüfung auf Identität

IR-Spektroskopie (2.2.24)

*Vergleich:* Dydrogesteron *CRS*

## Prüfung auf Reinheit

**Spezifische Drehung** (2.2.7): −469 bis −485 (getrocknete Substanz)

0,100 g Substanz werden in Dichlormethan *R* zu 20,0 ml gelöst. Der Drehungswinkel wird bei 25 °C gemessen.

**Verwandte Substanzen:** Flüssigchromatographie (2.2.29)

*Untersuchungslösung a:* 50,0 mg Substanz werden in der mobilen Phase zu 100,0 ml gelöst.

*Untersuchungslösung b:* 20,0 mg Substanz werden in der mobilen Phase zu 100,0 ml gelöst.

*Referenzlösung a:* 3,0 mg Dydrogesteron-Verunreinigung A *CRS* werden in der mobilen Phase zu 20,0 ml gelöst. 1,0 ml Lösung wird mit der mobilen Phase zu 100,0 ml verdünnt.

*Referenzlösung b:* 1,0 ml Untersuchungslösung a wird mit der mobilen Phase zu 100,0 ml verdünnt. 1,0 ml dieser Lösung wird mit der mobilen Phase zu 10,0 ml verdünnt.

*Referenzlösung c:* 10 mg Substanz werden in 10 ml Referenzlösung a gelöst.

*Referenzlösung d:* 10 mg Substanz werden in 30 ml Ethanol 96 % *R* gelöst. Die Lösung wird mit 1 ml einer Lösung von Natriumhydroxid *R* (8,4 g · l$^{-1}$) versetzt und 10 min lang bei 85 °C erhitzt. Nach dem Abkühlen auf Raumtemperatur wird die Lösung mit 1 ml einer Lösung von Salzsäure *R* (20,6 g · l$^{-1}$), 20 ml Acetonitril *R* sowie 2 mg Dydrogesteron-Verunreinigung B *CRS* versetzt und mit Wasser *R* zu 100 ml verdünnt und gemischt. Diese Lösung enthält Dydrogesteron sowie die Verunreinigungen B und C.

*Referenzlösung e:* 20,0 mg Dydrogesteron *CRS* werden in der mobilen Phase zu 100,0 ml gelöst.

*Säule*
– Größe: $l$ = 0,15 m, $\varnothing$ = 4,6 mm
– Stationäre Phase: nachsilanisiertes, octadecylsilyliertes Kieselgel zur Chromatographie *R* (3 µm), sphärisch
– Temperatur: 40 °C

*Mobile Phase:* Acetonitril *R*, Ethanol 96 % *R*, Wasser *R* (21:25:54 *V/V/V*)

*Durchflussrate:* 1,0 ml · min$^{-1}$

*Detektion:* Spektrometer bei 280 und 385 nm

*Einspritzen:* 10 µl; Untersuchungslösung a, Referenzlösungen a, b, c und d

*Chromatographiedauer:* 2fache Retentionszeit von Dydrogesteron

*Relative Retention bei 385 nm* (bezogen auf Dydrogesteron, $t_R$ etwa 13 min)
– Verunreinigung A: etwa 0,9

*Relative Retention bei 280 nm* (bezogen auf Dydrogesteron, $t_R$ etwa 13 min)
– Verunreinigung B: etwa 1,1
– Verunreinigung C: etwa 1,2

*Eignungsprüfung*
– Auflösung bei 385 nm: mindestens 1,1 zwischen den Peaks von Verunreinigung A und Dydrogesteron im Chromatogramm der Referenzlösung c
– Auflösung bei 280 nm: mindestens 4,5 zwischen den Peaks von Dydrogesteron und Verunreinigung B und mindestens 1,5 zwischen den Peaks von Verunreinigung B und Verunreinigung C im Chromatogramm der Referenzlösung d

*Grenzwerte*
– Verunreinigung A bei 385 nm: nicht größer als die Fläche des entsprechenden Peaks im Chromatogramm der Referenzlösung a (0,3 Prozent)
– Verunreinigung B bei 280 nm: nicht größer als das 1,5fache der Fläche des Hauptpeaks im Chromatogramm der Referenzlösung b (0,15 Prozent)
– Verunreinigung C bei 280 nm: nicht größer als das 3fache der Fläche des Hauptpeaks im Chromatogramm der Referenzlösung b (0,3 Prozent)
– Nicht spezifizierte Verunreinigungen bei 280 nm: jeweils nicht größer als die Fläche des Hauptpeaks im Chromatogramm der Referenzlösung b (0,10 Prozent)
– Summe aller Verunreinigungen bei 280 nm: nicht größer als das 5fache der Fläche des Hauptpeaks im Chromatogramm der Referenzlösung b (0,5 Prozent)
– Ohne Berücksichtigung bleiben bei 280 nm: Peaks, deren Fläche kleiner ist als das 0,5fache der Fläche des Hauptpeaks im Chromatogramm der Referenzlösung b (0,05 Prozent)

**Trocknungsverlust** (2.2.32): höchstens 0,5 Prozent, mit 1,000 g Substanz durch 3 h langes Trocknen im Trockenschrank bei 105 °C bestimmt

**Sulfatasche** (2.4.14): höchstens 0,1 Prozent, mit 1,0 g Substanz bestimmt

## Gehaltsbestimmung

Flüssigchromatographie (2.2.29) wie unter „Verwandte Substanzen" beschrieben, mit folgenden Änderungen:

*Detektion:* Spektrometer bei 280 nm

*Einspritzen:* Untersuchungslösung b, Referenzlösung e

Der Prozentgehalt an $C_{21}H_{28}O_2$ wird unter Berücksichtigung des angegebenen Gehalts für Dydrogesteron *CRS* berechnet.

## Verunreinigungen

*Spezifizierte Verunreinigungen:*

A, B, C

A. 9β,10α-Pregna-4,6,8(14)-trien-3,20-dion

B. Pregna-4,6-dien-3,20-dion

C. 9β,10α,17α-Pregna-4,6-dien-3,20-dion

# E

Eisen(II)-gluconat ...... 5455
Erbsenstärke ...... 5456
Erythritol ...... 5457
Esomeprazol-Magnesium-Trihydrat ...... 5458
Ethacridinlactat-Monohydrat ...... 5461

## 6.3/0493

# Eisen(II)-gluconat

# Ferrosi gluconas

$C_{12}H_{22}FeO_{14} \cdot x\,H_2O$  $\qquad M_r$ 446,1
(wasserfreie Substanz)

## Definition

Eisen(II)(di-D-gluconat)

*Gehalt:* 11,8 bis 12,5 Prozent zweiwertiges Eisen (getrocknete Substanz)

Die Substanz enthält unterschiedliche Mengen Wasser.

## Eigenschaften

*Aussehen:* Pulver oder Granulat, grünlich gelb bis grau

*Löslichkeit:* leicht, aber langsam löslich in Wasser mit grünlich brauner Farbe, schneller löslich in heißem Wasser, praktisch unlöslich in Ethanol 96 %.

## Prüfung auf Identität

A. Dünnschichtchromatographie (2.2.27)

*Untersuchungslösung:* 20 mg Substanz werden in 2 ml Wasser *R*, falls erforderlich unter Erhitzen im Wasserbad von 60 °C, gelöst.

*Referenzlösung:* 20 mg Eisen(II)-gluconat CRS werden in 2 ml Wasser *R*, falls erforderlich unter Erhitzen im Wasserbad von 60 °C, gelöst.

*Platte:* DC-Platte mit Kieselgel G *R*

*Fließmittel:* konzentrierte Ammoniak-Lösung *R*, Ethylacetat *R*, Wasser *R*, Ethanol 96 % *R* (10:10:30:50 *V/V/V/V*)

*Auftragen:* 5 µl

*Laufstrecke:* 10 cm

*Trocknen:* 20 min lang bei 100 bis 105 °C

*Detektion:* Nach dem Erkalten wird die Platte mit einer Lösung von Kaliumdichromat *R* (50 g · l$^{-1}$) in einer 40-prozentigen Lösung (*m/m*) von Schwefelsäure *R* besprüht.

*Ergebnis:* Nach 5 min entspricht der Hauptfleck im Chromatogramm der Untersuchungslösung in Bezug auf Lage, Farbe und Größe dem Hauptfleck im Chromatogramm der Referenzlösung.

B. 1 ml Prüflösung (siehe „Prüfung auf Reinheit") gibt die Identitätsreaktion a auf Eisen (2.3.1).

## Prüfung auf Reinheit

**Prüflösung:** 5,0 g Substanz werden unter Erhitzen auf etwa 60 °C in kohlendioxidfreiem Wasser *R*, das aus destilliertem Wasser *R* hergestellt wurde, gelöst. Die Lösung wird erkalten gelassen und mit kohlendioxidfreiem Wasser *R*, das aus destilliertem Wasser *R* hergestellt wurde, zu 50 ml verdünnt.

**Aussehen der Lösung:** Die Lösung muss klar sein (2.2.1).

2 ml Prüflösung werden mit Wasser *R* zu 10 ml verdünnt. Die Lösung wird in der Durchsicht geprüft.

**pH-Wert** (2.2.3): 4,0 bis 5,5, an der Prüflösung 3 bis 4 h nach der Herstellung bestimmt

**Saccharose, reduzierende Zucker:** 0,5 g Substanz werden in 10 ml heißem Wasser *R*, dem 1 ml verdünnte Ammoniak-Lösung *R* 1 zugesetzt wurde, gelöst. Nach dem Durchleiten von Schwefelwasserstoff *R* wird die Lösung 30 min lang stehen gelassen. Nach Abfiltrieren und 2-maligem Waschen des Niederschlags mit je 5 ml Wasser *R* werden Filtrat und Waschflüssigkeiten vereinigt, mit verdünnter Salzsäure *R* bis zum Umschlag von blauem Lackmuspapier *R* angesäuert und mit 2 ml verdünnter Salzsäure *R* im Überschuss versetzt. Die Lösung wird zum Sieden erhitzt, bis die Dämpfe Blei(II)-acetat-Papier *R* nicht mehr schwärzen. Das Sieden wird falls erforderlich fortgesetzt, bis sich das Volumen der Lösung auf etwa 10 ml verringert hat. Nach dem Erkalten werden 15 ml Natriumcarbonat-Lösung *R* zugesetzt. Nach 5 min wird die Mischung filtriert und das Filtrat mit Wasser *R* zu 100 ml verdünnt. Werden 5 ml dieser Lösung mit 2 ml Fehling'scher Lösung *R* versetzt und 1 min lang zum Sieden erhitzt, darf innerhalb von 1 min kein roter Niederschlag entstehen.

**Chlorid** (2.4.4): höchstens 0,06 Prozent

0,8 ml Prüflösung werden mit Wasser *R* zu 15 ml verdünnt.

**Oxalat:** 5,0 g Substanz werden in einer Mischung von 10 ml verdünnter Schwefelsäure *R* und 40 ml Wasser *R* gelöst. Die Lösung wird 5 min lang in einem Scheidetrichter mit 50 ml Ether *R* ausgeschüttelt. Die wässrige Phase wird abgetrennt und 5 min lang mit 20 ml Ether *R* ausgeschüttelt. Die vereinigten Etherphasen werden zur Trockne eingedampft. Der Rückstand wird in 15 ml Wasser *R* aufgenommen. Nach dem Filtrieren wird das Filtrat zum Sieden erhitzt und auf 5 ml eingeengt. Nach Zusatz von 1 ml verdünnter Essigsäure *R* und 1,5 ml Calciumchlorid-Lösung *R* darf sich nach 30 min kein Niederschlag gebildet haben.

**Sulfat** (2.4.13): höchstens 500 ppm

3,0 ml Prüflösung werden mit 3 ml Essigsäure *R* versetzt und mit destilliertem Wasser *R* zu 15 ml verdünnt. Die Lösung wird in der Durchsicht geprüft.

# 5456 Eisen(II)-gluconat

**Arsen** (2.4.2, Methode A): höchstens 2 ppm, mit 0,5 g Substanz bestimmt

**Barium:** 10 ml Prüflösung werden mit destilliertem Wasser R zu 50 ml verdünnt und mit 5 ml verdünnter Schwefelsäure R versetzt. Nach 5 min langem Stehenlassen darf die Lösung nicht stärker opaleszieren als eine Mischung von 10 ml Prüflösung mit 45 ml destilliertem Wasser R.

**Eisen(III)-Ionen:** höchstens 1,0 Prozent

5,00 g Substanz werden in einem Erlenmeyerkolben mit Schliffstopfen in einer Mischung von 10 ml Salzsäure R und 100 ml kohlendioxidfreiem Wasser R gelöst. Nach Zusatz von 3 g Kaliumiodid R wird der Kolben verschlossen und 5 min lang unter Lichtschutz stehen gelassen. Die Lösung wird mit Natriumthiosulfat-Lösung (0,1 mol · l$^{-1}$) titriert, wobei gegen Ende der Titration 0,5 ml Stärke-Lösung R zugesetzt werden. Eine Blindtitration wird durchgeführt. Der Verbrauch an Natriumthiosulfat-Lösung (0,1 mol · l$^{-1}$) darf höchstens 9,0 ml betragen.

**Schwermetalle** (2.4.8): höchstens 20 ppm

In einem Quarztiegel werden 2,5 g Substanz mit 0,5 g Magnesiumoxid R 1 gründlich gemischt. Die Mischung wird bei dunkler Rotglut bis zum Entstehen einer homogenen Masse erhitzt und bei 800 ± 50 °C etwa 1 h lang geglüht. Nach dem Erkalten wird der Rückstand in 20 ml heißer Salzsäure R aufgenommen und erkalten gelassen. Die Flüssigkeit wird in einen Scheidetrichter überführt und 3-mal jeweils 3 min lang mit je 20 ml mit Salzsäure gesättigtem Isobutylmethylketon (hergestellt durch Schütteln von 100 ml frisch destilliertem Isobutylmethylketon R mit 1 ml Salzsäure R) ausgeschüttelt. Nach dem Stehenlassen wird die wässrige Phase abgetrennt, zum Sieden erhitzt und auf die Hälfte des Volumens eingedampft. Nach dem Erkalten wird die Lösung mit Wasser R zu 25 ml verdünnt. 10 ml dieser Lösung werden mit verdünnter Ammoniak-Lösung R 1 gegen rotes Lackmuspapier R neutralisiert und mit Wasser R zu 20 ml verdünnt. 12 ml dieser Lösung müssen der Grenzprüfung A entsprechen. Zur Herstellung der Referenzlösung wird die Blei-Lösung (1 ppm Pb) R verwendet.

**Trocknungsverlust** (2.2.32): 5,0 bis 10,5 Prozent, mit 0,500 g Substanz durch 5 h langes Trocknen im Trockenschrank bei 105 °C bestimmt

**Mikrobielle Verunreinigung**

TAMC: Akzeptanzkriterium 10$^3$ KBE je Gramm (2.6.12)

TYMC: Akzeptanzkriterium 10$^2$ KBE je Gramm (2.6.12)

## Gehaltsbestimmung

0,5 g Natriumhydrogencarbonat R werden in einer Mischung von 30 ml verdünnter Schwefelsäure R und 70 ml Wasser R gelöst. Sobald die Gasentwicklung beendet ist, wird 1,00 g Substanz unter vorsichtigem Umschütteln gelöst. Mit Ammoniumcer(IV)-nitrat-Lösung (0,1 mol · l$^{-1}$) wird nach Zusatz von 0,1 ml Ferroin-Lösung R bis zum Verschwinden der Rotfärbung titriert.

1 ml Ammoniumcer(IV)-nitrat-Lösung (0,1 mol · l$^{-1}$) entspricht 5,585 mg zweiwertigem Eisen.

## Lagerung

Vor Licht geschützt

---

6.3/2403

# Erbsenstärke
# Pisi amylum

## Definition

Erbsenstärke wird aus den Samen von *Pisum sativum* L. gewonnen.

## Eigenschaften

*Aussehen:* sehr feines, weißes bis fast weißes Pulver

*Löslichkeit:* praktisch unlöslich in kaltem Wasser und in Ethanol 96 %

## Prüfung auf Identität

A. Die Prüfung erfolgt unter dem Mikroskop unter Verwendung einer Mischung gleicher Volumteile Glycerol R und Wasser R. Die Droge zeigt hauptsächlich große elliptische Körner mit einem Durchmesser von 25 bis 45 µm, die manchmal unregelmäßig geformt oder nierenförmig sind. Der geringere Teil der Droge besteht aus kleinen, runden, 5 bis 8 µm großen Körnern. Die Stärkekörner können Risse oder Unregelmäßigkeiten aufweisen. Manchmal zeigen sie eine kaum sichtbare konzentrische Schichtung. Nur in Ausnahmefällen ist ein Spalt entlang der Hauptachse vorhanden. In polarisiertem Licht zeigen die Körner ein ausgeprägtes schwarzes Kreuz.

B. 1 g Droge wird in 50 ml Wasser R suspendiert. Wird die Suspension 1 min lang im Sieden gehalten und anschließend abgekühlt, bildet sich ein dünner, trüber Kleister.

C. Wird 1 ml des unter „Prüfung auf Identität, B" erhaltenen Kleisters mit 0,05 ml Iod-Lösung R 1 versetzt, entsteht eine dunkelblaue Färbung, die beim Erhitzen verschwindet.

## Prüfung auf Reinheit

**pH-Wert** (2.2.3): 5,0 bis 8,0

5,0 g Droge werden 60 s lang mit 25,0 ml kohlendioxidfreiem Wasser *R* geschüttelt, anschließend 15 min lang stehen gelassen und erneut geschüttelt.

**Fremde Bestandteile:** Die Prüfung erfolgt unter dem Mikroskop unter Verwendung einer Mischung gleicher Volumteile Glycerol *R* und Wasser *R*. Höchstens Spuren fremder Bestandteile dürfen neben den Stärkekörnern vorhanden sein. Stärkekörner fremder Herkunft dürfen nicht vorhanden sein.

**Oxidierbare Substanzen** (2.5.30): höchstens 20 ppm, berechnet als $H_2O_2$

**Schwefeldioxid** (2.5.29): höchstens 50 ppm

**Eisen** (2.4.9): höchstens 50 ppm

1,0 g Droge wird mit 50 ml verdünnter Salzsäure *R* geschüttelt und anschließend abfiltriert. Das Filtrat muss der Grenzprüfung auf Eisen entsprechen.

**Trocknungsverlust** (2.2.32): höchstens 16,0 Prozent, mit 1,000 g Droge durch 90 min langes Trocknen im Trockenschrank bei 130 °C bestimmt

**Sulfatasche** (2.4.14): höchstens 0,6 Prozent, mit 1,0 g Droge bestimmt

**Mikrobielle Verunreinigung**

TAMC: Akzeptanzkriterium $10^3$ KBE je Gramm (2.6.12)

TYMC: Akzeptanzkriterium $10^2$ KBE je Gramm (2.6.12)

Abwesenheit von *Escherichia coli* (2.6.13)

Abwesenheit von Salmonellen (2.6.13)

---

6.3/1803

# Erythritol
# Erythritolum

$C_4H_{10}O_4$  $M_r$ 122,1

CAS Nr. 149-32-6

## Definition

(2*R*,3*S*)-Butan-1,2,3,4-tetrol (*meso*-Erythritol)

*Gehalt:* 96,0 bis 102,0 Prozent (wasserfreie Substanz)

## Eigenschaften

*Aussehen:* kristallines Pulver oder rieselfähige Körner, weiß bis fast weiß

*Löslichkeit:* leicht löslich in Wasser, sehr schwer löslich in Ethanol 96 %

## Prüfung auf Identität

A. Schmelztemperatur (2.2.14): 119 bis 122 °C

B. IR-Spektroskopie (2.2.24)

   *Vergleich:* Erythritol *CRS*

## Prüfung auf Reinheit

**Aussehen der Lösung:** Die Lösung muss klar (2.2.1) und farblos (2.2.2, Methode II) sein.

5,0 g Substanz werden in Wasser *R* zu 50 ml gelöst.

**Leitfähigkeit** (2.2.38): höchstens 20 $\mu S \cdot cm^{-1}$

20,0 g Substanz werden in kohlendioxidfreiem Wasser *R*, das aus destilliertem Wasser *R* hergestellt wurde, zu 100,0 ml gelöst. Die Leitfähigkeit der Lösung wird gemessen, wobei die Lösung während der Messung mit einem Magnetrührer schwach gerührt wird.

**Verwandte Substanzen:** Flüssigchromatographie (2.2.29)

*Untersuchungslösung:* 0,50 g Substanz werden in Wasser *R* zu 10,0 ml gelöst.

*Referenzlösung a:* 0,50 g Erythritol *CRS* werden in Wasser *R* zu 10,0 ml gelöst.

*Referenzlösung b:* 2,0 ml Untersuchungslösung werden mit Wasser *R* zu 100,0 ml verdünnt.

*Referenzlösung c:* 5,0 ml Referenzlösung b werden mit Wasser *R* zu 100,0 ml verdünnt.

*Referenzlösung d:* 1,0 g Erythritol *R* und 1,0 g Glycerol *R* werden in Wasser *R* zu 20,0 ml gelöst.

*Säule*
- Größe: $l = 0,3$ m, $\varnothing = 7,8$ mm
- Stationäre Phase: Kationenaustauscher *R* (9 µm)
- Temperatur: 70 °C

*Mobile Phase:* 0,01-prozentige Lösung (*V/V*) von Schwefelsäure *R*

*Durchflussrate:* 0,8 ml · min$^{-1}$

*Detektion:* Refraktometer, bei konstanter Temperatur

*Einspritzen:* 20 µl; Untersuchungslösung, Referenzlösungen b, c und d

*Chromatographiedauer:* 3fache Retentionszeit von Erythritol

5458 Erythritol

*Relative Retention* (bezogen auf Erythritol, $t_R$ etwa 11 min)
- Verunreinigung A: etwa 0,77
- Verunreinigung B: etwa 0,90
- Verunreinigung C: etwa 0,94
- Verunreinigung D: etwa 1,10

*Eignungsprüfung:* Referenzlösung d
- Auflösung: mindestens 2 zwischen den Peaks von Erythritol und Verunreinigung D

*Grenzwerte*
- Jede Verunreinigung: jeweils nicht größer als die Fläche des Hauptpeaks im Chromatogramm der Referenzlösung b (2,0 Prozent)
- Summe aller Verunreinigungen: nicht größer als die Fläche des Hauptpeaks im Chromatogramm der Referenzlösung b (2,0 Prozent)
- Ohne Berücksichtigung bleiben: Peaks, deren Fläche kleiner ist als die Fläche des Hauptpeaks im Chromatogramm der Referenzlösung c (0,1 Prozent)

**Blei** (2.4.10): höchstens 0,5 ppm

**Wasser** (2.5.12): höchstens 0,5 Prozent, mit 1,00 g Substanz bestimmt

### Mikrobielle Verunreinigung

Falls die Substanz nicht zur Herstellung von Parenteralia bestimmt ist:
TAMC: Akzeptanzkriterium $10^3$ KBE je Gramm (2.6.12)

TYMC: Akzeptanzkriterium $10^2$ KBE je Gramm (2.6.12)

Abwesenheit von *Escherichia coli* (2.6.13)

Abwesenheit von Salmonellen (2.6.13)

Falls die Substanz zur Herstellung von Parenteralia bestimmt ist, gilt für TAMC:
TAMC: Akzeptanzkriterium $10^2$ KBE je Gramm (2.6.12)

**Bakterien-Endotoxine** (2.6.14): Erythritol zur Herstellung von Parenteralia, das dabei keinem weiteren geeigneten Verfahren zur Beseitigung von Bakterien-Endotoxinen unterworfen wird:
- weniger als 4 I.E. Bakterien-Endotoxine je Gramm Substanz für Parenteralia mit einer Konzentration an Erythritol von 100 g · l$^{-1}$ oder weniger
- weniger als 2,5 I.E. Bakterien-Endotoxine je Gramm Substanz für Parenteralia mit einer Konzentration an Erythritol von mehr als 100 g · l$^{-1}$

## Gehaltsbestimmung

Flüssigchromatographie (2.2.29) wie unter „Verwandte Substanzen" beschrieben, mit folgender Änderung:

*Einspritzen:* Untersuchungslösung, Referenzlösung a

Der Prozentgehalt an Erythritol wird aus dem Chromatogramm der Referenzlösung a und unter Berücksichtigung des angegebenen Gehalts für Erythritol CRS berechnet.

## Beschriftung

Die Beschriftung gibt, falls zutreffend, an, dass die Substanz zur Herstellung von Parenteralia bestimmt ist.

## Verunreinigungen

A. Maltitol

B. Sorbitol

C. (2*R*,3*s*,4*S*)-Pentan-1,2,3,4,5-pentol (*meso*-Ribitol)

D. Glycerol

---

6.3/2372

# Esomeprazol-Magnesium-Trihydrat

# Esomeprazolum magnesicum trihydricum

$C_{34}H_{36}MgN_6O_6S_2 \cdot 3\,H_2O$ $\qquad M_r$ 767

CAS Nr. 217087-09-7

## Definition

Magnesium-bis[5-methoxy-2-[(*S*)-[(4-methoxy-3,5-dimethylpyridin-2-yl)methyl]sulfinyl]-1*H*-benzimidazol-1-id]-Trihydrat

*Gehalt:* 98,0 bis 102,0 Prozent (wasserfreie Substanz)

## Eigenschaften

*Aussehen:* weißes bis schwach gefärbtes Pulver, schwach hygroskopisch

*Löslichkeit:* schwer löslich in Wasser, löslich in Methanol, praktisch unlöslich in Heptan

## Prüfung auf Identität

Die Prüfungen A, B, C oder A, B, E oder B, C, D oder B, D, E werden wahlweise durchgeführt.

A. Spezifische Drehung (2.2.7): –137 bis –155

0,250 g Substanz werden in Methanol $R$ zu 25,0 ml gelöst.

B. IR-Spektroskopie (2.2.24)

*Vergleich:* Esomeprazol-Magnesium-Trihydrat *CRS*

C. Atomabsorptionsspektrometrie (2.2.23) wie in der Prüfung „Magnesium" (siehe „Prüfung auf Reinheit") beschrieben

Die Untersuchungslösung zeigt das Absorptionsmaximum bei 285,2 nm.

D. Die Substanz entspricht der Prüfung „Enantiomerenreinheit" (siehe „Prüfung auf Reinheit").

E. Etwa 0,5 g Substanz werden entsprechend den Angaben der Methode „Sulfatasche" (2.4.14) geglüht. Der Rückstand wird in 10 ml Wasser $R$ gelöst. 2 ml Lösung geben die Identitätsreaktion auf Magnesium (2.3.1).

## Prüfung auf Reinheit

**Absorption** (2.2.25): höchstens 0,20 bei 440 nm

0,500 g Substanz werden in Methanol $R$ zu 25,0 ml gelöst. Die Lösung wird durch ein Membranfilter (nominale Porengröße 0,45 µm) filtriert.

**Verwandte Substanzen:** Flüssigchromatographie (2.2.29) mit Hilfe des Verfahrens „Normalisierung"

*Die Lösungen werden unmittelbar vor Gebrauch hergestellt.*

*Untersuchungslösung:* 3,5 mg Substanz werden in der mobilen Phase zu 25,0 ml gelöst.

*Referenzlösung a:* 1 mg Omeprazol *CRS* und 1 mg Omeprazol-Verunreinigung D *CRS* werden in der mobilen Phase zu 10,0 ml gelöst.

*Referenzlösung b:* 3 mg Omeprazol zur Peak-Identifizierung *CRS* (mit der Verunreinigung E) werden in der mobilen Phase zu 20,0 ml gelöst.

*Referenzlösung c:* 1,0 ml Untersuchungslösung wird mit der mobilen Phase zu 100,0 ml verdünnt. 1,0 ml dieser Lösung wird mit der mobilen Phase zu 10,0 ml verdünnt.

*Säule*
– Größe: $l$ = 0,125 m, $\varnothing$ = 4,6 mm
– Stationäre Phase: octylsilyliertes Kieselgel zur Chromatographie $R$ (5 µm)

*Mobile Phase:* 27 Volumteile Acetonitril $R$ und 73 Volumteile einer Lösung von Natriummonohydrogenphosphat $R$ (1,4 g · l$^{-1}$), die zuvor mit Phosphorsäure 85 % $R$ auf einen pH-Wert von 7,6 eingestellt wurde, werden gemischt.

*Durchflussrate:* 1 ml · min$^{-1}$

*Detektion:* Spektrometer bei 280 nm

*Einspritzen:* 40 µl

*Chromatographiedauer:* 5fache Retentionszeit von Esomeprazol

*Relative Retention* (bezogen auf Esomeprazol, $t_R$ etwa 9 min)
– Verunreinigung E: etwa 0,6
– Verunreinigung D: etwa 0,8

*Eignungsprüfung:* Referenzlösung a
– Auflösung: mindestens 3,0 zwischen den Peaks von Verunreinigung D und Omeprazol
Falls erforderlich wird der pH-Wert des wässrigen Anteils der mobilen Phase oder deren Anteil an Acetonitril verändert; eine Erhöhung des pH-Werts verbessert die Auflösung.

*Grenzwerte*
– Verunreinigung D: höchstens 0,2 Prozent
– Verunreinigung E: höchstens 0,1 Prozent
– Nicht spezifizierte Verunreinigungen: jeweils höchstens 0,10 Prozent
– Summe aller Verunreinigungen: höchstens 0,5 Prozent
– Ohne Berücksichtigung bleiben: Peaks, deren Fläche kleiner ist als das 0,5fache der Fläche des Hauptpeaks im Chromatogramm der Referenzlösung c (0,05 Prozent)

**Enantiomerenreinheit:** Flüssigchromatographie (2.2.29)

*Pufferlösung pH 6,0:* 70 ml einer Lösung von Natriumdihydrogenphosphat $R$ (156,0 g · l$^{-1}$) und 20 ml einer Lösung von Natriummonohydrogenphosphat $R$ (179,1 g · l$^{-1}$) werden gemischt. Die Mischung wird mit Wasser $R$ zu 1000 ml verdünnt. 250 ml dieser Lösung werden mit Wasser $R$ zu 1000,0 ml verdünnt.

*Pufferlösung pH 11,0:* 11 ml einer Lösung von Natriumphosphat $R$ (95,0 g · l$^{-1}$) und 22 ml einer Lösung von Natriummonohydrogenphosphat $R$ (179,1 g · l$^{-1}$) werden gemischt und mit Wasser $R$ zu 1000,0 ml verdünnt.

*Untersuchungslösung:* 40 mg Substanz werden in 5 ml Methanol $R$ gelöst. Die Lösung wird mit der Pufferlösung pH 11,0 zu 25 ml verdünnt. 1,0 ml dieser Lösung wird mit der Pufferlösung pH 11,0 zu 50,0 ml verdünnt.

*Referenzlösung a:* 2 mg Omeprazol *CRS* werden in der Pufferlösung pH 11,0 zu 10,0 ml gelöst. 1,0 ml Lösung wird mit der Pufferlösung pH 11,0 zu 50,0 ml verdünnt.

*Referenzlösung b:* 1,0 ml Referenzlösung a wird mit der Pufferlösung pH 11,0 zu 50,0 ml verdünnt.

*Säule*
– Größe: $l$ = 0,1 m, $\varnothing$ = 4,0 mm
– Stationäre Phase: Kieselgel AGP zur Trennung chiraler Komponenten $R$ (5 µm)

*Mobile Phase:* Acetonitril $R$, Pufferlösung pH 6,0 (65:435 *V/V*)

*Durchflussrate:* 0,6 ml · min$^{-1}$

*Detektion:* Spektrometer bei 302 nm

*Einspritzen:* 20 µl

*Reihenfolge der Elution:* Verunreinigung F, Esomeprazol

*Retentionszeit*
– Esomeprazol: etwa 4 min

*Eignungsprüfung*
- Auflösung: mindestens 3,0 zwischen den Peaks von Verunreinigung F und Esomeprazol im Chromatogramm der Referenzlösung a
- Signal-Rausch-Verhältnis: mindestens 10 für den Peak von Verunreinigung F im Chromatogramm der Referenzlösung b

Der Prozentgehalt an Verunreinigung F wird nach folgender Formel berechnet:

$$100 \left(\frac{r_i}{r_s}\right)$$

$r_i$ = Fläche des Peaks von Verunreinigung F im Chromatogramm der Untersuchungslösung

$r_s$ = Summe der Flächen der Peaks von Esomeprazol und Verunreinigung F im Chromatogramm der Untersuchungslösung

*Grenzwert*
- Verunreinigung F: höchstens 0,2 Prozent

**Magnesium:** 3,30 bis 3,55 Prozent (wasserfreie Substanz)

Atomabsorptionsspektrometrie (2.2.23, Methode I)

*Untersuchungslösung:* 0,250 g Substanz werden durch langsames Zusetzen von 20 ml einer Lösung von Salzsäure $R$ (103 g · l$^{-1}$) gelöst. Die Lösung wird mit Wasser $R$ zu 100,0 ml verdünnt. 10,0 ml dieser Lösung werden mit Wasser $R$ zu 200,0 ml verdünnt. 10,0 ml dieser Lösung werden mit 4 ml Lanthan(III)-chlorid-Lösung $R$ versetzt und mit Wasser $R$ zu 100,0 ml verdünnt.

*Referenzlösungen:* Die Referenzlösungen werden aus Magnesium-Lösung (1000 ppm Mg) $R$ durch Verdünnen mit der erforderlichen Menge einer Mischung von 1 ml einer Lösung von Salzsäure $R$ (103 g · l$^{-1}$) in 1000,0 ml Wasser $R$ hergestellt.

*Wellenlänge:* 285,2 nm

**Wasser** (2.5.12): 6,0 bis 8,0 Prozent, mit 0,200 g Substanz bestimmt

## Gehaltsbestimmung

Flüssigchromatographie (2.2.29)

*Pufferlösung pH 11,0:* 11 ml einer Lösung von Natriumphosphat $R$ (95,0 g · l$^{-1}$) und 22 ml einer Lösung von Natriummonohydrogenphosphat $R$ (179,1 g · l$^{-1}$) werden gemischt und mit Wasser $R$ zu 100,0 ml verdünnt.

*Untersuchungslösung:* 10,0 mg Substanz werden in etwa 10 ml Methanol $R$ gelöst. Die Lösung wird mit 10 ml Pufferlösung pH 11,0 versetzt und mit Wasser $R$ zu 200,0 ml verdünnt.

*Referenzlösung:* 10,0 mg Omeprazol CRS werden in etwa 10 ml Methanol $R$ gelöst. Die Lösung wird mit 10 ml Pufferlösung pH 11,0 versetzt und mit Wasser $R$ zu 200,0 ml verdünnt.

*Säule*
- Größe: $l$ = 0,125 m, $\varnothing$ = 4 mm
- Stationäre Phase: octylsilyliertes Kieselgel zur Chromatographie $R$ (5 µm)

*Mobile Phase:* 35 Volumteile Acetonitril $R$ und 65 Volumteile einer Lösung von Natriummonohydrogenphosphat $R$ (1,4 g · l$^{-1}$), die zuvor mit Phosphorsäure 85 % $R$ auf einen pH-Wert von 7,6 eingestellt wurde, werden gemischt.

*Durchflussrate:* 1 ml · min$^{-1}$

*Detektion:* Spektrometer bei 280 nm

*Einspritzen:* 20 µl

*Chromatographiedauer:* 1,5fache Retentionszeit von Esomeprazol

*Retentionszeit*
- Esomeprazol: etwa 4 min

Der Prozentgehalt an $C_{34}H_{36}MgN_6O_6S_2$ wird unter Berücksichtigung des angegebenen Gehalts von Omeprazol CRS berechnet.

1 g Omeprazol entspricht 1,032 g Esomeprazol-Magnesium.

## Lagerung

Dicht verschlossen, vor Licht geschützt

## Verunreinigungen

*Spezifizierte Verunreinigungen:*

D, E, F

*Andere bestimmbare Verunreinigungen*

(Die folgenden Substanzen werden, falls in einer bestimmten Menge vorhanden, durch eine Prüfmethode oder mehrere Prüfmethoden in der Monographie erfasst. Sie werden begrenzt durch das allgemeine Akzeptanzkriterium für weitere Verunreinigungen/nicht spezifizierte Verunreinigungen und/oder durch die Anforderungen der Allgemeinen Monographie **Substanzen zur pharmazeutischen Verwendung (Corpora ad usum pharmaceuticum)**. Diese Verunreinigungen müssen daher nicht identifiziert werden, um die Konformität der Substanz zu zeigen. Siehe auch „5.10 Kontrolle von Verunreinigungen in Substanzen zur pharmazeutischen Verwendung"):

A, B, C

A. 5-Methoxy-1H-benzimidazol-2-thiol

B. 2-[(RS)-[(3,5-Dimethylpyridin-2-yl)methyl]sulfinyl]-5-methoxy-1H-benzimidazol

C. X = S:
5-Methoxy-2-[[(4-methoxy-3,5-dimethylpyridin-2-yl)methyl]sulfanyl]-1H-benzimidazol
(Ufiprazol)

D. X = $SO_2$:
5-Methoxy-2-[[(4-methoxy-3,5-dimethylpyridin-2-yl)methyl]sulfonyl]-1H-benzimidazol
(Omeprazolsulfon)

E. 4-Methoxy-2-[[(RS)-(5-methoxy-1H-benzimidazol-2-yl)sulfinyl]methyl]-3,5-dimethylpyridin-1-oxid

F. 5-Methoxy-2-[(R)-[(4-methoxy-3,5-dimethylpyridin-2-yl)methyl]sulfinyl]-1H-benzimidazol
((R)-Omeprazol)

6.3/1591

# Ethacridinlactat-Monohydrat

# Ethacridini lactas monohydricus

$C_{18}H_{21}N_3O_4 \cdot H_2O$    $M_r$ 361,4

CAS Nr. 6402-23-9

## Definition

7-Ethoxyacridin-3,9-diamin-(2RS)-2-hydroxypropanoat-Monohydrat

*Gehalt:* 99,0 bis 101,0 Prozent (getrocknete Substanz)

## Eigenschaften

*Aussehen:* gelbes, kristallines Pulver

*Löslichkeit:* wenig löslich in Wasser, sehr schwer löslich in Ethanol 96 %, praktisch unlöslich in Dichlormethan

## Prüfung auf Identität

1: A
2: B, C, D

A. IR-Spektroskopie (2.2.24)

*Vergleich:* Ethacridinlactat-Monohydrat CRS

B. Werden 0,1 ml Prüflösung (siehe „Prüfung auf Reinheit") mit 100 ml Wasser R gemischt, entsteht eine grünlich gelbe Lösung, die im ultravioletten Licht bei 365 nm intensiv grün fluoresziert. Nach Zusatz von 5 ml Salzsäure (1 mol · l⁻¹) bleibt die Fluoreszenz bestehen.

C. Werden 0,5 ml Prüflösung nacheinander mit 1,0 ml Wasser R, 0,1 ml einer Lösung von Cobalt(II)-chlorid R (10 g · l⁻¹) und 0,1 ml einer Lösung von Kaliumhexacyanoferrat(II) R (50 g · l⁻¹) versetzt, ist die Lösung grün.

D. 50 ml Prüflösung werden mit 10 ml verdünnter Natriumhydroxid-Lösung R versetzt und anschließend filtriert. 5 ml Filtrat werden mit 1 ml verdünnter Schwefelsäure R versetzt. 5 ml dieser Lösung geben die Identitätsreaktion auf Lactat (2.3.1).

## Prüfung auf Reinheit

**Prüflösung:** 2,0 g Substanz werden in kohlendioxidfreiem Wasser R zu 100,0 ml gelöst.

**pH-Wert** (2.2.3): 5,5 bis 7,0, an der Prüflösung bestimmt

**Verwandte Substanzen:** Flüssigchromatographie (2.2.29)

*Untersuchungslösung:* 10,0 mg Substanz werden in der mobilen Phase zu 25,0 ml gelöst.

*Referenzlösung a:* 1,0 ml Untersuchungslösung wird mit der mobilen Phase zu 100,0 ml verdünnt.

*Referenzlösung b:* 1,0 ml Referenzlösung a wird mit der mobilen Phase zu 10,0 ml verdünnt.

*Säule*
– Größe: l = 0,25 m, ⌀ = 4,6 mm
– Stationäre Phase: octadecylsilyliertes Kieselgel zur Chromatographie R (5 µm)

*Mobile Phase:* 1,0 g Natriumoctansulfonat R wird in einer Mischung von 300 ml Acetonitril R und 700 ml Phosphat-Pufferlösung pH 2,8 R gelöst.

*Durchflussrate:* 1 ml · min⁻¹

*Detektion:* Spektrometer bei 268 nm

*Einspritzen:* 10 µl

*Chromatographiedauer:* 3fache Retentionszeit von Ethacridin

*Retentionszeit*
- Ethacridin: etwa 15 min

*Grenzwerte*
- Jede Verunreinigung: jeweils nicht größer als das 3fache der Fläche des Hauptpeaks im Chromatogramm der Referenzlösung b (0,3 Prozent)
- Summe aller Verunreinigungen: nicht größer als die Fläche des Hauptpeaks im Chromatogramm der Referenzlösung a (1 Prozent)
- Ohne Berücksichtigung bleiben: Peaks, deren Fläche kleiner ist als das 0,5fache der Fläche des Hauptpeaks im Chromatogramm der Referenzlösung b (0,05 Prozent)

**Schwermetalle** (2.4.8): höchstens 50 ppm

1,0 g Substanz muss der Grenzprüfung F entsprechen. Zur Herstellung der Referenzlösung werden 5,0 ml Blei-Lösung (10 ppm Pb) *R* verwendet.

**Trocknungsverlust** (2.2.32): 4,5 bis 5,5 Prozent, mit 1,000 g Substanz durch Trocknen im Vakuumtrockenschrank bei 105 °C bestimmt

**Sulfatasche** (2.4.14): höchstens 0,1 Prozent, mit 1,0 g Substanz bestimmt

## Gehaltsbestimmung

0,270 g Substanz, in 5,0 ml wasserfreier Ameisensäure *R* gelöst, werden nach Zusatz von 60,0 ml Acetanhydrid *R* mit Perchlorsäure (0,1 mol · l$^{-1}$) titriert. Der Endpunkt wird mit Hilfe der Potentiometrie (2.2.20) bestimmt.

1 ml Perchlorsäure (0,1 mol · l$^{-1}$) entspricht 34,34 mg $C_{18}H_{21}N_3O_4$.

## Lagerung

Vor Licht geschützt

## Verunreinigungen

A. 6-Amino-2-ethoxyacridin-9(10*H*)-on

B. R = Cl:
6-Chlor-2-ethoxyacridin-9-amin

C. R = O–CH$_2$–CH$_2$–OH:
2-[(9-Amino-7-ethoxyacridin-3-yl)oxy]ethanol

# F

Eingestellter Faulbaumrindentrockenextrakt ... 5465
Konzentrierte Filgrastim-Lösung ........... 5466

Fluvoxaminmaleat ..................... 5470

## 6.3/1214
# Eingestellter Faulbaumrindentrockenextrakt

## Frangulae corticis extractum siccum normatum

### Definition

Aus **Faulbaumrinde (Frangulae cortex)** hergestellter eingestellter Trockenextrakt

*Gehalt:* 15,0 bis 30,0 Prozent Glucofranguline, berechnet als Glucofrangulin A ($C_{27}H_{30}O_{14}$; $M_r$ 578,5) und bezogen auf den getrockneten Extrakt

Der ermittelte Gehalt darf höchstens um ±10 Prozent von dem in der Beschriftung angegebenen Wert abweichen.

### Herstellung

Der Trockenextrakt wird aus der pflanzlichen Droge unter Verwendung von Ethanol (50 bis 80 Prozent *V/V*) nach einem geeigneten Verfahren hergestellt.

### Eigenschaften

*Aussehen:* gelblich braunes, feines Pulver

### Prüfung auf Identität

A. Dünnschichtchromatographie (2.2.27)

*Untersuchungslösung:* 0,05 g Trockenextrakt werden mit 5 ml Ethanol 70 % *R* zum Sieden erhitzt. Nach dem Abkühlen und Zentrifugieren wird die überstehende Lösung sofort dekantiert und innerhalb von 30 min verwendet.

*Referenzlösung:* 20 mg Aloin *R* werden in Ethanol 70 % *R* zu 10 ml gelöst.

*Platte:* DC-Platte mit Kieselgel *R*

*Fließmittel:* Wasser *R*, Methanol *R*, Ethylacetat *R* (13:17:100 *V/V/V*)

*Auftragen:* 10 µl; bandförmig

*Laufstrecke:* 10 cm

*Trocknen:* 5 min lang an der Luft

*Detektion:* Die Platte wird mit einer Lösung von Kaliumhydroxid *R* (50 g · l$^{-1}$) in Ethanol 50 % *R* besprüht und 15 min lang bei 100 bis 105 °C erhitzt. Die Auswertung erfolgt unmittelbar nach dem Erhitzen.

*Ergebnis:* Das Chromatogramm der Referenzlösung zeigt im mittleren Drittel die rötlich braune Zone des Aloins. Das Chromatogramm der Untersuchungslösung zeigt im unteren Drittel 2 orangebraune Zonen (Glucofranguline) und im oberen Drittel 2 bis 4 rote Zonen (Franguline, nicht immer deutlich getrennt, und oberhalb davon Frangulaemodine).

B. Etwa 25 mg Trockenextrakt werden 15 min lang mit 25 ml verdünnter Salzsäure *R* im Wasserbad erhitzt. Nach dem Erkalten wird die Mischung mit 20 ml Ether *R* ausgeschüttelt. Die wässrige Phase wird verworfen. Die Etherphase wird mit 10 ml verdünnter Ammoniak-Lösung *R* 1 ausgeschüttelt. Die wässrige Phase färbt sich rötlich violett.

### Prüfung auf Reinheit

**Trocknungsverlust** (2.8.17): höchstens 5,0 Prozent

**Mikrobielle Verunreinigung**

TAMC: Akzeptanzkriterium 10$^4$ KBE je Gramm (2.6.12)

TYMC: Akzeptanzkriterium 10$^2$ KBE je Gramm (2.6.12)

Abwesenheit von *Escherichia coli* (2.6.13)

Abwesenheit von Salmonellen (2.6.13)

### Gehaltsbestimmung

*Die Bestimmung muss unter Ausschluss direkter Lichteinwirkung durchgeführt werden.*

In einem gewogenen Rundkolben mit Schliff werden 0,100 g Trockenextrakt mit 25,0 ml einer 70-prozentigen Lösung (*V/V*) von Methanol *R* versetzt und gemischt. Der Kolben wird erneut gewogen. Die Mischung wird 15 min lang im Wasserbad von 70 °C zum Rückfluss erhitzt. Nach dem Erkalten wird der Kolben wieder gewogen, die Mischung mit einer 70-prozentigen Lösung (*V/V*) von Methanol *R* auf die ursprüngliche Masse ergänzt und filtriert. 5,0 ml Filtrat werden in einem Scheidetrichter mit 50 ml Wasser *R* und 0,1 ml Salzsäure *R* versetzt und 5-mal mit je 20 ml Petroläther *R* 1 ausgeschüttelt. Nach Phasentrennung wird die wässrige Phase in einen 100-ml-Messkolben überführt. Die vereinigten Petrolätherphasen werden 2-mal mit je 15 ml Wasser *R* gewaschen. Die Waschflüssigkeit wird zum Ausspülen der Scheidetrichter verwendet und zur Lösung im Messkolben gegeben. Nach Zusatz von 5 ml einer Lösung von Natriumcarbonat *R* (50 g · l$^{-1}$) wird die Mischung mit Wasser *R* zu 100,0 ml verdünnt. Die Petrolätherphase wird verworfen. 40,0 ml der wässrigen Lösung werden in einem mit Schliff versehenen 200-ml-Rundkolben mit 20 ml einer Lösung von Eisen(III)-chlorid *R* (200 g · l$^{-1}$) 20 min lang im Wasserbad zum Rückfluss erhitzt, wobei der Wasserspiegel oberhalb des Flüssigkeitsspiegels im Kolben sein muss. Anschließend werden 2 ml Salzsäure *R* zugesetzt und unter häufigem Schütteln wird die Mischung nochmals 20 min lang erhitzt, bis der Niederschlag gelöst ist. Nach dem Erkalten wird die Mischung in einem Scheidetrichter 3-mal mit je 25 ml Ether *R* ausgeschüttelt, wobei der Ether zuvor zum Ausspülen des Kolbens verwendet wurde. Die vereinigten Etherauszüge werden 2-mal mit je 15 ml Wasser R gewaschen und in einem Messkolben mit Ether R zu 100,0 ml verdünnt. 20,0 ml dieser Lösung werden vorsichtig zur Trockne eingedampft. Der Rückstand wird in 10,0 ml einer Lösung von Magnesiumacetat R (5 g · l$^{-1}$) in Methanol R gelöst. Die Absorption (2.2.25) der Lösung wird bei 515 nm gegen Methanol R als Kompensationsflüssigkeit gemessen.

Der Prozentgehalt an Glucofrangulinen wird als Prozentgehalt an Glucofrangulin A nach folgender Formel berechnet:

$$\frac{A \cdot 3{,}06}{m}$$

Die spezifische Absorption $A_{1cm}^{1\%}$ von Glucofrangulin A wird mit 204 angenommen, bezogen auf die spezifische Absorption von Aloin.

$A$ = Absorption bei 515 nm
$m$ = Einwaage des Trockenextrakts in Gramm

## Beschriftung

Die Beschriftung gibt den Gehalt an Glucofrangulinen an.

---

6.3/2206

# Konzentrierte Filgrastim-Lösung

# Filgrastimi solutio concentrata

```
MTPLGPASSL   PQSFLLKCLE   QVRKIQGDGA   ALQEKLCATY
KLCHPEELVL   LGHSLGIPWA   PLSSCPSQAL   QLAGCLSQLH
SGLFLYQGLL   QALEGISPEL   GPTLDTLQLD   VADFATTIWQ
QMEELGMAPA   LQPTQGAMPA   FASAFQRRAG   GVLVASHLQS
FLEVSYRVLR   HLAQP
```

$C_{845}H_{1339}N_{223}O_{243}S_9$                $M_r$ 18 799

## Definition

Lösung eines Proteins mit der gleichen Primärstruktur wie der Granulozyten-Kolonie-stimulierende Faktor mit Methionin als zusätzlicher Aminosäure am N-terminalen Ende (r-met HU G-CSF)

Im Gegensatz zum natürlichen Protein ist Filgrastim nicht glykosyliert. G-CSF vom Menschen wird von Endothelzellen, Monozyten und anderen Zellen des Immunsystems gebildet und sezerniert. Dieses Protein stimuliert die Vermehrung von Vorläuferzellen der Leukozyten und ihre Differenzierung zu reifen Granulozyten.

*Gehalt:* mindestens 0,9 mg Protein je Milliliter

*Aktivität:* mindestens $1{,}0 \cdot 10^8$ I.E. je Milligramm Protein

## Herstellung

Die konzentrierte Filgrastim-Lösung wird nach einem Verfahren hergestellt, das auf der DNA-Rekombinationstechnik beruht, wobei Bakterien als Wirtszellen verwendet werden.

Vor der Chargenfreigabe müssen an jeder Charge des fertigen Bulks die folgenden beschriebenen Prüfungen durchgeführt werden, es sei denn, die zuständige Behörde lässt Ausnahmen zu.

**Von Wirtszellen stammende Proteine:** Der Grenzwert wird von der zuständigen Behörde festgelegt.

**Von Wirtszellen oder Vektoren stammende DNA:** Der Grenzwert wird von der zuständigen Behörde festgelegt.

## Eigenschaften

*Aussehen:* klare, farblose bis schwach gelbliche Flüssigkeit

## Prüfung auf Identität

A. Die Zubereitung entspricht den Anforderungen unter „Gehaltsbestimmung".

B. Die bei der Prüfung „Verunreinigungen mit einer von Filgrastim abweichenden Ladung" (siehe „Prüfung auf Reinheit") erhaltenen Elektropherogramme werden ausgewertet.

*Ergebnis:* Die Hauptzone im Elektropherogramm der Untersuchungslösung entspricht in Bezug auf ihre Lage der Hauptzone im Elektropherogramm der Referenzlösung a.

C. Die bei der Prüfung „Verunreinigungen mit einer größeren relativen Molekülmasse als die von Filgrastim" (siehe „Prüfung auf Reinheit") erhaltenen Chromatogramme werden ausgewertet.

*Ergebnis:* Der Hauptpeak im Chromatogramm der Untersuchungslösung entspricht in Bezug auf die Retentionszeit dem Hauptpeak im Chromatogramm der Referenzlösung.

D. Die bei der Prüfung „Verunreinigungen mit einer von Filgrastim abweichenden relativen Molekülmasse" unter reduzierenden und nicht reduzierenden Bedingungen erhaltenen Elektropherogramme werden ausgewertet.

*Ergebnis:* Die Hauptzone im Elektropherogramm der Untersuchungslösung a entspricht in Bezug auf ihre

Lage der Hauptzone im Elektropherogramm der Referenzlösung.

E. Peptidmustercharakterisierung (2.2.55)

### Selektive Spaltung von Peptidbindungen

*Untersuchungslösung:* 50 µl einer Natriumphosphat-Pufferlösung pH 8,0 (0,05 mol · l$^{-1}$) werden in einem Röhrchen aus Polypropylen mit einem Volumen der Zubereitung, das 25 µg Protein entspricht, versetzt. Die Mischung wird mit 25 µl einer Lösung von Glutamyl-Endopeptidase zur Peptidmustercharakterisierung *R* (0,1 mg · ml$^{-1}$) versetzt und mit Wasser *R* zu 1 ml verdünnt. Das Röhrchen wird verschlossen und 18 h lang bei etwa 37 °C inkubiert. Anschließend wird der Inhalt des Röhrchens mit 125 µl einer Lösung von Guanidinhydrochlorid *R* (764 g · l$^{-1}$, entsprechend 8 mol · l$^{-1}$) versetzt und sorgfältig gemischt. Die Mischung wird mit 10 µl einer Lösung von Dithiothreitol *R* (154,2 g · l$^{-1}$, entsprechend 1 mol · l$^{-1}$) versetzt und sorgfältig gemischt. Das verschlossene Röhrchen mit Inhalt wird 1 min lang in siedendes Wasser gestellt und anschließend auf Raumtemperatur erkalten gelassen.

*Referenzlösung:* Gleichzeitig und unter gleichen Bedingungen wie die Untersuchungslösung wird die Referenzlösung hergestellt, die Filgrastim *CRS* an Stelle der Zubereitung enthält.

### Chromatographische Trennung

Flüssigchromatographie (2.2.29)

*Säule*
– Größe: *l* = 0,10 m, ⌀ = 2,0 mm
– Stationäre Phase: octadecylsilyliertes Kieselgel zur Chromatographie *R* (5 µm) mit einer Porengröße von 20 nm
– Temperatur: 60 °C

*Mobile Phase*
– Mobile Phase A: 0,5 ml Trifluoressigsäure *R* werden mit 950 ml Wasser *R* verdünnt, mit 50 ml Acetonitril zur Chromatographie *R* versetzt und gemischt.
– Mobile Phase B: 0,5 ml Trifluoressigsäure *R* werden mit 50 ml Wasser *R* verdünnt, mit 950 ml Acetonitril zur Chromatographie *R* versetzt und gemischt.

| Zeit (min) | Mobile Phase A (% V/V) | Mobile Phase B (% V/V) |
|---|---|---|
| 0 – 8 | 97 → 94 | 3 → 6 |
| 8 – 25 | 94 → 66 | 6 → 34 |
| 25 – 40 | 66 → 10 | 34 → 90 |
| 40 – 45 | 10 | 90 |
| 45 – 46 | 10 → 97 | 90 → 3 |
| 46 – 65 | 97 | 3 |

*Durchflussrate:* 0,2 ml · min$^{-1}$

*Detektion:* Spektrometer bei 215 nm

*Äquilibrieren:* mindestens 30 min lang unter den Anfangsbedingungen

*Einspritzen:* 10 µl

*Eignungsprüfung:* Das Chromatogramm der Referenzlösung entspricht dem Chromatogramm von Filgrastim-Hydrolysat, das mit Filgrastim *CRS* mitgeliefert wird.

*Ergebnis:* Das chromatographische Profil der Untersuchungslösung entspricht dem chromatographischen Profil der Referenzlösung.

## Prüfung auf Reinheit

**Verunreinigungen mit einer größeren relativen Molekülmasse als die von Filgrastim:** Ausschlusschromatographie (2.2.30) mit Hilfe des Verfahrens „Normalisierung"

*Lösung A:* 4,1 g Natriumacetat *R* werden in 400 ml Wasser *R* gelöst. Die Lösung wird mit Essigsäure *R* auf einen pH-Wert von 4,0 eingestellt und mit Wasser *R* zu 500 ml verdünnt.

*Untersuchungslösung:* Die Zubereitung wird mit der Lösung A verdünnt, so dass eine Konzentration von 0,4 mg · ml$^{-1}$ erhalten wird.

*Referenzlösung:* Filgrastim *CRS* wird mit der Lösung A verdünnt, so dass eine Konzentration von 0,4 mg · ml$^{-1}$ erhalten wird.

*Lösung zur Bestimmung der Auflösung:* Ein Anteil der Referenzlösung wird etwa 30 s lang mit einem Vortex-Mischer gemischt.

*Säule*
– Größe: *l* = 0,3 m, ⌀ = 7,8 mm
– Stationäre Phase: hydrophiles Kieselgel zur Chromatographie *R* (5 µm) einer Qualität, die zur Fraktionierung globulärer Proteine mit relativen Molekülmassen in einem Bereich zwischen 10 000 und 500 000 geeignet ist
– Temperatur: 30 °C

*Mobile Phase:* 7,9 g Ammoniumhydrogencarbonat *R* werden in 1000 ml Wasser *R* gelöst. Die Lösung wird mit Phosphorsäure 85 % *R* auf einen pH-Wert von 7,0 eingestellt und mit Wasser *R* zu 2000 ml verdünnt.

*Durchflussrate:* 0,5 ml · min$^{-1}$

*Detektion:* Spektrometer bei 215 nm

*Einspritzen:* 20 µl

*Relative Retention* (bezogen auf Filgrastim-Monomer, $t_R$ etwa 19 min)
– Aggregate: etwa 0,60
– Filgrastim-Oligomer 1: etwa 0,75
– Filgrastim-Oligomer 2: etwa 0,80
– Filgrastim-Dimer: etwa 0,85

*Eignungsprüfung:* Lösung zur Bestimmung der Auflösung
– Retentionszeit: Filgrastim-Monomer: 17 bis 20 min
– Auflösung: mindestens 3 zwischen den Peaks von Filgrastim-Dimer und Filgrastim-Monomer

Der Prozentgehalt an Dimer, Oligomeren und Aggregaten wird berechnet.

*Grenzwert*
- Summe der Peaks mit einer kürzeren Retentionszeit als die des Hauptpeaks: höchstens 2 Prozent

**Verunreinigungen mit einer von Filgrastim abweichenden relativen Molekülmasse:** Polyacrylamid-Gelelektrophorese (2.2.31) unter reduzierenden und nicht reduzierenden Bedingungen

*Dicke des Gels:* 1 mm

*Trenngel:* 13 Prozent Acrylamid

*Probenpuffer (nicht reduzierende Bedingungen):* Gleiche Volumteile Wasser R und konzentrierte SDS-PAGE-Proben-Pufferlösung R werden gemischt.

*Probenpuffer (reduzierende Bedingungen):* Gleiche Volumteile Wasser R und konzentrierte SDS-PAGE-Proben-Pufferlösung für reduzierende Bedingungen R mit 2-Mercaptoethanol R als Reduktionsmittel werden gemischt.

*Untersuchungslösung a:* Die Zubereitung wird mit dem Probenpuffer verdünnt, so dass eine Proteinkonzentration von 100 µg · ml$^{-1}$ erhalten wird.

*Untersuchungslösung b:* 0,20 ml Untersuchungslösung a werden mit 0,20 ml Probenpuffer versetzt und gemischt.

*Untersuchungslösung c:* 0,20 ml Untersuchungslösung b werden mit dem Probenpuffer zu 1 ml verdünnt.

*Untersuchungslösung d:* 0,20 ml Untersuchungslösung c werden mit dem Probenpuffer zu 1 ml verdünnt.

*Untersuchungslösung e:* 0,20 ml Untersuchungslösung d werden mit 0,20 ml Probenpuffer versetzt und gemischt.

*Referenzlösung:* Lösung geeigneter Marker für Molekülmassen im Bereich von 14,4 bis 94 kDa zum Kalibrieren von SDS-Polyacrylamid-Gelen

*Behandlung der Proben:* Die Proben werden 5 min lang im Sieden gehalten.

*Auftragen:* 20 µl

*Detektion:* Silberfärbung

*Eignungsprüfung*
- Referenzlösung: Die Validierungskriterien müssen erfüllt sein.
- Im Elektropherogramm der Untersuchungslösung e muss eine Zone sichtbar sein.
- In den Elektropherogrammen der Untersuchungslösungen a bis e muss eine Abstufung in der Farbintensität von a nach e erkennbar sein.

*Grenzwert:* Untersuchungslösung a
- Verunreinigungen mit relativen Molekülmassen, die von der Molekülmasse von Filgrastim abweichen: Keine Zone darf intensiver gefärbt sein als die Hauptzone im Elektropherogramm der Untersuchungslösung d (2,0 Prozent).

**Verunreinigungen mit einer von Filgrastim abweichenden Ladung:** Isoelektrische Fokussierung (2.2.54)

*Untersuchungslösung:* Die Zubereitung wird mit Wasser R verdünnt, so dass eine Konzentration von 0,3 mg · ml$^{-1}$ erhalten wird.

*Referenzlösung a:* Filgrastim CRS wird mit Wasser R verdünnt, so dass eine Konzentration von 0,3 mg · ml$^{-1}$ erhalten wird.

*Referenzlösung b:* Filgrastim CRS wird mit Wasser R verdünnt, so dass eine Konzentration von 0,03 mg · ml$^{-1}$ erhalten wird.

*Referenzlösung c:* Eine Kalibrierlösung für den isoelektrischen Punkt (pI) im Bereich von 2,5 bis 6,5 pI wird nach den Angaben des Herstellers hergestellt und verwendet.

*Fokussierung*
- pH-Gradient: 4,5 bis 8,0
- Katholyt: Lösung von Natriumhydroxid R (1 mol · l$^{-1}$)
- Anolyt: Lösung von Glutaminsäure R (0,04 mol · l$^{-1}$) in einer 0,0025-prozentigen Lösung (V/V) von Phosphorsäure 85 % R
- Auftragen: 20 µl

*Detektion:* wie in der Methode 2.2.54 beschrieben

*Eignungsprüfung*
- Im Elektropherogramm der Referenzlösung c müssen die geeigneten Marker für die isoelektrischen Punkte über die gesamte Länge des Gels verteilt sein.
- Im Elektropherogramm der Referenzlösung a muss der pI-Wert der Hauptzone zwischen 5,7 und 6,3 liegen.

*Grenzwert*
- Jede Verunreinigung: Keine Zone darf stärker gefärbt sein als die Hauptzone im Elektropherogramm der Referenzlösung b (10 Prozent).

**Verwandte Proteine:** Flüssigchromatographie (2.2.29) mit Hilfe des Verfahrens „Normalisierung"

*Lösung A:* Natriumacetat-Pufferlösung pH 4,0 (100 mmol · l$^{-1}$), die Polysorbat 80 R (0,1 mg · ml$^{-1}$) und Sorbitol CRS (50 mg · ml$^{-1}$) enthält

*Untersuchungslösung:* Die Zubereitung wird mit der Lösung A verdünnt, so dass eine Konzentration von 0,3 mg · ml$^{-1}$ erhalten wird.

*Referenzlösung a:* Filgrastim CRS wird mit der Lösung A verdünnt, so dass eine Konzentration von 0,3 mg · ml$^{-1}$ erhalten wird.

*Referenzlösung b:* 570 µl Referenzlösung a werden mit 6,8 µl einer 0,45-prozentigen Lösung (V/V) von Wasserstoffperoxid versetzt und gemischt. Die Mischung wird 1 h lang bei 25 °C inkubiert und anschließend mit 2,5 mg Methionin CRS versetzt.

*Säule*
- Größe: $l$ = 0,15 m, ⌀ = 4,6 mm
- Stationäre Phase: octadecylsyliertes Kieselgel R (3 µm) mit einer Porengröße von 20 nm
- Temperatur: 65 °C

*Mobile Phase*
- Mobile Phase A: 499 ml Acetonitril zur Chromatographie *R* werden mit 500 ml Wasser *R* gemischt und mit 1 ml Trifluoressigsäure *R* versetzt.
- Mobile Phase B: 49 ml Wasser *R* werden mit 950 ml Acetonitril zur Chromatographie *R* gemischt und mit 1 ml Trifluoressigsäure *R* versetzt.

| Zeit (min) | Mobile Phase A (% V/V) | Mobile Phase B (% V/V) |
| --- | --- | --- |
| 0 – 4 | 92 | 8 |
| 4 – 19 | 92 → 72 | 8 → 28 |
| 19 – 19,1 | 72 → 0 | 28 → 100 |
| 19,1 – 21 | 0 | 100 |
| 21 – 21,1 | 0 → 92 | 100 → 8 |
| 21,1 – 25 | 92 | 8 |

*Durchflussrate:* 1,0 ml · min$^{-1}$

*Detektion:* Spektrometer bei 215 nm

*Einspritzen:* 50 µl; Untersuchungslösung, Referenzlösung b

*Relative Retention* (bezogen auf Filgrastim, $t_R$ etwa 12 min)
- Oxidiertes Filgrastim 1: etwa 0,90
- Oxidiertes Filgrastim 2: etwa 0,95

*Eignungsprüfung:* Referenzlösung b
- Das Chromatogramm muss 2 Peaks zeigen, die vor dem Hauptpeak auftreten und dem oxidierten Filgrastim 1 sowie dem oxidierten Filgrastim 2 entsprechen; der zweite Peak ist nicht vollständig vom Hauptpeak getrennt.

*Grenzwerte*
- Jede Verunreinigung: höchstens 2,0 Prozent
- Summe aller Verunreinigungen: höchstens 3,5 Prozent

**Bakterien-Endotoxine** (2.6.14): weniger als 2 I.E. in einem Volumen, das 1,0 mg Protein enthält

## Gehaltsbestimmung

**Protein:** Flüssigchromatographie (2.2.29), wie unter „Verwandte Proteine" beschrieben, mit folgender Änderung:

*Einspritzen:* Untersuchungslösung, Referenzlösung a

Der Gehalt an Filgrastim ($C_{845}H_{1339}N_{223}O_{243}S_9$) wird unter Berücksichtigung des angegebenen Gehalts an $C_{845}H_{1339}N_{223}O_{243}S_9$ für Filgrastim *CRS* berechnet.

**Aktivität:** Die Aktivität der Zubereitung wird unter Berücksichtigung der entsprechenden Verdünnungen der Zubereitung und des Internationalen Standards für Filgrastim (oder einer in Internationalen Einheiten eingestellten Standardzubereitung) berechnet.

Die Internationale Einheit ist die Aktivität einer festgelegten Menge des entsprechenden Internationalen Standards. Die Aktivität des Internationalen Standards, angegeben in Internationalen Einheiten, wird von der WHO festgelegt.

Die Wertbestimmung wird mit einer geeigneten Methode wie der nachfolgend beschriebenen Färbetechnik durchgeführt, die auf der Grundlage der Umwandlung eines Tetrazoliumsalzes (MTS) beruht. Alternative Methoden wie die Messung von intrazellulärem ATP durch Biolumineszenz mit Hilfe des Enzyms Luciferase haben sich ebenfalls als geeignet erwiesen, um die Zellvermehrung quantitativ zu erfassen. Wenn die alternativen Methoden in geeigneter Weise validiert sind, können sie als Methoden zur Wertbestimmung angewendet werden. Die Bedingungen bei der Bestimmung wie die Zellkonzentration, Inkubationszeit und Verdünnungsstufen werden entsprechend der Methode festgelegt.

Eine etablierte Zelllinie, auf die Filgrastim eine Wirkung ausübt, wird verwendet. Die NFS-60-Zellen (ATCC Nr. CRL-1838) haben sich als geeignet erwiesen. Die Zellen werden zuerst mit unterschiedlichen Verdünnungen der zu prüfenden Zubereitung und der Referenzzubereitung von Filgrastim und danach jeweils mit einer Lösung von Tetrazoliumsalz *R* inkubiert. In Gegenwart von zellulären Dehydrogenasen wird der zytochemische Farbstoff zu einem gefärbten Formazan-Derivat reduziert, das spektrophotometrisch quantitativ erfasst wird.

50 µl Verdünnungsmedium werden in jede Vertiefung einer Mikrotiterplatte mit 96 Vertiefungen pipettiert. In die für die Blindlösung bestimmten Vertiefungen werden jeweils weitere 50 µl Lösungsmittel zur Verdünnung pipettiert. In die anderen Vertiefungen werden jeweils 50 µl der verschiedenen zu bestimmenden Lösungen pipettiert (Untersuchungslösung und Referenzlösung mit einer Konzentration von jeweils etwa 800 I.E. je Milliliter Filgrastim und jeweils eine geometrische Reihe von 10 Verdünnungen mit dem Faktor 2, um eine Kalibrierkurve erstellen zu können). Für jede Verdünnung in 3fachem Ansatz sind jeweils 3 Vertiefungen vorgesehen. Eine Suspension mit $7 \cdot 10^5$ NFS-60-Zellen je Milliliter wird hergestellt. Unmittelbar vor der Verwendung wird der Suspension 2-Mercaptoethanol *R* zugesetzt, so dass die Endkonzentration 0,1 mmol · l$^{-1}$ beträgt. Anschließend werden in jede Vertiefung 50 µl der Zellsuspension gegeben, wobei zu beachten ist, dass die Zellen gleichmäßig suspendiert bleiben.

Die Mikrotiterplatte wird 44 bis 48 h lang in einem Inkubator bei 36,0 bis 38,0 °C in einer Atmosphäre mit hoher Luftfeuchtigkeit und einem $CO_2$-Anteil von 6 ± 1 Prozent inkubiert. In jede Vertiefung werden 20 µl einer sterilen Lösung von Tetrazoliumsalz *R* (5,0 g · l$^{-1}$) pipettiert. Die Mischungen werden erneut 4 h lang inkubiert. Das gebildete Formazan wird bestimmt, indem die Absorption bei 490 nm mit einem Lesegerät für Mikrotiterplatten gemessen wird.

Die Aktivität der Zubereitung wird mit einer geeigneten statistischen Methode wie dem Parallelenmodell (siehe 5.3) berechnet.

Die ermittelte Aktivität muss mindestens 80 Prozent und darf höchstens 125 Prozent der in der Beschriftung angegebenen Aktivität betragen. Die Vertrauensgrenzen ($P = 0,95$) müssen mindestens 74 und dürfen höchstens 136 Prozent der ermittelten Aktivität betragen.

## Beschriftung

Die Beschriftung gibt an
- Gehalt an Protein in Milligramm je Milliliter
- Aktivität in Internationalen Einheiten je Milligramm Protein.

## Fluvoxaminmaleat
## Fluvoxamini maleas

6.3/1977

$C_{19}H_{25}F_3N_2O_6$     $M_r$ 434,4

CAS Nr. 61718-82-9

### Definition

2-[[[(1*E*)-5-Methoxy-1-[4-(trifluormethyl)phenyl]=
pentyliden]amino]oxy]ethanamin-(*Z*)-butendioat

*Gehalt:* 99,0 bis 101,0 Prozent (getrocknete Substanz)

### Herstellung

Das Herstellungsverfahren muss evaluiert werden, um das Potential zur Aziridinbildung zu bestimmen. Falls erforderlich muss eine validierte Prüfung der Substanz durchgeführt werden oder das Herstellungsverfahren ist hinsichtlich einer akzeptierbaren Reinheit validiert.

### Eigenschaften

*Aussehen:* weißes bis fast weißes, kristallines Pulver

*Löslichkeit:* wenig löslich in Wasser, leicht löslich in Ethanol 96 % und Methanol

### Prüfung auf Identität

IR-Spektroskopie (2.2.24)

*Vergleich:* Fluvoxaminmaleat *CRS*

### Prüfung auf Reinheit

**Verwandte Substanzen:** Flüssigchromatographie (2.2.29)

*Die Lösungen müssen unmittelbar vor Gebrauch hergestellt werden.*

*Untersuchungslösung:* 50 mg Substanz werden in der mobilen Phase zu 25 ml gelöst.

*Referenzlösung a:* 1,0 ml Untersuchungslösung wird mit der mobilen Phase zu 10,0 ml verdünnt. 1,0 ml dieser Lösung wird mit der mobilen Phase zu 100,0 ml verdünnt.

*Referenzlösung b:* Der Inhalt einer Durchstechflasche mit Fluvoxamin zur Eignungsprüfung *CRS* (mit den Verunreinigungen A, B, C und F) wird in 1,0 ml mobiler Phase gelöst.

*Referenzlösung c:* 3,0 mg Fluvoxamin-Verunreinigung D *CRS* werden in 5 ml mobiler Phase gelöst. Die Lösung wird mit der mobilen Phase zu 10,0 ml verdünnt. 1,0 ml dieser Lösung wird mit der mobilen Phase zu 100,0 ml verdünnt.

*Säule*
- Größe: $l$ = 0,25 m, ∅ = 4,6 mm
- Stationäre Phase: octylsilyliertes Kieselgel zur Chromatographie *R* (5 µm)

*Mobile Phase:* 370 Volumteile Acetonitril *R* 1 und 630 Volumteile einer Pufferlösung, die Kaliumdihydrogenphosphat *R* (1,1 g · l$^{-1}$) und Natriumpentansulfonat *R* (1,9 g · l$^{-1}$) in Wasser *R* enthält und mit Phosphorsäure 85 % *R* auf einen pH-Wert von 3,0 eingestellt wurde, werden gemischt.

*Durchflussrate:* 1,2 ml · min$^{-1}$

*Detektion:* Spektrometer bei 234 nm

*Einspritzen:* 20 µl

*Chromatographiedauer:* 6fache Retentionszeit von Fluvoxamin

*Identifizierung von Verunreinigungen:* Zur Identifizierung der Peaks der Verunreinigungen A, B, C und F werden das mitgelieferte Chromatogramm von Fluvoxamin zur Eignungsprüfung *CRS* und das mit der Referenzlösung b erhaltene Chromatogramm verwendet.

*Relative Retention* (bezogen auf Fluvoxamin, $t_R$ etwa 15 min)
- Maleinsäure:                          etwa 0,15
- Verunreinigungen F und G:   etwa 0,5
- Verunreinigung C:                   etwa 0,6
- Verunreinigung B:                   etwa 0,8
- Verunreinigung A:                   etwa 2,5
- Verunreinigung D:                   etwa 5,4

*Eignungsprüfung:* Referenzlösung b
- Auflösung: mindestens 1,5 zwischen den Peaks der Verunreinigungen F und C

*Grenzwerte*
- Verunreinigung B: nicht größer als das 5fache der Fläche des Hauptpeaks im Chromatogramm der Referenzlösung a (0,5 Prozent)
- Verunreinigung C: nicht größer als das 3fache der Fläche des Hauptpeaks im Chromatogramm der Referenzlösung a (0,3 Prozent)
- Verunreinigung A: nicht größer als das 2fache der Fläche des Hauptpeaks im Chromatogramm der Referenzlösung a (0,2 Prozent)
- Verunreinigung D: nicht größer als die Fläche des entsprechenden Peaks im Chromatogramm der Referenzlösung c (0,15 Prozent)
- Summe der Verunreinigungen F und G: nicht größer als das 3fache der Fläche des Hauptpeaks im Chromatogramm der Referenzlösung a (0,3 Prozent)

- Nicht spezifizierte Verunreinigungen: jeweils nicht größer als die Fläche des Hauptpeaks im Chromatogramm der Referenzlösung a (0,10 Prozent)
- Summe aller Verunreinigungen: nicht größer als das 10fache der Fläche des Hauptpeaks im Chromatogramm der Referenzlösung a (1,0 Prozent)
- Ohne Berücksichtigung bleiben: Peaks, deren Fläche kleiner ist als das 0,5fache der Fläche des Hauptpeaks im Chromatogramm der Referenzlösung a (0,05 Prozent); Peak der Maleinsäure

**Schwermetalle** (2.4.8): höchstens 20 ppm

1,0 g Substanz muss der Grenzprüfung B entsprechen. Zur Herstellung der Referenzlösung werden 2 ml Blei-Lösung (10 ppm Pb) *R* verwendet.

**Trocknungsverlust** (2.2.32): höchstens 0,5 Prozent, mit 1,000 g Substanz durch 2 h langes Trocknen im Vakuum bei 80 °C bestimmt

**Sulfatasche** (2.4.14): höchstens 0,1 Prozent, mit 1,0 g Substanz in einem Platintiegel bestimmt

## Gehaltsbestimmung

0,350 g Substanz, in 50 ml wasserfreier Essigsäure *R* gelöst, werden mit Perchlorsäure (0,1 mol · l⁻¹) titriert. Der Endpunkt wird mit Hilfe der Potentiometrie (2.2.20) bestimmt.

1 ml Perchlorsäure (0,1 mol · l⁻¹) entspricht 43,44 mg $C_{19}H_{25}F_3N_2O_6$.

## Verunreinigungen

*Spezifizierte Verunreinigungen:*

A, B, C, D, F, G

*Andere bestimmbare Verunreinigungen*
(Die folgenden Substanzen werden, falls in einer bestimmten Menge vorhanden, durch eine Prüfmethode oder mehrere Prüfmethoden in der Monographie erfasst. Sie werden begrenzt durch das allgemeine Akzeptanzkriterium für weitere Verunreinigungen/nicht spezifizierte Verunreinigungen und/oder durch die Anforderungen der Allgemeinen Monographie **Substanzen zur pharmazeutischen Verwendung (Corpora ad usum pharmaceuticum)**. Diese Verunreinigungen müssen daher nicht identifiziert werden, um die Konformität der Substanz zu zeigen. Siehe auch „5.10 Kontrolle von Verunreinigungen in Substanzen zur pharmazeutischen Verwendung"):

E, I, J

A. R1 = R2 = H:
2-[[[(1*E*)-1-[4-(Trifluormethyl)phenyl]pentyliden]= aminoloxy]ethanamin

F. R1 = CH₂–CH₂–NH₂, R2 = OCH₃:
*N*-[2-[[[(1*E*)-5-Methoxy-1-[4-(trifluormethyl)phe= nyl]pentyliden]amino]oxy]ethyl]ethan-1,2-diamin

G. R1 = H, R2 = OH:
(5*E*)-5-[(2-Aminoethoxy)imino]-5-[4-(trifluorme= thyl)phenyl]pentan-1-ol

B. 2-[[[(1*Z*)-5-Methoxy-1-[4-(trifluormethyl)phenyl]= pentyliden]amino]oxy]ethanamin

C. (2*RS*)-2-[[2-[[[(1*E*)-5-Methoxy-1-[4-(trifluorme= thyl)phenyl]pentyliden]amino]oxy]ethyl]amino]bu= tandisäure

D. 5-Methoxy-1-[4-(trifluormethyl)phenyl]pentan-1-on

E. 2-[[[(1*E*)-1-[4-(Difluormethyl)phenyl]-5-methoxy= pentyliden]amino]oxy]ethanamin

I. (*E*)-*N*-[5-Methoxy-1-[4-(trifluormethyl)phenyl]pen= tyliden]hydroxylamin

J. 2-[[[(1*E*)-2-Phenyl-1-[4-(trifluormethyl)phenyl]ethy= liden]amino]oxy]ethanamin

# G

| | |
|---|---|
| Galactose .............................. 5475 | Griseofulvin ........................... 5484 |
| Gelatine ............................... 5476 | Guar ................................... 5485 |
| Quantifizierter, raffinierter Ginkgotrocken- | Guargalactomannan ..................... 5486 |
|    extrakt ............................... 5477 | Arabisches Gummi ...................... 5488 |
| Sprühgetrockneter Glucose-Sirup ........... 5481 | Sprühgetrocknetes Arabisches Gummi ....... 5489 |
| Granisetronhydrochlorid .................. 5482 | |

# Galactose
# Galactosum

**6.3/1215**

$C_6H_{12}O_6$        $M_r$ 180,2

CAS Nr. 59-23-4

## Definition

D-Galactopyranose

## Eigenschaften

*Aussehen:* weißes bis fast weißes, kristallines oder feinkörniges Pulver

*Löslichkeit:* leicht löslich bis löslich in Wasser, sehr schwer löslich in Ethanol 96 %

## Prüfung auf Identität

1: A
2: B, C

A. IR-Spektroskopie (2.2.24)

*Probenvorbereitung:* Presslinge

*Vergleich:* Galactose CRS

B. Dünnschichtchromatographie (2.2.27)

*Untersuchungslösung:* 10 mg Substanz werden in einer Mischung von 2 Volumteilen Wasser R und 3 Volumteilen Methanol R zu 20 ml gelöst.

*Referenzlösung a:* 10 mg Galactose CRS werden in einer Mischung von 2 Volumteilen Wasser R und 3 Volumteilen Methanol R zu 20 ml gelöst.

*Referenzlösung b:* 10 mg Galactose CRS, 10 mg Glucose CRS und 10 mg Lactose CRS werden in einer Mischung von 2 Volumteilen Wasser R und 3 Volumteilen Methanol R zu 20 ml gelöst.

*Platte:* beschichtet mit einem geeigneten Kieselgel

*Fließmittel:* Wasser R, 1-Propanol R (15:85 V/V)

*Auftragen:* 2 µl; die Startpunkte werden sorgfältig getrocknet.

*Laufstrecke:* 15 cm, ohne Kammersättigung

*Trocknen:* im Warmluftstrom

*Detektion:* Die Platte wird mit einer Lösung von 0,5 g Thymol R in einer Mischung von 5 ml Schwefelsäure R und 95 ml Ethanol 96 % R besprüht und anschließend 10 min lang im Trockenschrank bei 130 °C erhitzt.

*Eignungsprüfung:* Referenzlösung b
– Das Chromatogramm muss deutlich voneinander getrennt 3 Flecke zeigen.

*Ergebnis:* Der Hauptfleck im Chromatogramm der Untersuchungslösung entspricht in Bezug auf Lage, Farbe und Größe dem Hauptfleck im Chromatogramm der Referenzlösung a.

C. 0,1 g Substanz werden in 10 ml Wasser R gelöst. Werden der Lösung 3 ml Fehling'sche Lösung R zugesetzt und die Mischung anschließend erhitzt, entsteht ein orange bis rot gefärbter Niederschlag.

## Prüfung auf Reinheit

**Prüflösung:** 10,0 g Substanz werden unter Erhitzen im Wasserbad von 50 °C in kohlendioxidfreiem Wasser R, das aus destilliertem Wasser R hergestellt wurde, zu 50 ml gelöst.

**Aussehen der Lösung:** Die Prüflösung muss klar (2.2.1) und darf nicht stärker gefärbt sein als die Farbvergleichslösung $B_8$ (2.2.2, Methode II).

**Sauer oder alkalisch reagierende Substanzen:** Werden 30 ml Prüflösung mit 0,3 ml Phenolphthalein-Lösung R versetzt, muss die Lösung farblos bleiben. Bis zum Umschlag nach Rosa dürfen höchstens 1,5 ml Natriumhydroxid-Lösung (0,01 mol · l$^{-1}$) verbraucht werden.

**Spezifische Drehung** (2.2.7): +78,0 bis +81,5 (wasserfreie Substanz)

10,00 g Substanz werden in 80 ml Wasser R gelöst. Die Lösung wird mit 0,2 ml verdünnter Ammoniak-Lösung R 1 versetzt und nach 30 min langem Stehenlassen mit Wasser R zu 100,0 ml verdünnt.

**Barium:** 5 ml Prüflösung werden mit destilliertem Wasser R zu 10 ml verdünnt und mit 1 ml verdünnter Schwefelsäure R versetzt. Unmittelbar danach sowie nach 1 h darf die Lösung nicht stärker opaleszieren als eine Mischung von 5 ml Prüflösung und 6 ml destilliertem Wasser R.

**Blei** (2.4.10): höchstens 0,5 ppm

**Wasser** (2.5.12): höchstens 1,0 Prozent, mit 1,00 g Substanz bestimmt

**Sulfatasche:** höchstens 0,1 Prozent

5 ml Prüflösung werden mit 2 ml Schwefelsäure R versetzt. Die Lösung wird auf dem Wasserbad zur Trockne eingedampft und der Rückstand bis zur Massekonstanz geglüht. Der Rückstand darf höchstens 1 mg wiegen.

## Mikrobielle Verunreinigung

TAMC: Akzeptanzkriterium $10^2$ KBE je Gramm (2.6.12)

## Gelatine

## Gelatina

6.3/0330

### Definition

Gelatine ist ein gereinigtes Protein, das entweder durch partielle saure (Typ A), partielle alkalische (Typ B) oder enzymatische Hydrolyse von Kollagen von Tieren (auch von Fischen und Geflügel) gewonnen wird. Die Substanz kann auch eine Mischung verschiedener Typen sein.

Die Hydrolyse führt zu gelierenden und nicht gelierenden Produkten. Die vorliegende Monographie gilt für beide Produktqualitäten.

Die in dieser Monographie beschriebene Gelatine ist nicht zur parenteralen Anwendung oder für andere Spezialanwendungen geeignet.

### Eigenschaften

*Aussehen:* schwach gelbe bis gelblich braune feste Substanz, gewöhnlich in Form von durchscheinenden Blättchen, Schuppen, Körnern oder Pulver

*Löslichkeit:* praktisch unlöslich in üblichen organischen Lösungsmitteln

Gelierende Produktqualitäten quellen in kaltem Wasser und ergeben beim Erwärmen eine kolloidale Lösung, die beim Abkühlen ein mehr oder weniger festes Gel bildet.

Der isoelektrische Punkt ist ein wichtiges Qualitätsmerkmal für die verschiedenartige Verwendung von Gelatine. Der isoelektrische Punkt von Gelatine vom Typ A liegt üblicherweise bei einem pH-Wert zwischen 6,0 und 9,5, der von Gelatine vom Typ B zwischen 4,7 und 5,6. Diese angegebenen Bereiche gelten für eine Vielzahl verschiedener Gelatinearten, für spezifische Verwendungen werden üblicherweise engere Bereichsgrenzen angegeben.

Die verschiedenen Gelatinearten bilden wässrige Lösungen von unterschiedlicher Klarheit und Färbung. Für jede spezielle Verwendung werden üblicherweise geeignete Spezifikationen bezüglich Klarheit und Färbung der Lösung angegeben.

### Prüfung auf Identität

A. 2 ml Prüflösung (siehe „Prüfung auf Reinheit") werden mit 0,05 ml Kupfer(II)-sulfat-Lösung *R* versetzt. Werden nach dem Mischen 0,5 ml verdünnte Natriumhydroxid-Lösung *R* zugesetzt, entsteht eine violette Färbung.

B. 0,5 g Substanz werden in einem Reagenzglas mit 10 ml Wasser *R* versetzt, 10 min lang stehen gelassen und anschließend 15 min lang bei 60 °C erhitzt. Das Reagenzglas wird 6 h lang bei 0 °C in vertikaler Lage stehen gelassen. Wird das Reagenzglas umgedreht, fließt der Inhalt bei nicht gelierenden Gelatinearten sofort, bei gelierenden Gelatinearten nicht sofort aus.

### Prüfung auf Reinheit

**Prüflösung:** 1,00 g Substanz wird in etwa 55 °C heißem kohlendioxidfreiem Wasser *R* zu 100 ml gelöst. Die Lösung wird zur Durchführung der Prüfungen bei dieser Temperatur gehalten.

**pH-Wert** (2.2.3): 3,8 bis 7,6, an der Prüflösung bestimmt

**Leitfähigkeit** (2.2.38): höchstens 1 mS · cm$^{-1}$, an einer 1,0-prozentigen Lösung der Substanz bei 30 ± 1,0 °C bestimmt

**Schwefeldioxid** (2.5.29): höchstens 50 ppm

**Peroxide:** höchstens 10 ppm, unter Verwendung von Peroxid-Teststreifen *R* bestimmt

Peroxidase überträgt Sauerstoff von Peroxiden auf einen organischen Redoxindikator, welcher dabei in sein blaues Oxidationsprodukt umgewandelt wird. Die Intensität der erhaltenen Färbung ist proportional zur Peroxidmenge und kann mit einer den Teststreifen beigegebenen Farbskala verglichen werden, um die Peroxidkonzentration zu bestimmen.

*Eignungsprüfung:* Ein Teststreifen wird 1 s lang in eine Wasserstoffperoxid-Lösung (10 ppm $H_2O_2$) *R* getaucht, um die Reaktionszone gründlich zu befeuchten. Der Teststreifen wird herausgezogen, die überschüssige Flüssigkeit abgeschüttelt und die Reaktionszone nach 15 s mit der den Teststreifen beigegebenen Farbskala verglichen. Die Prüfung darf nur ausgewertet werden, wenn die Färbung des Teststreifens der der Farbskala bei einer Konzentration von 10 ppm entspricht.

*Prüfung:* 20,0 ± 0,1 g Substanz werden in ein Becherglas eingewogen und mit 80,0 ± 0,2 ml Wasser *R* versetzt. Die Mischung wird gerührt, um die gesamte Substanz zu befeuchten, und 1 bis 3 h lang bei Raumtemperatur stehen gelassen. Das Becherglas wird mit einem Uhrglas abgedeckt und 20 ± 5 min lang zum Lösen der Probe in ein Wasserbad von 65 ± 2 °C gestellt. Der Inhalt des Becherglases wird mit einem Glasstab gerührt, um eine homogene Lösung zu erhalten. Ein Teststreifen wird 1 s lang in die Lösung getaucht, um die Reaktionszone gründlich zu befeuchten. Der Teststreifen wird herausgezogen, die überschüssige Flüssigkeit abgeschüttelt und die Färbung der Reaktionszone nach 15 s mit der den Teststreifen beigegebenen Farbskala verglichen. Um die Peroxidkonzentration der Substanz in ppm zu erhalten, wird die von der Farbskala abgelesene Konzentration mit Faktor 5 multipliziert.

**Gelbildungsvermögen (Bloom-Zahl):** 80 bis 120 Prozent des in der Beschriftung angegebenen Nominalwerts

Das Gelbildungsvermögen, ausgedrückt als Masse in Gramm, ist diejenige Kraft, die aufgewendet werden muss, damit ein Stempel von 12,7 mm Durchmesser in ein bei 10 °C gealtertes Gel mit einer Gelatinekonzentration von 6,67 Prozent (*m/m*) 4 mm tief eindringt.

*Gerät:* Das Zug-Druck-Materialprüfgerät oder das Gelometer ist ausgerüstet mit
- einem zylindrischen Stempel von 12,7 ± 0,1 mm Durchmesser mit einer ebenen Druckfläche mit scharfer Kante
- einem Gefäß von 59 ± 1 mm innerem Durchmesser und 85 mm Höhe.

Das Gerät wird entsprechend der Bedienungsanleitung des Herstellers eingestellt.
  Einstellung: Wegstrecke 4 mm, Geschwindigkeit 0,5 mm · s$^{-1}$

*Ausführung:* Die Prüfung erfolgt in 2facher Ausführung. 7,5 g Substanz werden in jedes der beiden Gefäße gebracht. Nach Zusatz von jeweils 105 ml Wasser *R* wird jedes Gefäß mit einem Uhrglas bedeckt und 1 bis 4 h lang stehen gelassen. Die Mischungen werden 15 min lang im Wasserbad von 65 ± 2 °C erhitzt, wobei mit einem Glasstab vorsichtig gerührt wird. Dabei muss sichergestellt sein, dass die Lösungen homogen sind und dass das Kondenswasser an den Innenwänden der Gefäße in die Lösungen zurückfließt. Nach 15 min langem Erkalten der Lösungen bei Raumtemperatur werden die Gefäße in ein thermostatisiertes Bad von 10,0 ± 0,1 °C gestellt. Das Bad ist mit einer Vorrichtung versehen, die eine genau horizontale Lage der Plattform, auf der die Gefäße stehen, sicherstellt. Die Gefäße werden mit einem Gummistopfen verschlossen und 17 ± 1 h lang stehen gelassen. Die Gefäße werden aus dem Bad genommen und das außen an den Gefäßen anhaftende Wasser wird rasch abgewischt. Die beiden Gefäße werden nacheinander so auf der Plattform des Geräts abgestellt, dass der Stempel die Oberfläche der Probe möglichst in der Mitte berührt. Die Messung beginnt. Das Ergebnis wird als Mittelwert der beiden Messungen angegeben.

**Chrom:** höchstens 10,0 ppm

Atomabsorptionsspektrometrie (2.2.23, Methode I)

*Untersuchungslösung:* 5,00 g Substanz werden in einem Erlenmeyerkolben mit 10 ml Salzsäure *R* versetzt. Der Kolben wird verschlossen und 2 h lang in ein Wasserbad von 75 bis 80 °C gestellt. Nach dem Erkalten wird der Inhalt des Kolbens mit Wasser *R* auf 100,0 g ergänzt.

*Referenzlösungen:* Die Referenzlösungen werden aus der Chrom-Lösung (100 ppm Cr) *R* durch Verdünnen mit der erforderlichen Menge Wasser *R* hergestellt.

*Wellenlänge:* 357,9 nm

**Eisen:** höchstens 30,0 ppm

Atomabsorptionsspektrometrie (2.2.23, Methode I)

*Untersuchungslösung:* Herstellung wie unter „Chrom" beschrieben

*Referenzlösungen:* Die Referenzlösungen werden aus der Eisen-Lösung (8 ppm Fe) *R* durch Verdünnen mit der erforderlichen Menge Wasser *R* hergestellt.

*Wellenlänge:* 248,3 nm

**Zink:** höchstens 30,0 ppm

Atomabsorptionsspektrometrie (2.2.23, Methode I)

*Untersuchungslösung:* Herstellung wie unter „Chrom" beschrieben

*Referenzlösungen:* Die Referenzlösungen werden aus der Zink-Lösung (10 ppm Zn) *R* durch Verdünnen mit der erforderlichen Menge Wasser *R* hergestellt.

*Wellenlänge:* 213,9 nm

**Trocknungsverlust** (2.2.32): höchstens 15,0 Prozent, mit 1,000 g Substanz durch Trocknen im Trockenschrank bei 105 °C bestimmt

**Mikrobielle Verunreinigung**

TAMC: Akzeptanzkriterium 10$^3$ KBE je Gramm (2.6.12)

TYMC: Akzeptanzkriterium 10$^2$ KBE je Gramm (2.6.12)

Abwesenheit von *Escherichia coli* (2.6.13)

Abwesenheit von Salmonellen (2.6.13)

## Lagerung

Vor Hitze und Feuchtigkeit geschützt

## Beschriftung

Die Beschriftung gibt das Gelbildungsvermögen (Bloom-Zahl) an oder dass die Substanz von nicht gelierender Qualität ist.

6.3/1827

# Quantifizierter, raffinierter Ginkgotrockenextrakt

# Ginkgo extractum siccum raffinatum et quantificatum

## Definition

Aus **Ginkgoblättern (Ginkgo folium)** hergestellter, quantifizierter und raffinierter Trockenextrakt

*Gehalt*
- Flavonoide, berechnet als Flavonolglykoside ($M_r$ 757): 22,0 bis 27,0 Prozent (getrockneter Extrakt)

- Bilobalid: 2,6 bis 3,2 Prozent (getrockneter Extrakt)
- Ginkgolide A, B und C: 2,8 bis 3,4 Prozent (getrockneter Extrakt)
- Ginkgolsäuren: höchstens 5 ppm (getrockneter Extrakt)

## Herstellung

Der Trockenextrakt wird aus der pflanzlichen Droge unter Verwendung von organischen Lösungsmitteln oder einer Mischung organischer Lösungsmittel und Wasser durch ein geeignetes Verfahren, auch unter Verwendung physikalischer Trennmethoden, hergestellt.

## Eigenschaften

*Aussehen:* Pulver oder brüchige Masse, leuchtend gelbbraun

## Prüfung auf Identität

Dünnschichtchromatographie (2.2.27)

*Untersuchungslösung:* 20,0 mg Trockenextrakt werden in 10 ml einer Mischung von 2 Volumteilen Wasser *R* und 8 Volumteilen Methanol *R* gelöst.

*Referenzlösung:* 1,0 mg Chlorogensäure *R* und 3,0 mg Rutosid *R* werden in 20 ml Methanol *R* gelöst.

*Platte:* DC-Platte mit Kieselgel *R* (5 bis 40 µm) [oder DC-Platte mit Kieselgel *R* (2 bis 10 µm)]

*Fließmittel:* wasserfreie Ameisensäure *R*, Essigsäure 99 % *R*, Wasser *R*, Ethylacetat *R* (7,5:7,5:17,5:67,5 *V/V/V/V*)

*Auftragen:* 20 µl [oder 5 µl]; bandförmig

*Laufstrecke:* 17 cm [oder 6 cm]

*Trocknen:* bei 100 bis 105 °C

*Detektion:* Die noch warme Platte wird mit einer Lösung von Diphenylboryloxyethylamin *R* (10 g · l⁻¹) in Methanol *R* und anschließend mit einer Lösung von Macrogol 400 *R* (50 g · l⁻¹) in Methanol *R* besprüht. Nach etwa 30 min langem Trocknenlassen an der Luft erfolgt die Auswertung im ultravioletten Licht bei 365 nm.

*Ergebnis:* Die Zonenfolge in den Chromatogrammen von Referenzlösung und Untersuchungslösung ist aus den nachfolgenden Angaben ersichtlich. Im Chromatogramm der Untersuchungslösung können weitere, schwächer fluoreszierende Zonen vorhanden sein.

| | Oberer Plattenrand |
|---|---|
| | eine blau fluoreszierende Zone |
| | mehrere schwach gefärbte Zonen |
| | eine braun fluoreszierende Zone |
| | eine grün fluoreszierende Zone |
| | eine intensive, hellblau fluoreszierende Zone, manchmal nicht deutlich von einer grünlich braun fluoreszierenden Zone getrennt |
| Chlorogensäure: eine hellblau fluoreszierende Zone | |
| | eine oder zwei grün fluoreszierende Zone(n) |
| Rutosid: eine gelblich braun fluoreszierende Zone | eine oder zwei gelblich braun fluoreszierende Zone(n) |
| | mehrere grün und gelblich braun fluoreszierende Zonen |
| Referenzlösung | Untersuchungslösung |

## Gehaltsbestimmung

**Flavonoide:** Flüssigchromatographie (2.2.29)

*Untersuchungslösung:* 0,200 g Trockenextrakt werden in 20 ml Methanol *R* gelöst. Die Lösung wird mit 15,0 ml verdünnter Salzsäure *R* und 5 ml Wasser *R* versetzt und mit Methanol *R* zu 50,0 ml verdünnt. 10,0 ml dieser Lösung werden in eine 10-ml-Probeflasche aus Braunglas überführt. Die Probeflasche wird mit einem Gummistopfen und einer Aluminiumkappe dicht verschlossen, 25 min lang im Wasserbad erhitzt und danach auf 20 °C erkalten gelassen.

*Referenzlösung:* 10,0 mg Quercetin-Dihydrat *CRS* werden in 20 ml Methanol *R* gelöst. Die Lösung wird mit 15,0 ml verdünnter Salzsäure *R* und 5 ml Wasser *R* versetzt und mit Methanol *R* zu 50,0 ml verdünnt.

*Säule*
- Größe: $l = 0{,}125$ m, $\varnothing = 4$ mm
- Stationäre Phase: octadecylsilyliertes Kieselgel zur Chromatographie *R* (5 µm)
- Temperatur: 25 °C

*Mobile Phase*
- Mobile Phase A: eine Lösung von Phosphorsäure 85 % *R* (0,3 g · l⁻¹), auf einen pH-Wert von 2,0 eingestellt
- Mobile Phase B: Methanol *R*

| Zeit (min) | Mobile Phase A (% V/V) | Mobile Phase B (% V/V) |
|---|---|---|
| 0 – 1 | 60 | 40 |
| 1 – 20 | 60 → 45 | 40 → 55 |
| 20 – 21 | 45 → 0 | 55 → 100 |
| 21 – 25 | 0 | 100 |

*Durchflussrate:* 1,0 ml · min$^{-1}$

*Detektion:* Spektrometer bei 370 nm

*Einspritzen:* 10 µl

*Relative Retention* (bezogen auf Quercetin, $t_R$ etwa 12,5 min)
- Kämpferol: etwa 1,4
- Isorhamnetin: etwa 1,5

*Eignungsprüfung:* Untersuchungslösung
- Auflösung: mindestens 1,5 zwischen den Peaks von Kämpferol und Isorhamnetin

Im Chromatogramm der Untersuchungslösung wird die Summe der Flächen der Peaks von Quercetin und Isorhamnetin und aller dazwischenliegenden Peaks bestimmt (siehe Abb. 1827-1).

Der Prozentgehalt an Flavonoiden wird als Prozentgehalt an Flavonolglykosiden nach folgender Formel berechnet:

$$\frac{F_1 \cdot m_1 \cdot 2{,}514 \cdot p}{F_2 \cdot m_2}$$

$F_1$ = Summe der Flächen der Peaks von Quercetin und Isorhamnetin und aller dazwischenliegenden Peaks im Chromatogramm der Untersuchungslösung

$F_2$ = Fläche des Peaks von Quercetin im Chromatogramm der Referenzlösung

$m_1$ = Masse von Quercetin-Dihydrat *CRS* in der Referenzlösung in Gramm

$m_2$ = Einwaage des Trockenextrakts in der Untersuchungslösung in Gramm

$p$ = Prozentgehalt an wasserfreiem Quercetin in Quercetin-Dihydrat *CRS*

**Terpenlactone:** Flüssigchromatographie (2.2.29)

*Untersuchungslösung:* 0,120 g Trockenextrakt werden in einem 25-ml-Becherglas unter Rühren in 10 ml Phosphat-Pufferlösung pH 5,8 *R* gelöst. Die Lösung wird auf eine Chromatographiesäule von etwa 0,15 m Länge und etwa 30 mm innerem Durchmesser, gepackt mit 15 g Kieselgur-Filtrierhilfsmittel *R*, aufgebracht. Das Becherglas wird 2-mal mit je 5 ml Phosphat-Pufferlösung pH 5,8 *R* gewaschen und die Waschflüssigkeit ebenfalls auf die Chromatographiesäule aufgebracht. Nach 15 min wird die Elution mit 100 ml Ethylacetat *R* durchgeführt. Das Eluat wird im Wasserbad von 50 °C und bei einem Druck von höchstens 4 kPa zur Trockne eingedampft. Restliches Lösungsmittel wird durch einen Luftstrom entfernt. Der Rückstand wird in 2,5 ml mobiler Phase aufgenommen.

*Referenzlösung a:* 30,0 mg Benzylalkohol *CRS* werden in der mobilen Phase zu 100,0 ml gelöst.

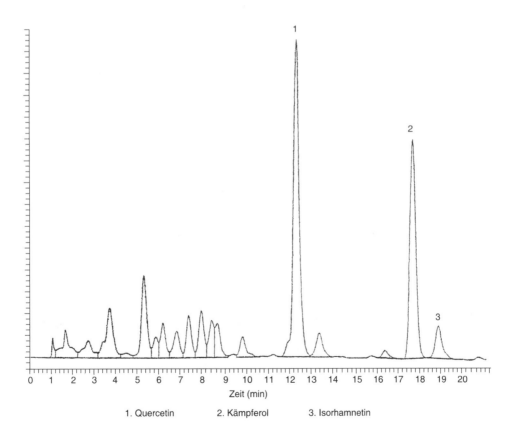

1. Quercetin    2. Kämpferol    3. Isorhamnetin

**Abb: 1827-1: Chromatogramm für die Bestimmung „Flavonoide" von quantifiziertem, raffiniertem Ginkgotrockenextrakt**

*Referenzlösung b:* 0,120 g Ginkgotrockenextrakt zur Peak-Identifizierung *CRS* werden in einem 25-ml-Becherglas unter Rühren in 10 ml Phosphat-Pufferlösung pH 5,8 *R* gelöst. Die Lösung wird weiterbehandelt wie unter „Untersuchungslösung" beschrieben.

*Säule*
- Größe: $l = 0,25$ m, $\varnothing = 4$ mm
- Stationäre Phase: octylsilyliertes Kieselgel zur Chromatographie *R* (5 µm)
- Temperatur: 25 °C

*Mobile Phase:* Tetrahydrofuran *R*, Methanol *R*, Wasser *R* (10:20:75 V/V/V)

*Durchflussrate:* 1,0 ml · min$^{-1}$

*Detektion:* Refraktometer bei 35 °C

*Einspritzen:* 100 µl

*Identifizierung von Peaks:* Zur Identifizierung der Peaks von Bilobalid und der Ginkgolide A, B und C werden das mitgelieferte Chromatogramm von Ginkgotrockenextrakt zur Peak-Identifizierung *CRS* und das mit der Referenzlösung b erhaltene Chromatogramm verwendet.

*Eignungsprüfung*
- Das mit der Referenzlösung b erhaltene Chromatogramm muss dem mitgelieferten Chromatogramm von Ginkgotrockenextrakt zur Peak-Identifizierung *CRS* entsprechen.

Der Prozentgehalt an Bilobalid wird nach folgender Formel berechnet:

$$\frac{F_1 \cdot m_1 \cdot p \cdot 0,025 \cdot 1,20}{F_5 \cdot m_2}$$

Der Prozentgehalt an Ginkgolid A wird nach folgender Formel berechnet:

$$\frac{F_2 \cdot m_1 \cdot p \cdot 0,025 \cdot 1,22}{F_5 \cdot m_2}$$

Der Prozentgehalt an Ginkgolid B wird nach folgender Formel berechnet:

$$\frac{F_3 \cdot m_1 \cdot p \cdot 0,025 \cdot 1,19}{F_5 \cdot m_2}$$

Der Prozentgehalt an Ginkgolid C wird nach folgender Formel berechnet:

$$\frac{F_4 \cdot m_1 \cdot p \cdot 0,025 \cdot 1,27}{F_5 \cdot m_2}$$

$F_1$ = Fläche des Peaks von Bilobalid im Chromatogramm der Untersuchungslösung
$F_2$ = Fläche des Peaks von Ginkgolid A im Chromatogramm der Untersuchungslösung
$F_3$ = Fläche des Peaks von Ginkgolid B im Chromatogramm der Untersuchungslösung
$F_4$ = Fläche des Peaks von Ginkgolid C im Chromatogramm der Untersuchungslösung
$F_5$ = Fläche des Peaks von Benzylalkohol im Chromatogramm der Referenzlösung a

$m_1$ = Masse von Benzylalkohol *CRS* in der Referenzlösung a in Gramm
$m_2$ = Einwaage des Trockenextrakts in der Untersuchungslösung in Gramm
$p$ = Prozentgehalt an Benzylalkohol in Benzylalkohol *CRS*

Der Prozentgehalt der Summe der Ginkgolide A, B und C wird nach folgender Formel berechnet:

$$G_A + G_B + G_C$$

$G_A$ = Prozentgehalt an Ginkgolid A
$G_B$ = Prozentgehalt an Ginkgolid B
$G_C$ = Prozentgehalt an Ginkgolid C

**Ginkgolsäuren:** Flüssigchromatographie (2.2.29)

*Untersuchungslösung:* 0,500 g pulverisierter Trockenextrakt werden in 8 ml Methanol *R*, falls erforderlich mit Hilfe von Ultraschall, gelöst. Die Lösung wird mit Methanol *R* zu 10,0 ml verdünnt und falls erforderlich filtriert.

*Referenzlösung:* 10,0 mg Ginkgolsäuren *CRS* werden in 8 ml Methanol *R*, falls erforderlich mit Hilfe von Ultraschall, gelöst. Die Lösung wird mit Methanol *R* zu 10,0 ml verdünnt. 2,0 ml dieser Lösung werden mit Methanol *R* zu 10,0 ml verdünnt.

*Säule*
- Größe: $l = 0,25$ m, $\varnothing = 4,6$ mm
- Stationäre Phase: octylsilyliertes Kieselgel zur Chromatographie *R* (5 µm)
- Temperatur: 35 °C

*Mobile Phase*
- Mobile Phase A: Lösung von 0,1 ml Trifluoressigsäure *R* in 1000 ml Wasser *R*
- Mobile Phase B: Lösung von 0,1 ml Trifluoressigsäure *R* in 1000 ml Acetonitril *R*

| Zeit (min) | Mobile Phase A (% V/V) | Mobile Phase B (% V/V) |
|---|---|---|
| 0 – 30 | 25 → 10 | 75 → 90 |
| 30 – 35 | 10 | 90 |
| 35 – 36 | 10 → 25 | 90 → 75 |
| 36 – 45 | 25 | 75 |

*Durchflussrate:* 1,0 ml · min$^{-1}$

*Detektion:* Spektrometer bei 210 nm

*Einspritzen:* 50 µl

*Identifizierung von Bestandteilen:* Zur Identifizierung der Peaks der Ginkgolsäuren C13, C15 und C17 werden das mitgelieferte Chromatogramm von Ginkgolsäuren *CRS* und das mit der Untersuchungslösung erhaltene Chromatogramm verwendet.

*Eignungsprüfung:* Referenzlösung
- Auflösung: mindestens 2,0 zwischen den Peaks der Ginkgolsäuren C13 und C15
- Symmetriefaktor: 0,8 bis 2,0 für die Peaks der Ginkgolsäuren C13, C15 und C17

Der Gehalt in ppm an Ginkgolsäuren wird als Gehalt in ppm an Ginkgolsäure C17 nach folgender Formel berechnet:

$$\frac{A_1 \cdot m_2 \cdot p \cdot 2000}{A_2 \cdot m_1}$$

$A_1$ = Summe der Flächen der Peaks der Ginkgolsäuren C13, C15 und C17 im Chromatogramm der Untersuchungslösung
$A_2$ = Fläche des Peaks der Ginkgolsäure C17 im Chromatogramm der Referenzlösung
$m_1$ = Einwaage des Trockenextrakts in der Untersuchungslösung in Gramm
$m_2$ = Masse von Ginkgolsäuren CRS in der Referenzlösung in Gramm
$p$ = Prozentgehalt an Ginkgolsäure C17 in Ginkgolsäuren CRS

6.3/1525

# Sprühgetrockneter Glucose-Sirup

# Glucosum liquidum dispersione desiccatum

## Definition

Gemisch von Glucose, Oligo- und Polysacchariden, gewonnen durch partielle Hydrolyse von Stärke

Der Hydrolysegrad, ausgedrückt als Glucose-Äquivalent (GÄ; Dextrose-Äquivalent), muss mindestens 20 betragen (Nominalwert).

## Eigenschaften

*Aussehen:* Pulver oder Körner, weiß bis fast weiß, schwach hygroskopisch

*Löslichkeit:* leicht löslich in Wasser

## Prüfung auf Identität

A. 0,1 g Substanz werden in 2,5 ml Wasser R gelöst. Wird die Lösung mit 2,5 ml Fehling'scher Lösung R erhitzt, bildet sich ein roter Niederschlag.

B. Ein geeignetes Stäbchen, dessen reaktive Zone Glucose-Oxidase, Peroxidase und eine Wasserstoff spendende Substanz wie Tetramethylbenzidin enthält, wird 1 s lang in eine Lösung der Substanz ($5 g \cdot l^{-1}$) getaucht. Die reaktive Zone wird 60 s lang beobachtet. Die Farbe wechselt von Gelb nach Grün oder Blau.

C. Die Substanz liegt als Pulver oder in Form von Körnern vor.

D. Die Substanz entspricht der Prüfung „Glucose-Äquivalent" (siehe „Prüfung auf Reinheit").

## Prüfung auf Reinheit

**Prüflösung:** 12,5 g Substanz werden in kohlendioxidfreiem Wasser R zu 50,0 ml gelöst.

**pH-Wert** (2.2.3): 4,0 bis 7,0

1 ml einer Lösung von Kaliumchlorid R ($223,6 g \cdot l^{-1}$) und 30 ml Prüflösung werden gemischt.

**Schwefeldioxid** (2.5.29): höchstens 20 ppm

**Schwermetalle** (2.4.8): höchstens 10 ppm

4 ml Prüflösung werden mit Wasser R zu 30 ml verdünnt. Diese Lösung muss der Grenzprüfung E entsprechen. Zur Herstellung der Referenzlösung werden 10 ml Blei-Lösung (1 ppm Pb) R verwendet.

**Trocknungsverlust** (2.2.32): höchstens 6,0 Prozent, mit 10,00 g Substanz durch Trocknen im Trockenschrank bei 105 °C bestimmt

**Sulfatasche** (2.4.14): höchstens 0,5 Prozent, mit 1,0 g Substanz bestimmt

**Glucose-Äquivalent (GÄ):** Abweichung höchstens 10 Prozent des Nominalwerts

In einen 500-ml-Messkolben wird eine Substanzmenge, die 2,85 bis 3,15 g reduzierenden Kohlenhydraten entspricht, berechnet als Glucose-Äquivalent, genau eingewogen. Die Substanz wird in Wasser R zu 500,0 ml gelöst. Mit der Lösung wird eine 50-ml-Bürette gefüllt.

25,0 ml Fehling'sche Lösung R werden in einen 250-ml-Erlenmeyerkolben pipettiert, mit 18,5 ml Lösung der Substanz aus der Bürette gemischt und mit einigen Glasperlen versetzt. Der Kolben wird auf eine Heizplatte gestellt, die so vorgeheizt ist, dass die Lösung nach 2 min ± 15 s zu sieden beginnt. Die Lösung wird genau 120 s lang im Sieden gehalten, mit 1 ml einer Lösung von Methylenblau R ($1 g \cdot l^{-1}$) versetzt und mit der Lösung der Substanz bis zum Verschwinden der blauen Färbung titriert ($V_1$). Während der Titration wird die Lösung im Sieden gehalten.

Die Fehling'sche Lösung wird mit einer Lösung von Glucose R ($6,00 g \cdot l^{-1}$) eingestellt ($V_0$).

Das Glucose-Äquivalent wird nach folgender Formel berechnet:

$$\frac{300 \cdot V_0 \cdot 100}{V_1 \cdot M \cdot D}$$

$V_0$ = verbrauchtes Volumen der Glucose-Vergleichslösung in Millilitern
$V_1$ = verbrauchtes Volumen der Lösung der Substanz in Millilitern
$M$ = Masse der Substanz in Gramm
$D$ = Prozentgehalt an Trockensubstanz in der Substanz

| Mikrobielle Verunreinigung

TAMC: Akzeptanzkriterium $10^3$ KBE je Gramm (2.6.12)

TYMC: Akzeptanzkriterium $10^2$ KBE je Gramm (2.6.12)

Abwesenheit von *Escherichia coli* (2.6.13)

Abwesenheit von Salmonellen (2.6.13)

## Beschriftung

Die Beschriftung gibt das Glucose-Äquivalent (GÄ) (Nominalwert) an.

6.3/1695
# Granisetronhydrochlorid
# Granisetroni hydrochloridum

$C_{18}H_{25}ClN_4O$      $M_r$ 348,9

CAS Nr. 107007-99-8

## Definition

1-Methyl-*N*-[(1*R*,3*r*,5*S*)-9-methyl-9-azabicyclo[3.3.1]=non-3-yl]-1*H*-indazol-3-carboxamid-hydrochlorid

*Gehalt:* 97,0 bis 102,0 Prozent (getrocknete Substanz)

## Eigenschaften

*Aussehen:* weißes bis fast weißes Pulver

*Löslichkeit:* leicht löslich in Wasser, wenig löslich in Dichlormethan, schwer löslich in Methanol

## Prüfung auf Identität

A. IR-Spektroskopie (2.2.24)

   *Vergleich:* Granisetronhydrochlorid *CRS*

B. Die Substanz gibt die Identitätsreaktion a auf Chlorid (2.3.1).

## Prüfung auf Reinheit

**Prüflösung:** 0,2 g Substanz werden in kohlendioxidfreiem Wasser *R* zu 20 ml gelöst.

**Aussehen der Lösung:** Die Prüflösung muss klar (2.2.1) und farblos (2.2.2, Methode II) sein.

**pH-Wert** (2.2.3): 4,0 bis 6,5, an der Prüflösung bestimmt

**Verunreinigung E:** Dünnschichtchromatographie (2.2.27)

*Lösungsmittelmischung:* Wasser *R*, Acetonitril *R* (20:80 *V/V*)

*Untersuchungslösung:* 0,25 g Substanz werden in der Lösungsmittelmischung zu 5 ml gelöst.

*Referenzlösung:* 5,0 mg Granisetron-Verunreinigung E *CRS* werden in der Lösungsmittelmischung zu 20,0 ml gelöst.

*Platte:* DC-Platte mit Kieselgel $F_{254}$ *R*

*Fließmittel:* konzentrierte Ammoniak-Lösung *R*, 2-Propanol *R*, Ethylacetat *R* (6,5:30:50 *V/V/V*)

*Auftragen:* 2 µl

*Laufstrecke:* 1/2 der Platte

*Trocknen:* an der Luft

*Detektion:* Die Platte wird 30 min lang Iodgas ausgesetzt.

*Grenzwert*
– Verunreinigung E: Ein der Verunreinigung E entsprechender Fleck darf nicht größer oder stärker gefärbt sein als der Hauptfleck im Chromatogramm der Referenzlösung (0,5 Prozent)

**Verwandte Substanzen:** Flüssigchromatographie (2.2.29)

*Die Prüfung ist unter Lichtschutz durchzuführen.*

*Untersuchungslösung:* 50,0 mg Substanz werden in der mobilen Phase zu 50,0 ml gelöst.

*Referenzlösung a:* 1,0 ml Untersuchungslösung wird mit der mobilen Phase zu 50,0 ml verdünnt. 5,0 ml dieser Lösung werden mit der mobilen Phase zu 20,0 ml verdünnt.

*Referenzlösung b:* 2 ml Untersuchungslösung werden in eine farblose Probeflasche aus Glas überführt. Die Probeflasche wird verschlossen und die Lösung 4 h lang Sonnenlicht oder 16 h lang ultraviolettem Licht ausgesetzt (teilweise Zersetzung von Granisetron zu Verunreinigung C). Eine mindestens etwa 0,3-prozentige Zersetzung von Granisetron zu Verunreinigung C ist erforderlich, um einen entsprechenden Peak im Chromatogramm zu erhalten. Falls kein entsprechender Peak im Chromatogramm sichtbar ist, wird die Lösung erneut Sonnenlicht oder ultraviolettem Licht ausgesetzt.

*Referenzlösung c:* 50,0 mg Granisetronhydrochlorid *CRS* werden in der mobilen Phase zu 50,0 ml gelöst.

*Referenzlösung d:* Der Inhalt einer Durchstechflasche mit Granisetron-Verunreinigung A *CRS* wird in 1 ml mobiler Phase gelöst.

*Referenzlösung e:* Der Inhalt einer Durchstechflasche mit Granisetron-Verunreinigung B *CRS* wird in 1 ml mobiler Phase gelöst.

*Säule*
- Größe: $l = 0,25$ m, $\emptyset = 4,6$ mm
- Stationäre Phase: desaktiviertes, nachsilanisiertes, octadecylsilyliertes Kieselgel zur Chromatographie *R* (5 µm), sphärisch
- Temperatur: 40 °C

*Mobile Phase:* 1,6 ml Phosphorsäure 85 % *R* werden mit Wasser *R* zu 800 ml verdünnt und mit 200 ml Acetonitril *R* gemischt. Die Mischung wird mit 1,0 ml Hexylamin *R* versetzt und erneut gemischt. Die Lösung wird mit frisch destilliertem Triethylamin *R* (etwa 4 ml) auf einen pH-Wert von 7,5 ± 0,05 eingestellt.

*Durchflussrate:* 1,5 ml · min$^{-1}$

*Detektion:* Spektrometer bei 305 nm

*Einspritzen:* 10 µl; Untersuchungslösung, Referenzlösungen a, b, d und e

*Chromatographiedauer:* 2fache Retentionszeit von Granisetron

*Relative Retention* (bezogen auf Granisetron, $t_R$ etwa 7 min)
- Verunreinigung D: etwa 0,4
- Verunreinigung B: etwa 0,5
- Verunreinigung A: etwa 0,7
- Verunreinigung C: etwa 0,8

*Eignungsprüfung*
- Auflösung: mindestens 3,5 zwischen den Peaks von Verunreinigung C und Granisetron im Chromatogramm der Referenzlösung b
- Symmetriefaktor: höchstens 2,0 für den Granisetron-Peak

*Grenzwerte*
- Korrekturfaktor: Für die Berechnung des Gehalts wird die Peakfläche der Verunreinigung B mit 1,7 multipliziert.
- Verunreinigung A: nicht größer als das 2fache der Fläche des Hauptpeaks im Chromatogramm der Referenzlösung a (1,0 Prozent)
- Verunreinigung B: nicht größer als die Fläche des Hauptpeaks im Chromatogramm der Referenzlösung a (0,5 Prozent)
- Verunreinigung C: nicht größer als das 0,4fache der Fläche des Hauptpeaks im Chromatogramm der Referenzlösung a (0,2 Prozent)
- Verunreinigung D: nicht größer als das 0,2fache der Fläche des Hauptpeaks im Chromatogramm der Referenzlösung a (0,1 Prozent)
- Jede weitere Verunreinigung: jeweils nicht größer als das 0,2fache der Fläche des Hauptpeaks im Chromatogramm der Referenzlösung a (0,1 Prozent)
- Summe aller Verunreinigungen: nicht größer als das 2fache der Fläche des Hauptpeaks im Chromatogramm der Referenzlösung a (1,0 Prozent)
- Ohne Berücksichtigung bleiben: Peaks, deren Fläche kleiner ist als das 0,1fache der Fläche des Hauptpeaks im Chromatogramm der Referenzlösung a (0,05 Prozent); Peaks der Blindlösung

**Trocknungsverlust** (2.2.32): höchstens 0,5 Prozent, mit 1,000 g Substanz durch 4 h langes Trocknen im Trockenschrank bei 105 °C bestimmt

**Sulfatasche** (2.4.14): höchstens 0,1 Prozent, mit 1,0 g Substanz bestimmt

## Gehaltsbestimmung

Flüssigchromatographie (2.2.29) wie unter „Verwandte Substanzen" beschrieben, mit folgender Änderung:

*Einspritzen:* Untersuchungslösung, Referenzlösung c

Der Prozentgehalt an $C_{18}H_{25}ClN_4O$ wird unter Berücksichtigung des angegebenen Gehalts für Granisetronhydrochlorid *CRS* berechnet.

## Verunreinigungen

*Spezifizierte Verunreinigungen:*

A, B, C, D, E

*Andere bestimmbare Verunreinigungen*

(Die folgenden Substanzen werden, falls in einer bestimmten Menge vorhanden, durch eine Prüfmethode oder mehrere Prüfmethoden in der Monographie erfasst. Sie werden begrenzt durch das allgemeine Akzeptanzkriterium für weitere Verunreinigungen/nicht spezifizierte Verunreinigungen und/oder durch die Anforderungen der Allgemeinen Monographie **Substanzen zur pharmazeutischen Verwendung (Corpora ad usum pharmaceuticum)**. Diese Verunreinigungen müssen daher nicht identifiziert werden, um die Konformität der Substanz zu zeigen. Siehe auch „5.10 Kontrolle von Verunreinigungen in Substanzen zur pharmazeutischen Verwendung"):

F, G, H, I

A. 2-Methyl-*N*-[(1*R*,3*r*,5*S*)-9-methyl-9-azabicyclo=[3.3.1]non-3-yl]-2*H*-indazol-3-carboxamid

B. R = H, R′ = CH₃:
   N-[(1R,3r,5S)-9-Methyl-9-azabicyclo[3.3.1]non-3-yl]-1H-indazol-3-carboxamid

C. R = CH₃, R′ = H:
   N-[(1R,3r,5S)-9-Azabicyclo[3.3.1]non-3-yl]-1-methyl-1H-indazol-3-carboxamid

D. R = CH₃:
   1-Methyl-1H-indazol-3-carbonsäure

H. R = H:
   1H-Indazol-3-carbonsäure

E. (1R,3r,5S)-9-Methyl-9-azabicyclo[3.3.1]nonan-3-amin

F. 1-Methyl-N-[(1R,3s,5S)-9-methyl-9-azabicyclo[3.3.1]non-3-yl]-1H-indazol-3-carboxamid (*exo*-Granisetron)

G. 2-Methyl-2H-indazol-3-carbonsäure

I. 1-Methyl-1H-indazol-3-carbonsäureanhydrid

# 6.3/0182

# Griseofulvin

# Griseofulvinum

$C_{17}H_{17}ClO_6$     $M_r$ 352,8

CAS Nr. 126-07-8

## Definition

(1′S,3-6′R)-7-Chlor-2′,4,6-trimethoxy-6′-methylspiro=[benzofuran-2(3H),1′-[2]cyclohexen]3,4′-dion

Die Substanz wird aus bestimmten Stämmen von *Penicillium griseofulvum* gewonnen oder durch andere Verfahren hergestellt.

*Gehalt:* 97,0 bis 102,0 Prozent (getrocknete Substanz)

## Herstellung

Das Herstellungsverfahren wird einer Validierung unterzogen und muss gewährleisten, dass, falls die Substanz geprüft wird, sie folgender Prüfung entspricht.

**Anomale Toxizität:** 5 gesunde Mäuse mit einer Masse zwischen 17 und 22 g je Tier werden verwendet. Jeder Maus wird oral eine Suspension von 0,1 g Substanz in 0,5 bis 1 ml Wasser *R* verabreicht. Keine Maus darf innerhalb von 48 h nach Verabreichung der Suspension sterben.

## Eigenschaften

*Aussehen:* weißes bis gelblich weißes, sehr feines Pulver, im Allgemeinen mit einer Teilchengröße von höchstens 5 μm, gelegentlich jedoch über 30 μm

*Löslichkeit:* praktisch unlöslich in Wasser, leicht löslich in Dimethylformamid und Tetrachlorethan, schwer löslich in wasserfreiem Ethanol und Methanol

*Schmelztemperatur:* etwa 220 °C

## Prüfung auf Identität

A. IR-Spektroskopie (2.2.24)

   *Vergleich:* Griseofulvin *CRS*

B. Etwa 5 mg Substanz werden in 1 ml Schwefelsäure *R* gelöst. Wird die Lösung mit etwa 5 mg pulverisiertem

Kaliumdichromat *R* versetzt, entsteht eine dunkelrote Färbung.

## Prüfung auf Reinheit

**Aussehen der Lösung:** Die Lösung muss klar (2.2.1) und darf nicht stärker gefärbt sein als die Farbvergleichslösung $G_4$ (2.2.2, Methode II).

0,75 g Substanz werden in Dimethylformamid *R* zu 10 ml gelöst.

**Sauer reagierende Substanzen:** 0,25 g Substanz werden in 20 ml Ethanol 96 % *R* suspendiert und mit 0,1 ml Phenolphthalein-Lösung *R* versetzt. Bis zum Umschlag darf höchstens 1,0 ml Natriumhydroxid-Lösung (0,02 mol · $l^{-1}$) verbraucht werden.

**Spezifische Drehung** (2.2.7): +354 bis +364 (getrocknete Substanz)

0,250 g Substanz werden in Dimethylformamid *R* zu 25,0 ml gelöst.

**Verwandte Substanzen:** Gaschromatographie (2.2.28)

*Interner-Standard-Lösung:* 0,2 g Diphenylanthracen *R* werden in Aceton *R* zu 100,0 ml gelöst.

*Untersuchungslösung a:* 0,10 g Substanz werden in Aceton *R* zu 10,0 ml gelöst.

*Untersuchungslösung b:* 0,10 g Substanz werden in Aceton *R* gelöst. Die Lösung wird mit 1,0 ml Interner-Standard-Lösung versetzt und mit Aceton *R* zu 10,0 ml verdünnt.

*Referenzlösung:* 5,0 mg Griseofulvin CRS werden in Aceton *R* gelöst. Die Lösung wird mit 1,0 ml Interner-Standard-Lösung versetzt und mit Aceton *R* zu 10,0 ml verdünnt.

*Säule*
- Material: Glas
- Größe: $l = 1$ m, $\emptyset = 4$ mm
- Stationäre Phase: Kieselgur zur Gaschromatographie *R*, imprägniert mit 1 Prozent (*m/m*) Poly[(cyanopropyl)methylphenylmethyl]siloxan *R*

*Trägergas:* Stickstoff zur Chromatographie *R*

*Durchflussrate:* 50 bis 60 ml · $min^{-1}$

*Temperatur*
- Säule: 250 °C
- Probeneinlass: 270 °C
- Detektor: 300 °C

*Detektion:* Flammenionisation

*Chromatographiedauer:* 3fache Retentionszeit von Griseofulvin

*Relative Retention* (bezogen auf Griseofulvin, $t_R$ etwa 11 min)
- Deschlorgriseofulvin: etwa 0,6
- Deshydrogriseofulvin: etwa 1,4

Im Chromatogramm der Referenzlösung wird das Verhältnis (*R*) der Fläche des Griseofulvin-Peaks zu der Fläche des Peaks des Internen Standards bestimmt.

*Grenzwerte*
- Deschlorgriseofulvin: Im Chromatogramm der Untersuchungslösung b wird das Verhältnis der Fläche des Deschlorgriseofulvin-Peaks zu der Fläche des Peaks des Internen Standards bestimmt. Das Verhältnis darf höchstens 0,6 *R* betragen (3,0 Prozent).
- Deshydrogriseofulvin: Im Chromatogramm der Untersuchungslösung b wird das Verhältnis der Fläche des Deshydrogriseofulvin-Peaks zu der Fäche des Peaks des Internen Standards bestimmt. Das Verhältnis darf höchstens 0,15 *R* betragen (0,75 Prozent).

**In Petroläther lösliche Stoffe:** höchstens 0,2 Prozent

1,0 g Substanz wird mit 20 ml Petroläther *R* geschüttelt. Die Mischung wird 10 min lang zum Rückfluss erhitzt und nach dem Abkühlen filtriert. Der Rückstand wird 3-mal mit je 15 ml Petroläther *R* gewaschen. Filtrat und Waschflüssigkeiten werden vereinigt und auf dem Wasserbad zur Trockne eingedampft. Der Rückstand wird anschließend 1 h lang bei 100 bis 105 °C getrocknet und darf höchstens 2 mg wiegen.

**Trocknungsverlust** (2.2.32): höchstens 1,0 Prozent, mit 1,00 g Substanz durch Trocknen im Trockenschrank bei 105 °C bestimmt

**Sulfatasche** (2.4.14): höchstens 0,2 Prozent, mit 1,0 g Substanz bestimmt

## Gehaltsbestimmung

80,0 mg Substanz werden in wasserfreiem Ethanol *R* zu 200,0 ml gelöst. 2,0 ml Lösung werden mit wasserfreiem Ethanol *R* zu 100,0 ml verdünnt. Die Absorption (2.2.25) dieser Lösung wird im Maximum bei 291 nm gemessen.

Der Gehalt an $C_{17}H_{17}ClO_6$ wird mit Hilfe der spezifischen Absorption berechnet ($A|_{cm}^{\%} = 686$).

---

**6.3/1218**

# Guar

# Cyamopsidis seminis pulvis

## Definition

Guar wird aus den Samen von *Cyamopsis tetragonolobus* (L.) Taub. durch Zermahlen des Endosperms gewonnen und besteht vorwiegend aus Guargalactomannan.

## Eigenschaften

*Aussehen:* weißes bis fast weißes Pulver

*Löslichkeit:* ergibt beim Lösen in Wasser einen Schleim unterschiedlicher Viskosität; praktisch unlöslich in Ethanol 96 %

## Prüfung auf Identität

A. Die Prüfung erfolgt unter dem Mikroskop, wobei Glycerol *R* verwendet wird. Die Droge (125) (2.9.12) zeigt ei- bis birnenförmige, gewöhnlich einzeln vorliegende Zellen mit sehr dicken Wänden rund um ein zentrales, etwas gestrecktes Lumen mit körnigem Inhalt sowie kleine, polyedrische, einzeln oder in Gruppen vorliegende Zellen mit dünneren Wänden.

B. 2 g Droge werden in einem Erlenmeyerkolben rasch mit 45 ml Wasser *R* versetzt und 30 s lang kräftig gerührt. Nach 5 bis 10 min bildet sich ein steifes Gel, das beim Umdrehen des Kolbens nicht ausfließt.

C. Eine Suspension von 0,1 g Droge in 10 ml Wasser *R* wird mit 1 ml einer Lösung von Natriumtetraborat *R* (10 g · l$^{-1}$) gemischt. Nach kurzer Zeit bildet sich ein Gel.

D. Dünnschichtchromatographie (2.2.27)

*Untersuchungslösung:* 10 mg Droge werden in einem dickwandigen Zentrifugenglas mit 2 ml einer Lösung von Trifluoressigsäure *R* (100 g · l$^{-1}$) versetzt. Nach kräftigem Schütteln zum Lösen des entstehenden Gels wird das Zentrifugenglas verschlossen und die Mischung 1 h lang bei 120 °C erhitzt. Das Hydrolysat wird zentrifugiert und die klare, überstehende Flüssigkeit vorsichtig in einen 50-ml-Messkolben gebracht. Nach Zusatz von 10 ml Wasser *R* wird die Lösung unter vermindertem Druck zur Trockne eingedampft. Dem sich bildenden klaren Film werden 0,1 ml Wasser *R* und anschließend 0,9 ml Methanol *R* zugesetzt. Der entstandene amorphe Niederschlag wird abzentrifugiert. Die überstehende Flüssigkeit wird, falls erforderlich, mit Methanol *R* zu 1 ml verdünnt.

*Referenzlösung:* 10 mg Galactose *R* und 10 mg Mannose *R* werden in 2 ml Wasser *R* gelöst. Die Lösung wird mit Methanol *R* zu 20 ml verdünnt.

*Platte:* DC-Platte mit Kieselgel *R*

*Fließmittel:* Wasser *R*, Acetonitril *R* (15:85 *V/V*)

*Auftragen:* 5 µl; bandförmig

*Laufstrecke:* 15 cm

*Detektion:* Die Platte wird mit Aminohippursäure-Reagenz *R* besprüht und 5 min lang bei 120 °C erhitzt.

*Ergebnis:* Das Chromatogramm der Referenzlösung zeigt im unteren Teil 2 deutlich getrennte bräunliche Zonen (Galactose und Mannose in Reihenfolge steigender $R_F$-Werte). Im Chromatogramm der Untersuchungslösung sind 2 Zonen zu erkennen, die der Galactose und der Mannose entsprechen.

## Prüfung auf Reinheit

**Tragant, Sterculia-Gummi, Agar, Alginate und Carrageenate:** Einer kleinen Menge Droge werden 0,2 ml frisch hergestellte Rutheniumrot-Lösung *R* zugesetzt. Unter dem Mikroskop betrachtet, dürfen die Zellwände nicht rot gefärbt sein.

**Protein:** höchstens 8,0 Prozent

Der Stickstoffgehalt wird mit Hilfe der Kjeldahl-Bestimmung (2.5.9) unter Verwendung von 0,170 g Droge ermittelt. Das Ergebnis wird mit 6,25 multipliziert.

**Scheinbare Viskosität** (2.2.10): 85 bis 115 Prozent des in der Beschriftung angegebenen Werts

Eine 1,00 g getrockneter Droge entsprechende Menge Droge wird mit 2,5 ml 2-Propanol *R* befeuchtet und unter Rühren in Wasser *R* zu 100,0 ml dispergiert. Nach 1 h wird die Viskosität mit Hilfe eines Rotationsviskosimeters bei 20 °C und einem Schergefälle von 100 s$^{-1}$ bestimmt.

**Trocknungsverlust** (2.2.32): höchstens 15,0 Prozent, mit 1,000 g Droge durch 5 h langes Trocknen im Trockenschrank bei 105 °C bestimmt

**Asche** (2.4.16): höchstens 1,8 Prozent

**Mikrobielle Verunreinigung**

TAMC: Akzeptanzkriterium 10$^4$ KBE je Gramm (2.6.12)

TYMC: Akzeptanzkriterium 10$^2$ KBE je Gramm (2.6.12)

Abwesenheit von *Escherichia coli* (2.6.13)

Abwesenheit von Salmonellen (2.6.13)

## Beschriftung

Die Beschriftung gibt die scheinbare Viskosität einer Lösung der Droge (10 g · l$^{-1}$) in Millipascalsekunden an.

6.3/0908

# Guargalactomannan
# Guar galactomannanum

## Definition

Guargalactomannan wird aus den Samen von *Cyamopsis tetragonolobus* (L.) Taub. durch Zermahlen des Endosperms und anschließende Teilhydrolyse gewonnen. Die Hauptkomponenten der Substanz sind Polysaccharide, die aus D-Galactose und D-Mannose in den Molverhältnissen 1:1,4 bis 1:2 zusammengesetzt sind. Die Moleküle bestehen aus einer linearen Hauptkette von β(1→4)-glykosidisch gebundenen Mannopyranosen, an die einzelne Galactopyranosen α(1→6)-glykosidisch gebunden sind.

## Eigenschaften

*Aussehen:* gelblich weißes Pulver

*Löslichkeit:* löslich in kaltem und heißem Wasser, praktisch unlöslich in organischen Lösungsmitteln

## Prüfung auf Identität

A. 5 g Prüflösung (siehe „Prüfung auf Reinheit") werden mit 0,5 ml einer Lösung von Natriumtetraborat *R* (10 g · l$^{-1}$) gemischt. Nach kurzer Zeit bildet sich ein Gel.

B. 20 g Prüflösung werden 10 min lang im Wasserbad erhitzt. Nach dem Erkalten wird die Lösung mit Wasser *R* auf die ursprüngliche Masse ergänzt. Die Lösung geliert nicht.

C. Dünnschichtchromatographie (2.2.27)

*Untersuchungslösung:* 10 mg Substanz werden in einem dickwandigen Zentrifugenglas mit 2 ml einer Lösung von Trifluoressigsäure *R* (230 g · l$^{-1}$) versetzt. Nach kräftigem Schütteln zum Lösen des entstehenden Gels wird das Zentrifugenglas verschlossen und die Mischung 1 h lang bei 120 °C erhitzt. Das Hydrolysat wird zentrifugiert und die klare überstehende Flüssigkeit vorsichtig in einen 50-ml-Kolben gebracht. Nach Zusatz von 10 ml Wasser *R* wird die Lösung unter vermindertem Druck zur Trockne eingedampft. Der Rückstand wird in 10 ml Wasser *R* gelöst und die Lösung erneut unter vermindertem Druck zur Trockne eingedampft. Dem sich bildenden klaren Film, der nicht nach Essigsäure riechen darf, werden 0,1 ml Wasser *R* und anschließend 1 ml Methanol *R* zugesetzt. Der entstandene amorphe Niederschlag wird abzentrifugiert. Die überstehende Flüssigkeit wird, falls erforderlich, mit Methanol *R* zu 1 ml verdünnt.

*Referenzlösung:* 10 mg Galactose *R* und 10 mg Mannose *R* werden in 2 ml Wasser *R* gelöst. Die Lösung wird mit Methanol *R* zu 10 ml verdünnt.

*Platte:* DC-Platte mit Kieselgel G *R*

*Fließmittel:* Wasser *R*, Acetonitril *R* (15:85 *V/V*)

*Auftragen:* 5 µl; bandförmig (20 × 3 mm)

*Laufstrecke:* 15 cm

*Detektion:* Die Platte wird mit Aminohippursäure-Reagenz *R* besprüht und 5 min lang bei 120 °C erhitzt.

*Ergebnis:* Das Chromatogramm der Referenzlösung zeigt im unteren Teil 2 deutlich getrennte bräunliche Zonen (Galactose und Mannose in Reihenfolge steigender $R_F$-Werte). Im Chromatogramm der Untersuchungslösung sind 2 Zonen zu erkennen, die der Galactose und Mannose entsprechen.

## Prüfung auf Reinheit

**Prüflösung:** 1,0 g Substanz wird mit 2 ml 2-Propanol *R* befeuchtet. Unter Rühren wird die Mischung mit Wasser *R* zu 100 g verdünnt und weiter gerührt, bis die Substanz gleichmäßig dispergiert ist. Die Dispersion wird mindestens 1 h lang stehen gelassen. Falls ihre Viskosität unter 200 mPa · s liegt, werden 3,0 g anstatt 1,0 g Substanz verwendet.

**pH-Wert** (2.2.3): 5,5 bis 7,5, an der Prüflösung bestimmt

**Scheinbare Viskosität** (2.2.10): 75 bis 140 Prozent des in der Beschriftung angegebenen Werts

Eine 2,00 g getrockneter Substanz entsprechende Menge Substanz wird mit 2,5 ml 2-Propanol *R* befeuchtet und unter Rühren in Wasser *R* zu 100,0 ml dispergiert. Nach 1 h wird die scheinbare Viskosität mit Hilfe eines Rotationsviskosimeters bei 20 °C und einem Schergefälle von 100 s$^{-1}$ bestimmt.

**Unlösliche Substanzen:** höchstens 7,0 Prozent

Unter Rühren werden in einem 250-ml-Kolben 1,50 g Substanz in einer Mischung von 150 ml Wasser *R* und 1,6 ml Schwefelsäure *R* dispergiert. Der Kolben wird gewogen und anschließend im Wasserbad 6 h lang zum Rückfluss erhitzt. Anschließend wird die Mischung bis zur ursprünglichen Masse mit Wasser *R* ergänzt. Die heiße Mischung wird durch einen zuvor gewogenen Glassintertiegel (160) (2.1.2) filtriert. Der Tiegel wird mit heißem Wasser *R* gewaschen und bei 100 bis 105 °C getrocknet. Der Rückstand darf höchstens 105 mg wiegen.

**Protein:** höchstens 5,0 Prozent

Der Stickstoffgehalt wird mit Hilfe der Kjeldahl-Bestimmung (2.5.9) unter Verwendung von 0,400 g Substanz ermittelt. Das Ergebnis wird mit 6,25 multipliziert.

**Tragant, Sterculia-Gummi, Agar, Alginate und Carrageenate:** Einer kleinen Menge Substanz werden 0,2 ml frisch hergestellte Rutheniumrot-Lösung *R* zugesetzt. Unter dem Mikroskop betrachtet, darf kein Bestandteil rot gefärbt sein.

**Trocknungsverlust** (2.2.32): höchstens 15,0 Prozent, mit 1,000 g Substanz durch 5 h langes Trocknen im Trockenschrank bei 105 °C bestimmt

**Asche** (2.4.16): höchstens 1,8 Prozent, mit 1,00 g Substanz nach Benetzen mit 10 ml Wasser *R* bestimmt

### Mikrobielle Verunreinigung

TAMC: Akzeptanzkriterium 10$^3$ KBE je Gramm (2.6.12)

TYMC: Akzeptanzkriterium 10$^2$ KBE je Gramm (2.6.12)

Abwesenheit von *Escherichia coli* (2.6.13)

Abwesenheit von Salmonellen (2.6.13)

## Beschriftung

Die Beschriftung gibt die scheinbare Viskosität einer Lösung der Substanz (20 g · l$^{-1}$) in Millipascalsekunden an.

# Arabisches Gummi
# Acaciae gummi

6.3/0307

## Definition

Arabisches Gummi ist eine an der Luft erhärtete, gummiartige Ausscheidung, die auf natürliche Weise oder nach Einschneiden des Stamms und der Zweige von *Acacia senegal* (L.) Willd., *Acacia seyal* Del. oder anderer afrikanischer *Acacia*-Arten austritt.

## Eigenschaften

Die Droge ist fast vollständig, aber sehr langsam, nach etwa 2 h, in einer der 2fachen Masse der Droge entsprechenden Menge Wasser löslich, wobei nur ein geringer Rückstand an pflanzlichen Teilchen zurückbleibt.

Die erhaltene schleimige Flüssigkeit ist farblos bis gelblich, zähflüssig, klebrig, durchscheinend und reagiert schwach sauer gegenüber blauem Lackmuspapier.

Die Droge ist praktisch unlöslich in Ethanol 96 %.

## Prüfung auf Identität

A. Die Droge besteht aus gelblich weißen, gelben oder schwach bernsteinfarbenen, manchmal rosafarben schimmernden, krümeligen, opaken, kugeligen, ovalen oder nierenförmigen Stücken („Tränen") mit einem Durchmesser von etwa 1 bis 3 cm und häufig mit rissiger Oberfläche; sie zerbrechen leicht in unregelmäßige, weißliche bis schwach gelbliche, eckige Fragmente mit muscheligem Bruch und einem glasigen, durchsichtigen Aussehen. Die nicht zerbrochenen „Tränen" zeigen manchmal im Zentrum eine kleine Höhlung.

B. Die Droge wird pulverisiert (355) (2.9.12). Das Pulver ist weiß bis gelblich weiß. Die Prüfung erfolgt unter dem Mikroskop, wobei eine 50-prozentige Lösung (V/V) von Glycerol R verwendet wird. Das Pulver zeigt eckige, unregelmäßige, farblose, durchsichtige Bruchstücke. Stärke und pflanzliches Gewebe sind nur in Spuren vorhanden. Geschichtete Membranen sind nicht sichtbar.

C. Die bei der Prüfung „Glucose, Fructose" (siehe „Prüfung auf Reinheit") erhaltenen Chromatogramme werden ausgewertet.

*Ergebnis:* Das Chromatogramm der Untersuchungslösung zeigt 3 Zonen, die der Galactose, der Arabinose und der Rhamnose entsprechen. Andere deutliche Zonen, besonders im oberen Teil des Chromatogramms, sind nicht sichtbar.

D. 1 g pulverisierte Droge (355) (2.9.12) wird unter 2 h langem, häufigem Rühren in 2 ml Wasser R gelöst. Werden 2 ml Ethanol 96 % R zugesetzt und wird die Mischung geschüttelt, entsteht ein weißes, dickes Gel. Nach Zusatz von 10 ml Wasser R wird das Gel wieder flüssig.

## Prüfung auf Reinheit

**Prüflösung:** 3,0 g pulverisierte Droge (355) (2.9.12) werden unter 30 min langem Rühren in 25 ml Wasser R gelöst. Die Lösung wird 30 min lang stehen gelassen und anschließend mit Wasser R zu 30 ml verdünnt.

**Unlösliche Substanzen:** höchstens 0,5 Prozent

5,0 g pulverisierte Droge (355) (2.9.12) werden mit 100 ml Wasser R und 14 ml verdünnter Salzsäure R versetzt. Die Mischung wird unter häufigem Umschütteln 15 min lang im schwachen Sieden gehalten. Die noch heiße Lösung wird durch einen zuvor gewogenen Glassintertiegel (2.1.2) filtriert. Der Niederschlag wird mit heißem Wasser R gewaschen und bei 100 bis 105 °C getrocknet. Die Masse des Rückstands darf höchstens 25 mg betragen.

**Glucose, Fructose:** Dünnschichtchromatographie (2.2.27)

*Untersuchungslösung:* 0,100 g pulverisierte Droge (355) (2.9.12) werden in einem dickwandigen Zentrifugenglas mit 2 ml einer Lösung von Trifluoressigsäure R (100 g · l$^{-1}$) versetzt; um das sich bildende Gel zu lösen, wird das Zentrifugenglas kräftig geschüttelt, danach verschlossen und die Mischung 1 h lang bei 120 °C erhitzt. Das Hydrolysat wird zentrifugiert und die überstehende klare Flüssigkeit sorgfältig in einen 50-ml-Rundkolben überführt; nach Zusatz von 10 ml Wasser R wird die Lösung unter vermindertem Druck zur Trockne eingedampft. Der zurückbleibende klare Film wird mit 0,1 ml Wasser R und 0,9 ml Methanol R versetzt. Um den amorphen Niederschlag abzutrennen, wird die Mischung zentrifugiert. Die überstehende Flüssigkeit wird, falls erforderlich, mit Methanol R zu 1 ml verdünnt.

*Referenzlösung:* 10 mg Arabinose R, 10 mg Galactose R, 10 mg Glucose R, 10 mg Rhamnose R und 10 mg Xylose R werden in 1 ml Wasser R gelöst. Die Lösung wird mit Methanol R zu 10 ml verdünnt.

*Platte:* DC-Platte mit Kieselgel R

*Fließmittel:* Lösung von Natriumdihydrogenphosphat R (16 g · l$^{-1}$), 1-Butanol R, Aceton R (10:40:50 V/V/V)

*Auftragen:* 10 µl; bandförmig

*Laufstrecke A:* 10 cm

*Trocknen A:* einige Minuten lang im Warmluftstrom

*Laufstrecke B:* 15 cm, mit dem gleichen Fließmittel

*Trocknen B:* 10 min lang bei 110 °C

*Detektion:* Die Platte wird mit Anisaldehyd-Reagenz R besprüht und 10 min lang bei 110 °C erhitzt.

*Ergebnis:* Das Chromatogramm der Referenzlösung zeigt deutlich voneinander getrennt 5 farbige Zonen, die, nach aufsteigenden $R_F$-Werten geordnet, der Galactose (graugrün bis grün), der Glucose (grau), der Arabinose (gelblich grün), der Xylose (grünlich grau bis gelblich grau) und der Rhamnose (gelblich grün) entsprechen. Das Chromatogramm der Untersuchungslösung darf auf der Höhe zwischen den Zonen von Galactose und Arabinose im Chromatogramm der Referenzlösung weder eine graue noch eine graugrüne Zone zeigen.

**Stärke, Dextrin, Agar:** Werden 10 ml zum Sieden erhitzte und wieder abgekühlte Prüflösung mit 0,1 ml Iod-Lösung (0,05 mol · l$^{-1}$) versetzt, darf keine blaue oder rötlich braune Färbung auftreten.

**Sterculia-Gummi**

A. 0,2 g pulverisierte Droge (355) (2.9.12) werden in einem mit Schliffstopfen versehenen 10-ml-Messzylinder, der in 0,1-ml-Einheiten graduiert ist, mit 10 ml Ethanol 60 % R versetzt und geschüttelt. Ein sich bildendes Gel darf höchstens ein Volumen von 1,5 ml einnehmen.

B. 1,0 g pulverisierte Droge (355) (2.9.12) wird mit 100 ml Wasser R versetzt und geschüttelt. Dem entstandenen Schleim werden 0,1 ml Methylrot-Lösung R zugesetzt. Bis zum Farbumschlag dürfen höchstens 5,0 ml Natriumhydroxid-Lösung (0,01 mol · l$^{-1}$) verbraucht werden.

**Tannin:** Werden 10 ml Prüflösung mit 0,1 ml Eisen(III)-chlorid-Lösung R 1 versetzt, entsteht ein gallertartiger Niederschlag. Weder der Niederschlag noch die Flüssigkeit dürfen dunkelblau gefärbt sein.

**Tragant:** Die bei der Prüfung „Glucose, Fructose" erhaltenen Chromatogramme werden ausgewertet.

*Ergebnis:* Das Chromatogramm der Untersuchungslösung darf keine grünlich graue bis gelblich graue Zone zeigen, die der Xylose-Zone im Chromatogramm der Referenzlösung entspricht.

**Trocknungsverlust** (2.2.32): höchstens 15,0 Prozent, mit 1,000 g pulverisierter Droge (355) (2.9.12) durch Trocknen im Trockenschrank bei 105 °C bestimmt

**Asche** (2.4.16): höchstens 4,0 Prozent

**Mikrobielle Verunreinigung**

TAMC: Akzeptanzkriterium 10$^4$ KBE je Gramm (2.6.12)

TYMC: Akzeptanzkriterium 10$^2$ KBE je Gramm (2.6.12)

Abwesenheit von *Escherichia coli* (2.6.13)

Abwesenheit von Salmonellen (2.6.13)

## Funktionalitätsbezogene Eigenschaften

*Dieser Abschnitt liefert Informationen zu Eigenschaften, die sich als relevante Prüfparameter für eine Funktion oder mehrere Funktionen der Substanz erwiesen haben, wenn diese als Hilfsstoff (siehe 5.15) verwendet wird. Dieser Abschnitt ist ein nicht verbindlicher Teil der Monographie und diese Eigenschaften müssen nicht notwendigerweise verifiziert werden, um die Übereinstimmung mit den Anforderungen der Monographie zu zeigen. Die Kontrolle dieser Eigenschaften kann jedoch zur Qualität eines Arzneimittels beitragen, indem die Gleichförmigkeit des Herstellungsverfahrens und die Funktionalität des Arzneimittels bei der Anwendung verbessert werden. Wenn die Prüfmethoden angegeben sind, haben sie sich für den jeweiligen Zweck als geeignet erwiesen, jedoch können andere Methoden angewendet werden. Werden für eine bestimmte Eigenschaft Ergebnisse vorgelegt, muss die Prüfmethode angegeben sein.*

*Die folgende Eigenschaft kann für Arabisches Gummi, das als viskositätserhöhender Hilfsstoff und/oder Suspendiermittel in wässrigen Zubereitungen verwendet wird, relevant sein.*

**Scheinbare Viskosität:** Mit einem Kapillarviskosimeter (2.2.9) oder einem Rotationsviskosimeter (2.2.10) wird die dynamische Viskosität einer Lösung von Arabischem Gummi (100 g · l$^{-1}$) (getrocknete Substanz) bestimmt.

6.3/0308

# Sprühgetrocknetes Arabisches Gummi

# Acaciae gummi dispersione desiccatum

## Definition

Sprühgetrocknetes Arabisches Gummi wird aus einer Lösung von Arabischem Gummi erhalten.

## Eigenschaften

Die Zubereitung löst sich vollständig und rasch, etwa innerhalb von 20 min, in einer der 2fachen Masse Droge entsprechenden Menge Wasser.

Die erhaltene schleimige Flüssigkeit ist farblos bis gelblich, zähflüssig, klebrig, durchscheinend und reagiert schwach sauer gegenüber blauem Lackmuspapier.

Die Zubereitung ist praktisch unlöslich in Ethanol 96 %.

## Prüfung auf Identität

A. Die Zubereitung, in Ethanol 96 % R suspendiert und unter dem Mikroskop betrachtet, besteht hauptsächlich aus kugelförmigen Teilchen mit einem Durchmesser von etwa 4 bis 40 µm, mit einer zentralen Höhlung mit einer oder mehreren Luftblase(n); wenige kleine, flache Fragmente sind sichtbar. Stärke ist nur in Spuren vorhanden. Pflanzliches Gewebe ist nicht vorhanden.

B. Die bei der Prüfung „Glucose, Fructose" (siehe „Prüfung auf Reinheit") erhaltenen Chromatogramme werden ausgewertet.

*Ergebnis:* Das Chromatogramm der Untersuchungslösung zeigt 3 Zonen, die der Galactose, der Arabinose und der Rhamnose entsprechen. Andere deutliche Zonen, besonders im oberen Teil des Chromatogramms, sind nicht sichtbar.

C. 1 g Zubereitung wird unter 20 min langem, häufigem Rühren in 2 ml Wasser *R* gelöst. Werden 2 ml Ethanol 96 % *R* zugesetzt und wird die Mischung geschüttelt, entsteht ein weißes, dickes Gel. Nach Zusatz von 10 ml Wasser *R* wird das Gel flüssig.

## Prüfung auf Reinheit

**Prüflösung:** 3,0 g Zubereitung werden unter 10 min langem Rühren in 25 ml Wasser *R* gelöst. Die Lösung wird 20 min lang stehen gelassen und anschließend mit Wasser *R* zu 30 ml verdünnt.

**Glucose, Fructose:** Dünnschichtchromatographie (2.2.27)

*Untersuchungslösung:* 0,100 g Zubereitung werden in einem dickwandigen Zentrifugenglas mit 2 ml einer Lösung von Trifluoressigsäure *R* (100 g · l$^{-1}$) versetzt; um das sich bildende Gel zu lösen, wird das Zentrifugenglas kräftig geschüttelt, danach verschlossen und die Mischung 1 h lang bei 120 °C erhitzt. Das Hydrolysat wird zentrifugiert und die überstehende klare Flüssigkeit sorgfältig in einen 50-ml-Rundkolben überführt; nach Zusatz von 10 ml Wasser *R* wird die Lösung unter vermindertem Druck zur Trockne eingedampft. Der zurückbleibende klare Film wird mit 0,1 ml Wasser *R* und 0,9 ml Methanol *R* versetzt. Um den amorphen Niederschlag abzutrennen, wird die Mischung zentrifugiert. Die überstehende Flüssigkeit wird, falls erforderlich, mit Methanol *R* zu 1 ml verdünnt.

*Referenzlösung:* 10 mg Arabinose *R*, 10 mg Galactose *R*, 10 mg Glucose *R*, 10 mg Rhamnose *R* und 10 mg Xylose *R* werden in 1 ml Wasser *R* gelöst. Die Lösung wird mit Methanol *R* zu 10 ml verdünnt.

*Platte:* DC-Platte mit Kieselgel *R*

*Fließmittel:* Lösung von Natriumdihydrogenphosphat *R* (16 g · l$^{-1}$), 1-Butanol *R*, Aceton *R* (10:40:50 *V/V/V*)

*Auftragen:* 10 µl; bandförmig

*Laufstrecke A:* 10 cm

*Trocknen A:* einige Minuten lang im Warmluftstrom

*Laufstrecke B:* 15 cm, mit dem gleichen Fließmittel

*Trocknen B:* 10 min lang bei 110 °C

*Detektion:* Die Platte wird mit Anisaldehyd-Reagenz *R* besprüht und 10 min lang bei 110 °C erhitzt.

*Ergebnis:* Das Chromatogramm der Referenzlösung zeigt deutlich voneinander getrennt 5 farbige Zonen, die, nach aufsteigenden $R_F$-Werten geordnet, der Galactose (graugrün bis grün), der Glucose (grau), der Arabinose (gelblich grün), der Xylose (grünlich grau bis gelblich grau) und der Rhamnose (gelblich grün) entsprechen. Das Chromatogramm der Untersuchungslösung darf auf der Höhe zwischen den Zonen von Galactose und Arabinose im Chromatogramm der Referenzlösung weder eine graue noch eine graugrüne Zone aufweisen.

**Stärke, Dextrin, Agar:** Werden 10 ml zum Sieden erhitzte und wieder abgekühlte Prüflösung mit 0,1 ml Iod-Lösung (0,05 mol · l$^{-1}$) versetzt, darf keine blaue oder rötlich braune Färbung auftreten.

**Sterculia-Gummi**

A. 0,2 g Zubereitung werden in einem mit Schliffstopfen versehenen 10-ml-Messzylinder, der in 0,1-ml-Einheiten graduiert ist, mit 10 ml Ethanol 60 % *R* versetzt und geschüttelt. Ein sich bildendes Gel darf höchstens ein Volumen von 1,5 ml einnehmen.

B. 1,0 g Zubereitung wird mit 100 ml Wasser *R* versetzt und geschüttelt. 0,1 ml Methylrot-Lösung *R* werden zugesetzt. Bis zum Farbumschlag dürfen höchstens 5,0 ml Natriumhydroxid-Lösung (0,01 mol·l$^{-1}$) verbraucht werden.

**Tannin:** Werden 10 ml Prüflösung mit 0,1 ml Eisen(III)-chlorid-Lösung *R* 1 versetzt, entsteht ein gallertartiger Niederschlag. Weder der Niederschlag noch die Flüssigkeit dürfen dunkelblau gefärbt sein.

**Tragant:** Die bei der Prüfung „Glucose, Fructose" erhaltenen Chromatogramme werden ausgewertet.

*Ergebnis:* Das Chromatogramm der Untersuchungslösung darf keine grünlich graue bis gelblich graue Zone zeigen, die der Xylose-Zone im Chromatogramm der Referenzlösung entspricht.

**Trocknungsverlust** (2.2.32): höchstens 10,0 Prozent, mit 1,000 g Zubereitung durch Trocknen im Trockenschrank bei 105 °C bestimmt

**Asche** (2.4.16): höchstens 4,0 Prozent

**Mikrobielle Verunreinigung**

TAMC: Akzeptanzkriterium 10$^4$ KBE je Gramm (2.6.12)

TYMC: Akzeptanzkriterium 10$^2$ KBE je Gramm (2.6.12)

Abwesenheit von *Escherichia coli* (2.6.13)

Abwesenheit von Salmonellen (2.6.13)

## Funktionalitätsbezogene Eigenschaften

*Dieser Abschnitt liefert Informationen zu Eigenschaften, die sich als relevante Prüfparameter für eine Funktion oder mehrere Funktionen der Substanz erwiesen haben, wenn diese als Hilfsstoff (siehe 5.15) verwendet wird. Dieser Abschnitt ist ein nicht verbindlicher Teil der Monographie und diese Eigenschaften müssen nicht notwendigerweise verifiziert werden, um die Übereinstimmung mit den Anforderungen der Monographie zu zeigen. Die Kontrolle dieser Eigenschaften kann jedoch zur Qualität eines Arzneimittels beitragen, indem die Gleichförmigkeit des Herstellungsverfahrens und die Funktionalität des Arzneimittels bei der Anwendung verbessert werden. Wenn die Prüfmethoden angegeben sind, haben sie sich für den jeweiligen Zweck als geeignet erwiesen, jedoch können andere Methoden angewendet werden. Werden für eine bestimmte Eigenschaft Ergebnisse vorgelegt, muss die Prüfmethode angegeben sein.*

*Die folgende Eigenschaft kann für sprühgetrocknetes Arabisches Gummi, das als viskositätserhöhender Hilfsstoff und/oder Suspendiermittel in wässrigen Zubereitungen verwendet wird, relevant sein.*

**Scheinbare Viskosität:** Mit einem Kapillarviskosimeter (2.2.9) oder einem Rotationsviskosimeter (2.2.10) wird die dynamische Viskosität einer Lösung von sprühgetrocknetem Arabischem Gummi (100 g · l$^{-1}$) (getrocknete Zubereitung) bestimmt.

# H

Hartfett .................................. 5495
Hydroxypropylbetadex ................. 5496
Hypromellose ........................... 5498
Hypromellosephthalat .................. 5500

# H

6.3/0462

# Hartfett

# Adeps solidus

## Definition

Gemisch von Mono-, Di- und Triglyceriden, das durch Veresterung von Fettsäuren natürlichen Ursprungs mit Glycerol oder durch Umesterung von Fetten natürlichen Ursprungs erhalten wird

Die verschiedenen Typen von Hartfett unterscheiden sich durch Schmelztemperatur, Hydroxylzahl und Verseifungszahl.

Hartfett enthält keine Zusätze.

## Eigenschaften

*Aussehen:* weiße bis fast weiße, spröde Masse von wachsartiger Konsistenz

*Löslichkeit:* praktisch unlöslich in Wasser, schwer löslich in wasserfreiem Ethanol

Beim Erwärmen auf 50 °C schmilzt die Substanz zu einer farblosen bis schwach gelblichen Flüssigkeit.

## Prüfung auf Identität

Dünnschichtchromatographie (2.2.27)

*Untersuchungslösung:* 1,0 g Substanz wird in Dichlorethan $R$ zu 10 ml gelöst.

*Platte:* DC-Platte mit Kieselgel G $R$

*Fließmittel:* Ether $R$, Dichlorethan $R$ (10:90 $V/V$)

*Auftragen:* 2 µl

*Laufstrecke:* 12 cm

*Trocknen:* an der Luft

*Detektion:* Die Platte wird Iodgas ausgesetzt, bis Flecke erscheinen. Die Auswertung erfolgt im Tageslicht.

*Ergebnis:* Das Chromatogramm zeigt einen Fleck mit einem $R_F$-Wert von etwa 0,6, der den Triglyceriden entspricht ($R_{st}$-Wert 1), und kann Flecke zeigen, die den 1,3-Diglyceriden ($R_{st}$-Wert 0,5) und den 1,2-Diglyceriden ($R_{st}$-Wert 0,3) entsprechen. Ein den 1-Monoglyceriden entsprechender Fleck ($R_{st}$-Wert 0,05) kann ebenfalls sichtbar sein. Falls keine den partiellen Glyceriden entsprechenden Flecke nachweisbar sind, werden zur Bestätigung der Identifizierung zusätzlich die Prüfungen „Schmelztemperatur" und „Hydroxylzahl" (siehe „Prüfung auf Reinheit") durchgeführt.

## Prüfung auf Reinheit

**Alkalisch reagierende Substanzen:** 2,00 g Substanz werden in einer Mischung von 1,5 ml Ethanol 96 % $R$ und 3,0 ml Ether $R$ gelöst. Nach Zusatz von 0,05 ml Bromphenolblau-Lösung $R$ dürfen bis zum Farbumschlag nach Gelb höchstens 0,15 ml Salzsäure (0,01 mol · l$^{-1}$) verbraucht werden.

**Schmelztemperatur** (2.2.15): 30 bis 45 °C, mit einer Abweichung von höchstens 2 °C vom Nominalwert

Die geschmolzene Substanz wird in ein Kapillarröhrchen gegeben und 24 h lang bei höchstens 10 °C stehen gelassen.

**Säurezahl** (2.5.1): höchstens 0,5

5,0 g Substanz werden in 50 ml der vorgeschriebenen Lösungsmittelmischung gelöst.

**Hydroxylzahl** (2.5.3, Methode A): höchstens 50, mit einer Abweichung von höchstens 5 vom Nominalwert

Wenn der angegebene Wert kleiner als 5 ist, darf die Hydroxylzahl höchstens 5 betragen.

**Iodzahl** (2.5.4, Methode A): höchstens 3

**Peroxidzahl** (2.5.5, Methode A): höchstens 3

**Verseifungszahl** (2.5.6): 210 bis 260, mit einer Abweichung von höchstens 5 Prozent vom Nominalwert, mit 2,0 g Substanz bestimmt

**Unverseifbare Anteile** (2.5.7): höchstens 0,6 Prozent, mit 5,0 g Substanz bestimmt

**Schwermetalle** (2.4.8): höchstens 10 ppm

2,0 g Substanz müssen der Grenzprüfung D entsprechen. Zur Herstellung der Referenzlösung werden 2 ml Blei-Lösung (10 ppm Pb) $R$ verwendet.

**Asche** (2.4.16): höchstens 0,05 Prozent, mit 2,00 g Substanz bestimmt

## Lagerung

Vor Licht und Wärme geschützt

## Beschriftung

Die Beschriftung gibt an
- Schmelztemperatur
- Hydroxylzahl
- Verseifungszahl.

## 6.3/1804
# Hydroxypropylbetadex
# Hydroxypropylbetadexum

R = [structure: -CH(CH₃)-CH₂-O-]ₙ H, n = 0, 1, 2 ...

$C_{42}H_{70}O_{35}(C_3H_6O)_x$ mit x = 7 *MS*

## Definition

Hydroxypropylbetadex (2-Hydroxypropylether von β-Cyclodextrin) ist ein mit Poly(hydroxypropyl)ether partiell substituiertes Betadex. Die Anzahl Hydroxypropyl-Gruppen je Anhydroglucose-Einheit, ausgedrückt als Molare Substitution (*MS*), beträgt mindestens 0,40 und höchstens 1,50 und darf höchstens um 10 Prozent von dem in der Beschriftung angegebenen Wert abweichen.

## Eigenschaften

*Aussehen:* weißes bis fast weißes, amorphes oder kristallines Pulver

*Löslichkeit:* leicht löslich in Wasser und Propylenglycol

## Prüfung auf Identität

A. IR-Spektroskopie (2.2.24)

*Vergleich:* Hydroxypropylbetadex CRS

*Ergebnis:* Das Spektrum der Substanz zeigt die gleichen Absorptionsbanden wie das Spektrum von Hydroxypropylbetadex CRS. Die Intensitäten einiger Banden können je nach Substitutionsgrad verschieden sein.

B. Die Substanz entspricht der Prüfung „Aussehen der Lösung" (siehe „Prüfung auf Reinheit").

## Prüfung auf Reinheit

**Prüflösung:** 5,0 g Substanz werden in kohlendioxidfreiem Wasser *R*, das aus destilliertem Wasser *R* hergestellt wurde, zu 50,0 ml gelöst.

**Aussehen der Lösung:** Die Lösung muss klar (2.2.1) und farblos (2.2.2, Methode II) sein, auch nach dem Abkühlen auf Raumtemperatur.

1,0 g Substanz wird in 2,0 ml Wasser *R* unter Erwärmen gelöst.

**Leitfähigkeit** (2.2.38): höchstens 200 $\mu S \cdot cm^{-1}$

Die Leitfähigkeit der Prüflösung wird unter schwachem Rühren mit einem Magnetrührer gemessen.

**Verwandte Substanzen:** Flüssigchromatographie (2.2.29)

*Untersuchungslösung:* 2,50 g Substanz werden unter Erwärmen in Wasser *R* gelöst. Die Lösung wird abgekühlt und mit Wasser *R* zu 25,0 ml verdünnt.

*Referenzlösung a:* 0,15 g Betadex CRS und 0,25 g Propylenglycol *R* werden in Wasser *R* zu 10,0 ml gelöst.

*Referenzlösung b:* 5,0 ml Referenzlösung a werden mit Wasser *R* zu 50,0 ml verdünnt.

*Vorsäule*
– Stationäre Phase: phenylsilyliertes Kieselgel zur Chromatographie *R*

*Säule*
– Größe: *l* = 0,30 m, ⌀ = 3,9 mm
– Stationäre Phase: phenylsilyliertes Kieselgel zur Chromatographie *R*
– Temperatur: 40 °C

*Mobile Phase:* Wasser zur Chromatographie *R*

*Durchflussrate:* 1,5 ml · min⁻¹

*Detektion:* Differenzial-Refraktometer, bei 40 °C

*Einspritzen:* 20 μl

*Chromatographiedauer:* 6fache Retentionszeit der Verunreinigung A

*Relative Retention* (bezogen auf die Verunreinigung B, $t_R$ etwa 2,5 min)
– Verunreinigung A: etwa 4,2
– Hydroxypropylbetadex: etwa 6 bei Beginn der Elution

Hydroxypropylbetadex wird als sehr breiter Peak oder in Form von mehreren Peaks eluiert

*Eignungsprüfung:* Referenzlösung a
– Auflösung: mindestens 4 zwischen den Peaks der Verunreinigungen B und A

*Grenzwerte*
– Verunreinigung A: nicht größer als die Fläche des entsprechenden Peaks im Chromatogramm der Referenzlösung b (1,5 Prozent)
– Verunreinigung B: nicht größer als die Fläche des entsprechenden Peaks im Chromatogramm der Referenzlösung b (2,5 Prozent)

- Jede weitere Verunreinigung: jeweils nicht größer als das 0,04fache der Fläche des Peaks der Verunreinigung B im Chromatogramm der Referenzlösung b (0,1 Prozent)
- Summe aller Verunreinigungen ohne Verunreinigungen A und B: nicht größer als das 0,4fache der Fläche des Peaks der Verunreinigung B im Chromatogramm der Referenzlösung b (1,0 Prozent)
- Ohne Berücksichtigung bleiben: Peaks, deren Fläche kleiner ist als das 0,02fache der Fläche des Peaks der Verunreinigung B im Chromatogramm der Referenzlösung b (0,05 Prozent); Peaks, die vor der Verunreinigung B oder nach der Verunreinigung A auftreten

**Schwermetalle** (2.4.8): höchstens 20 ppm

12 ml Prüflösung müssen der Grenzprüfung A entsprechen. Zur Herstellung der Referenzlösung wird die Blei-Lösung (2 ppm Pb) *R* verwendet.

**Trocknungsverlust** (2.2.32): höchstens 10,0 Prozent, mit 1,000 g Substanz durch 2 h langes Trocknen im Trockenschrank bei 120 °C bestimmt

**Molare Substitution:** Kernresonanzspektroskopie (2.2.33)

Die Molare Substitution (*MS*) wird berechnet aus dem Verhältnis zwischen dem Signal der 3 Protonen der Methyl-Gruppen, die Teil der Hydroxypropyl-Gruppen sind, und dem Signal der Protonen (Glykosid-Protonen), die an den C1-Kohlenstoff der Anhydroglucose-Einheiten gebunden sind.

Ein Fourier-Transform-Kernresonanzspektrometer (FT-NMR-Spektrometer) mit einer Messfrequenz von mindestens 250 MHz wird verwendet, das geeignet ist, bei einer Temperatur von mindestens 25 °C ein Protonen-Kernresonanzspektrum für eine quantitative Bestimmung aufzunehmen.

Eine mindestens 10,0 mg getrocknetem Hydroxypropylbetadex entsprechende Menge Substanz wird in ein 5-mm-NMR-Röhrchen gebracht. Nach Zusatz von etwa 0,75 ml (D$_2$)Wasser *R* 1 wird das Röhrchen verschlossen und der Inhalt gründlich gemischt. Das Röhrchen wird in eine Turbine eingesetzt und angepasst, um das Spektrum in Rotation aufzunehmen.

Das Gerät wird so eingestellt (Frequenz, Verstärkung, digitale Auflösung, Probenrotation, Feldstärkegradient, Ausrichtung der Probe, Auflösung/Anzahl Datenpunkte, Signalverstärkung und so weiter), dass ein geeignetes Spektrum für die quantitative Bestimmung erhalten wird (zufriedenstellender FID (Free Induction Decay, freier Induktionsabfall), keine Verzerrung des Spektrums nach Fourier-Transformation und Phasenkorrektur). Die Relaxationszeit muss an den Pulswinkel angepasst werden, damit die Relaxationsdauer der betroffenen Protonen zwischen 2 Impulsen ausreicht (zum Beispiel: 10 s für einen Impuls von 90°).

Der FID wird mindestens 8-mal aufgenommen, so dass ein Spektralfenster mit einer Weite von mindestens 0 bis 6,2 ppm, bezogen auf das Signal der austauschbaren Protonen des Lösungsmittels bei 4,8 ppm (25 °C), erhalten wird.

Nach einer Nulleraddition, die mindestens dem 3fachen der akkumulierten Datenmenge im Datenspeicher entspricht, werden die FIDs ohne Einbezug des Gauß'schen Korrekturfaktors (GB = 0), jedoch unter Anwendung einer Exponentialfunktion, mit einem Faktor für die Linienbreite von höchstens 0,2 (LB ≤ 0,2) in ein Spektrum transformiert.

Nach Phasenkorrektur und Korrektur der Basislinie wird das Integrationsprogramm für den Bereich zwischen 0,5 und 6,2 ppm gestartet.

Die Peakflächen der Dubletts der Methyl-Gruppen werden bei 1,2 ppm ($A_1$) und diejenigen der Signale der Glykosid-Protonen zwischen 5 und 5,4 ppm ($A_2$) gemessen.

Die Molare Substitution wird nach folgender Gleichung berechnet:

$$MS = \frac{A_1}{(3 \cdot A_2)}$$

$A_1$ = Fläche des Signals der 3 Protonen der Methyl-Gruppen, die Bestandteil der Hydroxypropyl-Gruppen sind

$A_2$ = Fläche der Signale der Glykosid-Protonen

Der Substitutionsgrad entspricht der Anzahl Hydroxypropyl-Gruppen je Molekül β-Cyclodextrin und wird durch Multiplizieren der *MS* mit Faktor 7 berechnet.

**Mikrobielle Verunreinigung**

Falls die Substanz nicht zur Herstellung von Parenteralia bestimmt ist:
TAMC: Akzeptanzkriterium 10$^3$ KBE je Gramm (2.6.12)

TYMC: Akzeptanzkriterium 10$^2$ KBE je Gramm (2.6.12)

Abwesenheit von *Escherichia coli* (2.6.13)

Abwesenheit von Salmonellen (2.6.13)

Falls die Substanz zur Herstellung von Parenteralia bestimmt ist, gilt für TAMC:
Akzeptanzkriterium 10$^2$ KBE je Gramm (2.6.12)

**Bakterien-Endotoxine** (2.6.14): weniger als 10 I.E. Bakterien-Endotoxine je Gramm Hydroxypropylbetadex zur Herstellung von Parenteralia, das dabei keinem weiteren geeigneten Verfahren zur Beseitigung von Bakterien-Endotoxinen unterworfen wird

## Beschriftung

Die Beschriftung gibt an,
- Molare Substitution (*MS*)
- falls zutreffend, dass die Substanz zur Herstellung von Parenteralia geeignet ist.

## Verunreinigungen

A. Betadex

B. Propylenglycol

## 6.3/0348
# Hypromellose
# Hypromellosum

CAS Nr. 9004-65-3

## Definition

Hydroxypropylmethylcellulose

Partiell *O*-methylierte und *O*-(2-hydroxypropylierte) Cellulose

## Eigenschaften

*Aussehen:* Pulver oder Körner, weiß bis gelblich weiß oder grauweiß, in getrocknetem Zustand hygroskopisch

*Löslichkeit:* praktisch unlöslich in heißem Wasser, in Aceton, wasserfreiem Ethanol und in Toluol

Die Substanz löst sich in kaltem Wasser unter Bildung einer kolloidalen Lösung.

## Prüfung auf Identität

A. 1,0 g Substanz wird gleichmäßig auf der Oberfläche von 100 ml Wasser *R* in einem Becherglas verteilt. Falls erforderlich wird leicht an den oberen Rand des Becherglases geklopft, bis sich eine einheitliche Schicht auf der Wasseroberfläche gebildet hat. Nach 1 bis 2 min langem Stehenlassen aggregiert das Pulver auf der Oberfläche.

B. 1,0 g Substanz wird gleichmäßig in 100 ml siedendem Wasser *R* verteilt. Die Mischung wird mit einem Magnetrührstab von 25 mm Länge gerührt, wobei sich eine Aufschlämmung bildet. Die Partikeln lösen sich nicht. Die Aufschlämmung wird auf 10 °C abgekühlt und mit einem Magnetrührer gerührt, wobei sich eine klare oder leicht trübe Lösung bildet, deren Konsistenz vom Grad der Viskosität abhängt.

C. 0,1 ml der unter „Prüfung auf Identität, B" erhaltenen Lösung werden mit 9 ml einer 90-prozentigen Lösung (V/V) von Schwefelsäure *R* versetzt. Die Mischung wird geschüttelt, genau 3 min lang im Wasserbad erhitzt und anschließend sofort in einer Eis-Wasser-Mischung abgekühlt. Die Mischung wird vorsichtig mit 0,6 ml einer Lösung von Ninhydrin *R* (20 g · l$^{-1}$) versetzt und geschüttelt. Beim Stehenlassen bei 25 °C entsteht zunächst eine Rotfärbung, die innerhalb von 100 min in Violett übergeht.

D. Werden 2 bis 3 ml der unter „Prüfung auf Identität, B" erhaltenen Lösung in dünner Schicht auf eine Glasplatte aufgetragen, bildet sich nach dem Verdunsten des Wassers ein zusammenhängender, durchsichtiger Film auf der Glasplatte.

E. Genau 50 ml Wasser *R* werden in einem Becherglas mit genau 50 ml der unter „Prüfung auf Identität, B" erhaltenen Lösung versetzt. Diese Lösung, in die ein Thermometer eingetaucht wird, wird mit einem Magnetrührer auf einer Heizplatte gerührt und die Temperatur um 2 bis 5 °C je Minute erhöht. Die Temperatur, bei der die Trübung zuzunehmen beginnt, wird als Flockungstemperatur bestimmt. Sie muss oberhalb von 50 °C liegen.

## Prüfung auf Reinheit

**Prüflösung:** Eine 1,0 g getrockneter Substanz entsprechende Menge Substanz wird unter Rühren in 50 g auf 90 °C erhitztes kohlendioxidfreies Wasser *R* eingebracht. Nach dem Erkalten wird die Mischung mit kohlendioxidfreiem Wasser *R* zu 100 g verdünnt und gerührt, bis sich die Substanz vollständig gelöst hat.

**Aussehen der Lösung:** Die Prüflösung darf nicht stärker opaleszieren als die Referenzsuspension III (2.2.1) und nicht stärker gefärbt sein als die Farbvergleichslösung $G_6$ (2.2.2, Methode II).

**pH-Wert** (2.2.3): 5,0 bis 8,0, an der unter „Viskosität" (siehe „Funktionalitätsbezogene Eigenschaften") hergestellten Lösung bestimmt

Die Prüfung wird bei 20 ± 2 °C durchgeführt. Der pH-Wert wird abgelesen, nachdem die Elektrode 5 ± 0,5 min lang in die Prüflösung eingetaucht wurde.

**Schwermetalle** (2.4.8): höchstens 20 ppm

1,0 g Substanz muss der Grenzprüfung F entsprechen. Zur Herstellung der Referenzlösung werden 2 ml Blei-Lösung (10 ppm Pb) *R* verwendet.

**Trocknungsverlust** (2.2.32): höchstens 5,0 Prozent, mit 1,000 g Substanz durch 1 h langes Trocknen im Trockenschrank bei 105 °C bestimmt

**Sulfatasche** (2.4.14): höchstens 1,5 Prozent, mit 1,0 g Substanz bestimmt

## Funktionalitätsbezogene Eigenschaften

*Dieser Abschnitt liefert Informationen zu Eigenschaften, die sich als relevante Prüfparameter für eine Funktion oder mehrere Funktionen der Substanz erwiesen haben, wenn diese als Hilfsstoff (siehe 5.15) verwendet wird. Dieser Abschnitt ist ein nicht verbindlicher Teil der Monographie und diese Eigenschaften müssen nicht notwendigerweise verifiziert werden, um die Übereinstimmung mit den Anforderungen der Monographie zu zeigen. Die Kontrolle dieser Eigenschaften kann jedoch zur Qualität eines Arzneimittels beitragen, indem die Gleichförmigkeit des Herstellungsverfahrens und die Funktionalität des Arzneimittels bei der Anwendung verbessert werden.*

*Wenn Prüfmethoden angegeben sind, haben sie sich für den jeweiligen Zweck als geeignet erwiesen, jedoch können andere Methoden ebenfalls angewendet werden. Werden für eine bestimmte Eigenschaft Ergebnisse vorgelegt, muss die Prüfmethode angegeben sein.*

*Die folgenden Eigenschaften können für Hypromellose, die als Bindemittel, viskositätserhöhender Hilfsstoff oder Filmbildner verwendet wird, relevant sein.*

**Viskosität:** mindestens 80 und höchstens 120 Prozent des Nominalwerts für Proben mit einer Viskosität kleiner als 600 mPa · s (Methode 1); mindestens 75 und höchstens 140 Prozent des Nominalwerts für Proben mit einer Viskosität von mindestens 600 mPa · s (Methode 2)

*Methode 1 für Proben mit einer Viskosität kleiner als 600 mPa · s:* Eine genau gewogene, 4,000 g getrockneter Substanz entsprechende Menge Substanz wird in einen Weithals-Erlenmeyerkolben gebracht und mit heißem Wasser R zu 200,0 g ergänzt. Das Gefäß wird verschlossen und der Inhalt 10 bis 20 min lang mechanisch bei 400 ± 50 Umdrehungen je Minute gerührt, bis die Partikeln vollständig dispergiert und befeuchtet sind. Falls ungelöstes Material an der Innenseite der Gefäßwand haftet, wird es mit einem Spatel wieder in die Flüssigkeit eingebracht. Die Mischung wird 20 bis 40 min lang in einem Wasserbad gerührt, dessen Temperatur bei weniger als 10 °C gehalten wird. Falls erforderlich wird die Masse der Lösung mit kaltem Wasser R zu 200,0 g ergänzt. Die Lösung wird, falls erforderlich, zur Entfernung von Luftblasen zentrifugiert. Mit einem Spatel wird vorhandener Schaum entfernt. Die kinematische Viskosität $v$ der Lösung wird mit Hilfe eines Kapillarviskosimeters (2.2.9) bestimmt. Die Dichte $\rho$ (2.2.5) der Lösung wird getrennt bestimmt und die dynamische Viskosität $\eta$ nach folgender Gleichung berechnet:

$$\eta = \rho\, v$$

*Methode 2 für Proben mit einer Viskosität von mindestens 600 mPa · s:* Eine genau gewogene, 10,00 g getrockneter Substanz entsprechende Menge Substanz wird in einen Weithals-Erlenmeyerkolben gebracht und mit heißem Wasser R zu 500,0 g ergänzt. Das Gefäß wird verschlossen und der Inhalt 10 bis 20 min lang mechanisch bei 400 ± 50 Umdrehungen je Minute gerührt, bis die Partikeln vollständig dispergiert und befeuchtet sind. Falls ungelöstes Material an der Innenseite der Gefäßwand haftet, wird es mit einem Spatel wieder in die Flüssigkeit eingebracht. Die Mischung wird 20 bis 40 min lang in einem Wasserbad gerührt, dessen Temperatur bei weniger als 10 °C gehalten wird. Falls erforderlich wird die Masse der Lösung mit kaltem Wasser R zu 500,0 g ergänzt. Die Lösung wird, falls erforderlich, zur Entfernung von Luftblasen zentrifugiert. Mit einem Spatel wird vorhandener Schaum entfernt. Die Viskosität (2.2.10) der Lösung wird mit Hilfe eines Rotationsviskosimeters bei 20 ± 0,1 °C bestimmt.

*Gerät:* Spindelviskosimeter mit einem Zylinder

*Rotornummer, Umdrehungen je Minute und Umrechnungsfaktor:* Die in Tab. 0348-1 angegebenen Bedingungen werden angewendet.

**Tabelle 0348-1**

| nominale Viskosität (mPa · s)* | Rotornummer | Umdrehungen je Minute | Umrechnungsfaktor |
|---|---|---|---|
| von 600 bis weniger als 1400 | 3 | 60 | 20 |
| von 1400 bis weniger als 3500 | 3 | 12 | 100 |
| von 3500 bis weniger als 9500 | 4 | 60 | 100 |
| von 9500 bis weniger als 99 500 | 4 | 6 | 1000 |
| 99 500 oder mehr | 4 | 3 | 2000 |

* nach den Angaben des Herstellers

Das Ergebnis der Messung wird nach 2 min langer Rotation der Spindel abgelesen. Zwischen aufeinanderfolgenden Messungen erfolgt eine Pause von 2 min. Die Messung wird 2-mal wiederholt und der Durchschnittswert aus den 3 Messwerten bestimmt.

**Substitutionsgrad:** Gaschromatographie (2.2.28)

*Apparatur*
– Reaktionsgefäß: eine druckbeständige 5-ml-Probeflasche von 50 mm Höhe mit einem äußeren Durchmesser von 20 mm und einem inneren Durchmesser am Flaschenhals von 13 mm mit einem druckbeständigen Membranstopfen aus Butylkautschuk, der mit Polytetrafluorethylen beschichtet und mit einer Aluminiumkappe oder einem anderen Verschlusssystem versehen ist, um eine ausreichende Dichtheit zu gewährleisten
– Heizvorrichtung: ein Heizmodul mit einem quadratischen Aluminiumblock, der Löcher von 32 mm Tiefe und einem Durchmesser von 20 mm für die Reaktionsgefäße aufweist

Der Inhalt der Reaktionsgefäße wird mit Hilfe eines im Heizmodul integrierten Magnetrührers oder einer Schüttelvorrichtung, die etwa 100 Zyklen je Minute erzeugt, gemischt.

*Interner-Standard-Lösung:* Lösung von Octan R (30 g · l$^{-1}$) in Xylol R

*Untersuchungslösung:* 65,0 mg Substanz werden in das Reaktionsgefäß gegeben und mit 0,06 bis 0,10 g Adipinsäure R, 2,0 ml Interner-Standard-Lösung und 2,0 ml einer Lösung von Iodwasserstoffsäure R versetzt. Das Gefäß wird sofort verschlossen, versiegelt und genau gewogen. Der Inhalt des Reaktionsgefäßes wird 60 min lang kontinuierlich mit einem Magnetrührer gemischt, wobei der Aluminiumblock so beheizt wird, dass der Inhalt bei 130 ± 2 °C gehalten wird. Wenn kein Magnetrührer oder Schüttler zur Verfügung steht, wird das Reaktionsgefäß während der ersten 30 min der Heizphase in 5-Minuten-Intervallen von Hand gründlich geschüttelt. Das Reaktionsgefäß wird erkalten gelassen und erneut genau gewogen. Wenn der Massverlust des Inhalts weniger als 0,50 Prozent beträgt und es keinen Hinweis auf eine undichte Stelle gibt, wird die obere Phase der Mischung als Untersuchungslösung verwendet.

*Referenzlösung:* In ein weiteres Reaktionsgefäß werden 0,06 bis 0,10 g Adipinsäure R, 2,0 ml Interner-Standard-Lösung und 2,0 ml Iodwasserstoffsäure R gegeben. Das Gefäß wird verschlossen, versiegelt und genau gewogen.

Mit einer Spritze werden 15 bis 22 µl Isopropyliodid *R* durch die Membran eingebracht. Nach genauer Wägung werden 45 µl Methyliodid *R* auf die gleiche Weise zugesetzt. Das Reaktionsgefäß wird erneut genau gewogen und gründlich geschüttelt. Die obere Phase wird als Referenzlösung verwendet.

*Säule*
- Größe: $l = 1{,}8$ bis 3 m, $\varnothing = 3$ bis 4 mm
- Stationäre Phase: Kieselgur zur Gaschromatographie *R*, imprägniert mit 10 bis 20 Prozent Poly[dimethyl(75)diphenyl(25)]siloxan *R* (Filmdicke 125 bis 150 µm)
- Temperatur: 100 °C

*Trägergas:* Helium zur Chromatographie *R* (Wärmeleitfähigkeit); Helium zur Chromatographie *R* oder Stickstoff zur Chromatographie *R* (Flammenionisation)

*Durchflussrate:* so eingestellt, dass die Retentionszeit des Internen Standards etwa 10 min beträgt

*Detektion:* Flammenionisation oder Wärmeleitfähigkeit

*Einspritzen:* 1 bis 2 µl

*Eignungsprüfung:* Referenzlösung
- Auflösung: Die Peaks von Methyliodid (1. Peak), Isopropyliodid (2. Peak) und des Internen Standards (3. Peak) müssen deutlich voneinander getrennt sein.

*Berechnung*
- Methoxy- und Hydroxypropoxy-Gruppen: Die Verhältnisse ($Q_1$ und $Q_2$) der Flächen der Peaks von Methyliodid und Isopropyliodid zur Fläche des Peaks des Internen Standards im Chromatogramm der Untersuchungslösung und die Verhältnisse ($Q_3$ und $Q_4$) der Flächen der Peaks von Methyliodid und Isopropyliodid zur Fläche des Peaks des Internen Standards im Chromatogramm der Referenzlösung werden berechnet.

Der Prozentgehalt an Methoxy-Gruppen wird nach folgender Formel berechnet:

$$\frac{Q_1}{Q_3} \cdot \frac{m_1}{m} \cdot 21{,}864$$

Der Prozentgehalt der Hydroxypropoxy-Gruppen wird nach folgender Formel berechnet:

$$\frac{Q_2}{Q_4} \cdot \frac{m_2}{m} \cdot 44{,}17$$

$m_1$ = Masse an Methyliodid in der Referenzlösung in Milligramm
$m_2$ = Masse an Isopropyliodid in der Referenzlösung in Milligramm
$m$ = Einwaage der Probe (getrocknete Substanz) in Milligramm

| Substitutionstyp | Methoxy-Gruppen (Prozent) | Hydroxypropoxy-Gruppen (Prozent) |
|---|---|---|
| 1828 | 16,5 bis 20,0 | 23,0 bis 32,0 |
| 2208 | 19,0 bis 24,0 | 4,0 bis 12,0 |
| 2906 | 27,0 bis 30,0 | 4,0 bis 7,5 |
| 2910 | 28,0 bis 30,0 | 7,0 bis 12,0 |

*Die folgenden Eigenschaften können für Hypromellose, die als Matrixbildner in Tabletten mit verlängerter Wirkstofffreisetzung verwendet wird, relevant sein.*

**Viskosität:** siehe vorstehend

**Substitutionsgrad:** siehe vorstehend

**Molekülmassenverteilung** (2.2.30)

**Partikelgrößenverteilung** (2.9.31 oder 2.9.38)

**Fließverhalten von Pulvern** (2.9.36)

---

6.3/0347

# Hypromellosephthalat
# Hypromellosi phthalas

## Definition

Hydroxypropylmethylcellulosephthalat

Monoester der Phthalsäure mit Hypromellose, der Methoxy-Gruppen ($-OCH_3$), 2-Hydroxypropoxy-Gruppen ($-OCH_2CHOHCH_3$) und Phthaloyl-Gruppen (*o*-Carboxybenzoyl, $-C_8H_5O_3$) enthält

## Eigenschaften

*Aussehen:* weißes bis fast weißes, körniges Pulver oder weiße bis fast weiße, leicht fließende Schuppen

*Löslichkeit:* praktisch unlöslich in Wasser, löslich in einer Mischung gleicher Volumteile Aceton und Methanol sowie in einer Mischung gleicher Volumteile Dichlormethan und Methanol, sehr schwer löslich in Aceton und Toluol, praktisch unlöslich in wasserfreiem Ethanol

## Prüfung auf Identität

IR-Spektroskopie (2.2.24)

*Probenvorbereitung:* 40 mg Substanz werden in einer Mischung gleicher Volumteile Dichlormethan *R* und Methanol *R* gelöst. Zwei Tropfen der Lösung werden zwischen 2 Platten aus Natriumchlorid verteilt. Anschließend wird eine der Platten entfernt, um das Lösungsmittel verdunsten zu lassen.

*Vergleich:* Hypromellosephthalat *CRS*

## Prüfung auf Reinheit

**Freie Phthalsäure:** Flüssigchromatographie (2.2.29)

*Untersuchungslösung:* 0,20 g Substanz werden im Ultraschallbad in etwa 50 ml Acetonitril *R* gelöst. Die Lösung wird mit 10 ml Wasser *R* versetzt, auf Raumtemperatur abgekühlt und mit Acetonitril *R* zu 100,0 ml verdünnt und gemischt.

*Referenzlösung:* 12,5 mg Phthalsäure *R* werden in 125 ml Acetonitril *R* gelöst. Die Lösung wird mit 25 ml Wasser *R* versetzt, mit Acetonitril *R* zu 250,0 ml verdünnt und gemischt.

*Säule*
- Größe: $l = 0,25$ m, $\varnothing = 4,6$ mm
- Stationäre Phase: octadecylsilyliertes Kieselgel zur Chromatographie *R* (5 bis 10 µm)

*Mobile Phase:* Acetonitril *R*, Lösung von Trifluoressigsäure *R* (1 g · l$^{-1}$) (1:9 *V/V*)

*Durchflussrate:* 2,0 ml · min$^{-1}$

*Detektion:* Spektrometer bei 235 nm

*Einspritzen:* 10 µl

*Eignungsprüfung:* Referenzlösung
- Wiederholpräzision: höchstens 1,0 Prozent relative Standardabweichung nach 2 Einspritzungen

*Grenzwert*
- Phthalsäure: nicht größer als das 0,4fache der Fläche des entsprechenden Peaks im Chromatogramm der Referenzlösung (1,0 Prozent)

**Chlorid:** höchstens 0,07 Prozent

1,0 g Substanz wird in 40 ml Natriumhydroxid-Lösung (0,2 mol · l$^{-1}$) gelöst. Die Lösung wird mit 0,05 ml Phenolphthalein-Lösung *R* und tropfenweise unter Schütteln mit verdünnter Salpetersäure *R* bis zum Verschwinden der roten Färbung versetzt. Unter Schütteln wird die Lösung mit weiteren 20 ml verdünnter Salpetersäure *R* versetzt. Die Mischung wird unter Rühren im Wasserbad erhitzt, bis der gelatinöse Niederschlag körnig geworden ist, und nach dem Abkühlen zentrifugiert. Die flüssige Phase wird abgetrennt und der Rückstand 3-mal mit je 20 ml Wasser *R* gewaschen. Die Waschflüssigkeiten werden jeweils durch Zentrifugieren abgetrennt. Die mit den Waschflüssigkeiten vereinigte flüssige Phase wird mit Wasser *R* zu 200 ml verdünnt, gemischt und filtriert. 50 ml dieser Lösung werden mit 1 ml Silbernitrat-Lösung (0,1 mol · l$^{-1}$) versetzt. Die Lösung darf nicht stärker opaleszieren als eine Referenzlösung, die wie folgt hergestellt wird: 0,5 ml Salzsäure (0,01 mol · l$^{-1}$) werden mit 10 ml Natriumhydroxid-Lösung (0,2 mol · l$^{-1}$) gemischt, mit 7 ml verdünnter Salpetersäure *R* und 1 ml Silbernitrat-Lösung (0,1 mol · l$^{-1}$) versetzt und mit Wasser *R* zu 50 ml verdünnt.

**Schwermetalle** (2.4.8): höchstens 10 ppm

2,0 g Substanz müssen der Grenzprüfung C entsprechen. Zur Herstellung der Referenzlösung werden 2 ml Blei-Lösung (10 ppm Pb) *R* verwendet.

**Wasser** (2.5.12): höchstens 5,0 Prozent, mit 0,500 g Substanz bestimmt

**Sulfatasche** (2.4.14): höchstens 0,2 Prozent, mit 1,0 g Substanz bestimmt

## Lagerung

Dicht verschlossen

## Funktionalitätsbezogene Eigenschaften

*Dieser Abschnitt liefert Informationen zu Eigenschaften, die sich als relevante Prüfparameter für eine Funktion oder mehrere Funktionen der Substanz erwiesen haben, wenn diese als Hilfsstoff (siehe 5.15) verwendet wird. Dieser Abschnitt ist ein nicht verbindlicher Teil der Monographie und diese Eigenschaften müssen nicht notwendigerweise verifiziert werden, um die Übereinstimmung mit den Anforderungen der Monographie zu zeigen. Die Kontrolle dieser Eigenschaften kann jedoch zur Qualität eines Arzneimittels beitragen, indem die Gleichförmigkeit des Herstellungsverfahrens und die Funktionalität des Arzneimittels bei der Anwendung verbessert werden. Wenn Prüfmethoden angegeben sind, haben sie sich für den jeweiligen Zweck als geeignet erwiesen, jedoch können andere Methoden ebenfalls angewendet werden. Werden für eine bestimmte Eigenschaft Ergebnisse vorgelegt, muss die Prüfmethode angegeben sein.*

*Die folgenden Eigenschaften können für Hypromellosephthalat, das als magensaftresistentes Überzugsmittel verwendet wird, relevant sein.*

**Viskosität** (2.2.29): 80 bis 120 Prozent des Nominalwerts

10 g Substanz, die zuvor 1 h lang bei 105 °C getrocknet wurden, werden in 90 g einer Mischung gleicher Masse Dichlormethan *R* und Methanol *R* unter Mischen und Schütteln gelöst.

**Löslichkeit:** 0,2 g Substanz lösen sich nicht in Salzsäure (0,1 mol · l$^{-1}$), aber schnell und vollständig unter Rühren in 100 ml Phosphat-Pufferlösung pH 6,8 *R*.

**Phthaloyl-Gruppen:** normalerweise 21,0 bis 35,0 Prozent (wasserfreie Substanz)

1,000 g Substanz, in 50 ml einer Mischung von 1 Volumteil Wasser *R*, 2 Volumteilen Aceton *R* und 2 Volumteilen Ethanol 96 % *R* gelöst, wird nach Zusatz von 0,1 ml Phenolphthalein-Lösung *R* mit Natriumhydroxid-Lösung (0,1 mol · l$^{-1}$) bis zur schwachen Rosafärbung titriert. Eine Blindtitration wird durchgeführt.

Der Prozentgehalt an Phthaloyl-Gruppen wird nach folgender Formel berechnet:

$$\frac{149\,n}{(100-a)\,m} - 1{,}795\,S$$

$a$ = Prozentgehalt an Wasser
$m$ = Masse der Substanz in Gramm
$n$ = Volumen an verbrauchter Natriumhydroxid-Lösung (0,1 mol · l$^{-1}$) in Millilitern
$S$ = Prozentgehalt an freier Phthalsäure (siehe „Prüfung auf Reinheit")

# I

Immunglobulin vom Menschen zur intravenösen Anwendung .............. 5505

Konzentrierte Interferon-beta-1a-Lösung ..... 5507

## 6.3/0918
# Immunglobulin vom Menschen zur intravenösen Anwendung

## Immunoglobulinum humanum normale ad usum intravenosum

## Definition

Immunglobulin vom Menschen zur intravenösen Anwendung ist eine flüssige oder gefriergetrocknete Zubereitung von Immunglobulinen, die vorwiegend Immunglobulin G (IgG) enthält. Andere Proteine können vorhanden sein. Die Zubereitung enthält die IgG-Antikörper von gesunden Spendern. Diese Monographie gilt nicht für Zubereitungen, die bestimmungsgemäß so hergestellt wurden, dass sie Fragmente oder chemisch modifiziertes IgG enthalten.

Immunglobulin vom Menschen zur intravenösen Anwendung wird aus Plasma gewonnen, das den Anforderungen der Monographie **Plasma vom Menschen (Humanplasma) zur Fraktionierung (Plasma humanum ad separationem)** entspricht. Antibiotika dürfen dem verwendeten Plasma nicht zugesetzt worden sein.

## Herstellung

Das Herstellungsverfahren umfasst einen Schritt oder mehrere Schritte, für den oder die nachgewiesen wurde, dass sie bekannte Infektionserreger entfernen oder inaktivieren. Wenn während der Herstellung Substanzen zur Virusinaktivierung verwendet werden, ist nachzuweisen, dass keine in der fertigen Zubereitung enthaltenen Rückstände unerwünschte Wirkungen bei Patienten hervorrufen, die mit dem Immunglobulin vom Menschen zur intravenösen Anwendung behandelt werden.

Für die Zubereitung muss durch geeignete Prüfungen an Tieren und nach Auswertung der klinischen Studien nachgewiesen sein, dass sie bei intravenöser Anwendung keine unerwünschten Wirkungen hervorruft.

Die Herstellung von Immunglobulin vom Menschen zur intravenösen Anwendung erfolgt aus dem gepoolten Material von mindestens 1000 Spendern durch ein Verfahren, von dem bekannt ist, dass es zu einer Zubereitung führt, die
– keine Infektionen überträgt
– bei einer Immunglobulinkonzentration von 50 g · l$^{-1}$ Antikörper enthält, bei denen für mindestens 2 (einen viralen und einen bakteriellen) ein Internationaler Standard oder eine Standardzubereitung verfügbar ist. Die Konzentration dieser Antikörper in der Zubereitung beträgt mindestens das 3fache derjenigen im gepoolten Ausgangsmaterial.
– eine definierte Verteilung von Immunglobulin-G-Subtypen aufweist
– der Prüfung „Fc-Funktion von Immunglobulin" (2.7.9) entspricht.

Immunglobulin vom Menschen zur intravenösen Anwendung wird als stabilisierte Lösung oder als gefriergetrocknete Zubereitung hergestellt. Ein Stabilisator kann zugesetzt werden. In beiden Fällen wird die Zubereitung durch ein Bakterien zurückhaltendes Filter filtriert. Die Zubereitung kann anschließend gefriergetrocknet werden und die Behältnisse werden unter Vakuum oder Inertgas verschlossen. Weder bei der Fraktionierung noch im Stadium der fertigen Lösung als Bulk darf ein Konservierungsmittel zugesetzt werden.

Die Stabilität der Zubereitung wird durch geeignete Untersuchungen in der Entwicklungsphase überprüft.

## Eigenschaften

Die flüssige Zubereitung ist klar bis schwach opaleszierend und farblos bis blassgelb. Die gefriergetrocknete Zubereitung ist ein hygroskopisches, weißes bis schwach gelbes Pulver oder eine feste, leicht brüchige Masse.

*Die gefriergetrocknete Zubereitung wird unmittelbar vor der „Prüfung auf Identität" und der „Prüfung auf Reinheit" (mit Ausnahme der Prüfungen „Löslichkeit" und „Wasser") wie in der Beschriftung angegeben rekonstituiert.*

## Prüfung auf Identität

Die Zubereitung wird mit Hilfe einer geeigneten Immunelektrophorese-Methode geprüft. Unter Verwendung von Antiserum gegen Normalserum vom Menschen wird Normalserum vom Menschen mit der Zubereitung verglichen. Bei der Prüfung werden beide auf einen Proteingehalt von 10 g · l$^{-1}$ verdünnt. Der Hauptbestandteil der Zubereitung entspricht dem IgG-Anteil des Normalserums vom Menschen. Die Zubereitung kann geringe Mengen anderer Plasmaproteine enthalten. Falls Albumin vom Menschen als Stabilisator zugesetzt wurde, kann es als wesentlicher Bestandteil erscheinen.

## Prüfung auf Reinheit

**Löslichkeit:** Der gefriergetrockneten Zubereitung wird das in der Beschriftung angegebene Volumen des Lösungsmittels zugesetzt. Die Zubereitung muss sich innerhalb von 30 min bei 20 bis 25 °C vollständig lösen.

**pH-Wert** (2.2.3): 4,0 bis 7,4

Die Zubereitung wird mit einer Lösung von Natriumchlorid $R$ (9 g · l$^{-1}$) auf eine Proteinkonzentration von 10 g · l$^{-1}$ verdünnt.

**Osmolalität** (2.2.35): mindestens 240 mosmol · kg$^{-1}$

**Gesamtprotein:** Die Zubereitung muss mindestens 30 g · l$^{-1}$ Protein enthalten. Der ermittelte Proteingehalt muss mindestens 90 und darf höchstens 110 Prozent des in der Beschriftung angegebenen Gehalts betragen. Die Zubereitung wird mit einer Lösung von Natriumchlorid $R$ (9 g · l$^{-1}$) verdünnt, so dass die Lösung etwa 15 mg Protein in 2 ml enthält. In einem Zentrifugenglas mit rundem Boden werden 2,0 ml dieser Lösung mit 2 ml einer Lösung von Natriummolybdat $R$ (75 g · l$^{-1}$) sowie 2 ml einer Mischung von 1 Volumteil nitratfreier Schwefelsäure $R$ und 30 Volumteilen Wasser $R$ versetzt. Nach Umschütteln und 5 min langem Zentrifugieren wird der Überstand dekantiert. Das Zentrifugenglas wird umgedreht auf Filterpapier abtropfen gelassen. Im Rückstand wird der Stickstoff mit Hilfe der Kjeldahl-Bestimmung (2.5.9) ermittelt und der Proteingehalt durch Multiplikation des Ergebnisses mit 6,25 berechnet.

**Proteinzusammensetzung:** Zonenelektrophorese (2.2.31)

Geeignete Celluloseacetat- oder Agarosegelstreifen werden als Trägermaterial und Barbital-Pufferlösung pH 8,6 $R$ 1 als Elektrolytlösung verwendet.

Wenn Celluloseacetat als Trägermaterial verwendet wird, kann die nachfolgend beschriebene Methode verwendet werden. Bei der Verwendung von Agarosegelen werden, weil diese normalerweise Teil eines automatisierten Systems sind, stattdessen die Angaben des Herstellers befolgt.

*Untersuchungslösung:* Die Zubereitung wird mit einer Lösung von Natriumchlorid $R$ (9 g · l$^{-1}$) verdünnt, so dass die Lösung 30 g · l$^{-1}$ Immunglobulin enthält.

*Referenzlösung:* Immunglobulin vom Menschen zur Elektrophorese *BRS* wird rekonstituiert und mit einer Lösung von Natriumchlorid $R$ (9 g · l$^{-1}$) verdünnt, so dass die Lösung 30 g · l$^{-1}$ Protein enthält.

Auf einen Gelstreifen werden 4,0 μl Untersuchungslösung bandförmig (10 mm) aufgetragen oder, falls ein schmalerer Streifen verwendet wird, werden 0,4 μl je Millimeter aufgetragen. Auf einen zweiten Streifen wird in gleicher Weise dasselbe Volumen der Referenzlösung aufgetragen. Ein geeignetes elektrisches Feld wird so angelegt, dass die Zone des Albumins eines auf einen Kontrollstreifen aufgetragenen Normalserums vom Menschen mindestens 30 mm weit wandert. Die Streifen werden 5 min lang mit Amidoschwarz-10B-Lösung $R$ behandelt. Anschließend werden sie mit einer Mischung von 10 Volumteilen Essigsäure 99 % $R$ und 90 Volumteilen Methanol $R$ so weit entfärbt, dass der Untergrund gerade frei von Farbstoff ist. Die Streifen werden durch eine Mischung von 19 Volumteilen Essigsäure 99 % $R$ und 81 Volumteilen Methanol $R$ transparent gemacht. Die Absorption der Zonen wird bei 600 nm mit einem Gerät gemessen, das im Messbereich Linearität zeigt. Das Ergebnis wird als Mittelwert aus 3 Messungen an jedem der beiden Streifen berechnet.

*Eignungsprüfung:* Im Elektropherogramm der Referenzlösung auf Celluloseacetat oder Agarosegelen muss der Proteinanteil in der Hauptzone innerhalb der Grenzen liegen, die im Beipackzettel für die Referenzsubstanz (*BRS*) angegeben sind.

*Ergebnis:* Im Elektropherogramm der Untersuchungslösung auf Celluloseacetat oder Agarosegelen dürfen höchstens 5 Prozent des Proteins eine andere Beweglichkeit aufweisen als die Hauptzone. Diese Anforderung gilt nicht, wenn der Zubereitung Albumin als Stabilisator zugesetzt wurde. Bei diesen Zubereitungen erfolgt die Prüfung auf Proteinzusammensetzung während der Herstellung vor Zusatz des Stabilisators.

**Verteilung der Molekülgrößen:** Flüssigchromatographie (2.2.29)

*Untersuchungslösung:* Die Zubereitung wird mit einer Lösung von Natriumchlorid $R$ (9 g·l$^{-1}$) auf eine Konzentration verdünnt, die für das verwendete Chromatographiesystem geeignet ist. Normalerweise ist eine Konzentration im Bereich von 4 bis 12 g je Liter und eine Einspritzmenge von 50 bis 600 μg Protein geeignet.

*Referenzlösung:* Immunglobulin vom Menschen zur Molekülgrößenbestimmung *BRS* wird mit einer Lösung von Natriumchlorid $R$ (9 g · l$^{-1}$) auf die Proteinkonzentration der Untersuchungslösung verdünnt.

*Säule*
- Größe: $l = 0,6$ m, $\varnothing = 7,5$ mm oder $l = 0,3$ m, $\varnothing = 7,8$ mm
- Stationäre Phase: hydrophiles Kieselgel zur Chromatographie $R$ geeigneter Qualität zur Fraktionierung globulärer Proteine mit einer relativen Molekülmasse zwischen 10 000 und 500 000

*Mobile Phase:* eine Lösung, die 4,873 g Natriummonohydrogenphosphat-Dihydrat $R$, 1,741 g Natriumdihydrogenphosphat-Monohydrat $R$, 11,688 g Natriumchlorid $R$ und 50 mg Natriumazid $R$ je Liter Wasser $R$ enthält

*Durchflussrate:* 0,5 ml · min$^{-1}$

*Detektion:* Spektrometer bei 280 nm

Der Hauptpeak im Chromatogramm der Referenzlösung entspricht dem IgG-Monomer. Ein weiterer Peak entspricht dem Dimer (relative Retention etwa 0,85, bezogen auf das Monomer). Die Peaks im Chromatogramm der Untersuchungslösung werden durch Vergleich mit dem Chromatogramm der Referenzlösung identifiziert. Peaks mit einer kleineren Retentionszeit als der des Dimers entsprechen Polymeren und Aggregaten.

Die Zubereitung entspricht der Prüfung, wenn im Chromatogramm der Untersuchungslösung
- für das Monomer und das Dimer die relative Retention der Peaks verglichen mit den entsprechenden Peaks im Chromatogramm der Referenzlösung 1 ± 0,02 beträgt
- die Summe der Peakflächen des Monomers und des Dimers mindestens 90 Prozent der Gesamtfläche aller Peaks des Chromatogramms beträgt und
- die Summe der Flächen der Peaks, die den Polymeren und Aggregaten entsprechen, höchstens 3 Prozent der

Gesamtfläche aller Peaks des Chromatogramms beträgt.

Diese Anforderung gilt nicht für Zubereitungen, denen Albumin als Stabilisator zugesetzt wurde. Für Zubereitungen, die mit Albumin stabilisiert sind, erfolgt eine Prüfung auf Verteilung der Molekülgrößen während der Herstellung vor Zusatz des Stabilisators.

**Antikomplementäre Aktivität** (2.6.17): Der Verbrauch von Komplement darf höchstens 50 Prozent (1 $KH_{50}$ je Milligramm Immunglobulin) betragen.

**Präkallikrein-Aktivator** (2.6.15): höchstens 35 I.E. je Milliliter, berechnet auf eine Verdünnung der Zubereitung, die 30 g · $l^{-1}$ Immunglobulin enthält

**Anti-A- und Anti-B-Hämagglutinine** (2.6.20): Die Prüfung auf Anti-A- und Anti-B-Hämagglutinine wird durchgeführt. Falls die Zubereitung mehr als 30 g · $l^{-1}$ Immunglobulin enthält, wird sie auf diese Konzentration verdünnt, bevor die bei der Prüfung zu verwendenden Verdünnungen hergestellt werden. Die Verdünnungen 1:64 dürfen keine Agglutination aufweisen.

**Anti-D-Antikörper** (2.6.26): Die Zubereitung muss der Prüfung entsprechen.

**HBsAg-Antikörper:** mindestens 0,5 I.E. je Gramm Immunglobulin, mit einer geeigneten immunchemischen Methode (2.7.1) bestimmt

**Immunglobulin A:** Der Gehalt an Immunglobulin A darf nicht größer als der in der Beschriftung angegebene Höchstgehalt sein, bestimmt mit einer geeigneten immunchemischen Methode (2.7.1).

**Wasser:** Der Wassergehalt muss innerhalb der von der zuständigen Behörde festgelegten Grenzen liegen, bestimmt mit einer geeigneten Methode, wie der Karl-Fischer-Methode (2.5.12), dem Trocknungsverlust (2.2.32) oder der NIR-Spektroskopie (2.2.40).

**Sterilität** (2.6.1): Die Zubereitung muss der Prüfung entsprechen.

**Pyrogene** (2.6.8): Die Zubereitung muss der Prüfung entsprechen. Je Kilogramm Körpermasse eines Kaninchens wird ein Volumen injiziert, das 0,5 g Immunglobulin entspricht. Insgesamt dürfen höchstens 10 ml je Kilogramm Körpermasse injiziert werden.

## Lagerung

Die flüssige Zubereitung wird in einem farblosen Glasbehältnis, vor Licht geschützt, bei der in der Beschriftung angegebenen Temperatur gelagert.

Die gefriergetrocknete Zubereitung wird in einem dicht verschlossenen, farblosen Glasbehältnis, vor Licht geschützt, bei höchstens 25 °C gelagert.

## Beschriftung

Die Beschriftung gibt an,
- Volumen der Zubereitung im Behältnis und Proteingehalt in Gramm je Liter für flüssige Zubereitungen
- Proteinmenge im Behältnis für gefriergetrocknete Zubereitungen
- Immunglobulinmenge im Behältnis
- Art der Anwendung
- Name oder Zusammensetzung und Volumen der zuzusetzenden Flüssigkeit zum Rekonstituieren für gefriergetrocknete Zubereitungen
- Verteilung der Subtypen von Immunglobulin G in der Zubereitung
- falls zutreffend, die als Stabilisator zugesetzte Albuminmenge
- Höchstgehalt an Immunglobulin A.

---

6.3/1639

# Konzentrierte Interferon-beta-1a-Lösung

# Interferoni beta-1a solutio concentrata

```
MSYNLLGFLQ   RSSNFQCQKL   LWQLNGRLEY   CLKDRMNFDI
PEEIKQLQQF   QKEDAALTIY   EMLQNIFAIF   RQDSSSTGWN*
ETIVENLLAN   VYHQINHLKT   VLEEKLEKED   FTRGKLMSSL
HLKRYYGRIL   HYLKAKEYSH   CAWTIVRVEI   LRNFYFINRL
TGYLRN
```
\* Glycosylierungsstelle

$C_{908}H_{1406}N_{246}O_{252}S_7$   $M_r$ etwa 22 500

## Definition

Lösung eines glykosylierten Proteins mit der gleichen Aminosäurensequenz, der gleichen Disulfid-Brücke und einem ähnlichen Glykosylierungsprofil wie Interferon beta, das von diploiden Fibroblasten vom Menschen als Antwort auf virale Infektionen und verschiedene andere induzierende Faktoren gebildet wird

Die konzentrierte Lösung von Interferon beta-1a hat eine antivirale, antiproliferative und immunmodulatorische Aktivität.

*Gehalt:* mindestens 0,20 mg Protein je Milliliter

*Aktivität:* mindestens $1,5 \cdot 10^8$ I.E. je Milligramm Protein

Die konzentrierte Interferon-beta-1a-Lösung kann Puffersalze enthalten.

## Herstellung

Konzentrierte Interferon-beta-1a-Lösung wird nach einem Verfahren hergestellt, das auf der DNA-Rekombinationstechnik beruht, wobei Kulturen von Säugetierzellen verwendet werden.

Vor der Chargenfreigabe müssen an jeder Charge des fertigen Bulks die folgenden Prüfungen durchgeführt werden, es sei denn, die zuständige Behörde lässt Ausnahmen zu:

**Von Wirtszellen stammende Proteine:** Der Grenzwert wird von der zuständigen Behörde festgelegt.

**Von Wirtszellen oder Vektoren stammende DNA:** Der Grenzwert wird von der zuständigen Behörde festgelegt.

**Formen mit einer unvollständigen N-terminalen Sequenz:** Spezifische Formen mit unvollständiger N-terminaler Sequenz werden mit einer geeigneten Technik wie der N-terminalen Sequenzanalyse bestimmt. Die Grenzwerte werden von der zuständigen Behörde festgelegt.

**Dimer und verwandte Substanzen mit größerer Molekülmasse:** höchstens die von der zuständigen Behörde genehmigte Menge, mit einer geeigneten, validierten Methode der Flüssigchromatographie bestimmt

## Eigenschaften

*Aussehen:* klare bis schwach opaleszierende, farblose bis schwach gelbliche Flüssigkeit

## Prüfung auf Identität

A. Die Zubereitung zeigt die erwartete biologische Aktivität (siehe „Gehaltsbestimmung, Aktivität").

B. Verteilung der Isoformen: Massenspektrometrie (2.2.43)

*Probeneinlass:* Direkteinlass der Zubereitung nach dem Entsalzen oder Kopplung von Flüssigchromatographie und Massenspektrometrie

*Ionisierung:* Elektrospray

*Signalerfassung:* Komplett-Spektrum-Methode von 1100 bis 2400

*Kalibrieren:* Myoglobin mit m/z-Werten von 600 bis 2400 wird zum Kalibrieren verwendet; das Gerät wird entsprechend den validierten Geräteparametern eingestellt und die Probe analysiert. Die ermittelte Masse darf nicht um mehr als 0,02 Prozent von der deklarierten Masse abweichen.

*Auswertung der Ergebnisse:* Ein typisches Spektrum besteht aus 6 hauptsächlichen Glykoformen (A bis F), die sich in Bezug auf den Grad der Sialylierung und/oder die Antennarität wie in Tab. 1639-1 angegeben unterscheiden:

**Tabelle 1639-1**

| MS-Peak | Glykoform* | Angenommene relative Molekülmasse $M_r$ | Grad der Sialylierung |
|---|---|---|---|
| A | 2A2S1F | 22 375 | disialyliert |
| B | 2A1S1F | 22 084 | monosialyliert |
| C | 3A2S1F und/oder 2A2S1F und 1 Wiederholung HexNacHex | 22 739 | disialyliert |
| D | 3A3S1F | 23 031 | trisialyliert |
| E | 4A3S1F und/oder 3A3S1F und 1 Wiederholung HexNacHex | 23 400 | trisialyliert |
| F | 2A0S1F | 21 793 | nicht sialyliert |

\* 2A = Oligosaccharid des Typs biantennärer Komplex
3A = Oligosaccharid des Typs triantennärer Komplex
4A = Oligosaccharid des Typs tetraantennärer Komplex
0S = nicht sialyliert
1S = monosialyliert (einfach sialyliert)
2S = disialyliert (zweifach sialyliert)
3S = trisialyliert (dreifach sialyliert)
1F = fucosyliert

*Ergebnis:* Das Massenspektrum der Zubereitung entspricht in Bezug auf die 6 Hauptpeaks dem Massenspektrum von Interferon beta-1a *CRS*.

C. Peptidmustercharakterisierung (2.2.55) und Flüssigchromatographie (2.2.29)

*Untersuchungslösung:* 5 µl einer Lösung von Trometamol *R* (242 g · l$^{-1}$) werden in einem 0,5-ml-Probenröhrchen aus Polypropylen mit einem Volumen der Zubereitung versetzt, das 20 µg Protein enthält. Die Mischung wird mit 4 µl einer Lösung von Endoprotease LysC *R* (1 mg · ml$^{-1}$) in Trometamol-Salzsäure-Pufferlösung pH 9,0 (0,05 mol · l$^{-1}$) *R* versetzt, sorgfältig gemischt und 2 h lang bei 30 °C inkubiert. Die Mischung wird mit 10 µl einer Lösung von Dithiothreitol *R* (15,4 g · l$^{-1}$) versetzt. Diese Mischung wird anschließend mit dem gleichen Volumen einer Lösung von Guanidinhydrochlorid *R* (573 g · l$^{-1}$) versetzt und 3 bis 4 h lang bei 4 °C inkubiert.

*Referenzlösung:* Die Referenzlösung wird gleichzeitig und unter den gleichen Bedingungen wie die Untersuchungslösung hergestellt, jedoch unter Verwendung von Interferon beta-1a *CRS* an Stelle der Zubereitung.

*Vorsäule*
– Größe: $l$ = 0,02 m, $\varnothing$ = 2,1 mm
– Stationäre Phase: octadecylsilyliertes Kieselgel zur Chromatographie *R* (5 µm), sphärisch, mit einer Porengröße von 30 nm

*Säule*
– Größe: $l$ = 0,25 m, $\varnothing$ = 2,1 mm
– Stationäre Phase: octadecylsilyliertes Kieselgel zur Chromatographie *R* (5 µm), sphärisch, mit einer Porengröße von 30 nm

*Mobile Phase*
- Mobile Phase A: 1 ml Trifluoressigsäure *R* wird mit Wasser *R* zu 1000 ml verdünnt.
- Mobile Phase B: 1 ml Trifluoressigsäure *R* wird mit 700 ml Acetonitril zur Chromatographie *R* versetzt und mit Wasser *R* zu 1000 ml verdünnt.

| Zeit (min) | Mobile Phase A (% V/V) | Mobile Phase B (% V/V) |
| --- | --- | --- |
| 0 – 30 | 100 → 64 | 0 → 36 |
| 30 – 45 | 64 → 55 | 36 → 45 |
| 45 – 50 | 55 → 40 | 45 → 60 |
| 50 – 70 | 40 → 0 | 60 → 100 |
| 70 – 83 | 0 | 100 |
| 83 – 85 | 0 → 100 | 100 → 0 |

*Durchflussrate:* 0,2 ml · min$^{-1}$

*Detektion:* Spektrometer bei 214 nm

*Einspritzen:* Volumen, das 20 µg enzymatisch abgebautes Protein enthält

*Eignungsprüfung:* Das Chromatogramm der Referenzlösung entspricht qualitativ dem Referenzchromatogramm von Interferon-beta-1a-Hydrolysat, das mit Interferon beta-1a *CRS* geliefert wird.

*Ergebnis:* Das chromatographische Profil der Untersuchungslösung entspricht dem chromatographischen Profil der Referenzlösung.

## Prüfung auf Reinheit

**Verunreinigungen mit einer von der Molekülmasse von Interferon beta-1a abweichenden relativen Molekülmasse:** Polyacrylamid-Gelelektrophorese (2.2.31) unter reduzierenden Bedingungen

*Trenngel:* 12 Prozent Acrylamid

*Konzentrierte Proben-Pufferlösung:* konzentrierte SDS-PAGE-Proben-Pufferlösung für reduzierende Bedingungen *R*, die 2-Mercaptoethanol *R* als Reduktionsmittel enthält

*Verdünnungspuffer:* Gleiche Volumteile Wasser *R* und konzentrierte SDS-PAGE-Proben-Pufferlösung für reduzierende Bedingungen *R* werden gemischt.

*Untersuchungslösung a:* Die Zubereitung wird mit einer geeigneten Methode konzentriert, so dass eine Protein-Konzentration von 1,5 mg · ml$^{-1}$ erhalten wird.

*Untersuchungslösung b:* Gleiche Volumteile Untersuchungslösung a und konzentrierte Proben-Pufferlösung werden gemischt.

*Untersuchungslösung c:* Untersuchungslösung a wird verdünnt, so dass eine Protein-Konzentration von 0,6 mg · ml$^{-1}$ erhalten wird. Gleiche Volumteile dieser Lösung und der konzentrierten Proben-Pufferlösung werden gemischt.

*Untersuchungslösung d:* 8 µl Untersuchungslösung c werden mit 40 µl Verdünnungspuffer versetzt und gemischt.

*Untersuchungslösung e:* 15 µl Untersuchungslösung d werden mit 35 µl Verdünnungspuffer versetzt und gemischt.

*Untersuchungslösung f:* 18 µl Untersuchungslösung e werden mit 18 µl Verdünnungspuffer versetzt und gemischt.

*Untersuchungslösung g:* 12 µl Untersuchungslösung f werden mit 12 µl Verdünnungspuffer versetzt und gemischt.

*Referenzlösung a:* Lösung von Markern geeigneter relativer Molekülmasse (Molekülmassenbereich von 15 bis 67 kDa) zum Kalibrieren von SDS-Polyacrylamidgelen in Verdünnungspuffer

*Referenzlösung b:* Lösung von Interferon beta-1a *CRS* (0,75 mg · ml$^{-1}$) in Verdünnungspuffer

*Behandlung der Proben:* Die Proben werden 3 min lang im Sieden gehalten.

*Auftragen:* 20 µl; Untersuchungslösungen b bis g, Referenzlösungen a und b

*Detektion:* Coomassie-Färbung wie nachfolgend beschrieben: Das Gel wird 90 min lang in eine Coomassie-Färbelösung *R* 1 von 33 bis 37 °C getaucht, wobei schwach bewegt wird. Die Färbelösung wird entfernt. Das Gel wird entfärbt, indem es in eine Mischung von Essigsäure 99 % *R*, 2-Propanol *R* und Wasser *R* (1:1:8 V/V/V), die in großem Überschuss vorliegt, getaucht wird.

*Scheinbare relative Molekülmassen*
- Interferon beta-1a: etwa 23 000
- Interferon beta-1a, unvollständig glykosyliert: etwa 21 000
- Interferon beta-1a, deglykolysiert: etwa 20 000
- Interferon beta-1a, Dimer: etwa 46 000

*Identifizierung von Zonen:* Das mit Interferon beta-1a *CRS* gelieferte Elektropherogramm wird verwendet.

*Eignungsprüfung*
- Die Validierungskriterien müssen erfüllt sein (siehe 2.2.31).
- Im Elektropherogramm der Untersuchungslösung g muss eine Zone sichtbar sein.
- In den Elektropherogrammen der Untersuchungslösungen b bis g muss eine Abstufung der Farbintensität erkennbar sein.

*Grenzwerte*
- Eine dem nicht vollständig glykosylierten Interferon beta-1a im Elektropherogramm der Untersuchungslösung c entsprechende Zone darf nicht stärker gefärbt sein als die Hauptzone im Elektropherogramm der Untersuchungslösung e (5 Prozent).
- Eine dem deglykolysierten Interferon beta-1a im Elektropherogramm der Untersuchungslösung b entsprechende Zone darf nicht stärker gefärbt sein als die Hauptzone im Elektropherogramm der Untersuchungslösung e (2 Prozent); jede weitere Zone, die einer Verunreinigung mit einer kleineren Molekülmasse als die des Interferon beta-1a, mit Ausnahme der dem nicht vollständig glykosylierten Interferon beta-1a entsprechenden Zone, darf nicht stärker ge-

färbt sein als die Hauptzone im Elektropherogramm der Untersuchungslösung f (1 Prozent).

**Oxidiertes Interferon beta-1a:** höchstens 6 Prozent

Das bei der „Prüfung auf Identität, C" mit der Untersuchungslösung erhaltene Chromatogramm wird verwendet. Die Peaks, die dem Peptidfragment mit den Aminosäuren 34 bis 45 und seiner oxidierten Form entsprechen, werden mit Hilfe des Chromatogramms von Interferon-beta-1a-Hydrolysat, das mit Interferon beta-1a CRS geliefert wird, lokalisiert.

Der Prozentgehalt an oxidiertem Interferon beta-1a wird nach folgender Formel berechnet:

$$\frac{A_{34-45ox}}{A_{34-45} + A_{34-45ox}} \cdot 100$$

$A_{34-45ox}$ = Fläche des Peaks, der dem Fragment von oxidiertem Peptid 34 bis 45 entspricht

$A_{34-45}$ = Fläche des Peaks, der dem Peptidfragment 34 bis 45 entspricht

**Bakterien-Endotoxine** (2.6.14): weniger als 0,7 I.E. Bakterien-Endotoxine in einem Volumen, das $1 \times 10^6$ I.E. Interferon beta-1a enthält, wenn die konzentrierte Interferon-beta-1a-Lösung zur Herstellung von Parenteralia bestimmt ist und dabei keinem weiteren Verfahren zur Beseitigung von Bakterien-Endotoxinen unterworfen wird

# Gehaltsbestimmung

**Proteine:** Flüssigchromatographie (2.2.29)

Von jeder Lösung werden 3 unabhängige Verdünnungen hergestellt.

*Untersuchungslösung:* Die Zubereitung wird verdünnt, so dass eine Konzentration von 100 µg · ml$^{-1}$ erhalten wird.

*Referenzlösung:* Der Inhalt einer Durchstechflasche mit Interferon beta-1a CRS wird in Wasser R gelöst, so dass eine Konzentration von 100 µg · ml$^{-1}$ erhalten wird.

*Vorsäule*
– Größe: $l = 0{,}02$ m, $\varnothing = 2{,}1$ mm
– Stationäre Phase: butylsilyliertes Kieselgel zur Chromatographie R (5 µm) mit einer Porengröße von 30 nm

*Säule*
– Größe: $l = 0{,}25$ m, $\varnothing = 2{,}1$ mm
– Stationäre Phase: butylsilyliertes Kieselgel zur Chromatographie R (5 µm) mit einer Porengröße von 30 nm

*Mobile Phase*
– Mobile Phase A: 0,1-prozentige Lösung (V/V) von Trifluoressigsäure R

– Mobile Phase B: 300 ml Wasser R werden mit 1 ml Trifluoressigsäure R versetzt und mit Acetonitril zur Chromatographie R zu 1000 ml verdünnt.

| Zeit (min) | Mobile Phase A (% V/V) | Mobile Phase B (% V/V) |
|---|---|---|
| 0 – 20 | 100 → 0 | 0 → 100 |
| 20 – 25 | 0 | 100 |
| 25 – 26 | 0 → 100 | 100 → 0 |
| 26 – 40 | 100 | 0 |

*Durchflussrate:* 0,2 ml · min$^{-1}$

*Detektion:* Spektrometer bei 214 nm

*Einspritzen:* 50 µl

*Retentionszeit*
– Interferon beta-1a: etwa 20 min

*Eignungsprüfung:* Referenzlösung
– Symmetriefaktor: 0,8 bis 2,0 für den Peak von Interferon beta-1a
– Wiederholpräzision: höchstens 3,0 Prozent relative Standardabweichung zwischen den Peakflächen nach dem Einspritzen von 3 unabhängigen Verdünnungen

Der Gehalt an Interferon beta-1a ($C_{908}H_{1408}N_{246}O_{252}S_7$) wird unter Berücksichtigung des angegebenen Gehalts an $C_{908}H_{1408}N_{246}O_{252}S_7$ für Interferon beta-1a CRS berechnet.

**Aktivität:** Die Aktivität von Interferon beta-1a wird durch Vergleich seiner Eigenschaft, Zellen vor dem zytopathischen Effekt von Viren zu schützen, mit der des entsprechenden internationalen Standards für rekombinantes Interferon beta-1a vom Menschen oder der einer Standardzubereitung, die in Internationalen Einheiten eingestellt ist, bestimmt.

Die Internationale Einheit ist die Aktivität einer festgelegten Menge des entsprechenden Internationalen Standards. Die Aktivität des Internationalen Standards, angegeben in Internationalen Einheiten, wird von der WHO festgelegt.

Die Bestimmung der Aktivität wird mit einer geeigneten Methode durchgeführt, wobei die nachfolgende Vorgehensweise zu beachten ist:

Unter festgelegten Kulturbedingungen wird eine etablierte Zelllinie, die auf den zytopathischen Effekt eines geeigneten Virus empfindlich reagiert und auf Interferon anspricht, verwendet. Insbesondere folgende Kombinationen von Zellkulturen und Viren haben sich als geeignet erwiesen:
– WISH-Zellen (ATCC Nr. CCL-25) und Vesikuläre-Stomatitis-Virus (VSV), Stamm Indiana (ATCC Nr. VR-158) als infektiöses Agens
– A549-Zellen (ATCC Nr. CCL-185) und Encephalomyokarditis-(EMC)-Virus (ATCC Nr. VR-129B) als infektiöses Agens.

Jeweils mindestens 3 Verdünnungen der Zubereitung und der Referenzzubereitung werden hergestellt. Die Zellen werden in den Vertiefungen von Mikrotiterplatten zusammen mit den unterschiedlichen Verdünnungen inkubiert, indem mindestens 4 Versuchsreihen von Vertiefungen vorgesehen werden, wobei jede Reihe Kontrollen mit nicht vorbehandelten Zellen einschließt. Die Verdünnungen werden so gewählt, dass die Verdünnung mit der niedrigsten Konzentration in gewissem Ausmaß vor dem zytopathischen Effekt des Virus schützt und die Verdünnung mit der höchsten Konzentration noch keinen vollständigen Schutz vor dem zytopathischen Effekt verleiht. Zum festgelegten Zeitpunkt wird zytopathisches Virus in jede Vertiefung gegeben, mit Ausnahme einer ausreichenden Anzahl Vertiefungen in jeder Serie, die nicht infizierte Kontrollzellen enthalten sollen. Der zytopathische Effekt des Virus wird mit einer geeigneten Methode quantitativ bestimmt. Die Aktivität der Zubereitung wird mit den üblichen statistischen Methoden (siehe 5.3) berechnet.

Die ermittelte Aktivität muss mindestens 80 und darf höchstens 125 Prozent der in der Beschriftung angegebenen Aktivität betragen. Die Vertrauensgrenzen ($P = 0{,}95$) müssen mindestens 64 und dürfen höchstens 156 Prozent der ermittelten Aktivität betragen.

## Lagerung

Dicht verschlossen, vor Licht geschützt, unterhalb von −70 °C

Falls die Substanz steril ist, im sterilen, dicht verschlossenen Behältnis mit Originalitätsverschluss

## Beschriftung

Die Beschriftung gibt an,
- Gehalt an Interferon beta-1a in Milligramm je Milliliter
- antivirale Aktivität in Internationalen Einheiten je Milliliter
- falls zutreffend, dass die Zubereitung zur Herstellung von Parenteralia geeignet ist.

# J

Quantifizierter Johanniskrauttrockenextrakt ... 5515

## 6.3/1874
# Quantifizierter Johanniskrauttrockenextrakt

## Hyperici herbae extractum siccum quantificatum

## Definition

Aus **Johanniskraut (Hyperici herba)** hergestellter quantifizierter Trockenextrakt

*Gehalt*
- Gesamt-Hypericine, berechnet als Hypericin ($C_{30}H_{16}O_8$; $M_r$ 504,5): 0,10 bis 0,30 Prozent (getrockneter Extrakt)
- Flavonoide, berechnet als Rutosid ($C_{27}H_{30}O_{16}$; $M_r$ 611): mindestens 6,0 Prozent (getrockneter Extrakt)
- Hyperforin ($C_{35}H_{52}O_4$; $M_r$ 536,8): höchstens 6,0 Prozent (getrockneter Extrakt) und nicht mehr als der in der Beschriftung angegebene Gehalt

## Herstellung

Der Trockenextrakt wird aus der pflanzlichen Droge unter Verwendung von Ethanol 50 bis 80 Prozent (*V/V*) oder Methanol 50 bis 80 Prozent (*V/V*) durch ein geeignetes Verfahren hergestellt.

## Eigenschaften

*Aussehen:* bräunlich graues Pulver

## Prüfung auf Identität

Dünnschichtchromatographie (2.2.27)

*Untersuchungslösung:* 0,25 g Trockenextrakt werden in 5 ml Methanol *R* dispergiert.

*Referenzlösung:* 5 mg Rutosid *R* und 5 mg Hyperosid *R* werden in Methanol *R* zu 10 ml gelöst.

*Platte:* DC-Platte mit Kieselgel *R* (5 bis 40 µm) [oder DC-Platte mit Kieselgel *R* (2 bis 10 µm)]

*Fließmittel:* wasserfreie Ameisensäure *R*, Wasser *R*, Ethylacetat *R* (6:9:90 *V/V/V*)

*Auftragen:* 10 µl [oder 5 µl]; bandförmig 10 mm [oder 8 mm]

*Laufstrecke:* 10 cm [oder 7,5 cm]

*Trocknen:* 10 min lang bei 100 bis 105 °C

*Detektion:* Die Platte wird mit einer Lösung von Diphenylboryloxyethylamin *R* (10 g · l⁻¹) in Methanol *R* und anschließend mit einer Lösung von Macrogol 400 *R* (50 g · l⁻¹) in Methanol *R* besprüht. Die Auswertung erfolgt nach etwa 30 min im ultravioletten Licht bei 365 nm.

*Ergebnis:* Die Zonenfolge in den Chromatogrammen von Referenzlösung und Untersuchungslösung ist aus den nachstehenden Angaben ersichtlich. Im Chromatogramm der Untersuchungslösung können weitere fluoreszierende Zonen vorhanden sein.

| \ | Oberer Plattenrand | |
|---|---|---|
| | | eine gelblich orange fluoreszierende Zone |
| | | 2 rot fluoreszierende Zonen (Hypericin und Pseudohypericin) |
| | | 3 gelblich orange fluoreszierende Zonen |
| Hyperosid: eine gelblich orange fluoreszierende Zone | | eine gelblich orange fluoreszierende Zone (Hyperosid) |
| | | sich möglicherweise überlagernde, gelb und blau fluoreszierende Zonen |
| Rutosid: eine gelblich orange fluoreszierende Zone | | eine gelblich orange fluoreszierende Zone (Rutosid) |
| **Referenzlösung** | | **Untersuchungslösung** |

## Gehaltsbestimmung

**Gesamt-Hypericine:** Flüssigchromatographie (2.2.29)

*Untersuchungslösung:* 70,0 mg Trockenextrakt werden in 25,0 ml Methanol *R* gelöst. Die Lösung wird mit Ultraschall behandelt und zentrifugiert. Die überstehende Flüssigkeit wird 8 min lang dem Licht einer Xenon-Lampe von etwa 765 W · m⁻² ausgesetzt.

*Referenzlösung:* Eine 0,15 mg Hypericin entsprechende Menge Eingestellter Johanniskrauttrockenextrakt *CRS* wird in 25,0 ml Methanol *R* gelöst. Die Lösung wird mit Ultraschall behandelt und zentrifugiert. Die überstehende Flüssigkeit wird 8 min lang dem Licht einer Xenon-Lampe von etwa 765 W · m⁻² ausgesetzt.

*Säule*
- Größe: $l = 0,15$ m, $\varnothing = 4,6$ mm
- Stationäre Phase: octadecylsilyliertes Kieselgel zur Chromatographie *R* (5 µm)
- Temperatur: 40 °C

*Mobile Phase:* 39 Volumteile Ethylacetat *R*, 41 Volumteile einer Lösung von Natriumdihydrogenphosphat *R* (15,6 g · l⁻¹), die zuvor mit Phosphorsäure 85 % *R* auf einen pH-Wert von 2 eingestellt wurde, und 160 Volumteile Methanol *R* werden gemischt.

*Durchflussrate:* 1,0 ml · min⁻¹

*Detektion:* Spektrometer bei 590 nm

*Einspritzen:* 20 µl

*Chromatographiedauer:* 15 min

*Identifizierung von Peaks:* Zur Identifizierung der Peaks von Pseudohypericin und Hypericin werden das mitgelieferte Chromatogramm von Eingestellter Johanniskrauttrockenextrakt *CRS* und das mit der Referenzlösung erhaltene Chromatogramm verwendet.

*Eignungsprüfung:* Referenzlösung
- Das erhaltene Chromatogramm entspricht dem mitgelieferten Chromatogramm von Eingestellter Johanniskrauttrockenextrakt *CRS*.
- Auflösung: mindestens 2 zwischen den Peaks von Pseudohypericin und Hypericin

Der Prozentgehalt an Gesamt-Hypericinen wird als Prozentgehalt an Hypericin nach folgender Formel berechnet:

$$\frac{(A_1 + A_2) \cdot m_2 \cdot p}{A_3 \cdot m_1}$$

$A_1$ = Fläche des Peaks von Pseudohypericin im Chromatogramm der Untersuchungslösung

$A_2$ = Fläche des Peaks von Hypericin im Chromatogramm der Untersuchungslösung

$A_3$ = Fläche des Peaks von Hypericin im Chromatogramm der Referenzlösung

$m_1$ = Einwaage des Trockenextrakts in der Untersuchungslösung in Gramm

$m_2$ = Masse von Eingestellter Johanniskrauttrockenextrakt *CRS* in der Referenzlösung in Gramm

$p$ = Prozentgehalt an Hypericin in Eingestellter Johanniskrauttrockenextrakt *CRS*

**Hyperforin, Flavonoide:** Flüssigchromatographie (2.2.29)

*Die Prüfung ist unter Lichtschutz durchzuführen.*

*Lösungsmittelmischung:* Wasser *R*, Methanol *R* (20:80 *V/V*)

*Untersuchungslösung:* 75,0 mg Trockenextrakt werden in 20,0 ml Lösungsmittelmischung gelöst. Die Lösung wird mit Ultraschall behandelt und zentrifugiert.

*Referenzlösung a:* 20,0 mg Rutosid-Trihydrat *CRS* werden in 200,0 ml Lösungsmittelmischung gelöst.

*Referenzlösung b:* 75,0 mg Eingestellter Johanniskrauttrockenextrakt *CRS* werden in 20,0 ml Lösungsmittelmischung gelöst. Die Lösung wird mit Ultraschall behandelt und zentrifugiert.

*Säule*
- Größe: $l$ = 0,15 m, $\varnothing$ = 4,6 mm
- Stationäre Phase: octadecylsilyliertes Kieselgel zur Chromatographie *R* (3 µm)

*Mobile Phase*
- Mobile Phase A: Phosphorsäure 85 % *R*, Wasser *R* (3:1000 *V/V*)
- Mobile Phase B: Phosphorsäure 85 % *R*, Acetonitril *R* (3:1000 *V/V*)

| Zeit (min) | Mobile Phase A (% V/V) | Mobile Phase B (% V/V) | Durchflussrate (ml · min⁻¹) |
|---|---|---|---|
| 0 – 8 | 82 | 18 | 0,8 |
| 8 – 18 | 82 → 47 | 18 → 53 | 0,8 |
| 18 – 18,1 | 47 → 3 | 53 → 97 | 0,8 |
| 18,1 – 19 | 3 | 97 | 0,8 → 1,2 |
| 19 – 29 | 3 | 97 | 1,2 |
| 29 – 30 | 3 → 82 | 97 → 18 | 1,2 |

*Detektion:* Spektrometer bei 360 nm, nach der Elution von Biapigenin (etwa 22 min) bei 275 nm

*Einspritzen:* 10 µl

*Identifizierung von Peaks:* Zur Identifizierung der Peaks von Rutosid, Hyperosid, Isoquercitrosid, Quercitrin, Quercetin, Biapigenin, Hyperforin und Adhyperforin werden das mitgelieferte Chromatogramm von Eingestellter Johanniskrauttrockenextrakt *CRS* und das mit der Referenzlösung b erhaltene Chromatogramm verwendet.

*Eignungsprüfung:* Referenzlösung b
- Das Chromatogramm entspricht dem mitgelieferten Chromatogramm von Eingestellter Johanniskrauttrockenextrakt *CRS*.
- Auflösung: mindestens 2,0 zwischen den Peaks von Rutosid und Hyperosid und mindestens 2,0 zwischen den Peaks von Hyperforin und Adhyperforin

Der Prozentgehalt an Hyperforin wird nach folgender Formel berechnet:

$$\frac{A_4 \cdot m_4 \cdot p \cdot 2,3}{A_5 \cdot m_3 \cdot 10}$$

$A_4$ = Fläche des Peaks von Hyperforin im Chromatogramm der Untersuchungslösung

$A_5$ = Fläche des Peaks von Rutosid im Chromatogramm der Referenzlösung a

$m_3$ = Einwaage des Trockenextrakts in der Untersuchungslösung in Gramm

$m_4$ = Masse von Rutosid-Trihydrat *CRS* in der Referenzlösung a in Gramm

2,3 = Korrekturfaktor für Hyperforin, bezogen auf Rutosid

$p$ = Prozentgehalt an Rutosid in Rutosid-Trihydrat *CRS*

Der Prozentgehalt an Flavonoiden wird als Prozentgehalt an Rutosid nach folgender Formel berechnet:

$$\frac{m_4 \cdot p \cdot (A_6 + A_7 + A_8 + A_9 + A_{10} + A_{11})}{m_3 \cdot A_5 \cdot 10}$$

$A_5$ = Fläche des Peaks von Rutosid im Chromatogramm der Referenzlösung a

$A_6$ = Fläche des Peaks von Rutosid im Chromatogramm der Untersuchungslösung

$A_7$ = Fläche des Peaks von Hyperosid im Chromatogramm der Untersuchungslösung

$A_8$ = Fläche des Peaks von Isoquercitrosid im Chromatogramm der Untersuchungslösung

$A_9$ = Fläche des Peaks von Quercitrin im Chromatogramm der Untersuchungslösung

$A_{10}$ = Fläche des Peaks von Quercetin im Chromatogramm der Untersuchungslösung

$A_{11}$ = Fläche des Peaks von Biapigenin im Chromatogramm der Untersuchungslösung

$m_3$ = Einwaage des Trockenextrakts in der Untersuchungslösung in Gramm

$m_4$ = Masse von Rutosid-Trihydrat *CRS* in der Referenzlösung a in Gramm

$p$ = Prozentgehalt an Rutosid in Rutosid-Trihydrat *CRS*

## Beschriftung

Die Beschriftung gibt den Gehalt an Hyperforin an.

# K

Kaliumcitrat .......................... 5521
Kartoffelstärke ....................... 5522
Medizinische Kohle ................... 5522

# K

**6.3/0400**

# Kaliumcitrat

# Kalii citras

$C_6H_5K_3O_7 \cdot H_2O$  $M_r$ 324,4

CAS Nr. 6100-05-6

## Definition

Trikalium(2-hydroxypropan-1,2,3-tricarboxylat)-Monohydrat

*Gehalt:* 99,0 bis 101,0 Prozent (wasserfreie Substanz)

## Eigenschaften

*Aussehen:* weißes bis fast weißes, körniges Pulver oder durchscheinende Kristalle, hygroskopisch

*Löslichkeit:* sehr leicht löslich in Wasser, praktisch unlöslich in Ethanol 96 %

## Prüfung auf Identität

A. 1 ml Prüflösung (siehe „Prüfung auf Reinheit"), mit 4 ml Wasser *R* verdünnt, gibt die Identitätsreaktion auf Citrat (2.3.1).

B. 0,5 ml Prüflösung geben die Identitätsreaktion b auf Kalium (2.3.1).

## Prüfung auf Reinheit

**Prüflösung:** 10,0 g Substanz werden in kohlendioxidfreiem Wasser *R,* das aus destilliertem Wasser *R* hergestellt wurde, zu 100 ml gelöst.

**Aussehen der Lösung:** Die Prüflösung muss klar (2.2.1) und farblos (2.2.2, Methode II) sein.

**Sauer oder alkalisch reagierende Substanzen:** 10 ml Prüflösung werden mit 0,1 ml Phenolphthalein-Lösung *R* versetzt. Bis zum Umschlag dürfen höchstens 0,2 ml Salzsäure (0,1 mol · l$^{-1}$) oder Natriumhydroxid-Lösung (0,1 mol · l$^{-1}$) verbraucht werden.

**Chlorid** (2.4.4): höchstens 50 ppm

10 ml Prüflösung werden mit Wasser *R* zu 15 ml verdünnt.

**Oxalat:** höchstens 300 ppm

0,50 g Substanz werden in 4 ml Wasser *R* gelöst. Die Lösung wird mit 3 ml Salzsäure *R* sowie 1 g Zink *R* als Granulat versetzt und die Mischung 1 min lang im Wasserbad erhitzt. Nach 2 min langem Stehenlassen wird die Lösung in ein Reagenzglas dekantiert, das 0,25 ml einer Lösung von Phenylhydrazinhydrochlorid *R* (10 g · l$^{-1}$) enthält. Die Lösung wird zum Sieden erhitzt, rasch abgekühlt, in einen Messzylinder überführt und mit dem gleichen Volumen Salzsäure *R* sowie 0,25 ml Kaliumhexacyanoferrat(III)-Lösung *R* versetzt. Anschließend wird diese Lösung geschüttelt und 30 min lang stehen gelassen. Die Lösung darf nicht stärker rosa gefärbt sein als eine gleichzeitig unter gleichen Bedingungen hergestellte Referenzlösung mit 4 ml einer Lösung von Oxalsäure *R* (50 mg · l$^{-1}$).

**Sulfat** (2.4.13): höchstens 150 ppm

10 ml Prüflösung werden mit 2 ml Salzsäure *R* 1 versetzt und mit destilliertem Wasser *R* zu 15 ml verdünnt.

**Natrium:** höchstens 0,30 Prozent

Atomemissionsspektrometrie (2.2.22, Methode II)

*Untersuchungslösung:* 10 ml Prüflösung werden mit 1 ml verdünnter Salzsäure *R* versetzt und mit destilliertem Wasser *R* zu 100 ml verdünnt.

*Referenzlösungen:* Die Referenzlösungen werden aus einer Lösung von Natriumchlorid *R*, die 1 mg Na je Milliliter enthält, durch Verdünnen mit der erforderlichen Menge destilliertem Wasser *R* hergestellt.

*Wellenlänge:* 589 nm

**Schwermetalle** (2.4.8): höchstens 10 ppm

12 ml Prüflösung müssen der Grenzprüfung A entsprechen. Zur Herstellung der Referenzlösung wird die Blei-Lösung (1 ppm Pb) *R* verwendet.

**Verhalten gegen Schwefelsäure:** 0,20 g pulverisierte Substanz werden mit 10 ml Schwefelsäure *R* versetzt und 60 min lang im Wasserbad von 90 ± 1 °C erhitzt. Nach raschem Abkühlen darf die Lösung nicht stärker gefärbt sein als die Farbvergleichslösung $G_2$ oder $GG_2$ (2.2.2, Methode II).

**Wasser** (2.5.12): 4,0 bis 7,0 Prozent, mit 0,250 g Substanz und einer Mischung von 1 Volumteil Formamid *R* und 2 Volumteilen Methanol *R* als Lösungsmittel bestimmt

Nach Einbringen der Substanz in die Apparatur wird die Lösung 15 min lang gerührt und anschließend titriert.

## Gehaltsbestimmung

0,150 g Substanz werden unter Erwärmen auf etwa 50 °C in 20 ml wasserfreier Essigsäure *R* gelöst. Nach dem Erkalten wird die Lösung nach Zusatz von 0,25 ml Naphtholbenzein-Lösung *R* mit Perchlorsäure (0,1 mol · l$^{-1}$) bis zum Farbumschlag nach Grün titriert.

1 ml Perchlorsäure (0,1 mol · l$^{-1}$) entspricht 10,21 mg $C_6H_5K_3O_7$.

## Lagerung

Dicht verschlossen

## Kartoffelstärke

**6.3/0355**

## Solani amylum

### Definition

Kartoffelstärke wird aus den Knollen von *Solanum tuberosum* L. gewonnen.

### Eigenschaften

*Aussehen:* sehr feines, weißes bis fast weißes Pulver, das beim Reiben zwischen den Fingern knirscht

*Löslichkeit:* praktisch unlöslich in kaltem Wasser und in Ethanol 96 %

Kartoffelstärke darf keine Stärkekörner anderer Herkunft enthalten. Gewebefragmente der Stammpflanze dürfen nur in äußerst geringen Mengen vorhanden sein.

### Prüfung auf Identität

A. Die Prüfung erfolgt unter dem Mikroskop unter Verwendung einer Mischung gleicher Volumteile Glycerol *R* und Wasser *R*. Die Droge zeigt unregelmäßige, ei- oder birnenförmige Körner von üblicherweise 30 bis 100 µm, gelegentlich auch über 100 µm Durchmesser, oder rundliche Körner von 10 bis 35 µm Durchmesser und gelegentlich zusammengesetzte 2- bis 4-teilige Körner. Die ei- und birnenförmigen Körner besitzen einen exzentrischen, die rundlichen einen zentralen oder etwas exzentrischen Spalt; bei allen Körnern ist eine konzentrische Schichtung deutlich erkennbar. Zwischen rechtwinklig ausgerichteten Polarisationsplättchen oder -prismen erscheint über dem Spalt ein ausgeprägtes schwarzes Kreuz.

B. 1 g Droge wird in 50 ml Wasser *R* suspendiert. Wird die Suspension 1 min lang zum Sieden erhitzt und anschließend abgekühlt, bildet sich ein dicker, opaleszierender Kleister.

C. Wird 1 ml des unter „Prüfung auf Identität, B" erhaltenen Kleisters mit 0,05 ml Iod-Lösung *R* 1 versetzt, entsteht eine orangerote bis tiefblaue Färbung, die beim Erhitzen verschwindet.

### Prüfung auf Reinheit

**pH-Wert** (2.2.3): 5,0 bis 8,0

5,0 g Droge werden 60 s lang mit 25,0 ml kohlendioxidfreiem Wasser *R* geschüttelt und anschließend 15 min lang stehen gelassen.

**Fremde Bestandteile:** Die Prüfung erfolgt unter dem Mikroskop unter Verwendung einer Mischung gleicher Volumteile Glycerol *R* und Wasser *R*. Höchstens Spuren fremder Bestandteile dürfen neben den Stärkekörnern vorhanden sein. Stärkekörner fremder Herkunft dürfen nicht vorhanden sein.

**Oxidierende Substanzen** (2.5.30): höchstens 20 ppm, berechnet als $H_2O_2$

**Schwefeldioxid** (2.5.29): höchstens 50 ppm

**Eisen** (2.4.9): höchstens 10 ppm

1,5 g Droge werden mit 15 ml verdünnter Salzsäure *R* geschüttelt und anschließend abfiltriert. Das Filtrat muss der Grenzprüfung auf Eisen entsprechen.

**Trocknungsverlust** (2.2.32): höchstens 20,0 Prozent, mit 1,000 g Droge durch 90 min langes Trocknen im Trockenschrank bei 130 °C bestimmt

**Sulfatasche** (2.4.14): höchstens 0,6 Prozent, mit 1,0 g Droge bestimmt

### Mikrobielle Verunreinigung

TAMC: Akzeptanzkriterium $10^3$ KBE je Gramm (2.6.12)

TYMC: Akzeptanzkriterium $10^2$ KBE je Gramm (2.6.12)

Abwesenheit von *Escherichia coli* (2.6.13)

Abwesenheit von Salmonellen (2.6.13)

---

**6.3/0313**

## Medizinische Kohle

## Carbo activatus

### Definition

Aus pflanzlichen Materialien durch geeignete Verkohlungsverfahren gewonnen, welche der Substanz ein hohes Adsorptionsvermögen verleihen

### Eigenschaften

*Aussehen:* schwarzes, leichtes Pulver, frei von körnigen Teilchen

*Löslichkeit:* praktisch unlöslich in allen gebräuchlichen Lösungsmitteln

### Prüfung auf Identität

A. Zur Rotglut erhitzt, verbrennt die Substanz langsam ohne Flamme.

B. Die Substanz entspricht der Prüfung „Adsorptionsvermögen" (siehe „Prüfung auf Reinheit").

## Prüfung auf Reinheit

**Prüflösung:** 2,0 g Substanz werden in einem Erlenmeyerkolben mit Schliff mit 50 ml verdünnter Salzsäure $R$ versetzt und vorsichtig 1 h lang zum Rückfluss erhitzt. Anschließend wird der Rückstand abfiltriert und das Filter mit verdünnter Salzsäure $R$ gewaschen. Filtrat und Waschflüssigkeit werden vereinigt und im Wasserbad zur Trockne eingedampft. Der Rückstand wird in Salzsäure (0,1 mol · l$^{-1}$) zu 50,0 ml gelöst.

**Sauer oder alkalisch reagierende Substanzen:** 2,0 g Substanz werden mit 40 ml Wasser $R$ versetzt. Die Mischung wird 5 min lang zum Sieden erhitzt und nach dem Abkühlen mit kohlendioxidfreiem Wasser $R$ zu 40 ml ergänzt und filtriert. Die ersten 20 ml Filtrat werden verworfen. 10 ml Filtrat werden mit 0,25 ml Bromthymolblau-Lösung $R$ 1 und 0,25 ml Natriumhydroxid-Lösung (0,02 mol · l$^{-1}$) versetzt. Die Lösung ist blau. Höchstens 0,75 ml Salzsäure (0,02 mol · l$^{-1}$) dürfen bis zum Farbumschlag nach Gelb verbraucht werden.

**Säurelösliche Substanzen:** höchstens 3 Prozent

1,0 g Substanz wird mit 25 ml verdünnter Salpetersäure $R$ versetzt. Die Mischung wird 5 min lang zum Sieden erhitzt und heiß durch einen Glassintertiegel (10) (2.1.2) filtriert. Das Filter wird mit 10 ml heißem Wasser $R$ gewaschen. Filtrat und Waschflüssigkeit werden vereinigt und im Wasserbad zur Trockne eingedampft. Der Rückstand wird mit 1 ml Salzsäure $R$ versetzt. Die Mischung wird erneut zur Trockne eingedampft. Dieser Rückstand wird bei 100 bis 105 °C zur Massekonstanz getrocknet. Der Rückstand darf höchstens 30 mg wiegen.

**Alkalilösliche, gefärbte Substanzen:** 0,25 g Substanz werden mit 10 ml verdünnter Natriumhydroxid-Lösung $R$ versetzt. Die Mischung wird 1 min lang zum Sieden erhitzt und nach dem Abkühlen filtriert. Das Filtrat wird mit Wasser $R$ zu 10 ml verdünnt. Die Lösung darf nicht stärker gefärbt sein als die Farbvergleichslösung GG$_4$ (2.2.2, Methode II).

**Ethanollösliche Substanzen:** höchstens 0,5 Prozent

2,0 g Substanz werden mit 50 ml Ethanol 96 % $R$ versetzt. Die Mischung wird 10 min lang zum Rückfluss erhitzt, danach sofort filtriert, abgekühlt und mit Ethanol 96 % $R$ zu 50 ml verdünnt. Das Filtrat darf nicht stärker gefärbt sein als die Farbvergleichslösung G$_6$ oder BG$_6$ (2.2.2, Methode II). 40 ml Filtrat werden zur Trockne eingedampft. Der Rückstand wird bei 100 bis 105 °C bis zur Massekonstanz getrocknet. Der Rückstand darf höchstens 8 mg wiegen.

**Fluoreszierende Substanzen:** 10,0 g Substanz werden 2 h lang in einem Extraktionsapparat nach Soxhlet mit 100 ml Cyclohexan $R$ 1 extrahiert. Der Auszug wird mit Cyclohexan $R$ 1 zu 100 ml verdünnt und im ultravioletten Licht bei 365 nm geprüft. Die Fluoreszenz der Lösung darf nicht stärker sein als die einer unter denselben Bedingungen geprüften Lösung von 83 µg Chinin $R$ in 1000 ml Schwefelsäure (0,005 mol · l$^{-1}$).

**Sulfid:** 1,0 g Substanz wird in einem Erlenmeyerkolben mit 5 ml Salzsäure $R$ 1 und 20 ml Wasser $R$ versetzt und zum Sieden erhitzt. Die entweichenden Dämpfe dürfen Blei(II)-acetat-Papier $R$ nicht bräunen.

**Blei:** höchstens 10,0 ppm

Atomabsorptionsspektrometrie (2.2.23, Methode I)

*Untersuchungslösung:* die Prüflösung

*Referenzlösungen:* Die Referenzlösungen werden aus der Blei-Lösung (100 ppm Pb) $R$ durch Verdünnen mit Salzsäure (0,1 mol · l$^{-1}$) hergestellt.

*Strahlungsquelle:* Blei-Hohlkathodenlampe

*Wellenlänge:* 283,3 nm, abhängig vom Gerät auch bei 217,0 nm

*Atomisierung:* Luft-Acetylen-Flamme

**Kupfer:** höchstens 25,0 ppm

Atomabsorptionsspektrometrie (2.2.23, Methode I)

*Untersuchungslösung:* die Prüflösung

*Referenzlösungen:* Die Referenzlösungen werden aus der Kupfer-Lösung (0,1 % Cu) $R$ durch Verdünnen mit Salzsäure (0,1 mol · l$^{-1}$) hergestellt.

*Strahlungsquelle:* Kupfer-Hohlkathodenlampe

*Wellenlänge:* 325,0 nm

*Atomisierung:* Luft-Acetylen-Flamme

**Zink:** höchstens 25,0 ppm

Atomabsorptionsspektrometrie (2.2.23, Methode I)

*Untersuchungslösung:* die Prüflösung

*Referenzlösungen:* Die Referenzlösungen werden aus der Zink-Lösung (100 ppm Zn) $R$ durch Verdünnen mit Salzsäure (0,1 mol · l$^{-1}$) hergestellt.

*Strahlungsquelle:* Zink-Hohlkathodenlampe

*Wellenlänge:* 214,0 nm

*Atomisierung:* Luft-Acetylen-Flamme

**Trocknungsverlust** (2.2.32): höchstens 15 Prozent, mit 1,00 g Substanz durch 4 h langes Trocknen im Trockenschrank bei 120 °C bestimmt

**Sulfatasche** (2.4.14): höchstens 5,0 Prozent, mit 1,0 g Substanz bestimmt

**Adsorptionsvermögen:** 0,300 g Substanz werden in einem 100-ml-Erlenmeyerkolben mit Schliffstopfen mit 25,0 ml einer frisch hergestellten Lösung von 0,5 g Phenazon $R$ in 50 ml Wasser $R$ versetzt. Die Mischung wird 15 min lang kräftig geschüttelt und filtriert, wobei die ersten 5 ml des Filtrats verworfen werden. 10,0 ml Filtrat werden mit 1,0 g Kaliumbromid $R$ und 20 ml verdünnter Salzsäure $R$ versetzt und nach Zusatz von 0,1 ml Methylrot-Lösung $R$ mit Kaliumbromat-Lösung

(0,0167 mol · l⁻¹) bis zum Verschwinden der Rotfärbung titriert. Gegen Ende der Titration wird langsam, 1 Tropfen alle 15 s, titriert. Eine Blindtitration mit 10,0 ml der Phenazon-Lösung wird durchgeführt.

Die von 100 g Substanz adsorbierte Menge Phenazon wird nach folgender Formel berechnet:

$$\frac{2,353\ (a-b)}{m}$$

$a$ = Anzahl verbrauchter Milliliter Kaliumbromat-Lösung (0,0167 mol · l⁻¹) in der Blindtitration
$b$ = Anzahl verbrauchter Milliliter Kaliumbromat-Lösung (0,0167 mol · l⁻¹) in der Haupttitration
$m$ = Masse der Substanz in Gramm

100 g Substanz, berechnet auf die getrocknete Substanz, müssen mindestens 40 g Phenazon adsorbieren.

**Mikrobielle Verunreinigung**

TAMC: Akzeptanzkriterium $10^3$ KBE je Gramm (2.6.12)

TYMC: Akzeptanzkriterium $10^2$ KBE je Gramm (2.6.12)

## Lagerung

Dicht verschlossen

# L

Lactitol-Monohydrat .................... 5527
Wasserfreie Lactose .................... 5529
Lactose-Monohydrat .................... 5531
Lactulose ............................. 5532
Lactulose-Sirup ....................... 5535
Lamotrigin ............................ 5537
Lauromacrogol 400 .................... 5539

Lebertran (Typ A) ...................... 5542
Lebertran (Typ B) ...................... 5548
Lebertran vom Kabeljau (aus Aufzucht) ...... 5553
Levodropropizin ....................... 5558
Luft zur medizinischen Anwendung ........ 5560
Lynestrenol ........................... 5563

# Lactitol-Monohydrat
# Lactitolum monohydricum

6.3/1337

$C_{12}H_{24}O_{11} \cdot H_2O$     $M_r$ 362,3

CAS Nr. 81025-04-9

## Definition

4-*O*-(β-D-Galactopyranosyl)-D-glucitol-Monohydrat

*Gehalt:* 96,5 bis 102,0 Prozent (wasserfreie Substanz)

## Eigenschaften

*Aussehen:* weißes bis fast weißes, kristallines Pulver

*Löslichkeit:* sehr leicht löslich in Wasser, schwer löslich in Ethanol 96 %, praktisch unlöslich in Dichlormethan

## Prüfung auf Identität

1: B
2: A, C

A. Die Substanz entspricht der Prüfung „Spezifische Drehung" (siehe „Prüfung auf Reinheit").

B. IR-Spektroskopie (2.2.24)

   *Vergleich:* Lactitol-Monohydrat *CRS*

C. Dünnschichtchromatographie (2.2.27)

   *Untersuchungslösung:* 50 mg Substanz werden in Methanol *R* zu 20 ml gelöst.

   *Referenzlösung a:* 5 mg Lactitol-Monohydrat *CRS* werden in Methanol *R* zu 2 ml gelöst.

   *Referenzlösung b:* 5 mg Sorbitol *CRS* (Verunreinigung E) werden in 2 ml Referenzlösung a gelöst. Die Lösung wird mit Methanol *R* zu 20 ml verdünnt.

   *Platte:* DC-Platte mit Kieselgel G *R*

   *Fließmittel:* Wasser *R*, Acetonitril *R* (25:75 V/V)

   *Auftragen:* 2 µl

   *Laufstrecke:* 2/3 der Platte

   *Trocknen:* an der Luft

   *Detektion:* Die Platte wird mit Aminobenzoesäure-Lösung *R* besprüht und im Kaltluftstrom bis zum Verschwinden des Lösungsmittels getrocknet. Die Platte wird 15 min lang bei 100 °C erhitzt und nach dem Erkalten mit einer Lösung von Natriumperiodat *R* (2 g · l⁻¹) besprüht. Nach dem Trocknen im Kaltluftstrom wird die Platte 15 min lang bei 100 °C erhitzt.

   *Eignungsprüfung:* Das Chromatogramm der Referenzlösung b muss deutlich voneinander getrennt 2 Flecke zeigen.

   *Ergebnis:* Der Hauptfleck im Chromatogramm der Untersuchungslösung entspricht in Bezug auf Lage, Farbe und Größe dem Hauptfleck im Chromatogramm der Referenzlösung a.

## Prüfung auf Reinheit

**Prüflösung:** 5,000 g Substanz werden in kohlendioxidfreiem Wasser *R* zu 50,0 ml gelöst.

**Aussehen der Lösung:** Die Prüflösung muss klar (2.2.1) und darf nicht stärker gefärbt sein als die Farbvergleichslösung $BG_7$ (2.2.2, Methode II).

**Sauer oder alkalisch reagierende Substanzen:** 10 ml Prüflösung werden mit 10 ml kohlendioxidfreiem Wasser *R* versetzt. 10 ml dieser Lösung werden mit 0,05 ml Phenolphthalein-Lösung *R* versetzt. Bis zum Umschlag nach Rosa dürfen höchstens 0,2 ml Natriumhydroxid-Lösung (0,01 mol · l⁻¹) verbraucht werden. Zu weiteren 10 ml dieser Lösung werden 0,05 ml Methylrot-Lösung *R* zugesetzt. Bis zum Farbumschlag nach Rot dürfen höchstens 0,3 ml Salzsäure (0,01 mol · l⁻¹) verbraucht werden.

**Spezifische Drehung** (2.2.7): +13,5 bis +15,5 (wasserfreie Substanz), mit der Prüflösung bestimmt

**Verwandte Substanzen:** Flüssigchromatographie (2.2.29)

*Untersuchungslösung a:* 50,0 mg Substanz werden in Wasser *R* zu 10,0 ml gelöst.

*Untersuchungslösung b:* 2,0 ml Untersuchungslösung a werden mit Wasser *R* zu 50,0 ml verdünnt.

*Referenzlösung a:* 5,0 mg Lactitol-Monohydrat *CRS* und 5 mg Glycerol *R* werden in Wasser *R* zu 25,0 ml gelöst.

*Referenzlösung b:* 1,0 ml Untersuchungslösung a wird mit Wasser *R* zu 100,0 ml verdünnt. 5,0 ml dieser Lösung werden mit Wasser *R* zu 100,0 ml verdünnt.

*Referenzlösung c:* 2,5 ml Referenzlösung a werden mit Wasser *R* zu 10,0 ml verdünnt.

*Säule*
– Größe: $l$ = 0,30 m, Ø = 7,8 mm
– Stationäre Phase: stark saurer Kationenaustauscher, Calciumsalz *R*
– Temperatur: 60 °C

*Mobile Phase:* Wasser *R*

*Durchflussrate:* 0,6 ml · min⁻¹

# 5528 Lactitol-Monohydrat

*Detektion:* Refraktometer als Detektor, bei einer konstanten Temperatur gehalten

*Einspritzen:* 100 µl; Untersuchungslösung a, Referenzlösungen b und c

*Chromatographiedauer:* 2,5fache Retentionszeit von Lactitol

*Relative Retention* (bezogen auf Lactitol, $t_R$ etwa 13 min)
- Verunreinigung A: etwa 0,7
- Verunreinigung B: etwa 0,8
- Glycerol: etwa 1,3
- Verunreinigung C: etwa 1,5
- Verunreinigung D: etwa 1,8
- Verunreinigung E: etwa 1,9

*Eignungsprüfung:* Referenzlösung c
- Auflösung: mindestens 5 zwischen den Peaks von Lactitol und Glycerol

*Grenzwerte*
- Verunreinigung B: nicht größer als die Fläche des Lactitol-Peaks im Chromatogramm der Referenzlösung c (1,0 Prozent)
- Summe aller weiteren Verunreinigungen: nicht größer als die Fläche des Lactitol-Peaks im Chromatogramm der Referenzlösung c (1,0 Prozent)
- Ohne Berücksichtigung bleiben: Peaks, deren Fläche kleiner ist als die Fläche des Hauptpeaks im Chromatogramm der Referenzlösung b (0,05 Prozent); Lösungsmittelpeaks

**Reduzierende Zucker:** höchstens 0,2 Prozent

5,0 g Substanz werden in 3 ml Wasser *R* unter Erwärmen gelöst. Nach Abkühlen werden der Lösung 20 ml Kupfer(II)-citrat-Lösung *R* und einige Glasperlen zugesetzt. Innerhalb von 4 min wird die Lösung zum Sieden erhitzt und 3 min lang im Sieden gehalten. Nach raschem Abkühlen werden der Lösung 100 ml einer 2,4-prozentigen Lösung (*V/V*) von Essigsäure 99 % *R* und 20,0 ml Iod-Lösung (0,025 mol · l$^{-1}$) zugesetzt. Unter ständigem Rühren wird die Lösung mit 25 ml einer Mischung von 6 Volumteilen Salzsäure *R* und 94 Volumteilen Wasser *R* versetzt. Nach Auflösen des Niederschlags wird der Iodüberschuss mit Natriumthiosulfat-Lösung (0,05 mol · l$^{-1}$) titriert nach Zusatz von 1 ml Stärke-Lösung *R* gegen Ende der Titration. Der Verbrauch an Natriumthiosulfat-Lösung (0,05 mol · l$^{-1}$) muss mindestens 12,8 ml betragen.

**Blei** (2.4.10): höchstens 0,5 ppm

**Nickel** (2.4.15): höchstens 1 ppm

**Wasser** (2.5.12): 4,5 bis 5,5 Prozent, mit 0,30 g Substanz bestimmt

**Sulfatasche** (2.4.14): höchstens 0,1 Prozent, mit 1,0 g Substanz bestimmt

**Mikrobielle Verunreinigung**

TAMC: Akzeptanzkriterium 10$^3$ KBE je Gramm (2.6.12)

TYMC: Akzeptanzkriterium 10$^2$ KBE je Gramm (2.6.12)

Abwesenheit von *Escherichia coli* (2.6.13)

Abwesenheit von Salmonellen (2.6.13)

Abwesenheit von *Pseudomonas aeruginosa* (2.6.13)

# Gehaltsbestimmung

Flüssigchromatographie (2.2.29) wie unter „Verwandte Substanzen" beschrieben, mit folgender Änderung:

*Einspritzen:* Untersuchungslösung b, Referenzlösung a

Der Prozentgehalt an $C_{12}H_{24}O_{11}$ wird aus den Peakflächen in den Chromatogrammen der Untersuchungslösung b und der Referenzlösung a und unter Berücksichtigung des angegebenen Gehalts für Lactitol-Monohydrat *CRS* berechnet.

# Verunreinigungen

*Spezifizierte Verunreinigungen:*

A, B, C, D, E

A. Lactose

B. 3-*O*-(β-D-Galactopyranosyl)-D-glucitol (Lactulitol)

C. Mannitol

D. Galactitol (Dulcitol)

E. Sorbitol

# 6.3/1061
# Wasserfreie Lactose
# Lactosum anhydricum

α - Lactose

β - Lactose

$C_{12}H_{22}O_{11}$ $\qquad$ $M_r$ 342,3

## Definition

$O$-β-D-Galactopyranosyl-(1→4)-β-D-glucopyranose oder ein Gemisch von $O$-β-D-Galactopyranosyl-(1→4)-α-D-glucopyranose und $O$-β-D-Galactopyranosyl-(1→4)-β-D-glucopyranose

## Eigenschaften

*Aussehen:* weißes bis fast weißes, kristallines Pulver

*Löslichkeit:* leicht, jedoch langsam löslich in Wasser, praktisch unlöslich in Ethanol 96 %

## Prüfung auf Identität

1: A, D
2: B, C, D

A. IR-Spektroskopie (2.2.24)

*Vergleich:* wasserfreie Lactose *CRS*

B. Dünnschichtchromatographie (2.2.27)

*Lösungsmittelmischung:* Wasser *R*, Methanol *R* (2:3 *V/V*)

*Untersuchungslösung:* 10 mg Substanz werden in der Lösungsmittelmischung zu 20 ml gelöst.

*Referenzlösung a:* 10 mg wasserfreie Lactose *CRS* werden in der Lösungsmittelmischung zu 20 ml gelöst.

*Referenzlösung b:* 10 mg Fructose *CRS*, 10 mg Glucose *CRS*, 10 mg wasserfreie Lactose *CRS* und 10 mg Saccharose *CRS* werden in der Lösungsmittelmischung zu 20 ml gelöst.

*Platte:* DC-Platte mit Kieselgel G *R*

*Fließmittel:* Wasser *R*, Methanol *R*, Essigsäure 99 % *R*, Dichlorethan *R* (10:15:25:50 *V/V/V/V*); die Lösungsmittel müssen genau abgemessen werden, da ein geringer Überschuss an Wasser die Mischung trüben kann.

*Auftragen:* 2 µl; die Startpunkte werden sorgfältig getrocknet.

*Laufstrecke A:* 15 cm

*Trocknen A:* im Warmluftstrom

*Laufstrecke B:* 15 cm; sofortige Wiederholung der Chromatographie nach Erneuerung des Fließmittels

*Trocknen B:* im Warmluftstrom

*Detektion:* Die Platte wird mit einer Lösung von 0,5 g Thymol *R* in einer Mischung von 5 ml Schwefelsäure *R* und 95 ml Ethanol 96 % *R* besprüht und 10 min lang bei 130 °C erhitzt.

*Eignungsprüfung:* Referenzlösung b
– Das Chromatogramm muss deutlich voneinander getrennt 4 Flecke zeigen.

*Ergebnis:* Der Hauptfleck im Chromatogramm der Untersuchungslösung entspricht in Bezug auf Lage, Farbe und Größe dem Hauptfleck im Chromatogramm der Referenzlösung a.

C. 0,25 g Substanz werden in 5 ml Wasser *R* gelöst. Nach Zusatz von 5 ml Ammoniak-Lösung *R* und 10 min langem Erhitzen im Wasserbad von 80 °C entwickelt sich eine rote Färbung.

D. Die Substanz entspricht der Prüfung „Wasser" (siehe „Prüfung auf Reinheit").

## Prüfung auf Reinheit

**Aussehen der Lösung:** Die Lösung muss klar (2.2.1) und darf nicht stärker gefärbt sein als die Farbvergleichslösung $BG_7$ (2.2.2, Methode II).

1,0 g Substanz wird in siedendem Wasser *R* gelöst. Die Lösung wird mit Wasser *R* zu 10 ml verdünnt.

**Sauer oder alkalisch reagierende Substanzen:** 6,0 g Substanz werden unter Erhitzen in 25 ml kohlendioxidfreiem Wasser *R* gelöst. Nach dem Abkühlen werden der Lösung 0,3 ml Phenolphthalein-Lösung *R* zugesetzt. Diese Lösung muss farblos sein. Bis zum Umschlag nach Rosa dürfen höchstens 0,4 ml Natriumhydroxid-Lösung (0,1 mol · l$^{-1}$) verbraucht werden.

**Spezifische Drehung** (2.2.7): +54,4 bis +55,9 (wasserfreie Substanz)

10,0 g Substanz werden unter Erwärmen auf 50 °C in 80 ml Wasser *R* gelöst. Nach dem Erkalten werden 0,2 ml verdünnte Ammoniak-Lösung *R* 1 zugesetzt. Nach 30 min langem Stehenlassen wird die Lösung mit Wasser *R* zu 100,0 ml verdünnt.

**Absorption** (2.2.25)

*Untersuchungslösung a:* 1,0 g Substanz wird in siedendem Wasser *R* gelöst. Die Lösung wird mit Wasser *R* zu 10,0 ml verdünnt.

*Untersuchungslösung b:* 1,0 ml Untersuchungslösung a wird mit Wasser *R* zu 10,0 ml verdünnt.

# Wasserfreie Lactose

*Spektralbereich:* 400 nm für Untersuchungslösung a; 210 bis 300 nm für Untersuchungslösung b

*Ergebnis*
- bei 400 nm
 (Untersuchungslösung a): höchstens 0,04
- bei 210 bis 220 nm
 (Untersuchungslösung b): höchstens 0,25
- bei 270 bis 300 nm
 (Untersuchungslösung b): höchstens 0,07

**Schwermetalle** (2.4.8): höchstens 5 ppm

2,0 g Substanz müssen der Grenzprüfung C entsprechen. Zur Herstellung der Referenzlösung wird 1,0 ml Blei-Lösung (10 ppm Pb) *R* verwendet.

**Wasser** (2.5.12): höchstens 1,0 Prozent, mit 0,50 g Substanz unter Verwendung einer Mischung von 1 Volumteil Formamid *R* und 2 Volumteilen Methanol *R* als Lösungsmittel bestimmt

**Sulfatasche** (2.4.14): höchstens 0,1 Prozent, mit 1,0 g Substanz bestimmt

**Mikrobielle Verunreinigung**

TAMC: Akzeptanzkriterium $10^2$ KBE je Gramm (2.6.12)

Abwesenheit von *Escherichia coli* (2.6.13)

# Funktionalitätsbezogene Eigenschaften

*Dieser Abschnitt liefert Informationen zu Eigenschaften, die sich als relevante Prüfparameter für eine Funktion oder mehrere Funktionen der Substanz erwiesen haben, wenn diese als Hilfsstoff (siehe 5.15) verwendet wird. Dieser Abschnitt ist ein nicht verbindlicher Teil der Monographie und diese Eigenschaften müssen nicht notwendigerweise verifiziert werden, um die Übereinstimmung mit den Anforderungen der Monographie zu zeigen. Die Kontrolle dieser Eigenschaften kann jedoch zur Qualität eines Arzneimittels beitragen, indem die Gleichförmigkeit des Herstellungsverfahrens und die Funktionalität des Arzneimittels bei der Anwendung verbessert werden. Wenn Prüfmethoden angegeben sind, haben sie sich für den jeweiligen Zweck als geeignet erwiesen, jedoch können andere Methoden ebenfalls angewendet werden. Werden für eine bestimmte Eigenschaft Ergebnisse vorgelegt, muss die Prüfmethode angegeben sein.*

*Die folgenden Eigenschaften können für wasserfreie Lactose, wenn sie als Füllstoff/Verdünnungsmittel in festen Arzneiformen (gepresst und pulverförmig) verwendet wird, relevant sein.*

**Partikelgrößenverteilung** (2.9.31 oder 2.9.38)

**Schütt- und Stampfvolumen** (2.9.34): Schütt- und Stampfvolumen werden bestimmt. Der Hausner-Index wird nach folgender Formel berechnet:

$$\frac{V_0}{V_f}$$

$V_0$ = Schüttvolumen der Substanz
$V_f$ = Stampfvolumen der Substanz

**α-Lactose, β-Lactose:** Gaschromatographie (2.2.28)

*Silylierungsreagenz:* 28 Volumteile 1-(Trimethylsilyl)-imidazol *R* werden mit 72 Volumteilen Pyridin *R* gemischt.

*Untersuchungslösung:* Etwa 1 mg Substanz wird in 0,45 ml Dimethylsulfoxid *R* gelöst. Die Lösung wird mit 1,8 ml Silylierungsreagenz versetzt und vorsichtig gemischt. Die Mischung wird 20 min lang stehen gelassen.

*Referenzlösung:* Eine Mischung von α-Lactose-Monohydrat *R* und β-Lactose *R* wird so hergestellt, dass das Anomerenverhältnis, basierend auf den angegebenen Anomerengehalten von α-Lactose-Monohydrat und β-Lactose, etwa 1:1 beträgt. Etwa 1 mg dieser Mischung wird in 0,45 ml Dimethylsulfoxid *R* gelöst. Die Lösung wird mit 1,8 ml Silylierungsreagenz versetzt und vorsichtig gemischt. Die Mischung wird 20 min lang stehen gelassen.

*Säule*
- Material: Glas
- Größe: $l = 0,9$ m, $\varnothing = 4$ mm
- Stationäre Phase: silanisierte Kieselgur zur Gaschromatographie *R*, imprägniert mit einer 3-prozentigen Lösung (*m/m*) von Poly[(cyanopropyl)methylphenylmethyl]siloxan *R*

*Trägergas:* Helium zur Chromatographie *R*

*Durchflussrate:* 40 ml · min$^{-1}$

*Temperatur*
- Säule: 215 °C
- Probeneinlass und Detektor: 275 °C

*Detektion:* Flammenionisation

*Einspritzen:* 2 µl

*Eignungsprüfung:* Referenzlösung
- Relative Retention (bezogen auf β-Lactose): α-Lactose etwa 0,7
- Auflösung: mindestens 3,0 zwischen den Peaks von α-Lactose und β-Lactose

Der Prozentgehalt an α-Lactose wird nach folgender Formel berechnet:

$$\frac{100\,S_\alpha}{S_\alpha + S_\beta}$$

$S_\alpha$ = Fläche des Peaks von α-Lactose
$S_\beta$ = Fläche des Peaks von β-Lactose

Der Prozentgehalt an β-Lactose wird nach folgender Formel berechnet:

$$\frac{100\,S_\beta}{S_\alpha + S_\beta}$$

**Trocknungsverlust** (2.2.32): mit 1,000 g Substanz durch 2 h langes Trocknen im Trockenschrank bei 80 °C bestimmt

# Lactose-Monohydrat

# Lactosum monohydricum

$C_{12}H_{22}O_{11} \cdot H_2O$  $\qquad M_r$ 360,3

## Definition

$O$-β-D-Galactopyranosyl-(1→4)-α-D-glucopyranose-Monohydrat

## Eigenschaften

*Aussehen:* weißes bis fast weißes, kristallines Pulver

*Löslichkeit:* leicht, jedoch langsam löslich in Wasser, praktisch unlöslich in Ethanol 96 %

## Prüfung auf Identität

1: A, D
2: B, C, D

A. IR-Spektroskopie (2.2.24)

*Vergleich:* Lactose *CRS*

B. Dünnschichtchromatographie (2.2.27)

*Lösungsmittelmischung:* Wasser *R*, Methanol *R* (2:3 *V/V*)

*Untersuchungslösung:* 10 mg Substanz werden in der Lösungsmittelmischung zu 20 ml gelöst.

*Referenzlösung a:* 10 mg Lactose *CRS* werden in der Lösungsmittelmischung zu 20 ml gelöst.

*Referenzlösung b:* 10 mg Fructose *CRS*, 10 mg Glucose *CRS*, 10 mg Lactose *CRS* und 10 mg Saccharose *CRS* werden in der Lösungsmittelmischung zu 20 ml gelöst.

*Platte:* DC-Platte mit Kieselgel G *R*

*Fließmittel:* Wasser *R*, Methanol *R*, Essigsäure 99 % *R*, Dichlorethan *R* (10:15:25:50 *V/V/V/V*); die Lösungsmittel müssen genau abgemessen werden, da ein geringer Überschuss an Wasser die Mischung trüben kann.

*Auftragen:* 2 µl; die Startpunkte werden sorgfältig getrocknet.

*Laufstrecke A:* 15 cm

*Trocknen A:* im Warmluftstrom

*Laufstrecke B:* 15 cm; sofortige Wiederholung der Chromatographie nach Erneuerung des Fließmittels

*Trocknen B:* im Warmluftstrom

*Detektion:* Die Platte wird mit einer Lösung von 0,5 g Thymol *R* in einer Mischung von 5 ml Schwefelsäure *R* und 95 ml Ethanol 96 % *R* besprüht und 10 min lang bei 130 °C erhitzt.

*Eignungsprüfung:* Referenzlösung b
- Das Chromatogramm muss deutlich voneinander getrennt 4 Flecke zeigen.

*Ergebnis:* Der Hauptfleck im Chromatogramm der Untersuchungslösung entspricht in Bezug auf Lage, Farbe und Größe dem Hauptfleck im Chromatogramm der Referenzlösung a.

C. 0,25 g Substanz werden in 5 ml Wasser *R* gelöst. Nach Zusatz von 5 ml Ammoniak-Lösung *R* und 10 min langem Erhitzen im Wasserbad von 80 °C entwickelt sich eine rote Färbung.

D. Die Substanz entspricht der Prüfung „Wasser" (siehe „Prüfung auf Reinheit").

## Prüfung auf Reinheit

**Aussehen der Lösung:** Die Lösung muss klar (2.2.1) und darf nicht stärker gefärbt sein als die Farbvergleichslösung BG$_7$ (2.2.2, Methode II).

1,0 g Substanz wird in siedendem Wasser *R* gelöst. Die Lösung wird mit Wasser *R* zu 10 ml verdünnt.

**Sauer oder alkalisch reagierende Substanzen:** 6,0 g Substanz werden unter Erhitzen in 25 ml kohlendioxidfreiem Wasser *R* gelöst. Nach dem Abkühlen werden der Lösung 0,3 ml Phenolphthalein-Lösung *R* zugesetzt. Diese Lösung muss farblos sein. Bis zum Umschlag nach Rosa dürfen höchstens 0,4 ml Natriumhydroxid-Lösung (0,1 mol · l$^{-1}$) verbraucht werden.

**Spezifische Drehung** (2.2.7): +54,4 bis +55,9 (wasserfreie Substanz)

10,0 g Substanz werden unter Erwärmen auf 50 °C in 80 ml Wasser *R* gelöst. Nach dem Erkalten werden 0,2 ml verdünnte Ammoniak-Lösung *R* 1 zugesetzt. Nach 30 min langem Stehenlassen wird die Lösung mit Wasser *R* zu 100,0 ml verdünnt.

**Absorption** (2.2.25)

*Untersuchungslösung a:* 1,0 g Substanz wird in siedendem Wasser *R* gelöst. Die Lösung wird mit Wasser *R* zu 10,0 ml verdünnt.

*Untersuchungslösung b:* 1,0 ml Untersuchungslösung a wird mit Wasser *R* zu 10,0 ml verdünnt.

*Spektralbereich:* 400 nm für Untersuchungslösung a; 210 bis 300 nm für Untersuchungslösung b

## Lactose-Monohydrat

*Ergebnis*
- bei 400 nm
  (Untersuchungslösung a): höchstens 0,04
- bei 210 bis 220 nm
  (Untersuchungslösung b): höchstens 0,25
- bei 270 bis 300 nm
  (Untersuchungslösung b): höchstens 0,07

**Schwermetalle** (2.4.8): höchstens 5 ppm

4,0 g Substanz werden unter Erwärmen in Wasser *R* gelöst. Die Lösung wird nach Zusatz von 1 ml Salzsäure (0,1 mol · l$^{-1}$) mit Wasser *R* zu 20 ml verdünnt. 12 ml dieser Lösung müssen der Grenzprüfung A entsprechen. Zur Herstellung der Referenzlösung wird die Blei-Lösung (1 ppm Pb) *R* verwendet.

**Wasser** (2.5.12): 4,5 bis 5,5 Prozent, mit 0,50 g Substanz unter Verwendung einer Mischung von 1 Volumteil Formamid *R* und 2 Volumteilen Methanol *R* als Lösungsmittel bestimmt

**Sulfatasche** (2.4.14): höchstens 0,1 Prozent, mit 1,0 g Substanz bestimmt

**Mikrobielle Verunreinigung**

TAMC: Akzeptanzkriterium 10$^2$ KBE je Gramm (2.6.12)

Abwesenheit von *Escherichia coli* (2.6.13)

### Lagerung

Dicht verschlossen

### Funktionalitätsbezogene Eigenschaften

*Dieser Abschnitt liefert Informationen zu Eigenschaften, die sich als relevante Prüfparameter für eine Funktion oder mehrere Funktionen der Substanz erwiesen haben, wenn diese als Hilfsstoff (siehe 5.15) verwendet wird. Dieser Abschnitt ist ein nicht verbindlicher Teil der Monographie und diese Eigenschaften müssen nicht notwendigerweise verifiziert werden, um die Übereinstimmung mit den Anforderungen der Monographie zu zeigen. Die Kontrolle dieser Eigenschaften kann jedoch zur Qualität eines Arzneimittels beitragen, indem die Gleichförmigkeit des Herstellungsverfahrens und die Funktionalität des Arzneimittels bei der Anwendung verbessert werden. Wenn Prüfmethoden angegeben sind, haben sie sich für den jeweiligen Zweck als geeignet erwiesen, jedoch können andere Methoden ebenfalls angewendet werden. Werden für eine bestimmte Eigenschaft Ergebnisse vorgelegt, muss die Prüfmethode angegeben sein.*

*Die folgenden Eigenschaften können für Lactose-Monohydrat, wenn es als Füllstoff/Verdünnungsmittel in festen Arzneiformen (gepresst und pulverförmig) verwendet wird, relevant sein.*

**Partikelgrößenverteilung** (2.9.31 oder 2.9.38)

**Schütt- und Stampfvolumen** (2.9.34): Schütt- und Stampfvolumen werden bestimmt. Der Hausner-Index wird nach folgender Formel berechnet:

$$\frac{V_0}{V_f}$$

$V_0$ = Schüttvolumen der Substanz
$V_f$ = Stampfvolumen der Substanz

---

**6.3/1230**

# Lactulose
# Lactulosum

$C_{12}H_{22}O_{11}$ $\qquad M_r$ 342,3

CAS Nr. 4618-18-2

### Definition

4-*O*-(β-D-Galactopyranosyl)-D-*arabino*-hex-2-ulofura= nose

*Gehalt:* 95,0 bis 102,0 Prozent (wasserfreie Substanz)

### Eigenschaften

*Aussehen:* weißes bis fast weißes, kristallines Pulver

*Löslichkeit:* leicht löslich in Wasser, wenig löslich in Methanol, praktisch unlöslich in Toluol

*Schmelztemperatur:* etwa 168 °C

### Prüfung auf Identität

1: B, C, D, E
2: A, C, D, E

A. Dünnschichtchromatographie (2.2.27)

*Untersuchungslösung:* 50,0 mg Substanz werden in Wasser *R* zu 10,0 ml gelöst.

*Referenzlösung:* 50,0 mg Lactulose CRS werden in Wasser *R* zu 10,0 ml gelöst.

*Platte:* DC-Platte mit Kieselgel G *R*

*Fließmittel:* Essigsäure 99 % *R*, Lösung von Borsäure *R* (50 g · l$^{-1}$), Methanol *R*, Ethylacetat *R* (10:15:20:55 *V/V/V/V*)

*Auftragen:* 2 µl

*Laufstrecke:* 15 cm

*Trocknen:* 5 min lang bei 100 bis 105 °C und erkalten lassen

*Detektion:* Die Platte wird mit einer Lösung von 1,3-Dihydroxynaphthalin *R* (1,0 g · l$^{-1}$) in einer Mischung von 10 Volumteilen Schwefelsäure *R* und 90 Volumteilen Methanol *R* besprüht und anschließend 5 min lang bei 110 °C erhitzt.

*Ergebnis:* Der Hauptfleck im Chromatogramm der Untersuchungslösung entspricht in Bezug auf Lage, Farbe und Größe dem Hauptfleck im Chromatogramm der Referenzlösung.

B. Die unter „Gehaltsbestimmung" erhaltenen Chromatogramme werden ausgewertet.

*Ergebnis:* Der Hauptpeak im Chromatogramm der Untersuchungslösung entspricht in Bezug auf Retentionszeit und Größe dem Hauptpeak im Chromatogramm der Referenzlösung b.

C. 50 mg Substanz werden in 10 ml Wasser *R* gelöst. Nach Zusatz von 3 ml Fehling'scher Lösung *R* und Erhitzen entsteht ein roter Niederschlag.

D. 0,125 g Substanz werden in 5 ml Wasser *R* gelöst. Wird die Lösung mit 5 ml Ammoniak-Lösung *R* versetzt und 10 min lang im Wasserbad von 80 °C erhitzt, entsteht eine rote Färbung.

E. Die Substanz entspricht der Prüfung „Spezifische Drehung" (siehe „Prüfung auf Reinheit").

## Prüfung auf Reinheit

**Prüflösung:** 3,0 g Substanz werden in kohlendioxidfreiem Wasser *R* zu 50 ml gelöst.

**Aussehen der Lösung:** Die Prüflösung muss klar (2.2.1) und darf nicht stärker gefärbt sein als die Farbvergleichslösung BG$_5$ (2.2.2, Methode II).

**pH-Wert** (2.2.3): 3,0 bis 7,0

10 ml Prüflösung werden mit 0,1 ml einer gesättigten Lösung von Kaliumchlorid *R* versetzt.

**Spezifische Drehung** (2.2.7): −46,0 bis −50,0 (wasserfreie Substanz)

1,25 g Substanz werden in Wasser *R* gelöst. Die Lösung wird nach Zusatz von 0,2 ml konzentrierter Ammoniak-Lösung *R* mit Wasser *R* zu 25,0 ml verdünnt.

**Verwandte Substanzen:** Flüssigchromatographie (2.2.29)

*Untersuchungslösung:* 1,00 g Substanz wird in 10 ml Wasser *R* gelöst. Die Lösung wird unter Erwärmen mit 12,5 ml Acetonitril *R* versetzt und mit Wasser *R* zu 25,0 ml verdünnt.

*Referenzlösung a:* 3 ml Untersuchungslösung werden unter Erwärmen mit 47,5 ml Acetonitril *R* versetzt und mit Wasser *R* zu 100,0 ml verdünnt.

*Referenzlösung b:* 1,00 g Lactulose CRS wird in 10 ml Wasser *R* gelöst. Die Lösung wird unter Erwärmen mit 12,5 ml Acetonitril *R* versetzt und mit Wasser *R* zu 25,0 ml verdünnt.

*Referenzlösung c:* Der Inhalt einer Durchstechflasche mit Lactulose zur Eignungsprüfung CRS wird in 1 ml einer Mischung gleicher Volumteile Acetonitril *R* und Wasser *R* gelöst.

*Vorsäule*
– Größe: $l = 0{,}05$ m, $\varnothing = 4{,}6$ mm
– Stationäre Phase: aminopropylsilyliertes Kieselgel zur Chromatographie *R* (3 µm)
– Temperatur: $38 \pm 1$ °C

*Säule*
– Größe: $l = 0{,}15$ m, $\varnothing = 4{,}6$ mm
– Stationäre Phase: aminopropylsilyliertes Kieselgel zur Chromatographie *R* (3 µm)
– Temperatur: $38 \pm 1$ °C

*Mobile Phase:* 0,253 g Natriumdihydrogenphosphat *R* werden in 220 ml Wasser *R* gelöst. Die Lösung wird mit 780 ml Acetonitril *R* versetzt.

*Durchflussrate:* 1,0 ml · min$^{-1}$

*Detektion:* Refraktometer bei einer konstanten Temperatur

*Einspritzen:* 20 µl; Untersuchungslösung, Referenzlösungen a und c

*Chromatographiedauer:* 2,5fache Retentionszeit von Lactulose

*Relative Retention* (bezogen auf Lactulose, $t_R$ etwa 18,3 min)
– Verunreinigung E: etwa 0,38
– Verunreinigung D: etwa 0,42
– Verunreinigung B: etwa 0,57
– Verunreinigung A: etwa 0,90
– Verunreinigung C: etwa 1,17

*Eignungsprüfung:* Referenzlösung c
– Auflösung: mindestens 1,3 zwischen den Peaks von Verunreinigung A und Lactulose
Falls erforderlich wird die Konzentration von Acetonitril in der mobilen Phase auf einen Wert zwischen 75,0 und 82,0 Prozent (V/V) eingestellt.
– Das erhaltene Chromatogramm entspricht dem mitgelieferten Chromatogramm von Lactulose zur Eignungsprüfung CRS.

*Grenzwert*
– Summe der Verunreinigungen A, B, C, D und E: nicht größer als die Fläche des Lactulose-Peaks im Chromatogramm der Referenzlösung a (3 Prozent)

**Methanol:** Statische Head-Space-GC (2.2.28)

*Interner-Standard-Lösung:* 0,5 ml 1-Propanol *R* werden mit 100,0 ml Wasser *R* gemischt. 1,0 ml Lösung wird mit Wasser *R* zu 100,0 ml verdünnt. 5,0 ml dieser Lösung werden mit Wasser *R* zu 50,0 ml verdünnt.

*Untersuchungslösung:* 79 mg Substanz werden in einer 20-ml-Probeflasche mit 1,0 ml Interner-Standard-Lösung und anschließend mit 5 µl einer 0,1-prozentigen Lösung (V/V) von Methanol *R* versetzt.

*Referenzlösung:* 1,0 ml Interner-Standard-Lösung wird in einer 20-ml-Probeflasche mit 5 µl einer 0,1-prozentigen Lösung (V/V) von Methanol *R* versetzt.

*Säule*
- Größe: $l = 2$ m, $\emptyset = 2$ mm
- Stationäre Phase: Ethylvinylbenzol-Divinylbenzol-Copolymer *R* (180 µm)

*Trägergas:* Helium zur Chromatographie *R*

*Durchflussrate:* 30 ml · min$^{-1}$

Statische Head-Space-Bedingungen, die eingesetzt werden können
- Äquilibrierungstemperatur: 60 °C
- Äquilibrierungszeit: 1 h
- Druckausgleichszeit: 1 min

*Temperatur*
- Säule: 140 °C
- Probeneinlass: 200 °C
- Detektor: 220 °C

*Detektion:* Flammenionisation

*Einspritzen:* 1 ml der Gasphase

Der Gehalt an Methanol wird unter Berücksichtigung seiner Dichte (2.2.5) von 0,79 g · ml$^{-1}$ bei 20 °C berechnet.

*Grenzwert*
- Methanol: Das Verhältnis (*R*) der Peakfläche von Methanol zur Peakfläche des Internen Standards im Chromatogramm der Referenzlösung wird berechnet; das Verhältnis der Peakfläche von Methanol zur Peakfläche des Internen Standards im Chromatogramm der Untersuchungslösung wird berechnet, dieses Verhältnis darf nicht größer als 2 *R* sein (50 ppm).

**Bor:** höchstens 9 ppm

*Geräte aus Glas sollten möglichst vermieden werden.*

*Referenzlösung:* 50,0 mg Borsäure *R* werden in Wasser *R* zu 100,0 ml gelöst. 5,0 ml Lösung werden mit Wasser *R* zu 100,0 ml verdünnt. *Diese Lösung wird in einem gut verschlossenen Gefäß aus Polyethylen aufbewahrt.*

In vier 25-ml-Flaschen aus Polyethylen werden getrennt
- 0,50 g Substanz in 2,0 ml Wasser *R* gelöst (Lösung A)
- 0,50 g Substanz in 1,0 ml Referenzlösung gelöst; die Lösung wird mit 1,0 ml Wasser *R* verdünnt (Lösung B)
- 1,0 ml Referenzlösung und 1,0 ml Wasser *R* (Lösung C)
- 2,0 ml Wasser *R* (Lösung D)

gegeben.

Der Inhalt jeder Flasche wird mit 4,0 ml Acetat-Natriumedetat-Pufferlösung pH 5,5 *R* versetzt und gemischt. Jede Mischung wird mit 4,0 ml einer frisch hergestellten Azomethin-H-Lösung *R* versetzt und nach erneutem Mischen 1 h lang stehen gelassen.

Die Absorption (2.2.25) der Lösungen A, B und C wird bei 420 nm gegen Lösung D als Kompensationsflüssigkeit gemessen. Die Prüfung darf nur ausgewertet werden, wenn die Absorption der Lösung C mindestens 0,25 beträgt. Die Absorption der Lösung B muss mindestens das 2fache der Absorption der Lösung A betragen.

**Blei** (2.4.10): höchstens 0,5 ppm

**Wasser** (2.5.12): höchstens 2,5 Prozent, mit 0,500 g Substanz bestimmt

**Sulfatasche** (2.4.14): höchstens 0,1 Prozent, mit 1,0 g Substanz bestimmt

**Mikrobielle Verunreinigung**

TAMC: Akzeptanzkriterium $10^2$ KBE je Gramm (2.6.12)

Abwesenheit von *Escherichia coli* (2.6.13)

## Gehaltsbestimmung

Flüssigchromatographie (2.2.29) wie unter „Verwandte Substanzen" beschrieben, mit folgender Änderung:

*Einspritzen:* Untersuchungslösung, Referenzlösung b

Der Prozentgehalt an $C_{12}H_{22}O_{11}$ wird unter Berücksichtigung des angegebenen Gehalts für Lactulose *CRS* berechnet.

## Verunreinigungen

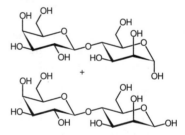

A. 4-*O*-(β-D-Galactopyranosyl)-D-mannopyranose (Epilactose)

B. Galactose

C. Lactose

D. Fructose

E. D-*lyxo*-Hex-2-ulopyranose (Tagatose)

# Lactulose-Sirup
# Lactulosum liquidum

6.3/0924

## Definition

Wässrige Lösung von 4-*O*-(β-D-Galactopyranosyl)-D-*arabino*-hex-2-ulofuranose, die normalerweise durch alkalische Isomerisierung von Lactose gewonnen wird

Die Substanz kann geringe Mengen anderer Zucker wie Lactose, Epilactose, Galactose, Tagatose und Fructose enthalten.

*Gehalt:* mindestens 620 g · l$^{-1}$ Lactulose ($C_{12}H_{22}O_{11}$; $M_r$ 342,3) und 95,0 bis 105,0 Prozent des in der Beschriftung angegebenen Gehalts an Lactulose

Die Substanz kann ein geeignetes Konservierungsmittel enthalten.

## Eigenschaften

*Aussehen:* klare, farblose bis blass-bräunlich-gelbe, viskose Flüssigkeit

*Löslichkeit:* mischbar mit Wasser

Lactulose-Sirup kann eine übersättigte Lösung sein oder Kristalle enthalten, die sich beim Erwärmen auflösen.

Eine 10-prozentige Verdünnung (*V/V*) des Lactulose-Sirups ist linksdrehend.

## Prüfung auf Identität

1: B, C, D
2: A, C, D

A. Dünnschichtchromatographie (2.2.27)

*Untersuchungslösung:* 0,50 g Substanz werden mit Wasser *R* zu 50 ml verdünnt.

*Referenzlösung:* 60 mg Lactulose *CRS* werden in Wasser *R* zu 10 ml gelöst.

*Platte:* DC-Platte mit Kieselgel G *R*

*Fließmittel:* Essigsäure 99 % *R*, Lösung von Borsäure *R* (50 g · l$^{-1}$), Methanol *R*, Ethylacetat *R* (10:15:20:55 *V/V/V/V*)

*Auftragen:* 2 µl

*Laufstrecke:* 15 cm

*Trocknen:* 5 min lang bei 100 bis 105 °C und erkalten lassen

*Detektion:* Die Platte wird mit einer Lösung von 1,3-Dihydroxynaphthalin *R* (1,0 g · l$^{-1}$) in einer Mischung von 10 Volumteilen Schwefelsäure *R* und 90 Volumteilen Methanol *R* besprüht und anschließend 5 min lang bei 110 °C erhitzt.

*Ergebnis:* Der Hauptfleck im Chromatogramm der Untersuchungslösung entspricht in Bezug auf Lage, Farbe und Größe dem Hauptfleck im Chromatogramm der Referenzlösung.

B. Die unter „Gehaltsbestimmung" erhaltenen Chromatogramme werden ausgewertet.

*Ergebnis:* Der Hauptpeak im Chromatogramm der Untersuchungslösung entspricht in Bezug auf die Retentionszeit dem Hauptpeak im Chromatogramm der Referenzlösung b.

C. 0,1 g Substanz werden mit 10 ml Wasser *R* versetzt. Nach Zusatz von 3 ml Fehling'scher Lösung *R* und Erhitzen entsteht ein roter Niederschlag.

D. 0,25 g Substanz werden mit 5 ml Wasser *R* und 5 ml Ammoniak-Lösung *R* versetzt. Wird die Lösung 10 min lang im Wasserbad von 80 °C erhitzt, entsteht eine rote Färbung.

## Prüfung auf Reinheit

**Prüflösung:** 10 g Substanz werden mit kohlendioxidfreiem Wasser *R* zu 100 ml verdünnt.

**Aussehen der Lösung:** Die Prüflösung muss klar (2.2.1) und darf nicht stärker gefärbt sein als die Farbvergleichslösung BG$_5$ (2.2.2, Methode II).

**pH-Wert** (2.2.3): 3,0 bis 7,0

10 ml Prüflösung werden mit 0,1 ml einer gesättigten Lösung von Kaliumchlorid *R* versetzt.

**Verwandte Substanzen:** Flüssigchromatographie (2.2.29)

*Untersuchungslösung:* 4,00 g Substanz werden mit 20 ml Wasser *R* gemischt. Die Mischung wird unter Erwärmen mit 25,0 ml Acetonitril *R* versetzt und mit Wasser *R* zu 50,0 ml verdünnt.

*Referenzlösung a:* 5 ml Untersuchungslösung werden unter Erwärmen mit 47,5 ml Acetonitril *R* versetzt und mit Wasser *R* zu 100,0 ml verdünnt.

*Referenzlösung b:* 2,00 g Lactulose *CRS* werden in 20 ml Wasser *R* gelöst. Die Lösung wird unter Erwärmen mit 25,0 ml Acetonitril *R* versetzt und mit Wasser *R* zu 50,0 ml verdünnt.

*Referenzlösung c:* Der Inhalt einer Durchstechflasche mit Lactulose zur Eignungsprüfung *CRS* wird in 1 ml einer Mischung gleicher Volumteile Acetonitril *R* und Wasser *R* gelöst.

*Vorsäule*
– Größe: $l$ = 0,05 m, ⌀ = 4,6 mm
– Stationäre Phase: aminopropylsilyliertes Kieselgel zur Chromatographie *R* (3 µm)
– Temperatur: 38 ± 1 °C

*Säule*
- Größe: $l = 0,15$ m, $\emptyset = 4,6$ mm
- Stationäre Phase: aminopropylsilyliertes Kieselgel zur Chromatographie $R$ (3 μm)
- Temperatur: $38 \pm 1$ °C

*Mobile Phase:* 0,253 g Natriumdihydrogenphosphat $R$ werden in 220 ml Wasser $R$ gelöst. Die Lösung wird mit 780 ml Acetonitril $R$ versetzt.

*Durchflussrate:* 1,0 ml · min$^{-1}$

*Detektion:* Refraktometer bei einer konstanten Temperatur

*Einspritzen:* 20 μl; Untersuchungslösung, Referenzlösungen a und c

*Chromatographiedauer:* 2,5fache Retentionszeit von Lactulose

*Relative Retention* (bezogen auf Lactulose, $t_R$ etwa 18 min)
- Verunreinigung E: etwa 0,38
- Verunreinigung D: etwa 0,42
- Verunreinigung B: etwa 0,57
- Verunreinigung A: etwa 0,90
- Verunreinigung C: etwa 1,17

*Eignungsprüfung:* Referenzlösung c
- Auflösung: mindestens 1,3 zwischen den Peaks von Verunreinigung A und Lactulose
Falls erforderlich wird die Konzentration von Acetonitril in der mobilen Phase auf einen Wert zwischen 75,0 und 82,0 Prozent (V/V) eingestellt.
- Das erhaltene Chromatogramm entspricht dem mitgelieferten Chromatogramm von Lactulose zur Eignungsprüfung CRS.

*Grenzwerte*
- Verunreinigung B: nicht größer als das 3fache der Fläche des Lactulose-Peaks im Chromatogramm der Referenzlösung a (15 Prozent)
- Verunreinigungen A, C: jeweils nicht größer als das 2fache der Fläche des Lactulose-Peaks im Chromatogramm der Referenzlösung a (10 Prozent)
- Verunreinigung E: nicht größer als das 0,8fache der Fläche des Lactulose-Peaks im Chromatogramm der Referenzlösung a (4 Prozent)
- Verunreinigung D: nicht größer als das 0,2fache der Fläche des Lactulose-Peaks im Chromatogramm der Referenzlösung a (1 Prozent)

**Methanol:** Statische Head-Space-GC (2.2.28)

*Interner-Standard-Lösung:* 0,5 ml 1-Propanol $R$ werden mit 100,0 ml Wasser $R$ gemischt. 1,0 ml Lösung wird mit Wasser $R$ zu 100,0 ml verdünnt. 5,0 ml dieser Lösung werden mit Wasser $R$ zu 50,0 ml verdünnt.

*Untersuchungslösung:* 0,13 g Substanz werden in einer 20-ml-Probeflasche mit 1,0 ml Interner-Standard-Lösung und anschließend mit 5 μl einer 0,1-prozentigen Lösung (V/V) von Methanol $R$ versetzt.

*Referenzlösung:* 1,0 ml Interner-Standard-Lösung wird in einer 20-ml-Probeflasche mit 5 μl einer 0,1-prozentigen Lösung (V/V) von Methanol $R$ versetzt.

*Säule*
- Größe: $l = 2$ m, $\emptyset = 2$ mm
- Stationäre Phase: Ethylvinylbenzol-Divinylbenzol-Copolymer $R$ (180 μm)

*Trägergas:* Helium zur Chromatographie $R$

*Durchflussrate:* 30 ml · min$^{-1}$

*Statische Head-Space-Bedingungen, die eingesetzt werden können*
- Äquilibrierungstemperatur: 60 °C
- Äquilibrierungszeit: 1 h
- Druckausgleichszeit: 1 min

*Temperatur*
- Säule: 140 °C
- Probeneinlass: 200 °C
- Detektor: 220 °C

*Detektion:* Flammenionisation

*Einspritzen:* 1 ml der Gasphase

Der Gehalt an Methanol wird unter Berücksichtigung seiner Dichte (2.2.5) von 0,79 g · ml$^{-1}$ bei 20 °C berechnet.

*Grenzwert*
- Methanol: Das Verhältnis ($R$) der Peakfläche von Methanol zur Peakfläche des Internen Standards im Chromatogramm der Referenzlösung wird berechnet; das Verhältnis der Peakfläche von Methanol zur Peakfläche des Internen Standards im Chromatogramm der Untersuchungslösung wird berechnet, dieses Verhältnis darf nicht größer als 2 $R$ sein (30 ppm).

**Sulfit:** höchstens 30 ppm

5,0 g Substanz werden mit 40 ml Wasser $R$ gemischt. Die Mischung wird mit 2,0 ml Natriumhydroxid-Lösung (0,1 mol · l$^{-1}$) versetzt und mit Wasser $R$ zu 100 ml verdünnt. 10,0 ml Lösung werden mit 1,0 ml Salzsäure $R$ 1, 2,0 ml Schiffs Reagenz $R$ 1 und 2,0 ml einer 0,5-prozentigen Lösung (V/V) von Formaldehyd-Lösung $R$ versetzt. Nach 30 min langem Stehenlassen wird die Absorption (2.2.25) der Lösung bei 583 nm gegen eine Kompensationsflüssigkeit gemessen, die gleichzeitig und unter gleichen Bedingungen unter Verwendung von 10,0 ml Wasser $R$ an Stelle der Lösung der Substanz hergestellt wurde. Die Absorption der Lösung darf nicht größer sein als die einer Referenzlösung, die gleichzeitig und unter gleichen Bedingungen unter Verwendung von 10,0 ml Sulfit-Lösung (1,5 ppm SO$_2$) $R$ an Stelle der Lösung der Substanz hergestellt wurde.

**Bor:** höchstens 5 ppm

*Geräte aus Glas sollten möglichst vermieden werden.*

*Referenzlösung:* 56,0 mg Borsäure $R$ werden in Wasser $R$ zu 100,0 ml gelöst. 5,0 ml Lösung werden mit Wasser $R$ zu 100,0 ml verdünnt. *Diese Lösung wird in einem gut verschlossenen Gefäß aus Polyethylen aufbewahrt.*

In vier 25-ml-Flaschen aus Polyethylen werden getrennt
- 1,00 g Substanz und 1 ml Wasser $R$ (Lösung A)
- 1,00 g Substanz und 1 ml Referenzlösung (Lösung B)
- 1 ml Referenzlösung und 1 ml Wasser $R$ (Lösung C)
- 2 ml Wasser $R$ (Lösung D)
gegeben.

Der Inhalt jeder Flasche wird mit 4,0 ml Acetat-Natriumedetat-Pufferlösung pH 5,5 *R* versetzt und gemischt. Jede Mischung wird mit 4,0 ml einer frisch hergestellten Azomethin-H-Lösung *R* versetzt und nach erneutem Mischen 1 h lang stehen gelassen.

Die Absorption (2.2.25) der Lösungen A, B und C wird bei 420 nm gegen Lösung D als Kompensationsflüssigkeit gemessen. Die Prüfung darf nur ausgewertet werden, wenn die Absorption der Lösung C mindestens 0,25 beträgt. Die Absorption der Lösung B muss mindestens das 2fache der Absorption der Lösung A betragen.

**Blei** (2.4.10): höchstens 0,5 ppm, berechnet auf den in der Beschriftung angegebenen Gehalt an Lactulose

**Sulfatasche** (2.4.14): höchstens 0,2 Prozent, mit 1,5 g Substanz bestimmt und berechnet auf den in der Beschriftung angegebenen Gehalt an Lactulose

### Mikrobielle Verunreinigung

TAMC: Akzeptanzkriterium $10^2$ KBE je Gramm (2.6.12)

TYMC: Akzeptanzkriterium $10^1$ KBE je Gramm (2.6.12)

Abwesenheit von *Escherichia coli* (2.6.13)

## Gehaltsbestimmung

Flüssigchromatographie (2.2.29) wie unter „Verwandte Substanzen" beschrieben, mit folgender Änderung:

*Einspritzen:* Untersuchungslösung, Referenzlösung b

Der Prozentgehalt an $C_{12}H_{22}O_{11}$ wird unter Berücksichtigung des angegebenen Gehalts für Lactulose *CRS* berechnet.

## Beschriftung

Die Beschriftung gibt den Gehalt an Lactulose an.

## Verunreinigungen

*Spezifizierte Verunreinigungen:*

A, B, C, D, E

A. 4-*O*-(β-D-Galactopyranosyl)-D-mannopyranose (Epilactose)

B. Galactose

C. Lactose

D. Fructose

E. D-*lyxo*-Hex-2-ulopyranose (Tagatose)

# 6.3/1756

# Lamotrigin
# Lamotriginum

$C_9H_7Cl_2N_5$          $M_r$ 256,1

CAS Nr. 84057-84-1

## Definition

6-(2,3-Dichlorphenyl)-1,2,4-triazin-3,5-diamin

*Gehalt:* 99,0 bis 101,0 Prozent (getrocknete Substanz)

## Eigenschaften

*Aussehen:* weißes bis fast weißes Pulver

*Löslichkeit:* sehr schwer löslich in Wasser, schwer löslich in wasserfreiem Ethanol

## Prüfung auf Identität

IR-Spektroskopie (2.2.24)

*Vergleich:* Lamotrigin *CRS*

## Prüfung auf Reinheit

**Verwandte Substanzen:** Flüssigchromatographie (2.2.29)

*Untersuchungslösung:* 20 mg Substanz werden in 5 ml Methanol *R* gelöst. Die Lösung wird mit einer Lösung von Salzsäure *R* (10,3 g · l⁻¹) zu 100,0 ml verdünnt.

*Referenzlösung a:* 5 mg Lamotrigin zur Eignungsprüfung *CRS* (mit der Verunreinigung G) werden in 2,5 ml Methanol *R* gelöst. Die Lösung wird mit einer Lösung von Salzsäure *R* (10,3 g · l⁻¹) zu 50,0 ml verdünnt. 1,0 ml dieser Lösung wird mit einer Lösung von Salzsäure *R* (10,3 g · l⁻¹) zu 10,0 ml verdünnt.

# Lamotrigin

*Referenzlösung b:* 1,0 ml Untersuchungslösung wird mit einer Lösung von Salzsäure *R* (10,3 g · l⁻¹) zu 100,0 ml verdünnt. 2,0 ml dieser Lösung werden mit einer Lösung von Salzsäure *R* (10,3 g · l⁻¹) zu 10,0 ml verdünnt.

*Referenzlösung c:* 5,0 mg Lamotrigin-Verunreinigung E CRS werden in einer Mischung von 0,25 ml Salzsäure *R* und 45 ml Methanol *R* gelöst. Die Lösung wird mit Methanol *R* zu 50,0 ml verdünnt. 5,0 ml dieser Lösung werden mit einer Lösung von Salzsäure *R* (10,3 g · l⁻¹) zu 100,0 ml verdünnt. 4,0 ml dieser Lösung werden mit 5 ml Methanol *R* versetzt und mit einer Lösung von Salzsäure *R* (10,3 g · l⁻¹) zu 100,0 ml verdünnt.

*Referenzlösung d:* 10 mg Lamotrigin zur Peak-Identifizierung CRS (mit den Verunreinigungen A, E und F) werden in 2,5 ml Methanol *R* gelöst. Die Lösung wird mit 2,0 ml Referenzlösung a versetzt und mit einer Lösung von Salzsäure *R* (10,3 g · l⁻¹) zu 50,0 ml verdünnt.

*Blindlösung:* 5 Volumteile Methanol *R* und 95 Volumteile einer Lösung von Salzsäure *R* (10,3 g · l⁻¹) werden gemischt.

*Säule*
- Größe: $l = 0{,}15$ m, $\varnothing = 4{,}6$ mm
- Stationäre Phase: desaktiviertes, nachsilanisiertes, octadecylsilyliertes Kieselgel zur Chromatographie *R* (5 µm)
- Temperatur: 35 °C

*Mobile Phase*
- Mobile Phase A: 1 Volumteil Triethylamin *R* und 150 Volumteile einer Lösung von Kaliumdihydrogenphosphat *R* (2,7 g · l⁻¹) werden gemischt. Die Lösung wird mit Phosphorsäure 85 % *R* auf einen pH-Wert von 2,0 eingestellt.
- Mobile Phase B: Acetonitril *R*

| Zeit (min) | Mobile Phase A (% V/V) | Mobile Phase B (% V/V) |
|---|---|---|
| 0 – 4 | 85 | 15 |
| 4 – 14 | 85 → 20 | 15 → 80 |

*Durchflussrate:* 1,0 ml · min⁻¹

*Detektion:* Spektrometer bei 270 nm

*Einspritzen:* 10 µl; Untersuchungslösung, Referenzlösungen a, b und d, Blindlösung

*Identifizierung von Verunreinigungen:* Zur Identifizierung der Peaks der Verunreinigungen A, E, F und G werden das mitgelieferte Chromatogramm von Lamotrigin zur Peak-Identifizierung CRS und das mit der Referenzlösung d erhaltene Chromatogramm verwendet.

*Relative Retention* (bezogen auf Lamotrigin, $t_R$ etwa 7 min)
- Verunreinigung G: etwa 1,1
- Verunreinigung A: etwa 1,3
- Verunreinigung E: etwa 1,7
- Verunreinigung F: etwa 1,8

*Eignungsprüfung:* Referenzlösung a
- Peak-Tal-Verhältnis: mindestens 1,2, wobei $H_p$ die Höhe des Peaks der Verunreinigung G über der Basislinie und $H_v$ die Höhe des niedrigsten Punkts der Kurve über der Basislinie zwischen den Peaks von Lamotrigin und Verunreinigung A darstellen

*Grenzwerte*
- Korrekturfaktor: Für die Berechnung des Gehalts wird die Fläche des Peaks der Verunreinigung F mit 1,3 multipliziert.
- Verunreinigung F: nicht größer als die Fläche des Hauptpeaks im Chromatogramm der Referenzlösung b (0,2 Prozent)
- Verunreinigungen A, G: jeweils nicht größer als das 0,5fache der Fläche des Hauptpeaks im Chromatogramm der Referenzlösung b (0,1 Prozent)
- Nicht spezifizierte Verunreinigungen: jeweils nicht größer als das 0,5fache der Fläche des Hauptpeaks im Chromatogramm der Referenzlösung b (0,10 Prozent)
- Summe aller Verunreinigungen: nicht größer als die Fläche des Hauptpeaks im Chromatogramm der Referenzlösung b (0,2 Prozent)
- Ohne Berücksichtigung bleiben: Peaks, deren Fläche kleiner ist als das 0,25fache der Fläche des Hauptpeaks im Chromatogramm der Referenzlösung b (0,05 Prozent); Peaks der Blindlösung, Peak der Verunreinigung E

**Verunreinigung E:** Flüssigchromatographie (2.2.29) wie unter „Verwandte Substanzen" beschrieben, mit folgenden Änderungen:

*Mobile Phase:* Acetonitril zur Chromatographie *R*, mobile Phase A (35:65 V/V)

*Detektion:* Spektrometer bei 210 nm

*Einspritzen:* Untersuchungslösung, Referenzlösungen d und c

*Chromatographiedauer:* 10 min

*Retentionszeiten*
- Verunreinigung E: etwa 5,5 min
- Verunreinigung F: etwa 8,5 min

*Eignungsprüfung:* Referenzlösung d
- Das erhaltene Chromatogramm entspricht dem mitgelieferten Chromatogramm von Lamotrigin zur Peak-Identifizierung CRS.

*Grenzwert*
- Verunreinigung E: nicht größer als die Fläche des entsprechenden Peaks im Chromatogramm der Referenzlösung c (0,1 Prozent)

**Schwermetalle** (2.4.8): höchstens 10 ppm

Der Rückstand aus der Prüfung „Sulfatasche" wird mit 2 ml Salzsäure *R* versetzt. Die Mischung wird im Wasserbad langsam zur Trockne eingedampft. Dieser Rückstand wird mit 0,05 ml Salzsäure *R* befeuchtet und mit 10 ml siedendem Wasser *R* versetzt. Diese Mischung wird 10 min lang auf dem Wasserbad erhitzt, auf Raumtemperatur abkühlen gelassen, falls erforderlich filtriert und das Volumen des Filtrats und der Waschflüssigkeiten mit Wasser *R* zu 20 ml verdünnt. 12 ml Lösung müssen der Grenzprüfung A entsprechen. Zur Herstellung der Referenzlösung werden 10 ml Blei-Lösung (1 ppm Pb) *R* verwendet.

**Trocknungsverlust** (2.2.32): höchstens 0,5 Prozent, mit 2,000 g Substanz durch 3 h langes Trocknen im Trockenschrank bei 105 °C und höchstens 0,7 kPa bestimmt

**Sulfatasche** (2.4.14): höchstens 0,1 Prozent, mit 2,0 g Substanz bestimmt

## Gehaltsbestimmung

0,200 g Substanz, in 60 ml wasserfreier Essigsäure R gelöst, werden mit Perchlorsäure (0,1 mol · l$^{-1}$) tiriert. Der Endpunkt wird mit Hilfe der Potentiometrie (2.2.20) bestimmt. Eine Blindtitration wird durchgeführt.

1 ml Perchlorsäure (0,1 mol · l$^{-1}$) entspricht 25,61 mg $C_9H_7Cl_2N_5$.

## Lagerung

Vor Licht geschützt

## Verunreinigungen

*Spezifizierte Verunreinigungen:*

A, E, F, G

*Andere bestimmbare Verunreinigungen*

(Die folgenden Substanzen werden, falls in einer bestimmten Menge vorhanden, durch eine Prüfmethode oder mehrere Prüfmethoden in der Monographie erfasst. Sie werden begrenzt durch das allgemeine Akzeptanzkriterium für weitere Verunreinigungen/nicht spezifizierte Verunreinigungen und/oder durch die Anforderungen der Allgemeinen Monographie **Substanzen zur pharmazeutischen Verwendung (Corpora ad usum pharmaceuticum)**. Diese Verunreinigungen müssen daher nicht identifiziert werden, um die Konformität der Substanz zu zeigen. Siehe auch „5.10 Kontrolle von Verunreinigungen in Substanzen zur pharmazeutischen Verwendung"):

B, C, D

A. 3-Amino-6-(2,3-dichlorphenyl)-1,2,4-triazin-5(4H)-on

B. (2E)-[2-(Diaminomethyliden)diazanyliden](2,3-di= chlorphenyl)acetonitril

C. (2Z)-[2-(Diaminomethyliden)diazanyliden](2,3-di= chlorphenyl)acetonitril

D. 6-(2,3-Dichlorphenyl)-1,2,4-triazin-3,5(2H,4H)-dion

E. 2,3-Dichlorbenzoesäure

F. N-[5-Amino-6-(2,3-dichlorphenyl)-1,2,4-triazin-3-yl]-2,3-dichlorbenzamid

G. 6-(2,4-Dichlorphenyl)-1,2,4-triazin-3,5-diamin

# 6.3/2046

# Lauromacrogol 400
# Lauromacrogolum 400

## Definition

Lauromacrogol 400 ist ein Gemisch von Laurylalkohol(Dodecanol)-Monoethern verschiedener Macrogole.

Lauromacrogol 400 kann freie Macrogole enthalten und enthält unterschiedliche Mengen an freiem Laurylalkohol.

Die Substanz wird durch die Reaktion von 1 Mol Laurylalkohol mit 9 Mol Ethylenoxid erhalten.

Der Name der Substanz wird durch die Zahl (400) ergänzt, die etwa der mittleren relativen Molekülmasse des Macrogol-Anteils entspricht.

Diese Monographie gilt für Lauromacrogol 400, das als Wirkstoff verwendet wird.

# Lauromacrogol 400

## Eigenschaften

*Aussehen:* weiße bis fast weiße, halbfeste, hygroskopische Masse, die durch Schmelzen bei 24 °C in eine farblose bis gelbliche, viskose Flüssigkeit übergeht

*Löslichkeit:* leicht löslich in Wasser, sehr leicht löslich in Aceton und Ethanol 96 %

## Prüfung auf Identität

A. Die Substanz entspricht der Prüfung „Hydroxylzahl" (siehe „Prüfung auf Reinheit").

B. Die Substanz entspricht der Prüfung „Verseifungszahl" (siehe „Prüfung auf Reinheit").

C. Die Substanz wird 1 h lang bei 50 °C in einem Inkubator erwärmt, bis sie vollständig geschmolzen und klar ist. 50 ml der geschmolzenen Masse werden in ein erwärmtes Gefäß zur Bestimmung des Trübungspunkts (Gefäß aus Glas mit flachem Boden mit einem inneren Durchmesser von 30 bis 33,5 mm und einer Höhe von 115 bis 125 mm) gegeben. Das Gefäß wird so in ein Kältebad getaucht, dass die äußere Fläche des Gefäßes in Kontakt mit abgekühlter Luft kommt, indem es in einen zylindrischen Behälter aus Metall (der innere Durchmesser ist 9,5 bis 12,5 mm größer als der äußere Durchmesser des Probengefäßes; Höhe 115 mm), der von der Eis-Wasser-Mischung umgeben ist, gestellt wird. Der Fuß des Glasgefäßes liegt auf einer 6 mm dicken Korkplatte auf, so dass ein direkter Kontakt des Glasgefäßes mit dem abgekühlten Metallzylinder vermieden wird. Die Substanz wird ständig mit einem Thermometer gerührt, so dass die Temperatur innerhalb der Probe homogen ist. Das Glasgefäß wird regelmäßig aus dem Kältebad genommen und überprüft, ob sich Anzeichen einer Trübung der Substanz am Grund des Gefäßes zeigen. Das Gefäß wird dabei gegen helles Licht gehalten. Sobald sich eine Trübung zeigt, wird häufiger geprüft, bis die Substanz komplett getrübt ist und das senkrecht in der Mitte der Substanz hängende Thermometer bei horizontaler Betrachtung eben noch sichtbar ist. Die Temperatur wird gemessen und liegt zwischen 20 und 25 °C.

## Prüfung auf Reinheit

**Aussehen:** Die geschmolzene Substanz muss klar (2.2.1) und darf nicht stärker gefärbt sein als die Farbvergleichslösung ($GG_6$) (2.2.2, Methode I).

**Alkalisch reagierende Substanzen:** 2,0 g Substanz werden in einer heißen Mischung von 10 ml kohlendioxidfreiem Wasser *R* und 10 ml Ethanol 96 % *R* gelöst. Die Lösung wird mit 0,1 ml Bromthymolblau-Lösung *R* 1 versetzt. Bis zum Farbumschlag nach Gelb dürfen höchstens 0,5 ml Salzsäure (0,1 mol · l⁻¹) verbraucht werden.

**Säurezahl** (2.5.1): höchstens 1,0, mit 5,0 g Substanz bestimmt

**Hydroxylzahl** (2.5.3, Methode A): 90 bis 105, mit 0,35 g Substanz bestimmt

**Iodzahl** (2.5.4, Methode A): höchstens 2,0

**Peroxidzahl** (2.5.5, Methode A): höchstens 5,0

10,0 g Substanz werden in einem 100-ml-Becherglas in Essigsäure 99 % *R* zu 20 ml gelöst. Die Lösung wird mit 1 ml gesättigter Kaliumiodid-Lösung *R* versetzt und 1 min lang stehen gelassen. Diese Lösung wird mit 50 ml kohlendioxidfreiem Wasser *R* versetzt und mit Natriumthiosulfat-Lösung (0,01 mol · l⁻¹) titriert. Der Endpunkt wird mit Hilfe der Potentiometrie (2.2.20) bestimmt. Eine Blindtitration wird durchgeführt.

Die Peroxidzahl wird nach folgender Formel berechnet:

$$\frac{(n_1 - n_2) \cdot M \cdot 1000}{m}$$

$n_1$ = bei der Titration der Substanz verbrauchtes Volumen an Natriumthiosulfat-Lösung (0,01 mol · l⁻¹) in Millilitern

$n_2$ = bei der Titration der Blindlösung verbrauchtes Volumen an Natriumthiosulfat-Lösung (0,01 mol · l⁻¹) in Millilitern

$M$ = Molarität der Natriumthiosulfat-Lösung in Mol je Liter

$m$ = Masse der Substanz in Gramm

**Verseifungszahl** (2.5.6): höchstens 3,0

**Freier Laurylalkohol (Dodecanol):** Gaschromatographie (2.2.28)

*Untersuchungslösung:* 0,200 g Substanz werden in Aceton *R* zu 10,0 ml gelöst.

*Referenzlösung:* 2,00 g Laurylalkohol *R* werden in Aceton *R* zu 100,0 ml gelöst. 1,0 ml Lösung wird mit Aceton *R* zu 50,0 ml verdünnt.

*Säule*
- Material: Quarzglas
- Größe: $l = 30$ m, $\varnothing = 0{,}25$ mm
- Stationäre Phase: Poly(dimethyl)(diphenyl)siloxan *R* (Filmdicke 0,1 µm)

*Trägergas:* Helium zur Chromatographie *R*

*Durchflussrate:* 1 ml · min⁻¹

*Splitverhältnis:* 1:50

*Temperatur*

|  | Zeit (min) | Temperatur (°C) |
|---|---|---|
| Säule | 0 – 1 | 120 |
|  | 1 – 23 | 120 → 350 |
|  | 23 – 33 | 350 |
| Probeneinlass |  | 300 |
| Detektor |  | 350 |

*Detektion:* Flammenionisation

*Einspritzen:* 1,0 μl

*Retentionszeit*
- Laurylalkohol: etwa 5 min

*Grenzwert*
- Freier Laurylalkohol: nicht größer als die Fläche des entsprechenden Peaks im Chromatogramm der Referenzlösung (2,0 Prozent)

**Freie Macrogole:** Ausschlusschromatographie (2.2.30)

*Untersuchungslösung:* 5,0 g Substanz werden in der mobilen Phase zu 250,0 ml gelöst.

*Referenzlösung a:* Etwa 0,4 g Macrogol 1000 R werden in der mobilen Phase zu 250,0 ml gelöst.

*Referenzlösung b:* 50,0 ml Referenzlösung a werden mit der mobilen Phase zu 100,0 ml verdünnt.

*Vorsäulen* (2)
- Größe: $l = 0{,}125$ m, $\varnothing = 4$ mm
- Stationäre Phase: octadecylsilyliertes Kieselgel zur Chromatographie R (5 μm), sphärisch, Porengröße 10 nm

*Säule*
- Größe: $l = 0{,}30$ m, $\varnothing = 7{,}8$ mm
- Stationäre Phase: hydroxyliertes Polymethacrylatgel R (6 μm), Porengröße 12 nm

Beide Vorsäulen werden über ein 3-Wege-Ventil mit der Säule verbunden, der Fluss der mobilen Phase wird entsprechend dem folgenden Programm gesteuert:
- 0 bis 114 s: Vorsäule 1 und Säule
- 115 s bis Ende: Vorsäule 2 und Säule
- 115 s bis 8 min: Rückspülen der Vorsäule 1

*Mobile Phase:* Wasser R, Methanol R (2:8 V/V)

*Durchflussrate:* 1,1 ml · min$^{-1}$

*Detektion:* Refraktometer

*Einspritzen:* 20 μl

Der Prozentgehalt an freien Macrogolen wird nach folgender Formel berechnet:

$$\frac{A_1 \cdot m_2 \cdot 200}{m_1 \cdot (A_2 + 2A_3)}$$

$m_1$ = Masse der Substanz in der Untersuchungslösung in Gramm

$m_2$ = Masse von Macrogol 1000 R in der Referenzlösung a in Gramm

$A_1$ = Fläche des den freien Macrogolen entsprechenden Peaks im Chromatogramm der Untersuchungslösung

$A_2$ = Fläche des dem Macrogol 1000 entsprechenden Peaks im Chromatogramm der Referenzlösung a

$A_3$ = Fläche des dem Macrogol 1000 entsprechenden Peaks im Chromatogramm der Referenzlösung b

*Grenzwert*
- Freie Macrogole: höchstens 3,0 Prozent

**Mittlere Kettenlänge des Fettalkohols und mittlere Anzahl der Mole Ethylenoxid:** Kernresonanzspektroskopie (2.2.33)

*Untersuchungslösung:* Wenn die Substanz bei Raumtemperatur in fester Form vorliegt, wird sie vor der Prüfung erwärmt. 0,4 ml Substanz werden in 0,3 ml einer Mischung von 1 Volumteil (D$_4$)Methanol R und 2 Volumteilen (D)Chloroform R, die Chrom(III)-acetylacetonat R (0,1 mol · l$^{-1}$) als Relaxationsmittel enthält, gelöst.

*Apparatur:* ein hochauflösendes Fourier-Transform-Kernresonanzspektrometer (FT-NMR) mit einer Frequenz von mindestens 300 MHz

*Aufnahme von $^{13}$C-NMR-Spektren*
Die folgenden Einstellungen können verwendet werden:
- Sweep-Bereich: 250 ppm (von −15 bis 235 ppm)
- Verschiebung der Strahlungsfrequenz: 110 ppm
- Zeitdomäne: 64 K
- Puls-Auszeit: 3 s
- Pulsprogramm: zgig 30 (inverse gated, 30° Pulsanregung)
- Blindmessungen: 4
- Anzahl der Aufnahmen: 2048

*Verfahren und Aufzeichnung*
Die folgenden Einstellungen können verwendet werden:
- Abmessungen: 64 K (Nullprobe)
- Fensterfunktion (window multiplication): exponentiell
- Lorentz-Vergrößerungsfaktor: 1 Hz

Das CD$_3$OD-Signal wird als Bezug für die Kalibrierung der Verschiebung verwendet. Dazu wird im Multiplett die Verschiebung des zentralen Peaks auf 49,0 ppm festgelegt.

Der Spektralbereich $\delta$ 0,0 bis 80,0 ppm wird aufgezeichnet.

Das erhaltene Spektrum wird mit dem Referenzspektrum der Abb. 2046-1 verglichen. Die Werte für die Verschiebung liegen nahe den in Tab. 2046-1 angegebenen Werten.

**Tab. 2046-1: Chemische Verschiebungen**

| Signal | Chemische Verschiebung (ppm) | Normalisierte Integrale |
|---|---|---|
| CH$_3$ | 14,4 | 0,989 |
| CH$_2$ (Alkylkette) | 23,2 | 1,000 |
| CH$_2$ (Alkylkette) | 25,5 | 1,001 |
| CH$_2$'s (Alkylkette) | 30 | 7,410 |
| CH$_2$ (Alkylkette) | 32,5 | 0,963 |
| CH$_2$ (–CH$_2$–OH) (endständige CH$_2$-Gruppe von Macrogol) | 61,6 | 1,001 |
| CH$_2$'s (Macrogol) | 70,7 | 16,25 |
| CH$_2$ (R–CH$_2$–O–Macrogol) (CH$_2$ in alpha-Position) | 72,6 | 0,998 |
| CH$_2$ (Macrogol) | 73,1 | 0,929 |

**Abb. 2046-1:** $^{13}$C-NMR-Spektrum von Lauromacrogol 400

*Eignungsprüfung*
- Signal-Rausch-Verhältnis: mindestens 150 für den kleinsten relevanten Peak (CH$_2$ bei 73,1 ppm)

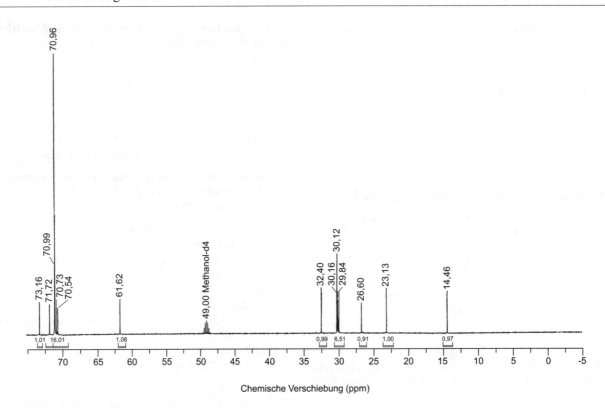

Abb. 2046-1: $^{13}$C-NMR-Spektrum von Lauromacrogol 400

– Peakbreite in halber Höhe: höchstens 0,05 ppm für den zentralen Peak des $CDCl_3$-Signals (bei $\delta$ 78,6 ppm)

*Berechnung der mittleren Kettenlänge des Fettalkohols und der mittleren Anzahl an Molen Ethylenoxid:* Das Signal bei 23,2 ppm wird als 1,000 definiert und die Integrale der übrigen in Tab. 2046-1 aufgelisteten Signale werden normalisiert.

Die mittlere Kettenlänge des Fettalkohols wird nach folgender Formel berechnet:

$$\Sigma_{14-33}I_{n,i} + I_{n,72,6}$$

$\Sigma_{14-33}I_{n,i}$ = Summe der normalisierten Integrale der Signale zwischen 14 und 33 ppm

$I_{n,72,6}$ = normalisiertes Integral des Signals bei 72,6 ppm

Die mittlere Anzahl an Molen Ethylenoxid wird nach folgender Formel berechnet:

$$0,5 \cdot (I_{n,62} + I_{n,71} + I_{n,73})$$

$I_{n,62}, I_{n,71}, I_{n,73}$ = normalisierte Integrale der Signale bei 62, 71 beziehungsweise 73 ppm

Die Summe der normalisierten Integrale der Signale bei 62, 71 und 73 ppm entspricht der mittleren Anzahl an Methylen-Gruppen im Macrogolanteil von Lauromacrogol 400.

*Grenzwerte*
– Mittlere Kettenlänge des Fettalkohols: 10,0 bis 14,0
– Mittlere Anzahl an Molen Ethylenoxid: 7,0 bis 11,0

**Ethylenoxid, Dioxan** (2.4.25, Methode A): höchstens 1 ppm Ethylenoxid und höchstens 10 ppm Dioxan

**Wasser** (2.5.12): höchstens 2,0 Prozent, mit 0,500 g Substanz bestimmt

**Asche** (2.4.16): höchstens 0,2 Prozent, mit 2,0 g Substanz bestimmt

6.3/1192

# Lebertran (Typ A)

# Iecoris aselli oleum A

## Definition

Gereinigtes, fettes Öl, das aus der frischen Leber des wild lebenden Kabeljaus, von Fischen der Spezies *Gadus morhua* L. und anderen Spezies der Familie *Gadidae* gewonnen wird

Feste Substanzen werden durch Abkühlen und Filtrieren entfernt. Ein geeignetes Antioxidans kann zugesetzt sein.

*Gehalt:* 600 I.E. (180 µg) bis 2500 I.E. (750 µg) Vitamin A je Gramm und 60 I.E. (1,5 µg) bis 250 I.E. (6,25 µg) Vitamin $D_3$ je Gramm

# Lebertran (Typ A)

## Eigenschaften

*Aussehen:* klare, gelbliche Flüssigkeit

*Löslichkeit:* praktisch unlöslich in Wasser, schwer löslich in Ethanol 96 %, mischbar mit Petroläther

## Prüfung auf Identität

1: A, B, C
2: C, D

A. Die Untersuchungslösung (siehe „Gehaltsbestimmung Vitamin A, Methode A") zeigt ein Absorptionsmaximum (2.2.25) bei 325 ± 2 nm.
Das Chromatogramm der Untersuchungslösung (siehe „Gehaltsbestimmung Vitamin A, Methode B") zeigt einen Peak, der dem all-*trans*-Retinol-Peak im Chromatogramm der Referenzlösung entspricht.

B. Das Chromatogramm der Untersuchungslösung a (siehe „Gehaltsbestimmung Vitamin $D_3$") zeigt einen Peak, der dem Colecalciferol-Peak im Chromatogramm der Referenzlösung b entspricht.

C. Das Öl entspricht der Prüfung „Fettsäurenzusammensetzung" (siehe „Prüfung auf Reinheit").

D. Werden 0,1 g Öl mit 0,5 ml Dichlormethan *R* und 1 ml Antimon(III)-chlorid-Lösung *R* gemischt, entsteht innerhalb von etwa 10 s eine dunkelblaue Färbung.

## Prüfung auf Reinheit

**Aussehen der Substanz:** Das Öl darf nicht stärker gefärbt sein als eine wie folgt hergestellte Referenzlösung (2.2.2, Methode II): 3,0 ml Stammlösung Rot werden mit 25,0 ml Stammlösung Gelb gemischt. Die Mischung wird mit einer Lösung von Salzsäure *R* (10 g · l⁻¹) zu 50,0 ml verdünnt.

**Relative Dichte** (2.2.5): 0,917 bis 0,930

**Brechungsindex** (2.2.6): 1,477 bis 1,484

**Säurezahl** (2.5.1): höchstens 2,0

**Anisidinzahl** (2.5.36): höchstens 30,0

**Iodzahl** (2.5.4, Methode B): 150 bis 180, unter Verwendung von Stärke-Lösung *R* 2

**Peroxidzahl** (2.5.5, Methode B): höchstens 10,0

**Unverseifbare Anteile** (2.5.7): höchstens 1,5 Prozent, mit 2,0 g Öl nach 3-maligem Extrahieren mit jeweils 50 ml peroxidfreiem Ether *R* bestimmt

**Stearine:** Mindestens 10 ml Öl werden bei 60 bis 90 °C erhitzt und anschließend 3 h lang in einer Eis-Wasser-Mischung oder einem thermostatisch kontrollierten Bad von 0 ± 0,5 °C abgekühlt. Falls erforderlich werden die unlöslichen Bestandteile nach dem Erhitzen durch Filtrieren entfernt. Die Probe muss klar bleiben.

**Fettsäurenzusammensetzung:** Gaschromatographie (2.2.28)

*Untersuchungslösung:* In einem 10-ml-Messkolben werden etwa 0,45 g Öl in einer Lösung von Butylhydroxytoluol *R* (50 mg · l⁻¹) in Hexan *R* zu 10,0 ml gelöst. 2,0 ml Lösung werden in einem Reagenzglas aus Quarzglas mit einem schwachen Strom von Stickstoff *R* zur Trockne eingedampft. Nach Zusatz von 1,5 ml einer Lösung von Natriumhydroxid *R* (20 g · l⁻¹) in Methanol *R* wird die Mischung mit Stickstoff *R* überschichtet, das Gefäß mit einem Polytetrafluorethylen-Stopfen dicht verschlossen, geschüttelt und 7 min lang im Wasserbad erhitzt. Nach Abkühlen wird der Ansatz mit 2 ml methanolischer Bortrichlorid-Lösung *R* versetzt, mit Stickstoff *R* überschichtet, das Gefäß dicht verschlossen, geschüttelt und 30 min lang im Wasserbad erhitzt. Nach Abkühlen auf 40 bis 50 °C wird der Mischung 1 ml Trimethylpentan *R* zugesetzt. Das Gefäß wird dicht verschlossen und mindestens 30 s lang kräftig geschüttelt. Anschließend werden sofort 5 ml gesättigte Natriumchlorid-Lösung *R* zugesetzt, die Mischung wird mit Stickstoff *R* überschichtet, das Gefäß dicht verschlossen und mindestens 15 s lang kräftig geschüttelt. Nachdem die Trimethylpentan-Phase klar ist, wird sie in ein weiteres Reagenzglas überführt. Die wässrig methanolische Phase wird erneut mit 1 ml Trimethylpentan *R* geschüttelt. Die Trimethylpentan-Phasen werden vereinigt, 2-mal mit je 1 ml Wasser *R* gewaschen und über wasserfreiem Natriumsulfat *R* getrocknet. Von jeder Probe werden 2 Lösungen hergestellt.

*Säule*
– Material: Quarzglas
– Größe: $l$ = 30 m, ∅ = 0,25 mm
– Stationäre Phase: Macrogol 20 000 *R* (Filmdicke 0,25 µm)

*Trägergas:* Wasserstoff zur Chromatographie *R* oder Helium zur Chromatographie *R* mit vorgeschalteter Waschflasche zur Entfernung von Sauerstoff

*Splitverhältnis:* 1 : 200

*Temperatur*

|  | Zeit (min) | Temperatur (°C) |
|---|---|---|
| Säule | 0 – 55 | 170 → 225 |
|  | 55 – 75 | 225 |
| Probeneinlass |  | 250 |
| Detektor |  | 280 |

*Detektion:* Flammenionisation

*Einspritzen:* 1 µl; 2-mal

*Eignungsprüfung*
– Die zu prüfenden 15 Fettsäuren müssen nach dem typischen Chromatogramm (Abb. 1192-1) identifiziert werden können.
– Einspritzen einer Mischung, die gleiche Mengen Methylpalmitat *R*, Methylstearat *R*, Methylarachidat *R* und Methylbehenat *R* enthält, ergibt die Flächenpro-

zente von 24,4; 24,8; 25,2 beziehungsweise 25,6 (± 0,5 Prozent)
- Auflösung: mindestens 1,3 zwischen den Peaks von Methyloleat und Methyl-*cis*-vaccenat; die Auflösung zwischen den Peaks von Methylgadoleat und Methyleicosenat muss ausreichend sein, um eine Identifizierung und Flächenbestimmung vorzunehmen.

Die Flächenprozente für jeden Fettsäuremethylester werden nach folgender Formel berechnet:

$$\frac{A_x}{A_t} \cdot 100$$

$A_x$ = Fläche des Peaks der Fettsäure x
$A_t$ = Summe der Peakflächen (bis C 22:6 n-3)

Die Berechnung ist nur gültig, wenn
- die Gesamtfläche nur auf Flächen basiert, die zu einzelnen Fettsäuremethylestern gehören
- die Anzahl der Fettsäuremethylester-Peaks, deren Fläche jeweils größer als 0,05 Prozent der Gesamtfläche ist, mindestens 24 beträgt
- die Summe der Flächen der 24 größten Peaks der Methylester mindestens 90 Prozent der Gesamtfläche beträgt. (Diese 24 Peaks entsprechen in üblicher Elutionsreihenfolge: 14:0, 15:0, 16:0, 16:1 n-7, 16:4 n-1, 18:0, 18:1 n-9, 18:1 n-7, 18:2 n-6, 18:3 n-3, 18:4 n-3, 20:1 n-11, 20:1 n-9, 20:1 n-7, 20:2 n-6, 20:4 n-6, 20:3 n-3, 20:4 n-3, 20:5 n-3, 22:1 n-11, 22:1 n-9, 21:5 n-3, 22:5 n-3, 22:6 n-3.)

| Fettsäure | Kürzel | Minimale Fläche in % | Maximale Fläche in % |
|---|---|---|---|
| *Gesättigte Fettsäuren:* | | | |
| Myristinsäure | 14:0 | 2,0 | 6,0 |
| Palmitinsäure | 16:0 | 7,0 | 14,0 |
| Stearinsäure | 18:0 | 1,0 | 4,0 |
| *Einfach ungesättigte Fettsäuren:* | | | |
| Palmitoleinsäure | 16:1 n-7 | 4,5 | 11,5 |
| *cis*-Vaccensäure | 18:1 n-7 | 2,0 | 7,0 |
| Ölsäure | 18:1 n-9 | 12,0 | 21,0 |
| Gadoleinsäure | 20:1 n-11 | 1,0 | 5,5 |
| Eicosensäure | 20:1 n-9 | 5,0 | 17,0 |
| Erucasäure | 22:1 n-9 | 0 | 1,5 |
| Cetoleinsäure (22:1 n-11) | 22:1 n-11+13 | 5,0 | 12,0 |
| *Mehrfach ungesättigte Fettsäuren:* | | | |
| Linolsäure | 18:2 n-6 | 0,5 | 3,0 |
| Linolensäure | 18:3 n-3 | 0 | 2,0 |
| Moroctsäure (Stearidonsäure) | 18:4 n-3 | 0,5 | 4,5 |
| Timnodonsäure (Eicosapentaensäure, EPA) | 20:5 n-3 | 7,0 | 16,0 |
| Cervonsäure (Docosahexaensäure, DHA) | 22:6 n-3 | 6,0 | 18,0 |

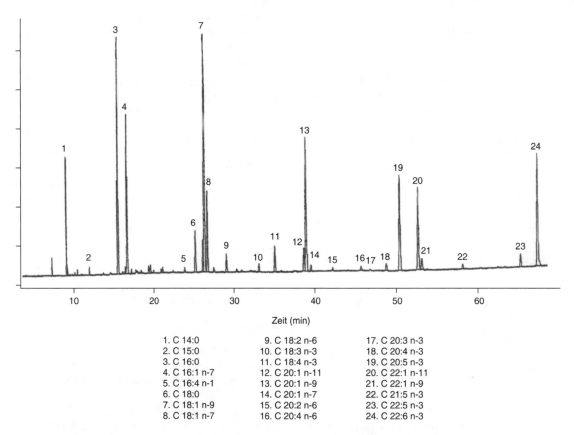

1. C 14:0
2. C 15:0
3. C 16:0
4. C 16:1 n-7
5. C 16:4 n-1
6. C 18:0
7. C 18:1 n-9
8. C 18:1 n-7
9. C 18:2 n-6
10. C 18:3 n-3
11. C 18:4 n-3
12. C 20:1 n-11
13. C 20:1 n-9
14. C 20:1 n-7
15. C 20:2 n-6
16. C 20:4 n-6
17. C 20:3 n-3
18. C 20:4 n-3
19. C 20:5 n-3
20. C 22:1 n-11
21. C 22:1 n-9
22. C 21:5 n-3
23. C 22:5 n-3
24. C 22:6 n-3

**Abb. 1192-1: Chromatogramm für die Prüfung „Fettsäurenzusammensetzung" von Lebertran (Typ A)**

# Gehaltsbestimmung

**Vitamin A:** *Die Gehaltsbestimmung muss so schnell wie möglich durchgeführt werden, wobei der Einfluss von direktem Licht, Luft, Oxidationsmitteln, Katalysatoren (zum Beispiel Kupfer oder Eisen) und Säuren zu vermeiden ist.*

Die Bestimmung erfolgt wie unter „Methode A" beschrieben. Falls sich diese Methode als ungeeignet erweist, wird die Bestimmung wie unter „Methode B" beschrieben durchgeführt.

## *Methode A*

UV-Spektroskopie (2.2.25)

*Untersuchungslösung:* 1,00 g Öl wird in einem Rundkolben mit 3 ml einer frisch hergestellten 50-prozentigen Lösung (m/m) von Kaliumhydroxid *R* und 30 ml wasserfreiem Ethanol *R* versetzt. Die Mischung wird 30 min lang zum Rückfluss erhitzt, wobei ein Strom von Stickstoff *R* eingeleitet wird, und nach schnellem Abkühlen mit 30 ml Wasser *R* versetzt. Diese Mischung wird 4-mal mit je 50 ml Ether *R* ausgeschüttelt. Die wässrige Phase wird nach der vollständigen Phasentrennung verworfen. Die vereinigten Etherphasen werden 4-mal mit je 50 ml Wasser *R* gewaschen und in einem schwachen Strom von Stickstoff *R* bei einer Temperatur von höchstens 30 °C zur Trockne eingedampft. Bei einer Temperatur von höchstens 30 °C und vermindertem Druck (Wasserstrahlpumpe) kann auch ein Rotationsverdampfer eingesetzt werden. Der Rückstand wird in einer ausreichenden Menge 2-Propanol *R* 1 gelöst, so dass die Konzentration von Vitamin A zwischen 10 und 15 I.E. je Milliliter beträgt.

Die Absorptionen der erhaltenen Lösung werden bei 300, 310, 325 und 334 nm sowie bei der Wellenlänge im Maximum mit einem geeigneten Spektrometer in geeigneten 1-cm-Küvetten gegen 2-Propanol *R* 1 als Kompensationsflüssigkeit gemessen.

Der Gehalt an Vitamin A, berechnet als all-*trans*-Retinol, in Internationalen Einheiten je Gramm wird nach folgender Formel berechnet:

$$A_{325} \cdot \frac{1821}{100\,m} \cdot V$$

$A_{325}$ = Absorption bei 325 nm
$m$ = Einwaage des Öls in Gramm
$V$ = Gesamtvolumen der Lösung, die 10 bis 15 I.E. Vitamin A je Milliliter enthält
1821 = Faktor zur Umrechnung der spezifischen Absorption von all-*trans*-Retinol in Internationale Einheiten

Die angegebene Formel kann nur angewendet werden, wenn $A_{325}$ höchstens $A_{325,\,corr}/0{,}970$ beträgt. $A_{325,\,corr}$ ist die korrigierte Absorption bei 325 nm und wird nach folgender Gleichung berechnet:

$$A_{325,\,corr} = 6{,}815\,A_{325} - 2{,}555\,A_{310} - 4{,}260\,A_{334}$$

*A* steht für die Absorption bei der indexierten Wellenlänge.

Falls $A_{325}$ größer als $A_{325,\,corr}/0{,}970$ ist, wird der Vitamin-A-Gehalt nach folgender Formel berechnet:

$$A_{325,\,corr} \cdot \frac{1821}{100\,m} \cdot V$$

Die Bestimmung darf nur ausgewertet werden, wenn
– die Wellenlänge des Absorptionsmaximums zwischen 323 und 327 nm liegt
– das Verhältnis der Absorptionen $A_{300}/A_{325}$ höchstens 0,73 beträgt.

## *Methode B*

Flüssigchromatographie (2.2.29)

*Untersuchungslösung:* 2 Ansätze der Untersuchungslösung werden hergestellt. 2,00 g Öl werden in einem Rundkolben mit 5 ml einer frisch hergestellten Lösung von Ascorbinsäure *R* (100 g · l⁻¹) und 10 ml einer frisch hergestellten Lösung von Kaliumhydroxid *R* (800 g · l⁻¹) sowie 100 ml wasserfreiem Ethanol *R* versetzt. Die Mischung wird 15 min lang im Wasserbad zum Rückfluss erhitzt und mit 100 ml einer Lösung von Natriumchlorid *R* (10 g · l⁻¹) versetzt. Anschließend wird die entstandene Lösung abgekühlt und in einen 500-ml-Scheidetrichter überführt, wobei der Rundkolben mit etwa 75 ml einer Lösung von Natriumchlorid *R* (10 g · l⁻¹) und anschließend mit 150 ml einer Mischung gleicher Volumteile Petroläther *R* 1 und Ether *R* gespült wird. Nach 1 min langem Schütteln und nach vollständiger Phasentrennung wird die wässrige Phase verworfen. Die organische Phase wird zunächst mit 50 ml einer Lösung von Kaliumhydroxid *R* (30 g · l⁻¹) in einer 10-prozentigen Lösung (V/V) von wasserfreiem Ethanol *R* und anschließend 3-mal mit je 50 ml einer Lösung von Natriumchlorid *R* (10 g · l⁻¹) gewaschen. Die organische Phase wird durch 5 g wasserfreies Natriumsulfat *R* auf einem Schnellfilter in einen 250-ml-Kolben, der an einen Rotationsverdampfer angeschlossen werden kann, filtriert. Der Scheidetrichter wird mit 10 ml frischer Extraktionsmischung gewaschen. Die organischen Phasen werden filtriert, vereinigt und bei einer Temperatur von höchstens 30 °C unter vermindertem Druck (Wasserstrahlpumpe) abdestilliert. Nach der Destillation wird der Rückstand mit Stickstoff *R* überschichtet. Alternativ kann das Lösungsmittel mit Hilfe eines schwachen Stroms von Stickstoff *R* bei einer Temperatur von höchstens 30 °C entfernt werden. Der Rückstand wird in 2-Propanol *R* gelöst. Die Lösung wird in einen 25-ml-Messkolben überführt und mit 2-Propanol *R* zu 25 ml aufgefüllt. Erwärmen, zum Beispiel in einem Ultraschallbad, kann erforderlich sein. (Ein erheblicher Anteil des weißen Rückstands ist Cholesterol, welches etwa 50 Prozent (m/m) des unverseifbaren Anteils von Lebertran ausmacht.)

*Referenzlösung a:* Eine Lösung von Retinolacetat *CRS* in 2-Propanol *R* 1, die etwa 1000 I.E. all-*trans*-Retinol je Milliliter enthält, wird hergestellt.

Die genaue Konzentration der Referenzlösung a wird durch UV-Spektroskopie (2.2.25) bestimmt. Die Referenzlösung a wird mit 2-Propanol *R* 1 verdünnt, so dass eine Lösung mit einer geschätzten Konzentration von 10 bis 15 I.E. je Milliliter entsteht. Die Absorption wird bei 326 nm in geeigneten 1-cm-Küvetten gegen 2-Propanol *R* 1 als Kompensationsflüssigkeit bestimmt.

Der Vitamin-A-Gehalt der Referenzlösung a in Internationalen Einheiten je Milliliter wird nach folgender Formel berechnet, wobei der angegebene Gehalt für Retinolacetat *CRS* berücksichtigt wird:

$$A_{326} \cdot \frac{1900 \cdot V_2}{100 \cdot V_1}$$

$A_{326}$ = Absorption bei 326 nm
$V_1$ = verwendetes Volumen der Referenzlösung a
$V_2$ = Volumen der verdünnten Lösung
1900 = Faktor zur Umrechnung der spezifischen Absorption von Retinolacetat *CRS* in Internationale Einheiten

*Referenzlösung b:* Die Herstellung erfolgt wie für die Untersuchungslösung beschrieben, wobei an Stelle des Öls 2,00 ml Referenzlösung a verwendet werden.

Die genaue Konzentration der Referenzlösung b wird durch UV-Spektroskopie (2.2.25) bestimmt. Die Referenzlösung b wird mit 2-Propanol *R* 1 verdünnt, so dass Lösungen mit einer geschätzten Konzentration von 10 bis 15 I.E. all-*trans*-Retinol je Milliliter entstehen. Die Absorption wird bei 325 nm in geeigneten 1-cm-Küvetten gegen 2-Propanol *R* 1 als Kompensationsflüssigkeit gemessen.

Der Gehalt der Referenzlösung b an all-*trans*-Retinol in Internationalen Einheiten je Milliliter wird nach folgender Formel berechnet:

$$A_{325} \cdot \frac{1821 \cdot V_3}{100 \cdot V_4}$$

$A_{325}$ = Absorption bei 325 nm
$V_3$ = Volumen der verdünnten Lösung
$V_4$ = verwendetes Volumen der Referenzlösung b
1821 = Faktor zur Umrechnung der spezifischen Absorption von all-*trans*-Retinol in Internationale Einheiten

*Säule*
– Größe: $l = 0{,}25$ m, $\varnothing = 4{,}6$ mm
– Stationäre Phase: octadecylsilyliertes Kieselgel zur Chromatographie *R* (5 bis 10 μm)

*Mobile Phase:* Wasser *R*, Methanol *R* (3:97 *V/V*)

*Durchflussrate:* 1 ml · min$^{-1}$

*Detektion:* Spektrometer bei 325 nm

*Einspritzen:* jeweils 3-mal 10 μl Untersuchungslösung und Referenzlösung b

*Retentionszeit*
– all-*trans*-Retinol: 5 ± 1 min

*Eignungsprüfung*
– Das Chromatogramm der Untersuchungslösung muss einen Peak, der dem all-*trans*-Retinol-Peak im Chromatogramm der Referenzlösung b entspricht, aufweisen.

– Die mit den beiden Ansätzen der Untersuchungslösung erhaltenen Ergebnisse dürfen um höchstens 5 Prozent voneinander abweichen.
– Die Wiederfindung von all-*trans*-Retinol in der Referenzlösung b, direkt durch UV-Spektroskopie bestimmt, muss mindestens 95 Prozent betragen.

Der Vitamin-A-Gehalt wird nach folgender Formel berechnet:

$$A_1 \cdot \frac{C \cdot V}{A_2} \cdot \frac{1}{m}$$

$A_1$ = Fläche des all-*trans*-Retinol-Peaks im Chromatogramm der Untersuchungslösung
$A_2$ = Fläche des all-*trans*-Retinol-Peaks im Chromatogramm der Referenzlösung b
$C$ = Konzentration von Retinolacetat *CRS* in der Referenzlösung a in Internationalen Einheiten je Milliliter, bestimmt vor der Verseifung (= 1000 I.E. je Milliliter)
$V$ = Volumen der Referenzlösung a, welches weiterbehandelt wurde (2,00 ml)
$m$ = Einwaage des Öls für die Untersuchungslösung (2,00 g)

**Vitamin D$_3$:** Flüssigchromatographie (2.2.29)

*Die Gehaltsbestimmung muss so schnell wie möglich durchgeführt werden, wobei der Einfluss von direktem Licht und Luft zu vermeiden ist.*

*Interner-Standard-Lösung:* 0,50 mg Ergocalciferol *CRS* werden in 100 ml wasserfreiem Ethanol *R* gelöst.

*Untersuchungslösung a:* 4,00 g Öl werden in einem Rundkolben mit 5 ml einer frisch hergestellten Lösung von Ascorbinsäure *R* (100 g · l$^{-1}$) und 10 ml einer frisch hergestellten Lösung von Kaliumhydroxid *R* (800 g · l$^{-1}$) sowie 100 ml wasserfreiem Ethanol *R* versetzt. Die Mischung wird 30 min lang im Wasserbad zum Rückfluss erhitzt und mit 100 ml einer Lösung von Natriumchlorid *R* (10 g · l$^{-1}$) versetzt. Anschließend wird die entstandene Lösung auf Raumtemperatur abgekühlt. Die Lösung wird aus dem Rundkolben in einen 500-ml-Scheidetrichter überführt, wobei der Rundkolben mit etwa 75 ml einer Lösung von Natriumchlorid *R* (10 g · l$^{-1}$) und anschließend mit 150 ml einer Mischung gleicher Volumteile Petroläther *R* 1 und Ether *R* gespült wird. Nach 1 min langem Schütteln und nach vollständiger Phasentrennung wird die wässrige Phase verworfen und die organische Phase zunächst mit 50 ml einer Lösung von Kaliumhydroxid *R* (30 g · l$^{-1}$) in einer 10-prozentigen Lösung (*V/V*) von wasserfreiem Ethanol *R* und anschließend 3-mal mit je 50 ml einer Lösung von Natriumchlorid *R* (10 g · l$^{-1}$) gewaschen. Die organische Phase wird durch 5 g wasserfreies Natriumsulfat *R* auf einem Schnellfilter in einen 250-ml-Kolben, der an einen Rotationsverdampfer angeschlossen werden kann, filtriert. Der Scheidetrichter wird mit 10 ml frischer Extraktionsmischung gewaschen. Die organischen Phasen werden filtriert, vereinigt und bei einer Temperatur von höchstens 30 °C unter vermindertem Druck (Wasserstrahlpumpe) abdestilliert. Nach der Destillation wird der Rückstand mit Stickstoff *R* überschichtet. Alternativ kann das Lösungsmittel mit Hilfe eines schwachen Stroms von Stickstoff *R* bei einer Temperatur von höchstens 30 °C entfernt werden. Der Rückstand wird in 1,5 ml mobiler Phase, die unter „Aufreinigung" beschrieben wird, gelöst. Erwärmen, zum Beispiel in einem Ultraschallbad, kann erforderlich sein. (Ein erheblicher Anteil des weißen Rückstands ist Cholesterol, welches etwa 50 Prozent (*m/m*) des unverseifbaren Anteils von Lebertran ausmacht.)

*Untersuchungslösung b:* 2 Ansätze der Untersuchungslösung b werden hergestellt. 4,00 g Öl werden mit 2,0 ml Interner-Standard-Lösung versetzt. Anschließend wird wie unter Untersuchungslösung a beschrieben weiterverfahren.

*Referenzlösung a:* 0,50 mg Colecalciferol *CRS* werden in 100,0 ml wasserfreiem Ethanol *R* gelöst.

*Referenzlösung b:* In einem Rundkolben werden 2,0 ml Referenzlösung a mit 2,0 ml Interner-Standard-Lösung gemischt. Anschließend wird wie unter Untersuchungslösung a beschrieben weiterverfahren.

## *Aufreinigung*

*Säule*
- Größe: $l = 0{,}25$ m, $\varnothing = 4{,}6$ mm
- Stationäre Phase: cyanopropylsilyliertes Kieselgel zur Chromatographie *R* (10 µm)

*Mobile Phase:* Isoamylalkohol *R*, Hexan *R* (1,6:98,4 *V/V*)

*Durchflussrate:* 1,1 ml · min$^{-1}$

*Detektion:* Spektrometer bei 265 nm

350 µl Referenzlösung b werden eingespritzt. Das Eluat wird im Zeitraum von 2 min vor bis 2 min nach der Retentionszeit von Colecalciferol in einem Reagenzglas mit Schliffstopfen gesammelt, das 1 ml einer Lösung von Butylhydroxytoluol *R* (1 g · l$^{-1}$) in Hexan *R* enthält. Der Vorgang wird jeweils mit den Untersuchungslösungen a und b wiederholt. Die 3 Eluate werden getrennt bei einer Temperatur von höchstens 30 °C und unter einem schwachen Strom von Stickstoff *R* zur Trockne eingedampft. Die 3 Rückstände werden getrennt in je 1,5 ml Acetonitril *R* gelöst.

## *Bestimmung*

*Säule*
- Größe: $l = 0{,}15$ m, $\varnothing = 4{,}6$ mm
- Stationäre Phase: octadecylsilyliertes Kieselgel zur Chromatographie *R* (5 µm)

*Mobile Phase:* Phosphorsäure 85 % *R*, 96-prozentige Lösung (*V/V*) von Acetonitril *R* (0,2:99,8 *V/V*)

*Durchflussrate:* 1,0 ml · min$^{-1}$

*Detektion:* Spektrometer bei 265 nm

*Einspritzen:* 2-mal höchstens 200 µl jeder der 3 Lösungen, die unter „Aufreinigung" erhalten werden

*Eignungsprüfung*
- Auflösung: mindestens 1,4 zwischen den Peaks von Ergocalciferol und Colecalciferol im Chromatogramm der Referenzlösung b
- Die mit den beiden Ansätzen der Untersuchungslösung b erhaltenen Ergebnisse dürfen um höchstens 5 Prozent voneinander abweichen.

Der Gehalt an Vitamin $D_3$ in Internationalen Einheiten je Gramm wird nach folgender Formel berechnet, wobei der angegebene Gehalt für Colecalciferol *CRS* berücksichtigt wird:

$$\frac{A_2}{A_6} \cdot \frac{A_3}{A_4 - [A_5/A_1] \cdot A_2} \cdot \frac{m_2}{m_1} \cdot \frac{V_2}{V_1} \cdot 40$$

$m_1$ = Einwaage des Öls für die Untersuchungslösung b in Gramm

$m_2$ = Einwaage an Colecalciferol *CRS* für die Herstellung der Referenzlösung a in Mikrogramm (500 µg)

$A_1$ = Fläche (oder Höhe) des Colecalciferol-Peaks im Chromatogramm der Untersuchungslösung a

$A_2$ = Fläche (oder Höhe) des Colecalciferol-Peaks im Chromatogramm der Untersuchungslösung b

$A_3$ = Fläche (oder Höhe) des Ergocalciferol-Peaks im Chromatogramm der Referenzlösung b

$A_4$ = Fläche (oder Höhe) des Ergocalciferol-Peaks im Chromatogramm der Untersuchungslösung b

$A_5$ = Fläche (oder Höhe) eines möglichen Peaks im Chromatogramm der Untersuchungslösung a mit der gleichen Retentionszeit wie Ergocalciferol im Chromatogramm der Untersuchungslösung b

$A_6$ = Fläche (oder Höhe) des Colecalciferol-Peaks im Chromatogramm der Referenzlösung b

$V_1$ = Gesamtvolumen der Referenzlösung a (100 ml)

$V_2$ = Volumen der Referenzlösung a, welches für die Herstellung der Referenzlösung b verwendet wurde (2,0 ml)

## Lagerung

Vor Licht geschützt, in dicht verschlossenen, dem Verbrauch angemessenen, möglichst vollständig gefüllten Behältnissen

Wenn kein Antioxidans zugesetzt ist, unter Inertgas

Der Inhalt eines geöffneten Behältnisses muss schnell verbraucht werden. Die nicht benötigte Menge muss durch Inertgasatmosphäre geschützt werden.

## Beschriftung

Die Beschriftung gibt an
- Anzahl der Internationalen Einheiten Vitamin A je Gramm
- Anzahl der Internationalen Einheiten Vitamin $D_3$ je Gramm.

# 6.3/1193
# Lebertran (Typ B)
# Iecoris aselli oleum B

## Definition

Gereinigtes, fettes Öl, das aus der frischen Leber des wild lebenden Kabeljaus, von Fischen der Spezies *Gadus morhua* L. und anderen Spezies der Familie *Gadidae* gewonnen wird

Feste Substanzen werden durch Abkühlen und Filtrieren entfernt. Ein geeignetes Antioxidans kann zugesetzt sein.

*Gehalt:* 600 I.E. (180 µg) bis 2500 I.E. (750 µg) Vitamin A je Gramm und 60 I.E. (1,5 µg) bis 250 I.E. (6,25 µg) Vitamin $D_3$ je Gramm

## Eigenschaften

*Aussehen:* klare, gelbliche Flüssigkeit

*Löslichkeit:* praktisch unlöslich in Wasser, schwer löslich in Ethanol 96 %, mischbar mit Petroläther

## Prüfung auf Identität

1: A, B, C
2: C, D

A. Die Untersuchungslösung (siehe „Gehaltsbestimmung Vitamin A, Methode A") zeigt ein Absorptionsmaximum (2.2.25) bei 325 ± 2 nm.
Das Chromatogramm der Untersuchungslösung (siehe „Gehaltsbestimmung Vitamin A, Methode B") zeigt einen Peak, der dem all-*trans*-Retinol-Peak im Chromatogramm der Referenzlösung entspricht.

B. Das Chromatogramm der Untersuchungslösung a (siehe „Gehaltsbestimmung Vitamin $D_3$") zeigt einen Peak, der dem Colecalciferol-Peak im Chromatogramm der Referenzlösung b entspricht.

C. Das Öl entspricht der Prüfung „Fettsäurenzusammensetzung" (siehe „Prüfung auf Reinheit").

D. Werden 0,1 g Öl mit 0,5 ml Dichlormethan *R* und 1 ml Antimon(III)-chlorid-Lösung *R* gemischt, entsteht innerhalb von etwa 10 s eine dunkelblaue Färbung.

## Prüfung auf Reinheit

**Aussehen der Substanz:** Das Öl darf nicht stärker gefärbt sein als eine wie folgt hergestellte Referenzlösung (2.2.2, Methode II): 3,0 ml Stammlösung Rot werden mit 25,0 ml Stammlösung Gelb gemischt. Die Mischung wird mit einer Lösung von Salzsäure *R* (10 g·l$^{-1}$) zu 50,0 ml verdünnt.

**Relative Dichte** (2.2.5): 0,917 bis 0,930

**Brechungsindex** (2.2.6): 1,477 bis 1,484

**Säurezahl** (2.5.1): höchstens 2,0

**Iodzahl** (2.5.4, Methode B): 150 bis 180, unter Verwendung von Stärke-Lösung *R* 2

**Peroxidzahl** (2.5.5, Methode B): höchstens 10,0

**Unverseifbare Anteile** (2.5.7): höchstens 1,5 Prozent, mit 2,0 g Öl nach 3-maligem Extrahieren mit jeweils 50 ml peroxidfreiem Ether *R* bestimmt

**Stearine:** Mindestens 10 ml Öl werden bei 60 bis 90 °C erhitzt und anschließend 3 h lang in einer Eis-Wasser-Mischung oder einem thermostatisch kontrollierten Bad von 0 ± 0,5 °C abgekühlt. Falls erforderlich werden die unlöslichen Bestandteile nach dem Erhitzen durch Filtrieren entfernt. Die Probe muss klar bleiben.

**Fettsäurenzusammensetzung:** Gaschromatographie (2.2.28)

*Untersuchungslösung:* In einem 10-ml-Messkolben werden etwa 0,45 g Öl mit einer Lösung von Butylhydroxytoluol *R* (50 mg · l$^{-1}$) in Hexan *R* zu 10,0 ml gelöst. 2,0 ml Lösung werden in einem Reagenzglas aus Quarzglas mit einem schwachen Strom von Stickstoff *R* zur Trockne eingedampft. Nach Zusatz von 1,5 ml einer Lösung von Natriumhydroxid *R* (20 g · l$^{-1}$) in Methanol *R* wird die Mischung mit Stickstoff *R* überschichtet, das Gefäß mit einem Polytetrafluorethylen-Stopfen dicht verschlossen, geschüttelt und 7 min lang im Wasserbad erhitzt. Nach Abkühlen wird der Ansatz mit 2 ml methanolischer Bortrichlorid-Lösung *R* versetzt, mit Stickstoff *R* überschichtet, das Gefäß dicht verschlossen, geschüttelt und 30 min lang im Wasserbad erhitzt. Nach Abkühlen auf 40 bis 50 °C wird der Mischung 1 ml Trimethylpentan *R* zugesetzt. Das Gefäß wird dicht verschlossen und mindestens 30 s lang kräftig geschüttelt. Anschließend werden sofort 5 ml gesättigte Natriumchlorid-Lösung *R* zugesetzt, die Mischung wird mit Stickstoff *R* überschichtet, das Gefäß dicht verschlossen und mindestens 15 s lang kräftig geschüttelt. Nachdem die Trimethylpentan-Phase klar ist, wird sie in ein weiteres Reagenzglas überführt. Die wässrig methanolische Phase wird erneut mit 1 ml Trimethylpentan *R* geschüttelt. Die Trimethylpentan-Phasen werden vereinigt, 2-mal mit je 1 ml Wasser *R* gewaschen und über wasserfreiem Natriumsulfat *R* getrocknet. Von jeder Probe werden 2 Lösungen hergestellt.

*Säule*
– Material: Quarzglas
– Größe: $l$ = 30 m, $\varnothing$ = 0,25 mm
– Stationäre Phase: Macrogol 20 000 *R* (Filmdicke 0,25 µm)

*Trägergas:* Wasserstoff zur Chromatographie R oder Helium zur Chromatographie R mit vorgeschalteter Waschflasche zur Entfernung von Sauerstoff

*Splitverhältnis:* 1:200

*Temperatur*

| | Zeit (min) | Temperatur (°C) |
|---|---|---|
| Säule | 0 – 55 | 170 → 225 |
| | 55 – 75 | 225 |
| Probeneinlass | | 250 |
| Detektor | | 280 |

*Detektion:* Flammenionisation

*Einspritzen:* 1 µl; 2-mal

*Eignungsprüfung*

– Die zu prüfenden 15 Fettsäuren müssen nach dem typischen Chromatogramm (Abb. 1193-1) identifiziert werden können.

– Einspritzen einer Mischung, die gleiche Mengen Methylpalmitat R, Methylstearat R, Methylarachidat R und Methylbehenat R enthält, ergibt die Flächenprozente von 24,4; 24,8; 25,2 beziehungsweise 25,6 (± 0,5 Prozent).

– Auflösung: mindestens 1,3 zwischen den Peaks von Methyloleat und Methyl-*cis*-vaccenat; die Auflösung zwischen den Peaks von Methylgadoleat und Methyleicosenat muss ausreichend sein, um eine Identifizierung und Flächenbestimmung vorzunehmen.

Die Flächenprozente für jeden Fettsäuremethylester werden nach folgender Formel berechnet:

$$\frac{A_x}{A_t} \cdot 100$$

$A_x$ = Fläche des Peaks der Fettsäure x
$A_t$ = Summe der Peakflächen (bis C 22:6 n-3)

Die Berechnung ist nur gültig, wenn

– die Gesamtfläche nur auf Flächen basiert, die zu einzelnen Fettsäuremethylestern gehören

– die Anzahl der Fettsäuremethylester-Peaks, deren Fläche jeweils größer als 0,05 Prozent der Gesamtfläche ist, mindestens 24 beträgt

– die Summe der Flächen der 24 größten Peaks der Methylester mindestens 90 Prozent der Gesamtfläche beträgt. (Diese 24 Peaks entsprechen in üblicher Elutionsreihenfolge: 14:0, 15:0, 16:0, 16:1 n-7, 16:4 n-1, 18:0, 18:1 n-9, 18:1 n-7, 18:2 n-6, 18:3 n-3, 18:4 n-3, 20:1 n-11, 20:1 n-9, 20:1 n-7, 20:2 n-6, 20:4 n-6, 20:3 n-3, 20:4 n-3, 20:5 n-3, 22:1 n-11, 22:1 n-9, 21:5 n-3, 22:5 n-3, 22:6 n-3.)

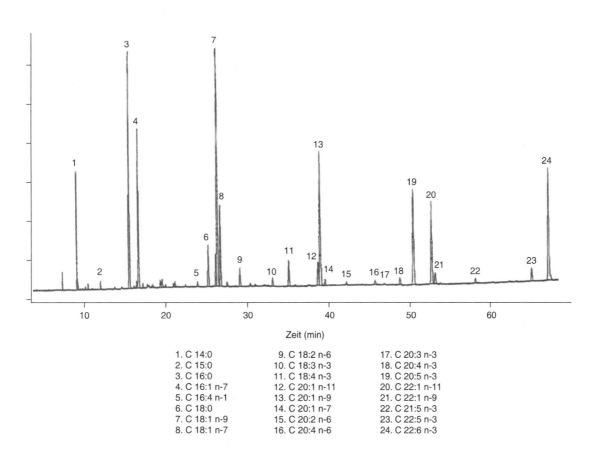

1. C 14:0
2. C 15:0
3. C 16:0
4. C 16:1 n-7
5. C 16:4 n-1
6. C 18:0
7. C 18:1 n-9
8. C 18:1 n-7
9. C 18:2 n-6
10. C 18:3 n-3
11. C 18:4 n-3
12. C 20:1 n-11
13. C 20:1 n-9
14. C 20:1 n-7
15. C 20:2 n-6
16. C 20:4 n-6
17. C 20:3 n-3
18. C 20:4 n-3
19. C 20:5 n-3
20. C 22:1 n-11
21. C 22:1 n-9
22. C 21:5 n-3
23. C 22:5 n-3
24. C 22:6 n-3

**Abb. 1193-1:** Chromatogramm für die Prüfung „Fettsäurenzusammensetzung" von Lebertran (Typ B)

5550 Lebertran (Typ B)

| Fettsäure | Kürzel | Minimale Fläche in % | Maximale Fläche in % |
|---|---|---|---|
| *Gesättigte Fettsäuren:* | | | |
| Myristinsäure | 14:0 | 2,0 | 6,0 |
| Palmitinsäure | 16:0 | 7,0 | 14,0 |
| Stearinsäure | 18:0 | 1,0 | 4,0 |
| *Einfach ungesättigte Fettsäuren:* | | | |
| Palmitoleinsäure | 16:1 n-7 | 4,5 | 11,5 |
| cis-Vaccensäure | 18:1 n-7 | 2,0 | 7,0 |
| Ölsäure | 18:1 n-9 | 12,0 | 21,0 |
| Gadoleinsäure | 20:1 n-11 | 1,0 | 5,5 |
| Eicosensäure | 20:1 n-9 | 5,0 | 17,0 |
| Erucasäure | 22:1 n-9 | 0 | 1,5 |
| Cetoleinsäure (22:1 n-11) | 22:1 n-11+13 | 5,0 | 12,0 |
| *Mehrfach ungesättigte Fettsäuren:* | | | |
| Linolsäure | 18:2 n-6 | 0,5 | 3,0 |
| Linolensäure | 18:3 n-3 | 0 | 2,0 |
| Moroctsäure (Stearidonsäure) | 18:4 n-3 | 0,5 | 4,5 |
| Timnodonsäure (Eicosapentaensäure, EPA) | 20:5 n-3 | 7,0 | 16,0 |
| Cervonsäure (Docosahexaensäure, DHA) | 22:6 n-3 | 6,0 | 18,0 |

# Gehaltsbestimmung

**Vitamin A:** *Die Gehaltsbestimmung muss so schnell wie möglich durchgeführt werden, wobei der Einfluss von direktem Licht, Luft, Oxidationsmitteln, Katalysatoren (zum Beispiel Kupfer oder Eisen) und Säuren zu vermeiden ist.*

Die Bestimmung erfolgt wie unter „Methode A" beschrieben. Falls sich diese Methode als ungeeignet erweist, wird die Bestimmung wie unter „Methode B" beschrieben durchgeführt.

## Methode A

UV-Spektroskopie (2.2.25)

*Untersuchungslösung:* 1,00 g Öl wird in einem Rundkolben mit 3 ml einer frisch hergestellten 50-prozentigen Lösung (*m/m*) von Kaliumhydroxid *R* und 30 ml wasserfreiem Ethanol *R* versetzt. Die Mischung wird 30 min lang zum Rückfluss erhitzt, wobei ein Strom von Stickstoff *R* eingeleitet wird, und nach schnellem Abkühlen mit 30 ml Wasser *R* versetzt. Diese Mischung wird 4-mal mit je 50 ml Ether *R* ausgeschüttelt. Die wässrige Phase wird nach der vollständigen Phasentrennung verworfen. Die vereinigten Etherphasen werden 4-mal mit je 50 ml Wasser *R* gewaschen und in einem schwachen Strom von Stickstoff *R* bei einer Temperatur von höchstens 30 °C zur Trockne eingedampft. Bei einer Temperatur von höchstens 30 °C und vermindertem Druck (Wasserstrahlpumpe) kann auch ein Rotationsverdampfer eingesetzt werden. Der Rückstand wird in einer ausreichenden Menge 2-Propanol *R* 1 gelöst, so dass die Konzentration von Vitamin A zwischen 10 und 15 I.E. je Milliliter beträgt.

Die Absorptionen der erhaltenen Lösung werden bei 300, 310, 325 und 334 nm sowie bei der Wellenlänge im Maximum mit einem geeigneten Spektrometer in geeigneten 1-cm-Küvetten gegen 2-Propanol *R* 1 als Kompensationsflüssigkeit gemessen.

Der Gehalt an Vitamin A, berechnet als all-*trans*-Retinol, in Internationalen Einheiten je Gramm wird nach folgender Formel berechnet:

$$A_{325} \cdot \frac{1821}{100\, m} \cdot V$$

$A_{325}$ = Absorption bei 325 nm
$m$ = Einwaage des Öls in Gramm
$V$ = Gesamtvolumen der Lösung, die 10 bis 15 I.E. Vitamin A je Milliliter enthält
1821 = Faktor zur Umrechnung der spezifischen Absorption von all-*trans*-Retinol in Internationale Einheiten

Die angegebene Formel kann nur angewendet werden, wenn $A_{325}$ höchstens $A_{325,\,corr}/0{,}970$ beträgt. $A_{325,\,corr}$ ist die korrigierte Absorption bei 325 nm und wird nach folgender Gleichung berechnet:

$$A_{325,\,corr} = 6{,}815\, A_{325} - 2{,}555\, A_{310} - 4{,}260\, A_{334}$$

$A$ steht für die Absorption bei der indexierten Wellenlänge.

Falls $A_{325}$ größer als $A_{325,\,corr}/0{,}970$ ist, wird der Vitamin-A-Gehalt nach folgender Formel berechnet:

$$A_{325,\,corr} \cdot \frac{1821}{100\, m} \cdot V$$

Die Bestimmung darf nur ausgewertet werden, wenn
– die Wellenlänge des Absorptionsmaximums zwischen 323 und 327 nm liegt
– das Verhältnis der Absorptionen $A_{300}/A_{325}$ höchstens 0,73 beträgt.

## Methode B

Flüssigchromatographie (2.2.29)

*Untersuchungslösung:* 2 Ansätze der Untersuchungslösung werden hergestellt. 2,00 g Öl werden in einem Rundkolben mit 5 ml einer frisch hergestellten Lösung von Ascorbinsäure *R* (100 g · l⁻¹) und 10 ml einer frisch hergestellten Lösung von Kaliumhydroxid *R* (800 g · l⁻¹) sowie 100 ml wasserfreiem Ethanol *R* versetzt. Die Mischung wird 15 min lang im Wasserbad zum Rückfluss erhitzt und mit 100 ml einer Lösung von Natriumchlorid *R* (10 g · l⁻¹) versetzt. Anschließend wird die entstandene Lösung abgekühlt und in einen 500-ml-Scheidetrichter überführt, wobei der Rundkolben mit etwa 75 ml einer Lösung von Natriumchlorid *R* (10 g · l⁻¹) und anschließend mit 150 ml einer Mischung gleicher Volumteile Petroläther *R* 1 und Ether *R* gespült wird. Nach 1 min langem Schütteln und nach vollständiger Phasentrennung wird die wässrige Phase verworfen. Die organische Phase wird zunächst mit 50 ml einer Lösung von Kaliumhydroxid *R* (30 g · l$^{-1}$) in einer 10-prozentigen Lösung (*V/V*) von wasserfreiem Ethanol *R* und anschließend 3-mal mit je 50 ml einer Lösung von Natriumchlorid *R* (10 g · l$^{-1}$) gewaschen. Die organische Phase wird durch 5 g wasserfreies Natriumsulfat *R* auf einem Schnellfilter in einen 250-ml-Kolben, der an einen Rotationsverdampfer angeschlossen werden kann, filtriert. Der Scheidetrichter wird mit 10 ml frischer Extraktionsmischung gewaschen. Die organischen Phasen werden filtriert, vereinigt und bei einer Temperatur von höchstens 30 °C unter vermindertem Druck (Wasserstrahlpumpe) abdestilliert. Nach der Destillation wird der Rückstand mit Stickstoff *R* überschichtet. Alternativ kann das Lösungsmittel mit Hilfe eines schwachen Stroms von Stickstoff *R* bei einer Temperatur von höchstens 30 °C entfernt werden. Der Rückstand wird in 2-Propanol *R* gelöst. Die Lösung wird in einen 25-ml-Messkolben überführt und mit 2-Propanol *R* zu 25 ml aufgefüllt. Erwärmen, zum Beispiel in einem Ultraschallbad, kann erforderlich sein. (Ein erheblicher Anteil des weißen Rückstands ist Cholesterol, welches etwa 50 Prozent (*m/m*) des unverseifbaren Anteils von Lebertran ausmacht.)

*Referenzlösung a:* Eine Lösung von Retinolacetat *CRS* in 2-Propanol *R* 1, die etwa 1000 I.E. all-*trans*-Retinol je Milliliter enthält, wird hergestellt.

Die genaue Konzentration der Referenzlösung a wird durch UV-Spektroskopie (2.2.25) bestimmt. Die Referenzlösung a wird mit 2-Propanol *R* 1 verdünnt, so dass eine Lösung mit einer geschätzten Konzentration von 10 bis 15 I.E. je Milliliter entsteht. Die Absorption wird bei 326 nm in geeigneten 1-cm-Küvetten gegen 2-Propanol *R* 1 als Kompensationsflüssigkeit bestimmt.

Der Vitamin-A-Gehalt der Referenzlösung a in Internationalen Einheiten je Milliliter wird nach folgender Formel berechnet, wobei der angegebene Gehalt für Retinolacetat *CRS* berücksichtigt wird:

$$A_{326} \cdot \frac{1900 \cdot V_2}{100 \cdot V_1}$$

$A_{326}$ = Absorption bei 326 nm
$V_1$ = verwendetes Volumen der Referenzlösung a
$V_2$ = Volumen der verdünnten Lösung
1900 = Faktor zur Umrechnung der spezifischen Absorption von Retinolacetat *CRS* in Internationale Einheiten

*Referenzlösung b:* Die Herstellung erfolgt wie für die Untersuchungslösung beschrieben, wobei an Stelle des Öls 2,00 ml Referenzlösung a verwendet werden.

Die genaue Konzentration der Referenzlösung b wird durch UV-Spektroskopie (2.2.25) bestimmt. Die Referenzlösung b wird mit 2-Propanol *R* 1 verdünnt, so dass Lösungen mit einer geschätzten Konzentration von 10 bis 15 I.E. all-*trans*-Retinol je Milliliter entstehen. Die Absorption wird bei 325 nm in geeigneten 1-cm-Küvetten gegen 2-Propanol *R* 1 als Kompensationsflüssigkeit gemessen.

Der Gehalt der Referenzlösung b an all-*trans*-Retinol in Internationalen Einheiten je Milliliter wird nach folgender Formel berechnet:

$$A_{325} \cdot \frac{1821 \cdot V_3}{100 \cdot V_4}$$

$A_{325}$ = Absorption bei 325 nm
$V_3$ = Volumen der verdünnten Lösung
$V_4$ = verwendetes Volumen der Referenzlösung b
1821 = Faktor zur Umrechnung der spezifischen Absorption von all-*trans*-Retinol in Internationale Einheiten

*Säule*
– Größe: $l$ = 0,25 m, $\varnothing$ = 4,6 mm
– Stationäre Phase: octadecylsilyliertes Kieselgel zur Chromatographie *R* (5 bis 10 µm)

*Mobile Phase:* Wasser *R*, Methanol *R* (3:97 *V/V*)

*Durchflussrate:* 1 ml · min$^{-1}$

*Detektion:* Spektrometer bei 325 nm

*Einspritzen:* jeweils 3-mal 10 µl Untersuchungslösung und Referenzlösung b

*Retentionszeit*
– all-*trans*-Retinol: 5 ± 1 min

*Eignungsprüfung*
– Das Chromatogramm der Untersuchungslösung muss einen Peak, der dem all-*trans*-Retinol-Peak im Chromatogramm der Referenzlösung b entspricht, aufweisen.
– Die mit den beiden Ansätzen der Untersuchungslösung erhaltenen Ergebnisse dürfen um höchstens 5 Prozent voneinander abweichen.
– Die Wiederfindung von all-*trans*-Retinol in der Referenzlösung b, direkt durch UV-Spektroskopie bestimmt, muss mindestens 95 Prozent betragen.

Der Vitamin-A-Gehalt wird nach folgender Formel berechnet:

$$A_1 \cdot \frac{C \cdot V}{A_2} \cdot \frac{1}{m}$$

$A_1$ = Fläche des all-*trans*-Retinol-Peaks im Chromatogramm der Untersuchungslösung
$A_2$ = Fläche des all-*trans*-Retinol-Peaks im Chromatogramm der Referenzlösung b
$C$ = Konzentration von Retinolacetat *CRS* in der Referenzlösung a in Internationalen Einheiten je Milliliter, bestimmt vor der Verseifung (= 1000 I.E. je Milliliter)
$V$ = Volumen der Referenzlösung a, welches weiterbehandelt wurde (2,00 ml)
$m$ = Einwaage des Öls für die Untersuchungslösung (2,00 g)

**Vitamin D$_3$:** Flüssigchromatographie (2.2.29)

*Die Gehaltsbestimmung muss so schnell wie möglich durchgeführt werden, wobei der Einfluss von direktem Licht und Luft zu vermeiden ist.*

*Interner-Standard-Lösung:* 0,50 mg Ergocalciferol *CRS* werden in 100 ml wasserfreiem Ethanol *R* gelöst.

*Untersuchungslösung a:* 4,00 g Öl werden in einem Rundkolben mit 5 ml einer frisch hergestellten Lösung von Ascorbinsäure *R* (100 g · l⁻¹) und 10 ml einer frisch hergestellten Lösung von Kaliumhydroxid *R* (800 g · l⁻¹) sowie 100 ml wasserfreiem Ethanol *R* versetzt. Die Mischung wird 30 min lang im Wasserbad zum Rückfluss erhitzt und mit 100 ml einer Lösung von Natriumchlorid *R* (10 g · l⁻¹) versetzt. Anschließend wird die entstandene Lösung auf Raumtemperatur abgekühlt. Die Lösung wird aus dem Rundkolben in einen 500-ml-Scheidetrichter überführt, wobei der Rundkolben mit etwa 75 ml einer Lösung von Natriumchlorid *R* (10 g · l⁻¹) und anschließend mit 150 ml einer Mischung gleicher Volumteile Petroläther *R* 1 und Ether *R* gespült wird. Nach 1 min langem Schütteln und nach vollständiger Phasentrennung wird die wässrige Phase verworfen und die organische Phase zunächst mit 50 ml einer Lösung von Kaliumhydroxid *R* (30 g · l⁻¹) in einer 10-prozentigen Lösung (*V/V*) von wasserfreiem Ethanol *R* und anschließend 3-mal mit je 50 ml einer Lösung von Natriumchlorid *R* (10 g · l⁻¹) gewaschen. Die organische Phase wird durch 5 g wasserfreies Natriumsulfat *R* auf einem Schnellfilter in einen 250-ml-Kolben, der an einen Rotationsverdampfer angeschlossen werden kann, filtriert. Der Scheidetrichter wird mit 10 ml frischer Extraktionsmischung gewaschen. Die organischen Phasen werden filtriert, vereinigt und bei einer Temperatur von höchstens 30 °C unter vermindertem Druck (Wasserstrahlpumpe) abdestilliert. Nach der Destillation wird der Rückstand mit Stickstoff *R* überschichtet. Alternativ kann das Lösungsmittel mit Hilfe eines schwachen Stroms von Stickstoff *R* bei einer Temperatur von höchstens 30 °C entfernt werden. Der Rückstand wird in 1,5 ml mobiler Phase, die unter „Aufreinigung" beschrieben wird, gelöst. Erwärmen, zum Beispiel in einem Ultraschallbad, kann erforderlich sein. (Ein erheblicher Anteil des weißen Rückstands ist Cholesterol, welches etwa 50 Prozent (*m/m*) des unverseifbaren Anteils von Lebertran ausmacht.)

*Untersuchungslösung b:* 2 Ansätze der Untersuchungslösung b werden hergestellt. 4,00 g Öl werden mit 2,0 ml Interner-Standard-Lösung versetzt. Anschließend wird wie unter Untersuchungslösung a beschrieben weiterverfahren.

*Referenzlösung a:* 0,50 mg Colecalciferol *CRS* werden in 100,0 ml wasserfreiem Ethanol *R* gelöst.

*Referenzlösung b:* In einem Rundkolben werden 2,0 ml Referenzlösung a mit 2,0 ml Interner-Standard-Lösung gemischt. Anschließend wird wie unter Untersuchungslösung a beschrieben weiterverfahren.

## Aufreinigung

*Säule*
- Größe: $l = 0,25$ m, $\varnothing = 4,6$ mm
- Stationäre Phase: cyanopropylsilyliertes Kieselgel zur Chromatographie *R* (10 µm)

*Mobile Phase:* Isoamylalkohol *R*, Hexan *R* (1,6:98,4 *V/V*)

*Durchflussrate:* 1,1 ml · min⁻¹

*Detektion:* Spektrometer bei 265 nm

350 µl Referenzlösung b werden eingespritzt. Das Eluat wird im Zeitraum von 2 min vor bis 2 min nach der Retentionszeit von Colecalciferol in einem Reagenzglas mit Schliffstopfen gesammelt, das 1 ml einer Lösung von Butylhydroxytoluol *R* (1 g · l⁻¹) in Hexan *R* enthält. Der Vorgang wird jeweils mit den Untersuchungslösungen a und b wiederholt. Die 3 Eluate werden getrennt bei einer Temperatur von höchstens 30 °C und unter einem schwachen Strom von Stickstoff *R* zur Trockne eingedampft. Die 3 Rückstände werden getrennt in je 1,5 ml Acetonitril *R* gelöst.

## Bestimmung

*Säule*
- Größe: $l = 0,15$ m, $\varnothing = 4,6$ mm
- Stationäre Phase: octadecylsilyliertes Kieselgel zur Chromatographie *R* (5 µm)

*Mobile Phase:* Phosphorsäure 85 % *R*, 96-prozentige Lösung (*V/V*) von Acetonitril *R* (0,2:99,8 *V/V*)

*Durchflussrate:* 1,0 ml · min⁻¹

*Detektion:* Spektrometer bei 265 nm

*Einspritzen:* 2-mal höchstens 200 µl jeder der 3 Lösungen, die unter „Aufreinigung" erhalten werden

*Eignungsprüfung*
- Auflösung: mindestens 1,4 zwischen den Peaks von Ergocalciferol und Colecalciferol im Chromatogramm der Referenzlösung b
- Die mit den beiden Ansätzen der Untersuchungslösung b erhaltenen Ergebnisse dürfen um höchstens 5 Prozent voneinander abweichen.

Der Gehalt an Vitamin D₃ in Internationalen Einheiten je Gramm wird nach folgender Formel berechnet, wobei der angegebene Gehalt für Colecalciferol *CRS* berücksichtigt wird:

$$\frac{A_2}{A_6} \cdot \frac{A_3}{A_4 - [A_5/A_1] \cdot A_2} \cdot \frac{m_2}{m_1} \cdot \frac{V_2}{V_1} \cdot 40$$

$m_1$ = Einwaage des Öls für die Untersuchungslösung b in Gramm
$m_2$ = Einwaage an Colecalciferol *CRS* für die Herstellung der Referenzlösung a in Mikrogramm (500 µg)
$A_1$ = Fläche (oder Höhe) des Colecalciferol-Peaks im Chromatogramm der Untersuchungslösung a
$A_2$ = Fläche (oder Höhe) des Colecalciferol-Peaks im Chromatogramm der Untersuchungslösung b
$A_3$ = Fläche (oder Höhe) des Ergocalciferol-Peaks im Chromatogramm der Referenzlösung b
$A_4$ = Fläche (oder Höhe) des Ergocalciferol-Peaks im Chromatogramm der Untersuchungslösung b
$A_5$ = Fläche (oder Höhe) eines möglichen Peaks im Chromatogramm der Untersuchungslösung a mit der gleichen Retentionszeit wie Ergocalciferol im Chromatogramm der Untersuchungslösung b
$A_6$ = Fläche (oder Höhe) des Colecalciferol-Peaks im Chromatogramm der Referenzlösung b
$V_1$ = Gesamtvolumen der Referenzlösung a (100 ml)

$V_2$ = Volumen der Referenzlösung a, welches für die Herstellung der Referenzlösung b verwendet wurde (2,0 ml)

## Lagerung

Vor Licht geschützt, in dicht verschlossenen, dem Verbrauch angemessenen, möglichst vollständig gefüllten Behältnissen

Wenn kein Antioxidans zugesetzt ist, unter Inertgas

Der Inhalt eines geöffneten Behältnisses muss schnell verbraucht werden. Die nicht benötigte Menge muss durch Inertgasatmosphäre geschützt werden.

## Beschriftung

Die Beschriftung gibt an
- Anzahl der Internationalen Einheiten Vitamin A je Gramm
- Anzahl der Internationalen Einheiten Vitamin $D_3$ je Gramm.

---

6.3/2398

# Lebertran vom Kabeljau (aus Aufzucht)

# Iecoris aselli domestici oleum

## Definition

Gereinigtes, fettes Öl, das aus der frischen Leber von Fischen der Spezies *Gadus morhua* L. aus Aufzuchtbetrieben gewonnen wird

Feste Substanzen werden durch Abkühlen und Filtrieren entfernt.

*Gehalt*
- Summe der Gehalte an EPA und DHA, ausgedrückt als Triglyceride: 10,0 bis 28,0 Prozent
- Vitamin A: 50 I.E. (15 µg) bis 500 I.E. (150 µg) je Gramm
- Vitamin $D_3$: höchstens 50 I.E. (1,3 µg) je Gramm

Zugelassene Antioxidanzien können in bis zu den von der zuständigen Behörde festgelegten Konzentrationen zugesetzt sein.

## Herstellung

Die Nahrung der Fische entspricht in ihrer Zusammensetzung ausschließlich den relevanten gesetzlichen Bestimmungen der Europäischen Union oder anderen gültigen Bestimmungen.

## Eigenschaften

*Aussehen:* klare, blassgelbe Flüssigkeit

*Löslichkeit:* praktisch unlöslich in Wasser, schwer löslich in Ethanol 96 %, mischbar mit Petroläther

## Prüfung auf Identität

A. Die unter „Anteil der β(2)-Acyl-Position bei den Fettsäuren" (siehe „Prüfung auf Reinheit") erhaltenen $^{13}$C-NMR-Spektren werden ausgewertet. Die Spektren zeigen Peaks zwischen 172 und 173 ppm mit Verschiebungen entsprechend denen der in Abb. 2398-1 dargestellten Spektren.
Der Anteil der β(2)-Acyl-Position bei Cervonsäure (Docosahexaensäure, DHA; C22:6n-3), Timnodonsäure (Eicosapentaensäure, EPA; C20:5n-3) und Moroctsäure C18:4n-3 entspricht den Grenzwerten dieser Prüfung.

B. Das Öl entspricht der Prüfung „Linolsäure" (siehe „Prüfung auf Reinheit").

## Prüfung auf Reinheit

**Säurezahl** (2.5.1): höchstens 2,0

**Anisidinzahl** (2.5.36): höchstens 10,0

**Peroxidzahl** (2.5.5, Methode B): höchstens 5,0

**Unverseifbare Anteile** (2.5.7): höchstens 1,5 Prozent, mit 2,0 g Öl nach 3-maligem Extrahieren mit jeweils 50 ml peroxidfreiem Ether *R* bestimmt

**Stearine:** Mindestens 10 ml Öl werden bei 60 bis 90 °C erhitzt und anschließend 3 h lang in einer Eis-Wasser-Mischung oder einem thermostatisch kontrollierten Bad von 0 ± 0,5 °C abgekühlt. Falls erforderlich werden die unlöslichen Bestandteile nach dem Erhitzen durch Filtrieren entfernt. Die Probe muss klar bleiben.

**Anteil der β(2)-Acyl-Position bei den Fettsäuren:** Kernresonanzspektroskopie (2.2.33)

*Untersuchungslösung:* 190 bis 210 mg Öl werden in 500 µl (D)Chloroform *R* gelöst. Mindestens 3 Proben werden hergestellt und innerhalb von 3 Tagen geprüft.

*Apparatur:* ein hochauflösendes Fourier-Transform-Kernresonanzspektrometer (FT-NMR-Spektrometer) bei einer Frequenz von mindestens 300 MHz

*Aufnahme von $^{13}$C-NMR-Spektren*
Die folgenden Einstellungen können verwendet werden:
- Sweep-Bereich: 200 ppm (von –5 bis 195 ppm)
- Verschiebung der Strahlungsfrequenz: 95 ppm
- Zeitdomäne: 64 K
- Puls-Auszeit: 2 s
- Pulsprogramm: zgig 30 (inverse gated, 30° Pulsanregung)
- Blindmessungen: 4
- Anzahl der Aufnahmen: 4096

# Lebertran vom Kabeljau (aus Aufzucht)

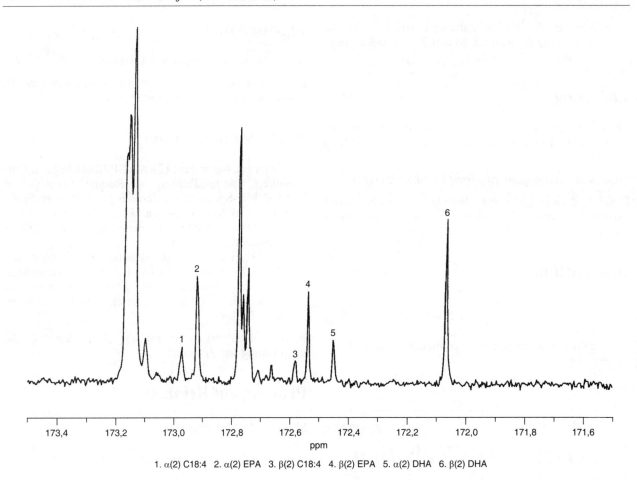

1. α(2) C18:4  2. α(2) EPA  3. β(2) C18:4  4. β(2) EPA  5. α(2) DHA  6. β(2) DHA

**Abb. 2398-1:** $^{13}$C-NMR-Spektrum der Carbonylregion von Lebertran vom Kabeljau (aus Aufzucht)

*Verfahren und Aufzeichnung*
Die folgenden Einstellungen können verwendet werden:
– Abmessungen: 64 K (Nullprobe)
– Fensterfunktion (window multiplication): exponentiell
– Lorentz-Vergrößerungsfaktor: 0,2 Hz

Das CDCl$_3$-Signal wird als Bezug für die Kalibrierung der Verschiebung verwendet. Dazu wird im 1:1:1-Triplett die Verschiebung des zentralen Peaks auf 77,16 ppm festgelegt.

Der Spektralbereich δ 171,5 bis 173,5 ppm wird aufgezeichnet.

Das erhaltene Spektrum wird mit dem Referenzspektrum in der Abb. 2398-1 verglichen.

Die Werte für die Verschiebung liegen in den in Tab. 2398-1 angegebenen Bereichen.

**Tab. 2398-1: Verschiebungswerte**

| Signal | Verschiebungsbereich (ppm) |
|---|---|
| β(2) DHA | 172,05 – 172,09 |
| α(2) DHA | 172,43 – 172,47 |
| β(2) EPA | 172,52 – 172,56 |
| α(2) EPA | 172,90 – 172,94 |
| β(2) C18:4 | 172,56 – 172,60 |
| α(2) C18:4 | 172,95 – 172,99 |

*Eignungsprüfung*
– Signal-Rausch-Verhältnis: mindestens 5 für den kleinsten relevanten Peak, der im Bereich δ 172,95 bis 172,99 ppm dem Signal α(2) C18:4 entsprechen muss
– Peakbreite in halber Höhe: höchstens 0,02 ppm für den zentralen Peak des CDCl$_3$-Signals (bei δ 77,16 ppm)

Der Anteil der β(2)-Acyl-Position wird nach folgender Formel berechnet:

$$\frac{100 \cdot \beta(2)}{\alpha(2) + \beta(2)}$$

α(2) = Fläche des entsprechenden α(2)-Carbonyl-Peaks
β(2) = Fläche des β(2)-Carbonyl-Peaks von C22:6 n-3, C20:5 n-3 beziehungsweise C18:4 n-3

*Grenzwerte*
Der Anteil der β(2)-Acyl-Position muss 71 bis 81 Prozent bei Cervonsäure (Docosahexaensäure, DHA; C22:6 n-3), 32 bis 40 Prozent bei Timnodonsäure (Eicosapentaensäure, EPA; C20:5 n-3) und 28 bis 38 Prozent bei Moroctsäure C18:4 n-3 betragen.

**Fettsäurenzusammensetzung** (2.4.29): Zur Identifizierung der Peaks siehe das in Abb. 2398-2 dargestellte Chromatogramm.

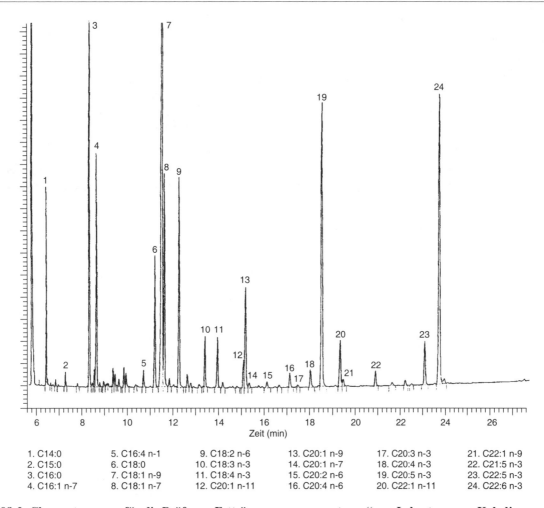

**Abb. 2398-2:** Chromatogramm für die Prüfung „Fettsäurenzusammensetzung" von Lebertran vom Kabeljau (aus Aufzucht)

Die Summe der Flächen der 24 größten Peaks der Methylester muss mindestens 90 Prozent der Gesamtpeakfläche betragen. (Diese 24 Peaks entsprechen in üblicher Elutionsreihenfolge: 14:0, 15:0, 16:0, 16:1 n-7, 16:4 n-1, 18:0, 18:1 n-9, 18:1 n-7, 18:2 n-6, 18:3 n-3, 18:4 n-3, 20:1 n-11, 20:1 n-9, 20:1 n-7, 20:2 n-6, 20:4 n-6, 20:3 n-3, 20:4 n-3, 20:5 n-3, 22:1 n-11, 22:1 n-9, 21:5 n-3, 22:5 n-3, 22:6 n-3.)

**Linolsäure** (2.4.29): 3,0 bis 11,0 Prozent

## Gehaltsbestimmung

**EPA- und DHA-Ethylester** (2.4.29): siehe Abb. 2398-2

**Vitamin A:** *Die Gehaltsbestimmung muss so schnell wie möglich durchgeführt werden, wobei der Einfluss von direktem Licht, Luft, Oxidationsmitteln, Katalysatoren (zum Beispiel Kupfer oder Eisen) und Säuren zu vermeiden ist.*

Die Bestimmung erfolgt wie unter „Methode A" beschrieben. Falls sich diese Methode als ungeeignet erweist, wird die Bestimmung wie unter „Methode B" beschrieben durchgeführt.

## Methode A

UV-Spektroskopie (2.2.25)

*Untersuchungslösung:* 1,00 g Öl wird in einem Rundkolben mit 3 ml einer frisch hergestellten 50-prozentigen Lösung (*m/m*) von Kaliumhydroxid *R* und 30 ml wasserfreiem Ethanol *R* versetzt. Die Mischung wird 30 min lang zum Rückfluss erhitzt, wobei ein Strom von Stickstoff *R* eingeleitet wird, und nach schnellem Abkühlen mit 30 ml Wasser *R* versetzt. Diese Mischung wird 4-mal mit je 50 ml Ether *R* ausgeschüttelt. Die wässrige Phase wird nach der vollständigen Phasentrennung verworfen. Die vereinigten Etherphasen werden 4-mal mit je 50 ml Wasser *R* gewaschen und in einem schwachen Strom von Stickstoff *R* bei einer Temperatur von höchstens 30 °C zur Trockne eingedampft. Bei einer Temperatur von höchstens 30 °C und vermindertem Druck (Wasserstrahlpumpe) kann auch ein Rotationsverdampfer eingesetzt werden. Der Rückstand wird in einer ausreichenden Menge 2-Propanol *R* 1 gelöst, so dass die Konzentration von Vitamin A zwischen 10 und 15 I.E. je Milliliter beträgt.

Die Absorptionen der erhaltenen Lösung werden bei 300, 310, 325 und 334 nm sowie bei der Wellenlänge im Maximum mit einem geeigneten Spektrometer in geeigneten

1-cm-Küvetten gegen 2-Propanol *R* 1 als Kompensationsflüssigkeit gemessen.

Der Gehalt an Vitamin A, berechnet als all-*trans*-Retinol, in Internationalen Einheiten je Gramm wird nach folgender Formel berechnet:

$$A_{325} \cdot \frac{1821}{100\, m} \cdot V$$

$A_{325}$ = Absorption bei 325 nm
$m$ = Einwaage des Öls in Gramm
$V$ = Gesamtvolumen der Lösung, die 10 bis 15 I.E. Vitamin A je Milliliter enthält
1821 = Faktor zur Umrechnung der spezifischen Absorption von all-*trans*-Retinol in Internationale Einheiten

Die angegebene Formel kann nur angewendet werden, wenn $A_{325}$ höchstens $A_{325,\,corr}/0{,}970$ beträgt. $A_{325,\,corr}$ ist die korrigierte Absorption bei 325 nm und wird nach folgender Gleichung berechnet:

$$A_{325,\,corr} = 6{,}815\, A_{325} - 2{,}555\, A_{310} - 4{,}260\, A_{334}$$

$A$ steht für die Absorption bei der indexierten Wellenlänge.

Falls $A_{325}$ größer als $A_{325,\,corr}/0{,}970$ ist, wird der Vitamin-A-Gehalt nach folgender Formel berechnet:

$$A_{325,\,corr} \cdot \frac{1821}{100\, m} \cdot V$$

Die Bestimmung darf nur ausgewertet werden, wenn
— die Wellenlänge des Absorptionsmaximums zwischen 323 und 327 nm liegt
— das Verhältnis der Absorptionen $A_{300}/A_{325}$ höchstens 0,73 beträgt.

## *Methode B*

Flüssigchromatographie (2.2.29)

*Untersuchungslösung:* 2 Ansätze der Untersuchungslösung werden hergestellt. 2,00 g Öl werden in einem Rundkolben mit 5 ml einer frisch hergestellten Lösung von Ascorbinsäure *R* (100 g · l$^{-1}$) und 10 ml einer frisch hergestellten Lösung von Kaliumhydroxid *R* (800 g · l$^{-1}$) sowie 100 ml wasserfreiem Ethanol *R* versetzt. Die Mischung wird 15 min lang im Wasserbad zum Rückfluss erhitzt und mit 100 ml einer Lösung von Natriumchlorid *R* (10 g · l$^{-1}$) versetzt. Anschließend wird die entstandene Lösung abgekühlt und in einen 500-ml-Scheidetrichter überführt, wobei der Rundkolben mit etwa 75 ml einer Lösung von Natriumchlorid *R* (10 g · l$^{-1}$) und anschließend mit 150 ml einer Mischung gleicher Volumteile Petroläther *R* 1 und Ether *R* gespült wird. Nach 1 min langem Schütteln und nach vollständiger Phasentrennung wird die wässrige Phase verworfen. Die organische Phase wird zunächst mit 50 ml einer Lösung von Kaliumhydroxid *R* (30 g · l$^{-1}$) in einer 10-prozentigen Lösung (*V/V*) von wasserfreiem Ethanol *R* und anschließend 3-mal mit je 50 ml einer Lösung von Natriumchlorid *R* (10 g · l$^{-1}$) gewaschen. Die organische Phase wird durch 5 g wasserfreies Natriumsulfat *R* auf einem Schnellfilter in einen 250-ml-Kolben, der an einen Rotationsverdampfer angeschlossen werden kann, filtriert. Der Scheidetrichter wird mit 10 ml frischer Extraktionsmischung gewaschen. Die organischen Phasen werden filtriert, vereinigt und bei einer Temperatur von höchstens 30 °C unter vermindertem Druck (Wasserstrahlpumpe) abdestilliert. Nach der Destillation wird der Rückstand mit Stickstoff *R* überschichtet. Alternativ kann das Lösungsmittel mit Hilfe eines schwachen Stroms von Stickstoff *R* bei einer Temperatur von höchstens 30 °C entfernt werden. Der Rückstand wird in 2-Propanol *R* gelöst. Die Lösung wird in einen 25-ml-Messkolben überführt und mit 2-Propanol *R* zu 25 ml aufgefüllt. Erwärmen, zum Beispiel in einem Ultraschallbad, kann erforderlich sein. (Ein erheblicher Anteil des weißen Rückstands ist Cholesterol, welches etwa 50 Prozent (*m/m*) des unverseifbaren Anteils von Lebertran ausmacht.)

*Referenzlösung a:* Eine Lösung von Retinolacetat *CRS* in 2-Propanol *R* 1, die etwa 1000 I.E. all-*trans*-Retinol je Milliliter enthält, wird hergestellt.

Die genaue Konzentration der Referenzlösung a wird durch UV-Spektroskopie (2.2.25) bestimmt. Die Referenzlösung a wird mit 2-Propanol *R* 1 verdünnt, so dass eine Lösung mit einer geschätzten Konzentration von 10 bis 15 I.E. je Milliliter entsteht. Die Absorption wird bei 326 nm in geeigneten 1-cm-Küvetten gegen 2-Propanol *R* 1 als Kompensationsflüssigkeit gemessen.

Der Vitamin-A-Gehalt der Referenzlösung a in Internationalen Einheiten je Milliliter wird nach folgender Formel berechnet, wobei der angegebene Gehalt für Retinolacetat *CRS* berücksichtigt wird:

$$A_{326} \cdot \frac{1900 \cdot V_2}{100 \cdot V_1}$$

$A_{326}$ = Absorption bei 326 nm
$V_1$ = verwendetes Volumen der Referenzlösung a
$V_2$ = Volumen der verdünnten Lösung
1900 = Faktor zur Umrechnung der spezifischen Absorption von Retinolacetat *CRS* in Internationale Einheiten

*Referenzlösung b:* Die Herstellung erfolgt wie für die Untersuchungslösung beschrieben, wobei an Stelle des Öls 2,00 ml Referenzlösung a verwendet werden.

Die genaue Konzentration der Referenzlösung b wird durch UV-Spektroskopie (2.2.25) bestimmt. Die Referenzlösung b wird mit 2-Propanol *R* 1 verdünnt, so dass eine Lösung mit einer geschätzten Konzentration von 10 bis 15 I.E. all-*trans*-Retinol je Milliliter entsteht. Die Absorption wird bei 325 nm in geeigneten 1-cm-Küvetten gegen 2-Propanol *R* 1 als Kompensationsflüssigkeit gemessen.

Der Gehalt der Referenzlösung b an all-*trans*-Retinol in Internationalen Einheiten je Milliliter wird nach folgender Formel berechnet:

$$A_{325} \cdot \frac{1821 \cdot V_3}{100 \cdot V_4}$$

$A_{325}$ = Absorption bei 325 nm
$V_3$ = Volumen der verdünnten Lösung
$V_4$ = verwendetes Volumen der Referenzlösung b
1821 = Faktor zur Umrechnung der spezifischen Absorption von all-*trans*-Retinol in Internationale Einheiten

*Säule*
- Größe: $l = 0{,}25$ m, $\varnothing = 4{,}6$ mm
- Stationäre Phase: octadecylsilyliertes Kieselgel zur Chromatographie $R$ (5 bis 10 µm)

*Mobile Phase:* Wasser $R$, Methanol $R$ (3:97 $V/V$)

*Durchflussrate:* 1 ml · min$^{-1}$

*Detektion:* Spektrometer bei 325 nm

*Einspritzen:* jeweils 3-mal 10 µl Untersuchungslösung und Referenzlösung b

*Retentionszeit*
- all-*trans*-Retinol: 5 ± 1 min

*Eignungsprüfung*
- Das Chromatogramm der Untersuchungslösung muss einen Peak, der dem all-*trans*-Retinol-Peak im Chromatogramm der Referenzlösung b entspricht, aufweisen.
- Die mit den beiden Ansätzen der Untersuchungslösung erhaltenen Ergebnisse dürfen um höchstens 5 Prozent voneinander abweichen.
- Die Wiederfindung von all-*trans*-Retinol in der Referenzlösung b, direkt durch UV-Spektroskopie bestimmt, muss mindestens 95 Prozent betragen.

Der Vitamin-A-Gehalt wird nach folgender Formel berechnet:

$$A_1 \cdot \frac{C \cdot V}{A_2} \cdot \frac{1}{m}$$

$A_1$ = Fläche des all-*trans*-Retinol-Peaks im Chromatogramm der Untersuchungslösung
$A_2$ = Fläche des all-*trans*-Retinol-Peaks im Chromatogramm der Referenzlösung b
$C$ = Konzentration von Retinolacetat CRS in der Referenzlösung a in Internationalen Einheiten je Milliliter, bestimmt vor der Verseifung (= 1000 I.E. je Milliliter)
$V$ = Volumen der Referenzlösung a, welches weiterbehandelt wurde (2,00 ml)
$m$ = Einwaage des Öls für die Untersuchungslösung (2,00 g)

**Vitamin D$_3$:** Flüssigchromatographie (2.2.29)

*Die Gehaltsbestimmung muss so schnell wie möglich durchgeführt werden, wobei der Einfluss von direktem Licht und Luft zu vermeiden ist.*

*Interner-Standard-Lösung:* 0,50 mg Ergocalciferol CRS werden in 100 ml wasserfreiem Ethanol $R$ gelöst.

*Untersuchungslösung a:* 4,00 g Öl werden in einem Rundkolben mit 5 ml einer frisch hergestellten Lösung von Ascorbinsäure $R$ (100 g · l$^{-1}$) und 10 ml einer frisch hergestellten Lösung von Kaliumhydroxid $R$ (800 g · l$^{-1}$) sowie 100 ml wasserfreiem Ethanol $R$ versetzt. Die Mischung wird 30 min lang im Wasserbad zum Rückfluss erhitzt und mit 100 ml einer Lösung von Natriumchlorid $R$ (10 g · l$^{-1}$) versetzt. Anschließend wird die entstandene Lösung auf Raumtemperatur abgekühlt. Die Lösung wird aus dem Rundkolben in einen 500-ml-Scheidetrichter überführt, wobei der Rundkolben mit etwa 75 ml einer Lösung von Natriumchlorid $R$ (10 g · l$^{-1}$) und anschließend mit 150 ml einer Mischung gleicher Volumteile Petroläther $R$ 1 und Ether $R$ gespült wird. Nach 1 min langem Schütteln und nach vollständiger Phasentrennung wird die wässrige Phase verworfen und die organische Phase zunächst mit 50 ml einer Lösung von Kaliumhydroxid $R$ (30 g · l$^{-1}$) in einer 10-prozentigen Lösung ($V/V$) von wasserfreiem Ethanol $R$ und anschließend 3-mal mit je 50 ml einer Lösung von Natriumchlorid $R$ (10 g · l$^{-1}$) gewaschen. Die organische Phase wird durch 5 g wasserfreies Natriumsulfat $R$ auf einem Schnellfilter in einen 250-ml-Kolben, der an einen Rotationsverdampfer angeschlossen werden kann, filtriert. Der Scheidetrichter wird mit 10 ml frischer Extraktionsmischung gewaschen. Die organischen Phasen werden filtriert, vereinigt und bei einer Temperatur von höchstens 30 °C unter vermindertem Druck (Wasserstrahlpumpe) abdestilliert. Nach der Destillation wird der Rückstand mit Stickstoff $R$ überschichtet. Alternativ kann das Lösungsmittel mit Hilfe eines schwachen Stroms von Stickstoff $R$ bei einer Temperatur von höchstens 30 °C entfernt werden. Der Rückstand wird in 1,5 ml mobiler Phase, die unter „Aufreinigung" beschrieben wird, gelöst. Erwärmen, zum Beispiel in einem Ultraschallbad, kann erforderlich sein. (Ein erheblicher Anteil des weißen Rückstands ist Cholesterol, welches etwa 50 Prozent ($m/m$) des unverseifbaren Anteils von Lebertran ausmacht.)

*Untersuchungslösung b:* 2 Ansätze der Untersuchungslösung b werden hergestellt. 4,00 g Öl werden mit 2,0 ml Interner-Standard-Lösung versetzt. Anschließend wird wie unter Untersuchungslösung a beschrieben weiterverfahren.

*Referenzlösung a:* 0,50 mg Colecalciferol CRS werden in 100,0 ml wasserfreiem Ethanol $R$ gelöst.

*Referenzlösung b:* In einem Rundkolben werden 2,0 ml Referenzlösung a mit 2,0 ml Interner-Standard-Lösung gemischt. Anschließend wird wie unter Untersuchungslösung a beschrieben weiterverfahren.

## Aufreinigung

*Säule*
- Größe: $l = 0{,}25$ m, $\varnothing = 4{,}6$ mm
- Stationäre Phase: cyanopropylsilyliertes Kieselgel zur Chromatographie $R$ (10 µm)

*Mobile Phase:* Isoamylalkohol $R$, Hexan $R$ (1,6:98,4 $V/V$)

*Durchflussrate:* 1,1 ml · min$^{-1}$

*Detektion:* Spektrometer bei 265 nm

350 µl Referenzlösung b werden eingespritzt. Das Eluat wird im Zeitraum von 2 min vor bis 2 min nach der Retentionszeit von Colecalciferol in einem Reagenzglas mit Schliffstopfen gesammelt, das 1 ml einer Lösung von Butylhydroxytoluol $R$ (1 g · l$^{-1}$) in Hexan $R$ enthält. Der Vorgang wird jeweils mit den Untersuchungslösungen a und b wiederholt. Die 3 Eluate werden getrennt bei einer Temperatur von höchstens 30 °C und unter einem schwachen Strom von Stickstoff $R$ zur Trockne eingedampft. Die 3 Rückstände werden getrennt in je 1,5 ml Acetonitril $R$ gelöst.

# Lebertran vom Kabeljau (aus Aufzucht)

## *Bestimmung*

*Säule*
- Größe: $l = 0{,}15$ m, $\varnothing = 4{,}6$ mm
- Stationäre Phase: octadecylsilyliertes Kieselgel zur Chromatographie $R$ (5 µm)

*Mobile Phase:* Phosphorsäure 85 % $R$, 96-prozentige Lösung (V/V) von Acetonitril $R$ (0,2:99,8 V/V)

*Durchflussrate:* 1,0 ml · min$^{-1}$

*Detektion:* Spektrometer bei 265 nm

*Einspritzen:* 2-mal höchstens 200 µl jeder der 3 Lösungen, die unter „Aufreinigung" erhalten werden

*Eignungsprüfung*
- Auflösung: mindestens 1,4 zwischen den Peaks von Ergocalciferol und Colecalciferol im Chromatogramm der Referenzlösung b
- Die mit den beiden Ansätzen der Untersuchungslösung b erhaltenen Ergebnisse dürfen um höchstens 5 Prozent voneinander abweichen.

Der Gehalt an Vitamin $D_3$ in Internationalen Einheiten je Gramm wird nach folgender Formel berechnet, wobei der angegebene Gehalt für Colecalciferol CRS berücksichtigt wird:

$$\frac{A_2}{A_6} \cdot \frac{A_3}{A_4 - [A_5/A_1] \cdot A_2} \cdot \frac{m_2}{m_1} \cdot \frac{V_2}{V_1} \cdot 40$$

$m_1$ = Einwaage des Öls für die Untersuchungslösung b in Gramm

$m_2$ = Einwaage an Colecalciferol CRS für die Herstellung der Referenzlösung a in Mikrogramm (500 µg)

$A_1$ = Fläche (oder Höhe) des Colecalciferol-Peaks im Chromatogramm der Untersuchungslösung a

$A_2$ = Fläche (oder Höhe) des Colecalciferol-Peaks im Chromatogramm der Untersuchungslösung b

$A_3$ = Fläche (oder Höhe) des Ergocalciferol-Peaks im Chromatogramm der Referenzlösung b

$A_4$ = Fläche (oder Höhe) des Ergocalciferol-Peaks im Chromatogramm der Untersuchungslösung b

$A_5$ = Fläche (oder Höhe) eines möglichen Peaks im Chromatogramm der Untersuchungslösung a mit der gleichen Retentionszeit wie Ergocalciferol im Chromatogramm der Untersuchungslösung b

$A_6$ = Fläche (oder Höhe) des Colecalciferol-Peaks im Chromatogramm der Referenzlösung b

$V_1$ = Gesamtvolumen der Referenzlösung a (100 ml)

$V_2$ = Volumen der Referenzlösung a, welches für die Herstellung der Referenzlösung b verwendet wurde (2,0 ml)

## Lagerung

Vor Licht geschützt, in dicht verschlossenen, dem Verbrauch angemessenen, möglichst vollständig gefüllten Behältnissen

Wenn kein Antioxidans zugesetzt ist, unter Inertgas

Der Inhalt eines geöffneten Behältnisses muss schnell verbraucht werden. Die nicht benötigte Menge muss durch Inertgasatmosphäre geschützt werden.

## Beschriftung

Die Beschriftung gibt an
- Konzentration an EPA und DHA als Summe
- Anzahl der Internationalen Einheiten Vitamin A je Gramm
- Anzahl der Internationalen Einheiten Vitamin $D_3$ je Gramm.

---

6.3/1535

# Levodropizin

# Levodropizinum

$C_{13}H_{20}N_2O_2$      $M_r$ 236,3

CAS Nr. 99291-25-5

## Definition

(2S)-3-(4-Phenylpiperazin-1-yl)propan-1,2-diol

*Gehalt:* 98,5 bis 101,0 Prozent (getrocknete Substanz)

## Eigenschaften

*Aussehen:* weißes bis fast weißes Pulver

*Löslichkeit:* schwer löslich in Wasser, leicht löslich in verdünnter Essigsäure und Methanol, schwer löslich in Ethanol 96 %

## Prüfung auf Identität

Die Prüfungen A, B oder B, C werden wahlweise durchgeführt.

A. Spezifische Drehung (2.2.7): –30,0 bis –33,5 (getrocknete Substanz)

    1,50 g Substanz werden in einer Lösung von Salzsäure $R$ (21 g · l$^{-1}$) zu 50,0 ml gelöst.

B. IR-Spektroskopie (2.2.24)

    *Vergleich:* Levodropizin CRS

C. Die Substanz entspricht der Prüfung „Enantiomerenreinheit" (siehe „Prüfung auf Reinheit").

# Prüfung auf Reinheit

**pH-Wert** (2.2.3): 9,2 bis 10,2

2,5 g Substanz werden in kohlendioxidfreiem Wasser *R* suspendiert. Die Mischung wird bis zum Lösen der Substanz erhitzt, anschließend auf Raumtemperatur abgekühlt und mit kohlendioxidfreiem Wasser *R* zu 100 ml verdünnt.

**Verunreinigung B, verwandte Substanzen:** Flüssigchromatographie (2.2.29)

*Untersuchungslösung:* 25,0 mg Substanz werden in der mobilen Phase zu 50,0 ml gelöst.

*Referenzlösung a:* 25,0 mg Levodropropizin-Verunreinigung B *CRS* werden in Methanol *R* zu 100,0 ml gelöst. 1,0 ml Lösung wird mit der mobilen Phase zu 100,0 ml verdünnt.

*Referenzlösung b:* 1,0 ml Untersuchungslösung wird mit 1,0 ml Referenzlösung a gemischt.

*Säule*
– Größe: $l = 0{,}15$ m, $\varnothing = 4{,}6$ mm
– Stationäre Phase: nachsilanisiertes, octadecylsilyliertes Kieselgel zur Chromatographie *R* (5 µm)

*Mobile Phase:* 12 Volumteile Methanol *R* und 88 Volumteile einer Lösung von Kaliumdihydrogenphosphat *R* (6,81 g · l$^{-1}$), die zuvor mit Phosphorsäure 85 % *R* auf einen pH-Wert von 3,0 eingestellt wurde, werden gemischt.

*Durchflussrate:* 1,5 ml · min$^{-1}$

*Detektion:* Spektrometer bei 254 nm

*Einspritzen:* 20 µl

*Chromatographiedauer:* 2fache Retentionszeit von Levodropropizin

*Relative Retention* (bezogen auf Levodropropizin, $t_R$ etwa 7 min)
– Verunreinigung B: etwa 1,2

*Eignungsprüfung:* Referenzlösung b
– Auflösung: mindestens 2,0 zwischen den Peaks von Levodropropizin und Verunreinigung B

*Grenzwerte*
– Verunreinigung B: nicht größer als die Fläche des entsprechenden Peaks im Chromatogramm der Referenzlösung a (0,5 Prozent)
– Nicht spezifizierte Verunreinigungen: jeweils nicht größer als das 0,2fache der Fläche des Peaks von Verunreinigung B im Chromatogramm der Referenzlösung a (0,10 Prozent)
– Summe aller Verunreinigungen: nicht größer als das 1,2fache der Fläche des Peaks von Verunreinigung B im Chromatogramm der Referenzlösung a (0,6 Prozent)
– Ohne Berücksichtigung bleiben: Peaks, deren Fläche kleiner ist als das 0,1fache der Fläche des Peaks von Verunreinigung B im Chromatogramm der Referenzlösung a (0,05 Prozent)

**Verunreinigung C:** Gaschromatographie (2.2.28)

*Die Lösungen müssen unmittelbar vor Gebrauch hergestellt werden.*

*Untersuchungslösung:* 0,50 g Substanz werden in Dichlormethan *R* zu 2,5 ml gelöst.

*Referenzlösung a:* 0,20 g Levodropropizin-Verunreinigung C *CRS* werden in Dichlormethan *R* zu 100,0 ml gelöst. 0,5 ml Lösung werden mit Dichlormethan *R* zu 100,0 ml verdünnt.

*Referenzlösung b:* 0,50 g Substanz werden in Dichlormethan *R* gelöst. Die Lösung wird mit 0,5 ml Referenzlösung a versetzt und mit Dichlormethan *R* zu 2,5 ml verdünnt.

*Säule*
– Material: Quarzglas
– Größe: $l = 30$ m, $\varnothing = 0{,}53$ mm
– Stationäre Phase: Poly[(cyanopropyl)(phenyl)][dime= thyl]siloxan *R* (Filmdicke 3 µm)

*Trägergas:* Helium zur Chromatographie *R*

*Durchflussrate:* 2,5 ml · min$^{-1}$

*Splitverhältnis:* 1:8

*Temperatur*
– Säule: 140 °C
– Probeneinlass: 170 °C
– Detektor: 250 °C

*Detektion:* Flammenionisation

*Einspritzen:* 1 µl; Untersuchungslösung, Referenzlösung b

Ein geeigneter Split-Liner, zum Beispiel bestehend aus einer mit Glaswolle gepackten Säule von etwa 1 cm Länge, wird verwendet.

Nach Abschluss einer Prüfreihe wird die Säule 4 bis 6 h lang bei 250 °C erhitzt.

*Grenzwert*
– Verunreinigung C: nicht größer als das 0,5fache der Fläche des entsprechenden Peaks im Chromatogramm der Referenzlösung b (10 ppm)

**Enantiomerenreinheit:** Flüssigchromatographie (2.2.29)

*Lösungsmittelmischung:* wasserfreies Ethanol *R*, Hexan *R* (40:60 *V/V*)

*Untersuchungslösung:* 10,0 mg Substanz werden in 10,0 ml Lösungsmittelmischung gelöst. 1,0 ml Lösung wird mit der Lösungsmittelmischung zu 50,0 ml verdünnt.

*Referenzlösung a:* 10 mg Levodropropizin *CRS* werden in 10,0 ml Lösungsmittelmischung gelöst. 1,0 ml Lösung wird mit der Lösungsmittelmischung zu 50,0 ml verdünnt.

*Referenzlösung b:* 10,0 mg Levodropropizin-Verunreinigung A *CRS* werden in 10,0 ml Lösungsmittelmischung gelöst. 1,0 ml Lösung wird mit der Lösungsmittelmischung zu 50,0 ml verdünnt.

*Referenzlösung c:* 1,0 ml Referenzlösung b wird mit der Lösungsmittelmischung zu 50,0 ml verdünnt.

*Referenzlösung d:* 0,5 ml Referenzlösung b werden mit Referenzlösung a zu 25 ml verdünnt.

*Säule*
- Größe: $l = 0,25$ m, $\emptyset = 4,6$ mm
- Stationäre Phase: Kieselgel OD zur Trennung chiraler Komponenten *R*

*Mobile Phase:* Diethylamin *R*, wasserfreies Ethanol *R*, Hexan *R* (0,2:5:95 *V/V/V*)

*Durchflussrate:* 0,8 ml · min⁻¹

*Detektion:* Spektrometer bei 254 nm

*Einspritzen:* 20 µl; Untersuchungslösung, Referenzlösungen a, c und d

*Elutionsreihenfolge:* Verunreinigung A, Levodropropizin

*Eignungsprüfung*
- Retentionszeiten: Die Retentionszeiten der Hauptpeaks in den Chromatogrammen der Untersuchungslösung und der Referenzlösung a müssen einander entsprechen.
- Auflösung: mindestens 1,3 zwischen den Peaks von Verunreinigung A und Levodropropizin im Chromatogramm der Referenzlösung d

*Grenzwert*
- Verunreinigung A: nicht größer als die Fläche des entsprechenden Peaks im Chromatogramm der Referenzlösung c (2 Prozent)

**Trocknungsverlust** (2.2.32): höchstens 1,0 Prozent, mit 0,500 g Substanz durch 4 h langes Trocknen im Vakuum (0,15 bis 0,25 kPa) bei 60 °C über Phosphor(V)-oxid *R* bestimmt

**Sulfatasche** (2.4.14): höchstens 0,2 Prozent, mit 1,0 g Substanz bestimmt

## Gehaltsbestimmung

0,100 g Substanz, in 50 ml wasserfreier Essigsäure *R* gelöst, werden mit Perchlorsäure (0,1 mol · l⁻¹) titriert. Der Endpunkt wird mit Hilfe der Potentiometrie (2.2.20) bestimmt. Das bis zum zweiten Wendepunkt zugesetzte Volumen Perchlorsäure (0,1 mol · l⁻¹) wird abgelesen.

1 ml Perchlorsäure (0,1 mol · l⁻¹) entspricht 11,82 mg $C_{13}H_{20}N_2O_2$.

## Lagerung

Vor Licht geschützt

## Verunreinigungen

*Spezifizierte Verunreinigungen:*

A, B, C

A. (2*R*)-3-(4-Phenylpiperazin-1-yl)propan-1,2-diol (Dextrodropropizin)

B. 1-Phenylpiperazin

C. [(2*RS*)-Oxiran-2-yl]methanol (Glycidol)

# 6.3/1238
# Luft zur medizinischen Anwendung
# Aer medicinalis

## Definition

Komprimierte Umgebungsluft

*Gehalt:* 20,4 bis 21,4 Prozent (*V/V*) Sauerstoff ($O_2$)

## Eigenschaften

*Aussehen:* farbloses Gas

*Löslichkeit:* Bei 20 °C und einem Druck von 101 kPa ist 1 Volumteil Gas in etwa 50 Volumteilen Wasser löslich.

## Herstellung

**Kohlendioxid:** höchstens 500 ppm (*V/V*), mit Hilfe eines Infrarot-Analysators bestimmt (2.5.24)

*Untersuchungsgas:* das zur Vermeidung von Streulichteffekten filtrierte Gas

*Referenzgas a:* Gemisch von 21 Prozent (*V/V*) Sauerstoff *R* und 79 Prozent (*V/V*) Stickstoff *R* 1, das höchstens 1 ppm (*V/V*) Kohlendioxid *R* 1 enthält

*Referenzgas b:* Gemisch von 21 Prozent (*V/V*) Sauerstoff *R* und 79 Prozent (*V/V*) Stickstoff *R* 1, das 500 ppm (*V/V*) Kohlendioxid *R* 1 enthält

Der Nullpunkt und die Empfindlichkeit des Geräts werden mit Hilfe der Referenzgase a und b eingestellt. Der Gehalt an Kohlendioxid im Untersuchungsgas wird bestimmt.

**Kohlenmonoxid:** höchstens 5 ppm (*V/V*), mit Hilfe eines Infrarot-Analysators bestimmt (2.5.25)

*Untersuchungsgas:* das zur Vermeidung von Streulichteffekten filtrierte Gas

*Referenzgas a:* Gemisch von 21 Prozent (*V/V*) Sauerstoff *R* und 79 Prozent (*V/V*) Stickstoff *R* 1, das höchstens 1 ppm (*V/V*) Kohlenmonoxid *R* enthält

*Referenzgas b:* Gemisch von 21 Prozent (*V/V*) Sauerstoff *R* und 79 Prozent (*V/V*) Stickstoff *R* 1, das 5 ppm (*V/V*) Kohlenmonoxid *R* enthält

Der Nullpunkt und die Empfindlichkeit des Geräts werden mit Hilfe der Referenzgase a und b eingestellt. Der Gehalt an Kohlenmonoxid im Untersuchungsgas wird bestimmt.

**Schwefeldioxid:** höchstens 1 ppm (*V/V*), mit Hilfe eines UV-Fluoreszenzanalysators bestimmt (siehe Abb. 1238-1)

Die Apparatur besteht aus
- einem System, das UV-Strahlen mit einer Wellenlänge von 210 nm erzeugt, bestehend aus einer UV-Lampe, einem Kollimator und einem Filter; der Strahl wird periodisch durch eine mit hoher Geschwindigkeit rotierende Blende unterbrochen
- einer Reaktionskammer, durch die das Untersuchungsgas strömt
- einem Detektionssystem für die emittierte Strahlung mit einer Wellenlänge von 350 nm, das aus einem Filter, einem Photomultiplier und einem Verstärker besteht.

*Untersuchungsgas:* das filtrierte Gas

*Referenzgas a:* Gemisch von 21 Prozent (*V/V*) Sauerstoff *R* und 79 Prozent (*V/V*) Stickstoff *R* 1

*Referenzgas b:* Gemisch von 21 Prozent (*V/V*) Sauerstoff *R* und 79 Prozent (*V/V*) Stickstoff *R* 1, das zwischen 0,5 und 2 ppm (*V/V*) Schwefeldioxid *R* 1 enthält

Der Nullpunkt und die Empfindlichkeit des Geräts werden mit Hilfe der Referenzgase a und b eingestellt. Der Gehalt an Schwefeldioxid im Untersuchungsgas wird bestimmt.

**Öl:** höchstens 0,1 mg je Kubikmeter, mit Hilfe eines Prüfröhrchens für Öl (2.1.6) bestimmt, wenn zur Herstellung ein ölgeschmierter Kompressor verwendet wird

**Stickstoffmonoxid und Stickstoffdioxid:** insgesamt höchstens 2 ppm (*V/V*), mit Hilfe eines Geräts zur Messung der Chemilumineszenz (2.5.26) bestimmt

*Untersuchungsgas:* das Gas

*Referenzgas a:* Gemisch von 21 Prozent (*V/V*) Sauerstoff *R* und 79 Prozent (*V/V*) Stickstoff *R* 1, das höchstens 0,05 ppm (*V/V*) Stickstoffmonoxid und Stickstoffdioxid enthält

*Referenzgas b:* Gemisch von 2 ppm (*V/V*) Stickstoffmonoxid *R* in Stickstoff *R* 1

Der Nullpunkt und die Empfindlichkeit des Geräts werden mit Hilfe der Referenzgase a und b eingestellt. Der Gehalt an Stickstoffmonoxid und Stickstoffdioxid im Untersuchungsgas wird bestimmt.

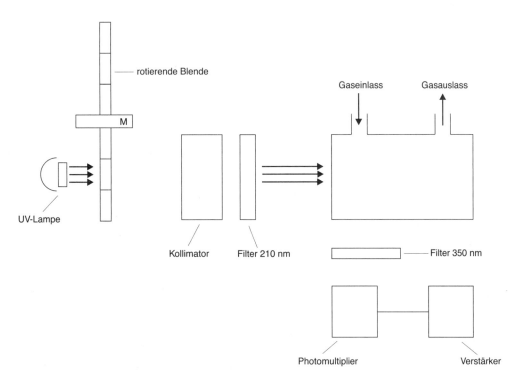

**Abb. 1238-1: UV-Fluoreszenzanalysator**

**Wasser:** höchstens 67 ppm (*V/V*), mit Hilfe eines Hygrometers mit elektrolytischem Messprinzip (2.5.28) bestimmt

höchstens 870 ppm (*V/V*), mit Hilfe eines Hygrometers mit elektrolytischem Messprinzip (2.5.28) bestimmt
Dieser Wert gilt mit Zustimmung der zuständigen Behörde für on-site (an Ort und Stelle) produzierte Luft zur medizinischen Anwendung, die über ein Leitungssystem verteilt wird, das bei einem Druck von höchstens 10 bar und einer Temperatur von mindestens 5 °C betrieben wird.

**Gehaltsbestimmung:** Die Sauerstoffkonzentration in der Luft wird mit Hilfe eines Geräts zur Messung des paramagnetischen Effekts bestimmt (2.5.27).

## Prüfung auf Identität

1: C
2: A, B

A. Wird ein glühender Holzspan in einen mit dem Gas gefüllten Erlenmeyerkolben eingeführt, so glüht dieser weiter.

B. Die Prüfung wird mit Hilfe einer kammerförmigen 25-ml-Gasbürette (siehe Abb. 1238-2) durchgeführt, deren mittlerer Teil aus einem Rohr mit einer 0,2-Prozent-Graduierung im Bereich zwischen 19,0 und 23,0 Prozent besteht. Dieses Rohr ist an beiden Enden durch Schliffhähne abgeschlossen. Der untere Hahn ist mit einem Rohr verbunden, das am unteren Ende mit einer Olive versehen ist und zum Einströmen des Gases in die Apparatur dient. Ein zylindrischer Trichter oberhalb des oberen Hahns wird zum Einbringen einer Absorptionslösung benötigt.
Nach dem Waschen der Bürette mit Wasser *R* und anschließendem Trocknen werden die beiden Hähne geöffnet. Das mit der Olive versehene Glasrohr dient der Zufuhr des zu prüfenden Gases und eine Durchflussrate von 1 Liter je Minute wird eingestellt. Die Bürette wird durch 1 min langes Durchströmen des Gases gespült. Zunächst wird der untere Hahn der Bürette und unmittelbar danach der obere Hahn geschlossen. Anschließend wird die Bürette sofort von der Gaszufuhr getrennt und der obere Hahn zur Vermeidung eines Überdrucks schnell um eine halbe Umdrehung gedreht.
In senkrechter Stellung der Bürette wird der Trichter mit einer frisch hergestellten Mischung von 21 ml einer Lösung von Kaliumhydroxid *R* (560 g · l$^{-1}$) und 130 ml einer Lösung von Natriumdithionit *R* (200 g · l$^{-1}$) gefüllt. Der obere Hahn wird langsam geöffnet, wobei die Lösung den Sauerstoff absorbiert und in die Bürette fließt. Ohne zu schütteln wird die Apparatur 10 min lang stehen gelassen. Anschließend wird der Stand des Flüssigkeitsmeniskus am graduierten Teil der Bürette abgelesen. Der abgelesene Wert stellt den Prozentgehalt (*V/V*) an Sauerstoff dar und liegt zwischen 20,4 und 21,4.

C. Das Gas entspricht den unter „Gehaltsbestimmung" ermittelten Grenzwerten.

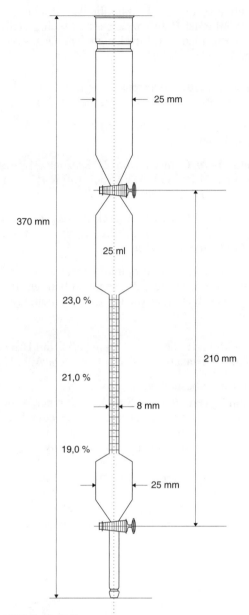

Abb. 1238-2: Gasbürette

## Prüfung auf Reinheit

**Kohlendioxid:** höchstens 500 ppm (*V/V*), mit Hilfe eines Prüfröhrchens für Kohlendioxid (2.1.6) bestimmt

**Kohlenmonoxid:** höchstens 5 ppm (*V/V*), mit Hilfe eines Prüfröhrchens für Kohlenmonoxid (2.1.6) bestimmt

**Öl:** höchstens 0,1 mg je Kubikmeter, mit Hilfe eines Prüfröhrchens für Öl (2.1.6) bestimmt, wenn zur Herstellung ein ölgeschmierter Kompressor verwendet wird

**Schwefeldioxid:** höchstens 1 ppm (*V/V*), mit Hilfe eines Prüfröhrchens für Schwefeldioxid (2.1.6) bestimmt

**Stickstoffmonoxid und Stickstoffdioxid:** insgesamt höchstens 2 ppm (*V/V*), mit Hilfe eines Prüfröhrchens für Stickstoffmonoxid und Stickstoffdioxid (2.1.6) bestimmt

**Wasserdampf:** höchstens 67 ppm (*V/V*), mit Hilfe eines Prüfröhrchens für Wasserdampf (2.1.6) bestimmt

höchstens 870 ppm (*V/V*), mit Hilfe eines Prüfröhrchens für Wasserdampf (2.1.6) bestimmt

Dieser Wert gilt mit Zustimmung der zuständigen Behörde für on-site (an Ort und Stelle) produzierte Luft zur medizinischen Anwendung, die über ein Leitungssystem verteilt wird, das bei einem Druck von höchstens 10 bar und einer Temperatur von mindestens 5 °C betrieben wird.

## Lagerung

Als Gas in geeigneten Behältnissen, den bestehenden Sicherheitsvorschriften entsprechend, oder durch ein Leitungsnetz geliefert

## Beschriftung

Die Beschriftung gibt, falls zutreffend, das Herstellungsverfahren hinsichtlich der Verwendung eines ölgeschmierten Kompressors an.

## Verunreinigungen

A. Kohlendioxid

B. Schwefeldioxid

C. Stickstoffmonoxid

D. Stickstoffdioxid

E. Öl

F. Kohlenmonoxid

G. Wasser

---

6.3/0558

# Lynestrenol

# Lynestrenolum

$C_{20}H_{28}O$  $M_r$ 284,4

CAS Nr. 52-76-6

## Definition

19-Nor-17α-pregn-4-en-20-in-17-ol

*Gehalt:* 98,0 bis 102,0 Prozent (getrocknete Substanz)

## Eigenschaften

*Aussehen:* weißes bis fast weißes, kristallines Pulver

*Löslichkeit:* praktisch unlöslich in Wasser, löslich in Aceton und Ethanol 96 %

## Prüfung auf Identität

IR-Spektroskopie (2.2.24)

*Vergleich:* Lynestrenol CRS

## Prüfung auf Reinheit

**Aussehen der Lösung:** Die Lösung muss klar (2.2.1) und farblos (2.2.2, Methode II) sein.

0,2 g Substanz werden in Ethanol 96 % *R* zu 10 ml gelöst.

**Spezifische Drehung** (2.2.7): −9,5 bis −11 (getrocknete Substanz)

0,900 g Substanz werden in Ethanol 96 % *R* zu 25,0 ml gelöst.

**Verwandte Substanzen:** Gaschromatographie (2.2.28)

*Untersuchungslösung:* 0,250 g Substanz werden in Ethylacetat *R* zu 25,0 ml gelöst.

*Referenzlösung a:* 1,0 ml Untersuchungslösung wird mit Ethylacetat *R* zu 100,0 ml verdünnt. 1,0 ml dieser Lösung wird mit Ethylacetat *R* zu 10,0 ml verdünnt.

*Referenzlösung b:* 10 mg Lynestrenol zur Peak-Identifizierung CRS (mit den Verunreinigungen A, B und C) werden in 1,0 ml Ethylacetat *R* gelöst.

*Säule*
– Material: Quarzglas
– Größe: *l* = 50 m, ∅ = 0,32 mm
– Stationäre Phase: Poly(dimethyl)(diphenyl)siloxan *R* (Filmdicke 1,0 µm)

*Trägergas:* Helium zur Chromatographie *R*

*Durchflussrate:* 3,0 ml · min⁻¹

*Splitverhältnis:* 1:34

*Temperatur*

|  | Zeit (min) | Temperatur (°C) |
|---|---|---|
| Säule | 0 – 30 | 80 → 230 |
|  | 30 – 32 | 230 → 310 |
|  | 32 – 42 | 310 |
| Probeneinlass |  | 150 |
| Detektor |  | 300 |

*Detektion:* Flammenionisation

*Einspritzen:* 1,0 µl

*Identifizierung von Verunreinigungen:* Zur Identifizierung der Peaks der Verunreinigung A, B und C werden das mitgelieferte Chromatogramm von Lynestrenol zur Peak-Identifizierung *CRS* und das mit der Referenzlösung b erhaltene Chromatogramm verwendet.

*Relative Retention* (bezogen auf Lynestrenol, $t_R$ etwa 38 min)
- Zersetzungsartefakt: etwa 0,97
- Verunreinigung A: etwa 0,99
- Verunreinigung B: etwa 1,005
- Verunreinigung C: etwa 1,01

*Eignungsprüfung:* Referenzlösung b
- Peak-Tal-Verhältnis: mindestens 2,5, wobei $H_p$ die Höhe des Peaks der Verunreinigung B über der Basislinie und $H_v$ die Höhe des niedrigsten Punkts der Kurve über der Basislinie zwischen den Peaks von Lynestrenol und Verunreinigung B darstellen

*Grenzwerte*
- Verunreinigung A: nicht größer als das 3fache der Fläche des Hauptpeaks im Chromatogramm der Referenzlösung a (0,3 Prozent)
- Verunreinigung C: nicht größer als das 2fache der Fläche des Hauptpeaks im Chromatogramm der Referenzlösung a (0,2 Prozent)
- Nicht spezifizierte Verunreinigungen: jeweils nicht größer als die Fläche des Hauptpeaks im Chromatogramm der Referenzlösung a (0,10 Prozent)
- Summe aller Verunreinigungen: nicht größer als das 10fache der Fläche des Hauptpeaks im Chromatogramm der Referenzlösung a (1,0 Prozent)
- Ohne Berücksichtigung bleiben: Peaks, deren Fläche kleiner ist als das 0,5fache der Fläche des Hauptpeaks im Chromatogramm der Referenzlösung a (0,05 Prozent); der Artefakt-Peak, der im Probeneinlasssystem erzeugt werden kann

**Trocknungsverlust** (2.2.32): höchstens 0,5 Prozent, mit 0,500 g Substanz durch Trocknen im Trockenschrank bei 105 °C bestimmt

# Gehaltsbestimmung

0,150 g Substanz, in 40 ml Tetrahydrofuran *R* gelöst, werden nach Zusatz von 5,0 ml einer Lösung von Silbernitrat *R* (100 g · l$^{-1}$) mit Natriumhydroxid-Lösung (0,1 mol · l$^{-1}$) titriert. Der Endpunkt wird mit Hilfe der Potentiometrie (2.2.20) unter Verwendung einer Glaselektrode als Messelektrode und einer kombinierten Silber-Silberchlorid-Elektrode als Bezugselektrode, die eine gesättigte Lösung von Kaliumnitrat *R* als Elektrolyt enthält, bestimmt. Eine Blindtitration wird durchgeführt.

1 ml Natriumhydroxid-Lösung (0,1 mol · l$^{-1}$) entspricht 28,44 mg $C_{20}H_{28}O$.

# Lagerung

Vor Licht geschützt

# Verunreinigungen

*Spezifizierte Verunreinigungen:*

A, C

*Andere bestimmbare Verunreinigungen*
(Die folgenden Substanzen werden, falls in einer bestimmten Menge vorhanden, durch eine Prüfmethode oder mehrere Prüfmethoden in der Monographie erfasst. Sie werden begrenzt durch das allgemeine Akzeptanzkriterium für weitere Verunreinigungen/nicht spezifizierte Verunreinigungen und/oder durch die Anforderungen der Allgemeinen Monographie **Substanzen zur pharmazeutischen Verwendung (Corpora ad usum pharmaceuticum)**. Diese Verunreinigungen müssen daher nicht identifiziert werden, um die Konformität der Substanz zu zeigen. Siehe auch „5.10 Kontrolle von Verunreinigungen in Substanzen zur pharmazeutischen Verwendung"):

B

A. 19-Nor-5α,17α-pregn-3-en-20-in-17-ol

B. 19-Nor-17β-pregn-4-en-20-in-17-ol

C. 19-Nor-17α-pregna-4,20-dien-17-ol

# M

| | |
|---|---|
| Macrogol-40-sorbitolheptaoleat ............ 5567 | Mannitol ............................... 5579 |
| Magaldrat ............................. 5568 | Mefenaminsäure ........................ 5581 |
| Leichtes, basisches Magnesiumcarbonat ...... 5569 | Meloxicam ............................ 5583 |
| Leichtes Magnesiumoxid ................. 5570 | Methacrylsäure-Ethylacrylat-Copolymer- |
| Schweres Magnesiumoxid ................ 5571 | (1:1)-Dispersion 30 % ................ 5585 |
| Magnesiumstearat ...................... 5572 | Methotrexat ........................... 5586 |
| Maisstärke ............................ 5574 | Methylcellulose ........................ 5589 |
| Maltitol .............................. 5575 | Methylphenidathydrochlorid .............. 5591 |
| Maltodextrin .......................... 5577 | Mianserinhydrochlorid ................... 5593 |
| Malvenblätter ......................... 5578 | Moxidectin für Tiere .................... 5595 |

Die „Allgemeinen Vorschriften" gelten für alle Monographien und sonstigen Texte

## 6.3/2396
# Macrogol-40-sorbitolheptaoleat
# Macrogol 40 sorbitoli heptaoleas

## Definition

Gemisch von Fettsäureestern, hauptsächlich von Estern der **Ölsäure (Acidum oleicum)**, und Sorbitol, das mit etwa 40 Mol Ethylenoxid je Mol Sorbitol ethoxyliert ist

Je Mol Sorbitol werden 7 Mol Ölsäure eingesetzt. Die Substanz enthält außerdem Fettsäureester des Macrogols.

## Eigenschaften

*Aussehen:* klare bis schwach opaleszierende, gelbliche, viskose, hygroskopische Flüssigkeit

*Löslichkeit:* dispergierbar in Wasser, löslich in Isopropylmyristat, Isopropylpalmitat, Mineralölen und in pflanzlichen fetten Ölen

*Relative Dichte:* etwa 1,0

*Viskosität* (2.2.9): etwa 175 mPa · s bei 25 °C

## Prüfung auf Identität

1: A, D
2: B, C, D

A. IR-Spektroskopie (2.2.24)

   *Vergleich:* Macrogol-40-sorbitolheptaoleat CRS

B. Die Substanz entspricht der Prüfung „Hydroxylzahl" (siehe „Prüfung auf Reinheit").

C. Die Substanz entspricht der Prüfung „Verseifungszahl" (siehe „Prüfung auf Reinheit").

D. Die Substanz entspricht der Prüfung „Fettsäurenzusammensetzung" (siehe „Prüfung auf Reinheit").

## Prüfung auf Reinheit

**Säurezahl** (2.5.1): höchstens 12,0, mit 3,0 g Substanz bestimmt

**Hydroxylzahl** (2.5.3, Methode A): 22 bis 55

**Peroxidzahl:** höchstens 10,0

In einem 100-ml-Becherglas werden 10,0 g Substanz in 20 ml Essigsäure 99 % R gelöst. Die Lösung wird mit 1 ml gesättigter Kaliumiodid-Lösung R versetzt und 1 min lang stehen gelassen. Diese Lösung wird mit 50 ml kohlendioxidfreiem Wasser R versetzt, mit einem Magnetrührer versehen und mit Natriumthiosulfat-Lösung (0,01 mol · l$^{-1}$) titriert. Der Endpunkt wird mit Hilfe der Potentiometrie (2.2.20) bestimmt. Eine Blindtitration wird durchgeführt.

Die Peroxidzahl wird nach folgender Formel berechnet:

$$\frac{(n_1 - n_2) \cdot M \cdot 1000}{m}$$

$n_1$ = für die Titration der Substanz benötigtes Volumen an Natriumthiosulfat-Lösung (0,01 mol · l$^{-1}$) in Millilitern

$n_2$ = für die Blindtitration benötigtes Volumen an Natriumthiosulfat-Lösung (0,01 mol · l$^{-1}$) in Millilitern

$M$ = Molarität der Natriumthiosulfat-Lösung

$m$ = Masse der Substanz in Gramm

**Verseifungszahl** (2.5.6): 90 bis 110, mit 4,0 g Substanz bestimmt

Die Substanz wird mit 30,0 ml ethanolischer Kaliumhydroxid-Lösung (0,5 mol · l$^{-1}$) 60 min lang zum Rückfluss erhitzt. Vor Beginn der Titration wird die Lösung mit 50 ml wasserfreiem Ethanol R versetzt.

**Fettsäurenzusammensetzung** (2.4.22, Methode C): Die in Tab. 2.4.22-3 angegebene Kalibriermischung wird verwendet.

Die Fettsäurenfraktion muss folgende Zusammensetzung haben:
- Myristinsäure:       höchstens   5,0 Prozent
- Palmitinsäure:       höchstens  16,0 Prozent
- Palmitoleinsäure:    höchstens   8,0 Prozent
- Stearinsäure:        höchstens   6,0 Prozent
- Ölsäure:             mindestens 58,0 Prozent
- Linolsäure:          höchstens  18,0 Prozent
- Linolensäure:        höchstens   4,0 Prozent

**Ethylenoxid, Dioxan** (2.4.25, Methode A): höchstens 1 ppm Ethylenoxid und höchstens 10 ppm Dioxan

**Wasser** (2.5.12): höchstens 0,5 Prozent, mit 0,50 g Substanz bestimmt

**Sulfatasche:** höchstens 0,25 Prozent

Ein Quarztiegel wird 30 min lang zur Rotglut erhitzt, im Exsikkator erkalten gelassen und gewogen. 1,0 g Substanz wird gleichmäßig im Tiegel verteilt und der Tiegel mit Inhalt gewogen. Nach 1 h langem Trocknen bei 100 bis 105 °C wird die Substanz im Muffelofen bei 600 ± 25 °C geglüht, bis die Substanz vollständig verkohlt ist. Mit dem erhaltenen Rückstand wird die Prüfung „Sulfatasche" (2.4.14) durchgeführt, beginnend mit dem Arbeitsschritt, der mit „Die Substanz wird mit einer geringen Menge Schwefelsäure R ..." beschrieben ist.

## Lagerung

Dicht verschlossen, vor Licht geschützt

## Magaldrat

## Magaldratum

6.3/1539

$Al_5Mg_{10}(OH)_{31}(SO_4)_2 \cdot x\,H_2O$ $\qquad M_r$ 1097
(wasserfreie Substanz)

### Definition

Magaldrat besteht aus Aluminium- und Magnesiumhydroxiden und -sulfaten. Die Zusammensetzung entspricht etwa der Formel $Al_5Mg_{10}(OH)_{31}(SO_4)_2 \cdot x\,H_2O$.

*Gehalt:* 90,0 bis 105,0 Prozent (getrocknete Substanz)

### Eigenschaften

*Aussehen:* weißes bis fast weißes, kristallines Pulver

*Löslichkeit:* praktisch unlöslich in Wasser und Ethanol 96 %

Die Substanz löst sich in verdünnten Mineralsäuren.

### Prüfung auf Identität

A. 0,6 g Substanz werden in 20 ml Salzsäure $R$ (3 mol $\cdot$ l$^{-1}$) gelöst. Nach Zusatz von etwa 30 ml Wasser $R$ wird die Lösung zum Sieden erhitzt. Die Mischung wird mit verdünnter Ammoniak-Lösung $R$ 1 auf einen pH-Wert von 6,2 eingestellt und weitere 2 min lang im Sieden gehalten. Nach dem Filtrieren werden Niederschlag und Filtrat getrennt aufbewahrt. 2 ml Filtrat werden mit 2 ml Ammoniumchlorid-Lösung $R$ versetzt und mit einer Lösung, die 2 g Ammoniumcarbonat $R$ und 2 ml verdünnte Ammoniak-Lösung $R$ 1 in 20 ml Wasser $R$ enthält, neutralisiert. Dabei entsteht kein Niederschlag. Nach Zusatz von Natriummonohydrogenphosphat-Lösung $R$ entsteht ein weißer, kristalliner Niederschlag, der sich nicht in verdünnter Ammoniak-Lösung $R$ 1 löst.

B. Der unter „Prüfung auf Identität, A" erhaltene Niederschlag gibt die Identitätsreaktion auf Aluminium (2.3.1).

C. Das unter „Prüfung auf Identität, A" erhaltene Filtrat gibt die Identitätsreaktion a auf Sulfat (2.3.1).

### Prüfung auf Reinheit

**Lösliches Chlorid:** höchstens 3,5 Prozent

1 g Substanz wird in 50 ml Wasser $R$ dispergiert. Die Mischung wird 5 min lang zum Sieden erhitzt, abgekühlt und zu 50,0 ml verdünnt. Nach dem Mischen wird der unlösliche Anteil abfiltriert. 25,0 ml Filtrat werden nach Zusatz von 0,2 ml Kaliumchromat-Lösung $R$ mit Silbernitrat-Lösung (0,1 mol $\cdot$ l$^{-1}$) bis zur bestehen bleibenden rotvioletten Färbung titriert. Höchstens 5,0 ml Silbernitrat-Lösung (0,1 mol $\cdot$ l$^{-1}$) dürfen verbraucht werden.

**Lösliches Sulfat:** höchstens 1,9 Prozent

2,5 ml des unter „Lösliches Chlorid" erhaltenen Filtrats werden nach Zusatz von 30 ml Wasser $R$ mit Salzsäure $R$ gegen blaues Lackmuspapier $R$ neutralisiert. Nach Zusatz von 3 ml Salzsäure (1 mol $\cdot$ l$^{-1}$) und 3 ml einer Lösung von Bariumchlorid $R$ (120 g $\cdot$ l$^{-1}$) wird die Mischung mit Wasser $R$ zu 50 ml verdünnt, gemischt und 10 min lang stehen gelassen. Eine in der Untersuchungslösung auftretende Opaleszenz darf nicht stärker sein als die einer gleichzeitig und unter gleichen Bedingungen hergestellten Referenzlösung mit 1 ml Schwefelsäure (0,01 mol $\cdot$ l$^{-1}$) an Stelle der 2,5 ml Filtrat.

**Sulfat:** 16,0 bis 21,0 Prozent (getrocknete Substanz)

0,875 g Substanz werden in einer Mischung von 5 ml Essigsäure 99 % $R$ und 10 ml Wasser $R$ gelöst. Die Lösung wird mit Wasser $R$ zu 25,0 ml verdünnt. Eine Chromatographiesäule von 1 cm innerem Durchmesser wird mit 15 ml Kationenaustauscher $R$ (150 bis 300 μm) beschickt, der zuvor mit 30 ml Wasser $R$ gewaschen wurde. 5,0 ml Untersuchungslösung werden auf die Säule gegeben; mit 15 ml Wasser $R$ wird eluiert. Das Eluat wird mit 5 ml einer Lösung von Magnesiumacetat $R$ (53,6 g $\cdot$ l$^{-1}$), 32 ml Methanol $R$ und 0,2 ml Alizarin-S-Lösung $R$ versetzt. Aus einer Bürette werden etwa 4,0 ml Bariumchlorid-Lösung (0,05 mol $\cdot$ l$^{-1}$) zugesetzt. Nach Zusatz von weiteren 0,2 ml Alizarin-S-Lösung $R$ wird die Titration langsam fortgesetzt, bis die Gelbfärbung verschwindet und eine violettrote Färbung auftritt.

1 ml Bariumchlorid-Lösung (0,05 mol $\cdot$ l$^{-1}$) entspricht 4,803 mg $SO_4$.

**Aluminiumhydroxid:** 32,1 bis 45,9 Prozent (getrocknete Substanz)

0,800 g Substanz werden unter Erhitzen im Wasserbad in 10 ml verdünnter Salzsäure $R$ gelöst. Nach dem Abkühlen wird die Lösung mit Wasser $R$ zu 50,0 ml verdünnt. 10,0 ml dieser Lösung werden mit so viel verdünnter Ammoniak-Lösung $R$ 1 versetzt, bis sich ein Niederschlag bildet. Die eben notwendige Menge verdünnter Salzsäure $R$ zum Lösen des Niederschlags wird zugesetzt. Nach Verdünnen mit Wasser $R$ zu 20 ml wird das Aluminium nach „Komplexometrische Titrationen" (2.5.11) bestimmt.

1 ml Natriumedetat-Lösung (0,1 mol $\cdot$ l$^{-1}$) entspricht 7,80 mg $Al(OH)_3$.

**Magnesiumhydroxid:** 49,2 bis 66,6 Prozent (getrocknete Substanz)

0,100 g Substanz werden in 2 ml verdünnter Salzsäure $R$ gelöst. Das Magnesium wird nach „Komplexometrische Titrationen" (2.5.11) bestimmt.

1 ml Natriumedetat-Lösung (0,1 mol $\cdot$ l$^{-1}$) entspricht 5,832 mg $Mg(OH)_2$.

**Natrium:** höchstens 0,10 Prozent

Atomabsorptionsspektrometrie (2.2.23, Methode I)

*Untersuchungslösung:* 2,00 g Substanz werden in einen 100-ml-Messkolben gegeben. Der Kolben wird in eine Eis-Wasser-Mischung gestellt und der Inhalt mit 5 ml Salpetersäure *R* versetzt. Durch Umschwenken wird der Inhalt gemischt. Nach dem Erwärmen auf Raumtemperatur wird die Mischung mit Wasser *R* zu 100 ml verdünnt und, falls erforderlich, filtriert, um eine klare Lösung zu erhalten. 10,0 ml Filtrat werden mit Wasser *R* zu 100,0 ml verdünnt.

*Referenzlösungen:* Die Referenzlösungen werden aus der Natrium-Lösung (200 ppm Na) *R* durch Verdünnen mit der erforderlichen Menge verdünnter Salpetersäure *R* hergestellt.

*Strahlungsquelle:* Natrium-Hohlkathodenlampe

*Wellenlänge:* 589 nm

*Atomisierung:* Luft-Acetylen-Flamme

**Schwermetalle** (2.4.8): höchstens 30 ppm

2,0 g Substanz werden in 30 ml Salzsäure *R* 1 gelöst. Die Lösung wird 2 min lang mit 50 ml Isobutylmethylketon *R* ausgeschüttelt. Nach Phasentrennung wird die wässrige Phase abgetrennt und zur Trockne eingedampft. Der Rückstand wird in 30 ml Wasser *R* gelöst. 12 ml Lösung müssen der Grenzprüfung A entsprechen. Zur Herstellung der Referenzlösung wird die Blei-Lösung (2 ppm Pb) *R* verwendet.

**Trocknungsverlust** (2.2.32): 10,0 bis 20,0 Prozent, mit 1,000 g Substanz durch 4 h langes Trocknen im Trockenschrank bei 200 °C bestimmt

## Gehaltsbestimmung

1,500 g Substanz werden mit 50,0 ml Salzsäure (1 mol · l$^{-1}$) versetzt. Der Säureüberschuss wird mit Natriumhydroxid-Lösung (1 mol · l$^{-1}$) bis zu einem pH-Wert von 3,0 titriert. Der Endpunkt wird mit Hilfe der Potentiometrie (2.2.20) bestimmt. Eine Blindtitration wird durchgeführt.

1 ml Salzsäure (1 mol · l$^{-1}$) entspricht 35,40 mg Al$_5$Mg$_{10}$(OH)$_{31}$(SO$_4$)$_2$.

# 6.3/0042
# Leichtes, basisches Magnesiumcarbonat
# Magnesii subcarbonas levis

CAS Nr. 546-93-0

## Definition

Wasserhaltiges, basisches Magnesiumcarbonat

*Gehalt:* 40,0 bis 45,0 Prozent, berechnet als MgO ($M_r$ 40,30)

## Eigenschaften

*Aussehen:* weißes bis fast weißes Pulver

*Löslichkeit:* praktisch unlöslich in Wasser

Die Substanz löst sich in verdünnten Säuren unter Gasentwicklung.

## Prüfung auf Identität

A. Schüttdichte (2.9.34): höchstens 0,15 g · ml$^{-1}$

B. Die Substanz gibt die Identitätsreaktion auf Carbonat (2.3.1).

C. Etwa 15 mg Substanz werden in 2 ml verdünnter Salpetersäure *R* gelöst. Die mit verdünnter Natriumhydroxid-Lösung *R* neutralisierte Lösung gibt die Identitätsreaktion auf Magnesium (2.3.1).

## Prüfung auf Reinheit

**Prüflösung:** 5,0 g Substanz werden in 100 ml verdünnter Essigsäure *R* gelöst. Nach Abklingen der Gasentwicklung wird die Lösung 2 min lang zum Sieden erhitzt, nach dem Erkalten mit verdünnter Essigsäure *R* zu 100 ml verdünnt und, falls erforderlich, durch einen vorher geglühten und gewogenen Quarz- oder Porzellanfiltertiegel geeigneter Porosität filtriert, um ein klares Filtrat zu erhalten.

**Aussehen der Lösung:** Die Prüflösung darf nicht stärker gefärbt sein als die Farbvergleichslösung B$_4$ (2.2.2, Methode II).

**Lösliche Substanzen:** höchstens 1,0 Prozent

2,00 g Substanz werden 5 min lang mit 100 ml Wasser *R* zum Sieden erhitzt. Die noch heiße Flüssigkeit wird durch einen Glassintertiegel (40) (2.1.2) filtriert. Nach dem Erkalten wird das Filtrat mit Wasser *R* zu 100 ml verdünnt. 50 ml verdünntes Filtrat werden in einer Abdampfschale zur Trockne eingedampft. Der bei 100 bis 105 °C getrocknete Rückstand darf höchstens 10 mg wiegen.

**In Essigsäure unlösliche Substanzen:** höchstens 0,05 Prozent

Ein bei der Herstellung der Prüflösung erhaltener Rückstand wird gewaschen, getrocknet und bei 600 ± 50 °C geglüht. Der Rückstand darf höchstens 2,5 mg wiegen.

**Chlorid** (2.4.4): höchstens 700 ppm

1,5 ml Prüflösung werden mit Wasser $R$ zu 15 ml verdünnt.

**Sulfat** (2.4.13): höchstens 0,3 Prozent

1 ml Prüflösung wird mit destilliertem Wasser $R$ zu 15 ml verdünnt.

**Arsen** (2.4.2, Methode A): höchstens 2 ppm, mit 10 ml Prüflösung bestimmt

**Calcium** (2.4.3): höchstens 0,75 Prozent

2,6 ml Prüflösung werden mit destilliertem Wasser $R$ zu 150 ml verdünnt. 15 ml dieser Lösung müssen der Grenzprüfung auf Calcium entsprechen.

**Eisen** (2.4.9): höchstens 400 ppm

0,1 g Substanz werden in 3 ml verdünnter Salzsäure $R$ gelöst. Die Lösung wird mit Wasser $R$ zu 10 ml verdünnt. 2,5 ml dieser Lösung werden mit Wasser $R$ zu 10 ml verdünnt.

**Schwermetalle** (2.4.8): höchstens 20 ppm

20 ml Prüflösung werden mit 15 ml Salzsäure $R$ 1 versetzt und 2 min lang mit 25 ml Isobutylmethylketon $R$ geschüttelt. Nach dem Stehenlassen wird die wässrige untere Phase abgetrennt und zur Trockne eingedampft. Der Rückstand wird in 1 ml Essigsäure $R$ gelöst und die Lösung mit Wasser $R$ zu 20 ml verdünnt. 12 ml dieser Lösung müssen der Grenzprüfung A entsprechen. Zur Herstellung der Referenzlösung wird die Blei-Lösung (1 ppm Pb) $R$ verwendet.

## Gehaltsbestimmung

0,150 g Substanz werden in einer Mischung von 2 ml verdünnter Salzsäure $R$ und 20 ml Wasser $R$ gelöst. Das Magnesium wird nach „Komplexometrische Titrationen" (2.5.11) bestimmt.

1 ml Natriumedetat-Lösung (0,1 mol · l$^{-1}$) entspricht 4,030 mg MgO.

# 6.3/0040
# Leichtes Magnesiumoxid
# Magnesii oxidum leve

MgO $\qquad$ $M_r$ 40,30

CAS Nr. 1309-48-4

## Definition

*Gehalt:* 98,0 bis 100,5 Prozent MgO (geglühte Substanz)

## Eigenschaften

*Aussehen:* feines, weißes bis fast weißes, amorphes Pulver

*Löslichkeit:* praktisch unlöslich in Wasser

Die Substanz löst sich in verdünnten Säuren unter höchstens schwacher Gasentwicklung.

## Prüfung auf Identität

A. Schüttdichte (2.9.34): höchstens 0,15 g · ml$^{-1}$

B. Etwa 15 mg Substanz werden in 2 ml verdünnter Salpetersäure $R$ gelöst. Die mit verdünnter Natriumhydroxid-Lösung $R$ neutralisierte Lösung gibt die Identitätsreaktion auf Magnesium (2.3.1).

C. Die Substanz entspricht der Prüfung „Glühverlust" (siehe „Prüfung auf Reinheit").

## Prüfung auf Reinheit

**Prüflösung:** 5,0 g Substanz werden in einer Mischung von 30 ml destilliertem Wasser $R$ und 70 ml Essigsäure $R$ gelöst. Die Lösung wird 2 min lang zum Sieden erhitzt, nach dem Erkalten mit verdünnter Essigsäure $R$ zu 100 ml verdünnt und, falls erforderlich, durch einen vorher geglühten und gewogenen Quarz- oder Porzellan-Filtertiegel geeigneter Porosität filtriert, um ein klares Filtrat zu erhalten.

**Aussehen der Lösung:** Die Prüflösung darf nicht stärker gefärbt sein als die Farbvergleichslösung B$_2$ (2.2.2, Methode II).

**Lösliche Substanzen:** höchstens 2,0 Prozent

2,00 g Substanz werden 5 min lang mit 100 ml Wasser $R$ zum Sieden erhitzt. Die noch heiße Flüssigkeit wird durch einen Glassintertiegel (40) (2.1.2) filtriert. Nach dem Erkalten wird das Filtrat mit Wasser $R$ zu 100 ml verdünnt. 50 ml verdünntes Filtrat werden zur Trockne eingedampft. Der bei 100 bis 105 °C getrocknete Rückstand darf höchstens 20 mg wiegen.

**In Essigsäure unlösliche Substanzen:** höchstens 0,1 Prozent

Ein bei der Herstellung der Prüflösung erhaltener Rückstand wird gewaschen, getrocknet und bei 600 ± 50 °C geglüht. Der Rückstand darf höchstens 5 mg wiegen.

**Chlorid** (2.4.4): höchstens 0,15 Prozent

0,7 ml Prüflösung werden mit Wasser $R$ zu 15 ml verdünnt.

**Sulfat** (2.4.13): höchstens 1,0 Prozent

0,3 ml Prüflösung werden mit destilliertem Wasser $R$ zu 15 ml verdünnt.

**Arsen** (2.4.2, Methode A): höchstens 4 ppm, mit 5 ml Prüflösung bestimmt

**Calcium** (2.4.3): höchstens 1,5 Prozent

1,3 ml Prüflösung werden mit destilliertem Wasser $R$ zu 150 ml verdünnt. 15 ml dieser Lösung müssen der Grenzprüfung auf Calcium entsprechen.

**Eisen** (2.4.9): höchstens 0,1 Prozent

50 mg Substanz werden in 5 ml verdünnter Salzsäure $R$ gelöst. Die Lösung wird mit Wasser $R$ zu 10 ml verdünnt. 2 ml dieser Lösung werden mit Wasser $R$ zu 10 ml verdünnt.

**Schwermetalle** (2.4.8): höchstens 30 ppm

20 ml Prüflösung werden mit 15 ml Salzsäure $R$ 1 versetzt und 2 min lang mit 25 ml Isobutylmethylketon $R$ geschüttelt. Nach Phasentrennung wird die wässrige Phase abgetrennt und zur Trockne eingedampft. Der Rückstand wird in 1,5 ml Essigsäure $R$ gelöst und die Lösung mit Wasser $R$ zu 30 ml verdünnt. 12 ml dieser Lösung müssen der Grenzprüfung A entsprechen. Zur Herstellung der Referenzlösung wird die Blei-Lösung (1 ppm Pb) $R$ verwendet.

**Glühverlust:** höchstens 8,0 Prozent, mit 1,00 g Substanz durch Glühen bei 900 ± 25 °C bestimmt

## Gehaltsbestimmung

0,320 g Substanz werden in 20 ml verdünnter Salzsäure $R$ gelöst. Die Lösung wird mit Wasser $R$ zu 100,0 ml verdünnt. In 20,0 ml dieser Lösung wird das Magnesium nach „Komplexometrische Titrationen" (2.5.11) bestimmt.

1 ml Natriumedetat-Lösung (0,1 mol · l$^{-1}$) entspricht 4,030 mg MgO.

# 6.3/0041
# Schweres Magnesiumoxid
# Magnesii oxidum ponderosum

MgO $\qquad$ $M_r$ 40,30

CAS Nr. 1309-48-4

## Definition

*Gehalt:* 98,0 bis 100,5 Prozent MgO (geglühte Substanz)

## Eigenschaften

*Aussehen:* feines, weißes bis fast weißes Pulver

*Löslichkeit:* praktisch unlöslich in Wasser

Die Substanz löst sich in verdünnten Säuren unter höchstens schwacher Gasentwicklung.

## Prüfung auf Identität

A. Schüttdichte (2.9.34): mindestens 0,25 g · ml$^{-1}$

B. Etwa 15 mg Substanz werden in 2 ml verdünnter Salpetersäure $R$ gelöst. Die mit verdünnter Natriumhydroxid-Lösung $R$ neutralisierte Lösung gibt die Identitätsreaktion auf Magnesium (2.3.1).

C. Die Substanz entspricht der Prüfung „Glühverlust" (siehe „Prüfung auf Reinheit").

## Prüfung auf Reinheit

**Prüflösung:** 5,0 g Substanz werden in einer Mischung von 30 ml destilliertem Wasser $R$ und 70 ml Essigsäure $R$ gelöst. Die Lösung wird 2 min lang zum Sieden erhitzt, nach dem Erkalten mit verdünnter Essigsäure $R$ zu 100 ml verdünnt und, falls erforderlich, durch einen vorher geglühten und gewogenen Quarz- oder Porzellan-Filtertiegel geeigneter Porosität filtriert, um ein klares Filtrat zu erhalten.

**Aussehen der Lösung:** Die Prüflösung darf nicht stärker gefärbt sein als die Farbvergleichslösung $B_3$ (2.2.2, Methode II).

**Lösliche Substanzen:** höchstens 2,0 Prozent

2,00 g Substanz werden 5 min lang mit 100 ml Wasser $R$ zum Sieden erhitzt. Die noch heiße Flüssigkeit wird durch einen Glassintertiegel (40) (2.1.2) filtriert. Nach dem Erkalten wird das Filtrat mit Wasser $R$ zu 100 ml verdünnt. 50 ml verdünntes Filtrat werden zur Trockne eingedampft. Der bei 100 bis 105 °C getrocknete Rückstand darf höchstens 20 mg wiegen.

**In Essigsäure unlösliche Substanzen:** höchstens 0,1 Prozent

Ein bei der Herstellung der Prüflösung erhaltener Rückstand wird gewaschen, getrocknet und bei 600 ± 50 °C geglüht. Der Rückstand darf höchstens 5 mg wiegen.

**Chlorid** (2.4.4): höchstens 0,1 Prozent

1 ml Prüflösung wird mit Wasser $R$ zu 15 ml verdünnt.

**Sulfat** (2.4.13): höchstens 1,0 Prozent

0,3 ml Prüflösung werden mit destilliertem Wasser $R$ zu 15 ml verdünnt.

**Arsen** (2.4.2, Methode A): höchstens 4 ppm, mit 5 ml Prüflösung bestimmt

**Calcium** (2.4.3): höchstens 1,5 Prozent

1,3 ml Prüflösung werden mit destilliertem Wasser $R$ zu 150 ml verdünnt. 15 ml dieser Lösung müssen der Grenzprüfung auf Calcium entsprechen.

**Eisen** (2.4.9): höchstens 0,07 Prozent

0,15 g Substanz werden in 5 ml verdünnter Salzsäure $R$ gelöst. Die Lösung wird mit Wasser $R$ zu 10 ml verdünnt. 1 ml dieser Lösung wird mit Wasser $R$ zu 10 ml verdünnt.

**Schwermetalle** (2.4.8): höchstens 30 ppm

20 ml Prüflösung werden mit 15 ml Salzsäure $R$ 1 versetzt und 2 min lang mit 25 ml Isobutylmethylketon $R$ geschüttelt. Nach Phasentrennung wird die wässrige Phase abgetrennt und zur Trockne eingedampft. Der Rückstand wird in 1 ml Essigsäure $R$ gelöst und die Lösung mit Wasser $R$ zu 30 ml verdünnt. 12 ml dieser Lösung müssen der Grenzprüfung A entsprechen. Zur Herstellung der Referenzlösung wird die Blei-Lösung (1 ppm Pb) $R$ verwendet.

**Glühverlust:** höchstens 8,0 Prozent, mit 1,00 g Substanz durch Glühen bei 900 ± 25 °C bestimmt

## Gehaltsbestimmung

0,320 g Substanz werden in 20 ml verdünnter Salzsäure $R$ gelöst. Die Lösung wird mit Wasser $R$ zu 100,0 ml verdünnt. In 20,0 ml dieser Lösung wird das Magnesium nach „Komplexometrische Titrationen" (2.5.11) bestimmt.

1 ml Natriumedetat-Lösung (0,1 mol · l$^{-1}$) entspricht 4,030 mg MgO.

# 6.3/0229

# Magnesiumstearat
# Magnesii stearas

## Definition

Magnesiumstearat ist ein Gemisch von Magnesiumsalzen verschiedener Fettsäuren, hauptsächlich Stearinsäure (Octadecansäure) [$(C_{17}H_{35}COO)_2Mg$; $M_r$ 591,3] und Palmitinsäure (Hexadecansäure) [$(C_{15}H_{31}COO)_2Mg$; $M_r$ 535,1] mit einem geringen Anteil anderer Fettsäuren. Die Substanz enthält mindestens 4,0 und höchstens 5,0 Prozent Mg ($A_r$ 24,30), berechnet auf die getrocknete Substanz. Die Fettsäurenfraktion enthält mindestens 40,0 Prozent Stearinsäure und insgesamt mindestens 90,0 Prozent Stearin- und Palmitinsäure.

## Eigenschaften

Weißes bis fast weißes, sehr feines, leichtes, sich fettig anfühlendes Pulver; praktisch unlöslich in Wasser und wasserfreiem Ethanol

## Prüfung auf Identität

1: C, D
2: A, B, D

A. Der bei der Herstellung der Prüflösung erhaltene Rückstand (siehe „Prüfung auf Reinheit") hat eine Erstarrungstemperatur (2.2.18) von mindestens 53 °C.

B. 0,200 g des bei der Herstellung der Prüflösung erhaltenen Rückstands werden in 25 ml der vorgeschriebenen Lösungsmittelmischung gelöst. Die Säurezahl (2.5.1), bezogen auf die Fettsäuren, liegt zwischen 195 und 210.

C. Die bei der Bestimmung „Fettsäurenzusammensetzung" (siehe „Gehaltsbestimmung") erhaltenen Chromatogramme werden ausgewertet. Die Hauptpeaks im Chromatogramm der Untersuchungslösung entsprechen in Bezug auf ihre Retentionszeiten den Hauptpeaks im Chromatogramm der Referenzlösung.

D. 1 ml Prüflösung (siehe „Prüfung auf Reinheit") gibt die Identitätsreaktion auf Magnesium (2.3.1).

## Prüfung auf Reinheit

**Prüflösung:** 5,0 g Substanz werden mit 50 ml peroxidfreiem Ether $R$, 20 ml verdünnter Salpetersäure $R$ und 20 ml destilliertem Wasser $R$ versetzt. Bis zur Lösung wird die Mischung zum Rückfluss erhitzt. Nach dem Erkalten wird die wässrige Phase in einem Scheidetrichter abgetrennt. Die Etherphase wird 2-mal mit je 4 ml destilliertem Wasser *R* ausgeschüttelt. Die wässrigen Phasen werden vereinigt, mit 15 ml peroxidfreiem Ether *R* gewaschen und mit destilliertem Wasser *R* zu 50 ml verdünnt (Prüflösung). Die Etherphase wird zur Trockne eingedampft. Der Rückstand wird bei 100 bis 105 °C getrocknet und für die Identitätsprüfungen A und B verwendet.

**Sauer oder alkalisch reagierende Substanzen:** 1,0 g Substanz wird 1 min lang mit 20 ml kohlendioxidfreiem Wasser *R* unter ständigem Schütteln zum Sieden erhitzt. Nach dem Abkühlen wird die Mischung filtriert. 10 ml Filtrat werden mit 0,05 ml Bromthymolblau-Lösung *R* 1 versetzt. Bis zum Farbumschlag dürfen höchstens 0,5 ml Salzsäure (0,01 mol · l$^{-1}$) oder Natriumhydroxid-Lösung (0,01 mol · l$^{-1}$) verbraucht werden.

**Chlorid** (2.4.4): 0,5 ml Prüflösung, mit Wasser *R* zu 15 ml verdünnt, müssen der Grenzprüfung auf Chlorid entsprechen (0,1 Prozent).

**Sulfat** (2.4.13): 0,3 ml Prüflösung, mit destilliertem Wasser *R* zu 15 ml verdünnt, müssen der Grenzprüfung auf Sulfat entsprechen (0,5 Prozent).

**Blei:** höchstens 10,0 ppm Pb, mit Hilfe der Atomabsorptionsspektrometrie (2.2.23, Methode II) bestimmt

*Untersuchungslösung:* In einem Aufschlussgefäß aus Polytetrafluorethylen werden 50,0 mg Substanz mit 0,5 ml einer Mischung von 1 Volumteil Salzsäure *R* und 5 Volumteilen blei- und cadmiumfreier Salpetersäure *R* versetzt. Die Mischung wird 5 h lang bei 170 °C erhitzt. Nach dem Erkalten wird der Rückstand in Wasser *R* zu 5,0 ml gelöst.

*Referenzlösungen:* Die Referenzlösungen werden aus der Blei-Lösung (10 ppm Pb) *R* durch Verdünnen mit der erforderlichen Menge Wasser *R* hergestellt.

Die Absorption wird bei 283,3 nm unter Verwendung einer Blei-Hohlkathodenlampe als Strahlungsquelle und einem Graphitofen als Atomisierungseinrichtung gemessen. Je nach verwendeter Apparatur kann die Absorption auch bei 217,0 nm gemessen werden.

**Cadmium:** höchstens 3,0 ppm Cd, mit Hilfe der Atomabsorptionsspektrometrie (2.2.23, Methode II) bestimmt

*Untersuchungslösung:* entsprechend der bei der Prüfung „Blei" hergestellten Untersuchungslösung

*Referenzlösungen:* Die Referenzlösungen werden aus der Cadmium-Lösung (10 ppm Cd) *R* durch Verdünnen mit der erforderlichen Menge einer 1-prozentigen Lösung (*V/V*) von Salzsäure *R* hergestellt.

Die Absorption wird bei 228,8 nm unter Verwendung einer Cadmium-Hohlkathodenlampe als Strahlungsquelle und einem Graphitofen als Atomisierungseinrichtung gemessen.

**Nickel:** höchstens 5,0 ppm Ni, mit Hilfe der Atomabsorptionsspektrometrie (2.2.23, Methode II) bestimmt

*Untersuchungslösung:* entsprechend der bei der Prüfung „Blei" hergestellten Untersuchungslösung

*Referenzlösungen:* Die Referenzlösungen werden aus der Nickel-Lösung (10 ppm Ni) *R* durch Verdünnen mit der erforderlichen Menge Wasser *R* hergestellt.

Die Absorption wird bei 232,0 nm unter Verwendung einer Nickel-Hohlkathodenlampe als Strahlungsquelle und einem Graphitofen als Atomisierungseinrichtung gemessen.

**Trocknungsverlust** (2.2.32): höchstens 6,0 Prozent, mit 1,000 g Substanz durch Trocknen im Trockenschrank bei 105 °C bestimmt

**Mikrobielle Verunreinigung**

TAMC: Akzeptanzkriterium 10$^3$ KBE je Gramm (2.6.12)

TYMC: Akzeptanzkriterium 10$^2$ KBE je Gramm (2.6.12)

Abwesenheit von *Escherichia coli* (2.6.13)

Abwesenheit von Salmonellen (2.6.13)

# Gehaltsbestimmung

**Magnesium:** In einem 250-ml-Erlenmeyerkolben werden 0,500 g Substanz mit 50 ml einer Mischung gleicher Volumteile 1-Butanol *R* und wasserfreiem Ethanol *R*, 5 ml konzentrierter Ammoniak-Lösung *R*, 3 ml Ammoniumchlorid-Pufferlösung pH 10,0 *R*, 30,0 ml Natriumedetat-Lösung (0,1 mol · l$^{-1}$) und 15 mg Eriochromschwarz-T-Verreibung *R* versetzt. Nach Erwärmen auf 45 bis 50 °C bis zum vollständigen Lösen wird die Lösung mit Zinksulfat-Lösung (0,1 mol · l$^{-1}$) bis zum Farbumschlag von Blau nach Violett titriert. Eine Blindtitration wird durchgeführt.

1 ml Natriumedetat-Lösung (0,1 mol · l$^{-1}$) entspricht 2,431 mg Mg.

**Fettsäurenzusammensetzung:** Die Bestimmung erfolgt mit Hilfe der Gaschromatographie (2.2.28).

*Untersuchungslösung:* In einem Erlenmeyerkolben mit Rückflusskühler werden 0,10 g Substanz in 5 ml methanolischer Bortrifluorid-Lösung *R* gelöst. Die Lösung wird 10 min lang zum Rückfluss erhitzt. Nach Zusatz von 4 ml Heptan *R* durch den Kühler wird die Mischung erneut 10 min lang zum Rückfluss erhitzt und nach dem Erkalten mit 20 ml einer gesättigten Natriumchlorid-Lösung *R* versetzt. Nach Ausschütteln und Phasentrennung werden etwa 2 ml der organischen Phase entnommen und über 0,2 g wasserfreiem Natriumsulfat *R* getrocknet. 1,0 ml Lösung wird mit Heptan *R* zu 10,0 ml verdünnt.

*Referenzlösung:* Die Referenzlösung wird in gleicher Weise wie die Untersuchungslösung hergestellt, unter Verwendung von 50,0 mg Palmitinsäure *CRS* und 50,0 mg Stearinsäure *CRS* an Stelle der Substanz.

Die Chromatographie kann durchgeführt werden mit
– einer Kapillarsäule aus Quarzglas von 30 m Länge und 0,32 mm innerem Durchmesser, belegt mit Macrogol 20000 *R* (Filmdicke 0,5 µm)
– Helium zur Chromatographie *R* als Trägergas bei einer Durchflussrate von 2,4 ml je Minute
– einem Flammenionisationsdetektor

und folgendem Temperaturprogramm

|  | Zeit (min) | Temperatur (°C) | Rate (°C · min⁻¹) | Erläuterungen |
|---|---|---|---|---|
| Säule | 0 – 2 | 70 | – | isothermisch |
|  | 2 – 36 | 70 → 240 | 5 | linearer Gradient |
|  | 36 – 41 | 240 | – | isothermisch |
| Probeneinlass |  | 220 |  |  |
| Detektor |  | 260 |  |  |

1 µl Referenzlösung wird eingespritzt. Wird das Chromatogramm unter den vorgeschriebenen Bedingungen aufgezeichnet, beträgt die relative Retention für Methylpalmitat, bezogen auf Methylstearat, etwa 0,88. Die Bestimmung darf nur ausgewertet werden, wenn im Chromatogramm der Referenzlösung die Auflösung zwischen den Peaks von Methylstearat und Methylpalmitat mindestens 5,0 beträgt.

1 µl Untersuchungslösung wird eingespritzt. Der Prozentgehalt an Palmitinsäure und Stearinsäure wird aus den Peakflächen im Chromatogramm der Untersuchungslösung nach dem Verfahren „Normalisierung" berechnet. Lösungsmittelpeaks werden nicht berücksichtigt.

## Funktionalitätsbezogene Eigenschaften

*Dieser Abschnitt liefert Informationen zu Eigenschaften, die sich als relevante Prüfparameter für eine Funktion oder mehrere Funktionen der Substanz erwiesen haben, wenn diese als Hilfsstoff (siehe 5.15) verwendet wird. Dieser Abschnitt ist ein nicht verbindlicher Teil der Monographie und diese Eigenschaften müssen nicht notwendigerweise verifiziert werden, um die Übereinstimmung mit den Anforderungen der Monographie zu zeigen. Die Kontrolle dieser Eigenschaften kann jedoch zur Qualität eines Arzneimittels beitragen, indem die Gleichförmigkeit des Herstellungsverfahrens und die Funktionalität des Arzneimittels bei der Anwendung verbessert werden. Wenn Prüfmethoden angegeben sind, haben sie sich für den jeweiligen Zweck als geeignet erwiesen, jedoch können andere Methoden ebenfalls angewendet werden. Werden für eine bestimmte Eigenschaft Ergebnisse vorgelegt, muss die Prüfmethode angegeben sein.*

*Die folgende Eigenschaft kann für Magnesiumstearat, das als Gleitmittel in festen Arzneiformen (Tabletten und Pulver) verwendet wird, relevant sein.*

**Spezifische Oberfläche durch Gasadsorption** (2.9.26, Methode 1): Die spezifische Oberfläche wird im $P/P_0$-Bereich von 0,05 bis 0,15 bestimmt.

*Entgasen der Probe:* 2 h lang bei 40 °C

# 6.3/0344

# Maisstärke

# Maydis amylum

## Definition

Maisstärke wird aus den Karyopsen von *Zea mays* L. gewonnen.

## Eigenschaften

*Aussehen:* mattweißes bis schwach gelbliches, sehr feines Pulver, das beim Reiben zwischen den Fingern knirscht

*Löslichkeit:* praktisch unlöslich in kaltem Wasser und in Ethanol 96 %

Körner mit Rissen oder Unregelmäßigkeiten an den Rändern dürfen nur selten vorhanden sein.

## Prüfung auf Identität

A. Die Prüfung erfolgt unter dem Mikroskop bei mindestens 20facher Vergrößerung und unter Verwendung einer Mischung gleicher Volumteile Glycerol *R* und Wasser *R*. Die Droge zeigt entweder unregelmäßige, eckige, polyedrische Körner mit einem Durchmesser von 2 bis 23 µm oder unregelmäßige, abgerundete bis kugelförmige Körner mit einem Durchmesser von 25 bis 35 µm. Sie weisen einen zentralen Spalt auf, der durch eine deutliche Höhlung oder durch 2 bis 5 Risse, die strahlenförmig verlaufen, gebildet wird, und zeigen keine konzentrische Schichtung. Zwischen rechtwinklig ausgerichteten Polarisationsplättchen oder -prismen erscheint über dem Spalt ein ausgeprägtes schwarzes Kreuz.

B. 1 g Droge wird in 50 ml Wasser *R* suspendiert und 1 min lang zum Sieden erhitzt. Nach dem Abkühlen bildet sich ein dünnflüssiger, trüber Kleister.

C. Wird 1 ml des unter „Prüfung auf Identität, B" erhaltenen Kleisters mit 0,05 ml Iod-Lösung *R* 1 versetzt, entsteht eine orangerote bis tiefblaue Färbung, die beim Erhitzen verschwindet.

## Prüfung auf Reinheit

**pH-Wert** (2.2.3): 4,0 bis 7,0

5,0 g Droge werden 60 s lang mit 25,0 ml kohlendioxidfreiem Wasser *R* geschüttelt und anschließend 15 min lang stehen gelassen.

**Fremde Bestandteile:** Die Prüfung erfolgt unter dem Mikroskop unter Verwendung einer Mischung gleicher

Volumteile Glycerol *R* und Wasser *R*. Höchstens Spuren fremder Bestandteile dürfen neben den Stärkekörnern vorhanden sein. Stärkekörner fremder Herkunft dürfen nicht vorhanden sein.

**Oxidierende Substanzen** (2.5.30): höchstens 20 ppm, berechnet als $H_2O_2$

**Schwefeldioxid** (2.5.29): höchstens 50 ppm

**Eisen** (2.4.9): höchstens 10 ppm

1,5 g Droge werden mit 15 ml verdünnter Salzsäure *R* geschüttelt und anschließend abfiltriert. Das Filtrat muss der Grenzprüfung auf Eisen entsprechen.

**Trocknungsverlust** (2.2.32): höchstens 15,0 Prozent, mit 1,000 g Droge durch 90 min langes Trocknen im Trockenschrank bei 130 °C bestimmt

**Sulfatasche** (2.4.14): höchstens 0,6 Prozent, mit 1,0 g Droge bestimmt

**Mikrobielle Verunreinigung**

TAMC: Akzeptanzkriterium $10^3$ KBE je Gramm (2.6.12)

TYMC: Akzeptanzkriterium $10^2$ KBE je Gramm (2.6.12)

Abwesenheit von *Escherichia coli* (2.6.13)

Abwesenheit von Salmonellen (2.6.13)

---

6.3/1235

# Maltitol
# Maltitolum

$C_{12}H_{24}O_{11}$   $M_r$ 344,3

CAS Nr. 585-88-6

## Definition

4-*O*-α-D-Glucopyranosyl-D-glucitol (D-Maltitol)

*Gehalt:* 98,0 bis 102,0 Prozent (wasserfreie Substanz)

## Eigenschaften

*Aussehen:* weißes bis fast weißes, kristallines Pulver

*Löslichkeit:* sehr leicht löslich in Wasser, praktisch unlöslich in wasserfreiem Ethanol

## Prüfung auf Identität

1: A
2: B, C, D

A. IR-Spektroskopie (2.2.24)

*Probenvorbereitung:* Presslinge

*Vergleich:* Maltitol CRS

B. Schmelztemperatur (2.2.14): 148 bis 151 °C

C. Spezifische Drehung (2.2.7): +105,5 bis +108,5 (wasserfreie Substanz)

5,00 g Substanz werden in Wasser *R* zu 100,0 ml gelöst.

D. Dünnschichtchromatographie (2.2.27)

*Untersuchungslösung:* 25 mg Substanz werden in Wasser *R* zu 10 ml gelöst.

*Referenzlösung a:* 25 mg Maltitol CRS werden in Wasser *R* zu 10 ml gelöst.

*Referenzlösung b:* 25 mg Maltitol CRS und 25 mg Sorbitol CRS werden in Wasser *R* zu 10 ml gelöst.

*Platte:* DC-Platte mit Kieselgel G *R*

*Fließmittel:* Wasser *R*, Ethylacetat *R*, 1-Propanol *R* (10:20:70 *V/V/V*)

*Auftragen:* 2 µl

*Laufstrecke:* 17 cm

*Trocknen:* an der Luft

*Detektion:* Die Platte wird mit Aminobenzoesäure-Lösung *R* besprüht, im Kaltluftstrom getrocknet, bis das Aceton entfernt ist, und anschließend 15 min lang bei 100 bis 105 °C erhitzt. Nach dem Erkalten wird die Platte mit einer Lösung von Natriumperiodat *R* (2 g · l⁻¹) besprüht, im Kaltluftstrom getrocknet und anschließend 15 min lang bei 100 °C erhitzt.

*Eignungsprüfung:* Untersuchungslösung b
– Das Chromatogramm muss deutlich voneinander getrennt 2 Flecke zeigen.

*Ergebnis:* Der Hauptfleck im Chromatogramm der Untersuchungslösung entspricht in Bezug auf Lage, Farbe und Größe dem Hauptfleck im Chromatogramm der Referenzlösung a.

## Prüfung auf Reinheit

**Aussehen der Lösung:** Die Lösung muss klar (2.2.1) und farblos (2.2.2, Methode II) sein.

5,0 g Substanz werden in Wasser *R* zu 50 ml gelöst.

**Leitfähigkeit** (2.2.38): höchstens 20 µS · cm⁻¹

20,0 g Substanz werden in kohlendioxidfreiem Wasser *R*, das aus destilliertem Wasser *R* hergestellt wurde, zu 100,0 ml gelöst. Die Leitfähigkeit der Lösung wird gemessen, wobei während der Messung mit einem Magnetrührer schwach gerührt wird.

# Maltitol

**Reduzierende Zucker:** höchstens 0,2 Prozent, berechnet als Glucose-Äquivalent

5,0 g Substanz werden unter Erwärmen in 6 ml Wasser *R* gelöst und abgekühlt. Nach Zusatz von 20 ml Kupfer(II)-citrat-Lösung *R* und einigen Glasperlen wird die Mischung so erhitzt, dass sie nach 4 min zu sieden beginnt, und anschließend 3 min lang im Sieden gehalten. Nach schnellem Abkühlen werden 100 ml einer 2,4-prozentigen Lösung (*V/V*) von Essigsäure 99 % *R* und 20,0 ml Iod-Lösung (0,025 mol · l$^{-1}$) zugesetzt. Unter ständigem Schütteln werden 25 ml einer Mischung von 6 Volumteilen Salzsäure *R* und 94 Volumteilen Wasser *R* zugesetzt. Wenn sich der Niederschlag gelöst hat, wird der Überschuss an Iod mit Natriumthiosulfat-Lösung (0,05 mol · l$^{-1}$) titriert. Gegen Ende der Titration wird 1 ml Stärke-Lösung *R* als Indikator zugesetzt. Der Verbrauch an Natriumthiosulfat-Lösung (0,05 mol · l$^{-1}$) muss mindestens 12,8 ml betragen.

**Verwandte Substanzen:** Flüssigchromatographie (2.2.29)

*Untersuchungslösung:* 5,0 g Substanz werden in 20 ml Wasser *R* gelöst. Die Lösung wird mit Wasser *R* zu 100,0 ml verdünnt.

*Referenzlösung a:* 0,50 g Maltitol *CRS* werden in 2,0 ml Wasser *R* gelöst. Die Lösung wird mit Wasser *R* zu 10,0 ml verdünnt.

*Referenzlösung b:* 1,0 ml Untersuchungslösung wird mit Wasser *R* zu 100,0 ml verdünnt.

*Referenzlösung c:* 10,0 ml Referenzlösung b werden mit Wasser *R* zu 100,0 ml verdünnt.

*Referenzlösung d:* 0,5 g Maltitol *R* und 0,5 g Sorbitol *R* werden in 5 ml Wasser *R* gelöst. Die Lösung wird mit Wasser *R* zu 10,0 ml verdünnt.

*Säule*
- Größe: $l = 0,3$ m, $\varnothing = 7,8$ mm
- Stationäre Phase: stark saurer Kationenaustauscher, Calciumsalz *R* (9 µm)
- Temperatur: $85 \pm 1$ °C

*Mobile Phase:* entgastes Wasser *R*

*Durchflussrate:* 0,5 ml · min$^{-1}$

*Detektion:* Refraktometer, bei einer konstanten Temperatur gehalten

*Einspritzen:* 20 µl; Untersuchungslösung, Referenzlösungen b, c und d

*Chromatographiedauer:* 3fache Retentionszeit von Maltitol

*Relative Retention* (bezogen auf Maltitol, $t_R$ etwa 16 min)
- Verunreinigung B: etwa 0,8
- Verunreinigung A: etwa 1,8

*Eignungsprüfung:* Referenzlösung d
- Auflösung: mindestens 2 zwischen den Peaks von Maltitol und Verunreinigung A

*Grenzwerte*
- Jede Verunreinigung: jeweils nicht größer als die Fläche des Hauptpeaks im Chromatogramm der Referenzlösung b (1,0 Prozent)
- Summe aller Verunreinigungen: nicht größer als das 2fache der Fläche des Hauptpeaks im Chromatogramm der Referenzlösung b (2,0 Prozent)
- Ohne Berücksichtigung bleiben: Peaks, deren Fläche kleiner ist als die Fläche des Hauptpeaks im Chromatogramm der Referenzlösung c (0,1 Prozent)

**Blei** (2.4.10): höchstens 0,5 ppm

**Nickel** (2.4.15): höchstens 1 ppm

**Wasser** (2.5.12): höchstens 1,0 Prozent, mit 1,00 g Substanz bestimmt

**Mikrobielle Verunreinigung**

Falls die Substanz nicht zur Herstellung von Parenteralia bestimmt ist:
TAMC: Akzeptanzkriterium 10$^3$ KBE je Gramm (2.6.12)

TYMC: Akzeptanzkriterium 10$^2$ KBE je Gramm (2.6.12)

Abwesenheit von *Escherichia coli* (2.6.13)

Abwesenheit von Salmonellen (2.6.13)

Falls die Substanz zur Herstellung von Parenteralia bestimmt ist, gilt für TAMC:
Akzeptanzkriterium 10$^2$ KBE je Gramm (2.6.12)

**Bakterien-Endotoxine** (2.6.14): falls die Substanz zur Herstellung von Parenteralia verwendet wird und dabei keinem weiteren geeigneten Verfahren zur Beseitigung von Bakterien-Endotoxinen unterworfen wird:
- weniger als 4 I.E. Bakterien-Endotoxine je Gramm Substanz in Parenteralia mit einer Konzentration von weniger als 100 g · l$^{-1}$ Maltitol
- weniger als 2,5 I.E. Bakterien-Endotoxine je Gramm Substanz in Parenteralia mit einer Konzentration von 100 g · l$^{-1}$ Maltitol und mehr

## Gehaltsbestimmung

Flüssigchromatographie (2.2.29) wie unter „Verwandte Substanzen" beschrieben, mit folgender Änderung:

*Einspritzen:* Untersuchungslösung, Referenzlösung a

Der Prozentgehalt an D-Maltitol wird unter Berücksichtigung des angegebenen Gehalts für Maltitol *CRS* berechnet.

## Beschriftung

Die Beschriftung gibt, falls zutreffend, an,
- Höchstkonzentration an Bakterien-Endotoxinen
- dass die Substanz zur Herstellung von Parenteralia geeignet ist.

## Verunreinigungen

A. Sorbitol

B. *O*-α-D-Glucopyranosyl-(1→4)-*O*-α-D-glucopyrano=
syl-(1→4)-D-glucitol
(Maltotriitol)

6.3/1542

# Maltodextrin

# Maltodextrinum

## Definition

Gemisch von Glucose, Di- und Polysacchariden, das durch partielle Hydrolyse von Stärke gewonnen wird

Der Hydrolysegrad, ausgedrückt als Glucose-Äquivalent (GÄ; Dextrose-Äquivalent), beträgt höchstens 20 (Nominalwert).

## Eigenschaften

*Aussehen:* Pulver oder Granulat, weiß bis fast weiß, schwach hygroskopisch

*Löslichkeit:* leicht löslich in Wasser

## Prüfung auf Identität

A. 0,1 g Substanz werden in 2,5 ml Wasser *R* gelöst. Wird die Lösung mit 2,5 ml Fehling'scher Lösung *R* erhitzt, bildet sich ein roter Niederschlag.

B. Ein geeignetes Stäbchen, dessen reaktive Zone Glucoseoxidase, Peroxidase und eine Wasserstoff spendende Substanz wie Tetramethylbenzidin enthält, wird 1 s lang in eine Lösung der Substanz (100 g · l⁻¹) getaucht. Die reaktive Zone wird 60 s lang beobachtet. Die Farbe wechselt von Gelb nach Grün oder Blau.

C. Die Substanz ist ein Pulver oder Granulat.

D. Die Substanz entspricht der Prüfung „Glucose-Äquivalent" (siehe „Prüfung auf Reinheit").

## Prüfung auf Reinheit

**Prüflösung:** 12,5 g Substanz werden in kohlendioxidfreiem Wasser *R* zu 50,0 ml gelöst.

**pH-Wert** (2.2.3): 4,0 bis 7,0

1 ml einer Lösung von Kaliumchlorid *R* (223,6 g · l⁻¹) und 30 ml Prüflösung werden gemischt.

**Schwefeldioxid** (2.5.29): höchstens 20 ppm

**Schwermetalle** (2.4.8): höchstens 10 ppm

4 ml Prüflösung werden mit Wasser *R* zu 30 ml verdünnt. Diese Lösung muss der Grenzprüfung E entsprechen. Zur Herstellung der Referenzlösung werden 10 ml Blei-Lösung (1 ppm Pb) *R* verwendet.

**Trocknungsverlust** (2.2.32): höchstens 6,0 Prozent, mit 10,00 g Substanz durch Trocknen im Trockenschrank bei 105 °C bestimmt

**Sulfatasche** (2.4.14): höchstens 0,5 Prozent, mit 1,0 g Substanz bestimmt

**Glucose-Äquivalent (GÄ):** um höchstens 2 GÄ-Einheiten vom Nominalwert abweichend

In einen 500-ml-Messkolben wird eine Substanzmenge, die 2,85 bis 3,15 g reduzierenden Kohlenhydraten entspricht, berechnet als Glucose, eingewogen. Die Substanz wird in Wasser *R* zu 500,0 ml gelöst. Mit der Lösung wird eine 50-ml-Bürette gefüllt.

25,0 ml Fehling'sche Lösung *R* werden in einen 250-ml-Erlenmeyerkolben pipettiert, mit 18,5 ml Lösung der Substanz aus der Bürette versetzt, gemischt und mit einigen Glasperlen versetzt. Der Kolben wird auf eine Heizplatte gestellt, die so vorgeheizt ist, dass die Lösung nach 2 min ± 15 s zu sieden beginnt. Die Lösung wird genau 120 s lang im Sieden gehalten, mit 1 ml einer Lösung von Methylenblau *R* (1 g · l⁻¹) versetzt und mit der Lösung der Substanz bis zum Verschwinden der blauen Färbung titriert ($V_1$). Während der Titration wird die Lösung im Sieden gehalten.

Die Fehling'sche Lösung wird mit einer Lösung von Glucose *R* (6,00 g · l⁻¹) eingestellt ($V_0$).

Das Glucose-Äquivalent wird nach folgender Formel berechnet:

$$\frac{300 \cdot V_0 \cdot 100}{V_1 \cdot M \cdot D}$$

$V_0$ = verbrauchtes Volumen der Glucose-Referenzlösung in Millilitern
$V_1$ = verbrauchtes Volumen der Lösung der Substanz in Millilitern
$M$ = Masse der Substanz in Gramm
$D$ = Prozentgehalt an Trockensubstanz in der Substanz

## Mikrobielle Verunreinigung

TAMC: Akzeptanzkriterium $10^3$ KBE je Gramm (2.6.12)

TYMC: Akzeptanzkriterium $10^2$ KBE je Gramm (2.6.12)

Abwesenheit von *Escherichia coli* (2.6.13)

Abwesenheit von Salmonellen (2.6.13)

## Beschriftung

Die Beschriftung gibt das Glucose-Äquivalent (= Nominalwert) an.

---

6.3/2391

# Malvenblätter
# Malvae folium

## Definition

Die getrockneten, ganzen oder zerkleinerten Blätter von *Malva sylvestris* L., *Malva neglecta* Wallr. oder Mischungen davon

## Prüfung auf Identität

A. Die Blätter von *M. sylvestris* sind bis 12 cm lang und bis 15 cm breit, 3-, 5- oder 7-lappig und am Grunde eingebuchtet; die Blätter von *M. neglecta* sind bis 9 cm lang und bis 9 cm breit; kreis- bis nierenförmig mit 5 bis 7 wenig ausgeprägten Lappen. Die Blätter beider Arten sind am Rand unregelmäßig gezähnt, grün bis bräunlich grün und auf der Oberseite schwach, auf der Unterseite stärker behaart. Die Blattnerven treten auf der Blattoberseite weniger und auf der Blattunterseite stärker hervor. Die Hauptnerven der Oberseite können wie die Blattstiele violett überlaufen sein. Die Blattstiele sind etwa so lang wie die Blätter, bis 2 mm breit, rundlich, auf der Oberseite etwas abgeflacht, schwach längs gefurcht, grün bis bräunlich grün oder violett überlaufen. Die Schnittdroge ist gekennzeichnet durch zerknitterte, manchmal zusammenhängende Blattstücke mit hervortretender Nervatur.

B. Die Droge wird pulverisiert (710) (2.9.12). Das Pulver ist grün bis gelblich grün. Die Prüfung erfolgt unter dem Mikroskop, wobei Chloralhydrat-Lösung *R* verwendet wird. Das Pulver zeigt folgende Merkmale: in der Aufsicht Fragmente der oberen und unteren Blattepidermis mit geraden bis mehr oder weniger welligen antiklinen Zellwänden und beidseitig vorkommenden Spaltöffnungen vorwiegend vom anisocytischen Typ (2.8.3); Bruchstücke langer, am Ende spitz zulaufender Deckhaare mit verdickten Wänden, meist einzellig, bei *M. sylvestris* liegen sie manchmal auch als 2- bis 8-strahlige Büschelhaare vor, deren Zellwände im unteren Bereich stark getüpfelt sind; Bruchstücke keulenförmiger, 2- bis 4-zelliger Drüsenhaare bei beiden *Malva*-Arten; Fragmente des Mesophylls, bestehend aus Palisadenparenchym und Schwammparenchymzellen, die Schleim und Calciumoxalatdrusen enthalten; vereinzelt kugelige Pollenkörner mit einem Durchmesser von 130 bis 170 µm, mit stacheliger Exine.

C. Dünnschichtchromatographie (2.2.27)

*Untersuchungslösung:* 2,0 g pulverisierte Droge (710) (2.9.12) werden mit 20 ml einer 80-prozentigen Lösung (*V/V*) von Tetrahydrofuran *R* versetzt, 10 min lang im Ultraschallbad extrahiert und anschließend abfiltriert.

*Referenzlösung:* 3 mg Rutosid *R* und 3 mg Hyperosid *R* werden in 20 ml Methanol *R* gelöst.

*Platte:* DC-Platte mit Kieselgel *R* (5 bis 40 µm) [oder DC-Platte mit Kieselgel *R* (2 bis 10 µm)]

*Fließmittel:* wasserfreie Ameisensäure *R*, wasserfreie Essigsäure *R*, Wasser *R*, Ethylformiat, 3-Pentanon *R* (4:11:14:20:50 *V/V/V/V/V*)

*Auftragen:* 10 µl [oder 4 µl]; bandförmig 10 mm [oder 8 mm]

*Laufstrecke:* 10 bis 12 cm [oder 6 cm]

*Trocknen:* an der Luft

*Detektion:* Die Platte wird 10 min lang bei 100 °C erhitzt. Die noch heiße Platte wird mit einer Lösung von Diphenylboryloxyethylamin *R* (10 g · l$^{-1}$) in Methanol *R* besprüht oder in die Lösung eingetaucht. Das Lösungsmittel wird im Kaltluftstrom entfernt. Die Platte wird mit einer Lösung von Macrogol 400 *R* (50 g · l$^{-1}$) in Methanol *R* besprüht oder in die Lösung eingetaucht und anschließend an der Luft getrocknet. Die Auswertung erfolgt nach 15 min im ultravioletten Licht bei 365 nm.

*Ergebnis:* Die Folge der fluoreszierenden Zonen in den Chromatogrammen von Referenzlösung und Untersuchungslösung ist aus den nachstehenden Angaben ersichtlich. Im Chromatogramm der Untersuchungslösung können weitere schwach fluoreszierende Zonen vorhanden sein.

| Oberer Plattenrand | |
|---|---|
| Hyperosid: eine gelb fluoreszierende Zone | |
| | eine gelb fluoreszierende Zone |
| Rutosid: eine gelb fluoreszierende Zone | |
| | eine gelb fluoreszierende Zone |
| | eine hellblau fluoreszierende Zone |
| | eine orange fluoreszierende Zone |
| | eine orange fluoreszierende Zone |
| **Referenzlösung** | **Untersuchungslösung** |

## Prüfung auf Reinheit

**Fremde Bestandteile** (2.8.2): höchstens 5 Prozent fremde Pflanzenteile, höchstens 5 Prozent Blätter mit Sporenhaufen von *Puccinia malvacearum* und höchstens 2 Prozent sonstige fremde Bestandteile

Als fremde Pflanzenteile können insbesondere Blüten, Früchte und Teile der Sprossachse vorkommen. Die Sporenhaufen auf den Blättern sind meist 1 mm groß und rot bis braun.

Die Prüfung erfolgt unter dem Mikroskop, wobei Chloralhydrat-Lösung *R* verwendet wird. Die Sporen von *Puccinia malvacearum* sind länglich bis oval und besitzen eine bräunliche Hülle und einen kleinen Fortsatz.

**Trocknungsverlust** (2.2.32): höchstens 12,0 Prozent, mit 1,000 g pulverisierter Droge (710) (2.9.12) durch 2 h langes Trocknen im Trockenschrank bei 105 °C bestimmt

**Asche** (2.4.16): höchstens 17,0 Prozent

**Salzsäureunlösliche Asche** (2.8.1): höchstens 3,0 Prozent

**Quellungszahl** (2.8.4): mindestens 7, mit 1,0 g pulverisierter Droge (710) (2.9.12) bestimmt

---

6.3/0559

# Mannitol
# Mannitolum

$C_6H_{14}O_6$     $M_r$ 182,2

CAS Nr. 69-65-8

## Definition

D-Mannitol

*Gehalt:* 98,0 bis 102,0 Prozent (wasserfreie Substanz)

## Eigenschaften

*Aussehen:* kristallines Pulver oder leicht fließende Körner, weiß bis fast weiß

*Löslichkeit:* leicht löslich in Wasser, sehr schwer löslich in Ethanol 96 %

Die Substanz zeigt Polymorphie (5.9).

## Prüfung auf Identität

1: C
2: A, B, D

A. Spezifische Drehung (2.2.7): +23 bis +25 (wasserfreie Substanz)

2,00 g Substanz und 2,6 g Natriumtetraborat *R* werden in etwa 20 ml 30 °C warmem Wasser *R* gelöst. Die Lösung wird 15 bis 30 min lang ohne weiteres Erwärmen geschüttelt. Die klare Lösung wird mit Wasser *R* zu 25,0 ml verdünnt.

B. Schmelztemperatur (2.2.14): 165 bis 170 °C

C. IR-Spektroskopie (2.2.24)

*Probenvorbereitung:* Presslinge

*Vergleich:* Mannitol CRS

Wenn die Spektren bei der Prüfung in fester Form unterschiedlich sind, werden in 2 Glasgefäßen 25 mg Substanz und 25 mg Referenzsubstanz getrennt in 0,25 ml destilliertem Wasser *R* ohne Erwärmen gelöst. Die erhaltenen Lösungen sind klar. Nach dem Eindampfen der Lösungen zur Trockne durch 15 bis 30 min langes Erhitzen in einem Mikrowellengerät bei 1000 bis 1300 W oder durch Erhitzen im Trockenschrank unter Vakuum bei 100 °C entstehen nicht klebrige, weiße bis schwach gelbliche Pulver. Mit diesen Rückständen werden erneut Spektren aufgenommen.

D. Dünnschichtchromatographie (2.2.27)

*Untersuchungslösung:* 25 mg Substanz werden in Wasser *R* zu 10 ml gelöst.

*Referenzlösung a:* 25 mg Mannitol CRS werden in Wasser *R* zu 10 ml gelöst.

*Referenzlösung b:* 25 mg Mannitol *R* und 25 mg Sorbitol *R* werden in Wasser *R* zu 10 ml gelöst.

*Platte:* DC-Platte mit Kieselgel G *R*

*Fließmittel:* Wasser *R*, Ethylacetat *R*, 1-Propanol *R* (10:20:70 *V/V/V*)

*Auftragen:* 2 µl

*Laufstrecke:* 2/3 der Platte

*Trocknen:* an der Luft

*Detektion:* Die Platte wird mit Aminobenzoesäure-Lösung *R* besprüht und im Kaltluftstrom bis zum Verschwinden des Acetons getrocknet. Anschließend wird die Platte 15 min lang bei 100 °C erhitzt und nach dem Erkalten mit einer Lösung von Natriumperiodat *R* (2 g · l⁻¹) besprüht. Nach dem Trocknen im Kaltluftstrom wird die Platte 15 min lang bei 100 °C erhitzt.

*Eignungsprüfung:* Referenzlösung b
– Das Chromatogramm muss deutlich voneinander getrennt 2 Flecke zeigen.

*Ergebnis:* Der Hauptfleck im Chromatogramm der Untersuchungslösung entspricht in Bezug auf Lage,

Farbe und Größe dem Hauptfleck im Chromatogramm der Referenzlösung a.

## Prüfung auf Reinheit

**Aussehen der Lösung:** Die Lösung muss klar (2.2.1) und farblos (2.2.2, Methode II) sein.

5,0 g Substanz werden in Wasser *R* zu 50 ml gelöst.

**Leitfähigkeit** (2.2.38): höchstens 20 µS · cm$^{-1}$

20,0 g Substanz werden in kohlendioxidfreiem Wasser *R*, das aus destilliertem Wasser *R* hergestellt wurde, unter Erwärmen auf 40 bis 50 °C zu 100,0 ml gelöst. Nach dem Abkühlen wird die Leitfähigkeit der Lösung gemessen, wobei während der Messung mit einem Magnetrührer schwach gerührt wird.

**Reduzierende Zucker:** höchstens 0,2 Prozent (berechnet als Glucose-Äquivalent)

5,0 g Substanz werden unter Erwärmen in 25 ml Wasser *R* gelöst. Nach dem Abkühlen werden 20 ml Kupfer(II)-citrat-Lösung *R* und einige Glasperlen zugesetzt. Die Lösung wird so erhitzt, dass sie nach 4 min zu sieden beginnt, und anschließend 3 min lang im Sieden gehalten. Nach schnellem Abkühlen werden 100 ml einer 2,4-prozentigen Lösung (*V/V*) von Essigsäure 99 % *R* und 20,0 ml Iod-Lösung (0,025 mol · l$^{-1}$) zugesetzt. Unter ständigem Schütteln werden 25 ml einer Mischung von 6 Volumteilen Salzsäure *R* und 94 Volumteilen Wasser *R* zugesetzt. Nach dem Lösen des Niederschlags wird der Iodüberschuss mit Natriumthiosulfat-Lösung (0,05 mol · l$^{-1}$) titriert, wobei gegen Ende der Titration 1 ml Stärke-Lösung *R* zugesetzt wird.

Der Verbrauch an Natriumthiosulfat-Lösung (0,05 mol · l$^{-1}$) muss mindestens 12,8 ml betragen.

**Verwandte Substanzen:** Flüssigchromatographie (2.2.29)

*Untersuchungslösung:* 5,0 g Substanz werden in 25 ml Wasser *R* gelöst. Die Lösung wird mit Wasser *R* zu 100,0 ml verdünnt.

*Referenzlösung a:* 0,50 g Mannitol CRS werden in 2,5 ml Wasser *R* gelöst. Die Lösung wird mit Wasser *R* zu 10,0 ml verdünnt.

*Referenzlösung b:* 2,0 ml Untersuchungslösung werden mit Wasser *R* zu 100,0 ml verdünnt.

*Referenzlösung c:* 0,5 ml Referenzlösung b werden mit Wasser *R* zu 20,0 ml verdünnt.

*Referenzlösung d:* 0,5 g Mannitol *R* und 0,5 g Sorbitol *R* (Verunreinigung A) werden in 5 ml Wasser *R* gelöst. Die Lösung wird mit Wasser *R* zu 10,0 ml verdünnt.

*Referenzlösung e:* 0,1 g Maltitol *R* (Verunreinigung B) und 0,1 g Isomalt *R* (Verunreinigung C) werden in 5 ml Wasser *R* gelöst. Die Lösung wird mit Wasser *R* zu 100 ml verdünnt.

*Säule*
- Größe: *l* = 0,3 m, ∅ = 7,8 mm

- Stationäre Phase: stark saurer Kationenaustauscher, Calciumsalz *R* (9 µm)
- Temperatur: 85 ± 1 °C

*Mobile Phase:* entgastes Wasser *R*

*Durchflussrate:* 0,5 ml · min$^{-1}$

*Detektion:* Refraktometer, bei konstanter Temperatur

*Einspritzen:* 20 µl; Untersuchungslösung, Referenzlösungen b, c, d und e

*Chromatographiedauer:* 2fache Retentionszeit von Mannitol

*Relative Retention* (bezogen auf Mannitol, $t_R$ etwa 22 min)
- Verunreinigung C (2 Peaks):   etwa 0,7
- Verunreinigung B:   etwa 0,8
- Verunreinigung A:   etwa 1,2

*Eignungsprüfung:* Referenzlösung d
- Auflösung: mindestens 2 zwischen den Peaks von Mannitol und Verunreinigung A

*Grenzwerte*
- Verunreinigungen A, B: jeweils nicht größer als die Fläche des Hauptpeaks im Chromatogramm der Referenzlösung b (2,0 Prozent)
- Verunreinigung C: für die Summe der beiden Peakflächen nicht größer als die Fläche des Hauptpeaks im Chromatogramm der Referenzlösung b (2,0 Prozent)
- Nicht spezifizierte Verunreinigungen: jeweils nicht größer als das 2fache der Fläche des Hauptpeaks im Chromatogramm der Referenzlösung c (0,10 Prozent)
- Summe aller Verunreinigungen: nicht größer als die Fläche des Hauptpeaks im Chromatogramm der Referenzlösung b (2,0 Prozent)
- Ohne Berücksichtigung bleiben: Peaks, deren Fläche kleiner ist als die Fläche des Hauptpeaks im Chromatogramm der Referenzlösung c (0,05 Prozent)

**Blei** (2.4.10): höchstens 0,5 ppm

Die Substanz wird in 150,0 ml der vorgeschriebenen Lösungsmittelmischung gelöst.

**Nickel** (2.4.15): höchstens 1 ppm

Die Substanz wird in 150,0 ml der vorgeschriebenen Lösungsmittelmischung gelöst.

**Wasser** (2.5.12): höchstens 0,5 Prozent, mit 1,00 g Substanz bestimmt

Als Lösungsmittel werden 40 ml einer auf etwa 50 °C erwärmten Mischung gleicher Volumteile wasserfreies Methanol *R* und Formamid *R* verwendet.

## Mikrobielle Verunreinigung

Falls die Substanz nicht zur Herstellung von Parenteralia bestimmt ist:
TAMC: Akzeptanzkriterium 10$^3$ KBE je Gramm (2.6.12)
TYMC: Akzeptanzkriterium 10$^2$ KBE je Gramm (2.6.12)

Abwesenheit von *Escherichia coli* (2.6.13)

Abwesenheit von Salmonellen (2.6.13)

Falls die Substanz zur Herstellung von Parenteralia bestimmt ist, gilt für TAMC:
Akzeptanzkriterium 10$^2$ KBE je Gramm (2.6.12)

**Bakterien-Endotoxine** (2.6.14): Mannitol zur Herstellung von Parenteralia, das dabei keinem weiteren Verfahren zur Beseitigung von Bakterien-Endotoxinen unterworfen wird:
- weniger als 4 I.E. Bakterien-Endotoxine je Gramm Mannitol in Parenteralia mit einer Konzentration von höchstens 100 g · l$^{-1}$ Mannitol
- weniger als 2,5 I.E. Bakterien-Endotoxine je Gramm Mannitol in Parenteralia mit einer Konzentration von mehr als 100 g · l$^{-1}$ Mannitol

## Gehaltsbestimmung

Flüssigchromatographie (2.2.29) wie unter „Verwandte Substanzen" beschrieben, mit folgender Änderung:

*Einspritzen:* Untersuchungslösung, Referenzlösung a

Der Prozentgehalt an D-Mannitol wird aus den Peakflächen und unter Berücksichtigung des angegebenen Gehalts für Mannitol *CRS* berechnet.

## Beschriftung

Die Beschriftung gibt, falls zutreffend, an,
- Höchstkonzentration an Bakterien-Endotoxinen
- dass die Substanz zur Herstellung von Parenteralia bestimmt ist.

## Verunreinigungen

*Spezifizierte Verunreinigungen:*

A, B, C

A. Sorbitol

B. Maltitol

C. Isomalt

---

6.3/1240

# Mefenaminsäure

# Acidum mefenamicum

$C_{15}H_{15}NO_2$ $\qquad$ $M_r$ 241,3
CAS Nr. 61-68-7

## Definition

2-[(2,3-Dimethylphenyl)amino]benzoesäure

*Gehalt:* 99,0 bis 100,5 Prozent (getrocknete Substanz)

## Eigenschaften

*Aussehen:* weißes bis fast weißes, mikrokristallines Pulver

*Löslichkeit:* praktisch unlöslich in Wasser, schwer löslich in Dichlormethan und Ethanol 96 %.

Die Substanz löst sich in verdünnten Alkalihydroxid-Lösungen.

Die Substanz zeigt Polymorphie (5.9).

## Prüfung auf Identität

IR-Spektroskopie (2.2.24)

*Vergleich:* Mefenaminsäure *CRS*

Wenn die Spektren bei der Prüfung in fester Form unterschiedlich sind, werden Substanz und Referenzsubstanz getrennt in Ethanol 96 % *R* gelöst. Nach Eindampfen der Lösungen zur Trockne werden mit den Rückständen erneut Spektren aufgenommen.

## Prüfung auf Reinheit

**Verwandte Substanzen:** Flüssigchromatographie (2.2.29)

*Untersuchungslösung:* 25,0 mg Substanz werden in der mobilen Phase zu 25,0 ml gelöst.

*Referenzlösung a:* 1,0 ml Untersuchungslösung wird mit der mobilen Phase zu 100,0 ml verdünnt. 1,0 ml dieser Lösung wird mit der mobilen Phase zu 10,0 ml verdünnt.

*Referenzlösung b:* 5 mg Mefenaminsäure zur Eignungsprüfung *CRS* (mit den Verunreinigungen C und D) werden in der mobilen Phase zu 5,0 ml gelöst.

*Referenzlösung c:* 10,0 mg Mefenaminsäure-Verunreinigung A *CRS* werden in der mobilen Phase zu 10,0 ml gelöst. 1,0 ml Lösung wird mit der mobilen Phase zu 100,0 ml verdünnt. 1,0 ml dieser Lösung wird mit der mobilen Phase zu 100,0 ml verdünnt.

*Referenzlösung d:* 20,0 mg Benzoesäure *R* werden in der mobilen Phase zu 1000,0 ml gelöst. 1,0 ml Lösung wird mit der mobilen Phase zu 100,0 ml verdünnt.

*Säule*
- Größe: $l$ = 0,25 m, $\emptyset$ = 4,6 mm
- Stationäre Phase: octadecylsilyliertes Kieselgel zur Chromatographie *R* (5 µm), sphärisch

*Mobile Phase:* 14 Volumteile Tetrahydrofuran *R*, 40 Volumteile einer Lösung von Ammoniumdihydrogenphosphat *R* (5,75 g · l$^{-1}$), die zuvor mit verdünnter Ammoniak-Lösung *R* 2 auf einen pH-Wert von 5,0 eingestellt wurde, und 46 Volumteile Acetonitril *R* 1 werden gemischt.

*Durchflussrate:* 1,0 ml · min$^{-1}$

*Detektion:* Spektrometer bei 254 nm

*Einspritzen:* 10 µl

*Chromatographiedauer:* 4fache Retentionszeit von Mefenaminsäure

*Identifizierung von Verunreinigungen:* Zur Identifizierung der Peaks der Verunreinigungen C und D werden das mitgelieferte Chromatogramm von Mefenaminsäure zur Eignungsprüfung *CRS* und das mit der Referenzlösung b erhaltene Chromatogramm verwendet.

*Relative Retention* (bezogen auf Mefenaminsäure, $t_R$ etwa 8 min)
– Verunreinigung C: etwa 0,3
– Verunreinigung D: etwa 0,35
– Verunreinigung A: etwa 0,5

*Eignungsprüfung*
– Auflösung: mindestens 3,0 zwischen den Peaks der Verunreinigungen C und D im Chromatogramm der Referenzlösung b
– Signal-Rausch-Verhältnis: mindestens 10 für den Hauptpeak im Chromatogramm der Referenzlösung d

*Grenzwerte*
– Korrekturfaktoren: Für die Berechnung der Gehalte werden die Peakflächen folgender Verunreinigungen mit dem entsprechenden Korrekturfaktor multipliziert:
    – Verunreinigung C: 5,9
    – Verunreinigung D: 4,0
– Verunreinigungen C, D: jeweils nicht größer als die Fläche des Hauptpeaks im Chromatogramm der Referenzlösung a (0,1 Prozent)
– Verunreinigung A: nicht größer als die Fläche des entsprechenden Peaks im Chromatogramm der Referenzlösung c (100 ppm)
– Nicht spezifizierte Verunreinigungen: jeweils nicht größer als die Fläche des Hauptpeaks im Chromatogramm der Referenzlösung a (0,10 Prozent)
– Summe aller Verunreinigungen: nicht größer als das 2fache der Fläche des Hauptpeaks im Chromatogramm der Referenzlösung a (0,2 Prozent)
– Ohne Berücksichtigung bleiben: Peaks, deren Fläche kleiner ist als das 0,5fache der Fläche des Hauptpeaks im Chromatogramm der Referenzlösung a (0,05 Prozent); Peak der Verunreinigung A

**Kupfer:** höchstens 10,0 ppm

Atomabsorptionsspektrometrie (2.2.23, Methode I)

*Untersuchungslösung:* 1,00 g Substanz wird in einem Quarztiegel mit Schwefelsäure *R* angefeuchtet und 30 min lang vorsichtig über offener Flamme erhitzt. Anschließend wird die Temperatur allmählich auf 650 °C gesteigert und so lange geglüht, bis keine schwarzen Partikeln mehr vorhanden sind. Nach dem Erkalten wird der Rückstand in Salzsäure (0,1 mol · l⁻¹) zu 25,0 ml gelöst.

*Referenzlösungen:* Die Referenzlösungen werden aus der Kupfer-Lösung (0,1 Prozent Cu) *R* durch Verdünnen mit Salpetersäure (0,1 mol · l⁻¹) hergestellt.

*Strahlungsquelle:* Kupfer-Hohlkathodenlampe

*Wellenlänge:* 324,8 nm

*Atomisierung:* Luft-Acetylen-Flamme

**Trocknungsverlust** (2.2.32): höchstens 0,5 Prozent, mit 1,000 g Substanz durch Trocknen im Trockenschrank bei 105 °C bestimmt

**Sulfatasche** (2.4.14): höchstens 0,1 Prozent, mit 1,0 g Substanz bestimmt

## Gehaltsbestimmung

0,200 g Substanz werden mit Hilfe von Ultraschall in 100 ml warmem, wasserfreiem Ethanol *R* gelöst, das zuvor gegen Phenolrot-Lösung *R* neutralisiert wurde. Nach Zusatz von 0,1 ml Phenolrot-Lösung *R* wird mit Natriumhydroxid-Lösung (0,1 mol · l⁻¹) titriert.

1 ml Natriumhydroxid-Lösung (0,1 mol · l⁻¹) entspricht 24,13 mg $C_{15}H_{15}NO_2$.

## Verunreinigungen

*Spezifizierte Verunreinigungen:*

A, C, D

*Andere bestimmbare Verunreinigungen*
(Die folgenden Substanzen werden, falls in einer bestimmten Menge vorhanden, durch eine Prüfmethode oder mehrere Prüfmethoden in der Monographie erfasst. Sie werden begrenzt durch das allgemeine Akzeptanzkriterium für weitere Verunreinigungen/nicht spezifizierte Verunreinigungen und/oder durch die Anforderungen der Allgemeinen Monographie **Substanzen zur pharmazeutischen Verwendung (Corpora ad usum pharmaceuticum)**. Diese Verunreinigungen müssen daher nicht identifiziert werden, um die Konformität der Substanz zu zeigen. Siehe auch „5.10 Kontrolle von Verunreinigungen in Substanzen zur pharmazeutischen Verwendung"):

B, E

A. 2,3-Dimethylanilin

B. *N*-(2,3-Dimethylphenyl)-2-[(2,3-dimethylphenyl)= amino]benzamid

C. 2-Chlorbenzoesäure

D. Benzoesäure

E. 2,3-Dimethyl-*N*-phenylanilin

---

**6.3/2373**

# Meloxicam

# Meloxicamum

$C_{14}H_{13}N_3O_4S_2$   $M_r$ 351,4

CAS Nr. 71125-38-7

## Definition

4-Hydroxy-2-methyl-*N*-(5-methylthiazol-2-yl)-2*H*-1,2-benzothiazin-3-carboxamid-1,1-dioxid

*Gehalt:* 99,0 bis 101,0 Prozent (getrocknete Substanz)

## Eigenschaften

*Aussehen:* blassgelbes Pulver

*Löslichkeit:* praktisch unlöslich in Wasser, löslich in Dimethylformamid, sehr schwer löslich in Ethanol 96 %

Die Substanz zeigt Polymorphie (5.9).

## Prüfung auf Identität

IR-Spektroskopie (2.2.24)

*Vergleich:* Meloxicam *CRS*

Wenn die Spektren bei der Prüfung in fester Form unterschiedlich sind, werden Substanz und Referenzsubstanz getrennt in Aceton *R* gelöst. Nach dem Eindampfen der Lösungen zur Trockne werden mit den Rückständen erneut Spektren aufgenommen.

## Prüfung auf Reinheit

**Verwandte Substanzen:** Flüssigchromatographie (2.2.29)

*Untersuchungslösung:* 40 mg Substanz werden in einer Mischung von 5 ml Methanol *R* und 0,3 ml Natriumhydroxid-Lösung (1 mol · l$^{-1}$) gelöst. Die Lösung wird mit Methanol *R* zu 20,0 ml verdünnt.

*Referenzlösung a:* 2,0 ml Untersuchungslösung werden mit Methanol *R* zu 100,0 ml verdünnt. 5,0 ml dieser Lösung werden mit Methanol *R* zu 100,0 ml verdünnt.

*Referenzlösung b:* 2 mg Substanz, 2 mg Meloxicam-Verunreinigung A *CRS*, 2 mg Meloxicam-Verunreinigung B *CRS*, 2 mg Meloxicam-Verunreinigung C *CRS* und 2 mg Meloxicam-Verunreinigung D *CRS* werden in einer Mischung von 5 ml Methanol *R* und 0,3 ml Natriumhydroxid-Lösung (1 mol · l$^{-1}$) gelöst. Die Lösung wird mit Methanol *R* zu 25 ml verdünnt.

*Säule*
- Größe: $l$ = 0,15 m, $\varnothing$ = 4,6 mm
- Stationäre Phase: nachsilanisiertes, octadecylsilyliertes Kieselgel zur Chromatographie *R* (5 µm)
- Temperatur: 45 °C

*Mobile Phase*
- Mobile Phase A: Lösung von Kaliumdihydrogenphosphat *R* (1 g · l$^{-1}$), mit Natriumhydroxid-Lösung (1 mol · l$^{-1}$) auf einen pH-Wert von 6,0 eingestellt
- Mobile Phase B: Methanol *R*

| Zeit (min) | Mobile Phase A (% V/V) | Mobile Phase B (% V/V) |
|---|---|---|
| 0 – 2 | 60 | 40 |
| 2 – 10 | 60 → 30 | 40 → 70 |
| 10 – 15 | 30 | 70 |

*Durchflussrate:* 1,0 ml · min$^{-1}$

*Detektion:* Spektrometer bei 260 und 350 nm

*Einspritzen:* 10 µl

*Relative Retention* (bezogen auf Meloxicam, $t_R$ etwa 7 min)
- Verunreinigung B: etwa 0,5
- Verunreinigung A: etwa 1,4
- Verunreinigung C: etwa 1,7
- Verunreinigung D: etwa 1,9

*Eignungsprüfung:* Referenzlösung b
- Auflösung: mindestens 3,0 zwischen den Peaks von Meloxicam und Verunreinigung A bei 350 nm; mindestens 3,0 zwischen den Peaks von Verunreinigung B und Meloxicam bei 260 nm

*Grenzwerte*
- Korrekturfaktor: Für die Berechnung des Gehalts wird die Fläche des Peaks der Verunreinigung A mit 2,0 multipliziert.
- Verunreinigung A bei 350 nm: nicht größer als die Fläche des Hauptpeaks im Chromatogramm der Referenzlösung a bei 350 nm (0,1 Prozent)
- Verunreinigung B bei 260 nm: nicht größer als die Fläche des Hauptpeaks im Chromatogramm der Referenzlösung a bei 350 nm (0,1 Prozent)
- Verunreinigungen C, D bei 350 nm: jeweils nicht größer als das 0,5fache der Fläche des Hauptpeaks im Chromatogramm der Referenzlösung a bei 350 nm (0,05 Prozent)
- Nicht spezifizierte Verunreinigungen: gemessen bei der Wellenlänge, die den höheren Wert für die Verun-

reinigung ergibt, jeweils nicht größer als die Fläche des Hauptpeaks im Chromatogramm der Referenzlösung a bei derselben Wellenlänge (0,10 Prozent)
- Summe aller Verunreinigungen: höchstens 0,3 Prozent
- Ohne Berücksichtigung bleiben: Peaks, deren Fläche kleiner ist als das 0,3fache der Fläche des Hauptpeaks im Chromatogramm der Referenzlösung a bei derselben Wellenlänge (0,03 Prozent)

**Schwermetalle** (2.4.8): höchstens 20 ppm

1,0 g Substanz muss der Grenzprüfung F entsprechen. Zur Herstellung der Referenzlösung werden 2 ml Blei-Lösung (10 ppm Pb) R verwendet.

**Trocknungsverlust** (2.2.32): höchstens 0,5 Prozent, mit 1,000 g Substanz durch 4 h langes Trocknen im Trockenschrank bei 105 °C bestimmt

**Sulfatasche** (2.4.14): höchstens 0,1 Prozent, mit 1,0 g Substanz bestimmt

## Gehaltsbestimmung

*Um ein Überhitzen zu vermeiden, muss das Reaktionsgemisch während der Titration sorgfältig gemischt und die Titration unmittelbar nach Erreichen des Endpunkts abgebrochen werden.*

0,250 g Substanz, in einer Mischung von 5 ml wasserfreier Ameisensäure R und 50 ml wasserfreier Essigsäure R gelöst, werden mit Perchlorsäure (0,1 mol · l$^{-1}$) titriert. Der Endpunkt wird mit Hilfe der Potentiometrie (2.2.20) bestimmt.

1 ml Perchlorsäure (0,1 mol · l$^{-1}$) entspricht 35,14 mg $C_{14}H_{13}N_3O_4S_2$.

## Lagerung

Vor Licht geschützt

## Verunreinigungen

*Spezifizierte Verunreinigungen:*

A, B, C, D

*Andere bestimmbare Verunreinigungen*

(Die folgenden Substanzen werden, falls in einer bestimmten Menge vorhanden, durch eine Prüfmethode oder mehrere Prüfmethoden in der Monographie erfasst. Sie werden begrenzt durch das allgemeine Akzeptanzkriterium für weitere Verunreinigungen/nicht spezifizierte Verunreinigungen und/oder durch die Anforderungen der Allgemeinen Monographie **Substanzen zur pharmazeutischen Verwendung (Corpora ad usum pharmaceuticum)**. Diese Verunreinigungen müssen daher nicht identifiziert werden, um die Konformität der Substanz zu zeigen. Siehe auch „5.10 Kontrolle von Verunreinigungen in Substanzen zur pharmazeutischen Verwendung"):

E, F

A. Ethyl(4-hydroxy-2-methyl-2H-1,2-benzothiazin-3-carboxylat)-1,1-dioxid

B. 5-Methylthiazol-2-amin

C. R = CH$_3$:
N-[(2Z)-3,5-Dimethylthiazol-2(3H)-yliden]-4-hydroxy-2-methyl-2H-1,2-benzothiazin-3-carboxamid-1,1-dioxid

D. R = C$_2$H$_5$:
N-[(2Z)-3-Ethyl-5-methylthiazol-2(3H)-yliden]-4-hydroxy-2-methyl-2H-1,2-benzothiazin-3-carboxamid-1,1-dioxid

E. R = CH$_3$:
Methyl(4-hydroxy-2-methyl-2H-1,2-benzothiazin-3-carboxylat)-1,1-dioxid

F. R = CH(CH$_3$)$_2$:
Isopropyl(4-hydroxy-2-methyl-2H-1,2-benzothiazin-3-carboxylat)-1,1-dioxid

## 6.3/1129
# Methacrylsäure-Ethylacrylat-Copolymer-(1:1)-Dispersion 30%

# Acidi methacrylici et ethylis acrylatis polymerisati 1:1 dispersio 30 per centum

## Definition

Wässrige Dispersion eines Copolymers von Methacrylsäure und Ethylacrylat, dessen mittlere relative Molekülmasse etwa 250 000 beträgt. Das Verhältnis von Carboxyl-Gruppen zu Ester-Gruppen beträgt etwa 1:1.

*Gehalt:* 46,0 bis 50,6 Prozent Methacrylsäure-Einheiten (Verdampfungsrückstand)

Die Substanz kann geeignete oberflächenaktive Substanzen wie Natriumdodecylsulfat oder Polysorbat 80 enthalten.

## Eigenschaften

*Aussehen:* undurchsichtige, weiße bis fast weiße, schwach viskose Flüssigkeit

*Löslichkeit:* mischbar mit Wasser

Beim Zusatz von Lösungsmitteln wie Aceton, wasserfreiem Ethanol oder 2-Propanol bildet sich ein Niederschlag, der sich im Überschuss des Lösungsmittels auflöst. Die Substanz ist mischbar mit einer Lösung von Natriumhydroxid (40 g · l$^{-1}$).

Die Substanz ist anfällig für mikrobielle Kontamination.

## Prüfung auf Identität

A. IR-Spektroskopie (2.2.24)

*Vergleich:* Referenzspektrum von Methacrylsäure-Ethylacrylat-Copolymer-(1:1)-Dispersion 30 % der Ph. Eur.

B. Die Substanz entspricht den Grenzwerten der „Gehaltsbestimmung".

## Prüfung auf Reinheit

**Viskosität** (2.2.10): höchstens 15 mPa · s, mit Hilfe eines Rotationsviskosimeters bei 20 °C und einem Schergefälle von 50 s$^{-1}$ bestimmt

**Aussehen als Film:** Wird 1 ml der Substanz auf eine Glasplatte gegossen und trocknen gelassen, bildet sich ein klarer, spröder Film.

**Größere Teilchen:** 100,0 g Substanz werden durch ein gewogenes Sieb (90) aus rostfreiem Stahl gegeben. Der Rückstand wird mit Wasser R so lange gespült, bis die Waschflüssigkeit klar ist. Das Sieb mit Rückstand wird bei 100 bis 105 °C getrocknet. Der Rückstand darf höchstens 1,00 g wiegen.

**Ethylacrylat, Methacrylsäure:** Flüssigchromatographie (2.2.29)

*Blindlösung:* 25,0 ml mobile Phase und 50,0 ml Methanol R werden gemischt.

*Untersuchungslösung:* 40 mg Substanz werden in 50,0 ml Methanol R gelöst. Die Lösung wird mit 25,0 ml der mobilen Phase verdünnt.

*Referenzlösung:* 10 mg Ethylacrylat R und 10 mg Methacrylsäure R werden in Methanol R zu 50,0 ml gelöst. 0,1 ml Lösung werden mit Methanol R zu 50,0 ml verdünnt und mit 25,0 ml der mobilen Phase gemischt.

*Säule*
– Größe: $l = 0,10$ m, $\emptyset = 4$ mm
– Stationäre Phase: octadecylsilyliertes Kieselgel zur Chromatographie R (5 µm)

*Mobile Phase:* Methanol R, Phosphat-Pufferlösung pH 2,0 R (30:70 V/V)

*Durchflussrate:* 2,5 ml · min$^{-1}$

*Detektion:* Spektrometer bei 202 nm

*Einspritzen:* 50 µl

*Eignungsprüfung*
– Auflösung: mindestens 2,0 zwischen den Peaks von Ethylacrylat und Methacrylsäure im Chromatogramm der Referenzlösung
– Das Chromatogramm der Blindlösung darf keine Peaks mit den gleichen Retentionszeiten wie Ethylacrylat oder Methacrylsäure aufweisen.

*Grenzwert*
– Summe der Gehalte an Ethylacrylat und Methacrylsäure: höchstens 0,1 Prozent

**Verdampfungsrückstand:** 28,5 bis 31,5 Prozent

1,000 g Substanz wird 5 h lang bei 110 °C getrocknet. Der Rückstand muss mindestens 0,285 g und darf höchstens 0,315 g wiegen.

**Sulfatasche** (2.4.14): höchstens 0,2 Prozent, mit 1,0 g Substanz bestimmt

## Mikrobielle Verunreinigung

TAMC: Akzeptanzkriterium 10$^3$ KBE je Gramm (2.6.12)

TYMC: Akzeptanzkriterium 10$^2$ KBE je Gramm (2.6.12)

# Methacrylsäure-Ethylacrylat-Copolymer-(1:1)-Dispersion 30 %

## Gehaltsbestimmung

1,500 g Substanz, in einer Mischung von 40 ml Wasser *R* und 60 ml 2-Propanol *R* gelöst, werden nach Zusatz von Phenolphthalein-Lösung *R* langsam und unter Rühren mit Natriumhydroxid-Lösung (0,5 mol · l$^{-1}$) titriert.

1 ml Natriumhydroxid-Lösung (0,5 mol · l$^{-1}$) entspricht 43,05 mg $C_4H_6O_2$ (Methacrylsäure-Einheit).

## Lagerung

Vor Gefrieren geschützt

Beim Umgang mit der Substanz ist das Risiko einer mikrobiellen Kontamination möglichst gering zu halten.

## Beschriftung

Die Beschriftung gibt, falls zutreffend, Namen und Konzentration der oberflächenaktiven Substanzen an.

---

6.3/0560

# Methotrexat

# Methotrexatum

$C_{20}H_{22}N_8O_5$          $M_r$ 454,4

CAS Nr. 59-05-2

## Definition

(2S)-2-[[4-[[(2,4-Diaminopteridin-6-yl)methyl]methyl=
amino]benzoyl]amino]pentandisäure

*Gehalt:* 97,0 bis 102,0 Prozent (wasserfreie Substanz)

## Eigenschaften

*Aussehen:* gelbes bis orangefarbenes, kristallines, hygroskopisches Pulver

*Löslichkeit:* praktisch unlöslich in Wasser, Dichlormethan und Ethanol 96 %

Die Substanz löst sich in verdünnten Mineralsäuren und in verdünnten Lösungen von Alkalihydroxiden und -carbonaten.

## Prüfung auf Identität

IR-Spektroskopie (2.2.24)

*Vergleich:* Methotrexat CRS

## Prüfung auf Reinheit

**Verwandte Substanzen:** Flüssigchromatographie (2.2.29)

*Untersuchungslösung a:* 40,0 mg Substanz werden in einer Mischung von 0,5 ml verdünnter Ammoniak-Lösung *R* 1 und 5 ml mobiler Phase A gelöst. Die Lösung wird mit der mobilen Phase A zu 100,0 ml verdünnt.

*Untersuchungslösung b:* 25,0 mg Substanz werden in einer Mischung von 0,5 ml verdünnter Ammoniak-Lösung *R* 1 und 5 ml mobiler Phase A gelöst. Die Lösung wird mit der mobilen Phase A zu 50,0 ml verdünnt. 5,0 ml dieser Lösung werden mit der mobilen Phase A zu 50,0 ml verdünnt.

*Referenzlösung a:* 25,0 mg Methotrexat CRS werden in einer Mischung von 0,5 ml verdünnter Ammoniak-Lösung *R* 1 und 5 ml mobiler Phase A gelöst. Die Lösung wird mit der mobilen Phase A zu 50,0 ml verdünnt. 5,0 ml dieser Lösung werden mit der mobilen Phase A zu 50,0 ml verdünnt.

*Referenzlösung b:* 5,0 ml Untersuchungslösung a werden mit der mobilen Phase A zu 100,0 ml verdünnt. 5,0 ml dieser Lösung werden mit der mobilen Phase A zu 50,0 ml verdünnt.

*Referenzlösung c:* 5,0 ml Referenzlösung b werden mit der mobilen Phase A zu 25,0 ml verdünnt.

*Referenzlösung d:* 5 mg Substanz, 5 mg 4-Aminofolsäure *R* (Verunreinigung B), 5 mg Methotrexat-Verunreinigung C CRS, 5 mg Methotrexat-Verunreinigung D CRS und 5 mg Methotrexat-Verunreinigung E CRS werden in einer Mischung von 0,5 ml verdünnter Ammoniak-Lösung *R* 1 und 5 ml mobiler Phase A gelöst. Die Lösung wird mit der mobilen Phase A zu 100 ml verdünnt.

*Referenzlösung e:* 8 mg Methotrexat zur Peak-Identifizierung CRS (mit den Verunreinigungen H und I) werden in einer Mischung von 0,1 ml verdünnter Ammoniak-Lösung *R* 1 und 1 ml mobiler Phase A gelöst. Die Lösung wird mit der mobilen Phase A zu 20 ml verdünnt.

*Säule*
- Größe: $l$ = 0,25 m, $\varnothing$ = 4,0 mm
- Stationäre Phase: nachsilanisiertes, octadecylsilyliertes Kieselgel zur Chromatographie *R* (5 µm), sphärisch

*Mobile Phase*
- Mobile Phase A: 5 Volumteile Acetonitril zur Chromatographie *R* und 95 Volumteile einer Lösung von wasserfreiem Natriumdihydrogenphosphat *R* (3,4 g · l$^{-1}$), die zuvor mit einer Lösung von Natriumhydroxid *R* (42 g · l$^{-1}$) auf einen pH-Wert von 6,0 eingestellt wurde, werden gemischt.

– Mobile Phase B: 50 Volumteile Acetonitril zur Chromatographie *R* und 50 Volumteile einer Lösung von wasserfreiem Natriumdihydrogenphosphat *R* (3,4 g · l$^{-1}$), die zuvor mit einer Lösung von Natriumhydroxid *R* (42 g · l$^{-1}$) auf einen pH-Wert von 6,0 eingestellt wurde, werden gemischt.

| Zeit (min) | Mobile Phase A (% V/V) | Mobile Phase B (% V/V) |
| --- | --- | --- |
| 0 – 10 | 100 | 0 |
| 10 – 20 | 100 → 95 | 0 → 5 |
| 20 – 28 | 95 → 50 | 5 → 50 |
| 28 – 37 | 50 | 50 |
| 37 – 38 | 50 → 100 | 50 → 0 |
| 38 – 45 | 100 | 0 |

*Durchflussrate:* 1,5 ml · min$^{-1}$

*Detektion:* Spektrometer bei 280 nm

*Einspritzen:* 20 µl; Untersuchungslösung a, Referenzlösungen b, c, d und e

*Identifizierung von Verunreinigungen:* Zur Identifizierung der Peaks der Verunreinigungen H und I werden das mitgelieferte Chromatogramm von Methotrexat zur Peak-Identifizierung *CRS* und das mit der Referenzlösung e erhaltene Chromatogramm verwendet.

*Relative Retention* (bezogen auf Methotrexat, $t_R$ etwa 18 min)
– Verunreinigung B: etwa 0,3
– Verunreinigung C: etwa 0,4
– Verunreinigung E: etwa 1,4
– Verunreinigung I: etwa 1,5
– Verunreinigung H: etwa 1,6

*Eignungsprüfung*
– Auflösung: mindestens 2,0 zwischen den Peaks der Verunreinigungen B und C und mindestens 1,5 zwischen den Peaks von Verunreinigung D und Methotrexat im Chromatogramm der Referenzlösung d; mindestens 1,5 zwischen den Peaks der Verunreinigungen I und H im Chromatogramm der Referenzlösung e

Falls die Auflösung zwischen Verunreinigung D und Methotrexat nicht der Eignungsprüfung entspricht, wird die Durchflussrate erhöht, um den Anforderungen zu entsprechen.

*Grenzwerte*
– Korrekturfaktoren: Für die Berechnung der Gehalte werden die Peakflächen folgender Verunreinigungen mit dem entsprechenden Korrekturfaktor multipliziert:
 – Verunreinigung E: 0,8
 – Verunreinigung I: 1,4
– Verunreinigung C: nicht größer als die Fläche des Hauptpeaks im Chromatogramm der Referenzlösung b (0,5 Prozent)
– Verunreinigungen B, E: jeweils nicht größer als das 0,6fache der Fläche des Hauptpeaks im Chromatogramm der Referenzlösung b (0,3 Prozent)
– Verunreinigungen H, I: jeweils nicht größer als das 2fache der Fläche des Hauptpeaks im Chromatogramm der Referenzlösung c (0,2 Prozent)
– Nicht spezifizierte Verunreinigungen: jeweils nicht größer als das 0,5fache der Fläche des Hauptpeaks im Chromatogramm der Referenzlösung c (0,05 Prozent)
– Summe aller Verunreinigungen ohne Verunreinigungen B, C und E: nicht größer als die Fläche des Hauptpeaks im Chromatogramm der Referenzlösung b (0,5 Prozent)
– Ohne Berücksichtigung bleiben: Peaks, deren Fläche kleiner ist als das 0,3fache der Fläche des Hauptpeaks im Chromatogramm der Referenzlösung c (0,03 Prozent)

**Enantiomerenreinheit:** Flüssigchromatographie (2.2.29)

*Untersuchungslösung:* 20,0 mg Substanz werden in der mobilen Phase zu 100,0 ml gelöst.

*Referenzlösung a:* 1,0 ml Untersuchungslösung wird mit der mobilen Phase zu 100,0 ml verdünnt.

*Referenzlösung b:* 4,0 mg (*RS*)-Methotrexat *R* werden in der mobilen Phase zu 100,0 ml gelöst.

*Säule*
– Größe: *l* = 0,15 m, ∅ = 4,0 mm
– Stationäre Phase: Rinderalbumin *R* gebunden an Kieselgel zur Chromatographie *R* (7 µm), mit einer Porengröße von 30 nm

*Mobile Phase:* 500 ml einer Lösung von wasserfreiem Natriummonohydrogenphosphat *R* (7,1 g · l$^{-1}$) und 600 ml einer Lösung von Natriumdihydrogenphosphat-Monohydrat *R* (6,9 g · l$^{-1}$) werden gemischt und die Mischung wird mit verdünnter Natriumhydroxid-Lösung *R* auf einen pH-Wert von 6,9 eingestellt. 920 ml dieser Lösung werden mit 80 ml 1-Propanol *R* versetzt.

*Durchflussrate:* 1,5 ml · min$^{-1}$

*Detektion:* Spektrometer bei 302 nm

*Einspritzen:* 20 µl

*Eignungsprüfung:* Referenzlösung b
– Auflösung: mindestens 2,0 zwischen den Peaks von Methotrexat und Verunreinigung F

*Grenzwert*
– Verunreinigung F: nicht größer als das 3fache der Fläche des Hauptpeaks im Chromatogramm der Referenzlösung a (3,0 Prozent)

**Schwermetalle** (2.4.8): höchstens 50 ppm

1,0 g Substanz muss der Grenzprüfung C entsprechen. Zur Herstellung der Referenzlösung werden 5 ml Blei-Lösung (10 ppm Pb) *R* verwendet.

**Wasser** (2.5.12): höchstens 13,0 Prozent, mit 0,10 g Substanz bestimmt

**Sulfatasche** (2.4.14): höchstens 0,1 Prozent, mit 1,0 g Substanz bestimmt

# Methotrexat

## Gehaltsbestimmung

Flüssigchromatographie (2.2.29) wie unter „Verwandte Substanzen" beschrieben, mit folgender Änderung:

*Einspritzen:* Untersuchungslösung b, Referenzlösung a

Der Prozentgehalt an $C_{20}H_{22}N_8O_5$ wird unter Berücksichtigung des angegebenen Gehalts für Methotrexat *CRS* berechnet.

## Lagerung

Dicht verschlossen, vor Licht geschützt

## Verunreinigungen

*Spezifizierte Verunreinigungen:*

B, C, E, F, H, I

*Andere bestimmbare Verunreinigungen*
(Die folgenden Substanzen werden, falls in einer bestimmten Menge vorhanden, durch eine Prüfmethode oder mehrere Prüfmethoden in der Monographie erfasst. Sie werden begrenzt durch das allgemeine Akzeptanzkriterium für weitere Verunreinigungen/nicht spezifizierte Verunreinigungen und/oder durch die Anforderungen der Allgemeinen Monographie **Substanzen zur pharmazeutischen Verwendung (Corpora ad usum pharmaceuticum)**. Diese Verunreinigungen müssen daher nicht identifiziert werden, um die Konformität der Substanz zu zeigen. Siehe auch „5.10 Kontrolle von Verunreinigungen in Substanzen zur pharmazeutischen Verwendung"):

A, D, G, J, K, L

A. (2,4-Diaminopteridin-6-yl)methanol

B. R1 = NH$_2$, R2 = R3 = R4 = H:
(2S)-2-[[4-[[(2,4-Diaminopteridin-6-yl)methyl]amino]benzoyl]amino]pentandisäure
(4-Aminofolsäure, Aminopterin)

H. R1 = NH$_2$, R2 = R4 = CH$_3$, R3 = H:
(2S)-2-[[4-[[(2,4-Diaminopteridin-6-yl)methyl]methylamino]benzoyl]amino]-5-methoxy-5-oxopentansäure
(Methotrexat-5-methylester)

I. R1 = NH$_2$, R2 = R3 = CH$_3$, R4 = H:
(4S)-4-[[4-[[(2,4-Diaminopteridin-6-yl)methyl]methylamino]benzoyl]amino]-5-methoxy-5-oxopentansäure
(Methotrexat-1-methylester)

J. R1 = NH$_2$, R2 = R3 = R4 = CH$_3$:
Dimethyl[(2S)-2-[[4-[[(2,4-diaminopteridin-6-yl)methyl]methylamino]benzoyl]amino]pentandioat]
(Methotrexatdimethylester)

C. (2S)-2-[[4-[[(2-Amino-4-oxo-1,4-dihydropteridin-6-yl)methyl]methylamino]benzoyl]amino]pentandisäure
(*N*-Methylfolsäure, Methopterin)

D. 4-[[(2-Amino-4-oxo-1,4-dihydropteridin-6-yl)methyl]methylamino]benzoesäure
($N^{10}$-Methylptersäure)

E. 4-[[(2,4-Diaminopteridin-6-yl)methyl]methylamino]benzoesäure
(4-Amino-$N^{10}$-methylptersäure, APA)

F. (2R)-2-[[4-[[(2,4-Diaminopteridin-6-yl)methyl]methylamino]benzoyl]amino]pentandisäure
((R)-Methotrexat)

G. (2S)-2-[[4-[[4-[[(2,4-Diaminopteridin-6-yl)methyl]methylamino]benzoyl]methylamino]benzoyl]amino]pentandisäure

K. R = H:
(2S)-2-[(4-Aminobenzoyl)amino]pentandisäure

L. R = CH$_3$:
(2S)-2-[[4-(Methylamino)benzoyl]amino]pentandi=
säure

# Methylcellulose
# Methylcellulosum

6.3/0345

CAS Nr. 9004-67-5

## Definition

Partiell O-methylierte Cellulose

## Eigenschaften

*Aussehen:* Pulver oder Körner, weiß, gelblich weiß bis grauweiß, in getrocknetem Zustand hygroskopisch

*Löslichkeit:* praktisch unlöslich in heißem Wasser, in Aceton, wasserfreiem Ethanol und in Toluol

Die Substanz löst sich in kaltem Wasser unter Bildung einer kolloidalen Lösung.

## Prüfung auf Identität

A. 1,0 g Substanz wird gleichmäßig auf der Oberfläche von 100 ml Wasser *R* in einem Becherglas verteilt. Falls erforderlich wird leicht an den oberen Rand des Becherglases geklopft, bis sich eine einheitliche Schicht auf der Wasseroberfläche gebildet hat. Nach 1 bis 2 min langem Stehenlassen aggregiert das Pulver auf der Oberfläche.

B. 1,0 g Substanz wird gleichmäßig in 100 ml siedendem Wasser *R* verteilt. Die Mischung wird mit einem Magnetrührstab von 25 mm Länge gerührt, wobei sich eine Aufschlämmung bildet. Die Partikeln lösen sich nicht. Die Aufschlämmung wird auf 5 °C abgekühlt und mit dem Magnetrührer gerührt, wobei sich eine klare oder leicht trübe Lösung bildet, deren Konsistenz vom Grad der Viskosität abhängt.

C. 0,1 ml der unter „Prüfung auf Identität, B" erhaltenen Lösung werden mit 9 ml einer 90-prozentigen Lösung (V/V) von Schwefelsäure *R* versetzt. Die Mischung wird geschüttelt, genau 3 min lang im Wasserbad erhitzt und anschließend sofort in einer Eis-Wasser-Mischung abgekühlt. Die Mischung wird vorsichtig mit 0,6 ml einer Lösung von Ninhydrin *R* (20 g · l$^{-1}$) versetzt und geschüttelt. Beim Stehenlassen bei 25 °C entsteht eine Rotfärbung, die innerhalb von 100 min nicht in Violett übergeht.

D. Werden 2 bis 3 ml der unter „Prüfung auf Identität, B" erhaltenen Lösung als dünne Schicht auf eine Glasplatte aufgetragen, bildet sich nach dem Verdunsten des Wassers ein zusammenhängender, durchsichtiger Film auf der Glasplatte.

E. Genau 50 ml Wasser *R* werden in einem Becherglas mit genau 50 ml der unter „Prüfung auf Identität, B" erhaltenen Lösung versetzt. Diese Lösung, in die ein Thermometer eingetaucht wird, wird mit einem Magnetrührer auf einer Heizplatte gerührt und die Temperatur um 2 bis 5 °C je Minute erhöht. Die Temperatur, bei der die Trübung zuzunehmen beginnt, wird als Flockungstemperatur bestimmt. Sie muss oberhalb von 50 °C liegen.

## Prüfung auf Reinheit

**Prüflösung:** Eine 1,0 g getrockneter Substanz entsprechende Menge Substanz wird unter Rühren in 50 g auf 90 °C erhitztes kohlendioxidfreies Wasser *R* eingebracht. Nach dem Erkalten wird die Mischung mit kohlendioxidfreiem Wasser *R* zu 100 g verdünnt und gerührt, bis sich die Substanz vollständig gelöst hat. Die Prüflösung wird 1 h lang zwischen 2 und 8 °C stehen gelassen, bevor die Prüfung „Aussehen der Lösung" durchgeführt wird.

**Aussehen der Lösung:** Die Prüflösung darf nicht stärker opaleszieren als die Referenzsuspension III (2.2.1) und nicht stärker gefärbt sein als die Farbvergleichslösung $G_6$ (2.2.2, Methode II).

**pH-Wert** (2.2.3): 5,0 bis 8,0, an der unter „Viskosität" (siehe „Funktionalitätsbezogene Eigenschaften") hergestellten Lösung bestimmt

Der pH-Wert wird abgelesen, nachdem die Elektrode 5 ± 0,5 min lang in die Prüflösung eingetaucht wurde.

**Schwermetalle** (2.4.8): höchstens 20 ppm

1,0 g Substanz muss der Grenzprüfung F entsprechen. Zur Herstellung der Referenzlösung werden 2 ml Blei-Lösung (10 ppm Pb) *R* verwendet.

**Trocknungsverlust** (2.2.32): höchstens 5,0 Prozent, mit 1,000 g Substanz durch 1 h langes Trocknen im Trockenschrank bei 105 °C bestimmt

**Sulfatasche** (2.4.14): höchstens 1,5 Prozent, mit 1,0 g Substanz bestimmt

## Funktionalitätsbezogene Eigenschaften

*Dieser Abschnitt liefert Informationen zu Eigenschaften, die sich als relevante Prüfparameter für eine Funktion oder mehrere Funktionen der Substanz erwiesen haben, wenn diese als Hilfsstoff (siehe 5.15) verwendet wird. Dieser Abschnitt ist ein nicht verbindlicher Teil der Monographie und diese Eigenschaften müssen nicht notwendigerweise verifiziert werden, um die Übereinstimmung mit den Anforderungen der Monographie zu zei-*

gen. Die Kontrolle dieser Eigenschaften kann jedoch zur Qualität eines Arzneimittels beitragen, indem die Gleichförmigkeit des Herstellungsverfahrens und die Funktionalität des Arzneimittels bei der Anwendung verbessert werden. Wenn Prüfmethoden angegeben sind, haben sie sich für den jeweiligen Zweck als geeignet erwiesen, jedoch können andere Methoden ebenfalls angewendet werden. Werden für eine bestimmte Eigenschaft Ergebnisse vorgelegt, muss die Prüfmethode angegeben sein.

Die folgenden Eigenschaften können für Methylcellulose, die als Bindemittel, viskositätserhöhender Hilfsstoff oder Filmbildner verwendet wird, relevant sein.

**Viskosität:** mindestens 80 und höchstens 120 Prozent des Nominalwerts für Proben mit einer Viskosität kleiner als 600 mPa · s (Methode 1); mindestens 75 und höchstens 140 Prozent des Nominalwerts für Proben mit einer Viskosität von mindestens 600 mPa · s (Methode 2)

*Methode 1 für Proben mit einer Viskosität kleiner als 600 mPa · s:* Eine genau abgewogene, 4,000 g getrockneter Substanz entsprechende Menge Substanz wird in einen Weithals-Erlenmeyerkolben gebracht und mit Wasser *R* zu 200,0 g ergänzt. Das Gefäß wird verschlossen und der Inhalt 10 bis 20 min lang mechanisch bei 400 ± 50 Umdrehungen je Minute gerührt, bis die Partikeln vollständig dispergiert und befeuchtet sind. Falls ungelöstes Material an der Innenseite der Gefäßwand haftet, wird es mit einem Spatel wieder in die Flüssigkeit eingebracht. Die Mischung wird 20 bis 40 min lang in einem Wasserbad gerührt, dessen Temperatur bei weniger als 5 °C gehalten wird. Falls erforderlich wird die Masse der Lösung mit kaltem Wasser *R* zu 200,0 g ergänzt. Die Lösung wird, falls erforderlich, zur Entfernung von Luftblasen zentrifugiert. Mit einem Spatel wird vorhandener Schaum entfernt. Die kinematische Viskosität $v$ der Lösung wird mit Hilfe eines Kapillarviskosimeters (2.2.9) bestimmt. Die Dichte $\rho$ (2.2.5) der Lösung wird getrennt bestimmt und die dynamische Viskosität $\eta$ nach folgender Gleichung berechnet:

$$\eta = \rho\, v$$

*Methode 2 für Proben mit einer Viskosität von mindestens 600 mPa · s:* Eine genau abgewogene, 10,00 g getrockneter Substanz entsprechende Menge Substanz wird in einen Weithals-Erlenmeyerkolben gebracht und mit Wasser *R* zu 500,0 g ergänzt. Das Gefäß wird verschlossen und der Inhalt 10 bis 20 min lang mechanisch bei 400 ± 50 Umdrehungen je Minute gerührt, bis die Partikeln vollständig dispergiert und befeuchtet sind. Falls ungelöstes Material an der Innenseite der Gefäßwand haftet, wird es mit einem Spatel wieder in die Flüssigkeit eingebracht. Die Mischung wird 20 bis 40 min lang in einem Wasserbad gerührt, dessen Temperatur bei weniger als 5 °C gehalten wird. Falls erforderlich wird die Masse der Lösung mit kaltem Wasser *R* zu 500,0 g ergänzt. Die Lösung wird, falls erforderlich, zur Entfernung von Luftblasen zentrifugiert. Mit einem Spatel wird vorhandener Schaum entfernt. Die Viskosität (2.2.10) der Lösung wird mit Hilfe eines Rotationsviskosimeters bei 20 ± 0,1 °C bestimmt.

*Gerät:* Spindelviskosimeter mit einem Zylinder

*Rotornummer, Umdrehungen je Minute und Umrechnungsfaktor:* Die in Tab. 0345-1 angegebenen Bedingungen werden angewendet.

**Tabelle 0345-1**

| nominale Viskosität (mPa · s)* | Rotornummer | Umdrehungen je Minute | Umrechnungsfaktor |
|---|---|---|---|
| von 600 bis weniger als 1400 | 3 | 60 | 20 |
| von 1400 bis weniger als 3500 | 3 | 12 | 100 |
| von 3500 bis weniger als 9500 | 4 | 60 | 100 |
| von 9500 bis weniger als 99 500 | 4 | 6 | 1000 |
| 99 500 oder mehr | 4 | 3 | 2000 |

* nach den Angaben des Herstellers

Das Ergebnis der Messung wird nach 2 min langer Rotation der Spindel abgelesen. Zwischen aufeinanderfolgenden Messungen erfolgt eine Pause von 2 min. Die Messung wird 2-mal wiederholt und der Durchschnittswert aus den 3 Messwerten bestimmt.

**Substitutionsgrad:** 26,0 bis 33,0 Prozent Methoxy-Gruppen (getrocknete Substanz)

Gaschromatographie (2.2.28)

*Apparatur*
– Reaktionsgefäß: eine druckbeständige 5-ml-Probeflasche von 50 mm Höhe mit einem äußeren Durchmesser von 20 mm und einem inneren Durchmesser am Flaschenhals von 13 mm und einem druckbeständigen Membranstopfen aus Butylkautschuk, der mit Polytetrafluorethylen beschichtet und mit einer Aluminiumkappe oder einem anderen Verschlusssystem versehen ist, um eine ausreichende Dichtheit zu gewährleisten
– Heizmodul: ein Modul mit einem quadratischen Aluminiumblock, der Löcher von 32 mm Tiefe und 20 mm Durchmesser für die Reaktionsgefäße aufweist

Der Inhalt der Reaktionsgefäße wird mit einem im Heizmodul integrierten Magnetrührer oder einer Schüttelvorrichtung, die etwa 100 Zyklen je Minute erzeugt, gemischt.

*Interner-Standard-Lösung:* Lösung von Octan *R* (30 g · l$^{-1}$) in Xylol *R*

*Untersuchungslösung:* 65,0 mg Substanz werden in das Reaktionsgefäß gegeben und mit 0,06 bis 0,10 g Adipinsäure *R*, 2,0 ml Interner-Standard-Lösung und 2,0 ml Iodwasserstoffsäure *R* versetzt. Das Gefäß wird sofort verschlossen, versiegelt und genau gewogen. Der Inhalt des Reaktionsgefäßes wird 60 min lang kontinuierlich mit einem Magnetrührer gemischt, wobei der Aluminiumblock so beheizt wird, dass der Inhalt bei 130 ± 2 °C gehalten wird. Wenn kein Magnetrührer oder Schüttler zur Verfügung steht, wird das Reaktionsgefäß während der ersten 30 min der Heizphase in 5-Minuten-Intervallen von Hand gründlich geschüttelt. Das Reaktionsgefäß wird erkalten gelassen und genau gewogen. Wenn der Masseverlust des Inhalts weniger als 0,50 Prozent beträgt und es keinen Hinweis auf eine undichte Stelle gibt, wird die obere Phase der Mischung als Untersuchungslösung verwendet.

*Referenzlösung:* In ein weiteres Reaktionsgefäß werden 0,06 bis 0,10 g Adipinsäure *R*, 2,0 ml Interner-Standard-Lösung und 2,0 ml Iodwasserstoffsäure *R* gegeben. Das Gefäß wird verschlossen, versiegelt und genau gewogen. Mit einer Spritze werden 45 µl Methyliodid *R* durch die Membran eingebracht. Das Reaktionsgefäß wird genau gewogen und gründlich geschüttelt. Die obere Phase wird als Referenzlösung verwendet.

*Säule*
- Größe: $l$ = 1,8 bis 3 m, $\varnothing$ = 3 bis 4 mm
- Stationäre Phase: Kieselgur zur Gaschromatographie *R*, imprägniert mit 10 bis 20 Prozent Poly[dimethyl(75)diphenyl(25)]siloxan *R* (Filmdicke 125 bis 150 µm)
- Temperatur: 100 °C

*Trägergas:* Helium zur Chromatographie *R* (Wärmeleitfähigkeit); Helium zur Chromatographie *R* oder Stickstoff zur Chromatographie *R* (Flammenionisation)

*Durchflussrate:* eingestellt, dass die Retentionszeit des Internen Standards etwa 10 min beträgt

*Detektion:* Flammenionisation oder Wärmeleitfähigkeit

*Einspritzen:* 1 bis 2 µl

*Eignungsprüfung:* Referenzlösung
- Auflösung: Die Peaks von Methyliodid (1. Peak) und des Internen Standards (2. Peak) müssen deutlich voneinander getrennt sein.

*Berechnung*
- Methoxy-Gruppen: Das Verhältnis ($Q$) der Fläche des Methyliodid-Peaks zur Fläche des Peaks des Internen Standards im Chromatogramm der Untersuchungslösung und das Verhältnis ($Q_1$) der Fläche des Methyliodid-Peaks zur Fläche des Peaks des Internen Standards im Chromatogramm der Referenzlösung werden berechnet.

Der Prozentgehalt an Methoxy-Gruppen wird nach folgender Formel berechnet:

$$\frac{Q}{Q_1} \cdot \frac{m_1}{m} \cdot 21{,}864$$

$m_1$ = Masse an Methyliodid in der Referenzlösung in Milligramm
$m$ = Masse der Probe (getrocknete Substanz) in Milligramm

# 6.3/2235

# Methylphenidathydrochlorid

# Methylphenidati hydrochloridum

$C_{14}H_{20}ClNO_2$   $M_r$ 269,8
CAS Nr. 298-59-9

## Definition

Methyl[(2*RS*)-phenyl[(2*RS*)-piperidin-2-yl]acetat]-hydrochlorid

*Gehalt:* 99,0 bis 101,0 Prozent (getrocknete Substanz)

## Eigenschaften

*Aussehen:* weißes bis fast weißes, feines, kristallines Pulver

*Löslichkeit:* leicht löslich in Wasser, löslich in Ethanol 96 %, schwer löslich in Dichlormethan

## Prüfung auf Identität

1: A, C
2: B, C

A. IR-Spektroskopie (2.2.24)

*Vergleich:* Methylphenidathydrochlorid *CRS*

B. Dünnschichtchromatographie (2.2.27)

*Untersuchungslösung:* 5 mg Substanz werden in 1,0 ml Methanol *R* gelöst.

*Referenzlösung:* 5 mg Methylphenidathydrochlorid *CRS* werden in 1,0 ml Methanol *R* gelöst.

*Platte:* DC-Platte mit Kieselgel *R*

*Fließmittel:* konzentrierte Ammoniak-Lösung *R*, Methanol *R*, Dichlormethan *R* (1:4:95 *V/V/V*)

*Auftragen:* 5 µl

*Laufstrecke:* 2/3 der Platte

*Trocknen:* 5 min lang bei 60 °C

*Detektion:* Die Platte wird mit einer frisch hergestellten Lösung von Echtblausalz B *R* (5 g · l⁻¹) besprüht und 1 min lang bei 60 °C erhitzt.

*Ergebnis:* Der Hauptfleck im Chromatogramm der Untersuchungslösung entspricht in Bezug auf Lage, Farbe und Größe dem Hauptfleck im Chromatogramm der Referenzlösung.

C. Die Substanz gibt die Identitätsreaktion a auf Chlorid (2.3.1).

## Prüfung auf Reinheit

**Verwandte Substanzen:** Flüssigchromatographie (2.2.29)

*Die Lösungen sind unmittelbar vor Gebrauch herzustellen.*

*Untersuchungslösung:* 25 mg Substanz werden in der mobilen Phase zu 50,0 ml gelöst.

*Referenzlösung a:* Der Inhalt einer Durchstechflasche mit Methylphenidat-Verunreinigungsmischung *CRS* (mit den Verunreinigungen A und B) wird in 1,0 ml Untersuchungslösung gelöst.

*Referenzlösung b:* 1,0 ml Untersuchungslösung wird mit der mobilen Phase zu 100,0 ml verdünnt. 1,0 ml dieser Lösung wird mit der mobilen Phase zu 10,0 ml verdünnt.

*Säule*
– Größe: $l$ = 0,25 m, $\emptyset$ = 4,6 mm
– Stationäre Phase: nachsilanisiertes, octadecylsilyliertes Kieselgel zur Chromatographie *R* (5 µm)
– Temperatur: 40 °C

*Mobile Phase:* 7 Volumteile Methanol *R* 2 werden mit 18 Volumteilen einer Lösung von Kaliumdihydrogenphosphat *R* (1,82 g · l$^{-1}$) gemischt.

*Durchflussrate:* 1,0 ml · min$^{-1}$

*Detektion:* Spektrometer bei 209 nm

*Einspritzen:* 10 µl

*Chromatographiedauer:* 1,5fache Retentionszeit von Methylphenidat

*Identifizierung von Verunreinigungen:* Zur Identifizierung der Peaks der Verunreinigungen A und B werden das mitgelieferte Chromatogramm von Methylphenidat-Verunreinigungsmischung *CRS* und das mit der Referenzlösung a erhaltene Chromatogramm verwendet.

*Relative Retention* (bezogen auf Methylphenidat, $t_R$ etwa 11 min)
– Verunreinigung B: etwa 0,6
– Verunreinigung A: etwa 0,9

*Eignungsprüfung:* Referenzlösung a
– Peak-Tal-Verhältnis: mindestens 2,5, wobei $H_p$ die Höhe des Peaks der Verunreinigung A über der Basislinie und $H_v$ die Höhe des niedrigsten Punkts der Kurve über der Basislinie zwischen den Peaks von Verunreinigung A und Methylphenidat darstellen

*Grenzwerte*
– Verunreinigungen A, B: jeweils nicht größer als das 5fache der Fläche des Hauptpeaks im Chromatogramm der Referenzlösung b (0,5 Prozent)
– Nicht spezifizierte Verunreinigungen: jeweils nicht größer als die Fläche des Hauptpeaks im Chromatogramm der Referenzlösung b (0,10 Prozent)
– Summe aller Verunreinigungen: nicht größer als das 10fache der Fläche des Hauptpeaks im Chromatogramm der Referenzlösung b (1,0 Prozent)
– Ohne Berücksichtigung bleiben: Peaks, deren Fläche kleiner ist als das 0,5fache der Fläche des Hauptpeaks im Chromatogramm der Referenzlösung b (0,05 Prozent)

**Schwermetalle** (2.4.8): höchstens 20 ppm

1,0 g Substanz muss der Grenzprüfung A entsprechen. Zur Herstellung der Referenzlösung werden 2 ml Blei-Lösung (10 ppm Pb) *R* verwendet.

**Trocknungsverlust** (2.2.32): höchstens 0,5 Prozent, mit 1,000 g Substanz durch 4 h langes Trocknen im Vakuum bei 60 °C bestimmt

**Sulfatasche** (2.4.14): höchstens 0,1 Prozent, mit 1,0 g Substanz bestimmt

## Gehaltsbestimmung

0,250 g Substanz, in 50 ml Ethanol 96 % *R* gelöst, werden nach Zusatz von 5,0 ml Salzsäure (0,01 mol · l$^{-1}$) mit Natriumhydroxid-Lösung (0,1 mol · l$^{-1}$) titriert. Eine Elektrode für eine Säure-Base-Titration in wasserfreiem Medium wird verwendet. Das zwischen den beiden mit Hilfe der Potentiometrie (2.2.20) bestimmten Wendepunkten zugesetzte Volumen wird abgelesen.

1 ml Natriumhydroxid-Lösung (0,1 mol · l$^{-1}$) entspricht 26,98 mg $C_{14}H_{20}ClNO_2$.

## Lagerung

Vor Licht geschützt

## Verunreinigungen

*Spezifizierte Verunreinigungen:*

A, B

A. (2*RS*)-Phenyl[(2*RS*)-piperidin-2-yl]essigsäure

B. Methyl[(2*RS*)-phenyl[(2*SR*)-piperidin-2-yl]acetat]

# 6.3/0846
# Mianserinhydrochlorid
# Mianserini hydrochloridum

$C_{18}H_{21}ClN_2$  $M_r$ 300,8
CAS Nr. 21535-47-7

## Definition

(14b*RS*)-2-Methyl-1,2,3,4,10,14b-hexahydrodibenzo=
[*c,f*]pyrazino[1,2-*a*]azepin-hydrochlorid

*Gehalt:* 98,5 bis 101,0 Prozent (getrocknete Substanz)

## Eigenschaften

*Aussehen:* kristallines Pulver oder Kristalle, weiß bis fast weiß

*Löslichkeit:* wenig löslich in Wasser, löslich in Dichlormethan, schwer löslich in Ethanol 96 %

## Prüfung auf Identität

1: B, D
2: A, C, D

A. UV-Vis-Spektroskopie (2.2.25)

*Untersuchungslösung:* 50,0 mg Substanz werden in Wasser *R* zu 50,0 ml gelöst. 5,0 ml Lösung werden mit Wasser *R* zu 50,0 ml verdünnt.

*Spektralbereich:* 230 bis 350 nm

*Absorptionsmaximum:* bei 279 nm

*Spezifische Absorption im Absorptionsmaximum:*
 – 64 bis 72

B. IR-Spektroskopie (2.2.24)

*Vergleich:* Mianserinhydrochlorid CRS

Wenn die Spektren bei der Prüfung in fester Form unterschiedlich sind, werden Substanz und Referenzsubstanz getrennt in Methanol *R* gelöst. Nach Eindampfen der Lösungen zur Trockne werden mit den Rückständen erneut Spektren aufgenommen.

C. Dünnschichtchromatographie (2.2.27)

*Untersuchungslösung:* 10 mg Substanz werden in Dichlormethan *R* zu 5 ml gelöst.

*Referenzlösung a:* 10 mg Mianserinhydrochlorid CRS werden in Dichlormethan *R* zu 5 ml gelöst.

*Referenzlösung b:* 10 mg Mianserinhydrochlorid CRS und 10 mg Cyproheptadinhydrochlorid CRS werden in Dichlormethan *R* zu 5 ml gelöst.

*Platte:* DC-Platte mit Kieselgel $GF_{254}$ *R*

*Fließmittel:* Diethylamin *R*, Ether *R*, Cyclohexan *R* (5:20:75 *V/V/V*)

*Auftragen:* 2 µl

*Entwicklung:* 2/3 der Platte

*Detektion:* Auswertung im ultravioletten Licht bei 254 nm

*Eignungsprüfung:* Referenzlösung b
 – Das Chromatogramm muss deutlich voneinander getrennt 2 Flecke zeigen.

*Ergebnis:* Der Hauptfleck im Chromatogramm der Untersuchungslösung entspricht in Bezug auf Lage und Größe dem Hauptfleck im Chromatogramm der Referenzlösung a.

D. Die Substanz gibt die Identitätsreaktion a auf Chlorid (2.3.1).

## Prüfung auf Reinheit

**pH-Wert** (2.2.3): 4,0 bis 5,5

0,10 g Substanz werden in kohlendioxidfreiem Wasser *R* zu 10 ml gelöst.

**Verwandte Substanzen:** Flüssigchromatographie (2.2.29)

*Pufferlösung pH 3,0:* 5,0 g Natriumoctansulfonat *R* werden in Wasser *R* zu 350 ml gelöst und bis zur vollständigen Lösung gerührt. Die Lösung wird mit einer Mischung von 1 Volumteil Phosphorsäure 85 % *R* und 3 Volumteilen Wasser *R* auf einen pH-Wert von 3,0 eingestellt und mit Wasser *R* zu 400 ml verdünnt.

*Untersuchungslösung:* 25 mg Substanz werden in der mobilen Phase zu 25,0 ml gelöst.

*Referenzlösung a:* 1,0 ml Untersuchungslösung wird mit der mobilen Phase zu 100,0 ml verdünnt. 1,0 ml dieser Lösung wird mit der mobilen Phase zu 10,0 ml verdünnt.

*Referenzlösung b:* Der Inhalt einer Durchstechflasche mit Mianserin zur Eignungsprüfung CRS (mit den Verunreinigungen A, D und E) wird in 1,0 ml mobiler Phase gelöst.

*Referenzlösung c:* 5,0 mg Mianserin-Verunreinigung B CRS werden in der mobilen Phase zu 50,0 ml gelöst. 1,0 ml Lösung wird mit der mobilen Phase zu 100,0 ml verdünnt.

*Säule*
 – Größe: $l$ = 0,15 m, $\varnothing$ = 3,9 mm
 – Stationäre Phase: nachsilanisiertes, octylsilyliertes Kieselgel zur Chromatographie *R* (5 µm)

*Mobile Phase:* Pufferlösung pH 3,0, Methanol *R* (37:63 *V/V*)

*Durchflussrate:* 0,5 ml · min$^{-1}$

*Detektion:* Spektrometer bei 250 nm

*Einspritzen:* 10 µl

*Chromatographiedauer:* 2fache Retentionszeit von Mianserin

*Identifizierung von Verunreinigungen:* Zur Identifizierung der Peaks der Verunreinigungen A, D und E werden das mitgelieferte Chromatogramm von Mianserin zur Eignungsprüfung *CRS* und das mit der Referenzlösung b erhaltene Chromatogramm verwendet.

*Relative Retentionen* (bezogen auf Mianserin, $t_R$ etwa 18 min)
– Verunreinigung B: etwa 0,2
– Verunreinigung A: etwa 0,5
– Verunreinigung D: etwa 0,7
– Verunreinigung E: etwa 1,1

*Eignungsprüfung:* Referenzlösung b
– Peak-Tal-Verhältnis: mindestens 4,0, wobei $H_p$ die Höhe des Peaks der Verunreinigung E über der Basislinie und $H_v$ die Höhe des niedrigsten Punkts der Kurve über der Basislinie zwischen den Peaks von Mianserin und Verunreinigung E darstellen

*Grenzwerte*
– Korrekturfaktoren: Für die Berechnung der Gehalte werden die Peakflächen folgender Verunreinigungen mit dem entsprechenden Korrekturfaktor multipliziert:
  – Verunreinigung A: 2,4
  – Verunreinigung D: 2,1
– Verunreinigung B: nicht größer als das 3fache der Fläche des Hauptpeaks im Chromatogramm der Referenzlösung c (0,3 Prozent)
– Verunreinigungen A, D, E: jeweils nicht größer als das 1,5fache der Fläche des Hauptpeaks im Chromatogramm der Referenzlösung a (0,15 Prozent)
– Nicht spezifizierte Verunreinigungen: jeweils nicht größer als die Fläche des Hauptpeaks im Chromatogramm der Referenzlösung a (0,10 Prozent)
– Summe aller Verunreinigungen: nicht größer als das 5fache der Fläche des Hauptpeaks im Chromatogramm der Referenzlösung a (0,5 Prozent)
– Ohne Berücksichtigung bleiben: Peaks, deren Fläche kleiner ist als das 0,5fache der Fläche des Hauptpeaks im Chromatogramm der Referenzlösung a (0,05 Prozent)

**Trocknungsverlust** (2.2.32): höchstens 0,5 Prozent, mit 1,000 g Substanz durch 3 h langes Trocknen bei 65 °C über Phosphor(V)-oxid *R* und höchstens 700 Pa bestimmt

**Sulfatasche** (2.4.14): höchstens 0,1 Prozent, mit 1,0 g Substanz bestimmt

# Gehaltsbestimmung

0,200 g Substanz, in einer Mischung von 5,0 ml Salzsäure (0,01 mol · l$^{-1}$) und 50 ml Ethanol 96 % *R* gelöst, werden mit Natriumhydroxid-Lösung (0,1 mol · l$^{-1}$) titriert. Das zwischen den beiden mit Hilfe der Potentiometrie (2.2.20) bestimmten Wendepunkten zugesetzte Volumen Maßlösung wird abgelesen.

1 ml Natriumhydroxid-Lösung (0,1 mol · l$^{-1}$) entspricht 30,08 mg $C_{18}H_{21}ClN_2$.

# Lagerung

Vor Licht geschützt

# Verunreinigungen

*Spezifizierte Verunreinigungen:*

A, B, D, E

*Andere bestimmbare Verunreinigungen*
(Die folgenden Substanzen werden, falls in einer bestimmten Menge vorhanden, durch eine Prüfmethode oder mehrere Prüfmethoden in der Monographie erfasst. Sie werden begrenzt durch das allgemeine Akzeptanzkriterium für weitere Verunreinigungen/nicht spezifizierte Verunreinigungen und/oder durch die Anforderungen der Allgemeinen Monographie **Substanzen zur pharmazeutischen Verwendung (Corpora ad usum pharmaceuticum)**. Diese Verunreinigungen müssen daher nicht identifiziert werden, um die Konformität der Substanz zu zeigen. Siehe auch „5.10 Kontrolle von Verunreinigungen in Substanzen zur pharmazeutischen Verwendung"):

C, F

A. R = CH$_3$:
[2-[(2*RS*)-4-Methyl-2-phenylpiperazin-1-yl]phenyl]=methanol

D. R = CH$_2$–C$_6$H$_5$:
[2-[(2*RS*)-4-Benzyl-2-phenylpiperazin-1-yl]phenyl]=methanol

B. (14b*RS*)-2-Methyl-1,2,3,4,10,14b-hexahydrodibenzo[*c,f*]pyrazino[1,2-*a*]azepin-8-sulfonsäure

C. (2-Aminophenyl)methanol

E. (14b*RS*)-1,2,3,4,10,14b-Hexahydrodibenzo[*c,f*]pyr=
azino[1,2-*a*]azepin

F. (14b*RS*)-2-Benzyl-1,2,3,4,10,14b-hexahydrodiben=
zo[*c,f*]pyrazino[1,2-*a*]azepin

6.3/1656

# Moxidectin für Tiere

# Moxidectinum ad usum veterinarium

$C_{37}H_{53}NO_8$       $M_r$ 640

CAS Nr. 113507-06-5

## Definition

(2a*E*,2′*R*,4*E*,4′*E*,5′*S*,6*R*,6′*S*,8*E*,11*R*,15*S*,17a*R*,20*R*,20a*R*,
20b*S*)-6′-[(1*E*)-1,3-Dimethylbut-1-enyl]-20,20b-dihyd=
roxy-4′-(methoxyimino)-5′,6,8,19-tetramethyl-3′,4′,5′,
6,6′,7,10,11,14,15,17a,20,20a,20b-tetradecahydrospiro=
[2*H*,17*H*-11,15-methanofuro[4,3,2-*pq*][2,6]benzodioxa=
cyclooctadecin-13,2′-pyran]-17-on
((6*R*,23*E*,25*S*)-5-*O*-Demethyl-28-desoxy-25-[(1*E*)-1,3-
dimethylbut-1-enyl]-6,28-epoxy-23-(methoxyimino)=
milbemycin B)

Halbsynthetische Substanz, hergestellt aus einer durch
Fermentation gewonnenen Substanz

Die Substanz kann geeignete Stabilisatoren wie Antioxidanzien enthalten.

*Gehalt:* 92,0 bis 102,0 Prozent (wasserfreie Substanz)

## Eigenschaften

*Aussehen:* weißes bis blassgelbes, amorphes Pulver

*Löslichkeit:* praktisch unlöslich in Wasser, sehr leicht löslich in Ethanol 96 %, schwer löslich in Hexan

## Prüfung auf Identität

IR-Spektroskopie (2.2.24)

*Vergleich:* Moxidectin *CRS*

## Prüfung auf Reinheit

**Aussehen der Lösung:** Die Lösung muss klar (2.2.1)
und darf nicht stärker gefärbt sein als die Farbvergleichslösung GG$_5$ (2.2.2, Methode II).

0,40 g Substanz werden in Benzylalkohol *R* zu 20 ml gelöst.

**Verwandte Substanzen:** Flüssigchromatographie
(2.2.29)

A. *Untersuchungslösung:* 25,0 mg Substanz werden in
Acetonitril *R* zu 25,0 ml gelöst.

*Referenzlösung a:* 1,0 ml Untersuchungslösung wird
mit Acetonitril *R* zu 100,0 ml verdünnt.

*Referenzlösung b:* 5 mg Moxidectin zur Eignungsprüfung *CRS* (mit den Verunreinigungen A, B, C, D, E, F,
G, H, I, J und K) werden in 5 ml Acetonitril *R* gelöst.

*Referenzlösung c:* 25,0 mg Moxidectin *CRS* werden
in Acetonitril *R* zu 25,0 ml gelöst.

*Säule*
– Größe: *l* = 0,15 m, ∅ = 3,9 mm
– Stationäre Phase: nachsilanisiertes, octadecylsily-
liertes Kieselgel zur Chromatographie *R* (4 μm)
– Temperatur: 50 °C

*Mobile Phase:* 7,7 g Ammoniumacetat *R* werden in
400 ml Wasser *R* gelöst. Die Lösung wird mit Essigsäure 99 % *R* auf einen pH-Wert von 4,8 eingestellt
und mit 600 ml Acetonitril *R* gemischt.

*Durchflussrate:* 2,5 ml · min$^{-1}$

*Detektion:* Spektrometer bei 242 nm

*Einspritzen:* 10 μl; Untersuchungslösung, Referenzlösungen a und b

*Chromatographiedauer:* 2fache Retentionszeit von
Moxidectin

*Identifizierung von Verunreinigungen:* Zur Identifizierung der Peaks der Verunreinigungen A, B, C, D, E+F und G werden das mitgelieferte Chromatogramm von Moxidectin zur Eignungsprüfung *CRS* und das mit der Referenzlösung b erhaltene Chromatogramm verwendet.

*Relative Retention* (bezogen auf Moxidectin, $t_R$ etwa 12 min)
- Verunreinigung A: etwa 0,5
- Verunreinigung B: etwa 0,7
- Verunreinigung C: etwa 0,75
- Verunreinigung D: etwa 0,94
- Verunreinigungen E+F: etwa 1,3 bis 1,5
- Verunreinigung G: etwa 1,6

*Eignungsprüfung:* Referenzlösung b
- Peak-Tal-Verhältnis: mindestens 3,0, wobei $H_p$ die Höhe des Peaks der Verunreinigung D über der Basislinie und $H_v$ die Höhe des niedrigsten Punkts der Kurve über der Basislinie zwischen den Peaks von Verunreinigung D und Moxidectin darstellen

*Grenzwerte*
- Verunreinigung D: nicht größer als das 2,5fache der Fläche des Hauptpeaks im Chromatogramm der Referenzlösung a (2,5 Prozent)
- Summe der Verunreinigungen E und F: nicht größer als das 1,7fache der Fläche des Hauptpeaks im Chromatogramm der Referenzlösung a (1,7 Prozent)
- Verunreinigungen A, C, G: jeweils nicht größer als das 1,5fache der Fläche des Hauptpeaks im Chromatogramm der Referenzlösung a (1,5 Prozent)
- Verunreinigung B: nicht größer als das 0,5fache der Fläche des Hauptpeaks im Chromatogramm der Referenzlösung a (0,5 Prozent)
- Jede weitere vor der Verunreinigung G eluierende Verunreinigung: jeweils nicht größer als das 0,5fache der Fläche des Hauptpeaks im Chromatogramm der Referenzlösung a (0,5 Prozent)
- Ohne Berücksichtigung bleiben: Peaks, deren Fläche kleiner ist als das 0,1fache der Fläche des Hauptpeaks im Chromatogramm der Referenzlösung a (0,1 Prozent); der dem Stabilisator entsprechende Peak (falls vorhanden wird dieser Peak durch Einspritzen einer geeigneten Referenzlösung identifiziert)

**B.** *Untersuchungslösung:* 75,0 mg Substanz werden in Acetonitril *R* zu 25,0 ml gelöst.

*Referenzlösung a:* 1,0 ml Untersuchungslösung wird mit Acetonitril *R* zu 100,0 ml verdünnt.

*Referenzlösung b:* 5 mg Moxidectin zur Eignungsprüfung *CRS* (mit den Verunreinigungen A, B, C, D, E, F, G, H, I, J und K) werden in 5 ml Acetonitril *R* gelöst.

*Säule*
- Größe: $l = 0,15$ m, $\varnothing = 3,9$ mm
- Stationäre Phase: nachsilanisiertes, octadecylsilyliertes Kieselgel zur Chromatographie *R* (4 μm)
- Temperatur: 35 °C

*Mobile Phase:* 3,8 g Ammoniumacetat *R* werden in 250 ml Wasser *R* gelöst. Die Lösung wird mit Essigsäure *R* auf einen pH-Wert von 4,2 eingestellt und mit 750 ml Acetonitril *R* gemischt.

*Durchflussrate:* 2,0 ml · min$^{-1}$

*Detektion:* Spektrometer bei 242 nm

*Einspritzen:* 10 μl

*Chromatographiedauer:* 10fache Retentionszeit von Moxidectin

*Identifizierung von Verunreinigungen:* Zur Identifizierung der Peaks der Verunreinigungen H+I, J und K werden das mitgelieferte Chromatogramm von Moxidectin zur Eignungsprüfung *CRS* und das mit der Referenzlösung b erhaltene Chromatogramm verwendet.

*Relative Retention* (bezogen auf Moxidectin, $t_R$ etwa 4 min)
- Verunreinigung G: etwa 1,4
- Verunreinigungen H+I: etwa 2,0
- Verunreinigung J: etwa 2,2
- Verunreinigung K: etwa 3,4

*Eignungsprüfung:* Referenzlösung b
- Auflösung: Basislinientrennung zwischen den Peaks der Verunreinigungen H+I und J

*Grenzwerte*
- Summe der Verunreinigungen H und I: nicht größer als die Fläche des Hauptpeaks im Chromatogramm der Referenzlösung a (1,0 Prozent)
- Verunreinigungen J, K: jeweils nicht größer als das 0,5fache der Fläche des Hauptpeaks im Chromatogramm der Referenzlösung a (0,5 Prozent)
- Jede weitere nach der Verunreinigung G eluierende Verunreinigung: jeweils nicht größer als das 0,5fache der Fläche des Hauptpeaks im Chromatogramm der Referenzlösung a (0,5 Prozent)
- Ohne Berücksichtigung bleiben: Peaks, deren Fläche kleiner ist als das 0,1fache der Fläche des Hauptpeaks im Chromatogramm der Referenzlösung a (0,1 Prozent); der dem Stabilisator entsprechende Peak (falls vorhanden wird dieser Peak durch Einspritzen einer geeigneten Referenzlösung identifiziert)

*Summe aller Verunreinigungen unter Berücksichtigung der Prüfungen A und B:* Die Summe der Verunreinigungen, die vom Start bis zum Auftreten des Peaks der Verunreinigung G in der Prüfung A und die vom Auftreten der Peaks der Verunreinigungen H+I bis zum Ende der Aufzeichnung in der Prüfung B eluieren, wird berechnet. Die Summe aller dieser Verunreinigungen darf nicht größer als 7,0 Prozent sein.

**Schwermetalle** (2.4.8): höchstens 20 ppm

*Vorgeschriebene Lösung:* 0,50 g Substanz werden in 20 ml Ethanol 96 % *R* gelöst.

*Referenzlösung:* 6 ml einer Blei-Lösung (1 ppm Pb) werden mit 2 ml der vorgeschriebenen Lösung und 4 ml Wasser *R* gemischt.

Jede Lösung wird mit 2 ml Pufferlösung pH 3,5 *R* versetzt. Nach dem Mischen werden jeweils 1,2 ml Thioacetamid-Reagenz *R* zugesetzt. Die Lösungen werden sofort gemischt und durch ein Membranfilter (Porengröße 0,45 µm) filtriert. Die Filtration wird langsam und gleichmäßig durch leichten und konstanten Druck auf den Kolben durchgeführt. Die mit den verschiedenen Lösungen auf den Filtern erhaltenen Flecke werden verglichen. Die Prüfung darf nur ausgewertet werden, wenn die Referenzlösung im Vergleich mit der Blindlösung eine schwach braune Färbung ergibt. Die Substanz entspricht der Prüfung, wenn die Untersuchungslösung keine intensivere Braunfärbung als die Referenzlösung ergibt.

**Wasser** (2.5.12): höchstens 1,3 Prozent, mit 0,50 g Substanz bestimmt

**Sulfatasche** (2.4.14): höchstens 0,2 Prozent, mit 1,0 g Substanz bestimmt

## Gehaltsbestimmung

Flüssigchromatographie (2.2.29) wie unter „Verwandte Substanzen, Prüfung A" beschrieben, mit folgender Änderung:

*Einspritzen:* Untersuchungslösung, Referenzlösung c

Der Prozentgehalt an $C_{37}H_{53}NO_8$ wird unter Berücksichtigung des angegebenen Gehalts für Moxidectin *CRS* berechnet.

## Verunreinigungen

*Spezifizierte Verunreinigungen:*

A, B, C, D, E, F, G, H, I, J, K

A. R1 = R2 = R3 = R4 = CH₃, R5 = R6 = H:
25-Des[(1*E*)-1,3-dimethylbut-1-enyl]-25-[(1*E*)-1-methylprop-1-enyl]moxidectin

B. R1 = R2 = R3 = R5 = R6 = CH₃, R4 = H:
24-Demethylmoxidectin

C. R1 = R2 = R3 = R4 = R5 = CH₃, R6 = H:
25-Des[(1*E*)-1,3-dimethylbut-1-enyl]-25-[(1*E*)-1-methylbut-1-enyl]moxidectin

F. Ein Rest von R1 bis R6 ist $C_2H_5$, die anderen Reste sind $CH_3$:
x-Demethyl-x-ethylmoxidectin

D. 2-*epi*-Moxidectin

E. (4*S*)-2-Dehydro-4-hydromoxidectin

G. (23*E*,25*S*)-5-*O*-Demethyl-28-desoxy-25-[(1*E*)-1,3-dimethylbut-1-enyl]-23-(methoxyimino)milbemycin B

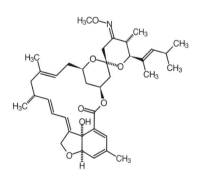

H. 2,5-Didehydro-5-desoxymoxidectin

I. (23S)-23-De(methoxyimino)-23-[(methylsulfanyl)=methoxy]moxidectin

L. (23Z)-Moxidectin

J. R = CH$_2$–S–CH$_3$, R′ = H:
7-O-[(Methylsulfanyl)methyl]moxidectin

K. R = H, R′ = CO–C$_6$H$_4$–pNO$_2$:
5-O-(4-Nitrobenzoyl)moxidectin

# N

| | |
|---|---|
| Naphazolinhydrochlorid .................. 5601 | Natriummolybdat-Dihydrat ............... 5611 |
| Natriumalginat ......................... 5602 | Natriumpicosulfat ...................... 5612 |
| Natriumascorbat ........................ 5603 | Natriumpolystyrolsulfonat ................ 5613 |
| Natriumdihydrogenphosphat-Dihydrat ....... 5605 | Natriumstearat ......................... 5614 |
| Wasserhaltiges Natriumglycerophosphat ...... 5606 | Nicotin ............................... 5616 |
| Natriumhyaluronat ...................... 5607 | Nicotinresinat ......................... 5618 |

# Naphazolinhydrochlorid

## Naphazolini hydrochloridum

$C_{14}H_{15}ClN_2$  $M_r$ 246,7
CAS Nr. 550-99-2

### Definition

2-(Naphthalin-1-ylmethyl)-4,5-dihydro-1H-imidazolhydrochlorid

*Gehalt:* 99,0 bis 101,0 Prozent (getrocknete Substanz)

### Eigenschaften

*Aussehen:* weißes bis fast weißes, kristallines Pulver

*Löslichkeit:* leicht löslich in Wasser, löslich in Ethanol 96 %

*Schmelztemperatur:* etwa 259 °C, unter Zersetzung

### Prüfung auf Identität

1: B
2: A, C

A. 50,0 mg Substanz werden in Salzsäure (0,01 mol · l⁻¹) zu 250,0 ml gelöst. 25,0 ml Lösung werden mit Salzsäure (0,01 mol · l⁻¹) zu 100,0 ml verdünnt. Diese Lösung, zwischen 230 und 350 nm gemessen, zeigt Absorptionsmaxima (2.2.25) bei 270, 280, 287 und 291 nm. Die Verhältnisse der Absorptionen in den Maxima bei 270, 287 und 291 nm zu der Absorption im Maximum bei 280 nm liegen zwischen 0,82 und 0,86, zwischen 0,67 und 0,70 beziehungsweise zwischen 0,65 und 0,69.

B. IR-Spektroskopie (2.2.24)

*Vergleich:* Naphazolinhydrochlorid *CRS*

C. Die Substanz gibt die Identitätsreaktion a auf Chlorid (2.3.1).

### Prüfung auf Reinheit

**Prüflösung:** 0,5 g Substanz werden in kohlendioxidfreiem Wasser *R* zu 50 ml gelöst.

**Aussehen der Lösung:** Die Prüflösung muss klar (2.2.1) und farblos (2.2.2, Methode II) sein.

**Sauer oder alkalisch reagierende Substanzen:** 20 ml Prüflösung werden mit 0,2 ml Natriumhydroxid-Lösung (0,01 mol · l⁻¹) und 0,1 ml Methylrot-Lösung *R* versetzt. Die Lösung muss gelb gefärbt sein. Bis zum Farbumschlag nach Rot dürfen höchstens 0,6 ml Salzsäure (0,01 mol · l⁻¹) verbraucht werden.

**Verwandte Substanzen:** Flüssigchromatographie (2.2.29)

*Untersuchungslösung:* 50,0 mg Substanz werden in der mobilen Phase zu 100,0 ml gelöst.

*Referenzlösung a:* 5 mg 1-Naphthylessigsäure *R* werden in der mobilen Phase gelöst. Die Lösung wird mit 5 ml Untersuchungslösung versetzt und mit der mobilen Phase zu 100 ml verdünnt.

*Referenzlösung b:* 5,0 mg Naphazolin-Verunreinigung A *CRS* werden in der mobilen Phase zu 100,0 ml gelöst. 1,0 ml Lösung wird mit der mobilen Phase zu 100,0 ml verdünnt.

*Referenzlösung c:* 1,0 ml Untersuchungslösung wird mit der mobilen Phase zu 10,0 ml verdünnt. 1,0 ml dieser Lösung wird mit der mobilen Phase zu 100,0 ml verdünnt.

*Säule*
– Größe: $l = 0,25$ m, $\emptyset = 4,0$ mm
– Stationäre Phase: desaktiviertes, nachsilanisiertes, octylsilyliertes Kieselgel zur Chromatographie *R* (4 µm) mit einer Porengröße von 6 nm

*Mobile Phase:* 1,1 g Natriumoctansulfonat *R* werden in einer Mischung von 5 ml Essigsäure 99 % *R*, 300 ml Acetonitril *R* und 700 ml Wasser *R* gelöst.

*Durchflussrate:* 1 ml · min⁻¹

*Detektion:* Spektrometer bei 280 nm

*Einspritzen:* 20 µl

*Chromatographiedauer:* 3fache Retentionszeit von Naphazolin

*Retentionszeit*
– Naphazolin: etwa 14 min

*Eignungsprüfung:* Referenzlösung a
– Auflösung: mindestens 5,0 zwischen den Peaks von Naphazolin und Verunreinigung B

*Grenzwerte*
– Verunreinigung A: nicht größer als die Fläche des Hauptpeaks im Chromatogramm der Referenzlösung b (0,1 Prozent)
– Nicht spezifizierte Verunreinigungen: jeweils nicht größer als die Fläche des Hauptpeaks im Chromatogramm der Referenzlösung c (0,10 Prozent)
– Summe aller Verunreinigungen: nicht größer als das 5fache der Fläche des Hauptpeaks im Chromatogramm der Referenzlösung c (0,5 Prozent)
– Ohne Berücksichtigung bleiben: Peaks, deren Fläche kleiner ist als das 0,5fache der Fläche des Hauptpeaks im Chromatogramm der Referenzlösung c (0,05 Prozent)

**Trocknungsverlust** (2.2.32): höchstens 0,5 Prozent, mit 1,000 g Substanz durch Trocknen im Trockenschrank bei 105 °C bestimmt

**Sulfatasche** (2.4.14): höchstens 0,1 Prozent, mit 1,0 g Substanz bestimmt

## Gehaltsbestimmung

0,200 g Substanz, in einer Mischung von 5,0 ml Salzsäure (0,01 mol · l$^{-1}$) und 50 ml Ethanol 96 % R gelöst, werden mit Natriumhydroxid-Lösung (0,1 mol · l$^{-1}$) titriert. Der Endpunkt wird mit Hilfe der Potentiometrie (2.2.20) bestimmt. Das zwischen den beiden Wendepunkten zugesetzte Volumen wird abgelesen.

1 ml Natriumhydroxid-Lösung (0,1 mol · l$^{-1}$) entspricht 24,67 mg $C_{14}H_{15}ClN_2$.

## Lagerung

Vor Licht geschützt

## Verunreinigungen

*Spezifizierte Verunreinigungen:*

A

*Andere bestimmbare Verunreinigungen*
(Die folgenden Substanzen werden, falls in einer bestimmten Menge vorhanden, durch eine Prüfmethode oder mehrere Prüfmethoden in der Monographie erfasst. Sie werden begrenzt durch das allgemeine Akzeptanzkriterium für weitere Verunreinigungen/nicht spezifizierte Verunreinigungen und/oder durch die Anforderungen der Allgemeinen Monographie **Substanzen zur pharmazeutischen Verwendung (Corpora ad usum pharmaceuticum).** Diese Verunreinigungen müssen daher nicht identifiziert werden, um die Konformität der Substanz zu zeigen. Siehe auch „5.10 Kontrolle von Verunreinigungen in Substanzen zur pharmazeutischen Verwendung"):

B, C, D

A. R = CO–NH–[CH$_2$]$_2$–NH$_2$:
 N-(2-Aminoethyl)-2-(naphthalin-1-yl)acetamid
 (Naphthylacetylethylendiamin)

B. R = CO$_2$H:
 (Naphthalin-1-yl)essigsäure
 (1-Naphthylessigsäure)

C. R = CN:
 (Naphthalin-1-yl)acetonitril
 (1-Naphthylacetonitril)

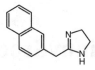

D. 2-(Naphthalin-2-ylmethyl)-4,5-dihydro-1H-imidazol
 (β-Naphazolin)

# 6.3/0625

# Natriumalginat
# Natrii alginas

## Definition

Natriumalginat besteht hauptsächlich aus dem Natriumsalz der Alginsäure. Letzere ist ein Gemisch von Polyuronsäuren [(C$_6$H$_8$O$_6$)$_n$] mit unterschiedlichen Anteilen an D-Mannuronsäure und L-Guluronsäure. Natriumalginat wird hauptsächlich aus Algen der Familie *Phaeophyceae* gewonnen.

## Eigenschaften

*Aussehen:* weißes bis blass-gelblich-braunes Pulver

*Löslichkeit:* langsam löslich in Wasser unter Bildung einer viskosen, kolloidalen Lösung, praktisch unlöslich in Ethanol 96 %

## Prüfung auf Identität

A. 0,2 g Substanz werden unter Schütteln in 20 ml Wasser R gelöst. Werden 5 ml Lösung mit 1 ml Calciumchlorid-Lösung R versetzt, entsteht eine voluminöse, gallertartige Masse.

B. Werden 10 ml der bei „Prüfung auf Identität, A" hergestellten Lösung mit 1 ml verdünnter Schwefelsäure R versetzt, entsteht eine gallertartige Masse.

C. 5 mg Substanz werden mit 5 ml Wasser R, 1 ml einer frisch hergestellten Lösung von 1,3-Dihydroxynaphthalin R (10 g · l$^{-1}$) in Ethanol 96 % R und 5 ml Salzsäure R versetzt. Die Mischung wird zum Sieden erhitzt und 3 min lang im Sieden gehalten, anschließend abgekühlt, mit 5 ml Wasser R versetzt und mit 15 ml Diisopropylether R geschüttelt. Ein Blindversuch wird durchgeführt. Die mit der Substanz erhaltene obere Phase der Mischung ist intensiver bläulich rot gefärbt als die der Blindlösung.

D. Die Substanz entspricht der Prüfung „Sulfatasche" (siehe „Prüfung auf Reinheit"). Der erhaltene Rückstand wird in 2 ml Wasser R gelöst. Die Lösung gibt die Identitätsreaktion a auf Natrium (2.3.1).

## Prüfung auf Reinheit

**Prüflösung:** 0,10 g Substanz werden unter ständigem Rühren in Wasser *R* zu 30 ml gelöst. Die Lösung wird 1 h lang stehen gelassen.

**Aussehen der Lösung:** Die Lösung darf nicht stärker opaleszieren als die Referenzsuspension II (2.2.1) und nicht stärker gefärbt sein als Stufe 6 der am besten geeigneten Farbvergleichslösung (2.2.2, Methode II).

1 ml Prüflösung wird mit Wasser *R* zu 10 ml verdünnt.

**Chlorid:** höchstens 1,0 Prozent

2,50 g Substanz werden mit 50 ml verdünnter Salpetersäure *R* versetzt. Die Mischung wird 1 h lang geschüttelt, mit verdünnter Salpetersäure *R* zu 100,0 ml verdünnt und anschließend filtriert. 50,0 ml Filtrat werden mit 10,0 ml Silbernitrat-Lösung (0,1 mol · l$^{-1}$) und 5 ml Toluol *R* versetzt. Nach Zusatz von 2 ml Ammoniumeisen(III)-sulfat-Lösung *R* 2 wird die Mischung mit Ammoniumthiocyanat-Lösung (0,1 mol · l$^{-1}$) titriert; in der Nähe des Umschlagspunkts wird kräftig geschüttelt.

1 ml Silbernitrat-Lösung (0,1 mol · l$^{-1}$) entspricht 3,545 mg Cl.

**Calcium:** höchstens 1,50 Prozent

Atomabsorptionsspektrometrie (2.2.23, Methode II)

*Untersuchungslösung:* 0,10 g Substanz werden unter Erwärmen auf dem Wasserbad in 50 ml verdünnter Ammoniak-Lösung *R* 2 gelöst. Nach dem Erkalten wird die Lösung mit destilliertem Wasser *R* zu 100,0 ml verdünnt (Lösung a). 3,0 ml Lösung a werden mit destilliertem Wasser *R* zu 100,0 ml verdünnt.

*Referenzlösungen:* 3 Referenzlösungen werden in gleicher Weise wie die Untersuchungslösung, jedoch unter Zusatz von 0,75 ml, 1,0 ml und 1,5 ml Calcium-Lösung (100 ppm Ca) *R* zu den 3,0 ml Lösung a, hergestellt.

Die Einstellung des Nullpunkts des Geräts erfolgt mit einer Mischung von 1,5 Volumteilen verdünnter Ammoniak-Lösung *R* 2 und 98,5 Volumteilen destilliertem Wasser *R*.

*Strahlungsquelle:* Calcium-Hohlkathodenlampe

*Wellenlänge:* 422,7 nm

*Atomisierung:* Luft-Acetylen-Flamme

**Schwermetalle** (2.4.8): höchstens 20 ppm

1,0 g Substanz muss der Grenzprüfung F entsprechen. Zur Herstellung der Referenzlösung werden 2 ml Blei-Lösung (10 ppm Pb) *R* verwendet.

**Trocknungsverlust** (2.2.32): höchstens 15,0 Prozent, mit 0,1000 g Substanz durch 4 h langes Trocknen im Trockenschrank bei 105 °C bestimmt

**Sulfatasche** (2.4.14): 30,0 bis 36,0 Prozent (getrocknete Substanz), mit 0,1000 g Substanz bestimmt

**Mikrobielle Verunreinigung**

TAMC: Akzeptanzkriterium 10$^3$ KBE je Gramm (2.6.12)

TYMC: Akzeptanzkriterium 10$^2$ KBE je Gramm (2.6.12)

Abwesenheit von *Escherichia coli* (2.6.13)

Abwesenheit von Salmonellen (2.6.13)

# 6.3/1791

# Natriumascorbat
# Natrii ascorbas

$C_6H_7NaO_6$  $M_r$ 198,1

CAS Nr. 134-03-2

## Definition

Natrium[(2*R*)-2-[(1*S*)-1,2-dihydroxyethyl]-4-hydroxy-5-oxo-2,5-dihydrofuran-3-olat]

*Gehalt:* 99,0 bis 101,0 Prozent (getrocknete Substanz)

## Eigenschaften

*Aussehen:* kristallines Pulver oder Kristalle, weiß bis gelblich

*Löslichkeit:* leicht löslich in Wasser, wenig löslich in Ethanol 96 %, praktisch unlöslich in Dichlormethan

## Prüfung auf Identität

1: B, D
2: A, C, D

A. Die Substanz entspricht der Prüfung „Spezifische Drehung" (2.2.7) (siehe „Prüfung auf Reinheit").

B. IR-Spektroskopie (2.2.24)

*Vergleich:* Natriumascorbat *CRS*

C. Wird 1 ml Prüflösung (siehe „Prüfung auf Reinheit") mit 0,2 ml verdünnter Salpetersäure *R* und 0,2 ml Silbernitrat-Lösung *R* 2 versetzt, bildet sich ein grauer Niederschlag.

D. 1 ml Prüflösung gibt die Identitätsreaktion a auf Natrium (2.3.1).

## Prüfung auf Reinheit

**Prüflösung:** 10,0 g Substanz werden in kohlendioxidfreiem Wasser R, das aus destilliertem Wasser R hergestellt wurde, zu 100,0 ml gelöst.

**Aussehen der Lösung:** Die Prüflösung muss klar (2.2.1) und darf nicht stärker gefärbt sein als die Farbvergleichslösung $G_6$ oder $BG_6$ (2.2.2, Methode II). Die Prüfung wird unmittelbar nach Herstellen der Prüflösung durchgeführt.

**pH-Wert** (2.2.3): 7,0 bis 8,0, an der Prüflösung bestimmt

**Spezifische Drehung** (2.2.7): +103 bis +108 (getrocknete Substanz), mit der frisch hergestellten Prüflösung bestimmt

**Verunreinigung E:** höchstens 0,3 Prozent

*Untersuchungslösung:* 0,25 g Substanz werden in 5 ml Wasser R gelöst. Die Lösung wird mit 1 ml verdünnter Essigsäure R und 0,5 ml Calciumchlorid-Lösung R versetzt.

*Referenzlösung:* 70 mg Oxalsäure R werden in Wasser R zu 500 ml gelöst. 5 ml Lösung werden mit 1 ml verdünnter Essigsäure R und 0,5 ml Calciumchlorid-Lösung R versetzt.

Die Lösungen werden 1 h lang stehen gelassen. Eine in der Untersuchungslösung auftretende Opaleszenz darf nicht intensiver sein als die der Referenzlösung.

**Verwandte Substanzen:** Flüssigchromatographie (2.2.29)

*Die Lösungen müssen unmittelbar vor Gebrauch hergestellt werden.*

*Phosphat-Pufferlösung:* 6,8 g Kaliumdihydrogenphosphat R werden in Wasser R zu etwa 175 ml gelöst. Die Lösung wird filtriert (Porengröße 0,45 µm) und mit Wasser R zu 1000 ml verdünnt.

*Untersuchungslösung:* 0,500 g Substanz werden in der Phosphat-Pufferlösung zu 10,0 ml gelöst.

*Referenzlösung a:* 10,0 mg Ascorbinsäure-Verunreinigung C CRS werden in der mobilen Phase zu 5,0 ml gelöst.

*Referenzlösung b:* 2,5 ml Referenzlösung a werden mit der mobilen Phase zu 100,0 ml verdünnt.

*Referenzlösung c:* 1,0 ml Untersuchungslösung wird mit der mobilen Phase zu 200,0 ml verdünnt. 1,0 ml dieser Lösung wird mit 1,0 ml Referenzlösung a gemischt.

*Säule*
- Größe: $l$ = 0,25 m, $\varnothing$ = 4,6 mm
- Stationäre Phase: aminopropylsilyliertes Kieselgel zur Chromatographie R (5 µm)
- Temperatur: 45 °C

*Mobile Phase:* Phosphat-Pufferlösung, Acetonitril R 1 (30:70 V/V)

*Durchflussrate:* 1,0 ml · min$^{-1}$

*Detektion:* Spektrometer bei 210 nm

*Einspritzen:* 20 µl; Untersuchungslösung, Referenzlösungen b und c

*Chromatographiedauer:* 2fache Retentionszeit von Natriumascorbat

*Relative Retention* (bezogen auf Natriumascorbat, $t_R$ etwa 8 min)
- Verunreinigung C: etwa 1,4

*Eignungsprüfung:* Referenzlösung c
- Auflösung: mindestens 3,0 zwischen den Peaks von Ascorbinsäure und Verunreinigung C

*Grenzwerte*
- Verunreinigung C: nicht größer als die Fläche des entsprechenden Peaks im Chromatogramm der Referenzlösung b (0,1 Prozent)
- Nicht spezifizierte Verunreinigungen: jeweils nicht größer als die Fläche des Peaks der Verunreinigung C im Chromatogramm der Referenzlösung b (0,10 Prozent)
- Summe aller Verunreinigungen: nicht größer als das 2fache der Fläche des Peaks der Verunreinigung C im Chromatogramm der Referenzlösung b (0,2 Prozent)
- Ohne Berücksichtigung bleiben: Peaks, deren Fläche kleiner ist als das 0,5fache der Fläche des Peaks der Verunreinigung C im Chromatogramm der Referenzlösung b (0,05 Prozent)

**Sulfat** (2.4.13): höchstens 150 ppm

10 ml Prüflösung werden mit 2 ml Salzsäure R 1 versetzt und mit destilliertem Wasser R zu 15 ml verdünnt.

**Eisen:** höchstens 2,0 ppm

Atomabsorptionsspektrometrie (2.2.23, Methode I)

*Untersuchungslösung:* 5,0 g Substanz werden in Salpetersäure (0,1 mol · l$^{-1}$) zu 25,0 ml gelöst.

*Referenzlösungen:* Die Referenzlösungen (0,2 ppm, 0,4 ppm, 0,6 ppm) werden aus der Eisen-Lösung (20 ppm Fe) R durch Verdünnen mit Salpetersäure (0,1 mol · l$^{-1}$) hergestellt.

*Strahlungsquelle:* Eisen-Hohlkathodenlampe

*Wellenlänge:* 248,3 nm

*Atomisierung:* Luft-Acetylen-Flamme

**Kupfer:** höchstens 5,0 ppm

Atomabsorptionsspektrometrie (2.2.23, Methode I)

*Untersuchungslösung:* 2,0 g Substanz werden in Salpetersäure (0,1 mol · l$^{-1}$) zu 25,0 ml gelöst.

*Referenzlösungen:* Die Referenzlösungen (0,2 ppm, 0,4 ppm, 0,6 ppm) werden aus der Kupfer-Lösung (10 ppm Cu) R durch Verdünnen mit Salpetersäure (0,1 mol · l$^{-1}$) hergestellt.

*Strahlungsquelle:* Kupfer-Hohlkathodenlampe

*Wellenlänge:* 324,8 nm

*Atomisierung:* Luft-Acetylen-Flamme

**Nickel:** höchstens 1,0 ppm

Atomabsorptionsspektrometrie (2.2.23, Methode I)

*Untersuchungslösung:* 10,0 g Substanz werden in Salpetersäure (0,1 mol · l⁻¹) zu 25,0 ml gelöst.

*Referenzlösungen:* Die Referenzlösungen (0,2 ppm, 0,4 ppm, 0,6 ppm) werden aus der Nickel-Lösung (10 ppm Ni) *R* durch Verdünnen mit Salpetersäure (0,1 mol · l⁻¹) hergestellt.

*Strahlungsquelle:* Nickel-Hohlkathodenlampe

*Wellenlänge:* 232,0 nm

*Atomisierung:* Luft-Acetylen-Flamme

**Schwermetalle** (2.4.8): höchstens 10 ppm

2,0 g Substanz werden in Wasser *R* zu 20 ml gelöst. 12 ml Lösung müssen der Grenzprüfung A entsprechen. Zur Herstellung der Referenzlösung wird die Blei-Lösung (1 ppm Pb) *R* verwendet.

**Trocknungsverlust** (2.2.32): höchstens 0,25 Prozent, mit 1,000 g Substanz durch Trocknen im Trockenschrank bei 105 °C bestimmt

## Gehaltsbestimmung

80 mg Substanz werden in einer Mischung von 10 ml verdünnter Schwefelsäure *R* und 80 ml kohlendioxidfreiem Wasser *R* gelöst. Nach Zusatz von 1 ml Stärke-Lösung *R* wird die Lösung mit Iod-Lösung (0,05 mol · l⁻¹) bis zur bleibenden Violettblaufärbung titriert.

1 ml Iod-Lösung (0,05 mol · l⁻¹) entspricht 9,91 mg $C_6H_7NaO_6$.

## Lagerung

Im nicht metallischen Behältnis, vor Licht geschützt

## Verunreinigungen

*Spezifizierte Verunreinigungen:*

C, E

*Andere bestimmbare Verunreinigungen*
(Die folgenden Substanzen werden, falls in einer bestimmten Menge vorhanden, durch eine Prüfmethode oder mehrere Prüfmethoden in der Monographie erfasst. Sie werden begrenzt durch das allgemeine Akzeptanzkriterium für weitere Verunreinigungen/nicht spezifizierte Verunreinigungen und/oder durch die Anforderungen der Allgemeinen Monographie **Substanzen zur pharmazeutischen Verwendung (Corpora ad usum pharmaceuticum)**. Diese Verunreinigungen müssen daher nicht identifiziert werden, um die Konformität der Substanz zu zeigen. Siehe auch „5.10 Kontrolle von Verunreinigungen in Substanzen zur pharmazeutischen Verwendung"):

A, B, D

A. 2-Furaldehyd

B. R = [CH₂]₃–CH₃: Butyl-D-sorbosonat

C. R = H: D-Sorbosonsäure

D. R = CH₃: Methyl-D-sorbosonat

E. Oxalsäure

---

**6.3/0194**

# Natriumdihydrogen-phosphat-Dihydrat

# Natrii dihydrogeno-phosphas dihydricus

$NaH_2PO_4 \cdot 2\,H_2O$ $\qquad M_r$ 156,0

CAS Nr. 13472-35-0

## Definition

*Gehalt:* 98,0 bis 100,5 Prozent (getrocknete Substanz)

## Eigenschaften

*Aussehen:* weißes bis fast weißes Pulver oder farblose Kristalle

*Löslichkeit:* sehr leicht löslich in Wasser, sehr schwer löslich in Ethanol 96 %

## Prüfung auf Identität

A. Die Prüflösung (siehe „Prüfung auf Reinheit") reagiert schwach sauer (2.2.4).

B. Die Prüflösung gibt die Identitätsreaktionen auf Phosphat (2.3.1).

C. Die zuvor mit einer Lösung von Kaliumhydroxid R (100 g · l⁻¹) neutralisierte Prüflösung gibt die Identitätsreaktion a auf Natrium (2.3.1).

## Prüfung auf Reinheit

**Prüflösung:** 10,0 g Substanz werden in kohlendioxidfreiem Wasser R, das aus destilliertem Wasser R hergestellt wurde, zu 100 ml gelöst.

**Aussehen der Lösung:** Die Prüflösung muss klar (2.2.1) und farblos (2.2.2, Methode II) sein.

**pH-Wert** (2.2.3): 4,2 bis 4,5

5 ml Prüflösung werden mit 5 ml kohlendioxidfreiem Wasser R verdünnt.

**Reduzierende Substanzen:** Eine Mischung von 5 ml Prüflösung, 5 ml verdünnter Schwefelsäure R und 0,25 ml Kaliumpermanganat-Lösung (0,02 mol · l⁻¹) wird 5 min lang im Wasserbad erhitzt. Die Lösung behält eine leichte Rotfärbung.

**Chlorid** (2.4.4): höchstens 200 ppm

2,5 ml Prüflösung werden mit Wasser R zu 15 ml verdünnt.

**Sulfat** (2.4.13): höchstens 300 ppm

5 ml Prüflösung werden mit 0,5 ml Salzsäure R versetzt und mit destilliertem Wasser R zu 15 ml verdünnt.

**Arsen** (2.4.2, Methode A): höchstens 2 ppm, mit 0,5 g Substanz bestimmt

**Eisen** (2.4.9): höchstens 10 ppm, mit der Prüflösung bestimmt

**Schwermetalle** (2.4.8): höchstens 10 ppm

12 ml Prüflösung müssen der Grenzprüfung A entsprechen. Zur Herstellung der Referenzlösung wird die Blei-Lösung (1 ppm Pb) R verwendet.

**Trocknungsverlust** (2.2.32): 21,5 bis 24,0 Prozent, mit 0,50 g Substanz durch Trocknen im Trockenschrank bei 130 °C bestimmt

## Gehaltsbestimmung

2,500 g Substanz, in 40 ml Wasser R gelöst, werden mit carbonatfreier Natriumhydroxid-Lösung (1 mol · l⁻¹) titriert. Der Endpunkt wird mit Hilfe der Potentiometrie (2.2.20) bestimmt.

1 ml Natriumhydroxid-Lösung (1 mol · l⁻¹) entspricht 0,120 g NaH$_2$PO$_4$.

# 6.3/1995
# Wasserhaltiges Natriumglycerophosphat
# Natrii glycerophosphas hydricus

$C_3H_7Na_2O_6P \cdot x\,H_2O$     $M_r$ 216,0
(wasserfreie Substanz)

## Definition

Gemisch unterschiedlicher Mengen von Natrium[(2RS)-2,3-dihydroxypropylphosphat] und Natrium[2-hydroxy-1-(hydroxymethyl)ethylphosphat]

Das Gemisch kann unterschiedliche Mengen Natriumglyceroldiphosphat-Isomere und Natriumglyceroltriphosphat enthalten.

Der Grad der Hydratisierung beträgt 4 bis 6.

*Gehalt:* 98,0 bis 105,0 Prozent (wasserfreie Substanz)

## Eigenschaften

*Aussehen:* weißes bis fast weißes, kristallines Pulver oder weiße bis fast weiße Kristalle

*Löslichkeit:* leicht löslich in Wasser, praktisch unlöslich in Aceton und Ethanol 96 %

## Prüfung auf Identität

A. Die Prüflösung (siehe „Prüfung auf Reinheit") gibt die Identitätsreaktion a auf Natrium (2.3.1).

B. 0,1 g Substanz werden mit 5 ml verdünnter Salpetersäure R versetzt. Die Mischung wird zum Sieden erhitzt und 1 min lang im Sieden gehalten. Nach Abkühlen gibt die Lösung die Identitätsreaktion b auf Phosphat (2.3.1).

C. In einem Reagenzglas mit einem Ableitungsrohr werden 0,1 g Substanz mit 5 g Kaliumhydrogensulfat R gemischt und stark erhitzt. Die beim Erhitzen entstehenden weißen Dämpfe werden in 5 ml entfärbte Fuchsin-Lösung R geleitet. Eine violettrote Färbung entsteht, die bei 30 min langem Erhitzen auf dem Wasserbad in Violett übergeht.

## Prüfung auf Reinheit

**Prüflösung:** 10,0 g Substanz werden in kohlendioxidfreiem Wasser $R$, das aus destilliertem Wasser $R$ hergestellt wurde, zu 100 ml gelöst.

**Aussehen der Lösung:** Die Prüflösung darf nicht stärker opaleszieren als die Referenzsuspension II (2.2.1) und nicht intensiver gefärbt sein als die Farbvergleichslösung $G_6$ (2.2.2, Methode II).

**Alkalisch reagierende Substanzen:** 10 ml Prüflösung werden mit 0,2 ml Phenolphthalein-Lösung $R$ versetzt. Bis zum Farbumschlag darf höchstens 1,0 ml Salzsäure (0,1 mol · l$^{-1}$) verbraucht werden ($n_2$).

**Glycerol, in Ethanol 96% lösliche Substanzen:** höchstens 1,0 Prozent

1,000 g Substanz wird 10 min lang mit 25 ml Ethanol 96% $R$ geschüttelt und abfiltriert. Das Filtrat wird auf dem Wasserbad eingedampft und der Rückstand 1 h lang bei 70 °C getrocknet. Der Rückstand darf höchstens 10 mg wiegen.

**Chlorid** (2.4.4): höchstens 200 ppm

2,5 ml Prüflösung werden mit Wasser $R$ zu 15 ml verdünnt.

**Phosphat** (2.4.11): höchstens 0,1 Prozent

1 ml Prüflösung wird mit Wasser $R$ zu 10 ml verdünnt. 1 ml dieser Lösung wird mit Wasser $R$ zu 100 ml verdünnt.

**Sulfat** (2.4.13): höchstens 500 ppm

3 ml Prüflösung werden mit Wasser $R$ zu 15 ml verdünnt.

**Eisen** (2.4.9): höchstens 20 ppm

5 ml Prüflösung werden mit Wasser $R$ zu 10 ml verdünnt.

**Schwermetalle** (2.4.8): höchstens 20 ppm

10 ml Prüflösung werden mit Wasser $R$ zu 20 ml verdünnt. 12 ml dieser Lösung müssen der Grenzprüfung A entsprechen. Zur Herstellung der Referenzlösung werden 10 ml Blei-Lösung (1 ppm Pb) $R$ verwendet.

**Wasser** (2.5.12): 25,0 bis 35,0 Prozent, mit 0,100 g Substanz bestimmt

## Gehaltsbestimmung

0,250 g Substanz, in 30 ml Wasser $R$ gelöst, werden mit Schwefelsäure (0,05 mol · l$^{-1}$) titriert. Der Endpunkt wird mit Hilfe der Potentiometrie (2.2.20) bestimmt ($n_1$).

Der Prozentgehalt an Natriumglycerophosphat (wasserfreie Substanz) wird nach folgender Formel berechnet:

$$\frac{216,0 \left(n_1 - \frac{n_2}{4}\right)}{m (100 - a)}$$

$a$ = Prozentgehalt an Wasser
$n_1$ = Verbrauch an Schwefelsäure (0,05 mol · l$^{-1}$) bei der „Gehaltsbestimmung" in Millilitern
$n_2$ = Verbrauch an Salzsäure (0,1 mol · l$^{-1}$) bei der Prüfung „Alkalisch reagierende Substanzen" in Millilitern
$m$ = Masse der Substanz in Gramm

6.3/1472

# Natriumhyaluronat
# Natrii hyaluronas

$(C_{14}H_{20}NNaO_{11})_n$
CAS Nr. 9067-32-7

## Definition

Natriumsalz der Hyaluronsäure, einem Glycosaminoglycan, bestehend aus Disaccharid-Einheiten von D-Glucuronsäure und $N$-Acetyl-D-glucosamin

*Gehalt:* 95,0 bis 105,0 Prozent (getrocknete Substanz)

*Grenzviskosität:* 90 bis 120 Prozent des in der Beschriftung angegebenen Werts

## Herstellung

Natriumhyaluronat wird aus Hahnenkämmen extrahiert oder durch Fermentation mit Streptokokken, Lancefield-Gruppen A und C, gewonnen. Wird die Substanz durch Fermentation mit grampositiven Bakterien gewonnen, müssen durch das Herstellungsverfahren nachweislich pyrogene oder entzündungsfördernde Komponenten der Zellwand entfernt oder auf ein Minimum reduziert werden.

## Eigenschaften

*Aussehen:* weißes bis fast weißes, sehr hygroskopisches Pulver oder faseriges Aggregat

*Löslichkeit:* wenig löslich bis löslich in Wasser, praktisch unlöslich in Aceton und wasserfreiem Ethanol

## Prüfung auf Identität

A. IR-Spektroskopie (2.2.24)

*Vergleich:* Natriumhyaluronat-Referenzspektrum der Ph. Eur.

B. Die Substanz gibt die Identitätsreaktion a auf Natrium (2.3.1).

## Prüfung auf Reinheit

**Prüflösung:** Eine 0,10 g getrockneter Substanz entsprechende Menge Substanz wird mit 30,0 ml einer Lösung von Natriumchlorid R (9 g · l$^{-1}$) versetzt. Die Mischung wird bis zum Lösen der Substanz (etwa 12 h lang) auf einem Schüttelgerät schwach geschüttelt.

**Aussehen der Lösung:** Die Prüflösung muss klar (2.2.1) sein. Die Absorption (2.2.25) der Prüflösung, bei 600 nm gemessen, darf höchstens 0,01 betragen.

**pH-Wert** (2.2.3): 5,0 bis 8,5

Die Substanz wird in kohlendioxidfreiem Wasser R gelöst, so dass eine Lösung erhalten wird, die 5 mg getrocknete Substanz je Milliliter enthält.

**Grenzviskosität:** *Natriumhyaluronat ist sehr hygroskopisch und muss während des Wägens vor Feuchtigkeit geschützt werden.*

*Pufferlösung [Natriumchlorid (0,15 mol · l$^{-1}$) in Phosphat-Pufferlösung pH 7,0 (0,01 mol · l$^{-1}$)]:* 0,78 g Natriumdihydrogenphosphat R und 4,50 g Natriumchlorid R werden in Wasser R zu 500,0 ml gelöst (Lösung A). 1,79 g Natriummonohydrogenphosphat R und 4,50 g Natriumchlorid R werden in Wasser R zu 500,0 ml gelöst (Lösung B). Die Lösungen A und B werden so gemischt, dass ein pH-Wert von 7,0 erreicht wird. Die Mischung wird durch einen Glassintertiegel (4) (2.1.2) filtriert.

*Untersuchungslösung a:* 0,200 g ($m_{0p}$) Substanz *(Hinweis: Dieser Wert ist nur ein Anhaltspunkt und muss nach der ersten Viskositätsmessung der Untersuchungslösung a angepasst werden.)* werden eingewogen und 24 h lang mit 50,0 g ($m_{0s}$) Pufferlösung von 4 °C durch Schütteln bei 4 °C gemischt. 5,00 g ($m_{1p}$) Lösung werden eingewogen und 20 min lang mit 100,0 g ($m_{1s}$) Pufferlösung von 25 °C durch Schütteln gemischt. Die Mischung wird durch einen Glassintertiegel (100) (2.1.2) filtriert, wobei die ersten 10 ml Filtrat verworfen werden.

*Untersuchungslösung b:* 30,0 g ($m_{2p}$) Untersuchungslösung a werden eingewogen und 20 min lang mit 10,0 g ($m_{2s}$) Pufferlösung von 25 °C durch Schütteln gemischt. Die Mischung wird durch einen Glassintertiegel (100) (2.1.2) filtriert, wobei die ersten 10 ml Filtrat verworfen werden.

*Untersuchungslösung c:* 20,0 g ($m_{3p}$) Untersuchungslösung a werden eingewogen und 20 min lang mit 20,0 g ($m_{3s}$) Pufferlösung von 25 °C durch Schütteln gemischt. Die Mischung wird durch einen Glassintertiegel (100) (2.1.2) filtriert, wobei die ersten 10 ml Filtrat verworfen werden.

*Untersuchungslösung d:* 10,0 g ($m_{4p}$) Untersuchungslösung a werden eingewogen und 20 min lang mit 30,0 g ($m_{4s}$) Pufferlösung von 25 °C durch Schütteln gemischt. Die Mischung wird durch einen Glassintertiegel (100) (2.1.2) filtriert, wobei die ersten 10 ml Filtrat verworfen werden.

Die Durchflusszeiten (2.2.9) der Pufferlösung ($t_0$) und der 4 Untersuchungslösungen ($t_1$, $t_2$, $t_3$ und $t_4$), bei 25,00 ± 0,03 °C, werden unter Verwendung eines geeigneten Viskosimeters mit hängendem Kugelniveau und einem trichterförmigen unteren Ende der Kapillare bestimmt (Spezifikationen: Viskosimeter-Konstante: etwa 0,005 mm$^2$ · s$^{-1}$, Messbereich für die kinematische Viskosität: 1 bis 5 mm$^2$ · s$^{-1}$, Innendurchmesser der Kapillare R: 0,53 mm, Volumen des Gefäßes C: 5,6 ml, Innendurchmesser des Rohres N: 2,8 bis 3,2 mm). Alle Messungen müssen mit demselben Viskosimeter durchgeführt werden. Alle Durchflusszeiten werden 3-mal gemessen. Die Prüfung darf nur ausgewertet werden, wenn die Ergebnisse höchstens 0,35 Prozent vom Mittelwert abweichen und wenn die Durchflusszeit $t_1$ mindestens das 1,6fache und höchstens das 1,8fache von $t_0$ beträgt. Falls dies nicht zutrifft, muss der Wert von $m_{0p}$ geändert und die Prüfung wiederholt werden.

*Berechnung der relativen Viskositäten*

Da die Dichte der Natriumhyaluronat-Lösungen und des Lösungsmittels praktisch gleich sind, kann die relative Viskosität $\eta_{ri}$ ($\eta_{r1}$, $\eta_{r2}$, $\eta_{r3}$, $\eta_{r4}$) aus dem Verhältnis der Durchflusszeiten der entsprechenden Lösung $t_i$ ($t_1$, $t_2$, $t_3$, $t_4$) zur Durchflusszeit des Lösungsmittels $t_0$ unter Berücksichtigung des Kinetische-Energie-Korrekturfaktors der Kapillare ($B$ = 30 800 s$^3$) nach folgender Formel berechnet werden:

$$\frac{t_i - \dfrac{B}{t_i^2}}{t_0 - \dfrac{B}{t_0^2}}$$

*Berechnung der Konzentrationen*

Die Konzentration $c_1$ (ausgedrückt in kg · m$^{-3}$) von Natriumhyaluronat in der Untersuchungslösung a wird nach folgender Formel berechnet:

$$\frac{m_{0p} \cdot x \cdot (100 - h) \cdot m_{1p} \cdot \rho_{25}}{100 \cdot 100 \cdot (m_{0p} + m_{0s}) \cdot (m_{1p} + m_{1s})}$$

$x$ = Prozentgehalt an Natriumhyaluronat, wie unter „Gehaltsbestimmung" beschrieben bestimmt

$h$ = Trocknungsverlust in Prozent

$\rho_{25}$ = 1005 kg · m$^{-3}$ (Dichte der Untersuchungslösung bei 25 °C)

Die Konzentration $c_2$ (ausgedrückt in kg · m$^{-3}$) von Natriumhyaluronat in der Untersuchungslösung b wird nach folgender Formel berechnet:

$$c_1 \cdot \frac{m_{2p}}{m_{2s} + m_{2p}}$$

Die Konzentration $c_3$ (ausgedrückt in kg · m$^{-3}$) von Natriumhyaluronat in der Untersuchungslösung c wird nach folgender Formel berechnet:

$$c_1 \cdot \frac{m_{3p}}{m_{3s} + m_{3p}}$$

Die Konzentration $c_4$ (ausgedrückt in kg · m$^{-3}$) von Natriumhyaluronat in der Untersuchungslösung d wird nach folgender Formel berechnet:

$$c_1 \cdot \frac{m_{4p}}{m_{4s} + m_{4p}}$$

*Berechnung der Grenzviskosität*

Die Grenzviskosität [$\eta$] wird mit Hilfe der linearen Regression der kleinsten Quadrate nach der folgenden Gleichung von Martin berechnet:

$$\log\left(\frac{\eta_r - 1}{c}\right) = \log[\eta] + k[\eta]c$$

Der dezimale Antilogarithmus des Ordinatenabschnitts am Schnittpunkt ist die Grenzviskosität, ausgedrückt in m$^3$ · kg$^{-1}$.

**Glycosaminoglycansulfate:** höchstens 1 Prozent, wenn die Substanz aus Hahnenkämmen extrahiert wurde

*Das Arbeiten mit Perchlorsäure bei erhöhter Temperatur muss mit entsprechender Vorsicht erfolgen.*

*Untersuchungslösung:* Eine 50,0 mg getrockneter Substanz entsprechende Menge Substanz wird in einem Reagenzglas von 150 mm Länge und 16 mm innerem Durchmesser in 1,0 ml Perchlorsäure *R* gelöst.

*Referenzlösung:* 0,149 g wasserfreies Natriumsulfat *R* werden in Wasser *R* zu 100,0 ml gelöst. 10,0 ml Lösung werden mit Wasser *R* zu 100,0 ml verdünnt. 1,0 ml dieser Lösung wird in einem Reagenzglas von 150 mm Länge und 16 mm innerem Durchmesser in einem Heizblock bei 90 bis 95 °C eingedampft. Der Rückstand wird in 1,0 ml Perchlorsäure *R* gelöst.

Die beiden Reagenzgläser werden mit Glaswolle verschlossen. Die Reagenzgläser werden in einem Heizblock oder in einem Silikonölbad bei 180 °C so lange erhitzt, bis die Lösungen klar und farblos sind (etwa 12 h lang). Die Reagenzgläser werden auf Raumtemperatur abgekühlt. In jedes der Reagenzgläser werden 3,0 ml einer Lösung von Bariumchlorid *R* (33,3 g · l$^{-1}$) gegeben. Die Reagenzgläser werden verschlossen, kräftig geschüttelt und anschließend 30 min lang stehen gelassen. Die beiden Reagenzgläser werden erneut geschüttelt und anschließend wird die Absorption (2.2.25) der Lösungen bei 660 nm, unter Verwendung von Wasser *R* als Kompensationsflüssigkeit, gemessen.

Die Absorption der Untersuchungslösung darf nicht größer sein als die der Referenzlösung.

**Nukleinsäuren:** Die Absorption (2.2.25) der Prüflösung, bei 260 nm gemessen, darf höchstens 0,5 betragen.

**Protein:** höchstens 0,3 Prozent; höchstens 0,1 Prozent, wenn die Substanz zur Herstellung von Parenteralia bestimmt ist

*Untersuchungslösung a:* Die Substanz wird in Wasser *R* gelöst, so dass eine Lösung erhalten wird, die etwa 10 mg getrocknete Substanz je Milliliter enthält.

*Untersuchungslösung b:* Gleiche Volumteile Untersuchungslösung a und Wasser *R* werden gemischt.

*Referenzlösungen:* Aus einer Stammlösung von Rinderalbumin *R* (0,5 mg · ml$^{-1}$) in Wasser *R* werden 5 Verdünnungen mit einem Gehalt zwischen 5 und 50 µg Rinderalbumin *R* je Milliliter hergestellt.

2,5 ml Wasser *R* als Blindlösung, 2,5 ml Untersuchungslösung a oder b oder 2,5 ml der Referenzlösungen werden je mit 2,5 ml frisch hergestellter Fehling'scher Lösung *R* 3 versetzt und sofort gemischt. Nach etwa 10 min werden in jedes Reagenzglas 0,50 ml einer unmittelbar vor Gebrauch hergestellten Mischung gleicher Volumteile Wasser *R* und Molybdat-Wolframat-Reagenz *R* gegeben und sofort gemischt. Nach 30 min wird die Absorption (2.2.25) jeder Lösung bei 750 nm gegen die Blindlösung als Kompensationsflüssigkeit gemessen. Mit Hilfe der mit den 5 Referenzlösungen erstellten Kalibrierkurve wird der Proteingehalt der Untersuchungslösungen bestimmt.

**Chlorid** (2.4.4): höchstens 0,5 Prozent

67 mg Substanz werden in 100 ml Wasser *R* gelöst.

**Eisen:** höchstens 80,0 ppm

Atomabsorptionsspektrometrie (2.2.23, Methode II)

*Untersuchungslösung:* Eine 0,25 g getrockneter Substanz entsprechende Menge Substanz wird unter Erhitzen im Wasserbad in 1 ml Salpetersäure *R* gelöst. Nach dem Abkühlen wird die Lösung mit Wasser *R* zu 10,0 ml verdünnt.

*Referenzlösungen:* 2 Referenzlösungen werden in der gleichen Weise wie die Untersuchungslösung hergestellt. 1,0 ml beziehungsweise 2,0 ml Eisen-Lösung (10 ppm Fe) *R* wird/werden nach dem Lösen der Substanz zugesetzt.

*Strahlungsquelle:* Eisen-Hohlkathodenlampe unter Verwendung einer Transmissionsbande von 0,2 nm

*Wellenlänge:* 248,3 nm

*Atomisierung:* Luft-Acetylen-Flamme

**Schwermetalle** (2.4.8): höchstens 20 ppm; höchstens 10 ppm, wenn die Substanz zur Herstellung von Parenteralia bestimmt ist

1,0 g Substanz muss der Grenzprüfung F entsprechen. Zur Herstellung der Referenzlösung werden 2,0 ml Blei-Lösung (10 ppm Pb) *R* verwendet.

**Trocknungsverlust** (2.2.32): höchstens 20,0 Prozent, mit 0,500 g Substanz durch 6 h langes Trocknen bei 100 bis 110 °C über Phosphor(V)-oxid *R* bestimmt

**Mikrobielle Verunreinigung**

TAMC: Akzeptanzkriterium $10^2$ KBE je Gramm (2.6.12)

1 g Substanz wird verwendet.

**Bakterien-Endotoxine** (2.6.14): weniger als 0,5 I.E. Bakterien-Endotoxine je Milligramm Natriumhyaluronat zur Herstellung von Parenteralia, das dabei keinem weiteren geeigneten Verfahren zur Beseitigung von Bakterien-Endotoxinen unterworfen wird;
weniger als 0,05 I.E. Bakterien-Endotoxine je Milligramm Natriumhyaluronat zur Herstellung von Zubereitungen zur intraokulären oder zur intraartikulären Anwendung, das dabei keinem weiteren geeigneten Verfahren zur Beseitigung von Bakterien-Endotoxinen unterworfen wird

# Gehaltsbestimmung

Die Bestimmung des Gehalts an Glucuronsäure erfolgt nach Reaktion mit Carbazol wie nachstehend beschrieben.

*Reagenz A:* 0,95 g Natriumtetraborat *R* werden in 100,0 ml Schwefelsäure *R* gelöst.

*Reagenz B:* 0,125 g Carbazol *R* werden in 100,0 ml wasserfreiem Ethanol *R* gelöst.

*Untersuchungslösung: Die Lösung wird 3fach hergestellt.* 0,170 g Substanz werden in Wasser *R* zu 100,0 g gelöst. 10,0 g Lösung werden mit Wasser *R* zu 200,0 g verdünnt.

*Referenz-Stammlösung:* 0,100 g D-Glucuronsäure *R*, die zuvor im Vakuum über Phosphor(V)-oxid *R* bis zur Massekonstanz getrocknet wurde (2.2.32), werden in Wasser *R* zu 100,0 g gelöst.

*Referenzlösungen:* Aus der Referenz-Stammlösung werden 5 Verdünnungen hergestellt, die zwischen 6,5 und 65 µg D-Glucuronsäure je Gramm Lösung enthalten.

25 Reagenzgläser, von 1 bis 25 nummeriert, werden in eine Eis-Wasser-Mischung gestellt. 1,0 ml jeder der 5 Referenzlösungen wird 3-mal in die Reagenzgläser 1 bis 15 gegeben. 1,0 ml jeder der 3 Untersuchungslösungen wird 3-mal in die Reagenzgläser 16 bis 24 gegeben. 1,0 ml Wasser *R* wird in das Reagenzglas 25 gegeben (Blindlösung). 5,0 ml frisch hergestelltes Reagenz A, das zuvor in einer Eis-Wasser-Mischung abgekühlt wurde, werden in jedes Reagenzglas gegeben. Die Reagenzgläser werden mit Verschlüssen aus Kunststoff dicht verschlossen, anschließend geschüttelt und genau 15 min lang in ein Wasserbad gestellt. Nach dem Abkühlen in einer Eis-Wasser-Mischung werden in jedes Reagenzglas 0,20 ml Reagenz B gegeben. Die Reagenzgläser werden erneut verschlossen, geschüttelt und genau 15 min lang in ein Wasserbad gestellt. Nach dem Abkühlen auf Raumtemperatur wird die Absorption (2.2.25) jeder Lösung bei 530 nm gegen die Blindlösung als Kompensationsflüssigkeit gemessen.

Mit Hilfe der Kalibrierkurve, erstellt aus den Mittelwerten der mit den Referenzlösungen gemessenen Absorptionen, werden die Mittelwerte der Konzentrationen an D-Glucuronsäure der Untersuchungslösungen bestimmt.

Der Prozentgehalt an Natriumhyaluronat wird nach folgender Formel berechnet:

$$\frac{c_g}{c_s} \cdot Z \cdot \frac{100}{100-h} \cdot \frac{401{,}3}{194{,}1}$$

$c_g$ = Mittelwert der Konzentrationen an D-Glucuronsäure in den Untersuchungslösungen in Milligramm je Gramm

$c_s$ = Mittelwert der Konzentrationen der Substanz in den Untersuchungslösungen in Milligramm je Gramm

$Z$ = ermittelter Prozentgehalt an $C_6H_{10}O_7$ in D-Glucuronsäure *R*

$h$ = Trocknungsverlust in Prozent

401,3 = relative Molekülmasse der Disaccharid-Einheit

194,1 = relative Molekülmasse von Glucuronsäure

# Lagerung

Dicht verschlossen, vor Licht und Feuchtigkeit geschützt

Falls die Substanz steril ist, im sterilen, dicht verschlossenen Behältnis mit Originalitätsverschluss

# Beschriftung

Die Beschriftung gibt an,
– Grenzviskosität
– Herkunft der Substanz
– vorgesehener Verwendungszweck der Substanz
– falls zutreffend, dass die Substanz für die Herstellung von Parenteralia, aber nicht zur Herstellung von Produkten zur intraartikulären Anwendung geeignet ist
– falls zutreffend, dass die Substanz für die Herstellung von Parenteralia und die Herstellung von Produkten zur intraartikulären Anwendung geeignet ist
– falls zutreffend, dass die Substanz zur intraokulären Anwendung geeignet ist.

# Natriummolybdat-Dihydrat

## Natrii molybdas dihydricus

**6.3/1565**

MoNa$_2$O$_4$ · 2 H$_2$O     $M_r$ 241,9

CAS Nr. 10102-40-6

## Definition

*Gehalt:* 98,0 bis 100,5 Prozent (getrocknete Substanz)

## Eigenschaften

*Aussehen:* weißes bis fast weißes Pulver oder farblose Kristalle

*Löslichkeit:* leicht löslich in Wasser

## Prüfung auf Identität

A. Die Substanz entspricht der Prüfung „Trocknungsverlust" (siehe „Prüfung auf Reinheit").

B. 0,2 g Substanz werden in 5 ml einer Mischung gleicher Volumteile Salpetersäure *R* und Wasser *R* gelöst. Die Lösung wird mit 0,1 g Ammoniumchlorid *R* versetzt. Nach Zusatz von 0,3 ml Natriummonohydrogenphosphat-Lösung *R* wird die Lösung langsam auf 50 bis 60 °C erhitzt. Dabei entsteht ein gelber Niederschlag.

C. 0,15 g Substanz, in 2 ml Wasser *R* gelöst, geben die Identitätsreaktion a auf Natrium (2.3.1).

## Prüfung auf Reinheit

**Prüflösung**: 10,0 g Substanz werden in Wasser *R* zu 50 ml gelöst.

**Aussehen der Lösung:** Die Prüflösung muss klar (2.2.1) und farblos (2.2.2, Methode II) sein.

**Chlorid:** höchstens 50 ppm

10 ml einer Mischung gleicher Volumteile Salpetersäure *R* und Wasser *R* werden unter Schütteln mit 10 ml Prüflösung und anschließend mit 1 ml Silbernitrat-Lösung (0,1 mol · l$^{-1}$) versetzt. Nach 5 min darf eine Opaleszenz der Prüflösung nicht intensiver sein als die einer Referenzlösung, die gleichzeitig und unter gleichen Bedingungen mit 2 ml Chlorid-Lösung (50 ppm Cl) *R* hergestellt wurde.

**Phosphat:** höchstens 200 ppm

2,0 g Substanz werden unter Erhitzen in 13 ml Wasser *R* gelöst. In der noch heißen Lösung werden 8,0 g Ammoniumnitrat *R* 1 gelöst. Dieser Lösung werden 27 ml einer Mischung gleicher Volumteile Salpetersäure *R* und Wasser *R* zugesetzt. Innerhalb von 3 h darf eine Gelbfärbung oder Opaleszenz der Prüflösung nicht intensiver sein als die einer Referenzlösung, die gleichzeitig und unter gleichen Bedingungen wie folgt hergestellt wurde: 1,0 g Substanz wird in 12 ml Wasser *R* gelöst und die Lösung mit 1 ml Phosphat-Lösung (200 ppm PO$_4$) *R* versetzt.

**Ammonium** (2.4.1, Methode B): höchstens 10 ppm, mit 0,10 g Substanz bestimmt

Zur Herstellung der Referenzlösung wird 1 ml Ammonium-Lösung (1 ppm NH$_4$) *R* verwendet.

**Schwermetalle:** höchstens 10 ppm

10 ml Prüflösung werden mit 2 ml Wasser *R*, 6 ml einer Lösung von Natriumhydroxid *R* (168 g · l$^{-1}$) und 2 ml konzentrierter Ammoniak-Lösung *R* gemischt (Lösung A). 0,5 ml Thioacetamid-Reagenz *R* werden mit einer Mischung von 15 ml Lösung A und 5 ml Wasser *R* versetzt. Nach 2 min darf eine Färbung der Prüflösung nicht intensiver sein als die einer Referenzlösung, die gleichzeitig wie folgt hergestellt wird: 0,5 ml Thioacetamid-Reagenz *R* werden mit einer Mischung von 5 ml Lösung A, 1 ml Blei-Lösung (10 ppm Pb) *R* und 14 ml Wasser *R* versetzt.

**Trocknungsverlust** (2.2.32): 14,0 bis 16,0 Prozent, mit 1,000 g Substanz durch 3 h langes Trocknen im Trockenschrank bei 140 °C bestimmt

## Gehaltsbestimmung

0,100 g Substanz, in 30 ml Wasser *R* gelöst, werden nach Zusatz von 0,5 g Methenamin *R* und 0,1 ml einer Lösung von Salpetersäure *R* (250 g · l$^{-1}$) bei 60 °C erhitzt und mit Blei(II)-nitrat-Lösung (0,05 mol · l$^{-1}$) nach Zusatz von 4-(2-Pyridylazo)resorcin-Mononatriumsalz *R* titriert.

1 ml Blei(II)-nitrat-Lösung (0,05 mol · l$^{-1}$) entspricht 10,30 mg MoNa$_2$O$_4$.

## 6.3/1031
# Natriumpicosulfat

# Natrii picosulfas

$C_{18}H_{13}NNa_2O_8S_2 \cdot H_2O$  $M_r$ 499,4

## Definition

Natriumpicosulfat enthält mindestens 98,5 und höchstens 100,5 Prozent 4,4′-(Pyridin-2-ylmethylen)diphenyl-bis(natriumsulfat), berechnet auf die wasserfreie Substanz.

## Eigenschaften

Weißes bis fast weißes, kristallines Pulver; leicht löslich in Wasser, schwer löslich in Ethanol 96 %.

## Prüfung auf Identität

1: A, E
2: B, C, D, E

A. Die Prüfung erfolgt mit Hilfe der IR-Spektroskopie (2.2.24) durch Vergleich des Spektrums der Substanz mit dem von Natriumpicosulfat *CRS*.

B. Die bei der Prüfung „Verwandte Substanzen" (siehe „Prüfung auf Reinheit") erhaltenen Chromatogramme werden im ultravioletten Licht bei 254 nm ausgewertet. Der Hauptfleck im Chromatogramm der Untersuchungslösung b entspricht in Bezug auf Lage und Größe dem Hauptfleck im Chromatogramm der Referenzlösung a.

C. 5 ml Prüflösung (siehe „Prüfung auf Reinheit") werden mit 1 ml verdünnter Salzsäure *R* versetzt und zum Sieden erhitzt. Nach Zusatz von 1 ml Bariumchlorid-Lösung *R* 1 bildet sich ein weißer Niederschlag.

D. Werden etwa 10 mg Substanz mit 3 ml Schwefelsäure *R* und 0,1 ml Kaliumdichromat-Lösung *R* 1 versetzt, entsteht eine violette Färbung.

E. Die Prüflösung gibt die Identitätsreaktion a auf Natrium (2.3.1).

## Prüfung auf Reinheit

**Prüflösung:** 2,5 g Substanz werden in destilliertem Wasser *R* zu 50 ml gelöst.

**Aussehen der Lösung:** Die Prüflösung muss klar (2.2.1) und darf nicht stärker gefärbt sein als die Farbvergleichslösung GG$_7$ (2.2.2, Methode II).

**Sauer oder alkalisch reagierende Substanzen:** 10 ml Prüflösung, mit 0,05 ml Phenolphthalein-Lösung *R* versetzt, müssen farblos bleiben. Bis zum Umschlag nach Rosa dürfen höchstens 0,25 ml Natriumhydroxid-Lösung (0,01 mol · l$^{-1}$) verbraucht werden.

**Verwandte Substanzen:** Die Prüfung erfolgt mit Hilfe der Dünnschichtchromatographie (2.2.27) unter Verwendung einer Schicht von Kieselgel GF$_{254}$ *R*.

*Untersuchungslösung a:* 0,20 g Substanz werden in Methanol *R* zu 5 ml gelöst.

*Untersuchungslösung b:* 1 ml Untersuchungslösung a wird mit Methanol *R* zu 10 ml verdünnt.

*Referenzlösung a:* 20 mg Natriumpicosulfat *CRS* werden in Methanol *R* zu 5 ml gelöst.

*Referenzlösung b:* 2 ml Untersuchungslösung b werden mit Methanol *R* zu 100 ml verdünnt.

*Referenzlösung c:* 0,20 g Substanz werden in 2 ml einer Lösung von Salzsäure *R* (103 g · l$^{-1}$) gelöst. Die Lösung wird rasch zum Sieden erhitzt und 10 s lang bei Siedetemperatur gehalten. Nach dem Abkühlen in einer Eis-Wasser-Mischung wird die Lösung mit Methanol *R* zu 10 ml verdünnt.

Auf die Platte werden 5 µl jeder Lösung aufgetragen. Die Chromatographie erfolgt mit einer Mischung von 2,5 Volumteilen wasserfreier Ameisensäure *R*, 12,5 Volumteilen Wasser *R*, 25 Volumteilen Methanol *R* und 60 Volumteilen Ethylacetat *R* über eine Laufstrecke von 10 cm. Die Platte wird im Warmluftstrom 15 min lang getrocknet und im ultravioletten Licht bei 254 nm ausgewertet. Die Platte wird mit einer Lösung von Salzsäure *R* (200 g · l$^{-1}$) in Methanol *R* besprüht und 10 min lang bei 110 °C erhitzt. Die heiße Platte wird mit einer frisch hergestellten Lösung von Eisen(III)-chlorid *R* (50 g · l$^{-1}$) und Kaliumhexacyanoferrat(III) *R* (1 g · l$^{-1}$) besprüht. Die noch feuchte Platte wird ausgewertet. Kein im Chromatogramm der Untersuchungslösung a auftretender Nebenfleck darf größer oder intensiver sein als der Fleck im Chromatogramm der Referenzlösung b (0,2 Prozent).

Die Prüfung darf nur ausgewertet werden, wenn das Chromatogramm der Referenzlösung c deutlich voneinander getrennt 3 Flecke zeigt. Ein vierter Fleck kann auf der Startlinie sichtbar sein.

**Chlorid** (2.4.4): 5 ml Prüflösung, mit Wasser *R* zu 15 ml verdünnt, müssen der Grenzprüfung auf Chlorid entsprechen (200 ppm).

**Sulfat** (2.4.13): 7,5 ml Prüflösung, mit destilliertem Wasser *R* zu 15 ml verdünnt, müssen der Grenzprüfung auf Sulfat entsprechen (400 ppm).

**Schwermetalle** (2.4.8): 12 ml Prüflösung müssen der Grenzprüfung A entsprechen (20 ppm). Zur Herstellung der Referenzlösung wird die Blei-Lösung (1 ppm Pb) *R* verwendet.

**Wasser** (2.5.12): 3,0 bis 5,0 Prozent, mit 0,500 g Substanz nach der Karl-Fischer-Methode bestimmt

## Gehaltsbestimmung

0,400 g Substanz, in 80 ml Methanol *R* gelöst, werden mit Perchlorsäure (0,1 mol · l$^{-1}$) titriert. Der Endpunkt wird mit Hilfe der Potentiometrie (2.2.20) bestimmt.

1 ml Perchlorsäure (0,1 mol · l$^{-1}$) entspricht 48,14 mg $C_{18}H_{13}NNa_2O_8S_2$.

## Verunreinigungen

A. R = SO$_3$Na:
4-[(Pyridin-2-yl)(4-hydroxyphenyl)methyl]phenyl= natriumsulfat

B. R = H:
4,4'-[(Pyridin-2-yl)methylen]bisphenol

---

**6.3/1909**

# Natriumpolystyrolsulfonat
# Natrii polystyrenesulfonas

## Definition

Polystyrolsulfonat-Harz in der Natriumform

*Austauschkapazität:* 2,8 bis 3,4 mmol Kalium je Gramm getrockneter Substanz

*Gehalt:* 9,4 bis 11,0 Prozent Na (getrocknete Substanz)

## Eigenschaften

*Aussehen:* fast weißes bis hellbraunes Pulver

*Löslichkeit:* praktisch unlöslich in Wasser, Dichlormethan und Ethanol 96 %

## Prüfung auf Identität

A. IR-Spektroskopie (2.2.24)

*Probenvorbereitung:* Presslinge, unter Verwendung von fein pulverisierter Substanz

*Vergleich:* Natriumpolystyrolsulfonat-Referenzspektrum der Ph. Eur.

B. 0,1 g Substanz werden in Wasser *R* suspendiert. Die Suspension wird mit 2 ml einer Lösung von Kaliumcarbonat *R* (150 g · l$^{-1}$) versetzt, zum Sieden erhitzt und nach dem Erkalten filtriert. Das Filtrat wird mit 4 ml Kaliumhexahydroxoantimonat(V)-Lösung *R* versetzt und zum Sieden erhitzt. Die Lösung wird in einer Eis-Wasser-Mischung abgekühlt. Falls erforderlich wird die Fällung durch Reiben mit einem Glasstab an der Innenseite des Reagenzglases eingeleitet. Ein dichter weißer Niederschlag entsteht.

## Prüfung auf Reinheit

**Styrol:** Flüssigchromatographie (2.2.29)

*Untersuchungslösung:* 10,0 g Substanz werden 30 min lang mit 10 ml Aceton *R* geschüttelt und anschließend zentrifugiert. Die überstehende Lösung wird verwendet.

*Referenzlösung:* 10 mg Styrol *R* werden in Aceton *R* zu 100 ml gelöst. 1 ml Lösung wird mit Aceton *R* zu 100 ml verdünnt.

*Säule*
- Größe: $l = 0,25$ m, $\varnothing = 4$ mm
- Stationäre Phase: octadecylsilyliertes Kieselgel zur Chromatographie *R* (5 µm)

*Mobile Phase:* Acetonitril *R*, Wasser *R* (1:1 *V/V*)

*Durchflussrate:* 2 ml · min$^{-1}$

*Detektion:* Spektrometer bei 254 nm

*Einspritzen:* 20 µl

*Grenzwert*
- Styrol: nicht größer als die Fläche des Hauptpeaks im Chromatogramm der Referenzlösung (1 ppm)

**Calcium:** höchstens 0,10 Prozent

Atomemissionsspektrometrie (2.2.22, Methode I)

*Untersuchungslösung:* 1,10 g Substanz werden mit 5 ml Salzsäure *R* versetzt. Die Mischung wird zum Sieden erhitzt, nach dem Abkühlen mit 10 ml Wasser *R* versetzt und filtriert. Filter und Rückstand werden mit Wasser *R* gewaschen. Filtrat und Waschflüssigkeit werden vereinigt und mit Wasser *R* zu 25,0 ml verdünnt.

*Referenzlösungen:* Zur Herstellung der Referenzlösungen wird die Calcium-Lösung (400 ppm Ca) *R*, mit der erforderlichen Menge Wasser *R* verdünnt, verwendet.

*Wellenlänge:* 422,7 nm

**Kalium:** höchstens 0,10 Prozent

Atomemissionsspektrometrie (2.2.22, Methode I)

*Untersuchungslösung:* 1,10 g Substanz werden mit 5 ml Salzsäure *R* versetzt. Die Mischung wird zum Sieden erhitzt, nach dem Abkühlen mit 10 ml Wasser *R* versetzt und filtriert. Filter und Rückstand werden mit Wasser *R* gewaschen. Filtrat und Waschflüssigkeit werden vereinigt und mit Wasser *R* zu 25,0 ml verdünnt.

*Referenzlösungen:* Zur Herstellung der Referenzlösungen wird die Kalium-Lösung (100 ppm K) *R*, mit der erforderlichen Menge Wasser *R* verdünnt, verwendet.

*Wellenlänge:* 766,5 nm

**Schwermetalle** (2.4.8): höchstens 10 ppm

1,0 g Substanz wird wie unter Grenzprüfung F beschrieben behandelt. Nach Zusatz von Pufferlösung pH 3,5 *R* und Thioacetamid-Reagenz *R* wird die Mischung mit Wasser *R* zu 50 ml verdünnt. Diese Mischung wird wie unter Grenzprüfung E beschrieben, beginnend mit „Nach dem Mischen wird 10 min lang stehen gelassen", weiterbehandelt.

Zur Herstellung der Referenzlösung werden 10 ml Blei-Lösung (1 ppm Pb) *R* verwendet.

**Trocknungsverlust** (2.2.32): höchstens 7,0 Prozent, mit 1,000 g Substanz durch Trocknen im Trockenschrank bei 105 °C bestimmt

**Mikrobielle Verunreinigung**

Gallensalze tolerierende, gramnegative Bakterien: Akzeptanzkriterium weniger als $10^2$ KBE je Gramm (2.6.13)

## Gehaltsbestimmung

**Natrium:** Atomemissionsspektrometrie (2.2.22, Methode I)

*Untersuchungslösung:* 0,90 g Substanz werden in einem Platintiegel mit einigen Tropfen Schwefelsäure *R* befeuchtet, sehr vorsichtig geglüht und erkalten gelassen. Der Rückstand wird erneut mit einigen Tropfen Schwefelsäure *R* befeuchtet, bei 800 ± 50 °C geglüht, bis eine Asche ohne Kohlepartikeln erhalten wird, und erkalten gelassen.

20 ml Wasser *R* werden in den Tiegel gegeben. Der Tiegel wird auf dem Wasserbad vorsichtig erwärmt, bis sich der Rückstand gelöst hat. Nach dem Erkalten wird die Lösung quantitativ in einen 100-ml-Messkolben überführt und mit Wasser *R* zu 100,0 ml verdünnt. 5 ml dieser Lösung werden mit Wasser *R* zu 1000,0 ml verdünnt.

*Referenzlösungen:* Zur Herstellung der Referenzlösungen wird die Natrium-Lösung (200 ppm Na) *R*, mit der erforderlichen Menge Wasser *R* verdünnt, verwendet.

*Wellenlänge:* 589 nm

**Austauschkapazität:** Atomemissionsspektrometrie (2.2.22, Methode I)

*Lösung A:* eine Lösung von Kaliumchlorid *R* (9,533 g·l$^{-1}$)

*Untersuchungslösung:* 1,6 g Substanz werden in einem trockenen 250-ml-Erlenmeyerkolben mit Schliffstopfen mit 100 ml Lösung A versetzt. Der Kolben wird verschlossen und 15 min lang geschüttelt. Die Mischung wird filtriert, wobei die ersten 20 ml Filtrat verworfen werden. 4 ml Filtrat werden mit Wasser *R* zu 1000 ml verdünnt.

*Referenzlösungen:* Zur Herstellung der Referenzlösungen werden je 0, 1, 2, 3 beziehungsweise 4 ml Lösung A mit 4, 3, 2, 1 beziehungsweise 0 ml einer Lösung von Natriumchlorid *R* (7,63 g·l$^{-1}$) versetzt und jeweils mit Wasser *R* zu 1000 ml verdünnt.

*Wellenlänge:* 766,5 nm

Aus den mit den Referenzlösungen erhaltenen Werten wird eine Kalibrierkurve erstellt. Die Kalium-Austauschkapazität der Substanz wird in Millimol je Gramm berechnet, wobei für die Lösung A eine Konzentration von 128 mmol K je Liter angenommen wird.

## Lagerung

Dicht verschlossen

## Verunreinigungen

*Spezifizierte Verunreinigungen:*

A

A. Styrol

# 6.3/2058

# Natriumstearat

# Natrii stearas

## Definition

Gemisch der Natriumsalze verschiedener Fettsäuren, hauptsächlich der Stearinsäure (Octadecansäure) [$C_{17}H_{35}COONa$; $M_r$ 306,5] und der Palmitinsäure (Hexadecansäure) [$C_{15}H_{31}COONa$; $M_r$ 278,4]

*Gehalt*

– Natrium: 7,4 bis 8,5 Prozent ($A_r$ 22,99), bezogen auf die getrocknete Substanz

– Stearinsäure in der Fettsäurenfraktion: mindestens 40 Prozent

– Summe von Stearinsäure und Palmitinsäure in der Fettsäurenfraktion: mindestens 90 Prozent

## Eigenschaften

*Aussehen:* weißes bis gelbliches, feines, sich fettig anfühlendes Pulver

*Löslichkeit:* schwer löslich in Wasser und Ethanol 96 %

## Prüfung auf Identität

1: C, D
2: A, B, D

A. Erstarrungstemperatur (2.2.18): mindestens 53 °C, mit dem bei der Herstellung der Prüflösung (siehe „Prüfung auf Reinheit") erhaltenen Rückstand bestimmt

B. Säurezahl (2.5.1): 195 bis 210, mit 0,200 g des bei der Herstellung der Prüflösung erhaltenen Rückstands bestimmt
Der Rückstand wird in 25 ml der vorgeschriebenen Lösungsmittelmischung gelöst.

C. Die unter „Stearinsäure, Palmitinsäure" (siehe „Gehaltsbestimmung") erhaltenen Chromatogramme werden ausgewertet.

*Ergebnis:* Die 2 Hauptpeaks im Chromatogramm der Untersuchungslösung entsprechen in Bezug auf Retentionszeit und Größe den 2 Hauptpeaks im Chromatogramm der Referenzlösung.

D. Die Prüflösung gibt die Identitätsreaktion b auf Natrium (2.3.1).

## Prüfung auf Reinheit

**Prüflösung:** 10,0 g Substanz werden mit 100 ml peroxidfreiem Ether *R* und 80 ml Essigsäure *R* versetzt. Die Mischung wird bis zum vollständigen Lösen der Substanz zum Rückfluss erhitzt. Nach dem Erkalten wird die wässrige Phase in einem Scheidetrichter abgetrennt und die Etherphase 2-mal mit je 8 ml Essigsäure *R* ausgeschüttelt. Die wässrigen Phasen werden vereinigt, mit 30 ml peroxidfreiem Ether *R* gewaschen und mit destilliertem Wasser *R* zu 100 ml verdünnt (Prüflösung). Die Etherphasen werden auf dem Wasserbad zur Trockne eingedampft und der Rückstand wird bei 100 bis 105 °C getrocknet.

**Sauer oder alkalisch reagierende Substanzen:**
2,0 g Substanz werden in 50 ml zuvor neutralisiertem Ethanol 96 % *R* suspendiert. Die Suspension wird zum Lösen der Substanz zum Rückfluss erhitzt. Nach Zusatz von 3 Tropfen Phenolphthalein-Lösung *R* muss die Lösung farblos sein. Bis zum Umschlag müssen mindestens 0,60 ml und dürfen höchstens 0,85 ml Natriumhydroxid-Lösung (0,1 mol·l$^{-1}$) verbraucht werden.

**Chlorid** (2.4.4): höchstens 0,2 Prozent

0,25 ml Prüflösung werden mit Wasser *R* zu 15 ml verdünnt.

**Sulfat** (2.4.13): höchstens 0,3 Prozent

0,5 ml Prüflösung werden mit destilliertem Wasser *R* zu 15 ml verdünnt.

**Nickel:** höchstens 5,0 ppm

Atomabsorptionsspektrometrie (2.2.23, Methode II)

*Untersuchungslösung:* 50,0 mg Substanz werden in einem Aufschlusskolben aus Polytetrafluorethylen mit 0,5 ml einer Mischung von 1 Volumteil schwermetallfreier Salzsäure *R* und 5 Volumteilen schwermetallfreier Salpetersäure *R* versetzt. Der Aufschluss erfolgt 5 h lang bei 170 °C. Nach dem Erkalten wird der Rückstand in Wasser *R* zu 5,0 ml gelöst.

*Referenzlösungen:* Die Referenzlösungen werden durch Verdünnen der Nickel-Lösung (10 ppm Ni) *R* mit der erforderlichen Menge Wasser *R* hergestellt.

*Strahlungsquelle:* Nickel-Hohlkathodenlampe

*Wellenlänge:* 232,0 nm

*Atomisierung:* Luft-Acetylen-Flamme

**Trocknungsverlust** (2.2.32): höchstens 5,0 Prozent

In ein Wägeglas wird 1,0 g zuvor gewaschener Sand *R* gegeben, bei 105 °C getrocknet und gewogen. Nach Zusatz von 0,500 g Substanz und 10 ml Ethanol 96 % *R* wird das Ethanol bei 80 °C abgedampft und der Rückstand 4 h lang bei 105 °C getrocknet.

**Mikrobielle Verunreinigung**

TAMC: Akzeptanzkriterium 10$^3$ KBE je Gramm (2.6.12)

TYMC: Akzeptanzkriterium 10$^2$ KBE je Gramm (2.6.12)

Abwesenheit von *Escherichia coli* (2.6.13)

Abwesenheit von Salmonellen (2.6.13)

## Gehaltsbestimmung

**Natrium:** 0,250 g Substanz, in einer Mischung von 5 ml Acetanhydrid *R* und 20 ml wasserfreier Essigsäure *R* unter Erwärmen gelöst, werden nach dem Abkühlen mit 20 ml Dioxan *R* versetzt und mit Perchlorsäure (0,1 mol · l$^{-1}$) titriert. Der Endpunkt wird mit Hilfe der Potentiometrie (2.2.20) bestimmt.

1 ml Perchlorsäure (0,1 mol · l$^{-1}$) entspricht 2,299 mg Na.

**Stearinsäure, Palmitinsäure:** Gaschromatographie (2.2.28) mit Hilfe des Verfahrens „Normalisierung"

*Untersuchungslösung:* In einem Erlenmeyerkolben mit aufgesetztem Rückflusskühler werden 0,10 g Substanz in 5 ml methanolischer Bortrifluorid-Lösung *R* gelöst. Die Mischung wird 10 min lang zum Rückfluss erhitzt. Nach Zusatz von 4 ml Heptan *R* durch den Kühler wird die Mischung erneut 10 min lang zum Rückfluss erhitzt, erkalten gelassen und mit 20 ml gesättigter Natriumchlorid-Lösung *R* ausgeschüttelt. Nach der Phasentrennung werden etwa 2 ml der organischen Phase über 0,2 g wasserfreiem Natriumsulfat *R* getrocknet. 1,0 ml Lösung wird mit Heptan *R* zu 100,0 ml verdünnt.

*Referenzlösung:* Die Referenzlösung wird in der gleichen Weise wie die Untersuchungslösung, unter Verwendung von 50,0 mg Palmitinsäure *CRS* und 50,0 mg Stearinsäure *CRS* an Stelle der Substanz, hergestellt.

*Säule*
- Material: Quarzglas
- Größe: $l$ = 30 m, $\varnothing$ = 0,32 mm
- Stationäre Phase: Macrogol 20 000 *R* (Filmdicke 0,5 µm)

*Trägergas:* Helium zur Chromatographie *R*

*Durchflussrate:* 2,4 ml · min$^{-1}$

*Temperatur*

| | Zeit (min) | Temperatur (°C) |
|---|---|---|
| Säule | 0 – 2 | 70 |
| | 2 – 36 | 70 → 240 |
| | 36 – 41 | 240 |
| Probeneinlass | | 220 |
| Detektor | | 260 |

*Detektion:* Flammenionisation

*Einspritzen:* 1 µl

*Relative Retention* (bezogen auf Methylstearat, $t_R$ etwa 40 min)
- Methylpalmitat: etwa 0,88

*Eignungsprüfung:* Referenzlösung
- Auflösung: mindestens 5,0 zwischen den Peaks von Methylstearat und Methylpalmitat

Der Gehalt an Stearinsäure und Palmitinsäure wird berechnet.

## Lagerung

Dicht verschlossen, vor Licht geschützt

# 6.3/1452

# Nicotin
# Nicotinum

$C_{10}H_{14}N_2$     $M_r$ 162,2

CAS Nr. 54-11-5

## Definition

3-[(2*S*)-1-Methylpyrrolidin-2-yl]pyridin

*Gehalt:* 99,0 bis 101,0 Prozent (wasserfreie Substanz)

## Eigenschaften

*Aussehen:* farblose bis bräunliche, viskose, hygroskopische, flüchtige Flüssigkeit

*Löslichkeit:* löslich in Wasser, mischbar mit wasserfreiem Ethanol

## Prüfung auf Identität

A. Die Substanz entspricht der Prüfung „Spezifische Drehung" (siehe „Prüfung auf Reinheit").

B. IR-Spektroskopie (2.2.24)

   *Vergleich:* Nicotin-Referenzspektrum der Ph. Eur.

## Prüfung auf Reinheit

**Aussehen der Lösung:** 1,0 g Substanz wird in Wasser *R* zu 10 ml gelöst. Die Lösung muss klar (2.2.1) und darf nicht stärker gefärbt sein als die Farbvergleichslösung $G_5$, $BG_5$ oder $R_5$ (2.2.2, Methode II).

**Spezifische Drehung** (2.2.7): –140 bis –152

1,00 g Substanz wird in wasserfreiem Ethanol *R* zu 50,0 ml gelöst.

**Verwandte Substanzen:** Flüssigchromatographie (2.2.29)

*Die Lösungen müssen unmittelbar vor Gebrauch hergestellt werden.*

*Untersuchungslösung:* 20,0 mg Substanz werden in Wasser *R* zu 25,0 ml gelöst.

*Referenzlösung a:* Der Inhalt einer Durchstechflasche mit Nicotin zur Eignungsprüfung *CRS* (mit den Verunreinigungen A, B, C, D, E, F und G) wird in 1,0 ml Wasser *R* gelöst.

*Referenzlösung b:* 1,0 ml Untersuchungslösung wird mit Wasser *R* zu 10,0 ml verdünnt. 1,0 ml dieser Lösung wird mit Wasser *R* zu 100,0 ml verdünnt.

*Säule*
- Größe: $l = 0{,}15$ m, $\varnothing = 4{,}6$ mm
- Stationäre Phase: nachsilanisiertes, octadecylsilyliertes, amorphes, siliciumorganisches Polymer mit eingefügten polaren Gruppen *R* (5 µm)

*Mobile Phase*
- Mobile Phase A: 900 ml Wasser *R* werden mit 25 ml einer Lösung von Essigsäure *R* (60 g · l$^{-1}$) gemischt und anschließend mit 6 ml konzentrierter Ammoniak-Lösung *R* 1 versetzt. Die Lösung wird mit verdünnter Ammoniak-Lösung *R* 2 oder verdünnter Essigsäure *R* auf einen pH-Wert von 10,0 eingestellt und mit Wasser *R* zu 1000 ml verdünnt.
- Mobile Phase B: Acetonitril *R*

| Zeit (min) | Mobile Phase A (% V/V) | Mobile Phase B (% V/V) |
| --- | --- | --- |
| 0 – 3 | 100 | 0 |
| 3 – 3,01 | 100 → 95 | 0 → 5 |
| 3,01 – 28 | 95 → 74 | 5 → 26 |
| 28 – 32 | 74 → 60 | 26 → 40 |

*Durchflussrate:* 1,0 ml · min$^{-1}$

*Detektion:* Spektrometer bei 254 nm

*Einspritzen:* 20 µl

*Identifizierung von Verunreinigungen:* Zur Identifizierung der Peaks der Verunreinigungen A, B, C, D, E, F und G werden das mitgelieferte Chromatogramm von Nicotin zur Eignungsprüfung *CRS* und das mit der Referenzlösung a erhaltene Chromatogramm verwendet.

*Relative Retention* (bezogen auf Nicotin, $t_R$ etwa 17,8 min)
- Verunreinigung E: etwa 0,3
- Verunreinigung C: etwa 0,55
- Verunreinigung F: etwa 0,7
- Verunreinigung A: etwa 0,8
- Verunreinigung D: etwa 0,86
- Verunreinigung G: etwa 0,9
- Verunreinigung B: etwa 1,6

*Eignungsprüfung:* Referenzlösung a
- Auflösung: mindestens 3 zwischen den Peaks von Verunreinigung G und Nicotin

*Grenzwerte*
- Verunreinigungen A, B, C, D, E, F, G: jeweils nicht größer als das 3fache der Fläche des Hauptpeaks im Chromatogramm der Referenzlösung b (0,3 Prozent)
- Nicht spezifizierte Verunreinigungen: jeweils nicht größer als die Fläche des Hauptpeaks im Chromatogramm der Referenzlösung b (0,10 Prozent)
- Summe aller Verunreinigungen: nicht größer als das 8fache der Fläche des Hauptpeaks im Chromatogramm der Referenzlösung b (0,8 Prozent)
- Ohne Berücksichtigung bleiben: Peaks, deren Fläche kleiner ist als das 0,5fache der Fläche des Hauptpeaks im Chromatogramm der Referenzlösung b (0,05 Prozent)

**Wasser** (2.5.12): höchstens 0,5 Prozent, mit 1,00 g Substanz bestimmt

## Gehaltsbestimmung

60,0 mg Substanz, in 30 ml wasserfreier Essigsäure *R* gelöst, werden mit Perchlorsäure (0,1 mol · l$^{-1}$) titriert. Der Endpunkt wird mit Hilfe der Potentiometrie (2.2.20) bestimmt.

1 ml Perchlorsäure (0,1 mol · l$^{-1}$) entspricht 8,11 mg $C_{10}H_{14}N_2$.

## Lagerung

Dicht verschlossen, unter Stickstoff, vor Licht geschützt

## Verunreinigungen

*Spezifizierte Verunreinigungen:*

A, B, C, D, E, F, G

A. (2*S*)-1,2,3,6-Tetrahydro-2,3'-bipyridyl (Anatabin)

B. 3-(1-Methyl-1*H*-pyrrol-2-yl)pyridin (β-Nicotyrin)

C. (5*S*)-1-Methyl-5-(pyridin-3-yl)pyrrolidin-2-on (Cotinin)

D. 3-(4,5-Dihydro-3*H*-pyrrol-2-yl)pyridin (Myosmin)

E. (1*RS*,2*S*)-1-Methyl-2-(pyridin-3yl)pyrrolidin-1-oxid (Nicotin-*N*-oxid)

F. 3-[(2S)-Pyrrolidin-2-yl]pyridin
(Nornicotin)

G. 3-[(2S)-Piperidin-2-yl]pyridin
(Anabasin)

6.3/1792
# Nicotinresinat
# Nicotini resinas

## Definition

Komplex von Nicotin (3-[(2S)-1-Methylpyrrolidin-2-yl]=pyridin) mit einem schwachen Kationenaustauscher

*Gehalt:* 95,0 bis 115,0 Prozent des in der Beschriftung angegebenen Nicotingehalts ($C_{10}H_{14}N_2$, wasserfreie Substanz)

Nicotinresinat kann Glycerol enthalten.

## Eigenschaften

*Aussehen:* weißes bis schwach gelbliches Pulver

*Löslichkeit:* praktisch unlöslich in Wasser

## Prüfung auf Identität

A. IR-Spektroskopie (2.2.24)

*Probenvorbereitung:* Eine 0,100 g Nicotin entsprechende Menge Substanz wird 5 min lang mit einer Mischung von 10 ml verdünnter Ammoniak-Lösung *R* 2, 10 ml Wasser *R*, 5 ml konzentrierter Natriumhydroxid-Lösung *R* und 20 ml Hexan *R* geschüttelt. Die obere Phase wird in ein Becherglas überführt und zu einem öligen Rückstand eingedampft. Das Spektrum des öligen Rückstands wird aufgenommen. Die Prüfung erfolgt als dünner Film zwischen 2 Plättchen aus Natriumchlorid *R*.

*Vergleich:* Nicotin-Referenzspektrum der Ph. Eur.

B. Die Substanz entspricht der Prüfung „Freigesetztes Nicotin" (siehe „Prüfung auf Reinheit").

## Prüfung auf Reinheit

**Freigesetztes Nicotin:** mindestens 70 Prozent des unter „Gehaltsbestimmung" ermittelten Gehalts nach 10 min

Eine etwa 4 mg Nicotin entsprechende, genau gewogene Menge Substanz wird in ein Reagenzglas mit Glasstopfen gebracht. Nach Zusatz von 10,0 ml einer Lösung von Natriumchlorid *R* (9 g · l$^{-1}$), die zuvor auf 37 °C erwärmt wurde, wird die Mischung 10 min lang kräftig geschüttelt. Die Lösung wird sofort durch ein trockenes Filterpapier filtriert, wobei der erste Milliliter des Filtrats verworfen wird. 1,0 ml Filtrat wird in einen 20-ml-Messkolben überführt, mit Salzsäure (0,1 mol · l$^{-1}$) zu 20 ml verdünnt und gemischt. Die Absorption (2.2.25) dieser Lösung wird in den Minima bei etwa 236 nm und 282 nm sowie im Maximum bei 259 nm gemessen. Als Kompensationsflüssigkeit wird 1,0 ml einer Lösung von Natriumchlorid *R* (9 g · l$^{-1}$), mit Salzsäure (0,1 mol · l$^{-1}$) zu 20 ml verdünnt, verwendet.

Der Prozentgehalt an freigesetztem Nicotin wird nach folgender Formel berechnet:

$$\frac{20 \cdot 10^6 \cdot (A_{259} - 0{,}5 A_{236} - 0{,}5 A_{282})}{323 \cdot C \cdot m}$$

323 = Spezifische Absorption von Nicotin bei 259 nm
$C$ = Nicotingehalt der Substanz in Prozent, in der „Gehaltsbestimmung" ermittelt
$m$ = Masse der Substanz in Milligramm
$A_{259}, A_{236}, A_{282}$ = Absorption der Lösung bei der jeweils als Index angegebenen Wellenlänge

**Verwandte Substanzen:** Flüssigchromatographie (2.2.29)

*Die Lösungen müssen unmittelbar vor Gebrauch hergestellt werden.*

*Untersuchungslösung:* Eine 30,0 mg Nicotin entsprechende Menge Substanz wird in einem Reagenzglas mit Glasstopfen 10 min lang mit 10,0 ml verdünnter Ammoniak-Lösung *R* 2 kräftig geschüttelt und anschließend 20 min lang bei etwa 3000 U · min$^{-1}$ zentrifugiert. 5,0 ml der klaren Lösung werden mit 5 ml einer Lösung von Essigsäure *R* (60 g · l$^{-1}$) versetzt und mit Wasser zu 25,0 ml verdünnt.

*Referenzlösung a:* Der Inhalt einer Durchstechflasche mit Nicotin zur Eignungsprüfung *CRS* (mit den Verunreinigungen A, B, C, D, E, F und G) wird in 1,0 ml Wasser *R* gelöst.

*Referenzlösung b:* 1,0 ml Untersuchungslösung wird mit Wasser *R* zu 10,0 ml verdünnt. 1,0 ml dieser Lösung wird mit Wasser *R* zu 100,0 ml verdünnt.

*Referenzlösung c:* 46,0 mg Nicotinditartrat *CRS* werden in Wasser *R* zu 25,0 ml gelöst.

*Säule*
– Größe: $l$ = 0,15 m, ∅ = 4,6 mm
– Stationäre Phase: nachsilanisiertes, octadecylsilyliertes, amorphes, siliciumorganisches Polymer mit eingefügten plaren Gruppen *R* (5 µm)

*Mobile Phase*
- Mobile Phase A: 900 ml Wasser *R* werden mit 25 ml einer Lösung von Essigsäure *R* (60 g · l⁻¹) gemischt und anschließend mit 6 ml konzentrierter Ammoniak-Lösung *R* 1 versetzt. Die Lösung wird mit verdünnter Ammoniak-Lösung *R* 2 oder verdünnter Essigsäure *R* auf einen pH-Wert von 10,0 eingestellt und mit Wasser *R* zu 1000 ml verdünnt.
- Mobile Phase B: Acetonitril *R*

| Zeit (min) | Mobile Phase A (% V/V) | Mobile Phase B (% V/V) |
|---|---|---|
| 0 – 3 | 100 | 0 |
| 3 – 3,01 | 100 → 95 | 0 → 5 |
| 3,01 – 28 | 95 → 74 | 5 → 26 |
| 28 – 32 | 74 → 60 | 26 → 40 |

*Durchflussrate:* 1,0 ml · min⁻¹

*Detektion:* Spektrometer bei 254 nm

*Einspritzen:* 20 µl

*Identifizierung von Verunreinigungen:* Zur Identifizierung der Peaks der Verunreinigungen A, B, C, D, E, F und G werden das mitgelieferte Chromatogramm von Nicotin zur Eignungsprüfung *CRS* und das mit der Referenzlösung a erhaltene Chromatogramm verwendet.

*Relative Retention* (bezogen auf Nicotin, $t_R$ etwa 17,8 min)
- Verunreinigung E: etwa 0,3
- Verunreinigung C: etwa 0,55
- Verunreinigung F: etwa 0,7
- Verunreinigung A: etwa 0,8
- Verunreinigung D: etwa 0,86
- Verunreinigung G: etwa 0,9
- Verunreinigung B: etwa 1,6

*Eignungsprüfung:* Referenzlösung a
- Auflösung: mindestens 3 zwischen den Peaks von Verunreinigung G und Nicotin

*Grenzwerte*
- Verunreinigungen A, B, C, D, E, F, G: jeweils nicht größer als das 3fache der Fläche des Hauptpeaks im Chromatogramm der Referenzlösung b (0,3 Prozent)
- Nicht spezifizierte Verunreinigungen: jeweils nicht größer als die Fläche des Hauptpeaks im Chromatogramm der Referenzlösung b (0,10 Prozent)
- Summe aller Verunreinigungen: nicht größer als das 8fache der Fläche des Hauptpeaks im Chromatogramm der Referenzlösung b (0,8 Prozent)
- Ohne Berücksichtigung bleiben: Peaks, deren Fläche kleiner ist als das 0,5fache der Fläche des Hauptpeaks im Chromatogramm der Referenzlösung b (0,05 Prozent)

**Wasser** (2.5.12): höchstens 5,0 Prozent

1,0 g Substanz wird in 20,0 ml Methanol *R* suspendiert. Die Suspension wird 30 min lang geschüttelt und 30 min lang stehen gelassen. 10 ml der Methanolphase werden für die Titration verwendet. Eine Blindtitration wird durchgeführt.

## Gehaltsbestimmung

Flüssigchromatographie (2.2.29) wie unter „Verwandte Substanzen" beschrieben, mit folgender Änderung:

*Einspritzen:* Untersuchungslösung und Referenzlösung c

Der Prozentgehalt an Nicotin ($C_{10}H_{14}N_2$) (wasserfreie Substanz) wird unter Berücksichtigung des angegebenen Gehalts an $C_{10}H_{14}N_2$ für Nicotinditartrat *CRS* berechnet.

## Lagerung

Dicht verschlossen, vor Licht geschützt

## Beschriftung

Die Beschriftung gibt den Gehalt an Nicotin an.

## Verunreinigungen

*Spezifizierte Verunreinigungen:*

A, B, C, D, E, F, G

A. (2*S*)-1,2,3,6-Tetrahydro-2,3'-bipyridyl (Anatabin)

B. 3-(1-Methyl-1*H*-pyrrol-2-yl)pyridin (β-Nicotyrin)

C. (5*S*)-1-Methyl-5-(pyridin-3-yl)pyrrolidin-2-on (Cotinin)

D. 3-(4,5-Dihydro-3*H*-pyrrol-2-yl)pyridin (Myosmin)

E. (1*RS*,2*S*)-1-Methyl-2-(pyridin-3-yl)pyrrolidin-1-oxid (Nicotin-*N*'-oxid)

F. 3-[(2S)-Pyrrolidin-2-yl]pyridin
(Nornicotin)

G. 3-[(2S)-Piperidin-2-yl]pyridin
(Anabasin)

# O

| | | | |
|---|---|---|---|
| Ölbaumblätter | 5623 | Omeprazol-Magnesium | 5632 |
| Omega-3-Säurenethylester 60 | 5624 | Oxaliplatin | 5634 |
| Omega-3-Säurenethylester 90 | 5627 | Oxymetazolinhydrochlorid | 5637 |
| Omega-3-Säuren-Triglyceride | 5629 | | |

# Ölbaumblätter
## Oleae folium

6.3/1878

### Definition

Die getrockneten Blätter von *Olea europaea* L.

*Gehalt:* mindestens 5,0 Prozent Oleuropein ($C_{25}H_{32}O_{13}$; $M_r$ 540,5), bezogen auf die getrocknete Droge

### Prüfung auf Identität

A. Das Blatt ist ungeteilt, dick und ledrig, lanzettlich bis verkehrt eiförmig, 30 bis 50 mm lang und 10 bis 15 mm breit; es endet apikal in einem Stachel und verjüngt sich an der Basis in einen kurzen Stiel; das Blatt ist ganzrandig und zur Unterseite hin leicht eingerollt. Die Blattoberseite ist graugrün, glatt und glänzend, die Unterseite ist heller und flaumig behaart, besonders entlang der Mittelrippe und den seitlichen Hauptnerven.

B. Die Droge wird pulverisiert (355) (2.9.12). Das Pulver ist gelblich grün. Die Prüfung erfolgt unter dem Mikroskop, wobei Chloralhydrat-Lösung *R* verwendet wird. Das Pulver zeigt folgende Merkmale: Epidermisfragmente in der Aufsicht mit kleinen, dickwandigen, polygonalen Zellen und, nur bei den Epidermisfragmenten der Blattunterseite, mit kleinen Spaltöffnungen vom anomocytischen Typ (2.8.3); Fragmente der Blattspreite im Querschnitt mit verdickter Kutikula, einem 3-schichtigen Palisadenparenchym und kleinzelligem Schwammparenchym; zahlreiche meist faserartige Sklereiden mit sehr dicken Wänden und stumpfen, gelegentlich geteilten Enden, einzeln oder im Verbund mit dem Parenchym des Mesophylls vorliegend; reichlich sehr große, schildförmige Pflanzenhaare mit einem zentralen, einzelligen Stiel, von dem strahlenförmig etwa 10 bis 30 dünnwandige Zellen ausgehen, die sich am Rand des Schilds aus dem Zellverbund lösen, was diesen unregelmäßig zerfranst aussehen lässt.

C. Dünnschichtchromatographie (2.2.27)

*Untersuchungslösung:* 1,0 g pulverisierte Droge (355) (2.9.12) wird mit 10 ml Methanol *R* versetzt. Die Mischung wird 15 min lang unter Rückflusskühlung erhitzt und nach dem Abkühlen filtriert.

*Referenzlösung:* 10 mg Oleuropein *R* und 1 mg Rutosid *R* werden in 1 ml Methanol *R* gelöst.

*Platte:* DC-Platte mit Kieselgel *R*

*Fließmittel:* Wasser *R*, Methanol *R*, Dichlormethan *R* (1,5:15:85 *V/V/V*)

*Auftragen:* 10 µl; bandförmig

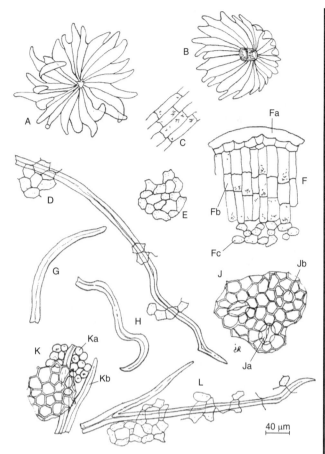

| | |
|---|---|
| A. | Schildförmiges Haar, in der Aufsicht |
| B. | Schildförmiges Haar, von unten gesehen |
| C. | Palisadenparenchym |
| D., G., H., und L. | Faserförmige Sklereiden, manchmal im Verbund mit Bruchstücken von Schwammparenchym |
| E. | Schwammparenchym |
| F. | Fragment der Blattspreite im Querschnitt mit verdickter Kutikula (Fa), 3-schichtigem Palisadenparenchym (Fb) und Schwammparenchym (Fc) |
| J. | Fragment der unteren Epidermis mit Spaltöffnungen vom anomocytischen Typ (Ja) und Ansatzstelle eines Schildhaars (Jb) |
| K. | Fragment der oberen Epidermis in der Aufsicht mit darunterliegendem Palisadenparenchym (Ka) und Sklereiden aus dem Schwammparenchym (Kb) |

**Abb. 1878-1: Zeichnerische Darstellung zu „Prüfung auf Identität, B" von Ölbaumblättern**

*Laufstrecke:* 10 cm

*Trocknen:* an der Luft

*Detektion:* Die Platte wird mit Vanillin-Reagenz *R* besprüht und 5 min lang bei 100 bis 105 °C erhitzt. Die Auswertung erfolgt im Tageslicht.

*Ergebnis:* Die Zonenfolge in den Chromatogrammen von Referenzlösung und Untersuchungslösung ist aus den nachstehenden Angaben ersichtlich. Im Chromatogramm der Untersuchungslösung können weitere schwache Zonen vorhanden sein.

| Oberer Plattenrand | |
|---|---|
| | eine dunkelviolettblaue Zone (Fließmittelfront) |
| | eine dunkelviolettblaue Zone |
| Oleuropein: eine bräunlich grüne Zone | eine bräunlich grüne Zone (Oleuropein) |
| Rutosid: eine bräunlich gelbe Zone | |
| Referenzlösung | Untersuchungslösung |

## Prüfung auf Reinheit

**Trocknungsverlust** (2.2.32): höchstens 10,0 Prozent, mit 1,000 g pulverisierter Droge (355) (2.9.12) durch 2 h langes Trocknen im Trockenschrank bei 105 °C bestimmt

**Asche** (2.4.16): höchstens 9,0 Prozent

## Gehaltsbestimmung

Flüssigchromatographie (2.2.29)

*Untersuchungslösung:* 1,000 g pulverisierte Droge (355) (2.9.12) wird in einen Kolben gegeben, mit 50 ml Methanol *R* versetzt und unter Umschütteln 30 min lang im Wasserbad von 60 °C erhitzt. Nach dem Erkalten wird die Mischung in einen 100-ml-Messkolben filtriert. Kolben und Filter werden mit Methanol *R* gewaschen. Filtrat und Waschflüssigkeit werden vereinigt und mit Methanol *R* zu 100,0 ml verdünnt. 2,5 ml dieser Lösung werden mit Wasser *R* zu 25,0 ml verdünnt.

*Referenzlösung:* 5,0 mg Oleuropein *CRS* werden in 5,0 ml Methanol *R* gelöst. 1,0 ml Lösung wird mit Wasser *R* zu 25,0 ml verdünnt.

*Säule*
– Größe: $l = 0{,}15$ m, $\varnothing = 3{,}9$ mm
– Stationäre Phase: octadecylsilyliertes Kieselgel zur Chromatographie *R* (5 µm)
– Temperatur: 25 °C

*Mobile Phase*
– Mobile Phase A: 1,0 ml Essigsäure 99 % *R* wird mit Wasser *R* zu 100 ml verdünnt.
– Mobile Phase B: Methanol *R*

| Zeit (min) | Mobile Phase A (% V/V) | Mobile Phase B (% V/V) |
|---|---|---|
| 0 – 5 | 85 → 40 | 15 → 60 |
| 5 – 12 | 40 → 20 | 60 → 80 |
| 12 – 15 | 20 → 85 | 80 → 15 |

*Durchflussrate:* 1 ml · min$^{-1}$

*Detektion:* Spektrometer bei 254 nm

*Einspritzen:* 20 µl

*Retentionszeit*
– Oleuropein: etwa 9 min

Der Prozentgehalt an Oleuropein wird nach folgender Formel berechnet:

$$\frac{A_1 \cdot m_2 \cdot p \cdot 8}{A_2 \cdot m_1}$$

$A_1$ = Fläche des Peaks von Oleuropein im Chromatogramm der Untersuchungslösung
$A_2$ = Fläche des Peaks von Oleuropein im Chromatogramm der Referenzlösung
$m_1$ = Einwaage der Droge in Gramm
$m_2$ = Masse von Oleuropein *CRS* in der Referenzlösung in Gramm
$p$ = Prozentgehalt an Oleuropein in Oleuropein *CRS*

6.3/2063

# Omega-3-Säurenethylester 60

# Omega-3 acidorum esteri ethylici 60

## Definition

Ethylester von alpha-Linolensäure (C 18:3 n-3), Moroctsäure (Stearidonsäure) (C 18:4 n-3), Eicosatetraensäure (C 20:4 n-3), Timnodonsäure (Eicosapentaensäure) (C 20:5 n-3; EPA), Heneicosapentaensäure (C 21:5 n-3), Clupanodonsäure (C 22:5 n-3) und Cervonsäure (Docosahexaensäure) (C 22:6 n-3; DHA)

Omega-3-Säurenethylester 60 werden durch Umesterung des Körperöls (Muskelöl) von Fischen aus Familien wie *Engraulidae, Carangidae, Clupeidae, Osmeridae, Salmonidae* und *Scombridae* gewonnen. Ein anschließender physikalisch-chemischer Reinigungsprozess umfasst die Molekulardestillation. Die Mindestgehalte an Omega-3-Säurenethylestern und an Ethylestern der Omega-3-Säuren EPA und DHA sind in Tab. 2063-1 angegeben.

**Tabelle 2063-1**

| Gesamt-Omega-3-Säurenethylester | EPA- und DHA-Ethylester | EPA-Ethylester | DHA-Ethylester |
|---|---|---|---|
| Mindestgehalte in Prozent | | | |
| 65 | 50 | 25 | 20 |
| 60 | 50 | – | 40 |
| 55 | 50 | 40 | – |

Zugelassene Antioxidanzien können in von der zuständigen Behörde festgelegten Konzentrationen zugesetzt sein.

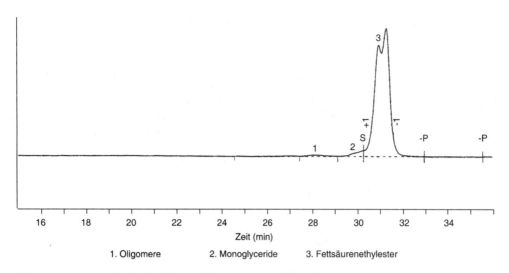

1. Oligomere     2. Monoglyceride     3. Fettsäureethylester

**Abb. 2063-1:** Chromatogramm für die Prüfung „Oligomere, partielle Glyceride" von Omega-3-Säurenethylestern 60

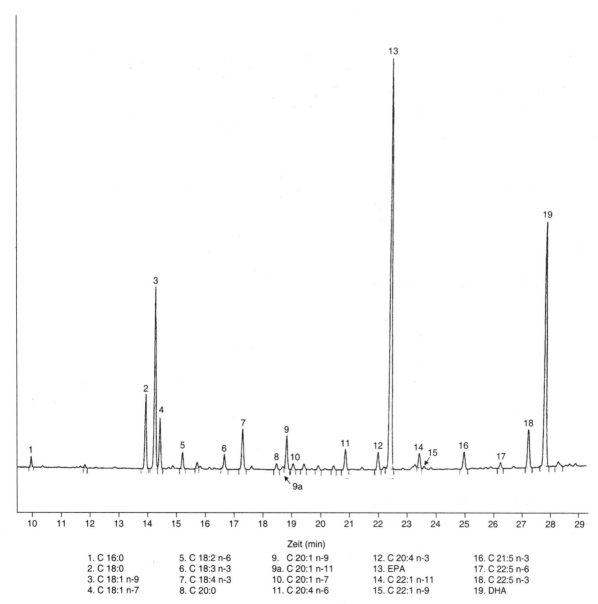

| | | | |
|---|---|---|---|
| 1. C 16:0 | 5. C 18:2 n-6 | 9. C 20:1 n-9 | 12. C 20:4 n-3 | 16. C 21:5 n-3 |
| 2. C 18:0 | 6. C 18:3 n-3 | 9a. C 20:1 n-11 | 13. EPA | 17. C 22:5 n-6 |
| 3. C 18:1 n-9 | 7. C 18:4 n-3 | 10. C 20:1 n-7 | 14. C 22:1 n-11 | 18. C 22:5 n-3 |
| 4. C 18:1 n-7 | 8. C 20:0 | 11. C 20:4 n-6 | 15. C 22:1 n-9 | 19. DHA |

**Abb. 2063-2:** Chromatogramm für die Bestimmung „Gesamtgehalt an Omega-3-Säurenethylestern" von Omega-3-Säurenethylestern 60

# Omega-3-Säurenethylester 60

## Eigenschaften

*Aussehen:* hellgelbe Flüssigkeit

Die Substanz hat einen schwach fischähnlichen Geruch.

*Löslichkeit:* praktisch unlöslich in Wasser, sehr leicht löslich in Aceton, Ethanol 96 %, Heptan und Methanol

## Prüfung auf Identität

A. Die unter „EPA- und DHA-Ethylester" (siehe „Gehaltsbestimmung") erhaltenen Chromatogramme werden ausgewertet.

*Ergebnis:* Die Peaks von EPA-Ethylester und DHA-Ethylester im Chromatogramm der Untersuchungslösung entsprechen in Bezug auf ihre Retentionszeit den entsprechenden Peaks im Chromatogramm der Referenzlösung.

B. Die Substanz entspricht den unter „Gesamtgehalt an Omega-3-Säurenethylestern" (siehe „Gehaltsbestimmung") angegebenen Anforderungen.

## Prüfung auf Reinheit

**Absorption** (2.2.25): höchstens 0,60 bei 233 nm

0,300 g Substanz werden in Trimethylpentan *R* zu 50,0 ml gelöst. 2,0 ml Lösung werden mit Trimethylpentan *R* zu 50,0 ml verdünnt.

**Säurezahl** (2.5.1): höchstens 2,0, mit 10 g Substanz, gelöst in 50 ml der vorgeschriebenen Lösungsmittelmischung, bestimmt

**Anisidinzahl** (2.5.36): höchstens 20,0

**Peroxidzahl** (2.5.5, Methode A): höchstens 10,0

**Oligomere, partielle Glyceride:** Ausschlusschromatographie (2.2.30)

*Untersuchungslösung:* 50,0 mg Substanz werden in Tetrahydrofuran *R* zu 10,0 ml gelöst.

*Referenzlösung:* 50 mg Monodocosahexaenoin *R*, 30 mg Didocosahexaenoin *R* und 20 mg Tridocosahexaenoin *R* werden in Tetrahydrofuran *R* zu 100,0 ml gelöst.

*Säule 1*
- Größe: $l = 0,3$ m, $\emptyset = 7,8$ mm
- Stationäre Phase: Styrol-Divinylbenzol-Copolymer *R* (7 µm) mit einer Porengröße von 10 nm

*Säulen 2 und 3* (dem Probeneinlass am nächsten angeordnet)
- Größe: $l = 0,3$ m, $\emptyset = 7,8$ mm
- Stationäre Phase: Styrol-Divinylbenzol-Copolymer *R* (7 µm) mit einer Porengröße von 50 nm

*Mobile Phase:* Tetrahydrofuran *R*

*Durchflussrate:* $0,8$ ml $\cdot$ min$^{-1}$

*Detektion:* Differenzial-Refraktometer

*Einspritzen:* 40 µl

*Eignungsprüfung:* Referenzlösung
- Reihenfolge der Elution: Tridocosahexaenoin, Didocosahexaenoin, Monodocosahexaenoin
- Auflösung: mindestens 1,0 zwischen den Peaks von Tridocosahexaenoin und Didocosahexaenoin und mindestens 2,0 zwischen den Peaks von Didocosahexaenoin und Monodocosahexaenoin

Der Prozentgehalt an Oligomeren plus partiellen Glyceriden wird nach folgender Formel berechnet:

$$\frac{B}{A} \cdot 100$$

$A$ = Summe aller Peakflächen im Chromatogramm
$B$ = Summe der Flächen aller Peaks mit einer kürzeren Retentionszeit als die der Ethylester-Peaks

Die Ethylester-Peaks, die als ein nicht aufgelöster Doppelpeak auftreten können, werden als Hauptpeaks im Chromatogramm identifiziert (siehe Abb. 2063-1).

*Grenzwert*
- Summe aus Oligomeren und partiellen Glyceriden: höchstens 7,0 Prozent

## Gehaltsbestimmung

**EPA- und DHA-Ethylester** (2.4.29): Zur Peak-Identifizierung siehe Abb. 2063-2.

**Gesamtgehalt an Omega-3-Säurenethylestern** (2.4.29): siehe Abb. 2063-2

## Lagerung

Vor Licht geschützt, in dicht verschlossenen Behältnissen unter Inertgas

## Beschriftung

Die Beschriftung gibt an
- Gesamtgehalt an Omega-3-Säurenethylestern
- Gehalt an EPA-Ethylester und DHA-Ethylester.

# 6.3/1250
# Omega-3-Säurenethylester 90

# Omega-3 acidorum esteri ethylici 90

## Definition

Ethylester von alpha-Linolensäure (C 18:3 n-3), Moroctsäure (C 18:4 n-3), Eicosatetraensäure (C 20:4 n-3), Timnodonsäure (Eicosapentaensäure) (C 20:5 n-3; EPA), Heneicosapentaensäure (C 21:5 n-3), Clupanodonsäure (C 22:5 n-3) und Cervonsäure (Docosahexaensäure) (C 22:6 n-3; DHA)

Omega-3-Säurenethylester 90 werden durch Umesterung des Körperöls (Muskelöl) von Fischen aus Familien wie *Engraulidae, Carangidae, Clupeidae, Osmeridae, Salmonidae* und *Scombridae* gewonnen. Ein anschließender physikalisch-chemischer Reinigungsprozess umfasst eine Fraktionierung mit Harnstoff mit nachfolgender Molekulardestillation.

*Gehalt*
- EPA- und DHA-Ethylester: mindestens 80 Prozent, davon sind mindestens 40 Prozent EPA-Ethylester und mindestens 34 Prozent DHA-Ethylester
- Gesamtgehalt an Omega-3-Säurenethylester: mindestens 90 Prozent

Tocopherol kann als Antioxidans zugesetzt sein.

## Eigenschaften

*Aussehen:* hellgelbe Flüssigkeit

*Löslichkeit:* praktisch unlöslich in Wasser, sehr leicht löslich in Aceton, Ethanol 96 %, Heptan und Methanol

## Prüfung auf Identität

A. Die unter „EPA- und DHA-Ethylester" (siehe „Gehaltsbestimmung") erhaltenen Chromatogramme werden ausgewertet.

*Ergebnis:* Die Peaks von EPA-Ethylester und DHA-Ethylester im Chromatogramm der Untersuchungslösung entsprechen in Bezug auf ihre Retentionszeit den entsprechenden Peaks im Chromatogramm der Referenzlösung.

B. Die Substanz entspricht den unter „Gesamtgehalt an Omega-3-Säurenethylestern" (siehe „Gehaltsbestimmung") angegebenen Anforderungen.

## Prüfung auf Reinheit

**Absorption** (2.2.25): höchstens 0,55 bei 233 nm

0,300 g Substanz werden in Trimethylpentan *R* zu 50,0 ml gelöst. 2,0 ml Lösung werden mit Trimethylpentan *R* zu 50,0 ml verdünnt.

**Säurezahl** (2.5.1): höchstens 2,0, mit 10 g Substanz, gelöst in 50 ml der vorgeschriebenen Lösungsmittelmischung, bestimmt

**Anisidinzahl** (2.5.36): höchstens 20,0

**Peroxidzahl** (2.5.5, Methode A): höchstens 10,0

**Oligomere:** Ausschlusschromatographie (2.2.30)

*Untersuchungslösung:* 50,0 mg Substanz werden in Tetrahydrofuran *R* zu 10,0 ml gelöst.

*Referenzlösung:* 50 mg Monodocosahexaenoin *R*, 30 mg Didocosahexaenoin *R* und 20 mg Tridocosahexaenoin *R* werden in Tetrahydrofuran *R* zu 100,0 ml gelöst.

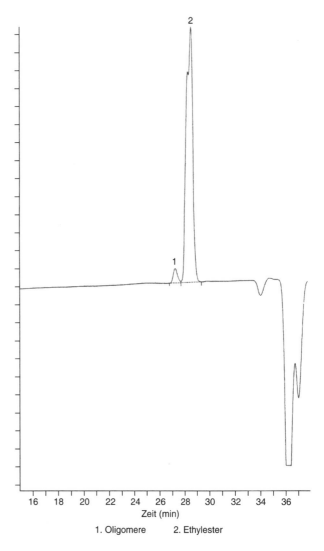

Abb. 1250-1: Chromatogramm für die Prüfung „Oligomere" in Omega-3-Säurenethylestern 90: dotierte Probe

*Säule 1*
- Größe: $l = 0,3$ m, $\emptyset = 7,8$ mm
- Stationäre Phase: Styrol-Divinylbenzol-Copolymer $R$ (7 μm), mit einer Porengröße von 10 nm

*Säulen 2 und 3* (dem Probeneinlass am nächsten angeordnet)
- Größe: $l = 0,3$ m, $\emptyset = 7,8$ mm
- Stationäre Phase: Styrol-Divinylbenzol-Copolymer $R$ (7 μm), mit einer Porengröße von 50 nm

*Mobile Phase:* Tetrahydrofuran $R$

*Durchflussrate:* 0,8 ml · min$^{-1}$

*Detektion:* Differenzial-Refraktometer

*Einspritzen:* 40 μl

*Eignungsprüfung:* Referenzlösung
- Reihenfolge der Elution: Tridocosahexaenoin, Didocosahexaenoin, Monodocosahexaenoin
- Auflösung: mindestens 1,0 zwischen den Peaks von Tridocosahexaenoin und Didocosahexaenoin und mindestens 2,0 zwischen den Peaks von Didocosahexaenoin und Monodocosahexaenoin

Der Prozentgehalt an Oligomeren wird nach folgender Formel berechnet:

$$\frac{B}{A} \cdot 100$$

$A$ = Summe aller Peakflächen im Chromatogramm
$B$ = Summe der Flächen aller Peaks mit einer kürzeren Retentionszeit als die der Ethylester-Peaks

Die Ethylester-Peaks, die als ein nicht aufgelöster Doppelpeak auftreten können, werden als Hauptpeaks im Chromatogramm identifiziert (siehe Abb. 1250-1).

Wenn das Ergebnis auf Grund von vorhandenen Monoglyceriden den Grenzwert überschreitet, muss folgende Prüfung durchgeführt werden.

*Untersuchungslösung:* 10,0 mg Substanz werden in ein Reagenzglas aus Quarzglas eingewogen. Nach Zusatz von 1,5 ml einer Lösung von Natriumhydroxid $R$ (20 g · l$^{-1}$) in Methanol $R$ wird die Lösung mit Stickstoff $R$ überschichtet, mit einem Polytetrafluorethylen-beschichteten Deckel dicht verschlossen, gemischt und 7 min lang auf dem Wasserbad erhitzt. Nach dem Erkalten werden 2 ml methanolische Bortrichlorid-Lösung $R$ zugesetzt, die Lö-

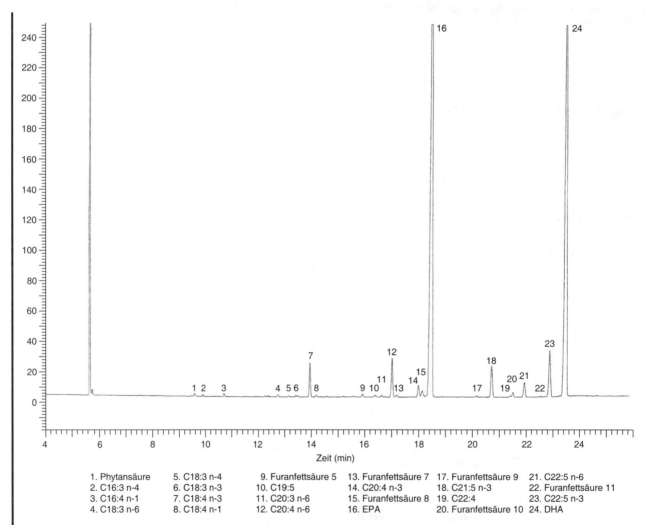

| 1. Phytansäure | 5. C18:3 n-4 | 9. Furanfettsäure 5 | 13. Furanfettsäure 7 | 17. Furanfettsäure 9 | 21. C22:5 n-6 |
| 2. C16:3 n-4 | 6. C18:3 n-3 | 10. C19:5 | 14. C20:4 n-3 | 18. C21:5 n-3 | 22. Furanfettsäure 11 |
| 3. C16:4 n-1 | 7. C18:4 n-3 | 11. C20:3 n-6 | 15. Furanfettsäure 8 | 19. C22:4 | 23. C22:5 n-3 |
| 4. C18:3 n-6 | 8. C18:4 n-1 | 12. C20:4 n-6 | 16. EPA | 20. Furanfettsäure 10 | 24. DHA |

**Abb. 1250-2: Chromatogramm für die Bestimmung „Gesamtgehalt an Omega-3-Säurenethylestern" von Omega-3-Säurenethylestern 90**

sung wird mit Stickstoff *R* überschichtet, dicht verschlossen, gemischt und 30 min lang auf dem Wasserbad erhitzt. Nach dem Abkühlen auf 40 bis 50 °C wird 1 ml Trimethylpentan *R* zugesetzt, das Reagenzglas verschlossen und mindestens 30 s lang kräftig geschüttelt. Sofort danach wird die Mischung mit 5 ml gesättigter Natriumchlorid-Lösung *R* versetzt und mit Stickstoff *R* überschichtet. Das Reagenzglas wird verschlossen und mindestens 15 s lang sorgfältig geschüttelt. Die obere Phase wird in ein separates Reagenzglas überführt. Die Methanol-Phase wird erneut mit 1 ml Trimethylpentan *R* geschüttelt.

Nach dem vorsichtigen Verdampfen des Lösungsmittels in einem Strom von Stickstoff *R* wird der Rückstand mit 10,0 ml Tetrahydrofuran *R* versetzt. Nach Zusatz einer kleinen Menge an wasserfreiem Natriumsulfat *R* wird die Mischung filtriert.

Der Prozentgehalt an Oligomeren wird nach folgender Formel berechnet:

$$\frac{B'}{A} \cdot 100$$

$B'$ = Summe aller Peakflächen mit einer kürzeren Retentionszeit als die der Methylester-Peaks

*Grenzwert*
– Oligomere: höchstens 1,0 Prozent

## Gehaltsbestimmung

**EPA- und DHA-Ethylester** (2.4.29): Zur Peak-Identifizierung siehe Abb. 1250-2.

**Gesamtgehalt an Omega-3-Säurenethylestern** (2.4.29): siehe Abb. 1250-2

## Lagerung

Vor Licht geschützt, in dicht verschlossenen Behältnissen unter Inertgas

6.3/1352

# Omega-3-Säuren-Triglyceride

# Omega-3 acidorum triglycerida

## Definition

Gemisch von Mono-, Di- und Triestern von Omega-3-Säuren mit Glycerol, das hauptsächlich Triester enthält Omega-3-Säuren-Triglyceride werden entweder durch Veresterung konzentrierter und gereinigter Omega-3-Säuren mit Glycerol oder durch Umesterung von Omega-3-Säuren-Ethylestern mit Glycerol hergestellt. Die Omega-3-Säuren stammen aus dem Körperöl (Muskelöl) von Fischen aus Familien wie *Engraulidae, Carangidae, Clupeidae, Osmeridae, Salmonidae* und *Scombridae*. Die Omega-3-Säuren sind als die folgenden Säuren definiert: alpha-Linolensäure (C 18:3 n-3), Moroctsäure (C 18:4 n-3), Eicosatetraensäure (C 20:4 n-3), Timnodonsäure (Eicosapentaensäure) (C 20:5 n-3; EPA), Heneicosapentaensäure (C 21:5 n-3), Clupanodonsäure (C 22:5 n-3) und Cervonsäure (Docosahexaensäure) (C 22:6 n-3; DHA).

*Gehalt*
– Gesamtgehalt an den Omega-3-Säuren EPA und DHA, berechnet als Triglyceride: mindestens 45 Prozent
– Gesamtgehalt an Omega-3-Säuren, berechnet als Triglyceride: mindestens 60 Prozent

Zugelassene Antioxidanzien können in von der zuständigen Behörde festgelegten Konzentrationen zugesetzt sein.

## Eigenschaften

*Aussehen:* blassgelbe Flüssigkeit

*Löslichkeit:* praktisch unlöslich in Wasser, sehr leicht löslich in Aceton und Heptan, schwer löslich in wasserfreiem Ethanol

## Prüfung auf Identität

Die unter „EPA und DHA" (siehe „Gehaltsbestimmung") erhaltenen Chromatogramme werden ausgewertet.

*Ergebnis:* Die Peaks von EPA-Methylester und DHA-Methylester im Chromatogramm der Untersuchungslösung b entsprechen in Bezug auf ihre Retentionszeit den entsprechenden Peaks im Chromatogramm der Referenzlösung a.

## Prüfung auf Reinheit

**Absorption** (2.2.25): höchstens 0,73 bei 233 nm

0,300 g Substanz werden in Trimethylpentan *R* zu 50,0 ml gelöst. 2,0 ml Lösung werden mit Trimethylpentan *R* zu 50,0 ml verdünnt.

**Säurezahl** (2.5.1): höchstens 3,0, mit 10,0 g Substanz, gelöst in 50 ml der vorgeschriebenen Lösungsmittelmischung, bestimmt

**Anisidinzahl** (2.5.36): höchstens 30,0

**Peroxidzahl** (2.5.5, Methode A): höchstens 10,0

# 5630 Omega-3-Säuren-Triglyceride

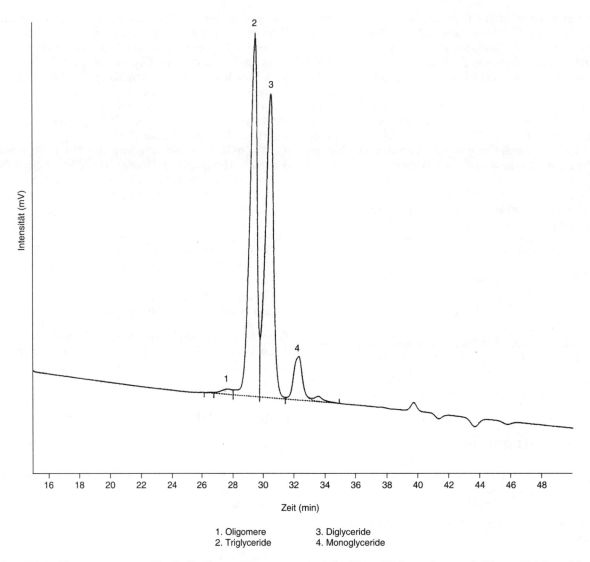

Abb. 1352-1: Chromatogramm für die Prüfung „Oligomere, partielle Glyceride" von Omega-3-Säuren-Triglyceriden

1. Oligomere
2. Triglyceride
3. Diglyceride
4. Monoglyceride

**Oligomere, partielle Glyceride:** Ausschlusschromatographie (2.2.30)

*Untersuchungslösung:* 50,0 mg Substanz werden in Tetrahydrofuran R zu 10,0 ml gelöst.

*Referenzlösung:* 50 mg Monodocosahexaenoin R, 30 mg Didocosahexaenoin R und 20 mg Tridocosahexaenoin R werden in Tetrahydrofuran R zu 100,0 ml gelöst.

*Säule 1*
- Größe: $l = 0{,}3$ m, $\varnothing = 7{,}8$ mm
- Stationäre Phase: Styrol-Divinylbenzol-Copolymer R (7 µm) mit einer Porengröße von 10 nm

*Säulen 2 und 3* (dem Probeneinlass am nächsten angeordnet)
- Größe: $l = 0{,}3$ m, $\varnothing = 7{,}8$ mm
- Stationäre Phase: Styrol-Divinylbenzol-Copolymer R (7 µm) mit einer Porengröße von 50 nm

*Mobile Phase:* Tetrahydrofuran R

*Durchflussrate:* 0,8 ml · min$^{-1}$

*Detektion:* Differenzial-Refraktometer

*Einspritzen:* 40 µl

*Eignungsprüfung:* Referenzlösung
- Reihenfolge der Elution: Tridocosahexaenoin, Didocosahexaenoin, Monodocosahexaenoin
- Auflösung: mindestens 1,0 zwischen den Peaks von Tridocosahexaenoin und Didocosahexaenoin und mindestens 2,0 zwischen den Peaks von Didocosahexaenoin und Monodocosahexaenoin

Die Peaks werden mit Hilfe des Chromatogramms (Abb. 1352-1) identifiziert.

Der Prozentgehalt an Oligomeren wird nach folgender Formel berechnet:

$$\frac{B}{A} \cdot 100$$

$A$ = Summe aller Peakflächen im Chromatogramm
$B$ = Fläche des Peaks mit einer kürzeren Retentionszeit als der des Peaks der Triglyceride

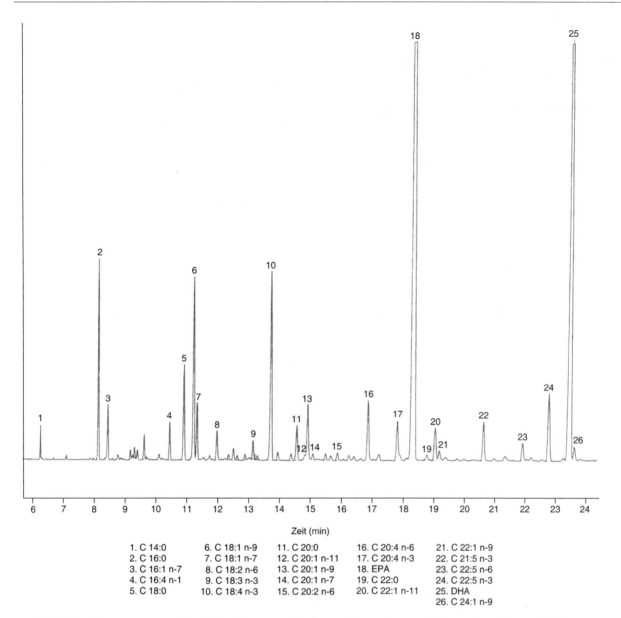

**Abb. 1352-2:** Chromatogramm für die Bestimmung „Gesamtgehalt an Omega-3-Säuren" von Omega-3-Säuren-Triglyceriden

Der Prozentgehalt an partiellen Glyceriden wird nach folgender Formel berechnet:

$$\frac{C}{A} \cdot 100$$

$C$ = (Summe der) Peakfläche(n) der Mono- und Diglyceride

*Grenzwerte*
- Oligomere: höchstens 3,0 Prozent
- Partielle Glyceride: höchstens 50,0 Prozent

## Gehaltsbestimmung

**EPA und DHA** (2.4.29): Zur Peak-Identifizierung siehe Abb. 1352-2.

**Gesamtgehalt an Omega-3-Säuren** (2.4.29): siehe Abb. 1352-2

## Lagerung

Vor Licht geschützt, in dicht verschlossenen, dem Verbrauch angemessenen, möglichst vollständig gefüllten Behältnissen unter Inertgas

# 6.3/2374
# Omeprazol-Magnesium
# Omeprazolum magnesicum

$C_{34}H_{36}MgN_6O_6S_2$     $M_r$ 713
CAS Nr. 95382-33-5

## Definition

Magnesium-bis[5-methoxy-2-[(RS)-[(4-methoxy-3,5-di=
methylpyridin-2-yl)methyl]sulfinyl]-1H-benzimidazol-
1-id]

Die Substanz enthält unterschiedliche Wassermengen.

*Gehalt:* 97,5 bis 102,0 Prozent (wasserfreie Substanz)

## Eigenschaften

*Aussehen:* weißes bis fast weißes, hygroskopisches Pulver

*Löslichkeit:* sehr schwer löslich in Wasser, wenig löslich in Methanol, praktisch unlöslich in Heptan

## Prüfung auf Identität

Die Prüfungen A, B, C oder A, B, D werden wahlweise durchgeführt.

A. Optische Drehung (2.2.7): –0,10 bis +0,10°

   0,250 g Substanz werden in Methanol R zu 25,0 ml gelöst.

B. IR-Spektroskopie (2.2.24)

   *Vergleich:* Omeprazol-Magnesium CRS

C. Atomabsorptionsspektrometrie (2.2.23) wie in der Prüfung „Magnesium" (siehe „Prüfung auf Reinheit") beschrieben

   Die Untersuchungslösung zeigt das Absorptionsmaximum bei 285,2 nm.

D. Etwa 0,5 g Substanz werden entsprechend den Angaben der Methode „Sulfatasche" (2.4.14) geglüht. Der Rückstand wird in 10 ml Wasser R gelöst. 2 ml Lösung geben die Identitätsreaktion auf Magnesium (2.3.1).

## Prüfung auf Reinheit

**Absorption** (2.2.25): höchstens 0,10 bei 440 nm

0,500 g Substanz werden in Methanol R zu 25,0 ml gelöst. Die Lösung wird durch ein Membranfilter (nominale Porengröße 0,45 µm) filtriert.

**Verwandte Substanzen:** Flüssigchromatographie (2.2.29) mit Hilfe des Verfahrens „Normalisierung"

*Die Lösungen sind unmittelbar vor Gebrauch herzustellen.*

*Untersuchungslösung:* 3,5 mg Substanz werden in der mobilen Phase zu 25,0 ml gelöst.

*Referenzlösung a:* 1 mg Omeprazol CRS und 1 mg Omeprazol-Verunreinigung D CRS werden in der mobilen Phase zu 10,0 ml gelöst.

*Referenzlösung b:* 3 mg Omeprazol zur Peak-Identifizierung CRS (mit der Verunreinigung E) werden in der mobilen Phase zu 20,0 ml gelöst.

*Referenzlösung c:* 1,0 ml Untersuchungslösung wird mit der mobilen Phase zu 100,0 ml verdünnt. 1,0 ml dieser Lösung wird mit der mobilen Phase zu 10,0 ml verdünnt.

*Säule*
– Größe: $l$ = 0,125 m, $\varnothing$ = 4,6 mm
– Stationäre Phase: octylsilyliertes Kieselgel zur Chromatographie R (5 µm)

*Mobile Phase:* 27 Volumteile Acetonitril R und 73 Volumteile einer Lösung von Natriummonohydrogenphosphat R (1,4 g · l$^{-1}$), die zuvor mit Phosphorsäure 85 % R auf einen pH-Wert von 7,6 eingestellt wurde, werden gemischt.

*Durchflussrate:* 1 ml · min$^{-1}$

*Detektion:* Spektrometer bei 280 nm

*Einspritzen:* 40 µl

*Chromatographiedauer:* 5fache Retentionszeit von Omeprazol

*Relative Retention* (bezogen auf Omeprazol, $t_R$ etwa 9 min)
– Verunreinigung E: etwa 0,6
– Verunreinigung D: etwa 0,8

*Eignungsprüfung:* Referenzlösung a
– Auflösung: mindestens 3,0 zwischen den Peaks von Verunreinigung D und Omeprazol
  Falls erforderlich wird der pH-Wert des wässrigen Anteils der mobilen Phase oder deren Anteil an Acetonitril verändert; eine Erhöhung des pH-Werts verbessert die Auflösung.

*Grenzwerte*
– Verunreinigungen D, E: jeweils höchstens 0,1 Prozent
– Nicht spezifizierte Verunreinigungen: jeweils höchstens 0,10 Prozent

– Summe aller Verunreinigungen: höchstens 0,5 Prozent
– Ohne Berücksichtigung bleiben: Peaks, deren Fläche kleiner ist als das 0,5fache der Fläche des Hauptpeaks im Chromatogramm der Referenzlösung c (0,05 Prozent)

**Magnesium:** 3,30 bis 3,55 Prozent (wasserfreie Substanz)

Atomabsorptionsspektrometrie (2.2.23, Methode I)

*Untersuchungslösung:* 0,250 g Substanz werden durch langsames Zusetzen von 20,0 ml einer Lösung von Salzsäure $R$ (103 g · l$^{-1}$) gelöst. Die Lösung wird mit Wasser $R$ zu 100,0 ml verdünnt. 10,0 ml dieser Lösung werden mit Wasser $R$ zu 200,0 ml verdünnt. 10,0 ml dieser Lösung werden mit 4 ml Lanthan(III)-chlorid-Lösung $R$ versetzt und mit Wasser $R$ zu 100,0 ml verdünnt.

*Referenzlösungen:* Die Referenzlösungen werden aus Magnesium-Lösung (1000 ppm Mg) $R$ durch Verdünnen mit einer Mischung von 1 ml einer Lösung von Salzsäure $R$ (103 g · l$^{-1}$) und 1000,0 ml Wasser $R$ hergestellt.

*Wellenlänge:* 285,2 nm

**Wasser** (2.5.12): 7,0 bis 10,0 Prozent, mit 0,200 g Substanz bestimmt

## Gehaltsbestimmung

Flüssigchromatographie (2.2.29)

*Pufferlösung pH 11,0:* 11 ml einer Lösung von Natriumphosphat $R$ (95,0 g · l$^{-1}$) und 22 ml einer Lösung von Natriummonohydrogenphosphat $R$ (179,1 g · l$^{-1}$) werden gemischt und mit Wasser $R$ zu 100,0 ml verdünnt.

*Untersuchungslösung:* 10,0 mg Substanz werden in etwa 10 ml Methanol $R$ gelöst. Die Lösung wird mit 10 ml Pufferlösung pH 11,0 versetzt und mit Wasser $R$ zu 200,0 ml verdünnt.

*Referenzlösung:* 10,0 mg Omeprazol CRS werden in etwa 10 ml Methanol $R$ gelöst. Die Lösung wird mit 10 ml Pufferlösung pH 11,0 versetzt und mit Wasser $R$ zu 200,0 ml verdünnt.

*Säule*
– Größe: $l = 0,125$ m, $\varnothing = 4$ mm
– Stationäre Phase: octylsilyliertes Kieselgel zur Chromatographie $R$ (5 µm)

*Mobile Phase:* 35 Volumteile Acetonitril $R$ und 65 Volumteile einer Lösung von Natriummonohydrogenphosphat $R$ (1,4 g · l$^{-1}$), die zuvor mit Phosphorsäure 85 % $R$ auf einen pH-Wert von 7,6 eingestellt wurde, werden gemischt.

*Durchflussrate:* 1 ml · min$^{-1}$

*Detektion:* Spektrometer bei 280 nm

*Einspritzen:* 20 µl

*Chromatographiedauer:* 1,5fache Retentionszeit von Omeprazol

*Retentionszeit*
– Omeprazol: etwa 4 min

Der Prozentgehalt an $C_{34}H_{36}MgN_6O_6S_2$ wird unter Berücksichtigung des angegebenen Gehalts von Omeprazol CRS berechnet.

1 g Omeprazol entspricht 1,032 g Omeprazol-Magnesium.

## Lagerung

Dicht verschlossen, vor Licht geschützt

## Verunreinigungen

*Spezifizierte Verunreinigungen:*

D, E

*Andere bestimmbare Verunreinigungen*

(Die folgenden Substanzen werden, falls in einer bestimmten Menge vorhanden, durch eine Prüfmethode oder mehrere Prüfmethoden in der Monographie erfasst. Sie werden begrenzt durch das allgemeine Akzeptanzkriterium für weitere Verunreinigungen/nicht spezifizierte Verunreinigungen und/oder durch die Anforderungen der Allgemeinen Monographie **Substanzen zur pharmazeutischen Verwendung (Corpora ad usum pharmaceuticum)**. Diese Verunreinigungen müssen daher nicht identifiziert werden, um die Konformität der Substanz zu zeigen. Siehe auch „5.10 Kontrolle von Verunreinigungen in Substanzen zur pharmazeutischen Verwendung"):

A, B, C

A. 5-Methoxy-1$H$-benzimidazol-2-thiol

B. 2-[($RS$)-[(3,5-Dimethylpyridin-2-yl)methyl]sulfinyl]-5-methoxy-1$H$-benzimidazol

C. X = S:
5-Methoxy-2-[[(4-methoxy-3,5-dimethylpyridin-2-yl)methyl]sulfanyl]-1$H$-benzimidazol

D. X = SO$_2$:
5-Methoxy-2-[[(4-methoxy-3,5-dimethylpyridin-2-yl)methyl]sulfonyl]-1$H$-benzimidazol

E. 4-Methoxy-2-[[(*RS*)-(5-methoxy-1*H*-benzimidazol-2-yl)sulfinyl]methyl]-3,5-dimethylpyridin-1-oxid

---

6.3/2017

# Oxaliplatin
# Oxaliplatinum

$C_8H_{14}N_2O_4Pt$    $M_r$ 397,3

CAS Nr. 61825-94-3

## Definition

(*SP*-4-2)-[(1*R*,2*R*)-Cyclohexan-1,2-diamin-κ*N*,κ*N'*]=[ethandioato(2-)-κ$O^1$,κ$O^2$]platin

*Gehalt:* 98,0 bis 102,0 Prozent (getrocknete Substanz)

## Eigenschaften

*Aussehen:* weißes bis fast weißes, kristallines Pulver

*Löslichkeit:* schwer löslich in Wasser, sehr schwer löslich in Methanol, praktisch unlöslich in wasserfreiem Ethanol

## Prüfung auf Identität

A. IR-Spektroskopie (2.2.24)

*Vergleich:* Oxaliplatin CRS

B. Die Substanz entspricht der Prüfung „Spezifische Drehung" (siehe „Prüfung auf Reinheit").

## Prüfung auf Reinheit

**Aussehen der Lösung:** Die Lösung muss klar (2.2.1) und farblos (2.2.2, Methode II) sein.

0,10 g Substanz werden in Wasser *R* zu 50 ml gelöst.

**Sauer reagierende Substanzen:** 0,10 g Substanz werden in kohlendioxidfreiem Wasser *R* zu 50 ml gelöst. Nach Zusatz von 0,5 ml Phenolphthalein-Lösung *R* 1 muss die Lösung farblos sein. Bis zum Umschlag nach Rosa dürfen höchstens 0,60 ml Natriumhydroxid-Lösung (0,01 mol · l⁻¹) verbraucht werden.

**Spezifische Drehung** (2.2.7): +74,5 bis +78,0 (getrocknete Substanz)

0,250 g Substanz werden in Wasser *R* zu 50,0 ml gelöst.

**Verwandte Substanzen**

A. Verunreinigung A: Flüssigchromatographie (2.2.29)

*Die Substanz wird durch kräftiges Schütteln und sehr kurze Behandlung mit Ultraschall gelöst. Die Untersuchungslösung ist innerhalb von 20 min nach der Herstellung einzuspritzen.*

*Untersuchungslösung:* 0,100 g Substanz werden in Wasser *R* zu 50,0 ml gelöst.

*Referenzlösung a:* 14,0 mg Oxalsäure *R* (Verunreinigung A) werden in Wasser *R* zu 250,0 ml gelöst.

*Referenzlösung b:* 5,0 ml Referenzlösung a werden mit Wasser *R* zu 200,0 ml verdünnt.

*Referenzlösung c:* 12,5 mg Natriumnitrat *R* werden in Wasser *R* zu 250,0 ml gelöst. Eine Mischung von 2,0 ml dieser Lösung und 25,0 ml Referenzlösung a wird mit Wasser *R* zu 100,0 ml verdünnt.

*Säule*
- Größe: $l$ = 0,25 m, $\varnothing$ = 4,6 mm
- Stationäre Phase: desaktiviertes, octadecylsilyliertes Kieselgel zur Chromatographie *R* (5 µm)
- Temperatur: 40 °C

*Mobile Phase:* 20 Volumteile Acetonitril *R* und 80 Volumteile einer Lösung, die wie folgt hergestellt wird, werden gemischt. 10 ml einer Lösung von Tetrabutylammoniumhydroxid *R* (320 g · l⁻¹) werden mit 1,36 g Kaliumdihydrogenphosphat *R* versetzt und mit Wasser *R* zu 1000 ml verdünnt. Die Lösung wird mit Phosphorsäure 85 % *R* auf einen pH-Wert von 6,0 eingestellt.

*Durchflussrate:* 2 ml · min⁻¹

*Detektion:* Spektrometer bei 205 nm

*Einspritzen:* 20 µl; Untersuchungslösung, Referenzlösungen b und c

*Chromatographiedauer:* 2fache Retentionszeit von Verunreinigung A

*Retentionszeiten*
- Nitrat:                etwa 2,7 min
- Verunreinigung A: etwa 4,7 min

*Eignungsprüfung*
- Auflösung: mindestens 9 zwischen den Peaks von Nitrat und Verunreinigung A im Chromatogramm der Referenzlösung c
- Signal-Rausch-Verhältnis: mindestens 10 für den Peak der Verunreinigung A im Chromatogramm der Referenzlösung b

*Grenzwert*
- Verunreinigung A: nicht größer als das 2fache der Fläche des Hauptpeaks im Chromatogramm der Referenzlösung b (0,1 Prozent)

**B. Verunreinigung B:** Flüssigchromatographie (2.2.29)

*Die Substanz wird durch kräftiges Schütteln und sehr kurze Behandlung mit Ultraschall gelöst. Die Untersuchungslösung ist innerhalb von 20 min nach der Herstellung einzuspritzen. Zur Herstellung und zum Einspritzen aller Lösungen sind geeignete Gefäße aus Polypropylen zu verwenden. Zum Verdünnen der Lösungen können Glaspipetten verwendet werden.*

*Untersuchungslösung:* 0,100 g Substanz werden in Wasser *R* zu 50,0 ml gelöst.

*Referenzlösung a:* 12,5 mg Oxaliplatin-Verunreinigung B *CRS* werden mit 63 ml Methanol *R* versetzt. Die Mischung wird mit Wasser *R* zu 250,0 ml verdünnt und etwa 1,5 h lang, bis die Verunreinigung B gelöst ist, mit Ultraschall behandelt. 3,0 ml Lösung werden mit Wasser *R* zu 200,0 ml verdünnt.

*Referenzlösung b:* Um das In-situ-Abbauprodukt (Verunreinigung E) herzustellen, werden 12,5 mg Oxaliplatin-Verunreinigung B *CRS* mit 63 ml Methanol *R* versetzt. Die Mischung wird mit Wasser *R* zu 250 ml verdünnt und etwa 1,5 h lang, bis die Verunreinigung B gelöst ist, mit Ultraschall behandelt. Die Lösung wird mit einer Lösung von Natriumhydroxid *R* (0,2 g · l$^{-1}$) auf einen pH-Wert von 6,0 eingestellt. Diese Lösung wird 4 h lang bei 70 °C erhitzt und erkalten gelassen.

*Säule*
– Größe: $l$ = 0,25 m, $\varnothing$ = 4,6 mm
– Stationäre Phase: desaktiviertes, octadecylsilyliertes Kieselgel zur Chromatographie *R* (5 µm)
– Temperatur: 40 °C

*Mobile Phase:* 20 Volumteile Acetonitril *R* und 80 Volumteile einer Lösung, die wie folgt hergestellt wird, werden gemischt. 1,36 g Kaliumdihydrogenphosphat *R* und 1 g Natriumheptansulfonat *R* werden in 1000 ml Wasser *R* gelöst. Die Lösung wird mit Phosphorsäure 85 % *R* auf einen pH-Wert von 3,0 ± 0,05 eingestellt.

*Durchflussrate:* 2,0 ml · min$^{-1}$

*Detektion:* Spektrometer bei 215 nm

*Einspritzen:* 20 µl

*Chromatographiedauer:* 2,5fache Retentionszeit von Verunreinigung B

*Retentionszeiten*
– Verunreinigung B: etwa 4,3 min
– Verunreinigung E: etwa 6,4 min

*Eignungsprüfung*
– Auflösung: mindestens 7 zwischen den Peaks der Verunreinigungen B und E im Chromatogramm der Referenzlösung b
– Signal-Rausch-Verhältnis: mindestens 10 für den Peak der Verunreinigung B im Chromatogramm der Referenzlösung a

*Grenzwert*
– Verunreinigung B: nicht größer als das 3,3fache der Fläche des Hauptpeaks im Chromatogramm der Referenzlösung a (0,1 Prozent)

**C. Verunreinigung C, andere verwandte Substanzen:** Flüssigchromatographie (2.2.29)

*Die Substanz wird durch kräftiges Schütteln und sehr kurze Behandlung mit Ultraschall gelöst. Die Untersuchungslösung ist innerhalb von 20 min nach der Herstellung einzuspritzen.*

*Untersuchungslösung a:* 0,100 g Substanz werden in Wasser *R* zu 50,0 ml gelöst.

*Untersuchungslösung b:* 50,0 mg Substanz werden in Wasser *R* zu 500,0 ml gelöst.

*Referenzlösung a:* 10 mg Oxaliplatin-Verunreinigung C *CRS* und 10 mg Oxaliplatin *CRS* werden in Wasser *R* zu 100,0 ml gelöst.

*Referenzlösung b:* 1,0 ml Referenzlösung a wird mit Wasser *R* zu 100,0 ml verdünnt.

*Referenzlösung c:* 5 mg Dichlordiaminocyclohexanplatin *CRS* werden in Methanol *R* zu 50,0 ml gelöst. 10,0 ml Lösung werden mit 10,0 ml Referenzlösung a versetzt und mit Wasser *R* zu 100,0 ml verdünnt.

*Referenzlösung d:* 50,0 mg Oxaliplatin *CRS* werden in Wasser *R* zu 500,0 ml gelöst.

*Referenzlösung e:* 5,0 mg Dichlordiaminocyclohexanplatin *CRS* werden in Referenzlösung d zu 50,0 ml gelöst.

*Referenzlösung f:* 0,100 g Substanz werden mit 1,0 ml Referenzlösung a versetzt. Die Mischung wird mit Wasser *R* zu 50,0 ml verdünnt.

*Säule*
– Größe: $l$ = 0,25 m, $\varnothing$ = 4,6 mm
– Stationäre Phase: octadecylsilyliertes Kieselgel zur Chromatographie *R* (5 µm)
– Temperatur: 40 °C

*Mobile Phase:* eine Mischung von 1 Volumteil Acetonitril *R* und 99 Volumteilen einer Lösung, die wie folgt hergestellt wird: 0,6 ml Phosphorsäure 10 % *R* werden mit Wasser *R* zu 1000 ml verdünnt. Die Lösung wird entweder mit Natriumhydroxid-Lösung *R* oder Phosphorsäure 85 % *R* auf einen pH-Wert von 3,0 eingestellt.

*Durchflussrate:* 1,2 ml · min$^{-1}$

*Detektion:* Spektrometer bei 210 nm

*Einspritzen:* 10 µl; Untersuchungslösung a, Referenzlösungen b, c und f

*Chromatographiedauer:* 3fache Retentionszeit von Oxaliplatin

*Retentionszeiten*
– Verunreinigung C: etwa 4,4 min
– Dichlordiaminocyclohexanplatin: etwa 6,9 min
– Oxaliplatin: etwa 8,0 min

*Eignungsprüfung*
– Auflösung: mindestens 2,0 zwischen den Peaks von Dichlordiaminocyclohexanplatin und Oxaliplatin im Chromatogramm der Referenzlösung c
– Signal-Rausch-Verhältnis: mindestens 50 für den Peak der Verunreinigung C und mindestens 10 für

den Oxaliplatin-Peak im Chromatogramm der Referenzlösung b

*Grenzwerte*
- Verunreinigung C: nicht größer als das 0,5fache der Fläche des Peaks der Verunreinigung C im Chromatogramm der Referenzlösung f (0,1 Prozent)
- Jede weitere Verunreinigung: jeweils nicht größer als das 2fache der Fläche des Oxaliplatin-Peaks im Chromatogramm der Referenzlösung b (0,1 Prozent)
- Summe aller weiteren Verunreinigungen: nicht größer als das 2fache der Fläche des Oxaliplatin-Peaks im Chromatogramm der Referenzlösung b (0,1 Prozent)
- Ohne Berücksichtigung bleiben: Peaks, deren Fläche kleiner ist als die Fläche des Oxaliplatin-Peaks im Chromatogramm der Referenzlösung b (0,05 Prozent); Peaks mit einer Retentionszeit kleiner als 2 min

**D.** Summe aller Verunreinigungen: Die Summe der Verunreinigungen A, B, C und der anderen verwandten Substanzen darf höchstens 0,30 Prozent betragen.

**Verunreinigung D:** Flüssigchromatographie (2.2.29)

*Untersuchungslösung:* 30 mg Substanz werden in Methanol $R$ zu 50,0 ml gelöst.

*Referenzlösung a:* 5 mg Oxaliplatin-Verunreinigung D CRS werden in Methanol $R$ zu 100,0 ml gelöst.

*Referenzlösung b:* 15,0 ml Referenzlösung a werden mit Methanol $R$ zu 50,0 ml verdünnt.

*Referenzlösung c:* 150,0 mg Oxaliplatin CRS werden in Methanol $R$ zu 200,0 ml gelöst.

*Referenzlösung d:* 5,0 ml Referenzlösung c werden mit Methanol $R$ zu 100,0 ml verdünnt.

*Referenzlösung e:* 40 ml Referenzlösung c werden mit 1,0 ml Referenzlösung b versetzt und mit Methanol $R$ zu 50,0 ml verdünnt.

*Referenzlösung f:* 4,0 ml Referenzlösung a und 5,0 ml Referenzlösung d werden gemischt und mit Methanol $R$ zu 50,0 ml verdünnt.

*Säule*
- Größe: $l = 0,25$ m, $\varnothing = 4,6$ mm
- Stationäre Phase: Kieselgel OC zur Trennung chiraler Komponenten $R$
- Temperatur: 40 °C

*Mobile Phase:* wasserfreies Ethanol $R$, Methanol $R$ (30:70 $V/V$)

*Durchflussrate:* 0,3 ml · min$^{-1}$

*Detektion:* Spektrometer bei 254 nm

*Einspritzen:* 20 µl; Untersuchungslösung, Referenzlösungen e und f

*Chromatographiedauer:* 2fache Retentionszeit von Oxaliplatin

*Retentionszeiten*
- Oxaliplatin: etwa 14 min
- Verunreinigung D: etwa 16 min

*Eignungsprüfung*
- Auflösung: mindestens 1,5 zwischen den Peaks von Oxaliplatin und Verunreinigung D im Chromatogramm der Referenzlösung f
- Signal-Rausch-Verhältnis: mindestens 10 für den Peak der Verunreinigung D im Chromatogramm der Referenzlösung e

*Grenzwert*
- Verunreinigung D: nicht größer als das 2fache der Höhe des entsprechenden Peaks im Chromatogramm der Referenzlösung e (0,1 Prozent)

**Silber:** höchstens 5,0 ppm

Atomabsorptionsspektrometrie (2.2.23, Methode II)

*Untersuchungslösung:* 0,1000 g Substanz werden in Wasser $R$ zu 50,0 ml gelöst. 20 µl Lösung werden mit Salpetersäure (0,5 mol · l$^{-1}$) zu 40 µl verdünnt.

*Referenzlösung a:* Eine Lösung von Silbernitrat $R$ in Salpetersäure (0,5 mol · l$^{-1}$), die 1000 ppm Silber enthält, wird mit Salpetersäure (0,5 mol · l$^{-1}$) so verdünnt, dass eine Lösung mit 10 ppb Silber erhalten wird.

*Referenzlösung b:* 20 µl Untersuchungslösung und 8 µl Referenzlösung a werden gemischt und mit Salpetersäure (0,5 mol · l$^{-1}$) zu 40 µl verdünnt.

*Referenzlösung c:* 20 µl Untersuchungslösung und 16 µl Referenzlösung a werden gemischt und mit Salpetersäure (0,5 mol · l$^{-1}$) zu 40 µl verdünnt.

*Strahlungsquelle:* Silber-Hohlkathodenlampe

*Wellenlänge:* 328,1 nm

*Atomisierungseinrichtung:* Ofen

Die Absorptionen der Untersuchungslösung sowie der Referenzlösungen b und c werden gemessen.

**Trocknungsverlust** (2.2.32): höchstens 0,5 Prozent, mit 1,000 g Substanz durch 2 h langes Trocknen im Trockenschrank bei 105 °C bestimmt

**Bakterien-Endotoxine** (2.6.14): weniger als 1,0 I.E. Bakterien-Endotoxine je Milligramm Oxaliplatin zur Herstellung von Parenteralia, das dabei keinem weiteren geeigneten Verfahren zur Beseitigung von Bakterien-Endotoxinen unterworfen wird

## Gehaltsbestimmung

Flüssigchromatographie (2.2.29) wie unter „Verunreinigung C, andere verwandte Substanzen" beschrieben, mit folgenden Änderungen:

*Einspritzen:* 20 µl; Untersuchungslösung b, Referenzlösungen d und e

*Eignungsprüfung*

- Auflösung: mindestens 2,0 zwischen den Peaks von Dichlordiaminocyclohexanplatin und Oxaliplatin im Chromatogramm der Referenzlösung e
- Wiederholpräzision: Referenzlösung d

Der Prozentgehalt an Oxaliplatin wird mit Hilfe des Chromatogramms der Referenzlösung d berechnet.

## Verunreinigungen

*Spezifizierte Verunreinigungen:*

A, B, C, D

*Andere bestimmbare Verunreinigungen*

(Die folgenden Substanzen werden, falls in einer bestimmten Menge vorhanden, durch eine Prüfmethode oder mehrere Prüfmethoden in der Monographie erfasst. Sie werden begrenzt durch das allgemeine Akzeptanzkriterium für weitere Verunreinigungen/nicht spezifizierte Verunreinigungen und/oder durch die Anforderungen der Allgemeinen Monographie **Substanzen zur pharmazeutischen Verwendung (Corpora ad usum pharmaceuticum)**. Diese Verunreinigungen müssen daher nicht identifiziert werden, um die Konformität der Substanz zu zeigen. Siehe auch „5.10 Kontrolle von Verunreinigungen in Substanzen zur pharmazeutischen Verwendung"):

E

A. Ethandisäure
 (Oxalsäure)

B. (*SP*-4-2)-Diaqua[(1*R*,2*R*)-cyclohexan-1,2-diamin-κ*N*,κ*N*′]platin
 (Diaquodiaminocyclohexanplatin)

C. (*OC*-6-33)-[(1*R*,2*R*)-Cyclohexan-1,2-diamin-κ*N*,κ*N*′][ethandioato(2-)-κ$O^1$,κ$O^2$]dihydroxyplatin

D. (*SP*-4-2)-[(1*S*,2*S*)-Cyclohexan-1,2-diamin-κ*N*,κ*N*′]= [ethandioato(2-)-κ$O^1$,κ$O^2$]platin
 (*S,S*-Enantiomer von Oxaliplatin)

E. (*SP*-4-2)-Di-μ-oxobis[(1*R*,2*R*)-cyclohexan-1,2-diamin-κ*N*,κ*N*′]diplatin
 (Diaquodiaminocyclohexanplatin-Dimer)

---

**6.3/0943**

# Oxymetazolinhydrochlorid

# Oxymetazolini hydrochloridum

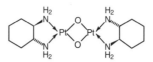

$C_{16}H_{25}ClN_2O$          $M_r$ 296,8

CAS Nr. 2315-02-8

## Definition

3-[(4,5-Dihydro-1*H*-imidazol-2-yl)methyl]-6-(1,1-dimethylethyl)-2,4-dimethylphenol-hydrochlorid

*Gehalt:* 99,0 bis 101,0 Prozent (getrocknete Substanz)

## Eigenschaften

*Aussehen:* weißes bis fast weißes, kristallines Pulver

*Löslichkeit:* leicht löslich in Wasser und Ethanol 96 %

## Prüfung auf Identität

1: A, D
2: B, C, D

A. IR-Spektroskopie (2.2.24)

 *Vergleich:* Oxymetazolinhydrochlorid *CRS*

B. Dünnschichtchromatographie (2.2.27)

 *Untersuchungslösung:* 20 mg Substanz werden in einer Mischung gleicher Volumteile Ethylacetat *R* und Methanol *R* zu 5 ml gelöst.

 *Referenzlösung:* 20 mg Oxymetazolinhydrochlorid *CRS* werden in einer Mischung gleicher Volumteile Ethylacetat *R* und Methanol *R* zu 5 ml gelöst.

 *Platte:* DC-Platte mit Kieselgel G *R*

 *Fließmittel:* Diethylamin *R*, Cyclohexan *R*, wasserfreies Ethanol *R* (6:15:79 *V/V/V*)

*Auftragen:* 5 µl

*Laufstrecke:* 2/3 der Platte

*Trocknen:* 5 min lang im Warmluftstrom, anschließend erkalten lassen

*Detektion:* Die Platte wird mit einer frisch hergestellten Lösung von Kaliumhexacyanoferrat(III) $R$ (5,0 g · l$^{-1}$) in Eisen(III)-chlorid-Lösung $R$ 2 besprüht. Die Auswertung erfolgt im Tageslicht.

*Ergebnis:* Der Hauptfleck im Chromatogramm der Untersuchungslösung entspricht in Bezug auf Lage, Farbe und Größe dem Hauptfleck im Chromatogramm der Referenzlösung.

C. Eine Lösung von etwa 2 mg Substanz in 1 ml Wasser $R$ wird mit 0,2 ml einer Lösung von Nitroprussidnatrium $R$ (50 g · l$^{-1}$) und 0,2 ml verdünnter Natriumhydroxid-Lösung $R$ versetzt und 10 min lang stehen gelassen. Nach Zusatz von 2 ml Natriumhydrogencarbonat-Lösung $R$ entsteht eine violette Färbung.

D. Die Substanz gibt die Identitätsreaktion a auf Chlorid (2.3.1).

## Prüfung auf Reinheit

**Aussehen der Lösung:** Die Lösung muss klar (2.2.1) und darf nicht stärker gefärbt sein als die Farbvergleichslösung BG$_7$ (2.2.2, Methode II).

2,5 g Substanz werden in Wasser $R$ zu 50 ml gelöst.

**Sauer oder alkalisch reagierende Substanzen:** 0,25 g Substanz werden in kohlendioxidfreiem Wasser $R$ zu 25 ml gelöst. Die Lösung wird mit 0,1 ml Methylrot-Lösung $R$ und 0,2 ml Salzsäure (0,01 mol · l$^{-1}$) versetzt. Die Lösung muss rot gefärbt sein. Bis zum Farbumschlag nach Gelb dürfen höchstens 0,4 ml Natriumhydroxid-Lösung (0,01 mol · l$^{-1}$) verbraucht werden.

**Verwandte Substanzen:** Flüssigchromatographie (2.2.29)

*Die Lösungen müssen unmittelbar vor Gebrauch hergestellt werden.*

*Untersuchungslösung:* 50,0 mg Substanz werden in Wasser $R$ zu 50,0 ml gelöst.

*Referenzlösung a:* 5,0 ml Untersuchungslösung werden mit Wasser $R$ zu 100,0 ml verdünnt. 2,0 ml dieser Lösung werden mit Wasser $R$ zu 100,0 ml verdünnt.

*Referenzlösung b:* 5,0 mg Oxymetazolin-Verunreinigung A CRS und 5 mg Substanz werden in Wasser $R$ zu 50,0 ml gelöst. 10,0 ml Lösung werden mit Wasser $R$ zu 50,0 ml verdünnt.

*Referenzlösung c:* 1,0 ml Referenzlösung b wird mit Wasser $R$ zu 20,0 ml verdünnt.

*Säule*
- Größe: $l$ = 0,25 m, $\emptyset$ = 4,6 mm
- Stationäre Phase: nachsilanisiertes, octadecylsilyliertes Kieselgel zur Chromatographie mit eingefügten polaren Gruppen $R$ (5 µm)

*Mobile Phase*
- Mobile Phase A: eine Lösung von Kaliumdihydrogenphosphat $R$ (1,36 g · l$^{-1}$), die mit Phophorsäure 85 % $R$ auf einen pH-Wert von 3,0 eingestellt wurde
- Mobile Phase B: Acetonitril $R$ 1

| Zeit (min) | Mobile Phase A (% V/V) | Mobile Phase B (% V/V) |
|---|---|---|
| 0 – 5 | 70 | 30 |
| 5 – 20 | 70 → 15 | 30 → 85 |
| 20 – 35 | 15 | 85 |

*Durchflussrate:* 1,0 ml · min$^{-1}$

*Detektion:* Spektrometer bei 220 nm

*Einspritzen:* 10 µl

*Relative Retention* (bezogen auf Oxymetazolin, $t_R$ etwa 5,0 min)
- Verunreinigung A: etwa 0,9

*Eignungsprüfung:* Referenzlösung b
- Auflösung: mindestens 4,0 zwischen den Peaks von Verunreinigung A und Oxymetazolin

*Grenzwerte*
- Verunreinigung A: nicht größer als die Fläche des entsprechenden Peaks im Chromatogramm der Referenzlösung c (0,1 Prozent)
- Nicht spezifizierte Verunreinigungen: jeweils nicht größer als die Fläche des Hauptpeaks im Chromatogramm der Referenzlösung a (0,10 Prozent)
- Summe aller Verunreinigungen: nicht größer als das 5fache der Fläche des Hauptpeaks im Chromatogramm der Referenzlösung a (0,5 Prozent)
- Ohne Berücksichtigung bleiben: Peaks, deren Fläche kleiner ist als das 0,5fache der Fläche des Hauptpeaks im Chromatogramm der Referenzlösung a (0,05 Prozent)

**Trocknungsverlust** (2.2.32): höchstens 1,0 Prozent, mit 1,000 g Substanz durch Trocknen im Trockenschrank bei 105 °C bestimmt

**Sulfatasche** (2.4.14): höchstens 0,1 Prozent, mit 1,0 g Substanz bestimmt

## Gehaltsbestimmung

0,200 g Substanz, in einer Mischung von 20 ml wasserfreier Essigsäure $R$ und 20 ml Acetanhydrid $R$ gelöst, werden mit Perchlorsäure (0,1 mol · l$^{-1}$) titriert. Der Endpunkt wird mit Hilfe der Potentiometrie (2.2.20) bestimmt.

1 ml Perchlorsäure (0,1 mol · l$^{-1}$) entspricht 29,68 mg $C_{16}H_{25}ClN_2O$.

## Verunreinigungen

*Spezifizierte Verunreinigungen:*
A

*Andere bestimmbare Verunreinigungen*
(Die folgenden Substanzen werden, falls in einer bestimmten Menge vorhanden, durch eine Prüfmethode oder mehrere Prüfmethoden in der Monographie erfasst. Sie werden begrenzt durch das allgemeine Akzeptanzkriterium für weitere Verunreinigungen/nicht spezifizierte Verunreinigungen und/oder durch die Anforderungen der Allgemeinen Monographie **Substanzen zur pharmazeutischen Verwendung (Corpora ad usum pharmaceuticum)**. Diese Verunreinigungen müssen daher nicht identifiziert werden, um die Konformität der Substanz zu zeigen. Siehe auch „5.10 Kontrolle von Verunreinigungen in Substanzen zur pharmazeutischen Verwendung"):

B, C, D, E

A. *N*-(2-Aminoethyl)-2-[4-(1,1-dimethylethyl)-3-hydroxy-2,6-dimethylphenyl]acetamid

B. Xylometazolin

C. R = CO–NH$_2$:
2-[4-(1,1-Dimethylethyl)-3-hydroxy-2,6-dimethylphenyl]acetamid

D. R = CO$_2$H:
[4-(1,1-Dimethylethyl)-3-hydroxy-2,6-dimethylphenyl]essigsäure

E. R = CN:
[4-(1,1-Dimethylethyl)-3-hydroxy-2,6-dimethylphenyl]acetonitril

# P

| | |
|---|---|
| Paclitaxel | 5643 |
| Pankreas-Pulver | 5647 |
| Pepsin | 5650 |
| Perphenazin | 5652 |
| Phenol | 5654 |
| Pholcodin | 5655 |
| Pilocarpinhydrochlorid | 5656 |
| Pilocarpinnitrat | 5658 |
| Plasma vom Menschen (gepoolt, virusinaktiviert) | 5660 |
| Polyacrylat-Dispersion 30 % | 5663 |
| Polysorbat 20 | 5664 |
| Polysorbat 40 | 5665 |
| Polysorbat 60 | 5666 |
| Polysorbat 80 | 5667 |
| Poly(vinylacetat)-Dispersion 30% | 5669 |
| Pravastatin-Natrium | 5671 |

## 6.3/1794

# Paclitaxel

# Paclitaxelum

$C_{47}H_{51}NO_{14}$  $M_r$ 854

CAS Nr. 33069-62-4

## Definition

(5β,20-Epoxy-1,7β-dihydroxy-9-oxotax-11-en-2α,4, 10β,13α-tetrayl)(4,10-diacetat)(2-benzoat)[13-[(2R,3S)-3-(benzoylamino)-2-hydroxy-3-phenylpropanoat]]

Die Substanz wird aus natürlichen Materialien isoliert oder durch Fermentation oder ein halbsynthetisches Verfahren hergestellt.

*Gehalt:* 97,0 bis 102,0 Prozent (wasserfreie Substanz)

## Eigenschaften

*Aussehen:* weißes bis fast weißes, kristallines Pulver

*Löslichkeit:* praktisch unlöslich in Wasser, leicht löslich in Dichlormethan, löslich in Methanol

## Prüfung auf Identität

A. Die Substanz entspricht der Prüfung „Spezifische Drehung" (siehe „Prüfung auf Reinheit").

B. IR-Spektroskopie (2.2.24)

*Vergleich:* Paclitaxel CRS

Wenn die Spektren bei der Prüfung in fester Form unterschiedlich sind, werden jeweils 10 mg Substanz und Referenzsubstanz getrennt in 0,4 ml Dichlormethan R gelöst. Nach dem Eindampfen der Lösungen zur Trockne werden mit den Rückständen erneut Spektren aufgenommen.

## Prüfung auf Reinheit

**Aussehen der Lösung:** Die Lösung muss klar (2.2.1) und farblos (2.2.2, Methode II) sein.

0,1 g Substanz werden in 10 ml Methanol R gelöst.

**Spezifische Drehung** (2.2.7): −49,0 bis −55,0 (wasserfreie Substanz)

0,250 g Substanz werden in Methanol R zu 25,0 ml gelöst.

**Verwandte Substanzen:** Flüssigchromatographie (2.2.29)

A. Paclitaxel, aus natürlichen Materialien isoliert oder durch Fermentation hergestellt

*Untersuchungslösung a:* 20,0 mg Substanz werden in Acetonitril R 1 zu 10,0 ml gelöst.

*Untersuchungslösung b:* 1,0 ml Untersuchungslösung a wird mit Acetonitril R 1 zu 20,0 ml verdünnt.

*Referenzlösung a:* 1,0 ml Untersuchungslösung a wird mit Acetonitril R 1 zu 10,0 ml verdünnt. 1,0 ml dieser Lösung wird mit Acetonitril R 1 zu 100,0 ml verdünnt.

*Referenzlösung b:* 5,0 mg Paclitaxel CRS werden in Acetonitril R 1 zu 5,0 ml gelöst. 2,0 ml Lösung werden mit Acetonitril R 1 zu 20,0 ml verdünnt.

*Referenzlösung c:* 2,0 mg Paclitaxel-Verunreinigung C CRS werden in Acetonitril R 1 zu 20,0 ml gelöst.

*Referenzlösung d:* 1,0 ml Referenzlösung c wird mit Acetonitril R 1 zu 50,0 ml verdünnt.

*Referenzlösung e:* 1 ml Referenzlösung b wird mit 1 ml Referenzlösung c versetzt.

*Referenzlösung f:* 5 mg Paclitaxel natürlichen Ursprungs zur Peak-Identifizierung CRS (mit den Verunreinigungen A, B, C, D, E, F, H, O, P, Q und R) werden in Acetonitril R 1 zu 5 ml gelöst.

*Säule*
- Größe: $l$ = 0,25 m, $\varnothing$ = 4,6 mm
- Stationäre Phase: diisopropylcyanopropylsilyliertes Kieselgel zur Chromatographie R (5 µm), mit einer spezifischen Oberfläche von 180 m² · g⁻¹ und einer Porengröße von 8 nm
- Temperatur: 20 ± 1 °C

*Mobile Phase*
- Mobile Phase A: Methanol R, Wasser R (200:800 V/V)
- Mobile Phase B: Methanol R, Acetonitril zur Chromatographie R (200:800 V/V)

| Zeit (min) | Mobile Phase A (% V/V) | Mobile Phase B (% V/V) |
|---|---|---|
| 0 – 60 | 85 → 56 | 15 → 44 |
| 60 – 61 | 56 → 85 | 44 → 15 |
| 61 – 75 | 85 | 15 |

*Durchflussrate:* 1,0 ml · min⁻¹

*Detektion:* Spektrometer bei 227 nm

*Einspritzen:* 10 µl; Untersuchungslösung a, Referenzlösungen a, d, e und f

*Identifizierung von Verunreinigungen:* Zur Identifizierung der Peaks der Verunreinigungen A, B, C, D, E, F, H, O, P, Q und R werden das mitgelieferte Chromatogramm von Paclitaxel natürlichen Ursprungs zur Peak-Identifizierung *CRS* und das mit der Referenzlösung f erhaltene Chromatogramm verwendet.

*Relative Retention* (bezogen auf Paclitaxel, $t_R$ etwa 50 min)
- Verunreinigungen A und B: etwa 0,90
- Verunreinigung R: etwa 0,93
- Verunreinigung H: etwa 0,96
- Verunreinigungen Q und P: etwa 1,02
- Verunreinigung C: etwa 1,05
- Verunreinigung D: etwa 1,07
- Verunreinigungen O und E: etwa 1,15
- Verunreinigung F: etwa 1,20

*Eignungsprüfung:* Referenzlösung e
- Auflösung: mindestens 3,5 zwischen den Peaks von Paclitaxel und Verunreinigung C

*Grenzwerte*
- Summe der Verunreinigungen E und O: nicht größer als das 5fache der Fläche des Hauptpeaks im Chromatogramm der Referenzlösung a (0,5 Prozent)
- Verunreinigung R: nicht größer als das 5fache der Fläche des Hauptpeaks im Chromatogramm der Referenzlösung a (0,5 Prozent)
- Summe der Verunreinigungen A und B: nicht größer als das 4fache der Fläche des Hauptpeaks im Chromatogramm der Referenzlösung a (0,4 Prozent)
- Verunreinigung C: nicht größer als das 3fache der Fläche des entsprechenden Peaks im Chromatogramm der Referenzlösung d (0,3 Prozent)
- Verunreinigung D: nicht größer als das 2fache der Fläche des Hauptpeaks im Chromatogramm der Referenzlösung a (0,2 Prozent)
- Summe der Verunreinigungen P und Q: nicht größer als das 2fache der Fläche des Hauptpeaks im Chromatogramm der Referenzlösung a (0,2 Prozent)
- Verunreinigung F: nicht größer als die Fläche des Hauptpeaks im Chromatogramm der Referenzlösung d (0,1 Prozent)
- Nicht spezifizierte Verunreinigungen: jeweils nicht größer als die Fläche des Hauptpeaks im Chromatogramm der Referenzlösung a (0,10 Prozent)
- Summe aller Verunreinigungen: nicht größer als das 15fache der Fläche des Hauptpeaks im Chromatogramm der Referenzlösung a (1,5 Prozent)
- Ohne Berücksichtigung bleiben: Peaks, deren Fläche kleiner ist als das 0,5fache der Fläche des Hauptpeaks im Chromatogramm der Referenzlösung a (0,05 Prozent)

**B.** Paclitaxel, durch ein halbsynthetisches Verfahren hergestellt

*Untersuchungslösung:* 10,0 mg Substanz werden in Acetonitril *R* 1 zu 10,0 ml gelöst.

*Referenzlösung a:* 1,0 ml Untersuchungslösung wird mit Acetonitril *R* 1 zu 10,0 ml verdünnt. 1,0 ml dieser Lösung wird mit Acetonitril *R* 1 zu 100,0 ml verdünnt.

*Referenzlösung b:* 5,0 mg Paclitaxel *CRS* werden in Acetonitril *R* 1 zu 5,0 ml gelöst.

*Referenzlösung c:* 5 mg Paclitaxel (halbsynthetisch) zur Peak-Identifizierung *CRS* (mit den Verunreinigungen A, G, I und L) werden in Acetonitril *R* 1 zu 5 ml gelöst.

*Referenzlösung d:* Der Inhalt einer Durchstechflasche mit Paclitaxel (halbsynthetisch) zur Eignungsprüfung *CRS* (mit den Verunreinigungen E, H und N) wird in 1 ml Acetonitril *R* 1 gelöst.

*Säule*
- Größe: $l = 0,15$ m, $\varnothing = 4,6$ mm
- Stationäre Phase: nachsilanisiertes, octadecylsilyliertes Kieselgel zur Chromatographie *R* (3 µm), mit einer spezifischen Oberfläche von 300 m² · g⁻¹ und einer Porengröße von 12 nm
- Temperatur: 35 °C

*Mobile Phase*
- Mobile Phase A: Acetonitril zur Chromatographie *R*, Wasser *R* (400:600 *V/V*)
- Mobile Phase B: Acetonitril zur Chromatographie *R*

| Zeit (min) | Mobile Phase A (% *V/V*) | Mobile Phase B (% *V/V*) |
|---|---|---|
| 0 – 20 | 100 | 0 |
| 20 – 60 | 100 → 10 | 0 → 90 |
| 60 – 62 | 10 → 100 | 90 → 0 |
| 62 – 70 | 100 | 0 |

*Durchflussrate:* 1,2 ml · min⁻¹

*Detektion:* Spektrometer bei 227 nm

*Einspritzen:* 15 µl; Untersuchungslösung, Referenzlösungen a, c und d

*Identifizierung von Verunreinigungen:* Zur Identifizierung der Peaks der Verunreinigungen A, G, I und L werden das mitgelieferte Chromatogramm von Paclitaxel (halbsynthetisch) zur Peak-Identifizierung *CRS* und das mit der Referenzlösung c erhaltene Chromatogramm verwendet. Zur Identifizierung der Peaks der Verunreinigungen E, H und N werden das mitgelieferte Chromatogramm von Paclitaxel (halbsynthetisch) zur Eignungsprüfung *CRS* und das mit der Referenzlösung d erhaltene Chromatogramm verwendet.

*Relative Retention* (bezogen auf Paclitaxel, $t_R$ etwa 23 min)
- Verunreinigung N: etwa 0,2
- Verunreinigung G: etwa 0,5
- Verunreinigung A: etwa 0,8
- Verunreinigungen M, J und H: etwa 0,9
- Verunreinigung E: etwa 1,3
- Verunreinigung I: etwa 1,4
- Verunreinigung L: etwa 1,5
- Verunreinigung K: etwa 2,2

*Eignungsprüfung:* Referenzlösung d
- Auflösung: mindestens 1,5 zwischen den Peaks von Verunreinigung H und Paclitaxel

*Grenzwerte*
- Korrekturfaktor: Für die Berechnung des Gehalts wird die Peakfläche der Verunreinigung N mit 1,29 multipliziert.
- Verunreinigung A: nicht größer als das 7fache der Fläche des Hauptpeaks im Chromatogramm der Referenzlösung a (0,7 Prozent)
- Verunreinigung L: nicht größer als das 5fache der Fläche des Hauptpeaks im Chromatogramm der Referenzlösung a (0,5 Prozent)
- Verunreinigungen E, I: jeweils nicht größer als das 4fache der Fläche des Hauptpeaks im Chromatogramm der Referenzlösung a (0,4 Prozent)
- Summe der Verunreinigungen H, J und M: nicht größer als das 4fache der Fläche des Hauptpeaks im Chromatogramm der Referenzlösung a (0,4 Prozent)
- Verunreinigungen G, K, N: jeweils nicht größer als das 2fache der Fläche des Hauptpeaks im Chromatogramm der Referenzlösung a (0,2 Prozent)
- Nicht spezifizierte Verunreinigungen: jeweils nicht größer als die Fläche des Hauptpeaks im Chromatogramm der Referenzlösung a (0,10 Prozent)
- Summe aller Verunreinigungen: nicht größer als das 12fache der Fläche des Hauptpeaks im Chromatogramm der Referenzlösung a (1,2 Prozent)
- Ohne Berücksichtigung bleiben: Peaks, deren Fläche kleiner ist als das 0,5fache der Fläche des Hauptpeaks im Chromatogramm der Referenzlösung a (0,05 Prozent)

**Schwermetalle** (2.4.8): höchstens 20 ppm

1,0 g Substanz wird in Methanol $R$ zu 20 ml gelöst. 12 ml Lösung müssen der Grenzprüfung B entsprechen. Zur Herstellung der Referenzlösung werden 10 ml einer Blei-Lösung (1 ppm Pb) verwendet, die durch Verdünnen der Blei-Lösung (100 ppm Pb) $R$ mit Methanol $R$ und 2 ml Untersuchungslösung erhalten wird. Jeweils 12 ml jeder Lösung werden mit 2 ml Pufferlösung pH 3,5 $R$ versetzt und gemischt. Die Lösungen werden mit jeweils 1,2 ml Thioacetamid-Reagenz $R$ versetzt. Die Substanz fällt aus. Nach Verdünnen mit Methanol $R$ zu 40 ml löst sich die Substanz wieder vollständig. Die Lösungen werden durch ein Membranfilter (Porengröße: 0,45 µm) filtriert. Die mit den Lösungen erhaltenen Flecke auf den Filterpapieren werden verglichen. Die Substanz entspricht der Prüfung, wenn der mit der Untersuchungslösung erhaltene Fleck nicht stärker bräunlich schwarz gefärbt ist als der der Referenzlösung.

**Wasser** (2.5.32): höchstens 3,0 Prozent, mit 0,050 g Substanz bestimmt

**Mikrobielle Verunreinigung**

TAMC: Akzeptanzkriterium $10^2$ KBE je Gramm (2.6.12)

**Bakterien-Endotoxine** (2.6.14): weniger als 0,4 I.E. Bakterien-Endotoxine je Milligramm Paclitaxel

## Gehaltsbestimmung

A. Paclitaxel, aus natürlichen Materialien isoliert oder durch Fermentation hergestellt

Flüssigchromatographie (2.2.29) wie unter „Verwandte Substanzen, Prüfung A" beschrieben, mit folgender Änderung:

*Einspritzen:* Untersuchungslösung b, Referenzlösung b

Der Prozentgehalt an $C_{47}H_{51}NO_{14}$ wird unter Berücksichtigung des angegebenen Gehalts für Paclitaxel *CRS* berechnet.

B. Paclitaxel, durch halbsynthetisches Verfahren hergestellt

Flüssigchromatographie (2.2.29) wie unter „Verwandte Substanzen, Prüfung B" beschrieben, mit folgender Änderung:

*Einspritzen:* 10 µl; Untersuchungslösung, Referenzlösung b

Der Prozentgehalt an $C_{47}H_{51}NO_{14}$ wird unter Berücksichtigung des angegebenen Gehalts für Paclitaxel *CRS* berechnet.

## Lagerung

Dicht verschlossen, vor Licht geschützt

## Beschriftung

Die Beschriftung gibt die Herkunft der Substanz an:
- aus natürlichen Materialien isoliert
- durch Fermentation hergestellt
- durch halbsynthetisches Verfahren hergestellt

## Verunreinigungen

### Prüfung A

*Spezifizierte Verunreinigungen:*

A, B, C, D, E, F, O, P, Q, R

*Andere bestimmbare Verunreinigungen* (Die folgenden Substanzen werden, falls in einer bestimmten Menge vorhanden, durch eine Prüfmethode oder mehrere Prüfmethoden in der Monographie erfasst. Sie werden begrenzt durch das allgemeine Akzeptanzkriterium für weitere Verunreinigungen/nicht spezifizierte Verunreinigungen und/oder durch die Anforderungen der Allgemeinen Monographie **Substanzen zur pharmazeutischen Verwendung (Corpora ad usum pharmaceuticum)**. Diese Verunreinigungen müssen daher nicht identifiziert werden, um die Konformität der Substanz zu zeigen. Siehe auch „5.10 Kontrolle von Verunreinigungen in Substanzen zur pharmazeutischen Verwendung"):

H

# Paclitaxel

**Prüfung B**

*Spezifizierte Verunreinigungen:*

A, E, G, H, I, J, K, L, M, N

Verwendete Abkürzungen:

| Acetylacetyl Aa = | Hexanoyl Hx = |
|---|---|
| Acetyl Ac = | (S)-Methylbutyryl Mb = |
| Benzoyl Bz = | Paclitaxelacyl Pa = |
| Cinnamoyl Cn = | Phenylacetyl Ph = |
| (E)-4-Hexenoyl He = | Tigloyl Tg = |

A. R1 = Tg, R2 = Ac, R3 = Bz, R4 = R6 = H, R5 = OH:
2-O-Debenzoyl-2-O-tigloylpaclitaxel

B. R1 = Bz, R2 = Ac, R3 = Tg, R4 = R6 = H, R5 = OH:
N-Debenzoyl-N-tigloylpaclitaxel
(Cephalomannin)

C. R1 = Bz, R2 = Ac, R3 = Hx, R4 = R6 = H, R5 = OH:
N-Debenzoyl-N-hexanoylpaclitaxel
(Paclitaxel C)

D. R1 = Bz, R2 = Ac, R3 = Tg, R4 = R5 = H, R6 = OH:
N-Debenzoyl-N-tigloyl-7-*epi*-paclitaxel
(7-*epi*-Cephalomannin)

E. R1 = R3 = Bz, R2 = Ac, R4 = R5 = H, R6 = OH:
7-*epi*-Paclitaxel

F. R1 = Bz, R2 = Ac, R3 = Hx, R4 = CH$_3$, R5 = OH, R6 = H:
N-Debenzoyl-N-hexanoyl-N-methylpaclitaxel
(N-Methylpaclitaxel C)

G. R1 = R3 = Bz, R2 = R4 = R6 = H, R5 = OH:
10-O-Desacetylpaclitaxel

H. R1 = R3 = Bz, R2 = R4 = R5 = H, R6 = OH:
10-O-Desacetyl-7-*epi*-paclitaxel

I. R1 = R3 = Bz, R2 = Pa, R4 = R6 = H, R5 = OH:
10-O-[(2R,3S)-3-(Benzoylamino)-2-hydroxy-3-phenylpropanoyl]-10-O-desacetylpaclitaxel

J. R1 = R3 = Bz, R2 = Aa, R4 = R6 = H, R5 = OH:
10-O-Desacetyl-10-O-(3-oxobutanoyl)paclitaxel

K. R1 = R3 = Bz, R2 = Ac, R4 = R6 = H,
R5 = O–Si(C$_2$H$_5$)$_3$:
7-O-(Triethylsilanyl)paclitaxel

L. R1 = R3 = Bz, R2 = Ac, R4 = R6 = H,
R5 = O–CO–CH$_3$:
7-O-Acetylpaclitaxel

O. R1 = Bz, R2 = Ac, R3 = Cn, R4 = R6 = H, R5 = OH:
N-Cinnamoyl-N-debenzoylpaclitaxel

P. R1 = Bz, R2 = Ac, R3 = Ph, R4 = R6 = H, R5 = OH:
N-Debenzoyl-N-(phenylacetyl)paclitaxel

Q. R1 = Bz, R2 = Ac, R3 = He, R4 = R6 = H, R5 = OH:
N-Debenzoyl-N-[(3E)-hex-3-enoyl]paclitaxel

R. R1 = Bz, R2 = Ac, R3 = Mb, R4 = R6 = H, R5 = OH:
N-Debenzoyl-N-[(2S)-2-methylbutanoyl]paclitaxel

M. (1,2α,4,7β-Dihydroxy-9-oxotax-11-en-5β,10β,13α,20-tetrayl)(5,10-diacetat)(20-benzoat)[13-[(2R,3S)-3-(benzoylamino)-2-hydroxy-3-phenylpropanoat]]

N. 13-O-De[(2R,3S)-3-(benzoylamino)-2-hydroxy-3-phenylpropanoyl]paclitaxel
(Baccatin III)

# 6.3/0350

# Pankreas-Pulver

# Pancreatis pulvis

## Definition

Pankreas-Pulver wird aus dem frischen oder gefrorenen Pankreas von Säugetieren gewonnen. Die Substanz enthält Enzyme mit proteolytischer, lipolytischer und amylolytischer Aktivität.

1 mg Substanz enthält mindestens 1,0 Ph. Eur. E. an proteolytischer Gesamtaktivität, 15 Ph. Eur. E. an lipolytischer Aktivität und 12 Ph. Eur. E. an amylolytischer Aktivität.

## Eigenschaften

Schwach braunes, amorphes Pulver; teilweise löslich in Wasser, praktisch unlöslich in Ethanol 96 %

## Prüfung auf Identität

A. 0,5 g Substanz werden mit 10 ml Wasser *R* verrieben. Nach Zusatz von 0,1 ml Cresolrot-Lösung *R* wird die Suspension mit Natriumhydroxid-Lösung (0,1 mol · l$^{-1}$) auf einen pH-Wert von 8 eingestellt und in 2 gleiche Teile geteilt (Suspension a und Suspension b). Die Suspension a wird zum Sieden erhitzt. Jede der beiden Suspensionen wird mit 10 mg Kongorot-Fibrin *R* versetzt und 1 h lang bei 38 bis 40 °C erwärmt. Die Suspension a ist farblos bis schwach rosa gefärbt, während Suspension b deutlich stärker rot gefärbt ist.

B. 0,25 g Substanz werden mit 10 ml Wasser *R* verrieben. Nach Zusatz von 0,1 ml Cresolrot-Lösung *R* wird die Suspension mit Natriumhydroxid-Lösung (0,1 mol · l$^{-1}$) auf einen pH-Wert von 8 eingestellt und in 2 gleiche Teile geteilt (Suspension a und Suspension b). Die Suspension a wird zum Sieden erhitzt. 0,1 g lösliche Stärke *R* werden in 100 ml siedendem Wasser *R* gelöst. Die Lösung wird 2 min lang im Sieden gehalten und nach dem Abkühlen mit Wasser *R* zu 150 ml verdünnt. 75 ml der Stärkelösung werden mit Suspension a und die verbleibenden 75 ml mit Suspension b versetzt. Anschließend werden beide Mischungen 5 min lang bei 38 bis 40 °C erwärmt.

1 ml jeder Mischung wird mit 10 ml Iod-Lösung *R* 2 versetzt. Die Mischung mit Suspension a ist intensiv blauviolett gefärbt, während die Mischung mit Suspension b die Farbe der Iod-Lösung aufweist.

## Prüfung auf Reinheit

**Fettgehalt:** 1,0 g Substanz wird in einer Soxhlet-Apparatur 3 h lang mit Petroläther *R* 1 extrahiert. Das Lösungsmittel wird abgedampft und der Rückstand 2 h lang bei 100 bis 105 °C getrocknet. Der Rückstand darf höchstens 50 mg wiegen (5,0 Prozent).

**Trocknungsverlust** (2.2.32): höchstens 5,0 Prozent, mit 0,50 g Substanz durch 4 h langes Trocknen bei 60 °C und einem Druck von höchstens 670 Pa bestimmt

**Mikrobielle Verunreinigung**

TAMC: Akzeptanzkriterium 10$^4$ KBE je Gramm (2.6.12)

TYMC: Akzeptanzkriterium 10$^2$ KBE je Gramm (2.6.12)

Abwesenheit von *Escherichia coli* (2.6.13)

Abwesenheit von Salmonellen (2.6.13)

## Wertbestimmung

**Proteolytische Gesamtaktivität:** Die proteolytische Gesamtaktivität der Substanz wird bestimmt durch Vergleich der Menge der mit einer Lösung von Trichloressigsäure *R* (50 g · l$^{-1}$) nicht fällbaren Peptide, die je Minute aus einer Casein-Lösung als Substrat freigesetzt werden, mit der Menge der Peptide, die aus dem gleichen Substrat unter den gleichen Bedingungen durch Pankreas-Pulver (Protease) *BRS* freigesetzt werden.

*Casein-Lösung:* Eine 1,25 g getrockneter Substanz entsprechende Menge Casein *BRS* wird in 5 ml Wasser *R* suspendiert (die Bestimmung des Wassergehalts von Casein *BRS* erfolgt vor der Prüfung durch 4 h langes Erhitzen bei 60 °C im Vakuum). Nach Zusatz von 10 ml Natriumhydroxid-Lösung (0,1 mol · l$^{-1}$) wird die Mischung 1 min lang gerührt. Nach Zusatz von 60 ml Wasser *R* wird die Mischung mit einem Magnetrührer gerührt, bis eine fast klare Lösung erhalten wird. Nach Einstellen des pH-Werts auf 8,0 mit Natriumhydroxid-Lösung (0,1 mol · l$^{-1}$) oder Salzsäure (0,1 mol · l$^{-1}$) wird die Lösung mit Wasser *R* zu 100,0 ml verdünnt. Diese Lösung ist am Tag der Herstellung zu verwenden.

*Enterokinase-Lösung:* 50 mg Enterokinase *BRS* werden in Calciumchlorid-Lösung (0,02 mol · l$^{-1}$) *R* zu 50,0 ml gelöst. Die Lösung ist am Tag der Herstellung zu verwenden.

*Die Untersuchungs- und Referenzsuspension sowie deren Verdünnungen werden bei 0 bis 4 °C hergestellt.*

*Untersuchungssuspension:* 0,100 g Substanz werden 5 min lang unter allmählichem Zusatz von 25 ml Calciumchlorid-Lösung (0,02 mol · l$^{-1}$) *R* verrieben. Die Suspension wird quantitativ in einen Messkolben überführt und mit Calciumchlorid-Lösung (0,02 mol · l$^{-1}$) *R* zu 100,0 ml verdünnt. 10,0 ml dieser Suspension werden mit 10,0 ml Enterokinase-Lösung versetzt und 15 min lang im Wasserbad von 35 ± 0,5 °C erwärmt. Nach dem Abkühlen wird die Suspension mit einer auf 5 ± 3 °C abgekühlten Borat-Pufferlösung pH 7,5 *R* verdünnt, so dass die Endkonzentration etwa 0,065 Ph. Eur. E. an proteolytischer Gesamtaktivität je Milliliter beträgt, unter Berücksichtigung der angegebenen Aktivität berechnet.

*Referenzsuspension:* Unter den gleichen Bedingungen, wie für die Untersuchungssuspension beschrieben, wird eine Suspension von Pankreas-Pulver (Protease) *BRS* ohne Zusatz von Enterokinase-Lösung hergestellt, so dass eine bekannte Endkonzentration von etwa 0,065 Ph. Eur. E. je Milliliter erhalten wird, unter Berücksichtigung der angegebenen Aktivität berechnet.

Eine Reihe von Reagenzgläsern, jeweils 2 für jede Suspension, bezeichnet mit T, $T_b$, $S_1$, $S_{1b}$, $S_2$, $S_{2b}$, $S_3$ und $S_{3b}$, wird verwendet. Ein Reagenzglas B wird hinzugefügt.

In die Reagenzgläser wird Borat-Pufferlösung pH 7,5 *R* wie folgt gegeben:
B: 3,0 ml
$S_1$ und $S_{1b}$: 2,0 ml
$S_2$, $S_{2b}$, T und $T_b$: 1,0 ml

Anschließend wird die Referenzsuspension wie folgt in die Reagenzgläser gegeben:
$S_1$ und $S_{1b}$: 1,0 ml
$S_2$ und $S_{2b}$: 2,0 ml
$S_3$ und $S_{3b}$: 3,0 ml

In die Reagenzgläser T und $T_b$ werden jeweils 2,0 ml Untersuchungssuspension gegeben.

Der Inhalt der Reagenzgläser B, $S_{1b}$, $S_{2b}$, $S_{3b}$ und $T_b$ wird jeweils mit 5,0 ml einer Lösung von Trichloressigsäure *R* (50 g · l⁻¹) versetzt und durch Schütteln gemischt.

Die Reagenzgläser und der Kolben mit der Casein-Lösung werden in ein Wasserbad von 35 ± 0,5 °C gebracht, wobei jedes Reagenzglas mit einem Glasstab versehen wird. Nach dem Temperaturausgleich wird der Inhalt der Reagenzgläser B, $S_{1b}$, $S_{2b}$, $S_{3b}$ und $T_b$ mit jeweils 2,0 ml Casein-Lösung versetzt und gemischt. Zum Zeitpunkt Null werden dem Inhalt des Reagenzglases $S_1$ 2,0 ml Casein-Lösung zugesetzt und anschließend in 30-s-Intervallen den Reagenzgläsern $S_2$, $S_3$ und T, wobei der Inhalt sofort nach dem Zusatz gemischt wird.

Der Inhalt jedes der Reagenzgläser $S_1$, $S_2$, $S_3$ und T wird genau 30 min nach Zusatz der Casein-Lösung mit 5,0 ml einer Lösung von Trichloressigsäure *R* (50 g · l⁻¹) versetzt, wobei jedes Mal sofort gemischt wird. Die Reagenzgläser werden aus dem Wasserbad entfernt und 20 min lang bei Raumtemperatur stehen gelassen.

Der Inhalt jedes der Reagenzgläser wird 2-mal durch dasselbe geeignete Filterpapier filtriert, das zuvor mit einer Lösung von Trichloressigsäure *R* (50 g · l⁻¹), anschließend mit Wasser *R* gewaschen und getrocknet wurde.

Ein geeignetes Filterpapier muss folgender Prüfung entsprechen: 5 ml einer Lösung von Trichloressigsäure *R* (50 g · l⁻¹) werden durch ein weißes Filterpapier von 7 cm Durchmesser filtriert. Die Absorption (2.2.25) des Filtrats bei 275 nm muss weniger als 0,04 betragen. Als Kompensationsflüssigkeit wird die unfiltrierte Trichloressigsäure-Lösung verwendet.

Eine schematische Darstellung der beschriebenen Vorgänge zeigt Tab. 0350-1.

Die Absorptionen (2.2.25) der Filtrate werden bei 275 nm, gegen das Filtrat von Reagenzglas B als Kompensationsflüssigkeit, gemessen.

Der Mittelwert der Absorptionen der Filtrate der Reagenzgläser $S_1$, $S_2$ und $S_3$ wird durch Subtraktion des Mittelwerts der Absorptionen der Filtrate der Reagenzgläser $S_{1b}$, $S_{2b}$ beziehungsweise $S_{3b}$ korrigiert. Ausgehend von den korrigierten Werten und den Volumen der für die Verdünnungen verwendeten Referenzsuspension wird eine Kalibrierkurve erstellt.

Die Aktivität der Substanz wird unter Verwendung des korrigierten Absorptionswerts der Untersuchungssuspension (T–$T_b$) und der Kalibrierkurve bestimmt, wobei die verschiedenen Verdünnungsfaktoren zu berücksichtigen sind.

Die Bestimmung darf nur ausgewertet werden, wenn die korrigierten Absorptionen zwischen 0,15 und 0,60 liegen.

**Lipolytische Aktivität:** Die lipolytische Aktivität der Substanz wird bestimmt durch Vergleich der Geschwin-

Tabelle 0350-1

| | Reagenzgläser | | | | | | | | |
|---|---|---|---|---|---|---|---|---|---|
| | $S_1$ | $S_{1b}$ | $S_2$ | $S_{2b}$ | $S_3$ | $S_{3b}$ | T | $T_b$ | B |
| Pufferlösung | 2 | 2 | 1 | 1 | | | 1 | 1 | 3 |
| Referenzsuspension | 1 | 1 | 2 | 2 | 3 | 3 | | | |
| Untersuchungssuspension | | | | | | | 2 | 2 | |
| Trichloressigsäure-Lösung | | 5 | | 5 | | 5 | | 5 | 5 |
| Mischen | | + | | + | | + | | + | + |
| Wasserbad 35 °C | + | + | + | + | + | + | + | + | + |
| Casein-Lösung | | 2 | | 2 | | 2 | | 2 | 2 |
| Mischen | | + | | + | | + | | + | + |
| Casein-Lösung | 2 | | 2 | | 2 | | 2 | | |
| Mischen | + | | + | | + | | + | | |
| Wasserbad 35 °C, 30 min | + | + | + | + | + | + | + | + | + |
| Trichloressigsäure-Lösung | 5 | | 5 | | 5 | | 5 | | |
| Mischen | + | | + | | + | | + | | |
| Raumtemperatur, 20 min | + | + | + | + | + | + | + | + | + |
| Filtrieren | + | + | + | + | + | + | + | + | + |

digkeit, mit der eine Suspension der Substanz eine als Substrat dienende Olivenöl-Emulsion hydrolysiert, mit der Geschwindigkeit, mit der eine Suspension von Pankreas-Pulver (Amylase und Lipase) *BRS* das gleiche Substrat unter den gleichen Bedingungen hydrolysiert.

*Die Bestimmung wird unter Stickstoff durchgeführt.*

*Olivenöl-Stamm-Emulsion:* In ein 800-ml-Becherglas von 9 cm innerem Durchmesser werden 40 ml Olivenöl *R*, 330 ml Arabisches-Gummi-Lösung *R* und 30 ml Wasser *R* gegeben. Am Boden des Becherglases wird ein elektrischer Rührer angebracht. Das Becherglas wird in ein Gefäß, das Ethanol 96 % *R* und eine genügende Menge Eis als Kühlmischung enthält, gestellt. Mit Hilfe des Rührers wird die Mischung mit einer mittleren Geschwindigkeit von 1000 bis 2000 U · min$^{-1}$ emulgiert. Die Emulsion wird auf 5 bis 10 °C abgekühlt und die Geschwindigkeit auf 8000 U · min$^{-1}$ erhöht. Anschließend wird die Emulsion 30 min lang gerührt, wobei die Temperatur durch kontinuierlichen Zusatz von zerstoßenem Eis zur Kühlmischung unterhalb von 25 °C gehalten wird (eine Mischung von Calciumchlorid und zerstoßenem Eis kann gleichermaßen verwendet werden). Die Stamm-Emulsion muss im Kühlschrank aufbewahrt und innerhalb von 14 Tagen verwendet werden. Die Emulsion darf sich nicht in 2 deutlich unterscheidbare Phasen trennen. Bei der Prüfung des Durchmessers der Kügelchen der Emulsion unter dem Mikroskop müssen mindestens 90 Prozent einen Durchmesser von weniger als 3 µm aufweisen und keiner darf größer als 10 µm sein. Vor der Herstellung der als Substrat dienenden Olivenöl-Emulsion wird die Stamm-Emulsion kräftig geschüttelt.

*Olivenöl-Emulsion:* Für 10 Bestimmungen werden folgende Lösungen in der angegebenen Reihenfolge gemischt: 100 ml Stamm-Emulsion, 80 ml Trometamol-Lösung *R* 1, 20 ml frisch hergestellte Lösung von Natriumtaurocholat *BRS* (80 g · l$^{-1}$) und 95 ml Wasser *R*. Die Emulsion ist am Tag der Herstellung zu verwenden.

*Apparatur:* Verwendet wird ein etwa 50 ml fassendes Reaktionsgefäß, das versehen ist mit
- einer Vorrichtung, die die Einhaltung einer Temperatur von 37 ± 0,5 °C gewährleistet
- einem Magnetrührer
- einem Deckel mit Öffnungen zum Anbringen der Elektroden, der Bürettenspitze, eines Rohrs zum Einleiten von Stickstoff und zum Einbringen der Reagenzien.

Ein automatisches oder manuelles Titrationsgerät kann verwendet werden. Im letzteren Fall muss die Bürette eine 0,005-ml-Graduierung aufweisen und das pH-Meter mit einer weiten Ableseskala und einer Glas-Kalomel- oder Glas-Silber/Silberchlorid-Elektrode versehen sein. Nach jeder Bestimmung wird das Reaktionsgefäß durch Absaugen entleert und mehrmals mit Wasser *R* gewaschen, wobei die Waschflüssigkeit jeweils durch Absaugen entfernt wird.

*Untersuchungssuspension:* In einer kleinen, auf 0 bis 4 °C abgekühlten Reibschale wird eine etwa 2500 Ph. Eur. E. lipolytischer Aktivität entsprechende Menge Substanz sorgfältig mit 1 ml gekühlter Maleat-Pufferlösung pH 7,0 *R* (Lipase-Lösungsmittel) so verrieben, dass eine sehr feine Suspension entsteht. Die Suspension wird mit gekühlter Maleat-Pufferlösung pH 7,0 *R* verdünnt, quantitativ in einen Messkolben überführt und mit der gekühlten Pufferlösung zu 100,0 ml verdünnt.

Der Messkolben mit der Untersuchungssuspension muss während der Dauer der Bestimmung in einer Eis-Wasser-Mischung gekühlt werden.

*Referenzsuspension: Um eine Absorption von Kondenswasser zu vermeiden, sollte die Referenzzubereitung Raumtemperatur erreicht haben, bevor das Gefäß geöffnet wird.*

Eine Suspension von Pankreas-Pulver (Amylase und Lipase) *BRS* wird wie für die Untersuchungssuspension beschrieben unter Verwendung einer etwa 2500 Ph. Eur. E. entsprechenden Menge hergestellt.

Die Titrationen müssen unmittelbar nach Herstellung der Untersuchungs- und Referenzsuspension durchgeführt werden. 29,5 ml Olivenöl-Emulsion werden in das auf 37 ± 0,5 °C temperierte Reaktionsgefäß gegeben. Das Gefäß wird mit den Elektroden, einem Rührer und der Bürette versehen, deren Spitze in die Olivenöl-Emulsion eintauchen muss.

Der Deckel wird aufgesetzt und die Apparatur eingeschaltet. Durch vorsichtigen Zusatz von Natriumhydroxid-Lösung (0,1 mol · l$^{-1}$) wird unter Rühren der pH-Wert auf 9,2 eingestellt. Unter Verwendung einer schnell auslaufenden, graduierten Pipette wird ein bekanntes Volumen von etwa 0,5 ml der zuvor homogenisierten Referenzsuspension zugesetzt. Die Zeitmessung wird begonnen und durch kontinuierlichen Zusatz von Natriumhydroxid-Lösung (0,1 mol · l$^{-1}$) der pH-Wert auf 9,0 gehalten. Nach genau 1 min wird das verbrauchte Volumen an Natriumhydroxid-Lösung (0,1 mol · l$^{-1}$) notiert. Die Messung wird 4-mal wiederholt. Der erste abgelesene Wert wird nicht berücksichtigt und aus den weiteren 4 Werten wird der Mittelwert gebildet ($S_1$). 2 weitere Bestimmungen werden durchgeführt ($S_2$ und $S_3$). Der Mittelwert von $S_1$, $S_2$ und $S_3$ wird berechnet. Das verbrauchte Volumen Natriumhydroxid-Lösung (0,1 mol · l$^{-1}$) soll im Mittel 0,12 ml je Minute betragen mit Grenzwerten von 0,08 und 0,16 ml.

Unter den gleichen Bedingungen werden 3 Bestimmungen mit der Untersuchungssuspension durchgeführt ($T_1$, $T_2$ und $T_3$). Wenn das Volumen an verbrauchter Natriumhydroxid-Lösung (0,1 mol · l$^{-1}$) außerhalb der Grenzen von 0,08 und 0,16 ml je Minute liegt, muss die Bestimmung mit einer geeigneteren Menge Untersuchungssuspension, die jedoch zwischen 0,4 und 0,6 ml liegen muss, wiederholt werden. Anderenfalls muss die Substanzmenge den Bedingungen dieser Bestimmung angepasst werden. Der Mittelwert von $T_1$, $T_2$ und $T_3$ wird berechnet. Die lipolytische Aktivität der Substanz, ausgedrückt in Ph.-Eur.-Einheiten je Milligramm, wird nach folgender Formel berechnet:

$$\frac{n \cdot m_1}{n_1 \cdot m} \cdot A$$

$n$ = mittleres Volumen Natriumhydroxid-Lösung (0,1 mol · l$^{-1}$), das bei der Titration der Untersuchungssuspension je Minute verbraucht wird, in Millilitern

$n_1$ = mittleres Volumen Natriumhydroxid-Lösung (0,1 mol · l$^{-1}$), das bei der Titration der Referenzsuspension je Minute verbraucht wird, in Millilitern

$m$ = Masse der Substanz in Milligramm
$m_1$ = Masse der Referenzzubereitung in Milligramm
$A$ = Aktivität von Pankreas-Pulver (Amylase und Lipase) BRS in Ph.-Eur.-Einheiten je Milligramm

**Amylolytische Aktivität:** Die amylolytische Aktivität der Substanz wird bestimmt durch Vergleich der Geschwindigkeit, mit der eine Suspension der Substanz eine als Substrat dienende Stärke-Lösung hydrolysiert, mit der Geschwindigkeit, mit der eine Suspension von Pankreas-Pulver (Amylase und Lipase) BRS das gleiche Substrat unter den gleichen Bedingungen hydrolysiert.

*Stärke-Lösung:* Eine 2,0 g getrockneter Substanz entsprechende Menge Stärke BRS, deren Wassergehalt vor der Bestimmung durch 4 h langes Erhitzen bei 120 °C bestimmt wurde, wird mit 10 ml Wasser R versetzt und gemischt. Diese Suspension wird unter ständigem Rühren 160 ml siedendem Wasser R zugesetzt. Das Gefäß wird mehrere Male mit je 10 ml Wasser R gewaschen. Die Waschflüssigkeiten werden der heißen Stärke-Lösung zugesetzt. Die Lösung wird unter ständigem Rühren zum Sieden erhitzt, anschließend auf Raumtemperatur abgekühlt und mit Wasser R zu 200 ml verdünnt. Diese Lösung muss am Tag der Herstellung verwendet werden.

*Die Untersuchungs- und Referenzsuspension sowie deren Verdünnungen werden bei 0 bis 4 °C hergestellt.*

*Untersuchungssuspension:* Eine etwa 1500 Ph. Eur. E. amylolytischer Aktivität entsprechende Menge Substanz wird 15 min lang mit 60 ml Phosphat-Pufferlösung pH 6,8 R 1 verrieben. Die Mischung wird quantitativ in einen Messkolben überführt und mit Phosphat-Pufferlösung pH 6,8 R 1 zu 100,0 ml verdünnt.

*Referenzsuspension:* Unter Verwendung einer etwa 1500 Ph. Eur. E. entsprechenden Menge von Pankreas-Pulver (Amylase und Lipase) BRS wird, wie für die Untersuchungssuspension beschrieben, eine Suspension hergestellt.

In ein Reagenzglas von 200 mm Länge und 22 mm innerem Durchmesser, welches mit einem Schliffstopfen ausgestattet ist, werden 25,0 ml Stärke-Lösung, die als Substrat dienen, 10,0 ml Phosphat-Pufferlösung pH 6,8 R 1 und 1,0 ml einer Lösung von Natriumchlorid R (11,7 g · l$^{-1}$) gegeben. Das Reagenzglas wird verschlossen, geschüttelt und anschließend in ein Wasserbad von 25,0 ± 0,1 °C gestellt. Nach Temperaturausgleich wird 1,0 ml der Untersuchungssuspension in das Reagenzglas gegeben und die Zeitmessung begonnen. Nach dem Mischen wird das Reagenzglas in das Wasserbad gestellt. Nach genau 10 min werden 2 ml Salzsäure (1 mol · l$^{-1}$) in das Reagenzglas gegeben. Anschließend wird die Mischung quantitativ in einen 300-ml-Erlenmeyerkolben mit Schliffstopfen überführt. Unter fortdauerndem Umschütteln werden 10,0 ml Iod-Lösung (0,05 mol · l$^{-1}$) und unmittelbar danach 45 ml Natriumhydroxid-Lösung (0,1 mol · l$^{-1}$) zugesetzt. Die Mischung wird 15 min lang im Dunkeln bei einer Temperatur zwischen 15 und 25 °C stehen gelassen. Nach Zusatz von 4 ml einer Mischung von 4 Volumteilen Wasser R und 1 Volumteil Schwefelsäure R wird der Iodüberschuss mit Natriumthiosulfat-Lösung (0,1 mol · l$^{-1}$) unter Verwendung einer Mikrobürette titriert. Eine Blindtitration wird durchgeführt, wobei die 2 ml Salzsäure (1 mol · l$^{-1}$) vor der Untersuchungssuspension zugesetzt werden. Die Titration der Referenzsuspension wird in der gleichen Weise durchgeführt.

Die amylolytische Aktivität der Substanz, ausgedrückt in Ph.-Eur.-Einheiten je Milligramm, wird nach folgender Formel berechnet:

$$\frac{(n'-n)m_1}{(n'_1-n_1)m} \cdot A$$

$n$ = Volumen Natriumthiosulfat-Lösung (0,1 mol · l$^{-1}$), das bei der Titration der Untersuchungssuspension verbraucht wird, in Millilitern
$n_1$ = Volumen Natriumthiosulfat-Lösung (0,1 mol · l$^{-1}$), das bei der Titration der Referenzsuspension verbraucht wird, in Millilitern
$n'$ = Volumen Natriumthiosulfat-Lösung (0,1 mol · l$^{-1}$), das bei der Blindtitration mit der Untersuchungssuspension verbraucht wird, in Millilitern
$n'_1$ = Volumen Natriumthiosulfat-Lösung (0,1 mol · l$^{-1}$), das bei der Blindtitration mit der Referenzsuspension verbraucht wird, in Millilitern
$m$ = Masse der Substanz in Milligramm
$m_1$ = Masse der Referenzzubereitung in Milligramm
$A$ = Aktivität von Pankreas-Pulver (Amylase und Lipase) BRS in Ph.-Eur.-Einheiten je Milligramm

## Lagerung

Dicht verschlossen

6.3/0682

# Pepsin

# Pepsini pulvis

CAS Nr. 9001-75-6

## Definition

Pepsin wird aus der Magenschleimhaut von Schweinen, Rindern oder Schafen gewonnen. Pepsin enthält Proteinasen des Magens, die im sauren Milieu (pH-Wert von 1 bis 5) aktiv sind. Die Aktivität des Pepsins beträgt mindestens 0,5 Ph. Eur. E. je Milligramm, berechnet auf die getrocknete Substanz.

## Herstellung

Die Tiere, von denen die Substanz gewonnen wird, müssen den lebensmittelrechtlichen Gesundheitsanforderungen an Tiere, die für den menschlichen Verzehr bestimmt sind, entsprechen.

## Eigenschaften

Weißes bis schwach gelbes, hygroskopisches, kristallines oder amorphes Pulver; löslich in Wasser, praktisch unlöslich in Ethanol 96 %

Wässrige Lösungen der Substanz können schwach opaleszieren und reagieren schwach sauer.

## Prüfung auf Identität

30 mg Fibrinblau *R* werden in einer Reibschale pulverisiert und anschließend in 20 ml verdünnter Salzsäure *R* 2 suspendiert. Die Suspension wird auf ein Papierfilter gegeben und das Filter bis zum Erhalt eines farblosen Filtrats mit verdünnter Salzsäure *R* 2 gewaschen. Das Filter wird durchbohrt und das Fibrinblau *R* mit 20 ml verdünnter Salzsäure *R* 2 in einen Erlenmeyerkolben gespült. Vor der Verwendung wird die Suspension geschüttelt. Eine Menge Substanz, die mindestens 20 Ph. Eur. E. entspricht, wird in 2 ml verdünnter Salzsäure *R* 2 gelöst und die Lösung auf einen pH-Wert von $1,6 \pm 0,1$ eingestellt. 1 ml Lösung wird in ein Reagenzglas, das 4 ml Fibrinblau-Suspension enthält, gegeben. Die Lösungen werden gemischt und unter schwachem Umschwenken in ein Wasserbad von 25 °C gestellt. Gleichzeitig und unter gleichen Bedingungen wird eine Blindlösung mit 1 ml Wasser *R* hergestellt. Nach 15 min langer Inkubation ist die Blindlösung farblos und die Untersuchungslösung blau gefärbt.

## Prüfung auf Reinheit

**Trocknungsverlust** (2.2.32): höchstens 5,0 Prozent, mit 0,500 g Substanz durch 4 h langes Trocknen bei 60 °C über Phosphor(V)-oxid *R* und höchstens 670 Pa bestimmt

### Mikrobielle Verunreinigung

TAMC: Akzeptanzkriterium $10^4$ KBE je Gramm (2.6.12)

TYMC: Akzeptanzkriterium $10^2$ KBE je Gramm (2.6.12)

Abwesenheit von *Escherichia coli* (2.6.13)

Abwesenheit von Salmonellen (2.6.13)

## Bestimmung der Aktivität

Die Aktivität der Substanz wird durch die Bestimmung der Menge der durch Trichloressigsäure-Lösung *R* nicht fällbaren Peptide ermittelt, die je Minute aus Hämoglobin-Lösung *R* (Substrat) freigesetzt werden. Diese Menge wird verglichen mit der Menge gleicher Peptide, die Pepsin *BRS* aus dem gleichen Substrat unter denselben Bedingungen freisetzt. Die Peptide werden mit Molybdat-Wolframat-Reagenz *R* bestimmt.

*Die Untersuchungs- und Referenzlösung werden bei 0 bis 4 °C hergestellt und verdünnt, wobei Schütteln und Schaumbildung zu vermeiden sind.*

*Untersuchungslösung:* Unmittelbar vor Gebrauch wird eine Lösung der Substanz mit einer angenommenen Konzentration von 0,5 Ph. Eur. E. je Milliliter in verdünnter Salzsäure *R* 2 hergestellt. Vor Auffüllen zum vorgesehenen Volumen wird die Lösung, falls erforderlich, mit Salzsäure (1 mol · $l^{-1}$) auf einen pH-Wert von $1,6 \pm 0,1$ eingestellt.

*Referenzlösung:* Höchstens 15 min vor Gebrauch wird eine Lösung von Pepsin *BRS* mit 0,5 Ph. Eur. E. je Milliliter in verdünnter Salzsäure *R* 2 hergestellt. Vor Auffüllen zum vorgesehenen Volumen wird die Lösung, falls erforderlich, mit Salzsäure (1 mol · $l^{-1}$) auf einen pH-Wert von $1,6 \pm 0,1$ eingestellt.

Je 2 Reagenzgläser werden mit T, $T_b$, $S_1$, $S_{1b}$, $S_2$, $S_{2b}$, $S_3$, $S_{3b}$, ein Reagenzglas wird mit B gekennzeichnet.

In die einzelnen Reagenzgläser wird verdünnte Salzsäure *R* 2 wie folgt gegeben:
B: 1,0 ml
$S_1$ und $S_{1b}$: 0,5 ml
$S_2$, $S_{2b}$ und T, $T_b$: 0,25 ml

Die Referenzlösung wird wie folgt zugesetzt:
$S_1$ und $S_{1b}$: 0,5 ml
$S_2$ und $S_{2b}$: 0,75 ml
$S_3$ und $S_{3b}$: 1,0 ml

In die Reagenzgläser T und $T_b$ werden je 0,75 ml Untersuchungslösung gegeben.

Je 10,0 ml Trichloressigsäure-Lösung *R* werden in die Reagenzgläser $S_{1b}$, $S_{2b}$, $S_{3b}$, $T_b$ und B gegeben. Der Inhalt wird jeweils durch Schütteln gemischt.

Die Reagenzgläser und die Hämoglobin-Lösung *R* werden bis zum Temperaturausgleich in ein Wasserbad von $25 \pm 0,1$ °C gestellt. Dann werden je 5,0 ml Hämoglobin-Lösung *R* in die Reagenzgläser B, $S_{1b}$, $S_{2b}$, $S_{3b}$ und $T_b$ gegeben. Der Inhalt wird jeweils gemischt.

Zum Zeitpunkt 0 und in Intervallen von 30 s werden fortlaufend je 5,0 ml Hämoglobin-Lösung *R* in die Reagenzgläser $S_1$, $S_2$, $S_3$ und T gegeben. Unmittelbar nach jedem Zusatz wird der Inhalt gemischt.

Genau 10 min nach Zusatz der Hämoglobin-Lösung *R* wird die Reaktion in Intervallen von 30 s durch Zusatz von je 10,0 ml Trichloressigsäure-Lösung *R* in die Reagenzgläser $S_1$, $S_2$, $S_3$ und T und anschließendes Mischen unterbrochen. *Das Benutzen einer schnelllaufenden Pipette oder einer Pipette zum Ausblasen wird empfohlen.*

Der Inhalt jedes Reagenzglases (Proben und Blindlösungen) wird 2-mal durch dasselbe geeignete Papierfilter filtriert. Das Filter wurde vorher mit einer Lösung von Trichloressigsäure *R* (50 g · $l^{-1}$), anschließend mit Wasser *R* gewaschen und getrocknet. Die ersten 5 ml Filtrat werden jeweils verworfen. Jeweils 3,0 ml Filtrat werden in ein Reagenzglas mit 20 ml Wasser *R* gegeben. Der Inhalt wird gemischt.

*Ein Filterpapier ist geeignet, wenn es folgender Prüfung entspricht:* 5 ml einer Lösung von Trichloressigsäure *R* (50 g · $l^{-1}$) werden durch ein weißes Papierfilter von 7 cm Durchmesser filtriert. Die Absorption (2.2.25) des Filtrats, bei 275 nm gegen eine nicht filtrierte Lösung von

**Tabelle 0682-1**

| | Reagenzgläser | | | | | | | | |
|---|---|---|---|---|---|---|---|---|---|
| | $S_1$ | $S_{1b}$ | $S_2$ | $S_{2b}$ | $S_3$ | $S_{3b}$ | T | $T_b$ | B |
| Verdünnte Salzsäure R 2 (ml) | 0,5 | 0,5 | 0,25 | 0,25 | | | 0,25 | 0,25 | 1,0 |
| Referenzlösung (ml) | 0,5 | 0,5 | 0,75 | 0,75 | 1,0 | 1,0 | | | |
| Untersuchungslösung (ml) | | | | | | | 0,75 | 0,75 | |
| Trichloressigsäure-Lösung R (ml) | | 10,0 | | 10,0 | | 10,0 | | 10,0 | 10,0 |
| Mischen | | + | | + | | + | | + | + |
| Wasserbad von 25 °C | + | + | + | + | + | + | + | + | + |
| Hämoglobin-Lösung R (ml) | | 5,0 | | 5,0 | | 5,0 | | 5,0 | 5,0 |
| Mischen | | + | | + | | + | | + | + |
| Hämoglobin-Lösung R (ml) | 5,0 | | 5,0 | | 5,0 | | 5,0 | | |
| Mischen | + | | + | | + | | + | | |
| Wasserbad von 25 °C, 10 min | + | + | + | + | + | + | + | + | + |
| Trichloressigsäure-Lösung R (ml) | 10,0 | | 10,0 | | 10,0 | | 10,0 | | |
| Mischen | + | | + | | + | | + | | |
| Filtrieren | + | + | + | + | + | + | + | + | + |

Trichloressigsäure R als Kompensationsflüssigkeit gemessen, muss weniger als 0,04 betragen.

In jedes Reagenzglas werden zuerst je 1,0 ml Natriumhydroxid-Lösung R und dann je 1,0 ml Molybdat-Wolframat-Reagenz R gegeben, beginnend mit den Blindlösungen und dann mit den Proben jeder Reihe in einer definierten Folge.

Eine schematische Darstellung der Abfolge der vorstehend beschriebenen Vorgänge ist in Tab. 0682-1 wiedergegeben.

Nach 15 min wird die Absorption (2.2.25) der Lösungen $S_1$, $S_2$, $S_3$, $S_{1b}$, $S_{2b}$, $S_{3b}$ und T bei 540 nm gegen das Filtrat aus dem Reagenzglas B als Kompensationsflüssigkeit gemessen. Die Mittelwerte der Absorptionen der Filtrate aus den Reagenzgläsern $S_1$, $S_2$ und $S_3$ wird durch Subtraktion der Mittelwerte der Absorptionen der Filtrate aus den Reagenzgläsern $S_{1b}$, $S_{2b}$ beziehungsweise $S_{3b}$ korrigiert.

Eine Kalibrierkurve wird erstellt, indem die korrigierten Werte für die Absorption gegen das verbrauchte Volumen der Referenzlösung aufgetragen werden. Die Aktivität der zu bestimmenden Substanz wird aus der korrigierten Absorption für die Untersuchungslösung ($T - T_b$) und der Kalibrierkurve unter Berücksichtigung der Verdünnungsfaktoren bestimmt.

## Lagerung

Dicht verschlossen, vor Licht geschützt, zwischen 2 und 8 °C.

## Beschriftung

Die Beschriftung gibt die Aktivität in Ph.-Eur.-Einheiten je Milligramm an.

6.3/0629

# Perphenazin

# Perphenazinum

$C_{21}H_{26}ClN_3OS$   $M_r$ 404,0

CAS Nr. 58-39-9

## Definition

2-[4-[3-(2-Chlor-10*H*-phenothiazin-10-yl)propyl]piper=
azin-1-yl]ethanol

*Gehalt:* 99,0 bis 101,0 Prozent (getrocknete Substanz)

## Eigenschaften

*Aussehen:* weißes bis gelblich weißes, kristallines Pulver

*Löslichkeit:* praktisch unlöslich in Wasser, leicht löslich in Dichlormethan, löslich in Ethanol 96 %

Die Substanz löst sich in verdünnten Lösungen von Salzsäure.

## Prüfung auf Identität

A. Schmelztemperatur (2.2.14): 96 bis 100 °C

B. IR-Spektroskopie (2.2.24)

*Vergleich:* Perphenazin *CRS*

## Prüfung auf Reinheit

**Aussehen der Lösung:** Die Lösung muss klar (2.2.1) sein.

0,20 g Substanz werden in 10 ml Methanol *R* gelöst.

**Verwandte Substanzen:** Flüssigchromatographie (2.2.29)

*Die Lösungen sind unmittelbar vor Gebrauch herzustellen. Die Prüfung ist unter Lichtschutz durchzuführen.*

*Untersuchungslösung:* 20 mg Substanz werden in der mobilen Phase A zu 10,0 ml gelöst.

*Referenzlösung a:* 1,0 ml Untersuchungslösung wird mit der mobilen Phase A zu 100,0 ml verdünnt. 1,0 ml dieser Lösung wird mit der mobilen Phase A zu 10,0 ml verdünnt.

*Referenzlösung b:* 2 mg Perphenazin zur Eignungsprüfung *CRS* (mit den Verunreinigungen A und B) werden in 1,0 ml mobiler Phase A gelöst.

*Säule*
- Größe: $l = 0,25$ m, $\varnothing = 4,6$ mm
- Stationäre Phase: desaktiviertes, octylsilyliertes Kieselgel zur Chromatographie *R* (4 µm), sphärisch
- Temperatur: 30 °C

*Mobile Phase*
- Mobile Phase A: eine Mischung von 35 Volumteilen Acetonitril *R* und 65 Volumteilen einer Lösung von Natriumdihydrogenphosphat *R* (7 g · l⁻¹)
- Mobile Phase B: Acetonitril *R*

| Zeit (min) | Mobile Phase A (% V/V) | Mobile Phase B (% V/V) |
|---|---|---|
| 0 – 5 | 100 | 0 |
| 5 – 10 | 100 → 80 | 0 → 20 |
| 10 – 33 | 80 → 30 | 20 → 70 |
| 33 – 48 | 30 → 100 | 70 → 0 |

*Durchflussrate:* 1,3 ml · min⁻¹

*Detektion:* Spektrometer bei 245 nm

*Einspritzen:* 10 µl

*Identifizierung von Verunreinigungen:* Zur Identifizierung der Peaks der Verunreinigungen A und B werden das mitgelieferte Chromatogramm von Perphenazin zur Eignungsprüfung *CRS* und das mit der Referenzlösung b erhaltene Chromatogramm verwendet.

*Relative Retention* (bezogen auf Perphenazin, $t_R$ etwa 12 min)
- Verunreinigung A: etwa 0,3
- Verunreinigung B: etwa 0,8

*Eignungsprüfung:* Referenzlösung b
- Auflösung: mindestens 4,0 zwischen den Peaks von Verunreinigung B und Perphenazin

*Grenzwerte*
- Korrekturfaktor: Für die Berechnung des Gehalts wird die Peakfläche der Verunreinigung A mit 0,6 multipliziert.
- Verunreinigung A: nicht größer als das 2fache der Fläche des Hauptpeaks im Chromatogramm der Referenzlösung a (0,2 Prozent)
- Verunreinigung B: nicht größer als das 5fache der Fläche des Hauptpeaks im Chromatogramm der Referenzlösung a (0,5 Prozent)
- Nicht spezifizierte Verunreinigungen: jeweils nicht größer als die Fläche des Hauptpeaks im Chromatogramm der Referenzlösung a (0,10 Prozent)
- Summe aller Verunreinigungen: nicht größer als das 10fache der Fläche des Hauptpeaks im Chromatogramm der Referenzlösung a (1,0 Prozent)
- Ohne Berücksichtigung bleiben: Peaks, deren Fläche kleiner ist als das 0,5fache der Fläche des Hauptpeaks im Chromatogramm der Referenzlösung a (0,05 Prozent)

**Trocknungsverlust** (2.2.32): höchstens 0,5 Prozent, mit 1,000 g Substanz durch 4 h langes Trocknen im Vakuum bei 65 °C bestimmt

**Sulfatasche** (2.4.14): höchstens 0,1 Prozent, mit 1,0 g Substanz bestimmt

## Gehaltsbestimmung

0,150 g Substanz, in 25 ml wasserfreier Essigsäure *R* gelöst, werden mit Perchlorsäure (0,1 mol · l⁻¹) titriert. Der Endpunkt wird mit Hilfe der Potentiometrie (2.2.20) bestimmt.

1 ml Perchlorsäure (0,1 mol · l⁻¹) entspricht 20,20 mg $C_{21}H_{26}ClN_3OS$.

## Lagerung

Vor Licht geschützt

## Verunreinigungen

*Spezifizierte Verunreinigungen:*

A, B

A. 2-[4-[3-(2-Chlor-5-oxo-10*H*-phenothiazin-10-yl)=propyl]piperazin-1-yl]ethanol

B. 2-[4-[3-(10H-phenothiazin-10-yl)propyl]piperazin-1-yl]ethanol

---

6.3/0631

# Phenol

# Phenolum

$C_6H_6O$  $\quad M_r$ 94,1

CAS Nr. 108-95-2

## Definition

*Gehalt:* 99,0 bis 100,5 Prozent

## Eigenschaften

*Aussehen:* Kristalle oder kristalline Masse, farblos oder schwach rosa bis schwach gelblich, zerfließlich

*Löslichkeit:* löslich in Wasser, sehr leicht löslich in Dichlormethan, Ethanol 96 % und Glycerol

## Prüfung auf Identität

A. 0,5 g Substanz werden in 2 ml konzentrierter Ammoniak-Lösung *R* gelöst. Die Substanz löst sich vollständig. Die Lösung wird mit Wasser *R* zu etwa 100 ml verdünnt. Werden 2 ml dieser Lösung mit 0,05 ml Natriumhypochlorit-Lösung *R* versetzt, entsteht eine blaue Färbung, die sich allmählich vertieft.

B. Wird 1 ml Prüflösung (siehe „Prüfung auf Reinheit") mit 10 ml Wasser *R* verdünnt und mit 0,1 ml Eisen(III)-chlorid-Lösung *R* 1 versetzt, entsteht eine violette Färbung, die nach Zusatz von 5 ml 2-Propanol *R* verschwindet.

C. Wird 1 ml Prüflösung mit 10 ml Wasser *R* verdünnt und mit 1 ml Bromwasser *R* versetzt, entsteht ein weißer Niederschlag.

## Prüfung auf Reinheit

**Prüflösung:** 1,0 g Substanz wird in Wasser *R* zu 15 ml gelöst.

**Aussehen der Lösung:** Die Prüflösung muss klar (2.2.1) und darf nicht stärker gefärbt sein als die Farbvergleichslösung $B_6$ (2.2.2, Methode II).

**Sauer reagierende Substanzen:** 2 ml Prüflösung müssen nach Zusatz von 0,05 ml Methylorange-Lösung *R* gelb gefärbt sein.

**Erstarrungstemperatur** (2.2.18): mindestens 39,5 °C

**Nicht flüchtige Bestandteile:** höchstens 0,05 Prozent

5,000 g Substanz werden im Wasserbad verdampft. Der 1 h lang bei 100 bis 105 °C getrocknete Rückstand darf höchstens 2,5 mg wiegen.

## Gehaltsbestimmung

2,000 g Substanz werden in Wasser *R* zu 1000,0 ml gelöst. 25,0 ml Lösung werden in einem Erlenmeyerkolben mit Schliffstopfen mit 50,0 ml Bromid-Bromat-Lösung (0,0167 mol · l$^{-1}$) und 5 ml Salzsäure *R* versetzt. Der Kolben wird verschlossen, 30 min lang gelegentlich umgeschüttelt und danach 15 min lang stehen gelassen. Die Lösung wird mit 5 ml einer Lösung von Kaliumiodid *R* (200 g · l$^{-1}$) versetzt, umgeschüttelt und mit Natriumthiosulfat-Lösung (0,1 mol · l$^{-1}$) bis zur schwachen Gelbfärbung titriert. Nach Zusatz von 0,5 ml Stärke-Lösung *R* und 10 ml Chloroform *R* wird die Titration unter kräftigem Umschütteln fortgesetzt. Eine Blindtitration wird durchgeführt.

1 ml Bromid-Bromat-Lösung (0,0167 mol·l$^{-1}$) entspricht 1,569 mg $C_6H_6O$.

## Lagerung

Dicht verschlossen, vor Licht geschützt

# Pholcodin

# Pholcodinum

6.3/0522

$C_{23}H_{30}N_2O_4 \cdot H_2O$  $\qquad M_r$ 416,5

CAS Nr. 509-67-1

## Definition

7,8-Didehydro-4,5α-epoxy-17-methyl-3-[2-(morpholin-4-yl)ethoxy]morphinan-6α-ol-Monohydrat

*Gehalt:* 98,5 bis 101,5 Prozent (getrocknete Substanz)

## Eigenschaften

*Aussehen:* weißes bis fast weißes, kristallines Pulver oder farblose Kristalle

*Löslichkeit:* wenig löslich in Wasser, leicht löslich in Aceton und Ethanol 96 %

Die Substanz löst sich in verdünnten Mineralsäuren.

## Prüfung auf Identität

IR-Spektroskopie (2.2.24)

*Vergleich:* Pholcodin CRS

## Prüfung auf Reinheit

**Spezifische Drehung** (2.2.7): –94 bis –98 (getrocknete Substanz)

1,000 g Substanz wird in Ethanol 96 % R zu 50,0 ml gelöst.

**Verwandte Substanzen:** Flüssigchromatographie (2.2.29)

*Phosphat-Pufferlösung (0,02 mol · $l^{-1}$):* 80,0 ml Natriumhydroxid-Lösung (0,2 mol · $l^{-1}$) werden mit 100,0 ml Kaliumdihydrogenphosphat-Lösung (0,2 mol · $l^{-1}$) R versetzt und mit Wasser R zu 1000,0 ml verdünnt.

*Lösungsmittelmischung:* 80 ml Acetonitril R werden mit der Phosphat-Pufferlösung (0,02 mol · $l^{-1}$) zu 1000 ml verdünnt.

*Untersuchungslösung:* 50 mg Substanz werden in der Lösungsmittelmischung zu 50 ml gelöst.

*Referenzlösung a:* 10 mg Codein R (Verunreinigung B) werden in der Lösungsmittelmischung zu 10 ml gelöst. 0,5 ml Lösung werden mit 0,5 ml Untersuchungslösung versetzt und mit der Lösungsmittelmischung zu 50 ml verdünnt.

*Referenzlösung b:* 1,0 ml Untersuchungslösung wird mit der Lösungsmittelmischung zu 100,0 ml verdünnt. 1,0 ml dieser Lösung wird mit der Lösungsmittelmischung zu 10,0 ml verdünnt.

*Referenzlösung c:* 5 mg Pholcodin zur Peak-Identifizierung CRS (mit den Verunreinigungen A, B und D) werden in der Lösungsmittelmischung zu 5 ml gelöst.

*Säule*
- Größe: $l$ = 0,075 m, ∅ = 4,6 mm
- Stationäre Phase: nachsilanisiertes, phenylhexylsilyliertes Kieselgel zur Chromatographie R (3 µm), sphärisch, mit einer spezifischen Oberfläche von 400 $m^2 \cdot g^{-1}$ und mit einer Porengröße von 10 nm
- Temperatur: 35 °C

*Mobile Phase:* 50 ml Tetrahydrofuran zur Chromatographie R werden mit 75 ml Acetonitril R versetzt und mit der Phosphat-Pufferlösung (0,02 mol · $l^{-1}$) zu 1000 ml verdünnt. Der pH-Wert wird mit Natriumhydroxid-Lösung (0,2 mol · $l^{-1}$) auf 7,9 ± 0,05 eingestellt und darf nicht größer als 8,0 sein.

*Durchflussrate:* 1,0 ml · $min^{-1}$

*Detektion:* Spektrometer bei 238 nm

*Einspritzen:* 20 µl

*Chromatographiedauer:* 5fache Retentionszeit von Pholcodin

*Identifizierung von Verunreinigungen:* Zur Identifizierung der Peaks der Verunreinigungen A, B, D werden das mitgelieferte Chromatogramm von Pholcodin zur Peak-Identifizierung CRS und das mit der Referenzlösung c erhaltene Chromatogramm verwendet.

*Relative Retention* (bezogen auf Pholcodin, $t_R$ etwa 10 min)
- Verunreinigung A: etwa 0,4
- Verunreinigung B: etwa 0,8
- Verunreinigung D: etwa 2,3

*Eignungsprüfung:* Referenzlösung a
- Auflösung: mindestens 3 zwischen den Peaks von Verunreinigung B und Pholcodin

*Grenzwerte*
- Verunreinigungen A, B, D: jeweils nicht größer als das 2fache der Fläche des Hauptpeaks im Chromatogramm der Referenzlösung b (0,2 Prozent)
- Nicht spezifizierte Verunreinigungen: jeweils nicht größer als die Fläche des Hauptpeaks im Chromatogramm der Referenzlösung b (0,10 Prozent)
- Summe aller Verunreinigungen: nicht größer als das 7fache der Fläche des Hauptpeaks im Chromatogramm der Referenzlösung b (0,7 Prozent)
- Ohne Berücksichtigung bleiben: Peaks, deren Fläche kleiner ist als das 0,5fache der Fläche des Hauptpeaks im Chromatogramm der Referenzlösung b (0,05 Prozent)

**Trocknungsverlust** (2.2.32): 3,9 bis 4,5 Prozent, mit 0,500 g Substanz durch Trocknen im Trockenschrank bei 105 °C bestimmt

**Sulfatasche** (2.4.14): höchstens 0,1 Prozent, mit 1,0 g Substanz bestimmt

## Gehaltsbestimmung

0,180 g Substanz, unter Erwärmen in 50 ml wasserfreier Essigsäure R gelöst, werden mit Perchlorsäure (0,1 mol · l$^{-1}$) titriert. Der Endpunkt wird mit Hilfe der Potentiometrie (2.2.20) bestimmt.

1 ml Perchlorsäure (0,1 mol · l$^{-1}$) entspricht 19,93 mg $C_{23}H_{30}N_2O_4$.

## Verunreinigungen

*Spezifizierte Verunreinigungen:*

A, B, D

*Andere bestimmbare Verunreinigungen*

(Die folgenden Substanzen werden, falls in einer bestimmten Menge vorhanden, durch eine Prüfmethode oder mehrere Prüfmethoden in der Monographie erfasst. Sie werden begrenzt durch das allgemeine Akzeptanzkriterium für weitere Verunreinigungen/nicht spezifizierte Verunreinigungen und/oder durch die Anforderungen der Allgemeinen Monographie **Substanzen zur pharmazeutischen Verwendung (Corpora ad usum pharmaceuticum)**. Diese Verunreinigungen müssen daher nicht identifiziert werden, um die Konformität der Substanz zu zeigen. Siehe auch „5.10 Kontrolle von Verunreinigungen in Substanzen zur pharmazeutischen Verwendung"):

C, E, F

A. Morphin

B. Codein

C. (17*RS*)-7,8-Didehydro-4,5α-epoxy-17-methyl-3-[2-(morpholin-4-yl)ethoxy]morphinan-6α-ol-17-oxid
(Pholcodin-*N*-oxid)

D. Unbekannte Struktur

E. 7,8-Didehydro-4,5α-epoxy-17-methyl-3-[2-(4-oxidomorpholin-4-io)ethoxy]morphinan-6α-ol
(Pholcodin-*N'*-oxid)

F. (17*RS*)-7,8-Didehydro-4,5α-epoxy-17-methyl-3-[2-(4-oxidomorpholin-4-io)ethoxy]morphinan-6α-ol-17-oxid
(Pholcodin-*N,N'*-dioxid)

# 6.3/0633

# Pilocarpinhydrochlorid

# Pilocarpini hydrochloridum

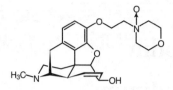

$C_{11}H_{17}ClN_2O_2$   $M_r$ 244,7

CAS Nr. 54-71-7

## Definition

(3*S*,4*R*)-3-Ethyl-4-[(1-methyl-1*H*-imidazol-5-yl)methyl]dihydrofuran-2(3*H*)-on-hydrochlorid

*Gehalt:* 99,0 bis 101,0 Prozent (getrocknete Substanz)

## Eigenschaften

*Aussehen:* weißes bis fast weißes, kristallines Pulver oder farblose Kristalle, hygroskopisch

*Löslichkeit:* sehr leicht löslich in Wasser und Ethanol 96 %

*Schmelztemperatur:* etwa 203 °C

## Prüfung auf Identität

1: A, B, E
2: A, C, D, E

A. Die Substanz entspricht der Prüfung „Spezifische Drehung" (siehe „Prüfung auf Reinheit").

B. IR-Spektroskopie (2.2.24)

*Vergleich:* Pilocarpinhydrochlorid *CRS*

Falls die Prüfung mit Hilfe von Presslingen erfolgt, wird Kaliumchlorid *R* verwendet.

C. Dünnschichtchromatographie (2.2.27)

*Untersuchungslösung:* 10 mg Substanz werden in Methanol *R* zu 2 ml gelöst.

*Referenzlösung:* 10 mg Pilocarpinhydrochlorid *CRS* werden in Methanol *R* zu 2 ml gelöst.

*Platte:* DC-Platte mit Kieselgel G *R*

*Fließmittel:* konzentrierte Ammoniak-Lösung *R*, Methanol *R*, Dichlormethan *R* (1:14:85 *V/V/V*)

*Auftragen:* 2 µl

*Laufstrecke:* 15 cm

*Trocknen:* 10 min lang bei 100 bis 105 °C, anschließend erkalten lassen

*Detektion:* Die Platte wird mit verdünntem Dragendorffs Reagenz *R* besprüht.

*Ergebnis:* Der Hauptfleck im Chromatogramm der Untersuchungslösung entspricht in Bezug auf Lage, Farbe und Größe dem Hauptfleck im Chromatogramm der Referenzlösung.

D. 0,2 ml Prüflösung (siehe „Prüfung auf Reinheit") werden mit Wasser *R* zu 2 ml verdünnt. Nach Zusatz von 0,05 ml einer Lösung von Kaliumdichromat *R* (50 g · l$^{-1}$), 1 ml Wasserstoffperoxid-Lösung 3 % *R* und 2 ml Dichlormethan *R* wird die Mischung geschüttelt. Die organische Phase färbt sich violett.

E. Die Substanz gibt die Identitätsreaktion a auf Chlorid (2.3.1).

## Prüfung auf Reinheit

**Prüflösung:** 2,50 g Substanz werden in kohlendioxidfreiem Wasser *R* zu 50,0 ml gelöst.

**Aussehen der Lösung:** Die Prüflösung muss klar (2.2.1) und darf nicht stärker gefärbt sein als die Farbvergleichslösung G$_7$ (2.2.2, Methode II).

**pH-Wert** (2.2.3): 3,5 bis 4,5, an der Prüflösung bestimmt

**Spezifische Drehung** (2.2.7): +89 bis +93 (getrocknete Substanz), mit der Prüflösung bestimmt

**Verwandte Substanzen:** Flüssigchromatographie (2.2.29)

*Untersuchungslösung:* 0,100 g Substanz werden in Wasser *R* zu 100,0 ml gelöst.

*Referenzlösung a:* 5,0 ml Untersuchungslösung werden mit Wasser *R* zu 100,0 ml verdünnt. 2,0 ml dieser Lösung werden mit Wasser *R* zu 20,0 ml verdünnt.

*Referenzlösung b:* 5,0 mg Pilocarpinnitrat zur Eignungsprüfung *CRS* (mit der Verunreinigung A) werden in Wasser *R* zu 50,0 ml gelöst.

*Referenzlösung c:* 5 ml Untersuchungslösung werden mit 0,1 ml Ammoniak-Lösung *R* versetzt und 30 min lang im Wasserbad erhitzt. Nach dem Abkühlen wird die Lösung mit Wasser *R* zu 25 ml verdünnt. 3 ml dieser Lösung werden mit Wasser *R* zu 25 ml verdünnt. Hauptsächlich Pilocarpinsäure (Verunreinigung B) hat sich gebildet.

*Säule*
– Größe: $l$ = 0,15 m, Ø = 4,6 mm
– Stationäre Phase: octadecylsilyliertes Kieselgel zur Chromatographie *R* 1 (5 µm), mit einer Porengröße von 10 nm und einem Kohlenstoffgehalt von 19 Prozent

*Mobile Phase:* eine Mischung von 55 Volumteilen Methanol *R*, 60 Volumteilen Acetonitril *R* und 885 Volumteilen einer Lösung von Tetrabutylammoniumdihydrogenphosphat *R* (0,679 g · l$^{-1}$), die zuvor mit verdünnter Ammoniak-Lösung *R* 2 auf einen pH-Wert von 7,7 eingestellt wurde

*Durchflussrate:* 1,2 ml · min$^{-1}$

*Detektion:* Spektrometer bei 220 nm

*Einspritzen:* 20 µl

*Chromatographiedauer:* 2fache Retentionszeit von Pilocarpin

*Reihenfolge der Elution:* Verunreinigung B, Verunreinigung C, Verunreinigung A, Pilocarpin

*Retentionszeit*
– Pilocarpin: etwa 20 min

*Eignungsprüfung:* Referenzlösung b
– Auflösung: mindestens 1,6 zwischen den Peaks von Verunreinigung A und Pilocarpin

*Grenzwerte*
– Verunreinigung A: nicht größer als das 2fache der Fläche des Hauptpeaks im Chromatogramm der Referenzlösung a (1 Prozent)
– Summe der Verunreinigungen A und B: nicht größer als das 3fache der Fläche des Hauptpeaks im Chromatogramm der Referenzlösung a (1,5 Prozent)
– Summe aller Verunreinigungen ohne Verunreinigungen A und B: nicht größer als die Fläche des Hauptpeaks im Chromatogramm der Referenzlösung a (0,5 Prozent)
– Ohne Berücksichtigung bleiben: Peaks, deren Fläche kleiner ist als das 0,4fache der Fläche des Hauptpeaks im Chromatogramm der Referenzlösung a (0,2 Prozent)

**Eisen** (2.4.9): höchstens 10 ppm, mit der Prüflösung bestimmt

Zur Herstellung der Referenzlösung wird eine Mischung von 5 ml Eisen-Lösung (1 ppm Fe) *R* und 5 ml Wasser *R* verwendet.

**Trocknungsverlust** (2.2.32): höchstens 0,5 Prozent, mit 1,000 g Substanz durch Trocknen im Trockenschrank bei 105 °C bestimmt

**Sulfatasche** (2.4.14): höchstens 0,1 Prozent, mit 1,0 g Substanz bestimmt

## Gehaltsbestimmung

0,200 g Substanz, in 50 ml Ethanol 96 % *R* gelöst, werden nach Zusatz von 5 ml Salzsäure (0,01 mol · l⁻¹) mit Natriumhydroxid-Lösung (0,1 mol · l⁻¹) titriert. Der Endpunkt wird mit Hilfe der Potentiometrie (2.2.20) bestimmt. Das zwischen den beiden Wendepunkten zugesetzte Volumen wird abgelesen.

1 ml Natriumhydroxid-Lösung (0,1 mol · l⁻¹) entspricht 24,47 mg $C_{11}H_{17}ClN_2O_2$.

## Lagerung

Dicht verschlossen, vor Licht geschützt

## Verunreinigungen

*Spezifizierte Verunreinigungen:*

A, B

*Andere bestimmbare Verunreinigungen*
(Die folgenden Substanzen werden, falls in einer bestimmten Menge vorhanden, durch eine Prüfmethode oder mehrere Prüfmethoden in der Monographie erfasst. Sie werden begrenzt durch das allgemeine Akzeptanzkriterium für weitere Verunreinigungen/nicht spezifizierte Verunreinigungen und/oder durch die Anforderungen der Allgemeinen Monographie **Substanzen zur pharmazeutischen Verwendung (Corpora ad usum pharmaceuticum)**. Diese Verunreinigungen müssen daher nicht identifiziert werden, um die Konformität der Substanz zu zeigen. Siehe auch „5.10 Kontrolle von Verunreinigungen in Substanzen zur pharmazeutischen Verwendung"):

C

A. (3*R*,4*R*)-3-Ethyl-4-[(1-methyl-1*H*-imidazol-5-yl)= methyl]dihydrofuran-2(3*H*)-on (Isopilocarpin)

B. R = $C_2H_5$, R′ = H:
(2*S*,3*R*)-2-Ethyl-3-(hydroxymethyl)-4-(1-methyl-1*H*-imidazol-5-yl)butansäure
(Pilocarpinsäure)

C. R = H, R′ = $C_2H_5$:
(2*R*,3*R*)-2-Ethyl-3-(hydroxymethyl)-4-(1-methyl-1*H*-imidazol-5-yl)butansäure
(Isopilocarpinsäure)

# 6.3/0104

# Pilocarpinnitrat
# Pilocarpini nitras

$C_{11}H_{17}N_3O_5$  $M_r$ 271,3

CAS Nr. 148-72-1

## Definition

(3*S*,4*R*)-3-Ethyl-4-[(1-methyl-1*H*-imidazol-5-yl)me= thyl]dihydrofuran-2(3*H*)-on-nitrat

*Gehalt:* 98,5 bis 101,0 Prozent (getrocknete Substanz)

## Eigenschaften

*Aussehen:* weißes bis fast weißes, kristallines Pulver oder farblose Kristalle, lichtempfindlich

*Löslichkeit:* leicht löslich in Wasser, wenig löslich in Ethanol 96 %

*Schmelztemperatur:* etwa 174 °C, unter Zersetzung

## Prüfung auf Identität

1: A, B, E
2: A, C, D, E

A. Die Substanz entspricht der Prüfung „Spezifische Drehung" (siehe „Prüfung auf Reinheit").

B. IR-Spektroskopie (2.2.24)

*Vergleich:* Pilocarpinnitrat *CRS*

C. Dünnschichtchromatographie (2.2.27)

*Untersuchungslösung:* 10 mg Substanz werden in Wasser *R* zu 10 ml gelöst.

*Referenzlösung:* 10 mg Pilocarpinnitrat *CRS* werden in Wasser *R* zu 10 ml gelöst.

*Platte:* DC-Platte mit Kieselgel G *R*

*Fließmittel:* konzentrierte Ammoniak-Lösung *R*, Methanol *R*, Dichlormethan *R* (1:14:85 *V/V/V*)

*Auftragen:* 10 µl

*Laufstrecke:* 15 cm

*Trocknen:* 10 min lang bei 100 bis 105 °C, anschließend erkalten lassen

*Detektion:* Die Platte wird mit verdünntem Dragendorffs Reagenz *R* besprüht.

*Ergebnis:* Der Hauptfleck im Chromatogramm der Untersuchungslösung entspricht in Bezug auf Lage, Farbe und Größe dem Hauptfleck im Chromatogramm der Referenzlösung.

D. 0,2 ml Prüflösung (siehe „Prüfung auf Reinheit") werden mit Wasser *R* zu 2 ml verdünnt. Nach Zusatz von 0,05 ml einer Lösung von Kaliumdichromat *R* (50 g · l$^{-1}$), 1 ml Wasserstoffperoxid-Lösung 3 % *R* und 2 ml Dichlormethan *R* wird die Mischung geschüttelt. Die organische Phase färbt sich violett.

E. Die Substanz gibt die Identitätsreaktion auf Nitrat (2.3.1).

## Prüfung auf Reinheit

**Prüflösung:** 2,50 g Substanz werden in kohlendioxidfreiem Wasser *R* zu 50,0 ml gelöst. *Die Prüflösung ist vor Gebrauch frisch herzustellen.*

**Aussehen der Lösung:** Die Prüflösung muss klar (2.2.1) und darf nicht stärker gefärbt sein als die Farbvergleichslösung G$_6$ (2.2.2, Methode II).

**pH-Wert** (2.2.3): 3,5 bis 4,5, an der Prüflösung bestimmt

**Spezifische Drehung** (2.2.7): +80 bis +83 (getrocknete Substanz), mit der Prüflösung bestimmt

**Verwandte Substanzen:** Flüssigchromatographie (2.2.29)

*Untersuchungslösung:* 0,100 g Substanz werden in Wasser *R* zu 100,0 ml gelöst.

*Referenzlösung a:* 5,0 ml Untersuchungslösung werden mit Wasser *R* zu 100,0 ml verdünnt. 2,0 ml dieser Lösung werden mit Wasser *R* zu 20,0 ml verdünnt.

*Referenzlösung b:* 5,0 mg Pilocarpinnitrat zur Eignungsprüfung *CRS* (mit der Verunreinigung A) werden in Wasser *R* zu 50,0 ml gelöst.

*Referenzlösung c:* 5 ml Untersuchungslösung werden mit 0,1 ml Ammoniak-Lösung *R* versetzt und 30 min lang im Wasserbad erhitzt. Nach dem Abkühlen wird die Lösung mit Wasser *R* zu 25 ml verdünnt. 3 ml dieser Lösung werden mit Wasser *R* zu 25 ml verdünnt. Hauptsächlich Pilocarpinsäure (Verunreinigung B) hat sich gebildet.

*Säule*
– Größe: $l$ = 0,15 m, ⌀ = 4,6 mm
– Stationäre Phase: octadecylsilyliertes Kieselgel zur Chromatographie *R* 1 (5 µm), mit einer Porengröße von 10 nm und einem Kohlenstoffgehalt von 19 Prozent

*Mobile Phase:* eine Mischung von 55 Volumteilen Methanol *R*, 60 Volumteilen Acetonitril *R* und 885 Volumteilen einer Lösung von Tetrabutylammoniumdihydrogenphosphat *R* (0,679 g · l$^{-1}$), die zuvor mit verdünnter Ammoniak-Lösung *R* 2 auf einen pH-Wert von 7,7 eingestellt wurde

*Durchflussrate:* 1,2 ml · min$^{-1}$

*Detektion:* Spektrometer bei 220 nm

*Einspritzen:* 20 µl

*Chromatographiedauer:* 2fache Retentionszeit von Pilocarpin

*Reihenfolge der Elution:* Verunreinigung B, Verunreinigung C, Verunreinigung A, Pilocarpin

*Retentionszeit*
– Pilocarpin: etwa 20 min

*Eignungsprüfung:* Referenzlösung b
– Auflösung: mindestens 1,6 zwischen den Peaks von Verunreinigung A und Pilocarpin

*Grenzwerte*
– Verunreinigung A: nicht größer als das 2fache der Fläche des Hauptpeaks im Chromatogramm der Referenzlösung a (1 Prozent)
– Summe der Verunreinigungen A und B: nicht größer als das 3fache der Fläche des Hauptpeaks im Chromatogramm der Referenzlösung a (1,5 Prozent)
– Summe aller Verunreinigungen ohne Verunreinigungen A und B: nicht größer als die Fläche des Hauptpeaks im Chromatogramm der Referenzlösung a (0,5 Prozent)
– Ohne Berücksichtigung bleiben: Peaks, deren Fläche kleiner ist als das 0,4fache der Fläche des Hauptpeaks im Chromatogramm der Referenzlösung a (0,2 Prozent); ein Peak des Nitrat-Ions mit einer relativen Retention von etwa 0,3, bezogen auf Pilocarpin

**Chlorid** (2.4.4): höchstens 70 ppm, mit der Prüflösung bestimmt

**Eisen** (2.4.9): höchstens 10 ppm, mit der Prüflösung bestimmt

Zur Herstellung der Referenzlösung wird eine Mischung von 5 ml Eisen-Lösung (1 ppm Fe) *R* und 5 ml Wasser *R* verwendet.

**Trocknungsverlust** (2.2.32): höchstens 0,5 Prozent, mit 1,000 g Substanz durch Trocknen im Trockenschrank bei 105 °C bestimmt

**Sulfatasche** (2.4.14): höchstens 0,1 Prozent, mit 1,0 g Substanz bestimmt

## Gehaltsbestimmung

0,250 g Substanz, in 30 ml wasserfreier Essigsäure R gelöst, werden mit Perchlorsäure (0,1 mol · l⁻¹) titriert. Der Endpunkt wird mit Hilfe der Potentiometrie (2.2.20) bestimmt.

1 ml Perchlorsäure (0,1 mol · l⁻¹) entspricht 27,13 mg $C_{11}H_{17}N_3O_5$.

## Lagerung

Vor Licht geschützt

## Verunreinigungen

*Spezifizierte Verunreinigungen:*

A, B

*Andere bestimmbare Verunreinigungen*
(Die folgenden Substanzen werden, falls in einer bestimmten Menge vorhanden, durch eine Prüfmethode oder mehrere Prüfmethoden in der Monographie erfasst. Sie werden begrenzt durch das allgemeine Akzeptanzkriterium für weitere Verunreinigungen/nicht spezifizierte Verunreinigungen und/oder durch die Anforderungen der Allgemeinen Monographie **Substanzen zur pharmazeutischen Verwendung (Corpora ad usum pharmaceuticum)**. Diese Verunreinigungen müssen daher nicht identifiziert werden, um die Konformität der Substanz zu zeigen. Siehe auch „5.10 Kontrolle von Verunreinigungen in Substanzen zur pharmazeutischen Verwendung"):

C

A. (3R,4R)-3-Ethyl-4-[(1-methyl-1H-imidazol-5-yl)= methyl]dihydrofuran-2(3H)-on
(Isopilocarpin)

B. R = C₂H₅, R′ = H:
(2S,3R)-2-Ethyl-3-(hydroxymethyl)-4-(1-methyl-1H-imidazol-5-yl)butansäure
(Pilocarpinsäure)

C. R = H, R′ = C₂H₅:
(2R,3R)-2-Ethyl-3-(hydroxymethyl)-4-(1-methyl-1H-imidazol-5-yl)butansäure
(Isopilocarpinsäure)

# 6.3/1646
# Plasma vom Menschen (gepoolt, virusinaktiviert)
# Plasma humanum coagmentatum conditumque ad exstinguendum virum

## Definition

Plasma vom Menschen (gepoolt, virusinaktiviert) ist eine gefrorene oder gefriergetrocknete, sterile, pyrogenfreie Zubereitung aus Plasma vom Menschen von Spendern der gleichen Blutgruppe im AB0-System. Die Zubereitung muss vor der Verwendung aufgetaut oder rekonstituiert werden, um eine Infusionslösung zu erhalten.

Das verwendete Plasma vom Menschen entspricht den Anforderungen der Monographie **Plasma vom Menschen (Humanplasma) zur Fraktionierung (Plasma humanum ad separationem)**.

## Herstellung

Die zu verwendenden Plasmaeinheiten sind innerhalb von 6 h nach Zellseparation oder in jedem Fall innerhalb von 24 h nach der Spende auf –30 °C oder eine tiefere Temperatur einzufrieren.

Der Plasmapool wird durch Mischen von Plasmaeinheiten von Spendern der gleichen Blutgruppe im AB0-System gebildet.

Der Plasmapool wird auf Hepatitis-B-Oberflächenantigen (HBsAg) und auf HIV-Antikörper mit Prüfmethoden von geeigneter Empfindlichkeit und Spezifität geprüft. Die Prüfungen des Pools müssen im Ergebnis negativ sein.

**Hepatitis-A-Virus-RNA:** Der Plasmapool wird auf Hepatitis-A-Virus-RNA geprüft. Ein validiertes Verfahren zur Amplifikation von Nukleinsäuren (2.6.21) wird angewendet. Eine Positivkontrolle mit $1,0 \times 10^2$ I.E. Hepatitis-A-Virus-RNA je Milliliter wird mitgeführt. Zur Prüfung auf Inhibitoren wird eine Probe des Plasmapools mit einem geeigneten Marker versetzt und ebenfalls als interne Kontrolle in der Prüfung mitgeführt. Die Prüfung ist ungültig, wenn die Positivkontrolle ein negatives Ergebnis aufweist oder das mit der internen Kontrolle erhaltene Ergebnis das Vorhandensein von Inhibitoren anzeigt. Der Pool entspricht der Prüfung, wenn keine Hepatitis-A-Virus-RNA nachgewiesen wird.

**Hepatitis-C-Virus-RNA:** Der Plasmapool wird auf Hepatitis-C-Virus-RNA geprüft. Ein validiertes Verfahren zur Amplifikation von Nukleinsäuren (2.6.21) wird angewendet. Eine Positivkontrolle mit $1{,}0 \times 10^2$ I.E. Hepatitis-C-Virus-RNA je Milliliter wird mitgeführt. Zur Prüfung auf Inhibitoren wird eine Probe des Plasmapools mit einem geeigneten Marker versetzt und ebenfalls als interne Kontrolle in der Prüfung mitgeführt. Die Prüfung ist ungültig, wenn die Positivkontrolle ein negatives Ergebnis aufweist oder das mit der internen Kontrolle erhaltene Ergebnis das Vorhandensein von Inhibitoren anzeigt. Der Pool entspricht der Prüfung, wenn keine Hepatitis-C-Virus-RNA nachgewiesen wird.

Hepatitis-C-Virus-RNA zur Nukleinsäureamplifikation BRS ist zur Verwendung als Positivkontrolle geeignet.

Um in den verwendeten Plasmapools eine mögliche B19-Virus-Belastung möglichst gering zu halten, muss der Plasmapool mit einem validierten Verfahren zur Amplifikation von Nukleinsäuren (2.6.21) ebenfalls auf das B19-Virus geprüft werden.

**B19-Virus-DNA:** Der Plasmapool darf höchstens 10,0 I.E. B19-Virus-DNA je Mikroliter enthalten.

Eine Positivkontrolle, die 10,0 I.E. B19-Virus-DNA je Mikroliter enthält, wird mitgeführt. Zur Prüfung auf Inhibitoren wird eine Probe des Plasmapools mit einem geeigneten Marker versetzt und als interne Kontrolle in der Prüfung mitgeführt. Die Prüfung ist ungültig, wenn die Positivkontrolle ein negatives Ergebnis aufweist oder das mit der internen Kontrolle erhaltene Ergebnis das Vorhandensein von Inhibitoren anzeigt.

B19-Virus-DNA zur Nukleinsäureamplifikation BRS ist zur Verwendung als Positivkontrolle geeignet.

Das Herstellungsverfahren ist so zu gestalten, dass die Aktivierung aller Blutgerinnungsfaktoren so gering wie möglich gehalten wird (zur Minimierung von Thrombogenität). Das Verfahren umfasst einen Schritt oder mehrere Schritte, die bekannte Infektionserreger nachweislich entfernen oder inaktivieren. Falls virusinaktivierende Substanzen während der Herstellung verwendet werden, muss das darauffolgende Reinigungsverfahren hinsichtlich seiner Fähigkeit, diese Substanzen auf eine geeignete Konzentration zu reduzieren, validiert werden. Alle Rückstände müssen auf eine Konzentration reduziert werden, die die Sicherheit der Zubereitung für den Patienten gewährleistet.

**Inaktivierungsverfahren:** Eine gebräuchliche Methode, um umhüllte Viren zu inaktivieren, ist das Solvens-Detergens-Verfahren, bei dem die Zubereitung mit einer Kombination aus Tributylphosphat und Octoxinol 10 behandelt wird. Diese Reagenzien werden anschließend durch Öl-Extraktion oder Festphasen-Extraktion entfernt, so dass der Anteil im Endprodukt weniger als $2\ \mu g \cdot ml^{-1}$ für Tributylphosphat und weniger als $5\ \mu g \cdot ml^{-1}$ für Octoxinol 10 beträgt.

Konservierungsmittel dürfen nicht zugesetzt werden.

Die Lösung wird durch ein Bakterien zurückhaltendes Filter filtriert, unter aseptischen Bedingungen in die Endbehältnisse abgefüllt und sofort eingefroren. Sie kann nachfolgend gefriergetrocknet werden.

Kunststoffbehältnisse müssen den Anforderungen an „Sterile Kunststoffbehältnisse für Blut und Blutprodukte vom Menschen" (3.2.3) entsprechen.

Glasbehältnisse müssen den Anforderungen an „Glasbehältnisse zur pharmazeutischen Verwendung" (3.2.1) entsprechen.

## Eigenschaften

Die gefrorene Zubereitung ergibt nach dem Auftauen eine klare bis schwach opaleszente Flüssigkeit ohne feste oder gallertartige Partikeln. Die gefriergetrocknete Zubereitung ist ein Pulver oder eine brüchige Masse, fast weiß bis hellgelb.

*Die zu prüfende Zubereitung wird unmittelbar vor der „Prüfung auf Identität", der „Prüfung auf Reinheit" und der „Wertbestimmung" wie in der Beschriftung angegeben rekonstituiert oder aufgetaut.*

## Prüfung auf Identität

A. Die Prüfung erfolgt mit Hilfe der Elektrophorese (2.2.31) im Vergleich zu Plasma vom Menschen (Humanplasma). Die Elektropherogramme zeigen die gleichen Banden.

B. Die Zubereitung entspricht der Prüfung „Anti-A- und Anti-B-Hämagglutinine" (siehe „Prüfung auf Reinheit").

## Prüfung auf Reinheit

**pH-Wert** (2.2.3): 6,5 bis 7,6

**Osmolalität** (2.2.35): mindestens 240 mosmol $\cdot$ kg$^{-1}$

**Gesamtprotein:** mindestens 45 g $\cdot$ l$^{-1}$

Die Zubereitung wird mit einer Lösung von Natriumchlorid R (9 g $\cdot$ l$^{-1}$) verdünnt, so dass eine Lösung von etwa 15 mg Protein in 2 ml erhalten wird. In einem Zentrifugenglas mit rundem Boden werden 2,0 ml Lösung mit 2 ml einer Lösung von Natriummolybdat R (75 g $\cdot$ l$^{-1}$) sowie 2 ml einer Mischung von 1 Volumteil nitratfreier Schwefelsäure R und 30 Volumteilen Wasser R versetzt. Nach Umschütteln und 5 min langem Zentrifugieren wird der Überstand dekantiert. Das Zentrifugenglas wird umgedreht auf Filterpapier abtropfen gelassen. Im Rückstand wird der Stickstoff mit Hilfe der Kjeldahl-Bestimmung (2.5.9) ermittelt und die Proteinmenge durch Multiplikation des Ergebnisses mit 6,25 berechnet.

**Aktivierte Blutgerinnungsfaktoren** (2.6.22): Die Zubereitung muss der Prüfung entsprechen. Die Prüfung wird mit 0,1 ml Zubereitung an Stelle der in der Methode vorgesehenen Verdünnungen 1:10 und 1:100 durchgeführt. Die Gerinnungszeit in dem Röhrchen mit der Zubereitung muss mindestens 150 s betragen.

**Anti-A- und Anti-B-Hämagglutinine** (2.6.20): Das Vorhandensein von Hämagglutinin (Anti-A oder Anti-B) muss den in der Beschriftung angegebenen Blutgruppen entsprechen.

**Hepatitis-A-Virus-Antikörper:** mindestens 1,0 I.E.$\cdot$ml$^{-1}$, mit einer geeigneten immunchemischen Methode (2.7.1) bestimmt

Hepatitis-A-Immunglobulin vom Menschen *BRS* ist zur Verwendung als Referenzzubereitung geeignet.

**Irreguläre Erythrozyten-Antikörper:** In der Zubereitung dürfen keine irregulären Erythrozyten-Antikörper nachgewiesen werden, wenn eine indirekte Antiglobulinprüfung ohne vorherige Verdünnung durchgeführt wird.

**Citrat:** Flüssigchromatographie (2.2.29)

*Untersuchungslösung:* Die Zubereitung wird mit dem gleichen Volumen einer Lösung von Natriumchlorid *R* (9 g · l$^{-1}$) verdünnt. Die Lösung wird durch ein Filter mit einer Porengröße von 0,45 µm filtriert.

*Referenzlösung:* 0,300 g Natriumcitrat *R* werden in Wasser *R* zu 100,0 ml gelöst.

*Säule*
- Größe: $l$ = 0,3 m, $\varnothing$ = 7,8 mm
- Stationäre Phase: Kationenaustauscher *R* (9 µm)

*Mobile Phase:* eine Lösung von Schwefelsäure *R* (0,51 g · l$^{-1}$)

*Durchflussrate:* 0,5 ml · min$^{-1}$

*Detektion:* Spektrometer bei 215 nm

*Äquilibrieren:* 15 min lang

*Einspritzen:* 10 µl

*Retentionszeit*
- Citrat: etwa 10 min

*Grenzwert*
- Citrat: höchstens 25 mmol · l$^{-1}$

**Calcium:** höchstens 5,0 mmol · l$^{-1}$

Atomabsorptionsspektrometrie (2.2.23, Methode I)

*Strahlungsquelle:* Calcium-Hohlkathodenlampe, Transmissionsbande vorzugsweise 0,5 nm

*Wellenlänge:* 622 nm

*Atomisierung:* Luft-Acetylen- oder Acetylen-Propan-Flamme

**Kalium:** höchstens 5,0 mmol · l$^{-1}$

Atomemissionsspektrometrie (2.2.22, Methode I)

*Wellenlänge:* 766,5 nm

**Natrium:** höchstens 2,00 · 10$^2$ mmol · l$^{-1}$

Atomemissionsspektrometrie (2.2.22, Methode I)

*Wellenlänge:* 589 nm

**Wasser:** für das gefriergetrocknete Produkt: Der Wassergehalt muss innerhalb der von der zuständigen Behörde festgelegten Grenzen liegen, bestimmt mit einer geeigneten Methode, wie der Karl-Fischer-Methode (2.5.12), dem Trocknungsverlust (2.2.32) oder der NIR-Spektroskopie (2.2.40).

**Sterilität** (2.6.1): Die Zubereitung muss der Prüfung entsprechen.

**Pyrogene** (2.6.8): Die Zubereitung muss der Prüfung entsprechen. Je Kilogramm Körpermasse eines Kaninchens werden 3 ml der Zubereitung injiziert.

# Wertbestimmung

**Faktor VIII:** Die Wertbestimmung von Blutgerinnungsfaktor VIII (2.7.4) wird mit Hilfe eines Standardplasmas durchgeführt, das gegen den Internationalen Standard für Blutgerinnungsfaktor VIII im Plasma eingestellt wurde.

Die ermittelte Aktivität muss mindestens 0,5 I.E. je Milliliter betragen. Die Vertrauensgrenzen (*P* = 0,95) der ermittelten Aktivität müssen mindestens 80 und dürfen höchstens 120 Prozent betragen.

**Faktor V:** Die nachfolgend beschriebene Wertbestimmung von Blutgerinnungsfaktor V wird mit Hilfe eines Standardplasmas durchgeführt, dessen Gehalt an Blutgerinnungsfaktor V gegen den Internationalen Standard eingestellt wurde.

Mit Imidazol-Pufferlösung pH 7,3 *R* werden vorzugsweise 2 Ansätze mit 3 Verdünnungen der Zubereitung mit dem Faktor 2 von 1:10 bis 1:40 hergestellt. Jede Verdünnung wird wie folgt geprüft: 1 Volumteil Faktor-V-freies Plasmasubstrat *R*, 1 Volumteil der zu bestimmenden Verdünnung, 1 Volumteil Thromboplastin-Reagenz *R* und 1 Volumteil einer Lösung von Calciumchlorid *R* (3,5 g · l$^{-1}$) werden gemischt. Die Gerinnungszeit, das heißt das Intervall zwischen dem Zeitpunkt, an dem die Calciumchlorid-Lösung zugesetzt wurde, und dem ersten Anzeichen von Fibrinbildung, wird jeweils gemessen. Die Beobachtungen erfolgen visuell oder mit Hilfe einer geeigneten Apparatur.

Auf die gleiche Weise wird die Gerinnungszeit von 4 Verdünnungen mit dem Faktor 2 (1:10 bis 1:80) von Plasma vom Menschen in Imidazol-Pufferlösung pH 7,3 *R* bestimmt.

Die Gültigkeit der Wertbestimmung wird geprüft und die Aktivität der zu prüfenden Zubereitung mit Hilfe der üblichen statistischen Methoden (zum Beispiel 5.3) berechnet.

Die ermittelte Aktivität muss mindestens 0,5 I.E. je Milliliter betragen. Die Vertrauensgrenzen (*P* = 0,95) der ermittelten Aktivität müssen mindestens 80 und dürfen höchstens 120 Prozent betragen.

**Faktor XI:** Die Wertbestimmung von Blutgerinnungsfaktor XI (2.7.22) wird mit Hilfe eines Standardplasmas durchgeführt, dessen Gehalt an Blutgerinnungsfaktor XI gegen den Internationalen Standard eingestellt wurde.

Die ermittelte Aktivität muss mindestens 0,5 I.E. je Milliliter betragen. Die Vertrauensgrenzen (*P* = 0,95) der ermittelten Aktivität müssen mindestens 80 und dürfen höchstens 125 Prozent betragen.

**Protein C:** Die Wertbestimmung von Protein C vom Menschen (2.7.30) wird mit Hilfe eines Standardplasmas durchgeführt, dessen Gehalt an Protein C vom Menschen gegen den Internationalen Standard eingestellt wurde.

Die ermittelte Aktivität muss mindestens 0,7 I.E. je Milliliter betragen. Die Vertrauensgrenzen (*P* = 0,95) der ermittelten Aktivität müssen mindestens 80 und dürfen höchstens 120 Prozent betragen.

**Protein S:** Die Wertbestimmung von Protein S vom Menschen (2.7.31) wird mit Hilfe eines Standardplasmas durchgeführt, dessen Gehalt an Protein S vom Menschen gegen den Internationalen Standard eingestellt wurde.

Die ermittelte Aktivität muss innerhalb der für die bestimmte Zubereitung zugelassenen Grenzen liegen. Die Vertrauensgrenzen ($P = 0{,}95$) der ermittelten Aktivität müssen mindestens 80 und dürfen höchstens 120 Prozent betragen.

**Plasmin-Inhibitor ($α_2$-Antiplasmin):** Die Wertbestimmung von Plasmin-Inhibitor vom Menschen (2.7.25) wird mit Hilfe eines Referenzplasmas durchgeführt, das gegen Plasma vom Menschen eingestellt wurde. Eine Einheit Plasmin-Inhibitor vom Menschen entspricht der Aktivität von 1 ml Plasma vom Menschen. Plasma vom Menschen wird hergestellt, indem Plasmaeinheiten von mindestens 30 Spendern gepoolt werden. Das Plasma wird bei –30 °C oder einer tieferen Temperatur gelagert.

Die ermittelte Aktivität muss mindestens 0,2 Einheiten je Milliliter betragen. Die Vertrauensgrenzen ($P = 0{,}95$) der ermittelten Aktivität müssen mindestens 80 und dürfen höchstens 120 Prozent betragen.

## Beschriftung

Die Beschriftung gibt an
- Blutgruppe im AB0-System
- zur Virusinaktivierung verwendete Methode.

---

6.3/0733

# Polyacrylat-Dispersion 30 %

# Polyacrylatis dispersio 30 per centum

## Definition

Wässrige Dispersion eines Copolymerisats aus Ethylacrylat und Methylmethacrylat, dessen mittlere relative Molekülmasse etwa 800 000 beträgt

*Gehalt:* 28,5 bis 31,5 Prozent (Verdampfungsrückstand)

Die Substanz kann einen geeigneten Emulgator enthalten.

## Eigenschaften

*Aussehen:* weiße bis fast weiße, opake, schwach viskose Flüssigkeit

*Löslichkeit:* mischbar mit Wasser, löslich in Aceton, wasserfreiem Ethanol und in 2-Propanol

## Prüfung auf Identität

1: A
2: B, C, D, E

A. IR-Spektroskopie (2.2.24)

*Vergleich:* Polyacrylat-Referenzspektrum der Ph. Eur.

B. 1 g Substanz wird mit 5 ml Wasser *R* gemischt. Die Mischung bleibt opak. Je 1 g Substanz wird mit jeweils 5 g Aceton *R*, wasserfreiem Ethanol *R* und 2-Propanol *R* gemischt. Die Mischungen werden durchsichtig.

C. 1 g Substanz wird mit 10 ml Natriumhydroxid-Lösung ($0{,}1$ mol·$l^{-1}$) versetzt. Die Mischung bleibt opak.

D. Die Substanz entspricht der Prüfung „Aussehen als Film" (siehe „Prüfung auf Reinheit").

E. 4 g Substanz werden in einer Petrischale bei 60 °C in einem Trockenschrank 4 h lang getrocknet. Der erhaltene, durchsichtige Film wird in ein kleines Reagenzglas (100 mm Länge und 12 mm Durchmesser) gegeben und über einer Flamme erhitzt. Die sich entwickelnden Dämpfe werden in einem zweiten Reagenzglas, das über die Öffnung des ersten Reagenzglases gehalten wird, gesammelt. Das Kondensat gibt die Identitätsreaktion auf Ester (2.3.1).

## Prüfung auf Reinheit

**Relative Dichte** (2.2.5): 1,037 bis 1,047

**Viskosität** (2.2.10): höchstens 50 mPa·s, mit einem Rotationsviskosimeter bei 20 °C und einem Schergefälle von 10 $s^{-1}$ bestimmt

**Aussehen als Film:** 1 ml Substanz wird auf eine Glasplatte gegossen und trocknen gelassen. Ein durchsichtiger, elastischer Film muss sich bilden.

**Partikeln:** 100,0 g Substanz werden durch ein gewogenes Sieb (90) aus rostfreiem Stahl gegeben. Mit Wasser *R* wird so lange gespült, bis die Waschflüssigkeit klar ist. Das Sieb mit Rückstand wird bei 80 °C bis zur Massekonstanz getrocknet. Der Rückstand darf höchstens 0,500 g wiegen.

**Monomere:** Flüssigchromatographie (2.2.29)

*Untersuchungslösung:* 1,00 g Substanz wird in Tetrahydrofuran *R* zu 50,0 ml gelöst. Unter ständigem Rühren werden 10,0 ml Lösung tropfenweise zu 5,0 ml einer Lösung von Natriumperchlorat *R* (35 g·$l^{-1}$) gegeben. Die

Mischung wird zentrifugiert. Die klare, überstehende Flüssigkeit wird filtriert. 5,0 ml Filtrat werden mit Wasser $R$ zu 10,0 ml verdünnt.

*Referenzlösung:* Je 10 mg Ethylacrylat $R$ und Methylmethacrylat $R$ werden in Tetrahydrofuran $R$ zu 50,0 ml gelöst. 1,0 ml Lösung wird mit Tetrahydrofuran $R$ zu 100,0 ml verdünnt. 10,0 ml dieser Lösung werden mit 5,0 ml einer Lösung von Natriumperchlorat $R$ (35 g · l$^{-1}$) versetzt und gemischt. 5,0 ml Mischung werden mit Wasser $R$ zu 10,0 ml verdünnt.

*Säule*
- Größe: $l = 0{,}12$ m, $\varnothing = 4{,}6$ mm
- Stationäre Phase: octadecylsilyliertes Kieselgel zur Chromatographie $R$ (5 bis 10 µm)

*Mobile Phase:* Acetonitril $R$ 1, Wasser zur Chromatographie $R$ (15:85 $V/V$)

*Durchflussrate:* 2 ml · min$^{-1}$

*Detektion:* Spektrometer bei 205 nm

*Einspritzen:* etwa 50 µl

*Grenzwert*
- Monomere: höchstens 100 ppm

**Schwermetalle** (2.4.8): höchstens 20 ppm

1,0 g Substanz muss der Grenzprüfung C entsprechen. Zur Herstellung der Referenzlösung werden 2 ml Blei-Lösung (10 ppm Pb) $R$ verwendet.

**Sulfatasche** (2.4.14): höchstens 0,4 Prozent, mit 1,0 g Substanz bestimmt

**Mikrobielle Verunreinigung**

TAMC: Akzeptanzkriterium 10$^3$ KBE je Gramm (2.6.12)

TYMC: Akzeptanzkriterium 10$^2$ KBE je Gramm (2.6.12)

## Gehaltsbestimmung

1,000 g Substanz wird 3 h lang bei 110 °C getrocknet. Der Rückstand wird gewogen.

## Lagerung

Bei einer Temperatur zwischen 5 und 25 °C

Die Substanz darf nicht gefrieren.

Das Risiko einer mikrobiellen Verunreinigung ist möglichst gering zu halten.

## Beschriftung

Die Beschriftung gibt, falls zutreffend, Namen und Konzentration zugesetzter Emulgatoren an.

---

6.3/0426

# Polysorbat 20
# Polysorbatum 20

## Definition

Gemisch von Partialestern von Fettsäuren, hauptsächlich Laurinsäure (Dodecansäure), mit Sorbitol und seinen Anhydriden, die mit etwa 20 Mol Ethylenoxid für jedes Mol Sorbitol und Sorbitolanhydrid ethoxyliert sind

## Eigenschaften

*Aussehen:* ölige, gelbe bis bräunlich gelbe, klare oder schwach opaleszierende Flüssigkeit

*Löslichkeit:* löslich in Wasser, wasserfreiem Ethanol, Ethylacetat und Methanol, praktisch unlöslich in fetten Ölen und flüssigem Paraffin

*Relative Dichte:* etwa 1,10

*Viskosität:* etwa 400 mPa · s bei 25 °C

## Prüfung auf Identität

1: A, D
2: B, C, D, E

A. IR-Spektroskopie (2.2.24)

 *Vergleich:* Polysorbat-20-Referenzspektrum der Ph. Eur.

B. Die Substanz entspricht der Prüfung „Hydroxylzahl" (siehe „Prüfung auf Reinheit").

C. Die Substanz entspricht der Prüfung „Verseifungszahl" (siehe „Prüfung auf Reinheit").

D. Die Substanz entspricht der Prüfung „Fettsäurenzusammensetzung" (siehe „Prüfung auf Reinheit").

E. 0,1 g Substanz werden in 5 ml Dichlormethan $R$ gelöst. Werden der Lösung 0,1 g Kaliumthiocyanat $R$ und 0,1 g Cobalt(II)-nitrat $R$ zugesetzt, entsteht nach Umrühren mit einem Glasstab eine blaue Färbung.

## Prüfung auf Reinheit

**Säurezahl** (2.5.1): höchstens 2,0

5,0 g Substanz werden in 50 ml der vorgeschriebenen Lösungsmittelmischung gelöst.

**Hydroxylzahl** (2.5.3, Methode A): 96 bis 108

**Peroxidzahl:** höchstens 10,0

In einem 100-ml-Becherglas werden 10,0 g Substanz in 20 ml Essigsäure 99 % *R* gelöst. Die Lösung wird mit 1 ml gesättigter Kaliumiodid-Lösung *R* versetzt und 1 min lang stehen gelassen. Ein Magnetrührstab wird zugegeben und die Lösung nach Zusatz von 50 ml kohlendioxidfreiem Wasser *R* mit Natriumthiosulfat-Lösung (0,01 mol · l⁻¹) titriert. Der Endpunkt wird mit Hilfe der Potentiometrie (2.2.20) bestimmt. Eine Blindtitration wird durchgeführt.

Die Peroxidzahl wird nach folgender Formel berechnet:

$$\frac{(n_1 - n_2) \cdot M \cdot 1000}{m}$$

$n_1$ = Verbrauch an Natriumthiosulfat-Lösung (0,01 mol · l⁻¹) für die Substanz in Millilitern
$n_2$ = Verbrauch an Natriumthiosulfat-Lösung (0,01 mol · l⁻¹) bei der Blindtitration in Millilitern
$M$ = Molarität der Natriumthiosulfat-Lösung in Mol je Liter
$m$ = Masse der Substanz in Gramm

**Verseifungszahl** (2.5.6): 40 bis 50, mit 4,0 g Substanz bestimmt

15,0 ml ethanolische Kaliumhydroxid-Lösung (0,5 mol·l⁻¹) werden verwendet. Die Lösung wird vor der Titration mit 50 ml Ethanol 96 % *R* verdünnt.

Die Mischung wird 60 min lang zum Rückfluss erhitzt.

**Fettsäurenzusammensetzung** (2.4.22, Methode C): Die Referenzlösung a wird wie in Tab. 2.4.22-2 angegeben hergestellt.

*Säule*
– Material: Quarzglas
– Größe: $l$ = 30 m, $\varnothing$ = 0,32 mm
– Stationäre Phase: Macrogol 20 000 *R* (Filmdicke 0,5 µm)

*Trägergas:* Helium zur Chromatographie *R*

*Lineare Geschwindigkeit:* 50 cm · s⁻¹

*Temperatur*

|   | Zeit (min) | Temperatur (°C) |
|---|---|---|
| Säule | 0 – 14 | 80 → 220 |
|  | 14 – 54 | 220 |
| Probeneinlass |  | 250 |
| Detektor |  | 250 |

*Detektion:* Flammenionisation

*Einspritzen:* 1 µl

*Fettsäurenzusammensetzung*
– Hexansäure: höchstens 1,0 Prozent
– Octansäure: höchstens 10,0 Prozent
– Decansäure: höchstens 10,0 Prozent
– Laurinsäure: 40,0 bis 60,0 Prozent
– Myristinsäure: 14,0 bis 25,0 Prozent
– Palmitinsäure: 7,0 bis 15,0 Prozent
– Stearinsäure: höchstens 7,0 Prozent
– Ölsäure: höchstens 11,0 Prozent
– Linolsäure: höchstens 3,0 Prozent

**Ethylenoxid, Dioxan** (2.4.25, Methode A): höchstens 1 ppm Ethylenoxid und höchstens 10 ppm Dioxan

**Schwermetalle** (2.4.8): höchstens 10 ppm

2,0 g Substanz müssen der Grenzprüfung C entsprechen. Zur Herstellung der Referenzlösung werden 2 ml Blei-Lösung (10 ppm Pb) *R* verwendet.

**Wasser** (2.5.12): höchstens 3,0 Prozent, mit 1,00 g Substanz bestimmt

**Asche** (2.4.16): höchstens 0,25 Prozent, mit 2,0 g Substanz bestimmt

## Lagerung

Dicht verschlossen, vor Licht geschützt

6.3/1914

# Polysorbat 40
# Polysorbatum 40

## Definition

Gemisch von Partialestern von Fettsäuren, hauptsächlich **Palmitinsäure (Acidum palmiticum)**, mit Sorbitol und seinen Anhydriden, die mit etwa 20 Mol Ethylenoxid für jedes Mol Sorbitol und Sorbitolanhydrid ethoxyliert sind

## Eigenschaften

*Aussehen:* ölige, viskose, gelbliche bis bräunlich gelbe Flüssigkeit

*Löslichkeit:* mischbar mit Wasser, wasserfreiem Ethanol, Ethylacetat und Methanol, praktisch unlöslich in fetten Ölen und flüssigem Paraffin

*Relative Dichte:* etwa 1,10

*Viskosität:* etwa 400 mPa · s bei 30 °C

## Prüfung auf Identität

1: A, D
2: B, C, D, E

A. IR-Spektroskopie (2.2.24)

   *Vergleich:* Polysorbat-40-Referenzspektrum der Ph. Eur.

B. Die Substanz entspricht der Prüfung „Hydroxylzahl" (siehe „Prüfung auf Reinheit").

C. Die Substanz entspricht der Prüfung „Verseifungszahl" (siehe „Prüfung auf Reinheit").

D. Die Substanz entspricht der Prüfung „Fettsäurenzusammensetzung" (siehe „Prüfung auf Reinheit").

E. 0,1 g Substanz werden in 5 ml Dichlormethan *R* gelöst. Werden der Lösung 0,1 g Kaliumthiocyanat *R* und 0,1 g Cobalt(II)-nitrat *R* zugesetzt, entsteht nach Umrühren mit einem Glasstab eine blaue Färbung.

## Prüfung auf Reinheit

**Säurezahl** (2.5.1): höchstens 2,0

5,0 g Substanz werden in 50 ml der vorgeschriebenen Lösungsmittelmischung gelöst.

**Hydroxylzahl** (2.5.3, Methode A): 89 bis 105

**Peroxidzahl:** höchstens 10,0

In einem 100-ml-Becherglas werden 10,0 g Substanz in 20 ml Essigsäure 99 % *R* gelöst. Die Lösung wird mit 1 ml gesättigter Kaliumiodid-Lösung *R* versetzt und 1 min lang stehen gelassen. Ein Magnetrührstab wird zugegeben und die Lösung nach Zusatz von 50 ml kohlendioxidfreiem Wasser *R* mit Natriumthiosulfat-Lösung (0,01 mol · l$^{-1}$) titriert. Der Endpunkt wird mit Hilfe der Potentiometrie (2.2.20) bestimmt. Eine Blindtitration wird durchgeführt.

Die Peroxidzahl wird nach folgender Formel berechnet:

$$\frac{(n_1 - n_2) \cdot M \cdot 1000}{m}$$

$n_1$ = Verbrauch an Natriumthiosulfat-Lösung (0,01 mol · l$^{-1}$) für die Substanz in Millilitern
$n_2$ = Verbrauch an Natriumthiosulfat-Lösung (0,01 mol · l$^{-1}$) bei der Blindtitration in Millilitern
$M$ = Molarität der Natriumthiosulfat-Lösung in Mol je Liter
$m$ = Masse der Substanz in Gramm

**Verseifungszahl** (2.5.6): 41 bis 52, mit 4,0 g Substanz bestimmt

15,0 ml ethanolische Kaliumhydroxid-Lösung (0,5 mol·l$^{-1}$) werden verwendet. Die Lösung wird vor der Titration mit 50 ml Ethanol 96 % *R* verdünnt.

Die Mischung wird 60 min lang zum Rückfluss erhitzt.

**Fettsäurenzusammensetzung** (2.4.22, Methode C): Die Referenzlösung a wird wie in Tab. 2.4.22-1 angegeben hergestellt.

*Säule*
- Material: Quarzglas
- Größe: $l$ = 30 m, $\varnothing$ = 0,32 mm
- Stationäre Phase: Macrogol 20 000 *R* (Filmdicke 0,5 μm)

*Trägergas:* Helium zur Chromatographie *R*

*Lineare Geschwindigkeit:* 50 cm · s$^{-1}$

*Temperatur*

|  | Zeit (min) | Temperatur (°C) |
|---|---|---|
| Säule | 0 – 14 | 80 → 220 |
|  | 14 – 54 | 220 |
| Probeneinlass |  | 250 |
| Detektor |  | 250 |

*Detektion:* Flammenionisation

*Einspritzen:* 1 μl

*Fettsäurenzusammensetzung*
- Palmitinsäure: mindestens 92,0 Prozent

**Ethylenoxid, Dioxan** (2.4.25, Methode A): höchstens 1 ppm Ethylenoxid und höchstens 10 ppm Dioxan

**Schwermetalle** (2.4.8): höchstens 10 ppm

2,0 g Substanz müssen der Grenzprüfung C entsprechen. Zur Herstellung der Referenzlösung werden 2 ml Blei-Lösung (10 ppm Pb) *R* verwendet.

**Wasser** (2.5.12): höchstens 3,0 Prozent, mit 1,00 g Substanz bestimmt

**Asche** (2.4.16): höchstens 0,25 Prozent, mit 2,0 g Substanz bestimmt

## Lagerung

Dicht verschlossen, vor Licht geschützt

6.3/0427

# Polysorbat 60
# Polysorbatum 60

## Definition

Gemisch von Partialestern von Fettsäuren, hauptsächlich **Stearinsäure (Acidum stearicum)**, mit Sorbitol und seinen Anhydriden, die mit etwa 20 Mol Ethylenoxid für jedes Mol Sorbitol und Sorbitolanhydrid ethoxyliert sind

## Eigenschaften

*Aussehen:* gelblich braune, gallertartige Masse, die bei Temperaturen über 25 °C zu einer klaren Flüssigkeit wird

*Löslichkeit:* löslich in Wasser, wasserfreiem Ethanol, Ethylacetat und Methanol, praktisch unlöslich in fetten Ölen und flüssigem Paraffin

*Relative Dichte:* etwa 1,10

*Viskosität:* etwa 400 mPa · s bei 30 °C

## Prüfung auf Identität

1: A, D
2: B, C, D, E

A. IR-Spektroskopie (2.2.24)

*Vergleich:* Polysorbat-60-Referenzspektrum der Ph. Eur.

B. Die Substanz entspricht der Prüfung „Hydroxylzahl" (siehe „Prüfung auf Reinheit").

C. Die Substanz entspricht der Prüfung „Verseifungszahl" (siehe „Prüfung auf Reinheit").

D. Die Substanz entspricht der Prüfung „Fettsäurenzusammensetzung" (siehe „Prüfung auf Reinheit").

E. 0,1 g Substanz werden in 5 ml Dichlormethan *R* gelöst. Werden der Lösung 0,1 g Kaliumthiocyanat *R* und 0,1 g Cobalt(II)-nitrat *R* zugesetzt, entsteht nach Umrühren mit einem Glasstab eine blaue Färbung.

## Prüfung auf Reinheit

**Säurezahl** (2.5.1): höchstens 2,0

5,0 g Substanz werden in 50 ml der vorgeschriebenen Lösungsmittelmischung gelöst.

**Hydroxylzahl** (2.5.3, Methode A): 81 bis 96

**Peroxidzahl:** höchstens 10,0

In einem 100-ml-Becherglas werden 10,0 g Substanz in 20 ml Essigsäure 99 % *R* gelöst. Die Lösung wird mit 1 ml gesättigter Kaliumiodid-Lösung *R* versetzt und 1 min lang stehen gelassen. Ein Magnetrührstab wird zugegeben und die Lösung nach Zusatz von 50 ml kohlendioxidfreiem Wasser *R* mit Natriumthiosulfat-Lösung (0,01 mol · l⁻¹) titriert. Der Endpunkt wird mit Hilfe der Potentiometrie (2.2.20) bestimmt. Eine Blindtitration wird durchgeführt.

Die Peroxidzahl wird nach folgender Formel berechnet:

$$\frac{(n_1 - n_2) \cdot M \cdot 1000}{m}$$

$n_1$ = Verbrauch an Natriumthiosulfat-Lösung (0,01 mol · l⁻¹) für die Substanz in Millilitern
$n_2$ = Verbrauch an Natriumthiosulfat-Lösung (0,01 mol · l⁻¹) bei der Blindtitration in Millilitern
$M$ = Molarität der Natriumthiosulfat-Lösung in Mol je Liter
$m$ = Masse der Substanz in Gramm

**Verseifungszahl** (2.5.6): 45 bis 55, mit 4,0 g Substanz bestimmt

15,0 ml ethanolische Kaliumhydroxid-Lösung (0,5 mol·l⁻¹) werden verwendet. Die Lösung wird vor der Titration mit 50 ml Ethanol 96 % *R* verdünnt.

Die Mischung wird 60 min lang zum Rückfluss erhitzt.

**Fettsäurenzusammensetzung** (2.4.22, Methode C): Die Referenzlösung a wird wie in Tab. 2.4.22-1 angegeben hergestellt.

*Säule*
– Material: Quarzglas
– Größe: *l* = 30 m, ⌀ = 0,32 mm
– Stationäre Phase: Macrogol 20 000 *R* (Filmdicke 0,5 µm)

*Trägergas:* Helium zur Chromatographie *R*

*Lineare Geschwindigkeit:* 50 cm · s⁻¹

*Temperatur*

|  | Zeit (min) | Temperatur (°C) |
|---|---|---|
| Säule | 0 – 14 | 80 → 220 |
|  | 14 – 54 | 220 |
| Probeneinlass |  | 250 |
| Detektor |  | 250 |

*Detektion:* Flammenionisation

*Einspritzen:* 1 µl

*Fettsäurenzusammensetzung*
– Stearinsäure: 40,0 bis 60,0 Prozent
– Summe der Gehalte von Palmitinsäure und Stearinsäure: mindestens 90,0 Prozent

**Ethylenoxid, Dioxan** (2.4.25, Methode A): höchstens 1 ppm Ethylenoxid und höchstens 10 ppm Dioxan

**Schwermetalle** (2.4.8): höchstens 10 ppm

2,0 g Substanz müssen der Grenzprüfung C entsprechen. Zur Herstellung der Referenzlösung werden 2 ml Blei-Lösung (10 ppm Pb) *R* verwendet.

**Wasser** (2.5.12): höchstens 3,0 Prozent, mit 1,00 g Substanz bestimmt

**Asche** (2.4.16): höchstens 0,25 Prozent, mit 2,0 g Substanz bestimmt

## Lagerung

Dicht verschlossen, vor Licht geschützt

---

6.3/0428

# Polysorbat 80
# Polysorbatum 80

## Definition

Gemisch von Partialestern von Fettsäuren, hauptsächlich **Ölsäure (Acidum oleicum)**, mit Sorbitol und seinen Anhydriden, die mit etwa 20 Mol Ethylenoxid für jedes Mol Sorbitol und Sorbitolanhydrid ethoxyliert sind

# Polysorbat 80

## Eigenschaften

*Aussehen:* ölige, gelbliche bis bräunlich gelbe, klare oder schwach opaleszierende Flüssigkeit

*Löslichkeit:* dispergierbar in Wasser, wasserfreiem Ethanol, Ethylacetat und Methanol, praktisch unlöslich in fetten Ölen und flüssigem Paraffin

*Relative Dichte:* etwa 1,10

*Viskosität:* etwa 400 mPa · s bei 25 °C

## Prüfung auf Identität

1: A, D
2: B, C, D, E

A. IR-Spektroskopie (2.2.24)

  *Vergleich:* Polysorbat-80-Referenzspektrum der Ph. Eur.

B. Die Substanz entspricht der Prüfung „Hydroxylzahl" (siehe „Prüfung auf Reinheit").

C. Die Substanz entspricht der Prüfung „Verseifungszahl" (siehe „Prüfung auf Reinheit").

D. Die Substanz entspricht der Prüfung „Fettsäurenzusammensetzung" (siehe „Prüfung auf Reinheit").

E. 0,1 g Substanz werden in 5 ml Dichlormethan R gelöst. Werden der Lösung 0,1 g Kaliumthiocyanat R und 0,1 g Cobalt(II)-nitrat R zugesetzt, entsteht nach Umrühren mit einem Glasstab eine blaue Färbung.

## Prüfung auf Reinheit

**Säurezahl** (2.5.1): höchstens 2,0

5,0 g Substanz werden in 50 ml der vorgeschriebenen Lösungsmittelmischung gelöst.

**Hydroxylzahl** (2.5.3, Methode A): 65 bis 80

**Peroxidzahl:** höchstens 10,0

In einem 100-ml-Becherglas werden 10,0 g Substanz in 20 ml Essigsäure 99 % R gelöst. Die Lösung wird mit 1 ml gesättigter Kaliumiodid-Lösung R versetzt und 1 min lang stehen gelassen. Ein Magnetrührstab wird zugegeben und die Lösung nach Zusatz von 50 ml kohlendioxidfreiem Wasser R mit Natriumthiosulfat-Lösung (0,01 mol · l$^{-1}$) titriert. Der Endpunkt wird mit Hilfe der Potentiometrie (2.2.20) bestimmt. Eine Blindtitration wird durchgeführt.

Die Peroxidzahl wird nach folgender Formel berechnet:

$$\frac{(n_1 - n_2) \cdot M \cdot 1000}{m}$$

$n_1$ = Verbrauch an Natriumthiosulfat-Lösung (0,01 mol · l$^{-1}$) für die Substanz in Millilitern

$n_2$ = Verbrauch an Natriumthiosulfat-Lösung (0,01 mol · l$^{-1}$) bei der Blindtitration in Millilitern

$M$ = Molarität der Natriumthiosulfat-Lösung in Mol je Liter

$m$ = Masse der Substanz in Gramm

**Verseifungszahl** (2.5.6): 45 bis 55, mit 4,0 g Substanz bestimmt

30,0 ml ethanolische Kaliumhydroxid-Lösung (0,5 mol · l$^{-1}$) werden 60 min lang zum Rückfluss erhitzt und vor der Titration mit 50 ml wasserfreiem Ethanol R versetzt.

**Fettsäurenzusammensetzung:** Gaschromatographie (2.4.22, Methode C)

Die in Tab. 2.4.22-3 angegebene Kalibriermischung wird verwendet.

*Säule*
- Material: Quarzglas
- Größe: $l$ = 30 m, $\varnothing$ = 0,32 mm
- Stationäre Phase: Macrogol 20 000 R (Filmdicke 0,5 µm)

*Trägergas:* Helium zur Chromatographie R

*Lineare Geschwindigkeit:* 50 cm · s$^{-1}$

*Temperatur*

|  | Zeit (min) | Temperatur (°C) |
|---|---|---|
| Säule | 0 – 14 | 80 → 220 |
|  | 14 – 54 | 220 |
| Probeneinlass |  | 250 |
| Detektor |  | 250 |

*Detektion:* Flammenionisation

*Einspritzen:* 1 µl

*Fettsäurenzusammensetzung*
- Myristinsäure: höchstens 5,0 Prozent
- Palmitinsäure: höchstens 16,0 Prozent
- Palmitoleinsäure: höchstens 8,0 Prozent
- Stearinsäure: höchstens 6,0 Prozent
- Ölsäure: mindestens 58,0 Prozent
- Linolsäure: höchstens 18,0 Prozent
- Linolensäure: höchstens 4,0 Prozent

**Ethylenoxid, Dioxan** (2.4.25, Methode A): höchstens 1 ppm Ethylenoxid und höchstens 10 ppm Dioxan

**Schwermetalle** (2.4.8): höchstens 10 ppm

2,0 g Substanz müssen der Grenzprüfung C entsprechen. Zur Herstellung der Referenzlösung werden 2 ml Blei-Lösung (10 ppm Pb) R verwendet.

**Wasser** (2.5.12): höchstens 3,0 Prozent, mit 1,00 g Substanz bestimmt

**Asche** (2.4.16): höchstens 0,25 Prozent, mit 2,0 g Substanz bestimmt

## Lagerung

Dicht verschlossen, vor Licht geschützt

6.3/2152
# Poly(vinylacetat)-Dispersion 30 %

# Poly(vinylis acetas) dispersio 30 per centum

## Definition

Dispersion von Poly(vinylacetat) in Wasser mit einer mittleren relativen Molekülmasse von etwa 450 000

Die Substanz kann **Povidon (Povidonum)** und eine geeignete oberflächenaktive Substanz, wie **Natriumdodecylsulfat (Natrii laurilsulfas)**, als Stabilisatoren enthalten.

*Gehalt:* 25,0 bis 30,0 Prozent Poly(vinylacetat)

## Eigenschaften

*Aussehen:* weiße bis fast weiße, opake, schwach viskose Flüssigkeit

*Löslichkeit:* mischbar mit Wasser und Ethanol 96 %

Die Substanz ist empfindlich gegenüber Zersetzung durch mikrobielle Kontaminanten.

## Prüfung auf Identität

A. IR-Spektroskopie (2.2.24)

*Probenvorbereitung:* 1 ml Substanz wird im Vakuum getrocknet und der Rückstand in Aceton *R* gelöst. 1 Tropfen Lösung wird zwischen 2 Plättchen aus Natriumchlorid *R* ausgestrichen. 1 Plättchen wird entfernt, so dass das Lösungsmittel verdunstet.

*Vergleich:* Die gleichen Arbeitsschritte werden mit Poly(vinylacetat)-Dispersion 30 % CRS durchgeführt.

B. Werden 3 ml Substanz auf einer Glasplatte ausgestrichen und trocknen gelassen, bildet sich ein durchsichtiger Film.

C. 50 mg Substanz geben die Identitätsreaktion auf Acetyl (2.3.1).

## Prüfung auf Reinheit

**Agglomerate:** 100,0 g Substanz werden durch ein zuvor gewogenes Sieb (90) aus rostfreiem Stahl gegeben. Das Sieb wird mit Wasser *R* gewaschen, bis ein klares Filtrat erhalten wird, und bei 100 bis 105 °C bis zur Massekonstanz getrocknet. Der Rückstand darf höchstens 0,500 g wiegen.

**Vinylacetat:** Flüssigchromatographie (2.2.29)

*Untersuchungslösung:* 0,250 g Substanz werden in einem 10-ml-Messkolben mit etwa 1 ml Methanol *R* 2 versetzt. Die Mischung wird mit Ultraschall behandelt und anschließend mit etwa 8 ml Wasser zur Chromatographie *R* versetzt. Diese Mischung wird erneut mit Ultraschall behandelt und mit Wasser zur Chromatographie *R* zu 10,0 ml verdünnt. Die Mischung wird etwa 10 min lang zentrifugiert und anschließend filtriert.

*Referenzlösung a:* 5,0 mg Vinylacetat CRS werden in Methanol *R* 2 zu 10,0 ml gelöst. 1,0 ml Lösung wird mit der mobilen Phase A zu 20,0 ml verdünnt. 1,0 ml dieser Lösung wird mit der mobilen Phase A zu 10,0 ml verdünnt.

*Referenzlösung b:* 5 mg Vinylacetat *R* und 5 mg 1-Vinylpyrrolidin-2-on *R* werden mit 10 ml Methanol *R* 2 versetzt und die Mischung wird mit Ultraschall behandelt. Die Lösung wird mit der mobilen Phase A zu 50 ml verdünnt. 1 ml dieser Lösung wird mit der mobilen Phase A zu 20 ml verdünnt.

Wenn ein Matrixeffekt beobachtet wird, kann eine Vorsäule mit octadecylsilyliertem Kieselgel zur Chromatographie *R* (5 µm) verwendet werden.

*Säule*
– Größe: $l = 0,25$ m, $\varnothing = 4,0$ mm
– Stationäre Phase: octadecylsilyliertes Kieselgel zur Chromatographie *R* (5 µm)
– Temperatur: 30 °C

*Mobile Phase*
– Mobile Phase A: Acetonitril zur Chromatographie *R*, Methanol *R* 2, Wasser zur Chromatographie *R* (5:5:90 *V/V/V*)
– Mobile Phase B: Methanol *R* 2, Acetonitril zur Chromatographie *R*, Wasser zur Chromatographie *R* (5:45:50 *V/V/V*)

| Zeit (min) | Mobile Phase A (% V/V) | Mobile Phase B (% V/V) |
|---|---|---|
| 0 – 2 | 100 | 0 |
| 2 – 26 | 100 → 80 | 0 → 20 |
| 26 – 27 | 80 → 0 | 20 → 100 |
| 27 – 30 | 0 → 100 | 100 → 0 |

*Durchflussrate:* 1,0 ml · min$^{-1}$

*Detektion:* Spektrometer bei 205 nm

*Einspritzen:* 10 µl; Untersuchungslösung, Referenzlösungen a und b

*Eignungsprüfung:* Referenzlösung b
– Auflösung: mindestens 5,0 zwischen den Peaks von Vinylacetat und 1-Vinylpyrrolidin-2-on

*Grenzwert*
- Vinylacetat: nicht größer als die Fläche des Hauptpeaks im Chromatogramm der Referenzlösung a (100 ppm)

**Povidon:** höchstens 4,0 Prozent

Der Stickstoff wird mit Hilfe der Kjeldahl-Bestimmung (2.5.9) unter Verwendung von 0,25 g Substanz bestimmt. Der Prozentgehalt an Povidon wird nach folgender Formel berechnet:

$$\frac{N}{0{,}126}$$

$N$ = Prozentgehalt an Stickstoff

**Essigsäure:** Flüssigchromatographie (2.2.29)

*Untersuchungslösung:* 0,200 g Substanz werden mit Wasser zur Chromatographie $R$ gemischt. Die Mischung wird etwa 10 min lang mit Ultraschall behandelt und mit Wasser zur Chromatographie $R$ zu 10,0 ml verdünnt.

*Referenzlösung:* 30,0 mg Essigsäure $R$ und 30 mg Citronensäure $R$ werden mit der mobilen Phase versetzt. Die Mischung wird vorsichtig geschüttelt, bis die Citronensäure gelöst ist. Die Lösung wird mit der mobilen Phase zu 100,0 ml verdünnt.

*Säule*
- Größe: $l$ = 0,25 m, $\varnothing$ = 4,6 mm
- Stationäre Phase: octadecylsilyliertes Kieselgel zur Chromatographie $R$ (5 µm)

*Mobile Phase:* Schwefelsäure (0,005 mol · l$^{-1}$)

*Durchflussrate:* 1,0 ml · min$^{-1}$

*Detektion:* Spektrometer bei 205 nm

*Einspritzen:* 20 µl; nach jedem Einspritzen wird die Säule mit einer Mischung gleicher Volumteile Acetonitril zur Chromatographie $R$ und Schwefelsäure (0,005 mol · l$^{-1}$) gespült.

*Retentionszeiten*
- Essigsäure: etwa 6 min
- Citronensäure: etwa 8 min

*Eignungsprüfung:* Referenzlösung
- Auflösung: mindestens 2,0 zwischen den Peaks der Essigsäure und Citronensäure

*Grenzwert*
- Essigsäure: nicht größer als die Fläche des entsprechenden Peaks im Chromatogramm der Referenzlösung (1,5 Prozent)

**Verdampfungsrückstand:** 0,285 bis 0,315 g, mit 1,000 g Substanz durch 5 h langes Erhitzen bei 110 °C bestimmt

**Sulfatasche:** höchstens 0,5 Prozent, mit 1,0 g Substanz bestimmt

Ein Quarztiegel wird 30 min lang zur Rotglut erhitzt, im Exsikkator erkalten gelassen und gewogen. 1,00 g Substanz wird gleichmäßig in dem Tiegel verteilt und der Tiegel mit Inhalt gewogen. Die Substanz wird 1 h lang bei 100 bis 105 °C getrocknet und anschließend im Muffelofen bei 600 ± 25 °C geglüht, bis die Substanz vollständig verkohlt ist. Mit dem erhaltenen Rückstand wird die Prüfung „Sulfatasche" (2.4.14) durchgeführt, beginnend mit dem Arbeitsschritt, der wie folgt beschrieben ist: „Die Substanz wird mit einer geringen Menge Schwefelsäure $R$ …"

**Mikrobielle Verunreinigung**

TAMC: Akzeptanzkriterium 10$^3$ KBE je Gramm (2.6.12)

TYMC: Akzeptanzkriterium 10$^2$ KBE je Gramm (2.6.12)

## Gehaltsbestimmung

Mit 1,5 g Substanz wird die Verseifungszahl (2.5.6) bestimmt und der Prozentgehalt an Poly(vinylacetat) nach folgender Formel berechnet:

$$VZ \cdot 0{,}1534$$

$VZ$ = Verseifungszahl

## Lagerung

Zwischen 5 und 30 °C

Die Substanz ist so zu lagern, dass eine mikrobielle Kontamination weitgehend ausgeschlossen ist.

## Funktionalitätsbezogene Eigenschaften

*Dieser Abschnitt liefert Informationen zu Eigenschaften, die sich als relevante Prüfparameter für eine Funktion oder mehrere Funktionen der Substanz erwiesen haben, wenn diese als Hilfsstoff (siehe 5.15) verwendet wird. Dieser Abschnitt ist ein nicht verbindlicher Teil der Monographie und diese Eigenschaften müssen nicht notwendigerweise verifiziert werden, um die Übereinstimmung mit den Anforderungen der Monographie zu zeigen. Die Kontrolle dieser Eigenschaften kann jedoch zur Qualität eines Arzneimittels beitragen, indem die Gleichförmigkeit des Herstellungsverfahrens und die Funktionalität des Arzneimittels bei der Anwendung verbessert werden. Wenn Prüfmethoden angegeben sind, haben sie sich für den jeweiligen Zweck als geeignet erwiesen, jedoch können andere Methoden ebenfalls angewendet werden. Werden für eine bestimmte Eigenschaft Ergebnisse vorgelegt, muss die Prüfmethode angegeben sein.*

*Die folgenden Eigenschaften können für Poly(vinylacetat)-Dispersion 30 %, die zur Herstellung von Darreichungsformen mit veränderter Wirkstofffreisetzung und zur Geschmacksmaskierung verwendet wird, relevant sein.*

**Löslichkeit als Film:** Der unter „Prüfung auf Identität, B" erhaltene Film wird in 50 ml Phosphat-Pufferlösung pH 6,8 $R$ gelegt. Auch bei ständigem Rühren darf sich der Film innerhalb von 30 min nicht lösen.

**Viskosität** (2.2.10): höchstens 100 mPa · s, mit einem Rotationsviskosimeter bei 20 °C und einem Schergefälle von 100 s$^{-1}$ bestimmt

6.3/2059

# Pravastatin-Natrium

# Pravastatinum natricum

$C_{23}H_{35}NaO_7$     $M_r$ 446,5

CAS Nr. 81131-70-6

## Definition

Natrium[(3R,5R)-3,5-dihydroxy-7-[(1S,2S,6S,8S,8aR)-6-hydroxy-2-methyl-8-[[(2S)-2-methylbutanoyl]oxy]-1,2,6,7,8,8a-hexahydronaphthalin-1-yl]heptanoat]

*Gehalt:* 97,0 bis 102,0 Prozent (wasserfreie Substanz)

## Eigenschaften

*Aussehen:* Pulver oder kristallines Pulver, weiß bis gelblich weiß, hygroskopisch

*Löslichkeit:* leicht löslich in Wasser und Methanol, löslich in wasserfreiem Ethanol

## Prüfung auf Identität

A. Die Substanz entspricht der Prüfung „Spezifische Drehung" (siehe „Prüfung auf Reinheit").

B. IR-Spektroskopie (2.2.24)

  *Vergleich:* Pravastatin-Natrium-Referenzspektrum der Ph. Eur.

C. 1 ml Prüflösung (siehe „Prüfung auf Reinheit") gibt die Identitätsreaktion a auf Natrium (2.3.1).

## Prüfung auf Reinheit

**Prüflösung:** 1,00 g Substanz wird in kohlendioxidfreiem Wasser R zu 20,0 ml gelöst.

**Aussehen der Lösung:** Die Lösung muss klar (2.2.1) und darf nicht stärker gefärbt sein als die Farbvergleichslösung BG$_6$ (2.2.2, Methode II).

2,0 ml Prüflösung werden mit Wasser R zu 10,0 ml verdünnt.

**pH-Wert** (2.2.3): 7,2 bis 9,0, an der Prüflösung bestimmt

**Spezifische Drehung** (2.2.7): +153 bis +159 (wasserfreie Substanz)

2,0 ml Prüflösung werden mit Wasser R zu 20,0 ml verdünnt.

**Verwandte Substanzen:** Flüssigchromatographie (2.2.29)

*Lösungsmittelmischung:* Methanol R, Wasser R (9:11 V/V)

*Untersuchungslösung a:* 0,1000 g Substanz werden in der Lösungsmittelmischung zu 100,0 ml gelöst.

*Untersuchungslösung b:* 10,0 ml Untersuchungslösung a werden mit der Lösungsmittelmischung zu 100,0 ml verdünnt.

*Referenzlösung a:* Der Inhalt einer Durchstechflasche mit Pravastatin-Verunreinigung A CRS wird in 1,0 ml Untersuchungslösung b gelöst.

*Referenzlösung b:* 2,0 ml Untersuchungslösung a werden mit der Lösungsmittelmischung zu 100,0 ml verdünnt. 1,0 ml dieser Lösung wird mit der Lösungsmittelmischung zu 10,0 ml verdünnt.

*Referenzlösung c:* 12,4 mg Pravastatin-1,1,3,3-tetramethylbutylamin CRS werden in der Lösungsmittelmischung zu 100,0 ml gelöst.

*Säule*
- Größe: $l$ = 0,15 m, $\varnothing$ = 4,6 mm
- Stationäre Phase: octadecylsilyliertes Kieselgel zur Chromatographie R (5 µm)
- Temperatur: 25 °C

*Mobile Phase:* Essigsäure 99 % R, Triethylamin R, Methanol R, Wasser R (1:1:450:550 V/V/V/V)

*Durchflussrate:* 1,3 ml · min$^{-1}$

*Detektion:* Spektrometer bei 238 nm

*Einspritzen:* 10 µl; Untersuchungslösung a, Referenzlösungen a und b

*Chromatographiedauer:* 2,5fache Retentionszeit von Pravastatin

*Relative Retention* (bezogen auf Pravastatin, $t_R$ etwa 21 min)
- Verunreinigung F: etwa 0,1
- Verunreinigung B: etwa 0,2
- Verunreinigung E: etwa 0,3
- Verunreinigung A: etwa 0,6
- Verunreinigung D: etwa 1,9
- Verunreinigung C: etwa 2,1

*Eignungsprüfung:* Referenzlösung a
- Auflösung: mindestens 7,0 zwischen den Peaks von Verunreinigung A und Pravastatin

## Grenzwerte

- Verunreinigung A: nicht größer als das 1,5fache der Fläche des Hauptpeaks im Chromatogramm der Referenzlösung b (0,3 Prozent)
- Verunreinigungen B, C, D, E: jeweils nicht größer als die Fläche des Hauptpeaks im Chromatogramm der Referenzlösung b (0,2 Prozent)
- Verunreinigung F: nicht größer als das 0,75fache der Fläche des Hauptpeaks im Chromatogramm der Referenzlösung b (0,15 Prozent)
- Nicht spezifizierte Verunreinigungen: jeweils nicht größer als das 0,5fache der Fläche des Hauptpeaks im Chromatogramm der Referenzlösung b (0,10 Prozent)
- Summe aller Verunreinigungen: nicht größer als das 3fache der Fläche des Hauptpeaks im Chromatogramm der Referenzlösung b (0,6 Prozent)
- Ohne Berücksichtigung bleiben: Peaks, deren Fläche kleiner ist als das 0,25fache der Fläche des Hauptpeaks im Chromatogramm der Referenzlösung b (0,05 Prozent)

**Ethanol** (2.4.24, System A): höchstens 3,0 Prozent (*m/m*)

**Schwermetalle** (2.4.8): höchstens 20 ppm

2,0 g Substanz werden in einer Mischung von 15 Volumteilen Wasser *R* und 85 Volumteilen Methanol *R* zu 20 ml gelöst. 12 ml Lösung müssen der Grenzprüfung B entsprechen. Zur Herstellung der Referenzlösung wird eine Blei-Lösung (2 ppm Pb) verwendet, die durch Verdünnen der Blei-Lösung (100 ppm Pb) *R* mit einer Mischung von 15 Volumteilen Wasser *R* und 85 Volumteilen Methanol *R* hergestellt wird.

**Wasser** (2.5.12): höchstens 4,0 Prozent, mit 0,500 g Substanz bestimmt

## Gehaltsbestimmung

Flüssigchromatographie (2.2.29) wie unter „Verwandte Substanzen" beschrieben, mit folgender Änderung:

*Einspritzen:* Untersuchungslösung b, Referenzlösung c

Der Prozentgehalt an $C_{23}H_{35}NaO_7$ wird unter Verwendung des Chromatogramms der Referenzlösung c und unter Berücksichtigung des angegebenen Gehalts an Pravastatin für Pravastatin-1,1,3,3-tetramethylbutylamin *CRS* berechnet.

1 mg Pravastatin entspricht 1,052 mg Pravastatin-Natrium.

## Lagerung

Dicht verschlossen

## Verunreinigungen

*Spezifizierte Verunreinigungen:*

A, B, C, D, E, F

A. R1 = R3 = R4 = R5 = H, R2 = OH:
(3*R*,5*R*)-3,5-Dihydroxy-7-[(1*S*,2*S*,6*R*,8*S*,8a*R*)-6-hydroxy-2-methyl-8-[[(2*S*)-2-methylbutanoyl]oxy]-1,2,6,7,8,8a-hexahydronaphthalin-1-yl]heptansäure
(6′-*epi*-Pravastatin)

B. R1 = R4 = OH, R2 = R3 = R5 = H:
(3*R*,5*R*)-3,5-Dihydroxy-7-[(1*S*,2*S*,6*S*,8*S*,8a*R*)-6-hydroxy-8-[[(2*S*,3*R*)-3-hydroxy-2-methylbutanoyl]oxy]-2-methyl-1,2,6,7,8,8a-hexahydronaphthalin-1-yl]heptansäure
(3″-(*R*)-Hydroxypravastatin)

C. R1 = OH, R2 = R3 = R4 = H, R5 = CH₃:
(3*R*,5*R*)-3,5-Dihydroxy-7-[(1*S*,2*S*,6*S*,8*S*,8a*R*)-6-hydroxy-2-methyl-8-[[(2*S*)-2-methylpentanoyl]oxy]-1,2,6,7,8,8a-hexahydronaphthalin-1-yl]heptansäure

E. R1 = R3 = OH, R2 = R4 = R5 = H:
(3*R*,5*R*)-3,5-Dihydroxy-7-[(1*S*,2*S*,6*S*,8*S*,8a*R*)-6-hydroxy-8-[[(2*S*,3*S*)-3-hydroxy-2-methylbutanoyl]oxy]-2-methyl-1,2,6,7,8,8a-hexahydronaphthalin-1-yl]heptansäure
(3″-(*S*)-Hydroxypravastatin)

D. [(1*S*,3*S*,7*S*,8*S*,8a*R*)-3-Hydroxy-8-[2-[(2*R*,4*R*)-4-hydroxy-6-oxotetrahydro-2*H*-pyran-2-yl]ethyl]-7-methyl-1,2,3,7,8,8a-hexahydronaphthalin-1-yl][(2*S*)-2-methylbutanoat]
(Pravastatinlacton)

F. (3*R*,5*R*)-7-[(1*S*,2*S*,6*S*,8*S*,8a*R*)-6,8-Dihydroxy-2-methyl-1,2,6,7,8,8a-hexahydronaphthalin-1-yl]-3,5-dihydroxyheptansäure

# R

Racecadotril .......................... 5675      Reisstärke ........................... 5677

# 6.3/2171

# Racecadotril

# Racecadotrilum

$C_{21}H_{23}NO_4S$          $M_r$ 385,5

CAS Nr. 81110-73-8

## Definition

Benzyl[[[(2RS)-2-[(acetylsulfanyl)methyl]-3-phenyl=propanoyl]amino]acetat]

*Gehalt:* 98,0 bis 102,0 Prozent (getrocknete Substanz)

## Eigenschaften

*Aussehen:* weißes bis fast weißes Pulver

*Löslichkeit:* praktisch unlöslich in Wasser, leicht löslich in Dichlormethan und Methanol

## Prüfung auf Identität

IR-Spektroskopie (2.2.24)

*Vergleich:* Racecadotril *CRS*

## Prüfung auf Reinheit

**Aussehen der Lösung:** Die Lösung muss klar (2.2.1) und darf nicht stärker gefärbt sein als die Farbvergleichslösung $G_6$ (2.2.2, Methode II).

5,0 g Substanz werden in 10 ml Aceton *R* gelöst.

**Verwandte Substanzen:** Flüssigchromatographie (2.2.29)

*Lösungsmittelmischung:* Mobile Phase A, Mobile Phase B (50:50 V/V)

*Untersuchungslösung a:* 50,0 mg Substanz werden in der Lösungsmittelmischung zu 25,0 ml gelöst.

*Untersuchungslösung b:* 5,0 ml Untersuchungslösung a werden mit der Lösungsmittelmischung zu 25,0 ml verdünnt.

*Referenzlösung a:* 1,0 ml Untersuchungslösung a wird mit der Lösungsmittelmischung zu 100,0 ml verdünnt. 1,0 ml dieser Lösung wird mit der Lösungsmittelmischung zu 10,0 ml verdünnt.

*Referenzlösung b:* 500 µl Racecadotril-Verunreinigung A *CRS* werden in Acetonitril *R* zu 250,0 ml gelöst. 1,0 ml Lösung wird mit der Lösungsmittelmischung zu 10,0 ml verdünnt. 1,0 ml dieser Lösung wird mit der Lösungsmittelmischung zu 100,0 ml verdünnt.

*Referenzlösung c:* 5 mg Racecadotril-Verunreinigung G *CRS* werden in der Lösungsmittelmischung zu 50 ml gelöst. 5 ml Lösung werden mit 1 ml Untersuchungslösung b versetzt und mit der Lösungsmittelmischung zu 100 ml verdünnt.

*Referenzlösung d:* 50,0 mg Racecadotril *CRS* werden in der Lösungsmittelmischung zu 25,0 ml gelöst. 5,0 ml Lösung werden mit der Lösungsmittelmischung zu 25,0 ml verdünnt.

*Referenzlösung e:* 2 mg Racecadotril zur Peak-Identifizierung *CRS* (mit den Verunreinigungen C, E und F) werden in 1,0 ml Lösungsmittelmischung gelöst.

*Säule*
- Größe: $l = 0,25$ m, $\varnothing = 4,0$ mm
- Stationäre Phase: nachsilanisiertes, octadecylsilyliertes Kieselgel zur Chromatographie *R* (5 µm)
- Temperatur: 30 °C

*Mobile Phase*
- Mobile Phase A: 1,0 g Kaliumdihydrogenphosphat *R* wird in Wasser *R* gelöst. Die Lösung wird mit Phosphorsäure 85 % *R* auf einen pH-Wert von 2,5 eingestellt und mit Wasser *R* zu 1000 ml verdünnt.
- Mobile Phase B: Acetonitril *R* 1

| Zeit (min) | Mobile Phase A (% V/V) | Mobile Phase B (% V/V) |
|---|---|---|
| 0 – 5 | 60 | 40 |
| 5 – 25 | 60 → 20 | 40 → 80 |
| 25 – 35 | 20 | 80 |

*Durchflussrate:* 1,0 ml · min$^{-1}$

*Detektion:* Spektrometer bei 210 nm

*Einspritzen:* 10 µl; Lösungsmittelmischung, Untersuchungslösung a, Referenzlösungen a, b, c und e

*Identifizierung von Verunreinigungen:* Zur Identifizierung der Peaks der Verunreinigungen C, E und F werden das mitgelieferte Chromatogramm von Racecadotril zur Peak-Identifizierung *CRS* und das mit der Referenzlösung e erhaltene Chromatogramm verwendet.

*Relative Retention* (bezogen auf Racecadotril, $t_R$ etwa 16 min)
- Verunreinigung A: etwa 0,2
- Verunreinigung C: etwa 0,3
- Verunreinigung E: etwa 0,5
- Verunreinigung F: etwa 0,9

*Eignungsprüfung:* Referenzlösung c
- Auflösung: mindestens 1,5 zwischen den Peaks von Verunreinigung G und Racecadotril

*Grenzwerte*
- Korrekturfaktoren: Für die Berechnung der Gehalte werden die Peakflächen folgender Verunreinigungen

mit dem entsprechenden Korrekturfaktor multipliziert:
- Verunreinigung C: 1,4
- Verunreinigung E: 0,6
- Verunreinigung F: 0,7

- Verunreinigungen C, E, F: jeweils nicht größer als das 2fache der Fläche des Hauptpeaks im Chromatogramm der Referenzlösung a (0,2 Prozent)
- Verunreinigung A: nicht größer als die Fläche des entsprechenden Peaks im Chromatogramm der Referenzlösung b (0,1 Prozent)
- Nicht spezifizierte Verunreinigungen: jeweils nicht größer als die Fläche des Hauptpeaks im Chromatogramm der Referenzlösung a (0,10 Prozent)
- Summe aller Verunreinigungen: nicht größer als das 5fache der Fläche des Hauptpeaks im Chromatogramm der Referenzlösung a (0,5 Prozent)
- Ohne Berücksichtigung bleiben: Peaks, deren Fläche kleiner ist als das 0,5fache der Fläche des Hauptpeaks im Chromatogramm der Referenzlösung a (0,05 Prozent)

**Trocknungsverlust** (2.2.32): höchstens 0,5 Prozent, mit 1,000 g Substanz durch 4 h langes Trocknen im Vakuum bei 60 °C bestimmt

**Sulfatasche** (2.4.14): höchstens 0,1 Prozent, mit 1,0 g Substanz bestimmt

## Gehaltsbestimmung

Flüssigchromatographie (2.2.29) wie unter „Verwandte Substanzen" beschrieben, mit folgender Änderung:

*Einspritzen:* Untersuchungslösung b, Referenzlösung d

Der Prozentgehalt an $C_{21}H_{23}NO_4S$ wird unter Berücksichtigung des angegebenen Gehalts für Racecadotril *CRS* berechnet.

## Verunreinigungen

*Spezifizierte Verunreinigungen:*

A, C, E, F

*Andere bestimmbare Verunreinigungen*

(Die folgenden Substanzen werden, falls in einer bestimmten Menge vorhanden, durch eine Prüfmethode oder mehrere Prüfmethoden in der Monographie erfasst. Sie werden begrenzt durch das allgemeine Akzeptanzkriterium für weitere Verunreinigungen/nicht spezifizierte Verunreinigungen und/oder durch die Anforderungen der Allgemeinen Monographie **Substanzen zur pharmazeutischen Verwendung (Corpora ad usum pharmaceuticum)**. Diese Verunreinigungen müssen daher nicht identifiziert werden, um die Konformität der Substanz zu zeigen. Siehe auch „5.10 Kontrolle von Verunreinigungen in Substanzen zur pharmazeutischen Verwendung"):

B, D, G, H

A. Ethanthiosäure (Thioessigsäure)

B. R = H:
[[(2*RS*)-2-Benzyl-3-sulfanylpropanoyl]amino]essigsäure

G. R = $CH_2-C_6H_5$:
Benzyl[[[(2*RS*)-2-benzyl-3-sulfanylpropanoyl]amino]acetat]

C. [[(2*RS*)-2-[(Acetylsulfanyl)methyl]-3-phenylpropanoyl]amino]essigsäure

+ Stereoisomere

D. R = H:
5,10-Dibenzyl-4,11-dioxo-7,8-dithia-3,12-diazatetradecandisäure

H. R = $CH_2-C_6H_5$:
Dibenzyl(5,10-dibenzyl-4,11-dioxo-7,8-dithia-3,12-diazatetradecandioat)

E. R = OH:
2-Benzylprop-2-ensäure (2-Benzylacrylsäure)

F. R = $NH-CH_2-CO-O-CH_2-C_6H_5$:
Benzyl[[(2-benzylprop-2-enoyl)amino]acetat]

# Reisstärke

## Oryzae amylum

**6.3/0349**

### Definition

Reisstärke wird aus den Karyopsen von *Oryza sativa* L. gewonnen.

### Eigenschaften

*Aussehen:* sehr feines, weißes bis fast weißes Pulver, das beim Reiben zwischen den Fingern knirscht

*Löslichkeit:* praktisch unlöslich in kaltem Wasser und in Ethanol 96 %

Reisstärke darf keine Stärkekörner fremder Herkunft enthalten. Höchstens Spuren von Endospermgewebe der Frucht dürfen vorhanden sein.

### Prüfung auf Identität

A. Die Prüfung erfolgt unter dem Mikroskop, wobei eine Mischung gleicher Volumteile Glycerol *R* und Wasser *R* verwendet wird. Die Droge zeigt einzeln vorliegende polyedrische Körner von 1 bis 10 µm, meist 4 bis 6 µm Durchmesser. Diese einzelnen Körner verbinden sich häufig zu Gruppen von ellipsoider Form und 50 bis 100 µm Durchmesser. Das zentrale Hilum der Körner ist kaum sichtbar; eine konzentrische Schichtung ist nicht vorhanden. Zwischen rechtwinklig ausgerichteten Polarisationsplättchen oder -prismen erscheint im polarisierten Licht über dem Spalt ein ausgeprägtes Kreuz.

B. Wird 1 g Droge 1 min lang in 50 ml Wasser *R* zum Sieden erhitzt und anschließend abgekühlt, bildet sich ein trüber, flüssiger Kleister.

C. Wird 1 ml des unter „Prüfung auf Identität, B" erhaltenen Kleisters mit 0,05 ml Iod-Lösung *R* 1 versetzt, entsteht eine orangerote bis tiefblaue Färbung, die beim Erhitzen verschwindet.

### Prüfung auf Reinheit

**pH-Wert** (2.2.3): 5,0 bis 8,0

5,0 g Droge werden 60 s lang mit 25,0 ml kohlendioxidfreiem Wasser *R* geschüttelt und 15 min lang stehen gelassen.

**Eisen** (2.4.9): höchstens 10 ppm im Filtrat

1,5 g Droge werden mit 15 ml verdünnter Salzsäure *R* geschüttelt und abfiltriert.

**Fremde Bestandteile:** Die Prüfung erfolgt unter dem Mikroskop unter Verwendung einer Mischung gleicher Volumteile Glycerol *R* und Wasser *R*. Höchstens Spuren fremder Bestandteile dürfen neben den Stärkekörnern vorhanden sein. Stärkekörner fremder Herkunft dürfen nicht vorhanden sein.

**Trocknungsverlust** (2.2.32): höchstens 15,0 Prozent, mit 1,00 g Droge durch 90 min langes Trocknen im Trockenschrank bei 130 °C bestimmt

**Sulfatasche** (2.4.14): höchstens 0,6 Prozent, mit 1,0 g Droge bestimmt

**Oxidierende Substanzen** (2.5.30): höchstens 0,002 Prozent, berechnet als $H_2O_2$

**Schwefeldioxid** (2.5.29): höchstens 50 ppm

### Mikrobielle Verunreinigung

TAMC: Akzeptanzkriterium $10^3$ KBE je Gramm (2.6.12)

TYMC: Akzeptanzkriterium $10^2$ KBE je Gramm (2.6.12)

Abwesenheit von *Escherichia coli* (2.6.13)

Abwesenheit von Salmonellen (2.6.13)

# S

| | |
|---|---|
| Saccharose .......................... 5681 | Sorbitol ............................. 5693 |
| Saquinavirmesilat .................... 5682 | Lösung von partiell dehydratisiertem Sorbitol . 5695 |
| Schisandrafrüchte .................... 5685 | Vorverkleisterte Stärke ................. 5696 |
| Eingestellter Sennesblättertrockenextrakt ..... 5686 | Hämatopoetische Stammzellen vom Menschen 5697 |
| Raffiniertes Sesamöl .................. 5687 | Stanozolol .......................... 5698 |
| Sevofluran .......................... 5689 | Sultamicillintosilat-Dihydrat ............. 5700 |
| Siliciumdioxid zur dentalen Anwendung ...... 5692 | Sumatriptansuccinat ................... 5702 |

# 6.3/0204

# Saccharose

# Saccharum

$C_{12}H_{22}O_{11}$          $M_r$ 342,3

CAS Nr. 57-50-1

## Definition

β-D-Fructofuranosyl-α-D-glucopyranosid

Die Substanz enthält keine Zusatzstoffe.

## Eigenschaften

*Aussehen:* weißes bis fast weißes, kristallines Pulver oder glänzende, farblose bis weiße oder fast weiße Kristalle

*Löslichkeit:* sehr leicht löslich in Wasser, schwer löslich in Ethanol 96 %, praktisch unlöslich in wasserfreiem Ethanol

## Prüfung auf Identität

1: A
2: B, C

A. IR-Spektroskopie (2.2.24)

*Vergleich:* Saccharose *CRS*

B. Dünnschichtchromatographie (2.2.27)

*Untersuchungslösung:* 10 mg Substanz werden in einer Mischung von 2 Volumteilen Wasser *R* und 3 Volumteilen Methanol *R* zu 20 ml gelöst.

*Referenzlösung a:* 10 mg Saccharose *CRS* werden in einer Mischung von 2 Volumteilen Wasser *R* und 3 Volumteilen Methanol *R* zu 20 ml gelöst.

*Referenzlösung b:* Je 10 mg Fructose *CRS*, Glucose *CRS*, Lactose *CRS* und Saccharose *CRS* werden in einer Mischung von 2 Volumteilen Wasser *R* und 3 Volumteilen Methanol *R* zu 20 ml gelöst.

*Platte:* DC-Platte mit Kieselgel G *R*

*Fließmittel:* kalte, gesättigte Borsäure-Lösung *R*, 60-prozentige Lösung (*V/V*) von Essigsäure 99 % *R*, wasserfreies Ethanol *R*, Aceton *R*, Ethylacetat *R* (10:15:20:60:60 *V/V/V/V/V*)

*Auftragen:* 2 µl

*Laufstrecke:* 15 cm, ohne Kammersättigung

*Trocknen:* im Warmluftstrom

*Detektion:* Die Platte wird mit einer Lösung von 0,5 g Thymol *R* in einer Mischung von 5 ml Schwefelsäure *R* und 95 ml Ethanol 96 % *R* besprüht und 10 min lang bei 130 °C erhitzt.

*Eignungsprüfung:* Das Chromatogramm der Referenzlösung b muss deutlich voneinander getrennt 4 Flecke zeigen.

*Ergebnis:* Der Hauptfleck im Chromatogramm der Untersuchungslösung entspricht in Bezug auf Lage, Farbe und Größe dem Hauptfleck im Chromatogramm der Referenzlösung a.

C. 1 ml Prüflösung (siehe „Prüfung auf Reinheit") wird mit Wasser *R* zu 100 ml verdünnt. 5 ml dieser Lösung werden mit 0,15 ml einer frisch hergestellten Kupfer(II)-sulfat-Lösung *R* und 2 ml einer frisch hergestellten verdünnten Natriumhydroxid-Lösung *R* versetzt. Die Lösung ist auch nach dem Erhitzen zum Sieden blau und klar. Die heiße Lösung wird mit 4 ml verdünnter Salzsäure *R* versetzt und 1 min lang zum Sieden erhitzt. Nach Zusatz von 4 ml verdünnter Natriumhydroxid-Lösung *R* bildet sich sofort ein orangefarbener Niederschlag.

## Prüfung auf Reinheit

**Prüflösung:** 50,0 g Substanz werden in Wasser *R* zu 100 ml gelöst.

**Aussehen der Lösung:** Die Prüflösung muss klar (2.2.1) sein.

**Leitfähigkeit** (2.2.38): höchstens 35 µS · cm$^{-1}$, gemessen bei 20 °C

31,3 g Substanz werden in kohlendioxidfreiem Wasser *R*, das aus destilliertem Wasser *R* hergestellt wurde, zu 100 ml gelöst. Die Leitfähigkeit der Lösung ($C_1$) und des zur Herstellung der Lösung verwendeten Wassers ($C_2$) werden gemessen, wobei die Lösung während der Dauer der Messung mit einem Magnetrührer schwach gerührt wird. Die Streuung der über eine Dauer von 30 s gemessenen Werte darf höchstens 1 Prozent betragen. Die Leitfähigkeit der Lösung wird nach folgender Formel berechnet:

$$C_1 - 0{,}35\ C_2$$

**Spezifische Drehung** (2.2.7): +66,3 bis +67,0

26,0 g Substanz werden in Wasser *R* zu 100,0 ml gelöst.

**Farbzahl:** höchstens 45

50,0 g Substanz werden in 50,0 ml Wasser *R* gelöst. Die Lösung wird gemischt, filtriert (Porengröße 0,45 µm) und entgast. Die Absorption (2.2.25) der Lösung wird bei 420 nm unter Verwendung einer Küvette von mindestens 4 cm Schichtdicke (eine Küvette mit einer Schichtdicke von 10 cm oder mehr ist vorzuziehen) gemessen.

Die Farbzahl wird nach folgender Formel berechnet:

$$\frac{A \cdot 1000}{b \cdot c}$$

$A$ = Absorption bei 420 nm
$b$ = Schichtdicke in Zentimetern
$c$ = Konzentration der Lösung in Gramm je Milliliter, berechnet mit Hilfe des Brechungsindex (2.2.6) der Lösung unter Verwendung der Tabelle 0204-1

Falls erforderlich werden die Werte interpoliert.

**Tabelle 0204-1**

| $n_D^{20}$ | c (g · ml⁻¹) |
|---|---|
| 1,4138 | 0,570 |
| 1,4159 | 0,585 |
| 1,4179 | 0,600 |
| 1,4200 | 0,615 |
| 1,4221 | 0,630 |
| 1,4243 | 0,645 |
| 1,4264 | 0,661 |

*Eignungsprüfung*
– Wiederholpräzision: Die absolute Differenz zwischen 2 Ergebnissen darf höchstens 3 betragen.

**Dextrine:** Saccharose zur Herstellung von großvolumigen Parenteralia muss zusätzlich folgender Prüfung entsprechen: Werden 2 ml Prüflösung mit 8 ml Wasser $R$, 0,05 ml verdünnter Salzsäure $R$ und 0,05 ml Iod-Lösung (0,05 mol · l⁻¹) versetzt, muss die Lösung gelb gefärbt bleiben.

**Reduzierende Zucker:** 5 ml Prüflösung werden in einem Reagenzglas von etwa 150 mm Länge und etwa 16 mm Durchmesser mit 5 ml Wasser $R$ verdünnt und mit 1,0 ml Natriumhydroxid-Lösung (1 mol · l⁻¹) sowie 1,0 ml einer Lösung von Methylenblau $R$ (1 g · l⁻¹) versetzt. Nach Durchmischen der Lösungen wird das Reagenzglas in ein Wasserbad gestellt. Nach genau 2 min wird das Reagenzglas herausgenommen und die Lösung sofort beurteilt. Die blaue Färbung darf nicht vollständig verschwunden sein. Die blaue Färbung in der Grenzschicht Luft/Lösung wird nicht berücksichtigt.

**Sulfit:** höchstens 10 ppm, berechnet als $SO_2$

Der Sulfitgehalt wird mit einer geeigneten enzymatischen Methode, die auf den nachfolgend beschriebenen Reaktionen basiert, bestimmt. Sulfit wird durch Sulfitoxidase zu Sulfat und Wasserstoffperoxid oxidiert. Das Wasserstoffperoxid wird in Gegenwart von reduziertem Nicotinamid-Adenin-Dinukleotid (NADH) durch Nicotinamid-Adenin-Dinukleotid-Peroxidase reduziert. Die Menge an oxidiertem NADH ist proportional der Menge an Sulfit.

*Untersuchungslösung:* 4,0 g Substanz werden in frisch hergestelltem destillierten Wasser $R$ zu 10,0 ml gelöst.

*Referenzlösung:* 4,0 g Substanz werden in frisch hergestelltem destillierten Wasser $R$ gelöst. Die Lösung wird mit 0,5 ml Sulfit-Lösung (80 ppm $SO_2$) $R$ versetzt und mit frisch hergestelltem destillierten Wasser $R$ zu 10,0 ml verdünnt.

*Blindlösung:* frisch hergestelltes destilliertes Wasser $R$

Je 2,0 ml Untersuchungslösung, Referenzlösung und Blindlösung werden getrennt in 10-mm-Küvetten gefüllt und die Reagenzien, wie in der Anleitung zum Reagenziensatz zur Sulfitbestimmung angegeben, zugesetzt. Die Absorption (2.2.25) wird im Maximum bei etwa 340 nm jeweils vor Beginn der Reaktion und am Ende der Reaktionszeit gemessen. Der mit der Blindlösung erhaltene Wert wird abgezogen.

Die für die Untersuchungslösung ermittelte Absorptionsdifferenz darf nicht größer sein als das 0,5fache der für die Referenzlösung ermittelten Absorptionsdifferenz.

**Trocknungsverlust** (2.2.32): höchstens 0,1 Prozent, mit 2,000 g Substanz durch 3 h langes Trocknen im Trockenschrank bei 105 °C bestimmt

**Bakterien-Endotoxine** (2.6.14): weniger als 0,25 I.E. Bakterien-Endotoxine je Milligramm Saccharose zur Herstellung von großvolumigen Parenteralia

## Beschriftung

Die Beschriftung gibt, falls zutreffend, an, dass die Substanz zur Herstellung von großvolumigen Parenteralia geeignet ist.

6.3/2267

# Saquinavirmesilat
# Saquinaviri mesilas

$C_{39}H_{54}N_6O_8S$      $M_r$ 767

CAS Nr. 149845-06-7

## Definition

(2S)-$N^1$-[(1S,2R)-1-Benzyl-3-[(3S,4aS,8aS)-3-[(1,1-di=methylethyl)carbamoyl]octahydroisochinolin-2(1H)-yl]-2-hydroxypropyl]-2-[(chinolin-2-ylcarbonyl)ami=no]butandiamid-methansulfonat

*Gehalt:* 97,5 bis 102,0 Prozent (wasserfreie Substanz)

## Herstellung

Das Herstellungsverfahren muss evaluiert werden, um das Potential zur Alkylmesilat-Bildung zu bestimmen. Die Bildung von Alkylmesilaten ist besonders wahrscheinlich, wenn niedere Alkohole im Reaktionsmedium vorhanden sind. Falls erforderlich wird das Herstellungsverfahren einer Validierung unterzogen um sicherzustellen, dass im Endprodukt keine Alkylmesilate nachweisbar sind.

## Eigenschaften

*Aussehen:* weißes bis fast weißes, schwach hygroskopisches Pulver

*Löslichkeit:* praktisch unlöslich in Wasser, wenig löslich in Methanol, schwer löslich in Ethanol 96 %

## Prüfung auf Identität

A. Die Substanz entspricht der Prüfung „Spezifische Drehung" (siehe „Prüfung auf Reinheit").

B. IR-Spektroskopie (2.2.24)

   *Vergleich:* Saquinavirmesilat CRS

## Prüfung auf Reinheit

**Spezifische Drehung** (2.2.7): −35,0 bis −42,0 (wasserfreie Substanz)

0,25 g Substanz werden in wasserfreiem Methanol R zu 50,0 ml gelöst.

**Verwandte Substanzen:** Flüssigchromatographie (2.2.29)

*Lösungsmittelmischung:* Wasser zur Chromatographie R, Acetonitril R 1 (47:53 V/V)

*Untersuchungslösung:* 30,0 mg Substanz werden in der Lösungsmittelmischung im Ultraschallbad zu 100,0 ml gelöst.

*Referenzlösung a:* 1,0 ml Untersuchungslösung wird mit der Lösungsmittelmischung zu 100,0 ml verdünnt. 1,0 ml dieser Lösung wird mit der Lösungsmittelmischung zu 10,0 ml verdünnt

*Referenzlösung b:* Der Inhalt einer Durchstechflasche mit Saquinavir zur Eignungsprüfung CRS (mit den Verunreinigungen A, B, C und D) wird in 1,0 ml Lösungsmittelmischung gelöst und 2 min lang im Ultraschallbad behandelt.

*Referenzlösung c:* 30,0 mg Saquinavirmesilat CRS werden in der Lösungsmittelmischung im Ultraschallbad zu 100,0 ml gelöst.

*Säule*
- Größe: $l$ = 0,15 m, $\varnothing$ = 4,6 mm
- Stationäre Phase: nachsilanisiertes, octadecylsilyliertes Kieselgel zur Chromatographie R (3,5 µm), sphärisch

*Mobile Phase*
- Mobile Phase A: 2,5 ml konzentrierte Natriumhydroxid-Lösung R werden mit 900 ml Wasser zur Chromatographie R versetzt. Die Lösung wird mit Perchlorsäure R auf einen pH-Wert von 1,8 eingestellt und anschließend mit Wasser zur Chromatographie R zu 1000 ml verdünnt.
- Mobile Phase B: Mobile Phase A, Acetonitril R 1 (38:62 V/V)

| Zeit (min) | Mobile Phase A (% V/V) | Mobile Phase B (% V/V) |
|---|---|---|
| 0 – 1 | 50 | 50 |
| 1 – 31 | 50 → 0 | 50 → 100 |

*Durchflussrate:* 1,0 ml · min$^{-1}$

*Detektion:* Spektrometer bei 210 nm

*Einspritzen:* 10 µl; Untersuchungslösung, Referenzlösungen a und b

*Identifizierung von Verunreinigungen:* Zur Identifizierung der Peaks der Verunreinigungen A, B, C und D werden das mitgelieferte Chromatogramm von Saquinavirmesilat zur Eignungsprüfung CRS und das mit der Referenzlösung b erhaltene Chromatogramm verwendet.

*Relative Retention* (bezogen auf Saquinavir, $t_R$ etwa 17 min)
- Verunreinigung A: etwa 0,2
- Verunreinigung B: etwa 0,3
- Verunreinigung C: etwa 0,5
- Verunreinigung D: etwa 0,9

*Eignungsprüfung:* Referenzlösung b
- Peak-Tal-Verhältnis: mindestens 3, wobei $H_p$ die Höhe des Peaks der Verunreinigung D über der Basislinie und $H_v$ die Höhe des niedrigsten Punkts der Kurve über der Basislinie zwischen den Peaks von Verunreinigung D und Saquinavir darstellen.

*Grenzwerte*
- Korrekturfaktoren: für die Berechnung der Gehalte werden die Peakflächen folgender Verunreinigungen mit dem entsprechenden Korrekturfaktor multipliziert:
  - Verunreinigung A: 0,5
  - Verunreinigung B: 0,5
  - Verunreinigung C: 2,5
- Verunreinigungen A, B, C: jeweils nicht größer als das 1,5fache der Fläche des Hauptpeaks im Chromatogramm der Referenzlösung a (0,15 Prozent)
- Nicht spezifizierte Verunreinigungen: jeweils nicht größer als das 0,5fache der Fläche des Hauptpeaks im Chromatogramm der Referenzlösung a (0,05 Prozent)
- Summe aller Verunreinigungen: nicht größer als das 5fache der Fläche des Hauptpeaks im Chromatogramm der Referenzlösung a (0,5 Prozent)
- Ohne Berücksichtigung bleiben: Peaks, deren Fläche kleiner ist als das 0,3fache der Fläche des Hauptpeaks im Chromatogramm der Referenzlösung a (0,03 Prozent)

**Schwermetalle** (2.4.8): höchstens 10 ppm

0,50 g Substanz müssen der Grenzprüfung G entsprechen. Zur Herstellung der Referenzlösung werden 0,5 ml Blei-Lösung (10 ppm Pb) *R* verwendet. Die Prüflösung kann nach dem Einstellen des pH-Werts gelb gefärbt sein. Die Lösungen werden durch ein Membranfilter (0,45 µm) filtriert.

**Wasser** (2.5.12): höchstens 1,0 Prozent, mit 0,250 g Substanz bestimmt

**Sulfatasche** (2.4.14): höchstens 0,1 Prozent, mit 1,0 g Substanz bestimmt

## Gehaltsbestimmung

Flüssigchromatographie (2.2.29) wie unter „Verwandte Substanzen" beschrieben, mit folgender Änderung:

*Einspritzen:* 10 µl; Untersuchungslösung, Referenzlösung c

Der Prozentgehalt an Saquinavirmesilat wird unter Berücksichtigung des angegebenen Gehalts für Saquinavirmesilat CRS berechnet.

## Lagerung

Dicht verschlossen, vor Licht geschützt

## Verunreinigungen

*Spezifizierte Verunreinigungen:*

A, B, C

*Andere bestimmbare Verunreinigungen*
(Die folgenden Substanzen werden, falls in einer bestimmten Menge vorhanden, durch eine Prüfmethode oder mehrere Prüfmethoden in der Monographie erfasst. Sie werden begrenzt durch das allgemeine Akzeptanzkriterium für weitere Verunreinigungen/nicht spezifizierte Verunreinigungen und/oder durch die Anforderungen der Allgemeinen Monographie **Substanzen zur pharmazeutischen Verwendung (Corpora ad usum pharmaceuticum)**. Diese Verunreinigungen müssen daher nicht identifiziert werden, um die Konformität der Substanz zu zeigen. Siehe auch „5.10 Kontrolle von Verunreinigungen in Substanzen zur pharmazeutischen Verwendung"):

D, E, F, G, H

A. R = H:
(2*S*)-4-Amino-4-oxo-2-[(chinolin-2-ylcarbonyl)amino]butansäure

B. R = C₂H₅:
Ethyl[(2*S*)-4-amino-4-oxo-2-[(chinolin-2-ylcarbonyl)amino]butanoat]

C. (3*S*,4a*S*,8a*S*)-2-[(2*R*,3*S*)-3-Amino-2-hydroxy-4-phenylbutyl]-*N*-(1,1-dimethylethyl)decahydroisochinolin-3-carboxamid

D. R1 = CH₂–CO–NH₂, R2 = H:
(2*R*)-*N*¹-[(1*S*,2*R*)-1-Benzyl-3-[(3*S*,4a*S*,8a*S*)-3-[(1,1-dimethylethyl)carbamoyl]octahydroisochinolin-2(1*H*)-yl]-2-hydroxypropyl]-2-[(chinolin-2-ylcarbonyl)amino]butandiamid
(2-*epi*-Saquinavir)

E. R1 = H, R2 = CH₂–CO₂H:
(3*S*)-4-[[(1*S*,2*R*)-1-Benzyl-3-[(3*S*,4a*S*,8a*S*)-3-[(1,1-dimethylethyl)carbamoyl]octahydroisochinolin-2(1*H*)-yl]-2-hydroxypropyl]amino]-4-oxo-3-[(chinolin-2-ylcarbonyl)amino]butansäure

F. R1 = H, R2 = CH₂–CN:
*N*-[(1*S*)-2-[[(1*S*,2*R*)-1-Benzyl-3-[(3*S*,4a*S*,8a*S*)-3-[(1,1-dimethylethyl)carbamoyl]octahydroisochinolin-2(1*H*)-yl]-2-hydroxypropyl]amino]-1-(cyanmethyl)-2-oxoethyl]chinolin-2-carboxamid

G. R1 = H, R2 = CH₂–CO–OCH₃:
Methyl[(3*S*)-4-[[(1*S*,2*R*)-1-benzyl-3-[(3*S*,4a*S*,8a*S*)-3-[(1,1-dimethylethyl)carbamoyl]octahydroisochinolin-2(1*H*)-yl]-2-hydroxypropyl]amino]-4-oxo-3-[(chinolin-2-ylcarbonyl)amino]butanoat]

H. *N*-[(3*S*)-1-[(1*S*,2*R*)-1-Benzyl-3-[(3*S*,4a*S*,8a*S*)-3-[(1,1-dimethylethyl)carbamoyl]octahydroisochinolin-2(1*H*)-yl]-2-hydroxypropyl]-2,5-dioxopyrrolidin-3-yl]chinolin-2-carboxamid

## 6.3/2428
# Schisandrafrüchte

## Schisandrae chinensis fructus

### Definition

Die ganzen, getrockneten oder wasserdampfbehandelten und getrockneten reifen Früchte von *Schisandra chinensis* (Turcz.) Baill.

*Gehalt:* mindestens 0,40 Prozent Schisandrin ($C_{24}H_{32}O_7$; $M_r$ 432,5), berechnet auf die getrocknete Droge

### Prüfung auf Identität

A. Die mehr oder weniger runde Beere misst bis zu 8 mm im Durchmesser. Ihre Oberfläche ist rot oder rötlich braun bis schwarz und kann manchmal wie weiß bereift aussehen. Das Perikarp ist sehr schrumpelig. Die Samenschale der beiden nierenförmigen, glänzenden, gelblich braunen Samen ist dünn.

B. Die Droge wird pulverisiert (355) (2.9.12). Das Pulver ist rötlich braun. Die Prüfung erfolgt unter dem Mikroskop, wobei Chloralhydrat-Lösung *R* verwendet wird. Das Pulver zeigt folgende Merkmale: rötlich braune Bruchstücke des Perikarps mit einer Lage dünnwandiger Epikarpzellen, vereinzelten Ölzellen und mehreren Lagen ovaler, mehr oder weniger flacher Mesokarpzellen; Fragmente der äußeren Samenschale aus dickwandigen Sklereiden mit feinen Kanälen, die Zellen sind in der Aufsicht polygonal und messen 15 bis 50 µm im Durchmesser, in der Seitenansicht sind sie palisadenartig angeordnet; Fragmente der inneren Samenschale mit einzeln oder in kleinen Gruppen vorliegenden Sklereiden, etwa 80 µm im Durchmesser, mit leicht verdickter Zellwand, die von deutlich sichtbaren Kanälen durchzogen wird; Bruchstücke des Endosperms aus polyedrischen Zellen, die Öltröpfchen und Aleuronkörner enthalten. Erfolgt die Prüfung unter dem Mikroskop unter Verwendung einer 50-prozentigen Lösung (*V/V*) von Glycerol *R*, zeigt das Pulver Parenchymzellen des Mesokarps mit zahlreichen kleinen runden Stärkekörnern.

C. Die unter „*Schisandra sphenanthera*" (siehe „Prüfung auf Reinheit") erhaltenen Chromatogramme werden ausgewertet.

*Ergebnis A:* Die Folge der fluoreszenzmindernden Zonen in den Chromatogrammen von Referenzlösung und Untersuchungslösung ist aus den nachfolgenden Angaben ersichtlich. Im Chromatogramm der Untersuchungslösung können weitere schwach fluoreszenzmindernde Zonen vorhanden sein.

| Oberer Plattenrand | |
|---|---|
| γ-Schisandrin: eine fluoreszenzmindernde Zone | eine fluoreszenzmindernde Zone (γ-Schisandrin) |
| | eine schwach fluoreszenzmindernde Zone |
| Schisandrin: eine fluoreszenzmindernde Zone | eine fluoreszenzmindernde Zone (Schisandrin) |
| **Referenzlösung** | **Untersuchungslösung** |

*Ergebnis B:* Die Zonenfolge in den Chromatogrammen von Referenzlösung und Untersuchungslösung ist aus den nachfolgenden Angaben ersichtlich. Im Chromatogramm der Untersuchungslösung können weitere schwache Zonen vorhanden sein.

| Oberer Plattenrand | |
|---|---|
| γ-Schisandrin: eine braune Zone | eine braune Zone (γ-Schisandrin) |
| | |
| Schisandrin: eine kräftige, bräunlich grüne Zone | eine kräftige, bräunlich grüne Zone (Schisandrin) |
| **Referenzlösung** | **Untersuchungslösung** |

### Prüfung auf Reinheit

*Schisandra sphenanthera:* Dünnschichtchromatographie (2.2.27)

*Untersuchungslösung:* 2,5 g pulverisierte Droge (355) (2.9.12) werden mit 10 ml Methanol *R* versetzt, 5 min lang in einem Ultraschallbad von 25 °C extrahiert und abzentrifugiert.

*Referenzlösung:* 5 mg Schisandrin *R* und 5 mg γ-Schisandrin *R* werden in 5 ml Methanol *R* gelöst.

*Platte:* DC-Platte mit Kieselgel $F_{254}$ *R* (5 bis 40 µm) [oder DC-Platte mit Kieselgel $F_{254}$ *R* (2 bis 10 µm)]

*Fließmittel:* Essigsäure *R*, Ethylacetat *R*, Toluol *R* (2:22:46 *V/V/V*)

*Auftragen:* 5 µl [oder 2 µl]; bandförmig (10 mm) [oder (6 mm)]

*Laufstrecke:* 10 cm [oder 7 cm]

*Trocknen:* an der Luft

*Detektion A:* Die Auswertung erfolgt im ultravioletten Licht bei 254 nm.

*Detektion B:* Die Platte wird mit einer Lösung von Schwefelsäure *R* (100 g · l$^{-1}$) in Methanol *R* besprüht und anschließend 7 min lang im Trockenschrank bei 120 °C erhitzt. Die Auswertung erfolgt im Tageslicht.

*Ergebnis B:* Das Chromatogramm der Untersuchungslösung zeigt eine dem Schisandrin und eine dem γ-Schisandrin entsprechende Zone und darf im mittleren Drittel keine kräftige, violett-rosa Zone zeigen.

**Trocknungsverlust** (2.2.32): höchstens 10,0 Prozent, mit 1,000 g pulverisierter Droge (355) (2.9.12) durch 2 h langes Trocknen im Trockenschrank bei 105 °C bestimmt

**Asche** (2.4.16): höchstens 6,0 Prozent

## Gehaltsbestimmung

Flüssigchromatographie (2.2.29)

*Untersuchungslösung:* 1,250 g pulverisierte Droge (355) (2.9.12) werden in einem 250-ml-Erlenmeyerkolben mit 90 ml Methanol R versetzt, 30 min lang mit Ultraschall behandelt und abfiltriert. Das Filtrat wird in einem Messkolben aufgefangen. Das Filter wird mit 10 ml Methanol R nachgespült und das Filtrat mit Methanol R zu 100,0 ml verdünnt.

*Referenzlösung:* 5,0 mg Schisandrin R werden in Methanol R zu 100,0 ml gelöst.

*Säule*
- Größe: $l$ = 0,25 m, $\varnothing$ = 4,6 mm
- Stationäre Phase: nachsilanisiertes, octadecylsilyliertes Kieselgel zur Chromatographie R
- Temperatur: 25 °C

*Mobile Phase*
- Mobile Phase A: Wasser R, Methanol R (35:65 V/V)
- Mobile Phase B: Methanol R

| Zeit (min) | Mobile Phase A (% V/V) | Mobile Phase B (% V/V) |
|---|---|---|
| 0 – 10 | 100 | 0 |
| 10 – 16 | 100 → 58 | 0 → 42 |
| 16 – 26 | 58 | 42 |

*Durchflussrate:* 1 ml · min$^{-1}$

*Detektion:* Spektrometer bei 250 nm

*Einspritzen:* 10 µl

*Retentionszeit*
- Schisandrin: etwa 8 min

*Eignungsprüfung*
- Anzahl theoretischer Böden: mindestens 5000, berechnet für den Peak von Schisandrin im Chromatogramm der Referenzlösung

Der Prozentgehalt an Schisandrin wird nach folgender Formel berechnet:

$$\frac{A_1 \cdot m_2 \cdot p}{A_2 \cdot m_1}$$

$A_1$ = Fläche des Schisandrin-Peaks im Chromatogramm der Untersuchungslösung

$A_2$ = Fläche des Schisandrin-Peaks im Chromatogramm der Referenzlösung

$m_1$ = Einwaage der Droge zur Herstellung der Untersuchungslösung in Gramm

$m_2$ = Masse von Schisandrin R zur Herstellung der Referenzlösung in Gramm

$p$ = Prozentgehalt an Schisandrin in Schisandrin R

# 6.3/1261
# Eingestellter Sennesblättertrockenextrakt
# Sennae folii extractum siccum normatum

CAS Nr. 8055-96-7

## Definition

Aus **Sennesblättern (Sennae folium)** hergestellter eingestellter Trockenextrakt

*Gehalt:* 5,5 bis 8,0 Prozent Hydroxyanthracen-Glykoside, berechnet als Sennosid B ($C_{42}H_{38}O_{20}$; $M_r$ 863) und bezogen auf den getrockneten Extrakt

Der ermittelte Gehalt darf höchstens um ±10 Prozent von dem in der Beschriftung angegebenen Wert abweichen.

## Herstellung

Der Trockenextrakt wird aus der pflanzlichen Droge unter Verwendung von Ethanol (50 bis 80 Prozent V/V) durch ein geeignetes Verfahren hergestellt.

## Eigenschaften

*Aussehen:* bräunliches bis braunes Pulver

## Prüfung auf Identität

A. Dünnschichtchromatographie (2.2.27)

*Lösungsmittelmischung:* Ethanol 96 % R, Wasser R (50:50 V/V)

*Untersuchungslösung:* 0,1 g Trockenextrakt werden mit 5 ml Lösungsmittelmischung zum Sieden erhitzt. Nach dem Abkühlen und Zentrifugieren wird die überstehende Lösung verwendet.

*Referenzlösung:* 10 mg Sennaextrakt CRS werden in 1 ml Lösungsmittelmischung gelöst, wobei ein geringer Rückstand verbleibt.

*Platte:* DC-Platte mit Kieselgel R

*Fließmittel:* Essigsäure 99 % R, Wasser R, Ethylacetat R, 1-Propanol R (1:30:40:40 *V/V/V/V*)

*Auftragen:* 10 µl; bandförmig

*Laufstrecke:* 10 cm

*Trocknen:* an der Luft

*Detektion:* Die Platte wird mit einer 20-prozentigen Lösung (*V/V*) von Salpetersäure R besprüht und 10 min lang bei 120 °C erhitzt. Nach dem Erkalten wird die Platte mit einer Lösung von Kaliumhydroxid R (50 g · l$^{-1}$) in Ethanol 50 % R besprüht, bis Zonen erscheinen.

*Ergebnis:* Die Hauptzonen im Chromatogramm der Untersuchungslösung entsprechen in Bezug auf Lage, Farbe und Größe den Hauptzonen im Chromatogramm der Referenzlösung. Die Chromatogramme zeigen im unteren Drittel eine ausgeprägte braune Zone, die dem Sennosid B entspricht, und darüber eine gelbe Zone, auf die eine weitere, stark ausgeprägte braune, dem Sennosid A entsprechende Zone folgt. In der oberen Hälfte des Chromatogramms sind, nach aufsteigenden $R_F$-Werten geordnet, eine kräftige, rötlich braune, eine orangebraune und eine schwache, rosa gefärbte Zone sowie 2 gelbe Zonen sichtbar. Nahe der Lösungsmittelfront erscheint eine dunkelrosa gefärbte Zone, die von einigen schwach gefärbten Zonen begleitet sein kann.

B. Etwa 25 mg Trockenextrakt werden in einem Erlenmeyerkolben mit 50 ml Wasser R und 2 ml Salzsäure R im Wasserbad 15 min lang erhitzt. Nach dem Abkühlen wird die Mischung mit 40 ml Ether R ausgeschüttelt. Die Etherphase wird abgetrennt und über wasserfreiem Natriumsulfat R getrocknet. 5 ml der Etherphase werden zur Trockne eingedampft. Wird der abgekühlte Rückstand mit 5 ml verdünnter Ammoniak-Lösung R 1 versetzt, entsteht eine gelbe oder orange Färbung. Wird die Mischung 2 min lang im Wasserbad erhitzt, entsteht eine rötlich violette Färbung.

## Prüfung auf Reinheit

**Trocknungsverlust** (2.8.17): höchstens 5,0 Prozent

**Mikrobielle Verunreinigung**

TAMC: Akzeptanzkriterium 10$^4$ KBE je Gramm (2.6.12)

TYMC: Akzeptanzkriterium 10$^2$ KBE je Gramm (2.6.12)

Abwesenheit von *Escherichia coli* (2.6.13)

Abwesenheit von Salmonellen (2.6.13)

## Gehaltsbestimmung

*Die Bestimmung muss unter Ausschluss direkter Lichteinwirkung durchgeführt werden.*

0,150 g Trockenextrakt werden in einem Messkolben in Wasser R zu 100,0 ml gelöst. Die Lösung wird filtriert, die ersten 10 ml des Filtrats werden verworfen. 20,0 ml Filtrat werden in einem 150-ml-Scheidetrichter mit 0,1 ml verdünnter Salzsäure R versetzt und 3-mal mit je 15 ml Ether R ausgeschüttelt. Nach Phasentrennung wird die Etherphase verworfen. Die wässrige Phase wird mit 0,10 g Natriumhydrogencarbonat R versetzt, 3 min lang geschüttelt und zentrifugiert. 10,0 ml der überstehenden Flüssigkeit werden in einem 100-ml-Kolben mit Schliff mit 20 ml Eisen(III)-chlorid-Lösung R 1 gemischt und 20 min lang im Wasserbad zum Rückfluss erhitzt, wobei der Wasserspiegel oberhalb des Flüssigkeitsspiegels im Kolben sein muss. Anschließend wird die Lösung mit 3 ml Salzsäure R versetzt und erneut 30 min lang unter häufigem Schütteln zum Rückfluss erhitzt, bis der Niederschlag gelöst ist. Nach dem Abkühlen wird die Mischung in einem Scheidetrichter 3-mal mit je 25 ml Ether R ausgeschüttelt, wobei zuvor der Kolben mit dem Ether ausgespült wird. Die vereinigten Etherauszüge werden 2-mal mit je 15 ml Wasser R gewaschen. Die Etherauszüge werden in einem Messkolben mit Ether R zu 100,0 ml verdünnt und 10,0 ml dieser Lösung vorsichtig zur Trockne eingedampft. Der Rückstand wird in 10,0 ml einer Lösung von Magnesiumacetat R (5,0 g · l$^{-1}$) in Methanol R gelöst. Die Absorption (2.2.25) der Lösung wird bei 515 nm gegen Methanol R als Kompensationsflüssigkeit gemessen.

Der Prozentgehalt an Hydroxyanthracen-Glykosiden wird als Prozentgehalt an Sennosid B nach folgender Formel berechnet:

$$\frac{A \cdot 4{,}167}{m}$$

Die spezifische Absorption $A_{1\,cm}^{1\%}$ von Sennosid B wird mit 240 angenommen.

$A$ = Absorption bei 515 nm
$m$ = Einwaage des Trockenextrakts in Gramm

## Beschriftung

Die Beschriftung gibt den Gehalt an Hydroxyanthracen-Glykosiden an.

---

**6.3/0433**

# Raffiniertes Sesamöl
# Sesami oleum raffinatum

## Definition

Das aus den reifen Samen von *Sesamum indicum* L. durch Pressung oder durch Extraktion und anschließende Raffination gewonnene fette Öl

Eine Verbesserung der Farbe und des Geruchs kann durch weitere Raffination erzielt werden.

Das Öl kann ein geeignetes Antioxidans enthalten.

# Raffiniertes Sesamöl

## Eigenschaften

*Aussehen:* klare, hellgelbe bis fast farblose Flüssigkeit

*Löslichkeit:* praktisch unlöslich in Ethanol 96 %, mischbar mit Petroläther

*Relative Dichte:* etwa 0,919

*Brechungsindex:* etwa 1,473

Das Öl verfestigt sich bei etwa –4 °C zu einer butterartigen Masse.

## Prüfung auf Identität

1: A
2: B

A. Das Öl entspricht der Prüfung „Triglycerid-Zusammensetzung" (siehe „Prüfung auf Reinheit").

B. Die Prüfung erfolgt nach „Identifizierung fetter Öle durch Dünnschichtchromatographie" (2.3.2).

*Ergebnis:* Das erhaltene Chromatogramm entspricht dem Chromatogramm in Abb. 2.3.2-1.

## Prüfung auf Reinheit

**Säurezahl** (2.5.1): höchstens 0,5, mit 10,0 g Öl bestimmt; höchstens 0,3 für raffiniertes Sesamöl zur Herstellung von Parenteralia

**Peroxidzahl** (2.5.5): höchstens 10,0; höchstens 5,0 für raffiniertes Sesamöl zur Herstellung von Parenteralia

**Unverseifbare Anteile** (2.5.7): höchstens 2,0 Prozent, mit 5,0 g Öl bestimmt

**Alkalisch reagierende Substanzen** (2.4.19): Das Öl muss der Prüfung „Alkalisch reagierende Substanzen in fetten Ölen" entsprechen.

**Baumwollsamenöl:** In einem Reagenzglas werden 5 ml Öl mit 5 ml einer Mischung gleicher Volumteile Pentanol $R$ und einer Lösung von Schwefel $R$ (10 g · l$^{-1}$) in Schwefelkohlenstoff $R$ gemischt. Diese Mischung wird vorsichtig erwärmt, bis der Schwefelkohlenstoff verdampft ist, und das Reagenzglas bis zu einem Drittel seiner Höhe in eine siedende, gesättigte Natriumchlorid-Lösung $R$ getaucht. Innerhalb von 15 min darf sich keine rötliche Färbung entwickeln.

**Triglycerid-Zusammensetzung:** Flüssigchromatographie (2.2.29)

*Untersuchungslösung:* 50,0 mg Öl werden mit einer Mischung gleicher Volumteile Aceton $R$ und Dichlormethan $R$ zu 10,0 ml verdünnt.

*Referenzlösungen:* 80,0 mg Triolein $R$ werden in einer Mischung gleicher Volumteile Aceton $R$ und Dichlormethan $R$ zu 50,0 ml gelöst. Durch Verdünnen der Lösung werden 5 Referenzlösungen mit Konzentrationen hergestellt, die von der unteren Auswertungsgrenze (0,5 Prozent) bis zum Grenzwert für den Höchstgehalt an OLL (30,0 Prozent) reichen.

Eine Kalibriergerade wird erstellt, indem der Logarithmus der Fläche des Triolein-Peaks gegen den Logarithmus der Konzentration von Triolein in der Referenzlösung aufgetragen wird.

*2 hintereinandergeschaltete Säulen*
– Größe jeder Säule: $l$ = 0,25 m, $\varnothing$ = 4 mm
– Stationäre Phase: octadecylsilyliertes Kieselgel zur Chromatographie $R$ (4 μm)

*Mobile Phase*
– Mobile Phase A: Aceton $R$, Dichlormethan $R$, Acetonitril $R$ (5:15:80 V/V/V)
– Mobile Phase B: Aceton $R$, Acetonitril $R$, Dichlormethan $R$ (20:20:60 V/V/V)

| Zeit (min) | Mobile Phase A (% V/V) | Mobile Phase B (% V/V) |
| --- | --- | --- |
| 0 – 15 | 100 → 75 | 0 → 25 |
| 15 – 25 | 75 | 25 |
| 25 – 70 | 75 → 0 | 25 → 100 |
| 70 – 75 | 0 → 100 | 100 → 0 |
| 75 – 80 | 100 | 0 |

*Durchflussrate:* 1,0 ml · min$^{-1}$

*Detektion:* Verdampfungsstreulichtdetektor

Die folgenden Einstellungen sind geeignet. Hat der verwendete Detektor andere Parameter, wird er so eingestellt, dass er der Eignungsprüfung entspricht:
– Trägergas: Stickstoff $R$
– Durchflussrate: 0,7 Liter · min$^{-1}$
– Temperatur des Verdampfers: 85 °C
– Temperatur des Zerstäubers: 45 °C

*Einspritzen:* 20 μl

*Peak-Identifizierung:* Der Triolein-Peak wird mit Hilfe der mit den Referenzlösungen erhaltenen Chromatogramme identifiziert; die übrigen Peaks werden durch Vergleich mit dem für Sesamöl typischen Chromatogramm (siehe Abb. 0433-1) identifiziert. Die Fettsäurereste werden als Ln für Linolen-, L für Linol-, O für Öl-, P für Palmitin- und S für Stearinsäure bezeichnet.

*Eignungsprüfung:* Untersuchungslösung
– Auflösung: mindestens 1,5 zwischen den Peaks von OOO (Triolein) und SOL

Der Prozentanteil jedes Peaks mit einer Peakfläche, die größer ist als die Peakfläche, die der der unteren Auswertungsgrenze entspricht (0,5 Prozent), wird mit Hilfe der mit den Referenzlösungen erhaltenen Kalibriergerade ermittelt. Unter der Annahme, dass die Summe dieser Peakflächen 100 Prozent beträgt, wird der Prozentgehalt jedes der 8 nachfolgend aufgeführten Triglyceride normalisiert.

Triglycerid-Zusammensetzung:
– LLL: 7,0 bis 19,0 Prozent
– OLL: 13,0 bis 30,0 Prozent
– PLL: 5,0 bis 9,0 Prozent
– OOL: 12,0 bis 23,0 Prozent
– POL: 6,0 bis 14,0 Prozent
– OOO: 5,0 bis 14,0 Prozent
– SOL: 2,0 bis 8,0 Prozent
– POO: 2,0 bis 10,0 Prozent

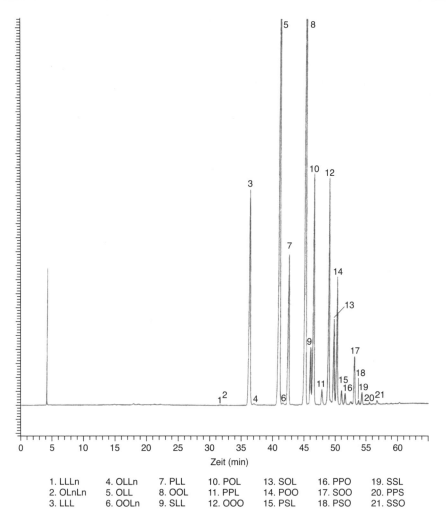

Abb. 0433-1: **Typisches Chromatogramm für die Zusammensetzung der Triglyceride in raffiniertem Sesamöl**

| 1. LLLn | 4. OLLn | 7. PLL | 10. POL | 13. SOL | 16. PPO | 19. SSL |
| 2. OLnLn | 5. OLL | 8. OOL | 11. PPL | 14. POO | 17. SOO | 20. PPS |
| 3. LLL | 6. OOLn | 9. SLL | 12. OOO | 15. PSL | 18. PSO | 21. SSO |

**Wasser** (2.5.12): höchstens 0,05 Prozent für raffiniertes Sesamöl zur Herstellung von Parenteralia, mit 5,0 g Öl bestimmt

## Lagerung

Vor Licht geschützt, in dicht verschlossenen, dem Verbrauch angemessenen, möglichst vollständig gefüllten Behältnissen

Raffiniertes Sesamöl zur Herstellung von Parenteralia wird in dicht verschlossenen Behältnissen unter Inertgas gelagert.

Der Inhalt eines bereits geöffneten Behältnisses ist so bald wie möglich zu verwenden. Der nicht sofort verwendete Anteil muss durch eine Inertgas-Atmosphäre geschützt werden.

## Beschriftung

Die Beschriftung gibt an,
- ob das Öl durch Pressung oder durch Extraktion gewonnen wurde
- falls zutreffend, dass das Öl zur Herstellung von Parenteralia geeignet ist
- falls zutreffend, Name des verwendeten Inertgases.

6.3/2269

# Sevofluran

# Sevofluranum

$C_4H_3F_7O$    $M_r$ 200,1

CAS Nr. 28523-86-6

## Definition

1,1,1,3,3,3-Hexafluor-2-(fluormethoxy)propan

## Eigenschaften

*Aussehen:* klare, farblose, flüchtige Flüssigkeit

*Löslichkeit:* schwer löslich in Wasser, mischbar mit Ethanol 96 %

*Relative Dichte:* etwa 1,52

# Sevofluran

*Siedetemperatur:* etwa 59 °C

Die Substanz ist nicht entflammbar.

Die Substanz zersetzt sich in Gegenwart von Lewis-Säuren. Diese Zersetzung wird durch Wasser in einer ausreichenden Menge gehemmt.

## Prüfung auf Identität

IR-Spektroskopie (2.2.24)

*Probenvorbereitung:* Die Substanz wird in gasförmigem oder flüssigem Zustand geprüft.

*Vergleich:* Sevofluran CRS

## Prüfung auf Reinheit

**Sauer oder alkalisch reagierende Substanzen:** 20,0 ml Substanz und 20 ml kohlendioxidfreies Wasser R werden in einem Scheidetrichter 3 min lang geschüttelt und anschließend stehen gelassen.

Die obere wässrige Phase wird entnommen und mit 0,2 ml Bromcresolpurpur-Lösung R versetzt. Bis zum Farbumschlag dürfen höchstens 0,10 ml Natriumhydroxid-Lösung (0,01 mol · l$^{-1}$) oder höchstens 0,60 ml Salzsäure (0,01 mol · l$^{-1}$) verbraucht werden.

**Brechungsindex** (2.2.6): 1,2745 bis 1,2760

**Verwandte Substanzen:** Gaschromatographie (2.2.28)

*Interner Standard:* Methylal R

*Untersuchungslösung:* 20,0 ml Substanz werden in eine Durchstechflasche gegeben. Die Durchstechflasche wird mit Septum und Kappe verschlossen. Unter Verwendung einer Mikroliterspritze wird die Substanz mit 5 µl Internem Standard versetzt und die Mischung gründlich gemischt.

*Referenzlösung a:* 2,0 ml Dichlorethan R werden in eine Durchstechflasche mit Schraubverschluss gegeben und sofort mit Septum und Kappe verschlossen. Unter Verwendung einer Mikroliterspritze werden etwa 20 µl Substanz zugesetzt. Die zugesetzte Menge an Substanz, in Milligramm, wird notiert ($M_2$). Anschließend wird die Mischung unter Verwendung einer Mikroliterspritze mit etwa 20 µl Internem Standard versetzt. Die zugesetzte Menge an Internem Standard, in Milligramm, wird notiert ($M_1$).

*Referenzlösung b:* Sevofluran CRS (mit den Verunreinigungen A und B)

*Referenzlösung c:* 20,0 ml Dichlorethan R werden in eine Durchstechflasche mit Schraubverschluss gegeben und sofort mit Septum und Kappe verschlossen. Unter Verwendung einer Mikroliterspritze werden 20 µl Substanz unter gründlichem Mischen zugesetzt. 0,5 ml Lösung werden mit Dichlorethan R zu 100,0 ml verdünnt.

*Säule*
- Material: Quarzglas
- Größe: $l$ = 30 m, $\varnothing$ = 0,32 mm
- Stationäre Phase: Poly[(cyanopropyl)(phenyl)][dimethyl]siloxan R (Filmdicke 3 µm)

*Trägergas:* Helium zur Chromatographie R

*Durchflussrate:* 1,0 ml · min$^{-1}$

*Splitverhältnis:* 1:20

*Temperatur*

|  | Zeit (min) | Temperatur (°C) |
|---|---|---|
| Säule | 0 – 10 | 40 |
|  | 10 – 26 | 40 → 200 |
|  | 26 – 40 | 200 |
| Probeneinlass |  | 200 |
| Detektor |  | 225 |

*Detektion:* Flammenionisation

*Einspritzen:* 2 µl

Die Injektionsspritze wird vor dem Einspritzen der Referenzlösungen mit einer Lösung, die Dichlorethan R enthält, gespült.

Vor dem Einspritzen der Untersuchungslösung wird die Injektionsspritze mit der Substanz gespült.

*Identifizierung von Verunreinigungen:* Zur Identifizierung der Peaks der Verunreinigungen A und B werden das mitgelieferte Chromatogramm von Sevofluran CRS und das mit der Referenzlösung b erhaltene Chromatogramm verwendet.

*Relative Retention* (bezogen auf Sevofluran, $t_R$ etwa 6,6 min)
- Verunreinigung A: etwa 0,78
- Verunreinigung B: etwa 0,83
- Interner Standard: etwa 1,35

*Eignungsprüfung:* Referenzlösung b
- Auflösung: mindestens 2,0 zwischen den Peaks von Verunreinigung A und B

Der relative Responsfaktor ($F_1$) für die Referenzlösung a wird nach folgender Formel berechnet:

$$\frac{M_1 \cdot R}{M_2}$$

$M_1$ = Masse an Internem Standard in der Referenzlösung a in Milligramm

$M_2$ = Masse an Substanz in der Referenzlösung a in Milligramm

$R$ = Verhältnis der Fläche des Peaks von Sevofluran zur Fläche des Peaks des Internen Standards im Chromatogramm der Referenzlösung a

Die Menge jeder Verunreinigung in der Substanz in ppm wird nach folgender Formel berechnet:

$$\frac{0{,}859 \cdot R_1 \cdot 250}{1{,}52 \cdot F_1}$$

0,859 = relative Dichte des Internen Standards
1,52 = relative Dichte von Sevofluran
$R_1$ = Verhältnis der Fläche des Peaks einer Verunreinigung zur Fläche des Peaks des Internen Standards im Chromatogramm der Untersuchungslösung
$F_1$ = relativer Responsfaktor für die Referenzlösung a

*Grenzwerte*
- Verunreinigung A: höchstens 25 ppm
- Verunreinigung B: höchstens 100 ppm
- Nicht spezifizierte Verunreinigungen: jeweils höchstens 100 ppm
- Summe aller Verunreinigungen: höchstens 300 ppm
- Ohne Berücksichtigung bleiben: Peaks, deren Fläche kleiner ist als die Fläche des Peaks von Sevofluran im Chromatogramm der Referenzlösung c (5 ppm)

**Fluorid:** höchstens 2 µg · ml$^{-1}$

Die Prüfung erfolgt mit Hilfe der Potentiometrie (2.2.36, Methode I).

*Alle während der Prüfung zu verwendenden Materialien müssen aus Kunststoff sein.*

*Pufferlösung:* 0,5 g Natriumcitrat *R* und 55 g Natriumchlorid *R* werden in 350 ml Wasser *R* gelöst. Die Lösung wird vorsichtig mit 75 g Natriumhydroxid *R* versetzt und bis zum Lösen geschüttelt. Die Lösung wird auf Raumtemperatur abgekühlt und vorsichtig unter Rühren mit 225 ml Essigsäure 99 % *R* versetzt. Diese Lösung wird abgekühlt, mit 300 ml 2-Propanol *R* versetzt und mit Wasser *R* zu 1000,0 ml verdünnt. Der scheinbare pH-Wert der Lösung liegt zwischen 5,0 und 5,5.

*Untersuchungslösung:* 50,0 ml Substanz und 50,0 ml Wasser *R* werden in einen Scheidetrichter gegeben, 3 min lang kräftig geschüttelt und bis zur vollständigen Trennung der Phasen stehen gelassen. 25,0 ml der wässrigen oberen Phase werden mit der Pufferlösung zu 50,0 ml verdünnt.

*Fluorid-Lösung (1000 ppm F):* 221,0 mg Natriumfluorid *R*, das zuvor 4 h lang bei 150 °C getrocknet wurde, werden in Wasser *R* gelöst.
Die Lösung wird mit 1,0 ml Natriumhydroxid-Lösung (0,01 mol · l$^{-1}$) versetzt und mit Wasser *R* zu 100,0 ml verdünnt.

*Referenzstammlösungen:* Die Fluorid-Lösung (1000 ppm F) wird mit Wasser *R* verdünnt, so dass Lösungen mit Konzentrationen von etwa 5 µg, 2 µg, 0,5 µg beziehungsweise 0,2 µg Fluorid je Milliliter erhalten werden.

*Referenzlösungen:* 25,0 ml jeder Referenzstammlösung werden mit der Pufferlösung zu 50,0 ml verdünnt.

*Indikatorelektrode:* Fluorid-selektiv

*Referenzelektrode:* Glas-Kalomel-Elektrode

*Apparatur:* Voltmeter mit einer Vergleichspräzision mit einer Abweichung von nicht mehr als ± 0,2 mV

Die Messungen erfolgen an den Referenzlösungen und der Untersuchungslösung. Dazu wird die Lösung während der Prüfung in einen 100-ml-Messbecher überführt, der einen mit Polytetrafluorethylen beschichteten Magnetrührstab enthält, und die Elektroden werden eingetaucht.
Die Lösungen werden mit einem Magnetrührer, dessen Stellplatte vom Rührantrieb isoliert ist, gerührt, bis sich ein Gleichgewicht eingestellt hat (etwa 2 bis 3 min lang), wobei die Potentialkurve aufgezeichnet wird. Die Elektroden werden vorsichtig mit der Pufferlösung gespült und getrocknet, so dass der Kristall der ionenselektiven Elektrode nicht beschädigt wird.

Die Konzentration an Fluorid wird mit Hilfe der Kalibrierkurve berechnet.

**Nicht flüchtige Rückstände:** höchstens 100 mg · l$^{-1}$

10,0 ml Substanz werden in eine zuvor gewogene Abdampfschale gegeben und auf dem Wasserbad zur Trockne eingedampft. Der Rückstand wird 2 h lang bei 105 °C getrocknet. Dieser Rückstand darf höchstens 1,0 mg wiegen.

**Wasser** (2.5.12): höchstens 0,050 Prozent (*m/m*), mit 10,0 ml Substanz bestimmt

## Lagerung

Dicht verschlossen, vor Licht geschützt, in einem Behältnis aus rostfreiem Stahl

## Verunreinigungen

*Spezifizierte Verunreinigungen:*

A, B

*Andere bestimmbare Verunreinigungen*
(Die folgenden Substanzen werden, falls in einer bestimmten Menge vorhanden, durch eine Prüfmethode oder mehrere Prüfmethoden in der Monographie erfasst. Sie werden begrenzt durch das allgemeine Akzeptanzkriterium für weitere Verunreinigungen/nicht spezifizierte Verunreinigungen und/oder durch die Anforderungen der Allgemeinen Monographie **Substanzen zur pharmazeutischen Verwendung (Corpora ad usum pharmaceuticum)**. Diese Verunreinigungen müssen daher nicht identifiziert werden, um die Konformität der Substanz zu zeigen. Siehe auch „5.10 Kontrolle von Verunreinigungen in Substanzen zur pharmazeutischen Verwendung"):

C

A. 1,1,3,3,3-Pentafluor-2-(fluormethoxy)prop-1-en

B. 1,1,1,3,3,3-Hexafluor-2-methoxypropan

C. 1,1,1,3,3,3-Hexafluorpropan-2-ol

## 6.3/1562
# Siliciumdioxid zur dentalen Anwendung
# Silica ad usum dentalem

## Definition

Amorphes Siliciumdioxid (als Präzipitat, als Gel oder durch Flammenhydrolyse erhalten)

*Gehalt:* 94,0 bis 100,5 Prozent $SiO_2$ (geglühte Substanz)

## Eigenschaften

*Aussehen:* weißes bis fast weißes, leichtes, feines, amorphes Pulver

*Löslichkeit:* praktisch unlöslich in Wasser und Mineralsäuren

Die Substanz löst sich in Flusssäure und heißen Alkalihydroxid-Lösungen.

## Prüfung auf Identität

Etwa 20 mg Substanz geben die Identitätsreaktion auf Silicat (2.3.1).

## Prüfung auf Reinheit

**Prüflösung:** 2,5 g Substanz werden mit 50 ml Salzsäure *R* versetzt. Die Mischung wird im Wasserbad unter wiederholtem Rühren 30 min lang erhitzt und zur Trockne eingedampft. Der Rückstand wird mit einer Mischung von 8 ml verdünnter Salzsäure *R* und 24 ml Wasser *R* versetzt. Die Mischung wird zum Sieden erhitzt und unter vermindertem Druck durch einen Glassintertiegel (16) (2.1.2) abgesaugt. Der Rückstand auf dem Tiegel wird mit einer heißen Mischung von 3 ml verdünnter Salzsäure *R* und 9 ml Wasser *R* gewaschen. Nach dem Waschen mit kleinen Mengen Wasser *R* wird das Filtrat mit den Waschflüssigkeiten vereinigt und mit Wasser *R* zu 50 ml verdünnt.

**pH-Wert** (2.2.3): 3,2 bis 8,9

5 g Substanz werden in einer Mischung von 5 ml einer Lösung von Kaliumchlorid *R* (7,46 g · l$^{-1}$) und 90 ml kohlendioxidfreiem Wasser *R* suspendiert.

**Chlorid:** Flüssigchromatographie (2.2.29) wie unter „Sulfat" beschrieben

*Retentionszeit*
– Chlorid: etwa 4 min

*Grenzwert*
– Chlorid: nicht größer als die Fläche des entsprechenden Peaks im Chromatogramm der Referenzlösung (0,3 Prozent)

**Sulfat:** Flüssigchromatographie (2.2.29)

*Untersuchungslösung:* 0,625 g Substanz werden mit 30 ml Wasser *R* versetzt. Die Mischung wird 2 h lang zum Sieden erhitzt, nach dem Erkalten quantitativ in einen 50-ml-Messkolben überführt und mit Wasser *R* zu 50,0 ml verdünnt. 5,0 ml der überstehenden Flüssigkeit werden mit Wasser *R* zu 50,0 ml verdünnt und durch ein Membranfilter (Porengröße 0,45 µm) filtriert.

*Referenzlösung:* 0,50 g wasserfreies Natriumsulfat *R* und 0,062 g Natriumchlorid *R* werden in Wasser *R* zu 1000,0 ml gelöst. 5,0 ml Lösung werden mit Wasser *R* zu 50,0 ml verdünnt.

*Säule*
– Material: nicht metallisch
– Größe: $l = 0,25$ m, $\varnothing = 4,6$ mm
– Stationäre Phase: geeigneter Anionenaustauscher (30 bis 50 µm)

*Mobile Phase:* 0,508 g Natriumcarbonat *R* und 0,05 g Natriumhydrogencarbonat *R* werden in Wasser *R* zu 1000 ml gelöst.

*Durchflussrate:* 1,2 ml · min$^{-1}$

*Detektion:* Leitfähigkeitsdetektor

*Einspritzen:* 25 µl

*Retentionszeit*
– Sulfat: etwa 8 min

*Grenzwert*
– Sulfat: nicht größer als die Fläche des entsprechenden Peaks im Chromatogramm der Referenzlösung (4,0 Prozent, berechnet als Natriumsulfat)

**Eisen** (2.4.9): höchstens 400 ppm

2 ml Prüflösung werden mit Wasser *R* zu 40 ml verdünnt.

**Schwermetalle** (2.4.8): höchstens 25 ppm

20 ml Prüflösung werden mit 50 mg Hydroxylaminhydrochlorid *R* und 1 ml konzentrierter Ammoniak-Lösung *R* versetzt. Die Lösung wird durch Zusatz von verdünnter Ammoniak-Lösung *R* 2 unter potentiometrischer Kontrolle auf einen pH-Wert von 3,5 eingestellt. Die Lösung wird mit Wasser *R* zu 25 ml verdünnt. 12 ml dieser Lösung müssen der Grenzprüfung A entsprechen. Zur Herstellung der Referenzlösung wird Blei-Lösung (1 ppm Pb) *R* verwendet.

**Glühverlust:** höchstens 25,0 Prozent, mit 0,200 g Substanz durch 1 h langes Erhitzen im Platintiegel bei 100 bis 105 °C und 2 h langes Glühen bei 1000 ± 50 °C bestimmt

## Gehaltsbestimmung

Der unter „Glühverlust" erhaltene Rückstand wird mit 0,2 ml Schwefelsäure *R* und einer ausreichenden Menge Ethanol 96 % *R* versetzt, um den Rückstand vollständig zu befeuchten. Nach Zusatz von 6 ml Flusssäure *R* wird die Mischung bei 95 bis 105 °C zur Trockne eingedampft, wobei darauf zu achten ist, dass keine Substanz verspritzt. Die Innenseite des Tiegels wird mit 6 ml Flusssäure *R* gewaschen. Nach dem Eindampfen zur Trockne wird der Rückstand bei 900 ± 50 °C geglüht, im Exsikkator erkalten gelassen und gewogen.

Die Differenz zwischen der Masse dieses Rückstands und der des unter „Glühverlust" erhaltenen Rückstands entspricht der Masse an $SiO_2$ in der Einwaage.

---

6.3/0435

# Sorbitol
# Sorbitolum

$C_6H_{14}O_6$   $M_r$ 182,2

CAS Nr. 50-70-4

## Definition

D-Glucitol (D-Sorbitol)

*Gehalt:* 97,0 bis 102,0 Prozent (wasserfreie Substanz)

## Eigenschaften

*Aussehen:* weißes bis fast weißes, kristallines Pulver

*Löslichkeit:* sehr leicht löslich in Wasser, praktisch unlöslich in Ethanol 96 %

Die Substanz zeigt Polymorphie (5.9).

## Prüfung auf Identität

1: A
2: B, C, D

A. Die unter „Gehaltsbestimmung" erhaltenen Chromatogramme werden ausgewertet.

*Ergebnis:* Der Hauptpeak im Chromatogramm der Untersuchungslösung entspricht in Bezug auf Retentionszeit und Größe dem Hauptpeak im Chromatogramm der Referenzlösung a.

B. 0,5 g Substanz werden in einer Mischung von 0,5 ml Pyridin *R* und 5 ml Acetanhydrid *R* unter Erwärmen gelöst. Nach 10 min wird die Lösung in 25 ml Wasser *R* gegossen und 2 h lang in einer Eis-Wasser-Mischung stehen gelassen. Der Niederschlag wird mit wenig Ethanol 96 % *R* umkristallisiert und im Vakuum getrocknet. Die Schmelztemperatur (2.2.14) der Kristalle liegt zwischen 98 und 104 °C.

C. Dünnschichtchromatographie (2.2.27)

*Untersuchungslösung:* 25 mg Substanz werden in Wasser *R* zu 10 ml gelöst.

*Referenzlösung a:* 25 mg Sorbitol *CRS* werden in Wasser *R* zu 10 ml gelöst.

*Referenzlösung b:* 25 mg Mannitol *CRS* und 25 mg Sorbitol *CRS* werden in Wasser *R* zu 10 ml gelöst.

*Platte:* DC-Platte mit Kieselgel G *R*

*Fließmittel:* Wasser *R*, Ethylacetat *R*, 1-Propanol *R* (10:20:70 *V/V/V*)

*Auftragen:* 2 µl

*Laufstrecke:* 17 cm

*Trocknen:* an der Luft

*Detektion:* Die Platte wird mit Aminobenzoesäure-Lösung *R* besprüht und im Kaltluftstrom bis zum Verschwinden des Acetons getrocknet. Nach 15 min langem Erhitzen bei 100 °C wird die Platte erkalten gelassen und mit einer Lösung von Natriumperiodat *R* (2 g · l$^{-1}$) besprüht. Die Platte wird im Kaltluftstrom getrocknet und 15 min lang bei 100 °C erhitzt.

*Eignungsprüfung:* Referenzlösung b
– Das Chromatogramm muss deutlich voneinander getrennt 2 Flecke zeigen.

*Ergebnis:* Der Hauptfleck im Chromatogramm der Untersuchungslösung entspricht in Bezug auf Lage, Farbe und Größe dem Hauptfleck im Chromatogramm der Referenzlösung a.

D. Spezifische Drehung (2.2.7): +4,0 bis +7,0 (wasserfreie Substanz)

5,00 g Substanz und 6,4 g Natriumtetraborat *R* werden in 40 ml Wasser *R* gelöst. Die Lösung wird unter gelegentlichem Schütteln 1 h lang stehen gelassen, mit Wasser *R* zu 50,0 ml verdünnt und, falls erforderlich, filtriert.

## Prüfung auf Reinheit

**Aussehen der Lösung:** Die Lösung muss klar (2.2.1) und farblos (2.2.2, Methode II) sein.

5 g Substanz werden in Wasser *R* zu 50 ml gelöst.

**Leitfähigkeit** (2.2.38): höchstens 20 µS · cm$^{-1}$

20,0 g Substanz werden in kohlendioxidfreiem Wasser *R*, das aus destilliertem Wasser *R* hergestellt wurde, zu 100,0 ml gelöst.

Die Leitfähigkeit der Lösung wird gemessen, während mit einem Magnetrührer schwach gerührt wird.

**Reduzierende Zucker:** höchstens 0,2 Prozent, berechnet als Glucose-Äquivalent

5,0 g Substanz werden unter Erwärmen in 6 ml Wasser $R$ gelöst. Nach Abkühlen sowie Zusatz von 20 ml Kupfer(II)-citrat-Lösung $R$ und einigen Glasperlen wird die Lösung so erhitzt, dass sie nach 4 min zu sieden beginnt. Anschließend wird sie 3 min lang im Sieden gehalten. Nach schnellem Abkühlen werden 100 ml einer 2,4-prozentigen Lösung ($V/V$) von Essigsäure 99 % $R$ und 20,0 ml Iod-Lösung (0,025 mol·l$^{-1}$) zugesetzt. Unter ständigem Schütteln werden 25 ml einer Mischung von 6 Volumteilen Salzsäure $R$ und 94 Volumteilen Wasser $R$ zugesetzt. Nach dem Lösen des Niederschlags wird der Iodüberschuss mit Natriumthiosulfat-Lösung (0,05 mol · l$^{-1}$) unter Zusatz von 1 ml Stärke-Lösung $R$ gegen Ende der Titration titriert. Mindestens 12,8 ml Natriumthiosulfat-Lösung (0,05 mol · l$^{-1}$) müssen verbraucht werden.

**Verwandte Substanzen:** Flüssigchromatographie (2.2.29)

*Untersuchungslösung:* 5,0 g Substanz werden in 20 ml Wasser $R$ gelöst. Die Lösung wird mit Wasser $R$ zu 100,0 ml verdünnt.

*Referenzlösung a:* 0,50 g Sorbitol $CRS$ werden in 2 ml Wasser $R$ gelöst. Die Lösung wird mit Wasser $R$ zu 10,0 ml verdünnt.

*Referenzlösung b:* 2,0 ml Untersuchungslösung werden mit Wasser $R$ zu 100,0 ml verdünnt.

*Referenzlösung c:* 5,0 ml Referenzlösung b werden mit Wasser $R$ zu 100,0 ml verdünnt.

*Referenzlösung d:* 0,5 g Sorbitol $R$ und 0,5 g Mannitol $R$ (Verunreinigung A) werden in 5 ml Wasser $R$ gelöst. Die Lösung wird mit Wasser $R$ zu 10,0 ml verdünnt.

*Säule*
- Größe: $l = 0,3$ m, $\varnothing = 7,8$ mm
- Stationäre Phase: stark saurer Kationenaustauscher, Calciumsalz $R$ (9 μm)
- Temperatur: 85 ± 1 °C

*Mobile Phase:* entgastes Wasser $R$

*Durchflussrate:* 0,5 ml · min$^{-1}$

*Detektion:* Differenzial-Refraktometer bei einer konstanten Temperatur

*Einspritzen:* 20 μl; Untersuchungslösung, Referenzlösungen b, c und d

*Chromatographiedauer:* 3fache Retentionszeit von Sorbitol

*Relative Retention* (bezogen auf Sorbitol, $t_R$ etwa 27 min)
- Verunreinigung C: etwa 0,6
- Verunreinigung A: etwa 0,8
- Verunreinigung B: etwa 1,1

*Eignungsprüfung:* Referenzlösung d
- Auflösung: mindestens 2 zwischen den Peaks von Verunreinigung A und Sorbitol

*Grenzwerte*
- Jede Verunreinigung: jeweils nicht größer als die Fläche des Hauptpeaks im Chromatogramm der Referenzlösung b (2 Prozent)
- Summe aller Verunreinigungen: nicht größer als das 1,5fache der Fläche des Hauptpeaks im Chromatogramm der Referenzlösung b (3 Prozent)
- Ohne Berücksichtigung bleiben: Peaks, deren Fläche kleiner ist als die Fläche des Hauptpeaks im Chromatogramm der Referenzlösung c (0,1 Prozent)

**Blei** (2.4.10): höchstens 0,5 ppm

**Nickel** (2.4.15): höchstens 1 ppm

Die Substanz wird in 150,0 ml der vorgeschriebenen Lösungsmittelmischung gelöst.

**Wasser** (2.5.12): höchstens 1,5 Prozent, mit 1,00 g Substanz bestimmt

**Mikrobielle Verunreinigung**

Falls die Substanz nicht zur Herstellung von Parenteralia bestimmt ist:
TAMC: Akzeptanzkriterium 10$^3$ KBE je Gramm (2.6.12)

TYMC: Akzeptanzkriterium 10$^2$ KBE je Gramm (2.6.12)

Abwesenheit von *Escherichia coli* (2.6.13)

Abwesenheit von Salmonellen (2.6.13)

Falls die Substanz zur Herstellung von Parenteralia bestimmt ist, gilt für TAMC:
Akzeptanzkriterium 10$^2$ KBE je Gramm (2.6.12)

**Bakterien-Endotoxine** (2.6.14): Falls die Substanz zur Herstellung von Parenteralia bestimmt ist und dabei keinem weiteren geeigneten Verfahren zur Beseitigung von Bakterien-Endotoxinen unterworfen wird:
- weniger als 4 I.E. Bakterien-Endotoxine je Gramm Sorbitol für Parenteralia mit einer Konzentration von weniger als 100 g · l$^{-1}$ Sorbitol
- weniger als 2,5 I.E. Bakterien-Endotoxine je Gramm Sorbitol für Parenteralia mit einer Konzentration von 100 g · l$^{-1}$ Sorbitol und höher

# Gehaltsbestimmung

Flüssigchromatographie (2.2.29) wie unter „Verwandte Substanzen" beschrieben, mit folgender Änderung:

*Einspritzen:* Untersuchungslösung, Referenzlösung a

Der Prozentgehalt an D-Sorbitol wird unter Berücksichtigung des angegebenen Gehalts für Sorbitol $CRS$ berechnet.

# Beschriftung

Die Beschriftung gibt, falls zutreffend, an,
- Höchstkonzentration an Bakterien-Endotoxinen
- dass die Substanz zur Herstellung von Parenteralia geeignet ist.

## Verunreinigungen

A. Mannitol

B. Iditol

C. Maltitol

# Lösung von partiell dehydratisiertem Sorbitol

**6.3/2048**

## Sorbitolum liquidum partim deshydricum

## Definition

Die Lösung von partiell dehydratisiertem Sorbitol wird durch säurekatalysierte, partielle interne Dehydratisierung von flüssigem Sorbitol erhalten. Die Lösung enthält mindestens 68,0 und höchstens 85,0 Prozent (*m/m*) wasserfreie Substanzen und besteht aus einem Gemisch, das sich hauptsächlich aus D-Sorbitol und 1,4-Sorbitan mit Mannitol, hydrierten Oligo- und Disacchariden und Sorbitanen zusammensetzt.

*Gehalt* (Nominalwert)
— 1,4-Sorbitan ($C_6H_{12}O_5$): mindestens 15,0 Prozent (wasserfreie Substanz)
— D-Sorbitol ($C_6H_{14}O_6$): mindestens 25,0 Prozent (wasserfreie Substanz)

Die Gehalte an 1,4-Sorbitan und D-Sorbitol müssen mindestens 95,0 und dürfen höchstens 105,0 Prozent des jeweiligen Nominalwerts betragen.

## Eigenschaften

*Aussehen:* klare, farblose, sirupartige Flüssigkeit

*Löslichkeit:* mischbar mit Wasser, praktisch unlöslich in Mineralölen und pflanzlichen Ölen

## Prüfung auf Identität

Die unter „Gehaltsbestimmung" erhaltenen Chromatogramme werden ausgewertet.

*Ergebnis:* Die 2 Hauptpeaks im Chromatogramm der Untersuchungslösung entsprechen in Bezug auf Retentionszeit und Größe den Peaks im Chromatogramm der Referenzlösung a.

## Prüfung auf Reinheit

**Prüflösung:** Die Substanz wird mit kohlendioxidfreiem Wasser *R*, das aus destilliertem Wasser *R* hergestellt wurde, auf eine Konzentration von 50,0 Prozent (*m/m*) wasserfreie Substanz verdünnt.

**Aussehen der Lösung:** Die Prüflösung muss klar (2.2.1) und farblos (2.2.2, Methode II) sein.

**Leitfähigkeit** (2.2.38): höchstens 20 µS · cm$^{-1}$

Die Leitfähigkeit der Prüflösung wird gemessen, während mit einem Magnetrührer schwach gerührt wird.

**Reduzierende Zucker:** höchstens 0,3 Prozent, berechnet als Glucose (wasserfreie Substanz)

Eine Menge Substanz, die 3,3 g wasserfreier Substanz entspricht, wird mit 3 ml Wasser *R*, 20,0 ml Kupfer(II)-citrat-Lösung *R* und einigen Glasperlen so erhitzt, dass die Lösung nach 4 min zu sieden beginnt. Anschließend wird sie 3 min lang im Sieden gehalten. Nach schnellem Abkühlen werden 100 ml einer 2,4-prozentigen Lösung (*V/V*) von Essigsäure 99 % *R* und 20,0 ml Iod-Lösung (0,025 mol · l$^{-1}$) zugesetzt. Unter ständigem Schütteln werden 25 ml einer Mischung von 6 ml Salzsäure *R* und 94 ml Wasser *R* zugesetzt. Nach dem Lösen des Niederschlags wird der Iodüberschuss mit Natriumthiosulfat-Lösung (0,05 mol · l$^{-1}$) unter Zusatz von 2 ml Stärke-Lösung *R* gegen Ende der Titration titriert. Mindestens 12,8 ml Natriumthiosulfat-Lösung (0,05 mol · l$^{-1}$) müssen verbraucht werden.

**Nickel** (2.4.15): höchstens 1 ppm (wasserfreie Substanz)

**Wasser** (2.5.12): 15,0 bis 32,0 Prozent, mit 0,10 g Substanz bestimmt

### Mikrobielle Verunreinigung

TAMC: Akzeptanzkriterium 10$^3$ KBE je Gramm (2.6.12)

TYMC: Akzeptanzkriterium 10$^2$ KBE je Gramm (2.6.12)

Abwesenheit von *Escherichia coli* (2.6.13)

Abwesenheit von Salmonellen (2.6.13)

## Gehaltsbestimmung

Flüssigchromatographie (2.2.29)

*Untersuchungslösung:* 0,400 g Substanz werden in Wasser *R* zu 20,0 ml gelöst.

*Referenzlösung a:* 50,0 mg Sorbitol *CRS* und 20,0 mg 1,4-Sorbitan *CRS* werden in Wasser *R* zu 5,0 ml gelöst.

*Referenzlösung b:* 0,100 g Mannitol *R* und 0,100 g Sorbitol *R* werden in Wasser *R* zu 10,0 ml gelöst.

*Säule*
- Größe: $l = 0{,}3$ m, $\varnothing = 7{,}8$ mm
- Stationäre Phase: stark saurer Kationenaustauscher, Calciumsalz *R* (9 µm)
- Temperatur: $80 \pm 5$ °C

*Mobile Phase:* entgastes Wasser *R*

*Durchflussrate:* $0{,}5$ ml · min$^{-1}$

*Detektion:* Refraktometer, konstant bei einer Temperatur zwischen 30 und 35 °C gehalten

*Einspritzen:* 40 µl

*Relative Retention* (bezogen auf D-Sorbitol, $t_R$ etwa 25 min)
- 1,4-Sorbitan: etwa 0,5
- Mannitol: etwa 0,8

*Eignungsprüfung:* Referenzlösung b
- Auflösung: mindestens 2,0 zwischen den Peaks von Mannitol und D-Sorbitol

Der Prozentgehalt an 1,4-Sorbitan und D-Sorbitol wird unter Verwendung des Chromatogramms der Referenzlösung a und unter Berücksichtigung des angegebenen Gehalts für 1,4-Sorbitan *CRS* und Sorbitol *CRS* berechnet.

## Beschriftung

Die Beschriftung gibt den Gehalt an D-Sorbitol und 1,4-Sorbitan an (Nominalwerte).

6.3/1267
# Vorverkleisterte Stärke
# Amylum pregelificatum

## Definition

Vorverkleisterte Stärke wird aus **Maisstärke (Maydis amylum)**, **Kartoffelstärke (Solani amylum)** oder **Reisstärke (Oryzae amylum)** durch mechanische Verarbeitung in Gegenwart von Wasser mit oder ohne Anwendung von Hitze, wobei alle oder ein Teil der Stärkekörner platzen, und anschließendes Trocknen hergestellt. Sie enthält keine Zusätze, kann aber modifiziert sein, um sie kompaktierbar zu machen und ihre Fließeigenschaften zu verbessern.

## Eigenschaften

*Aussehen:* weißes bis gelblich weißes Pulver

Die Substanz quillt in kaltem Wasser.

## Prüfung auf Identität

A. Die Prüfung erfolgt unter dem Mikroskop unter Verwendung einer Mischung gleicher Volumteile Glycerol *R* und Wasser *R*. Das Pulver zeigt unregelmäßige, lichtdurchlässige, weiße bis gelblich weiße Flocken oder Stücke mit unebener Oberfläche. Im polarisierten Licht (zwischen gekreuzten Nicol'schen Prismen) können Stärkekörner mit einem ausgeprägten schwarzen Kreuz, dessen Balken sich über dem Spalt schneiden, gesehen werden.

B. Werden 0,5 g Substanz in 2 ml Wasser *R* ohne Erhitzen aufgeschlämmt und mit 0,05 ml Iod-Lösung *R* 1 versetzt, entsteht eine rötlich violette bis blaue Färbung.

## Prüfung auf Reinheit

**pH-Wert** (2.2.3): 4,5 bis 7,0

3,0 g Substanz werden stetig unter ständigem Rühren zu 100,0 ml kohlendioxidfreiem Wasser *R* gegeben. Der pH-Wert wird bestimmt, wenn eine homogene Lösung entstanden ist.

**Oxidierende Substanzen** (2.5.30): Die Substanz muss der Prüfung entsprechen. Als Lösungsmittel wird eine Mischung gleicher Volumteile Wasser *R* und Methanol *R* verwendet.

**Schwefeldioxid** (2.5.29): höchstens 50 ppm

**Eisen** (2.4.9): höchstens 20 ppm

Der bei der Prüfung „Sulfatasche" erhaltene Rückstand wird in 20 ml verdünnter Salzsäure *R* gelöst. Die Lösung wird filtriert. Das Filtrat muss der Grenzprüfung auf Eisen entsprechen.

**Fremde Bestandteile:** Die Prüfung erfolgt unter dem Mikroskop unter Verwendung einer Mischung gleicher Volumteile Glycerol *R* und Wasser *R*. Neben den Stärkekörnern dürfen andere Bestandteile nur in Spuren vorhanden sein.

**Trocknungsverlust** (2.2.32): höchstens 15,0 Prozent, mit 1,000 g Substanz durch 90 min langes Trocknen im Trockenschrank bei 130 °C bestimmt

**Sulfatasche** (2.4.14): höchstens 0,6 Prozent, mit 1,0 g Substanz bestimmt

### Mikrobielle Verunreinigung

TAMC: Akzeptanzkriterium $10^3$ KBE je Gramm (2.6.12)

TYMC: Akzeptanzkriterium $10^2$ KBE je Gramm (2.6.12)

Abwesenheit von *Escherichia coli* (2.6.13)

Abwesenheit von Salmonellen (2.6.13)

## Beschriftung

Die Beschriftung gibt die zur Herstellung vorverkleisterter Stärke verwendete Stärkeart an.

---

6.3/2323

# Hämatopoetische Stammzellen vom Menschen

# Cellulae stirpes haematopoieticae humanae

*Die Bestimmungen der vorliegenden Monographie stellen eine Norm zur Gewinnung und Kontrolle von hämatopoetischen Stammzellen vom Menschen für therapeutische Zwecke dar. Falls von der zuständigen Behörde genehmigt, können alternative Gewinnungs- und Prüfverfahren angewendet werden.*

## Definition

Hämatopoetische Stammzellen vom Menschen sind nicht differenzierte, pluripotente Zellen, die in der Lage sind, sich durch Zellteilung selbst zu erneuern oder sich durch Differenzierung und Reifung zu Zellen aller hämatopoetischen Linien zu entwickeln. Sie sind in geringer Anzahl im Knochenmark, in der Fraktion der mononukleären Zellen des peripheren Bluts und im Blut der Nabelschnur vorhanden. Die Zubereitung enthält auch hämatopoetische Vorläuferzellen, die in der Lage sind, sich zu differenzieren, jedoch nicht, sich zu erneuern. Die Anzahl hämatopoetischer Stammzellen korreliert mit der Anzahl hämatopoetischer Vorläuferzellen.

Die vorliegende Monographie gilt für hämatopoetische Stammzellen, die weder vermehrt noch genetisch modifiziert worden sind. Sie sind dazu bestimmt, nach erfolgreicher Annahme der übertragenen Zellen die Produktion aller Blutzelllinien in ausreichender Menge permanent wiederherzustellen und ihre Funktionalität bei einem Empfänger, dessen Hämatopoese zum Beispiel infolge Krankheit, Chemotherapie in hohen Dosen und/oder Strahlentherapie beeinträchtigt ist oder der an einer erblich bedingten Krankheit leidet, zu gewährleisten. Die durch Infusion übertragenen hämatopoetischen Stammzellen können vom Empfänger selbst (autologe Stammzellen) oder von einem anderen Menschen (allogene Stammzellen) stammen.

Hämatopoetische Stammzellen zeichnen sich dadurch aus, dass sie die Hämatopoese beim Menschen *in vivo* wiederherzustellen vermögen. Sie können sich auch in koloniebildende Zellen differenzieren, die in der Lage sind, in Anwesenheit verschiedener Wachstumsfaktoren Kolonien zu bilden. Üblicherweise wird der Membranmarker CD34 verwendet, um die hämatopoetischen Stammzellen erfolgreich aus gewonnenem Rohmaterial zu isolieren und zu reinigen. Er wird auch während der routinemäßigen Qualitätskontrolle als Indikator für den mengenmäßigen Anteil von hämatopoetischen Stammzellen in diesem Rohmaterial verwendet.

## Gewinnung

### Spender

Falls allogene Zellen verwendet werden, müssen diese von sorgfältig ausgewählten Spendern stammen, die gemäß der Richtlinie 2004/23/EG der Europäischen Union die Auswahlkriterien für Spender erfüllen.

### Entnahme

*Stammzellen aus peripherem Blut:* Diese Zellen werden durch Zytapherese nach Mobilisierung aus dem Knochenmark gewonnen, indem Wachstumsfaktoren verabreicht und/oder autologe Spender mit zytotoxischen Substanzen behandelt werden. Die Zellen können zur Selektion einer gewünschten Zellpopulation behandelt und anschließend kryokonserviert werden.

*Knochenmark:* Das Knochenmark wird durch Absaugen der Zellen aus den Hohlräumen von Knochen gewonnen und durch Filtrieren von Knochenfragmenten befreit. Falls erforderlich wird das filtrierte Knochenmark zentrifugiert und danach die Schicht von Leukozyten und Blutplättchen abgetrennt oder mit Hilfe eines handelsüblichen Kits, das auf dem Prinzip der Zytapherese beruht, entfernt. Die Zellen können zur Selektion einer gewünschten Zellpopulation behandelt und anschließend kryokonserviert werden.

*Nabelschnurblut:* Hämatopoetische Stammzellen aus Plazentablut werden über die Nabelschnurvene aus der Plazenta gewonnen und anschließend kryokonserviert.

### Kryokonservierung

Die Kryokonservierung erlaubt eine Lagerung über einen langen Zeitraum. Die Zellen werden in einem validierten Medium, das ein geeignetes Kälteschutzmittel (zum Beispiel Dimethylsulfoxid) und Makromoleküle (zum Beispiel autologes Plasma/Albumin) enthält, suspendiert. Die Mischung wird auf eine Art und Weise in Kryobehältnissen tiefgekühlt, dass die Lebensfähigkeit der Zellen durch kontrolliertes Einfrieren mit Hilfe einer validierten Methode erhalten bleibt. Die Zellen werden bei $-140\ °C$ oder einer tieferen Temperatur gelagert. Werden die Kryobehältnisse unter anderen Temperaturbedingungen und während einer anderen Zeitdauer gelagert, muss die Funktionalität der Zellen in der Zubereitung validiert werden. Die Kryobehältnisse mit Zellen von Spendern, bei denen eine infektiöse Erkrankung nachgewiesen wurde, müssen so gelagert werden, dass eine Kreuzkontamination verhindert wird.

## Zur Gewinnung verwendete Substanzen

Die Qualität der zur Gewinnung verwendeten Substanzen ist ein entscheidender Faktor für die Qualität, Sicherheit und Wirksamkeit des Endprodukts, insbesondere bei Substanzen biologischer Herkunft. Dies ist von besonderer Bedeutung für
- Proteine, einschließlich Enzyme und Antikörper
- Reagenzien für die Kryokonservierung
- Reagenzien zur Reinigung.

**Qualitätssicherung:** Alle Substanzen müssen im Rahmen eines anerkannten Qualitätssicherungssystems und in geeigneten Produktionsstätten hergestellt werden.

**Qualitätsspezifikationen:** Eine geeignete Qualitätsspezifikation muss für jede Substanz vorliegen, die insbesondere Angaben enthält zur
- Identität
- Wirksamkeit, falls zutreffend
- Reinheit
- Bestimmung von Bakterien-Endotoxinen (2.6.14), falls zutreffend
- mikrobiologischen Qualität (Anzahl der vermehrungsfähigen Keime, Nachweis spezifizierter Mikroorganismen)
- Sterilität (2.6.1), falls zutreffend.

**Virussicherheit:** Die Anforderungen des Allgemeinen Texts „5.1.7 Virussicherheit" gelten.

**Übertragbare spongiforme Enzephalopathien:** Das Risiko der Übertragung spongiformer Enzephalopathien durch das Produkt muss bewertet und geeignete Maßnahmen zur Minimierung eines solchen Risikos müssen getroffen werden (5.2.8).

**Wasser:** Das zur Herstellung von Zellprodukten verwendete Wasser entspricht der jeweils zutreffenden Monographie: **Wasser für Injektionszwecke (Aqua ad iniectabilia), Hochgereinigtes Wasser (Aqua valde purificata), Gereinigtes Wasser (Aqua purificata)**. Wasser, das bei der Verarbeitung zum Endprodukt zugesetzt wird, muss dem Abschnitt „Wasser für Injektionszwecke als Bulk" der Monographie **Wasser für Injektionszwecke** entsprechen und zusätzlich steril sein.

## Prüfung auf Reinheit

*Anzustrebende Spezifikationen werden für die verschiedenen Prüfungen festgelegt, stellen aber keine absoluten Akzeptanzkriterien dar.*

Folgende Prüfungen werden durchgeführt (weitere Prüfungen zur Reinigung, zur Beseitigung von Zellen und für die allogene Anwendung können, in Abhängigkeit von der Behandlung der Zellen und des vorgesehenen Empfängers, erforderlich sein):

**Zellzählung von kernhaltigen Zellen** (2.7.29)

**Vitalität von kernhaltigen Zellen** (2.7.29): Die Lebensfähigkeit der Zellen wird bei Produkten geprüft, die nicht innerhalb von 24 h nach der Entnahme als Infusion verabreicht werden.

**Zählung von CD34+-Zellen:** Bei Stammzellen aus peripherem Blut erfolgt die Zählung von CD34+-Zellen mit Hilfe einer validierten automatisierten Apparatur zur Analyse von Zellen, die mit Anti-CD34-Antikörpern markiert sind. Die Apparatur und die Methode müssen in der Lage sein, die Anzahl an CD34+-Zellen mit der Empfindlichkeit, Genauigkeit und Reproduzierbarkeit zu bestimmen, die diesen Kriterien bei der Immunphänotypisierung (2.7.23) entsprechen, bei der die Zellen mit Anti-CD34- und Anti-CD45-Antikörpern markiert werden. Die Antikörper sind mit einem Fluorochrom markiert und werden mit Hilfe der Durchflusszytometrie (2.7.24) bestimmt.

**Bestimmung der koloniebildenden Zellen** (2.7.28): Die Vermehrungsfähigkeit der koloniebildenden Zellen wird mit einer geeigneten Bestimmungsmethode nachgewiesen. Die Bestimmung muss nicht an jeder Produkteinheit durchgeführt werden. Die Korrelation zwischen der Menge an CD34 und der Anzahl an koloniebildenden Zellen wird unter definierten Bedingungen (Pathologie, Zelldichte, Mobilisierung) bestimmt. Die Bestimmung der koloniebildenden Zellen wird regelmäßig durchgeführt. Wenn eine Änderung in Bezug auf Zelldichte oder Mobilisierung erfolgt, welche die Qualität der CD34+-Zellen beeinträchtigen kann, wird die Bestimmung an einer angemessenen Anzahl Einheiten durchgeführt.

**Mikrobiologische Kontrolle:** Die Prüfung erfolgt wie in der Allgemeinen Methode „2.6.27 Mikrobiologische Kontrolle von Zellprodukten" vorgeschrieben. In begründeten Fällen kann das Produkt vor Abschluss der Prüfung freigegeben werden.

---

6.3/1568

# Stanozolol
# Stanozololum

$C_{21}H_{32}N_2O$            $M_r$ 328,5

CAS Nr. 10418-03-8

## Definition

Stanozolol enthält mindestens 98,5 und höchstens 101,0 Prozent 17-Methyl-2'H-5α-androst-2-eno[3,2-c]pyrazol-17β-ol, berechnet auf die getrocknete Substanz.

## Eigenschaften

Weißes bis fast weißes, kristallines, hygroskopisches Pulver; praktisch unlöslich in Wasser, löslich in Dimethylformamid, schwer löslich in Ethanol 96 %, sehr schwer löslich in Dichlormethan

Die Substanz zeigt Polymorphie (5.9).

## Prüfung auf Identität

A. Die Prüfung erfolgt mit Hilfe der IR-Spektroskopie (2.2.24) durch Vergleich des Spektrums der Substanz mit dem von Stanozolol *CRS*. Wenn die Spektren bei der Prüfung in fester Form unterschiedlich sind, werden Substanz und Referenzsubstanz getrennt in der eben notwendigen Menge Dichlormethan *R* gelöst. Nach Eindampfen der Lösungen zur Trockne bei Raumtemperatur unter einem Luftstrom werden mit den Rückständen erneut Spektren aufgenommen.

B. Die bei der Prüfung „Verwandte Substanzen" (siehe „Prüfung auf Reinheit") erhaltenen Chromatogramme werden ausgewertet. Der Hauptfleck im Chromatogramm der Untersuchungslösung b entspricht in Bezug auf Lage, Farbe und Größe dem Hauptfleck im Chromatogramm der Referenzlösung c.

## Prüfung auf Reinheit

**Spezifische Drehung** (2.2.7): 0,10 g Substanz werden in Chloroform *R* zu 10,0 ml gelöst. Die spezifische Drehung muss zwischen +34 und +40 liegen, berechnet auf die getrocknete Substanz.

**Verwandte Substanzen:** Die Prüfung erfolgt mit Hilfe der Dünnschichtchromatographie (2.2.27) unter Verwendung einer DC-Platte mit Kieselgel $F_{254}$ *R*.

*Untersuchungslösung a:* 0,10 g Substanz werden in einer Mischung von 1 Volumteil Methanol *R* und 9 Volumteilen Dichlormethan *R* zu 5 ml gelöst.

*Untersuchungslösung b:* 1 ml Untersuchungslösung a wird mit einer Mischung von 1 Volumteil Methanol *R* und 9 Volumteilen Dichlormethan *R* zu 10 ml verdünnt.

*Referenzlösung a:* 1,0 ml Untersuchungslösung a wird mit einer Mischung von 1 Volumteil Methanol *R* und 9 Volumteilen Dichlormethan *R* zu 200 ml verdünnt.

*Referenzlösung b:* 5 mg Stanozolol-Verunreinigung A *CRS* werden in der Referenzlösung a zu 50 ml gelöst.

*Referenzlösung c:* 10 mg Stanozolol *CRS* werden in einer Mischung von 1 Volumteil Methanol *R* und 9 Volumteilen Dichlormethan *R* zu 5 ml gelöst.

Auf die Platte werden 5 µl jeder Lösung aufgetragen. Die Chromatographie erfolgt mit einer Mischung von 10 Volumteilen Methanol *R* und 90 Volumteilen Dichlormethan *R* über eine Laufstrecke, die 2/3 der Platte entspricht. Die Platte wird an der Luft trocknen gelassen, mit ethanolischer Schwefelsäure *R* besprüht, 15 min lang bei 105 °C erhitzt und anschließend im ultravioletten Licht bei 365 nm ausgewertet. Ein im Chromatogramm der Untersuchungslösung a auftretender Nebenfleck darf nicht größer oder intensiver sein als der Fleck im Chromatogramm der Referenzlösung a (0,5 Prozent). Die Prüfung darf nur ausgewertet werden, wenn das Chromatogramm der Referenzlösung b deutlich voneinander getrennt 2 Flecke zeigt.

**Trocknungsverlust** (2.2.32): höchstens 1,0 Prozent, mit 1,000 g Substanz durch Trocknen im Vakuumtrockenschrank bei 100 °C und höchstens 0,7 kPa bestimmt

## Gehaltsbestimmung

0,250 g Substanz, in 50 ml wasserfreier Essigsäure *R* gelöst, werden mit Perchlorsäure (0,1 mol · l$^{-1}$) titriert. Der Endpunkt wird mit Hilfe der Potentiometrie (2.2.20) bestimmt.

1 ml Perchlorsäure (0,1 mol · l$^{-1}$) entspricht 32,85 mg $C_{21}H_{32}N_2O$.

## Lagerung

Dicht verschlossen, vor Licht geschützt

## Verunreinigungen

A. R = H$_2$:
17β-Hydroxy-17-methyl-5α-androstan-3-on
(Mestanolon)

B. R = CH–OH:
17β-Hydroxy-2-(hydroxymethyliden)-17-methyl-5α-androstan-3-on
(Oxymetholon)

# Sultamicillintosilat-Dihydrat

## Sultamicillini tosilas dihydricus

6.3/2212

$C_{32}H_{38}N_4O_{12}S_3 \cdot 2\ H_2O$  $\qquad M_r\ 803$

## Definition

4-Methylbenzolsulfonat von Methylen[(2S,5R,6R)-6-[[(2R)-aminophenylacetyl]amino]-3,3-dimethyl-7-oxo-4-thia-1-azabicyclo[3.2.0]heptan-2-carboxylat]= [(2S,5R)-3,3-dimethyl-4,4,7-trioxo-4$\lambda^6$-thia-1-azabi= cyclo[3.2.0]heptan-2-carboxylat]-Dihydrat

Halbsynthetische Substanz, hergestellt aus einer durch Fermentation gewonnenen Substanz

*Gehalt:* 95,0 bis 102,0 Prozent (wasserfreie Substanz)

## Eigenschaften

*Aussehen:* weißes bis fast weißes, kristallines Pulver

*Löslichkeit:* praktisch unlöslich in Wasser, wenig löslich in Ethanol 96 %

## Prüfung auf Identität

IR-Spektroskopie (2.2.24)

*Vergleich:* Sultamicillintosilat CRS

## Prüfung auf Reinheit

**Spezifische Drehung** (2.2.7): +178 bis +195 (wasserfreie Substanz)

1,000 g Substanz wird in Dimethylformamid R zu 50,0 ml gelöst.

**Verwandte Substanzen:** Flüssigchromatographie (2.2.29)

*Die Lösungen müssen unmittelbar vor Gebrauch hergestellt oder dürfen bis zur Verwendung höchstens 6 h lang zwischen 2 und 8 °C aufbewahrt werden.*

*Lösung A:* Methanol R 1, Acetonitril R 1 (20:80 V/V)

*Lösung B:* 1,56 g Natriumdihydrogenphosphat R werden in 900 ml Wasser R gelöst. Die Lösung wird mit 7,0 ml Phosphorsäure 85 % R versetzt und mit Wasser R zu 1000 ml verdünnt.

*Blindlösung:* Lösung B, Lösung A (30:70 V/V)

*Untersuchungslösung:* 70,0 mg Substanz werden in 35 ml Lösung A gelöst. Die Lösung wird etwa 1 min lang im Ultraschallbad behandelt, mit 13 ml Lösung B versetzt, gemischt und erneut etwa 1 min lang im Ultraschallbad behandelt. Diese Lösung wird mit Lösung B zu 50,0 ml verdünnt und gemischt.

*Referenzlösung a:* 70,0 mg Sultamicillintosilat CRS werden in 35 ml Lösung A gelöst. Die Lösung wird etwa 1 min lang im Ultraschallbad behandelt, mit 13 ml Lösung B versetzt, gemischt und erneut etwa 1 min lang im Ultraschallbad behandelt. Diese Lösung wird mit Lösung B zu 50,0 ml verdünnt und gemischt.

*Referenzlösung b:* 15 mg Substanz werden in 20 ml einer Lösung von Natriumhydroxid R (0,4 g · l$^{-1}$) suspendiert. Die Suspension wird etwa 5 min lang im Ultraschallbad behandelt, mit 20 ml einer Lösung von Salzsäure R (0,36 g · l$^{-1}$) versetzt und mit Wasser R zu 100,0 ml verdünnt.

*Referenzlösung c:* 0,200 g Substanz werden in 70,0 ml Lösung A gelöst. Die Lösung wird etwa 1 min lang im Ultraschallbad behandelt, mit 25,0 ml Lösung B versetzt, gemischt und erneut etwa 1 min lang im Ultraschallbad behandelt. Diese Lösung wird mit Lösung B zu 100,0 ml verdünnt und gemischt. 1,0 ml dieser Lösung wird mit der Blindlösung zu 100,0 ml verdünnt.

*Referenzlösung d:* 32,3 mg Ampicillin-Trihydrat CRS (Verunreinigung B) und 7,0 mg Sulbactam CRS (Verunreinigung A) werden in Wasser R zu 1000 ml gelöst.

*Säule*
- Größe: $l$ = 0,10 m, $\varnothing$ = 4,6 mm
- Stationäre Phase: octadecylsilyliertes Kieselgel zur Chromatographie R (3,5 µm)
- Temperatur: 25 °C

*Mobile Phase*
- Mobile Phase A: Lösung von Natriumdihydrogenphosphat R (4,68 g · l$^{-1}$), die mit Phosphorsäure 85 % R auf einen pH-Wert von 3,0 eingestellt wird
- Mobile Phase B: Acetonitril R 1

| Zeit (min) | Mobile Phase A (% V/V) | Mobile Phase B (% V/V) |
|---|---|---|
| 0 – 15 | 95 → 30 | 5 → 70 |
| 15 – 16 | 30 | 70 |
| 16 – 16,5 | 30 → 95 | 70 → 5 |
| 16,5 – 20 | 95 | 5 |

*Durchflussrate:* 1,0 ml · min$^{-1}$

*Detektion:* Spektrometer bei 215 nm

*Einspritzen:* 5 µl; Blindlösung, Untersuchungslösung, Referenzlösungen b, c und d

*Relative Retention* (bezogen auf Sultamicillin, $t_R$ etwa 9,3 min)
- Verunreinigung A: etwa 0,41
- Penicillosäure des Ampicillins: etwa 0,47
- Tosilat: etwa 0,50
- Verunreinigung B: etwa 0,55
- Verunreinigung C: etwa 0,94
- Verunreinigung D: etwa 1,09
- Verunreinigung F: etwa 1,23
- Verunreinigung E: etwa 1,26
- Verunreinigung G: etwa 1,42

*Eignungsprüfung:* Referenzlösung b
- Auflösung: mindestens 2,5 zwischen den Peaks der Penicillosäure des Ampicillins und von Tosilat und mindestens 2,5 zwischen den Peaks von Tosilat und Verunreinigung B

*Grenzwerte*
- Verunreinigung B: nicht größer als die Fläche des entsprechenden Peaks im Chromatogramm der Referenzlösung d (2,0 Prozent)
- Verunreinigung A: nicht größer als die Fläche des entsprechenden Peaks im Chromatogramm der Referenzlösung d (0,5 Prozent)
- Verunreinigungen C, D, E, F, G: jeweils nicht größer als das 0,5fache der Fläche des Sultamicillin-Peaks im Chromatogramm der Referenzlösung c (0,5 Prozent)
- Jede weitere Verunreinigung: jeweils nicht größer als das 0,5fache der Fläche des Sultamicillin-Peaks im Chromatogramm der Referenzlösung c (0,5 Prozent)
- Summe aller Verunreinigungen: nicht größer als das 4fache der Fläche des Sultamicillin-Peaks im Chromatogramm der Referenzlösung c (4,0 Prozent)
- Ohne Berücksichtigung bleiben: Peaks, deren Fläche kleiner ist als das 0,1fache der Fläche des Sultamicillin-Peaks im Chromatogramm der Referenzlösung c (0,1 Prozent)

**Ethylacetat:** Head-Space-Gaschromatographie (2.2.28)

*Untersuchungslösung:* 0,200 g Substanz werden in 7,0 ml einer Mischung von 1 Volumteil Wasser *R* und 99 Volumteilen Dimethylformamid *R* gelöst.

*Referenzlösung:* 0,200 g Ethylacetat *R* werden in 240 ml einer Mischung von 1 Volumteil Wasser *R* und 99 Volumteilen Dimethylformamid *R* gelöst. Diese Lösung wird mit der gleichen Lösungsmittelmischung zu 250,0 ml verdünnt. 5,0 ml dieser Lösung werden mit einer Mischung von 1 Volumteil Wasser *R* und 99 Volumteilen Dimethylformamid *R* zu 7,0 ml verdünnt.

Die Probeflaschen werden sofort gasdicht mit Gummistopfen, die mit Polytetrafluorethylen überzogen sind, verschlossen und mit einer Aluminiumkappe gesichert. Die Probeflaschen werden geschüttelt, um homogene Lösungen zu erhalten.

*Säule*
- Material: Quarzglas
- Größe: $l = 50$ m, $\varnothing = 0{,}32$ mm
- Stationäre Phase: Polydimethylsiloxan *R* (Filmdicke 1,8 oder 3 µm)

*Trägergas:* Helium zur Chromatographie *R*

*Lineare Durchflussgeschwindigkeit:* $35 \text{ cm} \cdot \text{s}^{-1}$

*Splitverhältnis:* 1:5

Die folgenden Bedingungen können bei der Head-Space-Gaschromatographie angewendet werden:
- Äquilibrierungstemperatur: 105 °C
- Äquilibrierungszeit: 45 min
- Überleitungstemperatur: 110 °C
- Druckausgleichszeit: 30 s

*Temperatur*

|  | Zeit (min) | Temperatur (°C) |
|---|---|---|
| Säule | 0 – 6 | 70 |
|  | 6 – 16 | 70 → 220 |
|  | 16 – 18 | 220 |
| Probeneinlass |  | 140 |
| Detektor |  | 250 |

*Detektion:* Flammenionisation

*Einspritzen:* 1 ml

*Relative Retention* (bezogen auf Dimethylformamid, $t_R$ etwa 14 min)
- Ethylacetat: etwa 0,7

*Grenzwert*
- Ethylacetat: höchstens 2,0 Prozent

**Schwermetalle** (2.4.8): höchstens 20 ppm

2,0 g Substanz werden in einer Mischung von 40 Volumteilen Methanol *R* und 60 Volumteilen Acetonitril *R* zu 20,0 ml gelöst. 12 ml Lösung müssen der Grenzprüfung B entsprechen. Zur Herstellung der Referenzlösung wird eine Blei-Lösung (2 ppm Pb) verwendet, die durch Verdünnen der Blei-Lösung (100 ppm Pb) *R* mit einer Mischung von 40 Volumteilen Methanol *R* und 60 Volumteilen Acetonitril *R* erhalten wird.

**Wasser** (2.5.12): 4,0 bis 6,0 Prozent, mit 0,200 g Substanz bestimmt

**Sulfatasche** (2.4.14): höchstens 0,2 Prozent, mit 1,0 g Substanz bestimmt

# Gehaltsbestimmung

Flüssigchromatographie (2.2.29) wie unter „Verwandte Substanzen" beschrieben, mit folgender Änderung:

*Einspritzen:* Untersuchungslösung, Referenzlösung a

Der Prozentgehalt an Sultamicillintosilat ($C_{32}H_{38}N_4O_{12}S_3$) wird unter Berücksichtigung des angegebenen Gehalts für Sultamicillintosilat *CRS* berechnet.

# Lagerung

Dicht verschlossen

## Verunreinigungen

*Spezifizierte Verunreinigungen:*

A, B, C, D, E, F, G

A. Sulbactam

B. Ampicillin

C. [[(2R)-Aminophenylacetyl]amino][(4S)-4-
[[[[[(2S,5R)-3,3-dimethyl-4,4,7-trioxo-4λ⁶-thia-1-aza=
bicyclo[3.2.0]hept-2-yl]carbonyl]oxy]methoxy]car=
bonyl]-5,5-dimethylthiazolidin-2-yl]essigsäure
(Penicillosäuren des Sultamicillins)

D. Methylen[(2S,5R,6R)-3,3-dimethyl-6-[[(2R)-[(1-me=
thyl-4-oxopentyliden)amino]phenylacetyl]amino]-
7-oxo-4-thia-1-azabicyclo[3.2.0]heptan-2-carboxy=
lat][(2S,5R)-3,3-dimethyl-7-oxo-4-oxa-1-azabicyclo=
[3.2.0]heptan-2-carboxylat]

E. Methylen-bis[(2S,5R)-3,3-dimethyl-4,4,7-trioxo-
4λ⁶-thia-1-azabicyclo[3.2.0]heptan-2-carboxylat]
(Sulbactam-Methylenester)

F. Methylen[(2S,5R,6R)-6-[[(2R)-[[[(2S,5R,6R)-
6-[[(2R)-aminophenylacetyl]amino]-3,3-dimethyl-
7-oxo-4-thia-1-azabicyclo[3.2.0]hept-2-yl]carbonyl]=
amino]phenylacetyl]amino]-3,3-dimethyl-7-oxo-
4-thia-1-azabicyclo[3.2.0]heptan-2-carboxylat]=

[(2S,5R)-3,3-dimethyl-4,4,7-trioxo-4λ⁶-thia-1-azabi=
cyclo[3.2.0]heptan-2-carboxylat]
(Ampicillin-Sultamicillinamid)

G. Methylen[(2S,5R,6R)-6-[[(2R)-[[[[(2R)-aminophe=
nylacetyl]amino][(4S)-4-[[[[[(2S,5R)-3,3-dimethyl-
4,4,7-trioxo-4λ⁶-thia-1-azabicyclo[3.2.0]hept-2-yl]=
carbonyl]oxy]methoxy]carbonyl]-5,5-dimethyl=
thiazolidin-2-yl]acetyl]amino]phenylacetyl]amino]-
3,3-dimethyl-7-oxo-4-thia-1-azabicyclo[3.2.0]hep=
tan-2-carboxylat][(2S,5R)-3,3-dimethyl-4,4,7-trioxo-
4λ⁶-thia-1-azabicyclo[3.2.0]heptan-2-carboxylat]
(Sultamicillin-Dimer)

# 6.3/1573

# Sumatriptansuccinat

# Sumatriptani succinas

$C_{18}H_{27}N_3O_6S$  $M_r$ 413,5

CAS Nr. 103628-48-4

## Definition

[3-[2-(Dimethylamino)ethyl]-1H-indol-5-yl]-N-methyl=
methansulfonamid-hydrogenbutandioat

*Gehalt:* 97,5 bis 102,0 Prozent (wasserfreie Substanz)

## Eigenschaften

*Aussehen:* weißes bis fast weißes Pulver

*Löslichkeit:* leicht löslich in Wasser, wenig löslich in Methanol, praktisch unlöslich in Dichlormethan

## Prüfung auf Identität

IR-Spektroskopie (2.2.24)

*Probenvorbereitung:* Presslinge

*Vergleich:* Sumatriptansuccinat CRS

## Prüfung auf Reinheit

**Prüflösung:** 1,0 g Substanz wird in kohlendioxidfreiem Wasser R zu 25,0 ml gelöst.

**pH-Wert** (2.2.3): 4,5 bis 5,3

2,5 ml Prüflösung werden mit kohlendioxidfreiem Wasser R zu 10 ml verdünnt.

**Absorption** (2.2.25): höchstens 0,10, mit der Prüflösung bei 440 nm gemessen

**Verunreinigungen A, H:** Flüssigchromatographie (2.2.29)

*Untersuchungslösung:* 30,0 mg Substanz werden in der mobilen Phase zu 10,0 ml gelöst.

*Referenzlösung a:* 1,0 ml Untersuchungslösung wird mit der mobilen Phase zu 100,0 ml verdünnt. 1,0 ml dieser Lösung wird mit der mobilen Phase zu 10,0 ml verdünnt.

*Referenzlösung b:* Der Inhalt einer Durchstechflasche mit Sumatriptan zur Eignungsprüfung CRS (mit den Verunreinigungen A und H) wird in der mobilen Phase zu 1 ml gelöst.

*Säule*
- Größe: $l = 0,25$ m, $\varnothing = 4,6$ mm
- Stationäre Phase: Kieselgel zur Chromatographie R (5 µm)

*Mobile Phase:* eine Mischung von 10 Volumteilen einer Lösung von Ammoniumacetat R (771 g · l$^{-1}$) und 90 Volumteilen Methanol R

*Durchflussrate:* 2,0 ml · min$^{-1}$

*Detektion:* Spektrometer bei 282 nm

*Einspritzen:* 20 µl

*Chromatographiedauer:* 5fache Retentionszeit von Sumatriptan

*Relative Retention* (bezogen auf Sumatriptan, $t_R$ etwa 2,5 min)
- Verunreinigung A: etwa 2,2
- Verunreinigung H: etwa 3,0

*Eignungsprüfung:* Referenzlösung b
- Das erhaltene Chromatogramm entspricht dem mitgelieferten Chromatogramm von Sumatriptan zur Eignungsprüfung CRS.
- Auflösung: mindestens 3,0 zwischen den Peaks der Verunreinigungen A und H

*Grenzwerte*
- Korrekturfaktor: Zur Berechnung des Gehalts wird die Peakfläche von Verunreinigung A mit 0,6 multipliziert.
- Verunreinigung A: nicht größer als das 6fache der Fläche des Hauptpeaks im Chromatogramm der Referenzlösung a (0,6 Prozent)
- Verunreinigung H: nicht größer als das 3fache der Fläche des Hauptpeaks im Chromatogramm der Referenzlösung a (0,3 Prozent)

**Verwandte Substanzen:** Flüssigchromatographie (2.2.29)

*Lösung A:* 2,925 g Natriumdihydrogenphosphat R werden in 600 ml Wasser R gelöst. Die Lösung wird mit konzentrierter Natriumhydroxid-Lösung R auf einen pH-Wert von 6,5 eingestellt. Diese Lösung wird mit Wasser R zu 750 ml verdünnt, mit 250 ml Acetonitril R versetzt und gemischt.

*Untersuchungslösung a:* 30,0 mg Substanz werden in der mobilen Phase zu 10,0 ml gelöst.

*Untersuchungslösung b:* 15,0 mg Substanz werden in Lösung A zu 100,0 ml gelöst.

*Referenzlösung a:* 1,0 ml Untersuchungslösung a wird mit der mobilen Phase zu 100,0 ml verdünnt. 1,0 ml dieser Lösung wird mit der mobilen Phase zu 10,0 ml verdünnt.

*Referenzlösung b:* Der Inhalt einer Durchstechflasche mit Sumatriptan-Verunreinigungen CRS (mit den Verunreinigungen B, C, D und E) wird in der mobilen Phase zu 1 ml gelöst.

*Referenzlösung c:* 15,0 mg Sumatriptansuccinat CRS werden in Lösung A zu 100,0 ml gelöst.

*Säule*
- Größe: $l = 0,25$ m, $\varnothing = 4$ mm
- Stationäre Phase: octadecylsilyliertes Kieselgel zur Chromatographie R (5 µm)

*Mobile Phase:* eine Mischung von 25 Volumteilen Acetonitril R und 75 Volumteilen einer Lösung, die wie folgt hergestellt wird: 0,970 g Dibutylamin R, 0,735 g Phosphorsäure 85 % R und 2,93 g Natriumdihydrogenphosphat R werden in 750 ml Wasser R gelöst. Die Lösung wird mit konzentrierter Natriumhydroxid-Lösung R auf einen pH-Wert von 6,5 eingestellt und mit Wasser R zu 1000 ml verdünnt.

*Durchflussrate:* 1,5 ml · min$^{-1}$

*Detektion:* Spektrometer bei 282 nm

*Einspritzen:* 10 µl; Untersuchungslösung a, Referenzlösungen a und b

*Chromatographiedauer:* 4fache Retentionszeit von Sumatriptan

*Identifizierung von Verunreinigungen:* Zur Identifizierung der Peaks der Verunreinigungen B, C, D und E werden das mitgelieferte Chromatogramm von Sumatriptan-Verunreinigungen CRS und das mit der Referenzlösung b erhaltene Chromatogramm verwendet.

*Relative Retention* (bezogen auf Sumatriptan, $t_R$ etwa 7 min)
- Verunreinigung E: etwa 0,5
- Verunreinigung B: etwa 0,6
- Verunreinigung D: etwa 0,7
- Verunreinigung C: etwa 0,8

*Eignungsprüfung:* Referenzlösung b
- Auflösung: mindestens 1,5 zwischen den Peaks von Verunreinigung C und Sumatriptan
- Das Chromatogramm muss 5 deutlich getrennte Peaks zeigen.

*Grenzwerte*
- Verunreinigungen B, C, D: jeweils nicht größer als das 5fache der Fläche des Hauptpeaks im Chromatogramm der Referenzlösung a (0,5 Prozent)
- Verunreinigung E: nicht größer als die Fläche des Hauptpeaks im Chromatogramm der Referenzlösung a (0,1 Prozent)
- Nicht spezifizierte Verunreinigungen: jeweils nicht größer als die Fläche des Hauptpeaks im Chromatogramm der Referenzlösung a (0,10 Prozent)
- Summe aller Verunreinigungen: nicht größer als das 6fache der Fläche des Hauptpeaks im Chromatogramm der Referenzlösung a (0,6 Prozent)
- Ohne Berücksichtigung bleiben: Peaks, deren Fläche kleiner ist als das 0,5fache der Fläche des Hauptpeaks im Chromatogramm der Referenzlösung a (0,05 Prozent)

**Wasser** (2.5.12): höchstens 1,0 Prozent, mit 0,500 g Substanz bestimmt

**Sulfatasche** (2.4.14): höchstens 0,1 Prozent, mit 1,0 g Substanz bestimmt

## Gehaltsbestimmung

Flüssigchromatographie (2.2.29) wie in der Prüfung „Verwandte Substanzen" beschrieben, mit folgender Änderung:

*Einspritzen:* Untersuchungslösung b, Referenzlösung c

Der Prozentgehalt an $C_{18}H_{27}N_3O_6S$ wird unter Berücksichtigung des angegebenen Gehalts für Sumatriptansuccinat *CRS* berechnet.

## Lagerung

Vor Licht geschützt

## Verunreinigungen

*Spezifizierte Verunreinigungen:*

A, B, C, D, E, H

*Andere bestimmbare Verunreinigungen*

(Die folgenden Substanzen werden, falls in einer bestimmten Menge vorhanden, durch eine Prüfmethode oder mehrere Prüfmethoden in der Monographie erfasst. Sie werden begrenzt durch das allgemeine Akzeptanzkriterium für weitere Verunreinigungen/nicht spezifizierte Verunreinigungen und/oder durch die Anforderungen der Allgemeinen Monographie **Substanzen zur pharmazeutischen Verwendung (Corpora ad usum pharmaceuticum)**. Diese Verunreinigungen müssen daher nicht identifiziert werden, um die Konformität der Substanz zu zeigen. Siehe auch „5.10 Kontrolle von Verunreinigungen in Substanzen zur pharmazeutischen Verwendung"):

F, G

A. [3-[2-(Dimethylamino)ethyl]-2-[[3-[2-(dimethylamino)ethyl]-1*H*-indol-5-yl]methyl]-1*H*-indol-5-yl]-*N*-methylmethansulfonamid

B. R1 = R2 = H:
*N*-Methyl[3-[2-(methylamino)ethyl]-1*H*-indol-5-yl]methansulfonamid

C. R1 = CH$_2$–OH, R2 = CH$_3$:
[3-[2-(Dimethylamino)ethyl]-1-(hydroxymethyl)-1*H*-indol-5-yl]-*N*-methylmethansulfonamid

D. *N,N*-Dimethyl-2-[5-[(methylsulfamoyl)methyl]-1*H*-indol-3-yl]ethanamin-*N*-oxid

E. [3-(2-Aminoethyl)-1*H*-indol-5-yl]-*N*-methylmethansulfonamid

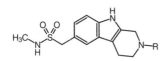

F. R = H:
 *N*-Methyl(2,3,4,9-tetrahydro-1*H*-pyrido[3,4-*b*]indol-6-yl)methansulfonamid

G. R = CH₃:
 *N*-Methyl(2-methyl-2,3,4,9-tetrahydro-1*H*-pyrido=[3,4-*b*]indol-6-yl)methansulfonamid

H. [3-[2-(Dimethylamino)ethyl]-1-[[3-[2-(dimethylami= no)ethyl]-1*H*-indol-5-yl]methyl]-1*H*-indol-5-yl]-*N*-methylmethansulfonamid

# T

| | | | |
|---|---|---|---|
| Talkum | 5709 | Tormentilltinktur | 5720 |
| Teicoplanin | 5711 | Tragant | 5720 |
| Telmisartan | 5714 | Triamteren | 5722 |
| Tetracosactid | 5716 | Tributylacetylcitrat | 5724 |
| Thymianöl | 5717 | Trypsin | 5726 |
| Weißer Ton | 5719 | Tryptophan | 5728 |

# Talkum

# Talcum

6.3/0438

| CAS Nr. 14807-96-6

## Definition

Ausgewähltes, pulverisiertes, natürliches, wasserhaltiges Magnesiumsilicat

Die chemische Zusammensetzung der reinen Substanz ist $Mg_3Si_4O_{10}(OH)_2$; $M_r$ 379,3. Die Substanz kann unterschiedliche Mengen vergesellschafteter Mineralien enthalten, unter denen Chlorite (wasserhaltige Aluminium- und Magnesiumsilicate), Magnesit (Magnesiumcarbonat), Calcit (Calciumcarbonat) und Dolomit (Calcium- und Magnesiumcarbonat) vorherrschen.

## Herstellung

Talkum aus Lagerstätten, die für mit Asbest vergesellschaftete Substanzen bekannt sind, eignet sich nicht für pharmazeutische Zwecke. Der Hersteller muss nachweisen, dass die Substanz frei von Asbest ist (Nachweis von Hornblende und Serpentin). Das Vorhandensein von Hornblende und Serpentin kann mit Hilfe der IR-Spektroskopie oder Röntgendiffraktion (siehe A und B) nachgewiesen werden. Im Falle eines positiven Nachweises von Asbest wird nach spezifischen morphologischen Merkmalen mit Hilfe geeigneter mikroskopischer Methoden gesucht, um zu bestimmen, welche asbestführende Varietät (Chrysotil- oder Tremolitasbest) vorliegt. Die Untersuchungen werden wie nachstehend beschrieben durchgeführt.

A. IR-Spektroskopie (2.2.24)

*Probenvorbereitung:* Presslinge aus Kaliumbromid *R*

Zwischen 740 und 760 cm$^{-1}$ wird über den gesamten Skalenbereich geprüft; eine Absorptionsbande bei $758 \pm 1$ cm$^{-1}$ kann auf das Vorhandensein von Tremolit oder Chlorit hinweisen. Das Auftreten dieser Bande nach mindestens 30 min langem Glühen der Substanz bei $850 \pm 50$ °C weist auf Tremolit hin. Zwischen 600 und 650 cm$^{-1}$ wird über den gesamten Skalenbereich geprüft; Absorptionsbanden oder Schultern können auf Serpentin hinweisen.

B. Röntgendiffraktion

*Probenvorbereitung:* Die Probe wird auf den Träger gelegt und festgedrückt. Die Oberfläche wird mit einem polierten Glasobjektträger geglättet.

*Strahlung:* Cu Kα monochromatisch, 40 kV, 24 bis 30 mA

*Einfallsspalt:* 1°

*Erfassungsspalt:* 0,2°

*Abtastgeschwindigkeit des Goniometers:* 1/10° $2\theta \cdot$ min$^{-1}$

*Abtastbereich:* 10 bis 13° $2\theta$ und 24 bis 26° $2\theta$

*Probe:* nicht gerichtet

*Ergebnis:* Hornblende wird nachgewiesen mit einem Diffraktionspeak bei $10,5 \pm 0,1°$ $2\theta$, Serpentin mit Diffraktionspeaks bei $24,3 \pm 0,1°$ $2\theta$ und $12,1 \pm 0,1°$ $2\theta$.

Wenn durch eine der beiden Methoden Hornblende und/oder Serpentin nachgewiesen wird, wird die Substanz mit Hilfe einer mikroskopischen Methode, die geeignet ist, Asbestfasern nachzuweisen, geprüft.

Das Vorhandensein von Asbest ist erwiesen, wenn folgende 2 Kriterien erfüllt sind:
– Verhältnis Länge zu Breite von 20:1 bis 100:1 oder größer für Fasern von mehr als 5 µm Länge
– Fähigkeit, sich in sehr feine Fäserchen zu teilen

und wenn mindestens 2 der folgenden 4 Kriterien erfüllt sind:
– parallel laufende Fasern in Bündeln
– Faserbündel mit zerfasernden Enden
– Fasern in Form feiner Nadeln
– miteinander verfilzte Einzelfasern und/oder gekrümmte Fasern.

## Eigenschaften

*Aussehen:* leichtes, weißes bis fast weißes, homogenes, fettig anzufühlendes (nicht scheuerndes) Pulver

*Löslichkeit:* praktisch unlöslich in Wasser, Ethanol 96 %, verdünnten Säuren und verdünnten Alkalihydroxid-Lösungen

## Prüfung auf Identität

1: A
2: B, C

A. IR-Spektroskopie (2.2.24)

*Probenvorbereitung:* Presslinge aus Kaliumbromid *R*

*Absorptionsbanden:* bei $3677 \pm 2$ cm$^{-1}$, $1018 \pm 2$ cm$^{-1}$ und $669 \pm 2$ cm$^{-1}$

B. In einem Platintiegel wird eine Mischung von 0,2 g wasserfreiem Natriumcarbonat *R* und 2,0 g Kaliumcarbonat *R* geschmolzen. 0,1 g Substanz werden der geschmolzenen Masse zugesetzt. Die Mischung wird bis zur vollständigen Schmelze erhitzt und nach dem Erkalten mit 50 ml heißem Wasser *R* in eine Abdampfschale gespült. Die Lösung wird mit Salzsäure *R* versetzt, bis sie nicht mehr schäumt, und nach Zusatz von 10 ml Salzsäure *R* im Wasserbad zur Trockne eingedampft. Der Rückstand wird nach dem Erkalten mit 20 ml Wasser *R* versetzt, die Mischung zum Sieden erhitzt und filtriert. (Der Rückstand wird für die „Prüfung auf Identität, C" verwendet.) 5 ml Filtrat werden mit 1 ml Ammoniak-Lösung *R* und 1 ml Ammoniumchlorid-Lösung *R* versetzt und filtriert. Wird dieses Filtrat mit 1 ml Natriummonohydrogenphosphat-Lösung *R* versetzt, bildet sich ein weißer, kristalliner Niederschlag.

C. Der bei der „Prüfung auf Identität, B" erhaltene Rückstand gibt die Identitätsreaktion auf Silicat (2.3.1).

## Prüfung auf Reinheit

**Prüflösung I:** 10,0 g Substanz werden in einem Erlenmeyerkolben mit aufgesetztem Rückflusskühler unter ständigem Umschwenken portionsweise mit 50 ml Salzsäure (0,5 mol · l$^{-1}$) versetzt. Die Mischung wird im Wasserbad 30 min lang erhitzt. Nach dem Erkalten wird die Mischung in ein Becherglas gebracht. Nach dem Absetzenlassen der nicht gelösten Substanz wird die überstehende Flüssigkeit durch ein mittelschnell filtrierendes Papierfilter in einen 100-ml-Messkolben filtriert, wobei der unlösliche Rückstand im Becherglas möglichst zurückbehalten wird. Der Rückstand und das Becherglas werden 3-mal mit je 10 ml heißem Wasser *R* gewaschen. Das Filter wird mit 15 ml heißem Wasser *R* gewaschen. Die vereinigten Filtrate werden erkalten gelassen und mit Wasser *R* zu 100,0 ml verdünnt.

**Prüflösung II:** *Perchlorate können in Kontakt mit Schwermetallen explodieren. Deshalb sind bei der Herstellung dieser Lösung geeignete Vorsichtsmaßnahmen zu treffen.* In einer 100-ml-Schale aus Polytetrafluorethylen werden 0,5 g Substanz mit je 5 ml Salzsäure *R*, bleifreier Salpetersäure *R* und Perchlorsäure *R* versetzt. Nach vorsichtigem Mischen werden 35 ml Flusssäure *R* zugesetzt. Die Mischung wird auf einer Heizplatte langsam zur Trockne eingedampft. Der Rückstand wird mit 5 ml Salzsäure *R* versetzt. Nach Bedecken der Schale mit einem Uhrglas wird die Mischung zum Sieden erhitzt und erkalten gelassen. Uhrglas und Schale werden mit Wasser *R* abgespült. Die Lösung wird in einen 50-ml-Messkolben überführt. Nach Spülen der Schale mit Wasser *R* wird die Lösung mit Wasser *R* zu 50,0 ml verdünnt.

**Sauer oder alkalisch reagierende Substanzen:** 2,5 g Substanz werden mit 50 ml kohlendioxidfreiem Wasser *R* zum Rückfluss erhitzt. Nach Filtrieren im Vakuum werden 10 ml Filtrat mit 0,1 ml Bromthymolblau-Lösung *R* 1 versetzt. Bis zum Farbumschlag nach Grün dürfen höchstens 0,4 ml Salzsäure (0,01 mol · l$^{-1}$) verbraucht werden. 10 ml Filtrat werden mit 0,1 ml Phenolphthalein-Lösung *R* 1 versetzt. Bis zum Umschlag nach Rosa dürfen höchstens 0,3 ml Natriumhydroxid-Lösung (0,01 mol · l$^{-1}$) verbraucht werden.

**Wasserlösliche Substanzen:** höchstens 0,2 Prozent

10,0 g Substanz werden mit 50 ml kohlendioxidfreiem Wasser *R* versetzt. Die Mischung wird 30 min lang zum Rückfluss erhitzt und nach dem Erkalten durch ein mittelschnell filtrierendes Papierfilter filtriert. Das Filtrat wird mit kohlendioxidfreiem Wasser *R* zu 50,0 ml verdünnt. 25,0 ml dieses Filtrats werden zur Trockne eingedampft und der Rückstand wird 1 h lang bei 105 °C getrocknet. Die Masse des Rückstands darf höchstens 10 mg wiegen.

**Aluminium:** höchstens 2,0 Prozent

Atomabsorptionsspektrometrie (2.2.23, Methode I)

*Untersuchungslösung:* 5,0 ml Prüflösung II werden mit 10 ml einer Lösung von Caesiumchlorid *R* (25,34 g · l$^{-1}$) und 10,0 ml Salzsäure *R* versetzt und mit Wasser *R* zu 100,0 ml verdünnt.

*Referenzlösungen:* In 4 gleiche Messkolben, die je 10,0 ml Salzsäure *R* und 10 ml einer Lösung von Caesiumchlorid *R* (25,34 g · l$^{-1}$) enthalten, werden 5,0, 10,0, 15,0 beziehungsweise 20,0 ml Aluminium-Lösung (100 ppm Al) *R* gegeben und mit Wasser *R* zu je 100,0 ml verdünnt.

*Strahlungsquelle:* Aluminium-Hohlkathodenlampe

*Wellenlänge:* 309,3 nm

*Atomisierung:* Distickstoffmonoxid-Acetylen-Flamme

**Blei:** höchstens 10,0 ppm

Atomabsorptionsspektrometrie (2.2.23, Methode I)

*Untersuchungslösung:* Die Prüflösung I wird verwendet.

*Referenzlösungen:* In 4 gleiche Messkolben, die je 50,0 ml Salzsäure (0,5 mol · l$^{-1}$) enthalten, werden 5,0, 7,5, 10,0 beziehungsweise 12,5 ml Blei-Lösung (10 ppm Pb) *R* 1 gegeben und mit Wasser *R* zu je 100,0 ml verdünnt.

*Strahlungsquelle:* Blei-Hohlkathodenlampe

*Wellenlänge:* 217,0 nm

*Atomisierung:* Luft-Acetylen-Flamme

**Calcium:** höchstens 0,90 Prozent

Atomabsorptionsspektrometrie (2.2.23, Methode I)

*Untersuchungslösung:* 5,0 ml Prüflösung II werden mit 10,0 ml Salzsäure *R* und 10 ml Lanthan(III)-chlorid-Lösung *R* versetzt und mit Wasser *R* zu 100,0 ml verdünnt.

*Referenzlösungen:* In 4 gleiche Messkolben, die je 10,0 ml Salzsäure *R* und 10 ml Lanthan(III)-chlorid-Lösung *R* enthalten, werden 1,0, 2,0, 3,0 beziehungsweise 4,0 ml Calcium-Lösung (100 ppm Ca) *R* 1 gegeben und mit Wasser *R* zu je 100,0 ml verdünnt.

*Strahlungsquelle:* Calcium-Hohlkathodenlampe

*Wellenlänge:* 422,7 nm

*Atomisierung:* Distickstoffmonoxid-Acetylen-Flamme

**Eisen:** höchstens 0,25 Prozent

Atomabsorptionsspektrometrie (2.2.23, Methode I)

*Untersuchungslösung:* 2,5 ml Prüflösung I werden mit 50,0 ml Salzsäure (0,5 mol · l$^{-1}$) versetzt und mit Wasser *R* zu 100,0 ml verdünnt.

*Referenzlösungen:* In 4 gleiche Messkolben, die je 50,0 ml Salzsäure (0,5 mol · l$^{-1}$) enthalten, werden 2,0,

2,5, 3,0 beziehungsweise 4,0 ml Eisen-Lösung (250 ppm Fe) *R* gegeben und mit Wasser *R* zu je 100,0 ml verdünnt.

*Strahlungsquelle:* Eisen-Hohlkathodenlampe

*Wellenlänge:* 248,3 nm

*Atomisierung:* Luft-Acetylen-Flamme

*Korrektur:* Deuteriumlampe

**Magnesium:** 17,0 bis 19,5 Prozent

Atomabsorptionsspektrometrie (2.2.23, Methode I)

*Untersuchungslösung:* 0,5 ml Prüflösung II werden mit Wasser *R* zu 100,0 ml verdünnt. 4,0 ml dieser Lösung werden mit 10,0 ml Salzsäure *R* und 10 ml Lanthan(III)-chlorid-Lösung *R* versetzt und mit Wasser *R* zu 100,0 ml verdünnt.

*Referenzlösungen:* In 4 gleiche Messkolben, die je 10,0 ml Salzsäure *R* und 10 ml Lanthan(III)-chlorid-Lösung *R* enthalten, werden 2,5, 3,0, 4,0 beziehungsweise 5,0 ml Magnesium-Lösung (10 ppm Mg) *R* 1 gegeben und mit Wasser *R* zu je 100,0 ml verdünnt.

*Strahlungsquelle:* Magnesium-Hohlkathodenlampe

*Wellenlänge:* 285,2 nm

*Atomisierung:* Luft-Acetylen-Flamme

**Glühverlust:** höchstens 7,0 Prozent, mit 1,00 g Substanz durch Glühen bei 1050 bis 1100 °C bis zur Massekonstanz bestimmt

### Mikrobielle Verunreinigung

Falls die Substanz zur kutanen Anwendung bestimmt ist: TAMC: Akzeptanzkriterium $10^2$ KBE je Gramm (2.6.12)

Falls die Substanz zur oralen Anwendung bestimmt ist: TAMC: Akzeptanzkriterium $10^3$ KBE je Gramm (2.6.12)

TYMC: Akzeptanzkriterium $10^2$ KBE je Gramm (2.6.12)

### Beschriftung

Die Beschriftung gibt, falls zutreffend, an, ob die Substanz zur oralen oder kutanen Anwendung bestimmt ist.

# 6.3/2358

# Teicoplanin
# Teicoplaninum

| Teicoplanin | —R | —R' |
|---|---|---|
| $A_{2-1}$ $C_{88}H_{95}Cl_2N_9O_{33}$ $M_r$ 1878 | | |
| $A_{2-2}$ $C_{88}H_{97}Cl_2N_9O_{33}$ $M_r$ 1880 | | |
| $A_{2-3}$ $C_{88}H_{97}Cl_2N_9O_{33}$ $M_r$ 1880 | | |
| $A_{2-4}$ $C_{89}H_{99}Cl_2N_9O_{33}$ $M_r$ 1894 | | |
| $A_{2-5}$ $C_{89}H_{99}Cl_2N_9O_{33}$ $M_r$ 1894 | | |
| $A_{3-1}$ $C_{72}H_{68}Cl_2N_8O_{28}$ $M_r$ 1564 | H | |

### Definition

Teicoplanin ist ein Gemisch von Glycopeptiden, die von bestimmten Stämmen von *Actinoplanes teichomyceticus* sp. gebildet werden. Die 6 Hauptkomponenten des Gemischs sind Teicoplanin $A_{2-1}$ bis $A_{2-5}$ und Teicoplanin $A_{3-1}$.

Durch Fermentation gewonnene Substanz

*Gehalt:* mindestens 900 I.E. je Milligramm Substanz (wasser- und natriumchloridfreie Substanz)

### Eigenschaften

*Aussehen:* gelbliches, amorphes Pulver

*Löslichkeit:* leicht löslich in Wasser, wenig löslich in Dimethylformamid, praktisch unlöslich in Ethanol 96 %

## Prüfung auf Identität

A. IR-Spektroskopie (2.2.24)

*Vergleich:* Teicoplanin zur Identifizierung *CRS*

B. Die bei der Prüfung „Zusammensetzung, Verwandte Substanzen" (siehe „Prüfung auf Reinheit") erhaltenen Chromatogramme werden ausgewertet.

*Ergebnis:* Die Hauptpeaks (Teicoplanin $A_{3-1}$, $A_{2-1}$, $A_{2-2}$, $A_{2-3}$, $A_{2-4}$ und $A_{2-5}$) im Chromatogramm der Untersuchungslösung entsprechen in Bezug auf Retentionszeit und Größe den Hauptpeaks im Chromatogramm der Referenzlösung a.

## Prüfung auf Reinheit

**Aussehen der Lösung:** Die Lösung muss klar (2.2.1) und darf nicht stärker gefärbt sein als die Farbvergleichslösung $BG_3$ oder $B_4$ (2.2.2, Methode I).

0,8 g Substanz werden in 10 ml Wasser *R* gelöst.

**pH-Wert** (2.2.3): 6,5 bis 7,5

0,50 g Substanz werden in kohlendioxidfreiem Wasser *R* zu 10 ml gelöst.

**Zusammensetzung, Verwandte Substanzen:** Flüssigchromatographie (2.2.29) mit Hilfe des Verfahrens „Normalisierung"

*Untersuchungslösung:* 0,100 g Substanz werden in Wasser *R* zu 50,0 ml gelöst.

*Referenzlösung a:* 20 mg Teicoplanin zur Identifizierung *CRS* werden in Wasser *R* zu 10,0 ml gelöst.

*Referenzlösung b:* 1,0 ml Referenzlösung a wird mit Wasser *R* zu 10,0 ml verdünnt. 1,0 ml dieser Lösung wird mit Wasser *R* zu 20,0 ml verdünnt.

*Referenzlösung c:* 50,0 mg Mesityloxid *CRS* werden in Wasser *R* zu 25,0 ml gelöst. 1,0 ml Lösung wird mit Wasser *R* zu 10,0 ml verdünnt. 1,0 ml dieser Lösung wird mit Wasser *R* zu 100,0 ml verdünnt.

*Säule*
- Größe: $l = 0,25$ m, $\varnothing = 4,6$ mm
- Stationäre Phase: nachsilanisiertes, octadecylsilyliertes Kieselgel zur Chromatographie *R* (5 µm), sphärisch

*Mobile Phase*
- Mobile Phase A: 900 ml einer Lösung von wasserfreiem Natriumdihydrogenphosphat *R* (3,0 g · $l^{-1}$), die mit Natriumhydroxid-Lösung (1 mol · $l^{-1}$) auf einen pH-Wert von 6,0 eingestellt wurde, werden mit 100 ml Acetonitril *R* gemischt.
- Mobile Phase B: 300 ml einer Lösung von wasserfreiem Natriumdihydrogenphosphat *R* (3,0 g · $l^{-1}$), die mit Natriumhydroxid-Lösung (1 mol · $l^{-1}$) auf einen pH-Wert von 6,0 eingestellt wurde, werden mit 700 ml Acetonitril *R* gemischt.

| Zeit (min) | Mobile Phase A (% V/V) | Mobile Phase B (% V/V) |
|---|---|---|
| 0 – 30 | 100 → 50 | 0 → 50 |
| 30 – 31 | 50 → 10 | 50 → 90 |
| 31 – 35 | 10 | 90 |

*Durchflussrate:* 2,3 ml · $min^{-1}$

*Detektion:* Spektrometer bei 254 nm

*Einspritzen:* 20 µl

*Identifizierung:* Zur Identifizierung der Gruppen und Verunreinigungen werden das mitgelieferte Chromatogramm von Teicoplanin zur Identifizierung *CRS* und das mit der Referenzlösung a erhaltene Chromatogramm verwendet.

*Relative Retention* der Gruppen und Verunreinigungen (bezogen auf Teicoplanin $A_{2-2}$)
- Teicoplanin-$A_3$-Gruppe ≤ 0,70
- Teicoplanin-$A_2$-Gruppe > 0,70 und ≤ 1,25, und innerhalb dieser Gruppe:
    - Teicoplanin-$A_{2-1}$-Gruppe < 1
    - Teicoplanin $A_{2-2}$ = 1
    - Teicoplanin-$A_{2-3}$-Gruppe > 1 und < 1,12
    - Teicoplanin $A_{2-4}$ = etwa 1,12
    - Teicoplanin-$A_{2-5}$-Gruppe > 1,12 und ≤ 1,25
- Verunreinigungen > 1,25

*Relative Retention* der Hauptpeaks der Gruppen (bezogen auf Teicoplanin $A_{2-2}$, $t_R$ etwa 18 min)
- Teicoplanin $A_{3-1}$: etwa 0,43
- Teicoplanin $A_{2-1}$: etwa 0,93
- Teicoplanin $A_{2-3}$: etwa 1,04
- Teicoplanin $A_{2-4}$: etwa 1,12
- Teicoplanin $A_{2-5}$: etwa 1,14

*Eignungsprüfung:* Referenzlösung a
- Das erhaltene Chromatogramm entspricht dem mitgelieferten Chromatogramm von Teicoplanin zur Identifizierung *CRS*.
- Auflösung: mindestens 1,0 zwischen den Peaks von Teicoplanin $A_{2-4}$ und Teicoplanin $A_{2-5}$

Der Prozentgehalt der verschiedenen Komponenten wird nach folgenden Gleichungen berechnet:

$$\text{Teicoplanin-}A_2\text{-Gruppe} = \frac{S_a}{S_a + 0{,}83 \cdot S_b + S_c} \cdot 100$$

$$\text{Teicoplanin-}A_{2-1}\text{-Gruppe} = \frac{S_1}{S_a + 0{,}83 \cdot S_b + S_c} \cdot 100$$

$$\text{Teicoplanin } A_{2-2} = \frac{S_2}{S_a + 0{,}83 \cdot S_b + S_c} \cdot 100$$

$$\text{Teicoplanin-}A_{2-3}\text{-Gruppe} = \frac{S_3}{S_a + 0{,}83 \cdot S_b + S_c} \cdot 100$$

$$\text{Teicoplanin } A_{2-4} = \frac{S_4}{S_a + 0{,}83 \cdot S_b + S_c} \cdot 100$$

Teicoplanin-A$_{2-5}$-Gruppe = $\dfrac{S_5}{S_a + 0,83 \cdot S_b + S_c} \cdot 100$

Teicoplanin-A$_3$-Gruppe = $\dfrac{0,83 \cdot S_b}{S_a + 0,83 \cdot S_b + S_c} \cdot 100$

Verunreinigungen = $\dfrac{S_c}{S_a + 0,83 \cdot S_b + S_c} \cdot 100$

$S_a$ = Summe der Flächen der Peaks der Teicoplanin-A$_2$-Gruppe im Chromatogramm der Untersuchungslösung

$S_b$ = Summe der Flächen der Peaks der Teicoplanin-A$_3$-Gruppe im Chromatogramm der Untersuchungslösung; ohne Berücksichtigung bleibt der Mesityloxid-Peak

$S_c$ = Summe der Flächen der Peaks mit einer relativen Retention größer als 1,25

$S_1$ = Summe der Flächen der Peaks der Teicoplanin-A$_{2-1}$-Gruppe im Chromatogramm der Untersuchungslösung

$S_2$ = Fläche des Peaks von Teicoplanin A$_{2-2}$ im Chromatogramm der Untersuchunglösung

$S_3$ = Summe der Flächen der Peaks der Teicoplanin-A$_{2-3}$-Gruppe im Chromatogramm der Untersuchungslösung

$S_4$ = Fläche des Peaks von Teicoplanin A$_{2-4}$ im Chromatogramm der Untersuchungslösung

$S_5$ = Summe der Flächen der Peaks der Teicoplanin-A$_{2-5}$-Gruppe im Chromatogramm der Untersuchungslösung

*Grenzwerte*
- Teicoplanin-A$_2$-Gruppe: mindestens 80,0 Prozent
- Teicoplanin-A$_{2-1}$-Gruppe: höchstens 20,0 Prozent
- Teicoplanin A$_{2-2}$: 35,0 bis 55,0 Prozent
- Teicoplanin-A$_{2-3}$-Gruppe: höchstens 20,0 Prozent
- Teicoplanin A$_{2-4}$: höchstens 20,0 Prozent
- Teicoplanin-A$_{2-5}$-Gruppe: höchstens 20,0 Prozent
- Teicoplanin-A$_3$-Gruppe: höchstens 15,0 Prozent
- Summe aller Verunreinigungen ohne Mesityloxid mit einer relativen Retention größer als 1,25: höchstens 5,0 Prozent
- Ohne Berücksichtigung bleiben: Peaks, deren Fläche kleiner ist als die Fläche des Peaks von Teicoplanin A$_{2-2}$ im Chromatogramm der Referenzlösung b (0,25 Prozent)

**Chlorid:** höchstens 5,0 Prozent, berechnet als Natriumchlorid (wasserfreie Substanz)

1,000 g Substanz wird in 300 ml Wasser *R* unter Rühren gelöst. Die Lösung wird mit 2 ml Salpetersäure *R* angesäuert und mit Silbernitrat-Lösung (0,1 mol · l$^{-1}$) titriert. Der Endpunkt wird mit Hilfe der Potentiometrie (2.2.20) bestimmt.

1 ml Silbernitrat-Lösung (0,1 mol · l$^{-1}$) entspricht 5,844 mg NaCl.

**Schwermetalle** (2.4.8): höchstens 20 ppm

0,50 g Substanz müssen der Grenzprüfung G entsprechen. Zur Herstellung der Referenzlösung werden 100 µl Blei-Lösung (100 ppm Pb) *R* verwendet. Die Lösungen werden durch ein Membranfilter (nominale Porengröße 0,45 µm) filtriert.

**Verunreinigung A:** Flüssigchromatographie (2.2.29) wie unter „Zusammensetzung, Verwandte Substanzen" beschrieben, mit folgenden Änderungen:

*Einspritzen:* 20 µl; Untersuchungslösung, Referenzlösung c

*Relative Retention* (bezogen auf Teicoplanin A$_{2-2}$, $t_R$ etwa 18 min)
– Verunreinigung A: etwa 0,6

*Grenzwert*
– Verunreinigung A: höchstens das 2fache der Fläche des Hauptpeaks im Chromatogramm der Referenzlösung c (0,2 Prozent)

**Wasser** (2.5.12): höchstens 15,0 Prozent, mit 0,300 g Substanz bestimmt

**Bakterien-Endotoxine** (2.6.14): weniger als 0,31 I.E. Bakterien-Endotoxine je Milligramm Substanz

## Wertbestimmung

Die Bestimmung erfolgt nach „Mikrobiologische Wertbestimmung von Antibiotika" (2.7.2, Diffusionsmethode). Als Referenzsubstanz wird Teicoplanin *CRS* verwendet.

## Lagerung

Vor Licht geschützt, zwischen 2 und 8 °C

## Verunreinigungen

*Spezifizierte Verunreinigungen:*
A

A. 4-Methylpent-3-en-2-on (Mesityloxid)

# 6.3/2154
# Telmisartan
# Telmisartanum

$C_{33}H_{30}N_4O_2$      $M_r$ 514,6

CAS Nr. 144701-48-4

## Definition

4'-[[4-Methyl-6-(1-methyl-1*H*-benzimidazol-2-yl)-2-propyl-1*H*-benzimidazol-1-yl]methyl]biphenyl-2-car=bonsäure

*Gehalt:* 99,0 bis 101,0 Prozent (getrocknete Substanz)

## Eigenschaften

*Aussehen:* weißes bis schwach gelbliches, kristallines Pulver

*Löslichkeit:* praktisch unlöslich in Wasser, wenig löslich in Dichlormethan, schwer löslich in Methanol

Die Substanz löst sich in Natriumhydroxid-Lösung (1 mol · l⁻¹).

Die Substanz zeigt Polymorphie (5.9).

## Prüfung auf Identität

IR-Spektroskopie (2.2.24)

*Vergleich:* Telmisartan CRS

Wenn die Spektren bei der Prüfung in fester Form unterschiedlich sind, werden Substanz und Referenzsubstanz getrennt in heißem wasserfreiem Ethanol *R* gelöst. Nach dem Eindampfen der Lösungen zur Trockne werden mit den Rückständen erneut Spektren aufgenommen.

## Prüfung auf Reinheit

**Aussehen der Lösung:** Die Lösung darf nicht stärker gefärbt sein als die Farbvergleichslösung $G_4$ (2.2.2, Methode II).

0,5 g Substanz werden in Natriumhydroxid-Lösung (1 mol · l⁻¹) zu 10 ml gelöst.

**Verwandte Substanzen:** Flüssigchromatographie (2.2.29)

*Untersuchungslösung:* 25 mg Substanz werden mit etwa 5 ml Methanol *R* und 100 µl einer Lösung von Natriumhydroxid *R* (40 g · l⁻¹) versetzt und mit Hilfe von Ultraschall gelöst. Die Lösung wird mit Methanol *R* zu 50 ml verdünnt.

*Referenzlösung a:* 1,0 ml Untersuchungslösung wird mit Methanol *R* zu 10,0 ml verdünnt. 1,0 ml dieser Lösung wird mit Methanol *R* zu 100,0 ml verdünnt.

*Referenzlösung b:* Der Inhalt einer Durchstechflasche mit Telmisartan zur Eignungsprüfung CRS (mit den Verunreinigungen A, B, C, E und F) wird in 2 ml Methanol *R* gelöst.

*Referenzlösung c:* 5 mg Telmisartan zur Peak-Identifizierung CRS (mit der Verunreinigung D) werden mit etwa 5 ml Methanol *R* und 100 µl einer Lösung von Natriumhydroxid *R* (40 g · l⁻¹) versetzt und mit Hilfe von Ultraschall gelöst. Die Lösung wird mit Methanol *R* zu 10 ml verdünnt.

*Säule*
- Größe: $l$ = 0,125 m, $\varnothing$ = 4,0 mm
- Stationäre Phase: octadecylsilyliertes Kieselgel zur Chromatographie *R* (5 µm), mit einer Porengröße von 10 nm
- Temperatur: 40 °C

*Mobile Phase*
- Mobile Phase A: 2,0 g Kaliumdihydrogenphosphat *R* und 3,8 g Natriumpentansulfonat-Monohydrat *R* 1 werden in Wasser *R* gelöst; die Lösung wird mit Phosphorsäure 10 % *R* auf einen pH-Wert von 3,0 eingestellt und mit Wasser *R* zu 1000 ml verdünnt.
- Mobile Phase B: Methanol *R* 2, Acetonitril *R* 1 (20:80 *V/V*)

| Zeit (min) | Mobile Phase A (% *V/V*) | Mobile Phase B (% *V/V*) |
|---|---|---|
| 0 – 3 | 70 | 30 |
| 3 – 28 | 70 → 20 | 30 → 80 |

*Durchflussrate:* 1 ml · min⁻¹

*Detektion:* Spektrometer bei 230 nm

*Einspritzen:* 10 µl

*Identifizierung von Verunreinigungen:* Zur Identifizierung der Peaks der Verunreinigungen A, B, C, E und F werden das mitgelieferte Chromatogramm von Telmisartan zur Eignungsprüfung CRS und das mit der Referenzlösung b erhaltene Chromatogramm verwendet; zur Identifizierung des Peaks der Verunreinigung D werden das mitgelieferte Chromatogramm von Telmisartan zur Peak-Identifizierung CRS und das mit der Referenzlösung c erhaltene Chromatogramm verwendet.

*Relative Retention* (bezogen auf Telmisartan, $t_R$ etwa 15 min)
- Verunreinigung A: etwa 0,2
- Verunreinigung E: etwa 0,6
- Verunreinigung F: etwa 0,7
- Verunreinigung B: etwa 0,9

– Verunreinigung C: etwa 1,5
– Verunreinigung D: etwa 1,6

*Eignungsprüfung:* Referenzlösung b
– Das Chromatogramm der Referenzlösung b entspricht dem mitgelieferten Chromatogramm von Telmisartan zur Eignungsprüfung *CRS*.
– Auflösung: mindestens 3,0 zwischen den Peaks von Verunreinigung B und Telmisartan

*Grenzwerte*
– Verunreinigungen C, D: jeweils nicht größer als das 2fache der Fläche des Hauptpeaks im Chromatogramm der Referenzlösung a (0,2 Prozent)
– Verunreinigungen A, B: jeweils nicht größer als das 1,5fache der Fläche des Hauptpeaks im Chromatogramm der Referenzlösung a (0,15 Prozent)
– Nicht spezifizierte Verunreinigungen: jeweils nicht größer als die Fläche des Hauptpeaks im Chromatogramm der Referenzlösung a (0,10 Prozent)
– Summe aller Verunreinigungen: nicht größer als das 10fache der Fläche des Hauptpeaks im Chromatogramm der Referenzlösung a (1,0 Prozent)
– Ohne Berücksichtigung bleiben: Peaks, deren Fläche kleiner ist als das 0,5fache der Fläche des Hauptpeaks im Chromatogramm der Referenzlösung a (0,05 Prozent)

**Trocknungsverlust** (2.2.32): höchstens 0,5 Prozent, mit 1,000 g Substanz durch Trocknen im Trockenschrank bei 105 °C bestimmt

**Sulfatasche** (2.4.14): höchstens 0,1 Prozent, mit 1,0 g Substanz bestimmt

## Gehaltsbestimmung

0,190 g Substanz, in 5 ml wasserfreier Ameisensäure *R* gelöst und mit 75 ml Acetanhydrid *R* versetzt, werden mit Perchlorsäure (0,1 mol · l⁻¹) titriert. Der Endpunkt wird mit Hilfe der Potentiometrie (2.2.20) bestimmt.

1 ml Perchlorsäure (0,1 mol · l⁻¹) entspricht 25,73 mg $C_{33}H_{30}N_4O_2$.

## Verunreinigungen

*Spezifizierte Verunreinigungen:*
A, B, C, D

*Andere bestimmbare Verunreinigungen*
(Die folgenden Substanzen werden, falls in einer bestimmten Menge vorhanden, durch eine Prüfmethode oder mehrere Prüfmethoden in der Monographie erfasst. Sie werden begrenzt durch das allgemeine Akzeptanzkriterium für weitere Verunreinigungen/nicht spezifizierte Verunreinigungen und/oder durch die Anforderungen der Allgemeinen Monographie **Substanzen zur pharmazeutischen Verwendung (Corpora ad usum pharmaceuticum)**. Diese Verunreinigungen müssen daher nicht identifiziert werden, um die Konformität der Substanz zu zeigen. Siehe auch „5.10 Kontrolle von Verunreinigungen in Substanzen zur pharmazeutischen Verwendung"):

E, F, G, H

A. 4-Methyl-6-(1-methyl-1*H*-benzimidazol-2-yl)-2-propyl-1*H*-benzimidazol

B. 4′-[[7-Methyl-5-(1-methyl-1*H*-benzimidazol-2-yl)-2-propyl-1*H*-benzimidazol-1-yl]methyl]biphenyl-2-carbonsäure

C. (1,1-Dimethylethyl)[4′-[[4-methyl-6-(1-methyl-1*H*-benzimidazol-2-yl)-2-propyl-1*H*-benzimidazol-1-yl]methyl]biphenyl-2-carboxylat]

D. Nicht identifizierte Verunreinigung

E. 1-[(2′-Carboxybiphenyl-4-yl)methyl]-4-methyl-2-propyl-1*H*-benzimidazol-6-carbonsäure

F. 4′-[[4-Methyl-6-(1-methyl-1*H*-benzimidazol-2-yl)-2-propyl-1*H*-benzimidazol-1-yl]methyl]biphenyl-2-carboxamid

G. 4'-[[4-Methyl-6-(1-methyl-1*H*-benzimidazol-2-yl)-2-propyl-1*H*-benzimidazol-1-yl]methyl]biphenyl-2-carbonitril

H. (1,1-Dimethylethyl)[4'-(brommethyl)biphenyl-2-carboxylat]

6.3/0644

# Tetracosactid

# Tetracosactidum

H—Ser—Tyr—Ser—Met—Glu—His—Phe—Arg—Trp—Gly—Lys—Pro—
                                                          10
Val—Gly—Lys—Lys—Arg—Arg—Pro—Val—Lys—Val—Tyr—Pro—OH
                              20

$C_{136}H_{210}N_{40}O_{31}S$  $M_r$ 2933

CAS Nr. 16960-16-0

## Definition

Synthetisches Tetracosapeptid, bei dem die Sequenz der Aminosäuren mit der der ersten 24 Aminosäuren von Corticotropin vom Menschen identisch ist

Die Substanz steigert die Ausschüttung von Corticoidhormonen aus den Nebennieren. Sie liegt als Acetat vor.

*Gehalt:* 90 bis 102 Prozent (wasser- und essigsäurefreie Substanz)

Vereinbarungsgemäß entspricht 1 µg Tetracosactid 1 I.E. Tetracosactid.

## Eigenschaften

*Aussehen:* weißes bis gelbes, amorphes Pulver

*Löslichkeit:* wenig löslich in Wasser

## Prüfung auf Identität

A. Flüssigchromatographie (2.2.29) wie unter „Verwandte Peptide" beschrieben

*Ergebnis:* Der Hauptpeak im Chromatogramm der Untersuchungslösung entspricht in Bezug auf Retentionszeit und Größe dem Hauptpeak im Chromatogramm der Referenzlösung.

B. Aminosäurenanalyse (2.2.56)

Zur Hydrolyse sowie zur Analyse wird jeweils die entsprechende Methode 1 angewendet.
Der Gehalt an jeder Aminosäure wird in Mol ausgedrückt. Die relativen Anteile der Aminosäuren werden berechnet, wobei der Anteil von Valin gleich 3 gesetzt wird. Die Werte liegen innerhalb folgender Grenzen:

| | |
|---|---|
| Lysin: | 3,5 bis 4,7 |
| Histidin: | 0,9 bis 1,1 |
| Arginin: | 2,7 bis 3,3 |
| Serin: | 1,1 bis 2,2 |
| Glutaminsäure: | 0,9 bis 1,1 |
| Prolin: | 2,5 bis 3,5 |
| Glycin: | 1,8 bis 2,2 |
| Methionin: | 0,9 bis 1,1 |
| Tyrosin: | 1,7 bis 2,2 |
| Phenylalanin: | 0,9 bis 1,1 |

Andere Aminosäuren sind höchstens in Spuren vorhanden.

## Prüfung auf Reinheit

**Spezifische Drehung** (2.2.7): –99 bis –109 (wasser- und essigsäurefreie Substanz)

10,0 mg Substanz werden in 1,0 ml einer Mischung von 1 Volumteil Essigsäure 99 % *R* und 99 Volumteilen Wasser *R* gelöst.

**Absorption** (2.2.25): 0,51 bis 0,61 (wasser- und essigsäurefreie Substanz), im Absorptionsmaximum zwischen 240 und 280 nm, bei 276 nm, gemessen

Das Verhältnis der Absorption im Maximum bei 276 nm zur Absorption bei 248 nm muss zwischen 2,4 und 2,9 liegen. 1,0 mg Tetracosactid wird in Salzsäure (0,1 mol · l$^{-1}$) zu 5,0 ml gelöst.

**Verwandte Peptide:** Flüssigchromatographie (2.2.29) mit Hilfe des Verfahrens „Normalisierung"

*Untersuchungslösung:* 1,0 mg Substanz wird in 1 ml Wasser *R* gelöst.

*Referenzlösung a:* Der Inhalt einer Durchstechflasche mit Tetracosactid CRS wird in Wasser *R* gelöst, so dass eine Konzentration von 1,0 mg · ml$^{-1}$ entsteht.

*Referenzlösung b:* Zur In-situ-Herstellung von Verunreinigung A wird 1,0 mg Substanz in 1 ml einer 1-prozentigen Lösung (*V/V*) von Essigsäure 99 % *R* gelöst. 50 µl einer Mischung von 1 Volumteil Wasserstoffperoxid-Lösung 30 % *R* und 999 Volumteilen Wasser *R* werden zugesetzt und diese Lösung wird 2 h lang stehen gelassen.

*Säule*
– Größe: *l* = 0,15 m, ⌀ = 4,6 mm
– Stationäre Phase: octadecylsilyliertes Kieselgel zur Chromatographie *R* (3 µm)
– Temperatur: 25 °C

*Mobile Phase*
- Mobile Phase A: 5,0 ml Essigsäure 99 % *R*, 60 ml Acetonitril *R* und 5,0 g Ammoniumsulfat *R* werden gemischt. Die Mischung wird mit Wasser *R* zu 1000 ml verdünnt.
- Mobile Phase B: 5,0 ml Essigsäure 99 % *R*, 310 ml Acetonitril *R* und 5,0 g Ammoniumsulfat *R* werden gemischt. Die Mischung wird mit Wasser *R* zu 1000 ml verdünnt.
- Mobile Phase C: Acetonitril *R*

| Zeit (min) | Mobile Phase A (% V/V) | Mobile Phase B (% V/V) | Mobile Phase C (% V/V) |
|---|---|---|---|
| 0 – 50 | 55 → 40 | 45 → 60 | 0 |
| 50 – 50,1 | 40 → 0 | 60 → 15 | 0 → 85 |
| 50,1 – 55 | 0 | 15 | 85 |
| 55 – 55,1 | 0 → 55 | 15 → 45 | 85 → 0 |
| 55,1 – 60 | 55 | 45 | 0 |

*Durchflussrate:* 0,8 ml · min$^{-1}$

*Detektion:* Spektrometer bei 275 nm

*Einspritzen:* 20 µl

*Identifizierung von Verunreinigungen:* Zur Identifizierung des Peaks von Verunreinigung B werden das mitgelieferte Chromatogramm von Tetracosactid *CRS* und das mit der Referenzlösung a erhaltene Chromatogramm verwendet; zur Identifizierung des Peaks von Verunreinigung A wird das mit der Referenzlösung b erhaltene Chromatogramm verwendet.

*Relative Retention* (bezogen auf Tetracosactid, $t_R$ etwa 26 min)
- Verunreinigung A: etwa 0,3
- Verunreinigung B: etwa 0,95

*Eignungsprüfung:* Referenzlösung a
- Peak-Tal-Verhältnis: mindestens 3, wobei $H_p$ die Höhe des Peaks der Verunreinigung B über der Basislinie und $H_v$ die Höhe des niedrigsten Punkts der Kurve über der Basislinie zwischen den Peaks von Verunreinigung B und Tetracosactid darstellen

*Grenzwerte*
- Verunreinigung A: höchstens 3 Prozent
- Verunreinigung B: höchstens 4 Prozent
- Nicht spezifizierte Verunreinigungen: jeweils höchstens 2,5 Prozent
- Summe aller Verunreinigungen ohne Verunreinigung A: höchstens 9 Prozent

**Essigsäure** (2.5.34): 8,0 bis 13,0 Prozent

*Untersuchungslösung:* 10,0 mg Substanz werden in einer Mischung von 5 Volumteilen mobiler Phase B und 95 Volumteilen mobiler Phase A zu 10,0 ml gelöst.

**Wasser** (2.5.32): höchstens 14,0 Prozent, mit 20,0 bis 50,0 mg Substanz bestimmt

**Bakterien-Endotoxine** (2.6.14): weniger als 10 I.E. Bakterien-Endotoxine je Milligramm Tetracosactid zur Herstellung von Parenteralia, das dabei keinem weiteren geeigneten Verfahren zur Beseitigung von Bakterien-Endotoxinen unterworfen wird

## Wertbestimmung

Flüssigchromatographie (2.2.29), wie unter „Verwandte Peptide" beschrieben

Der Gehalt an $C_{136}H_{210}N_{40}O_{31}S$ wird unter Berücksichtigung des angegebenen Gehalts für Tetracosactid *CRS* berechnet.

## Lagerung

Vor Licht geschützt, zwischen 2 und 8 °C

## Beschriftung

Die Beschriftung gibt an,
- Peptidmenge je Behältnis
- falls zutreffend, dass die Substanz für die Herstellung von Parenteralia geeignet ist.

## Verunreinigungen

*Spezifizierte Verunreinigungen:*

A, B

A. Tetracosactidsulfoxid

B. Nicht identifizierte Verunreinigung

6.3/1374

# Thymianöl

# Thymi aetheroleum

## Definition

Das durch Wasserdampfdestillation aus den frischen, blühenden oberirdischen Teilen von *Thymus vulgaris* L., *Thymus zygis* L. oder einem Gemisch beider Arten gewonnene ätherische Öl

## Eigenschaften

*Aussehen:* klare, gelbe bis sehr dunkel-rötlich-braune, leicht bewegliche Flüssigkeit

Das Öl hat einen charakteristisch aromatischen, würzigen, an Thymol erinnernden Geruch

*Löslichkeit:* mischbar mit wasserfreiem Ethanol und Petroläther

# Thymianöl

## Prüfung auf Identität

1: B
2: A

A. Dünnschichtchromatographie (2.2.27)

*Untersuchungslösung:* 0,2 g Öl werden in Pentan *R* zu 10 ml gelöst.

*Referenzlösung:* 0,15 g Thymol *R*, 25 mg α-Terpineol *R*, 40 µl Linalool *R* und 10 µl Carvacrol *R* werden in Pentan *R* zu 10 ml gelöst.

*Platte:* DC-Platte mit Kieselgel *R*

*Fließmittel:* Ethylacetat *R*, Toluol *R* (5:95 V/V)

*Auftragen:* 20 µl; bandförmig

*Laufstrecke:* 15 cm

*Trocknen:* an der Luft

*Detektion:* Die Platte wird mit Anisaldehyd-Reagenz *R* besprüht, 5 bis 10 min lang unter Beobachtung bei 100 bis 105 °C erhitzt und im Tageslicht ausgewertet.

*Ergebnis:* Die Zonenfolge in den Chromatogrammen von Referenzlösung und Untersuchungslösung ist aus den nachfolgenden Angaben ersichtlich. Im Chromatogramm der Untersuchungslösung können weitere Zonen vorhanden sein.

| Oberer Plattenrand | |
|---|---|
| | eine große, violette Zone an der Fließmittelfront (Kohlenwasserstoffe) |
| Thymol: eine bräunlich rosa Zone | eine bräunlich rosa Zone (Thymol) |
| Carvacrol: eine blassviolette Zone | eine blassviolette Zone (Carvacrol) |
| Linalool: eine violette Zone | eine violette Zone (Linalool) |
| α-Terpineol: eine violette Zone | eine violette Zone (α-Terpineol) |
| **Referenzlösung** | **Untersuchungslösung** |

B. Die Chromatogramme der Prüfung „Chromatographisches Profil" (siehe „Prüfung auf Reinheit") werden ausgewertet.

*Ergebnis:* Die charakteristischen Peaks im Chromatogramm der Untersuchungslösung entsprechen in Bezug auf ihre Retentionszeiten den Peaks im Chromatogramm der Referenzlösung.

## Prüfung auf Reinheit

**Relative Dichte** (2.2.5): 0,915 bis 0,935

**Brechungsindex** (2.2.6): 1,490 bis 1,505

**Chromatographisches Profil:** Gaschromatographie (2.2.28) mit Hilfe des Verfahrens „Normalisierung"

*Untersuchungslösung:* das Öl

*Referenzlösung:* 0,15 g β-Myrcen *R*, 0,1 g γ-Terpinen *R*, 0,1 g *p*-Cymen *R*, 0,1 g Linalool *R*, 0,2 g Terpinen-4-ol *R*, 0,2 g Thymol *R* und 50 mg Carvacrol *R* werden in 5 ml Hexan *R* gelöst.

*Säule*
- Material: Quarzglas
- Größe: $l$ = 30 m (eine Filmdicke von 1 µm kann verwendet werden) bis 60 m (eine Filmdicke von 0,2 µm kann verwendet werden), $\varnothing$ = 0,25 bis 0,53 mm
- Stationäre Phase: Macrogol 20 000 *R*

*Trägergas:* Helium zur Chromatographie *R*

*Splitverhältnis:* 1:100

*Temperatur*

| | Zeit (min) | Temperatur (°C) |
|---|---|---|
| Säule | 0 – 15 | 60 |
| | 15 – 55 | 60 → 180 |
| Probeneinlass | | 200 |
| Detektor | | 220 |

*Detektion:* Flammenionisation

*Einspritzen:* 0,2 µl

*Reihenfolge der Elution:* Die Substanzen werden in der gleichen Reihenfolge wie bei der Herstellung der Referenzlösung angegeben eluiert. Die Retentionszeiten dieser Substanzen werden aufgezeichnet.

*Eignungsprüfung:* Referenzlösung
- Auflösung: mindestens 1,5 zwischen den Peaks von Thymol und Carvacrol
- Zahl der theoretischen Böden: mindestens 30 000, berechnet für den *p*-Cymen-Peak bei 80 °C

Mit Hilfe der im Chromatogramm der Referenzlösung erhaltenen Retentionszeiten werden im Chromatogramm der Untersuchungslösung die Bestandteile der Referenzlösung lokalisiert. Der Hexan-Peak wird nicht berücksichtigt.

Der Prozentgehalt jedes dieser Bestandteile wird ermittelt.

Die Prozentgehalte müssen innerhalb folgender Grenzwerte liegen:
- β-Myrcen: 1,0 bis 3,0 Prozent
- γ-Terpinen: 5,0 bis 10,0 Prozent
- *p*-Cymen: 15,0 bis 28,0 Prozent
- Linalool: 4,0 bis 6,5 Prozent
- Terpinen-4-ol: 0,2 bis 2,5 Prozent
- Thymol: 36,0 bis 55,0 Prozent
- Carvacrol: 1,0 bis 4,0 Prozent

## Lagerung

Vor Licht geschützt, in dicht verschlossenen, dem Verbrauch angemessenen, möglichst vollständig gefüllten Behältnissen, bei höchstens 25 °C

6.3/0503

# Weißer Ton
# Kaolinum ponderosum

## Definition

Natürliches, gereinigtes, wasserhaltiges Aluminiumsilicat von unterschiedlicher Zusammensetzung

## Eigenschaften

*Aussehen:* weißes bis schwach grauweißes, feines, fettig anzufühlendes Pulver

*Löslichkeit:* praktisch unlöslich in Wasser und organischen Lösungsmitteln

## Prüfung auf Identität

A. 0,5 g Substanz werden mit 1 g Kaliumnitrat *R* und 3 g Natriumcarbonat *R* in einem Metalltiegel bis zum Schmelzen erhitzt. Nach dem Erkalten wird der Rückstand mit 20 ml siedendem Wasser *R* aufgenommen und filtriert. Der unlösliche Rückstand wird mit 50 ml Wasser *R* gewaschen, mit 1 ml Salzsäure *R* und 5 ml Wasser *R* aufgenommen und filtriert. Das Filtrat wird mit 1 ml konzentrierter Natriumhydroxid-Lösung *R* versetzt und erneut filtriert. Werden diesem letzten Filtrat 3 ml Ammoniumchlorid-Lösung *R* zugesetzt, bildet sich ein weißer, gelatinöser Niederschlag.

B. In einen 100-ml-Messzylinder von etwa 30 mm Durchmesser werden 100 ml einer Lösung von Natriumdodecylsulfat *R* (10 g · l$^{-1}$) gegeben. 2,0 g Substanz werden in 20 Teile geteilt. Alle 2 min wird ein Teil in die Flüssigkeit im Messzylinder gegeben und vor jeder neuen Zugabe sedimentieren gelassen. Nach 2 h langem Stehenlassen beträgt das scheinbare Volumen des Sediments höchstens 5 ml.

C. 0,25 g Substanz geben die Identitätsreaktion auf Silicat (2.3.1).

## Prüfung auf Reinheit

**Prüflösung:** 4 g Substanz werden 1 min lang mit einer Mischung von 6 ml Essigsäure *R* und 34 ml destilliertem Wasser *R* geschüttelt und abfiltriert.

**Sauer oder alkalisch reagierende Substanzen:** 1,0 g Substanz wird 2 min lang mit 20 ml kohlendioxidfreiem Wasser *R* geschüttelt und abfiltriert. 10 ml Filtrat bleiben nach Zusatz von 0,1 ml Phenolphthalein-Lösung *R* farblos. Bis zum Umschlag nach Rosa dürfen höchstens 0,25 ml Natriumhydroxid-Lösung (0,01 mol · l$^{-1}$) verbraucht werden.

**In Mineralsäuren lösliche Substanzen:** höchstens 1 Prozent

5,0 g Substanz werden mit 7,5 ml verdünnter Salzsäure *R* und 27,5 ml Wasser *R* versetzt. Die Mischung wird 5 min lang zum Sieden erhitzt und filtriert. Der Filterrückstand wird mit Wasser *R* gewaschen. Filtrat und Waschflüssigkeit werden vereinigt und mit Wasser *R* zu 50,0 ml verdünnt. 10,0 ml dieser Lösung werden mit 1,5 ml verdünnter Schwefelsäure *R* versetzt und auf dem Wasserbad zur Trockne eingedampft. Der Rückstand wird geglüht und darf höchstens 10 mg wiegen.

**Organische Substanzen:** 0,3 g Substanz werden in einem Glührohr bis zur Rotglut erhitzt. Der Glührückstand ist kaum mehr gefärbt als die ursprüngliche Substanz.

**Adsorptionsvermögen:** 1,0 g Substanz wird in einem Zentrifugenglas mit Schliffstopfen mit 10,0 ml einer Lösung von Methylenblau *R* (3,7 g · l$^{-1}$) versetzt, 2 min lang geschüttelt und absetzen gelassen. Die zentrifugierte und 1:100 mit Wasser *R* verdünnte Lösung darf nicht stärker gefärbt sein als eine Lösung von Methylenblau *R* (0,03 g · l$^{-1}$).

**Quellungsvermögen:** 2 g Substanz werden mit 2 ml Wasser *R* verrieben. Die Mischung darf nicht auseinanderfließen.

**Chlorid** (2.4.4): höchstens 250 ppm

2 ml Prüflösung werden mit Wasser *R* zu 15 ml verdünnt.

**Sulfat** (2.4.13): höchstens 0,1 Prozent

1,5 ml Prüflösung werden mit destilliertem Wasser *R* zu 15 ml verdünnt.

**Calcium** (2.4.3): höchstens 250 ppm

4 ml Prüflösung werden mit destilliertem Wasser *R* zu 15 ml verdünnt.

**Schwermetalle** (2.4.8): höchstens 50 ppm

5 ml der für die Prüfung „In Mineralsäuren lösliche Substanzen" hergestellten Lösung werden mit 5 ml Wasser *R* und 10 ml Salzsäure *R* versetzt und 2 min lang mit 25 ml Isobutylmethylketon *R* geschüttelt. Nach Phasentrennung wird die wässrige Phase im Wasserbad zur Trockne eingedampft. Der Rückstand wird in 1 ml Essigsäure *R* gelöst. Die Lösung wird mit Wasser *R* zu 25 ml verdünnt und filtriert. 12 ml dieser Lösung müssen der Grenzprüfung A entsprechen. Zur Herstellung der Referenzlösung wird die Blei-Lösung (1 ppm Pb) *R* verwendet.

Bei Weißem Ton zur innerlichen Anwendung wird die oben beschriebene Prüfung durch folgende Prüfung „Schwermetalle (2.4.8)" ersetzt: höchstens 25 ppm.

10 ml der für die Prüfung „In Mineralsäuren lösliche Substanzen" hergestellten Lösung werden mit 10 ml Wasser *R* und 20 ml Salzsäure *R* versetzt und 2 min lang mit 25 ml Isobutylmethylketon *R* geschüttelt. Nach Phasentrennung wird die wässrige Phase im Wasserbad zur Trockne eingedampft. Der Rückstand wird in 1 ml Essigsäure *R* gelöst. Die Lösung wird mit Wasser *R* zu

25 ml verdünnt und filtriert. 12 ml dieser Lösung müssen der Grenzprüfung A entsprechen. Zur Herstellung der Referenzlösung wird die Blei-Lösung (1 ppm Pb) *R* verwendet.

**Mikrobielle Verunreinigung**

TAMC: Akzeptanzkriterium $10^3$ KBE je Gramm (2.6.12)

TYMC: Akzeptanzkriterium $10^2$ KBE je Gramm (2.6.12)

## Beschriftung

Die Beschriftung gibt, falls zutreffend, an, dass die Substanz für die innerliche Anwendung bestimmt ist.

6.3/1895

# Tormentilltinktur

# Tormentillae tinctura

## Definition

Die aus **Tormentillwurzelstock (Tormentillae rhizoma)** hergestellte Tinktur

*Gehalt:* mindestens 1,5 Prozent (*m/m*) Gerbstoffe, berechnet als Pyrogallol ($C_6H_6O_3$; $M_r$ 126,1).

## Herstellung

Die Tinktur wird aus 1 Teil zerkleinerter Droge und 5 Teilen Ethanol 70 % (*V/V*) durch ein geeignetes Verfahren hergestellt.

## Eigenschaften

Rote bis rötlich braune Flüssigkeit

## Prüfung auf Identität

Dünnschichtchromatographie (2.2.27)

*Untersuchungslösung:* 1,0 ml Tinktur wird mit 1,0 ml Ethanol 70 % *R* gemischt.

*Referenzlösung:* 1,0 mg Catechin *R* wird in 1,0 ml Methanol *R* gelöst.

*Platte:* DC-Platte mit Kieselgel *R*

*Fließmittel:* Ether *R*, Essigsäure 99 % *R*, Hexan *R*, Ethylacetat *R* (20:20:20:40 *V/V/V/V*)

*Auftragen:* 10 µl; bandförmig

*Laufstrecke:* 10 cm

*Trocknen:* 10 bis 15 min lang an der Luft

*Detektion:* Die Platte wird mit einer frisch hergestellten Lösung von Echtblausalz B *R* (5 g · l⁻¹) besprüht, wobei rötliche Zonen erscheinen. Wird die Platte Ammoniakdämpfen ausgesetzt, werden die Zonen intensiver und gehen in Rötlich-Braun über. Die Platte wird im Tageslicht ausgewertet.

*Ergebnis:* Die Zonenfolge in den Chromatogrammen von Referenz- und Untersuchungslösung ist aus den nachstehenden Angaben ersichtlich.

| Oberer Plattenrand | |
|---|---|
| Catechin: eine intensive Zone | eine intensive Zone (Catechin) |
| | eine schwächere Zone |
| | eine intensive Zone |
| | schwächere Zonen |
| **Referenzlösung** | **Untersuchungslösung** |

## Prüfung auf Reinheit

**Ethanolgehalt** (2.9.10): 64 bis 69 Prozent (*V/V*)

**Methanol, 2-Propanol** (2.9.11): höchstens 0,05 Prozent (*V/V*) Methanol und höchstens 0,05 Prozent (*V/V*) 2-Propanol

## Gehaltsbestimmung

Die Prüfung wird nach „Bestimmung des Gerbstoffgehalts pflanzlicher Drogen" (2.8.14) mit 2,50 g Tinktur durchgeführt.

6.3/0532

# Tragant

# Tragacantha

CAS Nr. 9000-65-1

## Definition

Tragant ist die an der Luft erhärtete, gummiartige Ausscheidung, die natürlich oder nach Einschneiden aus Stamm und Ästen von *Astragalus gummifer* Labill. und von bestimmten anderen westasiatischen Arten der Gattung *Astragalus* ausfließt.

## Prüfung auf Identität

A. Die Droge besteht aus dünnen, abgeflachten, mehr oder weniger bogenartigen, weißen bis blass-gelblichen, durchscheinenden Bändern. Die Bänder sind etwa 30 mm lang, 10 mm breit und bis 1 mm dick, hornig mit kurzem Bruch. Die Oberfläche weist feine Längsstreifen und quer verlaufende, konzentrische Rippen auf. Die Droge kann auch ähnlich geformte, etwas dickere, stärker opake und schwieriger zu brechende Stücke enthalten.

B. Die Droge wird pulverisiert (355) (2.9.12). Das Pulver ist weiß bis fast weiß und bildet mit der etwa 10fachen Menge Wasser R ein schleimiges Gel. Die Prüfung erfolgt unter dem Mikroskop, wobei eine 50-prozentige Lösung (V/V) von Glycerol R verwendet wird. Das Pulver weist in der gummiartigen Masse zahlreiche geschichtete Zellwände auf, die sich mit iodhaltiger Zinkchlorid-Lösung R langsam violett färben. In der gummiartigen Masse finden sich einzeln oder in kleinen Gruppen rundliche, gelegentlich deformierte Stärkekörner, die 4 bis 10 µm, ausnahmsweise bis 20 µm messen. Diese weisen einen zentralen, im polarisierten Licht sichtbaren Spalt auf.

C. Die bei der Prüfung „Arabisches Gummi" (siehe „Prüfung auf Reinheit") erhaltenen Chromatogramme werden ausgewertet.

*Ergebnis:* Das Chromatogramm der Untersuchungslösung zeigt die 3 der Galactose, der Arabinose und der Xylose entsprechenden Zonen. Eine schwache, gelbliche Zone kann an der Fließmittelfront und eine graugrüne Zone kann zwischen den Zonen der Galactose und der Arabinose vorhanden sein.

D. 0,5 g pulverisierte Droge (355) (2.9.12) werden mit 1 ml Ethanol 96 % R benetzt und in kleinen Anteilen und unter Schütteln mit 50 ml Wasser R versetzt, bis ein homogener Schleim entstanden ist. 5 ml Schleim werden mit 5 ml Wasser R und 2 ml Bariumhydroxid-Lösung R versetzt, wobei ein leichter, flockiger Niederschlag entsteht. Wird die Mischung 10 min lang im Wasserbad erhitzt, entsteht eine intensive Gelbfärbung.

## Prüfung auf Reinheit

**Arabisches Gummi:** Dünnschichtchromatographie (2.2.27)

*Untersuchungslösung:* 0,100 g pulverisierte Droge (355) (2.9.12) werden in einem dickwandigen Zentrifugenröhrchen mit 2 ml einer Lösung von Trifluoressigsäure R (100 g · l$^{-1}$) versetzt. Das entstandene Gel wird durch kräftiges Schütteln verflüssigt und das verschlossene Röhrchen mit der Mischung 1 h lang bei 120 °C erhitzt. Das Hydrolysat wird zentrifugiert, die klare, überstehende Flüssigkeit sorgfältig in einen 50-ml-Kolben überführt, mit 10 ml Wasser R versetzt und die Lösung bei reduziertem Druck zur Trockne eingedampft. Der entstandene klare Film wird mit 0,1 ml Wasser R und 0,9 ml Methanol R versetzt. Anschließend wird die Mischung zentrifugiert, um den amorphen Niederschlag abzutrennen, und die überstehende Flüssigkeit, falls erforderlich, mit Methanol R zu 1 ml ergänzt.

*Referenzlösung:* 10 mg Arabinose R, 10 mg Galactose R, 10 mg Rhamnose R und 10 mg Xylose R werden in 1 ml Wasser R gelöst. Die Lösung wird mit Methanol R zu 10 ml verdünnt.

*Platte:* DC-Platte mit Kieselgel R

*Fließmittel:* Natriumdihydrogenphosphat R (16 g · l$^{-1}$), 1-Butanol R, Aceton R (10:40:50 V/V/V)

*Auftragen:* 10 µl; bandförmig

*Entwicklung A:* über eine Laufstrecke von 10 cm

*Trocknen A:* einige Minuten lang im Warmluftstrom

*Entwicklung B:* über eine Laufstrecke von 15 cm, mit dem gleichen Fließmittel

*Trocknen B:* 10 min lang bei 110 °C

*Detektion:* Die Platte wird mit Anisaldehyd-Reagenz R besprüht und 10 min lang bei 110 °C erhitzt.

*Ergebnis:* Das Chromatogramm der Referenzlösung zeigt 4 deutlich getrennte, gefärbte Zonen, die in der Reihenfolge der zunehmenden $R_F$-Werte der Galactose (graugrün bis grün), der Arabinose (gelblich grün), der Xylose (grünlich grau oder gelblich grau) und der Rhamnose (gelblich grün) entsprechen. Das Chromatogramm der Untersuchungslösung darf keine gelblich grüne Zone zeigen, die der Zone der Rhamnose im Chromatogramm der Referenzlösung entspricht.

**Methylcellulose:** Die bei der Prüfung „Arabisches Gummi" erhaltenen Chromatogramme werden ausgewertet.

*Ergebnis:* Im Chromatogramm der Untersuchungslösung darf nahe der Fließmittelfront keine rote Zone sichtbar sein.

*Sterculia-Gummi:*

A. In einem 10-ml-Messzylinder mit Schliffstopfen (Einteilung in 0,1 ml) werden 0,2 g pulverisierte Droge (355) (2.9.12) mit 10 ml Ethanol 60 % R geschüttelt. Das Volumen des Schleims darf höchstens 1,5 ml betragen.

B. 1,0 g pulverisierte Droge (355) (2.9.12) wird mit 100 ml Wasser R versetzt und geschüttelt. Nach Zusatz von 0,1 ml Methylrot-Lösung R dürfen höchstens 5,0 ml Natriumhydroxid-Lösung (0,01 mol · l$^{-1}$) bis zum Farbumschlag verbraucht werden.

**Fremde Bestandteile:** höchstens 1,0 Prozent

In einem 250-ml-Rundkolben werden 2,0 g pulverisierte Droge (355) (2.9.12) mit 95 ml Methanol R versetzt. Das durch Umschwenken des Kolbens befeuchtete Drogenpulver wird mit 60 ml Salzsäure R 1 versetzt. Die Mischung wird nach Zusatz einiger Glasperlen mit einem Durchmesser von etwa 4 mm unter gelegentlichem Umschütteln 3 h lang im Wasserbad unter Rückflusskühlung zum Sieden erhitzt. Nach Entfernen der Glasperlen wird die heiße Suspension durch einen zuvor gewogenen Glassintertiegel (160) (2.1.2) abgesaugt. Der Rundkolben wird mit einer kleinen Menge Wasser R ausgespült und die Waschflüssigkeit ebenfalls abgesaugt. Der Rückstand im Glassintertiegel wird mit etwa 40 ml Methanol *R* gewaschen und etwa 1 h lang bei 110 °C bis zur Massekonstanz getrocknet. Nach dem Erkalten im Exsikkator wird der Rückstand gewogen. Er darf höchstens 20 mg wiegen.

**Durchflusszeit:** mindestens 10 s
wird die Substanz zur Herstellung von Emulsionen verwendet, mindestens 50 s

In einem 1000-ml-Rundkolben mit Schliffstopfen wird 1,0 g pulverisierte Droge (125 bis 250) (2.9.12) mit 8,0 ml Ethanol 96 % *R* versetzt. Nach dem Verschließen des Kolbens wird die Suspension, ohne mit dem Stopfen in Berührung gebracht zu werden, durch Umschwenken über die innere Oberfläche des Kolbens verteilt. Nach dem Öffnen des Kolbens werden auf einmal 72,0 ml Wasser *R* zugesetzt. Nach dem Verschließen wird der Kolben 3 min lang kräftig geschüttelt, 24 h lang stehengelassen und erneut 3 min lang kräftig geschüttelt. Luftblasen werden durch 5 min langes Anlegen eines Vakuums entfernt. Ein 50-ml-Messzylinder wird mit dem Schleim gefüllt. In den Schleim wird ein 200 mm langes Glasrohr getaucht, dessen innerer Durchmesser 6,0 mm beträgt und das 20 mm sowie 120 mm vom unteren Ende entfernt jeweils eine Marke trägt. Das Glasrohr darf nicht mit oberflächenaktiven Substanzen gereinigt worden sein. Sobald der Schleim im Glasrohr die obere Marke erreicht hat, wird das Rohr mit dem Finger verschlossen und aus dem Messzylinder genommen. Mit einer Stoppuhr wird die Zeit gemessen, die der Schleim nach Entfernen des Fingers benötigt, um mit seinem Meniskus die untere Marke zu erreichen. Die Prüfung wird 4-mal durchgeführt und der Mittelwert der letzten 3 Messungen berechnet.

**Asche** (2.4.16): höchstens 4,0 Prozent

**Mikrobielle Verunreinigung**

TAMC: Akzeptanzkriterium $10^4$ KBE je Gramm (2.6.12)

TYMC: Akzeptanzkriterium $10^2$ KBE je Gramm (2.6.12)

Abwesenheit von *Escherichia coli* (2.6.13)

Abwesenheit von Salmonellen (2.6.13)

## Beschriftung

Die Beschriftung gibt an, ob die Substanz für die Herstellung von Emulsionen geeignet ist oder nicht.

# 6.3/0058

# Triamteren

# Triamterenum

$C_{12}H_{11}N_7$      $M_r$ 253,3
CAS Nr. 396-01-0

## Definition

6-Phenylpteridin-2,4,7-triamin

*Gehalt:* 99,0 bis 101,0 Prozent (getrocknete Substanz)

## Eigenschaften

*Aussehen:* gelbes, kristallines Pulver

*Löslichkeit:* sehr schwer löslich in Wasser und Ethanol 96 %

## Prüfung auf Identität

IR-Spektroskopie (2.2.24)

*Vergleich:* Triamteren *CRS*

## Prüfung auf Reinheit

**Sauer reagierende Substanzen:** 1,0 g Substanz wird 5 min lang mit 20 ml Wasser *R* im Sieden gehalten. Die Mischung wird abgekühlt, filtriert und das Filter 3-mal mit je 10 ml Wasser *R* nachgewaschen. Filtrat und Waschflüssigkeiten werden vereinigt und mit 0,3 ml Phenolphthalein-Lösung *R* versetzt. Bis zum Umschlag dürfen höchstens 1,5 ml Natriumhydroxid-Lösung $(0,01\,mol\cdot l^{-1})$ verbraucht werden.

**Verunreinigung D:** Gaschromatographie (2.2.28)

*Interner-Standard-Lösung:* 0,1 ml Nitrobenzol *R* werden mit Methanol *R* zu 100 ml verdünnt. 1 ml Lösung wird mit Methanol *R* zu 50 ml verdünnt.

*Untersuchungslösung:* 0,800 g Substanz werden in einer geeigneten Probeflasche mit 5 ml Dimethylsulfoxid *R* erhitzt, bis sich die Substanz gelöst hat (nicht zum Sieden bringen). Nach dem Erkalten werden 5 ml kaltes Methanol *R* zugesetzt, um das Triamteren möglichst vollständig auszufällen. Die Mischung wird filtriert und das Filter mit 5 ml Methanol *R* nachgewaschen. Filtrat und Waschflüssigkeit werden vereinigt, mit 2,0 ml Interner-Standard-Lösung versetzt und mit Methanol *R* zu 20,0 ml verdünnt.

*Referenzlösung:* 20,0 mg Benzylcyanid *R* (Verunreinigung D) werden in Methanol *R* zu 100,0 ml gelöst. 5,0 ml Lösung werden mit Methanol *R* zu 50,0 ml verdünnt. 2,0 ml dieser Lösung werden mit 2,0 ml Interner-Standard-Lösung und 5 ml Dimethylsulfoxid *R* versetzt und mit Methanol *R* zu 20,0 ml verdünnt.

*Blindlösung:* 5 ml Dimethylsulfoxid *R* werden mit Methanol *R* zu 20 ml verdünnt.

*Säule*
– Material: Quarzglas
– Größe: $l$ = 30 m, $\varnothing_i$ = 0,25 mm
– Stationäre Phase: Macrogol 20 000 *R* (0,5 µm)

*Trägergas:* Helium zur Chromatographie *R*

*Durchflussrate:* 1,5 ml · min$^{-1}$

*Splitverhältnis:* 1:15

*Temperatur*
– Säule: 170 °C
– Probeneinlass: 210 °C
– Detektor: 230 °C

*Detektion:* Flammenionisation

*Einspritzen:* 1 µl

*Chromatographiedauer:* 2fache Retentionszeit des Internen Standards

*Relative Retention* (bezogen auf den Internen Standard, $t_R$ etwa 6 min)
– Verunreinigung D: etwa 1,6

*Eignungsprüfung:* Referenzlösung
– Auflösung: mindestens 2,0 zwischen dem Peak der Verunreinigung D und dem nächstgelegenen Lösungsmittelpeak (Blindlösung)
– Signal-Rausch-Verhältnis: mindestens 10 für den Peak der Verunreinigung D

*Grenzwert*
– Verunreinigung D: Aus dem Chromatogramm der Referenzlösung wird das Verhältnis (*R*) der Peakfläche der Verunreinigung D zur Peakfläche des Internen Standards berechnet; aus dem Chromatogramm der Untersuchungslösung wird das Verhältnis der Peakfläche der Verunreinigung D zur Peakfläche des Internen Standards berechnet; dieses Verhältnis darf nicht größer als *R* sein (50 ppm).

**Verwandte Substanzen:** Flüssigchromatographie (2.2.29)

*Untersuchungslösung:* 10,0 mg Substanz werden in der mobilen Phase zu 10,0 ml gelöst.

*Referenzlösung a:* 1,0 ml Untersuchungslösung wird mit der mobilen Phase zu 100,0 ml verdünnt. 1,0 ml dieser Lösung wird mit der mobilen Phase zu 10,0 ml verdünnt.

*Referenzlösung b:* 5,0 mg Nitrosotriaminopyrimidin *CRS* (Verunreinigung A) werden in der mobilen Phase zu 100,0 ml gelöst. 1,0 ml Lösung wird mit der mobilen Phase zu 100,0 ml verdünnt. 1,0 ml dieser Lösung wird mit der mobilen Phase zu 10,0 ml verdünnt.

*Referenzlösung c:* Der Inhalt einer Durchstechflasche mit Triamteren-Verunreinigung B *CRS* wird in 200 µl Dimethylsulfid *R* gelöst. Nach Zusatz von 5,0 ml Untersuchungslösung wird die Lösung mit der mobilen Phase zu 50,0 ml verdünnt. Diese Lösung wird vor dem Einspritzen durch ein Membranfilter (Porengröße 0,45 µm) filtriert.

*Säule*
– Größe: $l$ = 0,25 m, $\varnothing$ = 4,0 mm
– Stationäre Phase: nachsilanisiertes, octylsilyliertes Kieselgel zur Chromatographie *R* (5 µm), sphärisch

*Mobile Phase:* Mischung von Butylamin *R*, Acetonitril *R*, Methanol *R*, Wasser *R* (2:200:200:600 *V/V/V/V*), die mit Essigsäure *R* auf einen pH-Wert von 5,3 eingestellt wird

*Durchflussrate:* 1 ml · min$^{-1}$

*Detektion:* Spektrometer bei 320 nm und 355 nm

*Einspritzen:* 50 µl

*Relative Retention* (bezogen auf Triamteren, $t_R$ etwa 5 min)
– Verunreinigung A: etwa 0,6
– Verunreinigung B: etwa 0,8
– Verunreinigung C: etwa 1,7

*Eignungsprüfung*
– Auflösung: mindestens 1,5 zwischen den Peaks von Verunreinigung B und Triamteren im Chromatogramm der Referenzlösung c bei 355 nm
  Falls erforderlich wird die Menge an Wasser *R* in der mobilen Phase erhöht.
– Signal-Rausch-Verhältnis: mindestens 10 für den Hauptpeak im Chromatogramm der Referenzlösung b bei 320 nm

*Grenzwerte*
– Korrekturfaktoren: Für die Berechnung der Gehalte werden die Peakflächen folgender Verunreinigungen mit dem entsprechenden Korrekturfaktor multipliziert:
  – Verunreinigung B: 1,8
  – Verunreinigung C: 1,5
– Verunreinigung A bei 320 nm: nicht größer als die Fläche des entsprechenden Peaks im Chromatogramm der Referenzlösung b (50 ppm)
– Verunreinigungen B, C bei 355 nm: jeweils nicht größer als die Fläche des Hauptpeaks im Chromatogramm der Referenzlösung a (0,1 Prozent)
– Nicht spezifizierte Verunreinigungen bei 355 nm: jeweils nicht größer als die Fläche des Hauptpeaks im Chromatogramm der Referenzlösung a (0,10 Prozent)
– Summe aller Verunreinigungen bei 355 nm: nicht größer als das 2fache der Fläche des Hauptpeaks im Chromatogramm der Referenzlösung a (0,2 Prozent)
– Ohne Berücksichtigung bleiben bei 355 nm: Peaks, deren Fläche kleiner ist als das 0,5fache der Fläche des Hauptpeaks im Chromatogramm der Referenzlösung a (0,05 Prozent)

**Trocknungsverlust** (2.2.32): höchstens 1,0 Prozent, mit 1,000 g Substanz durch Trocknen im Trockenschrank bei 105 °C bestimmt

**Sulfatasche** (2.4.14) höchstens 0,1 Prozent, mit 1,0 g Substanz bestimmt

## Gehaltsbestimmung

0,150 g Substanz, in 5 ml wasserfreier Ameisensäure *R* gelöst, werden nach Zusatz von 100 ml wasserfreier Essigsäure *R* mit Perchlorsäure (0,1 mol · l$^{-1}$) titriert. Der Endpunkt wird mit Hilfe der Potentiometrie (2.2.20) bestimmt.

1 ml Perchlorsäure (0,1 mol · l$^{-1}$) entspricht 25,33 mg $C_{12}H_{11}N_7$.

## Lagerung

Vor Licht geschützt

## Verunreinigungen

*Spezifizierte Verunreinigungen:*

A, B, C, D

A. 5-Nitrosopyrimidin-2,4,6-triamin (Nitrosotriaminopyrimidin)

B. R = OH, R' = NH$_2$:
 2,7-Diamino-6-phenylpteridin-4-ol

C. R = NH$_2$, R' = OH:
 2,4-Diamino-6-phenylpteridin-7-ol

D. Phenylacetonitril (Benzylcyanid)

# 6.3/1770

# Tributylacetylcitrat

# Tributylis acetylcitras

$C_{20}H_{34}O_8$            $M_r$ 402,5
CAS Nr. 77-90-7

## Definition

Tributyl[2-(acetyloxy)propan-1,2,3-tricarboxylat]

*Gehalt:* 99,0 bis 101,0 Prozent (wasserfreie Substanz)

## Eigenschaften

*Aussehen:* klare, ölige Flüssigkeit

*Löslichkeit:* nicht mischbar mit Wasser, mischbar mit Dichlormethan und Ethanol 96 %

## Prüfung auf Identität

IR-Spektroskopie (2.2.24)

*Probenvorbereitung:* dünne Filme zwischen 2 Plättchen aus Natriumchlorid *R*

*Vergleich:* Tributylacetylcitrat *CRS*

## Prüfung auf Reinheit

**Aussehen:** Die Substanz muss klar (2.2.1) und darf nicht stärker gefärbt sein als die Farbvergleichslösung BG$_6$ (2.2.2, Methode II).

**Sauer reagierende Substanzen:** 10 g Substanz werden mit 10 ml zuvor neutralisiertem Ethanol 96 % *R* verdünnt und mit 0,5 ml Bromthymolblau-Lösung *R* 2 versetzt. Bis zum Farbumschlag nach Blau dürfen höchstens 0,3 ml Natriumhydroxid-Lösung (0,1 mol · l$^{-1}$) verbraucht werden.

**Brechungsindex** (2.2.6): 1,442 bis 1,445

**Verwandte Substanzen:** Gaschromatographie (2.2.28)

*Untersuchungslösung:* 0,5 g Substanz werden in Dichlormethan *R* zu 20 ml gelöst.

*Referenzlösung a:* 50 mg Substanz und 50 mg Tributylcitrat *R* (Verunreinigung A) werden in Dichlormethan *R* zu 20 ml gelöst.

*Referenzlösung b:* 1,0 ml Untersuchungslösung wird mit Dichlormethan *R* zu 20,0 ml verdünnt. 1,0 ml dieser Lösung wird mit Dichlormethan *R* zu 25,0 ml verdünnt.

*Referenzlösung c:* Der Inhalt einer Durchstechflasche mit Tributylacetylcitrat zur Peak-Identifizierung *CRS* (mit den Verunreinigungen B und C) wird in 1 ml Dichlormethan *R* gelöst.

*Säule*
- Material: Quarzglas
- Größe: $l$ = 30 m, $\varnothing$ = 0,53 mm
- Stationäre Phase: Poly[(cyanopropyl)methylphenylmethyl]siloxan *R* (Filmdicke 1,0 µm)

*Trägergas:* Helium zur Chromatographie *R*

*Lineare Strömungsgeschwindigkeit:* 36 cm · s$^{-1}$

*Splitverhältnis:* 1:20

*Temperatur*

|  | Zeit (min) | Temperatur (°C) |
|---|---|---|
| Säule | 0 – 7 | 70 → 210 |
|  | 7 – 50 | 210 |
| Probeneinlass |  | 250 |
| Detektor |  | 250 |

*Detektion:* Flammenionisation

*Einspritzen:* 1 µl; mit Hilfe eines inerten, glasbeschichteten Probeneinlasses unter Verwendung eines automatischen Probengebers

*Identifizierung von Verunreinigungen:* Zur Identifizierung der Peaks der Verunreinigungen B und C werden das mitgelieferte Chromatogramm von Tributylacetylcitrat zur Peak-Identifizierung *CRS* und das mit der Referenzlösung c erhaltene Chromatogramm verwendet; zur Identifizierung des Peaks von Verunreinigung A wird das mit der Referenzlösung a erhaltene Chromatogramm verwendet.

*Relative Retention* (bezogen auf Tributylacetylcitrat, $t_R$ etwa 24 min)
- Verunreinigung B: etwa 0,70
- Verunreinigung C: etwa 0,83
- Verunreinigung A: etwa 0,87

*Eignungsprüfung*
- Auflösung: mindestens 2,0 zwischen den Peaks von Verunreinigung A und Tributylacetylcitrat im Chromatogramm der Referenzlösung a
- Wiederholpräzision: höchstens 5,0 Prozent relative Standardabweichung nach 6 Einspritzungen der Referenzlösung b

*Grenzwerte*
- Verunreinigung A: nicht größer als das 3fache der Fläche des Hauptpeaks im Chromatogramm der Referenzlösung b (0,6 Prozent)
- Verunreinigung C: nicht größer als das 2fache der Fläche des Hauptpeaks im Chromatogramm der Referenzlösung b (0,4 Prozent)
- Verunreinigung B: nicht größer als die Fläche des Hauptpeaks im Chromatogramm der Referenzlösung b (0,2 Prozent)
- Nicht spezifizierte Verunreinigungen: jeweils nicht größer als das 0,5fache der Fläche des Hauptpeaks im Chromatogramm der Referenzlösung b (0,10 Prozent)
- Summe aller Verunreinigungen: nicht größer als das 5fache der Fläche des Hauptpeaks im Chromatogramm der Referenzlösung b (1,0 Prozent)
- Ohne Berücksichtigung bleiben: Peaks, deren Fläche kleiner ist als das 0,25fache der Fläche des Hauptpeaks im Chromatogramm der Referenzlösung b (0,05 Prozent)

**Schwermetalle** (2.4.8): höchstens 10 ppm

2,0 g Substanz müssen der Grenzprüfung F entsprechen. Zur Herstellung der Referenzlösung werden 2 ml Blei-Lösung (10 ppm Pb) *R* verwendet.

**Wasser** (2.5.12): höchstens 0,25 Prozent, mit 2,00 g Substanz bestimmt

**Sulfatasche** (2.4.14): höchstens 0,1 Prozent, mit 1,0 g Substanz bestimmt

## Gehaltsbestimmung

1,500 g Substanz werden in einem 250-ml-Rundkolben aus Borosilicatglas mit 25 ml 2-Propanol *R*, 50 ml Wasser *R*, 25,0 ml Natriumhydroxid-Lösung (1 mol · l$^{-1}$) und einigen Glasperlen versetzt. Die Mischung wird 3 h lang zum Rückfluss erhitzt, erkalten gelassen und nach Zusatz von 1 ml Phenolphthalein-Lösung *R* 1 mit Salzsäure (1 mol · l$^{-1}$) titriert. Eine Blindtitration wird durchgeführt.

1 ml Natriumhydroxid-Lösung (1 mol · l$^{-1}$) entspricht 100,6 mg $C_{20}H_{34}O_8$.

## Verunreinigungen

*Spezifizierte Verunreinigungen:*

A, B, C

*Andere bestimmbare Verunreinigungen*
(Die folgenden Substanzen werden, falls in einer bestimmten Menge vorhanden, durch eine Prüfmethode oder mehrere Prüfmethoden in der Monographie erfasst. Sie werden begrenzt durch das allgemeine Akzeptanzkriterium für weitere Verunreinigungen/nicht spezifizierte Verunreinigungen und/oder durch die Anforderungen der Allgemeinen Monographie **Substanzen zur pharmazeutischen Verwendung (Corpora ad usum pharmaceuticum)**. Diese Verunreinigungen müssen daher nicht identifiziert werden, um die Konformität der Substanz zu zeigen. Siehe auch „5.10 Kontrolle von Verunreinigungen in Substanzen zur pharmazeutischen Verwendung"):

D, E

**Tributylacetylcitrat**

A. Tributyl(2-hydroxypropan-1,2,3-tricarboxylat)
   (Tributylcitrat)

B. Tributyl(propen-1,2,3-tricarboxylat)
   (Tributylaconitat)

C. [1,2-Dibutyl-3-(2-methylpropyl)][2-(acetyloxy)pro=
   pan-1,2,3-tricarboxylat]

D. R = H:
   Butan-1-ol

E. R = CO–CH$_3$:
   Butylacetat

---

**6.3/0694**

# Trypsin

# Trypsinum

CAS Nr. 9002-07-7

## Definition

Trypsin ist ein proteolytisches Enzym, das durch Aktivierung des aus Pankreas von gesunden Säugetieren extrahierten Trypsinogens gewonnen wird und eine Aktivität von mindestens 0,5 Mikrokatal je Milligramm, berechnet auf die getrocknete Substanz, aufweist. Die optimale Enzymaktivität wird in Lösung bei einem pH-Wert von 8 erreicht; bei einem pH-Wert von 3 ist die Aktivität reversibel gehemmt und die Substanz am stabilsten.

## Herstellung

Die Tiere, von denen die Substanz gewonnen wird, müssen den lebensmittelrechtlichen Gesundheitsanforderungen an Tiere, die für den menschlichen Verzehr bestimmt sind, entsprechen.

Das Herstellungsverfahren wird einer Validierung unterzogen und muss gewährleisten, dass, falls die Substanz geprüft wird, sie folgender Prüfung entspricht:

**Histamin** (2.6.10): höchstens 1 µg (berechnet als Histaminbase) je 0,2 Mikrokatal Trypsin-Aktivität

Eine Lösung der Substanz (10 g · l$^{-1}$) in Borat-Pufferlösung pH 8,0 (0,0015 mol · l$^{-1}$) *R* wird vor der Prüfung durch 30 min langes Erhitzen im Wasserbad inaktiviert. Verdünnungen werden mit einer Lösung von Natriumchlorid *R* (9 g · l$^{-1}$) hergestellt.

## Eigenschaften

Weißes bis fast weißes, kristallines oder amorphes Pulver; wenig löslich in Wasser

Die amorphe Form ist hygroskopisch.

## Prüfung auf Identität

A. 1 ml Prüflösung (siehe „Prüfung auf Reinheit") wird mit Wasser *R* zu 100 ml verdünnt. Werden in einer Vertiefung einer weißen Tüpfelplatte 0,1 ml dieser Lösung mit 0,2 ml Tosylargininmethylesterhydrochlorid-Lösung *R* versetzt, entsteht innerhalb von 3 min eine rötlich violette Färbung.

B. 0,5 ml Prüflösung werden mit Wasser *R* zu 5 ml verdünnt. Nach Zusatz von 0,1 ml einer Lösung von Tosyllysinchlormethanhydrochlorid *R* (20 g · l$^{-1}$) wird der pH-Wert auf 7,0 eingestellt, die Mischung 2 h lang geschüttelt und mit Wasser *R* zu 50 ml verdünnt. Werden in einer Vertiefung einer weißen Tüpfelplatte 0,1 ml dieser Lösung mit 0,2 ml Tosylargininmethylesterhydrochlorid-Lösung *R* gemischt, entsteht innerhalb von 3 min keine rötlich violette Färbung.

## Prüfung auf Reinheit

**Prüflösung:** 0,10 g Substanz werden in kohlendioxidfreiem Wasser *R* zu 10,0 ml gelöst.

**Aussehen der Lösung:** Die Prüflösung darf nicht stärker opaleszieren als die Referenzsuspension III (2.2.1).

**pH-Wert** (2.2.3): Der pH-Wert der Prüflösung muss zwischen 3,0 und 6,0 liegen.

**Absorption** (2.2.25): 30,0 mg Substanz werden in Salzsäure (0,001 mol · l$^{-1}$) zu 100,0 ml gelöst. Die Lösung zeigt ein Absorptionsmaximum bei 280 nm und ein Minimum bei 250 nm. Die spezifische Absorption, im Maximum gemessen, muss zwischen 13,5 und 16,5 liegen, die im Minimum darf höchstens 7,0 betragen.

**Chymotrypsin:** 1,8 ml Pufferlösung pH 8,0 *R* werden mit 7,4 ml Wasser *R* und 0,5 ml Acetyltyrosinethylester-Lösung (0,2 mol · l⁻¹) *R* versetzt. Unter Schütteln der Lösung werden 0,3 ml Prüflösung zugesetzt. Mit einer Stoppuhr wird die Zeit gemessen. Nach genau 5 min wird der pH-Wert (2.2.3) gemessen (Untersuchungslösung). Eine Referenzlösung wird unter den gleichen Bedingungen hergestellt, wobei die Prüflösung durch 0,3 ml einer Lösung von Chymotrypsin *BRS* (0,5 g · l⁻¹) ersetzt wird. Der pH-Wert (2.2.3) wird genau 5 min nach Zusatz des Chymotrypsins gemessen. Der pH-Wert der Untersuchungslösung muss größer sein als der der Referenzlösung.

**Trocknungsverlust** (2.2.32): höchstens 5,0 Prozent, mit 0,500 g Substanz durch 2 h langes Trocknen bei 60 °C und höchstens 670 Pa bestimmt

### Mikrobielle Verunreinigung

TAMC: Akzeptanzkriterium $10^4$ KBE je Gramm (2.6.12)

TYMC: Akzeptanzkriterium $10^2$ KBE je Gramm (2.6.12)

Abwesenheit von *Escherichia coli* (2.6.13)

Abwesenheit von Salmonellen (2.6.13)

## Wertbestimmung

Die Aktivität der Substanz wird durch den Vergleich der Geschwindigkeit, mit der sie Benzoylargininethylesterhydrochlorid *R* hydrolysiert, mit der Geschwindigkeit, mit der Trypsin *BRS* das gleiche Substrat unter gleichen Bedingungen hydrolysiert, bestimmt.

*Apparatur:* Verwendet wird ein etwa 30 ml fassendes Reaktionsgefäß, das versehen ist mit
– einer Vorrichtung, mit der die Temperatur von 25,0 ± 0,1 °C gehalten werden kann
– einer Rührvorrichtung, zum Beispiel einem Magnetrührer
– einem Deckel mit Öffnungen zum Anbringen der Elektroden, der Bürettenspitze, eines Einleitungsrohrs für Stickstoff sowie für den Zusatz der Reagenzien.

Eine automatische oder manuell zu bedienende Titrierapparatur kann verwendet werden. Im letzteren Fall muss die Bürette eine Einteilung in 0,005 ml aufweisen und das pH-Meter mit einer gedehnten Skala und Glas-Kalomel- oder Glas-Silber-Silberchlorid-Elektroden versehen sein.

*Untersuchungslösung:* Eine ausreichende Menge Substanz, um eine Lösung von etwa 700 Nanokatal je Milliliter zu erhalten, wird in Salzsäure (0,001 mol · l⁻¹) zu 25,0 ml gelöst.

*Referenzlösung:* 25,0 mg Trypsin *BRS* werden in Salzsäure (0,001 mol · l⁻¹) zu 25,0 ml gelöst.

Beide Lösungen werden bei einer Temperatur zwischen 0 und 5 °C aufbewahrt. 1 ml jeder Lösung wird innerhalb von 15 min auf etwa 25 °C erwärmt. Davon werden jeweils 50 μl für die Titration verwendet, die unter Stickstoffatmosphäre ausgeführt wird. In das Reaktionsgefäß werden unter ständigem Rühren 10,0 ml Borat-Pufferlösung pH 8,0 (0,0015 mol · l⁻¹) *R* und 1,0 ml einer frisch hergestellten Lösung von Benzoylargininethylesterhydrochlorid *R* (6,86 g · l⁻¹) eingebracht. Sobald die Temperatur 25,0 ± 0,1 °C beträgt (nach etwa 5 min), wird der pH-Wert mit Natriumhydroxid-Lösung (0,1 mol · l⁻¹) auf genau 8,0 eingestellt. Nach Zusatz von 50 μl Untersuchungslösung wird mit der Zeitmessung begonnen. Durch Zusatz von Natriumhydroxid-Lösung (0,1 mol·l⁻¹) wird der pH-Wert bei 8,0 gehalten. Die Mikrobürettenspitze bleibt immer in die Lösung eingetaucht und das zugesetzte Volumen wird in den folgenden 8 min alle 30 s notiert. Das je Sekunde verbrauchte Volumen Natriumhydroxid-Lösung (0,1 mol · l⁻¹) wird berechnet. Die Bestimmung wird in gleicher Weise mit der Referenzlösung durchgeführt und das je Sekunde verbrauchte Volumen Natriumhydroxid-Lösung (0,1 mol · l⁻¹) berechnet.

Die Aktivität der Substanz in Mikrokatal je Milligramm wird nach folgender Formel berechnet:

$$\frac{m' \cdot V}{m \cdot V'} \cdot A$$

$m$ = Masse der Substanz in Milligramm
$m'$ = Masse Trypsin *BRS* in Milligramm
$V$ = je Sekunde verbrauchtes Volumen an Natriumhydroxid-Lösung (0,1 mol · l⁻¹) bei der Untersuchungslösung
$V'$ = je Sekunde verbrauchtes Volumen an Natriumhydroxid-Lösung (0,1 mol · l⁻¹) bei der Referenzlösung
$A$ = Aktivität von Trypsin *BRS* in Mikrokatal je Milligramm

## Lagerung

Dicht verschlossen, vor Licht geschützt, zwischen 2 und 8 °C

## Beschriftung

Die Beschriftung gibt die Aktivität in Mikrokatal je Milligramm an.

## Tryptophan

## Tryptophanum

6.3/1272

$C_{11}H_{12}N_2O_2$      $M_r$ 204,2

CAS Nr. 73-22-3

### Definition

(S)-2-Amino-3-(1H-indol-3-yl)propansäure

*Gehalt:* 98,5 bis 101,0 Prozent (getrocknete Substanz)

### Eigenschaften

*Aussehen:* weißes bis fast weißes, kristallines oder amorphes Pulver

*Löslichkeit:* wenig löslich in Wasser, schwer löslich in Ethanol 96 %

Die Substanz löst sich in verdünnten Mineralsäuren und verdünnten Alkalihydroxid-Lösungen.

### Prüfung auf Identität

1: A, B
2: A, C, D

A. Die Substanz entspricht der Prüfung „Spezifische Drehung" (siehe „Prüfung auf Reinheit").

B. IR-Spektroskopie (2.2.24)

   *Probenvorbereitung:* Presslinge

   *Vergleich:* Tryptophan CRS

C. Die bei der Prüfung „Mit Ninhydrin nachweisbare Substanzen" (siehe „Prüfung auf Reinheit") erhaltenen Chromatogramme werden ausgewertet.

   *Ergebnis:* Der Hauptfleck im Chromatogramm der Untersuchungslösung b entspricht in Bezug auf Lage, Farbe und Größe dem Hauptfleck im Chromatogramm der Referenzlösung a.

D. Etwa 20 mg Substanz werden in 10 ml Wasser R gelöst. Nach Zusatz von 5 ml Dimethylaminobenzaldehyd-Lösung R 6 und 2 ml Salzsäure R 1 wird die Mischung auf dem Wasserbad erhitzt. Eine purpurblaue Farbe entwickelt sich.

### Prüfung auf Reinheit

**Aussehen der Lösung:** Die Lösung muss klar (2.2.1) und darf nicht stärker gefärbt sein als die Farbvergleichslösung $BG_6$ (2.2.2, Methode II).

0,1 g Substanz werden in Salzsäure (1 mol · l⁻¹) zu 10 ml gelöst.

**Spezifische Drehung** (2.2.7): –30,0 bis –33,0 (getrocknete Substanz)

0,25 g Substanz werden, falls erforderlich unter Erhitzen im Wasserbad, in Wasser R zu 25,0 ml gelöst.

**Mit Ninhydrin nachweisbare Substanzen:** Dünnschichtchromatographie (2.2.27)

*Lösungsmittelmischung:* Essigsäure 99 % R, Wasser R (50:50 V/V)

*Untersuchungslösung a:* 0,10 g Substanz werden in der Lösungsmittelmischung zu 10 ml gelöst.

*Untersuchungslösung b:* 1 ml Untersuchungslösung a wird mit der Lösungsmittelmischung zu 50 ml verdünnt.

*Referenzlösung a:* 10 mg Tryptophan CRS werden in der Lösungsmittelmischung zu 50 ml gelöst.

*Referenzlösung b:* 5 ml Untersuchungslösung b werden mit der Lösungsmittelmischung zu 20 ml verdünnt.

*Referenzlösung c:* 10 mg Tryptophan CRS und 10 mg Tyrosin CRS werden in der Lösungsmittelmischung zu 25 ml gelöst.

*Platte:* DC-Platte mit Kieselgel R

*Fließmittel:* Essigsäure 99 % R, Wasser R, 1-Butanol R (20:20:60 V/V/V)

*Auftragen:* 5 µl

*Laufstrecke:* 15 cm

*Trocknen:* an der Luft

*Detektion:* Die Platte wird mit Ninhydrin-Lösung R besprüht und anschließend 15 min lang bei 100 bis 105 °C erhitzt.

*Eignungsprüfung:* Referenzlösung c
– Das Chromatogramm muss deutlich voneinander getrennt 2 Flecke zeigen.

*Grenzwert:* Untersuchungslösung a
– Jede Verunreinigung: Kein auftretender Nebenfleck darf größer oder stärker gefärbt sein als der Hauptfleck im Chromatogramm der Referenzlösung b (0,5 Prozent).

**Verunreinigung A, andere verwandte Substanzen:** Flüssigchromatographie (2.2.29)

*Die Vergleichs-, Untersuchungs- und Referenzlösungen müssen unmittelbar vor Gebrauch hergestellt werden.*

*Pufferlösung pH 2,3:* 3,90 g Natriumdihydrogenphosphat R werden in 1000 ml Wasser R gelöst. Nach Zusatz von etwa 700 ml einer Lösung von Phosphorsäure

85 % R (2,9 g · l⁻¹) wird mit der gleichen Lösung auf einen pH-Wert von 2,3 eingestellt.

*Lösungsmittelmischung:* Acetonitril *R*, Wasser *R* (10:90 *V/V*)

*Vergleichslösung:* 10,0 mg *N*-Acetyltryptophan *R* werden in der Lösungsmittelmischung zu 100,0 ml gelöst. 2,0 ml Lösung werden mit der Lösungsmittelmischung zu 100,0 ml verdünnt.

*Untersuchungslösung a:* 0,10 g Substanz werden in der Lösungsmittelmischung zu 10,0 ml gelöst.

*Untersuchungslösung b:* 0,10 g Substanz werden in der Vergleichslösung zu 10,0 ml gelöst.

*Referenzlösung a:* Der Inhalt einer Durchstechflasche mit 1,1′-Ethylidenbis(tryptophan) *CRS* (Verunreinigung A) wird in 1,0 ml der Lösungsmittelmischung gelöst.

*Referenzlösung b:* Der Inhalt einer Durchstechflasche mit 1,1′-Ethylidenbis(tryptophan) *CRS* (Verunreinigung A) wird in 1,0 ml Vergleichslösung gelöst.

*Referenzlösung c:* 0,5 ml Referenzlösung a werden mit der Lösungsmittelmischung zu 5,0 ml verdünnt.

*Säule*
- Größe: $l$ = 0,25 m, $\emptyset$ = 4,6 mm
- Stationäre Phase: octadecylsilyliertes Kieselgel zur Chromatographie *R* (5 µm)
- Temperatur: 40 °C

*Mobile Phase*
- Mobile Phase A: Acetonitril *R*, Pufferlösung pH 2,3 (115:885 *V/V*)
- Mobile Phase B: Acetonitril *R*, Pufferlösung pH 2,3 (350:650 *V/V*)

| Zeit (min) | Mobile Phase A (% V/V) | Mobile Phase B (% V/V) |
|---|---|---|
| 0 – 10 | 100 | 0 |
| 10 – 45 | 100 → 0 | 0 → 100 |
| 45 – 65 | 0 | 100 |
| 65 – 66 | 0 → 100 | 100 → 0 |
| 66 – 80 | 100 | 0 |

*Durchflussrate:* 0,7 ml · min⁻¹

*Detektion:* Spektrometer bei 220 nm

*Einspritzen:* 20 µl; Untersuchungslösungen a und b, Referenzlösungen b und c

*Retentionszeiten*
- Tryptophan: etwa 8 min
- *N*-Acetyltryptophan: etwa 29 min
- Verunreinigung A: etwa 34 min

*Eignungsprüfung:*
- Auflösung: mindestens 8,0 zwischen den Peaks von *N*-Acetyltryptophan und Verunreinigung A im Chromatogramm der Referenzlösung b
Falls erforderlich wird das Zeitprogramm der Gradientenelution verändert (eine Verlängerung der Elutionsdauer mit der mobilen Phase A ergibt längere Retentionszeiten und eine bessere Auflösung).
- Signal-Rausch-Verhältnis: mindestens 15 für den Hauptpeak im Chromatogramm der Referenzlösung c
- Symmetriefaktor: höchstens 3,5 für den Peak von Verunreinigung A im Chromatogramm der Referenzlösung b
- Im Chromatogramm der Untersuchungslösung a darf kein Peak mit der gleichen Retentionszeit wie der des *N*-Acetyltryptophans auftreten (in diesem Fall muss die Fläche des *N*-Acetyltryptophan-Peaks korrigiert werden).

*Grenzwerte:* Untersuchungslösung b
- Verunreinigung A: nicht größer als das 0,5fache der Fläche des Hauptpeaks im Chromatogramm der Referenzlösung c (10 ppm)
- Summe der Verunreinigungen mit einer kleineren Retentionszeit als die des Tryptophans: nicht größer als das 0,6fache der Fläche des *N*-Acetyltryptophan-Peaks im Chromatogramm der Referenzlösung b (100 ppm)
- Summe der Verunreinigungen mit einer größeren Retentionszeit als die des Tryptophans und mit Retentionszeiten, die bis zum 1,8fachen der Retentionszeit des *N*-Acetyltryptophans betragen: nicht größer als das 1,9fache der Fläche des *N*-Acetyltryptophan-Peaks im Chromatogramm der Referenzlösung b (300 ppm)
- Ohne Berücksichtigung bleiben: Peaks, deren Fläche kleiner ist als das 0,02fache der Fläche des *N*-Acetyltryptophan-Peaks im Chromatogramm der Referenzlösung b; der *N*-Acetyltryptophan-Peak

**Chlorid** (2.4.4): höchstens 200 ppm

0,25 g Substanz werden in 3 ml verdünnter Salpetersäure *R* gelöst. Die Lösung wird mit Wasser *R* zu 15 ml verdünnt. Ohne weiteren Zusatz von Salpetersäure muss die Lösung der Grenzprüfung entsprechen.

**Sulfat** (2.4.13): höchstens 300 ppm

0,5 g Substanz werden in einer Mischung von 5 Volumteilen verdünnter Salzsäure *R* und 25 Volumteilen destilliertem Wasser *R* zu 15 ml gelöst.

**Ammonium** (2.4.1, Methode B): höchstens 200 ppm, mit 0,10 g Substanz bestimmt

Zur Herstellung der Referenzlösung werden 0,2 ml Ammonium-Lösung (100 ppm NH₄) *R* verwendet.

**Eisen** (2.4.9): höchstens 20 ppm

In einem Scheidetrichter werden 0,50 g Substanz in 10 ml verdünnter Salzsäure *R* gelöst. Die Lösung wird 3-mal je 3 min lang mit je 10 ml Isobutylmethylketon *R* 1 geschüttelt. Die vereinigten organischen Phasen werden 3 min lang mit 10 ml Wasser *R* ausgeschüttelt. Die wässrige Phase wird geprüft.

**Schwermetalle** (2.4.8): höchstens 10 ppm

2,0 g Substanz müssen der Grenzprüfung D entsprechen. Zur Herstellung der Referenzlösung werden 2 ml Blei-Lösung (10 ppm Pb) *R* verwendet.

**Trocknungsverlust** (2.2.32): höchstens 0,5 Prozent, mit 1,000 g Substanz durch Trocknen im Trockenschrank bei 105 °C bestimmt

**Sulfatasche** (2.4.14): höchstens 0,1 Prozent, mit 1,0 g Substanz bestimmt

## Gehaltsbestimmung

0,150 g Substanz, in 3 ml wasserfreier Ameisensäure $R$ gelöst, werden nach Zusatz von 30 ml wasserfreier Essigsäure $R$ und 0,1 ml Naphtholbenzein-Lösung $R$ mit Perchlorsäure (0,1 mol · l$^{-1}$) titriert.

1 ml Perchlorsäure (0,1 mol · l$^{-1}$) entspricht 20,42 mg $C_{11}H_{12}N_2O_2$.

## Lagerung

Vor Licht geschützt

## Verunreinigungen

A. 3,3′-[Ethylidenbis(1$H$-indol-1,3-diyl)]bis[(2$S$)-2-aminopropansäure]
(1,1′-Ethylidenbis(tryptophan))

B. ($S$)-2-Amino-3-[(3$RS$)-3-hydroxy-2-oxo-2,3-dihydro-1$H$-indol-3-yl]propansäure
(Dioxyindolylalanin)

C. R = H:
($S$)-2-Amino-4-(2-aminophenyl)-4-oxobutansäure
(Kynurenin)

E. R = CHO:
($S$)-2-Amino-4-[2-(formylamino)phenyl]-4-oxobutansäure
(N-Formylkynurenin)

D. ($S$)-2-Amino-3-(5-hydroxy-1$H$-indol-3-yl)propansäure
(5-Hydroxytryptophan)

F. ($S$)-2-Amino-3-(phenylamino)propansäure
(3-Phenylaminoalanin)

G. ($S$)-2-Amino-3-(2-hydroxy-1$H$-indol-3-yl)propansäure
(2-Hydroxytryptophan)

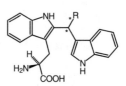

H. R = H:
(3$RS$)-1,2,3,4-Tetrahydro-9$H$-β-carbolin-3-carbonsäure

I. R = CH$_3$:
1-Methyl-1,2,3,4-tetrahydro-9$H$-β-carbolin-3-carbonsäure

J. R = CHOH–CH$_2$–OH:
($S$)-2-Amino-3-[2-[2,3-dihydroxy-1-(1$H$-indol-3-yl)propyl]-1$H$-indol-3-yl]propansäure

K. R = H:
($S$)-2-Amino-3-[2-(1$H$-indol-3-ylmethyl)-1$H$-indol-3-yl]propansäure

L. 1-(1$H$-Indol-3-ylmethyl)-1,2,3,4-tetrahydro-9$H$-β-carbolin-3-carbonsäure

| | | | |
|---|---|---|---|
| Gereinigtes Wasser | 5733 | Wasser zum Verdünnen konzentrierter Hämodialyselösungen | 5742 |
| Hochgereinigtes Wasser | 5736 | | |
| Wasser für Injektionszwecke | 5738 | Weizenstärke | 5744 |

# Gereinigtes Wasser
# Aqua purificata

6.3/0008

$H_2O$  $M_r$ 18,02

## Definition

Gereinigtes Wasser ist, außer in begründeten und zugelassenen Fällen, für die Herstellung von Arzneimitteln bestimmt, die weder steril noch pyrogenfrei sein müssen.

## Gereinigtes Wasser als Bulk

## Herstellung

Gereinigtes Wasser als Bulk wird aus Wasser, das den von der zuständigen Behörde festgelegten Anforderungen an Trinkwasser entspricht, durch Destillation, unter Verwendung von Ionenaustauschern, durch Umkehrosmose oder nach einer anderen, geeigneten Methode gewonnen.

Gereinigtes Wasser als Bulk wird unter Bedingungen gelagert und verteilt, die ein Wachstum von Mikroorganismen verhindern und jede weitere Kontamination ausschließen.

**Mikrobiologische Überwachung:** Während der Gewinnung und anschließenden Lagerung sind geeignete Maßnahmen zu ergreifen, um die mikrobielle Belastung wirksam zu kontrollieren und zu überwachen. Grenzwerte für Alarm und Eingreifen werden festgelegt, um jede unerwünschte Entwicklung zu erkennen. Unter normalen Bedingungen gilt als angemessener Wert zum Eingreifen eine Gesamtanzahl koloniebildender Einheiten von 100 KBE je Milliliter, bestimmt durch Filtration durch eine Membran mit einer nominalen Porengröße von höchstens 0,45 µm unter Verwendung von R2A-Agar und nach mindestens 5-tägiger Inkubation bei 30 bis 35 °C. Das Volumen der Probe wird in Abhängigkeit vom erwarteten Ergebnis gewählt.

*R2A-Agar*

| | |
|---|---:|
| Hefeextrakt | 0,5 g |
| Proteosepepton | 0,5 g |
| Caseinhydrolysat | 0,5 g |
| Glucose | 0,5 g |
| Stärke | 0,5 g |
| Kaliummonohydrogenphosphat | 0,3 g |
| Wasserfreies Magnesiumsulfat | 0,024 g |
| Natriumpyruvat | 0,3 g |
| Agar | 15,0 g |
| Gereinigtes Wasser | ad 1000 ml |

Der pH-Wert des Nährmediums wird so eingestellt, dass er nach der Sterilisation 7,2 ± 0,2 beträgt. Das Nährmedium wird 15 min lang im Autoklaven bei 121 °C sterilisiert.

*Wachstumsfördernde Eigenschaften des R2A-Agars*

– *Gewinnung von Referenzstämmen:* Eingestellte, stabile Suspensionen von Referenzstämmen werden verwendet oder Suspensionen wie in Tab. 0008-1 angegeben hergestellt. Die Kulturen werden nach einem Saatgutsystem angelegt. Vermehrungsfähige Mikroorganismen zur Inokulation dürfen danach nicht mehr als 5 Passagen vom ursprünglichen Mastersaatgut entfernt sein. Jeder der Bakterienstämme wird einzeln wie in Tab. 0008-1 angegeben kultiviert. Die Referenzsuspensionen werden mit Natriumchlorid-Pepton-Pufferlösung pH 7,0 oder mit Phosphat-Pufferlösung pH 7,2 hergestellt und innerhalb von 2 h oder, wenn sie zwischen 2 und 8 °C aufbewahrt werden, innerhalb von 24 h verwendet. Anstatt mit vegetativen Zellen von *Bacillus subtilis* eine Suspension frisch herzustellen und diese zu verdünnen, kann auch eine stabile Sporensuspension hergestellt und ein geeignetes Volumen davon zur Inokulation verwendet werden. Die stabile Sporensuspension kann während einer validierten Zeitspanne zwischen 2 und 8 °C aufbewahrt werden.

– *Wachstumsfördernde Eigenschaften:* Jede Charge des Nährmediums, das in gebrauchsfertiger Form im Handel erhältlich ist oder aus einem getrockneten Nährmedium beziehungsweise aus den angegebenen Bestandteilen hergestellt wird, wird geprüft. Platten mit R2A-Agar werden getrennt mit einer kleinen Anzahl (höchstens 100 KBE) der in Tab. 0008-1 angegebenen Mikroorganismen inokuliert und unter den in der Tabelle angegebenen spezifizierten Bedingungen inkubiert. Das Wachstum darf höchstens um den Faktor 2 von dem berechneten Wert eines standardisierten Inokulums abweichen. Für ein frisch hergestelltes Inokulum muss das Wachstum der Mikroorganismen mit dem Wachstum in einer zuvor geprüften und zugelassenen Charge des Nährmediums vergleichbar sein.

Tab. 0008-1: Wachstumsfördernde Eigenschaften des R2A-Agars

| Mikroorganismus | Gewinnung des Referenzstamms | Wachstumsförderung |
|---|---|---|
| *Pseudomonas aeruginosa* wie: ATCC 9027 NCIMB 8626 CIP 82.118 NBRC 13275 | Agarmedium mit Casein- und Sojapepton oder flüssiges Medium mit Casein- und Sojapepton 30 bis 35 °C 18 bis 24 h | R2A-Agar ≤ 100 KBE 30 bis 35 °C ≤ 3 Tage |
| *Bacillus subtilis* wie: ATCC 6633 NCIMB 8054 CIP 52.62 NBRC 3134 | Agarmedium mit Casein- und Sojapepton oder flüssiges Medium mit Casein- und Sojapepton 30 bis 35 °C 18 bis 24 h | R2A-Agar ≤ 100 KBE 30 bis 35 °C ≤ 3 Tage |

**Gesamter organischer Kohlenstoff oder oxidierbare Substanzen:** Die Prüfung „Gesamter organischer Kohlenstoff in Wasser zum pharmazeutischen Gebrauch" (2.2.44) wird durchgeführt: höchstens 0,5 mg · l$^{-1}$.

Alternativ wird die folgende Prüfung auf oxidierbare Substanzen durchgeführt: Eine Mischung von 100 ml Substanz, 10 ml verdünnter Schwefelsäure *R* und 0,1 ml Kaliumpermanganat-Lösung (0,02 mol · l$^{-1}$) wird 5 min lang zum Sieden erhitzt. Die Lösung muss schwach rosa gefärbt bleiben.

**Leitfähigkeit:** Die Leitfähigkeit wird offline oder inline unter folgenden Bedingungen bestimmt:

## Geräte

*Leitfähigkeitsmesszelle*

– Elektroden aus geeignetem Material, wie rostfreiem Stahl

– Zellkonstante: Die Zellkonstante wird im Allgemeinen vom Hersteller zertifiziert und anschließend in geeigneten Zeitabständen unter Verwendung einer zertifizierten Referenzlösung, deren Leitfähigkeit weniger als 1500 μS · cm$^{-1}$ beträgt, oder durch Vergleich mit einer Zelle mit zertifizierter Zellkonstante überprüft. Die Zellkonstante ist bestätigt, wenn der erhaltene Wert nicht mehr als 2 Prozent vom zertifizierten Wert abweicht; anderenfalls muss die Kalibrierung wiederholt werden.

*Konduktometer:* Genauigkeit von 0,1 μS · cm$^{-1}$ oder vorzugsweise im niedrigsten Messbereich

*Systemkalibrierung (Messzelle und Konduktometer)*

– mit Hilfe einer oder mehrerer geeigneter zertifizierter Kalibrierlösungen

– Genauigkeit: ± 3 Prozent der gemessenen Leitfähigkeit plus 0,1 μS · cm$^{-1}$

*Konduktometer-Kalibrierung:* Die Kalibrierung erfolgt nach Abtrennen der Messzelle in allen für die Messung genutzten Messbereichen unter Verwendung von zertifizierten Präzisionswiderständen oder gleichwertiger Ausstattung mit einer Messunsicherheit von höchstens 0,1 Prozent des zertifizierten Werts.

Falls eine in Reihe geschaltete Messzelle nicht abtrennbar ist, kann die Systemkalibrierung gegen ein kalibriertes Leitfähigkeitsmessgerät mit einer Messzelle vorgenommen werden, die nahe der zu kalibrierenden Zelle im Wasserfluss platziert wird.

*Temperaturmessung:* zulässige Abweichung ± 2 °C

## Ausführung

Die Leitfähigkeit wird ohne Temperatur-Kompensation gemessen, wobei die Temperatur simultan aufgezeichnet wird. Messungen mit Temperatur-Kompensation können nach geeigneter Validierung durchgeführt werden.

Die Substanz entspricht den Anforderungen der Prüfung, wenn die gemessene Leitfähigkeit bei der aufgezeichneten Temperatur höchstens dem Wert in Tab. 0008-2 entspricht.

**Tab. 0008-2: Temperatur und Leitfähigkeitsanforderungen**

| Temperatur (°C) | Leitfähigkeit (μS · cm$^{-1}$) |
|---|---|
| 0 | 2,4 |
| 10 | 3,6 |
| 20 | 4,3 |
| 25 | 5,1 |
| 30 | 5,4 |
| 40 | 6,5 |
| 50 | 7,1 |
| 60 | 8,1 |
| 70 | 9,1 |
| 75 | 9,7 |
| 80 | 9,7 |
| 90 | 9,7 |
| 100 | 10,2 |

Bei Temperaturen, die nicht in Tab. 0008-2 aufgeführt sind, wird die maximale, erlaubte Leitfähigkeit durch Interpolation zwischen den nächsttieferen und nächsthöheren Werten der Tabelle berechnet.

**Schwermetalle:** Wenn gereinigtes Wasser als Bulk den in der Monographie **Wasser für Injektionszwecke (Aqua ad iniectabilia)** als Bulk vorgeschriebenen Anforderungen an die Leitfähigkeit entspricht, muss die nachfolgend beschriebene Prüfung auf Schwermetalle nicht notwendigerweise durchgeführt werden.

## Eigenschaften

*Aussehen:* klare, farblose Flüssigkeit

## Prüfung auf Reinheit

**Nitrat:** höchstens 0,2 ppm

In einem Reagenzglas, das in eine Eis-Wasser-Mischung eintaucht, werden 5 ml Substanz mit 0,4 ml einer Lösung von Kaliumchlorid *R* (100 g · l$^{-1}$), 0,1 ml Diphenylamin-Lösung *R* und tropfenweise unter Umschütteln mit 5 ml nitratfreier Schwefelsäure *R* versetzt. Das Reagenzglas wird in ein Wasserbad von 50 °C gestellt. Nach 15 min darf die Lösung nicht stärker blau gefärbt sein als eine gleichzeitig unter gleichen Bedingungen hergestellte Referenzlösung aus einer Mischung von 4,5 ml nitratfreiem Wasser *R* und 0,5 ml Nitrat-Lösung (2 ppm NO$_3$) *R*.

**Aluminium** (2.4.17): höchstens 10 ppb, wenn gereinigtes Wasser als Bulk zur Herstellung von Dialyselösungen bestimmt ist

*Vorgeschriebene Lösung:* 400 ml Substanz werden mit 10 ml Acetat-Pufferlösung pH 6,0 *R* und 100 ml destilliertem Wasser *R* versetzt.

*Referenzlösung:* 2 ml Aluminium-Lösung (2 ppm Al) *R*, 10 ml Acetat-Pufferlösung pH 6,0 *R* und 98 ml destilliertes Wasser *R* werden gemischt.

*Blindlösung:* 10 ml Acetat-Pufferlösung pH 6,0 *R* und 100 ml destilliertes Wasser *R* werden gemischt.

**Schwermetalle** (2.4.8): höchstens 0,1 ppm

200 ml Substanz werden mit 0,15 ml Salpetersäure (0,1 mol · l$^{-1}$) versetzt und in einer Abdampfschale aus Glas im Wasserbad bis zu einem Volumen von 20 ml eingeengt. 12 ml der eingeengten Flüssigkeit müssen der Grenzprüfung A entsprechen. Zur Herstellung der Referenzlösung werden 10 ml Blei-Lösung (1 ppm Pb) *R* mit 0,075 ml Salpetersäure (0,1 mol · l$^{-1}$) versetzt. Die Blindlösung wird durch Zusatz von 0,075 ml Salpetersäure (0,1 mol · l$^{-1}$) hergestellt.

**Bakterien-Endotoxine** (2.6.14): weniger als 0,25 I.E. Bakterien-Endotoxine je Milliliter gereinigtes Wasser als Bulk zur Herstellung von Dialyselösungen, das dabei keinem weiteren geeigneten Verfahren zur Beseitigung von Bakterien-Endotoxinen unterworfen wird

## Beschriftung

Die Beschriftung gibt, falls zutreffend, an, dass die Substanz für die Herstellung von Dialyselösungen geeignet ist.

# In Behältnisse abgefülltes gereinigtes Wasser

## Definition

In Behältnisse abgefülltes gereinigtes Wasser ist gereinigtes Wasser als Bulk, das in Behältnisse abgefüllt und unter Bedingungen gelagert wird, die die erforderliche mikrobiologische Qualität sicherstellen. Es muss frei von Zusatzstoffen sein.

## Eigenschaften

*Aussehen:* klare, farblose Flüssigkeit

## Prüfung auf Reinheit

Die Substanz muss den unter „Gereinigtes Wasser als Bulk" vorgeschriebenen Prüfungen auf Reinheit und zusätzlich folgenden Prüfungen entsprechen:

**Sauer oder alkalisch reagierende Substanzen:** 10 ml frisch ausgekochte und in einem Gefäß aus Borosilicatglas abgekühlte Substanz werden mit 0,05 ml Methylrot-Lösung *R* versetzt. Die Lösung darf sich nicht rot färben.

10 ml Substanz werden mit 0,1 ml Bromthymolblau-Lösung *R* 1 versetzt. Die Lösung darf sich nicht blau färben.

**Oxidierbare Substanzen:** 100 ml Substanz werden 5 min lang mit 10 ml verdünnter Schwefelsäure *R* und 0,1 ml Kaliumpermanganat-Lösung (0,02 mol · l$^{-1}$) zum Sieden erhitzt. Die Lösung muss schwach rosa gefärbt bleiben.

**Chlorid:** 10 ml Substanz werden mit 1 ml verdünnter Salpetersäure *R* und 0,2 ml Silbernitrat-Lösung *R* 2 versetzt. Das Aussehen der Lösung darf sich mindestens 15 min lang nicht verändern.

**Sulfat:** 10 ml Substanz werden mit 0,1 ml verdünnter Salzsäure *R* und 0,1 ml Bariumchlorid-Lösung *R* 1 versetzt. Das Aussehen der Lösung darf sich mindestens 1 h lang nicht verändern.

**Ammonium:** höchstens 0,2 ppm

20 ml Substanz werden mit 1 ml Neßlers Reagenz *R* versetzt. Nach 5 min wird die Lösung im Reagenzglas in vertikaler Durchsicht geprüft. Die Lösung darf nicht stärker gefärbt sein als eine gleichzeitig hergestellte Referenzlösung von 1 ml Neßlers Reagenz *R* in einer Mischung von 4 ml Ammonium-Lösung (1 ppm NH$_4$) *R* und 16 ml ammoniumfreiem Wasser *R*.

**Calcium, Magnesium:** Werden 100 ml Substanz mit 2 ml Ammoniumchlorid-Pufferlösung pH 10,0 *R*, 50 mg Eriochromschwarz-T-Verreibung *R* und 0,5 ml Natriumedetat-Lösung (0,01 mol · l$^{-1}$) versetzt, muss eine reine Blaufärbung entstehen.

**Verdampfungsrückstand:** höchstens 0,001 Prozent

100 ml Substanz werden im Wasserbad zur Trockne eingedampft. Die Masse des im Trockenschrank bei 100 bis 105 °C getrockneten Rückstands darf höchstens 1 mg betragen.

### Mikrobielle Verunreinigung

TAMC: Akzeptanzkriterium 10$^2$ KBE je Milliliter (2.6.12), unter Verwendung von Agarmedium mit Casein- und Sojapepton bestimmt

## Beschriftung

Die Beschriftung gibt, falls zutreffend, an, dass die Substanz für die Herstellung von Dialyselösungen geeignet ist.

# 6.3/1927
# Hochgereinigtes Wasser
# Aqua valde purificata

H₂O $M_r$ 18,02

## Definition

Hochgereinigtes Wasser ist für die Herstellung von Arzneimitteln vorgesehen, für die Wasser von hoher biologischer Qualität benötigt wird, außer wenn **Wasser für Injektionszwecke (Aqua ad iniectabilia)** erforderlich ist.

## Herstellung

Hochgereinigtes Wasser wird aus Wasser gewonnen, das den von der zuständigen Behörde festgelegten Anforderungen an Trinkwasser entspricht.

Gegenwärtige Verfahren zur Gewinnung schließen zum Beispiel Doppel-Umkehrosmose in Verbindung mit anderen geeigneten Techniken, wie Ultrafiltration und Entionisierung, ein. Die sachgemäße Bedienung, Wartung und Pflege des Systems müssen gewährleistet sein.

Um eine geeignete Qualität des Wassers sicherzustellen, werden validierte Verfahren angewendet und eine In-Prozess-Kontrolle der elektrischen Leitfähigkeit sowie eine regelmäßige mikrobiologische Überwachung durchgeführt.

Hochgereinigtes Wasser als Bulk wird unter Bedingungen gelagert und verteilt, die ein Wachstum von Mikroorganismen verhindern und jede weitere Kontamination ausschließen.

**Mikrobiologische Überwachung:** Während der Gewinnung und anschließenden Lagerung sind geeignete Maßnahmen zu ergreifen, um die mikrobielle Belastung wirksam zu kontrollieren und zu überwachen. Grenzwerte für Alarm und Eingreifen werden festgelegt, um jede unerwünschte Entwicklung zu erkennen. Unter normalen Bedingungen gilt als angemessener Wert zum Eingreifen eine Gesamtanzahl koloniebildender Einheiten von 10 KBE je 100 ml, bestimmt durch Filtration durch eine Membran mit einer nominalen Porengröße von höchstens 0,45 μm unter Verwendung von R2A-Agar und mindestens 200 ml hochgereinigtem Wasser und nach mindestens 5-tägiger Inkubation bei 30 bis 35 °C.

*R2A-Agar*

| | |
|---|---|
| Hefeextrakt | 0,5 g |
| Proteosepepton | 0,5 g |
| Caseinhydrolysat | 0,5 g |
| Glucose | 0,5 g |
| Stärke | 0,5 g |
| Kaliummonohydrogenphosphat | 0,3 g |
| Wasserfreies Magnesiumsulfat | 0,024 g |
| Natriumpyruvat | 0,3 g |
| Agar | 15,0 g |
| Gereinigtes Wasser | ad 1000 ml |

Der pH-Wert des Nährmediums wird so eingestellt, dass er nach der Sterilisation 7,2 ± 0,2 beträgt. Das Nährmedium wird 15 min lang im Autoklaven bei 121 °C sterilisiert.

*Wachstumsfördernde Eigenschaften des R2A-Agars*

– *Gewinnung von Referenzstämmen:* Eingestellte, stabile Suspensionen von Referenzstämmen werden verwendet oder Suspensionen wie in Tab. 1927-1 angegeben hergestellt. Die Kulturen werden nach einem Saatgutsystem angelegt. Vermehrungsfähige Mikroorganismen zur Inokulation dürfen danach nicht mehr als 5 Passagen vom ursprünglichen Mastersaatgut entfernt sein. Jeder der Bakterienstämme wird einzeln wie in Tab. 1927-1 angegeben kultiviert. Die Referenzsuspensionen werden mit Natriumchlorid-Pepton-Pufferlösung pH 7,0 oder mit Phosphat-Pufferlösung pH 7,2 hergestellt und innerhalb von 2 h oder, wenn sie zwischen 2 und 8 °C aufbewahrt werden, innerhalb von 24 h verwendet. Anstatt mit vegetativen Zellen von *Bacillus subtilis* eine Suspension frisch herzustellen und diese zu verdünnen, kann auch eine stabile Sporensuspension hergestellt und ein geeignetes Volumen davon zur Inokulation verwendet werden. Die stabile Sporensuspension kann während einer validierten Zeitspanne zwischen 2 und 8 °C aufbewahrt werden.

– *Wachstumsfördernde Eigenschaften:* Jede Charge des Nährmediums, das in gebrauchsfertiger Form im Handel erhältlich ist oder aus einem getrockneten Nährmedium beziehungsweise aus den angegebenen Bestandteilen hergestellt wird, wird geprüft. Platten mit R2A-Agar werden getrennt mit einer kleinen Anzahl (höchstens 100 KBE) der in Tab. 1927-1 angegebenen Mikroorganismen inokuliert und unter den in der Tabelle angegebenen spezifizierten Bedingungen inkubiert. Das Wachstum darf höchstens um den Faktor 2 von dem berechneten Wert eines standardisierten Inokulums abweichen. Für ein frisch hergestelltes Inokulum muss das Wachstum der Mikroorganismen mit dem Wachstum in einer zuvor geprüften und zugelassenen Charge des Nährmediums vergleichbar sein.

**Tab. 1927-1: Wachstumsfördernde Eigenschaften des R2A-Agars**

| Mikroorganismus | Gewinnung des Referenzstamms | Wachstumsförderung |
|---|---|---|
| *Pseudomonas aeruginosa* wie: ATCC 9027 NCIMB 8626 CIP 82.118 NBRC 13275 | Agarmedium mit Casein- und Sojapepton oder flüssiges Medium mit Casein- und Sojapepton 30 bis 35 °C 18 bis 24 h | R2A-Agar ≤ 100 KBE 30 bis 35 °C ≤ 3 Tage |
| *Bacillus subtilis* wie: ATCC 6633 NCIMB 8054 CIP 52.62 NBRC 3134 | Agarmedium mit Casein- und Sojapepton oder flüssiges Medium mit Casein- und Sojapepton 30 bis 35 °C 18 bis 24 h | R2A-Agar ≤ 100 KBE 30 bis 35 °C ≤ 3 Tage |

**Gesamter organischer Kohlenstoff** (2.2.44): höchstens 0,5 mg · l$^{-1}$

**Leitfähigkeit:** Die Leitfähigkeit wird offline oder inline unter folgenden Bedingungen bestimmt:

## Geräte

*Leitfähigkeitsmesszelle*
- Elektroden aus geeignetem Material, wie rostfreiem Stahl
- Zellkonstante: Die Zellkonstante wird im Allgemeinen vom Hersteller zertifiziert und anschließend in geeigneten Zeitabständen unter Verwendung einer zertifizierten Referenzlösung, deren Leitfähigkeit weniger als 1500 µS · cm$^{-1}$ beträgt, oder durch Vergleich mit einer Zelle mit zertifizierter Zellkonstante überprüft. Die Zellkonstante ist bestätigt, wenn der erhaltene Wert nicht mehr als 2 Prozent vom zertifizierten Wert abweicht; anderenfalls muss die Kalibrierung wiederholt werden.

*Konduktometer:* Genauigkeit von 0,1 µS · cm$^{-1}$ oder vorzugsweise im niedrigsten Messbereich

*Systemkalibrierung (Messzelle und Konduktometer)*
- mit Hilfe einer oder mehrerer geeigneter zertifizierter Kalibrierlösungen
- Genauigkeit: ± 3 Prozent der gemessenen Leitfähigkeit plus 0,1 µS · cm$^{-1}$

*Konduktometer-Kalibrierung:* Die Kalibrierung erfolgt nach Abtrennen der Messzelle in allen für die Messung genutzten Messbereichen unter Verwendung von zertifizierten Präzisionswiderständen oder gleichwertiger Ausstattung mit einer Messunsicherheit von höchstens 0,1 Prozent des zertifizierten Werts.

Falls eine in Reihe geschaltete Messzelle nicht abtrennbar ist, kann die Systemkalibrierung gegen ein kalibriertes Leitfähigkeitsmessgerät mit einer Messzelle vorgenommen werden, die nahe der zu kalibrierenden Zelle im Wasserfluss platziert wird.

*Temperaturmessung:* zulässige Abweichung ± 2 °C

## Ausführung

*Stufe 1*
1. Die Leitfähigkeit wird ohne Temperatur-Kompensation gemessen, wobei die Temperatur simultan aufgezeichnet wird. Messungen mit Temperatur-Kompensation können nach geeigneter Validierung durchgeführt werden.
2. In Tab. 1927-2 wird der Temperaturwert gesucht, der am nächsten unterhalb der gemessenen Temperatur liegt. Der dazugehörige Leitfähigkeitswert stellt den Grenzwert bei der gemessenen Temperatur dar.
3. Ist die gemessene Leitfähigkeit nicht größer als der Wert in Tab. 1927-2, entspricht die Substanz den Anforderungen der Prüfung. Ist die gemessene Leitfähigkeit größer als der Wert in Tab. 1927-2, wird wie unter Stufe 2 beschrieben weiterverfahren.

**Tab. 1927-2: Stufe 1 – Temperatur und Leitfähigkeitsanforderungen (für Leitfähigkeitsmessungen ohne Temperatur-Kompensation)**

| Temperatur (°C) | Leitfähigkeit (µS · cm$^{-1}$) |
|---|---|
| 0 | 0,6 |
| 5 | 0,8 |
| 10 | 0,9 |
| 15 | 1,0 |
| 20 | 1,1 |
| 25 | 1,3 |
| 30 | 1,4 |
| 35 | 1,5 |
| 40 | 1,7 |
| 45 | 1,8 |
| 50 | 1,9 |
| 55 | 2,1 |
| 60 | 2,2 |
| 65 | 2,4 |
| 70 | 2,5 |
| 75 | 2,7 |
| 80 | 2,7 |
| 85 | 2,7 |
| 90 | 2,7 |
| 95 | 2,9 |
| 100 | 3,1 |

*Stufe 2*
4. Eine ausreichende Menge Substanz (100 ml oder mehr) wird in ein geeignetes Gefäß gebracht und gerührt. Falls erforderlich wird die Temperatur auf 25 ± 1 °C eingestellt und bei diesem Wert gehalten, während die Leitfähigkeit unter kräftigem Rühren der Probe periodisch gemessen wird. Sobald sich die Leitfähigkeit (durch Aufnahme von Kohlendioxid aus der Luft) über eine Dauer von 5 min um weniger als 0,1 µS · cm$^{-1}$ ändert, wird der Wert der Leitfähigkeit notiert.
5. Beträgt die Leitfähigkeit höchstens 2,1 µS · cm$^{-1}$, erfüllt die Substanz die Anforderungen der Prüfung. Ist die Leitfähigkeit größer als 2,1 µS · cm$^{-1}$, wird wie unter Stufe 3 beschrieben weiterverfahren.

*Stufe 3*
6. Die Bestimmung wird innerhalb von etwa 5 min nach Schritt 5 der Stufe 2 durchgeführt, wobei die Temperatur der Probe bei 25 ± 1 °C gehalten wird. Die Probe wird mit einer frisch hergestellten, gesättigten Lösung von Kaliumchlorid *R* (0,3 ml je 100 ml Probe) versetzt und der pH-Wert (2.2.3) mit einer Genauigkeit von 0,1 bestimmt.
7. Mit Hilfe der Tab. 1927-3 wird der Grenzwert für die Leitfähigkeit bei dem in Schritt 6 gemessenen pH-Wert ermittelt. Ist die in Schritt 4 der Stufe 2 gemessene Leitfähigkeit nicht größer als dieser Grenzwert, entspricht die Substanz den Anforderungen der Prüfung. Ist die Leitfähigkeit größer als dieser Grenzwert oder liegt der pH-Wert außerhalb des Bereichs von 5,0 bis 7,0, entspricht die Substanz nicht den Anforderungen der Prüfung.

**Tab. 1927-3: Stufe 3 – pH-Wert und Leitfähigkeitsanforderungen (Proben im Gleichgewicht mit der umgebenden Luft und der Temperatur)**

| pH-Wert | Leitfähigkeit ($\mu S \cdot cm^{-1}$) |
|---|---|
| 5,0 | 4,7 |
| 5,1 | 4,1 |
| 5,2 | 3,6 |
| 5,3 | 3,3 |
| 5,4 | 3,0 |
| 5,5 | 2,8 |
| 5,6 | 2,6 |
| 5,7 | 2,5 |
| 5,8 | 2,4 |
| 5,9 | 2,4 |
| 6,0 | 2,4 |
| 6,1 | 2,4 |
| 6,2 | 2,5 |
| 6,3 | 2,4 |
| 6,4 | 2,3 |
| 6,5 | 2,2 |
| 6,6 | 2,1 |
| 6,7 | 2,6 |
| 6,8 | 3,1 |
| 6,9 | 3,8 |
| 7,0 | 4,6 |

## Eigenschaften

*Aussehen:* klare, farblose Flüssigkeit

## Prüfung auf Reinheit

**Nitrat:** höchstens 0,2 ppm

In einem Reagenzglas, das in eine Eis-Wasser-Mischung eintaucht, werden 5 ml Substanz mit 0,4 ml einer Lösung von Kaliumchlorid *R* (100 g · l⁻¹), 0,1 ml Diphenylamin-Lösung *R* und tropfenweise unter Umschütteln mit 5 ml nitratfreier Schwefelsäure *R* versetzt. Das Reagenzglas wird in ein Wasserbad von 50 °C gestellt. Nach 15 min darf die Lösung nicht stärker blau gefärbt sein als eine gleichzeitig und unter gleichen Bedingungen hergestellte Referenzlösung aus einer Mischung von 4,5 ml nitratfreiem Wasser *R* und 0,5 ml Nitrat-Lösung (2 ppm $NO_3$) *R*.

**Aluminium** (2.4.17): höchstens 10 ppb, wenn hochgereinigtes Wasser zur Herstellung von Dialyselösungen bestimmt ist

*Vorgeschriebene Lösung:* 400 ml Substanz werden mit 10 ml Acetat-Pufferlösung pH 6,0 *R* und 100 ml destilliertem Wasser *R* versetzt.

*Referenzlösung:* 2 ml Aluminium-Lösung (2 ppm Al) *R*, 10 ml Acetat-Pufferlösung pH 6,0 *R* und 98 ml destilliertes Wasser *R* werden gemischt.

*Blindlösung:* 10 ml Acetat-Pufferlösung pH 6,0 *R* und 100 ml destilliertes Wasser *R* werden gemischt.

**Bakterien-Endotoxine** (2.6.14): weniger als 0,25 I.E. Bakterien-Endotoxine je Milliliter hochgereinigtes Wasser

## Beschriftung

Die Beschriftung gibt, falls zutreffend, an, dass die Substanz für die Herstellung von Dialyselösungen geeignet ist.

---

**6.3/0169**

# Wasser für Injektionszwecke
# Aqua ad iniectabilia

$H_2O$  $M_r$ 18,02

## Definition

Wasser für Injektionszwecke ist Wasser, das zur Herstellung von Arzneimitteln zur parenteralen Anwendung bestimmt ist, deren Lösungsmittel Wasser ist (Wasser für Injektionszwecke als Bulk), oder das zum Lösen oder Verdünnen von Substanzen oder Zubereitungen zur parenteralen Anwendung dient (sterilisiertes Wasser für Injektionszwecke).

## Wasser für Injektionszwecke als Bulk

## Herstellung

Wasser für Injektionszwecke als Bulk wird aus Wasser, das den von der zuständigen Behörde festgelegten Anforderungen an Trinkwasser entspricht, oder aus gereinigtem Wasser gewonnen, und zwar durch Destillation in einer Apparatur, bei der die mit dem Wasser in Berührung kommenden Teile aus Neutralglas, Quarzglas oder geeignetem Metall bestehen. Die Apparatur muss so beschaffen sein, dass ein Mitreißen von Wassertröpfchen vermieden wird. Die sachgemäße Wartung und Pflege der Apparatur muss gewährleistet sein. Der erste Anteil des Destillats nach Inbetriebnahme der Apparatur wird verworfen. Anschließend wird das Destillat aufgefangen.

Um eine geeignete Qualität des Wassers sicherzustellen, werden validierte Verfahren angewendet und eine In-Prozess-Kontrolle der elektrischen Leitfähigkeit sowie eine regelmäßige mikrobiologische Überwachung durchgeführt.

Wasser für Injektionszwecke als Bulk wird unter Bedingungen gelagert und verteilt, die ein Wachstum von Mikroorganismen verhindern und jede weitere Kontamination ausschließen.

**Mikrobiologische Überwachung:** Während der Gewinnung und anschließenden Lagerung sind geeignete Maßnahmen zu ergreifen, um die mikrobielle Belastung wirksam zu kontrollieren und zu überwachen. Grenzwerte für Alarm und Eingreifen werden festgelegt, um jede unerwünschte Entwicklung zu erkennen. Unter normalen Bedingungen gilt als angemessener Wert zum Eingreifen eine Gesamtanzahl koloniebildender Einheiten von 10 KBE je 100 ml, bestimmt durch Filtration durch eine Membran mit einer nominalen Porengröße von höchstens 0,45 μm unter Verwendung von R2A-Agar und mindestens 200 ml Wasser für Injektionszwecke als Bulk und nach mindestens 5-tägiger Inkubation bei 30 bis 35 °C. Für unter aseptischen Bedingungen herzustellende Zubereitungen können strengere Grenzwerte für den Alarm notwendig sein.

*R2A-Agar*

| | |
|---|---:|
| Hefeextrakt | 0,5 g |
| Proteosepepton | 0,5 g |
| Caseinhydrolysat | 0,5 g |
| Glucose | 0,5 g |
| Stärke | 0,5 g |
| Kaliummonohydrogenphosphat | 0,3 g |
| Wasserfreies Magnesiumsulfat | 0,024 g |
| Natriumpyruvat | 0,3 g |
| Agar | 15,0 g |
| Gereinigtes Wasser | ad 1000 ml |

Der pH-Wert des Nährmediums wird so eingestellt, dass er nach der Sterilisation 7,2 ± 0,2 beträgt. Das Nährmedium wird 15 min lang im Autoklaven bei 121 °C sterilisiert.

*Wachstumsfördernde Eigenschaften des R2A-Agars*
– *Gewinnung von Referenzstämmen:* Eingestellte, stabile Suspensionen von Referenzstämmen werden verwendet oder Suspensionen wie in Tab. 0169-1 angegeben hergestellt. Die Kulturen werden nach einem Saatgutsystem angelegt. Vermehrungsfähige Mikroorganismen zur Inokulation dürfen danach nicht mehr als 5 Passagen vom ursprünglichen Mastersaatgut entfernt sein. Jeder der Bakterienstämme wird einzeln wie in Tab. 0169-1 angegeben kultiviert. Die Referenzsuspensionen werden mit Natriumchlorid-Pepton-Pufferlösung pH 7,0 oder mit Phosphat-Pufferlösung pH 7,2 hergestellt und innerhalb von 2 h oder, wenn sie zwischen 2 und 8 °C aufbewahrt werden, innerhalb von 24 h verwendet. Anstatt mit vegetativen Zellen von *Bacillus subtilis* eine Suspension frisch herzustellen und diese zu verdünnen, kann auch eine stabile Sporensuspension hergestellt und ein geeignetes Volumen davon zur Inokulation verwendet werden. Die stabile Sporensuspension kann während einer validierten Zeitspanne zwischen 2 und 8 °C aufbewahrt werden.
– *Wachstumsfördernde Eigenschaften:* Jede Charge des Nährmediums, das in gebrauchsfertiger Form im Handel erhältlich ist oder aus einem getrockneten Nährmedium beziehungsweise aus den angegebenen Bestandteilen hergestellt wird, wird geprüft. Platten mit R2A-Agar werden getrennt mit einer kleinen Anzahl (höchstens 100 KBE) der in Tab. 0169-1 angegebenen Mikroorganismen inokuliert und unter den in der Tabelle angegebenen spezifizierten Bedingungen inkubiert. Das Wachstum darf höchstens um den Faktor 2 von dem berechneten Wert eines standardisierten Inokulums abweichen. Für ein frisch hergestelltes Inokulum muss das Wachstum der Mikroorganismen mit dem Wachstum in einer zuvor geprüften und zugelassenen Charge des Nährmediums vergleichbar sein.

**Tab. 0169-1: Wachstumsfördernde Eigenschaften des R2A-Agars**

| Mikroorganismus | Gewinnung des Referenzstamms | Wachstumsförderung |
|---|---|---|
| *Pseudomonas aeruginosa* wie: ATCC 9027 NCIMB 8626 CIP 82.118 NBRC 13275 | Agarmedium mit Casein- und Sojapepton oder flüssiges Medium mit Casein- und Sojapepton 30 bis 35 °C 18 bis 24 h | R2A-Agar ≤ 100 KBE 30 bis 35 °C ≤ 3 Tage |
| *Bacillus subtilis* wie: ATCC 6633 NCIMB 8054 CIP 52.62 NBRC 3134 | Agarmedium mit Casein- und Sojapepton oder flüssiges Medium mit Casein- und Sojapepton 30 bis 35 °C 18 bis 24 h | R2A-Agar ≤ 100 KBE 30 bis 35 °C ≤ 3 Tage |

**Gesamter organischer Kohlenstoff** (2.2.44): höchstens 0,5 mg · l$^{-1}$

**Leitfähigkeit:** Die Leitfähigkeit wird offline oder inline unter folgenden Bedingungen bestimmt:

## Geräte

*Leitfähigkeitsmesszelle*
– Elektroden aus geeignetem Material, wie rostfreiem Stahl
– Zellkonstante: Die Zellkonstante wird im Allgemeinen vom Hersteller zertifiziert und anschließend in geeigneten Zeitabständen unter Verwendung einer zertifizierten Referenzlösung, deren Leitfähigkeit weniger als 1500 μS · cm$^{-1}$ beträgt, oder durch Vergleich mit einer Zelle mit zertifizierter Zellkonstante überprüft. Die Zellkonstante ist bestätigt, wenn der erhaltene Wert nicht mehr als 2 Prozent vom zertifizierten Wert abweicht; anderenfalls muss die Kalibrierung wiederholt werden.

*Konduktometer:* Genauigkeit von 0,1 μS · cm$^{-1}$ oder vorzugsweise im niedrigsten Messbereich

*Systemkalibrierung (Messzelle und Konduktometer)*
– mit Hilfe einer oder mehrerer geeigneter zertifizierter Kalibrierlösungen
– Genauigkeit: ± 3 Prozent der gemessenen Leitfähigkeit plus 0,1 μS · cm$^{-1}$

*Konduktometer-Kalibrierung:* Die Kalibrierung erfolgt nach Abtrennen der Messzelle in allen für die Messung genutzten Messbereichen unter Verwendung von zertifizierten Präzisionswiderständen oder gleichwertiger Ausstattung mit einer Messunsicherheit von höchstens 0,1 Prozent des zertifizierten Werts.

Falls eine in Reihe geschaltete Messzelle nicht abtrennbar ist, kann die Systemkalibrierung gegen ein kalibriertes Leitfähigkeitsmessgerät mit einer Messzelle vorgenommen werden, die nahe der zu kalibrierenden Zelle im Wasserfluss platziert wird.

*Temperaturmessung:* zulässige Abweichung ± 2 °C

## Ausführung

*Stufe 1*

1. Die Leitfähigkeit wird ohne Temperatur-Kompensation gemessen, wobei die Temperatur simultan aufgezeichnet wird. Messungen mit Temperatur-Kompensation können nach geeigneter Validierung durchgeführt werden.
2. In Tab. 0169-2 wird der Temperaturwert gesucht, der am nächsten unterhalb der gemessenen Temperatur liegt. Der dazugehörige Leitfähigkeitswert stellt den Grenzwert bei der gemessenen Temperatur dar.

**Tab. 0169-2: Stufe 1 – Temperatur und Leitfähigkeitsanforderungen (für Leitfähigkeitsmessungen ohne Temperatur-Kompensation)**

| Temperatur (°C) | Leitfähigkeit ($\mu S \cdot cm^{-1}$) |
| --- | --- |
| 0 | 0,6 |
| 5 | 0,8 |
| 10 | 0,9 |
| 15 | 1,0 |
| 20 | 1,1 |
| 25 | 1,3 |
| 30 | 1,4 |
| 35 | 1,5 |
| 40 | 1,7 |
| 45 | 1,8 |
| 50 | 1,9 |
| 55 | 2,1 |
| 60 | 2,2 |
| 65 | 2,4 |
| 70 | 2,5 |
| 75 | 2,7 |
| 80 | 2,7 |
| 85 | 2,7 |
| 90 | 2,7 |
| 95 | 2,9 |
| 100 | 3,1 |

3. Ist die gemessene Leitfähigkeit nicht größer als der Wert in Tab. 0169-2, entspricht die Substanz den Anforderungen der Prüfung. Ist die gemessene Leitfähigkeit größer als der Wert in Tab. 0169-2, wird wie unter Stufe 2 beschrieben weiterverfahren.

*Stufe 2*

4. Eine ausreichende Menge Substanz (100 ml oder mehr) wird in ein geeignetes Gefäß gebracht und gerührt. Falls erforderlich wird die Temperatur auf 25 ± 1 °C eingestellt und bei diesem Wert gehalten, während die Leitfähigkeit unter kräftigem Rühren der Probe periodisch gemessen wird. Sobald sich die Leitfähigkeit (durch Aufnahme von Kohlendioxid aus der Luft) über eine Dauer von 5 min um weniger als 0,1 $\mu S \cdot cm^{-1}$ ändert, wird der Wert der Leitfähigkeit notiert.

5. Beträgt die Leitfähigkeit höchstens 2,1 $\mu S \cdot cm^{-1}$, erfüllt die Substanz die Anforderungen der Prüfung. Ist die Leitfähigkeit größer als 2,1 $\mu S \cdot cm^{-1}$, wird wie unter Stufe 3 beschrieben weiterverfahren.

*Stufe 3*

6. Die Bestimmung wird innerhalb von etwa 5 min nach Schritt 5 der Stufe 2 durchgeführt, wobei die Temperatur der Probe bei 25 ± 1 °C gehalten wird. Die Probe wird mit einer frisch hergestellten, gesättigten Lösung von Kaliumchlorid *R* (0,3 ml je 100 ml Probe) versetzt und der pH-Wert (2.2.3) mit einer Genauigkeit von 0,1 bestimmt.

**Tab. 0169-3: Stufe 3 – pH-Wert und Leitfähigkeitsanforderungen (Proben im Gleichgewicht mit der umgebenden Luft und der Temperatur)**

| pH-Wert | Leitfähigkeit ($\mu S \cdot cm^{-1}$) |
| --- | --- |
| 5,0 | 4,7 |
| 5,1 | 4,1 |
| 5,2 | 3,6 |
| 5,3 | 3,3 |
| 5,4 | 3,0 |
| 5,5 | 2,8 |
| 5,6 | 2,6 |
| 5,7 | 2,5 |
| 5,8 | 2,4 |
| 5,9 | 2,4 |
| 6,0 | 2,4 |
| 6,1 | 2,4 |
| 6,2 | 2,5 |
| 6,3 | 2,4 |
| 6,4 | 2,3 |
| 6,5 | 2,2 |
| 6,6 | 2,1 |
| 6,7 | 2,6 |
| 6,8 | 3,1 |
| 6,9 | 3,8 |
| 7,0 | 4,6 |

7. Mit Hilfe der Tab. 0169-3 wird der Grenzwert für die Leitfähigkeit bei dem in Schritt 6 gemessenen pH-Wert ermittelt. Ist die in Schritt 4 der Stufe 2 gemessene Leitfähigkeit nicht größer als dieser Grenzwert, entspricht die Substanz den Anforderungen der Prüfung. Ist die Leitfähigkeit größer als dieser Grenzwert oder liegt der pH-Wert außerhalb des Bereichs von 5,0 bis 7,0, entspricht die Substanz nicht den Anforderungen der Prüfung.

## Eigenschaften

*Aussehen:* klare, farblose Flüssigkeit

## Prüfung auf Reinheit

**Nitrat:** höchstens 0,2 ppm

In einem Reagenzglas, das in eine Eis-Wasser-Mischung eintaucht, werden 5 ml Substanz mit 0,4 ml einer Lösung von Kaliumchlorid R (100 g · l$^{-1}$), 0,1 ml Diphenylamin-Lösung R und tropfenweise unter Umschütteln mit 5 ml nitratfreier Schwefelsäure R versetzt. Das Reagenzglas wird in ein Wasserbad von 50 °C gestellt. Nach 15 min darf die Lösung nicht stärker blau gefärbt sein als eine gleichzeitig und unter gleichen Bedingungen hergestellte Referenzlösung aus einer Mischung von 4,5 ml nitratfreiem Wasser R und 0,5 ml Nitrat-Lösung (2 ppm NO$_3$) R.

**Aluminium** (2.4.17): höchstens 10 ppb, wenn Wasser für Injektionszwecke als Bulk zur Herstellung von Dialyselösungen bestimmt ist

*Vorgeschriebene Lösung:* 400 ml Substanz werden mit 10 ml Acetat-Pufferlösung pH 6,0 R und 100 ml destilliertem Wasser R versetzt.

*Referenzlösung:* 2 ml Aluminium-Lösung (2 ppm Al) R, 10 ml Acetat-Pufferlösung pH 6,0 R und 98 ml destilliertes Wasser R werden gemischt.

*Blindlösung:* 10 ml Acetat-Pufferlösung pH 6,0 R und 100 ml destilliertes Wasser R werden gemischt.

**Bakterien-Endotoxine** (2.6.14): weniger als 0,25 I.E. Bakterien-Endotoxine je Milliliter Wasser für Injektionszwecke als Bulk

## Sterilisiertes Wasser für Injektionszwecke

### Definition

Sterilisiertes Wasser für Injektionszwecke ist Wasser für Injektionszwecke als Bulk in geeigneten Behältnissen, die verschlossen und durch Hitze sterilisiert werden. Dabei sind Bedingungen einzuhalten, die sicherstellen, dass das Wasser der Prüfung „Bakterien-Endotoxine" entspricht. Die Substanz muss frei von Zusatzstoffen sein.

Unter geeigneten visuellen Bedingungen geprüft, muss die Substanz klar und farblos sein.

Jedes Behältnis muss eine ausreichende Menge Substanz enthalten, um die Entnahme des Nennvolumens zu ermöglichen.

### Prüfung auf Reinheit

**Sauer oder alkalisch reagierende Substanzen:** 20 ml Substanz werden mit 0,05 ml Phenolrot-Lösung R versetzt. Wenn die Lösung gelb gefärbt ist, muss der Farbumschlag nach Rot durch Zusatz von 0,1 ml Natriumhydroxid-Lösung (0,01 mol · l$^{-1}$) erfolgen. Wenn die Lösung rot gefärbt ist, muss der Farbumschlag nach Gelb durch Zusatz von 0,15 ml Salzsäure (0,01 mol · l$^{-1}$) erfolgen.

**Leitfähigkeit** (2.2.38): höchstens 25 µS · cm$^{-1}$ bei Behältnissen mit einem Nennvolumen von höchstens 10 ml; höchstens 5 µS · cm$^{-1}$ bei Behältnissen mit einem Nennvolumen von über 10 ml

Die unter „Wasser für Injektionszwecke als Bulk" beschriebenen Geräte und Kalibrierverfahren werden verwendet, wobei die Probentemperatur bei 25 ± 1° C gehalten wird.

**Oxidierbare Substanzen:** Für Behältnisse mit einem Nennvolumen von weniger als 50 ml: 100 ml Substanz werden mit 10 ml verdünnter Schwefelsäure R versetzt und zum Sieden erhitzt. Nach Zusatz von 0,4 ml Kaliumpermanganat-Lösung (0,02 mol · l$^{-1}$) wird die Lösung 5 min lang im Sieden gehalten. Die Lösung muss schwach rosa gefärbt bleiben.

Für Behältnisse mit einem Nennvolumen von 50 ml oder mehr: 100 ml Substanz werden mit 10 ml verdünnter Schwefelsäure R versetzt und zum Sieden erhitzt. Nach Zusatz von 0,2 ml Kaliumpermanganat-Lösung (0,02 mol · l$^{-1}$) wird die Lösung 5 min lang im Sieden gehalten. Die Lösung muss schwach rosa gefärbt bleiben.

**Chlorid** (2.4.4): höchstens 0,5 ppm bei Behältnissen mit einem Nennvolumen von höchstens 100 ml

15 ml Substanz müssen der Grenzprüfung auf Chlorid entsprechen. Zur Herstellung der Referenzlösung wird eine Mischung von 1,5 ml Chlorid-Lösung (5 ppm Cl) R und 13,5 ml Wasser R verwendet. Die Lösungen werden in vertikaler Durchsicht geprüft.

Bei Behältnissen mit einem Nennvolumen von mehr als 100 ml wird folgende Prüfung durchgeführt: 10 ml Substanz werden mit 1 ml verdünnter Salpetersäure R und 0,2 ml Silbernitrat-Lösung R 2 versetzt. Das Aussehen der Lösung darf sich mindestens 15 min lang nicht verändern.

**Nitrat:** höchstens 0,2 ppm

In einem Reagenzglas, das in eine Eis-Wasser-Mischung eintaucht, werden 5 ml Substanz mit 0,4 ml einer Lösung von Kaliumchlorid R (100 g · l$^{-1}$), 0,1 ml Diphenylamin-Lösung R und tropfenweise unter Umschütteln mit 5 ml nitratfreier Schwefelsäure R versetzt. Das Reagenzglas wird in ein Wasserbad von 50 °C gestellt. Nach 15 min darf die Lösung nicht stärker blau gefärbt sein als eine gleichzeitig und unter gleichen Bedingungen hergestellte Referenzlösung aus einer Mischung von 4,5 ml nitratfreiem Wasser R und 0,5 ml Nitrat-Lösung (2 ppm NO$_3$) R.

**Sulfat:** 10 ml Substanz werden mit 0,1 ml verdünnter Salzsäure R und 0,1 ml Bariumchlorid-Lösung R 1 versetzt. Das Aussehen der Lösung darf sich mindestens 1 h lang nicht verändern.

**Aluminium** (2.4.17): höchstens 10 ppb für sterilisiertes Wasser für Injektionszwecke zur Herstellung von Dialyselösungen

*Vorgeschriebene Lösung:* 400 ml Substanz werden mit 10 ml Acetat-Pufferlösung pH 6,0 R und 100 ml destilliertem Wasser R versetzt.

*Referenzlösung:* 2 ml Aluminium-Lösung (2 ppm Al) *R*, 10 ml Acetat-Pufferlösung pH 6,0 *R* und 98 ml destilliertes Wasser *R* werden gemischt.

*Blindlösung:* 10 ml Acetat-Pufferlösung pH 6,0 *R* und 100 ml destilliertes Wasser *R* werden gemischt.

**Ammonium:** Für Behältnisse mit einem Nennvolumen von weniger als 50 ml: höchstens 0,6 ppm; für Behältnisse mit einem Nennvolumen von 50 ml oder mehr: höchstens 0,2 ppm

Behältnisse mit einem Nennvolumen von weniger als 50 ml: 20 ml Substanz werden mit 1 ml Neßlers Reagenz *R* versetzt. Nach 5 min wird die Lösung im Reagenzglas in vertikaler Durchsicht geprüft. Die Lösung darf nicht stärker gefärbt sein als eine gleichzeitig hergestellte Referenzlösung von 1 ml Neßlers Reagenz *R* in einer Mischung von 4 ml Ammonium-Lösung (3 ppm $NH_4$) *R* und 16 ml ammoniumfreiem Wasser *R*.

Behältnisse mit einem Nennvolumen von 50 ml oder mehr: 20 ml Substanz werden mit 1 ml Neßlers Reagenz *R* versetzt. Nach 5 min wird die Lösung im Reagenzglas in vertikaler Durchsicht geprüft. Die Lösung darf nicht stärker gefärbt sein als eine gleichzeitig hergestellte Referenzlösung von 1 ml Neßlers Reagenz *R* in einer Mischung von 4 ml Ammonium-Lösung (1 ppm $NH_4$) *R* und 16 ml ammoniumfreiem Wasser *R*.

**Calcium, Magnesium:** Werden 100 ml Substanz mit 2 ml Ammoniumchlorid-Pufferlösung pH 10,0 *R*, 50 mg Eriochromschwarz-T-Verreibung *R* und 0,5 ml Natriumedetat-Lösung (0,01 mol · $l^{-1}$) versetzt, muss eine reine Blaufärbung entstehen.

**Verdampfungsrückstand:** höchstens 4 mg (0,004 Prozent) bei Behältnissen mit einem Nennvolumen von höchstens 10 ml; höchstens 3 mg (0,003 Prozent) bei Behältnissen mit einem Nennvolumen von über 10 ml

100 ml Substanz werden im Wasserbad zur Trockne eingedampft. Der Rückstand wird im Trockenschrank bei 100 bis 105 °C getrocknet.

**Partikelkontamination – Nicht sichtbare Partikeln** (2.9.19): Die Substanz muss Methode 1 beziehungsweise Methode 2 der Prüfung entsprechen.

**Sterilität** (2.6.1): Die Substanz muss der Prüfung entsprechen.

**Bakterien-Endotoxine** (2.6.14): weniger als 0,25 I.E. Bakterien-Endotoxine je Milliliter sterilisiertes Wasser für Injektionszwecke

# 6.3/1167

# Wasser zum Verdünnen konzentrierter Hämodialyselösungen

# Aqua ad dilutionem solutionum concentratarum ad haemodialysim

*Dieser Text dient zur Information.*

*Die beschriebenen Analysenmethoden und die empfohlenen Grenzwerte dienen zum Validieren des Verfahrens zur Gewinnung von Wasser.*

## Definition

Wasser zum Verdünnen konzentrierter Hämodialyselösungen wird aus Trinkwasser durch Destillation, Umkehrosmose, unter Verwendung von Ionenaustauschern oder nach einem anderen geeigneten Verfahren gewonnen. Die Bedingungen für die Gewinnung, den Transport und die Lagerung müssen so gewählt werden, dass das Risiko einer chemischen und mikrobiellen Kontamination gering gehalten wird.

Wenn Wasser nach einem der vorstehend beschriebenen Verfahren nicht verfügbar ist, kann für die Heimdialyse Trinkwasser verwendet werden. In diesem Fall muss seine chemische Zusammensetzung, die von einer Region zur andern erheblich variiert, bekannt sein, um ein Einstellen des Ionengehalts zu ermöglichen, damit die Konzentration in der verdünnten Lösung der vorgesehenen Anwendung entspricht.

Eventuelle Rückstände aus der Behandlung des Wassers (zum Beispiel Chloramine) und flüchtige halogenierte Kohlenwasserstoffe sind ebenfalls zu berücksichtigen.

Nachstehende Analysenmethoden können angewendet werden, um die Qualität des Wassers zu überwachen, die chemische Zusammensetzung zu bestimmen und/oder eventuelle Verunreinigungen nachzuweisen, so dass die empfohlenen Grenzwerte eingehalten werden können.

## Eigenschaften

Klare, farblose Flüssigkeit

## Prüfung auf Reinheit

**Sauer oder alkalisch reagierende Substanzen:** In einem Kolben aus Borosilicatglas werden 10 ml Substanz ausgekocht, abgekühlt und sofort mit 0,05 ml Methylrot-Lösung *R* versetzt. Die Lösung darf sich nicht rot färben. 10 ml Substanz werden mit 0,1 ml Bromthymolblau-Lösung *R* 1 versetzt. Die Lösung darf sich nicht blau färben.

**Oxidierbare Substanzen:** 100 ml Substanz werden mit 10 ml verdünnter Schwefelsäure *R* und 0,1 ml Kaliumpermanganat-Lösung (0,02 mol · l$^{-1}$) 5 min lang zum Sieden erhitzt. Die Lösung muss leicht rosa gefärbt bleiben.

**Gesamtchlor:** höchstens 0,1 ppm

In ein 125-ml-Reagenzglas (A) werden nacheinander 5 ml Pufferlösung pH 6,5 *R*, 5 ml Diethylphenylendiaminsulfat-Lösung *R* und 1 g Kaliumiodid *R* gegeben. In ein zweites 125-ml-Reagenzglas (B) werden nacheinander 5 ml Pufferlösung pH 6,5 *R* und 5 ml Diethylphenylendiaminsulfat-Lösung *R* gegeben. Möglichst gleichzeitig werden in das Reagenzglas A 100 ml Substanz und in das Reagenzglas B folgende Referenzlösung gegeben: 1 ml einer Lösung von Kaliumiodat *R* (10 mg · l$^{-1}$) wird mit 1 g Kaliumiodid *R* und 1 ml verdünnter Schwefelsäure *R* versetzt. Nach 1 min langem Stehenlassen wird 1 ml verdünnte Natriumhydroxid-Lösung *R* zugesetzt und mit Wasser *R* zu 100 ml verdünnt. Die mit der Substanz erhaltene Mischung darf nicht stärker gefärbt sein als die mit der Referenzlösung erhaltene Mischung.

**Chlorid** (2.4.4): höchstens 50 ppm

1 ml Substanz, mit Wasser *R* zu 15 ml verdünnt, muss der Grenzprüfung auf Chlorid entsprechen.

**Fluorid:** höchstens 0,2 ppm

Potentiometrie (2.2.36, Methode I): Als Indikatorelektrode wird eine fluoridselektive Festmembranelektrode und als Referenzelektrode eine Silber/Silberchlorid-Elektrode verwendet.

*Untersuchungslösung:* die Substanz

*Referenzlösungen:* 2,0 ml, 4,0 ml und 10,0 ml Fluorid-Lösung (1 ppm F) *R* werden jeweils mit Pufferlösung zur Einstellung der Gesamtionenstärke *R* 1 zu 20,0 ml verdünnt.

Die Messung wird an jeder Lösung ausgeführt.

**Nitrat:** höchstens 2 ppm

2 ml Substanz werden mit nitratfreiem Wasser *R* zu 100 ml verdünnt. In einem Reagenzglas, das in eine Eis-Wasser-Mischung taucht, werden 5 ml Lösung mit 0,4 ml einer Lösung von Kaliumchlorid *R* (100 g · l$^{-1}$), 0,1 ml Diphenylamin-Lösung *R* und tropfenweise unter Umschütteln mit 5 ml Schwefelsäure *R* versetzt. Das Reagenzglas wird in ein Wasserbad von 50 °C gestellt. Nach 15 min darf eine Blaufärbung nicht stärker sein als die einer gleichzeitig und unter gleichen Bedingungen hergestellten Referenzlösung mit 0,1 ml Nitrat-Lösung (2 ppm NO$_3$) *R* und 4,9 ml nitratfreiem Wasser *R*.

**Sulfat** (2.4.13): höchstens 50 ppm

3 ml Substanz, mit destilliertem Wasser *R* zu 15 ml verdünnt, müssen der Grenzprüfung auf Sulfat entsprechen.

**Aluminium** (2.4.17): höchstens 10 µg · l$^{-1}$

*Vorgeschriebene Lösung:* 400 ml Substanz werden mit 10 ml Acetat-Pufferlösung pH 6,0 *R* und 100 ml Wasser *R* versetzt.

*Referenzlösung:* 2 ml Aluminium-Lösung (2 ppm Al) *R*, 10 ml Acetat-Pufferlösung pH 6,0 *R* und 98 ml Wasser *R* werden gemischt.

*Blindlösung:* 10 ml Acetat-Pufferlösung pH 6,0 *R* und 100 ml Wasser *R* werden gemischt.

**Ammonium:** höchstens 0,2 ppm

20 ml Substanz werden in einem Neßler-Zylinder mit 1 ml Neßlers Reagenz *R* versetzt. Nach 5 min darf die Lösung in vertikaler Durchsicht nicht stärker gefärbt sein als eine gleichzeitig und unter gleichen Bedingungen hergestellte Referenzlösung mit einer Mischung von 4 ml Ammonium-Lösung (1 ppm NH$_4$) *R* und 16 ml ammoniumfreiem Wasser *R*.

**Calcium:** höchstens 2,0 ppm

Atomabsorptionsspektrometrie (2.2.23, Methode I)

*Untersuchungslösung:* die Substanz

*Referenzlösungen:* Die Referenzlösungen (1 bis 5 ppm) werden aus der Calcium-Lösung (400 ppm Ca) *R* hergestellt.

*Strahlungsquelle:* Calcium-Hohlkathodenlampe

*Wellenlänge:* 422,7 nm

*Atomisierung:* oxidierende Luft-Acetylen-Flamme

**Kalium:** höchstens 2,0 ppm

Atomemissionsspektrometrie (2.2.22, Methode I)

*Untersuchungslösung a:* 50,0 ml Substanz werden mit destilliertem Wasser *R* zu 100 ml verdünnt. Mit der Lösung wird eine Bestimmung durchgeführt. Wenn der Gehalt an Kalium größer als 0,75 mg je Liter ist, wird die Substanz vorher mit destilliertem Wasser *R* verdünnt.

*Untersuchungslösung b:* 50,0 ml Substanz oder falls erforderlich die verdünnte Substanz (vergleiche Untersuchungslösung a) werden mit 1,25 ml Kalium-Lösung (20 ppm K) *R* versetzt und mit destilliertem Wasser *R* zu 100,0 ml verdünnt.

*Referenzlösungen:* Die Referenzlösungen (0; 0,25; 0,50; 0,75; 1 ppm) werden aus der Kalium-Lösung (20 ppm K) *R* hergestellt.

*Wellenlänge:* 766,5 nm

Der Gehalt an Kalium in der Substanz wird in ppm nach folgender Formel berechnet:

$$\frac{p \cdot n_1 \cdot 0,5}{n_2 - n_1}$$

$p$ = Verdünnungsfaktor zur Herstellung der Untersuchungslösung a
$n_1$ = Messwert der Untersuchungslösung a
$n_2$ = Messwert der Untersuchungslösung b

**Magnesium:** höchstens 2,0 ppm

Atomabsorptionsspektrometrie (2.2.23, Methode I)

*Untersuchungslösung:* 10 ml Substanz werden mit destilliertem Wasser R zu 100 ml verdünnt.

*Referenzlösungen:* Die Referenzlösungen (0,1 bis 0,5 ppm) werden aus der Magnesium-Lösung (100 ppm Mg) R hergestellt.

*Strahlungsquelle:* Magnesium-Hohlkathodenlampe

*Wellenlänge:* 285,2 nm

*Atomisierung:* oxidierende Luft-Acetylen-Flamme

**Natrium:** höchstens 50,0 ppm

Atomemissionsspektrometrie (2.2.22, Methode I)

*Untersuchungslösung:* die Substanz

Wenn der Gehalt an Natrium größer als 10 mg je Liter ist, wird die Substanz mit destilliertem Wasser R verdünnt, um eine dem verwendeten Gerät angepasste Konzentration zu erhalten.

*Referenzlösungen:* Die Referenzlösungen (0; 2,5; 5,0; 7,5; 10 ppm) werden aus der Natrium-Lösung (200 ppm Na) R hergestellt.

*Wellenlänge:* 589 nm

**Quecksilber:** höchstens 0,001 ppm

Atomabsorptionsspektrometrie (2.2.23, Methode I)

*Untersuchungslösung:* Der Substanz werden 5 ml Salpetersäure R je Liter zugesetzt. In einen 50-ml-Erlenmeyerkolben aus Borosilicatglas mit Schliffstopfen werden 20 ml Substanz gegeben, die mit 1 ml verdünnter Salpetersäure R und nach Umschütteln mit 0,3 ml Bromwasser R 1 versetzt werden. Der verschlossene Kolben wird geschüttelt, 4 h lang bei 45 °C erwärmt und erkalten gelassen. Wenn die Lösung nicht gelb gefärbt ist, werden 0,3 ml Bromwasser R 1 zugesetzt und der Kolbeninhalt wird erneut 4 h lang bei 45 °C erwärmt. Nach Zusatz von 0,5 ml einer frisch hergestellten Lösung von Hydroxylaminhydrochlorid R (10 g · l$^{-1}$) wird die Mischung geschüttelt und 20 min lang stehen gelassen.

*Referenzlösungen:* Die Referenzlösungen (0,0005 bis 0,002 ppm) werden durch Verdünnen der Quecksilber-Lösung (1000 ppm Hg) R mit einer 5-prozentigen Lösung (V/V) von verdünnter Salpetersäure R frisch hergestellt. Die Referenzlösungen werden wie die Untersuchungslösung weiterbehandelt.

Eine dem verwendeten Gerät angepasste Menge Lösung wird mit einer dem Fünftel dieses Volumens entsprechenden Menge Zinn(II)-chlorid-Lösung R 2 versetzt. Die Vorrichtung zum Einbringen des Quecksilberdampfs wird sofort angeschlossen. Nach 20 s wird ein Strom von Stickstoff R als Trägergas durchgeleitet.

*Strahlungsquelle:* Quecksilber-Hohlkathodenlampe oder Entladungslampe

*Wellenlänge:* 253,7 nm

*Atomisierungseinrichtung:* flammenloses System, welches das Einbringen von Quecksilber in Form kalter Dämpfe gestattet

**Zink:** höchstens 0,1 ppm

Atomabsorptionsspektrometrie (2.2.23, Methode I): Zinkfreie Entnahme- und Analysengeräte oder solche, die unter den Verwendungsbedingungen kein Zink abgeben, müssen verwendet werden.

*Untersuchungslösung:* die Substanz

*Referenzlösungen:* Die Referenzlösungen (0,05 bis 0,15 ppm) werden aus der Zink-Lösung (100 ppm Zn) R hergestellt.

*Strahlungsquelle:* Zink-Hohlkathodenlampe

*Wellenlänge:* 213,9 nm

*Atomisierung:* oxidierende Luft-Acetylen-Flamme

**Schwermetalle** (2.4.8): höchstens 0,1 ppm

200 ml Substanz werden in einer Abdampfschale aus Glas im Wasserbad auf 20 ml eingedampft. 12 ml Lösung müssen der Grenzprüfung A entsprechen. Zur Herstellung der Referenzlösung wird die Blei-Lösung (1 ppm Pb) R verwendet.

### Mikrobielle Verunreinigung

TAMC: Akzeptanzkriterium 10$^2$ KBE je Gramm (2.6.12)

**Bakterien-Endotoxine** (2.6.14): weniger als 0,25 I.E. Bakterien-Endotoxine je Milliliter Wasser zum Verdünnen konzentrierter Hämodialyselösungen

6.3/0359

# Weizenstärke
# Tritici amylum

## Definition

Weizenstärke wird aus den Karyopsen von *Triticum aestivum* L. (*T. vulgare* Vill.) gewonnen.

## Eigenschaften

*Aussehen:* sehr feines, weißes bis fast weißes Pulver, das beim Reiben zwischen den Fingern knirscht

*Löslichkeit:* praktisch unlöslich in kaltem Wasser und in Ethanol 96 %

Weizenstärke darf keine Stärkekörner fremder Herkunft enthalten. Gewebefragmente der Stammpflanze dürfen nur in äußerst geringen Mengen vorhanden sein.

## Prüfung auf Identität

A. Die Prüfung erfolgt unter dem Mikroskop unter Verwendung einer Mischung gleicher Volumteile Glycerol *R* und Wasser *R*. Die Droge zeigt große und kleine Körner und sehr selten Körner von mittlerer Größe. Die großen Körner von 10 bis 60 µm Durchmesser sind in der Aufsicht scheiben- oder seltener nierenförmig. Ein zentraler Spalt und Schichtungen sind nicht oder kaum sichtbar. Die Körner zeigen manchmal Risse an den Rändern. In der Seitenansicht sind die Körner elliptisch, spindelförmig und entlang der Längsachse aufgespalten. Die kleinen Körner sind rundlich oder polyedrisch und haben einen Durchmesser von 2 bis 10 µm. Zwischen rechtwinklig ausgerichteten Polarisationsplättchen oder -prismen erscheint über dem Spalt ein ausgeprägtes schwarzes Kreuz.

B. Wird 1 g Droge 1 min lang in 50 ml Wasser *R* zum Sieden erhitzt und anschließend abgekühlt, bildet sich ein dünnflüssiger, trüber Kleister.

C. Wird 1 ml des unter „Prüfung auf Identität, B" erhaltenen Kleisters mit 0,05 ml Iod-Lösung *R* 1 versetzt, entsteht eine tiefblaue Färbung, die beim Erhitzen verschwindet.

## Prüfung auf Reinheit

**pH-Wert** (2.2.3): 4,5 bis 7,0

5,0 g Droge werden 60 s lang mit 25,0 ml kohlendioxidfreiem Wasser *R* geschüttelt und anschließend 15 min lang stehen gelassen.

**Fremde Bestandteile:** Die Prüfung erfolgt unter dem Mikroskop unter Verwendung einer Mischung gleicher Volumteile Glycerol *R* und Wasser *R*. Höchstens Spuren fremder Bestandteile dürfen neben den Stärkekörnern vorhanden sein. Stärkekörner fremder Herkunft dürfen nicht vorhanden sein.

**Proteine:** höchstens 0,3 Prozent (entsprechend 0,048 Prozent $N_2$, Umrechnungsfaktor: 6,25), mit 6,0 g Droge mit Hilfe der Kjeldahl-Bestimmung, Halbmikro-Methode (2.5.9), mit folgender Änderung bestimmt:

Im Kolbenhals haftende Teilchen werden mit 25 ml Schwefelsäure *R* in den Kolben gespült. Das Erhitzen wird so lange fortgesetzt, bis eine klare Lösung vorliegt. 45 ml konzentrierte Natriumhydroxid-Lösung *R* werden zugesetzt.

**Oxidierende Substanzen** (2.5.30): höchstens 20 ppm, berechnet als $H_2O_2$

**Schwefeldioxid** (2.5.29): höchstens 50 ppm

**Eisen** (2.4.9): höchstens 10 ppm

1,5 g Droge werden mit 15 ml verdünnter Salzsäure *R* geschüttelt und abfiltriert. Das Filtrat muss der Grenzprüfung auf Eisen entsprechen.

**Trocknungsverlust** (2.2.32): höchstens 15,0 Prozent, mit 1,000 g Droge durch 90 min langes Trocknen im Trockenschrank bei 130 °C bestimmt

**Sulfatasche** (2.4.14): höchstens 0,6 Prozent, mit 1,0 g Droge bestimmt

### Mikrobielle Verunreinigung

TAMC: Akzeptanzkriterium $10^3$ KBE je Gramm (2.6.12)

TYMC: Akzeptanzkriterium $10^2$ KBE je Gramm (2.6.12)

Abwesenheit von *Escherichia coli* (2.6.13)

Abwesenheit von Salmonellen (2.6.13)

# X

Xanthangummi .................. 5749  Xylitol ........................... 5750

# Xanthangummi

# Xanthani gummi

6.3/1277

CAS Nr. 11138-66-2

## Definition

Hochmolekulares, anionisches Polysaccharid, das durch Fermentation von Kohlenhydraten mit *Xanthomonas campestris* gewonnen wird

Xanthangummi besteht aus einer Hauptkette von β(1→4)-verknüpften D-Glucose-Einheiten. Jede zweite Glucose-Einheit ist mit einer Trisaccharidseitenkette verknüpft, die aus einer Glucuronsäure-Einheit zwischen zwei Mannose-Einheiten besteht. Die meisten der endständigen Einheiten enthalten eine Pyruvatstruktur. Die mit der Hauptkette verknüpfte Mannose-Einheit kann an C-6 acetyliert sein.

Xanthangummi hat eine relative Molekülmasse von etwa $1 \cdot 10^6$ und liegt als Natrium-, Kalium- oder Calciumsalz vor.

*Gehalt:* mindestens 1,5 Prozent Pyruvat-Gruppen ($C_3H_3O_2$; $M_r$ 71,1), bezogen auf die getrocknete Substanz

## Eigenschaften

*Aussehen:* weißes bis gelblich weißes, leicht fließendes Pulver

*Löslichkeit:* löslich in Wasser unter Bildung einer hochviskosen Lösung, praktisch unlöslich in organischen Lösungsmitteln

## Prüfung auf Identität

A. 1 g Substanz wird in einem geeigneten Glasgefäß in 15 ml Salzsäure (0,1 mol · l$^{-1}$) suspendiert. Das Gefäß wird mit einem Gärrohr, das Bariumhydroxid-Lösung *R* enthält, verschlossen und 5 min lang vorsichtig erhitzt. Die Bariumhydroxid-Lösung zeigt eine weiße Trübung.

B. In einem 400-ml-Becherglas werden 300 ml zuvor auf 80 °C erhitztes Wasser *R* mit einem mechanischen Rührer kräftig gerührt und bei maximaler Rührgeschwindigkeit mit einer trockenen Mischung von 1,5 g Johannisbrotkernmehl *R* und 1,5 g Substanz versetzt. Die Mischung wird gerührt, bis Lösung eintritt, und darüber hinaus noch mindestens 30 min lang. Die Wassertemperatur darf während des Rührens nicht unter 60 °C sinken. Danach wird das Rühren eingestellt und die Mischung mindestens 2 h lang stehen gelassen. Nach Absinken der Temperatur unter 40 °C bildet sich ein steifes, gummiartiges Gel. Mit einer auf die gleiche Weise, jedoch ohne Johannisbrotkernmehl hergestellten 1-prozentigen Vergleichslösung wird ein solches Gel nicht erhalten.

## Prüfung auf Reinheit

**pH-Wert** (2.2.3): 6,0 bis 8,0 für eine Lösung der Substanz (10,0 g · l$^{-1}$)

**Viskosität** (2.2.10): mindestens 600 mPa · s

In einem 500-ml-Becherglas werden unter Rühren mit einem leicht geneigten Propellerrührer bei einer Rotationsgeschwindigkeit von 800 U · min$^{-1}$ 3,0 g Substanz innerhalb von 45 bis 90 s in 250 ml einer Lösung von Kaliumchlorid *R* (12 g · l$^{-1}$) eingetragen. Beim Zusatz der Substanz dürfen keine Aggregate bestehen bleiben. Mit weiteren 44 ml Wasser *R* werden an der Wand des Becherglases haftende Rückstände abgespült. Die Zubereitung wird 2 h lang bei einer Temperatur von 24 ± 1 °C mit einer Rotationsgeschwindigkeit von 800 U · min$^{-1}$ gerührt. Die Viskosität ist innerhalb von 15 min bei 24 ± 1 °C zu bestimmen, wobei ein mit 60 U · min$^{-1}$ laufendes Rotationsviskosimeter zu verwenden ist. Das Viskosimeter ist mit einer Rotationsspindel ausgestattet, deren Durchmesser 12,7 mm und deren Höhe 1,6 mm beträgt. Die Rotationsspindel ist an einem Schaft mit einem Durchmesser von 3,2 mm angebracht. Der Abstand vom oberen Teil des Zylinders zum unteren Ende des Schafts beträgt 25,4 mm, die Eintauchtiefe 50,0 mm.

**2-Propanol**: Gaschromatographie (2.2.28)

*Interner-Standard-Lösung:* 0,50 g *tert*-Butanol *R* werden mit Wasser *R* zu 500 ml verdünnt.

*Untersuchungslösung:* In einem 1000-ml-Rundkolben werden 200 ml Wasser *R* mit 5,0 g Substanz und 1 ml einer Emulsion von Dimeticon *R* (10 g · l$^{-1}$) in flüssigem Paraffin *R* versetzt. Der Kolben wird verschlossen und 1 h lang geschüttelt. Vom Kolbeninhalt werden etwa 90,0 ml abdestilliert, das Destillat wird mit 4,0 ml Interner-Standard-Lösung versetzt und mit Wasser *R* zu 100,0 ml verdünnt.

*Referenzlösung:* Eine geeignete, genau gewogene Menge 2-Propanol *R* wird mit Wasser *R* so verdünnt, dass eine genau bekannte Konzentration von etwa 1 mg 2-Propanol je Milliliter erhalten wird. 4,0 ml Lösung werden mit 4,0 ml Interner-Standard-Lösung versetzt und mit Wasser *R* zu 100,0 ml verdünnt.

*Säule*
– Größe: $l$ = 1,8 m, ∅ = 4,0 mm
– Stationäre Phase: Styrol-Divinylbenzol-Copolymer *R* (149 bis 177 μm)

*Trägergas:* Helium zur Chromatographie *R*

*Durchflussrate:* 30 ml · min$^{-1}$

*Temperatur*
– Säule: 165 °C
– Probeneinlass und Detektor: 200 °C

*Detektion:* Flammenionisation

*Einspritzen:* 5 μl

*Relative Retention* (bezogen auf 2-Propanol)
– 2-Methyl-2-propanol: etwa 1,5

*Grenzwert*
– 2-Propanol: höchstens 750 ppm

**Andere Polysaccharide:** Dünnschichtchromatographie (2.2.27)

*Untersuchungslösung:* 10 mg Substanz werden in einem dickwandigen Zentrifugenglas mit 2 ml einer Lösung von Trifluoressigsäure *R* (230 g · l$^{-1}$) versetzt. Um das sich bildende Gel aufzulösen, wird die Mischung kräftig geschüttelt. Das Zentrifugenglas wird verschlossen und die Mischung 1 h lang bei 120 °C erhitzt. Das Hydrolysat wird zentrifugiert, die klare überstehende Flüssigkeit sorgfältig in einen 50-ml-Rundkolben überführt, mit 10 ml Wasser *R* versetzt und unter vermindertem Druck zur Trockne eingedampft. Der so erhaltene Rückstand wird in 10 ml Wasser *R* aufgenommen. Die Lösung wird unter vermindertem Druck zur Trockne eingedampft. Der Rückstand wird 3-mal mit je 20 ml Methanol *R* gewaschen und unter vermindertem Druck getrocknet. Zum entstandenen klaren Film, welcher nicht nach Essigsäure riecht, werden 0,1 ml Wasser *R* und 1 ml Methanol *R* zugesetzt. Um den amorphen Niederschlag abzutrennen, wird die Mischung zentrifugiert. Die überstehende Flüssigkeit wird falls erforderlich mit Methanol *R* zu 1 ml verdünnt.

*Referenzlösung:* 10 mg Glucose *R* und 10 mg Mannose *R* werden in 2 ml Wasser *R* gelöst. Die Lösung wird mit Methanol *R* zu 10 ml verdünnt.

*Platte*: DC-Platte mit Kieselgel *R*

*Fließmittel:* Lösung von Natriumdihydrogenphosphat *R* (16 g · l$^{-1}$), 1-Butanol *R*, Aceton *R* (10:40:50 *V/V/V*)

*Auftragen:* 5 µl; bandförmig

*Laufstrecke*: 15 cm

*Detektion:* Die Platte wird mit einer Lösung von 0,5 g Diphenylamin *R* in 25 ml Methanol *R*, welcher 0,5 ml Anilin *R* und 2,5 ml Phosphorsäure 85 % *R* zugesetzt wurden, besprüht und 5 min lang bei 120 °C erhitzt. Das Chromatogramm wird im Tageslicht ausgewertet.

*Eignungsprüfung:* Referenzlösung
– Das Chromatogramm muss im mittleren Drittel die 2 deutlich voneinander getrennten graubraunen Zonen der Glucose und der Mannose zeigen.

*Ergebnis:* Das Chromatogramm der Untersuchungslösung zeigt 2 Zonen, die denen von Glucose und Mannose im Chromatogramm der Referenzlösung entsprechen. Zusätzlich können etwas über der Startlinie noch eine schwache, rötliche und 2 matte, bläulich graue Zonen sichtbar sein. Eine oder 2 bläulich graue Zonen können auch im oberen Viertel des Chromatogramms auftreten. Andere Zonen dürfen nicht wahrnehmbar sein.

**Trocknungsverlust** (2.2.32): höchstens 15,0 Prozent, mit 1,000 g Substanz durch 2,5 h langes Trocknen im Trockenschrank bei 105 °C bestimmt

**Asche** (2.4.16): 6,5 bis 16,0 Prozent

**Mikrobielle Verunreinigung**

TAMC: Akzeptanzkriterium 10$^3$ KBE je Gramm (2.6.12)

TYMC: Akzeptanzkriterium 10$^2$ KBE je Gramm (2.6.12)

## Gehaltsbestimmung

*Untersuchungslösung:* Eine Substanzmenge, die 120,0 mg getrockneter Substanz entspricht, wird in Wasser *R* zu 20,0 ml gelöst.

*Referenzlösung:* 45,0 mg Brenztraubensäure *R* werden in Wasser *R* zu 500,0 ml gelöst.

10,0 ml Untersuchungslösung werden in einem 50-ml-Rundkolben mit 20,0 ml Salzsäure (0,1 mol · l$^{-1}$) versetzt. Der Kolben mit Inhalt wird gewogen, im Wasserbad 3 h lang zum Rückfluss erhitzt, erneut gewogen und der Inhalt mit Wasser *R* auf die ursprüngliche Masse ergänzt. 2,0 ml Lösung werden in einem Scheidetrichter mit 1,0 ml Dinitrophenylhydrazinhydrochlorid-Lösung *R* gemischt. Die Mischung wird 5 min lang stehen gelassen, dann mit 5,0 ml Ethylacetat *R* versetzt und geschüttelt. Die festen Anteile werden absetzen gelassen. Die obere Phase wird abgetrennt und 3-mal mit je 5,0 ml Natriumcarbonat-Lösung *R* geschüttelt. Die wässrigen Phasen werden vereinigt, mit Natriumcarbonat-Lösung *R* zu 50,0 ml verdünnt und gemischt. 10,0 ml Referenzlösung werden gleichzeitig und in gleicher Weise wie die Untersuchungslösung behandelt.

Die Absorption (2.2.25) der beiden Lösungen bei 375 nm wird sofort gemessen, wobei Natriumcarbonat-Lösung *R* als Kompensationsflüssigkeit verwendet wird.

Die Absorption der Untersuchungslösung darf nicht kleiner sein als die der Referenzlösung, was einem Gehalt an Brenztraubensäure von mindestens 1,5 Prozent entspricht.

6.3/1381

# Xylitol
# Xylitolum

$C_5H_{12}O_5$             $M_r$ 152,1

CAS Nr. 87-99-0

## Definition

*meso*-Xylitol

*Gehalt:* 98,0 bis 102,0 Prozent (wasserfreie Substanz)

## Eigenschaften

*Aussehen:* kristallines Pulver oder Kristalle, weiß bis fast weiß

*Löslichkeit:* sehr leicht löslich in Wasser, wenig löslich in Ethanol 96 %

## Prüfung auf Identität

1: B
2: A, C

A. Schmelztemperatur (2.2.14): 92 bis 96 °C

B. IR-Spektroskopie (2.2.24)

*Probenvorbereitung:* Pasten unter Verwendung von flüssigem Paraffin *R*

*Vergleich:* Xylitol *CRS*

C. Dünnschichtchromatographie (2.2.27)

*Untersuchungslösung:* 25 mg Substanz werden in Wasser *R* zu 5 ml gelöst.

*Referenzlösung a:* 25 mg Xylitol *CRS* werden in Wasser *R* zu 5 ml gelöst.

*Referenzlösung b:* 25 mg Mannitol *CRS* und 25 mg Xylitol *CRS* werden in Wasser *R* zu 5 ml gelöst.

*Platte:* DC-Platte mit Kieselgel G *R*

*Fließmittel:* Wasser *R*, Ethylacetat *R*, Propanol *R* (10:20:70 *V/V/V*)

*Auftragen:* 2 µl

*Laufstrecke:* 3/4 der Platte

*Trocknen:* an der Luft

*Detektion:* Die Platte wird mit Aminobenzoesäure-Lösung *R* besprüht und im Kaltluftstrom bis zum Verschwinden des Acetons getrocknet. Nach 15 min langem Erhitzen bei 100 °C wird die Platte erkalten gelassen und mit einer Lösung von Natriumperiodat *R* (2 g · l$^{-1}$) besprüht. Die Platte wird im Kaltluftstrom getrocknet und 15 min lang bei 100 °C erhitzt.

*Eignungsprüfung:* Referenzlösung b:
– Das Chromatogramm muss deutlich voneinander getrennt 2 Flecke zeigen.

*Ergebnis:* Der Hauptfleck im Chromatogramm der Untersuchungslösung entspricht in Bezug auf Lage, Farbe und Größe dem Hauptfleck im Chromatogramm der Referenzlösung a.

## Prüfung auf Reinheit

**Aussehen der Lösung:** Die Lösung darf nicht stärker opaleszieren als die Referenzsuspension IV (2.2.1) und nicht stärker gefärbt sein als die Farbvergleichslösung BG$_7$ (2.2.2, Methode II).

2,5 g Substanz werden in Wasser *R* zu 50,0 ml gelöst.

**Leitfähigkeit** (2.2.38): höchstens 20 µS · cm$^{-1}$

20,0 g Substanz werden in kohlendioxidfreiem Wasser *R*, das aus destilliertem Wasser *R* hergestellt wurde, zu 100,0 ml gelöst. Die Leitfähigkeit wird gemessen, wobei die Lösung während der Messung mit einem Magnetrührer schwach gerührt wird.

**Reduzierende Zucker:** höchstens 0,2 Prozent, berechnet als Glucose-Äquivalent

5,0 g Substanz werden unter Erwärmen in 6 ml Wasser *R* gelöst. Nach Abkühlen sowie Zusatz von 20 ml Kupfer(II)-citrat-Lösung *R* und einigen Glasperlen wird die Lösung so erhitzt, dass sie nach 4 min zu sieden beginnt. Anschließend wird sie 3 min lang im Sieden gehalten. Nach schnellem Abkühlen werden 100 ml einer 2,4-prozentigen Lösung (*V/V*) von Essigsäure 99 % *R* und 20,0 ml Iod-Lösung (0,025 mol·l$^{-1}$) zugesetzt. Unter ständigem Schütteln werden 25 ml einer Mischung von 6 Volumteilen Salzsäure *R* und 94 Volumteilen Wasser *R* zugesetzt. Nach dem Lösen des Niederschlags wird der Iodüberschuss mit Natriumthiosulfat-Lösung (0,05 mol · l$^{-1}$) unter Zusatz von 1 ml Stärke-Lösung *R* gegen Ende der Titration titriert. Mindestens 12,8 ml Natriumthiosulfat-Lösung (0,05 mol · l$^{-1}$) müssen verbraucht werden.

**Verwandte Substanzen:** Gaschromatographie (2.2.28)

*Interner-Standard-Lösung:* 5 mg Erythritol *R* werden in Wasser *R* zu 25,0 ml gelöst.

*Untersuchungslösung a:* 5,000 g Substanz werden in Wasser *R* zu 100,0 ml gelöst.

*Untersuchungslösung b:* 1,0 ml Untersuchungslösung a wird mit Wasser *R* zu 10,0 ml verdünnt.

*Referenzlösung a:* 5,0 mg L-Arabinitol *CRS* (Verunreinigung A), 5,0 mg Galactitol *CRS* (Verunreinigung B), 5,0 mg Mannitol *CRS* (Verunreinigung C) und 5,0 mg Sorbitol *CRS* (Verunreinigung D) werden in Wasser *R* zu 20,0 ml gelöst.

*Referenzlösung b:* 50,0 mg Xylitol *CRS* werden in Wasser *R* zu 10,0 ml gelöst.

Je 1,0 ml Referenzlösung a und b und Untersuchungslösung a und b wird in je einen 100-ml-Rundkolben pipettiert. Die Kolben der Untersuchungslösung a und der Referenzlösung a werden mit je 1,0 ml Interner-Standard-Lösung, die Kolben der Untersuchungslösung b und der Referenzlösung b mit je 5,0 ml Interner-Standard-Lösung versetzt. Die Mischungen werden in einem Wasserbad von 60 °C mit Hilfe eines Rotationsverdampfers zur Trockne eingedampft. Jeder Rückstand wird in 1 ml wasserfreiem Pyridin *R* gelöst. Die Lösungen werden nach Zusatz von je 1 ml Acetanhydrid *R* zur Acetylierung 1 h lang zum Rückfluss erhitzt.

*Säule*
– Größe: $l$ = 30 m, ⌀ = 0,25 mm
– Stationäre Phase: Poly[cyanopropylphenyl(14)methyl(86)]siloxan *R* (0,25 µm)

*Trägergas:* Stickstoff *R*

*Durchflussrate:* 1 ml · min$^{-1}$

*Splitverhältnis:* 1:50 bis 1:100

*Temperatur*

|  | Zeit (min) | Temperatur (°C) |
|---|---|---|
| Säule | 0–1 | 170 |
|  | 1–6 | 170 → 230 |
|  | 6–30 | 230 |
| Probeneinlass |  | 250 |
| Detektor |  | 250 |

*Detektion:* Flammenionisation

*Einspritzen:* 1 µl; Untersuchungslösung a und Referenzlösung a (nach Derivatisierung erhaltene Lösungen)

*Relative Retention* (bezogen auf Xylitol, $t_R$ etwa 15 min)
- Interner Standard: etwa 0,6
- Verunreinigung A: etwa 0,9
- Verunreinigung C: etwa 1,4
- Verunreinigung B: etwa 1,45
- Verunreinigung D: etwa 1,5

*Eignungsprüfung:* Referenzlösung a
- Auflösung: mindestens 2,0 zwischen den Peaks der Verunreinigungen B und D

Der Prozentgehalt jeder verwandten Substanz in der Substanz wird nach der folgenden Formel berechnet:

$$100 \cdot \frac{m_s \cdot R_u}{m_u \cdot R_s}$$

$m_s$ = Masse der betreffenden Verbindung in 1 ml Referenzlösung a in Milligramm

$m_u$ = Masse der Substanz in 1 ml Untersuchungslösung a in Milligramm

$R_s$ = Verhältnis der Peakfläche der derivatisierten Verbindung zur Peakfläche des derivatisierten Erythritols im Chromatogramm der Referenzlösung a

$R_u$ = Verhältnis der Peakfläche der derivatisierten Verbindung zur Peakfläche des derivatisierten Erythritols im Chromatogramm der Untersuchungslösung a

Die Summe der Prozentgehalte an verwandten Substanzen im Chromatogramm der Untersuchungslösung a darf höchstens 2,0 Prozent betragen. Peaks mit einer Fläche, die einem Prozentgehalt von 0,05 oder weniger entsprechen, werden nicht berücksichtigt.

**Blei** (2.4.10): höchstens 0,5 ppm

Die Substanz wird in 150,0 ml der vorgeschriebenen Lösungsmittelmischung gelöst.

**Nickel** (2.4.15): höchstens 1 ppm

Die Substanz wird in 150,0 ml der vorgeschriebenen Lösungsmittelmischung gelöst.

**Wasser** (2.5.12): höchstens 1,0 Prozent, mit 1,00 g Substanz bestimmt

**Bakterien-Endotoxine** (2.6.14): weniger als 4 I.E. Bakterien-Endotoxine je Gramm Xylitol zur Herstellung von Parenteralia, die eine Konzentration von weniger als 100 g · l$^{-1}$ Xylitol enthalten, und weniger als 2,5 I.E. Bakterien-Endotoxine je Gramm Xylitol für Parenteralia, die eine Konzentration von 100 g · l$^{-1}$ und mehr Xylitol enthalten, das dabei keinem weiteren geeigneten Verfahren zur Beseitigung von Bakterien-Endotoxinen unterworfen wird

## Gehaltsbestimmung

Gaschromatographie (2.2.28) wie unter „Verwandte Substanzen" beschrieben, mit folgender Änderung:

*Einspritzen:* 1 µl; Untersuchungslösung b und Referenzlösung b (nach Derivatisierung erhaltene Lösungen)

Der Prozentgehalt an $C_5H_{12}O_5$ wird nach folgender Formel berechnet:

$$T \cdot \frac{m_t \cdot R_v}{m_v \cdot R_t}$$

$T$ = angegebener Prozentgehalt für Xylitol *CRS*

$m_t$ = Masse an Xylitol *CRS* in 1 ml Referenzlösung b in Milligramm

$m_v$ = Masse der Substanz in 1 ml Untersuchungslösung b in Milligramm

$R_t$ = Verhältnis der Peakfläche des derivatisierten Xylitols zur Peakfläche des derivatisierten Erythritols im Chromatogramm der Referenzlösung b

$R_v$ = Verhältnis der Peakfläche des derivatisierten Xylitols zur Peakfläche des derivatisierten Erythritols im Chromatogramm der Untersuchungslösung b

## Beschriftung

Die Beschriftung gibt, falls zutreffend, an,
- Höchstkonzentration an Bakterien-Endotoxinen
- dass die Substanz zur Herstellung von Parenteralia bestimmt ist.

## Verunreinigungen

A. L-Arabinitol

B. *meso*-Galactitol

C. Mannitol

D. Sorbitol

# Z

Zimtrinde .......................... 5755   Zucker-Stärke-Pellets .................... 5755

6.3/0387

# Zimtrinde

# Cinnamomi cortex

## Definition

Die getrocknete, vom äußeren Kork und dem darunterliegenden Parenchym befreite Rinde junger, auf zurückgeschnittenen Stöcken wachsender Schösslinge von *Cinnamomum zeylanicum* Nees

*Gehalt:* mindestens 12 ml · kg$^{-1}$ ätherisches Öl

## Eigenschaften

Charakteristischer, aromatischer Geruch

## Prüfung auf Identität

A. Die Rinde, deren Wandstärke etwa 0,2 bis 0,8 mm beträgt, kommt als dicht gepackte, zusammengesetzte Röhren oder Doppelröhren in den Handel. Ihre Außenseite ist glatt, gelblich braun, weist unscheinbare Narben von Blättern und achselständigen Blütenknospen auf und zeigt eine zarte, weißliche, wellige Längsstreifung. Die Innenseite der Rinde ist etwas dunkler und ebenfalls längs gestreift. Der Bruch ist kurzfaserig.

B. Die Droge wird pulverisiert (355) (2.9.12). Das Pulver ist gelblich bis rötlich braun. Die Prüfung erfolgt unter dem Mikroskop, wobei Chloralhydrat-Lösung *R* verwendet wird. Das Pulver zeigt folgende Merkmale: Gruppen rundlicher Sklereiden mit getüpfelten und mäßig verdickten Wänden mit Tüpfelkanälen; zahlreiche farblose Einzelfasern, oftmals unversehrt, mit engem Lumen und verdickten, verholzten, kaum getüpfelten Wänden; kleine Nadeln von Calciumoxalat; Korkteile fehlen oder sind nur selten vorhanden. Im Glycerol-50%-Präparat sind reichlich Stärkekörner sichtbar.

C. Dünnschichtchromatographie (2.2.27)

*Untersuchungslösung:* 0,1 g pulverisierte Droge (500) (2.9.12) werden 15 min lang mit 2 ml Dichlormethan *R* geschüttelt und abfiltriert. Das Filtrat wird auf dem Wasserbad bis fast zur Trockne eingedampft und der Rückstand in 0,4 ml Toluol *R* gelöst.

*Referenzlösung:* 50 µl Zimtaldehyd *R* und 10 µl Eugenol *R* werden in Toluol *R* zu 10 ml gelöst.

*Platte:* DC-Platte mit Kieselgel GF$_{254}$ *R*

*Fließmittel:* Dichlormethan *R*

*Auftragen:* 10 µl; bandförmig (20 × 3 mm)

*Laufstrecke:* 10 cm

*Trocknen:* an der Luft

*Detektion A:* Die Auswertung erfolgt ultravioletten Licht bei 254 nm sowie auch bei 365 nm. Die fluoreszenzmindernden sowie die fluoreszierenden Zonen werden jeweils markiert.

*Ergebnis A:* Im ultravioletten Licht bei 254 nm zeigen sowohl das Chromatogramm der Untersuchungslösung als auch das der Referenzlösung im mittleren Teil eine fluoreszenzmindernde Zone (Zimtaldehyd) und unmittelbar darüber eine schwächer fluoreszenzmindernde Zone (Eugenol). Im ultravioletten Licht bei 365 nm zeigt das mit der Untersuchungslösung erhaltene Chromatogramm knapp unterhalb der dem Zimtaldehyd entsprechenden noch eine hellblau fluoreszierende Zone (*o*-Methoxyzimtaldehyd).

*Detektion B:* Die Platte wird mit Phloroglucin-Lösung *R* besprüht.

*Ergebnis B:* Die dem Zimtaldehyd entsprechende Zone ist gelblich braun und die dem *o*-Methoxyzimtaldehyd entsprechende Zone violett.

## Prüfung auf Reinheit

**Asche** (2.4.16): höchstens 6,0 Prozent

## Gehaltsbestimmung

Die Bestimmung erfolgt nach „Gehaltsbestimmung des ätherischen Öls in Drogen" (2.8.12) unter Verwendung von 20,0 g frisch pulverisierter Droge (710) (2.9.12), einem 500-ml-Rundkolben, 200 ml Salzsäure (0,1 mol · l$^{-1}$) als Destillationsflüssigkeit und 0,50 ml Xylol *R* als Vorlage. Die Destillation erfolgt 3 h lang mit einer Geschwindigkeit von 2,5 bis 3,5 ml je Minute.

6.3/1570

# Zucker-Stärke-Pellets

# Sacchari sphaerae

## Definition

Zucker-Stärke-Pellets enthalten höchstens 92 Prozent Saccharose, berechnet auf die getrocknete Substanz. Der Rest besteht aus Maisstärke und kann auch Stärkehydrolysate und Farbmittel enthalten. Der Durchmesser von Zucker-Stärke-Pellets liegt gewöhnlich zwischen 200 und 2000 µm. Die obere und untere Grenze der Größe der Zucker-Stärke-Pellets sind in der Beschriftung angegeben.

## Prüfung auf Identität

A. Die Prüfung erfolgt mit Hilfe der Dünnschichtchromatographie (2.2.27) unter Verwendung einer DC-Platte mit Kieselgel G R.

*Lösungsmittelmischung:* Wasser R, Methanol R (2:3 V/V)

*Untersuchungslösung:* 2 ml Prüflösung (siehe „Prüfung auf Reinheit") werden mit 3 ml Methanol R gemischt und mit der Lösungsmittelmischung zu 20 ml verdünnt.

*Referenzlösung a:* 10 mg Saccharose CRS werden in der Lösungsmittelmischung zu 20 ml gelöst.

*Referenzlösung b:* 10 mg Fructose CRS, 10 mg Glucose CRS, 10 mg Lactose CRS und 10 mg Saccharose CRS werden in der Lösungsmittelmischung zu 20 ml gelöst.

Auf die Platte werden 2 µl jeder Lösung aufgetragen und die Startpunkte sorgfältig getrocknet. Die Chromatographie erfolgt mit einer Mischung von 10 Volumteilen Wasser R, 15 Volumteilen Methanol R, 25 Volumteilen wasserfreier Essigsäure R und 50 Volumteilen Dichlorethan R über eine Laufstrecke von 15 cm. Die Lösungsmittel müssen genau abgemessen werden, da ein geringer Überschuss an Wasser die Mischung trüben kann. Die Platte wird im Warmluftstrom getrocknet. Die Chromatographie wird sofort unter Erneuerung des Fließmittels wiederholt. Die Platte wird im Warmluftstrom getrocknet, gleichmäßig mit einer Lösung von Thymol R (5 g · l⁻¹) in einer Mischung von 5 Volumteilen Schwefelsäure R und 95 Volumteilen Ethanol 96 % R besprüht und 10 min lang bei 130 °C erhitzt. Der Hauptfleck im Chromatogramm der Untersuchungslösung entspricht in Bezug auf Lage, Farbe und Größe dem Hauptfleck im Chromatogramm der Referenzlösung a. Die Prüfung darf nur ausgewertet werden, wenn das Chromatogramm der Referenzlösung b deutlich voneinander getrennt 4 Flecke zeigt.

B. Wird der bei der „Gehaltsbestimmung" erhaltene unlösliche Rückstand in Wasser aufgeschlämmt und mit 0,05 ml Iod-Lösung R 1 versetzt, entwickelt sich eine dunkelblaue Färbung, die beim Erhitzen verschwindet.

C. 5 ml Prüflösung werden mit 0,15 ml frisch hergestellter Kupfer(II)-sulfat-Lösung R und 2 ml frisch hergestellter verdünnter Natriumhydroxid-Lösung R versetzt. Die Lösung ist klar und blau und bleibt nach Erhitzen zum Sieden unverändert. Die noch heiße Lösung wird mit 4 ml verdünnter Salzsäure R versetzt und 1 min lang zum Sieden erhitzt. Nach Zusatz von 4 ml verdünnter Natriumhydroxid-Lösung R bildet sich sofort ein orangefarbener Niederschlag.

## Prüfung auf Reinheit

**Prüflösung:** 0,5 g Substanz werden in einen 100-ml-Messkolben gegeben, mit 80 ml Wasser R versetzt und so lange geschüttelt, bis die Saccharose gelöst ist. Die Lösung wird mit Wasser R zu 100,0 ml verdünnt. Um eine klare Lösung zu erhalten, wird unter Vakuum filtriert.

**Feinheit** (2.9.35): Mindestens 90 Prozent (*m/m*) der Zucker-Stärke-Pellets müssen eine Größe aufweisen, die zwischen der in der Beschriftung angegebenen unteren und oberen Größe liegt.

**Schwermetalle** (2.4.8): höchstens 5 ppm

2,0 g Substanz müssen der Grenzprüfung C entsprechen. Zur Herstellung der Referenzlösung wird 1,0 ml Blei-Lösung (10 ppm Pb) R verwendet.

**Trocknungsverlust** (2.2.32): höchstens 5,0 Prozent, mit 1,000 g Substanz durch 4 h langes Trocknen im Trockenschrank bei 105 °C bestimmt

**Sulfatasche** (2.4.14): höchstens 0,2 Prozent, mit 2 g Substanz bestimmt

### Mikrobielle Verunreinigung

TAMC: Akzeptanzkriterium $10^3$ KBE je Gramm (2.6.12)

TYMC: Akzeptanzkriterium $10^2$ KBE je Gramm (2.6.12)

Abwesenheit von *Escherichia coli* (2.6.13)

Abwesenheit von Salmonellen (2.6.13)

## Gehaltsbestimmung

### Saccharose-Gehalt

In einen Messkolben werden 10,000 g gemahlene Substanz eingewogen. Der Messkolben wird mit Wasser R zu 100,0 ml aufgefüllt. Nach Umschütteln und Dekantieren wird die Mischung unter Vakuum filtriert, um eine klare Lösung zu erhalten (der unlösliche Rückstand wird für die „Prüfung auf Identität, B" verwendet). Der Drehungswinkel (2.2.7) wird gemessen und der Prozentgehalt an Saccharose nach folgender Formel berechnet:

$$\frac{10^6 \cdot \alpha}{66,5 \cdot l \cdot m \cdot (100-d)}$$

$\alpha$ = Drehungswinkel
$l$ = Länge des Polarimeterrohrs in Dezimetern
$m$ = Masse der Substanz in Gramm
$d$ = Trocknungsverlust in Prozent

## Beschriftung

Für die Größe der Zucker-Stärke-Pellets sind die obere und untere Grenze angegeben.

# Gesamtregister

## A

AAS (*siehe* 2.2.23) .............................. 47
Abkürzungen, allgemeine (1.5) .............. **6.1**-4427
*Absinthii herba* ................................ 4361
*Acaciae gummi* ........................... **6.3**-5488
*Acaciae gummi dispersione desiccatum* ........ **6.3**-5489
Acamprosat-Calcium .......................... 1543
*Acamprosatum calcicum* ..................... 1543
Acarbose ...................................... 1544
*Acarbosum* .................................... 1544
Acebutololhydrochlorid ....................... 1546
Acebutololhydrochlorid *R* .................... 517
*Acebutololi hydrochloridum* .................. 1546
Aceclofenac ............................. **6.2**-4895
*Aceclofenacum* .......................... **6.2**-4895
Acemetacin ............................... **6.3**-5335
*Acemetacinum* ........................... **6.3**-5335
Acesulfam-Kalium ............................. 1551
*Acesulfamum kalicum* ........................ 1551
Acetal *R* .................................... 517
Acetaldehyd *R* ............................... 517
Acetaldehyd-Ammoniak *R* ..................... 517
Acetaldehyd-Lösung (100 ppm $C_2H_4O$) *R* ...... 740
Acetaldehyd-Lösung (100 ppm $C_2H_4O$) *R* 1 .... 740
Acetanhydrid *R* .............................. 518
Acetanhydrid-Schwefelsäure-Lösung *R* ........ 518
Acetat, Identitätsreaktion (*siehe* 2.3.1) ...... 133
Acetat-Natriumedetat-Pufferlösung pH 5,5 *R* .... 747
Acetat-Pufferlösung pH 4,4 *R* ................ 747
Acetat-Pufferlösung pH 4,5 *R* ................ 747
Acetat-Pufferlösung pH 4,6 *R* ................ 747
Acetat-Pufferlösung pH 4,7 *R* ................ 747
Acetat-Pufferlösung pH 5,0 *R* ................ 747
Acetat-Pufferlösung pH 6,0 *R* ................ 748
Acetazolamid .................................. 1553
*Acetazolamidum* ............................. 1553
Aceton ........................................ 1554
Aceton *R* .................................... 518
($D_6$)Aceton *R* ............................. 518
Acetonitril *R* ............................... 518
Acetonitril *R* 1 ............................. 518
Acetonitril zur Chromatographie *R* ........... 518
($D_3$)Acetonitril *R* .................... **6.3**-5257
Aceton-Lösung, gepufferte *R* ................. 745
*Acetonum* .................................... 1554
Acetoxyvalerensäure *R* ....................... 518
Acetyl, Identitätsreaktion (*siehe* 2.3.1) ..... 133
Acetylacetamid *R* ............................ 519
Acetylaceton *R* .............................. 519
Acetylaceton-Lösung *R* 1 ..................... 519
N-Acetyl-ε-caprolactam *R* .................... 519
Acetylchlorid *R* ............................. 519
Acetylcholinchlorid ........................... 1555
Acetylcholinchlorid *R* ....................... 519
*Acetylcholini chloridum* ..................... 1555
Acetylcystein ................................. 1557
*Acetylcysteinum* ............................. 1557
β-Acetyldigoxin ............................... 1559
*β-Acetyldigoxinum* ........................... 1559
Acetyleugenol *R* ............................. 519
N-Acetylglucosamin *R* ........................ 519
O-Acetyl-Gruppen in Polysaccharid-Impfstoffen
 (2.5.19) .................................... 178
Acetylierungsgemisch *R* 1 .................... 519
Acetyl-11-keto-β-boswelliasäure *R* ........... 520

N-Acetylneuraminsäure *R* ..................... 520
Acetylsalicylsäure ............................ 1561
N-Acetyltryptophan ....................... **6.3**-5337
N-Acetyltryptophan *R* ........................ 520
N-*Acetyltryptophanum* ................... **6.3**-5337
N-Acetyltyrosin ............................... 1565
Acetyltyrosinethylester *R* ................... 520
Acetyltyrosinethylester-Lösung (0,2 mol · l⁻¹) *R* ...... 520
N-*Acetyltyrosinum* .......................... 1565
Aciclovir ..................................... 1567
*Aciclovirum* ................................. 1567
*Acidi methacrylici et ethylis acrylatis polymerisati*
 *1:1 dispersio 30 per centum* ........... **6.3**-5585
*Acidi methacrylici et ethylis acrylatis*
 *polymerisatum 1:1* ........................ 3215
*Acidi methacrylici et methylis methacrylatis*
 *polymerisatum 1:1* ........................ 3218
*Acidi methacrylici et methylis methacrylatis*
 *polymerisatum 1:2* ........................ 3219
*Acidum aceticum glaciale* .................... 2482
*Acidum acetylsalicylicum* .................... 1561
*Acidum adipicum* ............................. 1574
*Acidum alginicum* ....................... **6.3**-5342
*Acidum amidotrizoicum dihydricum* ............ 1630
*Acidum 4-aminobenzoicum* ..................... 1638
*Acidum aminocaproicum* ....................... 1640
*Acidum ascorbicum* ...................... **6.3**-5371
*Acidum asparticum* ........................... 1717
*Acidum benzoicum* ............................ 1787
*Acidum boricum* .............................. 1858
*Acidum caprylicum* ........................... 1953
*Acidum chenodeoxycholicum* ................... 2055
*Acidum citricum anhydricum* .................. 2138
*Acidum citricum monohydricum* ................ 2139
*Acidum edeticum* ............................. 2409
*Acidum etacrynicum* .......................... 2492
*Acidum folicum* .............................. 2629
*Acidum fusidicum* ............................ 2648
*Acidum glutamicum* ........................... 2687
*Acidum hydrochloridum concentratum* .......... 3896
*Acidum hydrochloridum dilutum* ............... 3897
*Acidum iopanoicum* ........................... 2885
*Acidum iotalamicum* .......................... 2887
*Acidum ioxaglicum* ........................... 2892
*Acidum lacticum* ............................. 3283
*Acidum (S)-lacticum* ......................... 3284
*Acidum lactobionicum* ........................ 3017
*Acidum maleicum* ............................. 3162
*Acidum malicum* .............................. 1575
*Acidum mefenamicum* ..................... **6.3**-5581
*Acidum nalidixicum* .......................... 3345
*Acidum nicotinicum* .......................... 3450
*Acidum niflumicum* ...................... **6.1**-4674
*Acidum nitricum* ............................. 3895
*Acidum oleicum* .............................. 3496
*Acidum oxolinicum* ........................... 3549
*Acidum palmiticum* ........................... 3573
*Acidum phosphoricum concentratum* ............ 3670
*Acidum phosphoricum dilutum* ................. 3671
*Acidum pipemidicum trihydricum* .............. 3689
*Acidum salicylicum* .......................... 3892
*Acidum sorbicum* ............................. 3956
*Acidum stearicum* ............................ 3993
*Acidum sulfuricum* ........................... 3907
*Acidum tartaricum* ........................... 4352
*Acidum thiocticum* ........................... 4128
*Acidum tiaprofenicum* ........................ 4151

**Ph. Eur. 6. Ausgabe, 3. Nachtrag**

*Acidum tolfenamicum* .......4184
*Acidum tranexamicum* .......4202
*Acidum trichloraceticum* .......4219
*Acidum undecylenicum* .......4272
*Acidum ursodeoxycholicum* .......4277
*Acidum valproicum* .......4286
Acitretin .......1568
*Acitretinum* .......1568
Acrylamid *R* .......520
Acrylamid-Bisacrylamid-Lösung (29:1),
   30-prozentige *R* .......520
Acrylamid-Bisacrylamid-Lösung (36,5:1),
   30-prozentige *R* .......520
Acrylsäure *R* .......521
Acteosid *R* .......521
Adenin .......1570
Adenin *R* .......**6.3**-5257
*Adeninum* .......1570
Adenosin .......**6.3**-5339
Adenosin *R* .......521
*Adenosinum* .......**6.3**-5339
Adenovirose-Impfstoff (inaktiviert) für Hunde .....1219
Adenovirose-Lebend-Impfstoff für Hunde .......1220
Adenovirus-Vektoren für Menschen (*siehe* 5.14) .....941
*Adeps lanae* .......4362
*Adeps lanae cum aqua* .......4368
*Adeps lanae hydrogenatus* .......4367
*Adeps solidus* .......**6.3**-5495
Adipinsäure .......1574
Adipinsäure *R* .......521
Adrenalin/Epinephrin .......**6.2**-4956
Adrenalinhydrogentartrat/Epinephrin-
   hydrogentartrat .......2445
*Adrenalini tartras* .......2445
*Adrenalinum* .......**6.2**-4956
Adrenalonhydrochlorid *R* .......521
Adsorbat-Impfstoffe
   – Gehaltsbestimmung von Aluminium
   (2.5.13) .......177
   – Gehaltsbestimmung von Calcium (2.5.14) .....177
Äpfelsäure .......1575
*Aer medicinalis* .......**6.3**-5560
*Aer medicinalis artificiosus* .......3101
AES (*siehe* 2.2.22) .......45
Aescin *R* .......**6.3**-5257
Aesculin *R* .......521
*Aether* .......2501
*Aether anaestheticus* .......2502
**Ätherische Öle**
   – Anisöl .......1683
   – Bitterfenchelöl .......1837
   – Cassiaöl .......**6.2**-4923
   – Citronellöl .......2135
   – Citronenöl .......2136
   – Eucalyptusöl .......**6.2**-4960
   – Kamillenöl .......2971
   – Kiefernnadelöl .......2989
   – Korianderöl .......3001
   – Kümmelöl .......3004
   – Latschenkiefernöl .......3031
   – Lavendelöl .......3034
   – Mandarinenschalenöl .......3168
   – Minzöl .......3289
   – Muskatellersalbeiöl .......3324
   – Muskatöl .......**6.2**-5028
   – Nelkenöl .......3428
   – Neroliöl/Bitterorangenblütenöl .......3435
   – Pfefferminzöl .......3633
   – Rosmarinöl .......3867
   – Spanisches Salbeiöl .......**6.2**-5085
   – Sternanisöl .......3998
   – Süßorangenschalenöl .......4018
   – Teebaumöl .......4075
   – Terpentinöl vom Strandkiefer-Typ .......4089

   – Thymianöl .......**6.3**-5717
   – Wacholderöl .......4330
   – Zimtblätteröl .......4393
   – Zimtöl .......**6.2**-5123
Ätherische Öle .......957
   – fette Öle, verharzte ätherische Öle in
   (2.8.7) .......322
   – fremde Ester in (2.8.6) .......322
   – Gehaltsbestimmung von 1,8-Cineol
   (2.8.11) .......323
   – Geruch und Geschmack (2.8.8) .......322
   – Löslichkeit in Ethanol (2.8.10) .......322
   – Verdampfungsrückstand (2.8.9) .......322
   – Wasser in (2.8.5) .......322
Ätherisches Öl in Drogen, Gehaltsbestimmung
   (2.8.12) .......323
*Aetherolea*
   – *Anisi aetheroleum* .......1683
   – *Anisi stellati aetheroleum* .......3998
   – *Aurantii dulcis aetheroleum* .......4018
   – *Carvi aetheroleum* .......3004
   – *Caryophylli floris aetheroleum* .......3428
   – *Cinnamomi cassiae aetheroleum* .......**6.2**-4923
   – *Cinnamomi zeylanici corticis aetheroleum* ... **6.2**-5123
   – *Cinnamomi zeylanici folii aetheroleum* .......4393
   – *Citri reticulatae aetheroleum* .......3168
   – *Citronellae aetheroleum* .......2135
   – *Coriandri aetheroleum* .......3001
   – *Eucalypti aetheroleum* .......**6.2**-4960
   – *Foeniculi amari fructus aetheroleum* .......1837
   – *Iuniperi aetheroleum* .......4330
   – *Lavandulae aetheroleum* .......3034
   – *Limonis aetheroleum* .......2136
   – *Matricariae aetheroleum* .......2971
   – *Melaleucae aetheroleum* .......4075
   – *Menthae arvensis aetheroleum partim
   mentholum depletum* .......3289
   – *Menthae piperitae aetheroleum* .......3633
   – *Myristicae fragrantis aetheroleum* .......**6.2**-5028
   – *Neroli aetheroleum* .......3435
   – *Pini pumilionis aetheroleum* .......3031
   – *Pini silvestris aetheroleum* .......2989
   – *Rosmarini aetheroleum* .......3867
   – *Salviae lavandulifoliae aetheroleum* .......**6.2**-5085
   – *Salviae sclareae aetheroleum* .......3324
   – *Terebinthinae aetheroleum e pino pinastro* .....4089
   – *Thymi aetheroleum* .......**6.3**-5717
*Aetherolea* .......957
Aflatoxin $B_1$ *R* .......522
Aflatoxin $B_1$, Bestimmung in pflanzlichen
   Drogen (2.8.18) .......330
Afrikanische Pflaumenbaumrinde .......3636
Agar .......**6.3**-5341
*Agar* .......**6.3**-5341
Agarose zur Chromatographie *R* .......522
Agarose zur Chromatographie
   – quer vernetzte *R* .......522
   – quer vernetzte *R* 1 .......522
Agarose zur Elektrophorese *R* .......522
Agarose-Polyacrylamid *R* .......522
*Agni casti fructus* .......**6.2**-5022
*Agnusid R* .......522
*Agrimoniae herba* .......3494
Aktinobazillose-Impfstoff (inaktiviert)
   für Schweine .......1222
Aktivierte Blutgerinnungsfaktoren (2.6.22) .......256
Aktivkohle *R* .......522
Alanin .......1577
Alanin *R* .......522
β-Alanin *R* .......522
*Alaninum* .......1577
Albendazol .......1579
*Albendazolum* .......1579
Albumin vom Menschen *R* .......523

*Albumini humani solutio* .......................1580
[$^{125}$I]Albumin-Injektionslösung vom Menschen .....1397
Albuminlösung
- vom Menschen .........................1580
- vom Menschen *R* .......................523
- vom Menschen *R* 1 .....................523
*Alchemillae herba* ...........................2644
*Alcohol benzylicus* ..........................1792
*Alcohol cetylicus* ...........................2047
*Alcohol cetylicus et stearylicus* ...............2050
*Alcohol cetylicus et stearylicus emulsificans A* .......2051
*Alcohol cetylicus et stearylicus emulsificans B* ....**6.2**-4934
*Alcohol isopropylicus* .......................3774
*Alcohol oleicus* ............................3499
*Alcohol stearylicus* .........................3994
*Alcoholes adipis lanae* ......................4370
*Alcuronii chloridum* ........................1583
Alcuroniumchlorid ..........................1583
Aldehyddehydrogenase *R* ...................523
Aldehyddehydrogenase-Lösung *R* ............523
Aldrin *R* ....................................523
Aleuritinsäure *R* ............................523
Alexandriner-Sennesfrüchte ...................3917
Alfacalcidol ................................1585
*Alfacalcidolum* ............................1585
Alfadex ...................................1586
*Alfadexum* ................................1586
Alfentanilhydrochlorid .......................1588
*Alfentanili hydrochloridum* ..................1588
Alfuzosinhydrochlorid ...................**6.1**-4533
*Alfuzosini hydrochloridum* ..............**6.1**-4533
Algeldrat/Aluminiumoxid, wasserhaltiges ......**6.3**-5348
Alginsäure ..............................**6.3**-5342
Alizarin S *R* ................................523
Alizarin-S-Lösung *R* ........................523
Alkalisch reagierende Substanzen in fetten Ölen,
  Grenzprüfung (2.4.19) ...................149
Alkaloide, Identitätsreaktion (*siehe* 2.3.1) .........133
Allantoin ..................................1592
*Allantoinum* ..............................1592
Allergenzubereitungen .......................955
Allgemeine Abkürzungen und Symbole (1.5) ...**6.1**-4427
Allgemeine Kapitel (1.3) ...................**6.1**-4423
Allgemeine Methoden (2) .....................17
**Allgemeine Monographien**
- Ätherische Öle .........................957
- Allergenzubereitungen ...................955
- DNA-rekombinationstechnisch hergestellte
  Produkte ..............................959
- Extrakte ...........................**6.1**-4477
- Fermentationsprodukte ..................966
- Immunsera für Tiere ....................971
- Immunsera von Tieren zur Anwendung am
  Menschen .............................967
- Impfstoffe für Menschen .............**6.3**-5277
- Impfstoffe für Tiere .....................979
- Monoklonale Antikörper für Menschen .......986
- Pflanzliche Drogen .....................990
- Pflanzliche Drogen zur Teebereitung ........991
- Pflanzliche fette Öle ....................992
- Produkte mit dem Risiko der Übertragung
  von Erregern der spongiformen
  Enzephalopathie tierischen Ursprungs ........994
- Radioaktive Arzneimittel .................995
- Substanzen zur pharmazeutischen
  Verwendung .......................**6.3**-5281
- Zubereitungen aus pflanzlichen Drogen .......991
Allgemeine Monographien, Erläuterung
  (*siehe* 1.1) ..........................**6.1**-4421
Allgemeine Texte
- zu Impfstoffen und anderen biologischen
  Produkten (5.2) .... 795 und **6.1**-4463 und **6.3**-5267
- zur Sterilität und mikrobiologischen
  Qualität (5.1) ...............765 und **6.3**-5261

**Ph. Eur. 6. Ausgabe, 3. Nachtrag**

Allgemeine Vorschriften (1) ...............**6.1**-4419
Allgemeines (1.1) ........................**6.1**-4421
*Allii sativi bulbi pulvis* .......................2991
*Allium sativum ad praeparationes
  homoeopathicas* ..........................1533
Allopurinol ................................1593
*Allopurinolum* ............................1593
Almagat ..............................**6.3**-5343
*Almagatum* ...........................**6.3**-5343
*Aloe barbadensis* ..........................1598
*Aloe capensis* .............................1599
Aloe, Curaçao- .............................1598
Aloe, Kap- .................................1599
*Aloes extractum siccum normatum* ..........**6.2**-4899
Aloetrockenextrakt, eingestellter ............**6.2**-4899
Aloin *R* ....................................523
Alprazolam ...............................1601
*Alprazolamum* ............................1601
Alprenololhydrochlorid ......................1603
*Alprenololi hydrochloridum* .................1603
Alprostadil ................................1606
*Alprostadilum* ............................1606
Alteplase zur Injektion .......................1608
*Alteplasum ad iniectabile* ...................1608
Alternative Methoden zur Kontrolle der
  mikrobiologischen Qualität (5.1.6) ...........776
*Althaeae folium* ...........................2413
*Althaeae radix* ............................2414
Altizid ................................**6.2**-4900
*Altizidum* .............................**6.2**-4900
Alttuberkulin zur Anwendung am Menschen ......1613
*Alumen* ..................................1618
*Aluminii chloridum hexahydricum* ............1616
*Aluminii hydroxidum hydricum ad adsorptionem* .**6.1**-4534
*Aluminii magnesii silicas* .................**6.3**-5345
*Aluminii natrii silicas* ....................**6.3**-5347
*Aluminii oxidum hydricum* ...............**6.3**-5348
*Aluminii phosphas hydricus* .................1621
*Aluminii phosphatis liquamen* .............**6.3**-5349
*Aluminii sulfas* ............................1624
Aluminium *R* ..............................524
Aluminium
- Grenzprüfung (2.4.17) ...................148
- Identitätsreaktion (*siehe* 2.3.1) .............133
- in Adsorbat-Impfstoffen (2.5.13) ............177
- komplexometrische Titration (*siehe* 2.5.11) ....175
Aluminiumchlorid *R* ........................524
Aluminiumchlorid-Hexahydrat ................1616
Aluminiumchlorid-Lösung *R* .................524
Aluminiumchlorid-Reagenz *R* ................524
Aluminiumhydroxid, zur Adsorption,
  wasserhaltiges .........................**6.1**-4534
Aluminiumkaliumsulfat ......................1618
Aluminiumkaliumsulfat *R* ....................524
Aluminium-Lösung (2 ppm Al) *R* .............740
Aluminium-Lösung (10 ppm Al) *R* ............740
Aluminium-Lösung (100 ppm Al) *R* ...........740
Aluminium-Lösung (200 ppm Al) *R* ...........740
Aluminium-Magnesium-Silicat .............**6.3**-5345
Aluminium-Natrium-Silicat ................**6.3**-5347
Aluminiumnitrat *R* ..........................524
Aluminiumoxid
- basisches *R* .............................524
- neutrales *R* .............................524
- wasserfreies *R* ..........................524
- wasserhaltiges/Algeldrat ................**6.3**-5348
Aluminiumphosphat, wasserhaltiges .............1621
Aluminiumphosphat-Gel ..................**6.3**-5349
Aluminiumsulfat ............................1624
Alverincitrat ...............................1624
*Alverini citras* ............................1624
Amantadinhydrochlorid ......................1626
*Amantadini hydrochloridum* .................1626
Ambroxolhydrochlorid .......................1627

*Ambroxoli hydrochloridum* .................. 1627
Ameisensäure, wasserfreie *R* ................ 524
Americium-243-Spikelösung ................. 524
*Amfetamini sulfas* ......................... 1629
Amfetaminsulfat ........................... 1629
Amidoschwarz 10B *R* ....................... 524
Amidoschwarz-10B-Lösung *R* ................ 525
Amidotrizoesäure-Dihydrat .................. 1630
Amikacin ................................ **6.1**-4536
*Amikacini sulfas* ......................... **6.1**-4538
Amikacinsulfat ........................... **6.1**-4538
*Amikacinum* ............................. **6.1**-4536
Amiloridhydrochlorid ....................... 1636
*Amiloridi hydrochloridum* .................. 1636
Amine, primäre aromatische, Identitätsreaktion
 (*siehe* 2.3.1) ............................ 133
Aminoazobenzol *R* .......................... 525
Aminobenzoesäure *R* ........................ 525
2-Aminobenzoesäure *R* ..................... 525
3-Aminobenzoesäure *R* ..................... 525
4-Aminobenzoesäure ........................ 1638
Aminobenzoesäure-Lösung *R* ................ 525
*N*-(4-Aminobenzoyl)-L-glutaminsäure *R* .... 525
Aminobutanol *R* ........................... 525
4-Aminobutansäure *R* ...................... 525
Aminocapronsäure .......................... 1640
Aminochlorbenzophenon *R* .................. 526
Aminoethanol *R* ........................... 526
4-Aminofolsäure *R* ......................... 526
Aminoglutethimid .......................... 1641
*Aminoglutethimidum* ....................... 1641
6-Aminohexansäure *R* ...................... 526
Aminohippursäure *R* ....................... 526
Aminohippursäure-Reagenz *R* ............... 526
Aminohydroxynaphthalinsulfonsäure *R* ...... 526
Aminohydroxynaphthalinsulfonsäure-Lösung *R* .... 526
*cis*-Aminoindanol *R* ..................... 527
Aminomethylalizarindiessigsäure *R* ........ 527
Aminomethylalizarindiessigsäure-Lösung *R* . 527
Aminomethylalizarindiessigsäure-Reagenz *R* . 527
4-(Aminomethyl)benzoesäure *R* ............. 527
Aminonitrobenzophenon *R* .................. 527
6-Aminopenicillinsäure *R* ................. 527
Aminophenazon *R* .......................... 528
2-Aminophenol *R* .......................... 528
3-Aminophenol *R* .......................... 528
4-Aminophenol *R* .......................... 528
Aminopolyether *R* ......................... 528
Aminopropanol *R* .......................... 528
3-Aminopropionsäure *R* .................... 528
Aminopyrazolon *R* ......................... 528
Aminopyrazolon-Lösung *R* .................. 528
Aminosäurenanalyse (2.2.56) ................ 116
Amiodaronhydrochlorid ................... **6.3**-5350
*Amiodaroni hydrochloridum* .............. **6.3**-5350
Amisulprid ................................ 1645
*Amisulpridum* ............................ 1645
Amitriptylinhydrochlorid ................ **6.3**-5353
*Amitriptylini hydrochloridum* ........... **6.3**-5353
Amlodipinbesilat .......................... 1649
*Amlodipini besilas* ...................... 1649
*Ammoniae solutio concentrata* ............. 1651
*Ammoniae[$^{13}$N] solutio iniectabilis* .. 1398
[$^{13}$N]Ammoniak-Injektionslösung ........ 1398
Ammoniak-Lösung *R* ........................ 528
Ammoniak-Lösung
 – bleifreie *R* ........................... 529
 – konzentrierte ........................... 1651
 – konzentrierte *R* ....................... 529
 – konzentrierte *R* 1 ..................... 529
 – verdünnte *R* 1 ......................... 529
 – verdünnte *R* 2 ......................... 529
 – verdünnte *R* 3 ......................... 529
 – verdünnte *R* 4 ......................... 529

*Ammonii bromidum* ......................... 1653
*Ammonii chloridum* ........................ 1654
*Ammonii glycyrrhizas* ..................... 1655
*Ammonii hydrogenocarbonas* ................ 1657
*Ammonio methacrylatis copolymerum A* ...... 1657
*Ammonio methacrylatis copolymerum B* ...... 1659
Ammonium, Grenzprüfung (2.4.1) ............. 141
Ammoniumacetat *R* ......................... 529
Ammoniumacetat-Lösung *R* .................. 529
Ammoniumbituminosulfonat ............... **6.3**-5354
Ammoniumbromid ............................ 1653
(1*R*)-(−)-Ammoniumcampher-10-sulfonat *R* . 529
Ammoniumcarbamat *R* ....................... 529
Ammoniumcarbonat *R* ....................... 530
Ammoniumcarbonat-Lösung *R* ................ 530
Ammoniumcarbonat-Pufferlösung pH 10,3
 (0,1 mol·l$^{-1}$) *R* .................... 752
Ammoniumcer(IV)-nitrat *R* ................. 530
Ammoniumcer(IV)-nitrat-Lösung (0,01 mol·l$^{-1}$) .... 756
Ammoniumcer(IV)-nitrat-Lösung (0,1 mol·l$^{-1}$) ..... 756
Ammoniumcer(IV)-sulfat *R* ................. 530
Ammoniumcer(IV)-sulfat-Lösung (0,01 mol·l$^{-1}$) .... 756
Ammoniumcer(IV)-sulfat-Lösung (0,1 mol·l$^{-1}$) ..... 756
Ammoniumchlorid ........................... 1654
Ammoniumchlorid *R* ........................ 530
Ammoniumchlorid-Lösung *R* ................. 530
Ammoniumchlorid-Pufferlösung pH 9,5 *R* .... 752
Ammoniumchlorid-Pufferlösung pH 10,0 *R* ... 752
Ammoniumchlorid-Pufferlösung pH 10,4 *R* ... 752
Ammoniumchlorid-Pufferlösung pH 10,7 *R* ... 753
Ammoniumcitrat *R* ......................... 530
Ammoniumdihydrogenphosphat *R* ............. 530
Ammoniumeisen(II)-sulfat *R* ............... 530
Ammoniumeisen(III)-sulfat *R* .............. 530
Ammoniumeisen(III)-sulfat-Lösung *R* 2 ..... 530
Ammoniumeisen(III)-sulfat-Lösung *R* 5 ..... 530
Ammoniumeisen(III)-sulfat-Lösung *R* 6 ..... 530
Ammoniumeisen(III)-sulfat-Lösung
 (0,1 mol·l$^{-1}$) ........................ 756
Ammoniumformiat *R* ........................ 531
Ammoniumglycyrrhizat ...................... 1655
Ammoniumhexafluorogermanat(IV) *R* ......... 531
Ammoniumhydrogencarbonat .................. 1657
Ammoniumhydrogencarbonat *R* ............... 531
Ammonium-Lösung (1 ppm NH$_4$) *R* ......... 740
Ammonium-Lösung (2,5 ppm NH$_4$) *R* ....... 740
Ammonium-Lösung (3 ppm NH$_4$) *R* ...... **6.3**-5259
Ammonium-Lösung (100 ppm NH$_4$) *R* ....... 740
Ammoniummethacrylat-Copolymer (Typ A) ..... 1657
Ammoniummethacrylat-Copolymer (Typ B) ..... 1659
Ammoniummolybdat *R* ....................... 531
Ammoniummolybdat-Lösung *R* ................ 531
Ammoniummolybdat-Lösung *R* 2 .............. 531
Ammoniummolybdat-Lösung *R* 3 .............. 531
Ammoniummolybdat-Lösung *R* 4 .............. 531
Ammoniummolybdat-Lösung *R* 5 .............. 531
Ammoniummolybdat-Lösung *R* 6 .............. 531
Ammoniummolybdat-Reagenz *R* ............... 531
Ammoniummolybdat-Reagenz *R* 1 ............. 531
Ammoniummolybdat-Reagenz *R* 2 ............. 531
Ammoniummonohydrogenphosphat *R* ........... 532
Ammoniumnitrat *R* ......................... 532
Ammoniumnitrat *R* 1 ....................... 532
Ammoniumoxalat *R* ......................... 532
Ammoniumoxalat-Lösung *R* .................. 532
Ammoniumpersulfat *R* ...................... 532
Ammoniumpyrrolidincarbodithioat *R* ........ 532
Ammoniumsalze
 – Identitätsreaktion (*siehe* 2.3.1) ...... 133
 – und Salze flüchtiger Basen,
   Identitätsreaktion (*siehe* 2.3.1) ...... 133
Ammoniumsulfamat *R* ....................... 532
Ammoniumsulfat *R* ......................... 532
Ammoniumsulfid-Lösung *R* .................. 532

Ph. Eur. 6. Ausgabe, 3. Nachtrag

| | |
|---|---|
| Ammoniumthiocyanat *R* | 532 |
| Ammoniumthiocyanat-Lösung *R* | 532 |
| Ammoniumthiocyanat-Lösung (0,1 mol · l⁻¹) | 756 |
| Ammoniumvanadat *R* | 533 |
| Ammoniumvanadat-Lösung *R* | 533 |
| Amobarbital | 1660 |
| Amobarbital-Natrium | 1661 |
| *Amobarbitalum* | 1660 |
| *Amobarbitalum natricum* | 1661 |
| Amorphe Insulin-Zink-Suspension zur Injektion | 2866 |
| Amoxicillin-Natrium | 1665 |
| Amoxicillin-Trihydrat | 1662 |
| Amoxicillin-Trihydrat *R* | 533 |
| *Amoxicillinum natricum* | 1665 |
| *Amoxicillinum trihydricum* | 1662 |
| Amperometrie (2.2.19) | 44 |
| Amphotericin B | **6.3**-5356 |
| *Amphotericinum B* | **6.3**-5356 |
| Ampicillin, wasserfreies | 1670 |
| Ampicillin-Natrium | 1675 |
| Ampicillin-Trihydrat | 1673 |
| *Ampicillinum anhydricum* | 1670 |
| *Ampicillinum natricum* | 1675 |
| *Ampicillinum trihydricum* | 1673 |
| Amplifikation von Nukleinsäuren | |
| – Nachweis von Mykoplasmen (*siehe* 2.6.7) | **6.1**-4445 |
| – Verfahren (2.6.21) | 251 |
| *Amygdalae oleum raffinatum* | 3171 |
| *Amygdalae oleum virginale* | 3170 |
| ***Amyla*** | |
| – *Amylum pregelificatum* | **6.3**-5696 |
| – *Maydis amylum* | **6.3**-5574 |
| – *Oryzae amylum* | **6.3**-5677 |
| – *Pisi amylum* | **6.3**-5456 |
| – *Solani amylum* | **6.3**-5522 |
| – *Tritici amylum* | **6.3**-5744 |
| tert-Amylalkohol *R* | 533 |
| α-Amylase *R* | 533 |
| α-Amylase-Lösung *R* | 533 |
| *Amylum pregelificatum* | **6.3**-5696 |
| β-Amyrin *R* | 533 |
| Anämie-Lebend-Impfstoff für Hühner, Infektiöse- | 1225 |
| Analysensiebe (*siehe* 2.9.38) | **6.2**-4850 |
| Andornkraut | 1679 |
| Anethol *R* | 533 |
| *Angelicae radix* | 1681 |
| Angelikawurzel | 1681 |
| Anilin *R* | 533 |
| Anilinhydrochlorid *R* | 533 |
| Anionenaustauscher *R* | 533 |
| Anionenaustauscher *R* 1 | 534 |
| Anionenaustauscher *R* 2 | 534 |
| Anionenaustauscher | |
| – schwacher *R* | 534 |
| – stark basischer *R* | 534 |
| – zur Chromatographie, stark basischer *R* | 534 |
| Anis | 1682 |
| Anisaldehyd *R* | 534 |
| Anisaldehyd-Reagenz *R* | 534 |
| Anisaldehyd-Reagenz *R* 1 | 534 |
| *Anisi aetheroleum* | 1683 |
| *Anisi fructus* | 1682 |
| *Anisi stellati aetheroleum* | 3998 |
| *Anisi stellati fructus* | 3997 |
| *p*-Anisidin *R* | 534 |
| Anisidinzahl (2.5.36) | 191 |
| Anisöl | 1683 |
| Anolytlösung zur isoelektrischen Fokussierung pH 3 bis 5 *R* | 534 |
| Anomale Toxizität | |
| – Prüfung (2.6.9) | 209 |
| – Prüfung von Sera und Impfstoffen für Menschen (*siehe* 2.6.9) | 209 |

| | |
|---|---|
| Antazolinhydrochlorid | 1685 |
| *Antazolini hydrochloridum* | 1685 |
| Anthracen *R* | 535 |
| Anthranilsäure *R* | 535 |
| Anthron *R* | 535 |
| Anti-A- und Anti-B-Hämagglutinine (indirekte Methode) (2.6.20) | 251 |
| Anti-A-Hämagglutinine (2.6.20) | 251 |
| Anti-B-Hämagglutinine (2.6.20) | 251 |
| Antibiotika, mikrobiologische Wertbestimmung (2.7.2) | **6.3**-5229 |
| *Anticorpora monoclonalia ad usum humanum* | 986 |
| Anti-D-Antikörper in Immunglobulin vom Menschen zur intravenösen Anwendung, Prüfung (2.6.26) | **6.2**-4817 |
| Anti-D-Immunglobulin vom Menschen | **6.2**-4902 |
| – Bestimmung der Wirksamkeit (2.7.13) | 297 |
| – zur intravenösen Anwendung | 1687 |
| Antikörper für Menschen, monoklonale | 986 |
| Antimon, Identitätsreaktion (*siehe* 2.3.1) | 133 |
| Antimon(III)-chlorid *R* | 535 |
| Antimon(III)-chlorid-Lösung *R* | 535 |
| Antimon(III)-chlorid-Lösung *R* 1 | 535 |
| Antimon-Lösung (1 ppm Sb) *R* | 740 |
| Antimon-Lösung (100 ppm Sb) *R* | 740 |
| Antithrombin III *R* | 535 |
| Antithrombin III vom Menschen, Wertbestimmung (2.7.17) | 302 |
| Antithrombin-III-Konzentrat vom Menschen | 1689 |
| Antithrombin-III-Lösung *R* 1 | 535 |
| Antithrombin-III-Lösung *R* 2 | 535 |
| Antithrombin-III-Lösung *R* 3 | 535 |
| Antithrombin-III-Lösung *R* 4 | 535 |
| *Antithrombinum III humanum densatum* | 1689 |
| Anti-T-Lymphozyten-Immunglobulin vom Tier zur Anwendung am Menschen | 1690 |
| Anwendung des $F_0$-Konzepts auf die Dampfsterilisation von wässrigen Zubereitungen (5.1.5) | **6.3**-5265 |
| Apigenin *R* | 536 |
| Apigenin-7-glucosid *R* | 536 |
| *Apis mellifera ad praeparationes homoeopathicas* | 1531 |
| Apomorphinhydrochlorid | 1695 |
| *Apomorphini hydrochloridum* | 1695 |
| Aprotinin | **6.3**-5358 |
| Aprotinin *R* | 536 |
| *Aprotinini solutio concentrata* | **6.3**-5362 |
| Aprotinin-Lösung, konzentrierte | **6.3**-5362 |
| *Aprotininum* | **6.3**-5358 |
| *Aqua ad dilutionem solutionum concentratarum ad haemodialysim* | **6.3**-5742 |
| *Aqua ad iniectabilia* | **6.3**-5738 |
| *Aqua purificata* | **6.3**-5733 |
| *Aqua valde purificata* | **6.3**-5736 |
| *Aquae[¹⁵O] solutio iniectabilis* | 1482 |
| *Aquae tritiatae[³H] solutio iniectabilis* | 1484 |
| Arabinose *R* | 536 |
| Arabisches Gummi | **6.3**-5488 |
| Arabisches Gummi, sprühgetrocknetes | **6.3**-5489 |
| *Arachidis oleum hydrogenatum* | **6.2**-4958 |
| *Arachidis oleum raffinatum* | 2450 |
| Arachidylalkohol *R* | 536 |
| Arbeitssaatgut (*siehe* 5.2.1) | 797 |
| Arbeitssaatzellgut (*siehe* 5.2.1) | 797 |
| Arbeitszellbank (*siehe* 5.2.1) | 797 |
| Arbutin *R* | 536 |
| *Argenti nitras* | 3926 |
| *Argentum colloidale ad usum externum* | 3925 |
| Arginin | 1701 |
| Arginin *R* | 537 |
| Argininaspartat | 1702 |
| Argininhydrochlorid | 1703 |
| *Arginini aspartas* | 1702 |
| *Arginini hydrochloridum* | 1703 |

*Argininum* . . . . . . . . . . . . . . . . . . . . . . . . . . . . . . . 1701
Argon *R* . . . . . . . . . . . . . . . . . . . . . . . . . . . . . . . . . 537
Argon zur Chromatographie *R* . . . . . . . . . . . . . . 537
*Arnicae flos* . . . . . . . . . . . . . . . . . . . . . . . . . . . . **6.3**-5365
*Arnicae tinctura* . . . . . . . . . . . . . . . . . . . . . . . . **6.3**-5368
Arnikablüten . . . . . . . . . . . . . . . . . . . . . . . . . . . **6.3**-5365
Arnikatinktur . . . . . . . . . . . . . . . . . . . . . . . . . . . **6.3**-5368
Aromadendren *R* . . . . . . . . . . . . . . . . . . . . . . . . . . 537
Arsen
 – Grenzprüfung (2.4.2) . . . . . . . . . . . . . . . . . . . . 141
 – Identitätsreaktion (*siehe* 2.3.1) . . . . . . . . . . . . . 134
*Arsenii trioxidum ad praeparationes*
 *homoeopathicas* . . . . . . . . . . . . . . . . . . . . . . . . 1521
Arsen-Lösung (0,1 ppm As) *R* . . . . . . . . . . . . . . . 740
Arsen-Lösung (1 ppm As) *R* . . . . . . . . . . . . . . . . 740
Arsen-Lösung (10 ppm As) *R* . . . . . . . . . . . . . . . 740
Arsen(III)-oxid *R* . . . . . . . . . . . . . . . . . . . . . . . . . . 537
Arsen(III)-oxid *RV* . . . . . . . . . . . . . . . . . . . . . . . . 755
Arsen(III)-oxid für homöopathische
 Zubereitungen . . . . . . . . . . . . . . . . . . . . . . . . . 1521
Articainhydrochlorid . . . . . . . . . . . . . . . . . . . . . 1708
*Articaini hydrochloridum* . . . . . . . . . . . . . . . . . . 1708
Artischockenblätter . . . . . . . . . . . . . . . . . . . . . . 1710
Artischockenblättertrockenextrakt . . . . . . . **6.3**-5369
Arzneimittel-Vormischungen zur veterinär-
 medizinischen Anwendung . . . . . . . . . . . . . . 1010
Arzneiträger (*siehe* Homöopathische
 Zubereitungen) . . . . . . . . . . . . . . . . . . . . . . . . 1511
Asche
 – Grenzprüfung (2.4.16) . . . . . . . . . . . . . . . . . . . 148
 – salzsäureunlösliche (2.8.1) . . . . . . . . . . . . . . . 321
Ascorbinsäure . . . . . . . . . . . . . . . . . . . . . . . . **6.3**-5371
Ascorbinsäure *R* . . . . . . . . . . . . . . . . . . . . . . . . . . 537
Ascorbinsäure-Lösung *R* . . . . . . . . . . . . . . . . . . . 537
*Ascorbylis palmitas* . . . . . . . . . . . . . . . . . . . . . . 3573
Aseptische Bedingungen, Herstellung unter
 (*siehe* 5.1.1) . . . . . . . . . . . . . . . . . . . . . . . . . . . . 769
Asiaticosid *R* . . . . . . . . . . . . . . . . . . . . . . . . . . . . . 537
Asiatisches Wassernabelkraut . . . . . . . . . . . . . . 4346
Asparagin-Monohydrat . . . . . . . . . . . . . . . . . . . 1714
*Asparaginum monohydricum* . . . . . . . . . . . . . . 1714
Aspartam . . . . . . . . . . . . . . . . . . . . . . . . . . . . . . 1715
*Aspartamum* . . . . . . . . . . . . . . . . . . . . . . . . . . . . 1715
Aspartinsäure . . . . . . . . . . . . . . . . . . . . . . . . . . . 1717
Aspartinsäure *R* . . . . . . . . . . . . . . . . . . . . . . . . . . 538
L-Aspartyl-L-phenylalanin *R* . . . . . . . . . . . . . . . . 538
Astemizol . . . . . . . . . . . . . . . . . . . . . . . . . . . . . . 1718
*Astemizolum* . . . . . . . . . . . . . . . . . . . . . . . . . . . . 1718
Atenolol . . . . . . . . . . . . . . . . . . . . . . . . . . . . . . . 1720
*Atenololum* . . . . . . . . . . . . . . . . . . . . . . . . . . . . . 1720
Atomabsorptionsspektrometrie (2.2.23) . . . . . . . . 47
Atomemissionsspektrometrie (2.2.22) . . . . . . . . . 45
Atomemissionsspektrometrie mit induktiv
 gekoppeltem Plasma (2.2.57) . . . . . . . . . . . . . 126
Atommasse, relative, Erläuterung (*siehe* 1.4) . . . **6.1**-4424
*Atracurii besilas* . . . . . . . . . . . . . . . . . . . . . . . . . 1722
Atracuriumbesilat . . . . . . . . . . . . . . . . . . . . . . . 1722
Atropin . . . . . . . . . . . . . . . . . . . . . . . . . . . . . **6.3**-5373
*Atropini sulfas* . . . . . . . . . . . . . . . . . . . . . . . **6.3**-5375
Atropinsulfat . . . . . . . . . . . . . . . . . . . . . . . . **6.3**-5375
Atropinsulfat *R* . . . . . . . . . . . . . . . . . . . . . . . . . . 538
*Atropinum* . . . . . . . . . . . . . . . . . . . . . . . . . . **6.3**-5373
Aucubin *R* . . . . . . . . . . . . . . . . . . . . . . . . . . . . . . 538
**Auge, Zubereitungen zur Anwendung am** . . . . . . . . 1038
 – Augenbäder . . . . . . . . . . . . . . . . . . . . . . . . . . 1040
 – Augeninserte . . . . . . . . . . . . . . . . . . . . . . . . . 1041
 – Augentropfen . . . . . . . . . . . . . . . . . . . . . . . . 1039
 – halbfeste Zubereitungen . . . . . . . . . . . . . . . . 1040
 – Pulver für Augenbäder . . . . . . . . . . . . . . . . . 1040
 – Pulver für Augentropfen . . . . . . . . . . . . . . . . 1040
Aujeszky'sche-Krankheit-Impfstoff (inaktiviert)
 für Schweine . . . . . . . . . . . . . . . . . . . . . . . . . 1227
Aujeszky'sche-Krankheit-Lebend-Impfstoff zur
 parenteralen Anwendung für Schweine . . . . . 1230

*Aurantii amari epicarpii et mesocarpii tinctura* . . . . . . 1842
*Aurantii amari epicarpium et mesocarpium* . . . . . **6.3**-5397
*Aurantii amari flos* . . . . . . . . . . . . . . . . . . . . . **6.3**-5395
*Aurantii dulcis aetheroleum* . . . . . . . . . . . . . . . . 4018
*Auricularia* . . . . . . . . . . . . . . . . . . . . . . . . . . . . . 1041
Ausgangsstoffe (*siehe* Homöopathische
 Zubereitungen) . . . . . . . . . . . . . . . . . . . . . . . . 1511
Ausschlusschromatographie (2.2.30) . . . . . . . . . . 62
Aviäre Virusimpfstoffe: Prüfungen auf fremde
 Agenzien in Saatgut (2.6.24) . . . . . . . . . . . . . . 256
Aviäre Virus-Lebend-Impfstoffe: Prüfungen auf
 fremde Agenzien in Chargen von
 Fertigprodukten (2.6.25) . . . . . . . . . . . . . . . . . 260
Aviäre-Encephalomyelitis-Lebend-Impfstoff,
 Infektiöse- . . . . . . . . . . . . . . . . . . . . . . . . . . . 1234
Aviäre-Laryngotracheitis-Lebend-Impfstoff,
 Infektiöse- . . . . . . . . . . . . . . . . . . . . . . . . . . . 1236
Aviäres Tuberkulin, gereinigtes (*siehe* Tuberkulin
 aus *Mycobacterium avium*, gereinigtes) . . . . . . . . . 4252
Aviäres-Paramyxovirus-3-Impfstoff (inaktiviert) . . . 1238
Azaperon für Tiere . . . . . . . . . . . . . . . . . . . . . . . 1728
*Azaperonum ad usum veterinarium* . . . . . . . . . . 1728
Azathioprin . . . . . . . . . . . . . . . . . . . . . . . . . . . . 1730
*Azathioprinum* . . . . . . . . . . . . . . . . . . . . . . . . . . 1730
Azelastinhydrochlorid . . . . . . . . . . . . . . . . . . . . 1731
*Azelastini hydrochloridum* . . . . . . . . . . . . . . . . . 1731
Azithromycin . . . . . . . . . . . . . . . . . . . . . . . . **6.3**-5377
*Azithromycinum* . . . . . . . . . . . . . . . . . . . . . . **6.3**-5377
Azomethin H *R* . . . . . . . . . . . . . . . . . . . . . . . . . . 538
Azomethin-H-Lösung *R* . . . . . . . . . . . . . . . . . . . 538

# B

Bacampicillinhydrochlorid . . . . . . . . . . . . . . **6.1**-4551
*Bacampicillini hydrochloridum* . . . . . . . . . . . **6.1**-4551
Bacitracin . . . . . . . . . . . . . . . . . . . . . . . . . . . . . . 1741
*Bacitracinum* . . . . . . . . . . . . . . . . . . . . . . . . . . . 1741
*Bacitracinum zincum* . . . . . . . . . . . . . . . . . . . . . 1744
Bacitracin-Zink . . . . . . . . . . . . . . . . . . . . . . . . . 1744
Baclofen . . . . . . . . . . . . . . . . . . . . . . . . . . . . . . . 1748
*Baclofenum* . . . . . . . . . . . . . . . . . . . . . . . . . . . . 1748
Bärentraubenblätter . . . . . . . . . . . . . . . . . . . **6.1**-4553
Bakterielle Impfstoffe (*siehe* Impfstoffe
 für Tiere) . . . . . . . . . . . . . . . . . . . . . . . . . . . . . 979
Bakterielle Toxoide (*siehe* Impfstoffe für Tiere) . . . . . 979
Bakterien-Endotoxine
 – Nachweis mit Gelbildungsmethoden
  (*siehe* 2.6.14) . . . . . . . . . . . . . . . . . . . . . . . . . 235
 – Nachweis mit photometrischen Methoden
  (*siehe* 2.6.14) . . . . . . . . . . . . . . . . . . . . . . . . . 237
 – Prüfung (2.6.14) . . . . . . . . . . . . . . . . . . . . . . 233
Bakterienzellen für die Herstellung von Plasmid-
 Vektoren für Menschen (*siehe* 5.14) . . . . . . . . . 950
Baldriantinktur . . . . . . . . . . . . . . . . . . . . . . . . . 1751
Baldriantrockenextrakt, mit wässrig-
 alkoholischen Mischungen hergestellter . . . . . 1752
Baldrianwurzel . . . . . . . . . . . . . . . . . . . . . . . . . 1753
*Ballotae nigrae herba* . . . . . . . . . . . . . . . . . . . . 3905
*Balsamum peruvianum* . . . . . . . . . . . . . . . . **6.2**-5062
*Balsamum tolutanum* . . . . . . . . . . . . . . . . . . . . 4189
Bambuterolhydrochlorid . . . . . . . . . . . . . . . . . . 1755
*Bambuteroli hydrochloridum* . . . . . . . . . . . . . . . 1755
Barbaloin *R* . . . . . . . . . . . . . . . . . . . . . . . . . . . . . 538
Barbital . . . . . . . . . . . . . . . . . . . . . . . . . . . . . . . 1756
Barbital *R* . . . . . . . . . . . . . . . . . . . . . . . . . . . . . . 538
Barbital-Natrium *R* . . . . . . . . . . . . . . . . . . . . . . . 538
Barbital-Pufferlösung pH 7,4 *R* . . . . . . . . . . . . . . 750
Barbital-Pufferlösung pH 8,4 *R* . . . . . . . . . . . . . . 752
Barbital-Pufferlösung pH 8,6 *R* 1 . . . . . . . . . . . . 752
*Barbitalum* . . . . . . . . . . . . . . . . . . . . . . . . . . . . . 1756
Barbiturate, nicht am Stickstoff substituierte,
 Identitätsreaktion (*siehe* 2.3.1) . . . . . . . . . . . . . 134
Barbitursäure *R* . . . . . . . . . . . . . . . . . . . . . . . . . . 538

*Barii chloridum dihydricum ad praeparationes*
　　*homoeopathicas* ............................. 1522
*Barii sulfas* ....................................... 1757
Bariumacetat *R* .................................. 538
Bariumcarbonat *R* ............................... 539
Bariumchlorid *R* ................................. 539
Bariumchlorid-Dihydrat für homöopathische
　　Zubereitungen .............................. 1522
Bariumchlorid-Lösung *R* 1 ..................... 539
Bariumchlorid-Lösung *R* 2 ..................... 539
Bariumchlorid-Lösung (0,1 mol·l⁻¹) .......... 756
Bariumhydroxid *R* ............................... 539
Bariumhydroxid-Lösung *R* ..................... 539
Barium-Lösung (0,1 % Ba) *R* .................. 740
Barium-Lösung (2 ppm Ba) *R* .................. 740
Barium-Lösung (50 ppm Ba) *R* ................ 740
Bariumnitrat *R* ................................... 539
Bariumperchlorat-Lösung (0,025 mol·l⁻¹) .... 756
Bariumperchlorat-Lösung (0,05 mol·l⁻¹) ..... 756
Bariumsulfat ..................................... 1757
Bariumsulfat *R* ................................... 539
Baumwollsamenöl, hydriertes ............ **6.2**-4909
BCA, bicinchoninic acid (*siehe* 2.5.33) ....... 187
BCA-Methode (*siehe* 2.5.33) .................... 187
*BCG ad immunocurationem* .............. **6.3**-5297
BCG zur Immuntherapie .................. **6.3**-5297
BCG-Impfstoff (gefriergetrocknet) .......... 1069
Beclometasondipropionat, wasserfreies ... **6.3**-5383
Beclometasondipropionat-Monohydrat ..... **6.3**-5385
*Beclometasoni dipropionas anhydricus* ... **6.3**-5383
*Beclometasoni dipropionas monohydricus* ... **6.3**-5385
Begriffe in Allgemeinen Kapiteln und
　　Monographien sowie Erläuterungen (1.2) ... **6.1**-4422
Behältnisse (3.2) .................................. 471
　　– Allgemeines (*siehe* 1.3) .............. **6.1**-4423
Belladonnablätter ................................ 1765
Belladonnablättertrockenextrakt, eingestellter ... **6.3**-5388
*Belladonnae folii extractum siccum normatum* ... **6.3**-5388
*Belladonnae folii tinctura normata* ............ 1770
*Belladonnae folium* ............................. 1765
*Belladonnae pulvis normatus* ............ **6.2**-4911
Belladonnapulver, eingestelltes .......... **6.2**-4911
Belladonnatinktur, eingestellte ................ 1770
Benazeprilhydrochlorid .................. **6.3**-5390
*Benazeprili hydrochloridum* ............. **6.3**-5390
Bendroflumethiazid .............................. 1771
*Bendroflumethiazidum* ......................... 1771
Benfluorexhydrochlorid ........................ 1772
*Benfluorexi hydrochloridum* ................... 1772
Benperidol ....................................... 1774
*Benperidolum* ................................... 1774
Benserazidhydrochlorid ......................... 1776
*Benserazidi hydrochloridum* ................... 1776
Bentonit ..................................... **6.3**-5392
*Bentonitum* ................................. **6.3**-5392
Benzaceton *R* ................................... 539
Benzaldehyd *R* .................................. 539
*Benzalkonii chloridi solutio* ................... 1780
*Benzalkonii chloridum* ......................... 1779
Benzalkoniumchlorid ............................ 1779
Benzalkoniumchlorid-Lösung ................... 1780
Benzbromaron ................................... 1781
*Benzbromaronum* .............................. 1781
*Benzethonii chloridum* ......................... 1782
Benzethoniumchlorid ............................ 1782
Benzethoniumchlorid *R* ........................ 539
Benzethoniumchlorid-Lösung (0,004 mol·l⁻¹) ... 756
Benzidin *R* ...................................... 539
Benzil *R* ........................................ 540
Benzoat, Identitätsreaktion (*siehe* 2.3.1) .... 134
Benzocain ........................................ 1784
Benzocain *R* .................................... 540
*Benzocainum* .................................... 1784
1,4-Benzochinon *R* ............................. 540

Benzoe, Siam- .................................... 1784
Benzoe, Sumatra- ................................ 1786
*Benzoe sumatranus* ............................. 1786
*Benzoe tonkinensis* ............................. 1784
Benzoesäure ..................................... 1787
Benzoesäure *R* .................................. 540
Benzoesäure *RV* ................................ 755
Benzoe-Tinktur, Siam- .......................... 1788
Benzoe-Tinktur, Sumatra- ....................... 1789
Benzoin *R* ...................................... 540
*Benzois sumatrani tinctura* ................... 1789
*Benzois tonkinensis tinctura* ................. 1788
Benzol *R* ....................................... 540
Benzophenon *R* ................................. 540
Benzoylargininethylesterhydrochlorid *R* ..... 540
Benzoylchlorid *R* ............................... 540
*Benzoylis peroxidum cum aqua* ............... 1790
Benzoylperoxid, wasserhaltiges ................ 1790
*N*-Benzoyl-L-prolyl-L-phenylalanyl-L-arginin-
　　(4-nitroanilid)-acetat *R* ................. 541
3-Benzoylpropionsäure *R* ............... **6.1**-4459
2-Benzoylpyridin *R* ............................. 541
Benzylalkohol .................................... 1792
Benzylalkohol *R* ................................ 541
Benzylbenzoat ................................... 1794
Benzylbenzoat *R* ............................... 541
Benzylcinnamat *R* .............................. 541
Benzylcyanid *R* .......................... **6.1**-4459
Benzylether *R* .................................. 541
*Benzylis benzoas* ............................... 1794
Benzylpenicillin-Benzathin ..................... 1794
Benzylpenicillin-Kalium ........................ 1797
Benzylpenicillin-Natrium ....................... 1799
Benzylpenicillin-Natrium *R* ................... 541
Benzylpenicillin-Procain ....................... 1801
*Benzylpenicillinum benzathinum* ............. 1794
*Benzylpenicillinum kalicum* ................... 1797
*Benzylpenicillinum natricum* .................. 1799
*Benzylpenicillinum procainum* ................ 1801
2-Benzylpyridin *R* .............................. 541
Benzyltrimethylammoniumchlorid *R* ......... 541
Berberinchlorid *R* .............................. 541
Bergapten *R* .................................... 542
Bernsteinsäure *R* .............................. 542
Beschriftung, Erläuterung (*siehe* 1.4) ...... **6.1**-4426
Bestimmung
　　– der Aktivität von Interferonen (5.6) ........ 895
　　– der antikomplementären Aktivität von
　　　 Immunglobulin (2.6.17) ..................... 246
　　– der Dichte von Feststoffen mit Hilfe von
　　　 Gaspyknometern (2.9.23) ............. **6.2**-4842
　　– der Fettsäurenzusammensetzung von
　　　 Omega-3-Säuren-reichen Ölen (2.4.29) ... **6.2**-4813
　　– der Ionenkonzentration unter Verwendung
　　　 ionenselektiver Elektroden (2.2.36) ...... 74
　　– der koloniebildenden hämatopoetischen
　　　 Vorläuferzellen vom Menschen (2.7.28) ... 314
　　– der Partikelgröße durch Laserdiffrakto-
　　　 metrie (2.9.31) ............................. 392
　　– der Partikelgrößenverteilung durch
　　　 analytisches Sieben (2.9.38) ......... **6.2**-4850
　　– der Porosität und Porengrößenverteilung
　　　 von Feststoffen durch Quecksilber-
　　　 porosimetrie (2.9.32) ................ **6.2**-4843
　　– des Gerbstoffgehalts pflanzlicher Drogen
　　　 (2.8.14) .................................... 328
　　– von Aflatoxin B₁ in pflanzlichen Drogen
　　　 (2.8.18) .................................... 330
　　– von Wasser durch Destillation (2.2.13) .... 40
Bestimmung der spezifischen Oberfläche
　　– durch Gasadsorption (2.9.26) ............ 386
　　– durch Luftpermeabilität (2.9.14) ......... 359

Ph. Eur. 6. Ausgabe, 3. Nachtrag

Bestimmung der Wirksamkeit
- von Anti-D-Immunglobulin vom Menschen
  (2.7.13) .................................297
- von Diphtherie-Adsorbat-Impfstoff (2.7.6) .....279
- von Hepatitis-A-Impfstoff (2.7.14) ...........300
- von Hepatitis-B-Impfstoff (rDNA) (2.7.15) ....301
- von Pertussis-Impfstoff (2.7.7) ..............286
- von Pertussis-Impfstoff (azellulär) (2.7.16) ....301
- von Tetanus-Adsorbat-Impfstoff (2.7.8) ........287

Bestimmung des entnehmbaren Volumens von
  Parenteralia (2.9.17) .........................363
- Einzeldosisbehältnisse (siehe 2.9.17) ..........363
- Infusionszubereitungen (siehe 2.9.17) .........363
- Mehrdosenbehältnisse (siehe 2.9.17) ..........363
- Spritzampullen und vorgefüllte Einmal-
  spritzen (siehe 2.9.17) .......................363

*Betacarotenum* ................................1803
Betacarotin ...................................1803
Betacyclodextrin (siehe Betadex) ..............1804
Betadex .......................................1804
*Betadexum* ...................................1804
Betahistindihydrochlorid ......................1806
Betahistindimesilat ...........................1808
*Betahistini dihydrochloridum* ................1806
*Betahistini mesilas* .........................1808
Betamethason .................................1809
Betamethasonacetat ...........................1812
Betamethasondihydrogenphosphat-Dinatrium .....1814
Betamethasondipropionat ......................1816
*Betamethasoni acetas* .......................1812
*Betamethasoni dipropionas* ..................1816
*Betamethasoni natrii phosphas* ..............1814
*Betamethasoni valeras* .............**6.3**-5393
*Betamethasonum* .............................1809
Betamethasonvalerat ..............**6.3**-5393
Betaxololhydrochlorid ........................1820
*Betaxololi hydrochloridum* ..................1820
*Betulae folium* ..................**6.2**-4913
Betulin *R* ...................................542
Bewertung
- der Unschädlichkeit jeder Charge von
  Impfstoffen und Immunsera für Tiere
  (5.2.9) .......................................827
- der Unschädlichkeit von Impfstoffen und
  Immunsera für Tiere (5.2.6) ...................808
- der Wirksamkeit von Impfstoffen und
  Immunsera für Tiere (5.2.7) .......**6.1**-4465
Bezafibrat ....................................1822
*Bezafibratum* ...............................1822
Bezeichnungen, vereinbarte (siehe 1.1) ....**6.1**-4422
Bibenzyl *R* ..................................542
Bicinchoninsäure-Methode (siehe 2.5.33) ........187
Bifonazol ....................................1823
*Bifonazolum* ................................1823
Bilsenkraut für homöopathische Zubereitungen ....1523
Bioindikatoren zur Überprüfung der
  Sterilisationsmethoden (5.1.2) .................770
Biologische Wertbestimmungen und
  Reinheitsprüfungen, statistische Auswertung
  der Ergebnisse (5.3) .........................829
Biologische Wertbestimmungsmethoden (2.7) .......267
              und **6.2**-4819 und **6.3**-5227
Biotin .......................................1825
*Biotinum* ...................................1825
Biperidenhydrochlorid ........................1826
*Biperideni hydrochloridum* ..................1826
Biphasische Insulin-Suspension zur Injektion ......2864
Biphenyl *R* ..................................542
4-Biphenylol *R* ..............................542
Birkenblätter .....................**6.2**-4913
(–)-α-Bisabolol *R* ...........................542
Bisacodyl ....................................1830
*Bisacodylum* ................................1830
Bisbenzimid *R* ...............................543

Bisbenzimid-Lösung *R* .......................543
Bisbenzimid-Stammlösung *R* ..................543
Bismut
- Identitätsreaktion (siehe 2.3.1) .............134
- komplexometrische Titration (siehe 2.5.11) ....175
Bismutcarbonat, basisches ....................1832
Bismutgallat, basisches ......................1833
*Bismuthi subcarbonas* .......................1832
*Bismuthi subgallas* .........................1833
*Bismuthi subnitras ponderosus* ..............1834
*Bismuthi subsalicylas* ......................1836
Bismut-Lösung (100 ppm Bi) *R* ...............741
Bismutnitrat
- basisches *R* ...............................543
- basisches *R* 1 .............................543
- schweres, basisches ........................1834
Bismutnitrat-Lösung *R* ......................543
Bismutnitrat-Lösung (0,01 mol · l⁻¹) ..........756
Bismutnitrat-Pentahydrat *R* .................543
Bismutsalicylat, basisches ...................1836
Bisoprololfumarat ..................**6.1**-4555
*Bisoprololi fumaras* ..............**6.1**-4555
*Bistortae rhizoma* ..........................3903
*N,O*-Bis(trimethylsilyl)acetamid *R* .........543
*N,O*-Bis(trimethylsilyl)trifluoracetamid *R* ..543
Bitterer Fenchel .............................2553
Bitterfenchelöl ..............................1837
Bitterkleeblätter ............................1839
Bitterorangenblüten ................**6.3**-5395
Bitterorangenblütenöl/Neroliöl ...............3435
Bitterorangenschale ................**6.3**-5397
Bitterorangenschalentinktur ..................1842
Bitterwert (2.8.15) ...........................328
Biuret *R* ....................................543
Biuret-Methode (siehe 2.5.33) .................188
Biuret-Reagenz *R* ............................543
Blasser-Sonnenhut-Wurzel .....................3949
**Blattdrogen**
- Artischockenblätter ........................1710
- Bärentraubenblätter ..............**6.1**-4553
- Belladonnablätter ..........................1765
- Belladonnapulver, eingestelltes ....**6.2**-4911
- Birkenblätter ....................**6.2**-4913
- Bitterkleeblätter ..........................1839
- Boldoblätter ...............................1855
- Brennnesselblätter .........................1861
- Digitalis-purpurea-Blätter ..................2315
- Efeublätter ................................2412
- Eibischblätter .............................2413
- Eschenblätter ..............................2478
- Eucalyptusblätter ..........................2530
- Ginkgoblätter ..............................2667
- Hamamelisblätter .................**6.1**-4621
- Malvenblätter ....................**6.3**-5578
- Melissenblätter ............................3193
- Ölbaumblätter ....................**6.3**-5623
- Orthosiphonblätter .........................3534
- Pfefferminzblätter .........................3632
- Rosmarinblätter ............................3865
- Salbei, Dreilappiger .......................3884
- Salbeiblätter ..............................3885
- Sennesblätter ..............................3914
- Spitzwegerichblätter .......................3981
- Stramoniumblätter ..........................4006
- Stramoniumpulver, eingestelltes ....**6.2**-5095
- Weißdornblätter mit Blüten .................4353
- Zitronenverbenenblätter ....................4407
Blei
- Identitätsreaktion (siehe 2.3.1) .............134
- in Zuckern, Grenzprüfung (2.4.10) ...........147
- komplexometrische Titration (siehe 2.5.11) ....175
Blei(II)-acetat *R* ...........................544
Blei(II)-acetat-Lösung *R* ....................544
Blei(II)-acetat-Lösung, basische *R* ..........544

Blei(II)-acetat-Papier *R* .................. 544
Blei(II)-acetat-Watte *R* ................... 544
Blei(II)-nitrat *R* ........................... 544
Blei(II)-nitrat-Lösung *R* ................... 544
Blei(II)-nitrat-Lösung (0,05 mol·l$^{-1}$) ..... 757
Blei(II)-nitrat-Lösung (0,1 mol·l$^{-1}$) ...... 757
Blei(IV)-oxid *R* ............................ 544
Blei-Lösung (0,1 % Pb) *R* ................... 741
Blei-Lösung (0,1 % Pb) *R* 1 ................. 741
Blei-Lösung (0,1 ppm Pb) *R* ................. 741
Blei-Lösung (0,25 ppm Pb) *R* ................ 741
Blei-Lösung (0,5 ppm Pb) *R* 1 ............... 741
Blei-Lösung (1 ppm Pb) *R* ................... 741
Blei-Lösung (2 ppm Pb) *R* ................... 741
Blei-Lösung (10 ppm Pb) *R* .................. 741
Blei-Lösung (10 ppm Pb) *R* 1 ................ 741
Blei-Lösung (10 ppm Pb) *R* 2 ................ 741
Blei-Lösung (100 ppm Pb) *R* ................. 741
Blei-Lösung (1000 pm Pb), ölige *R* .......... 741
*Bleomycini sulfas* ........................ 1843
Bleomycinsulfat ............................ 1843
Blockier-Lösung *R* .......................... 544
**Blütendrogen**
 – Arnikablüten ....................... 6.3-5365
 – Bitterorangenblüten ................ 6.3-5395
 – Färberdistelblüten ...................... 2537
 – Gewürznelken ........................... 2666
 – Hibiscusblüten ..................... 6.1-4626
 – Holunderblüten ......................... 2777
 – Hopfenzapfen ....................... 6.1-4627
 – Kamille, Römische ...................... 2967
 – Kamillenblüten ......................... 2968
 – Klatschmohnblüten ...................... 2990
 – Königskerzenblüten/Wollblumen .......... 2992
 – Lavendelblüten ......................... 3033
 – Lindenblüten ........................... 3079
 – Malvenblüten ........................... 3168
 – Ringelblumenblüten ..................... 3848
Blutdrucksenkende Substanzen, Prüfung
 (2.6.11) ................................. 210
Blutgerinnungsfaktor II vom Menschen,
 Wertbestimmung (2.7.18) .................. 303
Blutgerinnungsfaktor-V-Lösung *R* ............ 544
Blutgerinnungsfaktor VII vom Menschen ...... 1845
 – Wertbestimmung (2.7.10) ................ 294
Blutgerinnungsfaktor VIII (rDNA) vom
 Menschen ............................... 1848
Blutgerinnungsfaktor VIII vom Menschen ..... 1846
 – Wertbestimmung (2.7.4) ................. 277
Blutgerinnungsfaktor IX vom Menschen ....... 1850
 – Wertbestimmung (2.7.11) ................ 295
Blutgerinnungsfaktor X vom Menschen,
 Wertbestimmung (2.7.19) .................. 304
Blutgerinnungsfaktor Xa *R* .................. 545
Blutgerinnungsfaktor-Xa-Lösung *R* ........... 545
Blutgerinnungsfaktor-Xa-Lösung *R* 1 ......... 545
Blutgerinnungsfaktor XI vom Menschen ....... 1851
 – Wertbestimmung (2.7.22) ................ 308
Blutgerinnungsfaktoren
 – aktivierte (2.6.22) .................... 256
 – Wertbestimmung von Heparin (2.7.12) .... 296
Blutweiderichkraut ......................... 1853
BMP-Mischindikator-Lösung *R* ................ 545
Bockshornsamen ............................. 1854
Boldin *R* ................................... 545
*Boldo folii extractum siccum* ........ 6.1-4558
*Boldo folium* ............................. 1855
Boldoblätter ............................... 1855
Boldoblättertrockenextrakt ............ 6.1-4558
*Boraginis officinalis oleum raffinatum* ... 1857
Borat-Pufferlösung pH 7,5 *R* ................ 751
Borat-Pufferlösung pH 8,0 (0,0015 mol·l$^{-1}$) *R* ....... 751
Borat-Pufferlösung pH 10,4 *R* ............... 753
*Borax* .................................... 3425

Borneol *R* .................................. 545
Bornylacetat *R* ............................. 545
Borretschöl, raffiniertes .................. 1857
Borsäure ................................... 1858
Borsäure *R* ................................. 545
Borsäure-Lösung, gesättigte, kalte *R* ....... 546
Bortrichlorid *R* ............................ 546
Bortrichlorid-Lösung, methanolische *R* ...... 546
Bortrifluorid *R* ............................ 546
Bortrifluorid-Lösung, methanolische *R* ...... 546
Botulinum-Toxin Typ A zur Injektion ........ 1858
Botulismus-Antitoxin ....................... 1375
Botulismus-Impfstoff für Tiere ............. 1240
Bovine-Rhinotracheitis-Lebend-Impfstoff
 für Rinder, Infektiöse- ................. 1241
Bovines Tuberkulin, gereinigtes (*siehe* Tuberkulin
 aus *Mycobacterium bovis*, gereinigtes) ... 4253
Bradford-Methode (*siehe* 2.5.33) ............ 187
Brausegranulate (*siehe* Granulate) ......... 1017
Brausepulver (*siehe* Pulver zum Einnehmen) . 1029
Brausetabletten (*siehe* Tabletten) ......... 1033
Brechungsindex (2.2.6) ...................... 34
Brennnessel für homöopathische Zubereitungen .... 1524
Brennnesselblätter ......................... 1861
Brenzcatechin *R* ............................ 546
Brenztraubensäure *R* ........................ 546
Brillantblau *R* ............................. 546
Brom *R* ..................................... 546
Bromazepam ................................. 1863
*Bromazepamum* ............................. 1863
Bromcresolgrün *R* ........................... 546
Bromcresolgrün-Lösung *R* .................... 546
Bromcresolgrün-Methylrot-Mischindikator-
 Lösung *R* ............................... 547
Bromcresolpurpur *R* ......................... 547
Bromcresolpurpur-Lösung *R* .................. 547
Bromcyan-Lösung *R* .......................... 547
Bromdesoxyuridin *R* ......................... 547
Bromelain *R* ................................ 547
Bromelain-Lösung *R* ......................... 547
Bromhexinhydrochlorid ...................... 1864
*Bromhexini hydrochloridum* ................ 1864
Bromid, Identitätsreaktion (*siehe* 2.3.1) ... 134
Bromid-Bromat-Lösung (0,0167 mol·l$^{-1}$) .. 757
Brom-Lösung *R* .............................. 546
Brommethoxynaphthalin *R* .................... 547
*Bromocriptini mesilas* .................... 1866
Bromocriptinmesilat ........................ 1866
Bromophos *R* ................................ 547
Bromophos-ethyl *R* .......................... 547
Bromperidol ................................ 1869
Bromperidoldecanoat ........................ 1871
*Bromperidoli decanoas* .................... 1871
*Bromperidolum* ............................ 1869
*Brompheniramini maleas* ................... 1873
Brompheniraminmaleat ....................... 1873
Bromphenolblau *R* ........................... 548
Bromphenolblau-Lösung *R* .................... 548
Bromphenolblau-Lösung *R* 1 .................. 548
Bromphenolblau-Lösung *R* 2 .................. 548
Bromthymolblau *R* ........................... 548
Bromthymolblau-Lösung *R* 1 .................. 548
Bromthymolblau-Lösung *R* 2 .................. 548
Bromthymolblau-Lösung *R* 3 .................. 548
Bromwasser *R* ............................... 548
Bromwasser *R* 1 ............................. 548
Bromwasserstoffsäure
 – verdünnte *R* .......................... 549
 – verdünnte *R* 1 ........................ 549
Bromwasserstoffsäure 30 % *R* ................ 548
Bromwasserstoffsäure 47 % *R* ................ 548
Bronchitis-Impfstoff (inaktiviert) für Geflügel,
 Infektiöse- ............................. 1243

**Ph. Eur. 6. Ausgabe, 3. Nachtrag**

Bronchitis-Lebend-Impfstoff für Geflügel,
  Infektiöse- .......................... **6.1**-4517
Brotizolam ................................ 1874
*Brotizolamum* ............................. 1874
Brucellose-Lebend-Impfstoff für Tiere .......... 1248
Bruchfestigkeit von Tabletten (2.9.8) ........... 355
Brucin *R* ................................. 549
Buccaltabletten (*siehe* Zubereitungen zur
  Anwendung in der Mundhöhle) .............. 1047
Buchweizenkraut ........................... 1876
Budesonid ................................ 1877
*Budesonidum* ............................. 1877
Bufexamac ............................. **6.3**-5398
*Bufexamacum* ......................... **6.3**-5398
Buflomedilhydrochlorid ..................... 1881
*Buflomedili hydrochloridum* ................. 1881
Bumetanid ................................ 1883
*Bumetanidum* ............................. 1883
Bupivacainhydrochlorid ..................... 1884
*Bupivacaini hydrochloridum* ................. 1884
Buprenorphin ............................. 1886
Buprenorphinhydrochlorid .................. 1888
*Buprenorphini hydrochloridum* .............. 1888
*Buprenorphinum* .......................... 1886
Bursitis-Impfstoff (inaktiviert) für Geflügel,
  Infektiöse- ............................ 1249
Bursitis-Lebend-Impfstoff für Geflügel,
  Infektiöse- ............................ 1251
Buserelin .............................. **6.3**-5400
*Buserelinum* ........................... **6.3**-5400
Buspironhydrochlorid ...................... 1891
*Buspironi hydrochloridum* ................... 1891
Busulfan ................................. 1894
*Busulfanum* .............................. 1894
Butanal *R* ................................ 549
Butano-4-lacton *R* ......................... 549
1-Butanol *R* .............................. 549
2-Butanol *R* 1 ............................. 549
*tert*-Butanol *R* ............................ 549
Buttersäure *R* ............................. 549
Butylacetat *R* ............................. 550
Butylacetat *R* 1 ........................... 550
Butylamin *R* .............................. 550
*tert*-Butylamini perindoprilum ................ 3621
Butyldihydroxyboran *R* .................... 550
*tert*-Butylhydroperoxid *R* .................. 550
Butylhydroxyanisol ........................ 1895
*Butylhydroxyanisolum* ..................... 1895
Butyl-4-hydroxybenzoat .................... 1896
Butyl-4-hydroxybenzoat *R* .................. 550
*Butylhydroxytoluenum* ..................... 1897
Butylhydroxytoluol ........................ 1897
Butylhydroxytoluol *R* ...................... 550
*Butylis parahydroxybenzoas* ................ 1896
Butylmethacrylat *R* ........................ 550
Butylmethacrylat-Copolymer, basisches ....... 1898
*tert*-Butylmethylether *R* ................... 550
*tert*-Butylmethylether *R* 1 ................. 551
Butylscopolaminiumbromid ................. 1899

# C

Cabergolin ............................... 1905
*Cabergolinum* ............................ 1905
*Cadmii sulfas hydricus ad praeparationes
  homoeopathicas* ........................ 1526
Cadmium *R* .......................... **6.3**-5257
Cadmium-Lösung (0,1 % Cd) *R* ............. 741
Cadmium-Lösung (10 ppm Cd) *R* ........... 741
Cadmiumsulfat-Hydrat für homöopathische
  Zubereitungen ......................... 1526
Caesiumchlorid *R* ......................... 551

Calcifediol ................................ 1906
*Calcifediolum* ............................. 1906
*Calcii acetas* .............................. 1918
*Calcii ascorbas* ............................ 1920
*Calcii carbonas* ....................... **6.2**-4919
*Calcii chloridum dihydricum* ................ 1922
*Calcii chloridum hexahydricum* .............. 1923
*Calcii dobesilas monohydricus* ........... **6.2**-4920
*Calcii folinas* ......................... **6.3**-5405
*Calcii glucoheptonas* ....................... 1928
*Calcii gluconas* ....................... **6.3**-5408
*Calcii gluconas ad iniectabile* ........... **6.3**-5410
*Calcii gluconas anhydricus* ............. **6.3**-5409
*Calcii glycerophosphas* ..................... 1933
*Calcii hydrogenophosphas anhydricus* ........ 1934
*Calcii hydrogenophosphas dihydricus* ........ 1935
*Calcii hydroxidum* ........................ 1937
*Calcii iodidum tetrahydricum ad praeparationes
  homoeopathicas* ........................ 1527
*Calcii lactas anhydricus* .................... 1938
*Calcii lactas monohydricus* .................. 1939
*Calcii lactas pentahydricus* ................. 1941
*Calcii lactas trihydricus* .................... 1940
*Calcii laevulinas dihydricus* ................ 1942
*Calcii levofolinas pentahydricus* ............. 1943
*Calcii pantothenas* ........................ 1946
*Calcii stearas* ........................ **6.3**-5412
*Calcii sulfas dihydricus* .................... 1949
Calcipotriol, wasserfreies ................... 1908
Calcipotriol-Monohydrat .................... 1911
*Calcipotriolum anhydricum* ................. 1908
*Calcipotriolum monohydricum* .............. 1911
Calcitonin (Lachs) ......................... 1914
*Calcitoninum salmonis* .................... 1914
Calcitriol ................................. 1917
*Calcitriolum* .............................. 1917
Calcium
  – Grenzprüfung (2.4.3) ................... 142
  – Identitätsreaktion (*siehe* 2.3.1) .......... 134
  – in Adsorbat-Impfstoffen (2.5.14) .......... 177
  – komplexometrische Titration (*siehe* 2.5.11) ..... 175
Calciumacetat ............................. 1918
Calciumascorbat .......................... 1920
Calciumcarbonat ....................... **6.2**-4919
Calciumcarbonat *R* ........................ 551
Calciumcarbonat *R* 1 ...................... 551
Calciumchlorid *R* ......................... 551
Calciumchlorid *R* 1 ........................ 551
Calciumchlorid, wasserfreies *R* .............. 551
Calciumchlorid-Dihydrat ................... 1922
Calciumchlorid-Hexahydrat ................. 1923
Calciumchlorid-Lösung *R* .................. 551
Calciumchlorid-Lösung (0,01 mol · l$^{-1}$) *R* ........ 551
Calciumchlorid-Lösung (0,02 mol · l$^{-1}$) *R* ........ 551
Calciumdihydrogenphosphat-Monohydrat *R* ... 551
Calciumdobesilat-Monohydrat ........... **6.2**-4920
Calciumfolinat ......................... **6.3**-5405
Calciumglucoheptonat ..................... 1928
Calciumgluconat ....................... **6.3**-5408
  – wasserfreies ....................... **6.3**-5409
  – zur Herstellung von Parenteralia ...... **6.3**-5410
Calciumglycerophosphat .................... 1933
Calciumhydrogenphosphat, wasserfreies ...... 1934
Calciumhydrogenphosphat-Dihydrat ......... 1935
Calciumhydroxid .......................... 1937
Calciumhydroxid *R* ....................... 551
Calciumhydroxid-Lösung *R* ................ 551
Calciumiodid-Tetrahydrat für homöopathische
  Zubereitungen ......................... 1527
Calciumlactat *R* ........................... 552
Calciumlactat, wasserfreies .................. 1938
Calciumlactat-Monohydrat .................. 1939
Calciumlactat-Pentahydrat .................. 1941
Calciumlactat-Trihydrat .................... 1940

Calciumlävulinat-Dihydrat ................... 1942
Calciumlevofolinat-Pentahydrat ............... 1943
Calcium-Lösung (10 ppm Ca) *R* ............... 741
Calcium-Lösung (100 ppm Ca) *R* .............. 741
Calcium-Lösung (100 ppm Ca) *R* 1 ............. 741
Calcium-Lösung (100 ppm Ca), ethanolische *R* ..... 741
Calcium-Lösung (400 ppm Ca) *R* .............. 741
Calciumpantothenat ........................ 1946
Calciumstearat ........................ **6.3**-5412
Calciumsulfat-Dihydrat ..................... 1949
Calciumsulfat-Hemihydrat *R* .................. 552
Calciumsulfat-Lösung *R* ..................... 552
Calconcarbonsäure *R* ....................... 552
Calconcarbonsäure-Verreibung *R* .............. 552
*Calendulae flos* .......................... 3848
Calicivirosis-Impfstoff (inaktiviert) für Katzen .... 1254
Calicivirosis-Lebend-Impfstoff für Katzen ....... 1256
Camphen *R* ............................. 552
Campher *R* ............................. 552
D-Campher .............................. 1950
Campher, racemischer ..................... 1952
(1*S*)-(+)-10-Camphersulfonsäure *R* .............. 552
*D-Camphora* ............................. 1950
*Camphora racemica* ....................... 1952
Candida albicans, Nachweis (*siehe* 2.6.13) ..... **6.3**-5223
Caprinalkohol *R* .......................... 553
ε-Caprolactam *R* .......................... 553
Caprylsäure ............................. 1953
Capsaicin *R* ............................ 553
*Capsici fructus* ......................... **6.2**-4924
*Capsici oleoresina raffinata et quantificata* ......... 1990
*Capsici tinctura normata* ................... 1991
*Capsulae* ............................. 1021
Captopril .............................. 1954
*Captoprilum* ............................ 1954
Carbachol .............................. 1955
*Carbacholum* ............................ 1955
Carbamazepin ........................... 1956
*Carbamazepinum* ......................... 1956
Carbasalat-Calcium ....................... 1958
*Carbasalatum calcicum* .................... 1958
Carbazol *R* ............................. 553
Carbidopa-Monohydrat .................... 1960
*Carbidopum* ............................ 1960
Carbimazol ............................. 1961
*Carbimazolum* ........................... 1961
*Carbo activatus* ........................ **6.3**-5522
Carbocistein ............................ 1963
*Carbocisteinum* .......................... 1963
Carbomer *R* ............................ 553
*Carbomera* ............................ **6.1**-4563
Carbomere ............................ **6.1**-4563
Carbonat, Identitätsreaktion (*siehe* 2.3.1) ......... 135
*Carbonei dioxidum* ....................... 2995
*Carbonei monoxidum[¹⁵O]* .................. 1423
Carbophenothion *R* ....................... 553
Carboplatin ............................ 1966
*Carboplatinum* ........................... 1966
Carboprost-Trometamol ................... 1967
*Carboprostum trometamolum* ................ 1967
*Carboxymethylamylum natricum A* ............ 1969
*Carboxymethylamylum natricum B* ............ 1970
*Carboxymethylamylum natricum C* ............ 1972
Carboxymethylstärke-Natrium (Typ A) .......... 1969
Carboxymethylstärke-Natrium (Typ B) .......... 1970
Carboxymethylstärke-Natrium (Typ C) .......... 1972
Car-3-en *R* ............................ 553
Carisoprodol ........................... 1973
*Carisoprodolum* ......................... 1973
Carmellose-Calcium ...................... 1975
Carmellose-Natrium ...................... 1976
 – niedrig substituiertes .................. 1977
 – und mikrokristalline Cellulose ............. 2036
*Carmellosum calcicum* .................... 1975

*Carmellosum natricum* .................... 1976
*Carmellosum natricum conexum* ............ **6.3**-5437
*Carmellosum natricum et cellulosum microcristallinum* ...................... 2036
*Carmellosum natricum, substitutum humile* ...... 1977
Carminsäure *R* .......................... 554
Carmustin ............................. 1978
*Carmustinum* ........................... 1978
Carnaubawachs ......................... 1979
Carprofen für Tiere ..................... **6.3**-5414
*Carprofenum ad usum veterinarium* .......... **6.3**-5414
Carteololhydrochlorid .................... 1980
*Carteololi hydrochloridum* ................. 1980
*Carthami flos* .......................... 2537
*Carthami oleum raffinatum* ................ 2538
Carvacrol *R* ............................ 554
Carvedilol ............................. 1982
*Carvedilolum* ........................... 1982
Carveol *R* ............................. 554
*Carvi aetheroleum* ....................... 3004
*Carvi fructus* .......................... 3003
(+)-Carvon *R* ........................... 554
(+)-Carvon *R* 1 .......................... 554
(−)-Carvon *R* ........................... 555
β-Caryophyllen *R* ........................ 555
Caryophyllenoxid *R* ...................... 555
*Caryophylli floris aetheroleum* .............. 3428
*Caryophylli flos* ........................ 2666
Cascararinde .......................... 1983
Cascaratrockenextrakt, eingestellter ........... 1985
Casein *R* ............................. 555
CAS-Registriernummer, Erläuterung (*siehe* 1.4) . **6.1**-4424
Cassiaöl .............................. **6.2**-4923
Casticin *R* ............................ 555
Catalpol *R* ............................ 555
Catechin *R* ............................ 556
Catgut im Fadenspender für Tiere, steriles, resorbierbares ...................... 1503
Catgut, steriles ........................ 1489
Cayennepfeffer ........................ **6.2**-4924
Cayennepfefferölharz, quantifiziertes, raffiniertes ........................ 1990
Cayennepfeffertinktur, eingestellte ............ 1991
CD34/CD45⁺-Zellen in hämatopoetischen Produkten, Zählung (2.7.23) ........... 309
Cefaclor-Monohydrat .................... 1992
*Cefaclorum* ........................... 1992
Cefadroxil-Monohydrat ................... **6.1**-4565
*Cefadroxilum monohydricum* .............. **6.1**-4565
Cefalexin-Monohydrat ................... **6.1**-4567
*Cefalexinum monohydricum* .............. **6.1**-4567
Cefalotin-Natrium ...................... 1998
*Cefalotinum natricum* ................... 1998
*Cefamandoli nafas* ..................... 2000
Cefamandolnafat ...................... 2000
Cefapirin-Natrium ..................... 2003
*Cefapirinum natricum* ................... 2003
Cefatrizin-Propylenglycol ................ 2004
*Cefatrizinum propylen glycolum* ........... 2004
Cefazolin-Natrium ..................... 2006
*Cefazolinum natricum* .................. 2006
Cefepimdihydrochlorid-Monohydrat ......... 2009
*Cefepimi dihydrochloridum monohydricum* ... 2009
Cefixim .............................. 2011
*Cefiximum* ........................... 2011
Cefoperazon-Natrium ................... 2013
*Cefoperazonum natricum* ................ 2013
Cefotaxim-Natrium .................... 2015
*Cefotaximum natricum* .................. 2015
Cefoxitin-Natrium ..................... 2018
*Cefoxitinum natricum* .................. 2018
Cefradin ............................ 2020
*Cefradinum* .......................... 2020
Ceftazidim .......................... 2022

| | |
|---|---|
| *Ceftazidimum* | 2022 |
| Ceftriaxon-Dinatrium | 2025 |
| *Ceftriaxonum natricum* | 2025 |
| Cefuroximaxetil | 2027 |
| Cefuroxim-Natrium | 2029 |
| *Cefuroximum axetili* | 2027 |
| *Cefuroximum natricum* | 2029 |
| Celiprololhydrochlorid | 2031 |
| *Celiprololi hydrochloridum* | 2031 |
| *Cellulae stirpes haematopoieticae humanae* | 6.3-5697 |
| Cellulose | |
| – mikrokristalline | 6.3-5415 |
| – mikrokristalline, und Carmellose-Natrium | 2036 |
| – zur Chromatographie *R* | 556 |
| – zur Chromatographie *R* 1 | 556 |
| – zur Chromatographie $F_{254}$ *R* | 556 |
| Celluloseacetat | 6.3-5418 |
| Celluloseacetatbutyrat | 2038 |
| Celluloseacetatphthalat | 6.3-5420 |
| Cellulosepulver | 6.3-5421 |
| *Cellulosi acetas* | 6.3-5418 |
| *Cellulosi acetas butyras* | 2038 |
| *Cellulosi acetas phthalas* | 6.3-5420 |
| *Cellulosi pulvis* | 6.3-5421 |
| *Cellulosum microcristallinum* | 6.3-5415 |
| *Cellulosum microcristallinum et carmellosum natricum* | 2036 |
| *Centaurii herba* | 4074 |
| *Centellae asiaticae herba* | 4346 |
| *Cera alba* | 4331 |
| *Cera carnauba* | 1979 |
| *Cera flava* | 4332 |
| Cer(III)-nitrat *R* | 556 |
| Cer(IV)-sulfat *R* | 556 |
| Cer(IV)-sulfat-Lösung (0,1 mol · l$^{-1}$) *R* | 757 |
| Cetirizindihydrochlorid | 6.2-4932 |
| *Cetirizini dihydrochloridum* | 6.2-4932 |
| *Cetobemidoni hydrochloridum* | 2979 |
| *Cetostearylis isononanoas* | 2055 |
| Cetrimid | 2046 |
| Cetrimid *R* | 556 |
| *Cetrimidum* | 2046 |
| Cetrimoniumbromid *R* | 556 |
| Cetylalkohol | 2047 |
| Cetylalkohol *R* | 556 |
| *Cetylis palmitas* | 2048 |
| Cetylpalmitat | 2048 |
| *Cetylpyridinii chloridum* | 2049 |
| Cetylpyridiniumchlorid | 2049 |
| Cetylpyridiniumchlorid-Monohydrat *R* | 556 |
| Cetylstearylalkohol | 2050 |
| Cetylstearylalkohol *R* | 556 |
| Cetylstearylalkohol (Typ A), emulgierender | 2051 |
| Cetylstearylalkohol (Typ B), emulgierender | 6.2-4934 |
| Cetylstearylisononanoat | 2055 |
| CFC, colony forming cells (*siehe* 2.7.28) | 314 |
| Chamazulen *R* | 557 |
| *Chamomillae romanae flos* | 2967 |
| Charakterisierung kristalliner und teilweise kristalliner Feststoffe durch Röntgenpulverdiffraktometrie (2.9.33) | 6.3-5239 |
| Charge (*siehe* 5.2.1) | 797 |
| *Chelidonii herba* | 3904 |
| Chemische Referenzsubstanzen (*CRS*), Biologische Referenzsubstanzen (*BRS*), Referenzspektren (4.3) | 6.3-5260 |
| Chenodesoxycholsäure | 2055 |
| Chinaldinrot *R* | 557 |
| Chinaldinrot-Lösung *R* | 557 |
| Chinarinde | 6.2-4936 |
| Chinarindenfluidextrakt, eingestellter | 2058 |
| Chinhydron *R* | 557 |
| Chinidin *R* | 557 |
| *Chinidini sulfas* | 2060 |
| Chinidinsulfat | 2060 |
| Chinidinsulfat *R* | 557 |
| Chinin *R* | 557 |
| Chininhydrochlorid | 2062 |
| Chininhydrochlorid *R* | 558 |
| *Chinini hydrochloridum* | 2062 |
| *Chinini sulfas* | 2064 |
| Chininsulfat | 2064 |
| Chininsulfat *R* | 558 |
| Chitosanhydrochlorid | 2066 |
| *Chitosani hydrochloridum* | 2066 |
| Chlamydien-Impfstoff (inaktiviert) für Katzen | 1257 |
| Chloracetanilid *R* | 558 |
| Chloralhydrat | 2068 |
| Chloralhydrat *R* | 558 |
| Chloralhydrat-Lösung *R* | 558 |
| *Chlorali hydras* | 2068 |
| Chlorambucil | 2068 |
| *Chlorambucilum* | 2068 |
| Chloramin T *R* | 558 |
| Chloramin-T-Lösung *R* | 558 |
| Chloramin-T-Lösung *R* 1 | 558 |
| Chloramin-T-Lösung *R* 2 | 558 |
| Chloramphenicol | 2069 |
| Chloramphenicolhydrogensuccinat-Natrium | 2071 |
| *Chloramphenicoli natrii succinas* | 2071 |
| *Chloramphenicoli palmitas* | 2072 |
| Chloramphenicolpalmitat | 2072 |
| *Chloramphenicolum* | 2069 |
| Chloranilin *R* | 558 |
| 2-Chlorbenzoesäure *R* | 558 |
| 4-Chlorbenzolsulfonamid *R* | 558 |
| 5-Chlorchinolin-8-ol *R* | 559 |
| Chlorcyclizinhydrochlorid | 2074 |
| *Chlorcyclizini hydrochloridum* | 2074 |
| Chlordan *R* | 559 |
| 2-Chlor-2-desoxy-D-glucose *R* | 559 |
| Chlordiazepoxid | 2075 |
| Chlordiazepoxid *R* | 559 |
| Chlordiazepoxidhydrochlorid | 2076 |
| *Chlordiazepoxidi hydrochloridum* | 2076 |
| *Chlordiazepoxidum* | 2075 |
| Chloressigsäure *R* | 559 |
| 2-Chlorethanol *R* | 559 |
| 2-Chlorethanol-Lösung *R* | 559 |
| Chlorethylaminhydrochlorid *R* | 559 |
| Chlorfenvinphos *R* | 559 |
| Chlorhexidindiacetat | 2078 |
| Chlorhexidindigluconat-Lösung | 2080 |
| Chlorhexidindihydrochlorid | 2082 |
| *Chlorhexidini diacetas* | 2078 |
| *Chlorhexidini digluconatis solutio* | 2080 |
| *Chlorhexidini dihydrochloridum* | 2082 |
| Chlorid | |
| – Grenzprüfung (2.4.4) | 142 |
| – Identitätsreaktion (*siehe* 2.3.1) | 135 |
| Chlorid-Lösung (5 ppm Cl) *R* | 742 |
| Chlorid-Lösung (8 ppm Cl) *R* | 742 |
| Chlorid-Lösung (50 ppm Cl) *R* | 741 |
| 3-Chlor-2-methylanilin *R* | 559 |
| 2-Chlornicotinsäure *R* | 560 |
| Chlornitroanilin *R* | 560 |
| 2-Chlor-*N*-nitro-4-(trifluormethyl)benzol *R* | 559 |
| Chlorobutanol *R* | 560 |
| Chlorobutanol, wasserfreies | 2083 |
| Chlorobutanol-Hemihydrat | 2084 |
| *Chlorobutanolum anhydricum* | 2083 |
| *Chlorobutanolum hemihydricum* | 2084 |
| Chlorocresol | 2085 |
| *Chlorocresolum* | 2085 |
| Chloroform *R* | 560 |
| Chloroform | |
| – angesäuertes *R* | 560 |
| – ethanolfreies *R* | 560 |

Ph. Eur. 6. Ausgabe, 3. Nachtrag

| | |
|---|---|
| – ethanolfreies *R* 1 | 560 |
| (D)Chloroform *R* | 560 |
| Chlorogensäure *R* | 561 |
| *Chloroquini phosphas* | 2086 |
| *Chloroquini sulfas* | 2087 |
| Chloroquinphosphat | 2086 |
| Chloroquinsulfat | 2087 |
| Chlorothiazid | 2089 |
| Chlorothiazid *R* | 561 |
| *Chlorothiazidum* | 2089 |
| *Chlorphenamini maleas* | 6.1-4569 |
| Chlorphenaminmaleat | 6.1-4569 |
| Chlorphenol *R* | 561 |
| Chlorpromazinhydrochlorid | 2092 |
| *Chlorpromazini hydrochloridum* | 2092 |
| Chlorpropamid | 2093 |
| *Chlorpropamidum* | 2093 |
| 3-Chlorpropan-1,2-diol *R* | 561 |
| Chlorprothixenhydrochlorid | 2095 |
| *Chlorprothixeni hydrochloridum* | 2095 |
| Chlorpyriphos *R* | 561 |
| Chlorpyriphos-methyl *R* | 561 |
| Chlorsalicylsäure *R* | 561 |
| Chlortalidon | 2097 |
| *Chlortalidonum* | 2097 |
| Chlortetracyclinhydrochlorid | 2099 |
| Chlortetracyclinhydrochlorid *R* | 561 |
| *Chlortetracyclini hydrochloridum* | 2099 |
| Chlortriethylaminhydrochlorid *R* | 561 |
| Chlortrimethylsilan *R* | 562 |
| *Cholecalciferoli pulvis* | 2205 |
| *Cholecalciferolum* | 2199 |
| *Cholecalciferolum densatum oleosum* | 2200 |
| *Cholecalciferolum in aqua dispergibile* | 2203 |
| Cholera-Impfstoff | 1073 |
| – (gefriergetrocknet) | 1074 |
| – (inaktiviert) für Geflügel | 1259 |
| – (inaktiviert, oral) | 1075 |
| (5α)-Cholestan *R* | 562 |
| Cholesterol | 2101 |
| Cholesterol *R* | 562 |
| *Cholesterolum* | 2101 |
| Cholinchlorid *R* | 562 |
| Chondroitinase ABC *R* | 562 |
| Chondroitinase AC *R* | 562 |
| *Chondroitini natrii sulfas* | 6.3-5424 |
| Chondroitinsulfat-Natrium | 6.3-5424 |
| *Chorda resorbilis sterilis* | 1489 |
| *Chorda resorbilis sterilis in fuso ad usum veterinarium* | 1503 |
| Choriongonadotropin | 2105 |
| Choriongonadotropin *R* | 562 |
| Chromatographische Trennmethoden (2.2.46) | 93 |
| Chromazurol *R* | 562 |
| Chrom(III)-acetylacetonat *R* | 6.3-5257 |
| Chrom(III)-chlorid-Hexahydrat *R* | 562 |
| Chrom(III)-kaliumsulfat *R* | 562 |
| Chrom(VI)-oxid *R* | 563 |
| [$^{51}$Cr]Chromedetat-Injektionslösung | 6.2-4885 |
| *Chromii[$^{51}$Cr] edetatis solutio iniectabilis* | 6.2-4885 |
| Chrom-Lösung (0,1 % Cr) *R* | 742 |
| Chrom-Lösung (0,1 ppm Cr) *R* | 742 |
| Chrom-Lösung (100 ppm Cr) *R* | 742 |
| Chrom-Lösung (1000 ppm Cr), ölige *R* | 742 |
| Chromogensubstrat *R* 1 | 563 |
| Chromogensubstrat *R* 2 | 563 |
| Chromogensubstrat *R* 3 | 563 |
| Chromogensubstrat *R* 4 | 563 |
| Chromogensubstrat *R* 5 | 563 |
| Chromophorsubstrat *R* 1 | 563 |
| Chromophorsubstrat *R* 2 | 563 |
| Chromophorsubstrat *R* 3 | 563 |
| Chromotrop 2B *R* | 563 |
| Chromotrop-2B-Lösung *R* | 563 |
| Chromotropsäure-Natrium *R* | 563 |
| Chromotropsäure-Natrium-Lösung *R* | 563 |
| Chromotropsäure-Schwefelsäure-Lösung *R* | 563 |
| Chromschwefelsäure *R* | 564 |
| Chrysanthemin *R* | 6.2-4863 |
| Chymotrypsin | 2106 |
| α-Chymotrypsin für Peptidmustercharakterisierung *R* | 564 |
| *Chymotrypsinum* | 2106 |
| Ciclopirox | 2108 |
| *Ciclopirox olaminum* | 2110 |
| Ciclopirox-Olamin | 2110 |
| *Ciclopiroxum* | 2108 |
| Ciclosporin | 2112 |
| *Ciclosporinum* | 2112 |
| Cilastatin-Natrium | 6.1-4570 |
| *Cilastatinum natricum* | 6.1-4570 |
| Cilazapril | 2116 |
| *Cilazaprilum* | 2116 |
| Cimetidin | 2117 |
| Cimetidinhydrochlorid | 2119 |
| *Cimetidini hydrochloridum* | 2119 |
| *Cimetidinum* | 2117 |
| Cinchocainhydrochlorid | 2120 |
| *Cinchocaini hydrochloridum* | 2120 |
| *Cinchonae cortex* | 6.2-4936 |
| *Cinchonae extractum fluidum normatum* | 2058 |
| Cinchonidin *R* | 564 |
| Cinchonin *R* | 564 |
| Cineol | 2122 |
| Cineol *R* | 564 |
| 1,4-Cineol *R* | 565 |
| 1,8-Cineol in ätherischen Ölen, Gehaltsbestimmung (2.8.11) | 323 |
| *Cineolum* | 2122 |
| Cinnamamid *R* | 565 |
| *Cinnamomi cassiae aetheroleum* | 6.2-4923 |
| *Cinnamomi cortex* | 6.3-5755 |
| *Cinnamomi corticis tinctura* | 4396 |
| *Cinnamomi zeylanici corticis aetheroleum* | 6.2-5123 |
| *Cinnamomi zeylanici folii aetheroleum* | 4393 |
| Cinnamylacetat *R* | 565 |
| Cinnarizin | 2123 |
| *Cinnarizinum* | 2123 |
| Ciprofibrat | 2125 |
| *Ciprofibratum* | 2125 |
| Ciprofloxacin | 2126 |
| Ciprofloxacinhydrochlorid | 2128 |
| *Ciprofloxacini hydrochloridum* | 2128 |
| *Ciprofloxacinum* | 2126 |
| *Cisapridi tartras* | 2132 |
| Cisaprid-Monohydrat | 2131 |
| Cisapridtartrat | 2132 |
| *Cisapridum monohydricum* | 2131 |
| Cisplatin | 6.3-5427 |
| *Cisplatinum* | 6.3-5427 |
| Citalopramhydrobromid | 6.3-5430 |
| Citalopramhydrochlorid | 6.3-5432 |
| *Citaloprami hydrobromidum* | 6.3-5430 |
| *Citaloprami hydrochloridum* | 6.3-5432 |
| Citral *R* | 565 |
| Citrat, Identitätsreaktion (siehe 2.3.1) | 135 |
| Citrat-Pufferlösung pH 3,0 (0,25 mol·l⁻¹) *R* | 746 |
| Citrat-Pufferlösung pH 5,0 *R* | 747 |
| *Citri reticulatae aetheroleum* | 3168 |
| *Citronellae aetheroleum* | 2135 |
| Citronellal *R* | 565 |
| Citronellöl | 2135 |
| Citronellol *R* | 566 |
| Citronellylacetat *R* | 566 |
| Citronenöl | 2136 |
| Citronenöl *R* | 566 |
| Citronensäure *R* | 566 |

**Ph. Eur. 6. Ausgabe, 3. Nachtrag**

Citronensäure
- wasserfreie .............................. 2138
- wasserfreie R .............................. 566
Citronensäure-Monohydrat .................. 2139
Citropten R .................................. 566
Cladribin .................................... 2141
*Cladribinum* ................................ 2141
Clarithromycin .............................. 2143
*Clarithromycinum* .......................... 2143
Clazuril für Tiere .......................... 2146
*Clazurilum ad usum veterinarium* .......... 2146
*Clebopridi malas* .......................... 2147
Clebopridmalat .............................. 2147
Clemastinfumarat ...................... **6.1**-4573
*Clemastini fumaras* .................. **6.1**-4573
Clenbuterolhydrochlorid ..................... 2151
*Clenbuteroli hydrochloridum* ............... 2151
Clindamycin-2-dihydrogenphosphat ............ 2153
Clindamycinhydrochlorid ..................... 2155
*Clindamycini hydrochloridum* ............... 2155
*Clindamycini phosphas* ..................... 2153
Clioquinol .................................. 2157
*Clioquinolum* .............................. 2157
Clobazam .................................... 2158
*Clobazamum* ................................ 2158
*Clobetasoli propionas* ..................... 2160
Clobetasolpropionat ......................... 2160
Clobetasolpropionat R ....................... 566
Clobetasonbutyrat ........................... 2162
*Clobetasoni butyras* ....................... 2162
Clodronat-Dinatrium-Tetrahydrat ....... **6.2**-4938
Clofazimin .................................. 2164
*Clofaziminum* .............................. 2164
Clofibrat ................................... 2165
*Clofibratum* ............................... 2165
Clomifencitrat .............................. 2166
*Clomifeni citras* .......................... 2166
Clomipraminhydrochlorid ..................... 2168
*Clomipramini hydrochloridum* ............... 2168
Clonazepam .................................. 2171
*Clonazepamum* .............................. 2171
Clonidinhydrochlorid .................. **6.3**-5433
*Clonidini hydrochloridum* ............ **6.3**-5433
Clopamid .............................. **6.1**-4575
*Clopamidum* .......................... **6.1**-4575
Closantel-Natrium-Dihydrat für Tiere ........ 2174
*Closantelum natricum dihydricum ad usum
veterinarium* .............................. 2174
Clostridien, Nachweis (*siehe* 2.6.13) . **6.3**-5223
*Clostridium-chauvoei*-Impfstoff für Tiere ... 1260
*Clostridium-novyi*-Alpha-Antitoxin für Tiere . 1387
*Clostridium-novyi*-(Typ B)-Impfstoff für Tiere . 1261
*Clostridium-perfringens*-Beta-Antitoxin für Tiere ... 1388
*Clostridium-perfringens*-Epsilon-Antitoxin
für Tiere ................................... 1390
*Clostridium-perfringens*-Impfstoff für Tiere ....... 1264
*Clostridium-septicum*-Impfstoff für Tiere ....... 1266
Clotrimazol ........................... **6.1**-4577
*Clotrimazolum* ....................... **6.1**-4577
Cloxacillin-Natrium ......................... 2177
*Cloxacillinum natricum* .................... 2177
Clozapin .................................... 2179
*Clozapinum* ................................ 2179
Cobalt(II)-chlorid R ........................ 566
Cobalt(II)-nitrat R ......................... 567
Cobalt-Lösung (100 ppm Co) R ................ 742
Cocainhydrochlorid .......................... 2181
*Cocaini hydrochloridum* .................... 2181
*Cocois oleum raffinatum* ............. **6.2**-5013
Cocoylcaprylocaprat ......................... 2182
*Cocoylis caprylocapras* .................... 2182
Codein ................................ **6.1**-4578
Codein R .................................... 567
Codeinhydrochlorid-Dihydrat ................. 2185
*Codeini hydrochloridum dihydricum* ......... 2185
*Codeini phosphas hemihydricus* ............. 2187
*Codeini phosphas sesquihydricus* ........... 2190
Codeinphosphat R ............................ 567
Codeinphosphat-Hemihydrat ................... 2187
Codeinphosphat-Sesquihydrat ................. 2190
*Codeinum* ............................ **6.1**-4578
*Codergocrini mesilas* ................ **6.3**-5435
Codergocrinmesilat .................... **6.3**-5435
Coffein ............................... **6.1**-4581
Coffein R ................................... 567
Coffein-Monohydrat .......................... 2195
*Coffeinum* ........................... **6.1**-4581
*Coffeinum monohydricum* .................... 2195
*Colae semen* ............................... 2998
Colchicin ................................... 2197
*Colchicinum* ............................... 2197
Colecalciferol .............................. 2199
Colecalciferol, ölige Lösungen von .......... 2200
Colecalciferol-Konzentrat,
wasserdispergierbares ..................... 2203
Colecalciferol-Trockenkonzentrat ............ 2205
Colestyramin ................................ 2208
*Colestyraminum* ............................ 2208
Colibacillosis-Impfstoff
- (inaktiviert) für neugeborene Ferkel ..... 1269
- (inaktiviert) für neugeborene Wiederkäuer .. 1271
Colistimethat-Natrium ....................... 2210
*Colistimethatum natricum* .................. 2210
*Colistini sulfas* .......................... 2211
Colistinsulfat .............................. 2211
*Colophonium* ............................... 3000
*Compressi* ................................. 1031
Coomassie-Färbelösung R ..................... 567
Coomassie-Färbelösung R 1 ............. **6.3**-5257
*Copolymerum methacrylatis butylati basicum* ....... 1898
Copovidon ................................... 2213
*Copovidonum* ............................... 2213
*Coriandri aetheroleum* ..................... 3001
*Coriandri fructus* ......................... 3000
Coronavirusdiarrhö-Impfstoff (inaktiviert)
für Kälber ................................. 1273
*Corpora ad usum pharmaceuticum* ...... **6.3**-5281
**Cortices**
- *Cinchonae cortex* .................. **6.2**-4936
- *Cinnamomi cortex* .................. **6.3**-5755
- *Frangulae cortex* ....................... 2541
- *Pruni africanae cortex* ................. 3636
- *Quercus cortex* ......................... 2415
- *Rhamni purshianae cortex* ............... 1983
- *Salicis cortex* .................... **6.1**-4733
Cortisonacetat .............................. 2215
Cortisonacetat R ............................ 567
*Cortisoni acetas* .......................... 2215
Coulometrische Titration – Mikrobestimmung
von Wasser (2.5.32) ........................ 184
Coumaphos R ................................. 567
Counter-Immunelektrophorese (*siehe* 2.7.1) ....... 270
*Crataegi folii cum flore extractum fluidum
quantificatum* ............................. 4355
*Crataegi folii cum flore extractum siccum* ....... 4356
*Crataegi folium cum flore* ................. 4353
*Crataegi fructus* .......................... 4357
Cremes
- hydrophile (*siehe* Halbfeste Zubereitungen
zur kutanen Anwendung) ............. **6.3**-5288
- lipophile (*siehe* Halbfeste Zubereitungen zur
kutanen Anwendung) ................. **6.3**-5288
*o*-Cresol R ................................ 567
*p*-Cresol R ................................ 567
*m*-Cresolpurpur R .......................... 567
*m*-Cresolpurpur-Lösung R ................... 567
Cresolrot R ................................. 568
Cresolrot-Lösung R .......................... 568

Gesamtregister 5771

*Cresolum crudum* .......................... 3862
*Croci stigma ad praeparationes homoeopathicas* ..... 1527
Crocus für homöopathische Zubereitungen ........ 1527
Croscarmellose-Natrium .................... **6.3**-5437
Crospovidon ........................ **6.3**-5439
*Crospovidonum* ...................... **6.3**-5439
Crotamiton ............................ 2221
*Crotamitonum* ......................... 2221
Cumarin *R* ............................ 568
*o*-Cumarsäure *R* ........................ 568
*p*-Cumarsäure *R* ........................ 568
*Cupri acetas monohydricus ad praeparationes homoeopathicas* ....................... 1536
*Cupri sulfas anhydricus* .................... 3005
*Cupri sulfas pentahydricus* .................. 3006
*Cuprum ad praeparationes homoeopathicas* ....... 1535
Curaçao-Aloe .......................... 1598
*Curcumae xanthorrhizae rhizoma* .............. 2657
Curcumin *R* ........................... 568
*Cyamopsidis seminis pulvis* ............. **6.3**-5485
Cyanessigsäure *R* ....................... 568
Cyanessigsäureethylester *R* .................. 569
Cyanguanidin *R* ........................ 569
Cyanocobalamin ........................ 2223
Cyanocobalamin *R* ...................... 569
*Cyanocobalamini[⁵⁷Co] capsulae* ............... 1401
*Cyanocobalamini[⁵⁸Co] capsulae* ............... 1402
*Cyanocobalamini[⁵⁷Co] solutio* ................ 1403
*Cyanocobalamini[⁵⁸Co] solutio* ................ 1404
[⁵⁷Co]Cyanocobalamin-Kapseln ............... 1401
[⁵⁸Co]Cyanocobalamin-Kapseln ............... 1402
[⁵⁷Co]Cyanocobalamin-Lösung ............... 1403
[⁵⁸Co]Cyanocobalamin-Lösung ............... 1404
*Cyanocobalaminum* ..................... 2223
Cyanoferrat(II)-Lösung (100 ppm Fe(CN)$_6$) *R* ...... 742
Cyanoferrat(III)-Lösung (50 ppm Fe(CN)$_6$) *R* ...... 742
Cyclizinhydrochlorid .................... **6.2**-4940
*Cyclizini hydrochloridum* .................. **6.2**-4940
β-Cyclodextrin zur Trennung chiraler Komponenten
 – modifiziertes *R* ....................... 569
 – modifiziertes *R* 1 ...................... 569
Cyclohexan *R* .......................... 569
Cyclohexan *R* 1 ........................ 569
1,2-Cyclohexandinitrilotetraessigsäure *R* ......... 569
Cyclohexylamin *R* ...................... 569
Cyclohexylmethanol *R* .................... 569
3-Cyclohexylpropansäure *R* ................. 570
Cyclopentolathydrochlorid .................. 2225
*Cyclopentolati hydrochloridum* ............... 2225
Cyclophosphamid ....................... 2226
*Cyclophosphamidum* ..................... 2226
Cyhalothrin *R* ......................... 570
*p*-Cymen *R* ........................... 570
*Cynarae folii extractum siccum* ........... **6.3**-5369
*Cynarae folium* ........................ 1710
Cynarin *R* ............................ 570
Cypermethrin *R* ........................ 570
Cyproheptadinhydrochlorid ................. 2228
*Cyproheptadini hydrochloridum* .............. 2228
Cyproteronacetat ....................... 2229
*Cyproteroni acetas* ...................... 2229
L-Cystein *R* ........................... 570
Cysteinhydrochlorid *R* .................... 570
Cysteinhydrochlorid-Monohydrat .............. 2230
*Cysteini hydrochloridum monohydricum* .......... 2230
Cystin ............................... 2232
L-Cystin *R* ............................ 570
*Cystinum* ............................ 2232
Cytarabin ............................. 2233
*Cytarabinum* .......................... 2233
Cytosin *R* ............................ 571

**Ph. Eur. 6. Ausgabe, 3. Nachtrag**

# D

Dacarbazin ............................ 2237
*Dacarbazinum* ......................... 2237
Dalteparin-Natrium ...................... 2239
*Dalteparinum natricum* ................... 2239
Dampfraumanalyse (*siehe* 2.2.28) .............. 59
Dampfsterilisation (*siehe* 5.1.1) ............... 768
Dampfsterilisation von wässrigen Zubereitungen,
 Anwendung des $F_0$-Konzepts (5.1.5) ........ **6.3**-5265
Danaparoid-Natrium ..................... 2241
*Danaparoidum natricum* ................... 2241
Dansylchlorid *R* ........................ 571
Dantron *R* ............................ 571
Dapson .............................. 2245
*Dapsonum* ........................... 2245
Darreichungsformen
 – (*siehe* Homöopathische Zubereitungen) ...... 1512
 – (*siehe* Monographien zu Darreichungsformen)
Daunorubicinhydrochlorid .................. 2246
*Daunorubicini hydrochloridum* ............... 2246
DC-Platte
 – mit Aluminiumoxid G *R* .................. 571
 – mit Kieselgel *R* ....................... 571
 – mit Kieselgel F$_{254}$ *R* .................. 571
 – mit Kieselgel G *R* ..................... 572
 – mit Kieselgel GF$_{254}$ *R* ................. 572
 – mit Kieselgel zur Aminopolyetherprüfung *R* ........................ **6.2**-4863
 – mit octadecylsilyliertem Kieselgel *R* ......... 572
 – mit octadecylsilyliertem Kieselgel F$_{254}$ *R* ..... 572
 – mit octadecylsilyliertem Kieselgel
  zur Trennung chiraler Komponenten *R* ..... 572
 – mit silanisiertem Kieselgel *R* .............. 572
 – mit silanisiertem Kieselgel F$_{254}$ *R* ......... 572
*o,p*′-DDD *R* .......................... 572
*p,p*′-DDD *R* .......................... 572
*o,p*′-DDE *R* .......................... 573
*p,p*′-DDE *R* .......................... 573
*o,p*′-DDT *R* .......................... 573
*p,p*′-DDT *R* .......................... 573
Decan *R* ............................. 573
Decanal *R* ............................ 573
Decanol *R* ............................ 573
Decansäure *R* ......................... 573
Decylalkohol *R* ........................ 574
*Decylis oleas* .......................... 2247
Decyloleat ............................ 2247
*Deferoxamini mesilas* .................... 2248
Deferoxaminmesilat ..................... 2248
Definition, Erläuterung (*siehe* 1.4) ........... **6.1**-4424
Deltamethrin *R* ........................ 574
Dembrexinhydrochlorid-Monohydrat für Tiere .... 2250
*Dembrexini hydrochloridum monohydricum
 ad usum veterinarium* .................. 2250
Demeclocyclinhydrochlorid ................. 2251
Demeclocyclinhydrochlorid *R* ............... 574
*Demeclocyclini hydrochloridum* .............. 2251
Demethylflumazenil *R* .................... 574
Deptropincitrat ......................... 2253
*Deptropini citras* ....................... 2253
*Dequalinii chloridum* .................... 2255
Dequaliniumchlorid ..................... 2255
Desfluran ........................... **6.1**-4585
*Desfluranum* ........................ **6.1**-4585
Desipraminhydrochlorid ................... 2256
*Desipramini hydrochloridum* ................ 2256
Deslanosid ........................... 2258
*Deslanosidum* ......................... 2258
Desmopressin ......................... 2259
*Desmopressinum* ...................... 2259
Desogestrel ........................... 2261
*Desogestrelum* ........................ 2261

Desoxycortonacetat .......................... 2262
*Desoxycortoni acetas* ....................... 2262
Desoxyribonukleinsäure, Natriumsalz *R* ........... 574
2-Desoxy-D-ribose *R* ........................ 574
Desoxyuridin *R* ............................. 574
Destillationsbereich (2.2.11) .................... 39
Detomidinhydrochlorid für Tiere ............... 2264
*Detomidini hydrochloridum ad usum*
*veterinarium* ............................. 2264
Dexamethason ............................. 2265
Dexamethasonacetat ......................... 2267
Dexamethasondihydrogenphosphat-Dinatrium ..... 2269
*Dexamethasoni acetas* ....................... 2267
*Dexamethasoni isonicotinas* .................. 2271
*Dexamethasoni natrii phosphas* ............... 2269
Dexamethasonisonicotinat .................... 2271
*Dexamethasonum* .......................... 2265
*Dexchlorpheniramini maleas* ................. 2272
Dexchlorpheniraminmaleat ................... 2272
Dexpanthenol .............................. 2274
*Dexpanthenolum* ........................... 2274
Dextran zur Chromatographie
 – quer vernetztes *R* 2 ...................... 575
 – quer vernetztes *R* 3 ...................... 575
Dextran 1 zur Herstellung von Parenteralia .... **6.3**-5445
Dextran 40 zur Herstellung von Parenteralia ... **6.3**-5446
Dextran 60 zur Herstellung von Parenteralia ... **6.3**-5448
Dextran 70 zur Herstellung von Parenteralia ... **6.3**-5449
Dextranblau 2000 *R* ......................... 575
Dextrane, Molekülmassenverteilung (2.2.39) ........ 78
Dextranomer ............................... 2281
*Dextranomerum* ............................ 2281
*Dextranum 1 ad iniectabile* ................ **6.3**-5445
*Dextranum 40 ad iniectabile* ............... **6.3**-5446
*Dextranum 60 ad iniectabile* ............... **6.3**-5448
*Dextranum 70 ad iniectabile* ............... **6.3**-5449
Dextrin ................................... 2282
*Dextrinum* ................................ 2282
Dextromethorphanhydrobromid ................ 2283
*Dextromethorphani hydrobromidum* ........... 2283
Dextromoramidhydrogentartrat ................ 2285
*Dextromoramidi tartras* ..................... 2285
Dextropropoxyphenhydrochlorid ............... 2286
*Dextropropoxypheni hydrochloridum* .......... 2286
3,3′-Diaminobenzidin-tetrahydrochlorid *R* ....... 575
Diammonium-2,2′-azinobis(3-ethylbenzo-
 thiazolin-6-sulfonat) *R* .................... 575
Diazepam ................................. 2287
*Diazepamum* .............................. 2287
Diazinon *R* ................................ 575
Diazobenzolsulfonsäure-Lösung *R* 1 ............ 575
Diazoxid .................................. 2289
*Diazoxidum* ............................... 2289
Dibrompropamidindiisetionat ................. 2290
*Dibrompropamidini diisetionas* .............. 2290
Dibutylamin *R* ............................. 575
Dibutylammoniumphosphat-Lösung
 zur Ionenpaarung *R* ...................... 575
Dibutylether *R* ............................. 575
*Dibutylis phthalas* ........................ 2292
Dibutylphthalat ............................ 2292
Dibutylphthalat *R* ........................... 576
Dicarboxidindihydrochlorid *R* ................. 576
Dichlofenthion *R* ............................ 576
Dichlorbenzol *R* ............................ 576
5,7-Dichlorchinolin-8-ol *R* .................... 576
Dichlorchinonchlorimid *R* .................... 576
2,3-Dichlor-5,6-dicyanbenzochinon *R* ........... 576
(*S*)-3,5-Dichlor-2,6-dihydroxy-*N*-
 [(1-ethylpyrrolidin-2-yl)methyl]benzamid-
 hydrobromid *R* ........................... 577
Dichloressigsäure *R* ......................... 577
Dichloressigsäure-Reagenz *R* ................. 577
Dichlorethan *R* ............................. 577

Dichlorfluorescein *R* ........................ 577
Dichlormethan ............................. 2293
Dichlormethan *R* ........................... 577
Dichlormethan *R* 1 .......................... 577
Dichlorphenolindophenol *R* .................. 577
Dichlorphenolindophenol-Lösung,
 eingestellte *R* ............................ 578
Dichlorvos *R* ............................... 578
Dichte, relative (2.2.5) ......................... 33
Dichte von Feststoffen (2.2.42) ............ **6.3**-5201
Dichte von Feststoffen, Bestimmung mit Hilfe
 von Gaspyknometern (2.9.23) ........... **6.2**-4842
Dickextrakte (*siehe* Extrakte) ............. **6.1**-4479
Diclazuril für Tiere ......................... 2295
*Diclazurilum ad usum veterinarium* .......... 2295
Diclofenac-Kalium .......................... 2296
Diclofenac-Natrium ......................... 2298
*Diclofenacum kalicum* ...................... 2296
*Diclofenacum natricum* ..................... 2298
Dicloxacillin-Natrium ....................... 2300
*Dicloxacillinum natricum* ................... 2300
Dicyclohexyl *R* ............................. 578
Dicyclohexylamin *R* ......................... 578
Dicyclohexylharnstoff *R* ..................... 578
Dicycloverinhydrochlorid .................... 2302
*Dicycloverini hydrochloridum* ............... 2302
Didanosin ................................. 2303
*Didanosinum* .............................. 2303
Didocosahexaenoin *R* ....................... 578
Didodecyl(3,3′-thiodipropionat) *R* ............. 578
Dieldrin *R* ................................. 578
Dienestrol ................................. 2305
*Dienestrolum* .............................. 2305
Diethanolamin *R* ........................... 578
Diethanolamin-Pufferlösung pH 10,0 *R* ........ 752
1,1-Diethoxyethan *R* ........................ 579
Diethoxytetrahydrofuran *R* .................. 579
Diethylamin *R* ............................. 579
Diethylaminoethyldextran *R* ................. 579
Diethylammoniumphosphat-Pufferlösung
 pH 6,0 *R* ................................ 748
*N,N*-Diethylanilin *R* ....................... 579
Diethylcarbamazindihydrogencitrat ............ 2306
*Diethylcarbamazini citras* ................... 2306
Diethylenglycol *R* .......................... 579
*Diethylenglycoli aether monoethilicus* ........ 2308
*Diethylenglycoli palmitostearas* ............. 2309
Diethylenglycolmonoethylether ............... 2308
Diethylenglycolpalmitostearat ................ 2309
Diethylethylendiamin *R* ..................... 580
Diethylhexylphthalat *R* ...................... 580
*Diethylis phthalas* ....................... **6.1**-4587
Diethylphenylendiaminsulfat *R* ............... 580
Diethylphenylendiaminsulfat-Lösung *R* ........ 580
Diethylphthalat ......................... **6.1**-4587
Diethylstilbestrol ........................... 2312
*Diethylstilbestrolum* ....................... 2312
Differenzial-Spektroskopie (*siehe* 2.2.25) ......... 54
Diflunisal ................................. 2313
*Diflunisalum* .............................. 2313
*Digitalis purpureae folium* .................. 2315
Digitalis-purpurea-Blätter ................... 2315
Digitonin *R* ................................ 580
Digitoxin .................................. 2317
Digitoxin *R* ................................ 580
*Digitoxinum* ............................... 2317
Digoxin ................................... 2318
*Digoxinum* ................................ 2318
*Dihydralazini sulfas hydricus* ............ **6.1**-4588
Dihydralazinsulfat, wasserhaltiges ......... **6.1**-4588
Dihydrocapsaicin *R* ......................... 580
10,11-Dihydrocarbamazepin *R* ................ 580
Dihydrocarvon *R* ........................... 581
*Dihydrocodeini hydrogenotartras* ............ 2323

Dihydrocodein[(R,R)-tartrat] . . . . . . . . . . . . . . . . . . 2323
*Dihydroergocristini mesilas* . . . . . . . . . . . . . . . . . . 2324
Dihydroergocristinmesilat . . . . . . . . . . . . . . . . . . 2324
*Dihydroergotamini mesilas* . . . . . . . . . . . . . . . **6.1**-4590
*Dihydroergotamini tartras* . . . . . . . . . . . . . . . . . . 2329
Dihydroergotaminmesilat . . . . . . . . . . . . . . . . **6.1**-4590
Dihydroergotamintartrat . . . . . . . . . . . . . . . . . . . . . 2329
*Dihydrostreptomycini sulfas ad usum
  veterinarium* . . . . . . . . . . . . . . . . . . . . . . . . . **6.2**-4945
Dihydrostreptomycinsulfat für Tiere . . . . . . . . . **6.2**-4945
Dihydrotachysterol . . . . . . . . . . . . . . . . . . . . . . . . . 2333
*Dihydrotachysterolum* . . . . . . . . . . . . . . . . . . . . . . 2333
2,5-Dihydroxybenzoesäure *R* . . . . . . . . . . . . . . . . . 581
5,7-Dihydroxy-4-methylcumarin *R* . . . . . . . . . . . . 581
1,3-Dihydroxynaphthalin *R* . . . . . . . . . . . . . . . . . . 581
2,7-Dihydroxynaphthalin *R* . . . . . . . . . . . . . . . . . . 581
2,7-Dihydroxynaphthalin-Lösung *R* . . . . . . . . . . . 581
5,7-Diiodchinolin-8-ol *R* . . . . . . . . . . . . . . . . . . . . . 581
Diisobutylketon *R* . . . . . . . . . . . . . . . . . . . . . . . . . . 581
Diisopropylether *R* . . . . . . . . . . . . . . . . . . . . . . . . . 581
*N,N'*-Diisopropylethylendiamin *R* . . . . . . . . . . . . 582
*Dikalii clorazepas* . . . . . . . . . . . . . . . . . . . . . . . . . . 2335
*Dikalii phosphas* . . . . . . . . . . . . . . . . . . . . . . . . . . . 2960
Dikaliumclorazepat . . . . . . . . . . . . . . . . . . . . . . . . . 2335
Diltiazemhydrochlorid . . . . . . . . . . . . . . . . . . **6.1**-4593
*Diltiazemi hydrochloridum* . . . . . . . . . . . . . . **6.1**-4593
Dimenhydrinat . . . . . . . . . . . . . . . . . . . . . . . . . . . . . 2338
*Dimenhydrinatum* . . . . . . . . . . . . . . . . . . . . . . . . . 2338
Dimercaprol . . . . . . . . . . . . . . . . . . . . . . . . . . . . . . 2339
*Dimercaprolum* . . . . . . . . . . . . . . . . . . . . . . . . . . . 2339
4,4'-Dimethoxybenzophenon *R* . . . . . . . . . . . . . . . 582
Dimethoxypropan *R* . . . . . . . . . . . . . . . . . . . . . . . . 582
Dimethylacetamid . . . . . . . . . . . . . . . . . . . . . . . . . . 2340
Dimethylacetamid *R* . . . . . . . . . . . . . . . . . . . . . . . 582
*Dimethylacetamidum* . . . . . . . . . . . . . . . . . . . . . . . 2340
Dimethylamin *R* . . . . . . . . . . . . . . . . . . . . . . . . . . . 582
Dimethylamin-Lösung *R* . . . . . . . . . . . . . . . . . . . . 582
Dimethylaminobenzaldehyd *R* . . . . . . . . . . . . . . . 582
Dimethylaminobenzaldehyd-Lösung *R* 1 . . . . . . . 582
Dimethylaminobenzaldehyd-Lösung *R* 2 . . . . . . . 583
Dimethylaminobenzaldehyd-Lösung *R* 6 . . . . . . . 583
Dimethylaminobenzaldehyd-Lösung *R* 7 . . . . . . . 583
Dimethylaminobenzaldehyd-Lösung *R* 8 . . . . . . . 583
(2-Dimethylaminoethyl)methacrylat *R* . . . . . . . . 583
3-Dimethylaminophenol *R* . . . . . . . . . . . . . . . . . . 583
Dimethylaminozimtaldehyd *R* . . . . . . . . . . . . . . . 583
Dimethylaminozimtaldehyd-Lösung *R* . . . . . . . . 583
*N,N*-Dimethylanilin *R* . . . . . . . . . . . . . . . . . . . . . . 583
*N,N*-Dimethylanilin, Grenzprüfung (2.4.26) . . . . . . . 161
2,3-Dimethylanilin *R* . . . . . . . . . . . . . . . . . . . . . . . 583
2,6-Dimethylanilin *R* . . . . . . . . . . . . . . . . . . . . . . . 584
2,6-Dimethylanilinhydrochlorid *R* . . . . . . . . . . . . 584
2,4-Dimethyl-6-*tert*-butylphenol *R* . . . . . . . . . . . . 584
Dimethylcarbonat *R* . . . . . . . . . . . . . . . . . . . . . . . . 584
Dimethyl-β-cyclodextrin *R* . . . . . . . . . . . . . . . . . . 584
Dimethyldecylamin *R* . . . . . . . . . . . . . . . . . . . . . . 584
1,1-Dimethylethylamin *R* . . . . . . . . . . . . . . . . . . . 584
Dimethylformamid *R* . . . . . . . . . . . . . . . . . . . . . . . 584
Dimethylformamiddiethylacetal *R* . . . . . . . . . . . . 584
*N,N*-Dimethylformamiddimethylacetal *R* . . . . . . 585
Dimethylglyoxim *R* . . . . . . . . . . . . . . . . . . . . . . . . 585
1,3-Dimethyl-2-imidazolidinon *R* . . . . . . . . . . . . . 585
*Dimethylis sulfoxidum* . . . . . . . . . . . . . . . . . . . . . . 2342
Dimethyloctylamin *R* . . . . . . . . . . . . . . . . . . . . . . 585
2,5-Dimethylphenol *R* . . . . . . . . . . . . . . . . . . . . . . 585
2,6-Dimethylphenol *R* . . . . . . . . . . . . . . . . . . . . . . 585
3,4-Dimethylphenol *R* . . . . . . . . . . . . . . . . . . . . . . 585
*N,N*-Dimethyl-L-phenylalanin *R* . . . . . . . . . . . . . 585
Dimethylpiperazin *R* . . . . . . . . . . . . . . . . . . . . . . . 586
Dimethylstearamid *R* . . . . . . . . . . . . . . . . . . . . . . 586
Dimethylsulfon *R* . . . . . . . . . . . . . . . . . . . . . . . . . . 586
Dimethylsulfoxid . . . . . . . . . . . . . . . . . . . . . . . . . . . 2342
Dimethylsulfoxid *R* . . . . . . . . . . . . . . . . . . . . . . . . 586
Dimethylsulfoxid *R* 1 . . . . . . . . . . . . . . . . . . . . . . 586

($D_6$)Dimethylsulfoxid *R* . . . . . . . . . . . . . . . . . . . . 586
Dimeticon . . . . . . . . . . . . . . . . . . . . . . . . . . . . **6.2**-4948
Dimeticon *R* . . . . . . . . . . . . . . . . . . . . . . . . . . . . . . 586
*Dimeticonum* . . . . . . . . . . . . . . . . . . . . . . . . . **6.2**-4948
*Dimetindeni maleas* . . . . . . . . . . . . . . . . . . . . . . . 2344
Dimetindenmaleat . . . . . . . . . . . . . . . . . . . . . . . . . 2344
Dimidiumbromid *R* . . . . . . . . . . . . . . . . . . . . . . . . 586
Dimidiumbromid-Sulfanblau-Reagenz *R* . . . . . . . 586
*Dinatrii clodronas tetrahydricus* . . . . . . . . . . **6.2**-4938
*Dinatrii edetas* . . . . . . . . . . . . . . . . . . . . . . . . . . . . 3388
*Dinatrii etidronas* . . . . . . . . . . . . . . . . . . . . . . . . . 2515
*Dinatrii pamidronas pentahydricus* . . . . . . . . . . . 3574
*Dinatrii phosphas anhydricus* . . . . . . . . . . . . . . . 3406
*Dinatrii phosphas dihydricus* . . . . . . . . . . . . . . . . 3407
*Dinatrii phosphas dodecahydricus* . . . . . . . . **6.1**-4671
Dinatriumbicinchoninat *R* . . . . . . . . . . . . . . . . . . 587
Dinitrobenzoesäure *R* . . . . . . . . . . . . . . . . . . . . . . 587
Dinitrobenzoesäure-Lösung *R* . . . . . . . . . . . . . . . 587
Dinitrobenzol *R* . . . . . . . . . . . . . . . . . . . . . . . . . . . 587
Dinitrobenzol-Lösung *R* . . . . . . . . . . . . . . . . . . . . 587
Dinitrobenzoylchlorid *R* . . . . . . . . . . . . . . . . . . . . 587
*Dinitrogenii oxidum* . . . . . . . . . . . . . . . . . . . . . . . 2364
Dinitrophenylhydrazin *R* . . . . . . . . . . . . . . . . . . . 587
Dinitrophenylhydrazinhydrochlorid-Lösung *R* . . . . . 587
Dinitrophenylhydrazin-Reagenz *R* . . . . . . . . . . . . 587
Dinitrophenylhydrazin-Schwefelsäure *R* . . . . . . . 587
Dinonylphthalat *R* . . . . . . . . . . . . . . . . . . . . . . . . . 587
Dinoproston . . . . . . . . . . . . . . . . . . . . . . . . . . . . . . 2345
*Dinoprostonum* . . . . . . . . . . . . . . . . . . . . . . . . . . . 2345
Dinoprost-Trometamol . . . . . . . . . . . . . . . . . . . . . 2347
*Dinoprostum trometamolum* . . . . . . . . . . . . . . . . 2347
Dioctadecyldisulfid *R* . . . . . . . . . . . . . . . . . . . . . . 588
Dioctadecyl(3,3'-thiodipropionat) *R* . . . . . . . . . . 588
Diosmin . . . . . . . . . . . . . . . . . . . . . . . . . . . . . . . . . 2349
*Diosminum* . . . . . . . . . . . . . . . . . . . . . . . . . . . . . . 2349
Dioxan *R* . . . . . . . . . . . . . . . . . . . . . . . . . . . . . . . . 588
Dioxan und Ethylenoxid, Grenzprüfung (2.4.25) . . . . 160
Dioxan-Lösung *R* . . . . . . . . . . . . . . . . . . . . . . . . . 588
Dioxan-Lösung *R* 1 . . . . . . . . . . . . . . . . . . . . . . . 588
Dioxan-Stammlösung *R* . . . . . . . . . . . . . . . . . . . . 588
Dioxaphosphan *R* . . . . . . . . . . . . . . . . . . . . . . . . . 588
Diphenhydraminhydrochlorid . . . . . . . . . . . . . . . 2351
*Diphenhydramini hydrochloridum* . . . . . . . . . . . 2351
Diphenoxylathydrochlorid . . . . . . . . . . . . . . . . . . 2353
*Diphenoxylati hydrochloridum* . . . . . . . . . . . . . . 2353
Diphenylamin *R* . . . . . . . . . . . . . . . . . . . . . . . . . . 588
Diphenylamin-Lösung *R* . . . . . . . . . . . . . . . . . . . 588
Diphenylamin-Lösung *R* 1 . . . . . . . . . . . . . . . . . 588
Diphenylamin-Lösung *R* 2 . . . . . . . . . . . . . . . . . 588
Diphenylanthracen *R* . . . . . . . . . . . . . . . . . . . . . . 589
Diphenylbenzidin *R* . . . . . . . . . . . . . . . . . . . . . . . 589
Diphenylboryloxyethylamin *R* . . . . . . . . . . . . . . 589
Diphenylcarbazid *R* . . . . . . . . . . . . . . . . . . . . . . . 589
Diphenylcarbazid-Lösung *R* . . . . . . . . . . . . . . . . 589
Diphenylcarbazon *R* . . . . . . . . . . . . . . . . . . . . . . 589
Diphenylcarbazon-Quecksilber(II)-chlorid-
  Reagenz *R* . . . . . . . . . . . . . . . . . . . . . . . . . . . . . 589
1,2-Diphenylhydrazin *R* . . . . . . . . . . . . . . . . . . . 589
Diphenylmethanol *R* . . . . . . . . . . . . . . . . . . . . . . 590
Diphenyloxazol *R* . . . . . . . . . . . . . . . . . . . . . . . . . 590
Diphenylphenylenoxid-Polymer *R* . . . . . . . . . . . 590
Diphtherie-Adsorbat-Impfstoff . . . . . . . . . . . . . . 1077
 – Bestimmung der Wirksamkeit (2.7.6) . . . . . . . . 279
 – (reduzierter Antigengehalt) . . . . . . . . . . . . . . . 1079
Diphtherie-Antitoxin . . . . . . . . . . . . . . . . . . . . . . 1376
Diphtherie-Tetanus-Adsorbat-Impfstoff . . . . . . . 1081
 – (reduzierter Antigengehalt) . . . . . . . . . . . . . . . 1082
Diphtherie-Tetanus-Hepatitis-B(rDNA)-
  Adsorbat-Impfstoff . . . . . . . . . . . . . . . . . . . . . 1084
Diphtherie-Tetanus-Pertussis-Adsorbat-
  Impfstoff . . . . . . . . . . . . . . . . . . . . . . . . . . . . . 1086
Diphtherie-Tetanus-Pertussis(azellulär, aus
  Komponenten)-Adsorbat-Impfstoff . . . . . . . . 1088

Diphtherie-Tetanus-Pertussis(azellulär, aus
  Komponenten)-Haemophilus-Typ-B(kon-
  jugiert)-Adsorbat-Impfstoff ................. 1090
Diphtherie-Tetanus-Pertussis(azellulär, aus
  Komponenten)-Hepatitis-B(rDNA)-Adsorbat-
  Impfstoff ..................................... 1094
Diphtherie-Tetanus-Pertussis(azellulär, aus
  Komponenten)-Hepatitis-B(rDNA)-
  Poliomyelitis(inaktiviert)-Haemophilus-
  Typ-B(konjugiert)-Adsorbat-Impfstoff ......... 1096
Diphtherie-Tetanus-Pertussis(azellulär, aus
  Komponenten)-Poliomyelitis(inaktiviert)-
  Adsorbat-Impfstoff ........................... 1101
Diphtherie-Tetanus-Pertussis(azellulär, aus
  Komponenten)-Poliomyelitis(inaktiviert)-
  Adsorbat-Impfstoff (reduzierter
  Antigengehalt) ............................... 1104
Diphtherie-Tetanus-Pertussis(azellulär, aus
  Komponenten)-Poliomyelitis(inaktiviert)-
  Haemophilus-Typ-B(konjugiert)-Adsorbat-
  Impfstoff ............................. **6.3**-5299
Diphtherie-Tetanus-Pertussis-Poliomyelitis(in-
  aktiviert)-Adsorbat-Impfstoff ................ 1111
Diphtherie-Tetanus-Pertussis-Poliomyelitis(in-
  aktiviert)-Haemophilus-Typ-B(konjugiert)-
  Adsorbat-Impfstoff ........................... 1114
Diphtherie-Tetanus-Poliomyelitis(inaktiviert)-
  Adsorbat-Impfstoff (reduzierter
  Antigengehalt) ............................... 1117
Diphtherie-Toxin und -Toxoid, Flockungswert
  (Lf) (2.7.27) ................................. 313
Dipivefrinhydrochlorid ........................ 2354
*Dipivefrini hydrochloridum* .................. 2354
Diprophyllin .................................. 2356
*Diprophyllinum* .............................. 2356
Dipyridamol ................................... 2357
*Dipyridamolum* ............................... 2357
2,2'-Dipyridylamin *R* ......................... 590
Dirithromycin ........................... **6.1**-4595
*Dirithromycinum* ....................... **6.1**-4595
Disopyramid ................................... 2361
*Disopyramidi phosphas* ....................... 2362
Disopyramidphosphat ........................... 2362
*Disopyramidum* ............................... 2361
Distickstoffmonoxid ........................... 2364
Distickstoffmonoxid *R* ........................ 590
Distickstoffmonoxid in Gasen (2.5.35) .......... 190
Disulfiram .................................... 2365
*Disulfiramum* ................................ 2365
Ditalimphos *R* ................................ 590
5,5'-Dithiobis(2-nitrobenzoesäure) *R* ......... 590
Dithiol *R* .................................... 590
Dithiol-Reagenz *R* ............................ 591
Dithiothreitol *R* ............................. 591
Dithizon *R* ................................... 591
Dithizon *R* 1 ................................. 591
Dithizon-Lösung *R* ............................ 591
Dithizon-Lösung *R* 2 .......................... 591
Dithranol ..................................... 2367
*Dithranolum* ................................. 2367
DNA-rekombinationstechnisch hergestellte
  Produkte ...................................... 959
Dobutaminhydrochlorid ......................... 2369
*Dobutamini hydrochloridum* ................... 2369
Docosahexaensäuremethylester *R* ............... 591
Docusat-Natrium ............................... 2371
Docusat-Natrium *R* ............................ 591
Dodecylgallat ................................. 2372
*Dodecylis gallas* ............................ 2372
Dodecyltrimethylammoniumbromid *R* ............. 591
Domperidon .................................... 2373
*Domperidoni maleas* .......................... 2375
Domperidonmaleat .............................. 2375
*Domperidonum* ................................ 2373

D-Dopa *R* ..................................... 591
Dopaminhydrochlorid ..................... **6.2**-4949
*Dopamini hydrochloridum* ............... **6.2**-4949
Dopexamindihydrochlorid ....................... 2379
*Dopexamini dihydrochloridum* ................. 2379
Dorzolamidhydrochlorid ........................ 2381
*Dorzolamidi hydrochloridum* .................. 2381
Dosiersprays zur Anwendung in der
  Mundhöhle .................................... 1046
Dostenkraut ................................... 2383
Dosulepinhydrochlorid ......................... 2385
*Dosulepini hydrochloridum* ................... 2385
Dotriacontan *R* ............................... 592
Doxapramhydrochlorid .......................... 2386
*Doxaprami hydrochloridum* .................... 2386
*Doxazosini mesilas* .......................... 2388
Doxazosinmesilat .............................. 2388
Doxepinhydrochlorid ..................... **6.1**-4597
*Doxepini hydrochloridum* ............... **6.1**-4597
Doxorubicinhydrochlorid ....................... 2392
*Doxorubicini hydrochloridum* ................. 2392
Doxycyclin *R* ................................. 592
Doxycyclinhyclat .............................. 2395
*Doxycyclini hyclas* .......................... 2395
Doxycyclin-Monohydrat ......................... 2393
*Doxyclinum monohydricum* ..................... 2393
Doxylaminhydrogensuccinat ............... **6.1**-4599
*Doxylamini hydrogenosuccinas* .......... **6.1**-4599
Dragendorffs Reagenz *R* ....................... 592
Dragendorffs Reagenz *R* 1 ..................... 592
Dragendorffs Reagenz *R* 2 ..................... 592
Dragendorffs Reagenz *R* 3 ..................... 592
Dragendorffs Reagenz *R* 4 ..................... 592
Dragendorffs Reagenz *R* 5 ..................... 592
Dragendorffs Reagenz, verdünntes *R* ........... 592
Drehung
  – optische (2.2.7) ............................ 34
  – spezifische (*siehe* 2.2.7) ................. 34
Dreilappiger Salbei ........................... 3884
Droperidol .................................... 2399
*Droperidolum* ................................ 2399
Druckbehältnisse, Zubereitungen in ............ 1037
Dünnschichtchromatographie (2.2.27) ............ 56
  – Identifizierung fetter Öle (2.3.2) ......... 137
  – Identifizierung von Phenothiazinen (2.3.3) . 138
Durchflusszytometrie (2.7.24) ................. 311
Dydrogesteron ........................... **6.3**-5450
*Dydrogesteronum* ....................... **6.3**-5450
Dynamische Viskosität (*siehe* 2.2.8) ........... 35

# E

Ebastin ....................................... 2405
*Ebastinum* ................................... 2405
*Echinaceae angustifoliae radix* .............. 3954
*Echinaceae pallidae radix* ................... 3949
*Echinaceae purpureae herba* .................. 3947
*Echinaceae purpureae radix* .................. 3951
Echinacosid *R* ................................ 592
Echtblausalz B *R* ............................. 592
Echtes Goldrutenkraut ......................... 2709
Echtrotsalz B *R* .............................. 593
Econazol ...................................... 2406
*Econazoli nitras* ............................ 2408
Econazolnitrat ................................ 2408
*Econazolum* .................................. 2406
Edetinsäure ................................... 2409
*Edrophonii chloridum* ........................ 2411
Edrophoniumchlorid ............................ 2411
Efeu für homöopathische Zubereitungen ......... 1529
Efeublätter ................................... 2412
Egg-Drop-Syndrom-'76-Impfstoff (inaktiviert) .. 1275
Eibischblätter ................................ 2413

Eibischwurzel ................................ 2414
Eichenrinde ................................. 2415
Eigenschaften
 – Erläuterung (siehe 1.4) ............... **6.1**-4424
 – in Monographien (5.11) ................... 927
 – von Hilfsstoffen, funktionalitätsbezogene
   (5.15) ................................ **6.1**-4469
Einheitensystem, Internationales, und andere
  Einheiten (1.6) ........................ **6.1**-4429
Einmalspritzen aus Kunststoff, sterile (3.2.8) ....... 488
Einzeldosierte Arzneiformen
 – Gleichförmigkeit (2.9.40) .............. **6.1**-4451
 – Gleichförmigkeit der Masse (2.9.5) ......... 352
 – Gleichförmigkeit des Gehalts (2.9.6) ........ 353
Einzelernte (siehe 5.2.1) ...................... 797
Einzelmonographien
 – zu Immunsera für Menschen
   (siehe Immunsera für Menschen)
 – zu Immunsera für Tiere
   (siehe Immunsera für Tiere)
 – zu Impfstoffen für Menschen
   (siehe Impfstoffe für Menschen)
 – zu Impfstoffen für Tiere
   (siehe Impfstoffe für Tiere)
 – zu Nahtmaterial für Menschen
   (siehe Nahtmaterial für Menschen)
 – zu Nahtmaterial für Tiere
   (siehe Nahtmaterial für Tiere)
 – zu Radioaktiven Arzneimitteln
   (siehe Radioaktive Arzneimittel)
Eisen R ..................................... 593
Eisen
 – für homöopathische Zubereitungen ......... 1530
 – Grenzprüfung (2.4.9) ..................... 147
 – Identitätsreaktion (siehe 2.3.1) ............. 135
Eisen(II)-fumarat ............................ 2415
Eisen(II)-gluconat ....................... **6.3**-5455
Eisen(II)-sulfat R ........................ **6.2**-4863
Eisen(II)-sulfat, getrocknetes ................. 2421
Eisen(II)-sulfat-Heptahydrat .............. **6.2**-4955
Eisen(II)-sulfat-Lösung R 2 ................... 593
Eisen(II)-sulfat-Lösung (0,1 mol · l⁻¹) .......... 757
Eisen(III)-chlorid R .......................... 593
Eisen(III)-chlorid-Hexacyanoferrat(III)-Arsenit-
  Reagenz R ................................ 593
Eisen(III)-chlorid-Hexahydrat ................. 2423
Eisen(III)-chlorid-Kaliumperiodat-Lösung R .... 593
Eisen(III)-chlorid-Lösung R 1 ................. 593
Eisen(III)-chlorid-Lösung R 2 ................. 593
Eisen(III)-chlorid-Lösung R 3 ................. 593
Eisen(III)-chlorid-Sulfaminsäure-Reagenz R .... 593
Eisen(III)-nitrat R ............................ 593
Eisen(III)-salicylat-Lösung R .................. 593
Eisen(III)-sulfat R ............................ 594
Eisen(III)-sulfat-Pentahydrat R ................ 594
Eisenkraut .............................. **6.2**-4953
Eisen-Lösung (1 g · l⁻¹ Fe) R .................. 742
Eisen-Lösung (1 ppm Fe) R ................... 742
Eisen-Lösung (2 ppm Fe) R ................... 742
Eisen-Lösung (8 ppm Fe) R ................... 742
Eisen-Lösung (10 ppm Fe) R .................. 742
Eisen-Lösung (20 ppm Fe) R .................. 742
Eisen-Lösung (250 ppm Fe) R ................. 742
Elektroimmunassay (siehe 2.7.1) .............. 270
Elektrolyt-Reagenz zur Mikrobestimmung
  von Wasser R ............................. 594
Elektrophorese
 – auf Trägermaterial (siehe 2.2.31) ............. 63
 – trägerfreie (siehe 2.2.31) ..................... 63
Element-Lösung zur Atomspektrometrie
  (1,000 g · l⁻¹) R ............................ 742
*Eleutherococci radix* ........................ 4063
ELISA (siehe 2.7.15) ......................... 301
Emedastindifumarat .......................... 2424

*Emedastini difumaras* ........................ 2424
Emetindihydrochlorid R ...................... 594
Emetindihydrochlorid-Heptahydrat ............ 2427
Emetindihydrochlorid-Pentahydrat ............ 2426
*Emetini hydrochloridum heptahydricum* ...... 2427
*Emetini hydrochloridum pentahydricum* ...... 2426
Emodin R .................................... 594
Empfehlungen zur Durchführung der Prüfung
  auf Bakterien-Endotoxine (siehe 2.6.14) ...... 239
Empfohlene Lösungen und Nährmedien für den
  Nachweis spezifizierter Mikroorganismen
  (siehe 2.6.13) .............................. 223
*Emplastra transcutanea* .................... 1036
Emulsionen
 – Rektalemulsionen ....................... 1061
 – Vaginalemulsionen ...................... 1064
 – zum Einnehmen ......................... 1011
 – zur intrauterinen Anwendung für Tiere .... **6.3**-5292
Enalaprilat-Dihydrat ......................... 2429
*Enalaprilatum dihydricum* .................. 2429
*Enalaprili maleas* .......................... 2431
Enalaprilmaleat .............................. 2431
Endoprotease LysC R .................... **6.3**-5257
α-Endosulfan R .............................. 594
β-Endosulfan R .............................. 594
Endrin R ..................................... 594
Enilconazol für Tiere ......................... 2433
*Enilconazolum ad usum veterinarium* ........ 2433
Enoxaparin-Natrium .......................... 2434
*Enoxaparinum natricum* .................... 2434
Enoxolon .................................... 2436
*Enoxolonum* ............................... 2436
Entenpest-Lebend-Impfstoff .................. 1278
Entfärber-Lösung R .......................... 594
Entwickler-Lösung R ......................... 594
Enziantinktur ................................ 2437
Enzianwurzel ................................ 2438
Enzymgebundene Immunpräzipitationsmethode
  (siehe 2.7.15) .............................. 301
Ephedrin, wasserfreies ....................... 2439
Ephedrin-Hemihydrat ........................ 2441
Ephedrinhydrochlorid ........................ 2442
Ephedrinhydrochlorid, racemisches ............ 2444
*Ephedrini hydrochloridum* .................. 2442
*Ephedrini racemici hydrochloridum* ......... 2444
*Ephedrinum anhydricum* ................... 2439
*Ephedrinum hemihydricum* ................. 2441
Epinephrin R ................................ 594
Epinephrin/Adrenalin .................... **6.2**-4956
Epinephrinhydrogentartrat/Adrenalinhydrogen-
  tartrat .................................... 2445
Epirubicinhydrochlorid ....................... 2447
*Epirubicini hydrochloridum* ................. 2447
*Equiseti herba* ............................. 3898
Erbsenstärke ........................... **6.3**-5456
Erdalkalimetalle, Magnesium, Grenzprüfung
  (2.4.7) .................................... 143
Erdnussöl
 – hydriertes ........................... **6.2**-4958
 – raffiniertes .............................. 2450
Erdrauchkraut ............................... 2451
Ergocalciferol ............................... 2452
*Ergocalciferolum* .......................... 2452
*Ergometrini maleas* ........................ 2454
Ergometrinmaleat ............................ 2454
*Ergotamini tartras* ......................... 2456
Ergotamintartrat ............................. 2456
Eriochromschwarz T R ....................... 595
Eriochromschwarz-T-Verreibung R ............ 595
Eriochromschwarz-T-Verreibung R 1 .......... 595
Erstarrungstemperatur (2.2.18) ................. 44
Erucamid R .................................. 595
Erweichungszeit von lipophilen Suppositorien
  (2.9.22) ................................... 382

Erythritol ................................ **6.3**-5457
Erythritol *R* ............................... 595
*Erythritolum* ........................... **6.3**-5457
Erythromycin ............................. 2459
Erythromycinestolat ....................... 2462
Erythromycinethylsuccinat ................. 2465
*Erythromycini estolas* .................... 2462
*Erythromycini ethylsuccinas* .............. 2465
*Erythromycini lactobionas* ................ 2467
*Erythromycini stearas* .................... 2470
Erythromycinlactobionat ................... 2467
Erythromycinstearat ....................... 2470
*Erythromycinum* .......................... 2459
Erythropoetin-Lösung, konzentrierte ....... 2473
*Erythropoietini solutio concentrata* ...... 2473
Erythrozyten-Suspension vom Kaninchen *R* .. 595
Eschenblätter ............................. 2478
*Escherichia coli*, Nachweis (*siehe* 2.6.13) ...... **6.3**-5222
Esketaminhydrochlorid ..................... 2480
*Esketamini hydrochloridum* ............... 2480
Esomeprazol-Magnesium-Trihydrat .......... **6.3**-5458
*Esomeprazolum magnesicum trihydricum* ....... **6.3**-5458
Essigsäure *R* ............................. 595
Essigsäure
 – in synthetischen Peptiden (2.5.34) ........... 190
 – verdünnte *R* ........................... 595
 – wasserfreie *R* ......................... 595
Essigsäure (0,1 mol · l⁻¹) ..................... 757
Essigsäure 99 % .......................... 2482
Essigsäure 99 % *R* ........................ 595
(D₄)Essigsäure *R* ......................... 596
Ester, Identitätsreaktion (*siehe* 2.3.1) ........ 135
Esterzahl (2.5.2) .......................... 171
Estradiol *R* .............................. 596
17α-Estradiol *R* .......................... 596
Estradiolbenzoat ......................... **6.1**-4603
Estradiol-Hemihydrat ..................... 2484
*Estradioli benzoas* ....................... **6.1**-4603
*Estradioli valeras* ........................ 2486
*Estradiolum hemihydricum* ................ 2484
Estradiolvalerat .......................... 2486
Estragol *R* .............................. 596
Estriol ................................... 2487
*Estriolum* ............................... 2487
Estrogene, konjugierte .................... 2489
*Estrogeni coniuncti* ...................... 2489
Etacrynsäure ............................. 2492
Etamsylat ............................... **6.2**-4959
*Etamsylatum* ........................... **6.2**-4959
*Ethacridini lactas monohydricus* .......... **6.3**-5461
Ethacridinlactat-Monohydrat ............. **6.3**-5461
Ethambutoldihydrochlorid ............... **6.1**-4604
*Ethambutoli hydrochloridum* ........... **6.1**-4604
Ethanol
 – wasserfreies ........................... 2497
 – wasserfreies *R* ........................ 596
 – wasserfreies *R* 1 ...................... 596
Ethanol x % *R* ........................... 596
Ethanol 96 % ............................. 2499
Ethanol 96 % *R* .......................... 596
Ethanol 96 %, aldehydfreies *R* ............ 596
Ethanolgehalt und Ethanolgehaltstabelle
 (2.9.10) ................................ 357
Ethanoltabelle (5.5) ....................... 881
*Ethanolum anhydricum* .................. 2497
*Ethanolum (96 per centum)* .............. 2499
Ethansäure (*siehe* Essigsäure 99 %) ....... 2482
Ether .................................... 2501
Ether *R* ................................. 597
Ether
 – peroxidfreier *R* ....................... 597
 – zur Narkose ........................... 2502
Ethinylestradiol .......................... 2503
*Ethinylestradiolum* ...................... 2503

Ethion *R* ................................ 597
Ethionamid .............................. 2504
*Ethionamidum* .......................... 2504
Ethosuximid ............................. 2505
*Ethosuximidum* ......................... 2505
Ethoxychrysoidinhydrochlorid *R* ......... 597
Ethoxychrysoidinhydrochlorid-Lösung *R* .. 597
Ethylacetat ............................... 2507
Ethylacetat *R* ............................ 597
Ethylacetat-Sulfaminsäure-Reagenz *R* ..... 597
Ethylacrylat *R* ........................... 597
4-[(Ethylamino)methyl]pyridin *R* ......... 598
Ethylbenzoat *R* .......................... 598
Ethylbenzol *R* ........................... 598
Ethyl-5-bromvalerat *R* ................... 598
Ethylcellulose ............................ 2508
*Ethylcellulosum* ......................... 2508
Ethylendiamin ........................... 2510
Ethylendiamin *R* ........................ 598
*Ethylendiaminum* ....................... 2510
(Ethylendinitrilo)tetraessigsäure *R* ....... 598
Ethylenglycol *R* ......................... 598
Ethylenglycol und Diethylenglycol in
 ethoxylierten Substanzen (2.4.30) ....... 166
*Ethylenglycoli monopalmitostearas* ...... 2511
Ethylenglycolmonoethylether *R* .......... 599
Ethylenglycolmonomethylether *R* ........ 599
Ethylenglycolmonopalmitostearat ......... 2511
Ethylenoxid *R* ........................... 599
Ethylenoxid und Dioxan, Grenzprüfung (2.4.25) ..... 160
Ethylenoxid-Lösung *R* ................... 599
Ethylenoxid-Lösung *R* 1 ................. 599
Ethylenoxid-Lösung *R* 2 ................. 599
Ethylenoxid-Lösung *R* 3 ................. 599
Ethylenoxid-Lösung *R* 4 ................. 600
Ethylenoxid-Lösung *R* 5 ................. 600
Ethylenoxid-Stammlösung *R* ............. 600
Ethylenoxid-Stammlösung *R* 1 ........... 600
Ethylformiat *R* .......................... 600
Ethylhexandiol *R* ........................ 600
2-Ethylhexansäure *R* .................... 600
2-Ethylhexansäure, Grenzprüfung (2.4.28) .. 164
Ethyl-4-hydroxybenzoat .................. 2512
Ethyl-4-hydroxybenzoat *R* ............... 601
*Ethylis acetas* ........................... 2507
*Ethylis oleas* ............................ 2515
*Ethylis parahydroxybenzoas* ............. 2512
*Ethylis parahydroxybenzoas natricus* .... 3389
Ethylmaleinimid *R* ...................... 601
2-Ethyl-2-methylbernsteinsäure *R* ........ 601
Ethylmethylketon *R* ..................... 601
Ethylmorphinhydrochlorid ............... 2513
*Ethylmorphini hydrochloridum* .......... 2513
Ethyloleat ............................... 2515
Ethylparahydroxybenzoat-Natrium
 (*siehe* Natriummethyl-4-hydroxybenzoat) ....... 3389
2-Ethylpyridin *R* ........................ 601
Ethylvinylbenzol-Divinylbenzol-Copolymer *R* ....... 601
Ethylvinylbenzol-Divinylbenzol-Copolymer *R* 1 .... 601
Etidronat-Dinatrium ..................... 2515
Etilefrinhydrochlorid .................... 2516
*Etilefrini hydrochloridum* ............... 2516
Etodolac ................................ 2518
*Etodolacum* ............................ 2518
Etofenamat ............................. 2521
*Etofenamatum* ......................... 2521
Etofyllin ................................ 2523
*Etofyllinum* ............................ 2523
Etomidat ............................... 2524
*Etomidatum* ........................... 2524
Etoposid ............................... 2525
*Etoposidum* ........................... 2525
*Eucalypti aetheroleum* ................. **6.2**-4960
*Eucalypti folium* ....................... 2530

Ph. Eur. 6. Ausgabe, 3. Nachtrag

Eucalyptusblätter ............................2530
Eucalyptusöl ........................ **6.2**-4960
Eugenol ................................2533
Eugenol *R* ................................601
*Eugenolum* ..............................2533
Euglobulin vom Menschen *R* ...................602
Euglobulin vom Rind *R* .......................602
Euterwaschmittel ...........................1016
Externer-Standard-Methode (*siehe* 2.2.46) ...........99
*Extracta* ............................ **6.1**-4477
**Extracta fluida**
- *Cinchonae extractum fluidum normatum* ......2058
- *Crataegi folii cum flore extractum fluidum quantificatum* .........................4355
- *Ipecacuanhae extractum fluidum normatum* ....2894
- *Liquiritiae extractum fluidum ethanolicum normatum* ........................ **6.2**-5099
- *Matricariae extractum fluidum* .......... **6.2**-5012
Extracta fluida (*siehe* Extrakte) .............. **6.1**-4478
Extracta sicca (*siehe* Extrakte) .............. **6.1**-4480
**Extracta sicca normata**
- *Aloes extractum siccum normatum* ........ **6.2**-4899
- *Belladonnae folii extractum siccum normatum* ........................ **6.3**-5388
- *Boldo folii extractum siccum* ............ **6.1**-4558
- *Crataegi folii cum flore extractum siccum* ......4356
- *Cynarae folii extractum siccum* .......... **6.3**-5369
- *Frangulae corticis extractum siccum normatum* ........................ **6.3**-5465
- *Ginkgo extractum siccum raffinatum et quantificatum* .................... **6.3**-5477
- *Harpagophyti extractum siccum* ............4114
- *Hyperici herbae extractum siccum quantificatum* .................... **6.3**-5515
- *Liquiritiae extractum siccum ad saporandum* .................... **6.1**-4712
- *Myrtilli fructus recentis extractum siccum raffinatum et normatum* .............. **6.2**-4983
- *Opii extractum siccum normatum* ...........3528
- *Passiflorae herbae extractum siccum* .........3595
- *Rhamni purshianae extractum siccum normatum* ............................1985
- *Salicis corticis extractum siccum* ......... **6.1**-4734
- *Sennae folii extractum siccum normatum* ... **6.3**-5686
- *Silybi mariani extractum siccum raffinatum et normatum* ..........................3179
- *Valerianae extractum hydroalcoholicum siccum* ................................1752
Extracta spissa (*siehe* Extrakte) .............. **6.1**-4479
Extrakte ............................. **6.1**-4477
- Trockenrückstand (2.8.16) ..................329
- Trocknungsverlust (2.8.17) ..................329
EZ, Esterzahl (*siehe* 2.5.2) ....................171

# F

*Factor humanus von Willebrandi* ................4323
*Factor VII coagulationis humanus* ...............1845
*Factor VIII coagulationis humanus* ..............1846
*Factor VIII coagulationis humanus (ADNr)* ........1848
*Factor IX coagulationis humanus* ................1850
*Factor XI coagulationis humanus* ................1851
Fäden
- im Fadenspender für Tiere, sterile, nicht resorbierbare ............................1504
- sterile, nicht resorbierbare ................1491
- sterile, resorbierbare, synthetische, geflochtene ............................1496
- sterile, resorbierbare, synthetische, monofile ..............................1497
Färberdistelblüten ..........................2537
Färberdistelöl, raffiniertes ....................2538
Färbung von Flüssigkeiten (2.2.2) ................29

Ph. Eur. 6. Ausgabe, 3. Nachtrag

*Fagopyri herba* ............................1876
Famotidin ................................2539
*Famotidinum* ..............................2539
Farbreferenzlösungen (*siehe* 2.2.2) ..............30
Farbvergleichslösungen (*siehe* 2.2.2) ............30
(*E,E*)-Farnesol *R* ..........................603
Faulbaumrinde ............................2541
Faulbaumrindentrockenextrakt, eingestellter .... **6.3**-5465
Fc-Funktion von Immunglobulin (2.7.9) ..........292
Febantel für Tiere ..........................2544
*Febantelum ad usum veterinarium* ..............2544
Fehling'sche Lösung *R* ......................603
Fehling'sche Lösung *R* 2 ....................603
Fehling'sche Lösung *R* 3 ....................603
Fehling'sche Lösung *R* 4 ....................603
Feinheit von Pulvern (2.9.35) .............. **6.2**-4849
Felbinac ................................2545
*Felbinacum* ..............................2545
Felodipin ................................2547
*Felodipinum* ..............................2547
Felypressin ..............................2549
*Felypressinum* ............................2549
Fenbendazol für Tiere ......................2550
*Fenbendazolum ad usum veterinarium* ..........2550
Fenbufen ................................2552
*Fenbufenum* ..............................2552
Fenchel
- Bitterer ................................2553
- Süßer ................................2554
Fenchlorphos *R* ............................603
D-Fenchon *R* ..............................603
Fenofibrat ................................2556
*Fenofibratum* ............................2556
Fenoterolhydrobromid ......................2557
*Fenoteroli hydrobromidum* ..................2557
Fentanyl ................................2559
Fentanylcitrat ............................2561
*Fentanyli citras* ..........................2561
*Fentanylum* ..............................2559
*Fenticonazoli nitras* ........................2563
Fenticonazolnitrat ..........................2563
Fenvalerat *R* ..............................603
Fermentationsprodukte ......................966
*Ferri chloridum hexahydricum* ................2423
Ferrocyphen *R* ............................603
Ferroin-Lösung *R* ..........................604
*Ferrosi fumaras* ..........................2415
*Ferrosi gluconas* .................... **6.3**-5455
*Ferrosi sulfas desiccatus* ....................2421
*Ferrosi sulfas heptahydricus* ............ **6.2**-4955
*Ferrum ad praeparationes homoeopathicas* ......1530
Fertiger Impfstoff als Bulk (*siehe* 5.2.1) ..........797
Fertigzubereitung (*siehe* 5.2.1) ................797
Ferulasäure *R* ............................604
Feste Arzneiformen, Wirkstofffreisetzung (2.9.3) .......................... **6.2**-4831
Feststoffe
- Dichte (2.2.42) ...................... **6.3**-5201
- kristalline und teilweise kristalline, Charakterisierung durch Röntgenpulverdiffraktometrie (2.9.33) .............. **6.3**-5239
**Fette Öle**
- Baumwollsamenöl, hydriertes .......... **6.2**-4909
- Borretschöl, raffiniertes ..................1857
- Erdnussöl, hydriertes ................ **6.2**-4958
- Erdnussöl, raffiniertes ..................2450
- Färberdistelöl, raffiniertes ..............2538
- Kokosfett, raffiniertes ................ **6.2**-5013
- Lachsöl vom Zuchtlachs ..................3012
- Lebertran (Typ A) .................... **6.3**-5542
- Lebertran (Typ B) .................... **6.3**-5548
- Lebertran vom Kabeljau (aus Aufzucht) ... **6.3**-5553
- Leinöl, natives ..........................3048
- Maisöl, raffiniertes .................. **6.2**-5018

- Mandelöl, natives .......................3170
- Mandelöl, raffiniertes ...................3171
- Nachtkerzenöl, raffiniertes ..............3336
- Olivenöl, natives ................... **6.2**-5046
- Olivenöl, raffiniertes ............... **6.2**-5048
- Rapsöl, raffiniertes ................. **6.2**-5082
- Rizinusöl, hydriertes .....................3855
- Rizinusöl, natives .......................3857
- Rizinusöl, raffiniertes ...................3858
- Sesamöl, raffiniertes ................ **6.3**-5687
- Sojaöl, hydriertes ................... **6.2**-5090
- Sojaöl, raffiniertes .................. **6.2**-5091
- Sonnenblumenöl, raffiniertes ......... **6.2**-5092
- Weizenkeimöl, natives ....................4358
- Weizenkeimöl, raffiniertes ...............4359

Fette Öle
- alkalisch reagierende Substanzen, Grenzprüfung (2.4.19) ..............149
- Identifizierung durch DC (2.3.2) .....137
- pflanzliche ..........................992
- Prüfung auf fremde Öle durch DC, Grenzprüfung (2.4.21) ..............149
- Schwermetalle, Grenzprüfung (2.4.27) .........162
- Sterole, Grenzprüfung (2.4.23) ......153
- verharzte ätherische Öle in ätherischen Ölen (2.8.7) ..........................322

Fettsäurenzusammensetzung, Prüfung durch Gaschromatographie (2.4.22) ........150
Fexofenadinhydrochlorid ...................2565
*Fexofenadini hydrochloridum* .............2565
Fibrinblau *R* ..............................604
*Fibrini glutinum* ........................2567
Fibrin-Kleber .............................2567
Fibrinogen *R* ..............................604
Fibrinogen vom Menschen ...................2569
*Fibrinogenum humanum* ....................2569
*Fila non resorbilia sterilia* .............1491
*Fila non resorbilia sterilia in fuso ad usum veterinarium* ...........................1504
*Fila resorbilia synthetica monofilamenta sterilia* .....1497
*Fila resorbilia synthetica torta sterilia* .............1496
*Filgrastimi solutio concentrata* ...... **6.3**-5466
Filgrastim-Lösung, konzentrierte ...... **6.3**-5466
*Filipendulae ulmariae herba* ..............3135
Filter, Bakterien zurückhaltende (*siehe* 5.1.1) .......769
*Filum bombycis tortum sterile in fuso ad usum veterinarium* ...........................1508
*Filum ethyleni polyterephthalici sterile in fuso ad usum veterinarium* ......................1508
*Filum lini sterile in fuso ad usum veterinarium* ......1506
*Filum polyamidicum-6 sterile in fuso ad usum veterinarium* ...........................1506
*Filum polyamidicum-6/6 sterile in fuso ad usum veterinarium* ...........................1507
Finasterid ................................2570
*Finasteridum* ............................2570
Fixier-Lösung *R* ...........................604
Fixierlösung zur IEF auf Polyacrylamidgel *R* .......604
$F_0$-Konzept, Anwendung auf die Dampfsterilisation von wässrigen Zubereitungen (5.1.5) .......................... **6.3**-5265
Flavoxathydrochlorid ......................2572
*Flavoxati hydrochloridum* ................2572
Flecainidacetat ...........................2573
*Flecainidi acetas* .......................2573
Fließen von Pulvern durch eine Düse (*siehe* 2.9.36) ..........................407
Fließverhalten (2.9.16) ....................362
Fließverhalten von Pulvern (2.9.36) ........404
Flockungswert (Lf) von Diphtherie- und Tetanus-Toxin und -Toxoid (Ramon-Bestimmung) (2.7.27) ................................313
Flohsamen ................................2575
Flohsamen, Indische ......................2576

Flohsamenschalen, Indische ...............2577

***Flores***
- *Arnicae flos* ..................... **6.3**-5365
- *Aurantii amari flos* ............... **6.3**-5395
- *Calendulae flos* .......................3848
- *Carthami flos* .........................2537
- *Caryophylli flos* ......................2666
- *Chamomillae romanae flos* .............2967
- *Hibisci sabdariffae flos* .......... **6.1**-4626
- *Lavandulae flos* .......................3033
- *Lupuli flos* ....................... **6.1**-4627
- *Malvae folium* .................... **6.3**-5578
- *Malvae sylvestris flos* ................3168
- *Matricariae flos* ......................2968
- *Papaveris rhoeados flos* ...............2990
- *Sambuci flos* ..........................2777
- *Tiliae flos* ...........................3079
- *Verbasci flos* .........................2992

Flubendazol ..............................2577
*Flubendazolum* ..........................2577
Flucloxacillin-Magnesium-Octahydrat ... **6.2**-4966
Flucloxacillin-Natrium ...................2579
*Flucloxacillinum magnesicum octahydricum* ..... **6.2**-4966
*Flucloxacillinum natricum* ..............2579
Fluconazol ...............................2581
*Fluconazolum* ...........................2581
Flucytosin ...............................2583
*Flucytosinum* ...........................2583
*Fludarabini phosphas* ...................2585
Fludarabinphosphat .......................2585
*Fludeoxyglucosi[$^{18}F$] solutio iniectabilis* ......... **6.2**-4886
[$^{18}F$]Fludesoxyglucose-Injektionslösung ..... **6.2**-4886
Fludrocortisonacetat .....................2588
*Fludrocortisoni acetas* .................2588
Flüssigchromatographie (2.2.29) ............60
Flüssigchromatographie mit superkritischen Phasen (2.2.45) ..........................93

Flüssige Zubereitungen
- in Druckgas-Dosierinhalatoren .......1049
- zum Einnehmen ......................1010
- zur Inhalation .....................1048
- zur kutanen Anwendung ..............1013
- zur kutanen Anwendung am Tier ......1014
- zur Zerstäubung ....................1049

Flüssigkeiten
- Färbung (2.2.2) .......................29
- Klarheit und Opaleszenz (2.2.1) ......27

Flufenaminsäure *R* .........................604

**Fluidextrakte**
- Chinarindenfluidextrakt, eingestellter ......2058
- Ipecacuanhafluidextrakt, eingestellter ......2894
- Kamillenfluidextrakt ............... **6.2**-5012
- Süßholzwurzelfluidextrakt, eingestellter, ethanolischer ................... **6.2**-5099
- Weißdornblätter-mit-Blüten-Fluidextrakt, quantifizierter ......................4355

Fluidextrakte (*siehe* Extrakte) ....... **6.1**-4478
Flumazenil ...............................2590
Flumazenil *R* ..............................604
*Flumazenili (N-[$^{11}C$]methyl) solutio iniectabilis* ......1425
*Flumazenilum* ...........................2590
Flumequin ................................2592
*Flumequinum* ............................2592
*Flumetasoni pivalas* ....................2593
Flumetasonpivalat ........................2593
Flunarizindihydrochlorid .................2595
*Flunarizini dihydrochloridum* ...........2595
Flunitrazepam ............................2597
Flunitrazepam *R* ...........................604
*Flunitrazepamum* ........................2597
*Flunixini megluminum ad usum veterinarium* .......2598
Flunixinmeglumin für Tiere ...............2598
Fluocinolonacetonid ......................2600
*Fluocinoloni acetonidum* ................2600

*Fluocortoloni pivalas* .........................2601
Fluocortolonpivalat ..........................2601
Fluoranthen *R* .............................604
2-Fluor-2-desoxy-D-glucose *R* ................604
2-Fluor-2-desoxy-D-mannose *R* ............**6.2**-4863
Fluordinitrobenzol *R* .......................605
Fluoren *R* ................................605
Fluorescamin *R* ............................605
Fluorescein ................................2603
Fluorescein *R* .............................605
Fluorescein-Natrium ........................2605
Fluorescein-Natrium *R* ......................605
*Fluoresceinum* .............................2603
*Fluoresceinum natricum* ....................2605
Fluorid, Grenzprüfung (2.4.5) ...............142
Fluorid-Lösung (1 ppm F) *R* .................742
Fluorid-Lösung (10 ppm F) *R* ................742
Fluorimetrie (2.2.21) ........................45
1-Fluor-2-nitro-4-(trifluormethyl)benzol *R* ...605
*Fluorodopae[$^{18}$F] ab electrophila substitutione solutio iniectabilis* ....................1409
DL-6-Fluorodopahydrochlorid *R* ..............605
[$^{18}$F]Fluorodopa-Injektionslösung (hergestellt durch elektrophile Substitution) ..............1409
6-Fluorolevodopahydrochlorid *R* .............605
Fluorouracil ................................2607
*Fluorouracilum* ............................2607
Fluoxetinhydrochlorid .......................2609
*Fluoxetini hydrochloridum* .................2609
Flupentixoldihydrochlorid ...................2611
*Flupentixoli dihydrochloridum* .............2611
Fluphenazindecanoat .........................2613
Fluphenazindihydrochlorid ...................2615
Fluphenazinenantat ..........................2617
*Fluphenazini decanoas* .....................2613
*Fluphenazini dihydrochloridum* .............2615
*Fluphenazini enantas* ......................2617
Flurazepamhydrochlorid ......................2619
*Flurazepami monohydrochloridum* ............2619
Flurbiprofen ...............................2621
*Flurbiprofenum* ............................2621
Fluspirilen ................................2622
*Fluspirilenum* ............................2622
Flusssäure *R* .............................605
Flutamid ..................................2624
*Flutamidum* ...............................2624
*Fluticasoni propionas* ....................2625
Fluticasonpropionat ........................2625
Flutrimazol ...............................2627
*Flutrimazolum* ............................2627
*Fluvoxamini maleas* ....................**6.3**-5470
Fluvoxaminmaleat ........................**6.3**-5470
*Foeniculi amari fructus* ..................2553
*Foeniculi amari fructus aetheroleum* ......1837
*Foeniculi dulcis fructus* .................2554
Fokussierung, isoelektrische (2.2.54) .......109
**Folia**
  – *Althaeae folium* ......................2413
  – *Belladonnae folium* ...................1765
  – *Belladonnae pulvis normatus* .......**6.2**-4911
  – *Betulae folium* ....................**6.2**-4913
  – *Boldi folium* .........................1855
  – *Crataegi folium cum flore* ............4353
  – *Cynarae folium* .......................1710
  – *Digitalis purpureae folium* ...........2315
  – *Eucalypti folium* .....................2530
  – *Fraxini folium* .......................2478
  – *Ginkgo folium* ........................2667
  – *Hamamelidis folium* ................**6.1**-4621
  – *Hederae folium* .......................2412
  – *Melissae folium* ......................3193
  – *Menthae piperitae folium* .............3632
  – *Menyanthidis trifoliatae folium* ......1839
  – *Oleae folium* ......................**6.3**-5623

Ph. Eur. 6. Ausgabe, 3. Nachtrag

 – *Orthosiphonis folium* ..................3534
 – *Plantaginis lanceolatae folium* ........3981
 – *Rosmarini folium* ......................3865
 – *Salviae officinalis folium* ............3885
 – *Salviae trilobae folium* ...............3884
 – *Sennae folium* .........................3914
 – *Stramonii folium* ......................4006
 – *Stramonii pulvis normatus* .........**6.2**-5095
 – *Urticae folium* ........................1861
 – *Uvae ursi folium* ..................**6.1**-4553
 – *Verbenae citriodoratae folium* .........4407
Folsäure ..................................2629
Folsäure *R* ..............................606
Formaldehyd, freier, Grenzprüfung (2.4.18) ...149
*Formaldehydi solutio (35 per centum)* .....2631
Formaldehyd-Lösung *R* ....................606
Formaldehyd-Lösung 35 % ...................2631
Formaldehyd-Lösung (5 ppm CH$_2$O) *R* .....742
Formaldehyd-Schwefelsäure *R* .............606
Formamid *R* .........................**6.3**-5257
Formamid *R* 1 ............................606
Formamid-Sulfaminsäure-Reagenz *R* ........606
Formoterolfumarat-Dihydrat .................2632
*Formoteroli fumaras dihydricus* ...........2632
Foscarnet-Natrium-Hexahydrat ...............2635
*Foscarnetum natricum hexahydricum* ........2635
Fosfomycin-Calcium .........................2637
Fosfomycin-Natrium .........................2638
Fosfomycin-Trometamol ......................2640
*Fosfomycinum calcicum* ....................2637
*Fosfomycinum natricum* ....................2638
*Fosfomycinum trometamolum* ................2640
*Framycetini sulfas* .......................2642
Framycetinsulfat ...........................2642
*Frangulae cortex* .........................2541
*Frangulae corticis extractum siccum normatum* ..**6.3**-5465
Frauenmantelkraut ..........................2644
*Fraxini folium* ...........................2478
Freier Formaldehyd, Grenzprüfung (2.4.18) ..149
Fremde Bestandteile in pflanzlichen Drogen (2.8.2) ..................................321
Fremde Ester in ätherischen Ölen (2.8.6) ...322
Fremde Öle in fetten Ölen, Prüfung durch DC, Grenzprüfung (2.4.21) .....................149
Friabilität
 – von Granulaten und Pellets (2.9.41) .....418
 – von nicht überzogenen Tabletten (2.9.7) ..354
**Fruchtdrogen**
 – Anis ...................................1682
 – Bitterorangenschale ................**6.3**-5397
 – Cayennepfeffer ....................**6.2**-4924
 – Fenchel, Bitterer .....................2553
 – Fenchel, Süßer ........................2554
 – Hagebuttenschalen .....................2739
 – Heidelbeeren, frische .............**6.1**-4622
 – Heidelbeeren, getrocknete .............2753
 – Koriander .............................3000
 – Kümmel ...............................3003
 – Mariendistelfrüchte ...................3177
 – Mönchspfefferfrüchte ..............**6.2**-5022
 – Sägepalmenfrüchte .....................3882
 – Schisandrafrüchte .................**6.3**-5685
 – Sennesfrüchte, Alexandriner- ..........3917
 – Sennesfrüchte, Tinnevelly- ............3918
 – Sternanis .............................3997
 – Wacholderbeeren .......................4329
 – Weißdornfrüchte .......................4357
Fructose ..................................2645
Fructose *R* ..............................606
*Fructosum* ...............................2645
**Fructus**
 – *Agni casti fructus* ...............**6.2**-5022
 – *Anisi fructus* .........................1682
 – *Anisi stellati fructus* ................3997

- *Aurantii amari epicarpium et mesocarpium* .. **6.3**-5397
- *Capsici fructus* ...................... **6.2**-4924
- *Carvi fructus* ......................... 3003
- *Coriandri fructus* ..................... 3000
- *Crataegi fructus* ...................... 4357
- *Foeniculi amari fructus* ............... 2553
- *Foeniculi dulcis fructus* .............. 2554
- *Iuniperi pseudo-fructus* ............... 4329
- *Myrtilli fructus recens* .............. **6.1**-4622
- *Myrtilli fructus siccus* ............... 2753
- *Rosae pseudo-fructus* .................. 2739
- *Sabalis serrulatae fructus* ............ 3882
- *Schisandrae chinensis fructus* ....... **6.3**-5685
- *Sennae fructus acutifoliae* ............ 3917
- *Sennae fructus angustifoliae* .......... 3918
- *Silybi mariani fructus* ................ 3177

FSME-Impfstoff (inaktiviert) ............... 1120
Fuchsin *R* ................................ 606
Fucose *R* ................................. 606
*Fucus vel Ascophyllum* .................... 4072
*Fumariae herba* ........................... 2451
Fumarsäure *R* ............................. 606
Funktionalitätsbezogene Eigenschaften von
 Hilfsstoffen (5.15) .................... **6.1**-4467
Funktionelle Gruppen, Identitätsreaktionen
 (2.3.1) .................................... 133
Furfural *R* ............................... 607
Furosemid .................................. 2646
*Furosemidum* .............................. 2646
Furunkulose-Impfstoff (inaktiviert, injizierbar,
 mit öligem Adjuvans) für Salmoniden ...... **6.2**-4869
Fusidinsäure ............................... 2648

# G

Galactose ................................ **6.3**-5475
Galactose *R* .............................. 607
*Galactosum* ............................. **6.3**-5475
*Gallamini triethiodidum* .................. 2654
Gallamintriethiodid ........................ 2654
*Gallii[⁶⁷Ga] citratis solutio iniectabilis* ... 1411
[⁶⁷Ga]Galliumcitrat-Injektionslösung ....... 1411
Gallussäure *R* ............................ 607
Gasbrand-Antitoxin
 - *(Clostridium novyi)* .................. 1377
 - *(Clostridium perfringens)* ............ 1378
 - *(Clostridium septicum)* ............... 1379
 - (polyvalent) ........................... 1380
Gaschromatographie (2.2.28) ................ 58
Gaschromatographie, Prüfung der Fettsäuren-
 zusammensetzung (2.4.22) ................ 150
Gasprüfröhrchen (2.1.6) .................... 23
Gaspyknometer, Bestimmung der Dichte von
 Feststoffen mit Hilfe von (2.9.23) ..... **6.2**-4842
Gassterilisation (*siehe* 5.1.1) ........... 768
GC, Gaschromatographie (*siehe* 2.2.28) .... 58
Gebleichtes Wachs .......................... 4331
Geflügelpocken-Lebend-Impfstoff ............ 1281
Gehaltsbestimmung
 - des ätherischen Öls in Drogen (2.8.12) ... 323
 - Erläuterung (*siehe* 1.4) ............. **6.1**-4425
 - von 1,8-Cineol in ätherischen Ölen (2.8.11) ... 323
Gehaltsbestimmungsmethoden (2.5) .... 169 und **6.3**-5203
Gekreuzte Immunelektrophorese (*siehe* 2.7.1) .... 270
*Gelatina* ............................... **6.3**-5476
Gelatine ................................. **6.3**-5476
Gelatine *R* ............................... 607
Gelatine, hydrolysierte *R* ................ 607
Gelbes Vaselin ........................... **6.2**-5119
Gelbes Wachs ............................... 4332
Gelbfieber-Lebend-Impfstoff .............. **6.1**-4483

Gelbwurz
 - Javanische ............................. 2657
 - Kanadische .......................... **6.1**-4609
Gele
 - hydrophile (*siehe* Halbfeste Zubereitungen
   zur kutanen Anwendung) ............. **6.3**-5289
 - lipophile (*siehe* Halbfeste Zubereitungen zur
   kutanen Anwendung) ................. **6.3**-5288
 - zur Herstellung von Injektions-
   zubereitungen (*siehe* Parenteralia) ..... 1028
Gemcitabinhydrochlorid ..................... 2660
*Gemcitabini hydrochloridum* ............... 2660
Gemfibrozil ................................ 2662
*Gemfibrozilum* ............................ 2662
*Gentamicini sulfas* ....................... 2664
Gentamicinsulfat ........................... 2664
*Gentianae radix* .......................... 2438
*Gentianae tinctura* ....................... 2437
Gentransfer-Arzneimittel für Menschen (5.14) ... 939
Gepresste Lutschtabletten (*siehe* Zubereitungen
 zur Anwendung in der Mundhöhle) ......... 1047
Geräte (2.1) ............................... 19
Geräte, Anforderungen (*siehe* 1.2) ..... **6.1**-4422
Geraniol *R* ............................... 607
Geranylacetat *R* .......................... 607
Germanium-Lösung (100 ppm Ge) *R* .......... 743
Geruch (2.3.4) ............................. 138
Geruch und Geschmack von ätherischen Ölen
 (2.8.8) ................................... 322
Gesamtcholesterol in Omega-3-Säuren-reichen
 Ölen (2.4.32) ............................. 167
Gesamter organischer Kohlenstoff in Wasser
 zum pharmazeutischen Gebrauch (2.2.44) ... 92
Gesamtprotein (2.5.33) ..................... 185
Gewürznelken .............................. 2666
*Ginkgo extractum siccum raffinatum et
 quantificatum* ......................... **6.3**-5477
*Ginkgo folium* ............................ 2667
Ginkgoblätter .............................. 2667
Ginkgotrockenextrakt, quantifizierter,
 raffinierter ........................... **6.3**-5477
*Ginseng radix* ............................ 2669
Ginsengwurzel .............................. 2669
Ginsenosid Rb₁ *R* ......................... 608
Ginsenosid Re *R* .......................... 608
Ginsenosid Rf *R* .......................... 608
Ginsenosid Rg₁ *R* ......................... 608
Gitoxin *R* ................................ 609
Glasbehältnisse zur pharmazeutischen
 Verwendung, hydrolytische Resistenz
 (*siehe* 3.2.1) ........................... 473
Glassintertiegel, Porosität, Vergleichstabelle
 (2.1.2) ................................... 21
Gleichförmigkeit
 - der Masse der abgegebenen Dosen aus
   Mehrdosenbehältnissen (2.9.27) .......... 390
 - der Masse einzeldosierter Arzneiformen
   (2.9.5) ................................. 352
 - des Gehalts einzeldosierter Arzneiformen
   (2.9.6) ................................. 353
 - einzeldosierter Arzneiformen (2.9.40) ... **6.1**-4451
Glibenclamid ............................... 2671
*Glibenclamidum* ........................... 2671
Gliclazid .................................. 2673
*Gliclazidum* .............................. 2673
Glimepirid ................................. 2675
*Glimepiridum* ............................. 2675
Glipizid ................................... 2677
*Glipizidum* ............................... 2677
*Globuli velati* (*siehe* Homöopathische
 Zubereitungen) ........................... 1512
Glossar (Darreichungsformen) ............... 1009
Glucagon human ............................. 2679
*Glucagonum humanum* ....................... 2679

D-Glucosaminhydrochlorid R .................609
Glucose R .........................609
Glucose, wasserfreie ....................2682
Glucose-Lösung (*siehe* Glucose-Sirup) ........ **6.2**-4973
Glucose-Monohydrat .....................2683
Glucose-Sirup ...................... **6.2**-4973
Glucose-Sirup, sprühgetrockneter ........... **6.3**-5481
*Glucosum anhydricum* ....................2682
*Glucosum liquidum* ................. **6.2**-4973
*Glucosum liquidum dispersione desiccatum* ...... **6.3**-5481
*Glucosum monohydricum* .................2683
D-Glucuronsäure R .....................609
Glutaminsäure ......................2687
Glutaminsäure R ......................609
L-γ-Glutamyl-L-cystein R ..................609
Glutamyl-Endopeptidase zur Peptidmuster-
 charakterisierung R .................. **6.3**-5257
Glutaraldehyd R ......................609
Glutarsäure R .......................610
Glutathion ...................... **6.1**-4614
L-Glutathion, oxidiertes R ..................610
*Glutathionum* .................... **6.1**-4614
Glycerol .........................2690
Glycerol R ........................610
Glycerol R 1 .......................610
Glycerol 85 % ......................2692
Glycerol 85 % R .....................610
Glycerol 85 % R 1 ....................610
Glycerol-1-decanoat R ...................610
Glyceroldibehenat ....................2694
Glyceroldistearat ....................2696
*Glyceroli dibehenas* ...................2694
*Glyceroli distearas* ...................2696
*Glyceroli monocaprylas* ..................2697
*Glyceroli monocaprylocapras* ..............2698
*Glyceroli monolinoleas* .................2700
*Glyceroli mono-oleas* .................2701
*Glyceroli monostearas 40-55* ...............2702
*Glyceroli trinitratis solutio* ............. **6.1**-4616
Glycerolmazerate (*siehe* Homöopathische
 Zubereitungen) ....................1511
Glycerolmonocaprylat ..................2697
Glycerolmonocaprylocaprat ...............2698
Glycerolmonolinoleat ..................2700
Glycerolmonooleat ...................2701
Glycerolmonostearat 40-50 %
 (*siehe* Glycerolmonostearat 40-55) ..........2702
Glycerolmonostearat 40-55 ...............2702
Glycerol-1-octanoat R ..................610
Glyceroltrinitrat-Lösung ............. **6.1**-4616
*Glycerolum* .......................2690
*Glycerolum (85 per centum)* ...............2692
Glycidol R ........................610
Glycin ..........................2706
Glycin R .........................610
*Glycinum* ........................2706
Glycolsäure R .......................610
Glycyrrhetinsäure R ....................610
18α-Glycyrrhetinsäure R ..................611
Glyoxalbishydroxyanil R ..................611
Glyoxal-Lösung R .....................611
Glyoxal-Lösung (2 ppm $C_2H_2O_2$) R ..............743
Glyoxal-Lösung (20 ppm $C_2H_2O_2$) R .............743
Goldrutenkraut .....................2707
Goldrutenkraut, Echtes .................2709
Gonadorelinacetat ...................2710
*Gonadorelini acetas* ..................2710
*Gonadotropinum chorionicum* ..............2105
*Gonadotropinum sericum equinum ad usum
 veterinarium* ....................3635
Goserelin ........................2712
*Goserelinum* ......................2712
*Gossypii oleum hydrogenatum* ........... **6.2**-4909
Gramicidin .......................2715

*Gramicidinum* ......................2715
*Graminis rhizoma* ....................3813
Granisetronhydrochlorid ............... **6.3**-5482
*Granisetroni hydrochloridum* ............. **6.3**-5482
*Granulata* ........................1016
**Granulate** .......................1016
 – Brausegranulate ..................1016
 – Granulate mit veränderter
  Wirkstofffreisetzung ................1017
 – magensaftresitenet Granulate ............1017
 – überzogene Granulate ................1017
Granulate, Friabilität (2.9.41) ..............418
Grenzflächenelektrophorese (*siehe* 2.2.31) ..........63
Grenzprüfungen (2.4) ............139 und **6.2**-4811
Grenzwerte für Lösungsmittel-Rückstände in
 Wirkstoffen, Hilfsstoffen und Arzneimitteln
 (*siehe* 5.4) ......................869
Griseofulvin .................... **6.3**-5484
*Griseofulvinum* .................. **6.3**-5484
Großer-Wiesenknopf-Wurzel ............. **6.1**-4735
*Guaiacolum* ......................2722
Guaifenesin ......................2720
*Guaifenesinum* .....................2720
Guajacol ........................2722
Guajacol R ........................611
Guajakharz R .......................611
Guajazulen R .......................611
*Guanethidini monosulfas* ................2724
Guanethidinmonosulfat .................2724
Guanidinhydrochlorid R ..................611
Guanin R .........................612
Guar ......................... **6.3**-5485
*Guar galactomannanum* ............... **6.3**-5486
Guargalactomannan ................. **6.3**-5486
Gürtelrose(Herpes-Zoster)-Lebend-Impfstoff ... **6.3**-5303
Gummi
 – Arabisches .................... **6.3**-5488
 – Arabisches R .....................612
 – sprühgetrocknetes Arabisches ........... **6.3**-5489
Gummi-Lösung, Arabisches- R ...............612
Gummistopfen für Behältnisse zur Aufnahme
 wässriger Zubereitungen zur parenteralen
 Anwendung, von Pulvern und von
 gefriergetrockneten Pulvern (3.2.9) ...........490
Gurgellösungen (*siehe* Zubereitungen zur
 Anwendung in der Mundhöhle) ............1044

# H

Hämagglutinine, Anti-A- und Anti-B- (2.6.20) .......251
Hämatopoetische Stammzellen vom Menschen .. **6.3**-5697
Hämatopoetische Vorläuferzellen vom
 Menschen, koloniebildende, Bestimmung
 (2.7.28) ........................314
Hämodialyselösungen ..................2733
Hämodialyselösungen, konzentrierte, Wasser
 zum Verdünnen ................. **6.3**-5742
Hämofiltrations- und Hämodiafiltrations-
 lösungen .......................2736
Hämoglobin R .......................612
Hämoglobin-Lösung R ...................612
Haemophilus-Typ-B-Impfstoff (konjugiert) ..... **6.3**-5305
Hämorrhagische-Krankheit-Impfstoff
 (inaktiviert) für Kaninchen ..............1283
Hagebuttenschalen ...................2739
Halbfeste Zubereitungen
 – zur Anwendung am Auge ..............1040
 – zur Anwendung am Ohr ...............1043
 – zur Anwendung in der Mundhöhle .........1045
 – zur intrauterinen Anwendung für Tiere .... **6.3**-5292
 – zur kutanen Anwendung ............ **6.3**-5287
 – zur nasalen Anwendung ...............1059
 – zur rektalen Anwendung ...............1062

- zur vaginalen Anwendung . . . . . . . . . . . . . . . 1064
Halbmikrobestimmung von Wasser –
　Karl-Fischer-Methode (2.5.12) . . . . . . . . . . . . . . 176
Halofantrinhydrochlorid . . . . . . . . . . . . . . . . . . . 2740
*Halofantrini hydrochloridum* . . . . . . . . . . . . . . . 2740
Haloperidol . . . . . . . . . . . . . . . . . . . . . . . . . . . . . 2741
Haloperidoldecanoat . . . . . . . . . . . . . . . . . . . . . 2743
*Haloperidoli decanoas* . . . . . . . . . . . . . . . . . . . . 2743
*Haloperidolum* . . . . . . . . . . . . . . . . . . . . . . . . . . 2741
Halothan . . . . . . . . . . . . . . . . . . . . . . . . . . . . . . . 2745
*Halothanum* . . . . . . . . . . . . . . . . . . . . . . . . . . . . 2745
*Hamamelidis folium* . . . . . . . . . . . . . . . . . . **6.1**-4621
Hamamelisblätter . . . . . . . . . . . . . . . . . . . . **6.1**-4621
Harmonisierung der Arzneibücher (5.8) . . . . . . . . 911
Harnstoff . . . . . . . . . . . . . . . . . . . . . . . . . . . . . . 2748
Harnstoff *R* . . . . . . . . . . . . . . . . . . . . . . . . . . . . . 612
*Harpagophyti extractum siccum* . . . . . . . . . . . . . 4114
*Harpagophyti radix* . . . . . . . . . . . . . . . . . . . **6.2**-5109
Harpagosid *R* . . . . . . . . . . . . . . . . . . . . . . . . . . . 612
Hartfett . . . . . . . . . . . . . . . . . . . . . . . . . . . . **6.3**-5495
Hartkapseln (*siehe* Kapseln) . . . . . . . . . . . . . . . 1022
Hartparaffin . . . . . . . . . . . . . . . . . . . . . . . . . . . . 2750
Hauhechelwurzel . . . . . . . . . . . . . . . . . . . . . . . . 2751
Hausner-Faktor (*siehe* 2.9.36) . . . . . . . . . . . . . . . 406
*Hedera helix ad praeparationes homoeopathicas* . . . . 1529
Hederacosid C *R* . . . . . . . . . . . . . . . . . . . . . . . . 612
*Hederae folium* . . . . . . . . . . . . . . . . . . . . . . . . . 2412
α-Hederin *R* . . . . . . . . . . . . . . . . . . . . . . . . . . . . 613
Heidelbeeren
　– eingestellter, gereinigter Trockenextrakt aus
　　frischen . . . . . . . . . . . . . . . . . . . . . . . . **6.2**-4983
　– frische . . . . . . . . . . . . . . . . . . . . . . . . . **6.1**-4622
　– getrocknete . . . . . . . . . . . . . . . . . . . . . . . . . 2753
*Helianthi annui oleum raffinatum* . . . . . . . . . . **6.2**-5092
Helium . . . . . . . . . . . . . . . . . . . . . . . . . . . . . . . 2753
*Helium* . . . . . . . . . . . . . . . . . . . . . . . . . . . . . . . 2753
Helium zur Chromatographie *R* . . . . . . . . . . . . 613
Heparin *R* . . . . . . . . . . . . . . . . . . . . . . . . . . . . . 613
Heparin in Blutgerinnungsfaktoren,
　Wertbestimmung (2.7.12) . . . . . . . . . . . . . . . 296
Heparin, Wertbestimmung (2.7.5) . . . . . . . . . . 278
*Heparina massae molecularis minoris* . . . . . . . . . 2757
Heparin-Calcium . . . . . . . . . . . . . . . . . . . . **6.1**-4623
Heparine, niedermolekulare . . . . . . . . . . . . . . . 2757
Heparin-Natrium . . . . . . . . . . . . . . . . . . . . **6.1**-4624
*Heparinum calcicum* . . . . . . . . . . . . . . . . . . **6.1**-4623
*Heparinum natricum* . . . . . . . . . . . . . . . . . . **6.1**-4624
Hepatitis-A-Adsorbat-Impfstoff (inaktiviert) . . . . 1131
Hepatitis-A-Immunglobulin vom Menschen . . . . 2761
Hepatitis-A-Impfstoff
　– Bestimmung der Wirksamkeit (2.7.14) . . . . . 300
　– (inaktiviert, Virosom) . . . . . . . . . . . . . . . . . 1134
Hepatitis-A(inaktiviert)-Hepatitis-B(rDNA)-
　Adsorbat-Impfstoff . . . . . . . . . . . . . . . . . . . 1138
Hepatitis-B-Immunglobulin vom Menschen . . . . 2761
　– zur intravenösen Anwendung . . . . . . . . . . . 2762
Hepatitis-B-Impfstoff (rDNA) . . . . . . . . . . . . . 1140
　– Bestimmung der Wirksamkeit (2.7.15) . . . . . 301
Hepatitis-Typ-I-Lebend-Impfstoff für Enten . . . . 1285
HEPES *R* . . . . . . . . . . . . . . . . . . . . . . . . . . . . . . 613
HEPES-Pufferlösung pH 7,5 *R* . . . . . . . . . . . . . . 751
Heptachlor *R* . . . . . . . . . . . . . . . . . . . . . . . . . . . 613
Heptachlorepoxid *R* . . . . . . . . . . . . . . . . . . . . . 613
Heptafluorbuttersäure *R* . . . . . . . . . . . . . . . . . . 613
Heptafluor-*N*-methyl-*N*-(trimethylsilyl)butan-
　amid *R* . . . . . . . . . . . . . . . . . . . . . . . . . . . . . . 613
Heptaminolhydrochlorid . . . . . . . . . . . . . . . . . 2763
*Heptaminoli hydrochloridum* . . . . . . . . . . . . . . 2763
Heptan *R* . . . . . . . . . . . . . . . . . . . . . . . . . . . . . 614
***Herbae***
　– *Absinthii herba* . . . . . . . . . . . . . . . . . . . . . 4361
　– *Agrimoniae herba* . . . . . . . . . . . . . . . . . . . 3494
　– *Alchemillae herba* . . . . . . . . . . . . . . . . . . . 2644
　– *Ballotae nigrae herba* . . . . . . . . . . . . . . . . 3905

　– *Centaurii herba* . . . . . . . . . . . . . . . . . . . . . 4074
　– *Centellae asiaticae herba* . . . . . . . . . . . . . . 4346
　– *Chelidonii herba* . . . . . . . . . . . . . . . . . . . . 3904
　– *Echinaceae purpureae herba* . . . . . . . . . . . 3947
　– *Equiseti herba* . . . . . . . . . . . . . . . . . . . . . . 3898
　– *Fagopyri herba* . . . . . . . . . . . . . . . . . . . . . 1876
　– *Filipendulae ulmariae herba* . . . . . . . . . . . 3135
　– *Fumariae herba* . . . . . . . . . . . . . . . . . . . . 2451
　– *Hyperici herba* . . . . . . . . . . . . . . . . . . **6.2**-5005
　– *Leonuri cardiacae herba* . . . . . . . . . . . . . . 2764
　– *Lythri herba* . . . . . . . . . . . . . . . . . . . . . . . 1853
　– *Marrubii herba* . . . . . . . . . . . . . . . . . . . . . 1679
　– *Meliloti herba* . . . . . . . . . . . . . . . . . . . . . . 3995
　– *Millefolii herba* . . . . . . . . . . . . . . . . . . . . . 3900
　– *Origani herba* . . . . . . . . . . . . . . . . . . . . . . 2383
　– *Passiflorae herba* . . . . . . . . . . . . . . . . . . . . 3594
　– *Polygoni avicularis herba* . . . . . . . . . . . . . 4322
　– *Serpylli herba* . . . . . . . . . . . . . . . . . . . . . . 3814
　– *Solidaginis herba* . . . . . . . . . . . . . . . . . . . 2707
　– *Solidaginis virgaureae herba* . . . . . . . . . . . 2709
　– *Tanaceti parthenii herba* . . . . . . . . . . . . . . 3326
　– *Thymi herba* . . . . . . . . . . . . . . . . . . . . . . . 4137
　– *Verbenae herba* . . . . . . . . . . . . . . . . . . **6.2**-4953
　– *Violae herba cum flore* . . . . . . . . . . . . . . . 4005
Herpes-Impfstoff (inaktiviert) für Pferde . . . . . . . 1288
Herstellung
　– Erläuterung (*siehe* 1.4) . . . . . . . . . . . . . **6.1**-4424
　– unter aseptischen Bedingungen
　　(*siehe* 5.1.1) . . . . . . . . . . . . . . . . . . . . . . . . 769
Herstellungszellkultur (*siehe* 5.2.1) . . . . . . . . . . 797
Herzgespannkraut . . . . . . . . . . . . . . . . . . . . . . 2764
Hesperidin *R* . . . . . . . . . . . . . . . . . . . . . . . . . . . 614
Hexachlorbenzol *R* . . . . . . . . . . . . . . . . . . . . . . 614
α-Hexachlorcyclohexan *R* . . . . . . . . . . . . . . . . . 614
β-Hexachlorcyclohexan *R* . . . . . . . . . . . . . . . . . 614
δ-Hexachlorcyclohexan *R* . . . . . . . . . . . . . . . . . 614
Hexachloroplatin(IV)-säure *R* . . . . . . . . . . . . . . 614
Hexacosan *R* . . . . . . . . . . . . . . . . . . . . . . . . . . . 614
Hexadimethrinbromid *R* . . . . . . . . . . . . . . . . . . 614
1,1,1,3,3,3-Hexafluorpropan-2-ol *R* . . . . . . . . . . 615
Hexamethyldisilazan *R* . . . . . . . . . . . . . . . . . . . 615
Hexamidindiisetionat . . . . . . . . . . . . . . . . . . . . 2765
*Hexamidini diisetionas* . . . . . . . . . . . . . . . . . . . 2765
Hexan *R* . . . . . . . . . . . . . . . . . . . . . . . . . . . . . . 615
Hexansäure *R* . . . . . . . . . . . . . . . . . . . . . . . . . . 615
Hexetidin . . . . . . . . . . . . . . . . . . . . . . . . . . . . . 2767
*Hexetidinum* . . . . . . . . . . . . . . . . . . . . . . . . . . 2767
Hexobarbital . . . . . . . . . . . . . . . . . . . . . . . . . . 2768
*Hexobarbitalum* . . . . . . . . . . . . . . . . . . . . . . . . 2768
Hexosamine in Polysaccharid-Impfstoffen
　(2.5.20) . . . . . . . . . . . . . . . . . . . . . . . . . . . . . 179
Hexylamin *R* . . . . . . . . . . . . . . . . . . . . . . . . . . . 615
Hexylresorcin . . . . . . . . . . . . . . . . . . . . . . . . . . 2770
*Hexylresorcinolum* . . . . . . . . . . . . . . . . . . . . . . 2770
*Hibisci sabdariffae flos* . . . . . . . . . . . . . . . . **6.1**-4626
Hibiscusblüten . . . . . . . . . . . . . . . . . . . . . . **6.1**-4626
Hilfsstoffe, funktionalitätsbezogene
　Eigenschaften (5.15) . . . . . . . . . . . . . . . . **6.1**-4469
Hinweise zur Anwendung der Prüfung auf
　Sterilität (5.1.9) . . . . . . . . . . . . . . . . . . . **6.3**-5265
Histamin, Prüfung (2.6.10) . . . . . . . . . . . . . . . . 209
Histamindihydrochlorid . . . . . . . . . . . . . . . . . . 2772
Histamindihydrochlorid *R* . . . . . . . . . . . . . . . . . 615
*Histamini dihydrochloridum* . . . . . . . . . . . . . . . 2772
*Histamini phosphas* . . . . . . . . . . . . . . . . . . . . . 2773
Histamin-Lösung *R* . . . . . . . . . . . . . . . . . . . . . . 615
Histaminphosphat . . . . . . . . . . . . . . . . . . . . . . 2773
Histaminphosphat *R* . . . . . . . . . . . . . . . . . . . . . 615
Histidin . . . . . . . . . . . . . . . . . . . . . . . . . . . . . . 2774
Histidinhydrochlorid-Monohydrat . . . . . . . . . . 2776
*Histidini hydrochloridum monohydricum* . . . . . . 2776
Histidinmonohydrochlorid *R* . . . . . . . . . . . . . . . 615
*Histidinum* . . . . . . . . . . . . . . . . . . . . . . . . . . . . 2774
Holmiumoxid *R* . . . . . . . . . . . . . . . . . . . . . . . . 616

**Ph. Eur. 6. Ausgabe, 3. Nachtrag**

Holmiumperchlorat-Lösung *R* ................616
Holunderblüten ........................2777
Homatropinhydrobromid ..................2779
*Homatropini hydrobromidum* ................2779
*Homatropini methylbromidum* ...............2780
Homatropinmethylbromid ..................2780
DL-Homocystein *R* ......................616
L-Homocysteinthiolactonhydrochlorid *R* ...........616
Homöopathische Zubereitungen ..............1511
**Homöopathische Zubereitungen, Stoffe für homöopathische Zubereitungen**
 – Arsen(III)-oxid für homöopathische Zubereitungen .......................1521
 – Bariumchlorid-Dihydrat für homöopathische Zubereitungen ..........1522
 – Bilsenkraut für homöopathische Zubereitungen .......................1523
 – Brennnessel für homöopathische Zubereitungen .......................1524
 – Cadmiumsulfat-Hydrat für homöopathische Zubereitungen .......................1526
 – Calciumiodid-Tetrahydrat für homöopathische Zubereitungen ..........1527
 – Crocus für homöopathische Zubereitungen ....1527
 – Efeu für homöopathische Zubereitungen ......1529
 – Eisen für homöopathische Zubereitungen .....1530
 – Honigbiene für homöopathische Zubereitungen .......................1531
 – Johanniskraut für homöopathische Zubereitungen .......................1532
 – Knoblauch für homöopathische Zubereitungen .......................1533
 – Kupfer für homöopathische Zubereitungen .......................1535
 – Kupferacetat-Monohydrat für homöopathische Zubereitungen ..........1536
 – Ostindischer-Tintenbaum-Früchte für homöopathische Zubereitungen ..........1537
 – Pflanzliche Drogen für homöopathische Zubereitungen .......................1519
 – Urtinkturen für homöopathische Zubereitungen .......................1520
 – Vorschriften zur Herstellung homöopathischer konzentrierter Zubereitungen und zur Potenzierung ........1512
Honig ..............................2782
Honigbiene für homöopathische Zubereitungen ....1531
Hopfenzapfen ........................**6.1**-4627
Hyaluronidase ........................2785
*Hyaluronidasum* ......................2785
Hydralazinhydrochlorid ..................2786
*Hydralazini hydrochloridum* ...............2786
*Hydrargyri dichloridum* ..................3813
*Hydrastidis rhizoma* ................**6.1**-4609
Hydrastinhydrochlorid *R* .................616
Hydrazin *R* ..........................616
Hydrazinsulfat *R* ......................616
Hydrochinon *R* .......................616
Hydrochinon-Lösung *R* ..................617
Hydrochlorothiazid .....................2788
*Hydrochlorothiazidum* ..................2788
Hydrocodonhydrogentartrat-2,5-Hydrat ..........2790
*Hydrocodoni hydrogenotartras 2,5-hydricus* .......2790
Hydrocortison ........................2792
Hydrocortisonacetat ....................2795
Hydrocortisonacetat *R* ..................617
Hydrocortisonhydrogensuccinat ..............2797
*Hydrocortisoni acetas* ..................2795
*Hydrocortisoni hydrogenosuccinas* ............2797
*Hydrocortisonum* .....................2792
Hydrogencarbonat, Identitätsreaktion (siehe 2.3.1) .......................135
*Hydrogenii peroxidum 3 per centum* ..........4348
*Hydrogenii peroxidum 30 per centum* .........4348

**Ph. Eur. 6. Ausgabe, 3. Nachtrag**

Hydrolytische Resistenz von Glasbehältnissen (siehe 3.2.1) .......................474
Hydromorphonhydrochlorid ................2799
*Hydromorphoni hydrochloridum* .............2799
Hydrophile Cremes (*siehe* Halbfeste Zubereitungen zur kutanen Anwendung) .... **6.3**-5288
Hydrophile Gele (*siehe* Halbfeste Zubereitungen zur kutanen Anwendung) ............. **6.3**-5289
Hydrophile Salben (*siehe* Halbfeste Zubereitungen zur kutanen Anwendung) .... **6.3**-5288
Hydrophobe Salben (*siehe* Halbfeste Zubereitungen zur kutanen Anwendung) .... **6.3**-5288
Hydroxocobalaminacetat ..................2800
Hydroxocobalaminhydrochlorid ..............2802
*Hydroxocobalamini acetas* ................2800
*Hydroxocobalamini chloridum* ..............2802
*Hydroxocobalamini sulfas* ................2803
Hydroxocobalaminsulfat ..................2803
4-Hydroxybenzhydrazid *R* .................617
2-Hydroxybenzimidazol *R* .................617
4-Hydroxybenzoesäure *R* .................617
Hydroxycarbamid ......................2805
*Hydroxycarbamidum* ...................2805
Hydroxychinolin *R* .....................617
4-Hydroxycumarin *R* ...................617
6-Hydroxydopa *R* .....................617
Hydroxyethylcellulose ...................2806
*Hydroxyethylcellulosum* .................2806
*Hydroxyethylis salicylas* .................2808
Hydroxyethylsalicylat ...................2808
4-Hydroxyisophthalsäure *R* ...............617
Hydroxylaminhydrochlorid *R* ...............618
Hydroxylaminhydrochlorid-Lösung *R* 2 ..........618
Hydroxylaminhydrochlorid-Lösung, ethanolische *R* .......................618
Hydroxylamin-Lösung
 – alkalische *R* .......................617
 – alkalische *R* 1 .....................617
Hydroxylzahl (2.5.3) ....................171
Hydroxymethylfurfural *R* .................618
Hydroxynaphtholblau *R* ..................618
Hydroxypropylbetadex ................**6.3**-5496
2-Hydroxypropylbetadex zur Chromatographie *R* .................618
*Hydroxypropylbetadexum* .............**6.3**-5496
Hydroxypropylcellulose ..................2812
*Hydroxypropylcellulosum* ................2812
Hydroxypropyl-β-cyclodextrin *R* ............618
12-Hydroxystearinsäure *R* ................618
Hydroxyuracil *R* ......................618
Hydroxyzindihydrochlorid .................2813
*Hydroxyzini hydrochloridum* ..............2813
Hygroskopizität, empfohlene Prüfmethode (siehe 5.11) .......................927
Hymecromon .........................2815
*Hymecromonum* ......................2815
*Hyoscini butylbromidum/Scopolamini butylbromidum* ....................1899
*Hyoscini hydrobromidum/Scopolamini hydrobromidum* ...................3909
*Hyoscinum/Scopolaminum* ................3908
*Hyoscyamini sulfas* ................**6.2**-4987
Hyoscyaminsulfat ..................**6.2**-4987
Hyoscyaminsulfat *R* ....................618
*Hyoscyamus niger ad praeparationes homoeopathicas* ...................1523
*Hyperici herba* ....................**6.2**-5005
*Hyperici herbae extractum siccum quantificatum* . **6.3**-5515
Hypericin *R* .........................619
*Hypericum perforatum ad praeparationes homoeopathicas* ...................1532
Hyperosid *R* .........................619
Hypophosphit-Reagenz *R* .................619
Hypoxanthin *R* .......................619

Hypromellose .......................... 6.3-5498
Hypromellosephthalat ................... 6.3-5500
*Hypromellosi phthalas* ................. 6.3-5500
*Hypromellosum* ........................ 6.3-5498

# I

Ibuprofen ............................. 6.1-4635
*Ibuprofenum* .......................... 6.1-4635
*Ichthammolum* ......................... 6.3-5354
ICP-MS, Massenspektrometrie mit induktiv
   gekoppeltem Plasma (2.2.58) ............... 128
Identifizierung
   – fetter Öle durch Dünnschichtchromato-
      graphie (2.3.2) ........................ 137
   – und Bestimmung von Lösungsmittel-
      Rückständen, Grenzprüfung (2.4.24) ....... 155
   – von Phenothiazinen durch Dünnschicht-
      chromatographie (2.3.3) ................. 138
Identitätsreaktionen (2.3) ................... 131
Identitätsreaktionen auf Ionen und funktionelle
   Gruppen (2.3.1) ............................ 133
Idoxuridin ................................. 2828
*Idoxuridinum* ............................ 2828
IE, Immunelektrophorese (*siehe* 2.7.1) ........ 270
*Iecoris aselli domestici oleum* ........... 6.3-5553
*Iecoris aselli oleum A* .................. 6.3-5542
*Iecoris aselli oleum B* .................. 6.3-5548
IEF, isoelektrische Fokussierung (2.2.54) ...... 109
Ifosfamid .................................. 2829
*Ifosfamidum* ............................. 2829
Imidazol *R* ............................... 619
Imidazol-Pufferlösung pH 6,5 *R* ............. 748
Imidazol-Pufferlösung pH 7,3 *R* ............. 750
Iminobibenzyl *R* ........................... 619
Imipenem .................................. 2831
*Imipenemum* .............................. 2831
Imipraminhydrochlorid .................... 6.2-4993
*Imipramini hydrochloridum* .............. 6.2-4993
Immunchemische Methoden (2.7.1) .............. 269
Immunelektrophorese
   – gekreuzte (*siehe* 2.7.1) ................. 270
   – Methoden (*siehe* 2.7.1) .................. 270
Immunglobulin
   – Bestimmung der antikomplementären
      Aktivität (2.6.17) ...................... 246
   – Fc-Funktion (2.7.9) ..................... 292
   – vom Menschen ........................ 6.2-4994
   – vom Menschen zur intravenösen
      Anwendung ........................... 6.3-5505
   – vom Menschen zur intravenösen
      Anwendung, Prüfung auf Anti-D-
      Antikörper (2.6.26) .................. 6.2-4817
**Immunglobuline**
   – Anti-D-Immunglobulin vom Menschen .... 6.2-4902
   – Anti-D-Immunglobulin vom Menschen,
      Bestimmung der Wirksamkeit (2.7.13) ....... 297
   – Anti-D-Immunglobulin vom Menschen
      zur intravenösen Anwendung ............. 1687
   – Anti-T-Lymphozyten-Immunglobulin vom
      Tier zur Anwendung am Menschen ......... 1690
   – Hepatitis-A-Immunglobulin vom
      Menschen ............................. 2761
   – Hepatitis-B-Immunglobulin vom
      Menschen ............................. 2761
   – Hepatitis-B-Immunglobulin vom Menschen
      zur intravenösen Anwendung ............. 2762
   – Immunglobulin vom Menschen .......... 6.2-4994
   – Immunglobulin vom Menschen
      zur intravenösen Anwendung .......... 6.3-5505
   – Masern-Immunglobulin vom Menschen ..... 3181
   – Röteln-Immunglobulin vom Menschen ..... 3861
   – Tetanus-Immunglobulin vom Menschen .... 4100
   – Tollwut-Immunglobulin vom Menschen .... 4186
   – Varizellen-Immunglobulin vom Menschen .. 4291
   – Varizellen-Immunglobulin vom Menschen
      zur intravenösen Anwendung ............. 4292
*Immunoglobulinum anti-T lymphocytorum
   ex animale ad usum humanum* ............. 1690
*Immunoglobulinum humanum anti-D* ........ 6.2-4902
*Immunoglobulinum humanum anti-D ad usum
   intravenosum* ............................ 1687
*Immunoglobulinum humanum hepatitidis A* ... 2761
*Immunoglobulinum humanum hepatitidis B* ... 2761
*Immunoglobulinum humanum hepatitidis B
   ad usum intravenosum* .................... 2762
*Immunoglobulinum humanum morbillicum* ..... 3181
*Immunoglobulinum humanum normale* ....... 6.2-4994
*Immunoglobulinum humanum normale ad usum
   intravenosum* ......................... 6.3-5505
*Immunoglobulinum humanum rabicum* ........ 4186
*Immunoglobulinum humanum rubellae* ....... 3861
*Immunoglobulinum humanum tetanicum* ...... 4100
*Immunoglobulinum humanum varicellae* ..... 4291
*Immunoglobulinum humanum varicellae ad usum
   intravenosum* ............................ 4292
*Immunosera ad usum veterinarium* ........... 971
*Immunosera ex animale ad usum humanum* .... 967
*Immunoserum botulinicum* ................. 1375
*Immunoserum Clostridii novyi alpha ad usum
   veterinarium* ............................ 1387
*Immunoserum Clostridii perfringentis beta
   ad usum veterinarium* .................... 1388
*Immunoserum Clostridii perfringentis epsilon
   ad usum veterinarium* .................... 1390
*Immunoserum contra venena viperarum
   europaearum* ............................. 1381
*Immunoserum diphthericum* ................ 1376
*Immunoserum gangraenicum
   (Clostridium novyi)* ..................... 1377
*Immunoserum gangraenicum
   (Clostridium perfringens)* ............... 1378
*Immunoserum gangraenicum
   (Clostridium septicum)* .................. 1379
*Immunoserum gangraenicum mixtum* .......... 1380
*Immunoserum tetanicum ad usum humanum* .... 1382
*Immunoserum tetanicum ad usum veterinarium* . 1391
Immunpräzipitationsmethoden (*siehe* 2.7.1) ... 269
**Immunsera für Menschen**
   – Botulismus-Antitoxin .................. 1375
   – Diphtherie-Antitoxin .................. 1376
   – Gasbrand-Antitoxin (*Clostridium novyi*) . 1377
   – Gasbrand-Antitoxin (*Clostridium
      perfringens*) .......................... 1378
   – Gasbrand-Antitoxin (*Clostridium septicum*) . 1379
   – Gasbrand-Antitoxin (polyvalent) ......... 1380
   – Immunsera von Tieren zur Anwendung am
      Menschen .............................. 967
   – Schlangengift-Immunserum (Europa) ...... 1381
   – Tetanus-Antitoxin ..................... 1382
**Immunsera für Tiere**
   – Bewertung der Unschädlichkeit (5.2.6) .... 808
   – Bewertung der Unschädlichkeit jeder
      Charge (5.2.9) ......................... 827
   – Bewertung der Wirksamkeit (5.2.7) .... 6.1-4465
   – *Clostridium-novyi*-Alpha-Antitoxin
      für Tiere ............................. 1387
   – *Clostridium-perfringens*-Beta-Antitoxin
      für Tiere ............................. 1388
   – *Clostridium-perfringens*-Epsilon-Antitoxin
      für Tiere ............................. 1390
   – Immunsera für Tiere .................... 971
   – Tetanus-Antitoxin für Tiere ........... 1391
Immunsera für Tiere ........................ 971
**Impfstoffe für Menschen**
   – BCG zur Immuntherapie .............. 6.3-5297
   – BCG-Impfstoff (gefriergetrocknet) ...... 1069

- Cholera-Impfstoff ........................ 1073
- Cholera-Impfstoff (gefriergetrocknet) ........ 1074
- Cholera-Impfstoff (inaktiviert, oral) ......... 1075
- Diphtherie-Adsorbat-Impfstoff .............. 1077
- Diphtherie-Adsorbat-Impfstoff (reduzierter Antigengehalt) .......................... 1079
- Diphtherie-Tetanus-Adsorbat-Impfstoff ....... 1081
- Diphtherie-Tetanus-Adsorbat-Impfstoff (reduzierter Antigengehalt) ............... 1082
- Diphtherie-Tetanus-Hepatitis-B(rDNA)-Adsorbat-Impfstoff ...................... 1084
- Diphtherie-Tetanus-Pertussis-Adsorbat-Impfstoff ............................... 1086
- Diphtherie-Tetanus-Pertussis(azellulär, aus Komponenten)-Adsorbat-Impfstoff .......... 1088
- Diphtherie-Tetanus-Pertussis(azellulär, aus Komponenten)-Haemophilus-Typ-B(konjugiert)-Adsorbat-Impfstoff ................ 1090
- Diphtherie-Tetanus-Pertussis(azellulär, aus Komponenten)-Hepatitis-B(rDNA)-Adsorbat-Impfstoff ...................... 1094
- Diphtherie-Tetanus-Pertussis(azellulär, aus Komponenten)-Hepatitis-B(rDNA)-Poliomyelitis(inaktiviert)-Haemophilus-Typ-B(konjugiert)-Adsorbat-Impfstoff ........ 1096
- Diphtherie-Tetanus-Pertussis(azellulär, aus Komponenten)-Poliomyelitis(inaktiviert)-Adsorbat-Impfstoff ...................... 1101
- Diphtherie-Tetanus-Pertussis(azellulär, aus Komponenten)-Poliomyelitis(inaktiviert)-Adsorbat-Impfstoff (reduzierter Antigengehalt) .......................... 1104
- Diphtherie-Tetanus-Pertussis(azellulär, aus Komponenten)-Poliomyelitis(inaktiviert)-Haemophilus-Typ-B(konjugiert)-Adsorbat-Impfstoff ............................... **6.3**-5299
- Diphtherie-Tetanus-Pertussis-Poliomyelitis(inaktiviert)-Adsorbat-Impfstoff ...... 1111
- Diphtherie-Tetanus-Pertussis-Poliomyelitis(inaktiviert)-Haemophilus-Typ-B(konjugiert)-Adsorbat-Impfstoff ........ 1114
- Diphtherie-Tetanus-Poliomyelitis(inaktiviert)-Adsorbat-Impfstoff (reduzierter Antigengehalt) .......................... 1117
- FSME-Impfstoff (inaktiviert) .............. 1120
- Gelbfieber-Lebend-Impfstoff ........... **6.1**-4483
- Gürtelrose(Herpes-Zoster)-Lebend-Impfstoff ............................... **6.3**-5303
- Haemophilus-Typ-B-Impfstoff (konjugiert) . **6.3**-5305
- Hepatitis-A-Adsorbat-Impfstoff (inaktiviert) ............................. 1131
- Hepatitis-A-Impfstoff (inaktiviert, Virosom) ............................... 1134
- Hepatitis-A(inaktiviert)-Hepatitis-B(rDNA)-Adsorbat-Impfstoff ...................... 1138
- Hepatitis-B-Impfstoff (rDNA) ............. 1140
- Influenza-Impfstoff (inaktiviert) ............ 1142
- Influenza-Impfstoff (inaktiviert, aus Zellkulturen) ............................. 1144
- Influenza-Spaltimpfstoff aus Oberflächenantigen (inaktiviert) .................... 1149
- Influenza-Spaltimpfstoff aus Oberflächenantigen (inaktiviert, aus Zellkulturen) ...... 1152
- Influenza-Spaltimpfstoff aus Oberflächenantigen (inaktiviert, Virosom) ............. 1155
- Influenza-Spaltimpfstoff (inaktiviert) ........ 1147
- Masern-Lebend-Impfstoff .............. **6.1**-4487
- Masern-Mumps-Röteln-Lebend-Impfstoff .. **6.1**-4490
- Meningokokken-Gruppe-C-Impfstoff (konjugiert) ............................. 1161
- Meningokokken-Polysaccharid-Impfstoff ..... 1164
- Milzbrand-Adsorbat-Impfstoff (aus Zellkulturfiltraten) für Menschen .......... 1167
- Mumps-Lebend-Impfstoff .............. **6.1**-4491

**Ph. Eur. 6. Ausgabe, 3. Nachtrag**

- Pertussis-Adsorbat-Impfstoff .............. 1171
- Pertussis-Adsorbat-Impfstoff (azellulär, aus Komponenten) ...................... 1172
- Pertussis-Adsorbat-Impfstoff (azellulär, co-gereinigt) ............................. 1176
- Pneumokokken-Polysaccharid-Adsorbat-Impfstoff (konjugiert) .................... 1179
- Pneumokokken-Polysaccharid-Impfstoff ...... 1181
- Pocken-Lebend-Impfstoff .............. **6.1**-4493
- Poliomyelitis-Impfstoff (inaktiviert) ...... **6.3**-5309
- Poliomyelitis-Impfstoff (oral) ........... **6.1**-4500
- Röteln-Lebend-Impfstoff .............. **6.1**-4507
- Tetanus-Adsorbat-Impfstoff ............... 1203
- Tollwut-Impfstoff aus Zellkulturen für Menschen ........................ **6.1**-4509
- Typhus-Impfstoff ....................... 1208
- Typhus-Impfstoff (gefriergetrocknet) ........ 1208
- Typhus-Lebend-Impfstoff, oral (Stamm Ty 21a) ........................ 1209
- Typhus-Polysaccharid-Impfstoff ............ 1211
- Varizellen-Lebend-Impfstoff ............ **6.3**-5314

Impfstoffe für Menschen ................. **6.3**-5277
- Zellkulturen für die Herstellung (5.2.3) ........ 801

**Impfstoffe für Tiere**
- Adenovirose-Impfstoff (inaktiviert) für Hunde ............................... 1219
- Adenovirose-Lebend-Impfstoff für Hunde ..... 1220
- Aktinobazillose-Impfstoff (inaktiviert) für Schweine ............................ 1222
- Aujeszky'sche-Krankheit-Impfstoff (inaktiviert) für Schweine ................ 1227
- Aujeszky'sche-Krankheit-Lebend-Impfstoff zur parenteralen Anwendung für Schweine .... 1230
- Aviäres-Paramyxovirus-3-Impfstoff (inaktiviert) ............................. 1238
- Botulismus-Impfstoff für Tiere ............. 1240
- Brucellose-Lebend-Impfstoff für Tiere ........ 1248
- Calicivirosis-Impfstoff (inaktiviert) für Katzen ............................... 1254
- Calicivirosis-Lebend-Impfstoff für Katzen ..... 1256
- Chlamydien-Impfstoff (inaktiviert) für Katzen ............................... 1257
- Cholera-Impfstoff (inaktiviert) für Geflügel ............................. 1259
- *Clostridium-chauvoei*-Impfstoff für Tiere ..... 1260
- *Clostridium-novyi*-(Typ B)-Impfstoff für Tiere ................................ 1261
- *Clostridium-perfringens*-Impfstoff für Tiere .... 1264
- *Clostridium-septicum*-Impfstoff für Tiere ...... 1266
- Colibacillosis-Impfstoff (inaktiviert) für neugeborene Ferkel .................. 1269
- Colibacillosis-Impfstoff (inaktiviert) für neugeborene Wiederkäuer ............. 1271
- Coronavirusdiarrhö-Impfstoff (inaktiviert) für Kälber ............................... 1273
- Egg-Drop-Syndrom-'76-Impfstoff (inaktiviert) ............................. 1275
- Entenpest-Lebend-Impfstoff ................ 1278
- Furunkulose-Impfstoff (inaktiviert, injizierbar, mit öligem Adjuvans) für Salmoniden ...................... **6.2**-4869
- Geflügelpocken-Lebend-Impfstoff .......... 1281
- Hepatitis-Typ-I-Lebend-Impfstoff für Enten ............................... 1285
- Herpes-Impfstoff (inaktiviert) für Pferde ...... 1288
- Infektiöse-Anämie-Lebend-Impfstoff für Hühner ............................. 1225
- Infektiöse-Aviäre-Encephalomyelitis-Lebend-Impfstoff ...................... 1234
- Infektiöse-Aviäre-Laryngotracheitis-Lebend-Impfstoff ............................... 1236
- Infektiöse-Bovine-Rhinotracheitis-Lebend-Impfstoff für Rinder ...................... 1241

- Infektiöse-Bronchitis-Impfstoff (inaktiviert)
  für Geflügel .......................... 1243
- Infektiöse-Bronchitis-Lebend-Impfstoff
  für Geflügel ....................... **6.1**-4517
- Infektiöse-Bursitis-Impfstoff (inaktiviert)
  für Geflügel .......................... 1249
- Infektiöse-Bursitis-Lebend-Impfstoff
  für Geflügel .......................... 1251
- Influenza-Impfstoff (inaktiviert) für Pferde .... 1290
- Influenza-Impfstoff (inaktiviert)
  für Schweine ......................... 1293
- Kaltwasser-Vibriose-Impfstoff (inaktiviert)
  für Salmoniden .................... **6.2**-4880
- Klassische-Schweinepest-Lebend-Impfstoff
  (aus Zellkulturen) .................. **6.2**-4875
- Klassische-Schweinepest-Lebend-Impfstoff
  (gefriergetrocknet) ................... 1352
- Kokzidiose-Lebend-Impfstoff für Hühner .. **6.2**-4871
- Leptospirose-Impfstoff (inaktiviert)
  für Hunde ........................... 1296
- Leptospirose-Impfstoff (inaktiviert)
  für Rinder ........................... 1298
- Leukose-Impfstoff (inaktiviert) für Katzen .... 1300
- Mannheimia-Impfstoff (inaktiviert)
  für Rinder ........................... 1302
- Mannheimia-Impfstoff (inaktiviert)
  für Schafe ........................... 1305
- Marek'sche-Krankheit-Lebend-Impfstoff ...... 1307
- Maul-und-Klauenseuche-Impfstoff
  (inaktiviert) für Wiederkäuer ............. 1310
- Milzbrandsporen-Lebend-Impfstoff
  für Tiere ............................ 1313
- *Mycoplasma-gallisepticum*-Impfstoff ........ 1314
- Myxomatose-Lebend-Impfstoff
  für Kaninchen ........................ 1315
- Newcastle-Krankheit-Impfstoff
  (inaktiviert) ......................... 1317
- Newcastle-Krankheit-Lebend-Impfstoff ....... 1320
- Panleukopenie-Impfstoff (inaktiviert)
  für Katzen ........................... 1323
- Panleukopenie-Lebend-Impfstoff
  für Katzen ........................... 1325
- Parainfluenza-Virus-Lebend-Impfstoff
  für Hunde ........................... 1327
- Parainfluenza-Virus-Lebend-Impfstoff
  für Rinder ........................... 1328
- Parvovirose-Impfstoff (inaktiviert)
  für Hunde ........................... 1330
- Parvovirose-Impfstoff (inaktiviert)
  für Schweine ......................... 1332
- Parvovirose-Lebend-Impfstoff für Hunde ..... 1334
- Pasteurella-Impfstoff (inaktiviert)
  für Schafe ........................... 1336
- Progressive-Rhinitis-atrophicans-Impfstoff
  (inaktiviert) für Schweine ............... 1340
- Respiratorisches-Syncytial-Virus-Lebend-
  Impfstoff für Rinder ................... 1338
- Rhinotracheitis-Virus-Impfstoff (inaktiviert)
  für Katzen ........................... 1343
- Rhinotracheitis-Virus-Lebend-Impfstoff
  für Katzen ........................... 1345
- Rotavirusdiarrhö-Impfstoff (inaktiviert)
  für Kälber ........................... 1347
- Salmonella-Enteritidis-Impfstoff
  (inaktiviert) für Hühner ................ 1349
- Salmonella-Typhimurium-Impfstoff
  (inaktiviert) für Hühner ................ 1351
- Schweinerotlauf-Impfstoff (inaktiviert) ....... 1354
- Staupe-Lebend-Impfstoff für Frettchen und
  Nerze .............................. 1355
- Staupe-Lebend-Impfstoff für Hunde ......... 1356
- Tenosynovitis-Virus-Lebend-Impfstoff
  für Geflügel .......................... 1358
- Tetanus-Impfstoff für Tiere ............... 1360
- Tollwut-Impfstoff (inaktiviert) für Tiere ... **6.1**-4519
- Tollwut-Lebend-Impfstoff (oral)
  für Füchse ........................... 1365
- Vibriose-Impfstoff (inaktiviert)
  für Salmoniden .................... **6.2**-4878
- Virusdiarrhö-Impfstoff (inaktiviert)
  für Rinder ........................... 1370

Impfstoffe für Tiere ........................ 979
- Bewertung der Unschädlichkeit (5.2.6) ....... 808
- Bewertung der Unschädlichkeit jeder
  Charge (5.2.9) ........................ 827
- Bewertung der Wirksamkeit (5.2.7) ...... **6.1**-4465
- Substanzen tierischen Ursprungs für die
  Herstellung (5.2.5) ..................... 807
- Zellkulturen für die Herstellung (5.2.4) ....... 804

Impfstoffe, Gehaltsbestimmung von Phenol
  (2.5.15) ............................. 177
Impfstoffe und andere biologische Produkte,
  Allgemeine Texte (5.2) ............. 795 und **6.1**-4463
  und **6.3**-5267
Implantate (*siehe* Parenteralia) ................ 1028
Imprägnierte Tabletten (*siehe* Homöopathische
  Zubereitungen) ....................... 1512
Indapamid ............................. 2839
*Indapamidum* ........................... 2839
Indigocarmin *R* ........................... 619
Indigocarmin-Lösung *R* .................... 619
Indigocarmin-Lösung *R* 1 .................. 620
*Indii[^{111}In] chloridi solutio* ................ 1412
*Indii[^{111}In] oxini solutio* .................. 1414
*Indii[^{111}In] pentetatis solutio iniectabilis* ....... 1415
Indikatormethode, pH-Wert (2.2.4) ........... 33
*Indinaviri sulfas* .......................... 2841
Indinavirsulfat ........................... 2841
Indische Flohsamen ....................... 2576
Indische Flohsamenschalen ................. 2577
Indischer Weihrauch ...................... 4351
[$^{111}$In]Indium(III)-chlorid-Lösung ............ 1412
[$^{111}$In]Indiumoxinat-Lösung ................ 1414
[$^{111}$In]Indium-Pentetat-Injektionslösung ....... 1415
Indometacin ............................ 2844
Indometacin *R* ........................... 620
*Indometacinum* .......................... 2844
Infektiöse-Anämie-Lebend-Impfstoff
  für Hühner ........................... 1225
Infektiöse-Aviäre-Encephalomyelitis-Lebend-
  Impfstoff ............................ 1234
Infektiöse-Aviäre-Laryngotracheitis-Lebend-
  Impfstoff ............................ 1236
Infektiöse-Bovine-Rhinotracheitis-Lebend-
  Impfstoff für Rinder ................... 1241
Infektiöse-Bronchitis-Impfstoff (inaktiviert)
  für Geflügel .......................... 1243
Infektiöse-Bronchitis-Lebend-Impfstoff
  für Geflügel ....................... **6.1**-4517
Infektiöse-Bursitis-Impfstoff (inaktiviert)
  für Geflügel .......................... 1249
Infektiöse-Bursitis-Lebend-Impfstoff
  für Geflügel .......................... 1251
Influenza-Impfstoff
- (inaktiviert) .......................... 1142
- (inaktiviert, aus Zellkulturen) ............. 1144
- (inaktiviert) für Pferde .................. 1290
- (inaktiviert) für Schweine ................ 1293

Influenza-Spaltimpfstoff
- aus Oberflächenantigen (inaktiviert) ........ 1149
- aus Oberflächenantigen (inaktiviert,
  aus Zellkulturen) ...................... 1152
- aus Oberflächenantigen (inaktiviert,
  Virosom) ........................... 1155
- (inaktiviert) .......................... 1147

Infusionszubereitungen (*siehe* Parenteralia) ....... 1026
Ingwerwurzelstock ..................... **6.2**-4997
*Inhalanda* ............................. 1048

| | |
|---|---|
| **Inhalation, Zubereitungen zur** . . . . . . . . . . . . . . . . . 1048 | Iobenguansulfat zur Herstellung von |
| – flüssige Zubereitungen . . . . . . . . . . . . . . . . . . 1048 | radioaktiven Arzneimitteln . . . . . . . . . . . . . . **6.1**-4525 |
| – Pulver zur Inhalation . . . . . . . . . . . . . . . . . . 1051 | Iod . . . . . . . . . . . . . . . . . . . . . . . . . . . . . . . . . . . . . 2879 |
| Injektionszubereitungen (*siehe* Parenteralia) . . . . . . 1025 | Iod *R* . . . . . . . . . . . . . . . . . . . . . . . . . . . . . . . . . . . . 620 |
| Inosin *R* . . . . . . . . . . . . . . . . . . . . . . . . . . . . . . . . . . 620 | Iod-123- und Ruthenium-106-Spikelösung *R* . . . . . . . 622 |
| *myo*-Inositol . . . . . . . . . . . . . . . . . . . . . . . . . . . . . 2846 | 2-Iodbenzoesäure *R* . . . . . . . . . . . . . . . . . . . . . . . . . 620 |
| *myo*-Inositol *R* . . . . . . . . . . . . . . . . . . . . . . . . . . . . . 620 | 3-Iodbenzylammoniumchlorid *R* . . . . . . . . . . . . . . . 621 |
| *myo*-Inositolum . . . . . . . . . . . . . . . . . . . . . . . . . . . 2846 | Iod-Chloroform *R* . . . . . . . . . . . . . . . . . . . . . . . . . . 620 |
| Insulin | Iodessigsäure *R* . . . . . . . . . . . . . . . . . . . . . . . . . . . . 621 |
| – als Injektionslösung, lösliches . . . . . . . . . . . . . 2847 | Iodethan *R* . . . . . . . . . . . . . . . . . . . . . . . . . . . . . . . . 621 |
| – aspart . . . . . . . . . . . . . . . . . . . . . . . . . . . . . . . 2857 | 2-Iodhippursäure *R* . . . . . . . . . . . . . . . . . . . . . . . . . 621 |
| – human . . . . . . . . . . . . . . . . . . . . . . . . . . . . . . 2848 | Iodid, Identitätsreaktion (*siehe* 2.3.1) . . . . . . . . . . . 135 |
| – lispro . . . . . . . . . . . . . . . . . . . . . . . . . . . . . . . 2860 | Iodid-Lösung (10 ppm I) *R* . . . . . . . . . . . . . . . . . . . 743 |
| – Suspension zur Injektion, biphasische . . . . . . . 2864 | *Iodinati[$^{125}$I] humani albumini solutio iniectabilis* . . . . 1397 |
| – Suspension zur Injektion, biphasische, | Iod-Lösung *R* . . . . . . . . . . . . . . . . . . . . . . . . . . . . . . 620 |
| Isophan- . . . . . . . . . . . . . . . . . . . . . . . . . . . . . 2912 | Iod-Lösung *R* 1 . . . . . . . . . . . . . . . . . . . . . . . . . . . . . 620 |
| – Suspension zur Injektion, Isophan- . . . . . . . . . 2911 | Iod-Lösung *R* 2 . . . . . . . . . . . . . . . . . . . . . . . . . . . . . 620 |
| – vom Rind . . . . . . . . . . . . . . . . . . . . . . . . . . . 2851 | Iod-Lösung *R* 3 . . . . . . . . . . . . . . . . . . . . . . . . . . . . . 620 |
| – vom Schwein . . . . . . . . . . . . . . . . . . . . . . . . 2854 | Iod-Lösung *R* 4 . . . . . . . . . . . . . . . . . . . . . . . . . . . . . 620 |
| *Insulini biphasici iniectabilium* . . . . . . . . . . . . . . . 2864 | Iod-Lösung, ethanolische *R* . . . . . . . . . . . . . . . . . . . 620 |
| *Insulini isophani biphasici iniectabilium* . . . . . . . . 2912 | Iod-Lösung (0,01 mol · l$^{-1}$) . . . . . . . . . . . . . . . . . . . . 757 |
| *Insulini isophani iniectabilium* . . . . . . . . . . . . . . . 2911 | Iod-Lösung (0,05 mol · l$^{-1}$) . . . . . . . . . . . . . . . . . . . . 757 |
| *Insulini solubilis iniectabilium* . . . . . . . . . . . . . . . . 2847 | Iod-Lösung (0,5 mol · l$^{-1}$) . . . . . . . . . . . . . . . . . . . . 757 |
| *Insulini zinci amorphi suspensio iniectabilis* . . . . . . 2866 | [$^{131}$I]Iodmethylnorcholesterol-Injektionslösung . . . . 1421 |
| *Insulini zinci cristallini suspensio iniectabilis* . . . . . 2864 | Iodmonobromid *R* . . . . . . . . . . . . . . . . . . . . . . . . . . 621 |
| *Insulini zinci suspensio iniectabilis* . . . . . . . . . . . . 2865 | Iodmonobromid-Lösung *R* . . . . . . . . . . . . . . . . . . . 621 |
| *Insulinum aspartum* . . . . . . . . . . . . . . . . . . . . . . . 2857 | Iodmonochlorid *R* . . . . . . . . . . . . . . . . . . . . . . . . . . 621 |
| *Insulinum bovinum* . . . . . . . . . . . . . . . . . . . . . . . . 2851 | Iodmonochlorid-Lösung *R* . . . . . . . . . . . . . . . . . . . 621 |
| *Insulinum humanum* . . . . . . . . . . . . . . . . . . . . . . 2848 | Iod(V)-oxid, gekörntes *R* . . . . . . . . . . . . . . . . . . . . . 621 |
| *Insulinum lisprum* . . . . . . . . . . . . . . . . . . . . . . . . 2860 | Iodplatin-Reagenz *R* . . . . . . . . . . . . . . . . . . . . . . . . 622 |
| *Insulinum porcinum* . . . . . . . . . . . . . . . . . . . . . . . 2854 | Iodplatin-Reagenz *R* 1 . . . . . . . . . . . . . . . . . . **6.2**-4863 |
| Insulin-Zink-Kristallsuspension zur Injektion . . . . . 2864 | *Iodum* . . . . . . . . . . . . . . . . . . . . . . . . . . . . . . . . . . 2879 |
| Insulin-Zink-Suspension zur Injektion . . . . . . . . . . 2865 | Ioduracil *R* . . . . . . . . . . . . . . . . . . . . . . . . . . . . . . . 622 |
| Insulin-Zink-Suspension zur Injektion, amorphe . . . 2866 | Iodwasserstoffsäure *R* . . . . . . . . . . . . . . . . . . . . . . . 622 |
| Insulinzubereitungen zur Injektion . . . . . . . . . . . . 2866 | Iodzahl (2.5.4) . . . . . . . . . . . . . . . . . . . . . . . . . . . . 172 |
| Interferon-alfa-2-Lösung, konzentrierte . . . . . . . . . 2870 | Iohexol . . . . . . . . . . . . . . . . . . . . . . . . . . . . . . . . . 2879 |
| Interferon-beta-1a-Lösung, konzentrierte . . . . . . **6.3**-5507 | *Iohexolum* . . . . . . . . . . . . . . . . . . . . . . . . . . . . . . . 2879 |
| Interferon-gamma-1b-Lösung, konzentrierte . . . . . 2874 | Ionen und funktionelle Gruppen, Identitäts- |
| Interferone, Bestimmung der Aktivität (5.6) . . . . . . . 895 | reaktionen (2.3.1) . . . . . . . . . . . . . . . . . . . . . . . 133 |
| *Interferoni alfa-2 solutio concentrata* . . . . . . . . . . . 2870 | Ionenaustauscher |
| *Interferoni beta-1a solutio concentrata* . . . . . . . **6.3**-5507 | – zur Chromatographie *R* . . . . . . . . . . . . . . . . . 622 |
| *Interferoni gamma-1b solutio concentrata* . . . . . . . 2874 | – zur Umkehrphasen-Chromatographie *R* . . . . . . 622 |
| Internationales Einheitensystem und andere | Ionenkonzentration, Bestimmung unter |
| Einheiten (1.6) . . . . . . . . . . . . . . . . . . . . . **6.1**-4429 | Verwendung ionenselektiver Elektroden |
| Interner-Standard-Methode (*siehe* 2.2.46) . . . . . . . . . 99 | (2.2.36) . . . . . . . . . . . . . . . . . . . . . . . . . . . . . . 74 |
| Intraruminale Systeme . . . . . . . . . . . . . . . . . . . . 1020 | Ionenselektive Elektroden, Bestimmung der |
| **Intrauterine Anwendung für Tiere, Zubereitungen** | Ionenkonzentration (2.2.36) . . . . . . . . . . . . . . . . 74 |
| **zur** . . . . . . . . . . . . . . . . . . . . . . . . . . . . . . **6.3**-5290 | Iopamidol . . . . . . . . . . . . . . . . . . . . . . . . . . . . . . 2883 |
| – Emulsionen . . . . . . . . . . . . . . . . . . . . . . **6.3**-5292 | *Iopamidolum* . . . . . . . . . . . . . . . . . . . . . . . . . . . . 2883 |
| – halbfeste Zubereitungen . . . . . . . . . . . . . **6.3**-5292 | Iopansäure . . . . . . . . . . . . . . . . . . . . . . . . . . . . . 2885 |
| – Kapseln . . . . . . . . . . . . . . . . . . . . . . . . . **6.3**-5291 | Iotalaminsäure . . . . . . . . . . . . . . . . . . . . . . . . . . 2887 |
| – Konzentrate zur Herstellung von | Iotrolan . . . . . . . . . . . . . . . . . . . . . . . . . . . . . . . . 2888 |
| Lösungen . . . . . . . . . . . . . . . . . . . . . . . **6.3**-5292 | *Iotrolanum* . . . . . . . . . . . . . . . . . . . . . . . . . . . . . 2888 |
| – Lösungen . . . . . . . . . . . . . . . . . . . . . . . . **6.3**-5292 | Ioxaglinsäure . . . . . . . . . . . . . . . . . . . . . . . . . . . 2892 |
| – Schäume . . . . . . . . . . . . . . . . . . . . . . . . **6.3**-5292 | *Ipecacuanhae extractum fluidum normatum* . . . . . . 2894 |
| – Stifte und Stäbchen . . . . . . . . . . . . . . . . **6.3**-5293 | *Ipecacuanhae pulvis normatus* . . . . . . . . . . . . **6.2**-4998 |
| – Suspensionen . . . . . . . . . . . . . . . . . . . . **6.3**-5292 | *Ipecacuanhae radix* . . . . . . . . . . . . . . . . . . . . . . . 2897 |
| – Tabletten . . . . . . . . . . . . . . . . . . . . . . . . **6.3**-5291 | *Ipecacuanhae tinctura normata* . . . . . . . . . . . . . . . 2896 |
| – Tabletten zur Herstellung von Lösungen . . **6.3**-5292 | Ipecacuanhafluidextrakt, eingestellter . . . . . . . . . . 2894 |
| – Tabletten zur Herstellung von | Ipecacuanhapulver, eingestelltes . . . . . . . . . . . **6.2**-4998 |
| Suspensionen . . . . . . . . . . . . . . . . . . . . **6.3**-5292 | Ipecacuanhatinktur, eingestellte . . . . . . . . . . . . . . 2896 |
| Intrinsische Lösungsgeschwindigkeit (2.9.29) . . . . . . 390 | Ipecacuanhawurzel . . . . . . . . . . . . . . . . . . . . . . . 2897 |
| In-vivo-Bestimmung der Wirksamkeit von | *Ipratropii bromidum* . . . . . . . . . . . . . . . . . . . **6.2**-5000 |
| Poliomyelitis-Impfstoff (inaktiviert) (2.7.20) . . . . . 304 | Ipratropiumbromid . . . . . . . . . . . . . . . . . . . . **6.2**-5000 |
| *Iobenguani[$^{123}$I] solutio iniectabilis* . . . . . . . . . . . . . 1416 | IR-Spektroskopie (2.2.24) . . . . . . . . . . . . . . . . . . . . 50 |
| *Iobenguani[$^{131}$I] solutio iniectabilis ad usum* | Isatin *R* . . . . . . . . . . . . . . . . . . . . . . . . . . . . . . . . . 622 |
| *diagnosticum* . . . . . . . . . . . . . . . . . . . . . . . . . 1418 | Isatin-Reagenz *R* . . . . . . . . . . . . . . . . . . . . . . . . . . 622 |
| *Iobenguani[$^{131}$I] solutio iniectabilis ad usum* | Isländische Flechte/Isländisches Moos . . . . . . . . . . 2901 |
| *therapeuticum* . . . . . . . . . . . . . . . . . . . . . . . . 1419 | Isländisches Moos/Isländische Flechte . . . . . . . . . . 2901 |
| *Iobenguani sulfas ad radiopharmaceutica* . . . . . . **6.1**-4525 | Isoamylalkohol *R* . . . . . . . . . . . . . . . . . . . . . . . . . 622 |
| [$^{123}$I]Iobenguan-Injektionslösung . . . . . . . . . . . . . . 1416 | Isoamylbenzoat *R* . . . . . . . . . . . . . . . . . . . . . . . . . 623 |
| [$^{131}$I]Iobenguan-Injektionslösung | Isoandrosteron *R* . . . . . . . . . . . . . . . . . . . . . . . . . 623 |
| – für diagnostische Zwecke . . . . . . . . . . . . . . . 1418 | *N*-Isobutyldodecatetraenamid *R* . . . . . . . . . . . . . . . 623 |
| – für therapeutische Zwecke . . . . . . . . . . . . . . 1419 | *N*-Isobutyldodecatetraenamid-Lösung *R* . . . . . . . . . 623 |

**Ph. Eur. 6. Ausgabe, 3. Nachtrag**

Isobutylmethylketon *R* ........................ 623
Isobutylmethylketon *R* 1 ...................... 623
Isobutylmethylketon *R* 3 ...................... 623
Isoconazol .................................... 2902
*Isoconazoli nitras* ............................. 2904
Isoconazolnitrat ............................... 2904
*Isoconazolum* ................................ 2902
Isodrin *R* .................................... 623
Isoelektrische Fokussierung (2.2.54) ........... 109
Isoelektrische Fokussierung in Kapillaren
   (*siehe* 2.2.47) ............................ 103
Isofluran ..................................... 2905
*Isofluranum* ................................. 2905
Isoleucin ..................................... 2907
*Isoleucinum* ................................. 2907
Isomalt ...................................... 2908
Isomalt *R* ................................... 623
Isomaltitol *R* ................................ 624
*Isomaltum* .................................. 2908
Isomenthol *R* ................................ 624
(+)-Isomenthon *R* ............................ 624
Isoniazid ..................................... 2910
*Isoniazidum* ................................. 2910
Isophan-Insulin-Suspension zur Injektion ...... 2911
  – biphasische .............................. 2912
Isoprenalinhydrochlorid ....................... 2912
*Isoprenalini hydrochloridum* .................. 2912
*Isoprenalini sulfas* ........................... 2914
Isoprenalinsulfat .............................. 2914
Isopropylamin *R* .............................. 624
Isopropyliodid *R* ............................. 624
*Isopropylis myristas* .......................... 2915
*Isopropylis palmitas* .......................... 2916
Isopropylmyristat ............................. 2915
Isopropylmyristat *R* .......................... 624
Isopropylpalmitat ............................. 2916
4-Isopropylphenol *R* .......................... 624
Isopulegol *R* ................................. 624
Isoquercitrosid *R* ............................ 625
Isosilibinin *R* ................................ 625
Isosorbiddinitrat, verdünntes .................. 2917
*Isosorbidi dinitras dilutus* .................... 2917
*Isosorbidi mononitras dilutus* ................. 2919
Isosorbidmononitrat, verdünntes ............... 2919
Isotretinoin ................................... 2921
*Isotretinoinum* ............................... 2921
Isoxsuprinhydrochlorid ........................ 2923
*Isoxsuprini hydrochloridum* ................... 2923
Isradipin ..................................... 2925
*Isradipinum* ................................. 2925
Itraconazol ................................... 2927
*Itraconazolum* ............................... 2927
*Iuniperi aetheroleum* ......................... 4330
*Iuniperi pseudo-fructus* ...................... 4329
Ivermectin .................................... 2929
*Ivermectinum* ................................ 2929
IZ, Iodzahl (*siehe* 2.5.4) ...................... 172

# J

Javanische Gelbwurz .......................... 2657
Johannisbrotkernmehl *R* ...................... 625
Johanniskraut ............................ **6.2**-5005
  – für homöopathische Zubereitungen ........ 1532
Johanniskrauttrockenextrakt, quantifizierter .... **6.3**-5515
Josamycin .................................... 2936
*Josamycini propionas* ........................ 2937
Josamycinpropionat ........................... 2937
*Josamycinum* ................................ 2936

# K

Kaffeesäure *R* ................................ 625
*Kalii acetas* .................................. 2943
*Kalii bromidum* .............................. 2944
*Kalii carbonas* ............................... 2945
*Kalii chloridum* .......................... **6.2**-5011
*Kalii citras* .............................. **6.3**-5521
*Kalii clavulanas* ............................. 2948
*Kalii clavulanas dilutus* ...................... 2951
*Kalii dihydrogenophosphas* ................... 2953
*Kalii hydrogenoaspartas hemihydricus* ........ 2954
*Kalii hydrogenocarbonas* ..................... 2955
*Kalii hydrogenotartras* ....................... 2956
*Kalii hydroxidum* ............................ 2957
*Kalii iodidum* ................................ 2958
*Kalii metabisulfis* ............................ 2959
*Kalii natrii tartras tetrahydricus* .............. 2961
*Kalii nitras* .................................. 2962
*Kalii perchloras* ............................. 2963
*Kalii permanganas* ........................... 2964
*Kalii sorbas* ................................. 2965
*Kalii sulfas* .................................. 2966
Kalium
  – Grenzprüfung (2.4.12) ..................... 147
  – Identitätsreaktion (*siehe* 2.3.1) ............ 136
Kaliumacetat ................................. 2943
Kaliumantimonoxidtartrat *R* .................. 625
Kaliumbromat *R* ............................. 625
Kaliumbromat *R V* ........................... 755
Kaliumbromat-Lösung (0,0083 mol·l$^{-1}$) ....... 757
Kaliumbromat-Lösung (0,0167 mol·l$^{-1}$) ....... 757
Kaliumbromat-Lösung (0,02 mol·l$^{-1}$) ......... 757
Kaliumbromat-Lösung (0,0333 mol·l$^{-1}$) ....... 757
Kaliumbromid ................................ 2944
Kaliumbromid *R* ............................. 625
Kaliumcarbonat .............................. 2945
Kaliumcarbonat *R* ........................... 626
Kaliumchlorat *R* ............................. 626
Kaliumchlorid ............................ **6.2**-5011
Kaliumchlorid *R* ............................. 626
Kaliumchlorid-Lösung (0,1 mol·l$^{-1}$) *R* ....... 626
Kaliumchromat *R* ............................ 626
Kaliumchromat-Lösung *R* .................... 626
Kaliumcitrat ............................. **6.3**-5521
Kaliumcitrat *R* ............................... 626
Kaliumclavulanat ............................. 2948
Kaliumclavulanat, verdünntes ................. 2951
Kaliumcyanid *R* .............................. 626
Kaliumcyanid-Lösung *R* ...................... 626
Kaliumcyanid-Lösung, bleifreie *R* ............. 626
Kaliumdichromat *R* .......................... 626
Kaliumdichromat-Lösung *R* .................. 626
Kaliumdichromat-Lösung *R* 1 ................ 626
Kaliumdichromat-Lösung (0,0167 mol·l$^{-1}$) .... 757
Kaliumdichromat-Salpetersäure-Reagenz *R* ... 626
Kaliumdihydrogenphosphat ................... 2953
Kaliumdihydrogenphosphat *R* ................ 626
Kaliumdihydrogenphosphat-Lösung
  (0,2 mol·l$^{-1}$) *R* ......................... 627
Kaliumfluorid *R* .............................. 627
Kaliumhexacyanoferrat(II) *R* ................. 627
Kaliumhexacyanoferrat(II)-Lösung *R* ......... 627
Kaliumhexacyanoferrat(III) *R* ................ 627
Kaliumhexacyanoferrat(III)-Lösung *R* ........ 627
Kaliumhexahydroxoantimonat(V) *R* .......... 627
Kaliumhexahydroxoantimonat(V)-Lösung *R* .. 627
Kaliumhydrogenaspartat-Hemihydrat .......... 2954
Kaliumhydrogencarbonat ..................... 2955
Kaliumhydrogencarbonat *R* .................. 627
Kaliumhydrogencarbonat-Lösung,
  methanolische, gesättigte *R* ................ 627
Kaliumhydrogenphthalat *R* ................... 627

**Ph. Eur. 6. Ausgabe, 3. Nachtrag**

Kaliumhydrogenphthalat *R V* .................... 755
Kaliumhydrogenphthalat-Lösung (0,1 mol · l⁻¹) ..... 757
Kaliumhydrogenphthalat-Lösung
  (0,2 mol · l⁻¹) *R* .......................... 627
Kaliumhydrogensulfat *R* .................... 627
Kaliumhydrogentartrat ....................... 2956
Kaliumhydrogentartrat *R* ................... 627
Kaliumhydroxid ............................. 2957
Kaliumhydroxid *R* .......................... 627
Kaliumhydroxid-Lösung
  – ethanolische *R* .......................... 628
  – ethanolische *R* 1 ........................ 628
Kaliumhydroxid-Lösung (0,01 mol · l⁻¹),
  ethanolische ................................ 758
Kaliumhydroxid-Lösung (0,1 mol · l⁻¹) ........... 758
Kaliumhydroxid-Lösung (0,1 mol · l⁻¹),
  ethanolische ................................ 758
Kaliumhydroxid-Lösung (0,5 mol · l⁻¹),
  ethanolische ................................ 758
Kaliumhydroxid-Lösung (0,5 mol · l⁻¹)
  in Ethanol 10 % *R* ......................... 628
Kaliumhydroxid-Lösung (0,5 mol · l⁻¹)
  in Ethanol 60 % ............................. 758
Kaliumhydroxid-Lösung (1 mol · l⁻¹) ............. 757
Kaliumhydroxid-Lösung (2 mol · l⁻¹),
  ethanolische *R* ............................ 628
Kaliumiodat *R* ............................. 628
Kaliumiodat-Lösung (0,05 mol · l⁻¹) ............. 758
Kaliumiodid ................................ 2958
Kaliumiodid *R* ............................. 628
Kaliumiodid-Lösung *R* ...................... 628
Kaliumiodid-Lösung
  – gesättigte *R* ............................ 628
  – iodierte *R* 1 ............................ 628
Kaliumiodid-Lösung (0,001 mol · l⁻¹) ............ 758
Kaliumiodid-Stärke-Lösung *R* ............... 628
Kalium-Lösung (0,2 % K) *R* ................. 743
Kalium-Lösung (20 ppm K) *R* ................ 743
Kalium-Lösung (100 ppm K) *R* ............... 743
Kalium-Lösung (600 ppm K) *R* ............... 743
Kaliummetabisulfit .......................... 2959
Kaliummonohydrogenphosphat ............... 2960
Kaliummonohydrogenphosphat *R* ........... 628
Kaliummonohydrogenphosphat-Trihydrat *R* ........ 628
Kaliumnatriumtartrat *R* .................... 628
Kaliumnatriumtartrat-Tetrahydrat ............ 2961
Kaliumnitrat ............................... 2962
Kaliumnitrat *R* ............................ 628
Kaliumperchlorat ........................... 2963
Kaliumperiodat *R* .......................... 628
Kaliumpermanganat ......................... 2964
Kaliumpermanganat *R* ...................... 629
Kaliumpermanganat-Lösung *R* ............... 629
Kaliumpermanganat-Lösung (0,02 mol · l⁻¹) ........ 758
Kaliumpermanganat-Phosphorsäure *R* ....... 629
Kaliumperrhenat *R* ......................... 629
Kaliumpersulfat *R* ......................... 629
Kaliumphosphat-Trihydrat *R* ............... 629
Kaliumplumbit-Lösung *R* ................... 629
Kaliumsorbat ............................... 2965
Kaliumsulfat ............................... 2966
Kaliumsulfat *R* ............................ 629
Kaliumtartrat *R* ........................... 629
Kaliumtetraoxalat *R* ....................... 629
Kaliumthiocyanat *R* ....................... 629
Kaliumthiocyanat-Lösung *R* ................ 629
Kaltwasser-Vibriose-Impfstoff (inaktiviert)
  für Salmoniden ...................... **6.2**-4880
Kamille, Römische .......................... 2967
Kamillenblüten ............................. 2968
Kamillenfluidextrakt .................. **6.2**-5012
Kamillenöl ................................. 2971
Kanadische Gelbwurz .................. **6.1**-4609
*Kanamycini monosulfas* .................... 2974

*Kanamycini sulfas acidus* .................. 2976
Kanamycinmonosulfat ....................... 2974
Kanamycinsulfat, saures .................... 2976
Kaolin, leichtes *R* ........................ 629
*Kaolinum ponderosum* ............... **6.3**-5719
Kap-Aloe .................................. 1599
Kapillarelektrophorese (2.2.47) ............... 99
Kapillarmethode – Schmelztemperatur (2.2.14) ..... 40
Kapillarviskosimeter (2.2.9) .................. 35
**Kapseln** ................................ 1021
  – Hartkapseln ............................ 1022
  – magensaftresistente Kapseln ............ 1023
  – mit veränderter Wirkstofffreisetzung .... 1023
  – Oblatenkapseln ......................... 1023
  – Weichkapseln ........................... 1022
  – zur Anwendung in der Mundhöhle ......... 1047
  – zur intrauterinen Anwendung für Tiere ... **6.3**-5291
Kapseln, Zerfallszeit (2.9.1) ........... **6.3**-5237
Karl-Fischer-Lösung *R* .................... 630
Karl-Fischer-Methode, Halbmikrobestimmung
  von Wasser (2.5.12) ...................... 176
Kartoffelstärke ....................... **6.3**-5522
Katholytlösung zur isoelektrischen Fokussierung
  pH 3 bis 5 *R* ........................... 630
Kationenaustauscher *R* .................... 630
Kationenaustauscher *R* 1 .................. 630
Kationenaustauscher
  – Calciumsalz, stark saurer *R* ............. 631
  – schwach saurer *R* ...................... 630
  – stark saurer *R* ........................ 630
  – starker *R* ............................ 631
Kaugummis, wirkstoffhaltige ................ 1024
Kernresonanzspektroskopie (2.2.33) ..... **6.3**-5197
Ketaminhydrochlorid ....................... 2978
*Ketamini hydrochloridum* .................. 2978
Ketobemidonhydrochlorid .................. 2979
11-Keto-β-boswelliasäure *R* ................ 631
Ketoconazol ............................... 2981
*Ketoconazolum* ........................... 2981
Ketoprofen ................................ 2983
*Ketoprofenum* ............................ 2983
Ketorolac-Trometamol ..................... 2985
*Ketorolacum trometamolum* ............... 2985
Ketotifenhydrogenfumarat ................. 2987
*Ketotifeni hydrogenofumaras* ............. 2987
Kiefernnadelöl ............................ 2989
Kieselgel
  – belegt mit Albumin vom Menschen,
    zur Chromatographie *R* ................ 633
  – zur Ausschlusschromatographie *R* ...... 633
  – zur Chromatographie *R* ................ 633
Kieselgel AD zur Trennung chiraler
  Komponenten *R* .................. **6.1**-4459
Kieselgel AGP zur Trennung chiraler
  Komponenten *R* ....................... 631
Kieselgel BC zur Trennung chiraler
  Komponenten *R* ....................... 631
Kieselgel OC zur Trennung chiraler
  Komponenten *R* ....................... 632
Kieselgel OD zur Trennung chiraler
  Komponenten *R* ....................... 632
Kieselgel mit π-Akzeptor/π-Donator-Komplex
  zur Trennung chiraler Komponenten *R* ..... 632
Kieselgel G *R* ........................... 631
Kieselgel GF$_{254}$ *R* .................. 631
Kieselgel H *R* ........................... 631
Kieselgel H, silanisiertes *R* ............. 632
Kieselgel HF$_{254}$ *R* .................. 632
Kieselgel HF$_{254}$, silanisiertes *R* ... 632
Kieselgel zur Chromatographie
  – amidohexadecylsilyliertes *R* ............ 633
  – aminohexadecylsilyliertes *R* ............ 633
  – aminopropylmethylsilyliertes *R* ......... 633
  – aminopropylsilyliertes *R* ............... 633

**Ph. Eur. 6. Ausgabe, 3. Nachtrag**

- Amylosederivat *R* .......... 633
- butylsilyliertes *R* .......... 633
- butylsilyliertes, nachsilanisiertes *R* .......... 634
- cyanopropylsilyliertes *R* .......... 634
- cyanopropylsilyliertes *R* 1 .......... 634
- cyanopropylsilyliertes *R* 2 .......... 634
- cyanosilyliertes *R* .......... 634
- dihydroxypropylsilyliertes *R* .......... 634
- diisopropylcyanopropylsilyliertes *R* .......... 634
- dimethyloctadecylsilyliertes *R* .......... 634
- hexadecanoylamidopropylsilyliertes, nachsilanisiertes *R* .......... 635
- hexadecylamidylsilyliertes *R* .......... 635
- hexadecylamidylsilyliertes, nachsilanisiertes *R* .......... **6.2**-4863
- hexylsilyliertes *R* .......... 635
- hydrophiles *R* .......... 635
- mit eingefügten polaren Gruppen, octadecylsilyliertes, nachsilanisiertes *R* .......... 635
- mit eingefügten polaren Gruppen, octylsilyliertes, nachsilanisiertes *R* .......... 635
- octadecanoylamidopropylsilyliertes *R* .......... 635
- octadecylsilyliertes *R* .......... 635
- octadecylsilyliertes *R* 1 .......... 635
- octadecylsilyliertes *R* 2 .......... 635
- octadecylsilyliertes, desaktiviertes *R* .......... 636
- octadecylsilyliertes, monolithisches *R* .......... 636
- octadecylsilyliertes, nachsilanisiertes *R* .......... 636
- octadecylsilyliertes, nachsilanisiertes *R* 1 .......... 636
- octadecylsilyliertes, nachsilanisiertes, desaktiviertes *R* .......... 636
- octadecylsilyliertes, nachsilanisiertes, desaktiviertes *R* 1 .......... 636
- octylsilyliertes *R* .......... 636
- octylsilyliertes *R* 1 .......... 636
- octylsilyliertes *R* 2 .......... 637
- octylsilyliertes *R* 3 .......... 637
- octylsilyliertes, desaktiviertes *R* .......... 637
- octylsilyliertes, nachsilanisiertes *R* .......... 637
- octylsilyliertes, nachsilanisiertes, desaktiviertes *R* .......... 637
- phenylhexylsilyliertes *R* .......... 637
- phenylhexylsilyliertes, nachsilanisiertes *R* .......... 637
- phenylsilyliertes *R* .......... 637
- phenylsilyliertes *R* 1 .......... 637
- phenylsilyliertes, nachsilanisiertes *R* .......... 638
- propylsilyliertes *R* .......... 638
- trimethylsilyliertes *R* .......... 638
- zur Verwendung mit stark wässrigen mobilen Phasen, alkyliertes *R* .......... 638

Kieselgel-Anionenaustauscher *R* .......... 632
Kieselgel-Kationenaustauscher, stark saurer *R* .......... 632
Kieselgur *R* .......... 638
Kieselgur G *R* .......... 638
Kieselgur zur Gaschromatographie *R* .......... 639
Kieselgur zur Gaschromatographie *R* 1 .......... 639
Kieselgur zur Gaschromatographie *R* 2 .......... 639
Kieselgur zur Gaschromatographie
- silanisierte *R* .......... 639
- silanisierte *R* 1 .......... 639
Kieselgur-Filtrierhilfsmittel *R* .......... 638
Kinematische Viskosität (*siehe* 2.2.8) .......... 35
Kjeldahl-Bestimmung, Halbmikro-Methode (2.5.9) .......... 174
Klarheit und Opaleszenz von Flüssigkeiten (2.2.1) .......... 27
Klassische-Schweinepest-Lebend-Impfstoff
- (aus Zellkulturen) .......... **6.2**-4875
- (gefriergetrocknet) .......... 1352
Klatschmohnblüten .......... 2990
Knoblauch für homöopathische Zubereitungen .......... 1533
Knoblauchpulver .......... 2991
Königskerzenblüten/Wollblumen .......... 2992
Kohle, medizinische .......... **6.3**-5522

Kohlendioxid .......... 2995
Kohlendioxid *R* .......... 639
Kohlendioxid *R* 1 .......... 639
Kohlendioxid *R* 2 .......... 639
Kohlendioxid in Gasen (2.5.24) .......... **6.3**-5205
Kohlenmonoxid *R* .......... 639
Kohlenmonoxid *R* 1 .......... 639
[$^{15}$O]Kohlenmonoxid .......... 1423
Kohlenmonoxid in Gasen (2.5.25) .......... **6.3**-5205
Kohlenwasserstoffe zur Gaschromatographie *R* .......... 640
Kokosfett, raffiniertes .......... **6.2**-5013
Kokzidiose-Lebend-Impfstoff für Hühner .......... **6.2**-4871
Kolasamen .......... 2998
Koloniebildende hämatopoetische Vorläuferzellen vom Menschen, Bestimmung (2.7.28) .......... 314
Kolophonium .......... 3000
Kombinationsimpfstoff (*siehe* 5.2.1) .......... 798
Komplexometrische Titrationen (2.5.11) .......... 175
- Aluminium (*siehe* 2.5.11) .......... 175
- Bismut (*siehe* 2.5.11) .......... 175
- Blei (*siehe* 2.5.11) .......... 175
- Calcium (*siehe* 2.5.11) .......... 175
- Magnesium (*siehe* 2.5.11) .......... 175
- Zink (*siehe* 2.5.11) .......... 176
Kompressibilität von Pulvern (*siehe* 2.9.34) .......... **6.2**-4849
Kompressibilitätsindex (*siehe* 2.9.36) .......... 406
Kongorot *R* .......... 640
Kongorot-Fibrin *R* .......... 640
Kongorot-Lösung *R* .......... 640
Kongorot-Papier *R* .......... 640
Konservierung, ausreichende, Prüfung (5.1.3) .......... 771
Konsistenz, Prüfung durch Penetrometrie (2.9.9) .......... **6.2**-4840
Kontrolle von Verunreinigungen in Substanzen zur pharmazeutischen Verwendung (5.10) .......... 919
Kontrollzellen (*siehe* 5.2.1) .......... 797
Konzentrate
- zum Herstellen eines Tauchbads (*siehe* Flüssige Zubereitungen zur kutanen Anwendung am Tier) .......... 1015
- zur Herstellung von Infusionszubereitungen (*siehe* Parenteralia) .......... 1027
- zur Herstellung von Injektionszubereitungen (*siehe* Parenteralia) .......... 1027
- zur Herstellung von Lösungen zur intrauterinen Anwendung für Tiere (*siehe* Zubereitungen zur intrauterinen Anwendung für Tiere) .......... **6.3**-5292
Konzentrationsangaben, Definition (*siehe* 1.2) .......... **6.1**-4423
Konzentrierte Zubereitungen (*siehe* Homöopathische Zubereitungen) .......... 1511
Konzentrische Säule für die Gaschromatographie *R* .......... 640
Koriander .......... 3000
Korianderöl .......... 3001
**Krautdrogen**
- Andornkraut .......... 1679
- Blutweiderichkraut .......... 1853
- Buchweizenkraut .......... 1876
- Dostenkraut .......... 2383
- Eisenkraut .......... **6.2**-4953
- Erdrauchkraut .......... 2451
- Frauenmantelkraut .......... 2644
- Goldrutenkraut .......... 2707
- Goldrutenkraut, Echtes .......... 2709
- Herzgespannkraut .......... 2764
- Johanniskraut .......... **6.2**-5005
- Mädesüßkraut .......... 3135
- Mutterkraut .......... 3326
- Odermennigkraut .......... 3494
- Passionsblumenkraut .......... 3594
- Purpur-Sonnenhut-Kraut .......... 3947
- Quendelkraut .......... 3814

- Schachtelhalmkraut ..................... 3898
- Schafgarbenkraut ..................... 3900
- Schöllkraut ......................... 3904
- Schwarznesselkraut .................. 3905
- Steinkleekraut ....................... 3995
- Stiefmütterchen mit Blüten, Wildes ......... 4005
- Tausendgüldenkraut .................. 4074
- Thymian ........................... 4137
- Vogelknöterichkraut .................. 4322
- Wassernabelkraut, Asiatisches ............ 4346
- Wermutkraut ....................... 4361

Kristalldichte (*siehe* 2.2.42) ........... **6.3**-5202
Kristalline und teilweise kristalline Feststoffe,
 Charakterisierung durch Röntgenpulver-
 diffraktometrie (2.9.33) ............ **6.3**-5239
Kristallinität, empfohlene Prüfmethode
 (*siehe* 5.11) ........................ 927
Kristallviolett *R* ...................... 640
Kristallviolett-Lösung *R* ................ 640
[$^{81m}$Kr]Krypton zur Inhalation ........... 1424
*Kryptonum[$^{81m}$Kr] ad inhalationem* ........ 1424
Kümmel ............................. 3003
Kümmelöl ........................... 3004
Kugelfallviskosimeter-Methode (2.2.49) ......... 108
Kulturmethode, Prüfung auf Mykoplasmen
 (*siehe* 2.6.7) ..................... **6.1**-4441
Kunststoffadditive (3.1.13) ............. **6.2**-4857
Kunststoffbehältnisse
  - für Blut und Blutprodukte vom Menschen,
    sterile (3.2.3) .................. 482
  - und -verschlüsse für pharmazeutische
    Zwecke (3.2.2) .................. 480
  - zur Aufnahme wässriger Infusions-
    zubereitungen (3.2.2.1) ............ 481
Kunststoffe auf Polyvinylchlorid-Basis
  - (weichmacherfrei) für Behältnisse zur
    Aufnahme nicht injizierbarer, wässriger
    Lösungen (3.1.10) ................. 455
  - (weichmacherfrei) für Behältnisse zur
    Aufnahme trockener Darreichungsformen
    zur oralen Anwendung (3.1.11) ........ 458
  - (weichmacherhaltig) für Behältnisse zur
    Aufnahme von Blut und Blutprodukten vom
    Menschen (3.1.1.1) ................ 427
  - (weichmacherhaltig) für Behältnisse zur
    Aufnahme wässriger Lösungen zur
    intravenösen Infusion (3.1.14) ........ 464
  - (weichmacherhaltig) für Schläuche in
    Transfusionsbestecken für Blut und
    Blutprodukte (3.1.1.2) .............. 432
Kupfer *R* ............................ 640
Kupfer für homöopathische Zubereitungen ....... 1535
Kupfer(II)-acetat *R* .................... 640
Kupfer(II)-chlorid *R* ................... 640
Kupfer(II)-citrat-Lösung *R* ............... 641
Kupfer(II)-citrat-Lösung *R* 1 ............. 641
Kupfer(II)-Ethylendiaminhydroxid-Lösung *R* ...... 641
Kupfer(II)-nitrat *R* .................... 641
Kupfer(II)-sulfat *R* .................... 641
Kupfer(II)-sulfat, wasserfreies ............ 3005
Kupfer(II)-sulfat-Lösung *R* ............... 641
Kupfer(II)-sulfat-Lösung (0,02 mol · l$^{-1}$) ......... 758
Kupfer(II)-sulfat-Pentahydrat ............ 3006
Kupfer(II)-tetrammin-Reagenz *R* ........... 641
Kupfer-Lösung (0,1 % Cu) *R* .............. 743
Kupfer-Lösung (0,1 ppm Cu) *R* ............ 743
Kupfer-Lösung (10 ppm Cu) *R* ............ 743
Kupfer-Lösung (1000 ppm Cu), ölige *R* ....... 743
Kupferacetat-Monohydrat für homöopathische
 Zubereitungen ...................... 1536
Kupferedetat-Lösung *R* ................. 641
Kupfersulfat-Pufferlösung pH 4,0 *R* .......... 747

**Kutane Anwendung am Tier, flüssige**
 **Zubereitungen zur** ..................... 1014
  - Euterwaschmittel ................... 1016
  - Konzentrate zum Herstellen eines
    Tauchbads ....................... 1015
  - Sprays ........................... 1015
  - Zitzensprays ...................... 1016
  - Zitzentauchmittel .................. 1015
  - Zubereitungen zum Auftropfen ......... 1015
  - Zubereitungen zum Übergießen ........ 1015
**Kutane Anwendung, flüssige Zubereitungen zur** .... 1013
  - Schäume zur kutanen Anwendung ....... 1014
  - Shampoos ........................ 1014
**Kutane Anwendung, halbfeste Zubereitungen**
 **zur** ............................ **6.3**-5287
  - Cremes ....................... **6.3**-5288
  - Gele .......................... **6.3**-5288
  - Pasten ........................ **6.3**-5289
  - Salben ........................ **6.3**-5288
  - Umschlagpasten ................. **6.3**-5289
  - wirkstoffhaltige Pflaster ............ **6.3**-5289
**Kutane Anwendung, Pulver zur** ........... **6.3**-5289

# L

Labetalolhydrochlorid .................... 3011
*Labetaloli hydrochloridum* ................ 3011
*Lacca* ........................... **6.2**-5087
Lachsöl vom Zuchtlachs .................. 3012
Lackmus *R* .......................... 641
Lackmuspapier
  - blaues *R* ......................... 641
  - rotes *R* ......................... 642
Lactat, Identitätsreaktion (*siehe* 2.3.1) ........ 136
Lactitol-Monohydrat .................. **6.3**-5527
*Lactitolum monohydricum* ............. **6.3**-5527
Lactobionsäure ........................ 3017
Lactobionsäure *R* ..................... 642
Lactose *R* ........................... 642
β-Lactose *R* ......................... 642
Lactose, wasserfreie ................. **6.3**-5529
Lactose-Monohydrat .................. **6.3**-5531
α-Lactose-Monohydrat *R* ................ 642
*Lactosum anhydricum* ................ **6.3**-5529
*Lactosum monohydricum* .............. **6.3**-5531
Lactulose .......................... **6.3**-5532
Lactulose-Sirup ..................... **6.3**-5535
*Lactulosum* ........................ **6.3**-5532
*Lactulosum liquidum* ................. **6.3**-5535
Lagerung, Erläuterung (*siehe* 1.4) .......... **6.1**-4425
Laminarflow-Bank (*siehe* 2.6.1) ............ 199
Lamivudin ........................... 3027
*Lamivudinum* ........................ 3027
Lamotrigin ........................ **6.3**-5537
*Lamotriginum* ...................... **6.3**-5537
Lanatosid C *R* ....................... 643
Lansoprazol .......................... 3029
*Lansoprazolum* ....................... 3029
Lanthan(III)-chlorid-Heptahydrat *R* .......... 643
Lanthan(III)-chlorid-Lösung *R* ............ 643
Lanthan(III)-oxid *R* ................... 643
Lanthannitrat *R* ...................... 643
Lanthannitrat-Lösung *R* ................. 643
Lanthannitrat-Lösung (0,1 mol · l$^{-1}$) ........ **6.3**-5260
*Lanugo cellulosi absorbens* .............. 4302
*Lanugo gossypii absorbens* .............. 4301
Laserdiffraktometrie, Bestimmung der
 Partikelgröße (2.9.31) ................ 392
Latschenkiefernöl ...................... 3031
Laurinsäure *R* ........................ 643
Lauromacrogol 400 .................. **6.3**-5539
*Lauromacrogolum 400* ................ **6.3**-5539

Laurylalkohol R . . . . . . . . . . . . . . . . . . . . . . . . **6.3**-5257
Laurylgallat (*siehe* Dodecylgallat) . . . . . . . . . . . . . . 2372
*Lavandulae aetheroleum* . . . . . . . . . . . . . . . . . . . . . . 3034
*Lavandulae flos* . . . . . . . . . . . . . . . . . . . . . . . . . . . . 3033
Lavandulol R . . . . . . . . . . . . . . . . . . . . . . . . . . . . . . . 643
Lavandulylacetat R . . . . . . . . . . . . . . . . . . . . . . **6.1**-4459
Lavendelblüten . . . . . . . . . . . . . . . . . . . . . . . . . . . . 3033
Lavendelöl . . . . . . . . . . . . . . . . . . . . . . . . . . . . . . . 3034
LC, liquid chromatography (*siehe* 2.2.29) . . . . . . . . . 60
LCR, Ligase-Kettenreaktion (*siehe* 2.6.21) . . . . . . . . 251
Lebertran (Typ A) . . . . . . . . . . . . . . . . . . . . . . **6.3**-5542
Lebertran (Typ B) . . . . . . . . . . . . . . . . . . . . . . **6.3**-5548
Lebertran vom Kabeljau (aus Aufzucht) . . . . . . **6.3**-5553
Leflunomid . . . . . . . . . . . . . . . . . . . . . . . . . . . . . . 3046
*Leflunomidum* . . . . . . . . . . . . . . . . . . . . . . . . . . . . 3046
Leinenfaden im Fadenspender für Tiere, steriler . . . . 1506
Leinöl, natives . . . . . . . . . . . . . . . . . . . . . . . . . . . 3048
Leinsamen . . . . . . . . . . . . . . . . . . . . . . . . . . . . . . 3048
Leiocarposid R . . . . . . . . . . . . . . . . . . . . . . . . . . . . 644
Leitfähigkeit (2.2.38) . . . . . . . . . . . . . . . . . . . . . . . . 77
Leitlinie für Lösungsmittel-Rückstände
 (CPMP/ICH/283/95) (*siehe* 5.4) . . . . . . . . . . . . . 869
*Leonuri cardiacae herba* . . . . . . . . . . . . . . . . . . . . 2764
Leptospirose-Impfstoff
 – (inaktiviert) für Hunde . . . . . . . . . . . . . . . . . 1296
 – (inaktiviert) für Rinder . . . . . . . . . . . . . . . . . 1298
Letrozol . . . . . . . . . . . . . . . . . . . . . . . . . . . . . . . 3049
*Letrozolum* . . . . . . . . . . . . . . . . . . . . . . . . . . . . . 3049
Leucin . . . . . . . . . . . . . . . . . . . . . . . . . . . . . . . . 3050
Leucin R . . . . . . . . . . . . . . . . . . . . . . . . . . . . . . . . 644
*Leucinum* . . . . . . . . . . . . . . . . . . . . . . . . . . . . . . 3050
Leukose-Impfstoff (inaktiviert) für Katzen . . . . . . . 1300
Leuprorelin . . . . . . . . . . . . . . . . . . . . . . . . . . . . . 3052
*Leuprorelinum* . . . . . . . . . . . . . . . . . . . . . . . . . . . 3052
Levamisol für Tiere . . . . . . . . . . . . . . . . . . . . . . . 3054
Levamisolhydrochlorid . . . . . . . . . . . . . . . . . . . . 3055
*Levamisoli hydrochloridum* . . . . . . . . . . . . . . . . . . 3055
*Levamisolum ad usum veterinarium* . . . . . . . . . . . . 3054
*Levistici radix* . . . . . . . . . . . . . . . . . . . . . . . . . . . 3075
Levocabastinhydrochlorid . . . . . . . . . . . . . . . . . . 3057
*Levocabastini hydrochloridum* . . . . . . . . . . . . . . . . 3057
Levocarnitin . . . . . . . . . . . . . . . . . . . . . . . . . . . . 3059
*Levocarnitinum* . . . . . . . . . . . . . . . . . . . . . . . . . . 3059
Levodopa . . . . . . . . . . . . . . . . . . . . . . . . . . . . . . 3061
Levodopa R . . . . . . . . . . . . . . . . . . . . . . . . . . . . . . 644
*Levodopum* . . . . . . . . . . . . . . . . . . . . . . . . . . . . . 3061
Levodropropizin . . . . . . . . . . . . . . . . . . . . . . . **6.3**-5558
*Levodropropizinum* . . . . . . . . . . . . . . . . . . . . . **6.3**-5558
Levomenol R . . . . . . . . . . . . . . . . . . . . . . . . . . . . . 644
*Levomentholum* . . . . . . . . . . . . . . . . . . . . . . . . . . 3195
Levomepromazinhydrochlorid . . . . . . . . . . . . . . . 3065
*Levomepromazini hydrochloridum* . . . . . . . . . . . . . 3065
*Levomepromazini maleas* . . . . . . . . . . . . . . . . . . . 3066
Levomepromazinmaleat . . . . . . . . . . . . . . . . . . . . 3066
Levomethadonhydrochlorid . . . . . . . . . . . . . . . . . 3067
*Levomethadoni hydrochloridum* . . . . . . . . . . . . . . . 3067
Levonorgestrel . . . . . . . . . . . . . . . . . . . . . . . . . . 3069
*Levonorgestrelum* . . . . . . . . . . . . . . . . . . . . . . . . 3069
Levothyroxin-Natrium . . . . . . . . . . . . . . . . . . . . . 3071
*Levothyroxinum natricum* . . . . . . . . . . . . . . . . . . . 3071
*Lichen islandicus* . . . . . . . . . . . . . . . . . . . . . . . . 2901
Lichtdurchlässigkeit von gefärbten
 Glasbehältnissen (*siehe* 3.2.1) . . . . . . . . . . . . . 474
Lidocain . . . . . . . . . . . . . . . . . . . . . . . . . . . . **6.1**-4641
Lidocainhydrochlorid . . . . . . . . . . . . . . . . . . . . . 3073
*Lidocaini hydrochloridum* . . . . . . . . . . . . . . . . . . . 3073
*Lidocainum* . . . . . . . . . . . . . . . . . . . . . . . . . . **6.1**-4641
Liebstöckelwurzel . . . . . . . . . . . . . . . . . . . . . . . . 3075
Ligase-Kettenreaktion (*siehe* 2.6.21) . . . . . . . . . . . 251
Limonen R . . . . . . . . . . . . . . . . . . . . . . . . . . . . . . 644
*Limonis aetheroleum* . . . . . . . . . . . . . . . . . . . . . . 2136
Linalool R . . . . . . . . . . . . . . . . . . . . . . . . . . . . . . . 644
Linalylacetat R . . . . . . . . . . . . . . . . . . . . . . . . . . . 645
Lincomycinhydrochlorid-Monohydrat . . . . . . . . . . 3076

*Lincomycini hydrochloridum* . . . . . . . . . . . . . . . . . 3076
Lindan . . . . . . . . . . . . . . . . . . . . . . . . . . . . . . . . 3078
Lindan R . . . . . . . . . . . . . . . . . . . . . . . . . . . . . . . . 645
*Lindanum* . . . . . . . . . . . . . . . . . . . . . . . . . . . . . . 3078
Lindenblüten . . . . . . . . . . . . . . . . . . . . . . . . . . . 3079
*Lini oleum virginale* . . . . . . . . . . . . . . . . . . . . . . 3048
*Lini semen* . . . . . . . . . . . . . . . . . . . . . . . . . . . . . 3048
Linolensäure R . . . . . . . . . . . . . . . . . . . . . . . . . . . 645
Linolenylalkohol R . . . . . . . . . . . . . . . . . . . . . . . . 645
Linoleylalkohol R . . . . . . . . . . . . . . . . . . . . . . . . . 645
Linolsäure R . . . . . . . . . . . . . . . . . . . . . . . . . . . . . 645
Linsidominhydrochlorid R . . . . . . . . . . . . . . . . **6.1**-4459
Liothyronin-Natrium . . . . . . . . . . . . . . . . . . . **6.1**-4643
*Liothyroninum natricum* . . . . . . . . . . . . . . . . . **6.1**-4643
Lipophile Cremes (*siehe* Halbfeste
 Zubereitungen zur kutanen Anwendung) . . . . **6.3**-5288
Lipophile feste Arzneiformen, Wirkstoff-
 freisetzung (2.9.42) . . . . . . . . . . . . . . . . . . . . . 420
Lipophile Gele (*siehe* Halbfeste Zubereitungen
 zur kutanen Anwendung) . . . . . . . . . . . . . . **6.3**-5288
Lipophile Suppositorien, Erweichungszeit
 (2.9.22) . . . . . . . . . . . . . . . . . . . . . . . . . . . . . 382
*Liquiritiae extractum fluidum ethanolicum*
 *normatum* . . . . . . . . . . . . . . . . . . . . . . . . **6.2**-5099
*Liquiritiae extractum siccum ad saporandum* . . . . **6.1**-4712
*Liquiritiae radix* . . . . . . . . . . . . . . . . . . . . . . . . . 4015
Lisinopril-Dihydrat . . . . . . . . . . . . . . . . . . . . . . . 3081
*Lisinoprilum dihydricum* . . . . . . . . . . . . . . . . . . . 3081
*Lithii carbonas* . . . . . . . . . . . . . . . . . . . . . . . . . . 3083
*Lithii citras* . . . . . . . . . . . . . . . . . . . . . . . . . . . . 3084
Lithium R . . . . . . . . . . . . . . . . . . . . . . . . . . . . . . . 646
Lithiumcarbonat . . . . . . . . . . . . . . . . . . . . . . . . . 3083
Lithiumcarbonat R . . . . . . . . . . . . . . . . . . . . . . . . . 646
Lithiumchlorid R . . . . . . . . . . . . . . . . . . . . . . . . . . 646
Lithiumcitrat . . . . . . . . . . . . . . . . . . . . . . . . . . . 3084
Lithiumhydroxid R . . . . . . . . . . . . . . . . . . . . . . . . 646
Lithiummetaborat R . . . . . . . . . . . . . . . . . . . . . . . . 646
Lithiummethanolat-Lösung (0,1 mol · l$^{-1}$) . . . . . . . . 758
Lithiumsulfat R . . . . . . . . . . . . . . . . . . . . . . . . . . . 646
Lithiumtrifluormethansulfonat R . . . . . . . . . . . . **6.3**-5258
Lobelinhydrochlorid . . . . . . . . . . . . . . . . . . . . . . 3085
*Lobelini hydrochloridum* . . . . . . . . . . . . . . . . . . . 3085
Lösliche Pulver, Prüfung auf Sterilität
 (*siehe* 2.6.1) . . . . . . . . . . . . . . . . . . . . . . . **6.3**-5212
Löslichkeit
 – empfohlene Prüfmethode (*siehe* 5.11) . . . . . . . . 927
 – von ätherischen Ölen in Ethanol (2.8.10) . . . . . 322
Lösung zur DC-Eignungsprüfung R . . . . . . . . . . . . . 646
Lösungen
 – und Nährmedien für den Nachweis
  spezifizierter Mikroorganismen,
  empfohlene (*siehe* 2.6.13) . . . . . . . . . . . . . . . 223
 – zum Einnehmen (*siehe* Flüssige
  Zubereitungen zum Einnehmen) . . . . . . . . . . 1011
 – zum Einnehmen, Tabletten zur Herstellung
  (*siehe* Tabletten) . . . . . . . . . . . . . . . . . . . . . 1034
 – zur Anwendung am Zahnfleisch
  (*siehe* Zubereitungen zur Anwendung in der
  Mundhöhle) . . . . . . . . . . . . . . . . . . . . . . . . 1045
 – zur Anwendung in der Mundhöhle
  (*siehe* Zubereitungen zur Anwendung in der
  Mundhöhle) . . . . . . . . . . . . . . . . . . . . . . . . 1045
 – zur Aufbewahrung von Organen . . . . . . . . . . 3086
 – zur intrauterinen Anwendung für Tiere
  (*siehe* Zubereitungen zur intrauterinen
  Anwendung für Tiere) . . . . . . . . . . . . . . **6.3**-5292
 – zur Papierchromatographie-
  Eignungsprüfung R . . . . . . . . . . . . . . . . . . . . 646
Lösungsgeschwindigkeit
 – intrinsische (2.9.29) . . . . . . . . . . . . . . . . . . . 390
 – scheinbare (2.9.43) . . . . . . . . . . . . . . . . . **6.1**-4454
Lösungsmittel, Definition (*siehe* 1.2) . . . . . . . . **6.1**-4423
Lösungsmittel-Rückstände (5.4) . . . . . . . . . . . . . . 869

Lösungsmittel-Rückstände, Identifizierung und
 Bestimmung, Grenzprüfung (2.4.24) ........... 155
Loganin *R* ...................................... 646
Lomustin ...................................... 3088
*Lomustinum* .................................. 3088
Longifolen *R* .................................. 646
Loperamidhydrochlorid ...................... 3089
*Loperamidi hydrochloridum* ................ 3089
*Loperamidi oxidum monohydricum* ......... 3091
Loperamidoxid-Monohydrat ................. 3091
Loratadin ..................................... 3092
*Loratadinum* ................................. 3092
Lorazepam .................................... 3095
*Lorazepamum* ................................ 3095
Lovastatin .................................... 3097
*Lovastatinum* ................................ 3097
Lowry-Methode (*siehe* 2.5.33) ............... 186
Luft zur medizinischen Anwendung ........ **6.3**-5560
 – künstliche ................................. 3101
Lumiflavin *R* ................................. 647
*Lupuli flos* .................................. **6.1**-4627
Luteolin-7-glycosid *R* ....................... 647
Lutschpastillen (*siehe* Zubereitungen zur
 Anwendung in der Mundhöhle) ............. 1047
Lutschtabletten, gepresste (*siehe* Zubereitungen
 zur Anwendung in der Mundhöhle) ......... 1047
Lymecyclin ................................... **6.1**-4645
*Lymecyclinum* ............................... **6.1**-4645
Lynestrenol .................................. **6.3**-5563
*Lynestrenolum* .............................. **6.3**-5563
Lyophilisate zum Einnehmen (*siehe* Tabletten) ..... 1035
Lysinacetat ................................... 3106
Lysinhydrochlorid ............................ 3108
*Lysini acetas* ............................... 3106
*Lysini hydrochloridum* ...................... 3108
*Lythri herba* ................................. 1853

# M

Macrogol, desaktiviertes *R* .................. 647
Macrogol 200 *R* .............................. 647
Macrogol 200 *R* 1 ............................ 647
Macrogol 300 *R* .............................. 647
Macrogol 400 *R* .............................. 647
Macrogol 1000 *R* ............................. 647
Macrogol 1500 *R* ............................. 647
Macrogol 20 000 *R* ........................... 647
*Macrogola* ................................... 3114
Macrogoladipat *R* ............................ 647
Macrogolcetylstearylether .................... 3113
Macrogole .................................... 3114
*Macrogolglyceridorum caprylocaprates* ..... 3117
*Macrogolglyceridorum laurates* ............. 3120
*Macrogolglyceridorum linoleates* ........... 3122
*Macrogolglyceridorum oleates* .............. 3124
*Macrogolglyceridorum stearates* ............ 3127
Macrogol-6-glycerolcaprylocaprat ........... 3116
Macrogolglycerolcaprylocaprate ............. 3117
Macrogolglycerolcocoate .................... 3118
Macrogolglycerolhydroxystearat ............. 3119
*Macrogol 6 glyceroli caprylocapras* ........ 3116
*Macrogolglyceroli cocoates* ................ 3118
*Macrogolglyceroli hydroxystearas* .......... 3119
*Macrogol 20 glyceroli monostearas* ........ 3123
*Macrogolglyceroli ricinoleas* ............... 3125
Macrogolglycerollaurate ..................... 3120
Macrogolglycerollinoleat .................... 3122
Macrogol-20-glycerolmonostearat ........... 3123
Macrogolglycerololeate ..................... 3124
Macrogolglycerolricinoleat .................. 3125
Macrogolglycerolstearate ................... 3127
Macrogol-15-hydroxystearat ................. 3128

*Macrogoli aether cetostearylicus* ........... 3113
*Macrogoli aether laurilicus* ................ 3129
*Macrogoli aether oleicus* ................... 3131
*Macrogoli aether stearylicus* ............... 3134
*Macrogoli 15 hydroxystearas* ............... 3128
*Macrogoli oleas* ............................. 3130
*Macrogoli stearas* ........................... 3133
Macrogollaurylether ......................... 3129
Macrogol-23-laurylether *R* .................. 648
Macrogol-20 000-nitroterephthalat *R* ....... 648
Macrogololeat ................................ 3130
Macrogololeylether .......................... 3131
Macrogol-40-sorbitolheptaoleat ............. **6.3**-5567
*Macrogol 40 sorbitoli heptaoleas* ........... **6.3**-5567
Macrogolstearate ............................. 3133
Macrogolstearylether ........................ 3134
Macrogolsuccinat *R* ......................... 648
Mädesüßkraut ................................ 3135
Mäusedornwurzelstock ...................... **6.1**-4651
Magaldrat .................................... **6.3**-5568
*Magaldratum* ................................ **6.3**-5568
Magensaft, künstlicher *R* .................... 648
Magensaftresistente
 – Granulate ................................. 1017
 – Kapseln .................................. 1023
 – Tabletten ................................. 1034
*Magnesii acetas tetrahydricus* .............. 3140
*Magnesii aspartas dihydricus* .............. 3141
*Magnesii chloridum hexahydricum* ......... 3145
*Magnesii chloridum 4,5-hydricum* .......... 3144
*Magnesii citras anhydricus* ................ 3146
*Magnesii gluconas* ......................... **6.1**-4652
*Magnesii glycerophosphas* ................. 3147
*Magnesii hydroxidum* ...................... 3148
*Magnesii lactas dihydricus* ................ 3149
*Magnesii oxidum leve* ..................... **6.3**-5570
*Magnesii oxidum ponderosum* ............. **6.3**-5571
*Magnesii peroxidum* ....................... 3152
*Magnesii pidolas* .......................... 3153
*Magnesii stearas* .......................... **6.3**-5572
*Magnesii subcarbonas levis* ............... **6.3**-5569
*Magnesii subcarbonas ponderosus* ........ **6.2**-5017
*Magnesii sulfas heptahydricus* ............ 3157
*Magnesii trisilicas* ........................ 3158
Magnesium *R* ............................... 648
Magnesium
 – Erdalkalimetalle, Grenzprüfung (2.4.7) ........ 143
 – Grenzprüfung (2.4.6) .................... 143
 – Identitätsreaktion (*siehe* 2.3.1) ......... 136
 – komplexometrische Titration (*siehe* 2.5.11) ..... 175
Magnesiumacetat *R* ......................... 648
Magnesiumacetat-Tetrahydrat ............... 3140
Magnesiumaspartat-Dihydrat ............... 3141
Magnesiumcarbonat
 – leichtes, basisches ...................... **6.3**-5569
 – schweres, basisches .................... **6.2**-5017
Magnesiumchlorid *R* ....................... 648
Magnesiumchlorid-Hexahydrat ............. 3145
Magnesiumchlorid-4,5-Hydrat .............. 3144
Magnesiumchlorid-Lösung (0,1 mol·l$^{-1}$) ....... 758
Magnesiumcitrat, wasserfreies .............. 3146
Magnesiumgluconat ......................... **6.1**-4652
Magnesiumglycerophosphat ................ 3147
Magnesiumhydroxid ........................ 3148
Magnesiumlactat-Dihydrat .................. 3149
Magnesium-Lösung (0,1 % Mg) *R* .......... 743
Magnesium-Lösung (10 ppm Mg) *R* ....... 743
Magnesium-Lösung (10 ppm Mg) *R* 1 ..... 743
Magnesium-Lösung (100 ppm Mg) *R* ..... 743
Magnesium-Lösung (1000 ppm Mg) *R* .... **6.3**-5259
Magnesiumnitrat *R* ......................... 648
Magnesiumnitrat-Lösung *R* ................ 648
Magnesiumnitrat-Lösung *R* 1 .............. 648
Magnesiumoxid *R* .......................... 648

Magnesiumoxid *R* 1 .......................... 648
Magnesiumoxid
 – leichtes ............................ **6.3**-5570
 – schweres ........................... **6.3**-5571
 – schweres *R* ............................. 649
Magnesiumperoxid ........................... 3152
Magnesiumpidolat ........................... 3153
Magnesiumsilicat zur Pestizid-Rückstands-
 analyse *R* ................................ 649
Magnesiumstearat ........................ **6.3**-5572
Magnesiumsulfat *R* .......................... 649
Magnesiumsulfat-Heptahydrat ................ 3157
Magnesiumtrisilicat ......................... 3158
Maisöl *R* .................................... 649
Maisöl, raffiniertes ...................... **6.2**-5018
Maisstärke ............................... **6.3**-5574
Malachitgrün *R* .............................. 649
Malachitgrün-Lösung *R* ....................... 649
Malathion .................................. 3161
Malathion *R* ................................. 649
*Malathionum* ................................ 3161
Maleat-Pufferlösung pH 7,0 *R* ................. 749
Maleinsäure ................................ 3162
Maleinsäure *R* ............................... 649
Maleinsäureanhydrid *R* ....................... 649
Maleinsäureanhydrid-Lösung *R* ................ 649
Maltitol ................................. **6.3**-5575
Maltitol *R* .................................. 649
Maltitol-Lösung ............................ 3165
*Maltitolum* .............................. **6.3**-5575
*Maltitolum liquidum* ........................ 3165
Maltodextrin ............................ **6.3**-5577
*Maltodextrinum* ......................... **6.3**-5577
*Malvae folium* .......................... **6.3**-5578
*Malvae sylvestris flos* ....................... 3168
Malvenblätter ........................... **6.3**-5578
Malvenblüten ............................... 3168
Mandarinenschalenöl ........................ 3168
Mandelöl
 – natives ................................ 3170
 – raffiniertes ............................ 3171
Mandelsäure *R* ........................... **6.1**-4459
Mangangluconat .......................... **6.1**-4653
Manganglycerophosphat, wasserhaltiges ....... 3172
*Mangani gluconas* ....................... **6.1**-4653
*Mangani glycerophosphas hydricus* ........... 3172
*Mangani sulfas monohydricus* ................ 3173
Mangan(II)-sulfat *R* .......................... 650
Mangan-Lösung (100 ppm Mn) *R* ............... 743
Mangan-Lösung (1000 ppm Mn) *R* .............. 743
Mangan-Silber-Papier *R* ...................... 650
Mangansulfat-Monohydrat ................... 3173
Mannheimia-Impfstoff
 – (inaktiviert) für Rinder ................. 1302
 – (inaktiviert) für Schafe ................. 1305
Mannitol ................................ **6.3**-5579
Mannitol *R* .................................. 650
*Mannitolum* ............................. **6.3**-5579
Mannose *R* .................................. 650
Maprotilinhydrochlorid ..................... 3176
*Maprotilini hydrochloridum* ................. 3176
Marbofloxacin für Tiere .................. **6.1**-4655
*Marbofloxacinum ad usum veterinarium* ... **6.1**-4655
Marek'sche-Krankheit-Lebend-Impfstoff ...... 1307
Mariendistelfrüchte ........................ 3177
Mariendistelfrüchtetrockenextrakt, eingestellter,
 gereinigter ............................. 3179
*Marrubii herba* ............................ 1679
Marrubiin *R* ................................. 650
Masern-Immunglobulin vom Menschen ........ 3181
Masern-Lebend-Impfstoff ................. **6.1**-4487
Masern-Mumps-Röteln-Lebend-Impfstoff .... **6.1**-4490
Massekonstanz, Trocknen und Glühen bis zur
 (*siehe* 1.2) ........................... **6.1**-4423

Massenspektrometrie (2.2.43) .................. 88
Massenspektrometrie mit induktiv gekoppeltem
 Plasma (2.2.58) .......................... 128
Maßlösungen (4.2.2) ............ 755 und **6.3**-5260
Mastersaatgut (*siehe* 5.2.1) .................. 797
Mastersaatzellgut (*siehe* 5.2.1) ............... 797
Masterzellbank (*siehe* 5.2.1) ................. 797
*Masticabilia gummis medicata* ............... 1024
Mastix ..................................... 3181
*Mastix* .................................... 3181
Material für Behältnisse zur Aufnahme von Blut
 und Blutprodukten vom Menschen (3.1.1) ... 427
Material zur Herstellung von Behältnissen (3.1) .. 425
 und **6.2**-4855 und **6.3**-5247
*Matricariae aetheroleum* .................... 2971
*Matricariae extractum fluidum* ........... **6.2**-5012
*Matricariae flos* ........................... 2968
Maul-und-Klauenseuche-Impfstoff (inaktiviert)
 für Wiederkäuer ......................... 1310
*Maydis amylum* ......................... **6.3**-5574
*Maydis oleum raffinatum* ................ **6.2**-5018
Mayers Reagenz *R* ............................ 650
Mebendazol ................................ 3182
*Mebendazolum* ............................. 3182
Meclozindihydrochlorid ..................... 3183
Meclozindihydrochlorid *R* .................... 650
*Meclozini hydrochloridum* .................. 3183
Medizinische Kohle ...................... **6.3**-5522
Medroxyprogesteronacetat .................. 3185
*Medroxyprogesteroni acetas* ................ 3185
Mefenaminsäure ......................... **6.3**-5581
Mefloquinhydrochlorid ..................... 3189
*Mefloquini hydrochloridum* ................. 3189
Megestrolacetat ............................ 3191
*Megestroli acetas* .......................... 3191
Meglumin .................................. 3192
*Megluminum* .............................. 3192
Mehrdosenbehältnisse, Gleichförmigkeit der
 Masse der abgegebenen Dosen (2.9.27) ..... 390
MEKC, mizellare elektrokinetische
 Chromatographie (*siehe* 2.2.47) ........... 104
*Mel* ...................................... 2782
*Melaleucae aetheroleum* .................... 4075
Melamin *R* ................................. 650
*Meliloti herba* ............................. 3995
*Melissae folium* ........................... 3193
Melissenblätter ............................ 3193
Meloxicam .............................. **6.3**-5583
*Meloxicamum* .......................... **6.3**-5583
Menadion .................................. 3194
Menadion *R* ................................. 650
*Menadionum* .............................. 3194
Mengenangaben, Definition (*siehe* 1.2) ... **6.1**-4422
Meningokokken-Gruppe-C-Impfstoff
 (konjugiert) ............................. 1161
Meningokokken-Polysaccharid-Impfstoff ..... 1164
*Menthae arvensis aetheroleum partim mentholum
 depletum* .............................. 3289
*Menthae piperitae aetheroleum* .............. 3633
*Menthae piperitae folium* ................... 3632
Menthofuran *R* .............................. 650
Menthol ................................... 3195
Menthol *R* .................................. 651
Menthol, racemisches ....................... 3196
*Mentholum racemicum* ..................... 3196
Menthon *R* .................................. 651
Menthylacetat *R* ............................. 651
*Menyanthidis trifoliatae folium* ............. 1839
Mepivacainhydrochlorid .................... 3198
*Mepivacaini hydrochloridum* ................ 3198
Meprobamat ............................... 3200
*Meprobamatum* ............................ 3200
*Mepyramini maleas* ........................ 3201
Mepyraminmaleat .......................... 3201

**Ph. Eur. 6. Ausgabe, 3. Nachtrag**

2-Mercaptobenzimidazol R .................651
2-Mercaptoethanol R ....................651
Mercaptopurin ........................3202
Mercaptopurin R .......................651
*Mercaptopurinum* ......................3202
Mesalazin ............................3203
*Mesalazinum* ..........................3203
Mesityloxid R .........................652
Mesna ...............................3206
*Mesnum* ..............................3206
Mesterolon ...........................3208
*Mesterolonum* .........................3208
Mestranol ............................3209
*Mestranolum* ..........................3209
Metacresol ...........................3210
*Metacresolum* .........................3210
Metamizol-Natrium .....................3212
*Metamizolum natricum* ..................3212
Metanilgelb R .........................652
Metanilgelb-Lösung R ...................652
Metforminhydrochlorid ..................3214
*Metformini hydrochloridum* ..............3214
Methacrylsäure R ......................652
Methacrylsäure-Ethylacrylat-Copolymer (1:1) ......3215
Methacrylsäure-Ethylacrylat-Copolymer-(1:1)-
  Dispersion 30 % ..................**6.3**-5585
Methacrylsäure-Methylmethacrylat-Copolymer
  (1:1) ............................3218
Methacrylsäure-Methylmethacrylat-Copolymer
  (1:2) ............................3219
Methadonhydrochlorid ..................3220
*Methadoni hydrochloridum* ...............3220
Methan R .............................652
Methanol ............................3221
Methanol R ...........................652
Methanol R 1 ..........................652
Methanol R 2 ..........................652
Methanol
  - aldehydfreies R ....................652
  - Gehaltsbestimmung (*siehe* 2.9.11) ...........358
  - wasserfreies R .....................652
(D₄)Methanol R ........................652
*Methanolum* ..........................3221
Methansulfonsäure R ...................653
Methaqualon ..........................3223
*Methaqualonum* .......................3223
Methenamin ..........................3224
Methenamin R .........................653
*Methenaminum* ........................3224
Methionin ............................3225
  - racemisches ......................3227
  - racemisches R .....................653
L-Methionin R .........................653
L-*Methionini ([¹¹C]methyl) solutio iniectabilis* ......1427
*Methioninum* ..........................3225
DL-*Methioninum* ........................3227
Methode mit offener Kapillare –
  Steigschmelzpunkt (2.2.15) ...............41
Methoden
  - austauschbare (*siehe* 1.1) ..................6
  - der Biologie (2.6) ... 193 und **6.1**-4439 und **6.2**-4815
                                und **6.3**-5207
  - der Pharmakognosie (2.8) .......319 und **6.2**-4825
  - der pharmazeutischen Technologie (2.9) .......335
         und **6.1**-4449 und **6.2**-4829 und **6.3**-5235
  - der Physik und der physikalischen Chemie
    (2.2) ...........25 und **6.1**-4433 und **6.3**-5195
  - zur Herstellung steriler Zubereitungen
    (5.1.1) ........................767
  - zur Kontrolle der mikrobiologischen
    Qualität, alternative (5.1.6) .............776
Methotrexat ......................**6.3**-5586
(*RS*)-Methotrexat R .....................653
*Methotrexatum* ....................**6.3**-5586

Methoxychlor R ........................653
(1*RS*)-1-(6-Methoxynaphthalin-2-yl)ethanol R ......653
1-(6-Methoxynaphthalin-2-yl)ethanon R .........653
Methoxyphenylessigsäure R ................653
Methoxyphenylessigsäure-Reagenz R ..........654
3-Methoxy-L-tyrosin R ...................654
*trans*-2-Methoxyzimtaldehyd R ..............654
Methylacetat R ........................654
Methyl(4-acetylbenzoat) R .................654
Methyl(4-acetylbenzoat)-Reagenz R ...........654
Methylal R .......................**6.3**-5258
4-(Methylamino)phenolsulfat R ..............654
Methylanthranilat R .....................654
Methylarachidat R ......................654
*Methylatropini bromidum* .................3231
*Methylatropini nitras* ....................3232
Methylatropiniumbromid .................3231
Methylatropiniumnitrat ..................3232
Methylbehenat R .......................655
Methylbenzoat R .......................655
Methyl(benzolsulfonat) R ..................655
Methylbenzothiazolonhydrazonhydrochlorid R .....655
(*R*)-(+)-α-Methylbenzylisocyanat R .......**6.1**-4459
(*S*)-(–)-α-Methylbenzylisocyanat R ............655
2-Methylbutan R .......................655
2-Methylbut-2-en R .....................655
Methylcaprat R ........................655
Methylcaproat R .......................656
Methylcaprylat R .......................656
Methylcellulose ...................**6.3**-5589
Methylcellulose 450 R ...................656
*Methylcellulosum* .................**6.3**-5589
Methylcinnamat R ......................656
Methyldecanoat R ......................656
Methyldopa ..........................3236
3-*O*-Methyldopaminhydrochlorid R ............656
4-*O*-Methyldopaminhydrochlorid R ............656
*Methyldopum* .........................3236
Methyleicosenoat R .....................656
Methylenbisacrylamid R ..................656
Methylenblau R ........................657
*Methyleni chloridum* ....................2293
*Methylergometrini maleas* ................3237
Methylergometrinmaleat .................3237
Methylerucat R ........................657
3-*O*-Methylestron R .....................657
(5-Methyl[¹¹C])Flumazenil-Injektionslösung .......1425
Methylgadoleinoat R ....................657
Methylgrün R ..........................657
Methylgrün-Papier R ....................657
Methyl-4-hydroxybenzoat .................3239
Methyl-4-hydroxybenzoat R ................657
Methylhydroxyethylcellulose ...............3240
*Methylhydroxyethylcellulosum* .............3240
Methylhydroxypropylcellulose
  (*siehe* Hypromellose) ...............**6.1**-4628
Methylhydroxypropylcellulosephthalat
  (*siehe* Hypromellosephthalat) ............**6.3**-5500
1-Methylimidazol R .....................657
1-Methylimidazol R 1 ....................658
2-Methylimidazol R .....................658
Methyliodid R .........................658
*Methylis nicotinas* .....................3241
*Methylis parahydroxybenzoas* .............3239
*Methylis parahydroxybenzoas natricus* .........3404
*Methylis salicylas* .....................3254
Methyllaurat R ........................658
Methyllignocerat R .....................658
Methyllinoleat R .......................658
Methyllinolenat R ......................658
Methyl-γ-linolenat R ....................658
Methylmargarat R ......................658
Methylmethacrylat R ....................659
L-([¹¹C]Methyl)Methionin-Injektionslösung .......1427

Methyl(N-methylanthranilat) R ................ 659
Methylmyristat R ............................ 659
Methylnervonat R ........................... 659
Methylnicotinat ............................ 3241
2-Methyl-5-nitroimidazol R .................. 659
Methyloleat R .............................. 659
Methylorange R ............................. 659
Methylorange-Lösung R ...................... 659
Methylorange-Mischindikator-Lösung R ....... 660
Methylpalmitat R ........................... 660
Methylpalmitoleat R ........................ 660
Methylpelargonat R ......................... 660
4-Methylpentan-2-ol R ...................... 660
3-Methylpentan-2-on R ...................... 660
Methylpentosen in Polysaccharid-Impfstoffen
  (2.5.21) ................................. 179
Methylphenidathydrochlorid ............. **6.3**-5591
*Methylphenidati hydrochloridum* ....... **6.3**-5591
Methylphenobarbital ....................... 3242
*Methylphenobarbitalum* ................... 3242
Methylphenyloxazolylbenzol R .............. 660
1-Methyl-4-phenyl-1,2,3,6-tetrahydropyridin R ...... 661
Methylpiperazin R ......................... 661
4-(4-Methylpiperidino)pyridin R ........... 661
4-(4-Methylpiperidin-1-yl)pyridin R .... **6.2**-4863
Methylprednisolon ......................... 3243
Methylprednisolonacetat ................... 3246
Methylprednisolonhydrogensuccinat ......... 3248
*Methylprednisoloni acetas* ............... 3246
*Methylprednisoloni hydrogenosuccinas* .... 3248
*Methylprednisolonum* ..................... 3243
2-Methyl-1-propanol R ..................... 661
(15R)-15-Methylprostaglandin $F_{2\alpha}$ R ...... 661
N-Methylpyrrolidin R ...................... 661
N-Methylpyrrolidon ........................ 3251
N-Methylpyrrolidon R ...................... 661
*N-Methylpyrrolidonum* .................... 3251
*Methylrosanilinii chloridum* ............. 3252
Methylrosaniliniumchlorid ................. 3252
Methylrot R ............................... 661
Methylrot-Lösung R ........................ 661
Methylrot-Mischindikator-Lösung R ......... 662
Methylsalicylat ........................... 3254
Methylsalicylat R ......................... 662
Methylstearat R ........................... 662
Methyltestosteron ..................... **6.2**-5019
*Methyltestosteronum* ................. **6.2**-5019
*Methylthioninii chloridum* ............... 3255
Methylthioniniumchlorid ................... 3255
Methylthymolblau R ........................ 662
Methylthymolblau-Mischung R ............... 662
Methyltricosanoat R ....................... 662
Methyltridecanoat R ....................... 662
N-Methyltrimethylsilyltrifluoracetamid R .. 662
Metixenhydrochlorid ....................... 3258
*Metixeni hydrochloridum* ................. 3258
Metoclopramid ......................... **6.2**-5020
Metoclopramidhydrochlorid ................. 3261
*Metoclopramidi hydrochloridum* ........... 3261
*Metoclopramidum* ..................... **6.2**-5020
Metolazon ................................. 3262
*Metolazonum* ............................. 3262
*Metoprololi succinas* .................... 3263
*Metoprololi tartras* ..................... 3265
Metoprololsuccinat ........................ 3263
Metoprololtartrat ......................... 3265
Metrifonat ................................ 3268
*Metrifonatum* ............................ 3268
Metronidazol .............................. 3270
Metronidazolbenzoat ....................... 3271
*Metronidazoli benzoas* ................... 3271
*Metronidazolum* .......................... 3270
Mexiletinhydrochlorid ..................... 3273
*Mexiletini hydrochloridum* ............... 3273

Mianserinhydrochlorid ................. **6.3**-5593
*Mianserini hydrochloridum* ........... **6.3**-5593
Miconazol ................................. 3276
*Miconazoli nitras* ....................... 3278
Miconazolnitrat ........................... 3278
*Miconazolum* ............................. 3276
Midazolam ................................. 3280
*Midazolamum* ............................. 3280
Mikrobestimmung von Wasser – Coulometrische
  Titration (2.5.32) ....................... 184
Mikrobiologische Kontrolle zellulärer Produkte
  (2.6.27) ................................. 265
Mikrobiologische Prüfung nicht steriler Produkte
  – Nachweis spezifizierter Mikroorganismen
    (2.6.13) ........................ **6.3**-5219
  – Zählung der vermehrungsfähigen
    Mikroorganismen (2.6.12) ....... **6.3**-5214
Mikrobiologische Qualität
  – Allgemeine Texte (5.1) ......... 765 und **6.3**-5261
  – alternative Methoden zur Kontrolle (5.1.6) ..... 776
  – von nicht sterilen pharmazeutischen
    Zubereitungen und Substanzen zur
    pharmazeutischen Verwendung (5.1.4) .... **6.3**-5263
Mikrobiologische Wertbestimmung von
  Antibiotika (2.7.2) ............... **6.3**-5229
Mikroskopie, optische (2.9.37) ............ 409
Milchsäure ................................ 3283
Milchsäure R .............................. 662
(S)-Milchsäure ............................ 3284
Milchsäure-Reagenz R ...................... 662
*Millefolii herba* ........................ 3900
Millons Reagenz R ......................... 663
Milzbrand-Adsorbat-Impfstoff (aus Zellkultur-
  filtraten) für Menschen .................. 1167
Milzbrandsporen-Lebend-Impfstoff für Tiere .. 1313
Minimierung des Risikos der Übertragung von
  Erregern der spongiformen Enzephalopathie
  tierischen Ursprungs durch Human- und
  Tierarzneimittel (5.2.8) ................. 812
Minocyclinhydrochlorid R .................. 663
Minocyclinhydrochlorid-Dihydrat ........... 3285
*Minocyclini hydrochloridum dihydricum* ... 3285
Minoxidil ................................. 3287
*Minoxidilum* ............................. 3287
Minzöl .................................... 3289
Mirtazapin ................................ 3290
*Mirtazapinum* ............................ 3290
Misoprostol ............................... 3292
*Misoprostolum* ........................... 3292
Mitomycin ................................. 3294
*Mitomycinum* ............................. 3294
Mitoxantronhydrochlorid ................... 3296
*Mitoxantroni hydrochloridum* ............. 3296
Mizellare elektrokinetische Chromatographie
  (MEKC) (*siehe* 2.2.47) .................. 104
Modafinil ................................. 3298
*Modafinilum* ............................. 3298
Mönchspfefferfrüchte .................. **6.2**-5022
Molekülmasse, relative, Erläuterung (*siehe* 1.4) .. **6.1**-4424
Molekülmassenverteilung in Dextranen (2.2.39) ...... 78
Molekularsieb R ........................... 663
Molekularsieb zur Chromatographie R ....... 663
*Molgramostimi solutio concentrata* ....... 3301
Molgramostim-Lösung, konzentrierte ........ 3301
Molsidomin ............................ **6.1**-4659
*Molsidominum* ........................ **6.1**-4659
Molybdänschwefelsäure R 2 ................. 663
Molybdänschwefelsäure R 3 ................. 663
Molybdatophosphorsäure R .................. 663
Molybdatophosphorsäure-Lösung R ........... 663
Molybdat-Vanadat-Reagenz R ................ 663
Molybdat-Vanadat-Reagenz R 2 .............. 663
Molybdat-Wolframat-Reagenz R .............. 663
Molybdat-Wolframat-Reagenz, verdünntes R .. 663

Mometasonfuroat ........................ 3306
*Mometasoni furoas* ...................... 3306
Monodocosahexaenoin *R* ................... 663
Monographiegruppen .................. **6.3**-5273
Monographien (1.4) .................. **6.1**-4424
Monographien, Allgemeine, Erläuterung
  (*siehe* 1.1) ...................... **6.1**-4421
**Monographien zu Darreichungsformen**
 – Arzneimittel-Vormischungen zur
   veterinärmedizinischen Anwendung ........ 1010
 – Flüssige Zubereitungen zum Einnehmen ..... 1010
 – Flüssige Zubereitungen zur kutanen
   Anwendung ........................ 1013
 – Flüssige Zubereitungen zur kutanen
   Anwendung am Tier ................. 1014
 – Glossar (Darreichungsformen) ........... 1009
 – Granulate ........................ 1016
 – Halbfeste Zubereitungen zur kutanen
   Anwendung ...................... **6.3**-5287
 – Intraruminale Systeme ................ 1020
 – Kapseln ......................... 1021
 – Parenteralia ...................... 1024
 – Pulver zum Einnehmen ............... 1028
 – Pulver zur kutanen Anwendung ......... **6.3**-5289
 – Stifte und Stäbchen .................. 1031
 – Tabletten ........................ 1031
 – Transdermale Pflaster ................ 1036
 – Wirkstoffhaltige Kaugummis ........... 1024
 – Wirkstoffhaltige Schäume ............. 1030
 – Wirkstoffhaltige Tampons ............. 1035
 – Zubereitungen in Druckbehältnissen ....... 1037
 – Zubereitungen zum Spülen ............. 1038
 – Zubereitungen zur Anwendung am Auge .... 1038
 – Zubereitungen zur Anwendung am Ohr ..... 1041
 – Zubereitungen zur Anwendung in der
   Mundhöhle ........................ 1043
 – Zubereitungen zur Inhalation ............ 1048
 – Zubereitungen zur intramammären
   Anwendung für Tiere ................. 1053
 – Zubereitungen zur intrauterinen
   Anwendung für Tiere ............... **6.3**-5290
 – Zubereitungen zur nasalen Anwendung ..... 1057
 – Zubereitungen zur rektalen Anwendung .... 1059
 – Zubereitungen zur vaginalen Anwendung ... 1062
Monographien zu Darreichungsformen ........ 1007
Monographietitel, Erläuterung (*siehe* 1.4) ..... **6.1**-4424
Monoklonale Antikörper für Menschen ........ 986
Monovalenter Pool (*siehe* 5.2.1) .............. 797
Morantelhydrogentartrat für Tiere ............ 3308
*Moranteli hydrogenotartras ad usum
  veterinarium* ........................ 3308
Morphinhydrochlorid .................. **6.1**-4661
Morphinhydrochlorid *R* .................. 663
*Morphini hydrochloridum* .............. **6.1**-4661
*Morphini sulfas* ...................... **6.2**-5024
Morphinsulfat ........................ **6.2**-5024
Morpholin *R* ........................... 664
Morpholin zur Chromatographie *R* ........... 664
Moxidectin für Tiere ................... **6.3**-5595
*Moxidectinum ad usum veterinarium* ....... **6.3**-5595
Moxifloxacinhydrochlorid ............... **6.2**-5027
*Moxifloxacini hydrochloridum* ............ **6.2**-5027
Moxonidin .......................... 3318
*Moxonidinum* ........................ 3318
MPN-Methode (*siehe* 2.6.12) ................ 212
**Mucoadhäsive Zubereitungen**
  (*siehe* Zubereitungen zur Anwendung in der
  Mundhöhle) ....................... 1047
Mumps-Lebend-Impfstoff .............. **6.1**-4491
**Mundhöhle, Zubereitungen zur Anwendung
  in der** ............................. 1043
 – Buccaltabletten .................... 1047
 – Dosiersprays ...................... 1046
 – Gurgellösungen ................... 1044

**Ph. Eur. 6. Ausgabe, 3. Nachtrag**

 – halbfeste Zubereitungen ............... 1045
 – Kapseln ......................... 1047
 – Lösungen ........................ 1045
 – Lösungen zur Anwendung am Zahnfleisch ... 1045
 – Lutschpastillen .................... 1047
 – Lutschtabletten .................... 1047
 – Lutschtabletten, gepresste ............. 1047
 – mucoadhäsive Zubereitungen ........... 1047
 – Mundwässer ...................... 1044
 – Sprays .......................... 1045
 – Sublingualsprays ................... 1045
 – Sublingualtabletten ................. 1047
 – Suspensionen ..................... 1045
 – Tropfen ......................... 1045
 – Tropfen in Einzeldosisbehältnissen ........ 1045
Mupirocin .......................... 3320
Mupirocin-Calcium .................... 3322
*Mupirocinum* ........................ 3320
*Mupirocinum calcicum* ................. 3322
Murexid *R* ........................... 664
*Musci medicati* ...................... 1030
Muskatellersalbeiöl .................... 3324
Muskatöl ......................... **6.2**-5028
Mutterkraut ......................... 3326
*Mycophenolas mofetil* .................. 3328
Mycophenolatmofetil ................... 3328
*Mycoplasma-gallisepticum*-Impfstoff (inaktiviert) .... 1314
Mykobakterien, Prüfung (2.6.2) ............. 200
Mykoplasmen, Prüfung (2.6.7) .......... **6.1**-4441
Mykoplasmen-DNA in Zellkulturen, Nachweis
  mit Fluoreszenzfarbstoff (*siehe* 2.6.7) ..... **6.1**-4444
Myosmin *R* .......................... 664
β-Myrcen *R* ......................... 664
*Myristicae fragrantis aetheroleum* .......... **6.2**-5028
Myristicin *R* ......................... 664
Myristinsäure *R* ...................... 664
Myristylalkohol *R* ..................... 665
*Myrrha* ........................... 3330
*Myrrhae tinctura* ..................... 3331
Myrrhe ............................ 3330
Myrrhentinktur ...................... 3331
*Myrtilli fructus recens* ................. **6.1**-4622
*Myrtilli fructus recentis extractum siccum
  raffinatum et normatum* .............. **6.2**-4983
*Myrtilli fructus siccus* .................. 2753
Myrtillin *R* ........................ **6.2**-4863
Myxomatose-Lebend-Impfstoff für Kaninchen ... 1315

# N

Nabumeton ......................... 3335
*Nabumetonum* ....................... 3335
Nachtkerzenöl, raffiniertes ............... 3336
Nachweis der Mykoplasmen-DNA in
  Zellkulturen mit Fluoreszenzfarbstoff
  (*siehe* 2.6.7) ...................... **6.1**-4444
Nadolol ........................... 3337
*Nadololum* ......................... 3337
Nadroparin-Calcium ................... 3339
*Nadroparinum calcicum* ................ 3339
Nährmedien für den Nachweis spezifizierter
  Mikroorganismen, empfohlene (*siehe* 2.6.13) . **6.3**-5224
Naftidrofurylhydrogenoxalat .............. 3342
*Naftidrofuryli hydrogenooxalas* ............ 3342
**Nahtmaterial für Menschen**
 – Sterile, nicht resorbierbare Fäden ......... 1491
 – Sterile, resorbierbare, synthetische,
   geflochtene Fäden ................. 1496
 – Sterile, resorbierbare, synthetische,
   monofile Fäden ................... 1497
 – Steriles Catgut .................... 1489

**Nahtmaterial für Tiere**
- Sterile, nicht resorbierbare Fäden im
  Fadenspender für Tiere .................1504
- Steriler, geflochtener Seidenfaden im
  Fadenspender für Tiere .................1508
- Steriler Leinenfaden im Fadenspender
  für Tiere ................................1506
- Steriler Polyamid-6-Faden im Fadenspender
  für Tiere ................................1506
- Steriler Polyamid-6/6-Faden im Faden-
  spender für Tiere ........................1507
- Steriler Polyesterfaden im Fadenspender
  für Tiere ................................1508
- Steriles, resorbierbares Catgut im Faden-
  spender für Tiere ........................1503

Nalidixinsäure .............................3345
Naloxonhydrochlorid-Dihydrat ...............3346
*Naloxoni hydrochloridum dihydricum* .......3346
Naltrexonhydrochlorid ......................3348
*Naltrexoni hydrochloridum* ................3348
Nandrolondecanoat ..........................3350
*Nandroloni decanoas* ......................3350
Naphazolinhydrochlorid .................**6.3**-5601
*Naphazolini hydrochloridum* ...........**6.3**-5601
*Naphazolini nitras* .......................3354
Naphazolinnitrat ...........................3354
Naphthalin *R* ..............................665
Naphtharson *R* .............................665
Naphtharson-Lösung *R* ......................665
1-Naphthol *R* ..............................665
2-Naphthol *R* ..............................665
Naphtholbenzein *R* .........................666
Naphtholbenzein-Lösung *R* ..................666
Naphtholgelb *R* ............................666
Naphtholgelb S *R* ..........................666
1-Naphthol-Lösung *R* .......................665
2-Naphthol-Lösung *R* .......................665
2-Naphthol-Lösung *R* 1 .....................665
1-Naphthylamin *R* ..........................666
1-Naphthylessigsäure *R* ....................666
Naphthylethylendiamindihydrochlorid *R* .....666
Naphthylethylendiamindihydrochlorid-
  Lösung *R* ................................666
Naproxen ..............................**6.2**-5033
Naproxen-Natrium ......................**6.1**-4669
*Naproxenum* ..........................**6.2**-5033
*Naproxenum natricum* .................**6.1**-4669
Naringin *R* ................................666
**Nasale Anwendung, Zubereitungen zur** ....1057
- Dosier-Nasensprays .......................1058
- flüssige Nasensprays .....................1058
- halbfeste Zubereitungen ..................1059
- Nasenpulver ..............................1059
- Nasenspülungen ...........................1059
- Nasenstifte ..............................1059
- Nasentropfen .............................1058
- Nasentropfen in Einzeldosisbehältnissen ..1058
*Nasalia* ..................................1057
*Natrii acetas trihydricus* ................3361
*Natrii acetatis([1-¹¹C]) solutio iniectabilis* ..1430
*Natrii alendronas* ........................3362
*Natrii alginas* ......................**6.3**-5602
*Natrii amidotrizoas* ......................3364
*Natrii aminosalicylas dihydricus* .........3366
*Natrii ascorbas* .....................**6.3**-5603
*Natrii aurothiomalas* .....................3369
*Natrii benzoas* ...........................3370
*Natrii bromidum* ..........................3372
*Natrii calcii edetas* .....................3373
*Natrii calcii pentetas ad radiopharmaceutica* ...**6.3**-5319
*Natrii caprylas* ..........................3374
*Natrii carbonas anhydricus* ...............3376
*Natrii carbonas decahydricus* .............3377
*Natrii carbonas monohydricus* .............3376

*Natrii cetylo- et stearylosulfas* .........3378
*Natrii chloridum* .........................3380
*Natrii chromatis[$^{51}$Cr] solutio sterilis* ..1431
*Natrii citras* ............................3382
*Natrii cromoglicas* .......................3383
*Natrii cyclamas* ..........................3384
*Natrii dihydrogenophosphas dihydricus* ...**6.3**-5605
*Natrii docusas* ...........................2371
*Natrii fluoridi[$^{18}$F] solutio iniectabilis* ..1432
*Natrii fluoridum* .........................3391
*Natrii fusidas* ...........................3392
*Natrii glycerophosphas hydricus* .....**6.3**-5606
*Natrii hyaluronas* ...................**6.3**-5607
*Natrii hydrogenocarbonas* .................3397
*Natrii hydroxidum* ........................3398
*Natrii iodidi[$^{131}$I] capsulae ad usum
  diagnosticum* ............................1437
*Natrii iodidi[$^{131}$I] capsulae ad usum
  therapeuticum* ...........................1439
*Natrii iodidi[$^{131}$I] solutio* .........1440
*Natrii iodidi[$^{123}$I] solutio ad radio-signandum* ..1442
*Natrii iodidi[$^{131}$I] solutio ad radio-signandum* ..1443
*Natrii iodidi[$^{123}$I] solutio iniectabilis* ..1436
*Natrii iodidum* ...........................3399
*Natrii iodohippurati[$^{123}$I] solutio iniectabilis* ..1434
*Natrii iodohippurati[$^{131}$I] solutio iniectabilis* ..1435
*Natrii lactatis solutio* ..................3400
*Natrii (S)-lactatis solutio* ..............3401
*Natrii laurilsulfas* ......................3387
*Natrii metabisulfis* ......................3403
*Natrii molybdas dihydricus* ..........**6.3**-5611
*Natrii molybdatis[$^{99}$Mo] fissione formati solutio* ..1444
*Natrii nitris* ............................3409
*Natrii nitroprussias* .....................3462
*Natrii perboras hydricus* .................3410
*Natrii pertechnetatis[$^{99m}$Tc] fissione formati solutio
  iniectabilis* ............................1447
*Natrii pertechnetatis[$^{99m}$Tc] sine fissione formati
  solutio iniectabilis* ....................1449
*Natrii phenylbutyras* ................**6.1**-4672
*Natrii phosphatis[$^{32}$P] solutio iniectabilis* ..1450
*Natrii picosulfas* ...................**6.3**-5612
*Natrii polystyrenesulfonas* ..........**6.3**-5613
*Natrii propionas* .........................3414
*Natrii salicylas* .........................3416
*Natrii selenis pentahydricus* .............3417
*Natrii stearas* ......................**6.3**-5614
*Natrii stearylis fumaras* .................3420
*Natrii sulfas anhydricus* .................3421
*Natrii sulfas decahydricus* ...............3422
*Natrii sulfis anhydricus* .................3423
*Natrii sulfis heptahydricus* ..............3424
*Natrii thiosulfas* ........................3425
*Natrii valproas* ..........................3426
Natrium *R* .................................667
Natrium, Identitätsreaktion (*siehe* 2.3.1) .136
Natriumacetat *R* ...........................667
Natriumacetat, wasserfreies *R* .............667
Natrium[1-¹¹C]acetat-Injektionslösung ......1430
Natriumacetat-Pufferlösung pH 4,5 *R* .......747
Natriumacetat-Trihydrat ....................3361
Natriumalendronat ..........................3362
Natriumalginat ........................**6.3**-5602
Natriumamidotrizoat ........................3364
Natriumaminosalicylat-Dihydrat .............3366
Natriumarsenit *R* ..........................667
Natriumarsenit-Lösung *R* ...................667
Natriumarsenit-Lösung (0,1 mol · l⁻¹) ......758
Natriumascorbat .......................**6.3**-5603
Natriumascorbat-Lösung *R* ..................667
Natriumaurothiomalat .......................3369
Natriumazid *R* .............................667
Natriumbenzoat .............................3370
Natriumbismutat *R* .........................667

| | |
|---|---|
| Natriumbromid | 3372 |
| Natriumbromid *R* | 667 |
| Natriumbutansulfonat *R* | 667 |
| Natriumcalciumedetat | 3373 |
| Natriumcalciumedetat *R* | **6.3**-5258 |
| Natriumcalcium-Pentetat zur Herstellung von radioaktiven Arzneimitteln | **6.3**-5319 |
| Natriumcaprylat | 3374 |
| Natriumcarbonat *R* | 667 |
| Natriumcarbonat *RV* | 755 |
| Natriumcarbonat | |
| – wasserfreies | 3376 |
| – wasserfreies *R* | 667 |
| Natriumcarbonat-Decahydrat | 3377 |
| Natriumcarbonat-Lösung *R* | 668 |
| Natriumcarbonat-Lösung *R* 1 | 668 |
| Natriumcarbonat-Lösung *R* 2 | 668 |
| Natriumcarbonat-Monohydrat | 3376 |
| Natriumcarbonat-Monohydrat *R* | 668 |
| Natriumcarboxymethylcellulose (*siehe* Carmellose-Natrium) | 1976 |
| Natriumcarboxymethylcellulose, vernetzte (*siehe* Croscarmellose-Natrium) | **6.3**-5437 |
| Natriumcarboxymethylstärke (Typ A) (*siehe* Carboxymethylstärke-Natrium (Typ A)) | 1969 |
| Natriumcarboxymethylstärke (Typ B) (*siehe* Carboxymethylstärke-Natrium (Typ B)) | 1970 |
| Natriumcetylstearylsulfat | 3378 |
| Natriumcetylstearylsulfat *R* | 668 |
| Natriumchlorid | 3380 |
| Natriumchlorid *R* | 668 |
| Natriumchlorid *RV* | 755 |
| Natriumchlorid-Lösung *R* | 668 |
| Natriumchlorid-Lösung, gesättigte *R* | 668 |
| Natrium[$^{51}$Cr]chromat-Lösung, sterile | 1431 |
| Natriumcitrat | 3382 |
| Natriumcitrat *R* | 668 |
| Natriumcitrat-Pufferlösung pH 7,8 (Natriumcitrat (0,034 mol · l$^{-1}$), Natriumchlorid (0,101 mol · l$^{-1}$)) *R* | 751 |
| Natriumcromoglicat | 3383 |
| Natriumcyclamat | 3384 |
| Natriumdecansulfonat *R* | 668 |
| Natriumdecylsulfat *R* | 668 |
| Natriumdesoxycholat *R* | 668 |
| Natriumdiethyldithiocarbamat *R* | 668 |
| Natriumdihydrogenphosphat *R* | 668 |
| Natriumdihydrogenphosphat, wasserfreies *R* | 668 |
| Natriumdihydrogenphosphat-Dihydrat | **6.3**-5605 |
| Natriumdihydrogenphosphat-Monohydrat *R* | 668 |
| Natriumdioctylsulfosuccinat *R* | 669 |
| Natriumdiphosphat *R* | 669 |
| Natriumdisulfit *R* | 669 |
| Natriumdithionit *R* | 669 |
| Natriumdodecylsulfat | 3387 |
| Natriumdodecylsulfat *R* | 669 |
| Natriumedetat | 3388 |
| Natriumedetat *R* | 669 |
| Natriumedetat-Lösung (0,02 mol · l$^{-1}$) | 759 |
| Natriumedetat-Lösung (0,1 mol · l$^{-1}$) | 759 |
| Natriumethyl-4-hydroxybenzoat | 3389 |
| Natriumfluorid | 3391 |
| Natriumfluorid *R* | 669 |
| Natrium[$^{18}$F]fluorid-Injektionslösung | 1432 |
| Natriumformiat *R* | 669 |
| Natriumfusidat | 3392 |
| Natriumglucuronat *R* | 669 |
| Natriumglycerophosphat, wasserhaltiges | **6.3**-5606 |
| Natriumglycocholat-Dihydrat *R* | 669 |
| Natriumheptansulfonat *R* | 669 |
| Natriumheptansulfonat-Monohydrat *R* | 669 |
| Natriumhexanitrocobaltat(III) *R* | 670 |
| Natriumhexanitrocobaltat(III)-Lösung *R* | 670 |
| Natriumhexansulfonat *R* | 670 |
| Natriumhexansulfonat-Monohydrat *R* | 670 |
| Natriumhyaluronat | **6.3**-5607 |
| Natriumhydrogencarbonat | 3397 |
| Natriumhydrogencarbonat *R* | 670 |
| Natriumhydrogencarbonat-Lösung *R* | 670 |
| Natriumhydrogensulfat *R* | 670 |
| Natriumhydrogensulfit *R* | 670 |
| Natriumhydroxid | 3398 |
| Natriumhydroxid *R* | 670 |
| Natriumhydroxid-Lösung *R* | 670 |
| Natriumhydroxid-Lösung | |
| – carbonatfreie *R* | 670 |
| – konzentrierte *R* | 670 |
| – methanolische *R* | 670 |
| – methanolische *R* 1 | 671 |
| – verdünnte *R* | 671 |
| Natriumhydroxid-Lösung (0,1 mol · l$^{-1}$) | 759 |
| Natriumhydroxid-Lösung (0,1 mol · l$^{-1}$), ethanolische | 759 |
| Natriumhydroxid-Lösung (1 mol · l$^{-1}$) | 759 |
| Natriumhydroxid-Lösung (2 mol · l$^{-1}$) | 670 |
| Natrium(2-hydroxybutyrat) *R* | 671 |
| Natriumhypobromit-Lösung *R* | 671 |
| Natriumhypochlorit-Lösung *R* | 671 |
| Natriumhypophosphit *R* | 671 |
| Natrium[$^{123}$I]iodhippurat-Injektionslösung | 1434 |
| Natrium[$^{131}$I]iodhippurat-Injektionslösung | 1435 |
| Natriumiodid | 3399 |
| Natriumiodid *R* | 671 |
| Natrium[$^{123}$I]iodid-Injektionslösung | 1436 |
| Natrium[$^{131}$I]iodid-Kapseln für diagnostische Zwecke | 1437 |
| Natrium[$^{131}$I]iodid-Kapseln für therapeutische Zwecke | 1439 |
| Natrium[$^{131}$I]iodid-Lösung | 1440 |
| Natrium[$^{123}$I]iodid-Lösung zur Radiomarkierung | 1442 |
| Natrium[$^{131}$I]iodid-Lösung zur Radiomarkierung | 1443 |
| Natriumlactat-Lösung | 3400 |
| Natrium-(*S*)-lactat-Lösung | 3401 |
| Natriumlaurylsulfonat zur Chromatographie *R* | 671 |
| Natrium-Lösung (50 ppm Na) *R* | 743 |
| Natrium-Lösung (200 ppm Na) *R* | 743 |
| Natrium-Lösung (1000 ppm Na) *R* | 743 |
| Natriummetabisulfit | 3403 |
| Natriummethanolat-Lösung (0,1 mol · l$^{-1}$) | 759 |
| Natriummethansulfonat *R* | 671 |
| Natriummethyl-4-hydroxybenzoat | 3404 |
| Natriummolybdat *R* | 671 |
| Natriummolybdat-Dihydrat | **6.3**-5611 |
| Natrium[$^{99}$Mo]molybdat-Lösung aus Kernspaltprodukten | 1444 |
| Natriummonohydrogenarsenat *R* | 671 |
| Natriummonohydrogencitrat *R* | 672 |
| Natriummonohydrogenphosphat *R* | 672 |
| Natriummonohydrogenphosphat | |
| – wasserfreies | 3406 |
| – wasserfreies *R* | 672 |
| Natriummonohydrogenphosphat-Dihydrat | 3407 |
| Natriummonohydrogenphosphat-Dihydrat *R* | 672 |
| Natriummonohydrogenphosphat-Dodecahydrat | **6.1**-4671 |
| Natriummonohydrogenphosphat-Lösung *R* | 672 |
| Natriumnaphthochinonsulfonat *R* | 672 |
| Natriumnitrat *R* | 672 |
| Natriumnitrit | 3409 |
| Natriumnitrit *R* | 672 |
| Natriumnitrit-Lösung *R* | 672 |
| Natriumnitrit-Lösung (0,1 mol · l$^{-1}$) | 760 |
| Natriumoctansulfonat *R* | 672 |
| Natriumoctylsulfat *R* | 672 |
| Natriumoxalat *R* | 673 |

Natriumpentansulfonat *R* .................... 673
Natriumpentansulfonat-Monohydrat *R* ........... 673
Natriumpentansulfonat-Monohydrat *R* 1 ...... **6.2**-4863
Natriumperborat, wasserhaltiges .............. 3410
Natriumperchlorat *R* ....................... 673
Natriumperiodat *R* ......................... 673
Natriumperiodat-Lösung *R* .................. 673
Natriumperiodat-Lösung (0,1 mol · l$^{-1}$) ............ 760
Natrium[$^{99m}$Tc]pertechnetat-Injektionslösung
  aus Kernspaltprodukten ................... 1447
Natrium[$^{99m}$Tc]pertechnetat-Injektionslösung
  nicht aus Kernspaltprodukten ............. 1449
Natriumphenylbutyrat .................... **6.1**-4672
Natriumphosphat *R* ........................ 673
Natrium[$^{32}$P]phosphat-Injektionslösung .......... 1450
Natriumphosphit-Pentahydrat *R* .............. 673
Natriumpicosulfat ........................ **6.3**-5612
Natriumpikrat-Lösung, alkalische *R* ........... 673
Natriumpolystyrolsulfonat ................. **6.3**-5613
Natriumpropionat ............................ 3414
Natriumpropyl-4-hydroxybenzoat ............... 3415
Natriumrhodizonat *R* ....................... 673
Natriumsalicylat ............................ 3416
Natriumsalicylat *R* ........................ 673
Natriumselenit-Pentahydrat ................... 3417
Natriumstearat ........................... **6.3**-5614
Natriumstearylfumarat ....................... 3420
Natriumsulfat
  – wasserfreies ............................. 3421
  – wasserfreies *R* ......................... 673
Natriumsulfat-Decahydrat .................... 3422
Natriumsulfat-Decahydrat *R* ................. 673
Natriumsulfid *R* ........................... 674
Natriumsulfid-Lösung *R* .................... 674
Natriumsulfid-Lösung *R* 1 .................. 674
Natriumsulfit *R* ........................... 674
Natriumsulfit
  – wasserfreies ............................. 3423
  – wasserfreies *R* ......................... 674
Natriumsulfit-Heptahydrat .................... 3424
Natriumtartrat *R* .......................... 674
Natriumtaurodesoxycholat-Monohydrat *R* ........ 674
Natriumtetraborat ............................ 3425
Natriumtetraborat *R* ....................... 674
Natriumtetraborat-Lösung *R* ................. 674
Natriumtetrahydroborat *R* ................... 674
Natriumtetrahydroborat-Reduktionslösung *R* ... 674
Natriumtetraphenylborat *R* .................. 674
Natriumtetraphenylborat-Lösung *R* ........... 675
Natriumthioglycolat *R* ..................... 675
Natriumthiosulfat ............................ 3425
Natriumthiosulfat *R* ....................... 675
Natriumthiosulfat-Lösung (0,1 mol · l$^{-1}$) ........ 760
Natriumtrimethylsilyl-(D$_4$)propionat *R* ........ 675
Natriumvalproat ............................. 3426
Natriumwolframat *R* ........................ 675
Nelkenöl .................................... 3428
Neohesperidindihydrochalcon .................. 3429
*Neohesperidini dihydrochalconum* ............ 3429
*Neomycini sulfas* .......................... 3431
Neomycinsulfat .............................. 3431
Neostigminbromid ............................ 3433
*Neostigmini bromidum* ...................... 3433
*Neostigmini metilsulfas* ................... 3434
Neostigminmetilsulfat ....................... 3434
Nephelometrie (*siehe* 2.2.1) .................. 28
*Neroli aetheroleum* ........................ 3435
*trans*-Nerolidol *R* ....................... 675
Neroliöl/Bitterorangenblütenöl ............... 3435
Nerylacetat *R* ............................. 675
Neßlers Reagenz *R* ...................... **6.2**-4863
Neßler-Zylinder (2.1.5) ...................... 22
*Netilmicini sulfas* ......................... 3437
Netilmicinsulfat ............................ 3437

Nevirapin, wasserfreies ..................... 3439
*Nevirapinum anhydricum* .................... 3439
Newcastle-Krankheit-Impfstoff (inaktiviert) ....... 1317
Newcastle-Krankheit-Lebend-Impfstoff ......... 1320
Nicergolin .................................. 3441
*Nicergolinum* .............................. 3441
Nicethamid .................................. 3442
*Nicethamidum* .............................. 3442
Nicht am Stickstoff substituierte Barbiturate,
  Identitätsreaktion (*siehe* 2.3.1) .......... 134
Nicht sichtbare Partikeln – Partikel-
  kontamination (2.9.19) .................... 378
Nicht sterile pharmazeutische Zubereitungen und
  Substanzen zur pharmazeutischen
  Verwendung, mikrobiologische Qualität
  (5.1.4) ................................ **6.3**-5263
Nicht überzogene Tabletten (*siehe* Tabletten) ...... 1033
Nicht überzogene Tabletten, Friabilität (2.9.7) ...... 354
Nickel
  – in hydrierten Pflanzenölen (*siehe* 2.4.27) .... 162
  – in hydrierten pflanzlichen Ölen (2.4.31) ...... 166
  – in Polyolen, Grenzprüfung (2.4.15) ......... 148
Nickel(II)-chlorid *R* ...................... 675
Nickel(II)-sulfat *R* ....................... 676
Nickel-Lösung (0,1 ppm Ni) *R* .............. 744
Nickel-Lösung (0,2 ppm Ni) *R* .............. 744
Nickel-Lösung (5 ppm Ni) *R* ................ 743
Nickel-Lösung (10 ppm Ni) *R* ............... 743
Nickel-Lösung (1000 ppm Ni), ölige *R* ....... 744
Niclosamid, wasserfreies .................... 3443
Niclosamid-Monohydrat ....................... 3445
*Niclosamidum anhydricum* ................... 3443
*Niclosamidum monohydricum* ................. 3445
Nicotin .................................. **6.3**-5616
Nicotinamid ................................. 3447
Nicotinamid-Adenin-Dinucleotid *R* ........... 676
Nicotinamid-Adenin-Dinucleotid-Lösung *R* ..... 676
*Nicotinamidum* ............................. 3447
*Nicotini resinas* ....................... **6.3**-5618
Nicotinresinat ........................... **6.3**-5618
Nicotinsäure ................................ 3450
Nicotinsäure *R* ............................ 676
*Nicotinum* .............................. **6.3**-5616
Nifedipin ................................... 3451
*Nifedipinum* ............................... 3451
Nifluminsäure ............................ **6.1**-4674
Nifuroxazid .............................. **6.1**-4676
*Nifuroxazidum* .......................... **6.1**-4676
Nilblau A *R* ............................... 676
Nilblau-A-Lösung *R* ........................ 676
Nilutamid ................................ **6.2**-5038
*Nilutamidum* ............................ **6.2**-5038
Nimesulid ................................... 3454
*Nimesulidum* ............................... 3454
Nimodipin ................................... 3456
*Nimodipinum* ............................... 3456
Ninhydrin *R* ............................... 676
Ninhydrin-Lösung *R* ........................ 676
Ninhydrin-Lösung *R* 1 ...................... 676
Ninhydrin-Lösung *R* 2 ...................... 676
Ninhydrin-Lösung *R* 3 ...................... 676
Ninhydrin-Reagenz *R* ....................... 676
Ninhydrin-Reagenz *R* 1 ..................... 677
NIR-Spektroskopie (2.2.40) ................... 80
Nitranilin *R* .............................. 677
Nitrat, Identitätsreaktion (*siehe* 2.3.1) ...... 136
Nitrat-Lösung (2 ppm NO$_3$) *R* ............. 744
Nitrat-Lösung (10 ppm NO$_3$) *R* ............ 744
Nitrat-Lösung (100 ppm NO$_3$) *R* ........... 744
Nitrazepam .................................. 3457
Nitrazepam *R* .............................. 677
*Nitrazepamum* .............................. 3457
Nitrendipin ................................. 3458
*Nitrendipinum* ............................. 3458

Nitrilotriessigsäure R .........................677
Nitrobenzaldehyd R ..........................677
Nitrobenzaldehyd-Lösung R ...................677
Nitrobenzaldehyd-Papier R ...................677
4-Nitrobenzoesäure R ........................677
Nitrobenzol R ...............................677
Nitrobenzoylchlorid R .......................677
Nitrobenzylchlorid R ........................678
4-(4-Nitrobenzyl)pyridin R ...................678
Nitroethan R ................................678
Nitrofural ..................................3460
*Nitrofuralum* ..............................3460
Nitrofurantoin ..............................3461
Nitrofurantoin R ............................678
*Nitrofurantoinum* ..........................3461
(5-Nitro-2-furyl)methylendiacetat R ..........678
*Nitrogenii oxidum* .....................**6.2**-5094
*Nitrogenium* ...........................**6.2**-5092
*Nitrogenium oxygenio depletum* .............4002
Nitromethan R ...............................678
4-Nitrophenol R .............................678
Nitroprussidnatrium .........................3462
Nitroprussidnatrium R .......................678
*N*-Nitrosodiethanolamin R ..................678
Nitrosodipropylamin R .......................678
Nitrosodipropylamin-Lösung R ................678
Nitrotetrazolblau R .........................679
Nizatidin ..................................3463
*Nizatidinum* ..............................3463
NMR-Spektroskopie (*siehe* 2.2.33) ..............70
Nomegestrolacetat ..........................3466
*Nomegestroli acetas* ......................3466
Nonivamid R ................................679
Nonoxinol 9 ................................3467
*Nonoxinolum 9* ............................3467
Nonylamin R ................................679
*Noradrenalini hydrochloridum* .............3468
*Noradrenalini tartras* ....................3470
*Norcholesteroli iodinati[$^{131}$I] solutio iniectabilis* .....1421
Nordazepam R ...............................679
Norepinephrinhydrochlorid/Noradrenalin-
hydrochlorid ..............................3468
Norepinephrintartrat/Noradrenalintartrat .....3470
Norethisteron ..............................3472
Norethisteronacetat ........................3474
*Norethisteroni acetas* ....................3474
*Norethisteronum* ..........................3472
Norfloxacin ............................**6.2**-5040
*Norfloxacinum* ........................**6.2**-5040
Norgestimat ................................3476
*Norgestimatum* ............................3476
Norgestrel .................................3478
*Norgestrelum* .............................3478
DL-Norleucin R .............................679
Normalisierung (*siehe* 2.2.46) ................99
Normaltropfenzähler (2.1.1) ...................21
Nortriptylinhydrochlorid ...................3479
*Nortriptylini hydrochloridum* .............3479
Noscapin ...................................3481
Noscapinhydrochlorid R .....................679
Noscapinhydrochlorid-Monohydrat ............3482
*Noscapini hydrochloridum* .................3482
*Noscapinum* ...............................3481
*Notoginseng radix* ........................3484
Notoginsengwurzel ..........................3484
Nukleinsäuren
 - in Polysaccharid-Impfstoffen (2.5.17) .....178
 - Verfahren zur Amplifikation (2.6.21) ......251
Nystatin ...................................3485
*Nystatinum* ...............................3485

Ph. Eur. 6. Ausgabe, 3. Nachtrag

# O

Oblatenkapseln (*siehe* Kapseln) ..............1023
Octan R ....................................679
Octanal R ..................................679
Octanol R ..................................680
3-Octanon R ................................680
Octansäure R ...............................680
Octansäure (*siehe* Caprylsäure) .............1953
Octoxinol 10 ...............................3491
Octoxinol 10 R .............................680
*Octoxinolum 10* ...........................3491
Octylamin R ................................680
Octyldodecanol .............................3491
*Octyldodecanolum* .........................3491
Octylgallat ................................3493
*Octylis gallas* ...........................3493
Odermennigkraut ............................3494
Ölbaumblätter ..........................**6.3**-5623
Öle und ölige Lösungen, Prüfung auf Sterilität
 (*siehe* 2.6.1) .......................**6.3**-5212
Ölharze (*siehe* Extrakte) ..............**6.1**-4479
Ölsäure ....................................3496
Ölsäure R ..................................680
*Oenotherae oleum raffinatum* ..............3336
OES (*siehe* 2.2.22) ..........................45
Ofloxacin ..............................**6.2**-5045
*Ofloxacinum* ..........................**6.2**-5045
**Ohr, Zubereitungen zur Anwendung am** ....1041
 - halbfeste Zubereitungen .................1043
 - Ohrenpulver ............................1043
 - Ohrensprays ............................1042
 - Ohrenspülungen .........................1043
 - Ohrentampons ...........................1043
 - Ohrentropfen ...........................1042
OHZ, Hydroxylzahl (*siehe* 2.5.3) .............171
*Olea herbaria* ..............................992
*Olea pinguia*
 - *Amygdalae oleum raffinatum* .............3171
 - *Amygdalae oleum virginale* ..............3170
 - *Arachidis oleum hydrogenatum* .......**6.2**-4958
 - *Arachidis oleum raffinatum* .............2450
 - *Boraginis officinalis oleum raffinatum* ....1857
 - *Carthami oleum raffinatum* ..............2538
 - *Cocois oleum raffinatum* ............**6.2**-5013
 - *Gossypii oleum hydrogenatum* ........**6.2**-4909
 - *Helianthi annui oleum raffinatum* ...**6.2**-5092
 - *Iecoris aselli oleum A* .............**6.3**-5542
 - *Iecoris aselli oleum B* .............**6.3**-5548
 - *Iecoris aselli oleum domestici* .....**6.3**-5553
 - *Lini oleum virginale* ....................3048
 - *Maydis oleum raffinatum* ............**6.2**-5018
 - *Oenotherae oleum raffinatum* ............3336
 - *Olivae oleum raffinatum* ............**6.2**-5048
 - *Olivae oleum virginale* .............**6.2**-5046
 - *Rapae oleum raffinatum* .............**6.2**-5082
 - *Ricini oleum hydrogenatum* ...............3855
 - *Ricini oleum raffinatum* .................3858
 - *Ricini oleum virginale* ..................3857
 - *Salmonis domestici oleum* ................3012
 - *Sesami oleum raffinatum* ............**6.3**-5687
 - *Soiae oleum hydrogenatum* ...........**6.2**-5090
 - *Soiae oleum raffinatum* .............**6.2**-5091
 - *Tritici aestivi oleum raffinatum* ........4359
 - *Tritici aestivi oleum virginale* .........4358
*Oleae folium* .........................**6.3**-5623
Oleamid R ..................................681
*Oleoresina* (*siehe* Extrakte) .........**6.1**-4479
*Oleosa* (*siehe* Extrakte) .............**6.1**-4479
Oleuropein R ...............................681
Oleylalkohol ...............................3499
Oleylalkohol R .............................681
*Olibanum indicum* .........................4351

*Olivae oleum raffinatum* .................. **6.2**-5048
*Olivae oleum virginale* ................... **6.2**-5046
Olivenöl *R* ............................... 681
Olivenöl
 – natives ............................... **6.2**-5046
 – raffiniertes ........................... **6.2**-5048
Olsalazin-Natrium ......................... 3502
*Olsalazinum natricum* .................... 3502
*Omega-3 acidorum esteri ethylici 60* ..... **6.3**-5624
*Omega-3 acidorum esteri ethylici 90* ..... **6.3**-5627
*Omega-3 acidorum triglycerida* ........... **6.3**-5629
Omega-3-Säurenethylester 60 ............... **6.3**-5624
Omega-3-Säurenethylester 90 ............... **6.3**-5627
Omega-3-Säuren-reiche Öle
 – Bestimmung der Fettsäurenzusammen-
   setzung (2.4.29) ...................... **6.2**-4813
 – Gesamtcholesterol (2.4.32) ............. 167
Omega-3-Säuren-reiches Fischöl ............ 3510
Omega-3-Säuren-Triglyceride ............... **6.3**-5629
Omeprazol ................................. 3516
Omeprazol-Magnesium ....................... **6.3**-5632
Omeprazol-Natrium ......................... 3519
*Omeprazolum* ............................. 3516
*Omeprazolum magnesicum* .................. **6.3**-5632
*Omeprazolum natricum* .................... 3519
Ondansetronhydrochlorid-Dihydrat .......... 3521
*Ondansetroni hydrochloridum dihydricum* .. 3521
*Ononidis radix* .......................... 2751
Opaleszenz von Flüssigkeiten (2.2.1) ....... 27
*Ophthalmica* ............................. 1038
*Opii extractum siccum normatum* .......... 3528
*Opii pulvis normatus* .................... 3524
*Opii tinctura normata* ................... 3526
Opium ..................................... 3523
*Opium crudum* ............................ 3523
Opiumpulver, eingestelltes ................ 3524
Opiumtinktur, eingestellte ................ 3526
Opiumtrockenextrakt, eingestellter ........ 3528
Optische Drehung (2.2.7) ................... 34
Optische Mikroskopie (2.9.37) ............. 409
Oracetblau 2R *R* ......................... 681
Orcin *R* ................................. 681
*Orciprenalini sulfas* .................... **6.2**-5049
Orciprenalinsulfat ........................ **6.2**-5049
*Origani herba* ........................... 2383
Orphenadrincitrat ......................... 3531
Orphenadrinhydrochlorid ................... 3533
*Orphenadrini citras* ..................... 3531
*Orphenadrini hydrochloridum* ............. 3533
Orthophosphat, Identitätsreaktion (*siehe* 2.3.1) ...... 136
Orthosiphonblätter ........................ 3534
*Orthosiphonis folium* .................... 3534
*Oryzae amylum* ........................... **6.3**-5677
Osmium(VIII)-oxid *R* ..................... 681
Osmium(VIII)-oxid-Lösung *R* .............. 681
Osmolalität (2.2.35) ....................... 74
Ostindischer-Tintenbaum-Früchte für homöo-
 pathische Zubereitungen ................. 1537
Ouabain ................................... 3535
*Ouabainum* ............................... 3535
Oxacillin-Natrium-Monohydrat .............. **6.2**-5051
*Oxacillinum natricum monohydricum* ....... **6.2**-5051
Oxaliplatin ............................... **6.3**-5634
*Oxaliplatinum* ........................... **6.3**-5634
Oxalsäure *R* ............................. 681
Oxalsäure-Schwefelsäure-Lösung *R* ........ 681
Oxazepam .................................. 3543
Oxazepam *R* .............................. 681
*Oxazepamum* .............................. 3543
Oxeladinhydrogencitrat .................... 3544
*Oxeladini hydrogenocitras* ............... 3544
Oxfendazol für Tiere ...................... **6.2**-5054
*Oxfendazolum ad usum veterinarium* ....... **6.2**-5054
Oxidierende Substanzen (2.5.30) ........... 184

*Oxitropii bromidum* ...................... 3547
Oxitropiumbromid .......................... 3547
Oxolinsäure ............................... 3549
Oxprenololhydrochlorid .................... 3551
*Oxprenololi hydrochloridum* .............. 3551
2,2'-Oxybis(*N,N*-dimethylethylamin) *R* .. 682
Oxybuprocainhydrochlorid .................. 3552
*Oxybuprocaini hydrochloridum* ............ 3552
Oxybutyninhydrochlorid .................... 3554
*Oxybutynini hydrochloridum* .............. 3554
Oxycodonhydrochlorid ...................... 3556
*Oxycodoni hydrochloridum* ................ 3556
Oxygenium ................................. **6.2**-5086
*Oxygenium[$^{15}$O]* ..................... 1454
Oxymetazolinhydrochlorid .................. **6.3**-5637
*Oxymetazolini hydrochloridum* ............ **6.3**-5637
Oxytetracyclin-Dihydrat ................... 3559
Oxytetracyclinhydrochlorid ................ 3561
Oxytetracyclinhydrochlorid *R* ............ 682
*Oxytetracyclini hydrochloridum* .......... 3561
*Oxytetracyclinum dihydricum* ............. 3559
Oxytocin .................................. 3563
*Oxytocini solutio concentrata* ........... 3565
Oxytocin-Lösung, konzentrierte ............ 3565
*Oxytocinum* .............................. 3563

# P

Paclitaxel ................................ **6.3**-5643
*Paclitaxelum* ............................ **6.3**-5643
Palladium *R* ............................. 682
Palladium(II)-chlorid *R* ................. 682
Palladium(II)-chlorid-Lösung *R* .......... 682
Palladium-Lösung (0,5 ppm Pd) *R* ......... 744
Palladium-Lösung (20 ppm Pd) *R* .......... 744
Palladium-Lösung (500 ppm Pd) *R* ......... 744
Palmitinsäure ............................. 3573
Palmitinsäure *R* ......................... 682
Palmitoleinsäure *R* ...................... 682
Palmitoylascorbinsäure .................... 3573
Palmitylalkohol *R* ....................... 682
Pamidronat-Dinatrium-Pentahydrat .......... 3574
*Pancreatis pulvis* ....................... **6.3**-5647
*Pancuronii bromidum* ..................... 3575
Pancuroniumbromid ......................... 3575
Pankreas-Pulver ........................... **6.3**-5647
Pankreas-Pulver *R* ....................... 682
Panleukopenie-Impfstoff (inaktiviert)
 für Katzen .............................. 1323
Panleukopenie-Lebend-Impfstoff für Katzen .. 1325
Pantoprazol-Natrium-Sesquihydrat .......... **6.1**-4685
*Pantoprazolum natricum sesquihydricum* ... **6.1**-4685
Papain *R* ................................ 682
Papaverinhydrochlorid ..................... 3581
Papaverinhydrochlorid *R* ................. 683
*Papaverini hydrochloridum* ............... 3581
*Papaveris rhoeados flos* ................. 2990
Papier zur Chromatographie *R* ............ 683
Papierchromatographie
 – absteigende Methode (*siehe* 2.2.26) .... 55
 – aufsteigende Methode (*siehe* 2.2.26) ... 55
Paracetamol ............................... 3583
Paracetamol *R* ........................... 683
Paracetamol, 4-aminophenolfreies *R* ...... 683
*Paracetamolum* ........................... 3583
Paraffin
 – dickflüssiges ......................... 3584
 – dünnflüssiges ......................... 3585
 – flüssiges *R* ......................... 683
*Paraffinum liquidum* ..................... 3584
*Paraffinum perliquidum* .................. 3585
*Paraffinum solidum* ...................... 2750

Parainfluenza-Virus-Lebend-Impfstoff
- für Hunde ............................. 1327
- für Rinder ............................ 1328
Paraldehyd ................................ 3586
Paraldehyd R .............................. 683
Paraldehydum ............................. 3586
Pararosaniliniumchlorid R .................. 683
Pararosaniliniumchlorid-Reagenz R .......... 683
Parenteralia, Prüfung auf Sterilität (siehe 2.6.1) .. **6.3**-5213
Parenteralia .............................. 1024
**Parenteralia** .......................... 1024
- Gele zur Herstellung von
  Injektionszubereitungen ................. 1028
- Implantate ............................ 1028
- Infusionszubereitungen ................. 1026
- Injektionszubereitungen ................ 1025
- Konzentrate zur Herstellung von
  Infusionszubereitungen .................. 1027
- Konzentrate zur Herstellung von
  Injektionszubereitungen ................. 1027
- Pulver zur Herstellung von
  Infusionszubereitungen .................. 1027
- Pulver zur Herstellung von
  Injektionszubereitungen ................. 1027
Parenteralia
- Bestimmung des entnehmbaren Volumens
  (2.9.17) ................................ 363
- Prüfung auf Sterilität (siehe 2.6.1) ..... 199
Parnaparin-Natrium ........................ 3587
Parnaparinum natricum .................... 3587
Paroxetinhydrochlorid, wasserfreies ....... 3588
Paroxetinhydrochlorid-Hemihydrat .......... 3591
Paroxetini hydrochloridum anhydricum ...... 3588
Paroxetini hydrochloridum hemihydricum .... 3591
Parthenolid R ............................. 683
Partikeldichte (siehe 2.2.42) ........... **6.3**-5202
Partikelgröße, Bestimmung durch
  Laserdiffraktometrie (2.9.31) ............ 392
Partikelgrößenverteilung, Bestimmung durch
  analytisches Sieben (2.9.38) ........ **6.2**-4850
Partikelkontamination
- Nicht sichtbare Partikeln (2.9.19) ....... 378
- Sichtbare Partikeln (2.9.20) ............. 381
Parvovirose-Impfstoff
- (inaktiviert) für Hunde ................ 1330
- (inaktiviert) für Schweine ............. 1332
Parvovirose-Lebend-Impfstoff für Hunde ... 1334
Passiflorae herba ......................... 3594
Passiflorae herbae extractum siccum ....... 3595
Passionsblumenkraut ....................... 3594
Passionsblumenkrauttrockenextrakt ........ 3595
Pasten (siehe Halbfeste Zubereitungen zur
  kutanen Anwendung) ................. **6.3**-5289
Pasteurella-Impfstoff (inaktiviert) für Schafe ...... 1336
PCR, Polymerase-Kettenreaktion (siehe 2.6.21) ..... 251
Pefloxacini mesilas dihydricus ............ 3597
Pefloxacinmesilat-Dihydrat ................ 3597
Pelargonii radix .......................... 3599
Pelargoniumwurzel ......................... 3599
Pellets, Friabilität (2.9.41) ............. 418
Penbutololi sulfas ........................ 3600
Penbutololsulfat .......................... 3600
Penicillamin .............................. 3601
Penicillaminum ............................ 3601
Penicillinase-Lösung R .................... 684
Pentaerythrityli tetranitras dilutus ...... 3604
Pentaerythrityltetranitrat-Verreibung ..... 3604
Pentafluorpropansäure R ................... 684
Pentamidindiisetionat ..................... 3606
Pentamidini diisetionas ................... 3606
Pentan R .................................. 684
1,2-Pentandiol R .......................... 684
Pentanol R ................................ 684
3-Pentanon R ........................ **6.3**-5258

Ph. Eur. 6. Ausgabe, 3. Nachtrag

Pentazocin ................................ 3608
Pentazocinhydrochlorid .................... 3609
Pentazocini hydrochloridum ................ 3609
Pentazocini lactas ........................ 3610
Pentazocinlactat .......................... 3610
Pentazocinum .............................. 3608
Pentobarbital ............................. 3611
Pentobarbital-Natrium ..................... 3612
Pentobarbitalum ........................... 3611
Pentobarbitalum natricum .................. 3612
Pentoxifyllin ............................. 3613
Pentoxifyllinum ........................... 3613
Pentoxyverincitrat ........................ 3616
Pentoxyverini hydrogenocitras ............. 3616
tert-Pentylalkohol R ...................... 684
Pepsin .............................. **6.3**-5650
Pepsin R .................................. 684
Pepsini pulvis ...................... **6.3**-5650
Peptidmustercharakterisierung (2.2.55) .... 112
Perchlorsäure R ........................... 685
Perchlorsäure (0,02 mol·l$^{-1}$) ......... 760
Perchlorsäure (0,05 mol·l$^{-1}$) ......... 760
Perchlorsäure (0,1 mol·l$^{-1}$) .......... 760
Perchlorsäure-Lösung R .................... 685
Pergolidi mesilas ......................... 3619
Pergolidmesilat ........................... 3619
Perindopril-tert-butylamin ................ 3621
Periodat-Essigsäure-Reagenz R ............. 685
Periodsäure R ............................. 685
Peritonealdialyselösungen ................. 3624
Permethrin R .............................. 685
Peroxid-Teststreifen R .................... 685
Peroxidzahl (2.5.5) ....................... 172
Perphenazin ......................... **6.3**-5652
Perphenazinum ....................... **6.3**-5652
Pertussis-Adsorbat-Impfstoff .............. 1171
- (azellulär, aus Komponenten) ........... 1172
- (azellulär, co-gereinigt) .............. 1176
Pertussis-Impfstoff
- (azellulär), Bestimmung der Wirksamkeit
  (2.7.16) ................................ 301
- Bestimmung der Wirksamkeit (2.7.7) ...... 286
Perubalsam .......................... **6.2**-5062
Perylen R ................................. 685
Pestizid-Rückstände (2.8.13) ........ **6.2**-4827
Pethidinhydrochlorid ...................... 3630
Pethidini hydrochloridum .................. 3630
Petroläther R ............................. 685
Petroläther R 1 ........................... 685
Petroläther R 2 ........................... 685
Petroläther R 3 ........................... 685
Petroläther R 4 ........................... 685
Pfefferminzblätter ........................ 3632
Pfefferminzöl ............................. 3633
Pferdeinfluenza-Impfstoff (siehe Influenza-
  Impfstoff (inaktiviert) für Pferde) .... 1290
Pferdeserum-Gonadotropin für Tiere ........ 3635
Pflanzliche Drogen ........................ 990
- Bestimmung des Gerbstoffgehalts (2.8.14) ... 328
- Bestimmung von Aflatoxin B$_1$ (2.8.18) ... 330
- für homöopathische Zubereitungen ...... 1519
- Probennahme und Probenvorbereitung
  (2.8.20) ................................ 332
- Schwermetalle, Grenzprüfung (2.4.27) .... 162
- Zubereitungen aus ...................... 991
- zur Teebereitung ....................... 991
Pflanzliche fette Öle ..................... 992
Pflanzliche Öle, hydrierte, Nickel in (2.4.31) ...... 166
Pflaster, Transdermale ................... 1036
Pflaster, wirkstoffhaltige (siehe Halbfeste
  Zubereitungen zur kutanen Anwendung) .... **6.3**-5289
Pflaumenbaumrinde, Afrikanische ........... 3636

Pharmazeutische Zubereitungen, nicht sterile,
  und Substanzen zur pharmazeutischen
  Verwendung, mikrobiologische Qualität
  (5.1.4) .......................... 6.3-5263
α-Phellandren R ........................ 686
Phenanthren R .......................... 686
Phenanthrolinhydrochlorid R ............ 686
Phenazon ............................. 3637
Phenazon R ............................. 686
*Phenazonum* .......................... 3637
*Pheniramini maleas* .................. 3638
Pheniraminmaleat ..................... 3638
Phenobarbital ........................ 3639
Phenobarbital-Natrium ................ 3641
*Phenobarbitalum* .................... 3639
*Phenobarbitalum natricum* ........... 3641
Phenol .............................. 6.3-5654
Phenol R ............................... 686
Phenol in Sera und Impfstoffen (2.5.15) ... 177
Phenolphthalein ...................... 3643
Phenolphthalein R ...................... 686
Phenolphthalein-Lösung R ............... 686
Phenolphthalein-Lösung R 1 ............. 686
Phenolphthalein-Papier R ............... 686
*Phenolphthaleinum* .................. 3643
Phenolrot R ............................ 686
Phenolrot-Lösung R ..................... 686
Phenolrot-Lösung R 2 ................... 687
Phenolrot-Lösung R 3 ................... 687
Phenolsulfonphthalein ................ 3644
*Phenolsulfonphthaleinum* ............ 3644
*Phenolum* .......................... 6.3-5654
Phenothiazine, Identifizierung durch
  Dünnschichtchromatographie (2.3.3) .... 138
2-Phenoxyanilin R ...................... 687
Phenoxybenzaminhydrochlorid R .......... 687
Phenoxyessigsäure R .................... 687
Phenoxyethanol ....................... 3645
Phenoxyethanol R ....................... 687
*Phenoxyethanolum* ................... 3645
Phenoxymethylpenicillin ............. 6.1-4687
Phenoxymethylpenicillin-Kalium ...... 6.1-4689
*Phenoxymethylpenicillinum* ......... 6.1-4687
*Phenoxymethylpenicillinum kalicum* . 6.1-4689
*Phentolamini mesilas* ............... 3651
Phentolaminmesilat ................... 3651
Phenylalanin ......................... 3652
Phenylalanin R ......................... 687
*Phenylalaninum* ..................... 3652
Phenylbutazon ........................ 3653
*Phenylbutazonum* .................... 3653
p-Phenylendiamindihydrochlorid R ....... 688
Phenylephrin ......................... 3656
Phenylephrinhydrochlorid ............. 3658
*Phenylephrini hydrochloridum* ....... 3658
*Phenylephrinum* ..................... 3656
Phenylessigsäure R ..................... 688
Phenylglycin R ......................... 688
D-Phenylglycin R ....................... 688
*Phenylhydrargyri acetas* ............ 3662
*Phenylhydrargyri boras* ............. 3659
*Phenylhydrargyri nitras* ............ 3660
Phenylhydrazinhydrochlorid R ........... 688
Phenylhydrazinhydrochlorid-Lösung R .... 688
Phenylhydrazin-Schwefelsäure R ......... 688
Phenylisothiocyanat R .................. 688
Phenylmercuriborat ................... 3659
Phenylmercurinitrat .................. 3660
1-Phenylpiperazin R .................... 688
Phenylpropanolaminhydrochlorid ....... 3661
*Phenylpropanolamini hydrochloridum* . 3661
Phenylquecksilber(II)-acetat ......... 3662
Phenytoin ............................ 3663
Phenytoin-Natrium .................... 3665

*Phenytoinum* ........................ 3663
*Phenytoinum natricum* ............... 3665
Phloroglucin R ......................... 688
Phloroglucin, wasserfreies ........... 3666
Phloroglucin-Dihydrat ................ 3667
Phloroglucin-Lösung R .................. 689
*Phloroglucinolum anhydricum* ........ 3666
*Phloroglucinolum dihydricum* ........ 3667
Pholcodin ........................... 6.3-5655
*Pholcodinum* ....................... 6.3-5655
Phosalon R ............................. 689
Phosphat
 – Grenzprüfung (2.4.11) ............... 147
 – Identitätsreaktion (*siehe* 2.3.1) ... 136
Phosphat-Citrat-Pufferlösung pH 5,5 R .. 748
Phosphat-Lösung (5 ppm PO$_4$) R ........ 744
Phosphat-Lösung (200 ppm PO$_4$) R ...... 744
Phosphat-Pufferlösung pH 2,0 R ......... 746
Phosphat-Pufferlösung pH 2,8 R ......... 746
Phosphat-Pufferlösung pH 3,0 R ......... 746
Phosphat-Pufferlösung pH 3,0 R 1 ....... 746
Phosphat-Pufferlösung pH 3,0 (0,1 mol·l$^{-1}$) R ... 746
Phosphat-Pufferlösung pH 3,2 R ......... 746
Phosphat-Pufferlösung pH 3,2 R 1 ....... 746
Phosphat-Pufferlösung pH 3,5 R ......... 746
Phosphat-Pufferlösung pH 4,5 (0,05 mol·l$^{-1}$) R ... 747
Phosphat-Pufferlösung pH 5,0 R ......... 747
Phosphat-Pufferlösung pH 5,4
  (0,067 mol·l$^{-1}$) R ................ 747
Phosphat-Pufferlösung pH 5,5 R ......... 747
Phosphat-Pufferlösung pH 5,6 R ......... 748
Phosphat-Pufferlösung pH 5,8 R ......... 748
Phosphat-Pufferlösung pH 6,0 R ......... 748
Phosphat-Pufferlösung pH 6,0 R 1 ....... 748
Phosphat-Pufferlösung pH 6,0 R 2 ....... 748
Phosphat-Pufferlösung pH 6,4 R ......... 748
Phosphat-Pufferlösung pH 6,4, gelatinehaltige R ... 748
Phosphat-Pufferlösung pH 6,5 R ......... 748
Phosphat-Pufferlösung pH 6,5 (0,1 mol·l$^{-1}$) R ... 748
Phosphat-Pufferlösung pH 6,8 R ......... 748
Phosphat-Pufferlösung pH 6,8 R 1 ....... 748
Phosphat-Pufferlösung pH 6,8,
  natriumchloridhaltige R ............. 749
Phosphat-Pufferlösung pH 7,0 R ......... 749
Phosphat-Pufferlösung pH 7,0 R 1 ....... 749
Phosphat-Pufferlösung pH 7,0 R 2 ....... 749
Phosphat-Pufferlösung pH 7,0 R 3 ....... 749
Phosphat-Pufferlösung pH 7,0 R 4 ....... 749
Phosphat-Pufferlösung pH 7,0 R 5 ....... 749
Phosphat-Pufferlösung pH 7,0
  (0,025 mol·l$^{-1}$) R ................ 749
Phosphat-Pufferlösung pH 7,0 (0,03 mol·l$^{-1}$) R ... 749
Phosphat-Pufferlösung pH 7,0 (0,05 mol·l$^{-1}$) R ... 749
Phosphat-Pufferlösung pH 7,0
  (0,063 mol·l$^{-1}$) R ................ 749
Phosphat-Pufferlösung pH 7,0
  (0,067 mol·l$^{-1}$) R ................ 749
Phosphat-Pufferlösung pH 7,0 (0,1 mol·l$^{-1}$) R ... 749
Phosphat-Pufferlösung pH 7,2 R ......... 750
Phosphat-Pufferlösung pH 7,2,
  albuminhaltige R .................... 750
Phosphat-Pufferlösung pH 7,2,
  albuminhaltige R 1 .................. 750
Phosphat-Pufferlösung pH 7,4 R ......... 750
Phosphat-Pufferlösung pH 7,4,
  natriumchloridhaltige R ............. 750
Phosphat-Pufferlösung pH 7,4,
  natriumchloridhaltige R 1 ........... 750
Phosphat-Pufferlösung pH 7,5 (0,2 mol·l$^{-1}$) R ... 751
Phosphat-Pufferlösung pH 7,5 (0,33 mol·l$^{-1}$) R .. 751
Phosphat-Pufferlösung pH 8,0 (0,02 mol·l$^{-1}$) R .. 751
Phosphat-Pufferlösung pH 8,0 (0,1 mol·l$^{-1}$) R ... 751
Phosphat-Pufferlösung pH 8,0 (1 mol·l$^{-1}$) R ..... 751
Phosphat-Pufferlösung pH 8,5 R ......... 752

Phosphat-Pufferlösung pH 9,0 R .................752
Phosphor in Polysaccharid-Impfstoffen (2.5.18) ....178
Phosphorige Säure R .........................689
Phosphor(V)-oxid R ..........................689
Phosphorsäure, verdünnte R 1 .................689
Phosphorsäure 10 % ..........................3671
Phosphorsäure 10 % R ........................689
Phosphorsäure 85 % ..........................3670
Phosphorsäure 85 % R ........................689
Phthalaldehyd R .............................689
Phthalaldehyd-Reagenz R .....................689
Phthalat-Pufferlösung pH 4,4 R ...............747
Phthalat-Pufferlösung pH 6,4 (0,5 mol · l$^{-1}$) R .......748
Phthalazin R ................................689
Phthaleinpurpur R ...........................689
Phthalsäure R ...............................690
Phthalsäureanhydrid R .......................690
Phthalsäureanhydrid-Lösung R ................690
Phthalylsulfathiazol .........................3672
*Phthalylsulfathiazolum* ......................3672
pH-Wert
 – Indikatormethode (2.2.4) .................33
 – Potentiometrische Methode (2.2.3) ........31
*Physostigmini salicylas (Eserini salicylas)* ..........3673
*Physostigmini sulfas (Eserini sulfas)* .............3674
Physostigminsalicylat ........................3673
Physostigminsulfat ...........................3674
Phytomenadion ..............................3675
*Phytomenadionum* ..........................3675
Phytosterol .................................3677
*Phytosterolum* ..............................3677
Picein R ....................................690
Picotamid-Monohydrat .......................3679
*Picotamidum monohydricum* .................3679
Pikrinsäure R ...............................690
Pikrinsäure-Lösung R ........................690
Pikrinsäure-Lösung R 1 ......................690
Pilocarpinhydrochlorid ....................**6.3**-5656
*Pilocarpini hydrochloridum* ...............**6.3**-5656
*Pilocarpini nitras* .........................**6.3**-5658
Pilocarpinnitrat ..........................**6.3**-5658
Pimobendan .................................3684
*Pimobendanum* ..............................3684
Pimozid ....................................3685
*Pimozidum* ..................................3685
Pindolol ...................................3687
*Pindololum* .................................3687
α-Pinen R ..................................690
β-Pinen R ...............................**6.3**-5258
*Pini pumilionis aetheroleum* .....................3031
*Pini silvestris aetheroleum* ......................2989
Pipemidinsäure-Trihydrat ....................3689
Piperacillin ................................3690
Piperacillin-Natrium .........................3692
*Piperacillinum* ..............................3690
*Piperacillinum natricum* .....................3692
Piperazinadipat .............................3695
Piperazincitrat .............................3696
Piperazin-Hexahydrat ........................3697
Piperazin-Hexahydrat R ......................691
*Piperazini adipas* ...........................3695
*Piperazini citras* ...........................3696
*Piperazinum hydricum* .......................3697
Piperidin R .................................691
Piperiton R .................................691
Piracetam ..................................3698
*Piracetamum* ...............................3698
Pirenzepindihydrochlorid-Monohydrat ..........3700
*Pirenzepini dihydrochloridum monohydricum* ......3700
Piretanid ..................................3702
*Piretanidum* ...............................3702
Pirimiphos-ethyl R ..........................691
Piroxicam ..................................3703
*Piroxicamum* ...............................3703

Ph. Eur. 6. Ausgabe, 3. Nachtrag

*Piscis oleum omega-3 acidis abundans* ..........3510
*Pisi amylum* ............................**6.3**-5456
Pivampicillin ...............................3705
*Pivampicillinum* ............................3705
Pivmecillinamhydrochlorid ...................3707
*Pivmecillinami hydrochloridum* ...............3707
PKA, Präkallikrein-Aktivator (*siehe* 2.6.15) ......243
*Plantae ad ptisanam* ........................991
*Plantae medicinales* ........................990
*Plantae medicinales ad praeparationes homoeopathicas* .........................1519
*Plantae medicinales praeparatae* ..............991
*Plantaginis lanceolatae folium* ................3981
*Plantaginis ovatae semen* ....................2576
*Plantaginis ovatae seminis tegumentum* ...........2577
Plasma, blutplättchenarmes R ................691
*Plasma humanum ad separationem* ..........**6.2**-5066
*Plasma humanum coagmentatum conditumque ad exstinguendum virum* .............**6.3**-5660
Plasma vom Kaninchen R ....................691
Plasma vom Menschen
 – (gepoolt, virusinaktiviert) ............**6.3**-5660
 – (Humanplasma) zur Fraktionierung ......**6.2**-5066
Plasmasubstrat R ............................691
Plasmasubstrat R 1 ..........................692
Plasmasubstrat R 2 ..........................692
Plasmasubstrat R 3 ..........................692
Plasmasubstrat, Faktor-V-freies R .............692
Plasmid-Vektoren für Menschen (*siehe* 5.14) .......947
Plasmin-Inhibitor vom Menschen, Wertbestimmung (2.7.25) ..............**6.2**-4821
Plasminogen vom Menschen R .................692
Platin-Lösung (30 ppm Pt) R .................744
Plutonium-242-Spikelösung R .................692
Pneumokokken-Polysaccharid-Adsorbat-Impfstoff (konjugiert) ....................1179
Pneumokokken-Polysaccharid-Impfstoff ..........1181
Pocken-Lebend-Impfstoff ..................**6.1**-4493
Pockenvirus-Vektoren für Menschen (*siehe* 5.14) ..............................944
Poliomyelitis-Impfstoff
 – (inaktiviert) ........................**6.3**-5309
 – (inaktiviert), In-vivo-Bestimmung der Wirksamkeit (2.7.20) ...................304
 – (oral) .............................**6.1**-4500
 – (oral), Prüfung auf Neurovirulenz (2.6.19) .....249
*Poloxamera* ................................3713
Poloxamere .................................3713
Polyacrylamid-Gelelektrophorese
 – in zylindrischen Gelen (*siehe* 2.2.31) ..........64
 – mit Natriumdodecylsulfat (*siehe* 2.2.31) ........64
Polyacrylat-Dispersion 30 % ..............**6.3**-5663
*Polyacrylatis dispersio 30 per centum* ........**6.3**-5663
*Poly(alcohol vinylicus)* .....................3726
Polyamid-6-Faden im Fadenspender für Tiere, steriler ..................................1506
Polyamid-6/6-Faden im Fadenspender für Tiere, steriler ..................................1507
Poly[(cyanopropyl)methylphenylmethyl]-siloxan R .................................692
Poly[(cyanopropyl)(phenyl)][dimethyl]siloxan R .....693
Poly(cyanopropyl)(phenylmethyl)siloxan R .........693
Poly[cyanopropylphenyl(14)methyl(86)]-siloxan R ............................**6.3**-5258
Poly[cyanopropyl(7)phenyl(7)methyl(86)]-siloxan R ................................693
Poly(cyanopropyl)siloxan R ....................693
Poly(O-2-diethylaminoethyl)agarose zur Ionenaustauschchromatographie R .........693
Poly(dimethyl)(diphenyl)(divinyl)siloxan R .........693
Poly(dimethyl)(diphenyl)siloxan R ..............693
Poly[dimethyl(75)diphenyl(25)]siloxan R ......**6.1**-4460
Poly[dimethyl(85)diphenyl(15)]siloxan R ..........693
Polydimethylsiloxan R .......................693

Polyesterfaden im Fadenspender für Tiere,
   steriler ................................... 1508
Polyetherhydroxidgel zur Chromatographie *R* ..... 694
Poly(ethylacrylatmethylmethacrylat)-Dispersion
   30 % (*siehe* Polyacrylat-Dispersion 30 %) .... **6.3**-5663
Polyethylen
   – mit Zusatzstoffen für Behältnisse zur
     Aufnahme parenteraler und
     ophthalmologischer Zubereitungen (3.1.5) ..... 441
   – ohne Zusatzstoffe für Behältnisse zur
     Aufnahme parenteraler und
     ophthalmologischer Zubereitungen (3.1.4) ..... 439
Polyethylenterephthalat für Behältnisse zur
   Aufnahme von Zubereitungen, die nicht zur
   parenteralen Anwendung bestimmt sind
   (3.1.15) ................................... 467
Poly(ethylen-vinylacetat) für Behältnisse und
   Schläuche für Infusionslösungen zur totalen
   parenteralen Ernährung (3.1.7) ................ 450
*Polygalae radix* ............................... 3913
*Polygoni avicularis herba* ...................... 4322
Polymer
   – mit eingefügten polaren Gruppen, silicium-
     organisches, amorphes, octadecylsilyliertes,
     nachsilanisiertes *R* ....................... 694
   – siliciumorganisches, amorphes, octadecyl-
     silyliertes *R* ............................. 694
   – zur Massenspektrometrie, silicium-
     organisches, amorphes, octadecylsilyliertes,
     nachsilanisiertes *R* ....................... 694
Polymerase-Kettenreaktion (*siehe* 2.6.21) ....... 251
Polymethacrylatgel, hydroxyliertes *R* ........... 694
Poly[methyl(50)phenyl(50)]siloxan *R* ............ 694
Poly[methyl(95)phenyl(5)]siloxan *R* ............. 694
Poly[methyl(94)phenyl(5)vinyl(1)]siloxan *R* ..... 694
Poly[methyl(trifluorpropylmethyl)siloxan] *R* .... **6.1**-4460
Polymorphie (5.9) ............................... 915
Polymyxin-B-sulfat .............................. 3716
*Polymyxini B sulfas* ........................... 3716
Polyolefine (3.1.3) ............................. **6.3**-5249
Polyphosphorsäure *R* ........................... 694
Polypropylen für Behältnisse und Verschlüsse zur
   Aufnahme parenteraler und
   ophthalmologischer Zubereitungen (3.1.6) ....... 445
Polysaccharid-Impfstoffe, Gehaltsbestimmung
   – von *O*-Acetyl-Gruppen (2.5.19) ............. 178
   – von Hexosaminen (2.5.20) .................... 179
   – von Methylpentosen (2.5.21) ................. 179
   – von Nukleinsäuren (2.5.17) .................. 178
   – von Phosphor (2.5.18) ....................... 178
   – von Protein (2.5.16) ........................ 177
   – von Ribose (2.5.31) ......................... 184
   – von Sialinsäure (2.5.23) .................... 180
   – von Uronsäuren (2.5.22) ..................... 180
Polysorbat 20 ................................... **6.3**-5664
Polysorbat 20 *R* ............................... 695
Polysorbat 40 ................................... **6.3**-5665
Polysorbat 60 ................................... **6.3**-5666
Polysorbat 80 ................................... **6.3**-5667
Polysorbat 80 *R* ............................... 695
*Polysorbatum 20* ............................... **6.3**-5664
*Polysorbatum 40* ............................... **6.3**-5665
*Polysorbatum 60* ............................... **6.3**-5666
*Polysorbatum 80* ............................... **6.3**-5667
Polystyrol 900–1000 *R* ......................... 695
Poly(vinylacetat) ............................... 3723
Poly(vinylacetat)-Dispersion 30 % ............... **6.3**-5669
Poly(vinylalkohol) .............................. 3726
*Poly(vinylis acetas)* .......................... 3723
*Poly(vinylis acetas) dispersio 30 per centum* ... **6.3**-5669
Porosität und Porengrößenverteilung von
   Feststoffen, bestimmt durch
   Quecksilberporosimetrie (2.9.32) ............. **6.2**-4843
Porosität von Glassintertiegeln, Vergleichstabelle
   (2.1.2) ...................................... 21
Potentiometrie (2.2.20) ......................... 45
Potentiometrische Methode, pH-Wert (2.2.3) ...... 31
Potenzierung (*siehe* Homöopathische
   Zubereitungen) ............................... 1512
Potenzierung, Vorschriften zur Herstellung
   homöopathischer konzentrierter
   Zubereitungen ................................ 1512
Povidon ......................................... **6.1**-4691
Povidon *R* ..................................... 695
Povidon-Iod ..................................... 3731
*Povidonum* ..................................... **6.1**-4691
*Povidonum iodinatum* ........................... 3731
POZ, Peroxidzahl (*siehe* 2.5.5) ................ 172
*Praeadmixta ad alimenta medicata ad usum
   veterinarium* ................................ 1010
Präkallikrein-Aktivator (2.6.15) ................ 243
*Praeparationes ad irrigationem* ................ 1038
*Praeparationes buccales* ....................... 1043
*Praeparationes homoeopathicae* ................. 1511
*Praeparationes insulini iniectabiles* .......... 2866
*Praeparationes intramammariae ad usum
   veterinarium* ................................ 1053
*Praeparationes intraruminales* ................. 1020
*Praeparationes intra-uterinae ad usum
   veterinarium* ................................ **6.3**-5290
*Praeparationes liquidae ad usum dermicum* ...... 1013
*Praeparationes liquidae peroraliae* ............ 1010
*Praeparationes liquidae veterinariae ad usum
   dermicum* .................................... 1014
*Praeparationes molles ad usum dermicum* ........ **6.3**-5287
*Praeparationes pharmaceuticae in vasis cum
   pressu* ...................................... 1037
Pravastatin-Natrium ............................. **6.3**-5671
*Pravastatinum natricum* ........................ **6.3**-5671
Prazepam ........................................ 3733
*Prazepamum* .................................... 3733
Praziquantel .................................... 3735
*Praziquantelum* ................................ 3735
Prazosinhydrochlorid ............................ 3736
*Prazosini hydrochloridum* ...................... 3736
Prednicarbat .................................... 3738
*Prednicarbatum* ................................ 3738
Prednisolon ..................................... 3740
Prednisolonacetat ............................... 3741
Prednisolondihydrogenphosphat-Dinatrium ......... 3743
*Prednisoloni acetas* ........................... 3741
*Prednisoloni natrii phosphas* .................. 3743
*Prednisoloni pivalas* .......................... 3745
Prednisolonpivalat .............................. 3745
*Prednisolonum* ................................. 3740
Prednison ....................................... 3747
*Prednisonum* ................................... 3747
Prilocain ....................................... 3749
Prilocainhydrochlorid ........................... 3751
*Prilocaini hydrochloridum* ..................... 3751
*Prilocainum* ................................... 3749
Primäre aromatische Amine, Identitätsreaktion
   (*siehe* 2.3.1) .............................. 133
Primäre Zellen, Handhabung (*siehe* 5.2.4) ...... 806
Primäre Zellkulturen (*siehe* 5.2.1) ............ 797
Primaquinbisdihydrogenphosphat .................. 3752
*Primaquini diphosphas* ......................... 3752
Primelwurzel .................................... 3754
Primidon ........................................ 3755
*Primidonum* .................................... 3755
*Primulae radix* ................................ 3754
Probenecid ...................................... 3757
*Probenecidum* .................................. 3757
Procainamidhydrochlorid ......................... 3758
*Procainamidi hydrochloridum* ................... 3758
Procainhydrochlorid ............................. 3759
Procainhydrochlorid *R* ......................... 695

| | |
|---|---|
| *Procaini hydrochloridum* | 3759 |
| Prochlorperazinhydrogenmaleat | 3760 |
| *Prochlorperazini maleas* | 3760 |
| *Producta ab arte ADN recombinandorum* | 959 |
| *Producta ab fermentatione* | 966 |
| *Producta allergenica* | 955 |
| *Producta cum possibili transmissione vectorium enkephalopathiarum spongiformium animalium* | 994 |
| Produkte mit dem Risiko der Übertragung von Erregern der spongiformen Enzephalopathie tierischen Ursprungs | 994 |
| Progesteron | 3761 |
| *Progesteronum* | 3761 |
| Progressive-Rhinitis-atrophicans-Impfstoff (inaktiviert) für Schweine | 1340 |
| Proguanilhydrochlorid | 3762 |
| *Proguanili hydrochloridum* | 3762 |
| Prolin | 3764 |
| Prolin R | 695 |
| *Prolinum* | 3764 |
| D-Prolyl-L-phenylalanyl-L-arginin(4-nitroanilid)-dihydrochlorid R | 695 |
| Promazinhydrochlorid | 3765 |
| *Promazini hydrochloridum* | 3765 |
| Promethazinhydrochlorid | 3766 |
| *Promethazini hydrochloridum* | 3766 |
| Propacetamolhydrochlorid | 3768 |
| *Propacetamoli hydrochloridum* | 3768 |
| Propafenonhydrochlorid | 3770 |
| *Propafenoni hydrochloridum* | 3770 |
| 1-Propanol | 3773 |
| 1-Propanol R | 695 |
| 2-Propanol | 3774 |
| 2-Propanol R | 695 |
| 2-Propanol R 1 | 695 |
| 2-Propanol, Gehaltsbestimmung (*siehe* 2.9.11) | 358 |
| *Propanolum* | 3773 |
| Propanthelinbromid | 3776 |
| *Propantheilini bromidum* | 3776 |
| Propetamphos R | 696 |
| Propidiumiodid R | 696 |
| Propionaldehyd R | 696 |
| Propionsäure R | 696 |
| Propionsäureanhydrid R | 696 |
| Propionsäureanhydrid-Reagenz R | 696 |
| Propofol | 3777 |
| *Propofolum* | 3777 |
| Propranololhydrochlorid | 3780 |
| *Propranololi hydrochloridum* | 3780 |
| Propylacetat R | 696 |
| Propylenglycol | 3781 |
| Propylenglycol R | 696 |
| Propylenglycoldicaprylocaprat | 3782 |
| Propylenglycoldilaurat | 3783 |
| *Propylenglycoli dicaprylocapras* | 3782 |
| *Propylenglycoli dilauras* | 3783 |
| *Propylenglycoli monolauras* | 3784 |
| *Propylenglycoli monopalmitostearas* | 3786 |
| Propylenglycolmonolaurat | 3784 |
| Propylenglycolmonopalmitostearat | 3786 |
| *Propylenglycolum* | 3781 |
| Propylenoxid R | 696 |
| Propylgallat | 3787 |
| Propyl-4-hydroxybenzoat | 3788 |
| Propyl-4-hydroxybenzoat R | 696 |
| *Propylis gallas* | 3787 |
| *Propylis parahydroxybenzoas* | 3788 |
| *Propylis parahydroxybenzoas natricus* | 3415 |
| Propylthiouracil | 3789 |
| *Propylthiouracilum* | 3789 |
| Propyphenazon | 3791 |
| *Propyphenazonum* | 3791 |
| Protaminhydrochlorid | 3792 |

| | |
|---|---|
| *Protamini hydrochloridum* | 3792 |
| *Protamini sulfas* | 3794 |
| Protaminsulfat | 3794 |
| Protaminsulfat R | 696 |
| Protein C vom Menschen, Wertbestimmung (2.7.30) | 6.2-4821 |
| Protein S vom Menschen, Wertbestimmung (2.7.31) | 6.2-4823 |
| Protein in Polysaccharid-Impfstoffen (2.5.16) | 177 |
| α-1-Proteinase-Inhibitor vom Menschen | 6.2-5070 |
| – Wertbestimmung (2.7.32) | 6.2-4824 |
| *α-1-Proteinasi inhibitor humanum* | 6.2-5070 |
| Proteine in Gelen, Nachweis (*siehe* 2.2.31) | 68 |
| Prothrombinkomplex vom Menschen | 3795 |
| *Prothrombinum multiplex humanum* | 3795 |
| Protirelin | 3797 |
| *Protirelinum* | 3797 |
| Protopinhydrochlorid R | 697 |
| Proxyphyllin | 3799 |
| *Proxyphyllinum* | 3799 |
| Prüfmethoden für Zellkulturen (zur Herstellung von Impfstoffen für Menschen) (*siehe* 5.2.3) | 801 |
| Prüfung | |
| – auf anomale Toxizität (2.6.9) | 209 |
| – auf Anti-D-Antikörper in Immunglobulin vom Menschen zur intravenösen Anwendung (2.6.26) | 6.2-4817 |
| – auf ausreichende Konservierung (5.1.3) | 771 |
| – auf Bakterien-Endotoxine (2.6.14) | 233 |
| – auf blutdrucksenkende Substanzen (2.6.11) | 210 |
| – auf Histamin (2.6.10) | 209 |
| – auf Identität, Erläuterung (*siehe* 1.4) | 6.1-4425 |
| – auf Methanol und 2-Propanol (2.9.11) | 358 |
| – auf Mykobakterien (2.6.2) | 200 |
| – auf Mykoplasmen (2.6.7) | 6.1-4441 |
| – auf Neurovirulenz von Poliomyelitis-Impfstoff (oral) (2.6.19) | 249 |
| – auf Neurovirulenz von Virus-Lebend-Impfstoffen (2.6.18) | 249 |
| – auf Pestizid-Rückstände (*siehe* 2.8.13) | 6.2-4827 |
| – auf Pyrogene (2.6.8) | 207 |
| – auf Reinheit, Erläuterung (*siehe* 1.4) | 6.1-4425 |
| – auf Sterilität (2.6.1) | 6.3-5209 |
| – auf Sterilität, Direktbeschickungsmethode (*siehe* 2.6.1) | 6.3-5212 |
| – auf Sterilität, Hinweise zur Anwendung (5.1.9) | 6.3-5265 |
| – auf Sterilität, Membranfilter-Methode (*siehe* 2.6.1) | 6.3-5211 |
| – auf Sterilität von Parenteralia, Zubereitungen zur Anwendung am Auge und anderen nicht zur Injektion bestimmten sterilen Zubereitungen (*siehe* 2.6.1) | 6.3-5213 |
| – der Fettsäurenzusammensetzung durch Gaschromatographie (2.4.22) | 150 |
| – der Konsistenz durch Penetrometrie (2.9.9) | 6.2-4840 |
| – fetter Öle auf fremde Öle durch Dünnschichtchromatographie (2.4.21) | 149 |
| *Pruni africanae cortex* | 3636 |
| Pseudoephedrinhydrochlorid | 6.2-5072 |
| *Pseudoephedrini hydrochloridum* | 6.2-5072 |
| *Pseudomonas aeruginosa*, Nachweis (*siehe* 2.6.13) | 6.3-5223 |
| *Psyllii semen* | 2575 |
| Pteroinsäure R | 697 |
| Pufferlösung | |
| – zur Einstellung der Gesamtionenstärke R | 745 |
| – zur Einstellung der Gesamtionenstärke R 1 | 745 |
| Pufferlösung pH 2,0 R | 746 |
| Pufferlösung pH 2,2 R | 746 |
| Pufferlösung pH 2,5 R | 746 |

Ph. Eur. 6. Ausgabe, 3. Nachtrag

Pufferlösung pH 2,5 *R* 1 . . . . . . . . . . . . . . . . . . . . . . 746
Pufferlösung pH 3,0 *R* . . . . . . . . . . . . . . . . . . . . . . . 746
Pufferlösung pH 3,5 *R* . . . . . . . . . . . . . . . . . . . . . . . 746
Pufferlösung pH 3,6 *R* . . . . . . . . . . . . . . . . . . . . . . . 747
Pufferlösung pH 3,7 *R* . . . . . . . . . . . . . . . . . . . . . . . 747
Pufferlösung pH 5,2 *R* . . . . . . . . . . . . . . . . . . . . . . . 747
Pufferlösung pH 5,5 *R* . . . . . . . . . . . . . . . . . . . . . . . 747
Pufferlösung pH 6,5 *R* . . . . . . . . . . . . . . . . . . . . . . . 748
Pufferlösung pH 6,6 *R* . . . . . . . . . . . . . . . . . . . . . . . 748
Pufferlösung pH 7,0 *R* . . . . . . . . . . . . . . . . . . . . . . . 749
Pufferlösung pH 7,2 *R* . . . . . . . . . . . . . . . . . . . . . . . 750
Pufferlösung pH 7,2, physiologische *R* . . . . . . . . . . . 750
Pufferlösung pH 8,0 *R* . . . . . . . . . . . . . . . . . . . . . . . 751
Pufferlösung pH 8,0 *R* 1 . . . . . . . . . . . . . . . . . . . . . . 751
Pufferlösung pH 9,0 *R* . . . . . . . . . . . . . . . . . . . . . . . 752
Pufferlösung pH 9,0 *R* 1 . . . . . . . . . . . . . . . . . . . . . . 752
Pufferlösung pH 10,9 *R* . . . . . . . . . . . . . . . . . . . . . . 753
Pufferlösungen (4.1.3) . . . . . . . . . . . . . 745 und **6.3**-5259
Pulegon *R* . . . . . . . . . . . . . . . . . . . . . . . . . . . . . . . . . . 697
Pulver
– Feinheit (2.9.35) . . . . . . . . . . . . . . . . . . . **6.2**-4849
– Fließverhalten (2.9.36) . . . . . . . . . . . . . . . . . . . . 404
– für Augenbäder (*siehe* Zubereitungen zur
  Anwendung am Auge) . . . . . . . . . . . . . . . . . . . 1040
– für Augentropfen (*siehe* Zubereitungen zur
  Anwendung am Auge) . . . . . . . . . . . . . . . . . . . 1040
– Kompressibilität (*siehe* 2.9.34) . . . . . . . . . . **6.2**-4849
– Schütt- und Stampfdichte (2.9.34) . . . . . . **6.2**-4846
– zum Einnehmen . . . . . . . . . . . . . . . . . . . . . . . . 1028
– zur Herstellung von Infusionszubereitungen
  (*siehe* Parenteralia) . . . . . . . . . . . . . . . . . . . . . 1027
– zur Herstellung von Injektions-
  zubereitungen (*siehe* Parenteralia) . . . . . . . . . 1027
– zur Herstellung von Tropfen zum
  Einnehmen (*siehe* Flüssige Zubereitungen
  zum Einnehmen) . . . . . . . . . . . . . . . . . . . . . . . 1012
– zur Inhalation (*siehe* Zubereitungen zur
  Inhalation) . . . . . . . . . . . . . . . . . . . . . . . . . . . . 1051
– zur kutanen Anwendung . . . . . . . . . . . . . . **6.3**-5289
Pulver und Granulate
– zur Herstellung von Lösungen und
  Suspensionen zum Einnehmen
  (*siehe* Flüssige Zubereitungen zum
  Einnehmen) . . . . . . . . . . . . . . . . . . . . . . . . . . . 1012
– zur Herstellung von Rektallösungen oder
  Rektalsuspensionen (*siehe* Zubereitungen
  zur rektalen Anwendung) . . . . . . . . . . . . . . . . 1061
– zur Herstellung von Sirupen (*siehe* Flüssige
  Zubereitungen zum Einnehmen) . . . . . . . . . . 1013
*Pulveres ad usum dermicum* . . . . . . . . . . . . . . **6.3**-5289
*Pulveres perorales* . . . . . . . . . . . . . . . . . . . . . . . . . . 1028
Purpur-Sonnenhut-Kraut . . . . . . . . . . . . . . . . . . . . 3947
Purpur-Sonnenhut-Wurzel . . . . . . . . . . . . . . . . . . . 3951
Putrescin *R* . . . . . . . . . . . . . . . . . . . . . . . . . . . . . . . 697
PVC
– Kunststoffe auf Polyvinylchlorid-Basis
  (weichmacherfrei) für Behältnisse zur
  Aufnahme nicht injizierbarer, wässriger
  Lösungen (3.1.10) . . . . . . . . . . . . . . . . . . . . . . . 455
– Kunststoffe auf Polyvinylchlorid-Basis
  (weichmacherfrei) für Behältnisse zur
  Aufnahme trockener Darreichungsformen
  zur oralen Anwendung (3.1.11) . . . . . . . . . . . . 458
– Kunststoffe auf Polyvinylchlorid-Basis
  (weichmacherhaltig) für Behältnisse zur
  Aufnahme von Blut und Blutprodukten vom
  Menschen (3.1.1.1) . . . . . . . . . . . . . . . . . . . . . . 427
– Kunststoffe auf Polyvinylchlorid-Basis
  (weichmacherhaltig) für Behältnisse zur
  Aufnahme wässriger Lösungen zur
  intravenösen Infusion (3.1.14) . . . . . . . . . . . . . 464

– Kunststoffe auf Polyvinylchlorid-Basis
  (weichmacherhaltig) für Schläuche in
  Transfusionsbestecken für Blut und
  Blutprodukte (3.1.1.2) . . . . . . . . . . . . . . . . . . . 432
PVC-Behältnisse
– für Blut und Blutprodukte vom Menschen,
  sterile (3.2.4) . . . . . . . . . . . . . . . . . . . . . . . . . . . 484
– mit Stabilisatorlösung für Blut vom
  Menschen, sterile (3.2.5) . . . . . . . . . . . . . . . . . 485
Pyrantelembonat . . . . . . . . . . . . . . . . . . . . . . . . . . 3802
*Pyranteli embonas* . . . . . . . . . . . . . . . . . . . . . . . . . 3802
Pyrazinamid . . . . . . . . . . . . . . . . . . . . . . . . . . . . . 3803
*Pyrazinamidum* . . . . . . . . . . . . . . . . . . . . . . . . . . . 3803
Pyridin *R* . . . . . . . . . . . . . . . . . . . . . . . . . . . . . . . . 697
Pyridin, wasserfreies *R* . . . . . . . . . . . . . . . . . . . . . 697
Pyridiniumbromidperbromid *R* . . . . . . . . . . . . . . 697
Pyridostigminbromid . . . . . . . . . . . . . . . . . . . . . . 3804
*Pyridostigmini bromidum* . . . . . . . . . . . . . . . . . . . 3804
Pyridoxinhydrochlorid . . . . . . . . . . . . . . . . . . . . . 3806
*Pyridoxini hydrochloridum* . . . . . . . . . . . . . . . . . . 3806
2-Pyridylamin *R* . . . . . . . . . . . . . . . . . . . . . . . . . . 697
Pyridylazonaphthol *R* . . . . . . . . . . . . . . . . . . . . . . 697
Pyridylazonaphthol-Lösung *R* . . . . . . . . . . . . . . . 698
4-(2-Pyridylazo)resorcin-Mononatriumsalz *R* . . . 698
Pyrimethamin . . . . . . . . . . . . . . . . . . . . . . . . . . . . 3807
*Pyrimethaminum* . . . . . . . . . . . . . . . . . . . . . . . . . . 3807
Pyrogallol *R* . . . . . . . . . . . . . . . . . . . . . . . . . . . . . 698
Pyrogallol-Lösung, alkalische *R* . . . . . . . . . . . . . 698
Pyrogene, Prüfung (2.6.8) . . . . . . . . . . . . . . . . . . . 207
Pyrrolidin *R* . . . . . . . . . . . . . . . . . . . . . . . . . . . . . . 698
Pyrrolidon . . . . . . . . . . . . . . . . . . . . . . . . . . . . . . . 3808
2-Pyrrolidon *R* . . . . . . . . . . . . . . . . . . . . . . . . **6.1**-4460
*Pyrrolidonum* . . . . . . . . . . . . . . . . . . . . . . . . . . . . . 3808

# Q

Qualitätssysteme, Allgemeines (*siehe* 1.1) . . . . . . **6.1**-4421
Queckenwurzelstock . . . . . . . . . . . . . . . . . . . . . . 3813
Quecksilber *R* . . . . . . . . . . . . . . . . . . . . . . . . . . . . 698
Quecksilber, Identitätsreaktion (*siehe* 2.3.1) . . . . . 136
Quecksilber(II)-acetat *R* . . . . . . . . . . . . . . . . . . . . 698
Quecksilber(II)-acetat-Lösung *R* . . . . . . . . . . . . . 698
Quecksilber(II)-bromid *R* . . . . . . . . . . . . . . . . . . . 698
Quecksilber(II)-bromid-Papier *R* . . . . . . . . . . . . . 698
Quecksilber(II)-chlorid . . . . . . . . . . . . . . . . . . . . . 3813
Quecksilber(II)-chlorid *R* . . . . . . . . . . . . . . . . . . . 699
Quecksilber(II)-chlorid-Lösung *R* . . . . . . . . . . . . 699
Quecksilber(II)-iodid *R* . . . . . . . . . . . . . . . . . . . . . 699
Quecksilber(II)-nitrat *R* . . . . . . . . . . . . . . . . . . . . . 699
Quecksilber(II)-oxid *R* . . . . . . . . . . . . . . . . . . . . . 699
Quecksilber(II)-sulfat-Lösung *R* . . . . . . . . . . . . . 699
Quecksilber(II)-thiocyanat *R* . . . . . . . . . . . . . . . . 699
Quecksilber(II)-thiocyanat-Lösung *R* . . . . . . . . . 699
Quecksilber-Lösung (10 ppm Hg) *R* . . . . . . . . . . 744
Quecksilber-Lösung (1000 ppm Hg) *R* . . . . . . . . 744
Quecksilberporosimetrie, Bestimmung der
  Porosität und Porengrößenverteilung von
  Feststoffen (2.9.32) . . . . . . . . . . . . . . . . . . . **6.2**-4843
Quellungszahl (2.8.4) . . . . . . . . . . . . . . . . . . . . . . 321
Quendelkraut . . . . . . . . . . . . . . . . . . . . . . . . . . . . 3814
Quercetin-Dihydrat *R* . . . . . . . . . . . . . . . . . . . . . . 699
Quercitrin *R* . . . . . . . . . . . . . . . . . . . . . . . . . . . . . . 699
*Quercus cortex* . . . . . . . . . . . . . . . . . . . . . . . . . . . 2415

# R

Racecadotril . . . . . . . . . . . . . . . . . . . . . . . . . . **6.3**-5675
*Racecadotrilum* . . . . . . . . . . . . . . . . . . . . . . . . **6.3**-5675
*Raclopridi([$^{11}$C]methoxy) solutio iniectabilis* . . . . . . 1452
Racloprid([$^{11}$C]methoxy)-Injektionslösung . . . . . . . . 1452
Raclopridtartrat *R* . . . . . . . . . . . . . . . . . . . . . . . . . 700

**Radices, Rhizomae, Bulbi**
- Allii sativi bulbi pulvis ................... 2991
- Althaeae radix ........................ 2414
- Angelicae radix ....................... 1681
- Bistortae rhizoma ..................... 3903
- Curcumae xanthorrhizae rhizoma .......... 2657
- Echinaceae angustifoliae radix ............ 3954
- Echinaceae pallidae radix ............... 3949
- Echinaceae purpureae radix .............. 3951
- Eleutherococci radix ................... 4063
- Gentianae radix ....................... 2438
- Ginseng radix ......................... 2669
- Graminis rhizoma ..................... 3813
- Harpagophyti radix .................. **6.2**-5109
- Hydrastidis rhizoma ................. **6.1**-4609
- Ipecacuanhae pulvis normatus .......... **6.2**-4998
- Ipecacuanhae radix ..................... 2897
- Levistici radix ......................... 3075
- Liquiritiae radix ....................... 4015
- Notoginseng radix ..................... 3484
- Ononidis radix ........................ 2751
- Pelargonii radix ....................... 3599
- Polygalae radix ....................... 3913
- Primulae radix ........................ 3754
- Ratanhiae radix ....................... 3825
- Rhei radix ........................... 3831
- Rusci rhizoma ..................... **6.1**-4651
- Sanguisorbae radix .................. **6.1**-4735
- Tormentillae rhizoma .................. 4194
- Valerianae radix ...................... 1753
- Zingiberis rhizoma .................. **6.2**-4997

**Radioaktive Arzneimittel**
- [$^{125}$I]Albumin-Injektionslösung vom Menschen ............................ 1397
- [$^{13}$N]Ammoniak-Injektionslösung .......... 1398
- [$^{51}$Cr]Chromedetat-Injektionslösung ...... **6.2**-4885
- [$^{57}$Co]Cyanocobalamin-Kapseln ............ 1401
- [$^{58}$Co]Cyanocobalamin-Kapseln ............ 1402
- [$^{57}$Co]Cyanocobalamin-Lösung ............. 1403
- [$^{58}$Co]Cyanocobalamin-Lösung ............. 1404
- [$^{18}$F]Fludesoxyglucose-Injektionslösung .... **6.2**-4886
- [$^{18}$F]Fluorodopa-Injektionslösung (hergestellt durch elektrophile Substitution) ........................ 1409
- [$^{67}$Ga]Galliumcitrat-Injektionslösung ........ 1411
- [$^{111}$In]Indium(III)-chlorid-Lösung .......... 1412
- [$^{111}$In]Indiumoxinat-Lösung ............... 1414
- [$^{111}$In]Indium-Pentetat-Injektionslösung ...... 1415
- [$^{123}$I]Iobenguan-Injektionslösung .......... 1416
- [$^{131}$I]Iobenguan-Injektionslösung für diagnostische Zwecke ............... 1418
- [$^{131}$I]Iobenguan-Injektionslösung für therapeutische Zwecke ............... 1419
- Iobenguansulfat zur Herstellung von radioaktiven Arzneimitteln ............. **6.1**-4525
- [$^{131}$I]Iodmethylnorcholesterol-Injektionslösung ............................ 1421
- [$^{15}$O]Kohlenmonoxid ................... 1423
- [$^{81m}$Kr]Krypton zur Inhalation ............. 1424
- (5-Methyl[$^{11}$C])Flumazenil-Injektionslösung ............................ 1425
- L-([$^{11}$C]Methyl)Methionin-Injektionslösung .... 1427
- Natrium[1-$^{11}$C]acetat-Injektionslösung ........ 1430
- Natrium[$^{51}$Cr]chromat-Lösung, sterile ........ 1431
- Natrium[$^{18}$F]fluorid-Injektionslösung ........ 1432
- Natrium[$^{123}$I]iodhippurat-Injektionslösung ..... 1434
- Natrium[$^{131}$I]iodhippurat-Injektionslösung ..... 1435
- Natrium[$^{123}$I]iodid-Injektionslösung .......... 1436
- Natrium[$^{131}$I]iodid-Kapseln für diagnostische Zwecke ............... 1437
- Natrium[$^{131}$I]iodid-Kapseln für therapeutische Zwecke ............... 1439
- Natrium[$^{131}$I]iodid-Lösung ............... 1440
- Natrium[$^{123}$I]iodid-Lösung zur Radiomarkierung ........................... 1432
- Natrium[$^{131}$I]iodid-Lösung zur Radiomarkierung ........................... 1443
- Natrium[$^{99}$Mo]molybdat-Lösung aus Kernspaltprodukten .................... 1444
- Natrium[$^{99m}$Tc]pertechnetat-Injektionslösung aus Kernspaltprodukten ............... 1447
- Natrium[$^{99m}$Tc]pertechnetat-Injektionslösung nicht aus Kernspaltprodukten ......... 1449
- Natrium[$^{32}$P]phosphat-Injektionslösung ....... 1450
- Racloprid([$^{11}$C]methoxy)-Injektionslösung ...... 1452
- [$^{15}$O]Sauerstoff ....................... 1454
- [$^{89}$Sr]Strontiumchlorid-Injektionslösung ....... 1455
- [$^{99m}$Tc]Technetium-Albumin-Injektionslösung ............................ 1457
- [$^{99m}$Tc]Technetium-Bicisat-Injektionslösung .... 1459
- [$^{99m}$Tc]Technetium-Etifenin-Injektionslösung ............................ 1460
- [$^{99m}$Tc]Technetium-Exametazim-Injektionslösung ............................ 1461
- [$^{99m}$Tc]Technetium-Gluconat-Injektionslösung ............................ 1463
- [$^{99m}$Tc]Technetium-Macrosalb-Injektionslösung ........................ **6.3**-5320
- [$^{99m}$Tc]Technetium-Mebrofenin-Injektionslösung ........................ **6.3**-5322
- [$^{99m}$Tc]Technetium-Medronat-Injektionslösung ............................ 1466
- [$^{99m}$Tc]Technetium-Mertiatid-Injektionslösung ............................ 1468
- [$^{99m}$Tc]Technetium-Mikrosphären-Injektionslösung .................... **6.3**-5324
- [$^{99m}$Tc]Technetium-Pentetat-Injektionslösung ............................ 1471
- [$^{99m}$Tc]Technetium-Rheniumsulfid-Kolloid-Injektionslösung ................... **6.3**-5326
- [$^{99m}$Tc]Technetium-Schwefel-Kolloid-Injektionslösung ...................... 1474
- [$^{99m}$Tc]Technetium-Sestamibi-Injektionslösung ............................ 1475
- [$^{99m}$Tc]Technetium-Succimer-Injektionslösung ............................ 1477
- [$^{99m}$Tc]Technetium-Zinndiphosphat-Injektionslösung .................... **6.3**-5327
- [$^{99m}$Tc]Technetium-Zinn-Kolloid-Injektionslösung ............................ 1480
- Tetra-O-acetylmannosetriflat für radioaktive Arzneimittel .................... **6.3**-5329
- [$^{201}$Tl]Thalliumchlorid-Injektionslösung ....... 1481
- [$^{15}$O]Wasser-Injektionslösung ............. 1482
- [$^{3}$H]Wasser-Injektionslösung, Tritiiertes- ..... 1484
- [$^{133}$Xe]Xenon-Injektionslösung ............. 1485

Radioaktive Arzneimittel ..................... 995
Radioimmunassay (siehe 2.7.15) ............... 301
Radionuklide, Tabelle mit physikalischen Eigenschaften (5.7) ........................ 899
*Radiopharmaceutica* ....................... 995
Raman-Spektroskopie (2.2.48) ............... 106
Ramipril .............................. **6.2**-5079
*Ramiprilum* .......................... **6.2**-5079
Ramon-Bestimmung (siehe 2.7.27) ............ 313
Raney-Nickel *R* ........................ 700
Raney-Nickel, halogenfreies *R* ............. 700
Ranitidinhydrochlorid .................... 3822
*Ranitidini hydrochloridum* ................ 3822
*Rapae oleum raffinatum* ............... **6.2**-5082
Rapsöl *R* .............................. 700
Rapsöl, raffiniertes .................... **6.2**-5082
*Ratanhiae radix* ........................ 3825
*Ratanhiae tinctura* ..................... 3825
Ratanhiatinktur ......................... 3825
Ratanhiawurzel .......................... 3825

Reagenzien (4.1.1) ..... 517 und **6.1**-4459 und **6.2**-4863
 und **6.3**-5257
Reagenzien, Allgemeines (*siehe* 1.2) .......... **6.1**-4423
Reagenzien, Referenzlösungen und
 Pufferlösungen (4.1) ........................ 517
Reagenzien-Verzeichnis ...................... 495
*Rectalia* ................................... 1059
Reduktionsgemisch *R* ....................... 700
Referenzlösung zur Mikrobestimmung von
 Wasser *R* ................................. 744
Referenzlösungen für Grenzprüfungen (4.1.2) ...... 740
 und **6.3**-5259
Referenzstandards (5.12) ..................... 931
 – Erläuterung (*siehe* 1.4) ............... **6.1**-4426
Reineckesalz *R* ............................ 700
Reineckesalz-Lösung *R* ..................... 700
Reinheit, Prüfung auf, Erläuterung (*siehe* 1.4) ... **6.1**-4425
Reisstärke ............................ **6.3**-5677
**Rektale Anwendung, Zubereitungen zur** .......... 1059
 – halbfeste Zubereitungen ................. 1062
 – Pulver zur Herstellung von Rektallösungen .... 1061
 – Pulver zur Herstellung von
  Rektalsuspensionen ..................... 1061
 – Rektalemulsionen ...................... 1061
 – Rektalkapseln ......................... 1061
 – Rektallösungen ........................ 1061
 – Rektalschäume ........................ 1062
 – Rektalsuspensionen .................... 1061
 – Rektaltampons ........................ 1062
 – Tabletten zur Herstellung von
  Rektallösungen ........................ 1061
 – Tabletten zur Herstellung von
  Rektalsuspensionen .................... 1061
 – Zäpfchen ............................. 1060
Relative Atommasse, Erläuterung (*siehe* 1.4) ... **6.1**-4424
Relative Dichte (2.2.5) ....................... 33
Relative Molekülmasse, Erläuterung (*siehe* 1.4) .. **6.1**-4424
Repaglinid ................................ 3827
*Repaglinidum* ............................. 3827
Reserpin .................................. 3829
*Reserpinum* ............................... 3829
Resonanz-Raman-Spektroskopie (*siehe* 2.2.48) ...... 107
Resorcin .................................. 3830
Resorcin *R* ............................... 700
*Resorcinolum* ............................. 3830
Resorcin-Reagenz *R* ....................... 700
Respiratorisches-Syncytial-Virus-Lebend-
 Impfstoff für Rinder ...................... 1338
Rhabarberwurzel ........................... 3831
*Rhamni purshianae cortex* .................. 1983
*Rhamni purshianae extractum siccum normatum* ... 1985
Rhamnose *R* .............................. 700
Rhaponticin *R* ............................ 701
RHD, rabbit haemorrhagic disease
 (*siehe* Hämorrhagische-Krankheit-Impfstoff
 (inaktiviert) für Kaninchen) ............... 1283
*Rhei radix* ................................ 3831
*Rhenii sulfidi colloidalis et technetii[$^{99m}$Tc] solutio
 iniectabilis* ........................... **6.3**-5326
Rhinitis-atrophicans-Impfstoff (inaktiviert)
 für Schweine, Progressive- ................. 1340
Rhinotracheitis-Virus-Impfstoff (inaktiviert)
 für Katzen .............................. 1343
Rhinotracheitis-Virus-Lebend-Impfstoff
 für Katzen .............................. 1345
Rhodamin B *R* ............................ 701
Rhodamin 6 G *R* .......................... 701
RIA, Radioimmunassay (*siehe* 2.7.15) ........... 301
Ribavirin ................................. 3833
*Ribavirinum* .............................. 3833
Riboflavin ................................ 3835
*Riboflavini natrii phosphas* ................. 3837
Riboflavinphosphat-Natrium .................. 3837
*Riboflavinum* ............................. 3835

Ribose *R* ................................ 701
Ribose in Polysaccharid-Impfstoffen (2.5.31) ...... 184
*Ricini oleum hydrogenatum* ................. 3855
*Ricini oleum raffinatum* .................... 3858
*Ricini oleum virginale* ..................... 3857
Ricinolsäure *R* ........................... 701
Rifabutin ................................. 3839
*Rifabutinum* .............................. 3839
Rifampicin ................................ 3841
*Rifampicinum* ............................. 3841
Rifamycin-Natrium ......................... 3843
*Rifamycinum natricum* ..................... 3843
Rilmenidindihydrogenphosphat ................ 3845
*Rilmenidini dihydrogenophosphas* ............ 3845
**Rindendrogen**
 – Cascararinde ........................... 1983
 – Chinarinde ........................ **6.2**-4936
 – Eichenrinde ........................... 2415
 – Faulbaumrinde ......................... 2541
 – Pflaumenbaumrinde, Afrikanische .......... 3636
 – Weidenrinde ........................ **6.1**-4733
 – Zimtrinde ......................... **6.3**-5755
Rinderalbumin *R* .......................... 701
Rinderhirn, getrocknetes *R* ................. 701
Rinderserum ............................... 3846
Rinderthrombin *R* ......................... 702
Ringelblumenblüten ......................... 3848
Risperidon ................................ 3850
*Risperidonum* ............................. 3850
Ritonavir ................................. 3852
*Ritonavirum* .............................. 3852
Rizinusöl
 – hydriertes ............................. 3855
 – natives ............................... 3857
 – polyethoxyliertes *R* ................... 702
 – raffiniertes ........................... 3858
*Rocuronii bromidum* ....................... 3859
Rocuroniumbromid ......................... 3859
Römische Kamille .......................... 2967
Röntgenfluoreszenzspektroskopie (2.2.37) ......... 76
Röntgenpulverdiffraktometrie, Charakterisierung
 kristalliner und teilweise kristalliner Feststoffe
 (2.9.33) ........................... **6.3**-5239
Röteln-Immunglobulin vom Menschen .......... 3861
Röteln-Lebend-Impfstoff .................. **6.1**-4507
Rohcresol ................................ 3862
Ropivacainhydrochlorid-Monohydrat ........... 3863
*Ropivacaini hydrochloridum monohydricum* .... 3863
*Rosae pseudo-fructus* ...................... 2739
Rosmarinblätter ............................ 3865
*Rosmarini aetheroleum* ..................... 3867
*Rosmarini folium* .......................... 3865
Rosmarinöl ................................ 3867
Rosmarinsäure *R* .......................... 702
Rotationsviskosimeter (2.2.10) ................. 36
Rotavirusdiarrhö-Impfstoff (inaktiviert)
 für Kälber .............................. 1347
Roxithromycin ............................. 3868
*Roxithromycinum* .......................... 3868
RR, Resonanz-Raman-Spektroskopie
 (*siehe* 2.2.48) ........................... 107
*Rusci rhizoma* ........................ **6.1**-4651
Ruß zur Gaschromatographie
 – graphitierter *R* ....................... 702
 – graphitierter *R* 1 ..................... 702
Rutheniumrot *R* ........................... 702
Rutheniumrot-Lösung *R* ................... 702
Rutosid *R* ............................... 702
Rutosid-Trihydrat .......................... 3871
*Rutosidum trihydricum* ..................... 3871

# S

Saatgutsystem (*siehe* 5.2.1) . . . . . . . . . . . . . . . . . . . . 797
Saatzellgut (*siehe* 5.2.3) . . . . . . . . . . . . . . . . . . **6.3**-5270
Saatzellgutsystem (*siehe* 5.2.1) . . . . . . . . . . . . . . . . 797
*Sabalis serrulatae fructus* . . . . . . . . . . . . . . . . . . . . 3882
Sabinen *R* . . . . . . . . . . . . . . . . . . . . . . . . . . . . . . . . . . 702
*Sacchari monopalmitas* . . . . . . . . . . . . . . . . . . . . **6.1**-4699
*Sacchari sphaerae* . . . . . . . . . . . . . . . . . . . . . . . **6.3**-5755
*Sacchari stearas* . . . . . . . . . . . . . . . . . . . . . . . . **6.1**-4700
Saccharin . . . . . . . . . . . . . . . . . . . . . . . . . . . . . . . . . 3877
Saccharin-Natrium . . . . . . . . . . . . . . . . . . . . . . . . . 3878
Saccharin-Natrium *R* . . . . . . . . . . . . . . . . . . . . . . . 703
*Saccharinum* . . . . . . . . . . . . . . . . . . . . . . . . . . . . . 3877
*Saccharinum natricum* . . . . . . . . . . . . . . . . . . . . . 3878
Saccharose . . . . . . . . . . . . . . . . . . . . . . . . . . . . **6.3**-5681
Saccharose *R* . . . . . . . . . . . . . . . . . . . . . . . . . . . . . 703
Saccharosemonopalmitat . . . . . . . . . . . . . . . . **6.1**-4699
Saccharosestearat . . . . . . . . . . . . . . . . . . . . . . **6.1**-4700
*Saccharum* . . . . . . . . . . . . . . . . . . . . . . . . . . . . **6.3**-5681
Sägepalmenfrüchte . . . . . . . . . . . . . . . . . . . . . . . . 3882
Säureblau 83 *R* . . . . . . . . . . . . . . . . . . . . . . . . . . . 703
Säureblau 90 *R* . . . . . . . . . . . . . . . . . . . . . . . . . . . 703
Säureblau 92 *R* . . . . . . . . . . . . . . . . . . . . . . . . . . . 703
Säureblau-92-Lösung *R* . . . . . . . . . . . . . . . . . . . . 703
Säureblau 93 *R* . . . . . . . . . . . . . . . . . . . . . . . . . . . 703
Säureblau-93-Lösung *R* . . . . . . . . . . . . . . . . . . . . 704
Säurezahl (2.5.1) . . . . . . . . . . . . . . . . . . . . . . . . . . 171
Saflorblüten/Färberdistelblüten . . . . . . . . . . . . . . 2537
Safrol *R* . . . . . . . . . . . . . . . . . . . . . . . . . . . . . . . . . 704
SAL, Sterility Assurance Level (*siehe* 5.1.1) . . . . . . . 767
Salbei, Dreilappiger . . . . . . . . . . . . . . . . . . . . . . . 3884
Salbeiblätter . . . . . . . . . . . . . . . . . . . . . . . . . . . . . 3885
Salbeiöl, Spanisches . . . . . . . . . . . . . . . . . . . . **6.2**-5085
Salbeitinktur . . . . . . . . . . . . . . . . . . . . . . . . . . . . . 3886
Salben
 – hydrophile (*siehe* Halbfeste Zubereitungen
  zur kutanen Anwendung) . . . . . . . . . . . . . **6.3**-5288
 – hydrophobe (*siehe* Halbfeste Zubereitungen
  zur kutanen Anwendung) . . . . . . . . . . . . . **6.3**-5288
 – Wasser aufnehmende (*siehe* Halbfeste
  Zubereitungen zur kutanen Anwendung) . . **6.3**-5288
Salben und Cremes, Prüfung auf Sterilität
 (*siehe* 2.6.1) . . . . . . . . . . . . . . . . . . . . . . . . **6.3**-5212
Salbutamol . . . . . . . . . . . . . . . . . . . . . . . . . . . . . . 3887
*Salbutamoli sulfas* . . . . . . . . . . . . . . . . . . . . . . . . 3889
Salbutamolsulfat . . . . . . . . . . . . . . . . . . . . . . . . . 3889
*Salbutamolum* . . . . . . . . . . . . . . . . . . . . . . . . . . . 3887
Salicin *R* . . . . . . . . . . . . . . . . . . . . . . . . . . . . . . . . 704
*Salicis cortex* . . . . . . . . . . . . . . . . . . . . . . . . . . **6.1**-4733
*Salicis corticis extractum siccum* . . . . . . . . . . . **6.1**-4734
Salicylaldazin *R* . . . . . . . . . . . . . . . . . . . . . . . . . . 704
Salicylaldehyd *R* . . . . . . . . . . . . . . . . . . . . . . . . . 704
Salicylat, Identitätsreaktion (*siehe* 2.3.1) . . . . . . . . . 136
Salicylsäure . . . . . . . . . . . . . . . . . . . . . . . . . . . . . 3892
Salicylsäure *R* . . . . . . . . . . . . . . . . . . . . . . . . . . . 704
*Salmeteroli xinafoas* . . . . . . . . . . . . . . . . . . . . . . 3893
Salmeterolxinafoat . . . . . . . . . . . . . . . . . . . . . . . 3893
Salmonella-Enteritidis-Impfstoff (inaktiviert)
 für Hühner . . . . . . . . . . . . . . . . . . . . . . . . . . . 1349
Salmonella-Typhimurium-Impfstoff (inaktiviert)
 für Hühner . . . . . . . . . . . . . . . . . . . . . . . . . . . 1351
Salmonellen, Nachweis (*siehe* 2.6.13) . . . . . . . . **6.3**-5222
*Salmonis domestici oleum* . . . . . . . . . . . . . . . . . . 3012
Salpetersäure . . . . . . . . . . . . . . . . . . . . . . . . . . . . 3895
Salpetersäure *R* . . . . . . . . . . . . . . . . . . . . . . . . . . 704
Salpetersäure
 – bleifreie *R* . . . . . . . . . . . . . . . . . . . . . . . . . . . 705
 – bleifreie *R* 1 . . . . . . . . . . . . . . . . . . . . . . . . . . 705
 – bleifreie, verdünnte *R* . . . . . . . . . . . . . . . . . . 705
 – blei- und cadmiumfreie *R* . . . . . . . . . . . . . . . 705
 – nickelfreie *R* . . . . . . . . . . . . . . . . . . . . . . . . . 705
 – rauchende *R* . . . . . . . . . . . . . . . . . . . . . . . . . 705
 – schwermetallfreie *R* . . . . . . . . . . . . . . . . . . . 705

 – verdünnte *R* . . . . . . . . . . . . . . . . . . . . . . . . . 706
 – verdünnte *R* 1 . . . . . . . . . . . . . . . . . . . . . . . . 706
Salpetersäure (1 mol · l$^{-1}$) . . . . . . . . . . . . . . . . . . . 760
*Salviae lavandulifoliae aetheroleum* . . . . . . . . **6.2**-5085
*Salviae officinalis folium* . . . . . . . . . . . . . . . . . . . 3885
*Salviae sclareae aetheroleum* . . . . . . . . . . . . . . . 3324
*Salviae tinctura* . . . . . . . . . . . . . . . . . . . . . . . . . . 3886
*Salviae trilobae folium* . . . . . . . . . . . . . . . . . . . . 3884
Salze flüchtiger Basen und Ammoniumsalze,
 Identitätsreaktion (*siehe* 2.3.1) . . . . . . . . . . . . . 133
Salzsäure *R* . . . . . . . . . . . . . . . . . . . . . . . . . . . . . 706
Salzsäure *R* 1 . . . . . . . . . . . . . . . . . . . . . . . . . . . . 706
Salzsäure
 – bleifreie *R* . . . . . . . . . . . . . . . . . . . . . . . . . . . 706
 – bromhaltige *R* . . . . . . . . . . . . . . . . . . . . . . . 706
 – ethanolische *R* . . . . . . . . . . . . . . . . . . . . . . . 706
 – methanolische *R* . . . . . . . . . . . . . . . . . . . . . 706
 – schwermetallfreie *R* . . . . . . . . . . . . . . . . . . . 706
 – verdünnte *R* . . . . . . . . . . . . . . . . . . . . . . . . . 706
 – verdünnte *R* 1 . . . . . . . . . . . . . . . . . . . . . . . . 706
 – verdünnte *R* 2 . . . . . . . . . . . . . . . . . . . . . . . . 706
 – verdünnte, schwermetallfreie *R* . . . . . . . . . . 707
Salzsäure (0,1 mol · l$^{-1}$) . . . . . . . . . . . . . . . . . . . . 760
Salzsäure (0,1 mol · l$^{-1}$), ethanolische . . . . . . . . . 761
Salzsäure (1 mol · l$^{-1}$) . . . . . . . . . . . . . . . . . . . . . 760
Salzsäure (2 mol · l$^{-1}$) . . . . . . . . . . . . . . . . . . . . . 706
Salzsäure (3 mol · l$^{-1}$) . . . . . . . . . . . . . . . . . . . . . 706
Salzsäure (6 mol · l$^{-1}$) . . . . . . . . . . . . . . . . . . . . . 706
Salzsäure 10 % . . . . . . . . . . . . . . . . . . . . . . . . . . 3897
Salzsäure 36 % . . . . . . . . . . . . . . . . . . . . . . . . . . 3896
Salzsäureunlösliche Asche (2.8.1) . . . . . . . . . . . . 321
*Sambuci flos* . . . . . . . . . . . . . . . . . . . . . . . . . . . . 2777
**Samendrogen**
 – Bockshornsamen . . . . . . . . . . . . . . . . . . . . . 1854
 – Flohsamen . . . . . . . . . . . . . . . . . . . . . . . . . . 2575
 – Flohsamen, Indische . . . . . . . . . . . . . . . . . . 2576
 – Flohsamenschalen, Indische . . . . . . . . . . . . . 2577
 – Guar . . . . . . . . . . . . . . . . . . . . . . . . . . . . **6.3**-5485
 – Kolasamen . . . . . . . . . . . . . . . . . . . . . . . . . 2998
 – Leinsamen . . . . . . . . . . . . . . . . . . . . . . . . . 3048
Sand *R* . . . . . . . . . . . . . . . . . . . . . . . . . . . . . . . . . 707
*Sanguisorbae radix* . . . . . . . . . . . . . . . . . . . . . **6.1**-4735
Santonin *R* . . . . . . . . . . . . . . . . . . . . . . . . . . . . . 707
*Saquinaviri mesilas* . . . . . . . . . . . . . . . . . . . . **6.3**-5682
Saquinavirmesilat . . . . . . . . . . . . . . . . . . . . . **6.3**-5682
Sauerstoff . . . . . . . . . . . . . . . . . . . . . . . . . . . . **6.2**-5086
Sauerstoff *R* . . . . . . . . . . . . . . . . . . . . . . . . . . . . . 707
Sauerstoff *R* 1 . . . . . . . . . . . . . . . . . . . . . . . . . . . 707
[$^{15}$O]Sauerstoff . . . . . . . . . . . . . . . . . . . . . . . . . 1454
Sauerstoff in Gasen (2.5.27) . . . . . . . . . . . . . . **6.3**-5206
Schachtelhalmkraut . . . . . . . . . . . . . . . . . . . . . . 3898
Schäume
 – wirkstoffhaltige . . . . . . . . . . . . . . . . . . . . . . 1030
 – zur intrauterinen Anwendung für Tiere
  (*siehe* Zubereitungen zur intrauterinen
  Anwendung für Tiere) . . . . . . . . . . . . . . . **6.3**-5292
 – zur kutanen Anwendung (*siehe* Flüssige
  Zubereitungen zur kutanen Anwendung) . . . . 1014
Schafgarbenkraut . . . . . . . . . . . . . . . . . . . . . . . . 3900
Scheinbare Lösungsgeschwindigkeit (2.9.43) . . . **6.1**-4454
Schellack . . . . . . . . . . . . . . . . . . . . . . . . . . . . **6.2**-5087
Scherzellmethoden (*siehe* 2.9.36) . . . . . . . . . . . . . 408
Schiffs Reagenz *R* . . . . . . . . . . . . . . . . . . . . . . . . 707
Schiffs Reagenz *R* 1 . . . . . . . . . . . . . . . . . . . . . . 707
*Schisandrae chinensis fructus* . . . . . . . . . . . . . **6.3**-5685
Schisandrafrüchte . . . . . . . . . . . . . . . . . . . . . **6.3**-5685
Schisandrin *R* . . . . . . . . . . . . . . . . . . . . . . . . **6.3**-5258
γ-Schisandrin *R* . . . . . . . . . . . . . . . . . . . . . . **6.3**-5258
Schlangengift-Immunserum (Europa) . . . . . . . . 1381
Schlangenwiesenknöterichwurzelstock . . . . . . . . 3903
Schmalblättriger-Sonnenhut-Wurzel . . . . . . . . . . 3954
Schmelztabletten (*siehe* Tabletten) . . . . . . . . . . . 1034
Schmelztemperatur
 – Instrumentelle Methode (2.2.60) . . . . . . . . **6.1**-4437

**Ph. Eur. 6. Ausgabe, 3. Nachtrag**

- Kapillarmethode (2.2.14) .................40
Schöllkraut .....................3904
Schöniger-Methode (2.5.10) ..............175
Schütt- und Stampfdichte von Pulvern (2.9.34) .. **6.2**-4846
Schütt- und Stampfvolumen (2.9.15) ..............361
Schüttdichte (*siehe* 2.2.42) ................ **6.3**-5202
Schüttwinkel (*siehe* 2.9.36) ..............405
Schwarznesselkraut ........................3905
Schwefel *R* .......................707
Schwefel zum äußerlichen Gebrauch ..........3906
Schwefeldioxid (2.5.29) ..................183
Schwefeldioxid *R* ..................707
Schwefeldioxid *R* 1 ..................707
Schwefelkohlenstoff *R* ..................707
Schwefelsäure .......................3907
Schwefelsäure *R* ......................708
Schwefelsäure
 - ethanolische *R* .................708
 - nitratfreie *R* .................708
 - nitratfreie *R* 1 .................708
 - schwermetallfreie *R* .................709
 - verdünnte *R* .................709
Schwefelsäure (0,05 mol · l⁻¹) ..............761
Schwefelsäure (0,25 mol · l⁻¹), ethanolische *R* ......708
Schwefelsäure (0,5 mol · l⁻¹) ..............761
Schwefelsäure (2,5 mol · l⁻¹), ethanolische *R* ......708
Schwefelwasserstoff *R* ..................709
Schwefelwasserstoff *R* 1 ..................709
Schwefelwasserstoff-Lösung *R* ..................709
Schweinepest-Lebend-Impfstoff, Klassische-
 - (aus Zellkulturen) .................. **6.2**-4875
 - (gefriergetrocknet) ..................1352
Schweinerotlauf-Impfstoff (inaktiviert) ..........1354
Schwermetalle
 - Grenzprüfung (2.4.8) .................143
 - in pflanzlichen Drogen und fetten Ölen
 (2.4.27) ..............................162
Sclareol *R* ..............................709
Scopolamin ................................3908
Scopolaminhydrobromid ........................3909
Scopolaminhydrobromid *R* ..................709
*Scopolamini butylbromidum/Hyoscini*
 *butylbromidum* ......................1899
*Scopolamini hydrobromidum/Hyoscini*
 *hydrobromidum* ..............................3909
*Scopolaminum/Hyoscinum* ........................3908
Scopoletin *R* ..............................709
SDS-PAGE (*siehe* 2.2.31) ..............64
SDS-PAGE-Lösung, gepufferte *R* ...............709
SDS-PAGE-Proben-Pufferlösung
 - für reduzierende Bedingungen,
 konzentrierte *R* ..............710
 - konzentrierte *R* ................709
Seidenfaden im Fadenspender für Tiere, steriler,
 geflochtener .....................1508
Selamectin für Tiere .................... **6.1**-4702
*Selamectinum ad usum veterinarium* ......... **6.1**-4702
Selegilinhydrochlorid ..........................3911
*Selegilini hydrochloridum* ..................3911
Selen *R* .....................710
Selendisulfid ........................3913
Selenige Säure *R* ..................710
*Selenii disulfidum* ..................3913
Selen-Lösung (1 ppm Se) *R* ..............744
Selen-Lösung (100 ppm Se) *R* ..............744
*Semecarpus anacardium ad praeparationes*
 *homoeopathicas* ........................1537
**Semina**
 - *Colae semen* ......................2998
 - *Cyamopsidis seminis pulvis* ............ **6.3**-5485
 - *Lini semen* .....................3048
 - *Plantaginis ovatae semen* ...............2576
 - *Plantaginis ovatae seminis tegumentum* .....2577
 - *Psyllii semen* ................2575

 - *Trigonellae foenugraeci semen* ..............1854
Senegawurzel ......................3913
*Sennae folii extractum siccum normatum* ....... **6.3**-5686
*Sennae folium* ......................3914
*Sennae fructus acutifoliae* ................3917
*Sennae fructus angustifoliae* ..................3918
Sennesblätter ......................3914
Sennesblättertrockenextrakt, eingestellter ...... **6.3**-5686
Sennesfrüchte, Alexandriner- ..................3917
Sennesfrüchte, Tinnevelly- ..................3918
Sera, Gehaltsbestimmung von Phenol (2.5.15) .....177
Serin ...........................3920
Serin *R* ...........................710
*Serinum* ...........................3920
*Serpylli herba* ...........................3814
*Sertaconazoli nitras* .................. **6.1**-4704
Sertaconazolnitrat .................... **6.1**-4704
Sertralinhydrochlorid .................... **6.1**-4706
*Sertralini hydrochloridum* .................... **6.1**-4706
*Serum bovinum* ......................3846
Serumgonadotropin *R* ..................710
*Sesami oleum raffinatum* .................... **6.3**-5687
Sesamöl, raffiniertes .................... **6.3**-5687
Sevofluran ..............................  **6.3**-5689
*Sevofluranum* .......................... **6.3**-5689
Shampoos (*siehe* Flüssige Zubereitungen zur
 kutanen Anwendung) ................1014
SI, Internationales Einheitensystem (*siehe* 1.6) .. **6.1**-4429
Sialinsäure *R* .......................710
Sialinsäure in Polysaccharid-Impfstoffen
 (2.5.23) ..............................180
Siam-Benzoe ............................1784
Siam-Benzoe-Tinktur ......................1788
Sichtbare Partikeln – Prüfung auf Partikel-
 kontamination (2.9.20) ..................381
Siebanalyse (2.9.12) ..........................359
Siebe (2.1.4) ............................22
Siebmethoden (*siehe* 2.9.38) .............. **6.2**-4853
Siedetemperatur (2.2.12) ..................39
Silber, Identitätsreaktion (*siehe* 2.3.1) ...........137
Silber zum äußerlichen Gebrauch, kolloidales ......3925
Silberdiethyldithiocarbamat *R* ...............710
Silber-Lösung (5 ppm Ag) *R* ..............744
Silbernitrat ..............................3926
Silbernitrat *R* ..............................710
Silbernitrat-Lösung *R* 1 ..................710
Silbernitrat-Lösung *R* 2 ..................710
Silbernitrat-Lösung, ammoniakalische *R* ..........710
Silbernitrat-Lösung (0,001 mol · l⁻¹) ..............761
Silbernitrat-Lösung (0,1 mol · l⁻¹) ..............761
Silbernitrat-Pyridin *R* ..................710
Silbernitrat-Reagenz *R* ..................710
Silberoxid *R* ...........................711
Silibinin *R* ............................711
*Silica ad usum dentalem* .................. **6.3**-5692
*Silica colloidalis anhydrica* ..................3926
*Silica colloidalis hydrica* ..................3929
*Silica hydrophobica colloidalis* .................3927
Silicagel *R* ...........................711
Silicat, Identitätsreaktion (*siehe* 2.3.1) ............137
Siliciumdioxid
 - hochdisperses ......................3926
 - hochdisperses, hydrophobes ............3927
 - zur dentalen Anwendung .............. **6.3**-5692
Siliciumdioxid-Hydrat ......................3929
Silicon-Elastomer für Verschlüsse und Schläuche
 (3.1.9) ..............................453
Siliconöl zur Verwendung als Gleitmittel (3.1.8) .....452
Silicristin *R* ..............................711
Silidianin *R* ..............................711
*Silybi mariani extractum siccum raffinatum*
 *et normatum* .......................3179
*Silybi mariani fructus* ........................3177
Simeticon .............................3930

**Ph. Eur. 6. Ausgabe, 3. Nachtrag**

| | |
|---|---|
| *Simeticonum* | 3930 |
| Simvastatin | 3932 |
| *Simvastatinum* | 3932 |
| Sinensetin *R* | 711 |
| Sirupe (*siehe* Flüssige Zubereitungen zum Einnehmen) | 1013 |
| Sitostanol *R* | 712 |
| β-Sitosterol *R* | 712 |
| Sofortschmelzpunkt (2.2.16) | 41 |
| *Soiae oleum hydrogenatum* | **6.2**-5090 |
| *Soiae oleum raffinatum* | **6.2**-5091 |
| Sojaöl | |
| – hydriertes | **6.2**-5090 |
| – raffiniertes | **6.2**-5091 |
| *Solani amylum* | **6.3**-5522 |
| *Solidaginis herba* | 2707 |
| *Solidaginis virgaureae herba* | 2709 |
| *Solutiones ad conservationem partium corporis* | 3086 |
| *Solutiones ad haemocolaturam haemodiacolaturamque* | 2736 |
| *Solutiones ad haemodialysim* | 2733 |
| *Solutiones ad peritonealem dialysim* | 3624 |
| *Solutiones anticoagulantes et sanguinem humanum conservantes* | 3985 |
| Somatostatin | 3936 |
| *Somatostatinum* | 3936 |
| Somatropin | 3937 |
| Somatropin zur Injektion | 3940 |
| *Somatropini solutio concentrata* | 3943 |
| Somatropin-Lösung, konzentrierte | 3943 |
| *Somatropinum* | 3937 |
| *Somatropinum ad iniectabilium* | 3940 |
| Sonnenblumenöl *R* | 712 |
| Sonnenblumenöl, raffiniertes | **6.2**-5092 |
| Sonnenhut-Kraut, Purpur- | 3947 |
| Sonnenhut-Wurzel | |
| – Blasser- | 3949 |
| – Purpur- | 3951 |
| – Schmalblättriger- | 3954 |
| Sorbinsäure | 3956 |
| *Sorbitani lauras* | 3957 |
| *Sorbitani oleas* | 3958 |
| *Sorbitani palmitas* | 3959 |
| *Sorbitani sesquioleas* | 3960 |
| *Sorbitani stearas* | 3959 |
| *Sorbitani trioleas* | 3961 |
| Sorbitanmonolaurat | 3957 |
| Sorbitanmonooleat | 3958 |
| Sorbitanmonopalmitat | 3959 |
| Sorbitanmonostearat | 3959 |
| Sorbitansesquioleat | 3960 |
| Sorbitantrioleat | 3961 |
| Sorbitol | **6.3**-5693 |
| Sorbitol *R* | 712 |
| Sorbitol, Lösung von partiell dehydratisiertem | **6.3**-5695 |
| Sorbitol-Lösung 70 % (kristallisierend) | 3964 |
| Sorbitol-Lösung 70 % (nicht kristallisierend) | 3965 |
| *Sorbitolum* | **6.3**-5693 |
| *Sorbitolum liquidum cristallisabile* | 3964 |
| *Sorbitolum liquidum non cristallisabile* | 3965 |
| *Sorbitolum liquidum partim deshydricum* | **6.3**-5695 |
| Sotalolhydrochlorid | 3967 |
| *Sotaloli hydrochloridum* | 3967 |
| Spaltöffnungen und Spaltöffnungsindex (2.8.3) | 321 |
| Spaltöffnungsindex (*siehe* 2.8.3) | 321 |
| Spanisches Salbeiöl | **6.2**-5085 |
| Spectinomycindihydrochlorid-Pentahydrat | 3969 |
| *Spectinomycini dihydrochloridum pentahydricum* | 3969 |
| *Spectinomycini sulfas tetrahydricus ad usum veterinarium* | 3972 |
| Spectinomycinsulfat-Tetrahydrat für Tiere | 3972 |
| Spezifische Drehung (*siehe* 2.2.7) | 34 |
| Spezifische Oberfläche | |
| – Bestimmung durch Gasabsorption (2.9.26) | 386 |
| – Bestimmung durch Luftpermeabilität (2.9.14) | 359 |
| Spezifizierte Mikroorganismen, Nachweis (2.6.13) | **6.3**-5219 |
| SPF-Herden, Definition (*siehe* 5.2.2) | 798 |
| SPF-Hühnerherden für die Herstellung und Qualitätskontrolle von Impfstoffen (5.2.2) | 798 |
| Spiramycin | **6.1**-4709 |
| *Spiramycinum* | **6.1**-4709 |
| Spiraprilhydrochlorid-Monohydrat | 3977 |
| *Spiraprili hydrochloridum monohydricum* | 3977 |
| Spironolacton | 3979 |
| *Spironolactonum* | 3979 |
| Spitzwegerichblätter | 3981 |
| Spongiforme Enzephalopathie, Erreger tierischen Ursprungs, Minimierung des Risikos der Übertragung durch Human- und Tierarzneimittel (5.2.8) | 812 |
| Sprays zur Anwendung in der Mundhöhle (*siehe* Zubereitungen zur Anwendung in der Mundhöhle) | 1045 |
| Spülen, Zubereitungen zum | 1038 |
| Squalan | 3982 |
| Squalan *R* | 712 |
| *Squalanum* | 3982 |
| Stabilisatorlösung für Blutkonserven | 3985 |
| Stabilität des Zellsubstrats (*siehe* 5.2.3) | **6.3**-5270 |
| Stärke | |
| – lösliche *R* | 712 |
| – vorverkleisterte | **6.3**-5696 |
| **Stärkearten** | |
| – Erbsenstärke | **6.3**-5456 |
| – Kartoffelstärke | **6.3**-5522 |
| – Maisstärke | **6.3**-5574 |
| – Reisstärke | **6.3**-5677 |
| – Vorverkleisterte Stärke | **6.3**-5696 |
| – Weizenstärke | **6.3**-5744 |
| Stärke-Lösung *R* | 712 |
| Stärke-Lösung *R* 1 | 712 |
| Stärke-Lösung *R* 2 | 712 |
| Stärke-Lösung, iodidfreie *R* | 713 |
| Stärke-Papier | |
| – iodathaltiges *R* | 713 |
| – iodidhaltiges *R* | 713 |
| Stammzellen vom Menschen, hämatopoetische | **6.3**-5697 |
| Stampfdichte (*siehe* 2.2.42) | **6.3**-5202 |
| Stampfvolumen (*siehe* 2.9.15) | 361 |
| *Stanni colloidalis et technetii[$^{99m}$Tc] solutio iniectabilis* | 1480 |
| *Stanni pyrophosphatis et technetii[$^{99m}$Tc] solutio iniectabilis* | **6.3**-5327 |
| *Stannosi chloridum dihydricum* | 4406 |
| Stanolon *R* | 713 |
| Stanozolol | **6.3**-5698 |
| *Stanozololum* | **6.3**-5698 |
| *Staphylococcus aureus*, Nachweis (*siehe* 2.6.13) | **6.3**-5223 |
| *Staphylococcus-aureus*-Stamm-V8-Protease *R* | 713 |
| Statische Head-Space-Gaschromatographie (*siehe* 2.2.28) | 59 |
| Statistische Auswertung der Ergebnisse biologischer Wertbestimmungen und Reinheitsprüfungen (5.3) | 829 |
| Staupe-Lebend-Impfstoff | |
| – für Frettchen und Nerze | 1355 |
| – für Hunde | 1356 |
| Stavudin | 3991 |
| *Stavudinum* | 3991 |
| Stearinsäure | 3993 |
| Stearinsäure *R* | 713 |
| Stearylalkohol | 3994 |
| Stearylalkohol *R* | 713 |
| Steigschmelzpunkt – Methode mit offener Kapillare (2.2.15) | 41 |
| Steinkleekraut | 3995 |

Sterilbox (*siehe* 2.6.1) .................199
Sterile Einmalspritzen aus Kunststoff (3.2.8) .......488
Sterile Kunststoffbehältnisse für Blut und
  Blutprodukte vom Menschen (3.2.3) ...........482
Sterile Natrium[$^{51}$Cr]chromat-Lösung ..........1431
Sterile, nicht resorbierbare Fäden ..............1491
Sterile, nicht resorbierbare Fäden im
  Fadenspender für Tiere ...................1504
Sterile PVC-Behältnisse
  – für Blut und Blutprodukte vom Menschen
    (3.2.4) ............................484
  – mit Stabilisatorlösung für Blut vom
    Menschen (3.2.5) ......................485
Sterile, resorbierbare, synthetische, geflochtene
  Fäden ..............................1496
Sterile, resorbierbare, synthetische, monofile
  Fäden ..............................1497
Sterile Zubereitungen
  – Methoden zur Herstellung (5.1.1) ...........767
  – nicht zur Injektion bestimmte, Prüfung auf
    Sterilität (*siehe* 2.6.1) ................**6.3**-5213
Steriler, geflochtener Seidenfaden im
  Fadenspender für Tiere ...................1508
Steriler Leinenfaden im Fadenspender für Tiere ....1506
Steriler Polyamid-6-Faden im Fadenspender
  für Tiere ............................1506
Steriler Polyamid-6/6-Faden im Fadenspender
  für Tiere ............................1507
Steriler Polyesterfaden im Fadenspender
  für Tiere ............................1508
Steriles Catgut ............................1489
Steriles, resorbierbares Catgut im Fadenspender
  für Tiere ............................1503
Sterilisation durch trockene Hitze (*siehe* 5.1.1) ......768
Sterilisationsmethoden
  – Bioindikatoren zur Überprüfung
    (*siehe* 5.1.2) ........................770
  – Dampfsterilisation (Erhitzen im
    Autoklaven) (*siehe* 5.1.1) ...............768
  – Filtration durch Bakterien zurückhaltende
    Filter (*siehe* 5.1.1) ...................769
  – Gassterilisation (*siehe* 5.1.1) ..............768
  – Sterilisation durch trockene Hitze
    (*siehe* 5.1.1) ........................768
  – Sterilisation im Endbehältnis (*siehe* 5.1.1) ......768
  – Strahlensterilisation (*siehe* 5.1.1) ...........768
Sterilität
  – Allgemeine Texte (5.1) .........765 und **6.3**-5261
  – Prüfung (2.6.1) ...................**6.3**-5209
  – Prüfung auf, Hinweise zur Anwendung
    (5.1.9) ........................**6.3**-5265
Sterilitätssicherheitswert (*siehe* 5.1.1) ............767
Sterility Assurance Level, SAL (*siehe* 5.1.1) ........767
Sternanis ................................3997
Sternanisöl ...............................3998
Sterole in fetten Ölen, Grenzprüfung (2.4.23) ......153
Stickstoff .........................**6.2**-5092
Stickstoff *R* ..............................713
Stickstoff *R* 1 ............................713
Stickstoff
  – in primären aromatischen Aminen (2.5.8) ......174
  – sauerstoffarmer .......................4002
  – sauerstofffreier *R* .....................713
  – zur Chromatographie *R* .................713
Stickstoffdioxid, Gehaltsbestimmung in Gasen
  (*siehe* 2.5.26) .........................182
Stickstoff-Gas-Mischung *R* ...................713
Stickstoffmonoxid ...................**6.2**-5094
Stickstoffmonoxid *R* .......................713
Stickstoffmonoxid
  – Gehaltsbestimmung in Gasen
    (*siehe* 2.5.26) .......................182
  – und Stickstoffdioxid in Gasen (2.5.26) ........182
Stiefmütterchen mit Blüten, Wildes ............4005

Stifte und Stäbchen ........................1031
Stifte und Stäbchen zur intrauterinen
  Anwendung für Tiere (*siehe* Zubereitungen
  zur intrauterinen Anwendung für Tiere) .....**6.3**-5293
Stigmasterol *R* ............................714
Strahlensterilisation (*siehe* 5.1.1) ...............768
*Stramonii folium* .........................4006
*Stramonii pulvis normatus* ...........**6.2**-5095
Stramoniumblätter ........................4006
Stramoniumpulver, eingestelltes ........**6.2**-5095
Streptokinase-Lösung, konzentrierte ......**6.2**-5097
*Streptokinasi solutio concentrata* ......**6.2**-5097
*Streptomycini sulfas* ......................4012
Streptomycinsulfat ........................4012
Streptomycinsulfat *R* .......................714
Streukügelchen (*siehe* Homöopathische
  Zubereitungen) ........................1512
*Strontii[$^{89}$Sr] chloridi solutio iniectabilis* ..........1455
Strontiumcarbonat *R* .......................714
Strontiumchlorid-Hexahydrat *R* ...............714
[$^{89}$Sr]Strontiumchlorid-Injektionslösung ........1455
Strontium-Lösung (1,0 % Sr) *R* ...............744
Strontiumselektives Extraktionsharz *R* ..........714
Strontium-85-Spikelösung *R* .................714
Strontium-85-Standardlösung *R* ..............714
*Styli* ..................................1031
Styrol *R* ................................714
Styrol-Divinylbenzol-Copolymer *R* .............714
Sublingualsprays (*siehe* Zubereitungen zur
  Anwendung in der Mundhöhle) .............1045
Sublingualtabletten (*siehe* Zubereitungen zur
  Anwendung in der Mundhöhle) .............1047
Substanzen tierischen Ursprungs für die
  Herstellung von Impfstoffen für Tiere (5.2.5) .....807
Substanzen zur pharmazeutischen Verwendung . **6.3**-5281
  – Kontrolle von Verunreinigungen (5.10) ........919
Succinat-Pufferlösung pH 4,6 *R* ...............747
Succinylsulfathiazol ........................4014
*Succinylsulfathiazolum* .....................4014
Sudanorange *R* ...........................714
Sudanrot G *R* ............................714
Süßer Fenchel ............................2554
Süßholzwurzel ............................4015
Süßholzwurzelfluidextrakt, eingestellter,
  ethanolischer ....................**6.2**-5099
Süßholzwurzeltrockenextrakt als Geschmacks-
  korrigens ........................**6.1**-4712
Süßorangenschalenöl ......................4018
Sufentanil ...............................4020
Sufentanilcitrat ...........................4022
*Sufentanili citras* .........................4022
*Sufentanilum* ............................4020
Sulbactam-Natrium ..................**6.2**-5101
*Sulbactamum natricum* ..............**6.2**-5101
Sulfacetamid-Natrium ................**6.2**-5103
*Sulfacetamidum natricum* ............**6.2**-5103
Sulfadiazin ...............................4027
*Sulfadiazinum* ...........................4027
Sulfadimidin .............................4028
*Sulfadimidinum* ..........................4028
Sulfadoxin ...............................4029
*Sulfadoxinum* ...........................4029
Sulfafurazol ..............................4031
*Sulfafurazolum* ..........................4031
Sulfaguanidin ............................4032
*Sulfaguanidinum* .........................4032
Sulfamerazin .............................4033
*Sulfamerazinum* .........................4033
Sulfamethizol ............................4034
*Sulfamethizolum* ........................4034
Sulfamethoxazol ..........................4035
*Sulfamethoxazolum* ......................4035
Sulfamethoxypyridazin für Tiere ..............4037
*Sulfamethoxypyridazinum ad usum veterinarium* ....4037

Sulfaminsäure *R* ............................. 715
Sulfanblau *R* ............................... 715
Sulfanilamid ................................ 4039
Sulfanilamid *R* ............................. 715
*Sulfanilamidum* ............................ 4039
Sulfanilsäure *R* ............................. 715
Sulfanilsäure *RV* ........................... 755
Sulfanilsäure-Lösung *R* ..................... 715
Sulfanilsäure-Lösung *R* 1 ................... 715
Sulfanilsäure-Lösung, diazotierte *R* ......... 715
Sulfasalazin ................................ 4040
*Sulfasalazinum* ............................ 4040
Sulfat
 – Grenzprüfung (2.4.13) ................. 147
 – Identitätsreaktion (*siehe* 2.3.1) ......... 137
Sulfatasche, Grenzprüfung (2.4.14) ......... 148
Sulfathiazol ................................ 4042
Sulfathiazol *R* ............................. 715
*Sulfathiazolum* ............................ 4042
Sulfat-Lösung (10 ppm SO₄) *R* ............ 744
Sulfat-Lösung (10 ppm SO₄) *R* 1 .......... 745
Sulfat-Lösung (100 ppm SO₄) *R* ........... 744
Sulfat-Pufferlösung pH 2,0 *R* .............. 746
Sulfinpyrazon ............................... 4043
*Sulfinpyrazonum* .......................... 4043
Sulfisomidin ............................... 4045
*Sulfisomidinum* ........................... 4045
Sulfit-Lösung (1,5 ppm SO₂) *R* ............ 745
Sulfit-Lösung (80 ppm SO₂) *R* ............. 745
Sulfosalicylsäure *R* ......................... 715
*Sulfur ad usum externum* .................. 3906
*Sulfuris colloidalis et technetii[⁹⁹ᵐTc] solutio
 iniectabilis* ............................. 1474
Sulindac ................................... 4046
*Sulindacum* ............................... 4046
Sulpirid ................................... 4048
*Sulpiridum* ............................... 4048
Sultamicillin ............................. **6.1**-4713
*Sultamicillini tosilas dihydricus* ......... **6.3**-5700
Sultamicillintosilat-Dihydrat ............. **6.3**-5700
*Sultamicillinum* ......................... **6.1**-4713
Sumatra-Benzoe ........................... 1786
Sumatra-Benzoe-Tinktur ................... 1789
*Sumatriptani succinas* ................... **6.3**-5702
Sumatriptansuccinat ...................... **6.3**-5702
Suppositorien (*siehe* Zubereitungen zur rektalen
 Anwendung) ............................ 1060
 – lipophile, Erweichungszeit (2.9.22) ..... 382
 – Zerfallszeit (*siehe* 2.9.2) ............. 339
Suspensionen
 – zum Einnehmen (*siehe* Flüssige
  Zubereitungen zum Einnehmen) ......... 1011
 – zum Einnehmen, Tabletten zur Herstellung
  (*siehe* Tabletten) ..................... 1034
 – zur Anwendung in der Mundhöhle
  (*siehe* Zubereitungen zur Anwendung in der
  Mundhöhle) ............................ 1045
 – zur intrauterinen Anwendung für Tiere
  (*siehe* Zubereitungen zur intrauterinen
  Anwendung für Tiere) ................ **6.3**-5292
*Suxamethonii chloridum* .................. 4058
Suxamethoniumchlorid .................... 4058
Suxibuzon ................................. 4059
*Suxibuzonum* ............................. 4059
Swertiamarin *R* ........................... 716
Symbole, allgemeine (*siehe* 1.5) ......... **6.1**-4427
Synthetischen Peptide, Gehaltsbestimmung von
 Essigsäure (2.5.34) ..................... 190
SZ, Säurezahl (*siehe* 2.5.1) .............. 171
Szintillationslösung *R* .................... 716

**Ph. Eur. 6. Ausgabe, 3. Nachtrag**

# T

Tabelle mit physikalischen Eigenschaften der im
 Arzneibuch erwähnten Radionuklide (5.7) ..... 899
**Tabletten** ................................ 1031
 – Brausetabletten ..................... 1033
 – Lyophilisate zum Einnehmen ......... 1035
 – magensaftresistente Tabletten ....... 1034
 – mit veränderter Wirkstofffreisetzung .. 1034
 – nicht überzogene Tabletten .......... 1033
 – Schmelztabletten .................... 1034
 – überzogene Tabletten ................ 1033
 – zur Anwendung in der Mundhöhle ..... 1035
 – zur Herstellung einer Lösung zum
  Einnehmen ........................... 1034
 – zur Herstellung einer Suspension zum
  Einnehmen ........................... 1034
 – zur Herstellung von Lösungen und
  Suspensionen zur intrauterinen Anwendung
  für Tiere ......................... **6.3**-5292
 – zur Herstellung von Rektallösungen und
  Rektalsuspensionen ................. 1061
 – zur Herstellung von Vaginallösungen und
  Vaginalsuspensionen ................ 1064
 – zur intrauterinen Anwendung für Tiere .. **6.3**-5291
Tabletten (*siehe* Homöopathische
 Zubereitungen) ......................... 1512
 – Bruchfestigkeit (2.9.8) .............. 355
 – nicht überzogene, Friabilität (2.9.7) ... 354
 – Zerfallszeit (2.9.1) ................ **6.3**-5237
Tagatose *R* ............................. 716
Taigawurzel ............................. 4063
*Talcum* ............................... **6.3**-5709
Talkum ................................ **6.3**-5709
Talkum *R* .............................. 716
TAMC, total aerobic microbial count
 – Akzeptanzkriterien (*siehe* 5.1.4) ..... 773
 – Begriffserklärung (*siehe* 1.5) ....... **6.1**-4427
Tamoxifencitrat .......................... 4068
*Tamoxifeni citras* ....................... 4068
*Tamponae medicatae* .................... 1035
Tampons, wirkstoffhaltige ............... 1035
Tamsulosinhydrochlorid .................. 4070
*Tamsulosini hydrochloridum* ............ 4070
*Tanaceti parthenii herba* ............... 3326
Tang .................................... 4072
Tannin .................................. 4073
Tannin *R* ............................... 716
*Tanninum* .............................. 4073
Tartrat, Identitätsreaktion (*siehe* 2.3.1) .. 137
Tausendgüldenkraut ..................... 4074
Taxifolin *R* ............................. 716
*Technetii[⁹⁹ᵐTc] bicisati solutio iniectabilis* ........ 1459
*Technetii[⁹⁹ᵐTc] et etifenini solutio iniectabilis* ..... 1460
*Technetii[⁹⁹ᵐTc] exametazimi solutio iniectabilis* ... 1461
*Technetii[⁹⁹ᵐTc] gluconatis solutio iniectabilis* ..... 1463
*Technetii[⁹⁹ᵐTc] humani albumini solutio
 iniectabilis* ........................... 1457
*Technetii[⁹⁹ᵐTc] macrosalbi suspensio iniectabilis* . **6.3**-5320
*Technetii[⁹⁹ᵐTc] mebrofenini solutio iniectabilis* ... **6.3**-5322
*Technetii[⁹⁹ᵐTc] medronati solutio iniectabilis* ..... 1466
*Technetii[⁹⁹ᵐTc] mertiatidi solutio iniectabilis* ..... 1468
*Technetii[⁹⁹ᵐTc] microsphaerarum suspensio
 iniectabilis* ........................ **6.3**-5324
*Technetii[⁹⁹ᵐTc] pentetatis solutio iniectabilis* ..... 1471
*Technetii[⁹⁹ᵐTc] sestamibi solutio iniectabilis* ..... 1475
*Technetii[⁹⁹ᵐTc] succimeri solutio iniectabilis* ..... 1477
[⁹⁹ᵐTc]Technetium-Albumin-Injektionslösung ..... 1457
[⁹⁹ᵐTc]Technetium-Bicisat-Injektionslösung ...... 1459
[⁹⁹ᵐTc]Technetium-Etifenin-Injektionslösung ..... 1460
[⁹⁹ᵐTc]Technetium-Exametazim-Injektions-
 lösung ................................ 1461
[⁹⁹ᵐTc]Technetium-Gluconat-Injektionslösung .... 1463
[⁹⁹ᵐTc]Technetium-Macrosalb-Injektionslösung .. **6.3**-5320

[⁹⁹ᵐTc]Technetium-Mebrofenin-Injektionslösung . **6.3**-5322
[⁹⁹ᵐTc]Technetium-Medronat-Injektionslösung ..... 1466
[⁹⁹ᵐTc]Technetium-Mertiatid-Injektionslösung ..... 1468
[⁹⁹ᵐTc]Technetium-Mikrosphären-Injektions-
 lösung ................................. **6.3**-5324
[⁹⁹ᵐTc]Technetium-Pentetat-Injektionslösung ....... 1471
[⁹⁹ᵐTc]Technetium-Rheniumsulfid-Kolloid-
 Injektionslösung ........................ **6.3**-5326
[⁹⁹ᵐTc]Technetium-Schwefel-Kolloid-Injektions-
 lösung .................................. 1474
[⁹⁹ᵐTc]Technetium-Sestamibi-Injektionslösung ..... 1475
[⁹⁹ᵐTc]Technetium-Succimer-Injektionslösung ...... 1477
[⁹⁹ᵐTc]Technetium-Zinndiphosphat-Injektions-
 lösung .................................. **6.3**-5327
[⁹⁹ᵐTc]Technetium-Zinn-Kolloid-Injektions-
 lösung .................................. 1480
Tecnazen *R* ................................. 716
Teebaumöl ................................... 4075
Teicoplanin ............................... **6.3**-5711
*Teicoplaninum* ............................ **6.3**-5711
Telmisartan ............................... **6.3**-5714
*Telmisartanum* ............................ **6.3**-5714
Temazepam .................................. 4076
*Temazepamum* .............................. 4076
Temperaturangaben, Definition (*siehe* 1.2) ..... **6.1**-4423
Tenosynovitis-Virus-Lebend-Impfstoff
 für Geflügel ............................. 1358
Tenoxicam ................................... 4078
*Tenoxicamum* ............................... 4078
Terazosinhydrochlorid-Dihydrat ............... 4079
*Terazosini hydrochloridum dihydricum* ........ 4079
Terbinafinhydrochlorid ....................... 4082
*Terbinafini hydrochloridum* ................. 4082
*Terbutalini sulfas* ......................... 4084
Terbutalinsulfat ............................. 4084
Terconazol ................................ **6.1**-4721
*Terconazolum* ............................. **6.1**-4721
*Terebinthinae aetheroleum e pino pinastro* ........ 4089
Terfenadin ................................ **6.1**-4723
*Terfenadinum* ............................. **6.1**-4723
Terminologie in Monographien zu Impfstoffen
 und anderen biologischen Produkten (5.2.1) ...... 797
Terpentinöl vom Strandkiefer-Typ ............. 4089
α-Terpinen *R* ............................... 716
γ-Terpinen *R* ............................... 717
Terpinen-4-ol *R* ............................ 717
α-Terpineol *R* .............................. 717
Terpinolen *R* ............................... 717
Testosteron .................................. 4091
Testosteron *R* .............................. 717
Testosterondecanoat .......................... 4093
Testosteronenantat ........................... 4095
*Testosteroni decanoas* ...................... 4093
*Testosteroni enantas* ....................... 4095
*Testosteroni isocaproas* .................... 4097
*Testosteroni propionas* ..................... 4098
Testosteronisocaproat ........................ 4097
Testosteronpropionat ......................... 4098
Testosteronpropionat *R* ..................... 717
*Testosteronum* .............................. 4091
Tetanus-Adsorbat-Impfstoff ................... 1203
– Bestimmung der Wirksamkeit (2.7.8) ......... 287
Tetanus-Antitoxin ............................ 1382
Tetanus-Antitoxin für Tiere .................. 1391
Tetanus-Immunglobulin vom Menschen ........... 4100
Tetanus-Impfstoff für Tiere .................. 1360
Tetanus-Toxin und -Toxoid, Flockungswert (Lf)
 (2.7.27) .................................. 313
1,2,3,4-Tetra-*O*-acetyl-β-D-glucopyranose *R* ..... **6.2**-4863
1,3,4,6-Tetra-*O*-acetyl-β-D-mannopyranose *R* .... **6.3**-5259
Tetra-*O*-acetylmannosetriflat für radio-
 aktive Arzneimittel ...................... **6.3**-5329
*Tetra-O-acetylmannosi triflas ad radio-
 pharmaceutica* ........................... **6.3**-5329

Tetrabutylammoniumbromid *R* ................. 718
Tetrabutylammoniumdihydrogenphosphat *R* ...... 718
Tetrabutylammoniumhydrogensulfat *R* .......... 718
Tetrabutylammoniumhydrogensulfat *R* 1 ........ 718
Tetrabutylammoniumhydroxid *R* ............... 718
Tetrabutylammoniumhydroxid-Lösung *R* ......... 718
Tetrabutylammoniumhydroxid-Lösung *R* 1 ....... 718
Tetrabutylammoniumhydroxid-Lösung
 (0,1 mol·l⁻¹) ............................ 761
Tetrabutylammoniumhydroxid-Lösung
 (0,1 mol·l⁻¹), 2-propanolische ........... 761
Tetrabutylammoniumiodid *R* .................. 718
Tetrabutylammonium-Pufferlösung pH 7,0 *R* ....... 750
Tetracainhydrochlorid ..................... **6.1**-4725
*Tetracaini hydrochloridum* ................ **6.1**-4725
Tetrachlorethan *R* .......................... 718
Tetrachlorkohlenstoff *R* .................... 719
Tetrachlorvinphos *R* ........................ 719
Tetracosactid ............................. **6.3**-5716
*Tetracosactidum* ......................... **6.3**-5716
Tetracosa-15-ensäuremethylester *R* .......... 719
Tetracyclin .................................. 4106
Tetracyclinhydrochlorid ...................... 4108
Tetracyclinhydrochlorid *R* .................. 719
*Tetracyclini hydrochloridum* ................ 4108
*Tetracyclinum* .............................. 4106
Tetradecan *R* ............................... 719
Tetraethylammoniumhydrogensulfat *R* .......... 719
Tetraethylammoniumhydroxid-Lösung *R* ......... 719
Tetraethylenpentamin *R* ..................... 719
Tetraheptylammoniumbromid *R* ................ 719
Tetrahexylammoniumbromid *R* ................. 720
Tetrahexylammoniumhydrogensulfat *R* .......... 720
Tetrahydrofuran *R* .......................... 720
Tetrahydrofuran zur Chromatographie *R* ....... 720
Tetrakis(decyl)ammoniumbromid *R* ............. 720
α-Tetralon *R* ............................ **6.1**-4460
Tetramethylammoniumbromid *R* ................ 720
Tetramethylammoniumchlorid *R* ............... 720
Tetramethylammoniumhydrogensulfat *R* ......... 720
Tetramethylammoniumhydroxid *R* .............. 720
Tetramethylammoniumhydroxid-Lösung *R* ........ 721
Tetramethylammoniumhydroxid-Lösung,
 verdünnte *R* ............................ 721
Tetramethylbenzidin *R* ...................... 721
1,1,3,3-Tetramethylbutylamin *R* ............. 721
Tetramethyldiaminodiphenylmethan *R* .......... 721
Tetramethyldiaminodiphenylmethan-Reagenz *R* ..... 721
Tetramethylethylendiamin *R* ................. 721
Tetramethylsilan *R* ......................... 721
Tetrapropylammoniumchlorid *R* ............... 722
Tetrazepam ................................... 4110
*Tetrazepamum* ............................... 4110
Tetrazolblau *R* ............................. 722
Tetrazoliumbromid *R* ........................ 722
Tetrazoliumsalz *R* ....................... **6.3**-5259
Tetryzolinhydrochlorid ....................... 4111
*Tetryzolini hydrochloridum* ................. 4111
Teufelskrallenwurzel ...................... **6.2**-5109
Teufelskrallenwurzeltrockenextrakt ........... 4114
[²⁰¹Tl]Thalliumchlorid-Injektionslösung ...... 1481
Thallium-Lösung (10 ppm Tl) *R* .............. 745
Thallium(I)-sulfat ........................... 722
*Thallosi[²⁰¹Tl] chloridi solutio iniectabilis* ... 1481
Thebain *R* .................................. 722
Theobromin ................................... 4115
Theobromin *R* ............................... 722
*Theobrominum* ............................... 4115
Theophyllin .................................. 4116
Theophyllin *R* .............................. 722
Theophyllin-Ethylendiamin .................... 4117
Theophyllin-Ethylendiamin-Hydrat ............. 4119
Theophyllin-Monohydrat ....................... 4120
*Theophyllinum* .............................. 4116

*Theophyllinum et ethylendiaminum* ............. 4117
*Theophyllinum et ethylendiaminum hydricum* ....... 4119
*Theophyllinum monohydricum* ................. 4120
Thermoanalyse (2.2.34) .............. **6.1**-4435
Thiamazol ............................ 4121
Thiamazol *R* ........................... 722
*Thiamazolum* .......................... 4121
Thiaminchloridhydrochlorid ............... 4123
*Thiamini hydrochloridum* ................. 4123
*Thiamini nitras* ........................ 4125
Thiaminnitrat .......................... 4125
Thiamphenicol ......................... 4127
*Thiamphenicolum* ...................... 4127
(2-Thienyl)essigsäure *R* .................. 723
Thioacetamid *R* ........................ 723
Thioacetamid-Lösung *R* .................. 723
Thioacetamid-Reagenz *R* ................. 723
Thioäpfelsäure *R* ....................... 723
Thiobarbitursäure *R* .................... 723
Thioctsäure ............................ 4128
Thiodiethylenglycol *R* .................. 723
Thioglycolsäure *R* ..................... 723
Thioharnstoff *R* ....................... 723
Thiomersal ............................ 4130
Thiomersal *R* .......................... 723
*Thiomersalum* ......................... 4130
Thiopental-Natrium ..................... 4131
*Thiopentalum natricum et natrii carbonas* ......... 4131
Thioridazin ............................ 4132
Thioridazinhydrochlorid ................. 4134
*Thioridazini hydrochloridum* ............. 4134
*Thioridazinum* ........................ 4132
Threonin .............................. 4136
Threonin *R* ............................ 723
*Threoninum* .......................... 4136
Thrombin vom Menschen *R* ................ 723
Thrombin-vom-Menschen-Lösung *R* ........ 724
Thrombin-vom-Menschen-Lösung *R* 1 ...... 724
Thromboplastin-Reagenz *R* .............. **6.2**-4864
Thujon *R* ............................ 724
*Thymi aetheroleum* ................... **6.3**-5717
*Thymi herba* ........................ 4137
Thymian .............................. 4137
Thymianöl ........................... **6.3**-5717
Thymidin *R* .......................... 724
Thymin *R* ............................ 724
Thymol ............................... 4140
Thymol *R* ............................ 724
Thymolblau *R* ........................ 724
Thymolblau-Lösung *R* .................. 724
Thymolphthalein *R* .................... 725
Thymolphthalein-Lösung *R* .............. 725
*Thymolum* ............................ 4140
Tiabendazol .......................... 4141
*Tiabendazolum* ........................ 4141
Tiamulin für Tiere ...................... 4143
Tiamulinhydrogenfumarat für Tiere .......... 4145
*Tiamulini hydrogenofumaras ad usum veterinarium* ...................... 4145
*Tiamulinum ad usum veterinarium* ............. 4143
Tianeptin-Natrium ..................... 4148
*Tianeptinum natricum* ................. 4148
Tiapridhydrochlorid ................... 4150
*Tiapridi hydrochloridum* ............... 4150
Tiaprofensäure ....................... 4151
Tibolon .............................. 4153
*Tibolonum* ........................... 4153
Ticarcillin-Natrium .................... 4155
*Ticarcillinum natricum* ................ 4155
Ticlopidinhydrochlorid ................. 4157
*Ticlopidini hydrochloridum* ............ 4157
*Tiliae flos* ........................... 3079
Tilidinhydrochlorid-Hemihydrat ........... 4160
*Tilidini hydrochloridum hemihydricum* ............ 4160

*Timololi maleas* ....................... 4161
Timololmaleat ......................... 4161
**Tincturae**
 – *Arnicae tinctura* .................. **6.3**-5368
 – *Aurantii amari epicarpii et mesocarpii tinctura* ....................... 1842
 – *Belladonnae folii tinctura normata* .......... 1770
 – *Benzois sumatrani tinctura* ........... 1789
 – *Benzois tonkinensis tinctura* ......... 1788
 – *Capsici tinctura normata* ............. 1991
 – *Cinnamomi corticis tinctura* ......... 4396
 – *Gentianae tinctura* ................ 2437
 – *Ipecacuanhae tinctura normata* ....... 2896
 – *Myrrhae tinctura* .................. 3331
 – *Opii tinctura normata* .............. 3526
 – *Ratanhiae tinctura* ................ 3825
 – *Salviae tinctura* .................. 3886
 – *Tincturae maternae ad praeparationes homoeopathicas* ................. 1520
 – *Tormentillae tinctura* ............ **6.3**-5720
 – *Valerianae tinctura* ............... 1751
Tincturae (*siehe* Extrakte) ............. **6.1**-4478
*Tincturae maternae ad praeparationes homoeopathicas* ................. 1520
Tinidazol ............................ **6.2**-5111
*Tinidazolum* ........................ **6.2**-5111
**Tinkturen**
 – Arnikatinktur .................... **6.3**-5368
 – Baldriantinktur ..................... 1751
 – Belladonnatinktur, eingestellte ......... 1770
 – Benzoe-Tinktur, Siam- ................ 1788
 – Benzoe-Tinktur, Sumatra- ............. 1789
 – Bitterorangenschalentinktur ........... 1842
 – Cayennepfeffertinktur, eingestellte ...... 1991
 – Enziantinktur ...................... 2437
 – Ipecacuanhatinktur, eingestellte ....... 2896
 – Myrrhentinktur .................... 3331
 – Opiumtinktur, eingestellte ............ 3526
 – Ratanhiatinktur ..................... 3825
 – Salbeitinktur ....................... 3886
 – Tormentilltinktur ................ **6.3**-5720
 – Urtinkturen für homöopathische Zubereitungen ................. 1520
 – Zimtrindentinktur .................. 4396
Tinkturen (*siehe* Extrakte) ............. **6.1**-4478
Tinnevelly-Sennesfrüchte ................ 3918
Tinzaparin-Natrium .................... 4164
*Tinzaparinum natricum* ................ 4164
Tioconazol ........................... 4165
*Tioconazolum* ........................ 4165
Titan *R* ............................. 725
Titan(III)-chlorid *R* ................... 725
Titan(III)-chlorid-Lösung *R* ............ 725
Titan(III)-chlorid-Schwefelsäure-Reagenz *R* ........ 725
Titan(IV)-oxid *R* ..................... 725
Titandioxid ........................... 4166
Titangelb *R* .......................... 725
Titangelb-Lösung *R* ................... 725
Titangelb-Papier *R* .................... 725
*Titanii dioxidum* ..................... 4166
Titan-Lösung (100 ppm Ti) *R* ........... 745
Titration, Coulometrische, Mikrobestimmung von Wasser (2.5.32) .............. 184
Titrationen, komplexometrische (2.5.11) ........... 175
Tobramycin .......................... **6.2**-5112
*Tobramycinum* ....................... **6.2**-5112
TOC, total organic carbon (*siehe* 2.2.44) .......... 92
α-Tocopherol *R* ....................... 726
all-*rac*-α-Tocopherol ................. 4170
*RRR*-α-Tocopherol ................... 4172
α-Tocopherolacetat *R* ................. 726
all-*rac*-α-Tocopherolacetat ............ 4173
*RRR*-α-Tocopherolacetat .............. 4175
α-Tocopherolacetat-Trockenkonzentrat .......... 4176

DL-α-Tocopherolhydrogensuccinat ............. 4178
RRR-α-Tocopherolhydrogensuccinat ............ 4181
*int-rac-α-Tocopherolum* ..................... 4170
*RRR-α-Tocopherolum* ........................ 4172
*int-rac-α-Tocopherylis acetas* ................ 4173
*RRR-α-Tocopherylis acetas* .................. 4175
*α-Tocopherylis acetatis pulvis* ............... 4176
DL-*α-Tocopherylis hydrogenosuccinas* ........ 4178
*RRR-α-Tocopherylis hydrogenosuccinas* ...... 4181
Tolbutamid .................................. 4183
*Tolbutamidum* .............................. 4183
Tolfenaminsäure ............................. 4184
o-Tolidin *R* ................................. 726
o-Tolidin-Lösung *R* ......................... 726
Tollwut-Antiserum, fluoresceinkonjugiertes *R* ... 726
Tollwut-Immunglobulin vom Menschen ........ 4186
Tollwut-Impfstoff
 – aus Zellkulturen für Menschen .......... **6.1**-4509
 – (inaktiviert) für Tiere ................. **6.1**-4519
Tollwut-Lebend-Impfstoff (oral) für Füchse .... 1365
Tolnaftat .................................... 4188
*Tolnaftatum* ................................ 4188
Tolubalsam .................................. 4189
o-Toluidin *R* ................................ 726
p-Toluidin *R* ................................ 726
Toluidinblau *R* .............................. 726
o-Toluidinhydrochlorid *R* .................... 726
Toluol *R* .................................... 726
Toluol, schwefelfreies *R* ..................... 726
2-Toluolsulfonamid *R* ....................... 727
4-Toluolsulfonamid *R* ....................... 727
4-Toluolsulfonsäure *R* ....................... 727
Ton, weißer ............................... **6.3**-5719
Torasemid, wasserfreies ...................... 4192
*Torasemidum anhydricum* ................... 4192
*Tormentillae rhizoma* ....................... 4194
*Tormentillae tinctura* ..................... **6.3**-5720
Tormentilltinktur ......................... **6.3**-5720
Tormentillwurzelstock ....................... 4194
Tosylargininmethylesterhydrochlorid *R* ....... 727
Tosylargininmethylesterhydrochlorid-Lösung *R* .. 727
Tosylchloramid-Natrium ..................... 4195
*Tosylchloramidum natricum* ................. 4195
Tosyllysinchlormethanhydrochlorid *R* ........ 727
Tosylphenylalanylchlormethan *R* ............. 727
Toxaphen *R* ................................ 728
*Toxinum botulinicum typum A ad iniectabile* . 1858
Toxizität, anomale, Prüfung (2.6.9) ........... 209
*Tragacantha* ............................. **6.3**-5720
Tragant ................................... **6.3**-5720
Tragant *R* .................................. 728
Tramadolhydrochlorid ....................... 4197
*Tramadoli hydrochloridum* .................. 4197
Tramazolinhydrochlorid-Monohydrat .......... 4199
*Tramazolini hydrochloridum monohydricum* .. 4199
Trandolapril ................................ 4200
*Trandolaprilum* ............................ 4200
Tranexamsäure .............................. 4202
Transdermale Pflaster ....................... 1036
 – Wirkstofffreisetzung (2.9.4) .............. 350
Transfusionsbestecke für Blut und Blutprodukte
 (3.2.6) .................................... 486
Trapidil .................................... 4204
*Trapidilum* ................................ 4204
Tretinoin ................................... 4206
*Tretinoinum* ............................... 4206
Triacetin ................................... 4207
Triacetin *R* ................................ 728
*Triacetinum* ............................... 4207
Triamcinolon ............................... 4208
Triamcinolon *R* ............................ 728
Triamcinolonacetonid ....................... 4210
Triamcinolonacetonid *R* .................... 728
Triamcinolonhexacetonid .................... 4212

*Triamcinoloni acetonidum* .................. 4210
*Triamcinoloni hexacetonidum* ............... 4212
*Triamcinolonum* ........................... 4208
Triamteren .............................. **6.3**-5722
*Triamterenum* .......................... **6.3**-5722
Tribenosid ................................. 4214
*Tribenosidum* ............................. 4214
Tribromphenol *R* ........................... 728
Tributylacetylcitrat ...................... **6.3**-5724
Tributylcitrat *R* ........................... 728
*Tributylis acetylcitras* .................. **6.3**-5724
*Tri-n-butylis phosphas* ..................... 4217
Tri-*n*-butylphosphat ........................ 4217
*Tricalcii phosphas* ......................... 4218
Tricalciumphosphat ......................... 4218
Trichloressigsäure .......................... 4219
Trichloressigsäure *R* ....................... 728
Trichloressigsäure-Lösung *R* ................ 728
Trichlorethan *R* ............................ 728
Trichloroethylen *R* ......................... 729
Trichlortrifluorethan *R* ..................... 729
Tricin *R* ................................... 729
Tricosan *R* ................................. 729
Tridocosahexaenoin *R* ...................... 729
Triethanolamin *R* .......................... 729
Triethylamin *R* ............................ 729
Triethylamin *R* 1 .......................... 729
Triethylcitrat ............................... 4220
Triethylendiamin *R* ........................ 729
*Triethylis citras* ........................... 4220
Triethylphosphonoformiat *R* ................ 729
Trifluoperazindihydrochlorid ................ 4221
*Trifluoperazini hydrochloridum* ............. 4221
Trifluoressigsäure *R* ........................ 730
Trifluoressigsäureanhydrid *R* ................ 730
3-Trifluormethylanilin *R* ................ **6.1**-4460
4-Trifluormethylphenol *R* ................... 730
Triflusal .................................... 4222
*Triflusalum* ............................... 4222
*Triglycerida saturata media* ................. 4224
Triglyceride, mittelkettige ................... 4224
Triglyceroldiisostearat .................... **6.1**-4730
*Triglyceroli diisostearas* ................ **6.1**-4730
*Trigonellae foenugraeci semen* .............. 1854
Trigonellinhydrochlorid *R* .................. 730
Trihexyphenidylhydrochlorid ................ 4227
*Trihexyphenidyli hydrochloridum* ........... 4227
Trimetazidindihydrochlorid ................. 4229
*Trimetazidini dihydrochloridum* ............ 4229
Trimethadion ............................... 4231
*Trimethadionum* ........................... 4231
Trimethoprim .............................. 4232
*Trimethoprimum* ........................... 4232
Trimethylpentan *R* ......................... 730
Trimethylpentan *R* 1 ....................... 730
1-(Trimethylsilyl)imidazol *R* ................ 730
Trimethylsulfoniumhydroxid *R* .............. 730
Trimethylzinnchlorid *R* ..................... 731
*Trimipramini maleas* ....................... 4235
Trimipraminmaleat ......................... 4235
2,4,6-Trinitrobenzolsulfonsäure *R* ........... 731
Triolein *R* ................................. 731
Triphenylmethanol *R* ....................... 731
Triphenyltetrazoliumchlorid *R* .............. 731
Triphenyltetrazoliumchlorid-Lösung *R* ....... 731
Triscyanoethoxypropan *R* ................... 731
*Tritici aestivi oleum raffinatum* ............. 4359
*Tritici aestivi oleum virginale* .............. 4358
*Tritici amylum* ......................... **6.3**-5744
Tritiiertes-[³H]Wasser-Injektionslösung ...... 1484
**Trockenextrakte**
 – Aloetrockenextrakt, eingestellter ....... **6.2**-4899
 – Artischockenblättertrockenextrakt ...... **6.3**-5369

Ph. Eur. 6. Ausgabe, 3. Nachtrag

- Baldriantrockenextrakt, mit wässrigalkoholischen Mischungen hergestellter ......1752
- Belladonnablättertrockenextrakt, eingestellter ........................ **6.3**-5388
- Boldoblättertrockenextrakt ............. **6.1**-4558
- Cascaratrockenextrakt, eingestellter .........1985
- Faulbaumrindentrockenextrakt, eingestellter .......................... **6.3**-5465
- Ginkgotrockenextrakt, quantifizierter, raffinierter ....................... **6.3**-5477
- Johanniskrauttrockenextrakt, quantifizierter ...................... **6.3**-5515
- Mariendistelfrüchtetrockenextrakt, eingestellter, gereinigter .................3179
- Opiumtrockenextrakt, eingestellter ..........3528
- Passionsblumenkrauttrockenextrakt .........3595
- Sennesblättertrockenextrakt, eingestellter .. **6.3**-5686
- Süßholzwurzeltrockenextrakt als Geschmackskorrigens ............... **6.1**-4712
- Teufelskrallenwurzeltrockenextrakt ..........4114
- Trockenextrakt aus frischen Heidelbeeren, eingestellter, gereinigter ............. **6.2**-4983
- Weidenrindentrockenextrakt ............ **6.1**-4734
- Weißdornblätter-mit-Blüten-Trockenextrakt ................................4356
Trockenextrakte (siehe Extrakte) ............ **6.1**-4480
Trockenrückstand von Extrakten (2.8.16) ..........329
Trocknen und Glühen bis zur Massekonstanz, Definition (siehe 1.2) ................. **6.1**-4423
Trocknungsverlust (2.2.32) ......................70
Trocknungsverlust von Extrakten (2.8.17) ..........329
Trolamin .................................4237
Trolaminum ...............................4237
Trometamol ..............................4239
Trometamol R ..............................731
Trometamol-Acetat-Pufferlösung pH 7,4 R .........750
Trometamol-Acetat-Pufferlösung pH 7,4, natriumchloridhaltige R .....................750
Trometamol-Acetat-Pufferlösung pH 8,0 R .........751
Trometamol-Acetat-Pufferlösung pH 8,0, natriumchloridhaltige R .....................751
Trometamol-Acetat-Pufferlösung pH 8,5 R .........752
Trometamol-Aminoessigsäure-Pufferlösung pH 8,3 R ................................752
Trometamol-Lösung R .........................731
Trometamol-Lösung R 1 .......................731
Trometamol-Natriumedetat-BSA-Pufferlösung pH 8,4, albuminhaltige R ....................752
Trometamol-Natriumedetat-Pufferlösung pH 8,4 R ................................752
Trometamol-Pufferlösung pH 6,8 (1 mol · l$^{-1}$) R ......749
Trometamol-Pufferlösung pH 7,4 R .............750
Trometamol-Pufferlösung pH 7,4, natriumchloridhaltige R .....................750
Trometamol-Pufferlösung pH 7,4, natriumchloridhaltige R 1 ...................750
Trometamol-Pufferlösung pH 7,5 R .............751
Trometamol-Pufferlösung pH 7,5 (0,05 mol · l$^{-1}$) R ........................751
Trometamol-Pufferlösung pH 8,0 R .............751
Trometamol-Pufferlösung pH 8,0 (1 mol · l$^{-1}$) R ......751
Trometamol-Pufferlösung pH 8,1 R .............752
Trometamol-Pufferlösung pH 8,8 (1,5 mol · l$^{-1}$) R ........................752
Trometamol-Pufferlösung pH 9,0 (0,05 mol · l$^{-1}$) R ..................... **6.3**-5259
Trometamol-Salzsäure-Pufferlösung pH 8,3 R .......752
Trometamolum ............................4239
Tropasäure R .......................... **6.1**-4460
Tropfen
- zum Einnehmen ......................1012
- zur Anwendung in der Mundhöhle .........1045
- zur Anwendung in der Mundhöhle in Einzeldosisbehältnissen ................1045

Ph. Eur. 6. Ausgabe, 3. Nachtrag

Tropfpunkt (2.2.17) ...........................42
Tropicamid ...............................4240
Tropicamidum .............................4240
Tropisetronhydrochlorid ....................4242
Tropisetroni hydrochloridum ................4242
Trospii chloridum ..........................4244
Trospiumchlorid ...........................4244
Troxerutin ...............................4246
Troxerutin R ..............................732
Troxerutinum .............................4246
Trypsin .............................. **6.3**-5726
Trypsin R .................................732
Trypsin zur Peptidmustercharakterisierung R ........732
Trypsinum ............................ **6.3**-5726
Tryptophan ........................... **6.3**-5728
Tryptophan R .............................732
Tryptophanum ......................... **6.3**-5728
TSE, Risikominimierung der Übertragung durch Human- und Tierarzneimittel (5.2.8) ............812
Tuberculini aviarii derivatum proteinosum purificatum ..............................4252
Tuberculini bovini derivatum proteinosum purificatum ..............................4253
Tuberculini derivatum proteinosum purificatum ad usum humanum .....................4255
Tuberculinum pristinum ad usum humanum .......1613
Tuberkulin
- aus Mycobacterium avium, gereinigtes ........4252
- aus Mycobacterium bovis, gereinigtes .........4253
- zur Anwendung am Menschen, gereinigtes ....4255
Tubocurarinchlorid .........................4258
Tubocurarini chloridum ....................4258
Tumorigenität (siehe 5.2.3) ............... **6.3**-5270
Turbidimetrie (siehe 2.2.1) ....................28
Tylosin für Tiere ..........................4259
Tylosini phosphatis solutio ad usum veterinarium ....4261
Tylosini tartras ad usum veterinarium ..........4263
Tylosinphosphat-Lösung als Bulk für Tiere .........4261
Tylosintartrat für Tiere ....................4263
Tylosinum ad usum veterinarium ...............4259
TYMC, total combined yeasts/moulds count
- Akzeptanzkriterien (siehe 5.1.4) ..............773
- Begriffserklärung (siehe 1.5) ............ **6.1**-4427
Typhus-Impfstoff ..........................1208
Typhus-Impfstoff (gefriergetrocknet) ............1208
Typhus-Lebend-Impfstoff, oral (Stamm Ty 21a) ....1209
Typhus-Polysaccharid-Impfstoff ................1211
Tyramin R .................................732
Tyrosin ..................................4265
Tyrosin R .................................732
Tyrosinum ................................4265
Tyrothricin ...............................4266
Tyrothricinum ............................4266

# U

Ubidecarenon ............................4271
Ubidecarenonum ..........................4271
Überzogene Granulate (siehe Granulate) .........1017
Überzogene Tabletten (siehe Tabletten) ..........1033
Umbelliferon R ............................732
Umschlagpasten (siehe Halbfeste Zubereitungen zur kutanen Anwendung) ............. **6.3**-5289
Undecylensäure ...........................4272
Unverseifbare Anteile (2.5.7) ..................174
Uracil R .................................732
Ureum ..................................2748
Uridin R .................................733
Urofollitropin ............................4273
Urofollitropinum ..........................4273
Urokinase ...............................4275
Urokinasum ..............................4275

Uronsäuren in Polysaccharid-Impfstoffen
(2.5.22) .................................180
Ursodesoxycholsäure ......................4277
Ursolsäure *R* ..............................733
*Urtica dioica ad praeparationes homoeopathicas* ....1524
*Urticae folium* ............................1861
Urtinkturen (*siehe* Homöopathische
Zubereitungen) ..........................1511
Urtinkturen für homöopathische Zubereitungen ....1520
Urtitersubstanzen für Maßlösungen (4.2.1) .........755
*Uvae ursi folium* ........................ **6.1**-4553
UV-Analysenlampen (2.1.3) .....................21
UV-Vis-Spektroskopie (2.2.25) .................53

# V

*Vaccina ad usum humanum* ..............**6.3**-5277
*Vaccina ad usum veterinarium* .................979
*Vaccinum actinobacillosidis inactivatum ad suem* ....1222
*Vaccinum adenovirosidis caninae vivum* ..........1220
*Vaccinum adenovirosis caninae inactivatum* ........1219
*Vaccinum anaemiae infectivae pulli vivum* ........1225
*Vaccinum anthracis adsorbatum ab colato
culturarum ad usum humanum* ..............1167
*Vaccinum anthracis vivum ad usum veterinarium* ....1313
*Vaccinum aphtharum epizooticarum inactivatum
ad ruminantes* ...........................1310
*Vaccinum bronchitidis infectivae aviariae
inactivatum* .............................1243
*Vaccinum bronchitidis infectivae aviariae vivum* .. **6.1**-4517
*Vaccinum brucellosis (Brucella melitensis stirpe
Rev. 1) vivum ad usum veterinarium* ..........1248
*Vaccinum bursitidis infectivae aviariae
inactivatum* .............................1249
*Vaccinum bursitidis infectivae aviariae vivum* .......1251
*Vaccinum calicivirosis felinae inactivatum* .........1254
*Vaccinum calicivirosis felinae vivum* .............1256
*Vaccinum chlamydiosidis felinae inactivatum* ......1257
*Vaccinum cholerae* ........................1073
*Vaccinum cholerae aviariae inactivatum* ..........1259
*Vaccinum cholerae cryodesiccatum* .............1074
*Vaccinum cholerae perorale inactivatum* ..........1075
*Vaccinum Clostridii botulini ad usum
veterinarium* ............................1240
*Vaccinum Clostridii chauvoei ad usum
veterinarium* ............................1260
*Vaccinum Clostridii novyi B ad usum
veterinarium* ............................1261
*Vaccinum Clostridii perfringentis ad usum
veterinarium* ............................1264
*Vaccinum Clostridii septici ad usum veterinarium* ....1266
*Vaccinum coccidiosidis vivum ad pullum* ........ **6.2**-4871
*Vaccinum colibacillosis fetus a partu recentis
inactivatum ad ruminantes* ..................1271
*Vaccinum colibacillosis fetus a partu recentis
inactivatum ad suem* ......................1269
*Vaccinum diarrhoeae viralis bovinae inactivatum* ....1370
*Vaccinum diphtheriae adsorbatum* .............1077
*Vaccinum diphtheriae, antigeniis minutum,
adsorbatum* .............................1079
*Vaccinum diphtheriae et tetani adsorbatum* ........1081
*Vaccinum diphtheriae et tetani, antigeni-o(-is)
minutum, adsorbatum* .....................1082
*Vaccinum diphtheriae, tetani et hepatitidis B
(ADNr) adsorbatum* ......................1084
*Vaccinum diphtheriae, tetani et pertussis
adsorbatum* .............................1086
*Vaccinum diphtheriae, tetani et poliomyelitidis
inactivatum, antigeni-o(-is) minutum,
adsorbatum* .............................1117
*Vaccinum diphtheriae, tetani, pertussis et
poliomyelitidis inactivatum adsorbatum* .........1111
*Vaccinum diphtheriae, tetani, pertussis,
poliomyelitidis inactivatum et haemophili
stirpe b coniugatum adsorbatum* ..............1114
*Vaccinum diphtheriae, tetani, pertussis sine cellulis
ex elementis praeparatum adsorbatum* .........1088
*Vaccinum diphtheriae, tetani, pertussis sine cellulis
ex elementis praeparatum et haemophili stirpe b
coniugatum adsorbatum* ...................1090
*Vaccinum diphtheriae, tetani, pertussis sine cellulis
ex elementis praeparatum et hepatitidis B
(ADNr) adsorbatum* ......................1094
*Vaccinum diphtheriae, tetani, pertussis sine cellulis
ex elementis praeparatum et poliomyelitidis
inactivatum adsorbatum* ...................1101
*Vaccinum diphtheriae, tetani, pertussis sine cellulis
ex elementis praeparatum et poliomyelitidis
inactivatum, antigeni-o(-is) minutum,
adsorbatum* .............................1104
*Vaccinum diphtheriae, tetani, pertussis sine cellulis
ex elementis praeparatum, hepatitidis B (ADNr)
et poliomyelitidis inactivatum et haemophili
stirpe b coniugatum adsorbatum* ..............1096
*Vaccinum diphtheriae, tetani, pertussis sine cellulis
ex elementis praeparatum poliomyelitidis
inactivatum et haemophili stirpe b coniugatum
adsorbatum* ........................ **6.3**-5299
*Vaccinum encephalitidis ixodibus advectae
inactivatum* .............................1120
*Vaccinum encephalomyelitidis infectivae aviariae
vivum* .................................1234
*Vaccinum erysipelatis suillae inactivatum* .........1354
*Vaccinum febris flavae vivum* ............... **6.1**-4483
*Vaccinum febris typhoidis* ...................1208
*Vaccinum febris typhoidis cryodesiccatum* ........1208
*Vaccinum febris typhoidis polysaccharidicum* ......1211
*Vaccinum febris typhoidis vivum perorale
(stirpe Ty 21a)* ..........................1209
*Vaccinum furunculosidis ad salmonidas
inactivatum cum adiuvatione oleosa
ad iniectionem* ..................... **6.2**-4869
*Vaccinum haemophili stirpe b coniugatum* ...... **6.3**-5305
*Vaccinum hepatitidis A inactivatum adsorbatum* ....1131
*Vaccinum hepatitidis A inactivatum et
hepatitidis B (ADNr) adsorbatum* .............1138
*Vaccinum hepatitidis A inactivatum virosomale* ....1134
*Vaccinum hepatitidis B (ADNr)* ...............1140
*Vaccinum hepatitidis viralis anatis stirpe I vivum* ....1285
*Vaccinum herpesviris equini inactivatum* .........1288
*Vaccinum inactivatum diarrhoeae vituli coronaviro
illatae* .................................1273
*Vaccinum inactivatum diarrhoeae vituli rotaviro
illatae* .................................1347
*Vaccinum influenzae equi inactivatum* ...........1290
*Vaccinum influenzae inactivatum ad suem* ........1293
*Vaccinum influenzae inactivatum ex cellulis
corticisque antigeniis praeparatum* ............1152
*Vaccinum influenzae inactivatum ex cellulis
virisque integris praeparatum* ................1144
*Vaccinum influenzae inactivatum ex corticis
antigeniis praeparatum* .....................1149
*Vaccinum influenzae inactivatum ex corticis
antigeniis praeparatum virosomale* ............1155
*Vaccinum influenzae inactivatum ex viris integris
praeparatum* ............................1142
*Vaccinum influenzae inactivatum ex virorum
fragmentis praeparatum* ....................1147
*Vaccinum laryngotracheitidis infectivae aviariae
vivum* .................................1236
*Vaccinum leptospirosis bovinae inactivatum* .......1298
*Vaccinum leptospirosis caninae inactivatum* .......1296
*Vaccinum leucosis felinae inactivatum* ...........1300
*Vaccinum mannheimiae inactivatum ad bovinas* ....1302
*Vaccinum mannheimiae inactivatum ad ovem* .....1305
*Vaccinum meningococcale classis C coniugatum* ....1161

*Vaccinum meningococcale polysaccharidicum* ...... 1164
*Vaccinum morbi Aujeszkyi ad suem inactivatum* ..... 1227
*Vaccinum morbi Aujeszkyi ad suem vivum
   ad usum parenteralem* ...................... 1230
*Vaccinum morbi Carrei vivum ad canem* ......... 1356
*Vaccinum morbi Carrei vivum ad mustelidas* ...... 1355
*Vaccinum morbi haemorrhagici cuniculi
   inactivatum* ............................ 1283
*Vaccinum morbi Marek vivum* ................. 1307
*Vaccinum morbi partus diminutionis MCMLXXVI
   inactivatum ad pullum* ..................... 1275
*Vaccinum morbillorum, parotitidis et rubellae
   vivum* ............................... **6.1**-4490
*Vaccinum morbillorum vivum* ............... **6.1**-4487
*Vaccinum Mycoplasmatis gallisepti ci inactivatum* .... 1314
*Vaccinum myxomatosidis vivum ad cuniculum* ...... 1315
*Vaccinum panleucopeniae felinae infectivae
   inactivatum* ............................ 1323
*Vaccinum panleucopeniae felinae infectivae
   vivum* ................................ 1325
*Vaccinum parainfluenzae viri canini vivum* ........ 1327
*Vaccinum paramyxoviris 3 aviarii inactivatum* ..... 1238
*Vaccinum parotitidis vivum* ................ **6.1**-4491
*Vaccinum parvovirosis caninae inactivatum* ........ 1330
*Vaccinum parvovirosis caninae vivum* ............. 1334
*Vaccinum parvovirosis inactivatum ad suem* ....... 1332
*Vaccinum pasteurellae inactivatum ad ovem* ....... 1336
*Vaccinum pertussis adsorbatum* ................ 1171
*Vaccinum pertussis sine cellulis copurificatum
   adsorbatum* .......................... 1176
*Vaccinum pertussis sine cellulis ex elementis
   praeparatum adsorbatum* .................. 1172
*Vaccinum pestis anatis vivum* ................ 1278
*Vaccinum pestis classicae suillae vivum
   cryodesiccatum* ......................... 1352
*Vaccinum pestis classicae suillae vivum ex cellulis* . **6.2**-4875
*Vaccinum pneumococcale polysaccharidicum* ...... 1181
*Vaccinum pneumococcale polysaccharidicum
   coniugatum adsorbatum* ................... 1179
*Vaccinum poliomyelitidis inactivatum* ......... **6.3**-5309
*Vaccinum poliomyelitidis perorale* ............ **6.1**-4500
*Vaccinum pseudopestis aviariae inactivatum* ........ 1317
*Vaccinum pseudopestis aviariae vivum* ............ 1320
*Vaccinum rabiei ex cellulis ad usum humanum* ... **6.1**-4509
*Vaccinum rabiei inactivatum ad usum
   veterinarium* ......................... **6.1**-4519
*Vaccinum rabiei perorale vivum ad vulpem* ........ 1365
*Vaccinum rhinitidis atrophicantis ingravescentis
   suillae inactivatum* ....................... 1340
*Vaccinum rhinotracheitidis infectivae bovinae
   vivum* ................................ 1241
*Vaccinum rhinotracheitidis viralis felinae
   inactivatum* ............................ 1343
*Vaccinum rhinotracheitidis viralis felinae vivum* ..... 1345
*Vaccinum rubellae vivum* .................. **6.1**-4507
*Vaccinum Salmonellae Enteritidis inactivatum
   ad pullum* ............................. 1349
*Vaccinum Salmonellae Typhimurium inactivatum
   ad pullum* ............................. 1351
*Vaccinum tenosynovitidis viralis aviariae vivum* ..... 1358
*Vaccinum tetani ad usum veterinarium* ........... 1360
*Vaccinum tetani adsorbatum* ................. 1203
*Vaccinum tuberculosis (BCG) cryodesiccatum* ...... 1069
*Vaccinum varicellae vivum* ................ **6.3**-5314
*Vaccinum variolae gallinaceae vivum* .............. 1281
*Vaccinum variolae vivum* .................. **6.1**-4493
*Vaccinum vibriosidis ad salmonidas inactivatum* .. **6.2**-4878
*Vaccinum vibriosidis aquae frigidae ad salmonidas
   inactivatum* .......................... **6.2**-4880
*Vaccinum viri parainfluenzae bovini vivum* ........ 1328
*Vaccinum viri syncytialis meatus spiritus bovini
   vivum* ............................... 1338
*Vaccinum zonae vivum* .................... **6.3**-5303

**Ph. Eur. 6. Ausgabe, 3. Nachtrag**

**Vaginale Anwendung, Zubereitungen zur** ......... 1062
 – halbfeste Zubereitungen .................. 1064
 – Vaginalemulsionen ..................... 1064
 – Vaginalkapseln ........................ 1063
 – Vaginallösungen ....................... 1064
 – Vaginallösungen, Tabletten zur
   Herstellung ........................... 1064
 – Vaginalschäume ....................... 1065
 – Vaginalsuspensionen ................... 1064
 – Vaginalsuspensionen, Tabletten zur
   Herstellung ........................... 1064
 – Vaginaltabletten ....................... 1063
 – Vaginaltampons, wirkstoffhaltige .......... 1065
 – Vaginalzäpfchen ....................... 1063
*Vaginalia* ............................... 1062
Vaginalzäpfchen, Zerfallszeit (*siehe* 2.9.2) ........ 339
*Valencen R* ............................... 733
*Valerensäure R* ........................... 733
*Valerianae extractum hydroalcoholicum siccum* ..... 1752
*Valerianae radix* .......................... 1753
*Valerianae tinctura* ....................... 1751
*Valeriansäure R* ........................... 733
Validierung von Arzneibuch-Methoden
   (*siehe* 1.1) ........................... **6.1**-4422
Validierung von Verfahren zur Amplifikation
   von Nukleinsäuren (NAT)
 – für den Nachweis von Hepatitis-C-
   Virus(HCV)-RNA in Plasmapools
   (*siehe* 2.6.21) ........................... 254
 – für den Nachweis von Mykoplasmen
   (*siehe* 2.6.7) .......................... **6.1**-4446
Valin .................................. 4283
*Valinum* ............................... 4283
Valnemulinhydrochlorid für Tiere ............. 4284
*Valnemulini hydrochloridum ad usum
   veterinarium* ......................... 4284
Valproinsäure ............................ 4286
Vanadin-Lösung (1 g · l$^{-1}$ V) *R* .................. 745
Vanadin-Schwefelsäure *R* ................. 733
*Vanadium(V)-oxid R* ...................... 733
Vancomycinhydrochlorid .................... 4288
*Vancomycini hydrochloridum* ................ 4288
Vanillin ................................ 4290
Vanillin *R* .............................. 734
Vanillin-Phosphorsäure-Lösung *R* ............. 734
Vanillin-Reagenz *R* ....................... 734
*Vanillinum* ............................. 4290
Varizellen-Immunglobulin vom Menschen ........ 4291
 – zur intravenösen Anwendung ............. 4292
Varizellen-Lebend-Impfstoff ............... **6.3**-5314
Vaselin
 – gelbes .............................. **6.2**-5119
 – weißes ............................. **6.2**-5120
 – weißes *R* ............................ 734
*Vaselinum album* ....................... **6.2**-5120
*Vaselinum flavum* ....................... **6.2**-5119
*Vecuronii bromidum* ...................... 4294
Vecuroniumbromid ....................... 4294
Vektorimpfstoffe (*siehe* Impfstoffe für Tiere) ....... 980
Venlafaxinhydrochlorid ..................... 4297
*Venlafaxini hydrochloridum* ................ 4297
Verapamilhydrochlorid ..................... 4298
*Verapamili hydrochloridum* ................. 4298
*Veratrol R* ............................. 734
Verbandwatte
 – aus Baumwolle ....................... 4301
 – aus Viskose ......................... 4302
*Verbasci flos* ........................... 2992
*Verbenae citriodoratae folium* .............. 4407
*Verbenae herba* ....................... **6.2**-4953
*Verbenon R* ........................... 734
Verdampfungsrückstand von ätherischen Ölen
   (2.8.9) ............................... 322
Verfahren, Anforderungen (*siehe* 1.2) ......... **6.1**-4422

Verfahren zur Amplifikation von Nukleinsäuren
  (2.6.21) .................................251
  – Nachweis von Mykoplasmen (*siehe* 2.6.7) .. **6.1**-4446
Vergleichstabelle der Porosität von
  Glassintertiegeln (2.1.2) ......................21
Verhältnis-Turbidimetrie (*siehe* 2.2.1) ..............28
Vermehrungsfähige Mikroorganismen,
  mikrobiologische Prüfung nicht steriler
  Produkte (2.6.12) ...................... **6.3**-5214
Verseifungszahl (2.5.6) ........................173
Verunreinigungen, Erläuterung (*siehe* 1.4) ..... **6.1**-4426
Verunreinigungen in Substanzen zur
  pharmazeutischen Verwendung, Kontrolle
  (5.10) ...................................919
*Via praeparandi stirpes homoeopathicas et*
  *potentificandi* ...........................1512
Vibriose-Impfstoff
  – (inaktiviert) für Salmoniden ............ **6.2**-4878
  – (inaktiviert) für Salmoniden, Kaltwasser- . **6.2**-4880
*Vinblastini sulfas* ............................4304
Vinblastinsulfat ............................4304
*Vincristini sulfas* ............................4305
Vincristinsulfat .............................4305
*Vindesini sulfas* ............................4308
Vindesinsulfat ..............................4308
*Vinorelbini tartras* ..........................4310
Vinorelbintartrat ............................4310
Vinpocetin .................................4313
*Vinpocetinum* ..............................4313
Vinylacetat *R* .............................734
Vinylchlorid *R* ............................734
Vinylpolymer zur Chromatographie
  – octadecyliertes *R* ......................734
  – octadecylsilyliertes *R* ...................735
2-Vinylpyridin *R* ...........................735
1-Vinylpyrrolidin-2-on *R* .....................735
*Violae herba cum flore* .......................4005
Virusdiarrhö-Impfstoff (inaktiviert) für Rinder .....1370
Virusimpfstoffe (*siehe* Impfstoffe für Tiere) .......979
Virusimpfstoffe, aviäre: Prüfungen auf fremde
  Agenzien in Saatgut (2.6.24) ..................256
Virus-Lebend-Impfstoffe
  – aviäre: Prüfungen auf fremde Agenzien in
    Chargen von Fertigprodukten (2.6.25) ........260
  – für Menschen, Prüfung auf fremde
    Agenzien (2.6.16) .......................244
  – Prüfung auf Neurovirulenz (2.6.18) .........249
Virussicherheit (5.1.7) .......................793
Viskosität
  – dynamische (*siehe* 2.2.8) ..................35
  – kinematische (*siehe* 2.2.8) .................35
  – Rotationsviskosimeter (2.2.10) ..............36
Viskositätskoeffizient (*siehe* 2.2.8) .............35
Vitamin A .................................4315
  – ölige Lösung von synthetischem ............4317
  – wasserdispergierbares, synthetisches ........4318
Vitamin-A(synthetisch)-Pulver .................4320
*Vitamini synthetici densati A pulvis* ............4320
*Vitaminum A* ..............................4315
*Vitaminum A syntheticum densatum oleosum* ...4317
*Vitaminum A syntheticum, solubilisatum*
  *densatum in aqua dispergibile* ..............4318
Vitexin *R* .................................735
Vogelknöterichkraut .........................4322
Volumetrie (4.2) ............................755
Von-Willebrand-Faktor vom Menschen ........4323
  – Wertbestimmung (2.7.21) .................306
Vorschriften zur Herstellung homöopathischer
  konzentrierter Zubereitungen und zur
  Potenzierung .............................1512
Vorverkleisterte Stärke .................... **6.3**-5696
VZ, Verseifungszahl (*siehe* 2.5.6) ..............173

# W

Wacholderbeeren ...........................4329
Wacholderöl ...............................4330
Wachs
  – gebleichtes .............................4331
  – gelbes .................................4332
Wässrige Lösungen, Prüfung auf Sterilität
  (*siehe* 2.6.1) ......................... **6.3**-5211
Warfarin-Natrium ...........................4333
Warfarin-Natrium-Clathrat ...................4334
*Warfarinum natricum* .......................4333
*Warfarinum natricum clathratum* .............4334
Warnhinweise, Erläuterung (*siehe* 1.4) ........ **6.1**-4426
Wasser
  – Bestimmung durch Destillation (2.2.13) .....40
  – Coulometrische Titration (2.5.32) ..........184
  – für Injektionszwecke ................... **6.3**-5738
  – gereinigtes ........................... **6.3**-5733
  – hochgereinigtes ....................... **6.3**-5736
  – in ätherischen Ölen (2.8.5) ...............322
  – in Gasen (2.5.28) ......................183
  – Mikrobestimmung (2.5.32) ..............184
  – zum Verdünnen konzentrierter
    Hämodialyselösungen ................ **6.3**-5742
Wasser *R* .................................735
Wasser *R* 1 ...............................735
Wasser
  – ammoniumfreies *R* ....................735
  – destilliertes *R* ........................735
  – destilliertes, deionisiertes *R* ........... **6.3**-5259
  – für Injektionszwecke *R* .................736
  – kohlendioxidfreies *R* ...................736
  – nitratfreies *R* .........................736
  – partikelfreies *R* .......................736
  – zur Chromatographie *R* ................736
(D$_2$)Wasser *R* ...........................736
(D$_2$)Wasser *R* 1 .........................736
Wasser aufnehmende Salben (*siehe* Halbfeste
  Zubereitungen zur kutanen Anwendung) ... **6.3**-5288
Wasserbad, Definition (*siehe* 1.2) ........... **6.1**-4423
[$^{15}$O]Wasser-Injektionslösung ................1482
[$^3$H]Wasser-Injektionslösung, Tritiiertes- .........1484
Wassernabelkraut, Asiatisches ................4346
Wasserstoff zur Chromatographie *R* ..........736
Wasserstoffperoxid-Lösung 3 % ...............4348
Wasserstoffperoxid-Lösung 3 % *R* ............736
Wasserstoffperoxid-Lösung 30 % ..............4348
Wasserstoffperoxid-Lösung 30 % *R* ...........736
Wasserstoffperoxid-Lösung (10 ppm H$_2$O$_2$) *R* .......745
Weichkapseln (*siehe* Kapseln) ................1022
Weidenrinde ............................ **6.1**-4733
Weidenrindentrockenextrakt ............... **6.1**-4734
Weihrauch, Indischer ........................4351
Weinsäure .................................4352
Weinsäure *R* ..............................736
Weißdornblätter mit Blüten ...................4353
Weißdornblätter-mit-Blüten-Fluidextrakt,
  quantifizierter ............................4355
Weißdornblätter-mit-Blüten-Trockenextrakt .......4356
Weißdornfrüchte ............................4357
Weißer Ton ............................. **6.3**-5719
Weißes Vaselin ......................... **6.2**-5120
Weizenkeimöl
  – natives ................................4358
  – raffiniertes .............................4359
Weizenstärke ........................... **6.3**-5744
Wermutkraut ...............................4361
Wertbestimmung
  – von Antibiotika, mikrobiologische (2.7.2) .. **6.3**-5229
  – von Antithrombin III vom Menschen
    (2.7.17) ................................302
  – von Blutgerinnungsfaktor II vom Menschen
    (2.7.18) ................................303

Ph. Eur. 6. Ausgabe, 3. Nachtrag

- von Blutgerinnungsfaktor VII vom
  Menschen (2.7.10) .......................294
- von Blutgerinnungsfaktor VIII vom
  Menschen (2.7.4) .......................277
- von Blutgerinnungsfaktor IX vom
  Menschen (2.7.11) ......................295
- von Blutgerinnungsfaktor X vom Menschen
  (2.7.19) ...............................304
- von Blutgerinnungsfaktor XI vom
  Menschen (2.7.22) ......................308
- von Heparin (2.7.5) .....................278
- von Heparin in Blutgerinnungsfaktoren
  (2.7.12) ...............................296
- von Plasmin-Inhibitor vom Menschen
  (2.7.25) ..........................**6.2**-4821
- von Protein C vom Menschen (2.7.30) .... **6.2**-4821
- von α-1-Proteinase-Inhibitor vom Menschen
  (2.7.32) ..........................**6.2**-4824
- von Von-Willebrand-Faktor vom Menschen
  (2.7.21) ...............................306

Wiesenknopf-Wurzel, Großer- .............**6.1**-4735
Wildes Stiefmütterchen mit Blüten ............4005
Wirkstofffreisetzung
- aus festen Arzneiformen (2.9.3) ......**6.2**-4831
- aus lipophilen festen Arzneiformen
  (2.9.42) ...............................420
- aus Transdermalen Pflastern (2.9.4) .......350
- aus wirkstoffhaltigen Kaugummis (2.9.25) ....384
Wirkstoffhaltige Kaugummis ..................1024
- Wirkstofffreisetzung (2.9.25) ............384
Wirkstoffhaltige Pflaster (*siehe* Halbfeste
  Zubereitungen zur kutanen Anwendung) ....**6.3**-5289
Wirkstoffhaltige Schäume ....................1030
Wirkstoffhaltige Tampons ....................1035
Wolframatokieselsäure *R* ...................736
Wolframatophosphorsäure-Lösung *R* ..........736
Wollblumen/Königskerzenblüten ...............2992
Wollwachs ...................................4362
- hydriertes ..............................4367
- wasserhaltiges ..........................4368
Wollwachsalkohole ...........................4370
**Wurzeldrogen**
- Angelikawurzel .........................1681
- Baldrianwurzel .........................1753
- Blasser-Sonnenhut-Wurzel ...............3949
- Eibischwurzel ..........................2414
- Enzianwurzel ...........................2438
- Gelbwurz, Javanische ...................2657
- Gelbwurz, Kanadische ...............**6.1**-4609
- Ginsengwurzel ..........................2669
- Großer-Wiesenknopf-Wurzel ..........**6.1**-4735
- Hauhechelwurzel ........................2751
- Ingwerwurzelstock ..................**6.2**-4997
- Ipecacuanhapulver, eingestelltes ...**6.2**-4998
- Ipecacuanhawurzel ......................2897
- Knoblauchpulver ........................2991
- Liebstöckelwurzel ......................3075
- Mäusedornwurzelstock ...............**6.1**-4651
- Notoginsengwurzel ......................3484
- Pelargoniumwurzel ......................3599
- Primelwurzel ...........................3754
- Purpur-Sonnenhut-Wurzel ................3951
- Queckenwurzelstock .....................3813
- Ratanhiawurzel .........................3825
- Rhabarberwurzel ........................3831
- Schlangenwiesenknöterichwurzelstock ....3903
- Schmalblättriger-Sonnenhut-Wurzel ......3954
- Senegawurzel ...........................3913
- Süßholzwurzel ..........................4015
- Taigawurzel ............................4063
- Teufelskrallenwurzel ...............**6.2**-5109
- Tormentillwurzelstock ..................4194

## X

Xanthangummi ...........................**6.3**-5749
*Xanthani gummi* .......................**6.3**-5749
Xanthine, Identitätsreaktion (*siehe* 2.3.1) .........137
Xanthydrol *R* ..........................................736
Xanthydrol *R* 1 ........................................737
Xanthydrol-Lösung *R* ...................................737
*Xenoni[$^{133}$Xe] solutio iniectabilis* .............1485
[$^{133}$Xe]Xenon-Injektionslösung ....................1485
Xylazinhydrochlorid für Tiere .........................4376
*Xylazini hydrochloridum ad usum veterinarium* .......4376
Xylenolorange *R* ......................................737
Xylenolorange-Verreibung *R* ..........................737
Xylitol ...............................**6.3**-5750
*Xylitolum* ...........................**6.3**-5750
Xylol *R* ..............................................737
*m*-Xylol *R* ..........................................737
*o*-Xylol *R* ..........................................737
Xylometazolinhydrochlorid ............................4380
*Xylometazolini hydrochloridum* ......................4380
Xylose ...............................................4382
Xylose *R* ............................................737
*Xylosum* ............................................4382

## Y

Yohimbinhydrochlorid .................................4387
*Yohimbini hydrochloridum* ...........................4387

## Z

Zähflüssige Extrakte (*siehe* Extrakte) ........**6.1**-4479
Zählung der CD34/CD45$^+$-Zellen in
  hämatopoetischen Produkten (2.7.23) .............309
Zäpfchen (*siehe* Zubereitungen zur rektalen
  Anwendung) ......................................1060
Zellbanksystem
- Erläuterung (*siehe* 5.2.1) ......................797
- (*siehe* 5.2.3) ..............................**6.3**-5270
Zellen, diploide, für die Herstellung von
  Impfstoffen für Menschen (*siehe* 5.2.3) ......**6.3**-5269
Zellkulturen
- für die Herstellung von Impfstoffen
  für Menschen (5.2.3) .........................**6.3**-5269
- für die Herstellung von Impfstoffen
  für Tiere (5.2.4) ...............................804
- Prüfmethoden (*siehe* 5.2.3) .....................801
Zelllinien
- diploide (*siehe* 5.2.3) .....................**6.3**-5269
- für die Herstellung von Impfstoffen
  für Tiere, Handhabung (*siehe* 5.2.4) ...........804
- kontinuierliche (*siehe* 5.2.3) .............**6.3**-5269
Zelluläre Produkte, mikrobiologische Kontrolle
  (2.6.27) ........................................265
Zellzählung und Vitalität von kernhaltigen Zellen
  (2.7.29) ........................................316
Zerfallszeit
- von Suppositorien und Vaginalzäpfchen
  (2.9.2) .........................................339
- von Tabletten und Kapseln (2.9.1) .........**6.3**-5237
Zidovudin ...........................................4391
*Zidovudinum* .......................................4391
Zimtaldehyd *R* .....................................738
*trans*-Zimtaldehyd *R* .............................738
Zimtblätteröl ......................................4393
Zimtöl ..........................................**6.2**-5123
Zimtrinde .......................................**6.3**-5755
Zimtrindentinktur ..................................4396
*trans*-Zimtsäure *R* ..............................738
*Zinci acetas dihydricus* ..........................4397

*Zinci acexamas* .................................. 4398
*Zinci chloridum* ................................. 4400
*Zinci oxidum* .................................... 4401
*Zinci stearas* .................................... 4402
*Zinci sulfas heptahydricus* ....................... 4404
*Zinci sulfas hexahydricus* ........................ 4404
*Zinci sulfas monohydricus* ........................ 4403
*Zinci undecylenas* ............................... 4405
*Zingiberis rhizoma* ....................... **6.2**-4997
Zink *R* ........................................... 738
Zink *R V* ........................................ 755
Zink
  – aktiviertes *R* ................................ 738
  – Identitätsreaktion (*siehe* 2.3.1) ............. 137
  – komplexometrische Titration (*siehe* 2.5.11) ... 176
Zinkacetat *R* .................................... 738
Zinkacetat-Dihydrat .............................. 4397
Zinkacetat-Lösung *R* ............................. 738
Zinkacexamat .................................... 4398
Zinkchlorid ..................................... 4400
Zinkchlorid *R* ................................... 738
Zinkchlorid-Ameisensäure *R* ..................... 738
Zinkchlorid-Lösung (0,05 mol · l$^{-1}$) .......... 761
Zinkchlorid-Lösung, iodhaltige *R* ................ 738
Zinkiodid-Stärke-Lösung *R* ....................... 739
Zink-Lösung (5 mg · ml$^{-1}$ Zn) *R* ............. 745
Zink-Lösung (5 ppm Zn) *R* ........................ 745
Zink-Lösung (10 ppm Zn) *R* ....................... 745
Zink-Lösung (100 ppm Zn) *R* ...................... 745
Zinkoxid ........................................ 4401
Zinkoxid *R* ..................................... 739
Zinkstaub *R* .................................... 739
Zinkstearat ..................................... 4402
Zinksulfat *R* ................................... 739
Zinksulfat-Heptahydrat .......................... 4404
Zinksulfat-Hexahydrat ........................... 4404
Zinksulfat-Lösung (0,1 mol · l$^{-1}$) ........... 761
Zinksulfat-Monohydrat ........................... 4403
Zinkundecylenat ................................. 4405
Zinn *R* ......................................... 739
Zinn(II)-chlorid *R* ............................. 739
Zinn(II)-chlorid-Dihydrat ....................... 4406
Zinn(II)-chlorid-Lösung *R* ...................... 739
Zinn(II)-chlorid-Lösung *R* 1 .................... 739
Zinn(II)-chlorid-Lösung *R* 2 .................... 739
Zinn-Lösung (0,1 ppm Sn) *R* ..................... 745
Zinn-Lösung (5 ppm Sn) *R* ....................... 745
Zinn-Lösung (1000 ppm Sn), ölige *R* ............. 745
Zirconiumchlorid *R* ............................. 739
Zirconium-Lösung (1 g · l$^{-1}$ Zr) *R* ......... 745
Zirconiumnitrat *R* .............................. 739
Zirconiumnitrat-Lösung *R* ....................... 740

Zirkulardichroismus (2.2.41) ...................... 86
Zitronenverbenenblätter ......................... 4407
Zitzensprays (*siehe* Flüssige Zubereitungen zur
  kutanen Anwendung am Tier) .................... 1016
Zitzentauchmittel (*siehe* Flüssige Zubereitungen
  zur kutanen Anwendung am Tier) ................ 1015
*Zolpidemi tartras* ............................. 4409
Zolpidemtartrat ................................. 4409
Zonenelektrophorese (*siehe* 2.2.31) .............. 63
Zopiclon ........................................ 4411
*Zopiclonum* .................................... 4411
Zubereitungen
  – aus pflanzlichen Drogen ...................... 991
  – die in Dampf überführt werden ............... 1049
  – in Druckbehältnissen ........................ 1037
  – konzentrierte (*siehe* Homöopathische
    Zubereitungen) .............................. 1511
  – zum Auftropfen .............................. 1015
  – zum Einnehmen, flüssige ..................... 1010
  – zum Spülen .................................. 1038
  – zum Übergießen .............................. 1015
  – zur Anwendung am Auge ....................... 1038
  – zur Anwendung am Auge, halbfeste ............ 1040
  – zur Anwendung am Auge, Prüfung auf
    Sterilität (*siehe* 2.6.1) ............ **6.3**-5213
  – zur Anwendung am Ohr ........................ 1041
  – zur Anwendung am Ohr, halbfeste ............. 1043
  – zur Anwendung in der Mundhöhle .............. 1043
  – zur Anwendung in der Mundhöhle,
    halbfeste ................................... 1045
  – zur Inhalation .............................. 1048
  – zur Inhalation, aerodynamische Beurteilung
    feiner Teilchen (2.9.18) ..................... 364
  – zur Inhalation, flüssige .................... 1048
  – zur intramammären Anwendung für Tiere ....... 1053
  – zur intrauterinen Anwendung für Tiere . **6.3**-5290
  – zur kutanen Anwendung am Tier, flüssige ..... 1014
  – zur kutanen Anwendung, flüssige ............. 1013
  – zur kutanen Anwendung, halbfeste ...... **6.3**-5287
  – zur nasalen Anwendung ....................... 1057
  – zur nasalen Anwendung, halbfeste ............ 1059
  – zur rektalen Anwendung ...................... 1059
  – zur rektalen Anwendung, halbfeste ........... 1062
  – zur vaginalen Anwendung ..................... 1062
  – zur vaginalen Anwendung, halbfeste .......... 1064
Zucker-Stärke-Pellets ..................... **6.3**-5755
Zuclopenthixoldecanoat .......................... 4414
*Zuclopenthixoli decanoas* ...................... 4414
Zulassungsdokumente, Verweis auf (*siehe* 1.1) . **6.1**-4422
Zum Abschnitt „Eigenschaften" in
  Monographien (5.11) ........................... 927